ACCCN 重症护理

ACCCN's Critical Care Nursing

第 3 版

主　编　Leanne Aitken
　　　　Andrea Marshall
　　　　Wendy Chaboyer

主　译　李庆印　左选琴　孙　红

主　审　刘　方　常志刚　陈永强

人民卫生出版社

图书在版编目（CIP）数据

ACCCN 重症护理 /（澳）琳恩·艾特肯
（Leanne Aitken）主编；李庆印，左选琴，孙红主译
. —北京：人民卫生出版社，2019
　ISBN 978-7-117-29180-4

　Ⅰ. ①A… 　Ⅱ. ①琳… ②李… ③左… ④孙… 　Ⅲ. ①
急性病－护理②险症－护理 　Ⅳ. ①R472.2

　中国版本图书馆 CIP 数据核字（2019）第 243603 号

人卫智网 **www.ipmph.com**	医学教育、学术、考试、健康，	
	购书智慧智能综合服务平台	
人卫官网 **www.pmph.com**	人卫官方资讯发布平台	

图字号：01-2019-6952

ACCCN 重症护理

主　　译：李庆印　左选琴　孙　红
出版发行：人民卫生出版社（中继线 010-59780011）
地　　址：北京市朝阳区潘家园南里 19 号
邮　　编：100021
E - mail：pmph @ pmph.com
购书热线：010-59787592　010-59787584　010-65264830
印　　刷：三河市宏达印刷有限公司
经　　销：新华书店
开　　本：889×1194　1/16　　印张：60
字　　数：1859 千字
版　　次：2019 年 12 月第 1 版　2023 年 5 月第 1 版第 4 次印刷
标准书号：ISBN 978-7-117-29180-4
定　　价：298.00 元

打击盗版举报电话：010-59787491　E-mail：WQ @ pmph.com
质量问题联系电话：010-59787234　E-mail：zhiliang @ pmph.com

ACCCN 重症护理

ACCCN's Critical Care Nursing

第 3 版

主　编　Leanne Aitken
　　　　Andrea Marshall
　　　　Wendy Chaboyer

主　译　李庆印　左选琴　孙　红

主　审　刘　方　常志刚　陈永强

人民卫生出版社

ELSEVIER

Elsevier(Singapore) Pte Ltd.

3 Killiney Road

#08-01 Winsland House I

Singapore 239519

Tel: (65) 6349-0200

Fax: (65) 6733-1817

译者名单

主　译

李庆印　中国医学科学院阜外医院
左选琴　中日友好医院
孙　红　北京协和医院

主　审

刘　方　北京大学人民医院
常志刚　北京医院
陈永强　香港明爱护理学院

译　者（排名不分先后）

左选琴　中日友好医院
靳子健　中日友好医院
贺新新　中日友好医院
李雯雯　中日友好医院
鲁燕园　中日友好医院
李　蕊　中日友好医院
骆金铠　首都医科大学附属北京友谊医院
毛文平　首都医科大学附属北京友谊医院
王　帆　首都医科大学附属北京安贞医院
李殿坤　首都医科大学附属北京安贞医院
辛志飞　首都医科大学附属北京安贞医院
杜桂芳　首都医科大学附属北京安贞医院
张梦宇　首都医科大学附属北京安贞医院
营　晓　首都医科大学附属北京安贞医院
才让央措　首都医科大学附属北京安贞医院
刘周周　中国医学科学院阜外医院
闫　琳　中国医学科学院阜外医院
于　欣　中国医学科学院阜外医院
关春燕　中国医学科学院阜外医院
韩　晔　中国医学科学院阜外医院
熊小峥　中国医学科学院阜外医院

赵　蕊　中国医学科学院阜外医院
张　辰　中国医学科学院阜外医院
任　华　中国医学科学院阜外医院
武　杰　中国医学科学院阜外医院
张琳彦　中国医学科学院阜外医院
梁　晶　中国医学科学院阜外医院
亢晓云　中国医学科学院阜外医院
周丹薇　中国医学科学院阜外医院
刘　维　中国医学科学院阜外医院
张　敏　中国医学科学院阜外医院
陆　凡　中国医学科学院阜外医院
李永刚　中国医学科学院阜外医院
庄菲斐　中国医学科学院阜外医院
张　琳　中国医学科学院阜外医院
赵　琳　中国医学科学院阜外医院
余　萌　中国医学科学院阜外医院
石　丽　中国医学科学院阜外医院
张　洁　北京大学第三医院
吕蒙蒙　北京大学第三医院
乔红梅　北京大学第三医院
拓丽丽　北京大学第三医院
晋雪然　北京大学第三医院
王玉英　北京大学第一医院
郭红艳　北京大学第一医院
张未迟　首都医科大学宣武医院
刘　芳　首都医科大学宣武医院
张雪静　首都医科大学附属北京朝阳医院
唐　静　首都医科大学附属北京朝阳医院
马文良　首都医科大学附属北京朝阳医院
蒋怡佳　首都医科大学附属北京朝阳医院
王兰兰　首都医科大学附属北京朝阳医院
关　欣　北京医院

梅　茵	北京医院	王诗琦	北京大学人民医院
马　萌	北京医院	李　勍	北京大学人民医院
高琳琳	北京医院	常盼盼	北京大学人民医院
韩媛媛	北京医院	朱凤雪	北京大学人民医院
张丹丹	北京医院	徐　晓	北京积水潭医院
封艳超	北京医院	李宇能	北京积水潭医院
吴晓英	北京大学人民医院	孙　红	北京协和医院
孙　红	北京大学人民医院	郭海凌	北京协和医院
郭金玉	北京大学人民医院	方　宁	北京协和医院
许　璠	北京大学人民医院	尹利华	解放军总医院第三医学中心

Leanne Aitken 是格里菲斯大学和澳大利亚昆士兰亚历山德拉公主医院重症护理专业的护理学教授，也是英国伦敦城市大学的护理学教授。她在重症监护护理领域拥有很长的职业生涯，从事过护理临床实践、教育和研究工作。在所有角色中，Leanne 始终带着探究意识，为护理专业的价值感到自豪，她相信护理实践的改善和最终患者的结局有必然联系。她的研究领域主要有：重症和受伤患者长期康复干预措施的开发和改善、重症监护护士的临床决策及重症监护和创伤方面的一系列临床实践问题。

Leanne 活跃于 ACCCN 已有 25 年以上，于 2006 年成为学院的终身会员；担任过州和国家委员会职务，在早期就协调西澳大利亚的高级生命支持课程，担任教育咨询主席；曾担任澳大利亚重症监护室的副主编。此外，她还是许多国内和国际期刊的同行审稿人，并审阅了澳大利亚和海外许多组织的资助申请；她是重症监护基金会科学审查委员会的前任联席主席。Leanne 是世界重症护理联盟的大使，并且是许多脓毒症相关工作组的代表，包括国际脓毒症组织，该组织撰写了《脓毒症存活患者运动指南》，该指南总结了脓毒症患者的护理基础证据，修订了全球脓毒症联盟脓毒症存活患者运动指南。

Andrea Marshall 是格里菲斯大学和昆士兰黄金海岸卫生学院急性和复杂护理专业的护理学教授。她 20 多年来一直从事危重症临床、教育者和研究工作。Andrea 的研究方向为：着重跨学科研究，如何将最佳证据转化为临床实践，来优化危重患者及其家人的治疗效果。曾作为国家健康与医疗研究理事会（National Health and Medical Research Council，NHMRC）研究转化为实践（Translating Research into Practice，TRIP）项目的访问学者，她坚决致力于制定和检验干预策略，以有效地实施临床研究。她的研究方向还包括：改善急危重症患者住院期间和出院后的营养问题。

自 2003 年以来，Andrea 一直担任《澳大利亚重症监护》杂志的主编。她是澳大利亚重症监护护理学院的活跃成员，此前曾在该学院的新南威尔士州分校担任行政职务，也是该教育咨询和研究咨询小组的成员。2014 年，她获得该大学的终身会员奖。Andrea 是数个资助机构活跃审稿人，包括 NHMRC 和重症监护基金会，并担任 10 多种国际期刊的同行审稿人，其中许多期刊具有跨学科的重点研究。

Wendy Chaboyer 是格里菲斯大学的护理学教授，也是 NHMRC 资助的住院患者护理干预研究卓越中心的主任（2010—2015）。Wendy 在重症护理领域拥有 30 年的经验，作为临床医生、教育者和研究人员，她的研究方向为护士可以为患者及其家属的医院经历做出的贡献。护士可以扮演角色，协助患者从 ICU 过渡到病房。随后，她致力于研究患者安全，研究了 ICU 的不良事件、临床移交和"在床边改变护理"。最近的三个研究领域主要涉及：患者参与护理、预防压力性损伤（压疮）和预防手术部位感染的手术敷料。

20 世纪 90 年代初，Wendy 来到澳大利亚之后，一直活跃于 ACCCN，并于 2006 年获得终身会员资格。她是昆士兰分公司成员和管理委员会成员。Wendy 是 ACCCN 研究顾问小组的前任主席和质量顾问小组的前任主席。她在世界重症护理联盟的成立中发挥了作用，并一直支持他们的活动。Wendy 是许多期刊和资助机构的评审人，包括 NHMRC 和澳大利亚研究委员会。

编者名单

Leanne Aitken RN, PhD, BHSc(Nurs)Hons, GCertMgt, GDipScMed(ClinEpi), FACCCN, FACN, FAAN, Life Member – ACCCN
Professor of Critical Care Nursing, School of Nursing and Midwifery and NHMRC Centre of Research Excellence in Nursing (NCREN), Menzies Health Institute Queensland, Griffith University, Qld, Australia
Intensive Care Unit, Princess Alexandra Hospital, Qld, Australia
Professor of Nursing, School of Health Sciences, City University London, UK

Robyn Aitken RN, Cert Anaes/Rec, BEdSt, MEdSt, PhD
Acting Chief Nursing and Midwifery Officer, Northern Territory Department of Health, NT, Australia
Professorial Fellow, Charles Darwin University, NT, and Flinders University, SA, Australia

Ian Baldwin RN, PhD
Clinical Educator Intensive Care Unit and Adjunct Professor, RMIT and Deakin University, Vic, Australia
Clinical Educator, Austin Health, Vic, Australia

Catherine Bell RN, MN (Crit Care)
Intensive Care Clinical Nurse Consultant – Trauma, Alfred Hospital, Vic, Australia

Bronagh Blackwood RGN, RNT, PhD
Senior Lecturer, School of Medicine, Dentistry and Biomedical Sciences, Queen's University, Belfast, Northern Ireland, UK

Tom Buckley RN, BHSc(Hons), MN (Research), GCertHPol, Cert ICU, PhD
Coordinator Master of Nursing (Clinical Nursing & Nurse Practitioner)/Senior Lecturer, Sydney Nursing School, The University of Sydney, NSW, Australia

Rand Butcher RN, MClinSc (Intensive Care Nursing), GradDipN (Nurse Education), BHlthSci (Nursing)
Critical Care Clinical Nurse Consultant, Northern New South Wales Local Health District
Adjunct Lecturer, School of Nursing and Midwifery, Griffith University, Qld, Australia

Wendy Chaboyer RN, PhD, MN, BSc(Nu)Hons, Crit Care Cert, FACCCN, Life Member – ACCCN
Professor and Director, NHMRC Centre of Research Excellence in Nursing (NCREN), Menzies Health Institute Queensland, Griffith University, Qld, Australia
Professor, Institute of Health and Care Sciences, University of Gothenburg, Sweden

Diane Chamberlain RN, BNBSc, MN(Critical Care), MPH, PhD
Senior Lecturer, Flinders University, SA, Australia
National President – ACCCN

Maureen Coombs RN, PhD, MBE
Professor in Clinical Nursing (Critical Care), Graduate School of Nursing Midwifery and Health, Victoria University of Wellington, New Zealand
Capital and Coast District Health Board, Wellington, New Zealand

Karena Conroy BSocSci(Hons), PhD
Researcher, Intensive Care Co-ordination & Monitoring Unit, Agency for Clinical Innovation, NSW, Australia
Honorary Associate, Faculty of Health, University of Technology, Sydney, NSW, Australia

Fiona Coyer RN, PGCEA, MSc Nursing, PhD
Professor of Nursing, Queensland University of Technology and Metro North Hospital and Health Service, Qld, Australia

Julia Crilly RN, MEmergN (Hons), PhD
Associate Professor, Emergency Care, Griffith University, and Gold Coast Hospital and Health Service, Qld, Australia

Judy Currey RN, BN, BN(Hons), CritCareCert, GCertHE, GCertSc(App Stats), PhD
Associate Professor in Nursing, Director of Postgraduate Studies, Deakin University, Vic, Australia

Jennifer Dennett RN, MN, BAppSc (Nursing), CritCareCert, Dip Management, MRCNA
Nurse Unit Manager, Critical Care, Oncology, Cardiology, Renal Dialysis, Central Gippsland Health Service, Vic, Australia

Malcolm James Dennis RN, CritCareCert, BEd, IBHRE-CCDS
Technical Field Expert, Cardiac Rhythm Management Division, St Jude Medical, Vic, Australia

Andrea Driscoll NP, CCC, MEd, MN, PhD, FAHA, FCSANZ, FACNP
Associate Professor, School of Nursing and Midwifery, Faculty of Health, Deakin University, Vic, Australia
Heart Foundation Fellow

Trudy Dwyer RN, Nurs Cert, BHScN, ICU Cert, GD FlexLng, MClincEd, PhD
Associate Professor, Central Queensland University, Qld, Australia

Rosalind Elliott RN, PhD
Lecturer, Faculty of Health, University of Technology, Sydney, NSW, Australia

Paula Foran RN, PhD, Master Professional Education & Training, Grad Dip Adult Education & Training, Cert Anaesthesia & Post Anaesthesia Nursing
Honorary Conjoint Senior Clinical Lecturer, School of Nursing and Midwifery, Deakin University, and South West Healthcare, Vic, Australia

Deborah Friel BHSc, GC CritCare, GC ClinNr, GC Mmnt, GCTE
Lecturer, School of Nursing and Midwifery, Central Queensland University, Qld, Australia

Robyn Gallagher RN, MN, BA, PhD
Professor of Nursing, Charles Perkins Centre, Sydney Nursing School, The University of Sydney, NSW, Australia

David Glanville RN, BNsg, GDipNsg(CritCare), MN
Nurse Educator (Critical Care), Epworth Freemasons Hospital, Vic, Australia

Christopher J Gordon RN, BN, MExSc, PhD
Senior Lecturer, Sydney Nursing School, The University of Sydney, NSW, Australia

Sher Michael Graan RN, BHS-Nursing, Post Grad Dip Crit Care, MN
Clinical Instructor, King Faisal Specialist Hospital and Research Center (Magnet Accredited), Saudi Arabia

Bernadette Grealy RN, RM, GradCertCritCare, DipAScN, BN, MN, Life Member – ACCCN
Nursing Director, Intensive Care Services & Hyperbaric Medicine, Central Adelaide Local Health Network, SA, Australia

Carol Grech RN, PhD
Head, School of Nursing and Midwifery, University of South Australia, SA, Australia

Melanie Greenwood MN, Graduate Certificate in UniLearn & Teach, Intensive Care Cert, Neuroscience Cert
Senior Lecturer, School of Health Sciences, University of Tasmania, Tas, Australia

Janice Gullick RN, PhD, MArt, BFA, Cardiothoracic Cert, FACN
Director, Postgraduate Advanced Studies, and Coordinator, Master of Intensive Care & Emergency Nursing, Sydney Nursing School, The University of Sydney, NSW, Australia

Denise Harris RN, BHSc(Nurs), GradDipHlthAdmin&InfoSys, MN(Res), ICCert
Assistant Director of Clinical Services – Cardiac Services & Critical Care, Pindara Private Hospital, Qld, Australia

Ian Jacobs RN, PhD, BAppSc, DipEd, FCNA, FANZCP, FERC, FAHA
Clinical Services Director, St John Ambulance (Western Australia)
Professor of Resuscitation and Pre-Hospital Care and Director, Prehospital Resuscitation & Emergency Care Research Unit, Curtin University, WA, Australia

David Johnson RN, Grad Dip (Acute Care Nurs), MHealth Sci Ed, A&E Cert, MCN
Director of Nursing, Caloundra Health Service, Sunshine Coast Hospital and Health Service, Queensland Health, Qld, Australia

Alison Juers RN, BN (Dist), MN (Crit Care)
Intensive Care Nurse Educator, Brisbane Private Hospital, Qld, Australia

Tina Kendrick RN, PIC Cert, BNurs (Hons), MNurs, FACCN, FACN
Clinical Nurse Consultant – Paediatrics
Newborn and Paediatric Emergency Transport Service (NETS), NSW, Australia

Emma Kingwell RN, RM BSc, GradCert CritCare Nsg, PGDip (Mid), MPhil (Nsg and Mid)
Nurse and Midwifery Educator, King Edward Hospital for Women, WA, Australia

Ruth Kleinpell RN, PhD, FAAN, FCCM
Director, Center for Clinical Research and Scholarship, Rush University Medical Center, and Professor, Rush University College of Nursing, Chicago, IL, USA

Leila Kuzmiuk RN, BN CPIT, DipAdvClinNursing, MN, Grad Cert Hlth ServMgt
Nurse Educator, Intensive Care Services, John Hunter Hospital, New England Health, NSW, Australia

Gavin D Leslie RN, PhD, BAppSc, Post Grad Dip (Clin Nurs) FCNA, FACCCN
Professor, Critical Care Nursing, School of Nursing, Midwifery & Paramedicine, Curtin University, WA, Australia

Frances Lin RN, BMN, MN(Hons), PhD
Senior Lecturer, School of Nursing and Midwifery, Griffith University, Qld, Australia

Andrea Marshall RN, PhD, MN(Research), BN, Grad Cert Ed Studies (Higher Ed), IC Cert, FACCCN, FACN, Life Member – ACCCN
Professor of Acute and Complex Care Nursing, School of Nursing and Midwifery and NHMRC Centre of Research Excellence in Nursing (NCREN), Menzies Health Institute Queensland, Griffith University, Qld, Australia
Intensive Care Unit, Gold Coast Hospital and Health Service, Qld, Australia

Elaine McGloin Cert Crit Care
Clinical Nurse Consultant, Intensive Care Services, Royal Prince Alfred Hospital, NSW, Australia

Marion Mitchell RN, Grad Cert (Higher Ed), PhD, FACCN, Centaur Fellow
Associate Professor Critical Care, School of Nursing and Midwifery, Menzies Health Institute Queensland, Griffith University, Qld, Australia
Princess Alexandra Hospital, Qld, Australia

Margherita Murgo BN, MN(Crit Care), Dip Project Mgt
Project Officer (Delegation and Escalation Project), Clinical Excellence Commission, NSW, Australia

Wendy Pollock RN, RM, GCALL, Grad Dip Crit Care Nsg, Grad Dip Ed, PhD
Director, Maternal Critical Care, and Honorary Senior Fellow, The University of Melbourne, Vic, Australia
Honorary Research Fellow, La Trobe University, Vic, Australia

Anne-Sylvie Ramelet RN, PhD, RSCN, ICU Cert
Professor of Nursing and Director, Institute of Higher Education and Research in Healthcare, University of Lausanne, Switzerland

Janice Rattray MN, PhD, DipN, RGN, SCM
Reader in Acute and Critical Care Nursing, School of Nursing and Health Sciences, University of Dundee, Scotland, UK

Mona Ringdal RN, MN, PhD
Senior Lecturer, Director of Postgraduate Nursing and Master Programme, Institute of Health and Care Sciences, Sahlgrenska Academy, University of Gothenburg, Sweden

Louise Rose BN, ICU Cert, Adult Ed Cert, MN, PhD
TD Nursing Professor in Critical Care Research, Sunnybrook Health Sciences Centre
Associate Professor, Lawrence S. Bloomberg Faculty of Nursing, University of Toronto, Canada
Adjunct Scientist, Institute for Clinical Evaluative Sciences
CIHR New Investigator
Director of Research, Provincial Centre of Weaning Excellence, Toronto East General Hospital
Adjunct Scientist, Mount Sinai Hospital, Li Ka Shing Institute, St Michael's Hospital, West Park Healthcare Centre

Kerstin Prignitz Sluys PhD, APRN
Associate Professor, Red Cross University College, Affiliated Researcher, Karolinska Institutet, Stockholm, Sweden

Ged Williams RN, RM, Crit Care Cert, MHA, LLM, FACHSM, FACN, FAAN
Nursing and Allied Health Consultant, Abu Dhabi Health Service, United Arab Emirates
Founding President, World Federation of Critical Care Nurses

Teresa Williams RN, ICU Cert, BNurs, MHlthSci(Res), GDClinEpi, PhD
Senior Research Fellow, Prehospital Resuscitation and Emergency Care, School of Nursing Midwifery and Paramedicine, Curtin University, WA, Australia

Denise Wilson RN, PhD, FCNA(NZ)
Professor of Māori Health, Auckland University of Technology, New Zealand

Sharon M Wetzig BN, Grad Cert Nsg (Crit Care), MEd
Education Consultant, Carramar Education, Qld, Australia

Jan Alderman RN, BNs, Grad Dip Anaesthetics and Recovery Nursing, Masters/PhD candidate in Clinical Science
Course Co-ordinator, Lecturer, School of Nursing, University of Adelaide, SA, Australia

Sally Bristow RN, BN, Grad Dip Mid, RM, MN
Nursing Academic, University of New England, NSW, Australia

Elyse Coffey BNurs, GDipNur(periop), MNurs
Associate Lecturer, Deakin University, Vic, Australia
Clinical Nurse Specialist, Alfred Hospital, Vic, Australia

Rachel Cross RN, BN, GradCertEmergNurse, MNP
Lecturer Practitioner, La Trobe University School of Nursing and Midwifery/Emergency and Trauma Centre, Alfred Hospital, Vic, Australia

Lori Delaney RN, B Nurs, GC Ed, GDCC, MN, JBICF
Assistant Professor in Clinical Nursing, University of Canberra, ACT, Australia
PhD scholar, College of Medicine, Australia National University, ACT, Australia

Janice Elliott RN, BNsg, Grad Dip (Emerge Nursing), Master of Nursing Science
Registered Nurse, Royal Adelaide Hospital Emergency Department, SA, Australia
Clinical Title Holder, School of Nursing, University of Adelaide, SA, Australia

Beverley Ewens RN, BSc(Hons), PG Dip Critical Care, PhD candidate
Lecturer, School of Nursing and Midwifery, Edith Cowan University, WA, Australia

Steven A Frost RN, ICU Cert, MPH, PhD
Lecturer, Intensive Care, Liverpool Hospital and University of Western Sydney, NSW, Australia

Emily Susannah Kavanagh BN, GradCert Crit Care
Donation Specialist Nurse, Tamworth Rural Referral Hospital, NSW, Australia

Elizabeth Kraft RN, BN, GradDip (Anaes & Rec), MN, MACN
Clinical Service Coordinator, Day Surgery Unit/Surgical Admission Suite/Day Surgery Overnight, Royal Adelaide Hospital, SA, Australia

Renee McGill RN, MN (Education), Grad Cert Crit Care, BSci (Nurs)
Simulation Lead, Lecturer in Nursing, School of Nursing, Midwifery and Indigenous Health, Faculty of Science, Charles Sturt University, NSW, Australia

Gayle McKenzie RN, MEd, GradDip AdvNsg Crit Care, GradCert AdvNsg Clin Ed, BSocSc
Lecturer in Acute Nursing, La Trobe University, Alfred Clinical School, Vic, Australia

Stephen McNally RN(Emergency), PhD
Director of Academic Programs (Undergraduate), University of Western Sydney, NSW, Australia

Claire Minton RN, MN, PhD candidate
Lecturer, School of Nursing, Massey University, New Zealand

Jonathan Mould RN, PhD
Lecturer, School of Nursing and Midwifery, Curtin University, WA, Australia

Holly Northam RN, RM, Masters of Crit Care Nurs, MACN, Churchill Fellow
Assistant Professor in Critical Care Nursing, University of Canberra, ACT, Australia

Darrin Penola RN, MN (Crit Care)
Clinical Nurse Consultant, Thoracic Medicine, St Vincent's Hospital, NSW, Australia

Ron Picard RN, MHSc, CCN
Nursing Lecturer, La Trobe Rural Health School, Vic, Australia

Natashia Scully BA, BN GradCertTertiaryEd, PostGradDipNSc, MPH, MACN
Lecturer in Nursing, University of New England, NSW, Australia

Peita Sims RN, BAppSc (HealthProm), BNurs, Grad Dip (Crit Care)
ICU Liaison Nurse, Epworth Healthcare, Vic, Australia

Kerry Southerland RN, ICU cert, BAppSc (Nursing), MClinNurs (Crit Care), GradCertTertTeach
Lecturer, School of Nursing & Midwifery, Curtin University, WA, Australia

Jane Zeng CNE, ADNP
Post Graduate Subject Coordinator, University of Melbourne, Vic, Australia
Clinical Nurse Educator – ICU, Western Health, Vic, Australia

中文版序

危重症护理作为临床护理实践中非常重要的专业之一，已有超过50年的历史，全球约有600000名危重症护理的注册护士。回首几十年的专业发展，危重症护理在教育和实践方面都取得了突破性进展，率先在国内开展重症护理专科护士培训，促使危重症监护护士掌握着最好的临床实践知识和熟练的操作技能，使用循证的科研方法，将科研成果应用于临床实践。但是，持续的专业发展和患者及其家属对高质量的护理需求，对提高护士危重症护理实践能力提出新的挑战。2015年在中华护理学会的支持下，中华护理学会第26届重症护理专业委员会邀请到国内危重症护理领域知名专家翻译出版了《ACCCN重症护理》(第2版)。ACCCN最新出版了第3版，为危重症护士提供了一系列重症医学、重症护理的重要资源及参考。中华护理学会第27届专业委员会重新调整翻译团队，邀请国内临床一线、具备较高英语水平的重症专科护士作为译者，并邀请重症医学专家作为校译团队，共同完成了《ACCCN重症护理》(第3版)翻译工作。

《ACCCN重症护理》(第3版)针对第2版吸纳了最新的危重症护理临床实践的内容，并且在听取同行专家和评论家意见的基础上，对第2版的章节进行了必要的调整、修订，并增设了新的章节。在继续保持第2版采用澳大利亚和新西兰独特语言风格的同时，更注重回答了在当地的护理实践中危重症护士提出的各种各样的问题，同时也兼顾了国际上通用的、能展现临床护理实践的写作技巧。突出了危重症护理最新的理论和技术的进展，体现其先进性、科学性、创新性和实用性。第3版涵盖了危重症护理的范畴、原则、常规技术及危重症领域的专业技术。以案例分析形式探讨相关护理问题，批判性地探讨已发表的研究课题。

《ACCCN重症护理》(第3版)主要读者对象包括危重症专科护士、护理专家、教育专家、危重症护理管理者、危重症护理专业研究生等。希望这本译著能够给予国内读者在危重症护理知识和技术方面提供更多的帮助，让大家能够有更深的、更好的理解和掌握。在本书翻译过程中可能会有疏漏或不足，恳请广大读者勿吝赐教。

对本书的全体译者及校译在本书翻译过程中的付出和努力表示衷心的感谢！

中华护理学会
2019年4月

随着重症医学在治疗、规范和技术方面的进步，危重症护士要对疾病的认识、危重症患者的管理原则和临床实践指南有深入的理解，以便为患者提供最佳护理服务。危重症护理作为护理实践的一个专业领域，其重点是为危重症患者提供护理。危重症护理的职责在全球范围内都是一样的，都是为危重症患者及家人提供了最佳照护。

澳大利亚重症监护护理学院（Australian College of Critical Care Nurses，ACCCN）组织编写的《ACCCN重症护理》（第3版）一书是危重症护理界具有高价值的宝贵资源。本书的主编都是业界认可的从业多年的专家、教育家和危重症护理研究人员。本书以危重症护理的基本概念为主题涵盖了护理实践、质量和安全、伦理问题、病理生理、危重症后的恢复和康复、心理护理以及以家庭为中心的护理理念等。所有章节都是由危重症领域的护理专家们撰写的，并全面概述了危重症护理实践的原则。本书还提供了循证实践的最新信息。还在每个章节中提供了各种教育资源，包括网站链接、案例研究、实践技巧、危重症护理实践标准的附录、实验室数据分析和全面的术语词汇表。

本书为危重症护理人员的实践提供了非常重要的资源。在寻求提供复杂和强化的监护护理、治疗和干预措施过程时，危重症护理人员能从这本书中获得危重症护理知识和技能的基本内容，在对危重症患者及其家属护理时提供理论及实践依据。

危重症护理是国际上最大的护理专业之一，全球有约60万重症注册护士在从事高技能临床护理工作，如能把临床护理实践、循证护理和临床研究紧密结合起来，那么患者将会得到更好的照护。《ACCCN重症护理》（第3版）一书的出版就是希望能够为从业护士的发展提供更好更全面的专业知识。

Ruth Kleinpell PhD RN FAAN FCCM
Director, Center for Clinical Research & Scholarship
Rush University Medical Center
Professor, Rush University College of Nursing
Nurse Practitioner, Rush Lincoln Park Urgent Care,
Chicago, Illinois USA
President, World Federation of Critical Care Nurses
(http:www.wfccn.org)

翻译：左选琴
审校：刘　方

原著序二

我作为前两版的主编,我怀着极大的荣幸和自豪为《ACCCN 重症护理》(第 3 版)说几句话。

本书不断的修订并出版证实了我们当初的想法,那就是要由我们自己的专家团队撰写,并要遵循读者的需求,持续提供危重症护理领域的专业知识。本书的再版也证明了学院、出版商和我们各位编者之间有着牢固而持久的合作关系,我们将共同完成本书,并通过本书为我们的专业留下值得传承的知识宝库。

危重症护理是一个正在蓬勃发展的专业,在临床护理和研究方面都面临着巨大的挑战。本书的编者大多来自澳大利亚和新西兰,还有一些来自亚洲部分地区,他们都是各自领域的著名专家,有着极为丰富的临床护理实践和教学经验,也有作出世界瞩目贡献的国际专家。本书仍然强调将研究进展应用至实践的教学理念,包括通过插图、表格、案例学习及相关研究进行积极思考的学习模式。

几位主编,作为这个领域的顶尖专家,组建了一个强大的具有临床及学术背景的作者团队,他们大部分来自澳大利亚,并且是在此领域具有显著贡献的主要国际专家。本书共有 29 章,为危重症护理专业的护士和学生提供了全面的学习资源,可以提高他们在危重症护理领域的理论知识和临床技能。

Doug Elliott RN, PhD, MAppSc(Nurs),

BAppSc (Nurs), ICCert

Professor of Nursing

Faculty of Health

University of Technology Sydney

Past Co-Editor

ACCCN's Critical Care Nursing (2007, 2012)

翻译:左选琴

审校:刘 方

危重症护理作为一个临床护理专业，已经走过了半个世纪的历程，无论在护理教育还是临床护理实践方面都取得了惊人的进展。现在，危重症护理护士是世界上拥有相当丰富的知识和熟练的技能的群体，持续的专业发展和教育是确保我们为患者及其家属提供高质量护理的基础。

本书的初旨在于激励和挑战护士进一步提高危重症护理技能。本书第 1 版是由澳大利亚本土作者撰写，而不适于其他国家或地区的教育素材。

第 1 版出版后在国际同行界引起热烈反响，为了在书中体现国际上对于重症护理广泛认可的核心要素，我们扩充了本书的内容，但仍然保留了反映澳大利亚、新西兰、英国以及欧洲和亚洲部分国家或地区的独特重症护理要素的内容。

第 3 版共有 29 个章节，集聚了来自澳大利亚、新西兰、亚洲和太平洋地区 54 位享有盛誉的临床护理专家、学者为此书撰稿。我们也聘请澳大利亚以外地区专家撰写此书，反映全球的实践经验并且扩展适用于全球地区的读者。所有的撰写者都是根据他们的知识、临床经验和专业声誉而精心挑选的。我们希望这本书能有更广泛的受众者。

本书主要用于危重症临床医生、管理者、研究人员和危重症专科护士的培养。尽管这部书超出了学生的学习范围，但对于高年级的本科生来说，这部书是一个很有价值的参考工具。我们根据我们对危重病护理的理解设置了此书的章节顺序。本书的目的是为危重症护理专业的护士提供全面的学习资源，同时，我们也鼓励读者继续寻找最新的知识来源去指导他们的临床实践，因此每章节后面都包含了一些网站链接。

第 3 版共有三个部分：危重症护理范围、危重症护理原则和常规技术及危重症护理特殊操作。基于危重症护理不断地发展、护理实践不断地更新，再加上同事和审稿人的建议，我们决定加入新的章节和对现有章节进行修订。

第一部分介绍了与危重症护理实践相关的广泛领域的专业问题。本书前几个章节介绍了危重症护理技术实践的范围、系统和资源、伦理问题、质量和安全以及危重症护理中恢复和康复。

第二部分介绍的内容与大多数危重症护理有关，重点是关注以下护理概念，如基本的生理、心理、社会和文化护理的实践。第二部分的其余章节系统地介绍了支持危重症患者生理功能的方法。本书有多个章节介绍主要的生理系统：四个章节介绍心血管系统，三个章节介绍呼吸系统，两个章节介绍神经系统。第 3 版我们更加强调营养评估和治疗管理，有专门的章节介绍此内容。第二部分还有：肾功能维护；胃肠、肝和代谢改变；休克和多器官功能障碍综合征的临床管理。

第三部分介绍了具体的临床情况，如急诊、创伤、复苏、儿童、妊娠和产后注意事项以及器官捐献等方面内容。另外，我们增加一个章节介绍麻醉后恢复，希望大家能认识到它的重要性，尤其是在一些危重症护理领域，特别是术后几个小时后期间的护理。这部分使读者能够探索专业的危重症护理实践中一些更复杂或独特的方向。

每个章节的结构是统一的。先介绍了相关解剖、生理学和临床流行病学。临床流行病学除了介绍国际上的，有些章节还介绍了澳大利亚和新西兰的流行病学。患者的护理部分，介绍了护士可以独立提供的护理或与医疗团队的其他人员协作的护理。教学特色体现在通过案例分析来阐述相关的护理问题和通过对一篇研究论文的评论来探讨相关的主题。每章都有表格、图和实践提示。每章也有具体的学习活动,并对这些问题进行模拟问答,让读者进一步去在线学习。我们的目的不是让读者按顺序来阅读这本书,而是来探索不同学习或实践阶段的相关章节。

如何实施有效、高质量的危重症护理是当代卫生保健工作所面临的挑战。我们希望本书能够为危重症护理人员的发展提供更好更全面的专业知识,以便为患者和家属提供更好的护理服务。

Leanne Aitken
Andrea Marshall
Wendy Chaboyer
翻译:左选琴
审校:刘　方,陈永强

澳大利亚重症监护护理学院（Australian College of Critical Care Nurses，ACCCN）有超过 2 400 个会员，是澳大利亚危重症护理专业的代表机构。会员类型包括普通会员、国际会员、终身制会员、荣誉会员、公司会员。所有的会员均持有资格证书，并被鼓励参加学会的各项活动。会员们会定期收到学会的学报（College Journal）和《危重症时刊》（Critical Times）。终身制会员和荣誉会员除了在 ACCCN 注册和在 ACCCN 刊物发表文章时可以享受折扣外，由于他们对 ACCCN 和澳大利亚危重症护理的杰出贡献，还将被授予个人成就奖。

澳大利亚重症监护护理学院是一个担保有限公司，并且在每个州都有分公司，在每个分公司的管理委员会里选出两个委员组成了 ACCCN 的全国董事会。每一个委员会在地区或州一级开展活动，并且推举能代表当地的，甚至能代表国家的表率人物。澳大利亚危重症护理编委和编委会直属于澳大利亚危重症护理杂志社，主管学会的出版工作，包括《澳大利亚危重症护理》杂志（Australian Critical Care）和《危重症时报》（Critical Times）。

董事会有国家咨询小组和特别兴趣小组，致力于为组织提供关于危重症护理问题的专家观点，包括：

复苏顾问委员会：由来自 ACCCN 的 12 个会员代表及一个儿科护士代表组成。小组现已发展成可以提供高级生命支持和复苏的完整的系列教学资料，同时它也为整个澳大利亚提供 ACCCN 的 ALS 课程。

科研顾问委员会：除了为 ACCCN 提供专家建议，该委员会还为澳大利亚重症监护护士协会的科研策略和奖学金的授予提供评估，并给予推荐。同时评估重症护理论文摘要，提供给 ANZICS/

ACCCN 年度科学会议（ANZICS 即 Australian and New Zealand Intensive Care Society，澳大利亚新西兰重症监护医学协会）。

教育顾问委员会：本小组为 ACCCN 提供教育相关具体问题的建议。专家团写了一篇关于危重症护理教育相关意见的文章，并代表 ACCCN 提交给护理教育国家审查部门。

人力资源顾问委员会：代表了 ACCCN 管理众多国家卫生领域工作人员及护理委员会。该小组也代表重症护理小组的护理人员及澳大利亚护理高依赖性机构发表了声明，并且每年为 ANZICS 的国家人力资源收集数据，提供数据集的设计。

器官、组织捐献移植顾问委员会：为董事会提供建议，以及发表重症护理相关的器官捐献移植的声明。本小组为澳大利亚的重症护理人员提供关于国家对器官捐献移植项目的促进和改革目标。

质量咨询顾问委员会：为澳大利亚危重症护理协会中的患者管理机构提供专家的知识、建议和信息，其与重症护理实践紧密相关。

儿科咨询顾问委员会：除了为儿科的危重症相关事项提供专业的知识、建议和信息以外，也为澳大利亚危重症护理协会的年会提供推荐会议和发言者。

重症监护联络特殊兴趣顾问委员会：它收集关于澳大利亚危重症护理协会成员的信息，为重症监护的对外交流以及重症护理人员关注的焦点问题提供讨论的平台。

除了分会的教育事项以及专题讨论会，ACCCN 的执行者每年组织三次国家会议：ACCCN 的继续教育会议（ICE）；与来自澳大利亚和 ANZICS 成员共同举行的危重症护理会议；ANZICS/ACCCN 的关于重症护理、儿科和新生儿的重症医疗及护理的年度科学会议。

　　ACCCN 有一个指定代表在澳大利亚复苏协会（ARC），也有在由澳大利亚护理主管部门领导下作为联邦政府顾问的护理和助产咨询小组的代表（NMSRG），同时它也是国家护理组织联盟（CoNNO）的成员。世界危重症护理联盟（WFCCN）的创始主席在世界重症护理会议上代表 ACCCN 出席。澳大利亚大学危重症护理中心的代表也出席参加儿科和重症护理社会学的世界会议，同时也是重症护理基金会的成员。

　　更多信息请在 www.acccn.com.au 网站查询。

翻译：左选琴　靳子健
审校：刘　方　陈永强

原著致谢

制定本书的性质和范围并非易事，有幸由才华横溢和执行力强的各位编者共同完成。发行本书第 3 版的决定得到了澳大利亚重症监护护理学院（Australian College of Critical Care Nurses，ACCCN）董事会和 Elsevier Australia 的大力支持。对于本版书中每章的作者，其中包括前版作者以及新版的合作者，感谢他们接受本书的写作邀请，勇敢而自信地加入到本书的编写中，在截止时间前完成预期质量和深度的写作。我们也感谢前两版编者们：Harriet Adamson，Susan Bailey，Julie Benbenishty，Martin Boyle，Wendy Corkhill，Sidney Cuthbertson，Suzana Dimovski，Bruce Dowd，Ruth Endacott，Claire Fitzpatrick，Paul Fulbrook，Gabrielle Hanlon，Michelle Kelly，Bridie Kent，Anne Morrison，Maria Murphy，Louise Niggemeyer，Amanda Rischbieth，Wendy Swope，Paul Thurman，Jane Treloggen，Vicki Wade。

特别感谢 Ian Jacobs 教授作出的贡献，他在合著第 25 章后不幸意外过世。Ian 教授是国际知名的复苏专家和院前急救专家，为该领域的教学、研究和政策制定做出了持续的贡献。早在 20 世纪 90 年代 Ian 教授便与 ACCCN 建立了联系，担任西澳大利亚高级生命支持课程的主席，同时也担任澳大利亚复苏理事会主席和国际复苏联盟的联合主席。

非常感谢 ACCCN 董事会和成员们长期以来的鼓励和支持，使我们的编辑和作者更有信心坚持学会一贯严谨的学术精神。感谢 Elsevier Australia 的工作人员以及我们的出版合作商。感谢我们高级内容策略师 Libby Houston 对本书的指导。感谢内容开发专家 Martina Vascotto，以及编辑 Linda Littlemore。感谢 Devendran Kannan 在出版服务制作方面的工作。感谢其他工作人员对于制订和执行营销计划以及其他项目工作所作出的突出贡献，没有你们的努力，本书将难以出版。感谢我们的外部评审团，在提高本书质量方面花费大量时间，提供了建设性的意见，为本书的质量提高作出了贡献。

感谢 Doug Elliott 提供本书的原始版本，致力于本书的成书，以及对本书再版的支持。

最后，也是最重要的，对于我们深爱的 Steve，David，Abi and Hannah 和 Michael，感谢你们对我们工作的信任、理解和支持。

Leanne Aitken

Andrea Marshall

Wendy Chaboyer

翻译：张　琳

审校：刘　方，陈永强

缩 略 语

AACN	American Association of Critical-Care Nurses	美国重症护士学会
ABG	arterial blood gas	动脉血气
A/C	assist control ventilation	辅助控制通气
ACCCN	Australian College of Critical Care Nurses	澳大利亚重症监护护理学院
ACCESS	assistance, coordination, contingency, education, supervision, support	协助、协调、应急、教育、监督、支持
ACEI	angiotensin-converting enzyme inhibitor	血管紧张素转换酶抑制剂
ACh	acetylcholine	乙酰胆碱
ACS	acute coronary syndrome	急性冠脉综合征
ACT	activated clotting time	活化凝血时间
ADAP	Australasian[1] Donation Awareness Program	澳大利亚新西兰捐献者意识项目
ADL	activities of daily living	日常生活活动
AED	automatic external defibrillator	自动体外除颤器
AF	atrial fibrillation	心房颤动
AFE	amniotic fluid embolism	羊水栓塞
AIVR	accelerated idioventricular rhythm	加速性室性自主节律
AKI	acute kidney injury	急性肾损伤
ALF	acute liver failure	急性肝衰竭
ALI	acute lung injury	急性肺损伤
ALS	advanced life support	高级生命支持
ALT	alanine amino transferase	丙氨酸氨基转移酶
AMI	acute myocardial infarction	急性心肌梗死
ANP	atrial natriuretic peptide	心房利钠肽
ANS	autonomic nervous system	自主神经系统
ANZBA	Australia and New Zealand Burns Association	澳大利亚和新西兰烧伤协会
ANZICS	Australian and New Zealand Intensive Care Society	澳大利亚和新西兰重症监护学会
AoCLF	acute on chronic liver failure	慢性肝病急性衰竭
APACHE	Acute Physiology And Chronic Health Evaluation（score）	急性生理和慢性健康评估
APC	activated protein C	活化蛋白 C
APH	antepartum haemorrhage	产前出血
APRV	airway pressure release ventilation	气道压力释放通气

---

[1] Australasian = Australia + New Zealand

APTT	activated partial thromboplastin time	活化部分凝血活酶时间
ARC	Australian Resuscitation Council	澳大利亚复苏委员会
ARDS[1]	adult respiratory distress syndrome	成人呼吸窘迫综合征
ARB	angiotensin receptor blocker	血管紧张素受体阻滞剂
ARF	acute renal failure	急性肾衰竭
aSAH	aneurysmal subarachnoid haemorrhage	动脉瘤性蛛网膜下腔出血
AST	aspartate aminotransferase	天冬氨酸转移酶
ATN	acute tubular necrosis	急性肾小管坏死
ATP	adenosine triphosphate	三磷酸腺苷
ATP	anti-tachycardia pacing	抗心动过速起搏 / 超速起搏
ATS	Australasian Triage Scale	澳大利亚新西兰分诊量表
AV	arteriovenous	动静脉
AV	atrioventricular	房室
AV	atrioventricular node	房室结
AVNRT	atrioventricular nodal reentry tachycardia	房室结内折返性心动过速
BACCN	British Association of Critical Care Nurses	英国重症监护学会
BBB	blood-brain barrier	血脑屏障
BE	base excess	剩余碱
BiPAP[2]	bi-phasic positive airways pressure	双相式气道正压（无创通气）
BLS	basic life support	基础生命支持
BMI	body mass index	体重指数
BNP	B-type natriuretic peptide	B- 型钠尿肽
BP	blood pressure	血压
BPS	Behavioural Pain Scale	行为疼痛量表
BSLTx	bilateral sequential lung transplantation	双侧顺序肺移植
BTF	Brain Trauma Foundation	脑创伤基金会
CABG	coronary artery bypass graft	冠状动脉旁路移植术
CAM-ICU	Confusion Assessment Method for the Intensive Care Unit	ICU 谵妄评估量表
CAP	community acquired pneumonia	社区获得性肺炎
CAUTI	catheter-associated urinary tract infection	导尿管相关尿路感染
CAV	cardiac allograph vasculopathy	心脏同种异体血管病变
CAVH	continuous arteriovenous haemofiltration	持续动脉静脉血液滤过
CBF	cerebral blood flow	脑血流量
CRRT	continuous renal replacement therapy	连续性肾脏替代治疗
CCU	coronary/ cardiac care unit	冠心病 / 心脏监护室
CHD	coronary heart disease	冠心病

---

[1] ARDS，acute respiratory distress syndrome，急性呼吸窘迫综合征
[2] BIPAP，bi-level positive airway pressure，双水平气道正压（高级通气模式）

CHF	chronic heart failure	慢性心力衰竭
CI	cardiac index	心排指数
CIM	critical illness myopathy	危重病心肌病
CINM	critical illness neuromyopathy	危重病神经肌病
CIP	critical illness polyneuropathy	危重病多发性神经病
CLAB	central line-associated bacteraemia	中心导管相关菌血症
CLABSI	central line associated blood stream infection	中心导管相关血流感染
CMV	cytomegalovirus	巨细胞病毒
CNC	clinical nurse consultant	临床护理顾问
CNE	clinical nurse educator	临床护理教师
CNM	clinical nurse manager	临床护理经理
CNS	central nervous system	中枢神经系统
CO	cardiac output	心输出量
CO_2	carbon dioxide	二氧化碳
COPD	chronic obstructive pulmonary disease	慢性阻塞性肺病
COPE	Committee of Publication Ethics	出版物伦理委员会
CPAP	continuous positive airway pressure	持续气道正压通气
CPB	cardiopulmonary bypass	心肺转流术 / 体外循环
CPG	clinical practice guidelines	临床实践指南
CPOE	computerised provider order entry	计算机化的医嘱输入系统
CPOT	Critical-care Pain Observation Tool	重症疼痛观察工具
CPP	cerebral perfusion pressure	脑灌注压
CPR	cardiopulmonary resuscitation	心肺复苏
CRT	cardiac resynchronisation therapy	心脏再同步化治疗
CSF	cerebral spinal fluid	脑脊液
CT	computerised tomography	计算机断层扫描术
CTAS	Canadian Triage and Acuity Scale	加拿大分诊和危急程度分级量表
CTG	cardiotocograph	胎心监护
CVAD	central venous access device	中心静脉通路装置
CVC	central venous catheter	中心静脉导管
CVP	central venous pressure	中心静脉压
CVR	cerebrovascular resistance	脑血管阻力
CVVH	continuous venovenous haemofiltration	持续静脉 - 静脉血液过滤
CVVHDf	continuous venovenous haemodiafiltration	持续静脉 - 静脉血液透析滤过
CX	circumflex coronary artery	冠状动脉回旋支
CXR	chest X-ray	胸部 X 线片
DCD	donation after cardiac death	心脏死亡后器官捐献

DCM	dilated cardiomyopathy	扩张型心肌病
DCS	damage-control surgery	损伤控制外科学
DIC	disseminated intravascular coagulation	弥散性血管内凝血
DKA	diabetic ketoacidosis	糖尿病酮症酸中毒
DNA	deoxyribonucleic acid	脱氧核糖核酸
DNAR	do not attempt resuscitation	不再复苏
DPL	diagnostic peritoneal lavage	诊断性腹腔灌洗
DTS	Davidson Trauma Scale	戴维森创伤量表
DVT	deep vein thrombosis	深静脉血栓
EBN	evidence-based nursing	循证护理
EC	extracorporeal circuit	体外循环管路
ECG	electrocardiography	心电图
ECMO	extracorporeal membrane oxygenation	体外膜肺氧合
ED	emergency department	急诊科
EEG	electroencephalogram/electroencephalography	脑电图
EGDT	early goal-directed therapy	早期目标治疗
EMSB	early management of severe burns	严重烧伤的早期处理
EN	enteral nutrition	肠内营养
EPAP	expiratory positive airway pressure	呼气正压通气
EPUAP	European Pressure Ulcer Advisory Panel	欧洲压疮专家咨询组
ESI	emergency severity index	急诊严重（程度）指数
ET	endothelin	内皮素
ETCO$_2$	end-tidal carbon dioxide	呼末二氧化碳
ETT	endotracheal tube	气管内插管
EVD	external ventricular drain	脑室外引流
EVLW	extravascular lung water	血管外肺水
EVLWI	extravascular lung water index	血管外肺水指数
F	frequency	频率
FAST	focused assessment with sonography in trauma	创伤的超声快速评估法
FBC	full blood count	全血计数
FES	fat embolism syndrome	脂肪栓塞综合征
FiO$_2$	fraction of inspired oxygen	吸入氧浓度
FOUR	Full Outline of Unresponsiveness scale	全面无反应性量表
FTE	full time equivalent（staff）	全时工作当量（全日制）
f/V$_T$	frequency/ tidal volume	呼吸频率与潮气量之比
GABA	gamma-aminobutyric acid	γ-氨基丁酸
GBS	Guillain-Barré syndrome	吉兰-巴雷综合征

GCS	Glasgow Coma Scale	格拉斯哥昏迷评分
GEDV	global end-diastolic volume	全心舒张末期容积
GEDVI	global end-diastolic volume index	全心舒张末期容积指数
GFR	glomerular filtration rate	肾小球滤过率
GTN	glyceryl trinitrate	硝酸甘油
H^+	hydrogen ion	氢离子
H_2CO_3	carbonic acid	碳酸
H_2RA	histamine 2 receptor antagonist	组胺 -2 受体拮抗剂
HADS	Hospital Anxiety and Depression Scale	医院焦虑抑郁量表
HAI	hospital-acquired infection	医院获得性感染
Hb	haemoglobin	血红蛋白
HCM	hypertrophic cardiomyopathy	肥厚性心肌病
HCO_3^-	bicarbonate ion	碳酸氢根
HD	haemodialysis	血液透析
HDU	high dependency unit	高依赖性病房（正压病房）
HELLP	haemolysis，elevated liver enzymes and low platelets	溶血、肝酶升高和血小板减低
HFO	high flow oxygen	高流量吸氧
HFOV	high frequency oscillation ventilation	高频振荡通气
HFpEF	heart failure with preserved ejection fraction	射血分数保留心衰（心衰合并正常射血分数）
HFrEF	heart failure with reduced ejection fraction	射血分数降低心衰（心衰合并低射血分数）
HHS	hyperosmolar hyperglycaemic state	高渗性高血糖状态（糖尿病非酮症高渗综合征）
Hib	*Haemophilus influenzae* type b	B 型流感嗜血杆菌
HIV	human immunodeficiency virus	人体免疫缺陷病毒
HLA	human leukocyte antigen	人白细胞抗原
HME	heat and moisture exchanger	热湿交换器（加热加湿器）
HR	heart rate	心率
HRC	Health Research Council	卫生研究委员会
HRECs	Human Research Ethics Committees	人类研究伦理委员会
HRQOL	health related quality of life	健康相关生存质量
HRS	hepatorenal syndrome	肝肾综合征
HSV	herpes simplex virus	单纯疱疹病毒
IABP	intra-aortic balloon pump	主动脉内球囊反搏
IAH	intra-abdominal hypertension	腹腔内高压
IAP	intra-abdominal pressure	腹腔内压力
ICC	intercostal catheter	肋间导管
ICD	implantable cardioverter defibrillator	植入型心脏复律除颤器
ICDSC	Intensive Care Delirium Screening Checklist	重症监护谵妄评分量表

ICH	intracerebral haemorrhage	脑出血
ICN	International Council of Nurses	国际护士理事会 国际护士会
ICP	intracranial pressure	颅内压
ICS	Intensive Care Society（UK）	英国重症监护学会
ICU	intensive care unit	重症监护室
ICU-AW	intensive care unit acquired weakness	ICU 获得性衰弱
I:E	inspiratory/ expiratory ratio	吸呼比
IES	Impact of Event Scale	事件影响量表
IL	interleukin	白细胞介素
ILCOR	International Liaison Committee on Resuscitation	国际复苏联盟
IM	intramuscular	肌肉内的
IMA	internal mammary artery	乳内动脉
INR	international normalised ratio	国际标准化比值
IPAP	inspiratory positive airway pressure	吸气正压通气
ITBV	intrathoracic blood volume	胸腔内血容量
ITBVI	intrathoracic blood volume index	胸腔内血容量指数
IV	intravenous	静脉注射的
IVC	inferior vena cava	下腔静脉
JVP	jugular venous pressure	颈静脉压
kPa	kilopascals	千帕斯卡 / 千帕
LAD	left anterior descending	左前降支
LAP	left atrial pressure	左房压
LBBB	left bundle branch block	左束支传导阻滞
LMA	laryngeal mask airway	喉罩气道
LOS	length of stay	住院天数
LV	left ventricle	左心室
LVAD	left ventricular assist device	左心室辅助装置
LVEDV	left ventricular end-diastolic volume（preload）	左室舒张末期容积（前负荷）
LVEF	left ventricular ejection fraction	左心室射血分数
LVF	left ventricular failure	左心衰竭
LVSWI	left ventricular stroke work index	左心室每搏功指数
MAP	mean arterial pressure	平均动脉压
MEDSAFE	Medical Devices Safety Authority（New Zealand）	药品和医疗器械安全管理局（新西兰）
MELD	model of end-stage liver disease	终末期肝病模型
MERS-CoV	Middle East respiratory syndrome coronavirus	中东呼吸综合征冠状病毒
MET	medical emergency team	医疗急救小组

MI	myocardial infarction	心肌梗死
MIDCABG	minimally invasive direct coronary artery bypass grafting	微创小切口冠状动脉移植术
MMSE	Mini-Mental Status Examination	迷你心理状态检查量表
MODS	multiple organ dysfunction syndrome	多器官功能障碍综合征
MRC	Medical Research Council	医学研究委员会
MRI	magnetic resonance imaging	磁共振成像
MRO	multi-resistant organism	多耐药微生物
MRSA	methicillin-resistant *Staphylococcus aureus*	耐甲氧西林金黄色葡萄球菌
MTS	Manchester Triage Scale	曼彻斯特分诊评分
MV	mechanical ventilation	机械通气
NAS	Nursing Activities Score	护理活动量表
NEMS	Nine Equivalents of nursing Manpower use Score	九条等值护理人力应用评分
NETS	newborn emergency transfer service	新生儿紧急转运服务
NEXUS	National Emergency X-radiography Utilization Study	国家急救 X 线影像学研究
NFkB	nuclear factor kappa B	核转录因子 kB
NHMRC	National Health and Medical Research Council	国家健康与医疗研究理事会
NHS	National Health Service（UK）	（英国）国民医疗服务体系
NICE	National Institute for Health and Care Excellence	国家健康和保健医学研究所（英国）
NIPPV	non-invasive positive pressure ventilation	无创正压通气
NIPSV	non-invasive pressure support ventilation	无创压力支持通气
NIV	non-invasive ventilation	无创通气
NO	nitric oxide	一氧化氮
NOC	Nurses' Observation Checklist	护士观察量表
NPC	nurse practice coordinator	护士执业协调员
NPUAP	National Pressure Ulcer Advisory Panel	美国国家压疮咨询委员会
NSAID	non-steroidal anti-inflammatory drug	非甾体抗炎药
NTS	non-technical skills	非技术性技能
NUM	nursing unit manager	护理单元经理
NUTRIC	NUTritional Risk in the Critically ill score	危重患者营养风险评分
NYHA	New York Heart Association	美国纽约心脏学会
O$_2$	oxygen	氧气
OHCA	out-of hospital cardiac arrest	院外心搏骤停
OPCAB	off pump coronary artery bypass	非体外循环冠状动脉旁路移植术
ORIF	open reduction internal fixation	开放性复位及内固定术
Pa	arterial pressure	动脉压
P$_A$	alveolar pressure	肺泡压
PAC	pulmonary artery catheter	肺动脉导管

P_aCO_2	partial pressure of carbon dioxide in arterial blood	动脉二氧化碳分压
PACU	post-anaesthesia care unit	麻醉后恢复室
P_aO_2	partial pressure of oxygen in arterial blood	动脉氧分压
PAP	pulmonary artery pressure	肺动脉压
Paw	airway pressure	气道压
$PbtO_2$	brain tissue oxygenation	脑组织氧合
PCA	patient-controlled analgesia	患者自控镇痛
PCI	percutaneous coronary intervention	经皮冠状动脉介入治疗
PCP	phencyclidine	苯环己哌啶（苯环利定）
PCV	pressure controlled ventilation	压力控制通气
PCWP	pulmonary capillary wedge pressure	肺毛细血管楔压
PD	peritoneal dialysis	腹膜透析
PDH	pulmonary dynamic hyperinflation	肺动力性过度膨胀
PE	pulmonary embolism	肺栓塞
PEA	pulseless electrical activity	无脉电活动
PEEP	positive end-expiratory pressure	呼气末正压
PELD	paediatric end-stage liver disease	小儿终末期肝病
$PetCO_2$	partial pressure of end-tidal carbon dioxide	呼末二氧化碳分压
PGD	primary graft dysfunction	原发性移植物功能障碍
pH	acid-alkaline logarithmic scale	酸碱度
PI	pressure injury	压力性损伤
PiCCO	pulse induced contour cardiac output	脉搏指示连续心输出量
PICS	post-intensive care syndrome	ICU 后综合征
PICU	paediatric intensive care unit	儿科重症监护室
P_{insp}	inspiratory pressure	吸气压力
PN	parenteral nutrition	肠外营养
PNS	peripheral nervous system	周围神经系统 / 外周神经系统
PPE	personal protective equipment	个人防护设备
PPH	postpartum haemorrhage	产后出血
PPI	proton pump inhibitors	质子泵抑制剂
PR	pulse rate	脉搏率
pRIFLE	paediatric risk，injury，failure，loss and end-stage kidney disease criteria	儿科风险、损伤、衰竭和终末期肾功能疾病的标准
PSG	polysomnography	多导联睡眠监测
PSV	pressure support ventilation	压力支持通气
PT	prothrombin	凝血酶原
PTA	post-traumatic amnesia	创伤后失忆症

PTCA	percutaneous transluminal coronary angioplasty	经皮冠状动脉血管成形术
PTSD	post-traumatic stress disorder	创伤后应激障碍
PTSS	post-traumatic stress symptoms	创伤后应激症状
PTT	partial thromboplastin time	部分凝血活酶时间
PV	per vagina	经阴道
Pv	venous pressure	静脉压
PVR	pulmonary vascular resistance	肺血管阻力
R	respiration	呼吸
RAAS	renin-angiotensin-aldosterone system	肾素 - 血管紧张素 - 醛固酮系统
RAP	right atrial pressure	右房压
RBANS	Repeatable Battery for the Assessment of Neuropsychological Status	重复性神经心理状态量表
RBC	red blood cells	红细胞
RCA	right coronary artery	右冠状动脉
RCM	restrictive cardiomyopathy	限制性心肌病
RCSQ	Richards-Campbell Sleep Questionnaire	理查兹 - 坎贝尔睡眠问卷
RCT	randomised controlled trial	随机对照实验
RDC	regional donor coordinator	区域捐献者协调员
REE	resting energy expenditure	静息时能量消耗
REM	rapid eye movement	快速眼动睡眠
RICA	right internal carotid artery	右颈内动脉
ROSC	return of spontaneous circulation	自主循环恢复
RR	respiratory rate	呼吸频率
RRS	rapid response system	快速反应系统
RRT	renal replacement therapy	肾脏替代治疗
RSV	respiratory syncytial virus	呼吸道合胞病毒
RV	right ventricular	右心室
RVEDV	right ventricular end-diastolic volume	右心室舒末容积
RVEDVI	right ventricular end-diastolic volume index	右心室舒末容积指数
RVEF	right ventricular ejection fraction	右心室射血分数
RVF	right ventricular failure	右心衰竭
SA	sinoatrial node	窦房结
SAH	subarachnoid haemorrhage	蛛网膜下腔出血
SaO$_2$	saturation of oxygen in arterial blood	动脉血氧饱和度
SAPS	Simplified Acute Physiology Score	简化急性生理评分
SARS	severe acute respiratory syndrome	严重急性呼吸综合征
SBP	systolic blood pressure	收缩压

SBT	spontaneous breathing trial	自主呼吸试验
SCA	sudden cardiac arrest	突发心脏骤停
SCI	spinal cord injury	脊髓损伤
SCUF	slow continuous ultrafiltration	缓慢持续超滤
SE	status epilepticus	癫痫持续状态
SICQ	Sleep in Intensive Care Questionnaire	重症监护睡眠问卷
SIMV	synchronised intermittent mandatory ventilation	同步间歇指令通气
SIRS	systemic inflammatory response syndrome	全身炎症反应综合征
SjO$_2$	jugular venous oxygen saturation	颈静脉血氧饱和度
SLED	slow low efficiency dialysis	缓慢低效血液透析
SLTx	single lung transplantation	单侧肺移植
SNS	sympathetic nervous system	交感神经系统
SOFA	sequential organ failure assessment	序贯器官衰竭评分
SOMANZ	Society of Obstetric Medicine of Australia and New Zealand	澳大利亚和新西兰产科学会
SpO$_2$	saturation of oxygen in peripheral tissues	血氧饱和度
STEMI	ST-elevation myocardial infarction	ST 段抬高型心肌梗死
SV	stroke volume	每搏输出量
SVG	saphenous vein graft	隐静脉移植
SvO$_2$	saturation of oxygen in venous system	混合静脉血氧饱和度
SVR	systemic vascular resistance	全身血管阻力 / 体循环血管阻力
SVT	supraventricular tachycardia	室上性心动过速
SWS	slow wave sleep	慢波睡眠
T$_3$	triiodothyronine	三碘甲状腺氨酸
TAD	thoracic aortic dissection	胸主动脉夹层
TBI	traumatic brain injury	脑外伤
TBSA	total body surface area	体表总面积
TEG	thromboelastograph	血栓弹力图
TGA	Therapeutic Goods Administration	澳大利亚药物管理局
TIMI	thrombolysis in myocardial infarction	心肌缺血的溶栓治疗
TIPS	transjugular intrahepatic portosystemic shunt/ stent	经颈静脉肝内门体支架 / 分流术
TISS	Therapeutic Intervention Scoring System	治疗干预评分系统
TNFa	tumour necrosis factor alpha	α 肿瘤坏死因子
TOE	transoesophageal echocardiography	经食管超声心动图
TSANZ	Transplant Society of Australia and New Zealand	澳大利亚和新西兰移植协会
TST	total sleep time	总睡眠时间
UO	urine output	尿量
URTI	upper respiratory tract infection	上呼吸道感染

VAD	ventricular assist device	心室辅助装置
VAE	ventilator-associated event	呼吸机相关事件
VAP	ventilator-associated pneumonia	呼吸机相关肺炎
VAS	visual analogue scale	视觉模拟评分法
VATS	video-assisted thoroscopic surgery	电视辅助胸腔镜手术
VCV	volume controlled ventilation	容量控制通气
VE	expired minute volume	呼气每分通气量
VF	ventricular fibrillation	心室颤动
V/Q	ventilation/perfusion	通气/灌注 比值
VRE	vancomycin-resistant enterococci	耐万古霉素肠球菌
V_T	tidal volume	潮气量
VT	ventricular tachycardia	室性心动过速
VTE	venous thromboembolism	静脉血栓栓塞
WCC	white cell count	白细胞计数
WFCCN	World Federation of Critical Care Nurses	世界重症护理联盟
WHO	World Health Organization	世界卫生组织
WPW	Wolff-Parkinson-White（syndrome）	预激综合征

翻译：余　萌
审校：刘　方，陈永强

目　录

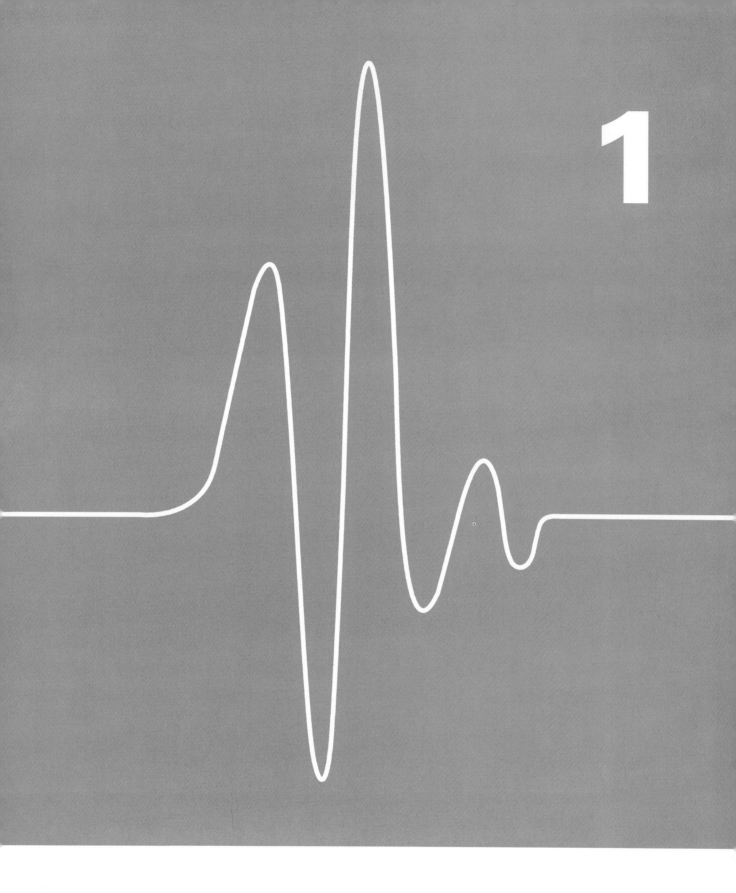

第一部分
危重症护理范围

第1章

实 践 范 围

原著：Leanne Aitken，Wendy Chaboyer，Andrea Marshall

翻译：左选琴，李雯雯

审校：陈永强

关键词

临床领导力
重症护士
重症护士的角色

学习目标

阅读完本章，将掌握以下内容：

● 叙述危重症护理实践、教育及专业活动的历史及发展历程。

● 讨论危重症护理发展成为一个专业团队的影响力及护士个体的专业发展。

● 概述危重症护理领域或其外展服务中的多样角色。

● 考虑受本土领导方式所影响的工作及专业环境。

引言

　　危重症护理为危重患者提供护理已有50余年的历史，如今更是广泛活跃在全世界大部分国家[1]。虽然其重点最初只集中在本土、区域及国家层面上，但现在看到有一个迫切地把危重症护理集中在一个国际层面上。国际间有需要合作去应对一些需要危重症护理服务之突发事故，如近期的全国性流感[2]。

　　目前，全球对危重症护理的需求量空前。由于人口数量的增加和预期寿命的延长，对重症床位的需求也在增加[3]。在澳大利亚和新西兰，141个综合性重症监护室（intensive care unit，ICU）每年接诊大约124 000名患者，其中包括6 000名是再入院患者[4]。而入住于冠心病监护病房、儿科病房及其他不能归类为综合性重症监护室的患者，没有包括在这些数据内，所以实际总体对"重症监护"的需求要高得多（例如，儿科重症监护室PICUs还接诊了10 000名儿科患者）[4]。更为重要的是，重症监护治疗在医院护理中花费很高（保守估计每天超过2 600澳元），其中超过2/3的为员工成本，1/5的为临床耗材，其余为临床支持和基础建设[5]。在欧洲国家花费数据分析显示，重症监护室每天的花费在1 168到2 050欧元之间[6]，而在一些发展中国家如印度，大体来说要少些（每天约为200美元）[7]，但对于生活成本来说还是很高的。由于每个国家的护理模式以及资源设置不尽相同，所以很难制定国际耗资标准[8,9]。

　　本章节作为各子章节的一个梗概，概述了一些在危重症护理领域有关学习和实践的关键原则和理念。人们在危重症护理专业的发展历程和其在当代医疗事业方面所涵盖的范围对这个专业的发展做出了探讨。危重症护理包括高级护理实践角色，尤其是执业护士（nurse practitioner）的角色。也会回顾关乎护理实践及发展的领导能力。

一、危重症护理

危重症护理作为一个专业已经发展了近 30 年[10, 11]。重要的是,危重症护理发展与危重症医学发展一致地成为一个被确认的临床专科。世界重症护理联盟(WFCCN)把危重症护理定义为:

对待那些已经或者可能出现器官功能障碍的危重症患者进行的专门护理。危重症护理意味着帮助与支持患者恢复健康,或者缓解患者的痛苦和让他们有尊严地离开人世。危重症护理旨在与患者及家属建立治疗关系,并且通过预防,治疗和康复干预去强化患者的生理、心理、社会、文化及精神方面的能力[12]。

危重症患者是指那些已经或可能出现危及生命健康问题的高危人群[13]。危重症护理可以存在于医院的许多不同部门。危重症护理也可以广义地涵盖许多亚专科,如急诊部,冠心病监护病房,高依赖病房,心胸外科重症监护病房,儿科重症监护病房和综合性重症监护病房[14]。

二、危重症护理知识体系的发展

在 20 世纪 50 年代和 60 年代,危重症护理作为一个专业出现于澳大利西亚(即澳大利亚和新西兰)、北美洲、欧洲和南非[10, 15-18]。在早期阶段,危重症监护主要包括针对心脏病患者的冠心病重症监护病房,针对手术后患者的心胸外科重症监护病房,以及针对呼吸功能障碍患者的综合性重症监护病房。在后期阶段,危重症监护拓展到肾功能、代谢功能和神经功能的管理,这便形成了目前重症护理的原则与内涵。

危重症护理的发展具有如下特点[10]:

1. 在护士和医师之间形成一种新的全方位合作关系。

2. 为护理和医务人员提供高效学习曲线的集体经验。

3. 在不熟悉的环境中对重症患者进行护理要求具备更高的能力与实践水平。

4. 增加了对重症护理的教育需求(在最初阶段,由于缺乏本专业经验丰富的护士,这些需求难以达到)。

5. 促进相关技术的开发(如呼吸机、心电监护仪、起搏器、除颤仪、透析机、主动脉内球囊反搏泵

和心脏辅助设备),这些设备又进一步要求学会更多的知识和技能。

也有人认为,通过最优化使用重症护理服务来提高效果,完全取决于护士的技能和人员配置水平[19]。从一开始,这些病房中具备严格培训和经验丰富的护士起着十分关键的作用[15],也决定了重症护理专业的发展。虽然在起初并未被认可,但是现在护理专业技术,观察患者的能力以及恰当护理力度均被视为重症护理的重要元素[19, 20]。

随着危重症护理实践不断进步,横跨六大洲的至少有三十七个相关领域的危重症护理教育和专业机构组织也在蓬勃发展[21]。充分地将护士配置,观察患者的能力及护士专业技术经验结合起来,才能完全满足患者及其家属的需求,这也是优化重症护理效果关键所在。在重症监护不断发展的过程中,面临的一大挑战仍然是如何把优良的护理服务与精良的技术应用结合起来,以便最大化满足患者及其家属的需要。

(一) 危重症护理研究

知识体系的产生是专业发展和专科发展的共同特征[22]。国际护士会在二十年前就界定一个专科的准则指出[23],专科是建基于一套不断发展及经过科研提炼的护理知识体系。国际护士会还提到应该有一个机理去支持、评论和发表研究成果。

科研是护理知识和实践发展的基础,科研是用结构化的方法来理解问题、解决问题或提炼已有知识体系。质性研究是对感兴趣的现象做深入探究,通常使用访谈,观察或文献分析来生成知识并深入理解。质性数据分析多以叙述形式或文本形式进行(即更多地使用词语而非数字)。相比之下,定量研究则是变量测量(数值)以及使用统计方法来检验假设。定量研究结果通常以报表和插图来表达,同时指出统计显著性结果。作为一种特定类型的定量研究,临床试验(随机对照试验)用于测试新护理干预对患者效果的影响。在本质上,此类临床试验涉及以下几点:

1. 随机分配患者来接受新干预(试验组或干预组)或替代和标准干预(对照组)。

2. 提供干预或替代治疗。

3. 测量预先指定的患者效果[24]。

统计分析用于确定新干预是否比替代治疗更有利于患者。

目前,混合法研究开始出现,即将研究过程某一阶段的质性和定量研究数据综合起来[25]。在混

合法研究中,研究者确定质性和定量方法的优先性和顺序。在优先性方面,这两种方法占据同等地位。使用主导方法的大写字母来表示优先性,其后加上"+"或"→"来表示同时或随后进行的数据收集。例如:

1. QUAL(质性)+QUANT(定量):这两种方法占据同等地位,同时进行数据收集。

2. QUAL(质性)+quant(定量):质性方法占据主导地位,同时进行数据收集。

3. QUAL(质性)→ quant(定量):质性方法优先,在收集定量数据之前进行质性数据收集。

无论使用何种研究设计,研究过程中涉及一些共同步骤(表 1.1),包括如下 3 个阶段:研究规划,研究开展,研究结果分析和报告。

在实践、培训和研究三合体中,临床研究及基于病房质量改进相关的活动均是不可缺少的。在临床专家和学者之间的伙伴关系及对临床学术职位的设置(包括教授级)为可持续的临床护理与多学科研究提供了必要的基础建议和组织。

危重症护理拥有强大的研究文化,它超越了地域、认识和学科的界限,专注于为改善危重症患者护理这个核心服务[27]。我们的共同目标是形成一种可持续性的研究文化,从而在拥有共同利益的研究者之间及他们与在实践中竭力利用研究结果的临床专家之间,促进相互沟通、合作、协作和协调[28]。图 1.1 展示了一个连贯的研究项目的指导结构示例,强调了

表 1.1 研究步骤	
步骤	**内容**
识别临床问题 / 事件	通过临床经验和实践审查来识别临床问题 / 事件
回顾文献	通过综合性文献回顾可以确保此临床问题 / 事件仍未解决,并且此研究将填补知识空白
清晰陈述研究问题	提出一个精确的问题包括以下两个方面: PICO:人口数量,干预,精密度测量器,结果 SPIDER:简洁,兴趣现象,设计,评价,研究类型[26]
制定研究方案	清楚描述研究设计、样本以及数据分析 / 分析计划。识别本研究就伦理学考虑点和所需资源(资金和人员)
获得保障资源	为了确保完成研究所需的资源,例如材料资助,研究人员,机构支持以及经验丰富的研究者
得到伦理批准	只有在获得人类伦理研究委员会的批准下,才能启动本研究
实施研究	为了获得准确数据拥有充分的时间来征集参与者和收集数据是至关重要的
发表研究结果	要及时和参与研究的临床医务人员讨论研究结果对临床实践的影响;还要向参与研究的人员发布结果摘要;另外,人们通常使用会议演示文稿和杂志出版物来发表研究结果,这也有利于确保护理服务和护理知识继续发展

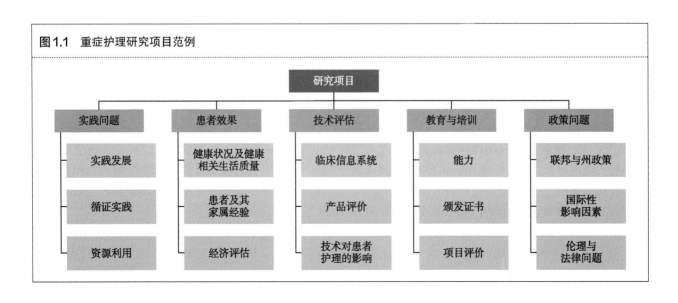

图 1.1　重症护理研究项目范例

危重症护理服务的主要影响因素。

对科研感兴趣的 ICU 护士来说，相关的资源是很多的。例如，一些危重症护理机构对那些有竞争力的研究课题会提供资金支持。ICU 护士的研究课题也可以从危重症护理机构获得其资助，这些组织不一定资助于护理研究，如澳大利亚的重症护理基金会。此外，许多地方都有临床试验小组，定期举行会议，讨论潜在的研究问题和改进研究方案。因为定期评估有助于完善研究计划。因此，在开始研究之前对申请研究的问题进行批判性的评估很有价值。

多年来，各种机构已经确定了自己在危重症护理领域的研究重点[29, 30]。通过回顾性相关文献的综述研究发现并确定了一下研究重点：营养支持，感染控制，其他与患者有关的护理问题，护理角色，人员配置和临终决策。但这些研究重点也可能因为科学的发展及社会的需要而改变[31]。

并不是所有护士都想进行研究，但是在实践中利用研究成果却是源于专业责任心[32]。第 3 章将会详细描述如何使用研究成果的各种方法（包括各种临床循证实践及其指南的应用）。此外，在本书的每一章都会进行研究评论，这将有助于确定研究证据是否应该改变临床实践。

（二）危重症护理教育

适当的培养危重症护理专家是向患者及家属提供优质护理服务的重要组成部分[12]。教育框架的核心原则是向在危重症工作的护士提供规范化的教育[33]。正规教育，结合经验性学习、连续的专业教育与培训与批判性临床实践，有需要的在危重病护理领域中发展其能力。

对高质量危重症护理实践所需之知识，技能及态度都已经在其能力声明中显示[34-36]；并在认证过程中识别出危重症护士的相关知识及经验[37]。

危重病护理教育与危重症病房的出现是同步发展的。开始时是护士及医师一起即席式学习。例如，为医师会讲授生理学、病理生理学及心电图的解读，而护士则分享照顾病人的经验和病者对治疗的反应[19, 38]。培训是零碎及只针对病房工作人员的需求而实施的。从 20 世纪 60 年代初开始，在澳大利亚和英国开展了注册护士重症护理进修课程[10, 15]，课程长达 6～12 个月，通常是在招聘时就定好的日期内进行授课并留课堂作业。这种课程一般是根据特定医院和地区的需求来开设的本土化的课程内容，在不同医院、地区和国家之间培训内容与方式存在很大的差异[39-41]。

在 20 世纪 90 年代，由于大学开设了研究生课程来进一步培养本科毕业生，上述这些建基于医院的课程在澳大利亚大多数都被停止了[10]，20 世纪 90 年代后的十年里，英国和大部分欧洲国家都把这类课程改为大学课程。他们通常与一家或多家医院开展合作对重症监护的护士做专业培训。建基于大学的危重症护理课程进行的一项早期研究发现，接受此课程的澳大利亚学生承受了极大的压力（例如，工作负担，经济压力以及学习 - 工作冲突），但是同时也获益匪浅（例如，更好的就业前景与职业保障）[42]。

在国际上，危重症护士可以通过不同的途径和方式来获得专业实践教育[43]。在澳大利亚和新西兰，目前大多数危重症护理课程都是本科后深造课程，作为专科培训，但有些是硕士课程[44]。

在英国，也出现了很多灵活及多层次的危重症护理硕士课程，但某些大学也在本科阶段就提供危重症护理专业培训课程（例如，伦敦城市大学）[45]。随着博洛尼亚进程的框架逐步实施，在过去 10 年整个欧洲的教育经历了重大变化，在危重症护理方面，针对专业护理培训开发了各种课程（主要是研究生水平）。在美国，危重症护理培训的侧重点略有不同，即大多数研究生教育在本质上均是相同的，注重高级实践角色（如临床专科护士和处方护士），而针对危重症护士的专业培训则以持续教育方式进行[46]。危重症护理人才在临床护理和评估能力方面仍然是许多大学危重症培训课程的重要组成部分[44, 47]。国际上危重症护理项目的多样性就意味着课程结果的差异性。在澳大利亚，已经完善了重症护理教育实践标准，该标准有助于临床达到一致性的实践成效及给予临床一个专业标准[48]。

护士注册后在技能方面所进行的培训和护士最适宜的教育水平这两方面对护理工作的影响程度颇有争议，在国际上没有达成一致[43, 49-52]。在全球，由世界重症护理协会推荐的，马德里宣言 - 为危重症护理培训提供了基线标准（www.wfccn.org）[12]。

危重症护士的培训受到很多因素的影响，其中包括国家的政策[53]、筹资机制，及对于各个组织与每个学生而言的资源分配[12]，培训提供者和医疗部门之间的合作以及员工和职业发展需要之间的紧张关系等等。

在对危重症护士从招聘、岗前训练、培训和教育可以视为学习、经验积累和专业发展的连续体。图 1.2 显示了从新手到专家这个连续体（综合能力

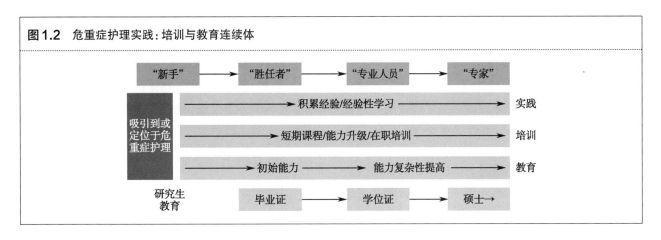

图1.2 危重症护理实践：培训与教育连续体

也在不断提高）在实践、培训和教育之间的关系，并渗入了胜任力的复习性。虽然目前正在探索如何衡量护士胜任力的方法，但对如何评估胜任能力仍然是一个挑战[54]。但在提供高质量临床护理实践水平上每个衡量要素都同等重要[55]。

基于实践（或者基于技能）的持续进修课程对在临床部门的临床实践有支持作用（第2章将进一步讨论专业发展方向和继续教育问题）[56]。许多国家现在将持续专业发展教育要求纳入为每年续领专业执照的流程。具体要求包括专业发展教育所需的最短时数和/或按胜任力标准所显示的胜任力[57, 58]。

（三）危重症护理专业能力

重症护理涉及一系列的技能，分为精神运动（或技术），认知及人际交往。对于某个技能，操作某种特别技能需要进行特殊的培训和实践才能达到熟练程度[59]。临床能力是指在特定的临床环境中技能，行为和知识的综合表现[55]。如果一个护士学习了某个技能并且被评定为能够在某特定临床环境中展示出此技能，那么她就被视为称职的。澳大利亚危重症护理学会针对专业重症监护实践提出了一个已修订的实践标准，该标准包含了4个维度的15个能力标准，即专业实践、护理服务之提供及统筹、批判性思维和分析及团队协作和领导力[4, 34]（参见附录A，本章末在线资源：ACCCN网站）。这些已修订的实践标准在2013—2015年通过两个阶段才确定下来。首先成立专题小组讨论以确定主要护理问题项目，再由一个全国性的重症护理护士小组用德尔菲法去进行完善工作。同时也开发了其他能力维度和评估工具[55, 60]。虽然表述略有不同，但是美国重症护士学会（AACN）提供了一套名为"危急与危重症护士专业人员实践和专业表现标准"[60]，具体包括6个实践标准（即评估、诊断、结果鉴定、计划、实施和评估）和8个专业表现的标准（即护理质量、个人实践评价、教育、人际关系、道德水平、协作性、研究能力和资源运用）（参见"在线资源"）。

（四）危重症护理专业组织

在过去30年中，危重症护理的专业监管机构经历了长足发展。在澳大利亚，澳大利亚重症监护理学院（ACCCN）[前身叫做"澳大利亚重症护士联合会（CACCN）"]是由数个自20世纪70年代初起对危重症护士提供专业监管领导的国家专科护理机构（如澳大利亚重症护士学会，临床专科护士学会）所组成的。在新西兰，有关危重症护士在专业上的关注由新西兰护士组织监管，澳大利亚重症监护士学会也参与其中。澳大利亚重症监护护士学会与其他国家顶尖护理机构，澳大利亚和新西兰重症监护学会（ANZICS）、政府机构及个人，以及医疗公司都保持着强而有力的专业联系。

在美国，危重症护士专业组织最早出现于20世纪60年代，在当时成立了美国重症护士学会（AACN）[37]。目前在世界各地也相继成立了危重症护理监管机构，例如，英国重症监护学会（BACCN）、其他六大洲的重症监护组织[21, 61]。在2001年，世界危重症护士联盟（WFCCN）召开了成立大会，在全球范围内提供专业监管。澳大利亚重症监护护士学会是世界危重症护士联盟的创立成员和世界重症监护与危重症医学会同盟的成员，并且在这两家国际机构的理事会中派驻代表（专业活动的详情请参见在"在线资源"中列出的ACCCN网站）。

三、危重症护士的角色

随着危重症护理学科的发展，由专业危重症护士履行的角色范围也日益扩展。本书着重介绍危重症护理专业实践和角色。危重症护理是护理水平专业化的典范，如果它与肿瘤和老年护理相比看作是横向的，那么高级实践护士在重症护理本领域内可以看作是纵向的专业化典范。重症高级实践护理可以被看作是一把"伞"，来描述许多与护理从业者相关的角色。重症监护室联络护士和重症监护室外展护士则是高级护理实践的一个例子。许多高级实践护士也是法律认可的执业护士，如 ICU 的联络护士。本部分重点阐述高级实践护士如在一些环境下的 ICU 联系护士和外展护士的角色，以及他们工作的一些场景。

（一）高级实践护士的角色

高级实践护士在危重症护理的领域扮演着有许多工作角色。例如，危重症护士应该掌握临终关怀以及年长患者护理方面的高级知识和技能。总的来说，在对于掌握专业知识中特定领域的高级知识和技能是一种普遍的要求。有趣的是高级实践护士的角色也可被看作是解决这种服务缺口的一种手段。人们将 ICU 联络护士看作是高级实践护士的一个范例。澳大利亚的 ICU 联络护士与英国 ICU 外展护士几乎同时在 20 世纪 90 年代末出现[62]。他们的工作范围包括：持续追踪 ICU 出院患者，为病区患者包括那些病情正在恶化的患者提供专业的综合护理。早期研究显示，澳大利亚联络护士的工作重点是员工的继续教育、病区之间的联系、患者护理和家属的宣教教育。与英国的外展护士相比，其二者有许多相似之处。更多的当代研究显示，27% 的澳大利亚公立医院都有联络护士展开工作[63]。这个调查也证实了 ICU 联络护士与以下工作内容相关：教育、协作（包括咨询）、专业实践、科研/质量。大多数的联络护士被公认为临床护理顾问或是临床护理专家[64]。在那些公立医院都有联络护士这一护理服务，55% 的联络护士是快速反应小组的一部分[64]。最近的一项阿根廷有关于这一活动的研究由 ICU 护士着手完成，第一年的护理服务显示在 387 名患者中 98% 从 ICU 出院后，医院一天 24 小时，一周七天全天为患者提供此类护理服务。一年当中为 5 973 名患者提供护理，其中 95% 与患者评估有关，其他更多的工作范畴还包括：患者和家属的教育及支持、呼吸道处理、患者安全指导、其他内容占15%[65]。联络护士第一年在为 1 709 名员工实施培训时，其培训内容 33% 与皮肤护理，感染和跌倒有

关，20% 和 17% 分别与护理临床宣教和呼吸道管理有关[65]。2014 年联络护士作为 ICU 再住院的影响因素进行了 Meta 分析显示，联络护士起到了积极的作用，风险比率为 0.91（95% 的可靠区间在 0.75～0.99 之间）。[66]因此，证据显示这种高级实践护理的循证基础正在增长。

（二）处方护士

国际护士会（ICN）对处方护士/高级实践护士的定义为：已经获得相关的专业知识，掌握决策技能，具备进行伸延实践临床能力的注册护士，其可以拓展范围是由其所处地域或国家政策来定[67]。ICN 对处方护士/高级实践护士做了说明：处方护士/高级实践护士所接受的教育是属于高级水平，他们已经获得了证书或已经登记注册或已经得到了资格认证。这一定义对于处方护士/高级实践护士的描述不要与已认证的危重症护理专家的概念混淆。许多国家包括澳大利亚在内，已对处方护士这一角色立法，他们与临床护理咨询师或者临床护理专家等高级实践护士有很大区别。

ICN[67]对处方护士/高级实践护士本质的描述是高度自主性和独立实践。虽然 ICN 也承认这些本质受个别国家的规定，但它建议处方护士/高级实践护士能够：独立给出诊断、开据处方、实施治疗、提请转诊及可以决定患者的出入院。处方护士/高级实践护士在危重症护理方面更是集多种角色于一身，一篇评论中将处方护士的角色综述概括为①成人护理；②儿科护理；③新生儿护理[68]。该作者从以下几个方面描述处方护士/高级实践护士的角色：直接管理病人，评估，诊断，监控和程序化活动[68]。该作者还认为救援（retrieval）和创伤处方护士也已经出现。Fry[68]在讲述处方护士在重症护理中的角色的历史发展中提到美国在 20 世纪 80 年代就有了处方护士这一角色，在 2000 年左右加拿大和新西兰才有了处方护士。在 1995 年澳大利亚在某种程度上已经有处方护士的存在了，尽管当时其角色没有被承认[68]。

对处方护士/高级实践护士的护理实践角色的研究越来越多[68-69]，尽管探究研究的观点超出了本章节的范围，但最近的很多研究也对此观点进行了阐述。一项研究描述了 30 名澳大利亚处方护士在2008—2009 年所做的一系列工作[70]。这一样本中包括 8 名急诊处方护士、3 名心脏处方护士、2 名新生儿处方护士和 1 名儿科处方护士。出现频率最高

的是以下 5 种工作：会议和行政、服务统筹、记录、程序执行和病史采集[70]。2010 年澳大利亚开展了一项更近期的研究，关于处方护士的处方行为[71]。这一样本由 209 名处方护士构成，其中包括 66 名急诊护理处方护士（成人），12 名儿科 / 新生儿科处方护士。总的来说，78% 的护士说开过处方[71]。其中最频繁使用的处方药品有以下五种：抗生素、止痛剂、精神类、心血管类和肌骨类药物。在台湾，582 名处方护士被邀请进行一项必备能力评估，其中只有 374 名完成了该评审（合格率为 64%）[72]。该能力评估包括：直接护理、医疗协助、沟通与协调、实用指导、临床研究、专业会诊、伦理决策、领导及变革、改革和文化能力。对于所有要求掌握的能力的评分与实际能力评分一致。Chang 和他的团队同时认为[72]，在台湾处方护士作用相当于医师助理。最后，加拿大近期的一项研究用个案研究的方法对关于两个心脏病学护理服务团队的有效性进行了评估[73]。该研究对象包括护理人员（28 人）、非护理人员（19 人）、管理者（12 人）在内的共计 59 名参与者。参与者们感到处方护士在很多方面促进了团队的影响力：决策、沟通、凝聚、护理合作、患者及其家庭的问题解决和识别[73]。因此，处方护士在危重症护理环境中的角色和机会正在不断地增加。

四、危重症护理的领导力

在几个组织层次中（包括病房和医院层面以及更广泛意义上医学专业领域），危重症护理的有效领导力是必不可少的。由于时间、地点和环境的不同给予的领导力模式应该是不尽相同的。无论在何种情境中，有效的领袖都应该具备展望愿景、激励团队达到共同目标、与人有效沟通、角色塑造、创建并维持健康型工作环境的关键要素和实施改革与创新精神[74-77]，才能达到卓越服务和恰当的临床管理。病房和医院层面的领导力也至关重要。除了上述的一般策略，在危重症监护病房和医院中的领袖必须以患者为中心，建立和保持服务标准，并且与多学科医疗团队的其他成员通力合作[74]。

领导力对危重症专科的成长及发展非常重要，具体表现在如下活动中：进行研究、发表文章、会议演讲、代表相关政府与医疗保健机构 / 委员会并参与各种组织（如 ACCCN 和 BACCN、AACN、欧洲重症护理联合理事会 EfCCNa 和 WFCCN）活动。正如在本章前面所述，危重症护理领域从早期理念形成，从简易的重症病房发展到高度发达和有组织的国际化专业，如果没有全球危重症领袖的远见卓识、热情和担当，这种发展是不可能的。

由于组织的使命和价值观及领袖的价值观和信念的差异，会导致领导风格会发生变化和受到影响，这些领导风格有多种表现方式，例如，有些是采用事务型和变革型的理论基础作为管理模式和管理特点。无论使用哪种表现方式，领导风格会拥有一些共同原则。我们所期望的领袖应该具备以下能力：

- 清楚表述个人远见和期望。
- 作为变革催化剂。
- 建立和实施组织标准。
- 通过改变流程和固定场景来塑造有效的领导力行为。
- 通过标准来监控服务，并且在必要时采取纠正措施。
- 识别个人的特点和优势，并且激励个人的发展和敬业。
- 授权员工独立或协同行动。
- 激励团队成员追求卓越[78-83]。

无论何种领导力风格，高效领袖的个人特点包括诚实、正直、守信、可靠及能够创造一个开放、信任的环境[83, 84]。高效的领袖能够更加激励其团队成员努力来实现领袖所阐明的目标，并且让他们感到在此组织中他们是有价值的、独立的、有责任的和自主的[85]。拥有高效领袖的团队成员将不会满足于维持现状，而是憧憬于领袖所阐明的远见和目标，并且时刻为达到更高服务标准而努力。虽然所有领袖具有一些共同特点，有些元素也会因领袖风格的不同有所变化。不同的领导力风格（例如，事务型，改革型，权威型或放任型），包括不同的特点和行为。在一个组织中拥有不同风格的领袖，可以确保在不同发展阶段得到有效领导而使整个事业得到发展。借助于多种领导风格也可以克服领袖偏袒某个团队成员和某个"智能型管理者"逃避一些问题的情况发生。

临床领导力

临床领导无论处于何种服务角色与水平，高效的危重症护士都能展示其领导能力[85]。对于临床领袖除了上述一般领导特点，同时还要面临更大的挑战，即向患者提供每周 7 天，每天 24 小时的安全不间断的护理。因此，临床领导应当具备全面的多学科的经验至关重要，以便满足患者和患者家庭的需要,同时还要能满足所有员工的需要[85]。为了达到如下目标,对危重症护理进行有效的临床领导至关重要。

- 有效而安全的危重症护理。
- 循证式健康护理。
- 员工满意和高维持率。
- 通过对员工有效的培训和督导促使其成长[86-88]。

有效的临床领袖能建立具有凝聚力和适应性的工作团队[82],同时还能发挥每位员工的聪明才智,鼓励其分析和探索那些对循证护理必不可少的实践方法[89]。在现在急剧变化和发展的危重症护理环境中,临床领导力尤其重要[83]。目前,在护理的组织和提供方面正在发生重大变化,形成了新角色如处方护士(参见本章)和联络护士(参见第3章),导入了新服务理念,如快速反应系统,包括医疗应急小组(参见第3章),并且将活动护理做了延伸(参见第4章)。有效的临床领导力可以确保以下几点:

- 危重症护理人员意识到并且愿意履行其不断变化的角色。
- 来自本院其他部门或者外院的其他员工认识到发展的获益和局限性,不会被发展中遇到的问题吓到,并且热衷于使用新的或改良的护理实践。

- 患者得到最佳的护理。

人们普遍认为培训可以提高临床领导力技能[73]。虽然培训在数量上或种类上没有很多,但培训项目正在全球范围内展开,并与高等教育机构合作来培训临床领袖[77,90,91]。管理能力的影响因素包括内部和外部环境:人口学特点(如年龄)、经验、理解力、个人发展阶段(包括自我意识能力)以及沟通技巧[78,80,90]。临床领导力必须基于临床,临床领袖的发展也必须建基于其所属的临床环境。只有深入临床才能使这些影响因素发挥出来。

在医学文献中带教导师备受关注,并且被特别列为发展临床领导力的一个策略[92-94]。虽然带教有着许多不同的定义,但是普遍认为,应该包括新技能的学习与职业相关度和个人首要目标之间的关系中[95],带教者与被带教者之间的关系[96,97]。带教计划可以是正式的或非正式的,可以在工作场合之内或之外进行。带教涉及如下活动:为被带教者提供新的学习经验;指导专业发展和职业决策;提供情绪和心理支持;协助被带教者在工作场合内外进行社会化过程以便建立专业网络[93,95,97]。结合职业和专业的技能、特点进行角色塑造是带教的重要部分,可以有助于培养未来临床领袖[93]。

总结

本章为后面的章节提供了背景信息,概述了在危重症护理领域进行实践和研究所需的一些关键问题、原则和理念。过去对ICU病人的关注仅仅是根据疾病的不同给出了一个泛泛的个体化护理的概念,而目前危重症护理涵盖了广泛且不断扩展的实践范围。

危重症护理的特点就是要多学科合作、不断地发展以及持续应对在当前医疗环境中临床实践不断增加的挑战。危重症领域的专家们也继续其专业发展,同时侧重于临床实践的发展、培训和教育以及质量改进和研究活动,以便能够为那些急性生理紊乱和情绪障碍的患者及其家属提供优质医疗护理。在各个服务层次上的决策和临床管理的原则都是为提高患者在病危情况下的安全性。

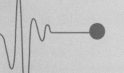

案例学习

詹姆斯,一位54岁男性患者,因为癌症进行食管切除术,术后5天;他的术后医疗护理过程都是按常规进行。ICU联络护士发现该患者由于呼吸困难,心动过速和低烧,由初级护理护士从病房直接转诊到ICU病房。对于该患者,ICU联络护士根据以下内容进行评估:

1. 医疗助理。
2. 回顾临床案例/记录和观测图表。
3. 回顾放射学和病理学学术研究。

4. 并与初级护理护士在以上方面进行讨论。

在评估期间，发现护理文书中两处记载了詹姆斯低烧（37.7℃）超过 8 小时，伴有心率加快 115 次 /min，呼吸率为 26 次 /min。经过对其胸部听诊，发现该患者双侧肺底吸入气量减少，右中侧肺伴有干湿啰音。在之前的 24 小时没有做胸片，血常规也是 48 小时前的，其白细胞总数升高（WCC）。

高级评估技能： ICU 联络护士要求有高水平的护理评估技能。联络护士必须具有对临床数据的综合评估能力和判断力，如放射和病理的结果，以快速做出该患者病情恶化的判断，并尽快找出恶化的原因。只有对临床数据有综合判断的能力才能对患者做出正确的诊疗结论。

过程： 随后便与住院医师和有注册员资质的应急小组专科医生对前面的评估进行了讨论，并做出了脓毒症的初步诊断。给患者拍了胸片、做败血症的相关检查、开放静脉通路、使用广谱抗生素等一系列治疗措施。在与初级护士讨论时，要求对液体平衡进行严密观察并两小时记录一次。詹姆斯也被下一班联络护士列到了复查单上。随后，ICU 联络护士对詹姆斯进行护理，并作为应急小组（RRT）重点观察对象。詹姆斯呼吸系统进一步恶化。呼吸率（RR）为 30 次 /min，给予一次性面罩吸氧 15L/min 和无创呼吸机辅助呼吸交替进行。指尖血氧饱和度（SpO$_2$）为 92%。气道护理联络护士作为应急小组的成员在讨论时提出给予高流量氧气吸入可能为这位患者带来的益处。根据联络护士建议实现了这一治疗，而且还为病区护理人员提供了床边试教。在与负责病区的护士讨论中，要求安排了 1:1 的注册护士来专人照护詹姆斯，以防止其病情进一步恶化。理疗师随时待命保证其不间断的胸部理疗。

在应急小组实施应急反应后的四小时后，联络护士对詹姆斯进行了复查，他出现了疲劳的感觉，虽然 SpO$_2$ 持续≥95% 但是在给予高流量吸氧（45%HFO）30L/min 情况下。医护人员们再次被召集会诊，会诊决定做动脉血气分析、氧流量增加到 40L/min 来辅助呼吸，同时，对其的观察频率增加到每小时一次。过程包括：

1. 在詹姆斯被严密观察 2 小时后，呼吸频率开始有所下降，物理理疗干预良好，有效地清理了分泌物。

2. 下一班外展护士对詹姆斯进行了复查。他的临床症状持续改善。联络护士对初级医护人员提供培训，主要是对如何逐步停用高流量吸氧（HFO）的过程和基础理论进行指导。在与病区主管护士讨论后停止了对詹姆斯 1:1 专人护理，同时可用初级护理护士正常水平的人员配置对其进行密切的观察。

3. 下一班护理人员对其进行复查。临床评估进气有所改善，痰量减少。经观察，呼吸率（RR）为 20 次 /min，心率为 95 次 /min，在 25% 吸氧 30L/min 的情况下，指尖血氧饱和度≥95%，血压：130/90mmHg，排尿量为 30～80ml/ 小时。初级护理护士对詹姆斯实施的临床护理计划很满意，而且都同意将詹姆斯移出联络护理。

讨论

（一）有效沟通技巧

ICU 联络护士要求掌握沟通技巧。联络护士必须能够有效地与病区护理人员进行联系，清晰地提出他们的评估结果并有能力组织多部门治疗团队。包括：

1. 对病区护理人员进行高流量氧（HFO）和相关性护理知识的培训。

2. 对处理进一步恶化提出方案。

3. 与病区主管护士一起，联络护士辅助病区对患者实施 1:1 护理，能够对患者病情进行密切观察同时还要确保病区其他患者的安全。

（二）领导和协作技能

联络护士努力去创造一种包容的文化，在这种文化中，他们为以病房为基础的护理团队，他们为这个团队提供支持以处理正在发生恶化的患者。他们的作用不是去干涉或者直接对患者实施护理，而是提供适当的护理支持、培训和提出潜在的护理策略。要达成这些目标要求具备机智，懂得处世之道和情感方面的智慧，也要对医院和各个病区的设置和收治患者范围有相当的了解，这样在处理病情恶化的病人时将会有很大的优势，例如：每个病房人员配置情况、各种常规和常见的护理操作。这样将有助于对突发病情变化的患者实施有效的护理管理。

问题

1．在病人恶化期间可能需要紧急救治，而病房可以护理病情恶化患者的护理人员能力有限，通过此案例的学习你将采取什么样的措施？

2．作为一位 ICU 联络护士（或者是其他为综合病房提供支持的资深顾问），你注意到病房护理人员似乎不愿通过病房层级报告问题或获得支持。当你与其他多位护士谈起这个话题时，他们都表明感到无能为力，也害怕护理和医疗专业的高级人员。在这样的环境下，你会怎样维持护理人员？

相 关 研 究

Lakanmaa RL, Suominen T, Perttila J, Ritmala-Castren M, Vahlbert T, Leino-Kilpi H. Graduating nursing students' basic competence in intensive and critical care nursing. J Clin Nurs 2014;23:645–53

摘要

目的：探讨和评价护理专业毕业生在护理工作中的竞争能力。

背景：危急重症护理主要针对的是随时有生命危险的危重症患者，这些患者通过专业的护理而转危为安。在欧洲对重症护理护士的需求量很大，而危重症护理的护理教育是建立在初级全科护理教育基础上的再教育，在欧洲应届毕业生需要在重症监护室实习，而对这些实习生重症监护能力的实证研究较少。

设计：采取横断面调查设计。

方法：采用能力量表（intensive care Critical Care Nursing Competence Scale，第 1 版）和知识测评工具（Basic Knowledge Assessment Tool，第 7 版），对 139 名实习生进行测评。

结果：69% 的学生认为自己的基础知识良好。而能力量测评与知识测评之间没有相关性。学生毕业后工作的主动性是影响其能力形成的重要因素。

结论：随着毕业的临近，学生越来越相信自己的基本能力。然而，学生应该将能力测评与知识测评结果综合起来分析自己的实际能力。

与临床实践的相关性：在护理教育和护理实践带教过程中，不仅要讲授护理知识同时要传授重症护理实践中的护理技能，要通过实际操作一些常用仪器让学生对自己的实践能力做测评。

评论

本项研究旨在对芬兰护生自我能力的评价。正如作者所述，芬兰护士的基础教育是在理工学院完成的（也成为应用理工大学）。没有研究生专业教育，重症监护护理学也是在本科内完成的。本次招募的参与研究的样本都是来自 4 所理工学院本科最后一个学期的实习学生，而这些接近毕业的学生都要参与一项研究,他们都分配到学校附近的一所医院,共计 139 名护生,有效率为 59%。事实上,4 个地方的抽样和有效率都是不错的,也就是说,研究结果是可能被推广使用的。

本项调查是采用人口统计数据的方法和两个调研量表完成的。一个是由芬兰作者自行开发的有关重症监护护理能力量表(ICCN-CS-1),另一个是以前用过的美国开发的基础知识测评量表 version 7 (BKAT-7)。BKAT-7 这个量表共有 100 个项目,已被广泛使用,也被译成多种语言,本研究中也用它来对 ICCN-CS-1 做效度检验。也就是说,如果 ICCN-C-1 是一个有效的话,那么在 ICCN-C-1 量表中知识测试部分得分越高,在 BKAT-7 的测试中的得分也应该越高。ICCN-CS-1 量表是使用标准的文献回顾和德尔菲法研发来的,共有 108 个项目,由临床实践能力和专业知识两部分组成,这两部分都分别包含对知识、技能和态度 / 价值观的测评。ICCN-CS-1 的信度较好,Cronbach's alphas 得分为 0.87~0.98,但 alphas 值很高,这说明测评项目比需要的多。ICCN-CS-1 最后总分的统计方法是临床实践能力与专业知识得分相加,同时每一部分又按知识、技能和态度 / 价值观分类统计计分。评分结果按优秀、良好、中等和较差区分。

参与者要求在 90 分钟内完成测试,目前还不清楚为什么允许这么长时间,也不清楚时间与对测试结果的影响。然而,作者表示他们完成了一项实验性的研究,这表明这一次的研究结果是可推行的。退回的问卷是被允许的,该研究也是通过了伦理委员会论证的,使用 BKAT-7 也是获得允许的。

研究人员报告说,就自我能力评价(量表中能力部分)而言,25% 研究对象认为自己优秀;69% 认为自己良好;6% 认为自己中等。事实上,临床实践能力和专业知识的平均得分分别是 3.70(±0.55)和 3.75 (±0.47)。当分别统计临床实践能力和专业知识中的知识、技能和态度 / 价值观的这三部分得分时,知识和技能的平均分数是 3.28(±0.62)和 3.20(±0.67)的低于态度 / 价值观的平均得分 4.68(±0.36)。研究结果却显示 ICCN-CS-1 和 BKAT-7 之间没有关系,也就是说 ICCN-CS-1 的效度不受支持。然而他们报告中却显示他们的相关 P 值为 0.012,具有统计学意义。也许是因为 Pearson 相关系数只有 0.21 的原因,他们认为这个研究没有临床意义却有统计学意义。讨论中也阐述了参与者在 BKAT-7 测试中得分低的潜在原因。

讨论是很深入的,文章的文笔也不错。简单地提到了与临床的相关性,并对今后的工作提出了建议,同时也指出了研究的局限性。虽然文章写得非常清楚了,但从文章的章节、子章节以及如何将项目分类为知识、技能和态度 / 价值观来理解 ICCN-CS-1 是需要时间的。研究人员也花了一定的时间总结分类量表的得分情况,总的来说这是一篇有趣的研究,这么大的研究样本,是由一名护士完成的,这篇研究也将是他博士学位研究的一部分。

学习活动

1. 考虑一下你在工作中所接触到的领导者,想想她们在护理工作中起着什么样的作用,反思你是否具备这些素质,并如何开发这些素质。

2. 所有护士都应该在临床护理工作中体现出领导力,反思你自己,就目前情况,你的角色如何体现出你的领导力,并且用什么方法去评估和发挥你的领导才能。

3. 一位在临床工作了 3 年的同事表示,她们热衷于在临床直接护理病人,并最终希望能够进入临床领导岗位。你会直接建议她们给自己一个正确的评价,以便于将来给自己一个很好的定位吗?

4. 考虑一下你自己目前在工作上处于一个什么样的角色,如何参与到科室研究项目中,如何利用研究成果指导临床实践?如何通过临床实践完善你的研究计划?

5. 回顾一下你过去的工作经验,是否参与过一些新项目的开发?开发了哪些新知识新技能?

在线资源

American Association of Critical-Care Nurses, www.aacn.org

Annual Scientific Meeting on Intensive Care, www.intensivecareasm.com.au

ANZICS Clinical Trials Group, www.anzics.com.au/clinical-trials-group

Australia and New Zealand Intensive Care Society, www.anzics.com.au

Australian College of Critical Care Nurses, www.acccn.com.au

British Association of Critical Care Nurses, www.baccn.org.uk

Canadian Critical Care Trials Group, www.ccctg.ca/Home.aspx

College of Intensive Care Medicine (CICM), www.cicm.org.au

European Society of Intensive Care Medicine, www.esicm.org

Intensive Care Foundation (Australia and New Zealand), www.intensivecarefoundation.org.au

Intensive Care National Audit and Research Centre, www.icnarc.org

King's College, London, www.kcl.ac.uk/schools/nursing

NHS Leadership Academy, The Healthcare Leadership Model, www.leadershipacademy.nhs.uk/discover/leadershipmodel

Royal College of Nursing (UK) Critical Care and In-Flight Nursing Forum community, www.rcn.org.uk/development/communities/rcn_forum_communities/critical_inflight

Scottish Intensive Care Society, www.scottishintensivecare.org.uk/sics/research/index.htm

World Federation of Critical Care Nurses, http://en.wfccn.org

推荐阅读

Andrew S, Halcomb EJ. Mixed methods research for nursing and the health sciences. Oxford: Wiley-Blackwell; 2009.

Scholes J. Developing expertise in critical care nursing. Oxford: Blackwell Publishing; 2006.

Swanwick T, McKimm J. ABC of clinical leadership. London: BMJ Books; 2010.

参考文献

1 Murthy S, Wunsch H. Clinical review: international comparisons in critical care – lessons learned. Crit Care 2012;16(2):218.

2 Sprung CL, Zimmerman JL, Christian MD, Joynt GM, Hick JL, Taylor B et al. Recommendations for intensive care unit and hospital preparations for an influenza epidemic or mass disaster: summary report of the European Society of Intensive Care Medicine's Task Force for intensive care unit triage during an influenza epidemic or mass disaster. Intensive Care Med 2010;36(3):428–43.

3 Rhodes A, Moreno RP. Intensive care provision: a global problem. Revista brasileira de terapia intensiva 2012;24(4):322–5.

4 Australian and New Zealand Intensive Care Society (ANZICS). Centre for Outcome and Resource Evaluation Annual Report 2011–2013. Melbourne: ANZICS, 2013.

5 Rechner IJ, Lipman J. The costs of caring for patients in a tertiary referral Australian Intensive Care Unit. Anaesth Intensive Care 2005;33(4): 477–82. Epub 2005/08/27.

6 Tan SS, Bakker J, Hoogendoorn ME, Kapila A, Martin J, Pezzi A et al. Direct cost analysis of intensive care unit stay in four European countries: applying a standardized costing methodology. Value Health 2012;15(1):81–6. Epub 2012/01/24.

7 Shweta K, Kumar S, Gupta AK, Jindal SK, Kumar A. Economic analysis of costs associated with a Respiratory Intensive Care Unit in a tertiary care teaching hospital in Northern India. Indian Journal of Critical Care Medicine : peer-reviewed, official publication of Indian Society of Critical Care Medicine. 2013;17(2):76–81. Epub 2013/08/29.

8 Prin M, Wunsch H. International comparisons of intensive care: informing outcomes and improving standards. Curr Opin Crit Care 2012;18(6):700–6.

9 Seidel J, Whiting PC, Edbrooke DL. The costs of intensive care. Contin Educ Anaesth Crit Care Pain 2006;6(4):160–63.

10 Wiles V, Daffurn K. There's a bird in my hand and a bear by the bed – I must be in ICU. The pivotal years of Australian critical care nursing. Melbourne: Australian College of Critical Care Nurses Ltd; 2002.

11 Hilberman M. The evolution of intensive care units. Crit Care Med 1975;3(4):159–65.

12 World Federation of Critical Care Nurses. Constitution of the World Federation of Critical Care Nurses. World Federation of Critical Care Nurses;

2006 [cited 2014 21 May].

13 American Association of Critical-Care Nurses. Critical Care Nursing Fact Sheet. Aliso Viejo: American Association of Critical Care Nurses; 2005 [cited 2005 7 October].

14 Australian College of Critical Care Nurses. Australian College of Critical Care Nurses Website. Melbourne: Australian College of Critical Care Nurses; 2005 [cited 2005 7 October].

15 Gordon IJ, Jones ES. The evolution and nursing history of a general intensive care unit (1962–1983). Intensive Crit Care Nurs 1998;14(5):252–7.

16 Prien T, Meyer J, Lawin P. Development of intensive care medicine in Germany. J Clin Anesth 1991;3(3):253–8.

17 Scribante J, Schmollgruber S, Nel E. Perspectives on critical care nursing: South Africa. Connect: The World of Critical Care Nursing 2005;3(4):111–5.

18 Grenvik A, Pinsky MR. Evolution of the intensive care unit as a clinical center and critical care medicine as a discipline. Crit Care Clin 2009;25(1):239–50, x. Epub 2009/03/10.

19 Fairman J, Lynaugh JE. Critical care nursing: A history. Philadelphia: University of Pennsylvania Press; 1998.

20 Scholes J. Developing expertise in critical care nursing. Oxford: Blackwell Publishing; 2006.

21 World Federation of Critical Care Nurses. World Federation of Critical Care Nurses Website. World Federation of Critical Care Nurses; 2014 [cited 2014 19 May].

22 Morris PWG, Crawford L, Hodgson D, Shepherd MM, Thomas J. Exploring the role of formal bodies of knowledge in defining a profession – the case of project management. International Journal of Project Management 2006;24(8):710–21.

23 International Council of Nurses (ICN). Guidelines on Specialisation in Nursing. Geneva: International Council of Nurses; 1992.

24 Polit DF, Tatano Beck C. Nursing research: Generating and assessing evidence for nursing practice. Philadelphia: Wolters Kluwer; 2012.

25 Bergman MM, editor. Advances in mixed methods research: Theories and applications. Los Angeles: Sage; 2008.

26 Cooke A, Smith D, Booth A. Beyond PICO: the SPIDER tool for qualitative evidence synthesis. Qual Health Res 2012;22(10):1435–43. Epub 2012/07/26.

27 Elliott D. Making research connections to improve clinical practice [editorial]. Aust Crit Care 2000;13:2–3.

28 Wallis M, Chaboyer W. Building the clinical bridge: an Australian success. Nursing Research and Practice 2012;2012:579072.

29 Deutschman CS, Ahrens T, Cairns CB, Sessler CN, Parsons PE, Critical Care Societies Collaborative UTFoCCR. Multisociety task force for critical care research: key issues and recommendations. Am J Crit Care 2012;21(1):15–23.

30 Wilson S, Ramelet AS, Zuiderduyn S. Research priorities for nursing care of infants, children and adolescents: a West Australian Delphi study. J Clin Nurs 2010;19(13–14):1919–28.

31 Marshall A. Research priorities for Australian critical care nurses: do we need them? Aust Crit Care 2004;17(4):142–4, 6, 8–50. Epub 2007/11/28.

32 Swenson-Britt E, Reineck C. Research education for clinical nurses: a pilot study to determine research self-efficacy in critical care nurses. J Contin Educ Nurs 2009;40(10):454–61. Epub 2009/10/17.

33 Australian College of Critical Care Nurses (ACCCN). Position Statement on the Provision of Critical Care Nursing Education. Melbourne: ACCCN, 2006.

34 Australian College of Critical Care Nurses. Competency standards for specialist critical care nurses, 3rd ed. Melbourne: Australian College of Critical Care Nurses; 2015.

35 Aari RL, Tarja S, Helena LK. Competence in intensive and critical care nursing: a literature review. Intensive Crit Care Nurs 2008;24(2):78–89. Epub 2008/01/22.

36 Bench S, Crowe D, Day T, Jones M, Wilebore S. Developing a competency framework for critical care to match patient need. Intensive Crit Care Nurs 2003;19(3):136–42.

37 American Association of Critical-Care Nurses. American Association of Critical-Care Nurses Website. Aliso Viejo: American Association of Critical-Care Nurses; 2014 [cited 2014 22 September].

38 Coghlan J. Critical care nursing in Australia. Intensive Care Nurs 1986;2(1):3–7.

39 Armstrong DJ, Adam J. The impact of a postgraduate critical care course on nursing practice. Nurse Education in Practice 2002;2(3):169–75.

40 Badir A. A review of international critical care education requirements and comparisons with Turkey. Connect: The World of Critical Care Nursing 2004;3(2):48–51.

41 Baktoft B, Drigo E, Hohl ML, Klancar S, Tseroni M, Putzai P. A survey of critical care nursing education in Europe. Connect: The World of Critical Care Nursing. 2003;2(3):85–7.

42 Chaboyer W, Dunn SV, Theobald K, Aitken L, Perrott J. Critical care education: an examination of students' perspectives. Nurse Educ Today 2001;21(7):526–33.

43 Gill FJ, Leslie GD, Grech C, Latour JM. A review of critical care nursing staffing, education and practice standards. Aust Crit Care 2012;25(4):224–37.

44 Aitken LM, Currey J, Marshall A, Elliott D. The diversity of critical care nursing education in Australian universities. Aust Crit Care 2006;19(2):46–52.

45 European Commission – Education and Training. The Bologna process – Towards the European higher education area. Brussels: European Commission; 2010.

46 Skees J. Continuing education: a bridge to excellence in critical care nursing. Crit Care Nurs Quarterly 2010;33(2):104–16. Epub 2010/03/18.

47 Hanley E, Higgins A. Assessment of clinical practice in intensive care: a review of the literature. Intensive Crit Care Nurs 2005;21(5):268–75. Epub 2005/09/27.

48 Gill FJ, Leslie GD, Grech C, Boldy D, Latour JM. Development of Australian clinical practice outcome standards for graduates of critical care nurse education. J Clin Nurs 2014. Epub 2014/05/13.

49 Hardcastle JE. 'Back to the bedside': graduate level education in critical care. Nurse Educ Pract 2008;8(1):46–53.

50 Rose L, Goldsworthy S, O'Brien-Pallas L, Nelson S. Critical care nursing education and practice in Canada and Australia: a comparative review. Int J Nurs Stud 2008;45(7):1103–9.

51 Gijbels H, O'Connell R, Dalton-O'Connor C, O'Donovan M. A systematic review evaluating the impact of post-registration nursing and midwifery education on practice. Nurse Educ Pract 2010;10(2):64–9.

52 Pirret A. Master's level critical care nursing education: a time for review and debate. Intensive Crit Care Nurs 2007;23(4):183–6.

53 Underwood M, Elliott D, Aitken L, Austen D, Currey J, Field T et al. Position statement on postgraduate critical care nursing education – October 1999. Aust Crit Care 1999;12(4):160–4.

54 Fisher MJ, Marshall AP, Kendrick TS. Competency standards for critical care nurses: do they measure up? Aust J Adv Nurs 2005;22(4):32–40.

55 Lakanmaa RL, Suominen T, Perttila J, Ritmala-Castren M, Vahlberg T, Leino-Kilpi H. Basic competence in intensive and critical care nursing: development and psychometric testing of a competence scale. J Clin Nurs 2014;23(5–6):799–810.

56 Nalle MA, Brown ML, Herrin DM. The Nursing Continuing Education Consortium: a collaborative model for education and practice. Nursing Administration Quarterly 2001;26(1):60–6.

57 Cowan DT, Norman I, Coopamah VP. Competence in nursing practice: a controversial concept – a focused review of literature. Nurse Educ Today 2005;25(5):355–62.

58 Boyle M, Butcher R, Kenney C. Study to validate the outcome goal, competencies and educational objectives for use in intensive care orientation programs. Aust Crit Care 1998;11(1):20–4.

59 Numminen O, Meretoja R, Isoaho H, Leino-Kilpi H. Professional competence of practising nurses. J Clin Nurs 2013;22(9–10):1411–23.

60 American Association of Critical-Care Nurses (AACN). Scope of Practice and Standards of Professional Performance for the Acute and Critical Care Clinical Nurse Specialist. Aliso Viejo, California: American Association of Critical-Care Nurses; 2002.

61 Williams G, Chaboyer W, Thornsteindottir R, Fulbrook P, Shelton C, Wojner A et al. Worldwide overview of critical care nursing organizations and their activities. Int Nurs Rev 2001;48(4):208–17. Epub 2002/01/05.

62 Endacott R, Chaboyer W. The nursing role in ICU outreach: an international exploratory study. Nursing in Critical Care 2006;11(2):94–102. Epub 2006/03/25.

63 Chaboyer W, Foster MM, Foster M, Kendall E. The Intensive Care Unit liaison nurse: towards a clear role descrption. Intensive and Critical Care Nurses 2004;20:77–86.

64 Eliott S, Chaboyer W, Ernest D, Doric A, Endacott R. A national survey of Australian Intensive Care Unit (ICU) Liaison Nurse (LN) services. Australian Critical Care 2012;25(4):253–62.

65 Alberto L, Zotarez H, Canete AA, Niklas JE, Enriquez JM, Geronimo MR et al. A description of the ICU liaison nurse role in Argentina. Intensive Crit Care Nurs 2014;30(1):31–7.

66 Niven DJ, Bastos JF, Stelfox HT. Critical care transition programs and the risk of readmission or death after discharge from an ICU: a systematic review and meta-analysis. Crit Care Med 2014;42(1):179–87. Epub 2013/08/31.

67 ICN Nurse Practitioner/Advanced Practice Nursing Network. Definition and characteristics of the role – Nurse practitioner and advanced practice roles. Geneva: International Council of Nurses (ICN), <http://www.international.aanp.org/Practice?APNRoles>; 2014 [accessed 22.09.14].

68 Fry M. Literature review of the impact of nurse practitioners in critical care services. Nursing in Critical Care 2011;16(2):58–66.

69 Herring S. Retrieval nurse practitioners: the role and the challenges. Australian Critical Care 2013;26(3):102–3.

70 Gardner G, Gardner A, Middleton S, Della P, Kain V, Doubrovsky A. The work of nurse practitioners. J Adv Nurs 2010;66(10):2160–9. Epub 2010/07/20.

71 Buckley T, Cashin A, Stuart M, Browne G, Dunn SV. Nurse practitioner prescribing practices: the most frequently prescribed medications. J Clin Nurs 2013;22(13–14):2053–63.

72 Chang IW, Shyu Y-I, Tsay P-K, Tang W-R. Comparison of nurse practitioners' perceptions of required competencies and self-evaluated competencies in Taiwan. Journal of Clinical Nursing 2012;21(17–18):2679–89.

73 Kilpatrick K. How do nurse practitioners in acute care affect perceptions of team effectiveness? J Clin Nurs 2013;22(17–18):2636–47. Epub 2013/03/29.

74 Davidson PM, Elliott D, Daly J. Clinical leadership in contemporary clinical practice: implications for nursing in Australia. J Nurs Manag 2006;14(3):180–7.

75 Shirey MR. Authentic leaders creating healthy work environments for nursing practice. Am J Crit Care 2006;15(3):256–67.

76 Shirey MR, Fisher ML. Leadership agenda for change toward healthy work environments in acute and critical care. Critical care nurse 2008;28(5):66–79. Epub 2008/10/02.

77 Crofts L. A leadership programme for critical care. Intensive Crit Care Nurs 2006;22(4):220–7.

78 Cook MJ. The renaissance of clinical leadership. Int Nurs Rev 2001;48(1):38–46.

79 De Geest S, Claessens P, Longerich H, Schubert M. Transformational leadership: worthwhile the investment! Eur J Cardiovasc Nurs 2003;2(1):3–5.

80 Manojlovich M. The effect of nursing leadership on hospital nurses' professional practice behaviors. J Nurs Adm 2005;35(7-8):366–74.

81 Murphy L. Transformational leadership: a cascading chain reaction. J Nurs Manag 2005;13(2):128–36.

82 Ohman KA. Nurse manager leadership. J Nurs Adm 1999;29(12):16, 21.

83 Ohman KA. The transformational leadership of critical care nurse-managers. Dimens Crit Care Nurs 2000;19(1):46–54.

84 Stanley D. Clinical leadership characteristics confirmed. Journal of Research in Nursing 2014;19(2):118–28

85 Richardson J, West MA, Cuthbertson BH. Team working in intensive care: current evidence and future endeavors. Curr Opin Crit Care 2010;16(6):643–8. Epub 2010/08/26.

86 Bender M, Connelly CD, Glaser D, Brown C. Clinical nurse leader impact on microsystem care quality. Nurs Res 2012;61(5):326–32. Epub 2012/09/01.

87 Eggenberger T. Exploring the charge nurse role: holding the frontline. J Nurs Adm 2012;42(11):502–6. Epub 2012/10/27.

88 Tregunno D, Jeffs L, Hall LM, Baker R, Doran D, Bassett SB. On the ball: leadership for patient safety and learning in critical care. J Nurs Adm 2009;39(7–8):334–9.

89 Bender M, Connelly CD, Brown C. Interdisciplinary collaboration: the role of the clinical nurse leader. J Nurs Manag 2013;21(1):165–74. Epub 2013/01/24.

90 Dierckx de Casterle B, Willemse A, Verschueren M, Milisen K. Impact of clinical leadership development on the clinical leader, nursing team and care-giving process: a case study. J Nurs Manag 2008;16(6):753–63.

91 Omoike O, Stratton KM, Brooks BA, Ohlson S, Storfjell JL. Advancing nursing leadership: a model for program implementation and measurement. Nurs Adm Q 2011;35(4):323–32. Epub 2011/09/09.

92 McCloughen A, O'Brien L, Jackson D. Esteemed connection: creating a mentoring relationship for nurse leadership. Nurs Inq 2009;16(4):326–36.

93 Taylor CA, Taylor JC, Stoller JK. The influence of mentorship and role modeling on developing physician-leaders: views of aspiring and established physician-leaders. J Gen Intern Med 2009;24(10):1130–4.

94 Williams AK, Parker VT, Milson-Hawke S, Cairney K, Peek C. Preparing clinical nurse leaders in a regional Australian teaching hospital. J Contin Educ Nurs 2009;40(12):571–6.

95 Redman RW. Leadership succession planning: an evidence-based approach for managing the future. J Nurs Adm 2006;36(6):292–7.

96 Hancock B. Developing new nursing leaders. Am J Nurs 2014;114(6):59–62. Epub 2014/05/30.

97 McNamara MS, Fealy GM, Casey M, O'Connor T, Patton D, Doyle L et al. Mentoring, coaching and action learning: interventions in a national clinical leadership development programme. J Clin Nurs 2014;23(17–18):2533–41. Epub 2014/01/08.

第2章

系统和资源

原著：Denise Harris，Ged Williams
翻译：左选琴，鲁燕园
审校：常志刚

学习目标

阅读完本章，将掌握以下内容：

- 了解重症护理发展的历史以及当前医疗相关人员对重症护理资源的应用及看法。
- 阐述重症监护病房的组织管理以及干预过程中涉及的概念。
- 提供有利于管理重症监护病房的资源和各项支持。
- 描述重症监护病房的结构设计和设备需求计划。
- 描述确保重症监护各项医疗护理行为能够安全合理进行的职工总数、所需要的各项支持和必要的护理人员培训。
- 解释重症监护病房的常见风险，面对风险时恰当的处理方法以及确保员工和患者安全的规章制度和紧急措施。
- 探讨重症护理管理人员以及重症病房的管理制度对重症监护室服务质量、工作效率以及各项设置合理性的影响。
- 讨论重症护理面对流行病威胁的应对方案。

引言

　　1966年澳大利亚墨尔本圣文森医院的 B.Galball 医生在他发表的文章里首次提到了"在澳大利亚计划筹建一个重症监护室（intensive care unit，ICU）"。他认为通过一定的生命支持，长期护理和药物治疗，重症患者是有可能康复的。但这并不意味着这一系列治疗和这些有限的人力、物力资源要持续到患者的临终。

　　不论是20世纪60年代重症监护建立还是今天重症监护逐渐发展，如何把有限的财力和人力资源进行合理分配都是非常重要的[1]。这一章主要讲述各项资源的合理利用对重症监护发展的影响。本章还详细地描述了重症监护室的多种组织形式、人员配备和培训的安排。本章还包含了筹建重症监护病房的计划和所需的设备设施，资源管理方面的预算和财务模式。最后描述重症护理人员是如何应对流行病和其他急性病以及重症护理资源的大量需求。下面将详细讨论合理分配重症监护资源时涉及的重要伦理问题。

18

一、伦理道德与资源分配

正如医生在临床实践中每天都要权衡利弊做出各种的决策，重症监护的管理人员也需要每天做出各种决策。患者及其家庭之间、治疗团队之间以及政府和社区之间有时利益很难一致，也很难统一。由于利益和伦理之间的冲突，重症护理服务的给予经常被限制。从伦理学的角度上有主要两个观点——道义论和功利论，下面就简单探讨一下这两个观点[2]。

道义论的原则是每个人都应该承担基本的责任和秉持基本的做事原则，例如，道义论认为应该为所有人提供充足、积极的医疗救护。道义论的施救原则是在任何情况下都要满足病患的愿望。道义论的行医义务和施救原则与很多训练有素的临床医生的道德准则以及《希波克拉底誓言》相一致。在重症监护室可以见到一些家庭成员或者临床工作者，出于个人或者宗教原因，坚定支持道义论主张要为所有患者实施治疗（这种坚定的信念就是在这种特定情境下一个人应该考虑的一些事情）。

另一个观点是功利论，这种观点认为一个人的行为的正确与否仅仅是这个行为是否能使最多的人获得最大的利益。务实的管理者和政策制定者更支持这个观点。举个功利主义观点的例子，支持本观点的人认为同样的资金用于在人群中宣传心脏移植和心脏病防治比做一个实际上的心脏移植手术价值更高。

关于如何合理使用和分配重症护理资源存在两个截然不同的立场。所有医疗服务机构都面临这样的困境，尤其是高技术、高成本、低产出的重症护理，更加需要受到严格的审查来判定这些资源是否确实被使用在了医疗系统内部。因此，不仅是重症护理的管理者需要谨慎，这些珍贵资源的责任人和有效监管人也需要被监督，监督他们是否值得患者信任，维持了合法性、扩大了社会价值。

二、历史影响

正如 ICU 一样，医院要发展更多、更复杂的医疗服务项目从而吸引媒体和公众的关注。20 世纪 60 年代和 70 年代初，很多发达国家的第一个重症监护室开始发展起来。在当时，如果一个医院被大量报道，那么它就肯定有一个 ICU。事实上，一个三级转诊的教学医院区别于其他一般医院的基本点就是重症护理病房的存在[3]。随着时间的推移，建立重症监护室的原因转变为了扩大医院的急救能力，并且因为这个原因医院可以设立超过 100 张床位。重症护理服务发展壮大的原因包括但不仅限于以下几个方面：

- 重症患者集中到一个区域形成了规模经济。
- 治疗和护理重症患者的医师和护士们增长了专业知识。
- 越来越多的研究表明，如果重症患者住在配备了专业医护人员和设备的 ICU 里，他们可以有较好的预后[4]。

随着时间的推移，为重症护理服务提供的资金逐步从为患者提供资金的总费用里分离出来。病情最严重的患者才住进 ICU 成为重症护理的特殊性，例如，一个慢性阻塞性呼吸道疾病的患者住在 ICU 使用呼吸机的花费和同样诊断的患者住在普通病房的花费是不一样的。不同的国家卫生管理部门更倾向于在各自的管辖范围内创建自己独特的方法来资助 ICU。一些科研部门研究了许多国家的资助方法[4]，得出的结论是"没有最佳方法"可依从，也没有一个方法在使用的计费系统中占优势。每一种方法都有优点和缺点，特别是在提供重症监护室涉及的财务风险方面更是各说不一。尽管可以将诊断作为凭据应用到所有医院诊疗（包括重症监护）的系统中，但用相关类别的诊断（Diagnosis Related Groups，DRGs）计费的方法仍很可能会存在为 ICU 提供资金不足的情况。这种担忧是在调研中遇到的共同问题，另外以共同支付或增加附加费用形式提供额外资金，可以减少 ICU 资金不足的风险，这些方法却面临着支付水平不一的困难[4]。

澳大利亚已经建立了独立的医院价格管理局，其任务是协调所有州和地区基金建立的过程。经过共同探讨建立了一个公正、公平、透明的基金使用过程规定[5]，但就如何建立重症监护护理基金的模式一直未达成共识。

独立的医院价格管理局建立了一份 ICU 的名单，根据 ICU 的规模和患者的综合复杂性来调整对 ICU 的支付费用。2014 年该部门还与利益相关者和司法部门探讨如何形成以患者为基础的付费机制[6]，以取代现有机制，并确定 2014 年以后几年对 ICU 付费的调整方案。澳大利亚国家物价部门对入住 ICU/PICU 共计 56 835 个小时的平均费用做了核算。采用加权统计方法核算出 ICU 每小时花费 190 美金[7]，统计了 71 家医院合格的 ICU/PICU 共 24 000 小时，其中 20% 的时间带呼吸机。医院的定价系统很复杂，在全国范围建立单一的融资模式是不现实的，希望国家物价部门和其他机构能够共同探索出一个以患者为基础的完善的价格体系，如果把重症监护的护理行为和基金结合起来就会更加精准，最终还要把质量结合起来形成最理想的体系。

在医院层面大多数 ICU 是控制预算的，这些预算与开放的床位相关，即设施设备、人员配备、开放床位数（并不管这些床位是否收治了患者）[8]。这是一种粗略的，但却是非常普遍的一种算法。医院用于控制 ICU 的费用，还有一些方法是限制专业培训和经验丰富的护士数量，以调控 ICU 的费用支出，因此造成合格的 ICU 护士短缺，由于护士质量达不到要求，致使一些患者不能收进 ICU，从而又造成 ICU 床位相对短缺。

实践提示

限制 ICU 的床位数和合格监护室护士的岗位数，也就是限制了入住 ICU 和享受昂贵 ICU 服务的便利机制。

三、经济考虑和原则

一项早期的关于成本的综合研究发现，8% 的患者住进 ICU 消耗了 50% 的资源，但是却有 70% 的病死率；同时 41% 的患者未接受急性干预措施，却消耗了 10% 的资源[9]。最近更多研究显示，虽然现在接受重症护理患者的年龄越来越大，慢性疾病急性发作的严重程度越来越高，但从长期生存质量结果看，随着时间的推移是能够有所改善的，随着疾病谱的变化，重症监护仍然具有一定的效益[10-12]。

然而，一些作者提供了在重症护理中不良经济决策的案例，主张减少选择 ICU 治疗，特别是对那些及其危重的患者，以降低医疗保健经费负担[13,14]。还有些人建议，如果所有医疗护理措施适当，就不必给予经费配给[15]。如何定义"恰当性"可能具有一定的主观性，尽管这不是常态。研究与开发团队建议[4,16]，至少可使用 3 种方法评估医疗护理的恰当性（表 2.1）。这 3 种方法是效益风险法、成本收益法和隐式法。

表 2.1
评估治疗方案

方法	说明
效益风险法	患者的治疗效益和固有风险需要经评估而用以提供决策，这种方法不包括货币成本法
成本收益法	评估有待进行的决策和成本和收益；本方法集成了患者和社会成本
隐式法	职业医师提供服务并判断该服务的恰当性

Adapted from Ettelt S, Nolte E. Funding intensive care-approaches in systems using diagnosis-related groups. Cambridge: Rand Europe, <http://www.rand.org/content/dam/rand/pubs/technical_reports/2010/RAND_TR792.pdf>; 2010[accessed 29.07.14], with permission.

前两种方法认为是显式法，第 3 种方法往往是隐式法。然而，所有 3 种方法均具有主观因素。显式法从本质上被视为具备主观性，执业医师必须考虑"效益风险"和"效益成本"因素，但他们在思考和做出最终决定时还是应该考虑患者和家庭[17]。

对患者最好的治疗方法并不仅仅是治疗医师的意见，而是需要更为广泛的考虑，例如，患者先前表述过的愿望和作为患者实际代表——家人的意见。决策的质量和预期结果的质量需要考虑到许多相互矛盾的问题。

实践提示

对患者最有利的不只是治疗医生的意见，还需要从更广泛的角度去考虑，如患者先前表述过的愿望以及家庭的意见才是患者意见的最终选择。

主张医疗护理的"品质"重要的一方要求在医疗护理服务中应该提供"最佳实践"和"最佳结果"，虽然在讨论重症监护决策的恰当性问题时，考虑"价值"更加实用。下列公式简单表示了"价值"概念：

$$价值 = \frac{质量}{成本} = \frac{利益 \times 持续性}{价格 \times 痛苦}$$

质量的结果与效益和效益的可持续性成正比。重症监护的效益与下列因素相关，如生存率、生存期延长和改善生命质量（如功能更强，痛苦和焦虑更少），这些因素可持续性提高效益，效益维持时间越久越好[18]。

成本被分成两个部分：货币（价格）成本和非货币（痛苦）成本。非货币成本包括个人的发病率、病死率、痛苦和焦虑部分，或更广泛的社会成本和痛苦（如其他人本来可以使用但却因目前被人占据的机会成本以及按照现在服务成本，本来可以享受的其他医疗服务）。

重症监护中伦理经济分析和器官移植之类费用昂贵的治疗成本之间的平衡是 21 世纪要考虑的核心问题，这和医生考虑的如何给予良好的治疗问题同样重要。在有限资源的管理中，应该遵循良好的道德原则，以指导有限的人力物力资源的管理[2]。

四、预算和财政

本节讲述了预算类型、预算过程和成本费用分析方法的信息，以保证资源合理利用，符合管理计划，还能达到医院和周边社区希望有服务和重症救护的运营目标。正如某个作者所述："没有什么比临床医师要承担医院财务责任更可怕的事情了！"但是，实际上开发和管理重症监护病房的预算与管理家庭预算的原则一致。要考虑到现金量和优先级，要在相对固定收入范围内的生活，这些考虑相当普遍。本节绝对没有诋毁会计职业的技能和精确性的意思，也没有让临床医师充当医院业务管理者的角色。但本节的目的是为临床医师提供必要的知识，帮助其管理预算开发和预算设置的关键部分，并且当临床医师遇到管理某个单位或服务预算这种最为艰巨的任务时，帮助其了解应该掌握的问题。

> **实践提示**
>
> 对于习惯于日常医疗和死亡的临床医生来说，没有什么比承担医院部门的财务责任更可怕的了。

（一）预算类型

预算主要有 3 种类型，管理者必须考虑人事、经营和资金方面预算。在 3 种预算类型中，有两种基本的成本类型：固定成本和可变成本。固定成本对于服务来说相当必要，并且无论劳工或生产能力（如护理单位管理者工资，安全，呼吸机）怎么波动，它们都相对恒定。可变成本随着生产能力的变换（如护理机构使用超时或员工加班）而变换，尤其是

如果用于应对大量的需求和相应耗材，如医院的床单、被单、医用敷料和药物时。

1. 人事预算

护理是劳动密集型服务，重症监护代表了该单位预算中最为昂贵的部分——人力成本。重症监护要求员工通常遵循：护士与开放（付费）床位的比值。这一数字采用的是全职人力工时（全日制）进行表示。该数字相当于每人 1 周工作 40 小时。它等于每周上班 5 天 ×8 小时，或者 6 周内 20 个 12 小时班次。人力成本包括生产和非生产时间，工时是指直接工作的小时。管理者将确定每班值班护士的最少人数和最佳人数，然后计算每天的护理时间，乘以每小时支付的工资和加班工作获得的所有补偿。非工时包括病假、休假、带薪培训时间、带薪产假和该员工离开其实际受聘工作的任何其他的带薪时间。

人力预算为固定成本，因为根据预期和预测的需求大多数员工都是长期受雇的，精明的管理者会在实际预算需求人数基础上减少 5%～10% 员工，并且在需求增加的情况下，采用临时员工补充全职员工编制，这样，可以减少人力预算，而且有助于增加预算中的可变因素[19]。

2. 经营预算

所有其他非人力成本（不包括主要资本设备）都可以归类到经营成本。经营成本包括像辅助设备、维修合同、水电费（如电力）以及患者病种和人数都是可变成本（如医药、饮食和手套、医用敷料和洗涤这类可消耗物资）。与人力成本相比，重症监护中的经营成本相对较小，但在信息及时，合作良好的情况下，可以管理和定量经营成本。例如，市场上有各种医用敷料材料，可以一直使用价格便宜的医用敷料，直到出台一个新的治疗方案说明必须使用价格较贵的医用敷料。

> **实践提示**
>
> 与人力成本相比，重症监护中的经营成本相对较小，但在信息及时、合作良好的情况下，可以管理和定量经营成本。

固定成本同样也可以转变成可变成本，这种转化在于鼓励进行高效使用。例如，人们通常购买需要维修和维护的减压床垫作为固定资产（不可预测），现在可以把减压床垫按照天或周来租借。这样

减压床垫没有仓储、清洁或维护成本。另外，重症监护管理者可与其他医院的管理者合作，扩大购买力，将所用产品的范围标准化，这样，能以更好的价格购买产品，也使所有用户收益。

3. 资本预算

资本预算项目通常是昂贵和／或被视为长期投资的大型固定资产，例如，建筑物的扩建、翻新或购买大型设备。资本预算项目可被视为随时间而贬值的资产。大部分医院将这些项目视为共有资产，即作为医院的一组投资项目和活动，而不是将这些成本归于个别单位或部门。

申请一个资本预算项目时，必须准备一份书面提案来说明该项目，该项目预期效益，该项目是否取代一个现有项目服务或功能，取决于该项目的成本、可能收入和成本降低效益。虽然该服务的价值和效益需要进行确定，但是此分析并非必须论证利润的存在。

（二）预算过程

预算过程包括下列 3 个基本步骤：预算准备和批准，预算分析和上报，预算控制和措施。

1. 预算准备和批准

预算方案主要与一个单位或服务管理方案平行运行，预测可能的活动以及产生的财务成本。大部分情况下，前一年的活动和成本是次年预算的良好基准。但需要在新预算中考虑到医院对新服务、更大的患者周转量的预期和员工薪酬福利的变换因素的影响，医院希望将需要列入新的预算。预算期通常为一个财政年度，但制定月度预算（现金流）可更为实际地体现这一整个财政年度中成本产生的方式和支付方式。人们总是希望并且期待最终预算分配（如经批准的预算）与预算接近。

2. 预算分析和上报

大部分重症监护管理者通过月度预算来分析其支出，并且确定实际支出与计划支出的差异。这类信息应该不仅仅只限于财务方面：人力（工时和非工时）和经营（固定和可变）成本的月度和年初至今支出明细表，还应该与其他已知的可衡量指标相对比（如患者的住院天数、患者类型、DRGs 和员工工作时间，包括加班和其他特殊报酬）。一个普通预算管理准则是：如果该指标不可衡量，则它就不可控

制。因此，临床管理者需要密切与财务管理者配合，开发一致的测量数据和报告，提供给自己和员工，让他们知道他们应该把精力集中在何处才能达到预算指标。

3. 预算控制和措施

当不良绩效或财务超支信号很明显时，管理者不能仅仅分析财务报告，希望事情会自己解决。每个明显的差异都需要得到解释。一些解释相当明显：因社区流行性感冒暴发，一段时间内，员工的病假成本和临时员工成本将增加。可能还存在其他同样有影响的超支情况。加班费虽然有时不可避免，但同样可以反映时间管理不佳或一些员工暗自希望增加收入的现象[19]。

控制预算的有效方式是让员工积极参与管理预算的过程。管理者可以向员工解释开发预算的方法和员工绩效对现用预算的不利影响，并且确定潜在改进的范围。从员工中征求提高效率和生产率的方法，并且让员工负责预算执行情况，这样提高团队精神和达到凭单个管理者一个人的力量无法达到的改善目标[20]。

（三）开发业务案例

撰写商业个案的最普遍原因是调整资源和资本支出，以获得支持和／或批准，变更所提供业务和／或购买一个全新的设备和技术。本节概述了商业个案和个案出现的模式。商业个案可以在做出战略决策过程中成为宝贵工具，尤其是在资源受到限制的环境中[21]。

商业个案是一种管理工具，是一个组织为达到总体战略计划过程中所使用的工具。在像医疗护理这种背景条件下，商业个案必须清楚说明临床需求和含义，让领导者充分了解。像投资回报这类的财务需求必须进行明确确定[22,23]。商业个案是一种文件，文件中归纳了与本个案相关的所有事实。可使用各种商业个案样板（参考在线资源），来设计商业个案。主要问题通常是用于答复商业个案的要点：为什么、是什么、什么时间、什么地点、什么方式，回答每个问题，并且在该过程中补充其他信息（表 2.2）。商业个案的长短各异，有的商业个案有很多页，有的仅有一两页。大部分组织撰写商业个案时，采用标准化标题和格式。如果文件过长，建议使用执行摘要来总结该商业个案的亮点（框 2.1）。

表2.2 撰写商业个案的主要问题	
问题	样例
为什么？	该项目的背景如何，以及需要该项目的原因：PEST（政治、经济、社会学、技术上）和 SWOT（优势、劣势、机会和威胁）分析
什么？	清楚地确定和定义该项目以及该商业个案的目的，并且说明解决方案。应该在文档中清楚地记录界定效益、可衡量的效益、目标和结果
如果……将会怎样？	目前情况的风险评估，包括目前到位的针对／缓解该问题的任何控制方法，以及按照提议的解决方案执行的风险评估
什么时间？	执行并完成本项目／解决方案的截止时间
什么地点？	如果背景材料中没有说明，则承担本项目的背景是什么
什么方式？	例如，达到规定效益，需要多少资金、人员和设备？一份清晰的成本效益分析应包括对该问题的回答

框2.1

商业个案样本标题

标题
目的
背景
成本效益分析
建议
风险评估

总之，商业个案是一种重要的工具，在界定计划变更或采购时，各个组织层面均需要商业个案。该文件应包括清晰的目标和结果、成本效益分析和达到该解决方案的时间期限。

五、危重症护理的环境

重症监护病房在医院中是一个独特的科室。重症监护病房应该有方便进出急诊科、手术室和医学影像部门的出入口。它为生命受到威胁的病患或伤员提供护理服务，并且集临床所有专业知识技术

和治疗资源。重症监护医学院（CICM）[24]和重症监护学会将重症监护定义为 3 个级别的重症监护室[25]，这取决于医院如何定位自己的 ICU。员工的专业性，设施和辅助服务是定义 ICU 层级的元素。各个医院的重症监护设施本质和性质各不相同，要由各个病区病房的不同而做个性化决定。对于一些小型设备而言，综合单位会提供综合性的重症监护[ICU、高依赖监护（high-dependency unit, HDU）和心脏病监护（coronary care unit, CCU）]来增强灵活性——并且有助于有效利用资源[26]。然而，目前国家还没有确定 CCU 的人力资源和设施配置的指南，但一些地方卫生部门已经制定了自己的指导方针，以鼓励 CCU 采用一致的实践标准。

环境设计

医院 ICU 功能设计受到现有财政、运营状况和医院所在国家建筑和设计标准的约束。重症监护病房应具备最低标准的辅助设施，包括护士站、清洁设备间、污物间、储存室、培训和教学空间、员工生活设施、患者床位、患者浴室、织物储存室、处置室、病理区和办公室。最重要的是需要精心设计患者的实际床位空间和护理空间[26, 27]。

在最近几年里，患者床位空间设计深受重视。在亚洲，很多国家政府开发了最低标准，指导病床设计过程。每个床位应最小为 $20 \sim 25 m^2$，查房时可以从视觉上保证隐私。每个单间或每 2 个床位应至少提供 1 个洗手池，这样才符合感染控制要求的最低标准。每个床位应配备医疗气体（氧气和压缩空气）管道，负压装置，符合要求的插座（必需和非必需），在进行病房内简单手术时，工作照明和数据点应该够用。各种护理部门文件中还进行了更具体的说明[26, 27]。

六、设备

自从重症监护病房问世以来，医学诊疗活动越来越依赖医疗设备的辅助。医疗设备可分为几个档次：资金在 10 000 美金或 50 000 加币以上的；资金在 10 000 美金或 50 000 加币以下的以及配套的一次性使用的产品和装置。本节讨论如何评估、获取和维护设备的方法。

（一）初始设置要求

重症监护病房需要配备基本设备以保证该病房

进行安全有效的患者救护。各病房需要的具体设备应由该病房功能范围决定。例如，为神经外科患者提供护理的病房要求有监控颅内压的装置。表2.3列出了重症监护单位的基本设备要求。医院特别是重症监护病房对信息和通讯技术的需求越来越高，这一领域的创新和变化非常迅速，这就要求管理者在选择这方面设备时要仔细斟酌，不需要的技术不要急于购买，否则在你需要的时候市场上已经有升级和更新换代的产品了。预知未来产品的变化是困难的，但慎重仔细考虑这些问题避免以后昂贵的升级费用支出是很必要的[28]。进一步的信息和技术资料将在第三章有详细的讲述。

表2.3
基本设备要求

监控相关设备	治疗相关设备
监控器（包括监控中心站）	呼吸机（有创和无创）
呼气末二氧化碳监控装置	输液泵
动脉血气体分析仪（± 电解液）	注射器
有创监控装置	CVVHDF
● 动脉监控装置	EDD-f
● 中心静脉压监控装置	复苏器
● 颅内压监控装置	临时起搏器
● PiCCO 监控装置	电击器
● 肺动脉监控装置	吸入装置
可用图像增强器	
超声波	
可用 CT/MRI	

CT = 计算机断层扫描；CWHD = 静脉血液透析滤过；EDD-F = 延长每日透析过滤；MRI = 磁共振成像；PiCCO = 波脉指示连续心排血量。

实践提示

设想未来产品的变化是困难的，但慎重仔细考虑这些问题避免以后昂贵的升级费用支出是很必要的。

采购

采购任何设备或医疗器材都要求遵守严格的选择和评估过程。规划采购时，应选择功能可靠、安全、性价比高、环保产品，以改善护理质量，避免采购重复的设备或快要过时的设备[29]。大部分医疗护

理设施，都有产品评估委员会为采购过程提供支持；如果没有产品评估委员会，则强烈建议设立跨学科委员会，尤其是在采购需要资本支出的设备时[30]。

产品评估委员会应包括对设备感兴趣的成员，并且应包括像生物医药工程师、消毒供应室的代表、管理部门、传染控制部门、终端用户和有着类似需求的其他部门。一旦加入产品评估委员会，则应制定清楚客观的产品评估标准（框 2.2）。理想情况下，该委员会将在临床评估前对产品和医疗设备进行筛选，以确定可行性，从而避免任何的时间和金钱上的浪费[29]。

在某种程度上购买和租赁设备的决定是受医院或卫生管理当局批准购买指标而定的。租赁设备的优点是：在租赁期内（通常是 36 个月），在租赁协议和价格内应该是厂家负责产品的维修和产品升级。因此，产品评估委员会的最后陈述应该包括一项购买或租赁的建议和维持设备所需的持续支出的成本和效益分析。

框2.2

产品评估标准样例

安全性

性能

质量

用途

● 目的

● 方便

成本效益分析

● 包括一次性产品

清洗

● 中央消毒供应装置

● 传染控制

日常控制

● 药物管理局

● 澳大利亚标准

对未来技术更新的适应性服务协议

培训要求

采购或租赁设备的决策在某种程度上来

Adapted from:
Association of Operating Room Nurses. Recommended practices for product selection in perioperative practice settings. AORN J 2004; 79: 678-82, with permission.

Elliott D, Hollins B. Product evaluation: theoretical and practical considerations. Aust Crit Care 1995; 8(2): 14-9, with permission.

（二）更换和维护

更换和维护过程与采购新设备的过程密切相关。开始考虑更换和维护设备的原因，包括因为临床医务人员抱怨该设备而更换和维护设备或在该设备使用期限接近结束时按计划更换设备。通常，固定设备的使用期限为 5 年。5 年的时间期限考虑了实体设备的使用寿命及其技术。

设备的持续维护是保证病房内部安全运转的重要内容。可以由医院后勤部门提供维护或与卖方公司订立服务合约，由卖方公司提供维护。在设备购买过程中的采购阶段就应明确规定提供维修和服务计划。虽然设备维护不是本病房护士的直接责任，但她们应该知道所有设备的维护计划，并确保及时维护。

设备附带的产品信息和用户指南中说明了该设备如何进行日常维护，也明确说明清洗、存储和维护的日常护理要求。所有与维护临床设备相关的员工应接受培训，并且能胜任维护工作。因为专业设备是重症监护的基本构成部分，包括设备采购、设置、维护和更换。因此，设备预算是整体预算的重要部分。

> **实践提示**
>
> 在设备采购阶段，应明确规定提供维修 / 服务的计划。

七、工作人员

重症监护病房的人员配置是个重要的人力资源问题。本节将重点放在护理人员上，虽然医师和其他辅助医疗人员也起到相当重要的作用。护理人员的工资在任何单位预算中占了相当可观的一部分，因为病房工作需要大量的护理人员。人员配置恰当，在提供护理质量上起到重要的作用。护理人员的配置水平通过采用恰当的护理战略，直接影响到患者的护理结果，同样也通过执行多学科医疗护理，与团队其他成员的护理合作战略，间接影响到患者的护理结果[31]。因此，保证恰当的各种综合技术是医院管理的重要部分。本节归纳了确定员工配置水平以及影响人员配置水平因素（例如，护理人员与患者比例和综合技术）的恰当方法。

（一）工作人员的角色

ICU 护理团队中有着许多不同的护理角色，并且有着各种不同的指南对这些角色提出要求。诸多护理组织提出了重症监护职工和人员配置的要求[32-34]。各病房必须制定一个护理管理者（护理病房管理者、临床护理顾问、护理事务主管、临床护理经理或同类职务），来指导和引导临床实践。该护理管理者必须具有重症监护或临床专业的研究生资格[24, 25, 32-34]。每个病房应配备一名临床护理教育家（CNE）。ACCCN建议，员工花名册上每 50 名护理人员至少配置一名全职的 CNE，以方便按病房提供教育和员工发展服务，该病房内的注册护士通常是具有正式的危重症护理硕士学位和不同程度护理经验的护士[32]，目前还没有为 CCU 提供人员数量配备的参考指南，但澳大利亚建议在没有具体指南出台之前，人员配备将与其他重症监护室要求相同。

在许多发达国家，专科护士教育已经进入高等教育部门。在此之前，有许多国家重症护理教育采取了以医院为基础的认证教育[35]。自这次改革后，虽然一些基于医院的课程与正规高校课程相接，但主要的重症护理教育是在大学或研究生课程[36-38]。一些重症护理机构在提供重症护理教育方面有过郑重声明，并要求各辅助人员也必须保证该部门的有效运行，包括但不限于行政或文职人员、内部或单位助理人员和生物医药工程人员。

（二）人员编制

人员编制是指为给患者提供安全、有效、高质量的护理所必需的护理人员数量。人员编制受到许多因素的影响，包括经济、政治和个体特征。其他因素，如所服务的人口数量，医院为其所提供的服务，各个医院医务人员的所属专业都能影响到员工编制。需要考虑的具体问题包括护理人员与患者的比例，护理能力和技能的团队组合。大部分单位在开始确定最小或基本员工编制时，多采用患者调查法。这种方法采用该单位范围内患者的数量和类别（ICU 或 HDT）来确定每一班次所需的值班护理人员数量。多年以来许多国家都认为，在院 ICU患者数与在岗护理人员的比例应该为 1∶1，在高依赖病房（HDT）的比例为 1∶2[32-34]。像美国等其他国家，护理人员编制偏低，但这些国家中其他类型的临床或辅助人员的数量比较多，相对给护理人员进行了补充，如透析和呼吸治疗技术人员[39]。本章后面将讨论该类员工编制法的管控。一旦确定了每班基本员工数量，病房管理者必须计算执行该排班表所需的全职员工数量，以及一位全职员工一周工作时数。

护理机构的发展取决于诸多因素,先前几年关于患者收治数量和患者敏锐度的历史数据有助于评估以后的需求,在建立新的或规模类似的护理病房时,那些数据是非常值得参考的。

（三）护理人员与患者的比例

护理人员与患者的比例指护理一个特定的患者所需护士数量,即患者与护士比例。为重症监护室、心脏病监护和高依赖型患者提供护理,护理不同类别的患者通常要有不同的护患比例。护理人员与患者的比例仅用于指导员工编制,其执行还应该以患者类别和专业知识为基础。

澳大利亚和新西兰的重症监护行业制定了多个指导护理人员与患者比例的文件(表2.4)。WFCCN开发审批了两份岗位说明,确定重症监护患者的最少护理人员和患者的比例为1:1,高依赖型患者的比例为1:2[24.25]。

实践提示

WFCCN声明护理ICU重症患者是护患配比应该是1:1。

ACCCN[32],英国危重症护理学会和危重症护士协会,还有新西兰护理学会[41,42]都已经公布了最低国家标准和最佳实践护患配置标准,澳大利亚和新西兰还制定了ICU护理人员的工标准。WFCCN声明中确定了达到预期重症护理人员编制要求的十大主要原则(表2.5)。

这些建议仅起到指导护理人员与患者比例的作用,但外来因素,例如,临床实践环境,患者类别和可用员工的知识和专业技术都将影响最终的员工编制。尤其是人们设计了患者依赖性评分工具来指导单位的员工编制决策,请参考下列探讨的内容。

表2.4

指导重症监护护理人员与患者比例的文件

文件	建议
ACCCN:重症监护护理人员员工编制的职位说明	• ICU患者(经临床确定)应具备1:1的护理人员和患者比例 • HDU患者(经临床确定)应具备1:2的护理人员和患者比例
ACCCN:不包括重症监护第1部门注册护理人员在内的其他医疗保健工作人员职位说明	• 所有重症护理患者必须具备一名注册护士(第1部门),唯一的为其提供护理服务 • 高依赖性患者必须具备1:2的护理人员与患者比例,应分配到一名注册护理人员(第1部门)唯一的为其提供护理服务 • 应分配在编护理人员(第2部门)和无证辅助人员帮助注册护理人员,但是任何与患者直接接触的活动必须在该注册护理人员在场的情况下进行(第1部门)
NZNO重症护理部门:重症监护护理人员实践的原则和标准	• 危重症和/或病危者最低必须达到1:1护理人员与患者的比例 • 有时,重症监护病房的患者可能属于更高或更低要求的护理类别,则由该班负责的重症监护护理人员通过考虑到环境、综合技术和复杂性的前提下,对1:1比例进行变动
WFCCN:布宜诺斯艾利斯声明重症监护护理人员总数规定的职位说明	• 危重症患者(经临床确定)必须始终配备一名注册护理人员 • 重症护理病房的两名高依赖性患者(经临床确定)必须始终配备不少于一名注册护理人员
CICM:重症监护单位的最低标准	• 病危或其他同类危重症患者的最小护理比例必须达到1:1,并且要求复杂护理(如心电监测)的患者,必须保证配备超过1:1比例的护理员工 • 大部分护理员工应具备重症监护或该单位专业的研究生资历 • 该单位直接负责患者护理的所有护理员工应为注册护理人员
CICM:高依赖性单位重症监护学培训认证标准建议[37]	• 护理人员与患者的比例应达到1:2 • HDU单位中所有直接负责患者护理的护理员工应为注册护士,并且大部分的高级护理人员应持有重症监护或高依赖性护理专业的研究生资历 • 有一名患者存在时,该单位应至少具备两名注册护理人员

ACCCN=澳大利亚重症监护护士学会;NZNO=新西兰护理学会;WFCCN=重症护理世界联合会;CICM=重症护理学学院

表 2.5
重症监护护理人员编制的要点

要点	说明
1. ICU 患者(经临床确定)	要求标准的护理人员与患者的比例至少为 1:1
2. 高依赖性患者(经临床确定)	要求标准的护理人员与患者的比例至少为 1:2
3. 临床主管(组长)	每班必须指定一名有资历的重症监护高级护理人员,作为后备人员,主要负责每班患者、员工、服务规定和资源利用的统筹管理
4. ACCESS 护理人员(Assistance Coordination Contingency Education Supervision and Support)	除床边护理人员、临床管理员、单位管理者、研究人员和非护理辅助员工之外,还要有其他的护理人员提供帮助、协调、意外、教育、监督和辅助方面的服务
5. 护理管理者	至少指定一名护理管理者(NUM/CNC/NPC/CNM 或同类人员),正式作为该单位每 ICU 必需的护理主管
6. 临床护理研究人员	每间病房至少指定一名 CNE。建议 ICU 值班表上每名护理人员配备一个 FTE CNE
7. 临床护理顾问	为具体单位、医院和区域服务,以及为高等教育部门提供全球重症监护资源、教育服务
8. 重症监护护理人员	ACCCN 建议,专业资历的重症监护护理人员的最佳比例为 75%
9. 资源	此类护理人员其中的一部分参与与时间、质量控制活动相关的成本护理和多学科研究以及出席会议
10. 辅助人员	ICU 配备了合理的行政管理人员、临床助理人员和其他辅助员工,以确保护理人员不用承担行政等此类相关工作

ACCCN=Australian College of Critical Care Nurses; CNC=clinical nurse consultant; CNE=clinical nurse educator; CNM=clinical nurse manager; FTE=full-time equivalent; NPC=nurse practice coordinator; NUM=nursing unit manager.
Adapted from Australian College of Critical Care Nurses. ICU Staffing Position Statement (2003) on Intensive Care Nursing Staffing. Melbourne: ACCCN, <http://www.acccn.com.au/documents/item/20>; 2003 [accessed 29.07.14], with permission.

(四)患者依赖性

患者依赖性是指定量个体患者护理需求的方式,可以将这些需求与护理员工的综合工作量和技术相匹配[43]。患者调查是人们长期用于确定 ICU 护理工作量的最普遍方法。即,以公认 ICU 患者 1:1 的护患比例和 HDT 患者的 1:2 比例为基础,患者的数量决定了所需的护理人员数量。这反映了以单位为基础的工作量以及 ICU 床位费的常用收费方法。

单个患者层面上的护理工作量也取决于患者类别,要求护理的复杂性和患者的身体和心理状态。严格遵守以上护理人员与患者的比例模式会造成护理资源和需求之间的无法匹配的情况[43]。例如,一些 ICU 患者需要的护理十分复杂,需要一个以上的护理人员;HDT 患者需要的医疗护理比 ICU 患者少,但通常要求超过 1:2 的护理水平,并且还需要考虑下列因素:如患者的身体护理要求,患者的功能紊乱、焦虑、痛苦或幻觉。因此,护患比例模式并没有考虑到一个班次中个体患者需要的护理时间不同,也没有考虑到工作中出乎意料的高峰和低谷,例如,一个时间段有

多人入院或多人出院。目前,有许多不同的患者依赖性 / 分类的工具可使用,这些工具的主要目的就是将需要同样护理的患者归为一类,并且通过计分来显示需要的护理数量。还可以根据患者病情的严重性来分类。这些评分系统通常以生理变量为基础,例如,急性生理和慢性健康评估(APACHE)和简化急性生理评分(SAPS)系统。通过这些评分系统获得确定住院病死率的可能性,但这些评分系统并不能很好地预测护理依赖性或工作量。人们还开发了治疗干预评分系统(TISS),用于确定病情的严重性[44],护理人员与患者的比例以及评估目前的床位使用率。该系统对一名患者进行的各个步骤和干预评分,分数越高,病情也就越严重,所需要的护理强度也越高。20 世纪 70 年代中期,研发 TISS 问世以来,该评分系统经历了多次修订,但它和 APACHE[45] 和 SAPS[46] 一样,只是针对患者的治疗要求,并没有针对护理工作的全部范围。因此,虽然这些评分系统可能为 ICU 患者提供了一些宝贵的信息,但必须牢记,采用这些系统显示全部的护理工作量并不准确。人们还开发了一些其他具体的护理测量方法,但这些方法在临床试验中并

没有被人广泛地采纳。

（五）综合技能

技能配置是指提供护理的人员所具备各种临床专业的技术、培训和经验所占的级别比例。重症护理行业中，技能配置同样也指具备正式专业重症监护资历的注册护理人员比例。ACCCN 建议，有资历的重症监护护理人员与无资历重症监护护理人员的比例为 75%[32]。在澳大利亚和新西兰，目前，重症监护单位将近 50% 的受聘护理人员具备某种重症护理资格[40]。

> **实践提示**
>
> ACCCN 建议，有资历的重症监护护理人员与无资历重症监护护理人员的比例为 75%。

为患者提供安全、有效的护理，怎样确定所需的最佳综合技术，现在仍然是众说纷纭[47-51]。对一般单位的设置进行的大量研究引发了更多这方面的争议，并且在美国这种研究还占据了主导地位。然而，这促成了护理专业领域开始研究这个问题。人们经过讨论，认为在重症监护环境下，使用普通护理人员，而不是注册护理人员，可以作为目前重症监护护理人员短缺问题的一种可行解决方案[52]。

已发表的一项用技能较差的护理人员替代训练有素、经验丰富的护理人员的研究，用不良事件作为测量指标，该研究明显显示，一个综合技术丰富的注册护理人员可减少不良事件的发生率[48,53,54]。通过全面检查医院的护理员工编制和患者结果中，可以看出，员工水平对患者结果有很大的影响，并且可以更好地证明患者需要更多的专业护理人员在床边[55]。

澳大利亚和新西兰并没有对重症护理环境中的综合能力进行过正式的检查[56,57]，两篇出版文章提到澳大利亚事故监控研究——ICU（AIMS-ICU）所产生的争论。请注意，所提不良事件中，有 81% 的事故是因护理人员数量不当或综合技术不当而造成。另外，不专业的护理可以被视为对患者的潜在伤害，在人员不足时，无经验的护理人员需要监督和帮助，有经验的重症监护护理人员的错误率就可能提高[31,56]。这些重要的发现为综合能力相关问题提供了某种视角。

专业机构已经发表了关于在重监护室使用注册护士以外工作人员的郑重声明[32,58]。该危重症护理学会声明表示，在危重症护理病房内聘用健康助理必须只从事他们接受过训练合格后，并在注册护士的监督下才能参与患者的护理活动[33]。

员工的水平和综合技能是根据所在护理病房的个性化需求而定（如，病房的大小和所在位置），也要根据患者的病情 / 急性程度和确保患者安全、最佳护理实践结果，并符合国家标准、期望和资源。

（六）排班

一旦一个单位的护理员工编制确定以及综合技术被考虑之后，排班格式也随之确定。此时的护理人员短缺的因素可因灵活排班而弥补其不足。某种程度上，排班实际受到个别国家护理管理的制约，在确定个体单位排班格式时，应考虑到这些。

传统的轮班方式是基于全职员工每天工作 3×8 小时而制定（图 2.1），随着对灵活性排班的要求不断增加，人们引进了其他时间长度的轮班方式，最主要的是 12 小时轮班制。采取 12 时的排班法要求仔细考虑这种方法的风险和效益，并且充分咨询所有相关方、单位员工、医院管理层和相关护理协会[59]。人们认为 12 小时工作排班制的优势在于增加了个人 / 社会生活时间，增加工作满意度和患者护理的持续性；而感知到的风险则包括病假时间层面的变换，反应时间减少和较长工作时间造成警觉性降低，但这些风险改变并不显著。据报道，12 时轮班制的缺点是工作人员重叠时间减少了，这一时间通常被用于开展单位内的教育课程。单位赞成采用 12 时轮班方式时应该如何设立正式员工的教育会议制度。

（七）教育和培训

在 20 世纪 90 年代中期，专业重症监护护理资格正处于从以医院为基础的课程向高等教育部门过渡的阶段。虽然一些医院保持了内部重症监护课程，但这些课程设计一般是为了满足研究生教育的高等教育需求和与高等教育课程相衔接。

一些私人和公共组织也不断提供各种短期继续教育课程，这些课程通常是相当基础的知识和技术，起到为新的护理从业者提供入门介绍的作用[36]。重症监护护理人员的准备及教育声明中指出，所设置的教育课程内容必须充足[36,37,60]，让护理人员学习后能够在临床起到专业护理的作用。

护理工作是一种需要不断的继续教育、更新知识和临床技术的专业，因为该专业知识基础更新快，治

图2.1　员工工时计算

下面以6张床为例的一个重症护理单元，每天3班倒，每班6个护士当班（早、晚、夜三个班次，夜班10个小时制）。早班交班给下午班，下午班交给夜班，每交班时间为30分钟。

第1步　计算所需工作时间：

早班	07:00 ~ 15:30	=7.6小时×6名护士×7天	319.2小时
下午班	13:30 ~ 22:00	=7.6小时×6名护士×7天	319.2小时
夜班	21:30 ~ 07:30	=10小时×6名护士×7天	420小时
总计			1 058.4小时

这些初始数字不包括病假或年假。因此，需要对带薪、无薪、病假和学习假进行额外调整。为了适应这些问题，有22%的假期津贴。根据实际情况，这些数字可以替换，通常可以从财务或人事部门获得。

第2步　加入休假补贴：
1 058.4小时×1.22（休假补贴）=1 291.1小时/38小时（1 FTE）=33.9 FTEs

采用每班6名员工的配备方式，该单位需要有33.9名全职员工（FTEs）才能符合该排班表的需要。该数据不包括ACCCN建议的和表2.7所示的护理单元管理者、当班组长、当班管理员和临床护理研究这类职工。

疗领域在迅速创新。这些变化的速度不断加快，尤其是重症监护，这就需要重症监护护理人员要不断学习掌握临床范围内的最新知识，这点至关重要。下文将简要讨论情况介绍和继续教育课程的相关问题。

1. 岗前培训

岗前培训是指一系列培训活动，从以病房为基础的培训项目到医院入职的培训项目。包括对医院各种设施使用的强制性的培训再到对一个部门布局的了解、组织目标和发展、临床实践安全培训等[61]。

特殊的病房岗前培训也应该是正式的有组织的安排培训课程内容，并且该课程的开发应符合该单位所有新进员工的需求[62]。以能力为基础的培训应该以学习者为中心制定培训内容，提高单位所需的核心技能[42, 63, 64]。新职员在完成入职培训的所有课程后，到岗后应该能迅速发挥其作用。

> **实践提示**
>
> 各护理单元的特殊岗前教育一定要正规，要有一个程序化，对新员工要做一个评估，以便知道每一位新员工都需要什么，因人施教才能让他们尽快满足科室要求。

2. 继续教育

在2003年，澳大利亚的皇家护理学院和澳大利亚护理学院都执行了被认可专业发展的正规制度，

可以获得继续教育学分。护理从业者的继续教育一直是专业发展的需要，因此这一教育过程变得越来越正规。在2010年7月1日，澳大利亚健康医疗从业者监管机构作为一个全国健康医疗从业者机构成立，并且对继续教育和专业发展规定了正式要求。澳大利亚护理和助产委员会是该机构的分部，它确定了护理和助产师继续教育的标准[65]。在新西兰，为执业证的再注册，要在3年的时间里至少完成60小时的继续教育和450小时的临床实践[66]。北美护理协会早在多年前就已经有承认继续教育的正规课程，这些关于继续教育的观点常常用以要求来提供继续注册。随后，英国和欧洲也实行了这一理念[67]。

八、风险管理

在医疗护理领域风险管理被高度重视，而重症监护环境时刻充满着风险，其管理者需要警惕潜在的错误、伤害和医疗法律漏洞[68]。最近的警讯事件评估（SEE）研究显示了重症监护患者的这种风险。SEE研究是在205个ICU中对1 913名患者进行24小时的观察研究，出现了584例并造成了391名患者受到伤害或潜在伤害[68]。SEE的作者总结认为，这说明迫切需要开发实施预防和早期发现错误的战略。该团队专门针对ICU中非肠道药物的管理错误进行研究。该研究对世界范围内的113个ICU中1 328名患者进行了24小时的研究[69]：发生了861例错误，影响到441名患者，换句话说1天中每100

名患者发生非内服药物错误率为 74.5%。作者总结认为，差错上报系统和常规督查可以减少这类错误发生的风险[69]。

更让人警惕的是，许多健康医疗从业者不承认自己容易犯错。有个研究：询问了来自 5 个不同国家的航空乘务员（30 000 名）和健康医疗专业人员（1 033 名 ICU、手术室医师和护理人员，其中护理人员 444 名）同一个问题："疲劳会影响您（工作）效率吗？"这个研究取得了良好的成果。在他们回答中，对该问题的肯定回答比例如下所示：飞行员和乘务人员 74%；麻醉师 53%；外科医师 30%（该研究未提供护理人员对该问题的回答数据）。该研究还发现，只有 33% 的医院员工认为，其所在医院能够正确处理其错误，并且超过 50% 的 ICU 员工发现讨论错误事件有难度[70]。第三章将会提供更多在临床技能方面如何培训，以保障工作人员和患者安全的信息。

实践提示

令人担忧的是，许多医务人员并没有意识到自己的职业属于高错误发生率的职业

对影响质量、安全和风险的管理行为必须进行督查，强调的是有必要设立目标和策略以改善护理质量，制定质量标准、参与质量改进、建立质量文化，通过管理抵制不良行为。同时还倡导建立董事会领导者下的质量委员会、建立专题讨论制度和报告制度、按国家质量标准互相督查[71]，这些活动在 ICU 层面也同样重要。

对重症监护病房的治理和管理需要一个有多学科经验的高级临床管理团队，他们既了解临床风险也了解质量环节，还懂得财务和运营。要在良好的临床管理（患者护理和临床实践）和良好的公司治理（酒店、金融、IT 和其他支持服务）之间进行精细化的平衡，以确保所有患者都得到可持续和适当的医疗护理。所有这些都传达出一个信息：医院的管理人员与患者之间、员工和客户都面临着巨大的风险，但他们并没有意识到他们所处的风险。

（一）过失

上述研究不一定指健康专业人士存在过失。过失是法律术语，仅在法律中得以证实。对过失的指控为下列 4 个方面。

1．提供者未对护理接受人履行护理义务。

2．提供者因在护理责任方面违约，未能满足该义务。

3．接受人因此不断受到损害。

4．提供者违约造成接受者遭受可以预见的损伤[72]。

过失是一种在法律中证实的技术错误，虽然这并不意味着犯下过失的个人就不称职；实际上，许多临床医师和管理者可能都在技术上有过失行为，但只是他们的错误还没有被发现而已[73]。

这种情况下，管理者的最大希望就是可以通过采用防止此类错误产生的系统来控制错误的发生，减少错误或过失行为的频率。

（二）领导者和管理层的作用

管理者必须同样是领导者，重症护理对好的领导者和管理者的需求与任何其他商业或临床病房一样。20 世纪 80[74]和 90[75]年代对全美国 ICU 组织机构进行研究显示，ICU 中领导者对患者的护理起到重要的作用。采用 APACHE 评分系统测量了组织有效性和风险管理后的存活率。高性能 ICU 显示，实际存活率超过了预计存活率[74, 75]。

对高性能机构的其他研究和分析显示[75]，这些机构具备明确地特征：有协调各种活动的医疗总监、有受到良好培训的护理人员以及护理人员和医师之间的良好合作、清楚而又规范执行所制定的政策和常规的 ICU 员工。这些政策和常规需要采用简单易读、格式统一、证据翔实且易懂易用的书面形式。框 2.3 显示了临床政策和常规的可行格式。

框 2.3

确定政策的样本标题
- 政策
- 原理
- 步骤
- 统计报告（如测量合规性和政策结果）
- 其他信息
- 联系人
- 参考资料
- 档案管理规则
- 公布日期
- 审核日期
- 授权高级职员的签字和名称

下文研究显示了同样的特征：他们具备一种以患者为中心的文化、强大的医疗护理领导能力、有效沟通和合作能力，他们思想开放，还具有协作解决问题和冲突管理的能力。我们不能低估管理者们强大、细致和合作的领导者能力的价值，这是重症监护环境中组织成功的关键[76,77]（参考第1章，了解对领导者能力的讨论）。

（三）管理伤害：员工、患者或访客

如果员工受到伤害，必须尽快如实反应。员工伤害可能来自多方面原因，包括身体伤害或生物性暴露伤害等。员工受到伤害问题经常出现的是抱怨，如失去了一个本应得到的机会（例如，晋升），觉得被他人边缘化或对排班不满意。对于家属和患者，伤害可以是身体伤害，例如，药物错误或医源性感染；但这种伤害也可以是非身体伤害，例如，投诉没有及时获得信息，获得错误信息或员工态度无礼。在所有的情况下，管理者需要积极干预，最大程度降低或控制这种"受害人"感觉到的消极性或认为被伤害的感觉。无论这种伤害的起因如何，妥善风险管理的原则适用于许多情况，框2.4中总结了该原则。

如果确实发生了事故，在事后方便之时，尽快记录说明该事故是明智之举。发现并跟踪事故的临床医师必须负责记录说明该事件，回答管理者、家庭成员、警察、律师或法官可能想要提出的问题。在该事故或事件发生后，由该事故或事件密切相关人士或见证人提供书面记录，该记录构成后续调查的极其重要的证明文件（表2.6）。

框2.4

（患者或员工）事故后最大程度降低风险的防范原则

- 那些受到鼓励参加决策制定的人士更倾向于成为该制定的决策的"主人"；因此，让他们决定问题的解决方式，这样能有助于实现预期目标
- 教育事故/活动各方面相关人士可缓解恐惧和焦虑
- 说明可能产生的结果范围，并且受事故影响的人目前所处的状况
- 对该人士的情况，提供频繁准确的最新消息，并且提供改善这一情况的方法
- 保存一致的方法，并且尽可能由同一个人提供这类信息/反馈

Adapted from Williams G. Quality management in intensive care. In: Gullo A, ed. Anesthesia, pain, intensive care and emergency medicine. Berlin: Springer-Verlag; 2003: pp.1239-50, with permission.

实践提示

如果确实发生了事故，在事后方便之时，尽快记录说明该事故是明智之举

表2.6

在患者档案中说明记录事故的要点

问题	说明
事故发生在哪里？	例如，床边、盥洗室、药房
事故前是否有任何重要的情况？	例如，员工短缺、无书面规定
事件的见证人是谁？	包括员工、患者和探访者
最大程度降低消极影响的人是谁？	例如，其他员工将参与帮助、擦拭干净打滑的地面、在患者图表前放置标示，提醒患者反应/敏感性等
通知该事故的负责人是谁？	相关有经验的高级管理人/主管应帮助采取有效及时的行动
谁通知该事件的受害人？受害人被告知了什么内容？反应如何？	简明扼要不带判断性地向受害人或代表进行必要说明，最好由可靠的权威人物（管理者/主任）提供该说明
确定咨询时间和咨询提供人对于犯错者和受害人同样重要	确定咨询时间和咨询提供人对于犯错者和受害人同样重要
限制这种事件再次发生的审核系统是什么？	地方法官和检查员特别想了解：为防止该类事件再次发生，系统所需进行的改变

Adapted from Williams G. Quality management in intensive care. In: Gullo A, ed. Anesthesia, pain, intensive care and emergency medicine . Berlin: Springer-Verlag; 2003: pp.1239-50, with permission.

现代医疗健康机构的管理技能提倡公开披露，向患者或家庭成员告之不良事件发生的原因和方式[78,79]。这一做法可能与法律咨询提供的建议相反，并且可能不能排除对员工或机构提出的诉讼[80-82]。但向患者或家庭成员公开所发生事件的信息，可以重新获得信任和尊重，并且可以有效地化解愤怒和沮丧情绪，以及教育所有相关人士在未来如何避免这类事故。目前许多消费者正在设法获得并提倡获得这类信息的知情权[83]。

对事故做根因分析可以帮助团队详细的探究事件或系统发生错误的原因，有助于在今后进行流程再造和系统改革，并且最大程度地降低伤害。是一种用于确定医院系统缺陷的"寻根问底"的通用方法，这种方法可能不会立即产生效果，但有利于警训事件的发生。根因分析的一般特点是[84]：

- 关注系统和过程，而不是个体性能。
- 包括对相关资料文献的回顾。
- 广泛调查事件，找出潜在的根本原因。
- 保证修改步骤和系统化。

尽管在医疗和危重症领域对错误时间的研究已经超过 20 年，但差错、遗漏和患者伤害的发生率并没有减少[68,69]。

九、护理工作量和业务量的统计

已经研究出很护理工作量的测量工具，以试图捕捉重症护理工作中所遇到的复杂性和多样性问题（表 2.7）[44,85,86]。一些医院使用可计时的电子护理仪器来计算护理时间和工作量[87]。澳大利亚用重症患者依赖器，来计算 ICU 的护理价格[88]，也有些单位用它来计算工作量。虽然 1993 年的最初研究公布后没有任何实质性的进展，但它仍可以被用来记录各科室的工作量。在临床实践与研究中最普遍使用的工具是治疗干预评估系统（TISS）和护理活动量表（NAS）的变式系统（表 2.7 和表 2.8）。

治疗干预评估系统 TISS 最初是用于评估疾病的严重性与相关的治疗措施，但是现在已作为估算护理工作量的替代仪器在 ICU 中广泛使用。最基本的用法之一是收集不同患者之间被干预数据以利于资源分配，同时每天评估也可显示患者恢复情况[89]。最初的治疗干预评估系统只对某些方面进行测评，如，患者监护、手术、输液、药物治疗、心肺

表 2.7

常用 ICU 仪器说明

仪器	组成部分	得分 / 说明
TISS 1983[103]（美国）	5788/7684 有关治疗干预的护理活动；每个变量 0～4 点	大多数 ICU 患者：10～60 分
ICS 2013（UK）	器官系统质量评估的四级护理	强度：Ⅳ级（>40 分）；Ⅲ级（20～39）；Ⅱ级（10～19）；Ⅰ级（<10） 0 = 常规病房护理 1 = 由重症护理团队支持的病房护理 2 = 单个器官机能障碍与衰竭的监控与维持 3 = 多个器官机能障碍与衰竭的复杂监控与维持
TISS-28 1996[44]（欧洲）	七种类别中的 28 项治疗活动；每项（0～8）的分值都在变化	46 分 =1：1 护理 / 轮班 23 分 =HDU 患者（1：2——医生和患者的比例）
NEMS 1997[86]（欧洲）	九种类别中每项（3～12）都有变化的分值：基础监控、静脉注射的药物治疗、机械通气设备、通气支持护理、单一 / 多种助血管活性的药物治疗、透析、ICU 室内外干预	TISS-28 等价分值；在预测或者计算照顾一个患者的工作量上缺乏区别时限
CCPDT 1996[87]（澳大利亚）	七类分值 1～4 点：(a) 卫生、可动性、伤口处理；(b) 液体疗法、输入与输出；(c) 药物、营养；(d) 气道护理；(e) 观察、监控与紧急情况处理；(f) 心理护理与支持；(g) 住院、出院、陪护	轮班护理时间的四个级别 A=<10 分 = <8 小时 B=11～15 分 =8 小时（1：1 比例） C=16～21 分 =9～16 小时 D=>22 分 =>16 小时（2：1 比例）
NAS 2003[85]（欧洲 / 经过多国验证）	23 项（5 个子项），每项可变分值（13～32）（详见表 2.8）	从病患角度计算护理 24 小时制时间百分比的方法，100%= 每次轮班一个护士

表 2.8

护理活动量表

护理活动	分值
1. 监控与滴定	
a. 每一小时的重要标示,规律的登记,液体平衡的计算	4.5
b. 出于安全、严重程度、治疗考虑,陪床并且在长于两小时的看护轮班中不间断留意患者状况(如安全的机械通气设备、脱离呼吸设施的过程、辗转反侧、心理障碍、卧姿及液体与药物管理、协助具体的护理过程)	12.1
c. 出于安全、病患严重程度与治疗情况考虑,每次轮班中,陪床看护四小时以上包括 4 小时(见 1b)	19.6
2. 实验室,生物医药与微生物研究	4.3
3. 药物(血管活性药物除外)	5.6
4. 医疗过程	
a. 演示医疗过程,如敷料伤口包扎、血管内导管、更换敷料、为患者清洁身体、处理尿失禁、呕吐、烧伤、造漏口、复杂的外科冲洗与敷料包扎及特殊步骤(如隔离护理、交叉感染护理、感染后病房清洁、医护人员卫生状况)	4.1
b. 每次轮班中,治疗操作超过 2 个小时	16.5
c. 每次轮班中,治疗操作超过 3 小时	20.0
5. 引流护理(除了胃管)	1.8
6. 动员与体位保持,包括一些步骤比如为患者翻身、动员患者从床移动到椅子上以及整体提升动作(如固定患者、牵引、摆卧姿)	
a. 一天内治疗活动达 3 次	5.5
b. 一天内治疗活动更加频繁达 3 次以上,并配备两位护士	12.4
c. 频繁与 3 个或 3 个以上护士治疗操作行为	17.0
7. 对家属与患者的护理与帮助,包括电话、面谈、咨询;通常对家属或患者的护理与帮助过程中,医护人员将会涉及其他的护理活动	
a. 在如说明临床条件、处理疼痛与悲痛以及遇到困难家庭的情况下,对家属或患者的护理与帮助需要全身心投入 1 个小时	4.0
b. 在遇到死亡、苛刻的环境(如,家属众多、语言、有敌意的家属)的情况下,对家属或患者的护理与帮助需要全身心投入 3 个小时或 3 个小时以上时间的情况	32.0
8. 实施和管理任务	
a. 护理常规任务比如处理临床数据、处方检查、信息的专业交换(如查房)	4.2
b. 在进行科研、制定草案、办理住院和出院手续的情况下完成实施和管理任务需要在每次轮班中全身心投入 2 个小时	23.2
c. 在处理死亡病例和器官捐献手续,协调其他行为的情况下完成实施和管理任务需要全身心投入 4 个小时或更多时间	30.0
机械通气	
9. 呼吸支持:任何形式的带呼气末正压通气设备配置 / 无呼气末正压通气设备配置的机械呼吸装置以及带呼气末正压通气设备配置 / 无呼气末正压通气设备配置与带氧气补充气管内管 / 无氧气补充气管内管的自主呼吸装置	1.4
10. 人工气管插管护理:气管与气管插口术插管支持	1.8
11. 改善肺功能的疗法:胸物理疗法、刺激性肺活量测定法、吸入性疗法以及胸抽吸法	4.4
心血管支持	
12. 血管活性的药物,无论类型和剂量	1.2
13. 静脉注射替代大量液体流失,液体注入 $>83L/(m \cdot d)$	2.5
14. 左心房监控:肺动脉导管有或没有心输出量	1.7
15. 在过去的 24 小时,心跳停止后实施心肺复苏术	7.1

续表

肾脏支持	分值
16. 血液过滤技术、透析技术	7.7
17. 定量尿量测量（如，通过留置尿管）	7.0
神经系统的支持	
18. 颅内压测量	1.6
代谢支持	
19. 处理复杂的代谢性酸中毒或碱中毒	1.3
20. 静脉输入营养液	2.8
21. 通过胃管或胃肠道进行肠内营养	1.3
具体的干预措施	
22. ICU 具体干预措施：气管插管、插入起搏器、心脏复律、内窥镜检查、洗胃。在不直接影响患者的临床状况下的常规干预（例如 x 射线、心电图、B 超、插入 CVC 或动脉导管）不包含在内	2.8
23. ICU 外的具体干预措施：手术或诊断过程	1.9
护理活动总分	

Adapted from Miranda DR, Nap R, de Rijk A, Schaufeli W, Iapichino G, System TWGTIS. Nursing activities score. Crit Care Med 2003; 31(2): 374-82, with permission.

支持。以 24 小时为一个阶段给予干预措施的分值为 1~4 分。一个较高的分数预示着一个更理想的治疗效果。在欧洲，一些治疗干预评估系统的修订系统以及变式系统被开发，其中包括 TISS-28[44] 和护理人力资源 9 个等量（NEMS）[90]。

TISS-28 是一款更加容易操作的仪器，其亦可以精密测量护理工作量，医护人员的需求量和成本核算，并能区分 ICU 和 HDT 的患者[87]。28 项的简化版可分为基本活动（包括监测和药物治疗）、通气支持、心血管支持、肾脏支持、神经系统支持、代谢支持和具体的干预措施。分数为 1~8 分，对 ICU 患者的看护分数预计将超过 40 分。预估 TISS-28 对一个重症监控护士在每次轮班中的打分为 46 分，得分<10 的代表普通病房的患者，10~19 分代表 HDT 患者，分数>20 分的代表 HDT/ICU 患者[44]。许多研究中均提到了每日 TISS 平均分数是从 21 分±12 分[91]~36 分（平均分在 29~49 分）[92]。分数的变化反映着患者疾病的严重性。然而，TISS 不是作为一种预测的工具，而是用来记录所需的护理干预等级，研究结果与 TISS 显示的一样[91]，如若患者在 ICU 停留时间更长，且生活质量直线下降（81%），而在现有治疗条件下并不能得到好转。TISS-28 不能检测一些直接的医疗护理活动（如卫生，活动或运动，信息和情感支持），但护理活动计分器，是一款可以改进的仪器，能够解决这一瓶颈[93, 94]。

十、流行病的管理

有计划有组织可操作地对流行病的影响或潜在影响进行分析是十分必要的，同时也可以直接了解其临床意义。本节在组织层面上强调了，在分析这样的一个事件上的个人能力的反应时，地区因素应被考虑在内。

重症监护床位及其相关资源（设备和人员）是有限的，需要有规划地将重症监护室的潜在作用发挥到极致。我们可以从 2009 年全球 H1N1 大流行中汲取教训。这 3 次经历表明，对重症监护潜在的需求有计划地增加是十分有必要的[95]。然而，该需求增加主题不在本节阐述范围之内。本节旨在简要概述某些流行病大流行时如何应对的一些检查和预防措施。

在早期实践中[95-101]，重症监控病房在有组织地应对传染病防治中必须扮演的角色已经展现出来，特别是对通过空气传播的流感，如禽流感。实际上，重症监控病房受到的影响比医院的其他临床区域更加严重。这时候，对流行病管理的需求将供不应求。

（一）应对突发事件的发展

Hota 等人[95]指出在重大疾病流行前应该在 3 个方面（人员、材料和空间）做好充分的准备工作。

下面将是对这 3 方面的审核：

1. 员工

需要增加重症护理床位时对员工的审核：

（1）有重症护理技能但目前未在此领域工作的人员。

（2）在其他领域工作（如矫正、麻醉学、冠心病护理领域）并有重症监护基础技能的医护人员。

（3）制订培训和教育计划来帮助缺乏经验的医护人员。

（4）发展重症监护团队，使团队的重症护理技能帮助患者适当地减轻痛苦。

（5）重症监护医护人员病假规定。

（6）妊娠医护人员的调配规定。

（7）制定培训和教育规章来帮助所有员工减轻恐慌与顾虑，比如，家庭服务人员与饮食服务人员。

2. 材料

在需求不确定的情况下如何对物资管理进行审核，也是使用辅助设备过程中需要了解的知识点，如国家应急储备中的呼吸器设备与药品，例如：

（1）确保适量个人防护设备的供应。

（2）确保所需药品的供应与供应渠道。

（3）计划提高呼吸器设备性能，例如，增加 BfiPAP（双水平式呼吸道正压通气）的使用或使用国家应急储备。

3. 空间

检查和制定策略来有效地增加可用的重症监护床位数量，如下：

（1）推迟择日手术。

（2）调查当地私立医院协助紧急手术服务的能力。

（3）明确医院内可以用作重症监护床位的临床科室，并将其作为附属单位，如恢复室和心脏病房。

（4）对有限的呼吸机设备和 / 或重症监控资源进行分类[98, 101]。

（二）重症监护剧增应对

新南威尔士州的卫生部门为应对重症监护需求剧增提供了一个模板[96]。这是一个分层次的设计，展示了现状的百分比：

- 增长前。
- 微增长：5%～10%。
- 适度增长：11%～20%。
- 大增长：21%～50%。
- 大规模突发事件>50%。

使用当地认同的定义与信息模板，能够为综合病房和设施具体应对流行病的逐渐反应需求提供基础。计划应对如流行病这样的事件，需要医疗团队所有人员的协调与合作，最终会产生可扩展且灵活的计划。该计划由常规管理结构支持，从而确保有效的沟通渠道[100]。

总结

重症监护病房中的所有资源管理的关键是在安全的、合乎伦理的和高性价比的情况下满足患者的需求。许多因素不仅仅影响资源的可利用性，也影响着资源的分配方式。这就要求重症监护病房的管理者要对病房的设计与设备配置、人力资源管理，包括护理人员的补充、预算原则、如何制定监督与管理规定全面掌握。了解风险管理的原则和工具，如测量护理工作量的工具。这样可帮助护理管理者进行规划和决策，建立良好的梯队，可以在疾病大流行时做好应急管控。

案例学习

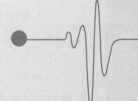

皇家医院是一个拥有 250 张床位的非大都市普通公立教学医院，计划将 ICU 由 7 张床位扩大到 10 张床位，你是一名护理单元的管理者，你的任务是一旦病房完全投入使用要增加哪些必要的护理资源。该医院离一家 300 张床的民营医院很近，距一个大型地区机场 5km，该机场接收由亚洲直飞的航班。这个医院有一间独立的 5 张床位的 CCU 和 12 张床位

的麻醉护理中心（PACU）。在做其他事情过程中，你必须要思考一些问题，也要根据本章节所学到的信息来向皇家医院的护理管理者提一些建议（请看案例问题）。

问题

计算 FTE 中需要增加的护理人员数量和你要求员工增加的床位，估算这些增加人员的支出包括 FTE 要求的生产和非生产的损坏。

相 关 研 究

Lucchini A, De Felippis C, Elli S, Schifano L, Rolla F, Pegoraro F, Funagalli R.
Nursing activities score (NAS): 5 years of experience in the intensive care units of an Italian hospital.
Intensive Crit Care Nurs 2014;30:152–158

摘要

目的：回顾性分析护理活动评分（NAS）在重症监护室的应用，研究时间是从 2006 年 1 月到 2011 年 12 月。

方法：对住进意大利一所大学医院 ICU 病房：包括综合神经 ICU（NICU）、ICU（GICU）和心脏（CICU）的 5 856 名患者做三次随访。

每个患者在住进 ICU 病房后 24 小时做一次 NAS 评分，包括记录 SAPA2、SAPS3、RASS 和 Braden 的评分。

结果：所有患者 NAS 的平均得分为 65.97%（±2.53）；GICU 患者得分 72.55%（±16.28）；CICU 患者得分 63.51%（±14.89）。平均住院时间为 4.82（±8.68）天，住院天数增加 NAS 的分值（$P<0.003$），分组的不同 P 值也有差异。0～10 岁的孩子 $P<0.002$。各年龄组差异没有统计学意义。NAS 和 SAPS2 的相关性 $r=0.24$（$P=0.001$）；NAS 与 SAPA3 的相关性为 $r=-0.26$（$P=0.77$）；NAS 和 RASS 的相关性为 $r=-0.23$（$P=0.001$）；NAS 与 Brand 的相关性为 $r=0.22$（$P=0.001$）。

结论：本研究描述了日常使用 NAS 评分来确定护理工作量，并确定所需工作人员数。

评论

本研究是一项回顾性、单中心、观察性的研究，其设计首先是将住院患者做 NAS 评分，在与护士日常工作中记录的数值相比较；其次是检查 NAS 评分的差异性，并与其他护理单元的工作量做比对。并确定 NAS 的平均得分与其他变量的关系，如镇静水平、SAPA2、SAPA3 以及 Brande（压疮风险评分）之间是否存在相关性。

选择的方法、收集数据和分析的方法都是符合要求的。尽管在研究目的中使用回顾性数据有一定的局限性，本研究通过了医院伦理委员会的批准。各研究单元都是采用统计学方法计算采集的数据（集中数据分析，如平均值、P 值），NAS 值与 SAPA2、SAPA3 以及 Brande 值之间的关系分析是采用了 Spearmab 分析方法。

本研究发现，在综合 ICU 患者的 NAS 的得分显著高于对照组（72.55，$P<0.001$），住院时间长的患者 NAS 得分显著升高（$P<0.003$）。本研究仅针对 15 个病种的住院患者，其中只有氧和有问题患者的 NAS 的分值较高具有统计学意义，没有发现 NAS 与其他因素监测变量之间的关系。

作者认为他们的样本来自一家医院具有局限性，他们的结果可能不具有推广性，样本（5 856 名患者）的分布不平均，GICU 患者的 NAS 的得分高于其他两个 ICU，这可能与患者的分布不均匀有关，另外，最为回顾性研究，该研究结果可能并不适用于目前的临床实践。

学习活动

1. 在评估治疗方案时，确定研究开发公司对 ICU 经济决策的三种建议。
2. 确定预算过程中的三个步骤。
3. 应用护理活动表列出 2003 年主要护理活动。
4. 列出新产品评估中应包括的标准。
5. 准备一份应急护理计划。计算出 10~25 张 ICU 床位在紧急情况下所容纳的最大护理容量。

在线资源

Ettelt S, Nolte E. Funding intensive care: approaches in systems using diagnosis-related groups, www.rand.org/pubs/technical_reports/2010/RAND_TR792.pdf

Guidance on completing a business case, Mersey Care NHS Trust, UK, www.merseycare.nhs.uk/Library/What_we_do/Corporate_Services/Service_Development_Delivery/Document_Library/Business%20Case%20Guidance.pdf

Medical Algorithms Project website, www.medal.org/visitor/login.aspx

Tasmanian Government business case (small) template and guide, www.egovernment.tas.gov.au/__data/assets/word_doc/0013/15520/pman-temp-open-sml-proj-bus-case.doc

University of Queensland ITS business case guide and template, www.its.uq.edu.au/docs/Business_Case.doc

推荐阅读

Durbin CG. Team model: advocating for the optimal method of care delivery in the intensive care unit. Crit Care Med 2006;34(3Suppl):S12–S17.

Grover A. Critical care workforce: a policy perspective. Crit Care Med 2006;34(3Suppl):S7–11.

Kirchhoff KT, Dahl N. American Association of Critical-Care Nurses' national survey of facilities and units providing critical care. Am J Crit Care 2006;15:13–28.

Narasimhan M, Eisen LA, Mahoney CD et al. Improving nurse–physician communication and satisfaction in the intensive care unit with a daily goals worksheet. Am J Crit Care 2006;15(2):217–22.

Parker MM. Critical care disaster management. Crit Care Med 2006;34(3Suppl):S52–55.

Redden PH, Evans J. It takes teamwork… The role of nurses in ICU design. Crit Care Nurs Q 2014;37(1):41–52.

Robnett MK. Critical care nursing: workforce issues and potential solutions. Crit Care Med 2006;34(3Suppl):S25–31.

Valentin A, Ferdinande P. Recommendations on basic requirements for intensive care units: structural and organizational aspects. Inten Care Med 2011;37(10):1575–1587.

参考文献

1 Galbally B. The planning and organization of an intensive care unit. Med J Aust 1966;1(15):622–4.

2 Johnston MJ. Bioethics: A nursing perspective. Chatswood, NSW, Australia: Elsevier; 2009.

3 Wiles V, Daffurn K. There is a bird in my hand and a bear by the bed – I must be in ICU. Sydney: Australian College of Critical Care Nurses; 2002.

4 Ettelt S, Nolte E. Funding Intensive Care – approaches in systems using diagnosis-related groups. Cambridge: Rand Europe, <http://www.rand.org/content/dam/rand/pubs/technical_reports/2010/RAND_TR792.pdf>; 2010 [accessed 29.07.14].

5 Independent Hospital Pricing Authority. The Pricing Framework for Australian Hospitals Services 2014–15. Australia: Commonwealth of Australia, <http://www.ihpa.gov.au/internet/ihpa/publishing.nsf/Content/ CA25794400122452CA257C1B0001F452/$File/Pricing-Framework-Aust-PublicHospitalServices-2014-15.pdf>; 2013 [accessed 29.07.14].

6 Independent Hospital Pricing Authority. National Pricing Model, Technical Specifications, 2014–15. Australia: Commonwealth of Australia, <http://www.ihpa.gov.au/internet/ihpa/publishing.nsf/Content/ CA25794400122452CA257C8A001918C9/$File/07Technical Specifications 2014-15.pdf>; 2014 [accessed 29.07.14].

7 Independent Hospital Pricing Authority. National Efficient Price Determination 2014–15. Australia: Commonwealth of Australia, <http://www.ihpa.gov.au/internet/ihpa/publishing.nsf/Content/CA25794400122452CA257C8400185FBC/ $File/National Efficient Price Determination 2014-15.pdf>; 2014 [accessed 29.07.14].

8 Australian Health Workforce Advisory Committee. The critical care nurse workforce in Australia. Australia: AHWAC, <http://www.ahwo.gov.au/documents/Publications/2002/The critical care nurse workforce in Australia.pdf>; 2002 [accessed 29.07.14].

9 Oye RK, Bellamy PE. Patterns of resource consumption in medical intensive care. Chest 1991;99(3):685–9.

10 Crozier TM, Pilcher DV, Bailey MJ, George C, Hart GK. Long-stay patients in Australian and New Zealand intensive care units: demographics and outcomes. Crit Care Resusc 2007;9(4):327–33.

11 Williams TA, Ho KM, Dobb GJ, Finn JC, Knuiman MW, Webb SA. Changes in case-mix and outcomes of critically ill patients in an Australian tertiary intensive care unit. Anaesth Intensive Care 2010 Jul;38(4):703–9.

12 Duke GJ, Barker A, Knott CI, Santamaria JD. Outcomes of older people receiving intensive care in Victoria. Med J Aust 2014;200(6):323–6.

13 Paz HL, Garland A, Weinar M, Crilley P, Brodsky I. Effect of clinical outcomes data on intensive care unit utilization by bone marrow transplant patients. Crit Care Med 1998;26(1):66–70.

14 Goldhill DR, Sumner A. Outcome of intensive care patients in a group of British intensive care units. Crit Care Med 1998;26(8):1337–45.

15 Lawson JS, Rotem A, Bates PW. From clinician to manager. Sydney: McGraw-Hill; 1996.

16 Strosberg MA, Wiener JM, Baker R, Fein IA, eds. Rationing America's medical care: the Oregon plan and beyond. Washington DC: The Brookings Institute Press; 1992.

17 Truog RD, Brock DW, Cook DJ, Danis M, Luce JM, Rubenfeld GD et al. Rationing in the intensive care unit. Crit Care Med 2006;34(4):958–63; quiz 71.

18 Williams G. Quality management in intensive care. In: Gullo A, ed. Anesthesia, pain, intensive care and emergency medicine. Berlin: Springer-Verlag; 2003: pp. 1239–50.

19 Gan R. Budgeting. In: Crowther A, ed. Nurse managers: a guide to practice. Sydney: Ausmed; 2004.

20 Donahue L, Rader S, Triolo PK. Nurturing innovation in the critical care environment: transforming care at the bedside. Crit Care Nurs Clin North Am 2008;20(4):465–9.

21 Capezio P. Manager's guide to business planning. Madison: McGraw-Hill; 2010.

22 Weaver DJ, Sorrells-Jones J. The business case as a strategic tool for change. J Nurs Adm 2007;37(9):414–9.

23 Paley N. Successful business planning – energizing your company's potential. London: Thorogood; 2004.

24 College of Intensive Care Medicine (CICM). Minimum standards for intensive care units. Australia.: CICM, <http://www.cicm.org.au/cms_files/IC-01 Minimum Standards For Intensive Care Units - Current September 2011.pdf>; 2011 [accessed 29.07.14].

25 The Faculty of Intensive Care Medicine/Intensive Care Society. Core Standards for Intensive Care Units, <http://www.ics.ac.uk/ics-homepage/guidelines-standards/>; [accessed 29.07.14].

26 Australian Health Infrastructure Alliance. Australasian health facility guidelines: Part B – Health Facility Briefing and Planning 360-Intensive Care-General. North Sydney: AHIA, <http://healthfacilityguidelines.com.au/AusHFG_ Documents/Guidelines/%5BB-0360%5D Intensive Care-General.pdf>; 2014 [accessed 29.07.14].

27 Department of Health. Health Building Note 04-02 – Critical Care Units. New Zealand: Crown, <http://www.dhsspsni.gov.uk/hbn_04-02_critical_care_units_final.pdf>; 2013 [29.07.14].

28 Mahbub R. Technology and the future of intensive care unit design. Crit Care Nurs Q 2011;34(4):332–3.

29 Association of Operating Room Nurses. Recommended practices for product selection in perioperative practice settings. AORN J 2004;79:678–82.

30 Elliott D, Hollins B. Product evaluation: theoretical and practical considerations. Aust Crit Care 1995;8(2):14–9.

31 Kelly DM, Kutney-Lee A, McHugh MD, Sloane DM, Aiken LH. Impact of critical care nursing on 30-day mortality of mechanically ventilated older adults. Crit Care Med 2014;42(5):1089–95.

32 Australian College of Critical Care Nurses. ICU Staffing Position Statement (2003) on Intensive Care Nursing Staffing. Melbourne: ACCCN, <http://www.acccn.com.au/documents/item/20>; 2003 [accessed 29.07.14].

33 British Association of Critical Care Nurses. Standards for Nurse Staffing in Critical Care. BACCN, <http://www.baccn.org.uk/about/downloads/BACCN_Staffing_Standards.pdf>; 2009.

34 World Federation of Critical Care Nurses. Declaration of Buenos Aires: Position statement on the provision of critical care nursing workforce, <http://wfccn.org/publications/workforce>; 2005 [accessed 29.07.14].

35 Williams G, Schmollgruber S, Alberto L. Consensus forum: worldwide guidelines on the critical care nursing workforce and education standards. Crit Care Clin 2006;22(3):393–406, vii.

36 Australian College of Critical Care Nurses. Position statement on the provision of critical care nursing education. Melbourne: ACCCN, <http://www.acccn.com.au/documents/item/19>; 2006 [accessed 29.07.14].

37 World Federation of Critical Care Nurses. Declaration of Madrid: Position statement on the provision of critical care nursing education, <http://wfccn.org/publications/education>; 2005 [accessed 29.07.14].

38 Valentin A, Ferdinande P. Esicm Working Group on Quality Improvement. Recommendations on basic requirements for intensive care units: structural and organizational aspects. Intensive Care Med 2011;37(10):1575–87.

39 Haupt MT, Bekes CE, Brilli RJ, Carl LC, Gray AW, Jastremski MS, et al. Guidelines on critical care services and personnel: recommendations based on a system of categorization of three levels of care. Crit Care Med 2003;31(11):2677–83.

40 Carter R, Hicks P. Intensive Care Resources and Activity in Australia and New Zealand – Activity Report 2010–2011. Australia: ANZICS, <http://www.anzics.com.au/core/reports>; 2012 [accessed 29.07.14].

41 Critical Care Nurses' Section: New Zealand Nurses Organisation. Minimum Guidelines for Intensive Care Nurse Staffing in New Zealand. Wellington: NZNO, <http://www.nzno.org.nz/Portals/0/CCNS Min guidelines for Intensive Care Oct 05.pdf>; 2005 [accessed 29.07.14].

42 Critical Care Nurses' Section: New Zealand Nurses Organisation. New Zealand standards for critical care nursing practice. Wellington: NZNO, <http://www.nzno.org.nz/Portals/0/publications/New Zealand standards for critical care nursing practice, 2014.pdf>; 2014

[accessed 29.07.14].

43 Adomat R, Hewison A. Assessing patient category/dependence systems for determining the nurse/patient ratio in ICU and HDU: a review of approaches. J Nurs Manag 2004;12(5):299–308.

44 Miranda DR, de Rijk A, Schaufeli W. Simplified Therapeutic Intervention Scoring System: the TISS-28 items – results from a multicenter study. Crit Care Med 1996;24(1):64–73.

45 Knaus WA, Draper EA, Wagner DP, Zimmerman JE. APACHE II: a severity of disease classification system. Crit Care Med 1985;13(10):818–29.

46 Le Gall JR, Loirat P, Alperovitch P, Glaser P, Granthil C, Mathieu D et al. A simplified acute physiology score for ICU patients. Crit Care Med 1984;12:975–7.

47 Cho SH, Hwang JH, Kim J. Nurse staffing and patient mortality in intensive care units. Nursing Res 2008;57(5):322–30.

48 Duffield C, Roche M, Diers D, Catling-Paull C, Blay N. Staffing, skill mix and the model of care. J Clin Nurs 2010;19(15-16):2242–51.

49 Numata Y, Schulzer M, van der Wal R, Globerman J, Semeniuk P, Balka E et al. Nurse staffing levels and hospital mortality in critical care settings: literature review and meta-analysis. J Adv Nurs 2006;55(4):435–48.

50 Robinson S, Griffiths P, Maben J. Calculating skill mix: implications for patient outcomes and costs. Nursing Management 2009;16(8):22–3.

51 Flynn M, McKeown M. Nurse staffing levels revisited: a consideration of key issues in nurse staffing levels and skill mix research. J Nurs Manag 2009;17(6):759–66.

52 Heinz D. Hospital nurse staffing and patient outcomes: a review of current literature. Dimens Crit Care Nurs 2004;23(1):44–50.

53 Cho E, Sloane DM, Kim EY, Kim S, Choi M, Yoo IY et al. Effects of nurse staffing, work environments, and education on patient mortality: an observational study. Int J Nurs Stud 2014;52(11):975–81.

54 Aiken LH, Sloane DM, Bruyneel L, Van den Heede K, Griffiths P, Busse R et al. Nurse staffing and education and hospital mortality in nine European countries: a retrospective observational study. Lancet 2014;383(9931):1824–30.

55 Duffield C, Roche M, O'Brien-Pallas L, Diers D, Aisbett C, King M et al. Glueing it together: nurses, their work environment and patient safety. Sydney: University of Technology Sydney, <http://www.health.nsw.gov.au/pubs/2007/pdf/nwr_report.pdf>; 2007.

56 Beckmann U, Baldwin I, Durie M, Morrison A, Shaw L. Problems associated with nursing staff shortage: an analysis of the first 3600 incident reports submitted to the Australian Incident Monitoring Study (AIMS-ICU). Anaesth Intensive Care 1998;26(4):396–400.

57 Morrison AL, Beckmann U, Durie M, Carless R, Gillies DM. The effects of nursing staff inexperience (NSI) on the occurrence of adverse patient experiences in ICUs. Aust Crit Care 2001;14(3):116–21.

58 Australian College of Critical Care Nurses. Position statement on the use of healthcare workers other than division 1 registered nurses in intensive care. Melbourne: ACCCN, <http://www.acccn.com.au/documents/item/21>; 2006 [accessed 29.07.14].

59 Campolo M, Pugh J, Thompson L, Wallace M. Pioneering the 12-hour shift in Australia – implementation and limitations. Aust Crit Care 1998;11(4):112–5.

60 Critical Care Nurses' Section: New Zealand Nurses Organisation. Critical Care Nurses' Section Position Statement (2010) on the Provision of Critical Care Nursing Education. Wellington: NZNO, <http://www.nzno.org.nz/Portals/0/Docs/Groups/ Critical Care Nurses/CCNS Position Statement on the Provision of Crticial Care Nursing Education 2010.pdf>; 2010 [accessed 29.07.14].

61 Boyle M, Butcher R, Kenney C. Study to validate the outcome goal, competencies and educational objectives for use in intensive care orientation programs. Aust Crit Care 1998;11(1):20–4.

62 Harper JP. Preceptors' perceptions of a competency-based orientation. J Nurses Staff Dev 2002;18(4):198–202.

63 American Association of Critical Care Nurses. Institute for Credentialing Excellence (ICE) and National Commission for Certifying Agencies (NCCA). AACN, <http://www.aacn.org/wd/certifications/content/ncca.pcms?menu=certification>; 2014 [accessed 29.07.14].

64 Canadian Association of Critical Care Nurses. CNCC-C and CNCCP-C Certification Canada: CACCN, <http://www.caccn.ca/en/resources/ cnccc_and_cnccpc_certification/>; 2014 [accessed 29.07.14].

65 Nursing and Midwifery Board of Australia. Nursing and midwifery continuing professional development registration standard, <http://www.nmc-uk.org/Registration/Staying-on-the-register/Meeting-the-Prep-standards/>; 2010 [accessed 29.07.14].

66 Nursing Council of New Zealand. Guidelines for competence assessment. Wellington: NZNO, <http://www.nursingcouncil.org.nz/Nurses/ Continuing-competence/Competence-assessment>; 2008 [accessed 29.07.14].

67 Nursing and Midwifery Council. Meeting the PREP requirements, <http://www.nmc-uk.org/Registration/Staying-on-the-register/Meeting-the-Prep-standards/>; 2010 [accessed 29.07.14].

68 Valentin A, Capuzzo M, Guidet B, Moreno R, Dolanski L, Bauer P et al. Patient safety in intensive care: results from the multinational Sentinel Events Evaluation (SEE) study. Intensive Care Med 2006;32(10):1591–8.

69 Valentin A, Capuzzo M, Guidet B, Moreno R, Metnitz B, Bauer P et al. Errors in administration of parenteral drugs in intensive care units: multinational prospective study. Br Med J 2009;338:b814.

70 Sexton JB, Thomas EJ, Helmreich RL. Error, stress, and teamwork in medicine and aviation: cross sectional surveys. Br Med J 2000;320 (7237):745–9.

71 Parand A, Dopson S, Renz A, Vincent C. The role of hospital managers in quality and patient safety: a systematic review. BMJ Open. 2014;4(9):e005055.

72 MacFarlane PJM. Queensland health law book. 10th ed. Brisbane: Federation Press; 2000.

73 Yule J. Defences in medical negligence: to what extent has tort law reform in Australia limited the liability of health professionals? JALTA 2011;4(1&2):53–63.

74 Knaus WA, Draper EA, Wagner DP, Zimmerman JE. An evaluation of outcome from intensive care in major medical centers. Ann Intern Med 1986;104(3):410–8.

75 Zimmerman JE, Shortell SM, Rousseau DM, Duffy J, Gillies RR, Knaus WA et al. Improving intensive care: observations based on organizational case studies in nine intensive care units: a prospective, multicenter study. Crit Care Med 1993 Oct;21(10):1443–51.

76 Curtis JR, Cook DJ, Wall RJ, Angus DC, Bion J, Kacmarek R et al. Intensive care unit quality improvement: a "how-to" guide for the interdisciplinary team. Crit Care Med 2006;34(1):211–8.

77 Thomas EJ, Sexton JB, Helmreich RL. Discrepant attitudes about teamwork among critical care nurses and physicians. Crit Care Med 2003;31(3):956–9.

78 Australian Commission on Safety and Quality in Healthcare. Australian Open Disclosure Framework. Sydney: Commonwealth of Australia, <http://www.safetyandquality.gov.au/wp-content/uploads/2013/03/Australian-Open-Disclosure-Framework-Feb-2014.pdf>; 2013 [accessed 29.07.14].

79 Iedema RA, Mallock NA, Sorensen RJ, Manias E, Tuckett AG, Williams AF et al. The National Open Disclosure Pilot: evaluation of a policy implementation initiative. Med J Aust 2008;188(7):397–400.

80 Gold M. Is honesty always the best policy? Ethical aspects of truth telling. Intern Med J 2004;34(9-10):578–80.

81 Madden B, Cockburn T. Bundaberg and beyond: duty to disclose adverse events to patients. J Law Med 2007;14(4):501–27.

82 Johnstone M. Clinical risk management and the ethics of open disclosure. Part I. Benefits and risks to patient safety. AENJ 2008;11(2):88–94.

83 Harrison R, Birks Y, Hall J, Bosanquet K, Harden M, Iedema R. The contribution of nurses to incident disclosure: a narrative review. Int J Nurs Stud 2014;51(2):334–45.

84 Department of Human Services Victoria. Clinical risk management, root cause analysis, <http://www.health.vic.gov.au/clinrisk/investigation/root-cause-analysis.htm>; 2014 [accessed 29.07.14].

85 Miranda DR, Nap R, de Rijk A, Schaufeli W, Iapichino G, System TWGTIS. Nursing activities score. Crit Care Med 2003;31(2):374–82.

86 Miranda DR MR, Iapichino G. Nine equivalents of nursing manpower use score (NEMS). Intensive Care Med 1997;23:760–65.

87 Ferguson L, Harris-Ingall A, Hathaway V. NSW critical care nursing costing study. Sydney: Sydney Metropolitan Hospitals Consortium; 1996.

88 Donoghue J, Decker V, Mitten-Lewis S, Blay N. Critical care dependency tool: monitoring the changes. Aust Crit Care 2001;14(2):56–63.

89 Miranda DR MR, Iapichino G. The Therapeutic Intervention Scoring System: one single tool for the evaluation of workload, the work process and management? Intensive Care Med 1997;23:615–17.

90 Rothen HU, Kung V, Ryser DH, Zurcher R, Regli B. Validation of "nine equivalents of nursing manpower use score" on an independent data sample. Intensive Care Med 1999 Jun;25(6):606–11.

91 Rivera-Fernandez R, Sanchez-Cruz JJ, Abizanda-Campos R, Vazquez-Mata G. Quality of life before intensive care unit admission and its influence on resource utilization and mortality rate. Crit Care Med 2001;29(9):1701–9.

92 Jones C, Skirrow P, Griffiths RD, Humphris GH, Ingleby S, Eddleston J et al. Rehabilitation after critical illness: a randomized, controlled trial. Crit Care Med 2003;31(10):2456–61.

93 Debergh DP, Myny D, Van Herzeele I, Van Maele G, Reis Miranda D, Colardyn F. Measuring the nursing workload per shift in the ICU. Intensive Care Med 2012;38(9):1438–44.

94 Padilha KG, de Sousa RM, Queijo AF, Mendes AM, Reis Miranda D. Nursing Activities Score in the intensive care unit: analysis of the related factors. Intensive Crit Care Nurs 2008;24(3):197–204.

95 Hota S, Fried E, Burry L, Stewart TE, Christian MD. Preparing your intensive care unit for the second wave of H1N1 and future surges. Crit Care Med 2010;38(4 Suppl):e110–9.

96 Daugherty EL, Branson RD, Deveraux A, Rubinson L. Infection control in mass respiratory failure: preparing to respond to H1N1. Crit Care Med 2010;38(4 Suppl):e103–9.

97 Funk DJ, Siddiqui F, Wiebe K, Miller RR, 3rd, Bautista E, Jimenez E et al. Practical lessons from the first outbreaks: clinical presentation, obstacles, and management strategies for severe pandemic (pH1N1) 2009 influenza pneumonitis. Crit Care Med 2010;38(4 Suppl):e30–7.

98 Hick JL, O'Laughlin DT. Concept of operations for triage of mechanical ventilation in an epidemic. Acad Emerg Med 2006;13(2):223–9.

99 New South Wales Health. Influenza guidelines for the intensive care unit GL2010_007. Sydney: NSW Health, <http://www0.health.nsw.gov.au/policies/gl/2010/pdf/GL2010_007.pdf>; 2010 [accessed 29.07.14].

100 World Health Organization. Pandemic influenza risk management – interim guidance. Geneva: WHO, <http://www.who.int/influenza/preparedness/pandemic/influenza_risk_management/en/>; 2013.

101 New South Wales Health. Influenza pandemic – providing critical care: PD2010_28. Sydney: NSW Health, <http://www0.health.nsw.gov.au/policies/pd/2010/PD2010_028.html>; 2010 [accessed 20.07.14].

102 College of Intensive Care Medicine (CICM). Guidelines for intensive care units seeking accreditation for training in intensive care medicine (CICM). <http://www.cicm.org.au/cms_files/IC-3 Guidelines for Intensive Care Units Seeking Accreditation for Training in Intensive Care Medicine.pdf>; 2010 [accessed 29.07.14].

103 Keene AR, Cullen DJ. Therapeutic Intervention Scoring System: update 1983. Crit Care Med 1983;11(1):1–3.

第3章

质量和安全

原著：Wendy Chaboyer, Karena Conroy
翻译：左选琴，贺新新
审校：常志刚

学习目标

阅读完本章，将掌握以下内容：
- 阐述循证护理对重症护理实践的贡献。
- 明确临床实践指南的制定过程。
- 阐述集束护理和核对清单在改进重症护理质量和安全中的作用。
- 讨论快速应答系统在病情逐渐恶化患者中的应用。
- 描述信息通信技术在重症监护室的使用。
- 学会用于明确易发生不良事件患者情况的技术。
- 明确在重症监护室中提升安全文化素养的策略。

引言

现今的重症监护室的工作既繁忙又复杂，那里的护士、医生和其他各类医学专业人员们用他们的知识、技能和各项技术为患者提供着各种医疗关怀和照顾。实际上，就是因为这些既繁忙又复杂的工作使不良事件的出现变成了普遍现象。一个在 205 家医院的重症监护室开展的大型国际研究表明，每 100 个患者中一天就有 39 例严重不良事件发生[1]。美国医学研究所定义的医疗服务质量是："用最新的专业知识对个体和群体提供持续的健康服务，以及这些服务能够增加健康预后的可能性"[2]。重症监护室的护士需要能够很好地对患者进行全面评估，这种不间断的对患者实施各种监测意味着护士处在了预防、发现和纠正医疗过错的位置上[3]。因此，护士在改善护理质量与安全的过程中承担了一个非常重要的角色。本章节将讨论重症监护室的质量与安全。首先，循证护理和临床实践指南的概述提供了质量与安全的基础。之后，我们开始考虑质量和安全监测，包括以下几部分：集束护理、核对清单及信息通信技术。最后阐明患者安全，包括安全文化、快速反应系统及医疗技术以外的技能。在第 2 章中我们谈到了在提供重症护理服务中的风险管理、临床管理和临床领导者与管理者的角色，这些将在第 3 章进行互补和讨论。

一、循证护理

循证护理是指将确切的、相关联的以及科研信息应用于护理决策制定中[4]。

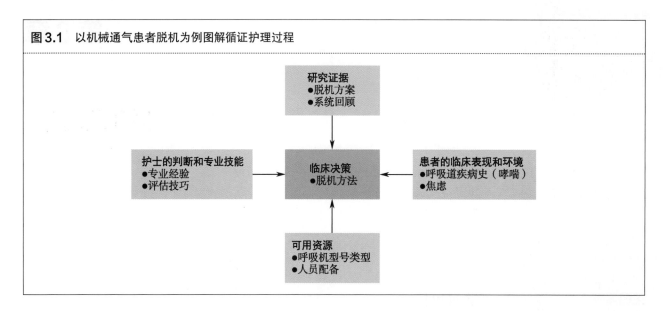

图3.1　以机械通气患者脱机为例图解循证护理过程

然而，科研证据只在制定临床决策过程中占1/4，剩下3/4的需要考虑的因素还包括：

（1）患者的知识水平（例如，偏好和症状）。

（2）护士的临床经验和判断。

（3）制定决策的环境（例如，背景、资源）。

图3.1以一个机械通气患者脱机的案例图表来展示循证护理的过程。

为了了解护士向患者提供的服务是否导致最好的预后可能，循证护理应运而生，用于改进护理实践行为。它既是一种态度又是一个过程。作为态度，它以一种带有批判和质疑的方式融入实践。作为一个过程，循证护理的多个步骤已经被描述。图3.2明确显示这些步骤，并且在每一步骤下面都有更详细的描述。

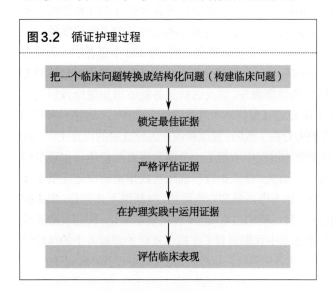

图3.2　循证护理过程

把一个临床问题转换成结构化问题（构建临床问题）

锁定最佳证据

严格评估证据

在护理实践中运用证据

评估临床表现

（一）临床问题转换成结构化问题

在护士必须做出临床决定的情况下，对他们非常重要的是需要仔细地思考他们所面临的问题和用什么研究证据做出决策，这些都会产生不同的影响。因此，循证护理的第一步就是把一个临床问题转化成一个非常明确的、可答复的、层次分明的问题。一个公认的方法就是人群（患者）、干预措施、比较、结果，也就是我们常说的PICO原则。人群反映出的是要调查的患者组或者是临床关注的问题。干预措施就是选择的护理实践行为。比较因素就是指目前的护理行为，或者是第二选择的护理行为。最后，结果就是指护士希望达到的效果，它也反映了一个患者的最终的预后结果[5]。表3.1提供了重症护理相关的3个循证护理问题的案例。

（二）寻找最佳证据

当非常明确的、可答复的、层次分明的问题被提出，护士才能回顾文献去寻找答案。首先，这些证据能够在图书馆数据库里找到。广泛用于搜索使用的数据库包括Ovid CINAHL和PubMed还有Cochrane Library。这时与问题相关的文章才会被检索到。这些文章可能报道的是最新的研究成果（例如，作者正在进行这方面的研究）；系统回顾已经存在的研究；或者从初步的研究和系统回顾中发展形成的临床实践指南。

（三）严格评估临床证据

一旦各种各样的证据资源被检索到，他们就会被用于评估临床问题的本质和相关性。在澳大利亚，国家健康与医疗研究理事会（NHMRC）已经阐述评估研究证据主体的策略。它提供了一个有用的框架去考量护理干预措施的改进方案，同时对可能

表 3.1
应用 PICO 表的临床问题举例

案例	P- 人群	I- 干预措施	C- 对照干预措施	O- 结果
1	心脏手术后患者	长及膝部的弹力袜	长及大腿的弹力袜	防止深静脉血栓
2	机械通气患者	护士制定的撤机计划	标准行为（医生使用的）	拔管
3	气管插管患者	用牙刷和牙膏刷牙	生理盐水漱口	呼吸机相关肺炎

需要的护理干预措施提出 3 个问题。

- 这样做是否有确实的实际效果？
- 取得的实际效果的临床重要性是否很大？
- 研究证据与实践是否相关？

第 1 个问题认为实际效果与已经完成临床研究的力度有关。临床研究的力度有 3 个方面：证据水平，个体研究质量和统计精度（所指 P 值或是可信区间）。

第 2 个问题主要关注的是如果研究发现应用于实践中，对患者的护理和结果是否得到有意义的改善。它同时也考虑如何依据患者护理和结果对干预措施与目前的实践做比较。如果研究过时了或者临床实践演化了，过时的研究可能与目前的实践不太相关。

第 3 个问题传递了这样一个观点，干预措施的潜在益处或者结果必须既对患者有重要意义，又能复制到其他的环境下。NHMRC[6,7]明确了 3 种结果类型：替代的、临床的、与患者相关的（这些是互相不排斥的）（表 3.2）。替代的结果往往是应用于重症监护室中实际生理的测量方法的改变（如血液的携氧能力），它被一个更易感的、同样可接受的参数替代（例如，血氧饱和度）。临床结果是指这些与临床实践直接相关，而患者相关的结果可能认为对患者和护理者有重要意义。当评估研究证据时，研究中所使用的结果类型应该考虑全面。通过辨别干预措施以外的问题，NHMRC 延伸了评估研究质量的框架来支持临床实践指南的发展（CPG）[7]。该延伸提出了以下问题：

- 证据基础是什么（研究数量和质量，证据水平）？
- 研究发现如何保持一致性？
- 证据的可能临床影响是什么？
- 如何归纳这些证据？
- 如何把证据应用于研究范围？

评估研究结果涉及对特定护理行为的证据质量的理解。

表 3.2
结果类型

结果	定义	ICU 示例
替代的结果	一些体征或测量方法替代一个有意义临床的结果	血氧饱和度肺活量
临床的结果	结果限定在问题的基础上	呼吸机使用天数存活
患者相关的结果	对患者来说很重要的结果	功能生活质量

（四）在实践中运用证据

在明确特定护理行为的高质量证据明确后，将这些证据与护士们的个人经验、患者的意愿和可利用的资源共同考虑是非常重要的。本质上，这些证据可能会提示特定的护理行为达到最好的患者结果，但是如果护士不具备技能去实施实践活动，资源不能被利用，患者也不愿意使用干预措施，或者这样的干预措施处于对患者不适合的情况下，此时这种实践活动可能不会被实施。然而在很多情况下，护理行为是在护士掌握技能和资源可利用情况下应用于患者的。有时，实施一个新的特定的护理行为，可能采取一个制订新的临床实践指南或方案的形式。临床实践指南将在下一部分被提到。

（五）评价临床表现

当一个新的护理行为已经开展，对护士来说最重要的就是评价它是否产生了令人期望的效果。在个体水平上说，主要是评估患者，而在护理单元的水平上说，它既包括实践审核又包括研究审核。实践审核一般包括审查患者图表，明确新的护理行为已经实施的程度和对患者造成的结果两方面。研究是探寻理解相似的东西，但是一般是采用一个更正式的方法处理问题，比如合适的研究设计，伦理批准等。

> **实践提示**
>
> 审核和反馈可以用来支持和强化实践进步。

二、临床实践指南

临床实践指南的制定和使用是实施循证护理和促进医疗健康的一种策略[8,9]，它可以在特殊的医疗环境下规范日复一日的医疗行为[9,10]，也可以为临床医生、患者和政策制定者制定出合理的治疗护理方案提供关键的证据。临床实践指南其他类似的术语包括协议和算法。使用临床实践指南有许多益处。它们看起来是以患者优质护理质量为中心，本质上，它们规范了护理行为[11]。它们可以指导决策，并可以证明临床实践活动合法化[12]。然而，也发现了它的局限性，不完善的临床实践指南不仅不会改善护理质量，反而可能导致不合格的护理[11,12]。在危重症护理领域，新南威尔士卫生部的重症监护协调和监测部门已经完善了与一些常见的护理干预相关的临床实践指南，包括：①眼部护理；②口腔护理；③压疮的预防；④物理康复运动；⑤体温测量；⑥动脉导管的护理；⑦中心静脉导管的护理；⑧人工气道管理；⑨气管插管固定术；⑩造瘘术；⑪无创通气[12]。在建立和开发新的临床实践指南和常规时都要在当地做临床审核，审核的方法通常是做临床观察和实践调研。临床审核经常在没有任何理由的情况下揭示出变化。

制定、实施和评价临床实践指南

当制定一个新的临床实践指南的时候需要做大量的前期准备工作。表 3.3 提供了一个这些步骤的概述，它是根据 Miller 和 Kearney 的著作改编，其他的文献中如在 NHMRC 中也可以查找到制定、实施和评价临床事件指南的步骤[13,14]。

即使调研数据、系统回顾和专家意见是形成临床实践指南的基础，证据的质量也要做评估，对当前知识的全面总结也是必要的。这些总结将是指南制定的指导方针，这些指导方针通常包括一系列的护理声明和基本原理。

一旦临床实践指南制定完成，专家组和使用者将要评估指南的准确性、临床可行性和理解度。最

近，国际上的专家们制定和修订了一个 23 项的评估工具，被称为指南评价准则Ⅱ（AGREEⅡ），它评估 6 个领域：①指南的范围和目的（3 项）；②参与指南制定利益相关者的评估（3 项）；③制定的严谨性（8 项）；④表述的清晰度（3 项）；⑤适用性（4 项）；⑥编辑的独立性（2 项）[15]。共 5 项条款来评估临床实践指南的质量。

表 3.3
制作临床实践指南的步骤

步骤	描述
查找证据	当决定考虑的证据后就应该用 CINAHL 和 Medline 这样的数据库来搜索相关研究和专家意见
评价证据	相关研究和专家意见的文章必须严格的评估他们的优缺点，在这个过程既可以包括系统回顾又可以不包括系统回顾
综合证据	一个大体关于特定的主题知识的总结陈述已经完成
设计临床指南	完成编写摘要、总则，运行法则和/或摘要目录，包括适当的医疗护理实践和临床实践指南的理论基础的陈述
评价临床指南	效度、信度、临床可行性、合理性和清晰度是一些可以用来评价临床实践指南的标准
传播和执行临床指南	措施具体实施比如开展研讨会和患者病历标识来提高指南的认知度、接受度和实施度
回顾和重新评估临床指南	用临床审核和研究定期的评估临床指南对患者的护理和结局的影响

Adapted from Miller M, Kearney N. Guidelines for clinical practice: development, dissemination and implementation. Int J Nurs Stud 2004;41:813-21, with permission.

在对临床实践指南评估过程中，就有可能要进行修改。下一步，就是进行传播和实施指南。非常重要的是，简单地出版和发行临床实践指南对临床的影响是有限的，所以必须采取特定的行为促进临床实践指南的持续执行。以下 7 个策略将展示如何适度地促进指南执行的依从性：①互动式小组会议；②教育拓展访问；③信息提示；④计算机化的决策支持系统；⑤在实践中引入计算机控制系统；⑥大量的媒体活动；⑦联合推广措施[9,17]。加拿大一项研究表明以下几个因素对于坚持临床实践指

南是非常重要的：①临床实践指南的特点；②实施步骤；③体制上的特征；④发行指南的目的和患者的特点。最后，还必须制定一个对指南定期评估和修订的程序，这要涉及质量改进和临床研究[16]。总之，通过制定、应用和再评估临床实践指南，可以提高护理质量，改善患者结局。此外，护士在临床实践中有据可依。

三、质量和安全监测

这部分将从护理单元角度评估重症患者护理的质量与安全。质量与安全在健康护理领域上一般被称作 Donabedian 法[18]，而它主要包括 3 个方面：

- 结构：健康护理设置的方式和 / 或系统是有条理提供护理服务的方式（如工作人员、病床、设备）。
- 过程：包含提供护理服务的行为（如压疮的预防策略）。
- 结局：在功能和 / 或残疾恢复方面的护理结局（如死亡率、健康相关的生活质量）。

特别是最近，有关文化或环境已经作为第 4 个方面用来评估质量与安全，明确指出必须在患者在安全模式下为患者实施护理[19]。当代的医疗护理改进模式承认资源（结构）和行为执行（过程）必须被标注在一个特定的环境（文化）下，从而去改善护理行为的质量（结果）[20]。质量改进的总体目标是提供一个安全的、实际的、以患者为中心的、及时的、有效的和合理的医疗护理。质量改进的认知和演变是知识与实践之间的差距。非常重要的是，这些行为需要最新的和最有力的临床证据证明改进护理措施和减少危害。ICU 采用多样化的方式将研究发现转化为改良的临床实践[21, 22]。

医疗服务快速改进的最常用的方法就是管理循环系统（PDSA）[23]，它是不间断执行 4 个主要步骤从而去保证质量与安全持续不断的改进，这 4 个主要步骤是：

- 计划：明确一个目标、特定目的和计划改善某一领域的临床实践，并计划如何实现（例如，如何测试干预措施）。
- 执行：实施行动计划，收集相关的信息将预测是否干预措施的应用会成功，并记录出现的问题和意料之外的观察发现。
- 学习：评价干预措施的结果，特别是对实践改进的影响，记录干预措施所有的优点和局限。

- 反应：决定干预措施是否在计划阶段应该被采纳，放弃或适应未来快速循环测试。

质量监控包括对不良事件发生率及模式的监测和反应。AEs 的发生率有很大差异；来自不同国家回顾性研究显示 AEs 住院治疗的发生率为 4%～17%[24-28]。一个包含近 75 000 名患者的 8 个大型国际研究的系统回顾发现，不良事件的平均发生率达到 9%[29]。ICU 住院的患者可能会面临更大的风险。在一项 29 个国家参与的研究中显示：每天 100 个患者就有 39 位患者发生严重的不良事件，留置管路、处方或药物管理、设备故障（例如输液装置、呼吸机）和气道管理（如非计划拔管）最常见。类似的结果在英国最近的一项研究普遍报道[30]，但是也出现了与患者转运、压疮和感染控制相关的高发事件。

有几种报告不良事件的方法，如直接观察法、图表统计法、自行或协助申报等方法[31]。每种方法都有优点和局限性。直接观察方法被认为是最可靠的检测方法[32]，有经验的观察员能报告更多的意外事件，但是这种方法成本昂贵，劳动密集度高，容易受到霍桑效应的影响[33]。无论是图表审计法还是事件报告法只是反映了绘制成图表和所报道的不良事件，但是即使同时进行图表审计、事件报道、普通执业医师的报道、外部资源利用，也会漏报一些不良事件[34, 35]。例如重症监护安全上报系统[36]和澳大利亚重症监护事件监测[37]研究，自动易化上报被很多国家作为常规监测方法。

药品管理在医疗护理中是最常见的一部分工作，但是在急救的医疗背景下的药品管理过程更为复杂，对患者来说是易产生风险的。药品相关的不良事件对危重患者来说是最常发生的不良事件之一。日本一项针对 459 例患者药物不良事件的研究发现，70 例患者（占 15% 的患者）发现 99 起不良事件都和药物相关[38]。虽然用药错误和不良药物事件的发生率不同地区变化很大，但在重症监护病房中不良事件的发生率远高于普通病房[32, 39]，而这些不良事件更可能与生命支持的干预、永久性的伤害甚至死亡有关[40]。

不管是通过以往的错误还是不良事件，以下定义代表性地用于监测用药安全：

- 用药错误是临床管理的失败，将导致对患者潜在的危害。
- 不良事件会对患者造成伤害（受伤）[41]。

不良事件发生率 / 影响不良事件率的因素及其意义。例如，计算药物错误率的方法需要考虑分子

（例如，计数在用药过程中的任何错误）和分母（这可能是患者的数量、患者的天数、用药日、给药剂量 - 取决于统计的目的）[39]。

　　不良事件的真实发生率远高于实际上报的[34,35,42,43]，并且在没有相反证据的情况下，这种状况可能保持不变。幸运的是，由于安全网络进程大部分健康护理错误不会导致患者受伤害[40,44]。尽管如此，在澳大利亚一家 400 张病床的医院每天都会发生静脉给药错误[42]，药物不良事件的发生率占所有报告的不良事件的 14% 到 27% 不等[45]，仅次于严重患者护理跌倒事件，这样的不良事件会导致患者或家属或医疗机构医疗费用的增加、导致额外的治疗、延长住院时间等。大约 5% 的药物错误与输注泵有关[39]。这些泵被用来输注高强度的药物，如静脉营养药物、肝素或抗肿瘤药等[46]。从数据库中提取的数据显示在 537 家医院 ICU 病房用药治疗中出现的错误，也是通常被忽视的错误，是由于不正确的药物剂量或数量和错误的注射技术。导致 ICU 伤害的主要错误来源是知识和执行缺陷（57%）、不按流程或步骤（26%）、沟通不畅导致的错误（15%）和发药错误（14%）[40]。鉴于种种用药错误相关的证据，大量的策略被制定来阻止错误的发生。例如，在澳大利亚的《国家药品政策》赞助下，可在线数据库搜索药物图谱保障质量，并对临床医护人员和研究人员的工作有指导作用，并帮助政策制定者评估药物质量，更好地改进药物使用方案。

> **实践提示**
>
> 　　所给出的用药失误的高频事件和结果对于认知者认识潜在的失误和策略是很重要的，可以用来制定避免这些失误的策略，如避免工作中途被打断。

　　因此，评估针对减少用药不良事件的影响和发生率的干预措施有重要意义，特别是在监护病房[47,48]，护士在给药过程中被打断更有可能导致用药错误发生率增加[49]，这提示所有的医护人员工作时要协调一致以减少临床工作中被打断[50]。其他衡量护理质量安全的办法包括采用世界卫生组织关于患者安全的国际分类对不良事件进行分析[51]，测量和评价质量指标例如澳大利亚卫生服务标准委员会（ACHS）对重症护理安全的检验指标包括：

- 由于资源不足导致患者无法收到 ICU。
- 由于没有 ICU/HDT 的床位造成择期手术推迟或取消。
- 由于没有 ICU 床位患者只能被安置在非 ICU 病房。
- 患者从 ICU 转出时间超过 6 小时以上。
- 患者在 ICU 停留一段时间后转出（例如，在18：00—6：00 之间）。
- 对从 ICU 转出的 72 小时内病情恶化的患者快速识别和应对。
- 患者在收住 ICU24 小时之内能有适当的预防静脉血栓的治疗。
- ICU 中心导管相关感染的发生率。
- 使用患者评估系统（国家数据库和调查的参与）[52]。

　　现在国际上正在推行"安全科学"（错误减量及矫正）的概念，已经应用在重症护理实践中[53,54]。重症监护病房中护理质量过程监测指标已经制定[55-57]。包括预防呼吸机相关肺炎（VAP）和中心静脉导管管理相关的护理。表 3.4 概述了高质量的临床证据和 / 或被专业组织强烈建议使用的过程监测指标，比如美国医疗保健协会和澳大利亚医疗护理安全质量委员会。

　　用来测量临床行为标准的一系列高质量的临床支持工具已经制定出来了。例如，每日目标评估表被用来促进多学科医务人员查房和交流，以确保医生护士充分掌握患者病情。该表单称之为"FASTHUG"，它是由 ICU 的临床医师评估患者过程中被开发出来的[58,59]。这些字母分别代表了喂养、镇痛、镇静、血栓预防、床头抬高、压疮的预防和血糖管理[60]。该表单与集束护理同时使用可促进标准化护理并改善护士与临床医师之间的沟通[61]。

> **实践提示**
>
> 　　坚持机械通气集束护理（适当的）可以促进护理的有效性和改善患者的预后。

（一）集束护理

　　一项促进临床护理质量不断改进的最好方法就是使用在临床实践指南指导下形成的"集束护理"。集束护理就是用以循证为基础形成的一系列治疗和护理措施的集合，为特定的患者实施标准化合适的护理。美国健康研究所（IHI）已经开发出大量的集

表 3.4
循证护理过程指标

过程	目标	测量	计算方法
血糖控制	鼓励血糖达标	血糖值达到 6～10mmol/L 的百分比	达到血糖范围的人数 /100 位测量血糖的人数
	减少低血糖	血糖值≤2.2mmol/L 的百分比	血糖值≤2.2mmol/L 的人数 /100 位测量血糖的人数
	减少高血糖	血糖值>10mmol/L 的百分比	血糖值>10mmol/L 的人数 /100 位测量血糖的人数
压疮的预防	全部实施预防措施	有压疮风险的患者百分百实施以下措施： 1. 每天做压疮风险的检查 2. 保持皮肤干燥清洁 3. 充足营养 4. 每 2 小时翻身一次 5. 使用压疮防护工具	有压疮风险但接受压疮防护的患者数 / 全部有压疮风险的病人总数
压疮的预防	降低压疮的发生率	入院患者 100% 带有压疮	在 ICU 发生压疮的数量 / 所有入住 ICU 的患者数 ×100
压疮的预防	增加入住患者压疮风险评估	入住 ICU 的患者都要采取如下方法： ● 高风险患者采用适当的预防工具 ● 通过评估确认现在的压疮级别	入住 ICU 的患者做压疮评估并记录 / 所有入住 ICU 的患者数
压疮的预防	增加压疮再评估	采用至少每日记录的经验证的风险评估工具对压疮风险再评估	所有接受再评估患者数量 /100 位入住 ICU 的患者（入住小于 24h 的患者除外）
预防中心静脉导管风险	降低 CLABSL 率	带中心静脉导管 1 000 日中发生 CLABSL 的率	已发生 CLABSL 的人数 /1 000 日带中心导管总人数
预防呼吸机相关肺炎（VAP）	减少 VAP 发生率	1 000 日发生 VAP 率	确认发生 VAP 人数 /1 000 日带呼吸机总人数

Adapted from:
Australian Commission on Safety and Quality in Health Care (ACSQHC). National Safety and Quality Health Service Standards. Sydney: ACSQHC, <http://www.safetyandquality.gov.au/our-work/healthcare-associated-infection/national-hai-surveillance-initiative/national-definition-and-calculation-of-central-line-associated-blood-stream-infection/>; 2011[accessed 03.09.14], with permission Institute for Healthcare Improvement, <http://www.ihi.org/resources/Pages/Measures/EvaluationofGlycemicControl.aspx>; [accessed 03.09.14], with permission.

束护理标准（表 3.5）。在重症监护病房对使用呼吸机患者实施集束化护理进行研究表明，增加了患者的依从性与缩短了住 ICU 的时间，减少了呼吸机使用的天数和增加 ICU 患者的周转有关，并降低了呼吸机相关性肺炎发生率[62-66]。

其他质量改进研究以相似的护理过程为目标，并没有实施集束化护理模式。在加拿大涉及了 15 个 ICU[22]，进行了一项多中心、随机分组试验，从多个角度对护理质量的有效度进行了全面评估（包括审查和反馈的视频会议论坛、资深专家指导教育会议、统计方法的培训），目的是要促进 6 种循证实践：①通过半卧位预防呼吸机相关肺炎；②血栓栓塞预防；③每日自主呼吸试验；④通过使用无菌置管检查表预防中心静脉导管相关血流感染；⑤早期开启肠内喂养；⑥应用 Braden 评分褥疮预防。该调查

结果显示，采用有针对性的方法进行护理干预比做 ICU 质控更有效，在预防中心静脉导管血行感染和半卧位预防呼吸机相关肺炎的发病率效果很明显。重要的是，作者指出他们的干预对某些实践缺乏底线的 ICU 影响最大，这表明我们的努力方向应该明确地指向护理缺乏的地方。

（二）核对清单

核对清单在复杂的临床环境中可以每时每刻预防医护工作中的遗漏，它提醒医护人员为每个患者提供高质量的、适合个体的护理。典型的核对清单包括一系列的行为项目和系统性的标准，可以通过核对存在或者缺失的个别项目确保所有内容都被考虑进去[67]。

在重症护理环境中，清单已经被用来促进员工

表 3.5

美国健康研究所使用的集束护理

集束名称	目标	集束要素
中心静脉导管	预防中心静脉导管相关的菌血症	<ul><li>手卫生</li><li>置管时最大的无菌屏障</li><li>洗必泰皮肤消毒</li><li>最佳的置管位置和在成年患者中避免使用股静脉作为中心静脉通路</li><li>每天检查留置导管的必要性和导管不再需要时及时拔除</li></ul>
呼吸机护理	预防呼吸机相关性肺炎	<ul><li>抬高患者的床头至 30°～45°</li><li>每日间歇停止使用镇静药或逐步减少每日镇静药用量</li><li>每日评估患者的拔管或撤机指征</li><li>同时做好消化性溃疡和深静脉血栓的预防</li><li>每日洗必泰口腔护理</li></ul>
重度脓毒血症 3h 复苏	减少严重脓毒血症死亡率	<ul><li>乳酸测定</li><li>在抗生素应用之前留取血培养</li><li>及时应用广谱抗生素</li><li>补充晶体液 30ml/L 纠正低血压或血乳酸≥4mmol/L</li></ul>
6h 脓毒性休克	减少严重脓毒血症死亡率	<ul><li>应用血管活性药维持 MAP≥65mmHg</li><li>在液体复苏后仍持续低血压或者初始乳酸≥4mmol/L 时：<ul><li>监测 CVP</li><li>监测 $ScvO_2$</li><li>复测乳酸值</li></ul></li></ul>

CVP，中心静脉压；$ScvO_2$，中心动脉氧饱和度

Adapted from: Institute for Healthcare Improvement. How-to-guide: Prevent ventilator-associated pneumonia. Cambridge, MA, <http://www.ihi.org/knowledge/Pages/Tools/HowtoGuidePreventVAP.asp>; 2012[accessed 03.09.14], with permission.

培训，检测错误，检查是否符合安全标准和循证护理过程（如先前概述），达到以患者为中心的目标，并提示临床医生回顾 ICU 查房时的特定操作要求。回顾对清单使用的研究明确了诸多优点，例如它能加深对患者治疗目标的理解，提高了安全标准及循证护理的依从性，监测患者护理过程中的安全错误和遗漏，该清单已成了工作人员在做准备中的必备工具并节省了劳动时间和人力资源[68, 69]。

有些研究还认为核对清单也有助于改善患者结果，如减少住院时间、减少戴呼吸机的天数、降低死亡率[70]、降低 CLABSI[71]、降低机械通气相关肺炎的发病率[72]。另一项研究提示核对清单可以减少 ICU 创伤患者的感染率（机械通气相关肺炎、CLABSI、尿路感染）[73]。然而，由于这些研究缺乏方法学的严格性，因此无法推断清单使用与改进结果之间的因果关系。单独使用核对清单不足以改善护理。有一项研究测试了在 ICU 的日常病房中使用检查表的效用，只有该审核表的内容涵盖了医务人员在检查中被忽略或被遗漏的项目时才能起到提醒的作用[74]，在计划将检查清单纳入临床工作程序

时，要仔细考虑检查清单的设计和要求[67]。

实践提示

当核对清单是按照发布的指南进行开发时，检查单可作为改进实践的辅助工具。

（三）信息通信技术

卫生部门持续开发信息系统和程序，目的是要开发完整的电子病历。危重病护理尤其处于这些发展的前沿，床边临床医疗系统、物流管理策略、决策支持、个人技术和医疗保健计划等项目的开发直接影响临床工作。本节探讨了当前和未来信息系统对临床工作的影响，这些技术将对患者的护理安全以及对临床医师的工作流程和行为起着支持作用，使临床信息彻底地融入于循证实践和临床决策支持系统。

1. 临床信息系统

临床信息系统有助于改进数据收集、储存、检

索和临床报告等全部信息[75]；并促进以单元为基础的成果研究和质量改进活动。20 世纪 60 年代危重患者一些监测和治疗活动就已经开始计算机化了，它演化涵盖了病患护理的所有方面比如心肺监测、机械通气、液体和药物的控制、影像和临检结果[76, 77]。随着患者床边基础信息的采集数据需求，愈来愈多的计算机系统也提供了越来越复杂的功能和设备接口[78]，使以实时数据获取、趋势分析和报告以及与患者密切相关的各种数据库的采集成为了可能[79, 80]。

"智能输液泵"是一个致力于减少药物不良事件发生和在药物管理循证指南支持下改进患者护理安全的技术。它是集操作者错误预防、药物的浓度或剂量限制功能为一体的软件技术。软件的功能包括临床报警（按键错误）和事务日志（事后分析）[81, 82]，该软件能监测药物错投和药物不良事件。澳大利亚的一些研究证明，自智能泵使用以后对减少给药错误起着重要作用[83]。然而，有证据表明，许多购买智能泵技术的医院没有充分利用智能泵技术的特点，从而限制了实现安全效益的功性，例如对严重不良药物事件统计的影响[84]。这突出表明有必要推动质量改进工作以提高利用智能泵的特性，如增加护士对药物图书馆的使用[85]。

虽然目前尚不清楚目前有多少 ICU 已经使用临床信息系统，但有迹象表明，使用比例正在增加[86, 87]。医疗信息的优势巨大，特别是在医疗质量把控方面更为突出，如医疗文件更为清晰、循证的支持、便于内部信息沟通、减少了重复工作和医疗差错[88]。在 ICU 中临床信息系统缩减了冗繁的书写工作增加了直接护理的时间[89]。终端用户支持被认为是实施成功的临床信息系统的重要因素[90]。在急救部门工作的护士更容易接受先进的新技术，但是他们对系统设置了很多屏障表示不满，诸如工作人员配备电脑的问题（如临床工作中电脑太少），登录系统所用时间过长、使用超时规则、准确性和网速的限制等。其他障碍还有：缺少 IT 支持以及知识的培训；缺少临床信息系统的使用经验；因工作需要花费的时间太长；缺少与终端用户的沟通等[88]。

不论是人工输入还是自动化输入的数据的正确性（包括准确性和完整性）都需要评估，数据的采集与转录过程、临床医生使用数据的过程，以及人机交互数据的过程都会影响数据的准确性[91]。例如，以高频率测量肺动脉波形时由于"噪音"而显示出较大的异常波形，如果这种影响没有被发现，就会出现错误的高收缩压读数。系统的升级提高了数据收集的准确性，技术的改进也缓和了以前发生的一些问题，然而如果在系统改进过程中医务人员与技术人员之间没有做好充分的沟通可能也会出现错误[92, 93]。

临床报警功能的设计是为了提高改进护理工作。然而有时它缺乏监测临床重要事件的特异性[94]，在临床中过度使用可能会危及患者的安全。比如一项研究显示有 49%～96% 的药物安全报警信息被临床专业人员所忽略[95]。一个系统性的回顾揭示了计算机化的警报和提示规范了医生的处方行为，降低了错误的发生率[96]，一些研究也报道了其在临床及预后方面的积极影响，比如减少了处方相关的肾损伤，高龄患者更少的跌倒事件，更短的住院时间等[97]。在重症护理工作中，计算机化的警报可用于血糖控制避免抽取过多血样，增加了无禁忌证患者平均床头抬高角度[98]。可否让报警系统提示更加高效的特征还是未知的，需要进一步研究。

2. 计算机化的医嘱输入系统和决策支持

计算机化的医嘱输入系统（CPOE）是用来订购口服药物和静脉输液、诊断性检查、可与药房快速沟通的一个系统[99, 100]。它也被用于结果管理、治疗方案制定以及临床决策支持[101]。计算机化的医嘱输入系统通过最小化抄写错误、对药物的配伍禁忌发出警报以及推进采用循证临床指南方面来减少医疗错误[99, 102]。

计算机化的医嘱输入系统连带临床决策支持系统（CPOE）已经明显地在减少医疗错误[100]和不良药物事件，省去不必要的医嘱，改进临床实践指南应用的依从性方面起了明显的作用[103-107]。决策支持系统通过医院数据库检索患者特异性的或其他相关的临床数据，为临床医生做诊断和治疗提供有力依据[108]。重要的是，通过向临床医生提供一种包括相关的临床信息和循证医学证据的工具，来加强床边临床决策的制定[109]。临床医生的警告系统：如药物的过敏提示或配伍禁忌提示（如开华法林处方时检查凝血）[110, 111]。一些研究已经证明，在引入此类提醒之后，患者的护理服务得到了改善[112, 113]。临床决策支持系统的优势越来越凸显：沟通内容（例如，除了评估之外，提供合理的建议）、医院内网（例如，临床工作流程，提供所需的时间和地点、并提出不遵循建议的理由）和其他普遍使用的功能（例如与电子制图或 CPOE 结合）和其他辅助系统（例如提供决策支持结果和反馈报告）等等[108, 114]。

由于无线通信、手持技术和闭环传输系统的升级和完善使得临床实践中的效率、有效性和创新得以广泛提升。闭环传送提供完全自动化的治疗，不需要人工干预，它根据目标参数的设定主动调节药物或液体输注的量（例如，根据血压的波动调整用药）。一个成功实施的例子就是按照脱机步骤使患者脱离呼吸机[115]。

3. 手持科技

无线网络的使用促使在重症监护室任何一个护理站点都能做到临床数据的存取，便于携带和具有移动性。临床上使用的个人数字助理（PDA）、平板电脑和智能手机科技处于持续的快节奏的发展状态[116]。这些掌上电脑使用操作系统和笔式触控笔，可以实现触摸屏功能、手写识别和与其他基于医院的计算机系统同步。越来越多的临床信息可以下载到这些设备中[如每月的医疗指标（MIMS）]，包括临床指南、医疗计算器和网络文件检索[117, 118]。

一项针对智能手机医疗应用的系统回顾显示，医疗专业人士使用的总共 57 种应用软件中主要的客户端集中在疾病诊断[21]、医疗计算器[8]、药物参考信息[6]、文献搜索[6]和健康信息系统等程序[4]。还有 11 个医疗护理学生的教育端口，医疗保健专业人员和学生都表示，对他们而言疾病诊断、药物参考和医疗计算器应用是最有用的[119]。

PDA 和智能手机被认为是一个很有用的护理教育工具[120, 122]，而学生们则认为手持设备的优势在于：容易获得现成的数据、成熟的思维过程和护理评估计划[121]。手持设备在危重病护理过程中记录临床活动，如记录危重病护理程序等，非常可行有用[123]。通过该系统提供的床旁护理数据，可选择更有效的抗生素[124]，交互式的脱机步骤与纸质版脱机步骤相比可以帮助护理人员更高效地进行脱机操作[125]。

这种移动计算的好处也令人担忧，尤其是关于患者信息的保密性[126]。因此，卫生部门需要出台管理手持设备的政策，包括密码保护、数据加密、认证同步和物理安全[127]。特别是无线应用程序需要适当的数据安全标准，随着这些问题的解决，这些技术将成为重症监护常规临床实践的组成部分。

> **实践提示**
>
> 虽然手持设备对临床护理工作很有帮助，但必须确保患者的保密性和系统的安全性。

4. 远程医疗

远程重症监护管理（tele-ICU）使用远程医疗 / 远程医疗技术正在扩大，在合作单位或医院之间使用高带宽传输大量数据和数字图像是必要的。视频会议功能能够使患者和现场工作人员与虚拟的"危重症"临床医生或团队直接进行可视化沟通，查阅实时的生理数据、患者诊疗过程和其他文件（如心电图、实验室结果）或图像（如放射影像），以供患者的评估和管理[116]。

这种远程医疗科技对那些特护医生资源不足的重症监护室有特殊价值，尽管这种技术受很多方面的限制[128]，但一些使用"前后对比"的研究表明，医院死亡率、重症监护病房并发症的发生率、重症监护病房的住院时间和 ICU 费用的降低等结果有所改善[129-131]。然而，其他研究并没有发现远程医疗技术给患者的结果带来改善，还强调了这些举措的复杂性，以及评估它们的困难[132-134]。最近，对文献进行了系统的回顾和分析发现，远程重症监护病房的覆盖率与 ICU 死亡率的降低和入住 ICU 的时间有关而不是住院死亡率或住院时间。卫生领域的工作者对技术不断发展和创新理念，可以为诊疗提供新的方法。例如，一项研究表明，通过使用远程医疗重症监护系统进行查房，神经重症监护病房患者的治疗效果有所改善[131]。

此外，远程护理的特点也有可能对护理过程和结果产生影响。好处可能来自于额外资源的可获得性，以及远程 ICU 具有质量改进触发器的能力（例如检查循证药物的依从性），并提供药物管理支持、软件警报和实时的患者监控。然而，要实现这些好处，ICU 工作人员接受这项技术并有能力使用它。进一步的研究包括对系统实施的详细描述，需要确定该技术在 ICU 中最有效的元素以及它们对护理过程和结果的影响[128, 135]。

远程通讯技术除了对远程患者的评估和管理，也被用来向农村医疗人员通过音频、视频和计算机化的方式进行继续教育已经有很多年了[136]。当前远程教育通过使用访问互联网的形式进行授课已普遍存在[137]。例如，一个以网络为基础的教育工具被用来向学生和资格护士提供关于压疮分类和区别压疮和水分病变的课程[138]。在护理教育以及重症护理范畴中已经对使用网络日志和"博客"[139]，在线交流和虚拟老师教学这些方法进行了讨论。持续专业发展体系（CPD）也提供在线的机会，例如

AsumedOnline 就有一系列的资源和学习活动，这些都可用于继续教育体系用来继续注册。然而，更多的工作需要在教育的结果方面来判断这些技术进步的成效如何[139]。

四、患者安全

在 2009 年签署的维也纳宣言[140]向世界各地的重症监护机构，包括世界危重症护理联盟，做出了安全承诺。患者安全被看作是重症护理质量的一个重要的组成部分[141-144]。历年来大量的患者安全的定义出现在文献中。美国医学研究所将其描述为在诊疗过程中对患者避免造成可预防的伤害，而世界卫生组织将其描述为将不必要伤害的风险降低到可接受的水平[143]。

用来理解患者风险的 3 个方法是：①不良事件的分析报告；②根本原因分析；③失效模式及效应分析。对重症监护不良事件的研究有助于更好地了解患者的风险和以改善临床工作为目标。例如，在全球 205 个重症监护病房的研究中，药物、导管和设备故障是最常见的三种不良事件类型。专注于分析关于不良事件的叙述，被认为是在错误中学习的重要方法。在根本原因分析中，记录和分析导致事件的各种情况，以确定事件的影响因素，并为系统变更提出建议，以防止事件再次发生[145,146]。从事件报告和根本原因分析中学习的前提条件是，信息系统要足够强大，能够准确地分析、解释和检测问题的根本原因，更重要的是，制定和实施纠正措施。失效模式和效果分析确定了潜在的事故及其影响，预测了它们的风险，并根据风险优先原则处理了潜在的失效模式[147]。除了调查患者的风险外，另一项战略还侧重于了解一个单位或组织的安全文化，随后的活动旨在改善这种文化的组成部分。

> **实践提示**
>
> 通过进行根本原因分析，可以确定事件的影响因素，并可以制定减轻未来不良事件的策略。

（一）安全文化

测量安全文化的基准有利于改进行动计划。安全文化定义为个人和群体的价值观、态度、观念、能力和行为方式的综合产物，它决定于健康安全管理方面的承诺，工作作风和精通程度[148]。它通常指的是"我们在这里做事的方式"[149]。一个系统的综述揭示了医院和单位层面上安全文化与患者预后之间关系的证据[150]。一种广泛使用的测量安全文化的工具，安全态度调查问卷（SAQ），主要集中在六个领域：团队合作氛围，安全意识，工作满意度，管理观念，工作环境和压力识别[151]。有趣的是，美国[152,153]的两项研究和一项澳大利亚的研究表明[154]，护士和医生对安全文化的看法各不一致。澳大利亚的这项研究也发现了床边护士和护理领导者之间的一些差异。使用 SAQ，一项巴勒斯坦新生儿重症监护研究发现，16 家医院[155]的 164 名护士和 40 名医生对安全文化的认知存在很大差异。另一项关于欧洲 57 个 ICUs378 名患者的近期研究显示安全文化与更少的临床错误有关[156]。

> **实践提示**
>
> 积极的安全文化与患者更好的预后有关。

改善安全文化的一项策略是首先确定团队安全的因素，进而制定针对特定需求领域的倡议。例如，以下 5 个特征可以实现高可靠性包括[157]：

- 领导把安全看作是一个优先考虑的问题。
- 扁平的组织结构促进对关注的事情的发言。
- 定期的团队培训。
- 使用有效地沟通模式。
- 标准化。

那些对改善患者安全感兴趣的人还有很多其他的资源，如：世界卫生组织发布了一份患者安全课程指南[158]，协助组织开展这项工作。领导力、团队合作和行为改变策略为改善安全文化提供了基础[159]。在美国，综合安全方案作为一项特殊的安全干预措施而产生[160]。这种安全干预展示出来 3 个方面的优势：执行力、多学科病房以及多方面干预措施，包括综合性的安全方案和促进交流的团队训练。另一个美国重症护理质量改进项目发现护理领衔的行政查房和旨在识别和解析安全问题的多学科团队是有效的[161]。护理、物资供应以及日常病房临床操作是目前三个主要的安全问题，其中 36%～70% 的问题正在被解决。总而言之，理解多方面的安全文化可用作发展和实施方案的基础。这些方案针对的是特定的能够改进受益的安全问题。安全计划已成功地受到领导者或单位的其他成员的支持。

（二）快速反应（急救）系统

快速反应系统是能够识别并快速给病情恶化的患者提供急救支持的一个系统（RRS）[162-165]。2013年对RRS系统的回顾发现了中等质量证据表明RRS与降低心肺骤停率和死亡率有关。2013年第二次对RRS的系统回顾推测大多关于REE效应的证据质量低劣[165]。澳大利亚卫生保健安全与质量委员会已经确定了RRS的八个基本要素（表3.6）[162]。

RRS有三个组成部分[166]。首先，有一些标准和系统来识别和激活快速反应小组，通常被称为传入支[166, 167]；第二，有反应，也称为传出支[166]；最后有一个管理和质量改进部分，每个部分都在一下进行简要地描述。

1. 传入支

识别病情正在恶化的患者，传入支重点检测患者的临床症状，包括生命体征测量、意识分级、氧合情况以及在这些测量中发现异常情况[166]。它们也可能包括临床医生和家庭成员所表达的担忧[168, 169]。各种评分系统来识别临床恶化的患者已经演化为重症护理拓展范围的一部分[170]，包括医疗急救小组MET[169]：早期预警评分和患者风险标准[171]（表3.7），所有的系统都能识别出常规测量参数的异常值[170]（如呼吸率、心率、血压和神经系统）。

在患者评估中使用的其他参数包括血氧饱和度、温度、尿量等患者风险评估和早期预警信号。早期预警/患者风险评估系统包括一种有序评分方法，用于联系启动医疗小组、ICU工作人员、重症监护团队或MET的标准，这取决于患者临床恶化的严重程度和当地临床环境中可用的资源。可是，观察记录单即使符合条件也并不总被记录，有时RRT即使满足调用标准也不会被调用。然而，澳大利亚的一项研究表明，一个新的观察图表包含了改进的早期预警评分，并对该表格填写做了大量的培训，改进了患者从ICU转出后的24小时内生命体征的记录[172]。

2. 传出支

传出支指的是对于病情恶化的患者的反应[166]。需要一些急救团队包括医生和护士，也就是所谓的"MET"或"RRT"，而其他一些团队如重症监护团队和ICU联络护士是护士主导的[173]。不管使用的模式名称是什么，RRT通常评估病情恶化的患者，然后启动紧急治疗。2014年对重症护理过度项目的系统回顾发现它们与降低再次入住ICU的风险有关。当时设立ICU联络护士也是出于这个目的[174]。

3. 行政和质量改进

RRS的第三个组成部分关注于行政和质量管理。一般来说，这涉及RRS数据的收集和分析，包括呼叫的原因、治疗的执行和患者的预后。对RRS数据的分析为管理者、临床医生和政策制定者提供

表 3.6

快速反应系统的主要元素

范围	元素	描述
临床流程	评估和记录	在所有的急症患者，生命体征，氧合，意识分级都应该规律地进行监测
	护理升级	一份应对异常生理的检测和观察指标的机构协议包括护理适当调整，增加监测，医疗检查和呼叫助手
	快速反应系统	当病情出现严重恶化时，医疗急救队，外展医疗队或联络护士都应该反应起来
	临床沟通	结构化的通信协议是用来移交患者信息
机构的前提	机构的支持	行政部门和临床领导的支持，关于识别和反应系统应该出现的正式的政策框架
	教育	教育应该覆盖临床观察，识别病情恶化，升级应对方案，沟通策略，和启动早期干预的技巧
	评估，审核和反馈	持续的监测和评估需要随着时间的推移追踪结果的变化和检查快速反应系统是否按计划运行
	技术系统和解决方案	当相关的技术已经研发出来，在考量其效率和成本以及潜在的非预期后果后，它们就应该融入于医疗服务中

Adapted from Australian Commission on Safety and Quality in Health Care: National Consensus Statement: Essential Elements for Recognising and Responding to Clinical Deterioration. Sydney: ACSQHC; 2010, with permission.

表 3.7
常用的风险评估评分

临床指标	紧急医疗救护小组（MET）呼叫标准	危险患者（PAR）评分	改良早期预警评分（MEWS）[134]
	需要呼叫的各种条件如下	出现以下任何 3 个或更多	评分≥3 需要转诊
气道	受到威胁	—	
呼吸	呼吸暂停频率<5 次 /min 或>36 次 / min	呼吸频率 1=20～29 次 /min 2=<10 或 30～39 次 /min 3=≥40 次 /min 血氧饱和度： 1=90%～94% 2=85%～89% 3=<85%	呼吸频率： 1 分 =15～20 次 /min 2 分 =<8 或 21～29 次 /min 3 分 =≥30 次 /min
心脏	心脏骤停脉搏≤40 次 /min 或≥140 次 /min	心率 1=40～49 或 100～114 次 /min 2=115～129 次 /min 3=>130 次 /min	心率： 1=40～50 次 /min 或 101～110 次 /min 2=<40 次 /min 或 111～129 次 /min 3=≥130 次 /min
	收缩压（SBP）≤90mmHg	SBP 1=80～99mmHg 2=70～79mmHg 或≥180mmHg 3=<70mmHg	SBP： 1=81～100mmHg 2=71～80 或≥200mmHg 3=<70mmHg
病损（神经系统）	格拉斯哥昏迷评分降低 >2 次的反复的 / 长时间的惊厥、痉挛	1= 意识不清 2= 对声音有反应 3= 对疼痛有反应 / 反应迟钝的	1= 对声音有反应 2= 对疼痛有反应 3= 无意识的
其他指标	没有符合以上的标准却需要引起临床关注的患者	体温： 1=35.0～35.9℃或 37.5～38.4℃ 2=<35℃或>38.5℃ 尿量： 1=>3ml/（kg•h） 2=<0.5ml/（kg•h） 3= 无	

了未来改进的指导。对于双层 RRS 的单点评估提供了一个如何收集和分析当地 RRS 数据的例子[175]。总之，RRS 已经演化为那些病情恶化并且已经不在重症监护病房的患者提供急诊照护。RRS 有相关的机制和应答团队来识别患者的求助，他们通常涉及一些行政和质量改进部分来改善这项服务。RRS 依赖于团队成员的合作，这就引出下一个非专业技术技能部分。

五、非专业技术技能

护士需要在危重症护理方面掌握最新的知识和技能来确保安全高质的护理，但这些专业技能远远不够。他们也需要掌握其他的非专业基础技能（NTS）来确保患者安全[176, 177]。本节概述了四个相互关联的非技术技能：态势感知、决策、沟通和团队合作。另一个重要的非技术技能是领导力，在第 1 章和第 2 章中已进行描述。理解非技术技能在提供安全、高质量的护理方面的重要性，已经导致了一些培训项目的发展，这在本节中简要介绍。

（一）态势感知

态势感知用来描述对于社会和个人技能的感知，有助于任务高效安全地完成。也描述了一个处境及其可能结果的认识和理解[178]。态势感知被视为连续统一体[179]，从常规和容易管理到令人困惑和危险进行分层，需要特定的技能和专业知识[180]。Endsley[181]，作为在这个领域内特别有影响力的人士，作了一系列研究，描述了三个等级的态势感知。一级：获取，包括收集现在的数据；二级：理解，反映了数据的解释和理解；三级：预测，考虑预测未来会发生什么。图3.3用术后血压下降患者的情况说明态势感知三种级别的应用。重要的是态势感知被看作是高质量决策的必要前兆[179]。

团队态势感知是一个团队的应用术语，也反映了团队成员拥有态势感知的观念，从而在团队中完成任务时而应用到。团队态势感知也被称为共享态势感知。在危重症环境下，护士和医师门将有一些各自特有且相互关联的任务要去执行，包括如中心静脉置管、气管插管和支气管镜检查的规程。这些任务既要求互补，也要求共享的态势感知。团队或共享态势感知的程度会影响决策的质量和之后的团队工作[179]。

> **实践提示**
>
> 在进行复杂的过程之前，给予团队病情简介可以帮助开发团队态势感知。

有一个观点认为个人因素和人际行为影响了态势感知。在态势感知中出现失误是因为以下这些问题[177]，诸如分心、疲劳、时间压力和团队动力（如独断的权威人物）。许多策略被推荐来解决这些失误。其中包括对某一特定活动的性质和风险的全面介绍，在抢救中尽量减少干扰和中断现象，定期更新患者数据，良好的时间管理，身体和精神上的适当工作量，在不确定目标、程序或下一步的情况时要给予说明[181, 182, 183]。

（二）决策

决策涉及判断或选择一个选项（例如一种行动的过程）以满足特定情况的需要[181]。在危重症治疗中，多个复杂的决定是快速连续的。决策需要定义一个问题，产生并考虑一个或多个备选方案，选择并执行一个选项，审查结果。临床决策是一个复杂的过程，受到许多因素的影响。例如，团队、患者和资源等环境因素可以影响决策制定，也可以影响态势感知。个人因素，如疲劳、工作中的情绪状态、工作中被中断和分心也会影响决策制定[185, 186]。

临床护理实践是研究中被关注的重点，一项研究发现，在做决定之前重症护理护士会产生一种或更多关于处境的假设[184]。其他研究表明，经验丰富和经验不足的护士在决策技能方面存在差异[185-187]，而榜样或导师在协助发展决策技能方面很重要[188]。希腊的一项研究将ICU护士的决定归类为紧急或非紧急的，独立的或依赖的[189]。研究人员发现，75%（962/1281）的决定是非紧急的，60%（220/368）是独立的，很直观的是，高质量的临床决策，不管它们是什么，都可能改善患者的护理和结果。

关于提升临床决策技能的建议

表3.8[190, 191]所列出的方法可以用来帮助危重症护士来锻炼临床决策能力，这些策略可以被任何级别的护士用来提升他们自己的决策技能，或者被教育工作者用来规划教育培训。然而，重要的是要注意到，提升决策技能的回顾分析推论在这个领域大部分的研究是相对低质量的[192]。

（三）沟通

沟通被称为是信息的交换，思想和情感的回应或是反馈，高质量的交流沟通是双向共享信息[176, p76]，

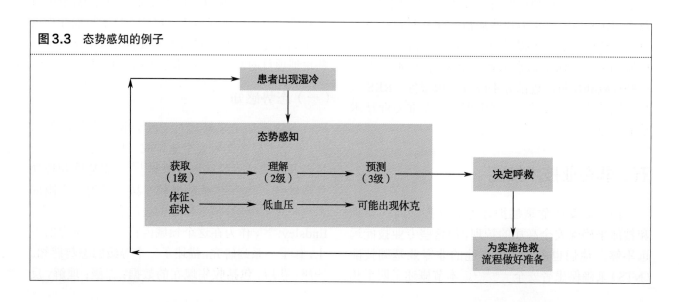

图3.3　态势感知的例子

表 3.8
制定临床决策的策略

战略	描述
反复的假说试验 （Narcoyan and Corcoran-Perry，2008）	临床情况的描述，临床医生必须提出问题并提出假设；通过进一步的询问，临床医生须提出进一步假设，分三个阶段： 1. 通过询问收集关于患者的数据 2. 证明所寻求的数据是合理的 3. 解释数据以描述新信息对决策的影响
互动模式 （Narcoyan and Corcoran-Perry，2008）	模式（心理结构）通过依靠以前的知识来教授新知识。 三个部分： 1. 高级组织者 - 蓝图总策划并将其与以前的材料联系起来 2. 渐进分化——首先提出的一般概念被分解成更小的概念 3. 综合归纳 - 相似和差异以及概念之间的关系
案例研究 （Rivett and Jones，2008）	用一系列问题找到一些线索来描述一个临床问题。三种类型： 1. 平稳 - 呈现信息，然后询问临床医生问题 2. 动态 - 呈现信息，询问临床医生问题，提供更多信息，提出更多问题 3. 动态的专家反馈 - 将动态方法与专家反馈相结合
反思 （Narayan and Corcoran-Perry，2008）	临床医生被要求在某一特定事件后反思他们的行为。这种思考集中于临床判断，围绕着行动和行动本身的感觉。对行动的反思可以作为个人或团体活动进行，通常由专家协助
思考 （Narayan and Corcoran-Perry，2008）	提供了临床情况，并要求临床医生"思考"或用语言表达他们的决定。思考通常是由专家促成的，可以单独或分组进行

通过发送者将一些想法编码到信息中并将其传输给接收者，然后接收者将解码获得该信息。接下来，接收者成为发送者编码和传输后续信息。有各种各样的交流方式，包括语言和非语言，非语言交流包括书面交流和身体暗示或手势。

作为一位著名的安全研究人员，Reason[193]认为有三种沟通失败会导致安全事故。第一种，当没有沟通渠道或沟通渠道失灵或弃用时会发生系统故障；第二种，重要信息没有沟通出现信息错误；第三种，当信息被曲解或滞后会出现接受错误。

> **实践提示**
>
> 使用闭环通信，接收方确认信息被听到，可以预防误解。

专家建议，交流必须是明确的、有效的和闭环的[194]。通过明确的表达，人们能清楚明白他们所说的事情。有效意味着信息传递只使用尽可能必要的单词。闭环通信是一个术语，用来表示接收者确认或回应信息的发送者，这个回应让发起者知道消息被听到。其他改善沟通的策略包括确保它是及时和果断的[194]。及时的通信意味着发送者要预测到接受者可能要进行的其他工作并因此在相关的时间提

供信息。果断则意味着坚持己见。

在重症护理环境中，两种特定的交流情况是最近研究的重点——临床交班和查房。交班不仅仅是患者信息的传递；它被描述为对一个或一批患者的某些或所有方面的专业责任和义务的交接，从一个护理工作者移交给另一个护理工作者[195]。除了分享患者的信息，还要为下一班护士提供有关患者社会联系方式、指导、教育和医护团队的情况[196,197]。澳大利亚当代的一项研究关注了 ICU 护理交接的内容。研究人员发现，95% 以上的交接内容包括患者的护理需求、生命体征、病情变化和用药管理，小于 40% 包括出院或长期计划的讨论、反复核对并报告复苏状况[198]。第二项研究在 3 个国家（澳大利亚、以色列和英国）[199]的 7 个 ICUs 中展开，对 157 个护理交接班过程做更综合的研究发现：①接班护士不知道患者的情况；②患者在交接班过程中预期死亡；③有家属在场。在过去的 48 小时里，以色列有超过 70% 的护士照顾过所交接的患者，而英国和澳大利亚只有 29% 和 20% 的护士。超过 75% 的交接工作包括护理目标，73% 的人包括疼痛管理，但在不到 10% 的交接中提到了一些法律问题，如知情同意、健康代理人的身份证明。

一份 2013 年的回顾分析指出了高质量交接班的三个重要特征，包括：①面对面的双向沟通；②标准化的模板或包含最少数据集的清单[200]；③患者当前诊断和临床情况的内容。为了提高交接班的质量，一些澳大利亚人开发出一种交互式的三维计算机模拟（虚拟世界），用于重症监护护士交接班训练[201]。

多部门查房被看作是一种促进共享态势感知的方法，然而在 20 世纪 90 年代的开创性研究表明护士们并没有参与到临床查房中来[202]，事实上这个研究显示医护间交流在所有活动中占 2%，但是占据所有错误的 37%。另一项 2006 年的研究表明在 50% 的 ICU 中护士不认为她们可以在查房时发言[203]。一项 2013 年关于重症监护病房查房的系统回顾得出结论：在多学科共同查房时使用标准化结构和最佳实践清单，同时明确查房角色，采用目标导向性的方法，有最强证据支持[200, p2025]。表 3.9 提供了更加具体的推荐意见。

表 3.9
ICU 查房建议表

最优实践	推荐强度
多学科联合查房（包括至少一个临床医生、注册护士、药剂师）	强度推荐
标准化地点、时间、团队	强度推荐
明确每一个参与查房的医疗卫生专业人员的角色	强度推荐
开发和实现结构化工具（最佳实践清单）	强度推荐
减少不必要的浪费时间的活动	强度推荐
尽量减少不必要的干扰	强度推荐
重点讨论每日目标改进并在健康档案里记录所讨论的目标	强度推荐
在床边进行讨论以促进患者为中心的理念	弱势推荐
在会议室进行讨论以提高效率和沟通能力	弱势推荐
建立开放的协作讨论环境	弱势推荐
确保所有 HCP 的弱点清晰可见	弱势推荐
授权 HCP 促进以团队为基础的讨论的方法	弱势推荐
提供可视化的患者信息	不推荐

HCP = health care professional.（健康保健专业人员）

Adapted from Lane D, Ferri M, Lemaire J, McLaughlin K, Stelfox HT. A systematic review of evidence-informed practices for patient care rounds in the ICU. Crit Care Med 2013; 41(8): 2015-29, with permission.

（四）团队合作

团队被描述为"两个"或"更多的个人"，他们有专门的角色和职责，他们的行为相互依存以实现一些共同的目标[204]，尽管有系统回顾指出团队合作是一个宽泛的术语，有不同的定义[205]。高绩效团队对他们正在从事的活动有共同的理解；他们了解该活动的目的或使命，他们了解彼此的角色和期望。他们在领导能力、解决冲突、备份行为和闭环沟通受过技能训练。领导能力的重要方面包括协调团队、公平分配工作以及团队的管控。解决冲突往往需要澄清角色和责任，促进有益的辩论和自信的沟通。备份行为是指一个团队成员可以介入，帮助另一个团队成员，为其他团队成员提供支持。从本质上说，团队合作依赖于每个成员能够预测他人的需求，适应他人的行为和不断变化的环境，并对如何执行任务有一个共同的理解。在他们的系统回顾中，Dietz 和他的同事们发现标准化的协议（如使用清单），日查房和培训的施行是改善 ICU 团队合作的三个主要解决方案[205]。

（五）非专业技术技能培训

越来越多的人认识到非技术技能的重要性，这导致了许多培训项目的发展。人们也认识到，虽然人类的错误不能被消除，但它可以被最小化、被捕获或减轻[176]。一项关于加强患者安全的非专业技术技能培训的系统回顾记录了非专业技术技能培训中的内容和方法[206]。

图 3.4 展示了 Gordon 和他的同事们回顾团队培训研究中所涵盖的内容。除了本节核心所描述的非专业技术技能之外，该回顾研究还明确了培训项目重点是理解错误和系统如人类/技术接口。两位著名的团队合作专家指出，团队培训是如何实施的要素，以及交接方式和领导能力都影响了团队培训的过程和结果[207]。

图 3.5 提供了这些培训方法的概述[206]。大多数的团队培训研究都采用了多学科的方法，反映了当代临床实践。作为一种团队训练策略，模拟引起了很多人的关注。通过模拟[208]，临床医生可以在模拟环境中练习技能并思考他们的表现。在 2013 年的系统回顾中，Schmidt 和他的同事们断言，模拟作为一种患者安全策略有四个目的：①教育；②评估；③研究；④卫生系统的整合。很明显，团队合作和 NTS 团队培训是患者安全的核心组成部分。总而言之，患者安全包括了解患者的风险，并制定策略以

最大限度地减少这些风险。安全文化和非技术技能是患者安全的两个重要方面，有许多策略和程序可以增强安全文化和非技术技能。

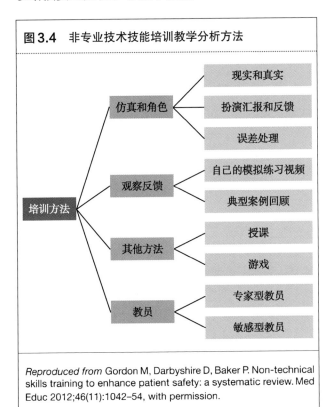

图 3.4　非专业技术技能培训教学分析方法

Reproduced from Gordon M, Darbyshire D, Baker P. Non-technical skills training to enhance patient safety: a systematic review. Med Educ 2012;46(11):1042–54, with permission.

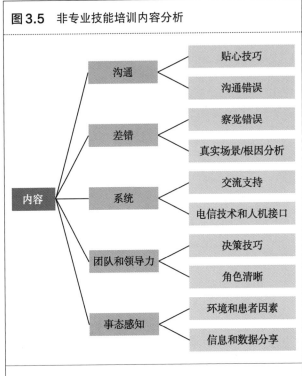

图 3.5　非专业技能培训内容分析

Reproduced from Gordon M, Darbyshire D, Baker P. Non-technical skills training to enhance patient safety: a systematic review. Med Educ 2012;46(11):1042–54, with permission.

总结

总之，这一章提供了重症护理的安全和质量的概述。EBN 被视为促进质量的重要基础，就像开发和使用高质量的临床实践指南一样。质量和安全监测巩固了解患者在重症监护中所面临的风险。使用集束护理、检查单、信息和通信技术可以提高护理质量。改善患者安全是多层面的，包括了解安全文化以及患者在特定临床领域所面临的风险。临床事件分析、根本原因分析、失效模式和效果分析等技术有助于理解患者面临不良事件的风险。对于病情不断恶化的患者是特殊的、发生高风险不良事件的患者，现在正在实施许多 RRS 来应对。其他改善患者安全的措施包括 NTS 培训。了解患者置于危险境地的情况，以及一个单位或组织的安全文化，这些为改善安全文化提供了基础。

案例研究

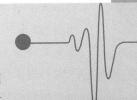

你刚刚被要求参加一个工作小组，负责在你的单位新的 CPOE 系统中识别和详细说明临床决策支持的重要内容。作为这一组的一员，你需要负责一个关键的领域，对血糖控制做出决策。请回答下面的问题并按照要求做出具体计划。

问题

使用本章所包含的信息和相关的学习活动，准备一个简短的概述，说明需要将哪些内容纳入临床决策支持系统的设计和功能。大纲应该包括以下内容：

- 临床决策的目标（如减少低糖血症事件）。
- 该系统目标患者人数和潜在用户数量。
- 对这个系统功能至关重要的特征有哪些。
- 评估其有效性的方法。

相 关 研 究

Karra V, Papathanassoglou ED, Lemonidou C, Sourtzi P, Giannakopoulou M. Exploration and classification of intensive care nurses' clinical decisions: a Greek perspective. Nurs Crit Care 2014;19(2):87–97

摘要

目的：由重症监护护士记录、鉴定、编码和分类临床决策。

背景：临床决策是护理实践的一个重要方面，通过这个过程护士做出选择以达到患者护理的目标。由于其复杂性和紧迫性，重症监护护士的决策受到了关注，然而，护士的临床决策类型并没有系统地描述。

方法：从希腊三家主要医院中，有目的选出 23 名重症监护护士在护理工作中记录的临床决策的每日日记的定性内容分析。数据收集和分析的过程也符合伦理要求。

结果：临床决策的出现有八种类别包括决策相关①评估；②诊断；③预测；④干预；⑤与患者沟通；⑥临床信息的搜索；⑦设置优先级；⑧医疗专家沟通交流。心理学评估和提供心理学决策仍处于缺乏状态，临床上很少为患者做心理评估。最常见的决定类型是干预（29%）、评估（25%）、优先级的临床设置（17%），而临床信息寻求（3%）和与患者的决定（2%）的交流是最不常见的。此外，记录的决定按紧急程度和对医疗秩序的依赖程度排序。非紧急性决定占总数的 78%，而 60% 的护士干预决定与医疗秩序无关，与基本护理有关。

结论：危重症护理做出许多种决策，看起来是符合护理过程，尽管其后来没有在希腊正式的实施

与临床实践相关：由危重症护士所做的临床决策类型和频率与 ICU 工作环境特点，他们的自主性和责任有关，也与他们对于临床角色的认识有关

评析

这一有趣的实验关注于识别和分类这些希腊护士所做出的决策。机构认可和护士个人的同意成为该研究的一部分，在此实验中护士都是从三所大医院中选拔出来的注册护士，他们至少有 5 年临床经验和 2 年 ICU 工作经验。之所以这样选择列入研究对象人员，是因为在大医院工作并有丰富的临床经验的护士有能力应对各种临床问题，也可以捕捉到临床最有用的数据。护士每 8 小时换班一次，上班时他们会在之前提到的护理日志上记录他们一天为患者所做的事项。作者解释他们认为其他收集的方法，比如"放生思考"方法、日志方法这两种都是临床护士喜欢使用的方法。当护士特别忙的时候会有可能丢失或得不到准确信息，而专心记录护士日志时，就有可能会远离患者和放弃其他的护理工作。2011年大约用了超过八个月的时间三个班（白班、晚班、夜班）都收集数据采样，研究人员也清楚的解释了他们如何利用数据并进行分析的。他们注意到，虽然他们采用了一种归纳的方法来分析，这种新的分析方法可以反映护士的护理过程（评估、计划、实施、评估），他们还能够将紧急或非紧急的、独立的或非独立的类别分类。总的来说，这些发现在逻辑上是明确的。这些表是清楚的，并补充了文本。对这些发现的讨论是有见解的，而且很容易理解。总的来说，这是一项有趣的研究，可以为其他人提供关于他们如何在自己的背景下调查决策的方法。

学习活动

1. 使用质量和安全的每一个领域作为标题（即结构、过程、文化、结果），列出一个质量改进项目的一些关键因素，目标是在你的单位中进行移位护理交接。

2. 确定 CGP 引导护士提高病房护理后，评估是否违反 NHMRC 标准，包括：①证据基础；②主要研究发现；③提出临床证据冲突；④证据普遍性；⑤这些证据在病房具体情境中的应用。

3. 检查你所在的护理单元在过去的 12 个月内，高发的不良事件的发生率的类型（例如给药错误）。是什么导致了事故的发生？应该使用何种策略减少这些不良事件的发生率？

4. 确定并提供一个合理的理由，以便在你的单位使用检查表。开发一些你认为应该包括的清单项目。

5. 利用信息和通信技术章节中所概述的信息，描述在你的单位里如何使用技术来改善患者的护理质量，确定有可能利用技术进一步改善护理交接班的问题。使用适用于你单位的例子。

在线资源

Agency for Healthcare Research and Quality, www.ahrq.gov

Australian Commission on Safety and Quality in Health Care (ACSQHC), www.safetyandquality.gov.au

Australian Council on Healthcare Standards (ACHS), www.achs.org.au

Institute for Healthcare Improvement (IHI), USA, www.ihi.org/ihi

Intensive Care Coordination and Monitoring Unit (ICCMU), New South Wales Health, http://intensivecare.hsnet.nsw.gov.au

Joint Commission (USA), www.jointcommission.org

National E-Health Transition Authority, www.nehta.gov.au/

National Health and Medical Research Council, www.nhmrc.gov.au

National Quality Forum, www.qualityforum.org

Quality Use of Medicines, www.health.gov.au/internet/main/publishing.nsf/Content/nmp-quality.htm

World Health Organization Patient Safety, www.who.int/patientsafety/en

推荐阅读

Ausserhofer D, Schubert M, Desmedt M, Blegen MA, De Geest S, Schwendimann R. The association of patient safety climate and nurse-related organizational factors with selected patient outcomes: a cross-sectional survey. Int J Nurs Stud 2013;50(2):240–52.

Australian Commission on Safety and Quality in Health Care. Safety and Quality Improvement Guide Standard 9: Recognising and responding to clinical deterioration in acute health care. Sydney: ACSQHC; 2012.

Browne M, Cook P. Inappropriate trust in technology: implications for critical care nurses. Nurs Crit Care 2011;16(2):92–8.

Craze L, McGeorge P, Holmes D, Bernardi S, Taylor P, Morris-Yates A et al. Recognising and responding to deterioration in mental state: a scoping review. Sydney: ACSQHC; 2014.

Dubois C-A, D'Amour D, Tchouaket E, Clarke S, Rivard M, Blais R. Associations of patient safety outcomes with models of nursing care organization at unit level in hospitals. Int J Qual Health Care 2013;25(2):110–7.

Garrouste-Orgeas M, Soufir L, Tabah A, Schwebel C, Vesin A, Adrie C et al; Outcomerea Study Group. A multifaceted program for improving quality of care in intensive care units: IATROREF study. Crit Care Med 2012;40(2):468–76.

Groves PS. The relationship between safety culture and patient outcomes: results from pilot meta-analyses. West J Nurs Res 2014;36(1):66–83.

Guidet B, Gonzalez-Roma V. Climate and cultural aspects in intensive care units. Crit Care 2011;15(6):312.

Nemeth CP. Improving healthcare team communication: building on lessons from aviation and aerospace. Hampshire, England: Ashgate; 2008.

Odell M. Human factors and patient safety: changing roles in critical care. Aust Crit Care 2011;24(4):215–7.

Reason JT. The human contribution: unsafe acts, accidents and heroic recoveries. Surrey, England: Ashgate; 2008.

Rossi PJ, Edmiston CE, Jr. Patient safety in the critical care environment. Surg Clin North Am 2012;92(6):1369–86.

Runciman B, Merry A, Walton M. Safety and ethics in healthcare. Hampshire, England: Ashgate; 2007.

Thompson DN, Hoffman LA, Sereika SM, Lorenz HL, Wolf GA, Burns HK et al. A relational leadership perspective on unit-level safety climate. J Nurs Adm 2011;41(11):479–87.

参考文献

1 Valentin A, Capuzzo M, Guidet B, Moreno RP, Dolanski L, Bauer P et al. Patient safety in intensive care: results from the multinational Sentinel Events Evaluation (SEE) study. Intensive Care Med 2006;32(10):1591–8.

2 Lohr K, Schroeder S. A strategy for quality assurance in medicine. New Engl J Med 1990;322:1161-71.

3 Henneman EA, Gawlinski A, Giuliano KK. Surveillance: a strategy for improving patient safety in acute and critical care units. Crit Care Nurse 2012;32(2):e9-e18.

4 Cullum N, Cilicska D, Haynes RB, Marks S. Evidence-based nursing: an introduction. Oxford, UK: Blackwell; 2008.

5 Cooke A, Smith D, Booth A. Beyond PICO: the SPIDER tool for qualitative evidence synthesis. Qual Health Res 2012;22(10):1435-43.

6 National Health and Medical Research Council. How to use the evidence: assessment and application of scientific evidence. Canberra: Commonwealth of Australia, <https://www.nhmrc.gov.au/guidelines-publications/cp69>; 2000 [accessed 25.03.14].

7 National Health and Medical Research Council. NHMRC additional levels of evidence and grades for recommendations for developers of guidelines. Canberra: Commonwealth of Australia, <https://www.nhmrc.gov.au/guidelines/archived-public-consultations/nhmrc-additional-levels-evidence-and-grades-recommendations>; 2009 [accessed 25.03.14].

8 Eccles MP, Grimshaw JM, Shekelle P, Schunemann HJ, Woolf S. Developing clinical practice guidelines: target audiences, identifying topics for guidelines, guideline group composition and functioning and conflicts of interest. Implement Sci 2012;7:60.

9 Grol R, Grimshaw J. From best evidence to best practice: effective implementation of change in patients' care. Lancet 2003;362(9391):1225-30.

10 Ilott I, Rick J, Patterson M, Turgoose C, Lacey A. What is protocol-based care? A concept analysis. J Nurs Manag 2006;14(7):544-52.

11 Miller M, Kearney N. Guidelines for clinical practice: development, dissemination and implementation. Int J Nurs Stud 2004;41(7):813-21.

12 Intensive Care Coordination and Monitoring Unit, New South Wales Department of Health, <http://intensivecare/hsnet.nsw.gov.au/>; 2014 [accessed 25.03.14].

13 Merlin T, Weston A, Tooher R. Extending an evidence hierarchy to include topics other than treatment: revising the Australian "levels" of evidence. BMC Med Res Methodol 2009;9:34.

14 Hillier S, Grimmer-Somers K, Merlin T, Middleton P, Salisbury J, Tooher R et al. FORM: an Australian method for formulating and grading recommendations in evidence-based clinical guidelines. BMC Medical Research Methodol 2011;11(1):23.

15 Brouwers MC, Kho ME, Browman GP, Burgers JS, Cluzeau F, Feder G et al. AGREE II: advancing guideline development, reporting and evaluation in health care. CMAJ 2010;182(18):E839-42.

16 Cahill NE, Suurdt J, Ouellette-Kuntz H, Heyland DK. Understanding adherence to guidelines in the intensive care unit: development of a comprehensive framework. J Parenteral Enteral Nutr 2010;34(6):616-24.

17 Iver N, Jamtvedt G, Flottorp S, Young JM, Odgaard-Jensen J, French SD et al. Audit and feedback: effects on professional practice and healthcare outcomes (Review). Cochrane Database Syst Rev 2012;6:CD000259. doi: 10.1002/14651858.pub3. 1-227.

18 Donabedian A. Evaluating the quality of medical care. Milbank Q 2005;44(3):691-729.

19 Pronovost PJ, Sexton JB, Pham JC, Goeschel CA, Winters BD, Miller MR. Measurement of quality and assurance of safety in the critically ill. Clin Chest Med 2009;30(1):169-79, x.

20 Wilson RM, Van Der Weyden MB. The safety of Australian healthcare: 10 years after QAHCS. Med J Aust 2005;182(6):260-1.

21 Curtis JR, Cook DJ, Wall RJ, Angus DC, Bion J, Kacmarek R et al. Intensive care unit quality improvement: a "how-to" guide for the interdisciplinary team. Crit Care Med 2006;34(1):211-8.

22 Scales DC, Dainty K, Hales B, Pinto R, Fowler RA, Adhikari NK et al. A multifaceted intervention for quality improvement in a network of intensive care units: a cluster randomized trial. JAMA 2011;305(4):363-72.

23 Speroff T, O'Connor GT. Study designs for PDSA quality improvement research. Qual Manag Health Care 2004;13(1):17-32.

24 Baker GR, Norton PG, Flintoft V, Blais R, Brown A, Cox J et al. The Canadian Adverse Events Study: the incidence of adverse events among hospital patients in Canada. CMAJ 2004;170(11):1678-86.

25 Brennan TA, Leape LL, Laird NM, Hebert L, Localio AR, Lawthers AG et al. Incidence of adverse events and negligence in hospitalized patients. Results of the Harvard Medical Practice Study I. N Engl J Med 1991;324(6):370-6.

26 Wilson RM, Runciman WB, Gibberd RW, Harrison BT, Newby L, Hamilton JD. The Quality in Australian Health Care Study. Med J Aust 1995;163(9):458-71.

27 Davis P, Lay-Yee R, Briant R, Ali W, Scott A, Schug S. Adverse events in New Zealand public hospitals I: occurrence and impact. N Z Med J 2002;115(1167):U271.

28　Nilsson L, Pihl A, Tagsjo M, Ericsson E. Adverse events are common on the intensive care unit: results from a structured record review. Acta Anaesthesiol Scand 2012;56(8):959-65.

29　de Vries EN, Ramrattan MA, Smorenburg SM, Gouma DJ, Boermeester MA. The incidence and nature of in-hospital adverse events: a systematic review. Qual Safety Health Care 2008;17(3):216-23.

30　Welters ID, Gibson J, Mogk M, Wenstone R. Major sources of critical incidents in intensive care. Crit Care 2011;15(5):R232.

31　Stockwell DC, Kane-Gill SL. Developing a patient safety surveillance system to identify adverse events in the intensive care unit. Crit Care Med 2010;38(6 Suppl):S117-25.

32　Kiekkas P, Karga M, Lemonidou C, Aretha D, Karanikolas M. Medication errors in critically ill adults: a review of direct observation evidence. Am J Crit Care 2011;20(1):36-44.

33　Capuzzo M, Nawfal I, Campi M, Valpondi V, Verri M, Alvisi R. Reporting of unintended events in an intensive care unit: comparison between staff and observer. BMC Emerg Med 2005;5(1):3.

34　Henneman EA. Unreported errors in the intensive care unit: a case study of the way we work. Crit Care Nurse 2007;27(5):27-34; quiz 5.

35　Wolff AM, Bourke J, Campbell IA, Leembruggen DW. Detecting and reducing hospital adverse events: outcomes of the Wimmera clinical risk management program. Med J Aust 2001;174(12):621-5.

36　Wu AW, Holzmueller CG, Lubomski LH, Thompson DA, Fahey M, Dorman T et al. Development of the ICU safety reporting system. J Patient Saf 2005;1(1):23-32.

37　Beckmann U, West LF, Groombridge GJ, Baldwin I, Hart GK, Clayton DG et al. The Australian Incident Monitoring Study in Intensive Care: AIMS-ICU. The development and evaluation of an incident reporting system in intensive care. Anaesth Intensive Care 1996;24(3):314-9.

38　Ohta Y, Sakuma M, Koike K, Bates DW, Morimoto T. Influence of adverse drug events on morbidity and mortality in intensive care units: the JADE study. Int J Qual Health Care 2014;26(6):573-8.

39　Moyen E, Camire E, Stelfox HT. Clinical review: medication errors in critical care. Crit Care 2008;12(2):208.

40　Latif A, Rawat N, Pustavoitau A, Pronovost PJ, Pham JC. National study on the distribution, causes, and consequences of voluntarily reported medication errors between the ICU and non-ICU settings. Crit Care Med 2013;41(2):389-98.

41　Bucknall TK. Medical error and decision making: learning from the past and present in intensive care. Aust Crit Care 2010;23(3):150-6.

42　Runciman WB, Roughead EE, Semple SJ, Adams RJ. Adverse drug events and medication errors in Australia. Int J Qual Health Care 2003;15 Suppl 1:i49-59.

43　Taxis K, Barber N. Ethnographic study of incidence and severity of intravenous drug errors. Br Med J 2003;326(7391):684.

44　Classen DC, Metzger J. Improving medication safety: the measurement conundrum and where to start. Int J Qual Health Care 2003;15 Suppl 1:i41-7.

45　Roughead EE, Semple SJ. Medication safety in acute care in Australia: where are we now? Part 1: a review of the extent and causes of medication problems 2002–2008. 2009 [cited 30 Sept 2014]. Available from http://www.anzhealthpolicy.com/content/6/1/18.

46　Malashock CM, Shull SS, Gould DA. Effect of smart infusion pumps on medication errors related to infusion device programming. Hosp Pharm 2004;39:460-9.

47　Rothschild JM, Landrigan CP, Cronin JW, Kaushal R, Lockley SW, Burdick E et al. The Critical Care Safety Study: the incidence and nature of adverse events and serious medical errors in intensive care. Crit Care Med 2005;33(8):1694-700.

48　Apkon M, Leonard J, Probst L, DeLizio L, Vitale R. Design of a safer approach to intravenous drug infusions: failure mode effects analysis. Qual Saf Health Care 2004;13(4):265-71.

49　Westbrook JI, Woods A, Rob MI, Dunsmuir WT, Day RO. Association of interruptions with an increased risk and severity of medication administration errors. Arch Intern Med 2010;170(8):683-90.

50　Kliger J. Giving medication administration the respect it is due: comment on: "association of interruptions with an increased risk and severity of medication administration errors". Arch Intern Med 2010;170(8):690-2.

51　Sherman H, Castro G, Fletcher M, Hatlie M, Hibbert P, Jakob R et al. Towards an International Classification for Patient Safety: the conceptual framework. Int J Qual Health Care 2009;21(1):2-8.

52　Australian Council on Healthcare Standards (ACHS). Intensive care indicators. Sydney: ACHS; 2013.

53　Ilan R, Fowler R. Brief history of patient safety culture and science. J Crit Care 2005;20(1):2-5.

54　Esmail R, Kirby A, Inkson T, Boiteau P. Quality improvement in the ICU. A Canadian perspective. J Crit Care 2005;20(1):74-6; discussion 6-8.

55　Pinto A, Burnett S, Benn J, Brett S, Parand A, Iskander S et al. Improving reliability of clinical care practices for ventilated patients in the context of a patient safety improvement initiative. J Eval Clin Pract 2011;17(1):180-7.

56　Pronovost P, Needham D, Berenholtz S, Sinopoli D, Chu H, Cosgrove S et al. An intervention to decrease catheter-related bloodstream infections in the ICU. N Engl J Med 2006;355(26):2725-32.

57　Bion J, Richardson A, Hibbert P, Beer J, Abrusci T, McCutcheon M et al. 'Matching Michigan': a 2-year stepped interventional programme to minimise central venous catheter-blood stream infections in intensive care units in England. BMJ Qual Saf 2013;22(2):110-23.

58　Pronovost P, Berenholtz S, Dorman T, Lipsett PA, Simmonds T, Haraden C. Improving communication in the ICU using daily goals. J Crit Care 2003;18(2):71-5.

59　Narasimhan M, Eisen LA, Mahoney CD, Acerra FL, Rosen MJ. Improving nurse–physician communication and satisfaction in the intensive care unit with a daily goals worksheet. Am J Crit Care 2006;15(2):217-22.

60　Vincent JL. Give your patient a fast hug (at least) once a day. Crit Care Med 2005;33(6):1225-9.

61　Pronovost PJ, Goeschel CA, Marsteller JA, Sexton JB, Pham JC, Berenholtz SM. Framework for patient safety research and improvement.

Circulation 2009;119(2):330-7.

62 Crunden E, Boyce C, Woodman H, Bray B. An evaluation of the impact of the ventilator care bundle. Nurs Crit Care 2005;10(5):242-6.

63 Bloos F, Muller S, Harz A, Gugel M, Geil D, Egerland K et al. Effects of staff training on the care of mechanically ventilated patients: a prospective cohort study. Br J Anaesth 2009;103(2):232-7.

64 Morris AC, Hay AW, Swann DG, Everingham K, McCulloch C, McNulty J et al. Reducing ventilator-associated pneumonia in intensive care: impact of implementing a care bundle. Crit Care Med 2011;39(10):2218-24.

65 Alsadat R, Al-Bardan H, Mazloum MN, Shamah AA, Eltayeb MF, Marie A et al. Use of ventilator associated pneumonia bundle and statistical process control chart to decrease VAP rate in Syria. Avicenna J Med 2012;2(4):79-83.

66 Rello J, Afonso E, Lisboa T, Ricart M, Balsera B, Rovira A et al. A care bundle approach for prevention of ventilator-associated pneumonia. Clin Microbiol Infect 2013;19(4):363-9.

67 Hales B, Terblanche M, Fowler R, Sibbald W. Development of medical checklists for improved quality of patient care. Int J Qual Health Care 2008;20(1):22-30.

68 Halm MA. Daily goals worksheets and other checklists: are our critical care units safer? Am J Crit Care 2008;17(6):577-80.

69 Hewson-Conroy KM, Elliott D, Burrell AR. Quality and safety in intensive care – a means to an end is critical. Aust Crit Care 2010;23(3):109-29.

70 Dobkin E. Checkoffs play key role in SICU improvement. Healthcare Benchmarks and Quality Improvement 2003;10(10):113-5.

71 Wall RJ, Ely EW, Elasy TA, Dittus RS, Foss J, Wilkerson KS et al. Using real time process measurements to reduce catheter related bloodstream infections in the intensive care unit. Qual Saf Health Care 2005;14(4):295-302.

72 DuBose JJ, Inaba K, Shiflett A, Trankiem C, Teixeira PG, Salim A et al. Measurable outcomes of quality improvement in the trauma intensive care unit: the impact of a daily quality rounding checklist. J Trauma 2008;64(1):22-7; discussion 7-9.

73 Chua C, Wisniewski T, Ramos A, Schlepp M, Fildes JJ, Kuhls DA. Multidisciplinary trauma intensive care unit checklist: impact on infection rates. J Trauma Nurs 2010;17(3):163-6.

74 Weiss CH, Moazed F, McEvoy CA, Singer BD, Szleifer I, Amaral LA et al. Prompting physicians to address a daily checklist and process of care and clinical outcomes: a single-site study. Am J Respir Crit Care Med 2011;184(6):680-6.

75 Ward NS. The accuracy of clinical information systems. J Crit Care 2004;19(4):221-5.

76 Clemmer TP. Computers in the ICU: where we started and where we are now. J Crit Care 2004;19(4):201-7.

77 Seiver A. Critical care computing. Past, present, and future. Crit Care Clin 2000;16(4):601-21.

78 Levy MM. Computers in the intensive care unit. J Crit Care 2004;19(4):199-200.

79 Clemmer TP. Monitoring outcomes with relational databases: does it improve quality of care? J Crit Care 2004;19(4):243-7.

80 Rubenfeld GD. Using computerized medical databases to measure and to improve the quality of intensive care. J Crit Care 2004;19(4):248-56.

81 Kirkbride G, Vermace B. Smart pumps: implications for nurse leaders. Nurs Adm Q 2011;35(2):110-8.

82 Wilson K, Sullivan M. Preventing medication errors with smart infusion technology. Am J Health Syst Pharm 2004;61(2):177-83.

83 Pang RKY, Kong DCM, deClifford J-M, Lam SS, Leung BK. Smart infusion pumps reduce intravenous medication administration errors at an Australian teaching hospital. J Pharm Pract Res 2011;41:192-5.

84 Trbovich PL, Cafazzo JA, Easty AC. Implementation and optimization of smart infusion systems: are we reaping the safety benefits? J Health Qual 2013;35(2):33-40.

85 Harding AD. Increasing the use of 'smart' pump drug libraries by nurses: a continuous quality improvement project. Am J Nurs 2012;112(1): 26-35; quiz 6-7.

86 Colpaert K, Vanbelleghem S, Danneels C, Benoit D, Steurbaut K, Van Hoecke S et al. Has information technology finally been adopted in Flemish intensive care units? BMC Med Inform Decis Mak 2010;10:62.

87 Ryan A, Abbenbroek B. Intensive Care Clinical Information System (ICCIS) Program Overview: NSW HealthShare, <http://www.hss.health.nsw. gov.au/__documents/programs/iccis/iccis_hs12-07a_iccis-project-overview.pdf>; 2013 [accessed 05.09.14].

88 Mills J, Chamberlain-Salaum J, Henry R, Sando J, Summers G. Nurses in Australian acute care settings: experiences with and outcomes of e-health: an integrative review. IJMIT 2013;3(1):1-8.

89 Bosman RJ. Impact of computerized information systems on workload in operating room and intensive care unit. Best Pract Res Clin Anaesthesiol 2009;23(1):15-26.

90 Gruber D, Cummings GG, LeBlanc L, Smith DL. Factors influencing outcomes of clinical information systems implementation: a systematic review. Comput Inform Nurs 2009;27(3):151-63; quiz 64-5.

91 Ward NS, Snyder JE, Ross S, Haze D, Levy MM. Comparison of a commercially available clinical information system with other methods of measuring critical care outcomes data. J Crit Care 2004;19(1):10-5.

92 Morrison C, Jones M, Blackwell A, Vuylsteke A. Electronic patient record use during ward rounds: a qualitative study of interaction between medical staff. Crit Care 2008;12(6):R148.

93 Ballermann M, Shaw NT, Mayes DC, Gibney RT. Critical care providers refer to information tools less during communication tasks after a critical care clinical information system introduction. Stud Health Technol Inform 2011;164:37-41.

94 Manjoney R. Clinical information systems market – an insider's view. J Crit Care 2004;19(4):215-20.

95 van der Sijs H, Aarts J, Vulto A, Berg M. Overriding of drug safety alerts in computerized physician order entry. J Am Med Inform Assoc 2006;13(2):138-47.

96 Schedlbauer A, Prasad V, Mulvaney C, Phansalkar S, Stanton W, Bates DW et al. What evidence supports the use of computerized alerts and prompts to improve clinicians' prescribing behavior? J Am Med Inform Assoc 2009;16(4):531-8.

97　Meyfroidt G, Wouters P, De Becker W, Cottem D, Van den Berghe G. Impact of a computer-generated alert system on the quality of tight glycemic control. Intensive Care Med 2011;37(7):1151-7.

98　Lyerla F, LeRouge C, Cooke DA, Turpin D, Wilson L. A nursing clinical decision support system and potential predictors of head-of-bed position for patients receiving mechanical ventilation. Am J Crit Care 2010;19(1):39-47.

99　Rothschild J. Computerized physician order entry in the critical care and general inpatient setting: a narrative review. J Crit Care 2004;19(4): 271-8.

100　Maslove DM, Rizk N, Lowe HJ. Computerized physician order entry in the critical care environment: a review of current literature. J Intensive Care Med 2011;26(3):165-71.

101　Koppel R. What do we know about medication errors made via a CPOE system versus those made via handwritten orders? Crit Care 2005;9(5):427-8.

102　Christian S, Gyves H, Manji M. Electronic prescribing. Care Crit III 2004;20(3):68-71.

103　Fernandez Perez ER, Winters JL, Gajic O. The addition of decision support into computerized physician order entry reduces red blood cell transfusion resource utilization in the intensive care unit. Am J Hematol 2007;82(7):631-3.

104　Thursky KA, Buising KL, Bak N, Macgregor L, Street AC, Macintyre CR et al. Reduction of broad-spectrum antibiotic use with computerized decision support in an intensive care unit. Int J Qual Health Care 2006;18(3):224-31.

105　Sintchenko V, Iredell JR, Gilbert GL, Coiera E. Handheld computer-based decision support reduces patient length of stay and antibiotic prescribing in critical care. J Am Med Inform Assoc 2005;12(4):398-402.

106　Eslami S, de Keizer NF, Abu-Hanna A, de Jonge E, Schultz MJ. Effect of a clinical decision support system on adherence to a lower tidal volume mechanical ventilation strategy. J Crit Care 2009;24(4):523-9.

107　Sucher JF, Moore FA, Todd SR, Sailors RM, McKinley BA. Computerized clinical decision support: a technology to implement and validate evidence based guidelines. J Trauma 2008;64(2):520-37.

108　van Wyk JT, van Wijk MA, Sturkenboom MC, Mosseveld M, Moorman PW, van der Lei J. Electronic alerts versus on-demand decision support to improve dyslipidemia treatment: a cluster randomized controlled trial. Circulation 2008;117(3):371-8.

109　Kucher N, Koo S, Quiroz R, Cooper JM, Paterno MD, Soukonnikov B et al. Electronic alerts to prevent venous thromboembolism among hospitalized patients. N Engl J Med 2005;352(10):969-77.

110　Ali NA, Mekhjian HS, Kuehn PL, Bentley TD, Kumar R, Ferketich AK et al. Specificity of computerized physician order entry has a significant effect on the efficiency of workflow for critically ill patients. Crit Care Med 2005;33(1):110-4.

111　Coleman RW. Translation and interpretation: the hidden processes and problems revealed by computerized physician order entry systems. J Crit Care 2004;19(4):279-82.

112　Kawamoto K, Houlihan CA, Balas EA, Lobach DF. Improving clinical practice using clinical decision support systems: a systematic review of trials to identify features critical to success. Br Med J 2005;330(7494):765.

113　Jouvet P, Farges C, Hatzakis G, Monir A, Lesage F, Dupic L et al. Weaning children from mechanical ventilation with a computer-driven system (closed-loop protocol): a pilot study. Pediatr Crit Care Med 2007;8(5):425-32.

114　Mitchell MB. How mobile is your technology? Nurs Manage 2012;43(9):26-30.

115　Duffy M. Tablet technology for nurses. Am J Nurs 2012;112(9):59-64.

116　Craig AE. PDAs and smartphones: clinical tools for nurses, <http://www.medscape.com>; 2009 [accessed 01.09.14].

117　Mosa AS, Yoo I, Sheets L. A systematic review of healthcare applications for smartphones. BMC Med Inform Decis Mak 2012;12:67.

118　George LE, Davidson LJ, Serapiglia CP, Barla S, Thotakura A. Technology in nursing education: a study of PDA use by students. J Prof Nurs 2010;26(6):371-6.

119　Kuiper R. Metacognitive factors that impact student nurse use of point of care technology in clinical settings. Int J Nurs Educ Scholarsh 2010;7:Article5.

120　Phillippi JC, Wyatt TH. Smartphones in nursing education. Comput Inform Nurs 2011;29(8):449-54.

121　Martinez-Motta JC, Walker RG, Stewart TE, Granton J, Abrahamson S, Lapinsky SE. Critical care procedure logging using handheld computers. Crit Care 2004;8(5):R336-R42.

122　Bochicchio GV, Smit PA, Moore R, Bochicchio K, Auwaerter P, Johnson SB et al. Pilot study of a web-based antibiotic decision management guide. J Am Coll Surg 2006;202(3):459-67.

123　Iregui M, Ward S, Clinikscale D, Clayton D, Kollef MH. Use of a handheld computer by respiratory care practitioners to improve the efficiency of weaning patients from mechanical ventilation. Crit Care Med 2002;30(9):2038-43.

124　Lapinsky SE, Wax R, Showalter R, Martinez-Motta JC, Hallett D, Mehta S et al. Prospective evaluation of an internet-linked handheld computer critical care knowledge access system. Crit Care 2004;8(6):R414-21.

125　Frassica JJ. CIS: where are we going and what should we demand from industry? J Crit Care 2004;19(4):226-33.

126　Afessa B. Tele-intensive care unit: the horse out of the barn. Crit Care Med 2010;38(1):292-3.

127　Rosenfeld BA, Dorman T, Breslow MJ, Pronovost P, Jenckes M, Zhang N et al. Intensive care unit telemedicine: alternate paradigm for providing continuous intensivist care. Crit Care Med 2000;28(12):3925-31.

128　Breslow MJ, Rosenfeld BA, Doerfler M, Burke G, Yates G, Stone DJ et al. Effect of a multiple-site intensive care unit telemedicine program on clinical and economic outcomes: an alternative paradigm for intensivist staffing. Crit Care Med 2004;32(1):31-8.

129　Vespa PM, Miller C, Hu X, Nenov V, Buxey F, Martin NA. Intensive care unit robotic telepresence facilitates rapid physician response to unstable patients and decreased cost in neurointensive care. Surg Neurol 2007;67(4):331-7.

130 Westbrook JI, Coiera EW, Brear M, Stapleton S, Rob MI, Murphy M et al. Impact of an ultrabroadband emergency department telemedicine system on the care of acutely ill patients and clinicians' work. Med J Aust 2008;188(12):704-8.

131 Thomas EJ, Lucke JF, Wueste L, Weavind L, Patel B. Association of telemedicine for remote monitoring of intensive care patients with mortality, complications, and length of stay. JAMA 2009;302(24):2671-8.

132 Morrison JL, Cai Q, Davis N, Yan Y, Berbaum ML, Ries M et al. Clinical and economic outcomes of the electronic intensive care unit: results from two community hospitals. Crit Care Med 2010;38(1):2-8.

133 Yoo EJ, Dudley RA. Evaluating telemedicine in the ICU. JAMA 2009;302(24):2705-6.

134 Curran VR. Tele-education. J Telemed Telecare 2006;12(2):57-63.

135 Skiba DJ. MOOCs and the future of nursing. Nurs Educ Perspect 2013;34(3):202-4.

136 Kreideweis J. Indicators of success in distance education. Comput Inform Nurs 2005;23(2):68-72.

137 Simpson RL. See the future of distance education. Nurs Manage 2006;37(2):42, 4, 6-51.

138 Beeckman D, Schoonhoven L, Boucque H, Van Maele G, Defloor T. Pressure ulcers: e-learning to improve classification by nurses and nursing students. J Clin Nurs 2008;17(13):1697-707.

139 Maag M. The potential use of "blogs" in nursing education. Comput Inform Nurs 2005;23(1):16-24; quiz 5-6.

140 Moreno RP, Rhodes A, Donchin Y. Patient safety in intensive care medicine: the Declaration of Vienna. Intensive Care Med 2009;35(10):1667-72.

141 Institute of Medicine. Crossing the quality chasm: A new health system for the 21st century. Washington, DC: National Academy Press; 2001.

142 Institute of Medicine. Patient safety: Achieving a new standard of care. Washington DC: National Academy Press; 2003.

143 World Health Organization. What is patient safety?, <http://www.who.int/patientsafety/about/en/>; [accessed 5.03.14].

144 World Health Organization. Conceptual Framework for the International Classification for Patient Safety, Version 1.1: World Health Organization, <http://www.who.int/patientsafety/taxonomy/icps_full_report.pdf>; 2009 [accessed 05.09.14].

145 Bagian JP, Gosbee J, Lee CZ, Williams L, McKnight SD, Mannos DM. The Veterans Affairs root cause analysis system in action. Jt Comm J Qual Improv 2002;28(10):531-45.

146 Middleton S, Walker C, Chester R. Implementing root cause analysis in an area health service: views of the participants. Aust Health Rev 2005;29(4):422-8.

147 McDonough JE. Proactive hazard analysis and health care policy. New York: Milbank Memorial Fund; 2002.

148 Sorro JS, Nieva VF. Hospital survey on patient safety culture. Rockville, MD: Agency for Healthcare Research and Quality; 2004.

149 Davies HT, Nutley SM, Mannion R. Organisational culture and quality of health care. Qual Health Care 2000;9(2):111-9.

150 Dicuccio MH. The relationship between patient safety culture and patient outcomes: a systematic review. J Patient Saf 2014.

151 Sexton JB, Helmreich RL, Neilands TB, Rowan K, Vella K, Boyden J et al. The Safety Attitudes Questionnaire: psychometric properties, benchmarking data, and emerging research. BMC Health Serv Res 2006;6:44.

152 Thomas EJ, Sexton JB, Helmreich RL. Discrepant attitudes about teamwork among critical care nurses and physicians. Crit Care Med 2003;31(3):956-9.

153 Huang DT, Clermont G, Sexton JB, Karlo CA, Miller RG, Weissfeld LA et al. Perceptions of safety culture vary across the intensive care units of a single institution. Crit Care Med 2007;35(1):165-76.

154 Chaboyer W, Chamberlain D, Hewson-Conroy K, Grealy B, Elderkin T, Brittin M et al. CNE article: safety culture in Australian intensive care units: establishing a baseline for quality improvement. Am J Crit Care 2013;22(2):93-102.

155 Hamdan M. Measuring safety culture in Palestinian neonatal intensive care units using the Safety Attitudes Questionnaire. J Crit Care 2013;28(5):886 e7-14.

156 Steyrer J, Schiffinger M, Huber C, Valentin A, Strunk G. Attitude is everything? The impact of workload, safety climate, and safety tools on medical errors: a study of intensive care units. Health Care Manage Rev 2013;38(4):306-16.

157 Clarke JR, Lerner JC, Marella W. The role for leaders of health care organizations in patient safety. Am J Med Qual 2007;22(5):311-8.

158 World Health Organization. WHO patient safety curriculum guide: multi-professional edition. Geneva, <http://www.who.int/patientsafety/education/curriculum/en/>; 2011 [accessed 25.03.14].

159 Weaver SJP, Lubomksi LH, Wilson RF, Pfoh ER, Martinez KA, Dy SM. Promoting a culture of safety as a patient safety strategy: a systematic review. Ann Intern Med 2013;158(5):369.

160 Morello RT, Lowthian JA, Barker AL, McGinnes R, Dunt D, Brand C. Strategies for improving patient safety culture in hospitals: a systematic review. BMJ Qual Saf 2013;22(1):11-8.

161 Saladino L, Pickett LC, Frush K, Mall A, Champagne MT. Evaluation of a nurse-led safety program in a critical care unit. J Nurs Care Qual 2013;28(2):139-46.

162 Australian Commission on Safety and Quality in Health Care. National Consensus Statement: Essential Elements for Recognising and Responding to Clinical Deterioration. Sydney: ACSQHC; 2010.

163 Centre for Clinical Practice at NICE (UK). Acutely Ill Patients in Hospital: Recognition of and Response to Acute Illness in Adults in Hospital. (NICE Clinical Guideline 50) London: National Institute for Health and Clinical Excellence (UK), <http://www.ncbi.nlm.nih.gov/books/NBK45947/pdf/TOC.pdf>; 2007 [accessed 01.09.14].

164 Winters BD, Weaver SJ, Pfoh ER, Yang T, Pham JC, Dy SM. Rapid-response systems as a patient safety strategy: a systematic review. Ann Intern Med 2013;158(5 Pt 2):417-25.

165 McNeill G, Bryden D. Do either early warning systems or emergency response teams improve hospital patient survival? A systematic review. Resuscitation 2013;84(12):1652-67.

166 DeVita MA, Braithwaite RS, Mahidhara R, Stuart S, Foraida M, Simmons RL. Use of medical emergency team responses to reduce hospital

cardiopulmonary arrests. Qual Saf Health Care 2004;13(4):251-4.

167　Hueckel RM, Mericle JM, Frush K, Martin PL, Champagne MT. Implementation of condition help: family teaching and evaluation of family understanding. J Nurs Care Qual 2012;27(2):176-81.

168　McArthur-Rouse F. Critical care outreach services and early warning scoring systems: a review of the literature. J Adv Nurs 2001;36(5):696-704.

169　Lee A, Bishop G, Hillman KM, Daffurn K. The medical emergency team. Anaesth Intensive Care 1995;23(2):183-6.

170　Morgan RJM, Williams F, Wright MM. An early warning scoring system for detecting developing critical illness. Clin Intens Care 1997;8:100.

171　Goldhill DR, McNarry AF, Mandersloot G, McGinley A. A physiologically-based early warning score for ward patients: the association between score and outcome. Anaesthesia 2005;60(6):547-53.

172　Hammond NE, Spooner AJ, Barnett AG, Corley A, Brown P, Fraser JF. The effect of implementing a modified early warning scoring (MEWS) system on the adequacy of vital sign documentation. Aust Crit Care 2013;26(1):18-22.

173　Eliott S, Chaboyer W, Ernest D, Doric A, Endacott R. A national survey of Australian Intensive Care Unit (ICU) Liaison Nurse (LN) services. Aust Crit Care 2012;25(4):253-62.

174　Niven DJ, Bastos JF, Stelfox HT. Critical care transition programs and the risk of readmission or death after discharge from an ICU: a systematic review and meta-analysis. Crit Care Med 2014;42(1):179-87.

175　Aitken LM, Chaboyer W, Vaux A, Crouch S, Burmeister E, Daly M et al. Effect of a 2-tier rapid response system on patient outcome and staff satisfaction. Aust Crit Care 2014; doi: 10.1016/j.aucc.2014.10.044.

176　Flin RH, O'Connor P, Crichton MD. Safety at the sharp end: a guide to non-technical skills. Burlington, VT: Ashgate; 2008.

177　Stubbings L, Chaboyer W, McMurray A. Nurses' use of situation awareness in decision-making: an integrative review. J Adv Nurs 2012;68(7):1443-53.

178　Tenney YJ, Pew RW. Situation awareness catches on: what? so what? now what? Reviews of Human Factors and Ergonomics 2006;2(1):1-34.

179　Wright MC, Endsley MR. Building shared situation awareness in healthcare settings. In: Nemeth CP, ed. Improving healthcare team communication: building on lessons from aviation and aerospace. Burlington, VT: Ashgate; 2008. pp 97-116.

180　Bucknall TK. Critical care nurses' decision-making activities in the natural clinical setting. J Clin Nurs 2000;9(1):25-35.

181　Endsley MR. Toward a theory of situation awareness in dynamic systems. Hum Factors 1995;37(1):32-64.

182　Croskerry P, Singhal G, Mamede S. Cognitive debiasing 1: origins of bias and theory of debiasing. BMJ Qual Saf 2013;22 Suppl 2:ii58-ii64.

183　Sendelbach S, Funk M. Alarm fatigue: a patient safety concern. AACN Adv Crit Care 2013;24(4):378-86; quiz 87-8.

184　Aitken LM. Critical care nurses' use of decision-making strategies. J Clin Nurs 2003;12(4):476-83.

185　Currey J, Botti M. The influence of patient complexity and nurses' experience on haemodynamic decision-making following cardiac surgery. Intensive Crit Care Nurs 2006;22(4):194-205.

186　Thompson C, Dalgleish L, Bucknall T, Estabrooks C, Hutchinson AM, Fraser K et al. The effects of time pressure and experience on nurses' risk assessment decisions: a signal detection analysis. Nurs Res 2008;57(5):302-11.

187　Hoffman KA, Aitken LM, Duffield C. A comparison of novice and expert nurses' cue collection during clinical decision-making: verbal protocol analysis. Int J Nurs Stud 2009;46(10):1335-44.

188　Hough MC. Learning, decisions and transformation in critical care nursing practice. Nurs Ethics 2008;15(3):322-31.

189　Karra V, Papathanassoglou ED, Lemonidou C, Sourtzi P, Giannakopoulou M. Exploration and classification of intensive care nurses' clinical decisions: a Greek perspective. Nurs Crit Care 2014;19(2):87-97.

190　Narayan S, Corcoran-Perry S. Teaching clinical reasoning in nursing education. In: Higgs J, Jones MA, Loftus S, Christensen M, eds. Clinical reasoning in the health professions. 3rd ed. Philadelphia: Butterworth-Heinemann; 2008: pp 405-30.

191　Rivett DA, Jones MA. Using case reports to teach clinical reasoning. In: Higgs J, Jones M, eds. Clinical reasoning in the health professions. Philadelphia: Butterworth-Heinemann; 2008: pp 477-84.

192　Thompson C, Stapley S. Do educational interventions improve nurses' clinical decision making and judgement? A systematic review. Int J Nurs Stud 2011;48(7):881-93.

193　Reason JT. Managing the risks of organizational accidents. Aldershot, England: Ashgate; 1997.

194　Orasanu J, Fischer U. Improving healthcare communication: lessons from the flightdeck. In: Nemeth CP, ed. Improving healthcare team communication: building on lessons from aviation and aerospace. Burlington, VT: Ashgate; 2008: pp 23-46.

195　Australian Commission on Safety and Quality in Health Care (ACSQHC). OSSIE guide to clinical handover improvement. Sydney, NSW: ACSQHC; 2010.

196　Chaboyer W, McMurray A, Wallis M. Bedside nursing handover: a case study. Int J Nurs Pract 2010;16(1):27-34.

197　Halm MA. Nursing handoffs: ensuring safe passage for patients. Am J Crit Care 2013;22(2):158-62.

198　Spooner AJ, Chaboyer W, Corley A, Hammond N, Fraser JF. Understanding current intensive care unit nursing handover practices. Int J Nurs Pract 2013;19(2):214-20.

199　Ganz FD, Endacott R, Chaboyer W, Benbinishty J, Ben Nun M, Ryan H et al. The quality of intensive care unit nurse handover related to end of life: a descriptive comparative international study. Int J Nurs Stud 2015;52(1):49-56.

200　Lane D, Ferri M, Lemaire J, McLaughlin K, Stelfox HT. A systematic review of evidence-informed practices for patient care rounds in the ICU*. Crit Care Med 2013;41(8):2015-29.

201　Brown R, Rasmussen R, Baldwin I, Wyeth P. Design and implementation of a virtual world training simulation of ICU first hour handover processes. Aust Crit Care 2012;25(3):178-87.

202　Donchin Y, Gopher D, Olin M, Badihi Y, Biesky MR, Sprung CL et al. A look into the nature and causes of human errors in the intensive care unit. Crit Care Med 1995;23(2):294-300.

203 Patterson ES, Hofer T, Brungs S, Saint S, Render ML. Structured interdisciplinary communication strategies in four ICUs: an observational study. Proc Hum Fact Ergon Soc Annu Meet 2006;50(10):929-33.

204 Brannick MT, Prince C. An overview of team performance measurement. In: Brannick MT, Salas E, Prince C, eds. Team performance assessment and measurement: theory, methods, and applications. Mahwah, N.J: Lawrence Erlbaum Associates; 1997: pp 3-16.

205 Dietz AS, Pronovost PJ, Mendez-Tellez PA, Wyskiel R, Marsteller JA, Thompson DA et al. A systematic review of teamwork in the intensive care unit: what do we know about teamwork, team tasks, and improvement strategies? J Crit Care 2014;29(6):908-14.

206 Gordon M, Darbyshire D, Baker P. Non-technical skills training to enhance patient safety: a systematic review. Med Educ 2012;46(11):1042-54.

207 Salas E, Rosen MA. Building high reliability teams: progress and some reflections on teamwork training. BMJ Qual Saf 2013;22(5):369-73.

208 Schmidt E, Goldhaber-Fiebert SN, Ho LA, McDonald KM. Simulation exercises as a patient safety strategy: a systematic review. Ann Intern Med 2013;158(5 Pt 2):426-32.

第 4 章

恢复和康复

原著：JaniceRattray，Leanne Aitken

翻译：左选琴，贺新新，鲁燕园

审校：常志刚

学习目标

阅读完本章，将掌握以下内容：

- 讨论有些重症疾病治愈后患者存在的生理、心理和认知方面的后遗症。
- 概述用于评估重病患者预后的常用功能、心理、认知及与健康相关的生活质量（HRQOL）量表。
- 描述在 ICU、ICU 转科后和出院后对患者实施康复干预的益处和挑战。

引言

每年有数十万的人会因重疾而进入 ICU 进行治疗。尽管出院后的存活率接近 90%[1]，但是个体的功能恢复经常要推迟到出院后 6 个月以上[2]。这些患者的机体功能失调、神经肌肉功能障碍和心理后遗症是普遍存在的[3]，同时给他们自己、护理人员以及医疗卫生系统[4,5]和更广泛的社会增加负担[6]。

ICU 的医生习惯于关注救治率，并以此作为评价患者治疗结果和科室水平的首要指标[7]，但目前临床实践和科研两方面都证实生理、心理功能和健康相关生命质量（HRQOL）才真正代表了患者治疗结果。随着这种观念的转换，对重症患者长期健康和幸福感的关注还带来了对重症护理概念的重新认识和重新理解，而这个关注只是对重症患者连续性护理过程的一个组成部分。重症疾病发病的时间段现在被看作是一个连续过程，这个过程是以急性的临床病情恶化为起点，包括从收入 ICU 起到持续治疗，直至最后发生后遗症的风险已经降低到与正常人的水平相似（图 4.1）。这个康复过程的时间是不一定的，它与个体差异、疾病种类和治疗等诸多因素相关。大量观察性研究的回顾证实了普遍发生的生理和心理症状延迟健康相关生命质量（HRQOL）[8]的恢复。

- 衰弱：大约占 40%[3,9]
- 谵妄：高达 74% 以上[10,11]
- 焦虑：占 45%[12,13]
- 抑郁：大约占 30%[5]
- 创伤后应激症状：大约占 20%[4]
- 认知功能障碍：占 36%～62%[14]

了解这些危害因素的存在或同时发生的概率，对重症后综合征（post-intensive

care syndrome，PICS）的发展，即重症疾病之后发生的和紧急入院治疗后仍持续存在的新发或加重的生理、认知或心理方面损害尽可能避免[2]。虽然，严重后遗症的发生在重症疾病存活者中占有一定比例，但目前没有证据支持具体干预措施能够提高治愈率[2, 15]。

　　本书在后面的章节将会讨论心理问题包括镇静管理和谵妄的监测，在第 7 章讨论呼吸试验，在第 15 章讨论脱机试验。本章将会讨论与重症疾病相关的常见生理和心理后遗症，以及这些后遗症是如何影响患者 HRQOL 的。还会介绍用来测量生理、心理和健康相关生命质量的常见测量量表。也会讨论身体功能恢复策略：在 ICU 中如何开展锻炼和早期活动，转出 ICU 和出院后的医疗服务。

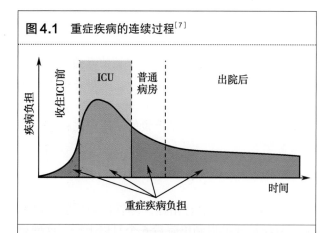

图4.1　重症疾病的连续过程[7]

Adapted with permission from Angus DC, Carlet J. Surviving intensive care: a report from the 2002 Brussels Roundtable. Intensive Care Med 2003;29(3):368–77.

一、重病后的损伤

　　救活患者更侧重患者治愈质量对当今重症医疗护理实践和研究来说是个重要话题[4, 5, 8, 16]。评估重症疾病或损伤后患者的治愈情况，传统的手段是运用大量的客观参数（例如，无器官衰竭天数，28 天的全身的功能状况或 1 年病死率）。其他方法则是评估患者自身主观情况，如机体功能状态，健康相关生活质量，心理健康和认知功能，并且这些方法在近 10 年越来越流行。因为重症疾病恢复的轨迹可能是长期的和不完整的，所以制定此路径也是一个复杂的过程。

（一）健康相关的生活质量

　　危重症的存活者在离开 ICU 后，均会经历免疫

缺乏的健康相关生活质量不同时间段。健康相关的生活质量涵盖许多范畴，如生理、心理、情感和社会领域，现在普遍认为这些都是患者治愈情况的重要测量指标。在本章节中，我们将引导读者了解常用的测评方法，但是分别介绍生理和心理问题。持续存在的生理和心理方面的问题往往会对个人生活中的社会、环境和经济要素产生影响[17]，许多患者及其家庭在接受治疗期间都有面对重大经济挑战的经历。尽管许多患者恢复得很快，没有发现明显影响生活质量的问题，但其他患者的生活质量则会受到严重而延续的损害。很明显，危重症的生存者在健康相关的生活质量上要明显低于其他未生病的同年龄、同性别的人。虽然有明确证据证实了重疾后对生活质量有很大影响，但我们也知道每位患者复原状态是不一样的，有些患者很快就恢复了。这与患者的年龄、经济地位、性别、疾病的严重程度、诊断和住院时间长短等因素都有相关性。但这些因素对患者的影响程度也是各不相同的[4, 5, 16]。

（二）ICU 获得性虚弱

　　在 ICU 重症疾病存活者中 50%～100% 的患者出现过危重病性肌病（critical illness myopathy，CIM）、危重病性多发性神经病（critical illness polyneuropathy，CIP）和危重病神经肌病（critical illness neuropathy and myopathy，CINM）综合征[18-20]。ICU 获得性虚弱（ICU-acquired weakness，ICU-AW）已经成为包含没有其他合理病因的重症疾病患者所出现的肌肉萎缩和功能减弱的统称。以上 3 个综合征构成了 ICU-AW 的子范畴，当肌病和轴索性神经病都有明显证据表明时，便可以确诊为 CINM。ICU-AW 的发生与大量加强监护治疗期间的危险因素相关[18, 21]：

- 重症疾病：脓毒症，全身炎症反应综合征，多器官功能衰竭，代谢性疾病。
- 治疗：机械通气，高血糖，糖皮质激素，镇静药，神经肌肉阻滞剂，制动。

　　局部和全身炎症反应与卧床、制动这些因素的共同作用下影响了肌肉的新陈代谢和结构功能[22]，导致了肌肉萎缩和功能障碍、丧失灵活性、肌病、异位骨化和受压性神经病变[20]。制动后肌力每天会降低 1%～1.5%，很可能伴随着整体丢失 25%～50% 的身体力量[23]。患者每天丢失高达 2% 的肌肉质量[24]，会导致肌肉功能的衰弱和肌无力，延长康复时间。这些神经肌肉功能障碍是通过临床评估、诊

断性研究（电生理学，超声）或者通过肌肉或神经组织的组织学分析诊断的。

ICU 获得性衰弱的综合征表现为脱机时间延长、不能活动和功能降低，ICU-AW 患者的死亡率也有所增加。某些重疾后存活者具有相对较差的 HRQOL，是因为在他们出院后数月甚至数年的时间里他们都处于虚弱状态，特别是曾患有急性肺损伤 / 成人呼吸窘迫综合征的患者[9]。

1. 临床评估

临床评估包括在重症疾病发生后明确全身无力的原因，排除其他疾病诊断（例如格林巴利综合征），和测量肌力。仪器可以评估出有意识的和无意识的肌力[26]。

徒手肌力检查（manual muscle testing，MMT）普遍是用医学研究会（Medical Research Institute，MRC）量表进行评估的[27]，0～5 分的顺序量表：

0= 无肌肉收缩

1= 轻微的肌肉收缩，不能引起关节活动

2= 减重状态下，能作关节全范围活动

3= 能对抗重力作关节全范围运动，但不能抗阻力

4= 能抗重力，抵抗部分阻力运动

5= 能抗重力，并完全抵抗阻力运动

对于清醒和合作的患者，每一组肌群都应该按顺序地评估力量和对称性：

- 上肢：三角肌，肱二头肌，腕部伸肌群。
- 下肢：股四头肌，臀大肌，踝关节背屈肌群。

依次采取数据用以肌力的客观评估。1991 年第一次提出 MRC 总得分的概念，当时的范围是 0～60[28]。当 MRC 的总得分<48 时衰弱是显而易见的（所有测试的肌群得分都<4），并在 24 小时后重新测试。衰弱（<4MRC 量表）会增加住院死亡率[29]。评分者间信度已被证实与适当培训 MRC 如何使用相关[30]。

使用检测后的手持式测力仪和手握式测力器，为有意识和可以配合的患者测量肌肉力量。这样可以得到客观的观察数据[26]。

所有自主肌力测量就像患者运动能力一样都可能被患者的意识、配合水平所影响，尽管 MRC 总得分的评分者间信度表现出来的精准度和手持机理测定仪一样好，甚至更好。校准后的手持肌力测定仪可以测量清醒合作的患者的手握力。肌力测定仪是可靠、快速和简单进行全面 MMT 的选择[29]，也是

测量总体强度的替代方法[20]。

2. 诊断性检查

电生理学检测（神经传导检查，肌电图检查）有助于区别 CIM 和 CIP，尽管这个区别在临床工作中很难也不经常需要。CIP 最初的组织学表现为感觉和运动神经的轴索损伤，CIM 的特征性表现是肌凝蛋白（粗肌丝）耗损、坏死和快肌纤维萎缩。

实践提示

目前减少肌肉萎缩的临床建议包括：

- 减少患者使用糖皮质激素和神经肌肉阻滞剂
- 限制过度镇痛和镇静
- 调整血糖控制
- 早期活动[25]

（三）心理健康

对在 ICU 住院期间的重症疾病的心理反应和患者在 ICU 住院经历的记忆的研究使用的是定量的[31-35]和 / 或定性的研究方法[36, 37]。报告中有些存活者的焦虑增加，包括转移焦虑（从 ICU 出院）[38]、抑郁[5]、创伤后应激[4, 39-41]、幻觉[42-44]和持续的认知障碍[6, 11, 45]。

对于一些从重疾中恢复的患者会有短期和长期的心理障碍，如焦虑、抑郁和创伤后应激症状，这些可能又导致了额外的健康问题、HRQOL 降低[46, 47]、社交活动和功能的减少以及修复计划失败。在过去十年中我们对这些后遗症的理解有所改善[48]，部分原因是研究活动增加和重症监护随访评估门诊在英国的成立（后面的章节中讨论）。然而，尽管尝试了各种干预措施，但仍然不清楚如何早期识别有风险的患者并及时采取有效的干预措施。

（四）焦虑和抑郁

研究显示，患者在从 ICU 转科后焦虑和抑郁的患病率高低取决于使用的调查问卷的种类、使用"设限"分数、研究设计方案以及范围从 ICU 出院后 3 个月的 7%[49]增长到出院后 1 年的 18%[50]，两个研究都采用了医院焦虑和抑郁量表中≥11 的分数表明焦虑和抑郁问题。

从 ICU 出院后几周内患者抑郁症的发病率往往很高[48]，Davydow 及其同事报告 36% 手术患者在出院后 3 个月内出现明显的抑郁症状，而一年后这个数字就降到了 18%。表 4.1 提供了关于报告焦虑和

表 4.1
重症监护室幸存者检测焦虑和抑郁的研究总结

第一作者 / 国家	研究设计	例数 / 男性	同期组群	敏度[a]/ ICU 住院时间	年龄	测评量表 / 划界分数	主要发现
Eddleston (2000)[49]/UK	横断设计研究	143/52%	随访门诊出院后 3 个月内的患者	15/3.7	51	HADS[b]≥11	7% 符合焦虑的标准和 3% 符合抑郁的标准 女性更容易获得更高的焦虑得分
Nelson (2000)[51]/UK	横断设计研究邮寄调查	24/58%	急性肺损伤后 19 个月内（中位数）	58[d]/27	40	GDS[c]/16	正相关 $r=0.30$ 在抑郁得分和镇静天数之间；9% 的患者得分 >16 在收住 ICU 之前没有出现抑郁
Scragg (2001)[52]/UK	横断设计，邮寄调查	80/52%	超过 2 年以上的 ICU 幸存者	—/—	57	HADS>8	43% 得分大于 8 以上是焦虑和 30% 的是抑郁
Jones (2001)[53]/UK	队列研究	30/67%	ICU 出院后 2～8 周内的患者	17/8	57	HADS≥11	在 2 周内有不真实和妄想回忆的患者更易焦虑和抑郁
Jones (2003)[54]/UK	随机对照试验	116/61%	3 家医院的普通 ICU 的患者；出院后 8 周到 6 个月	17/14	58	HADS>11	在两组之间无统计学差异；在 8 周内得分 >11 的患者的抑郁得分会减低
Jackson (2003)[55]/USA	前瞻性队列研究	34/53%	内科和心血管重症监护病房；6 个月的随访	24.9/—	53.2	GDS-SF≥6	在 6 个月内有神经心理缺陷障碍的患者更易获得超出临界值的得分
Hopkins (2004)[56]/USA	前瞻性纵向研究	66/50%	ARDS；12 个月随访	18.1/34	46	BDI>30 BAI>30	在 12 个月内有 9% 的严重焦虑和 6% 的严重抑郁
Hopkins (2005)[57]/USA			2 年的随访				焦虑和抑郁持续 2 年和 23% 患者报告中度和重度水平
Rattray (2005)[50]/UK	前瞻性纵向研究	80/64%	普通 ICU；出院后 6 和 12 个月	17.7/4.9	54.7	HADS≥11	在 6～12 个月焦虑和抑郁明显减低；18% 显示出焦虑，11% 出现抑郁

续表

第一作者 / 国家	研究设计	例数 / 男性	同期组群	敏度 ª/ICU 住院时间	年龄	测评量表 / 划界分数	主要发现
Sukantarat (2007)[58]/UK	前瞻性研究	51/43%	患者 ICU 停留时间≥3 天；3 和 9 个月	15.3/16.9	57.4	HADS：焦虑≥10 HADS：抑郁≥8	24% 焦虑得分≥10 在 3 到 9 之间 35% 抑郁得分≥8 在 3 个月内和 45% 在 6 个月内
Dowdy (2009)[59]/USA	前瞻性队列研究	161/55%	急性肺损伤；6 个月	≤20=80%/ ≤10=51%	49	HADS≥11	6 个月内 11% 得分在临界值以上
Myhren (2009)[61]/ Norway	横断设计研究	255/63%	ICU 出院后 4~6 周	SAPSᵉ37/12	48	HADS≥11	焦虑平均值(5.6 vs 4.2)抑郁平均值(4.8 vs 3.5)分数比一般人群标准高
Myhren (2010)[60]/ Norway	纵向研究		大于和等于 3 个月和 12 个月				失业和乐观能预测焦虑得分；手术和乐观预测抑郁
Peris (2011)[62]/Italy	横断设计研究、历史回顾	控制：86/72.1% 干预：123/83.7%	肿瘤 12 个月	控制ᵉ：38.5/20.1 干预ᵉ：44.1/17.8	控制：44.9 干预：43.7	HADS≥11	两组对照焦虑发病率为 8.9% 与 17.4% 抑郁发病率为 6.5% 与 12.8%
Wade (2012)[63]/UK	前瞻性研究	100/52%	3 级患者 3 个月	22/8ᶠ	57	CES-D≥19 staiᵉ≥44	抑郁 46.3% 焦虑 44.4%
Schandl (2013)[64]/ Sweden	前瞻性研究	150/41.5%	综合 ICU 2 个月	55ᵉ/1.5/6	不良结果组 =54 没有不良结果组 =60	HADS≥8	结论：31% 有不良心理结果 35（23%）焦虑 19（12.6）抑郁
Kowalczyk (2013)[65]/ Poland	前瞻性研究、横断设计研究	195/57.5%	综合 ICU 之后时间不定	14.9/ 没有报道	48.1	HADS>10	64（34.4%）焦虑 51（27.4%）抑郁

ª APACHE Ⅱ评分

ᵇ 医院焦虑抑郁量表

ᶜ 老年抑郁评价量表

ᵈ APACHE Ⅲ评分

ᵉ 快速急性生理功能评分

ᶠ 中间值

BAI，贝克焦虑量表；BDI，贝克抑郁量表；CES-D，流行病学研究中心抑郁量表；GDS，老年抑郁量表；ICU LOS，ICU 住院时间

抑郁病率的研究摘要，其中的一些差异可以用案例组合或评估时间的不同来解释。

患者在出院时往往表现出极度的痛苦状态，而在出院一年后[50,51]，这些患者的症状往往会减少。然而，评估的片段化时间节点不可能完全反映焦虑和抑郁的状态，并确定是否全都有治疗方案，或者评估节点后是否还有新发病例。例如，在 ARDS 的患者中，抑郁程度从出院后 1 年的 16% 上升到 2 年[57]的 23%。这可能反映了这组患者总体恢复期延长，他们往往是最严重的患者，平均重症监护病房的住院时间为 34 天。因此，抑郁分值的上升可能反映了身体恢复期延长。

抑郁还与康复的其他方面有关,特别是HRQOL,但有抑郁症的患者往往给自己HRQOL的评分要低于正常人的分数,然而我们并不清楚这两者之间的相互关系。也有可能是生活质量较差的患者,更容易出现抑郁,而不是抑郁导致了较差HRQOL。在收住ICU之前就有心理问题的患者出院后更容易形成较差的HRQOL,尽管对患者入住ICU前症状的评估很困难,但在某些情况下,这些信息可以从亲属或护理人员那里获得。

抑郁和创伤后应急症状的相关性越来越高[66],但虽然它们之间存在关联,但彼此还有显著差异和不同的治疗手段。患有抑郁的患者更可能表现出创伤后应激症状,反之亦然。但诊断起来却很困难[67]。

(五)创伤后应激障碍

近些年人们对创伤后应激反应的发展越来越感兴趣,例如越来越多的重症存活者认识到创伤应激障碍是重症疾病后的反应,他们对这类症状的了解越来越深入。重症存活者要符合许多标准才能明确创伤后应激障碍(posttraumatic stress disorder,PTSD)诊断[68,69],并且在2013年美国精神病学会提出了创伤后应激障碍的标准(详见框4.1)。

在从ICU出院后的最初几天里,很多患者出现创伤后应激障碍中的一些症状被认为是正常的反应。因此,从异常的症状中区分出属于正常的反应这很重要,这需要通过评估症状严重程度、症状持续时间和对个人生活影响来完成。只有症状持续1个月以上才能诊断PTSD。这些症状通常会对工作、生活或其他重要活动造成很大影响,所有开展重症患者出院随访服务的时间节点很重要[72]。值得注意的是PTSD症状可能会在某一时间段复发,而住在监护病房本身就是症状复发的催化剂,就像重温战争事件[44]。

创伤后症状包括4个综合征[根据《精神疾病诊断和统计手册》(DSM-IV)的标准,其中3个综合征已经被识别出来],主要包括:闯入性思维、逃避行为、认知和情绪的消极变化和极度兴奋状态4个方面。患者往往不自主的重新体验创伤性事件,通常以"闪回"和/或噩梦的形式出现。这个时候他们往往选择逃避的方式,只有这样才能减少侵入性思维。对于重症监护患者来说,回避性行为的表现从简单地避免看医院的电视节目,不谈论他们在ICU经历,到更严重的患者不能复诊和去其他医院就医。后者增加了统计方面的困难。认知和情绪的消极改变表现为持续的自我责备或责备他人关于严重疾病的原因或后果。过度兴奋的表现是:不能集中注意力或入睡困难。给一位严重疾病的存活者做出PTSD的诊断时必须对这4个综合征做出全面的评估。

与焦虑和抑郁等其他心理症状一样,在进入重症监护后,很难确定PTSD的发生预期,因为所有症状是通过自述方式得到的,不同的研究设计,不同的病例组合和在重症护理国际上的差异,使确认PTSD的发病率很困难。尽管有些患有明显的创伤后应激障碍综合征,特别是有逃避行为的患者,但他们不是很愿意参加这方面的研究调查,这些情况导致了对PTSD和创伤后应激症状(postramatic stress symptoms,PTSS)的发病率只是一个预估值。患者可能有显著的PTSS,而没有患上PTSD,主要是这些症状是用自我报告的方法进行评估的。据报道,严重的创伤后应激反应或PTSD的患病率从5%到64%不等[63,70]。

通过文献可以找到一些明确的不可变和可变危险因素,它们能够预测继发的焦虑、抑郁和创伤后应激症状,尽管表现是不一致的。不可变因素与个人情况相关[48],包括:既往精神病史,既往应激事件,因创伤入院史[67],女性相比男性[49,50,74],年轻患者相比老年患者都更容易焦虑[50]。有趣的是,就业和教育水平等个人特征似乎也与是否发病有关。可变因素往往与严重的疾病经历有关:较长ICU住院时间[50,51]、较长持续时间、镇静药类型和剂量和/或神经系统的阻滞药[63]、机械通气、使用约束、ICU内应激或刺激都更容易发生创伤后应激症状。急性应激或抑郁的早期迹象是持续病症的有力预测因素。在重症监护中出现的后续问题比如神经心理障碍也可以预测到更高的抑郁指数[55]。

最新的文献中有证据表明患者主观的加强监护治疗经历也对创伤后应激症状有影响。这些经历往往被报告为在重症监护病房的不愉快记忆[31,44,76,77],将在本章后面讨论。

(六)记忆和感知

有趣的是,疾病的严重程度并不是总能预测PTSS的反应[40,50],但是这样的反应更有可能受到患者在重症监护经历的认知的影响。这是在重症监护中的特征之一:患者对事实事件的回忆有限,并且在叙事上有巨大分歧因为他们对自己的病情知之甚少。有些患者会说出令人沮丧或不愉快的事实记忆比如疼痛、患者脸上的氧气面罩和呼吸困难等经历,然而更常见的是,患者经常会有一些令人不安

框 4.1

创伤后应激障碍诊断标准

A. 以下述 1 种（或多种）方式接触于实际的或威胁的死亡、严重的创伤或性暴力：

- 直接经历创伤性事件
- 亲眼目睹发生在他人身上的创伤性事件
- 获悉亲密的家庭成员或亲密的朋友身上发生了创伤性事件。在实际的或被威胁死亡的案例中，创伤性事件必须是暴力的或事故的
- 反复经历或极端接触于创伤性事件的令人作呕的细节中不适用于通过电子媒体、电视、电影或图片的接触，除非这种接触与工作相关

B. 在创伤事件发生后，存在以下一个（或多个）与创伤性事件有关的侵入性症状：

- 创伤性事件反复的、非自愿的和侵入性的痛苦记忆
- 反复做内容和 / 或情感与创伤性事件相关的痛苦的梦
- 分离性反应（例如，闪回），个体的感觉或举动好像创伤性事件重复出现（这种反应可能连续出现，最极端的表现是对目前的环境完全丧失意识）
- 接触于象征或类似创伤性事件某方面的内在或外在线索时，产生强烈或持久的心理痛苦
- 对象征或类似创伤性事件某方面的内在或外在线索，产生显著的生理反应

C. 创伤性事件后，开始持续地回避与创伤性事件有关的刺激，具有以下 1 项或 2 项情况：

- 回避或尽量回避关于创伤性事件或与其高度有关的痛苦记忆、思想或感觉
- 回避或尽量回避能够唤起关于创伤性事件或与其高度有关的痛苦记忆、思想或感觉的外部提示（人、地点、对话、活动、物体、情景）

D. 与创伤性事件有关的认知和心境方面的负性改变，在创伤性事件发生后开始或加重，具有以下 2 项（或更多）情况：

- 无法记住创伤性事件的某个重要方面（通常是由于分离性遗忘症，而不是诸如脑损伤、酒精、毒品等其他因素所致）
- 对自己、他人或世界持续性放大的负性信念和预期（例如，"我很坏"、"没有人可以信任"、"世界是绝对危险的"、"我的整个神经系统永久性地毁坏了"）。
- 由于对创伤性事件的原因或结果持续性的认知歪曲，导致个体责备自己或他人
- 持续性的负性情绪状态（例如，害怕、恐惧、愤怒、内疚、羞愧）
- 显著地减少对重要活动的兴趣或参与
- 与他人脱离或疏远的感觉
- 持续地不能体验到正性情绪（例如，不能体验快乐、满足或爱的感觉）

E. 与创伤性事件有关的警觉或反应性有显著的改变，在创伤性事件发生后开始或加重，具有以下 2 项（或更多）情况：

- 激惹的行为和愤怒的爆发（在很少或没有挑衅的情况下），典型表现为对人或物体的言语或身体攻击。
- 不计后果或自我毁灭的行为
- 过度警觉
- 过分的惊跳反应
- 注意力有问题
- 睡眠障碍（例如，难以入睡或难以保持睡眠或休息不充分的睡眠）

F. 这种障碍的持续时间（诊断标准 B、C、D、E）超过 1 个月

G. 这种障碍引起临床上明显的痛苦，或导致社交、职业或其他重要功能方面的损害

H. 这种障碍不能归因于某种物质（例如，药物、酒精）的生理效应或其他躯体疾病

的回忆，比如奇怪的感知体验[79, 80]、"噩梦"或"幻觉"的记忆[31, 44, 78]。虽然很多患者都有过类似经历，但那些说出来的人本质上是存在被迫害妄想症的，他们通常会与其他地方的感觉联系在一起，重温以前的生活事件或者抢救经历[80]。这些记忆通常看起来是"真实的"，而且在当时对患者来说是痛苦的，

在接下来的几个月里可能会被详细地回忆起来。有妄想症而不是事实记忆更有可能导致痛苦，对事实事件缺乏记忆可能会导致长期的心理问题，重要的因素是在 ICU 的记忆内容，而不是记忆数量。在表 4.2 中总结了在重症监护病房之后的创伤后应激反应的研究。

表 4.2

检测重症监护室幸存者创伤后应激障碍综合征(PTSS)的研究总结

第一作者 / 国家	研究设计	例数 / 男性	同期组群	敏度 ª/ICU 住院时间	年龄	测评量表 / 划界分数	主要发现
Perrins (1998) / 英国[83]	前瞻性研究	38/-	普通 ICU 出院后 6 周,6 个月和 12 个月	—/6	49	IES/-	在 12 个月内逃避和侵入得分减低;得分与患者的 ICU 回忆有关—没有回忆的会得更高的得分
Schelling (1998) / 德国[40]	回顾性横断面研究	80/51%	ARDS;患者出院时间超过 10 年	22/32	36	PTSS>35	25% 的得分是在划界分数以上;症状是与 ICU 创伤记忆的数量有关
Nelson (2000) / 英国[51]	横断设计研究	24/58%	急性肺损伤后 19 个月(中位数)	58/27	40	7 项调查问卷	与镇静天数和神经阻滞剂使用天数和 PTSS 分数显著相关
Scragg (2001) / 英国[52]	横断设计研究	80/52%	收住 ICU 超过前一次 2 年以上	—/—	57	IES≥20	逃避处于高水平的 12%,侵入想法处于高水平的 8%。年轻的患者的 IES 得分较高
Jones (2001) / 英国[53]	队列研究	30/66%	普通 ICU;2~8 周	17/8	57	IES	没有真实的回忆却说出妄想的回忆的患者的在 8 周内 IES 得分较高
Jones (2003) / 英国[54]	随机对照试验	116/61%	3 个医院的普通 ICU 患者;出院后 8 周和 6 个月	17/14	58	IES≥19	在 8 周内但不是 6 个月内,没有接受 6 周的康复方案的患者的 IES 得分较低;51% 的得分 >19 在 6 个月内
Kress (2003) / 美国[85]	随机对照试验	32/58%	内科 ICU;出院后 11~14 个月	对照组 18.4/ 12.8 干预组 16.2/6.9	48	IES;结构性临床访谈	评估取消每日镇静的效果;在干预组的患者显示出更低的 IES 评分(没有统计学差异);与干预组相比,对照组的 6 个患者诊断了 PTSD
Cuthbertson (2004) / 英国[41]	前瞻性队列研究	78/72%	从普通 ICU 出院后 3 个月	18/5.6	58	DTS≥27- 高水平 ≥40 PTSD	22% 显示出高水平的 PTS 的症状和 12% 确认 PTSD
Kapfhammer (2004) / 德国[47]	截面的	46/52%	ARDS;治疗后中间 8 年	22.5/—	36	PTSS-10> 35	24% 的患者诊断为 PTSD;进一步的 17% 具有亚阈值 PTSD;PTSD 被报道具有较差的 HRQOL
Rattray (2005) / 英国[50]	纵向预期性	80/64%	一般 ICU;出院,6 个月和 12 个月	17.7/4.9	55	IES≥20	12% 报道有严重的回避型行为,18% 在 12 个月时有严重的侵入想法;超过 12 个月分数没有减少,并且和报道的 ICU 记忆及年龄相关
Sukantarat (2007) / 英国[58]	预期性	51/43%	在 ICU≥3 天;在离开 ICU 3~9 个月后	15.3/16.9	57.4	IES;侵入 ≥21;回避 ≥18	3 个月时,24% 侵入;9 个月时,20% 侵入;3 个月时,36% 回避;9 个月时,38% 回避

续表

第一作者/国家	研究设计	例数/男性	同期组群	敏度[a]/ICU住院时间	年龄	测评量表/划界分数	主要发现
Wallen (2008)/澳大利亚[86]	预测性队列	100/68%	≥24 小时 ICU LOS；医学/手术 ICU；出院后 1 个月	13.0/2.4	63	IES-R≥33	平均 IES-R=17.8；13% 分数高于界限分数 16 岁的患者更可能报道 PTSS，5.6 倍
Weinert (2008)/美国[82]	预期性	149/52%	医学和手术 ICUs；2 个月和 6 个月	—/—	54	PTSD 在 3 个领域有 6 个正响应	在 12 个月时 PTSD 发病率为 17%，在 6 个月时减少到 15%；报道了精神错乱记忆的患者具有更高的 PTSD 分数
Myhren (2009)/挪威[62]	截面的	255/63%	医学/手术 ICUs 和 CCU；出院后 4~6 周	SAPs 37/12 天	48	IES≥35	25% 在阈值以上
Myhren (2010)/挪威[80]	纵向的		第 3 和第 12 个月				在 12 个月时，27% 在阈值以上；在整个时间里，分数没有不同；高教育水平，性格乐观，事实记忆，痛苦记忆，是 PTSS 独立的预测因子
Peris (2011)/意大利[62]	截面的和历史回顾	控制：86/72.1% 预防：123/83.7%	肿瘤 12 个月	控制[e]：38.5/20.1% 预防：44.1/17.8%	控制：44.9 预防：43.7	IES-R	预防组 PTSD 风险值低 (21.1% vs 57%)
Wade (2012)/英国[63]	预期的	100/52%	患者 3 级 3 个月	22/8[f]	57	PDS≥18	可能 PTSD27.1% 最强烈的预测因素是在 icu 的情绪，侵入性的记忆，感知的疾病和心理历史
Bienvenu (2013)/美国[87]	预期的	186/55%	急性肺损伤 3、6、12 和 24 个月	23/13		IES-R 项目主要得分≥1.6	35% 的 PTSD 患者在 2 年随访 症状持久
Schandl (2013)/瑞典[84]	预期的	150/415%	综合 ICU2 个月	55[e]/1.5/6	心理干预组=54 无心理干预=60	PTSS-10>35	31% 的人有不良的心理结果 21（14%）PTSD 评分高

[a] APACHE II 评分

[b] 医院焦虑抑郁量表

[c] 老年抑郁评价量表

[d] APACHE III 评分

[e] 快速急性生理功能评分

[f] 中间值

ARDS，急性呼吸窘迫综合征；DTS，Davidson 创伤量表；HRQOL，健康相关相存质量；ICU LOS，ICU 住院时间；IES，事件影响量表；PTSD，创伤后应激障碍；PTSS，创伤后应激症状；SAPS，简化急性生理评分

（七）认知功能障碍

在过去的 10 年中对严重疾病存活者的认知障碍只能做到确诊及评估程度。尽管在患病率和严重程度上有一些差异，但一般来说，超过一半的存活者在出院时被诊断认知障碍，大约四分之一的人 12 个月后仍然存在问题（表 4.3）[6, 11]。认知问题包括记忆、注意力和执行力，还包括推理和决策，这些因素不仅对患者还对其家庭成员的日常生活产生重大影响，并且与长期痴呆症有相关性。接受重症监护病房治疗急性呼吸窘迫的患者似乎比其他重症患者更容易出现认知障碍。

表 4.3
重疾后认知功能研究综述

第一作者/国家	研究设计	例数/男性	组群特性	敏度/ICU 住院时间	年龄	测量量表/得分范围	主要发现
Adhikari 2009/加拿大[89]	前瞻性列队研究追踪 6 个月、1、2、3、4 年	109/（71 例完成研究）	呼吸窘迫综合征群组（ARDS）	PACHE Ⅱ 平均得分 23 分（15～27 之间）ICU 停留时间平均 27 天（16～51 天）	平均 42 岁（35～56）	记忆评估自评量表（MAC-S）	MAC-S 得分：能力方面 76 分（61～93）频率：91 分（77～102）；8% 和 16% 的受访者的 >2 和 1.5SD 分别低于美国标准
Duning 2010/德国[90]	对照研究 1% 患者经历过低血糖	74/44（59%）	外科术后入住 ICU	SAPS 平均得分 39±2.3 ICU 停留时间平均 27±1.6 天	平均 66.3± 1.3 岁	精神状态检查量表（MMSE）；韦氏记忆量表（WMS-R）；追踪测试量表 A 和 B；色彩测试；图片测试（Rey-O）；语速测试	在大多数测试中（对照组与对照组比较），均以神经认知功能测试为主；与未发生低血糖的患者相比，低血糖患者的视空间技能明显受损；组间的其他因素相似
Ehlenbach 2010/美国[91]	前瞻性列队研究	研究总人数 2 929 人；n = 41 严重疾病 /23（56%）	严重疾病的老年患有（>6 5 岁）	没有描述	平均 75.4 岁（±6.6）	认知能力筛查表（CASI）= 连续评分 0～100 分"痴呆患者"	重症住院治疗导致 CASI 减少 -1.5（-3.0～1.0），这一变化包括重症住院治疗（不显著）危重症患者 31.1/（1 000 人·年）有痴呆（95% C1 12.9～74.6），14.6/（1 000 人·年）有痴呆（95% C1 12.6～17.0）为从未住院
Girard 2010/美国[14]	前瞻性列队研究	研究总人数 126 名患者（7 7 完成认知评估）/40（52%）	内科 ICU 患者	PACHE Ⅱ 平均得分 29 分（23～34 之间）	平均 61 岁（47～71）	数字测试；追踪测试量表 A 和 B；色彩测试；图形识别测试（Rey-O）；语速测试	3 个月时的认知功能：无损伤 -16/76（21%）；轻/中度损伤 -13/76（17%）；严重损害 -47/76（62%）；12 个月认知功能：无损伤 -15/52（29%）；18/52（35%）；19/52（36%）谵妄持续时间是 ICU 术后 3 个月和 12 个月认知功能障碍的独立预测因子

续表

第一作者/国家	研究设计	例数/男性	组群特性	敏度/ICU住院时间	年龄	测量量表/得分范围	主要发现
Jackson 2010/美国[93]	RCT研究，唤醒和呼吸控制（ABC）试验，随访3个月和12个月	180/89（49%）	内科ICU患者	PACHEⅡ平均得分28 SOFA评分是9	评均61岁（51～71）	数字测试；精神状态检查量表（MMSE）；图形复制测试；图形识别测试；追踪测试量表A和B；数字测试	79%和71%的患者认知障碍在3个月和12个月减少，干预组与对照组的患者在3个月认知障碍的受损比是70%比91%，同样数量的患者在12个月两组受损比例相似
Sacanella 2011/西班牙[94]	前瞻性列队研究	230（112名患者1年内有过评估）57%	≥65岁入住ICU的患者	PACHEⅡ平均得分19±6.0 ICU平均住院天数9.4±10.2	平均73±5.5岁	精神状态检查量表（MMSE）	10%的患者在12个月的时候MMSE得分<24
Torgersen 2011/挪威[95]	前瞻性列队研究，追踪3～12个月	55/—	综合ICU患者	SAPSⅡ平均得分35±14.0 ICU住院时间10±9.5天	平均51±16.2岁	剑桥神经生理自动测试（CANTAB）	出院时18/28（64%）患者3个月时仍然存在认知障碍；在3，4/35（11%）和3/30（10%）在12个月时继续存在认知障碍；认知障碍与入住ICU前后测试因素无关
Jackson 2012/美国[92]	RCT研究方法，在家康复了3多个月	21/11（52%）	内科/外科ICU	PACHEⅡ平均得分25.5（19.5～33.0）ICU住院时间5.8（4.3～7.0）		TOWER测试；7～13 简易精神状态测验 执行力障碍问卷	3个月得分：TOWER测试：干预组高于对照组得分13.0（11.5～14.0）vs 7.5（4.0～8.5），P<0.01 简易精神状态测验：对照组26.5（24.8～28.5）；干预30.0（29.0～30.0）执行障碍：对照组16.0（7.8～19.2）；干预8.0（6.0～13.5）
Mikkelsen 2012/美国[96]	队列研究	213（122完成1项以上测试；75例在12个月内在所有领域进行了测试）/43%	呼吸窘迫综合征群组（ARDS）	PACHEⅢ平均得分85（63～102）	平均49岁（40～58）	WAIS-Ⅲ：词汇测试 WAIS-Ⅲ：相同点测试 WMS-Ⅲ：逻辑测试 控制口语单词联想测验	参与者在12个月内认知障碍测试41/75（55%）。要考虑所有参与者在一个领域测试：词汇量-3/98（3%）推理-3/98（3%）

续表

第一作者/国家	研究设计	例数/男性	组群特性	敏度/ICU住院时间	年龄	测量量表/得分范围	主要发现
						Hayling句子完成测验	内存 −12/92（13%）口语流利 −15/96（16%）执行功能 −57/100（57%）12个月内参与者的血氧饱和度和中心静脉压偏低
Panharipande 2013/美国[11]	队列研究 3～12个月随访	821/420（51%）	内科/外科ICU	PACHE Ⅱ平均得分25（19～31）	平均61岁（51～71）	RBANS追踪测试量表B	在3个月和12个月的认知得分中值分别为79（70～86）和80（71～87）这些得分比年龄调整后的人群平均值低1.5SD，与轻度认知障碍患者的得分相似，3个月时40%的患者和12个月时34%的患者与中度创伤患者的得分相似

PACHE，急性生理与慢性健康评分；ARDS，急性肺损伤；MMSE，精神状态检查量表；Rey-O，复杂图形识别评分；WMS-R，Wechsler记忆评分量表

导致认知障碍的各种因素包括精神错乱、低氧血、低血压、血糖失调、使用镇静剂、脓毒症、炎症和睡眠质量[6,11,88]。尽管这些关系中有许多看起来不一致，而且可能在重症监护患者中选择明确的分组会有很多的问题，但谵妄已经被反复证明是对认知障碍的高度预测。

二、重症疾病后患者的预后评估

在严重疾病之后对患者健康结果的评估是至关重要的——既要确定患者的康复情况，也要为正在进行的治疗提供信息。以下讨论了HRQOL和物理、心理和认知功能相关的措施。

在严重疾病之后多久患者的预后情况需要评估目前还不清楚，但倘若出院后有持续数月甚至数年的进展性损伤，这时候评估时间应该有个特定的日期，例如出院后6～12个月。为了研究调查，需要对患者进行2年以上的随访才能确定与严重疾病和治疗相关的长期发病率[2]。

（一）重症疾病后生命质量的测评

用来测量HRQOL的量表种类很多，大致可以分为两类：对所有疾病都通用的，或者特定于某种疾病的评估。通用测量工具也有它的一个局限性，虽然它可以应用于广泛的人群，但其可能无法对特定的疾病特征做出反应，使得在对异质性重症监护人群的评估中出现问题[97]。尽管最近发表的文章已经确定了一些有用的工具（表4.4），但一种能够可靠且有效地展现正在康复的危重患者的反应能力，以HRQOL为测量基线的通用工具是很难找的。SF-36是文献中最常用和最有效的工具，包括各种危重患者群体（例如，综合ICU、ARDS、创伤和感染性休克患者）。在比较两种相关的测评工具时，15D被认为同欧洲Qol-5维（EQ-5D）相比较，对发现患者健康状态的临床差异更敏感[98]。

（二）重症疾病后的活动功能测量

有大量现成的测量工具用来测试个体的生理功能，通常这些工具关注的功能状态范围是从不能自理到完全自理[109, 110]。表 4.5 总结了一些常用的测量工具，用于测量急性或重症疾病之后患者的生理功能。还有许多其他的测量工具用于特定的临床群体中，包括 Katz 的 ADL[111]指数和日常生活活动量表[112]，但

表 4.4

测评重症疾病患者健康相关生命质量的测评工具的总结

测评工具	条目	观念 / 维度
健康调查简易量表（SF-36）[100, 101]	36	生理：功能，角色受限，疼痛，总体健康，心理：生命活力，社会功能，角色限制，心理健康；健康变化自评；各维度反应水平（2～5）
欧洲五维健康量表[98, 102]	5	行动能力，自我照顾能力，日常活动能力，疼痛 / 不舒服，焦虑 / 抑郁；每个维度包括 3 个水平；成本效益指标
15D 生命质量量表[98, 103]	15	行动能力，视力，听力，呼吸，睡眠，饮食，讲话，排泄，日常行为活动，心理功能，不舒服，压力，抑郁，生命活力和性行为；5 分的度量标准（1= 功能正常；5= 最低的功能或无功能）
意大利生活质量量表（QOL-IT）[104]	5	生理行为；社会生活；生活质量感知；语言交流；功能限制；各种反应水平（4～7）
生存质量评估（AQOL）[105]	15	疾病状态（3 项）；独立生活（3 项）；心理感觉（3 项）；社会关系（3 项）；心理良好状态（3 项）；4 个反应水平；成本效用分析有效
西班牙生活质量量表（QOL-SP）[106]	15	基本的生理行为活动（4 项）；日常的行为活动（8 项）；情感陈述（3 项）
疾病影响程度量表（SIP）[107]	68	生理：躯体的自主性；行动控制；行动安排；心理：心理自主性和交流；社会行为；情绪的稳定性；从最初的 136 项基础上制定的
诺丁汉健康量表[108]	45	日常生活：精神，疼痛，情绪反应，睡眠，社会孤独感，身体活动；日常生活：就业问题，家务，社会生活，家庭生活，性生活，嗜好，休假
生活质量感知量表（PQOL）[99]	11	满意：身体健康；思考 / 记忆的能力；快乐；与家庭和朋友联系；对社区做贡献；户外活动；收入是否满足需求得到别人的尊重；生活的目的和意义；工作 / 不工作 / 退休；每项得分在 0～100 之间

表 4.5

重症疾病后评估生理功能常用测量工具

测量工具	测量内容	评分范围 / 注释
圣乔治呼吸问卷（SGRQ）[121]，SGRQ-C[120]	COPD 特定项目评估三个方面；症状（7 项）；活动能力（2 个复合项目）；影响（7 个复合项目）	对评估项目的反应根据以往调查和经验计算出权重；较高的得分显示出健康状况较差；主要应用于慢性肺部疾病，包括 ARDS
6 分钟步行试验（6MWT）[114]	步行距离，反应心肺疾病患者的功能代偿能力	通过步行评估中度心力衰竭和 ARDS 患者功能代偿能力
Barthel 指数（BI）[118, 119]	功能能力的 10 项内容（日常生活活动）	自理：全部 =0～4，严重 =5～12，中度 =13～18，轻度 =19，不能自理 =20
功能独立性评定（FIM）[119]	康复的患者独立生活障碍的严重程度	两方面 18 种日常行为活动：运动（13 项），认知（5 项）7 分的顺序；评分范围（完全独立 - 依赖）
计时起立行走测试（TUG）[116]	从椅子上站立，正常步态行走 3m，然后返回坐在椅子上的功能能力	≤10 秒 = 正常；≤20 秒 = 良好的移动能力，独立的，可以独立外出；21～30 秒 = 需要监督行走过程和行走助行具
往返步行试验（SWT）[115]	用事先录制好的音频在 10 米距离促进完成的往返行走	受试者保持速度和音频声音；12 种速度水平（0.5～2.37m/s）

ARDS，成人呼吸窘迫综合征

是这些还没有被普遍用于严重疾病的存活者身上。

与心脏或肺功能障碍相关的身体活动，可以根据改良的 Borg 量表[113]，通过在运动过程中感受到的呼吸急促（呼吸困难）来评估，从 0（无呼吸困难）到 10+（最大）。Borg 量表通常与其他体育活动工具一起使用，例如 6 分钟步行测试（6 MWT）[114]。

（三）重症疾病后心理功能测量

重症疾病后存活者的康复过程和轨迹仍然是一个重要但研究不充分的领域[88]。探索重症监护经历的影响，包括持续的应激和痛苦[13, 79, 122, 123] 以及患者的记忆[76, 77]，现在已经成为研究和实践的重要领域[88]。在一种严重疾病之后评估情绪和心理健康的工具主要关注心理结构，包括焦虑、抑郁、恐惧和创伤后应激症状[124]（表 4.6）。在严重疾病发作期间与个体相关的心理构念还包括激动和意识不清 / 谵妄（在第 7 章进一步讨论）。

对心理预后的评估主要依赖于通过自我报告的调查问卷，这些问卷以邮寄调查或有组织的面试等形式进行管理。很少有研究能包括临床评估，如临床管理 PTSD 量表，即诊断 PTSD 的黄金标准[125]。因此，这意味着，这些问卷就是筛选工具，用于确定哪些患者是有严重临床问题风险的人。问卷调查不是诊断性的，认识这一点在考虑设计、实施和评估任何干预措施时十分重要。在这个患者群体中，许多标准化的问卷都具有可信度和有效度，但是使用不同的调查问卷仍然会使结果变得不一致。在研究焦虑和抑郁临床问题时经常会使用 HADS 量表[31, 49, 50, 59-61]、Beck 的焦虑量表[56]、State Trait 焦虑量表（STAI）[85]和 Beck 抑郁量表[56, 85]。评估创伤后应激反应会使用事件影响评分量表（IES）[50, 53, 61, 85]；评估创伤后应激综合征会使用 10- 问题量表（PTSS-10）[40]、Davidson 创伤量表[41]；有 ICU 经历的用重症监护 -7（ETIC-7）项目量表[52]、Kessler-10 量表[126]、创伤后应激综合征症检查表 - 普通版本 5（PCL-5）[127]和创伤后应激诊断量表（PDS）[128]。

这些工具通常包括"界限"或"阈值"得分，以便对疾病的存在或严重程度进行筛查。例如，在 HADS 的任一量表中 8～10 分表明可能存在某种疾病，而得分为 11 或以上的则表明可能存在这样的情况[129]。这些自述式测量方法的一点局限在于敏感性（正确识别已患病者的能力）可能很高，但特异性（正确识别未患病者的能力）不是很高，因此心理疾病的发生率可能被高估。这个局限使测量变得困难，也是测出重病后真实的心理负担程度的挑战之一。其他挑战包括招募不同群组和患者亚群（例如，患有成人呼吸窘迫综合征或急性肺损伤）。国际上 ICU 治疗指南的变化也意味着在疾病严重程度的评估、计划或计划外入院、年龄和入院原因等方面的病例组合中可能存在差异。

表 4.6

重症疾病后常用心理功能测量工具示例

测量工具	测量内容	得分范围
事件影响量表（IES）[130]；IES-R[131]	15 项；评估创伤后应激水平；2 个分量表：闯入性思维，逃避行为；修订版（IES-R）加上过度反应量表（7 项）	在过去 7 天内闯入性思维的频率；0= 没有；5= 经常更高的得分提示更大的应激；分数≥26（闯入和逃避联合）是有重大意义的
医院焦虑抑郁量表（HADS）[129]	14 项；4 分量表；测量没有心理疾病患者的情绪障碍；关注于心理学的而不是焦虑和抑郁的生理症状	联合得分≥11 提示临床障碍
抑郁自评量表（CES-D）[132]	20 项自述式量表评估在最初几周的抑郁症状出现的频率和严重程度	得分范围 0～60；较高的得分反映出症状和严重程度的减低
Kessler 10 量表（K-10）[133]	10 个自述测评项目（5 个得分点）对过去 4 周没有心理障碍的人员进行测评	平均得分 10～50；得分越高心理障碍程度越厉害
创伤后心理障碍（PTSD）检查表（PCL）[134]	与 DSM-V 标准相对应的 20 项（5 个得分点）PTSD 症状自我报告评估	平均得分 20～100；PTSD 的症状程度与得分呈正比
创伤后心理障碍症状 14（PTSS 14）[135]	14 个项目 PTSS 10 量表，涵盖所有方面的创伤后应激障碍符合诊断和统计手册的精神障碍（DSM-Ⅳ）症状类别	2 部分：A 部分 -ICU 创伤记忆评估；B 部分 - 创伤后应激障碍症状；分数范围 14～98

（四）重症疾病后认知功能的测量

在过去的 10 年中对危重病存活者的认知或精神心理评估变得更加普遍。尽管在危重疾病的研究中倾向于用稍短的测试量表（表 4.7），但仍然存在着全面而冗长的测试内容。这种评估通常需要超过 30 分钟，这可能会使一些人疲劳，特别是在危重疾病的早期恢复阶段。神经心理学仪器测试虽然是非侵入性的，但其中许多需要以面对面的形式使用，而通过电话或邮寄的问卷进行测试的形式被局限了。在多个场合重复使用相同的仪器测试可能会导致练习效应，换句话说，重症疾病存活者学习到了如何在测试中表现得更好，因此，在某些情况下，有多个版本的工具是有益的。此外，一些测试需要由

合格的心理学或精神病学专业人员进行管理。在进行神经心理学测试时，它可以评估认知障碍的性质、严重程度、患病率和发病率[136]。跨文化差异确实存在于神经心理学评估中测量的某些领域，因此需要与标准数据进行比较以进行分析和解释，例如，用于评估神经心理状态的 Repeatable Battery（RBANS）量表需要国家特定的数据[137]。

最常用的简要衡量标准是迷你心理状态检查量表（MMSE）[138]，然而其不敏感性、易受天花板效应影响，以及区分认知领域的能力十分有限，往往只在简单的评估中使用。与此相反，更冗长的措施，如 RBANS[139]、跟踪测试 TMT[140]、Wechsler 记忆量表修订版和韦氏[141]成人智力量表修订版提供了记忆问题更多的细节和更好的区别[142]，但往往会让

表 4.7

重病患者认知和神经心理功能测评表

工具名称	测量	平均得分 / 注解
迷你精神状态测量表（MMSE）[138]	5 个领域的 11 个项目包括方向，记忆，注意力和集中，延迟回忆，语言	得分为 23 分，或低于 2 分，表明存在中度至重度认知障碍；5～10 分钟来管理 23 分，或任何领域低于最大值 2 分，表明存在中度至重度认知障碍；5～10 分钟来管理
Repeatable Battery 神经心理评估表（RBANS）[139]	包括即时记忆、视觉空间结构、语言、注意力、延迟记忆在内的五个指标的认知功能的多个领域的测量	RBANS 量表必须由专业心理科医生完成，测试环境要不受外界干扰，要多个试卷
追踪测试量表[140]	A 部分要求快速连接 25 顺序号码 B 部分测量视觉扫描，视觉与认知的链接 25 个交替的数字和字母以升序排列	分数是指完成每部分所需的秒数（考官会在出现错误时指出错误，因此会包括修正时间）；然后将其转换为 10 分制，每部分 10 分是最好的分数；总分数 12 秒表示有减损
自测记忆量表（MAC-S）[143]	42 个项目，每个项目 2 分 21 个能力项目，24 个常用项目，4 个是国际项目 从最差到最好共 5 个评级	能力方面包括个人的远期记忆；记忆；数字回忆；日常任务导向的记忆；单词记忆 / 语义记忆；空间 / 地形记忆 出现域的频率包括词和事实回忆或语义记忆；注意 / 浓度；日常任务导向的记忆；一般健忘；面部识别
精神状态检测表（NCSE）[144]（现在被认可的）	从语言、结构、记忆、计算和推理五个方面进行筛选	以网络格式呈现并已翻译成多种语言，已经形成青少年和成年人规范的测试数据 60～64 岁，65～74 岁，75～84 岁（http://www.cognistat.com）
Wechsler 记忆测量表（WMS-R）[141]	测量成年人不同的记忆功能；包括空间加法、符号广度、设计记忆、一般认知筛选、逻辑记忆、言语配对、视觉再现等 7 个子测试	该测量表有 5 个得分指标，包括听觉记忆、视觉记忆、视觉工作记忆、即时记忆和延迟记忆
Wechsler 成人理解力测量表（WAIS-R）[142]	测量成年人和年龄较大的青少年的智力；虽然它是用来衡量智力而不是认知的，但它经常与 WMS-R 结合使用	10 个核心子测试和 5 个补充子测试；4 个分数（语言理解和工作记忆结合起来提供语言智商指数；感知组织和处理速度，结合起来提供性能智商指数）以及整体全面的智商

那些被测试的人感到厌倦，尤其是老年人。诸如记忆评估诊所自我评定量表（MAC-S）[143]和Copistista统计[144]等量表在这两个极端之间提供了一个选择。

三、重病后提高康复效果

重症疾病存活者在几周到几个月的时间里经历了多方面的、长期的折磨，而且往往会延长至数年。重症疾病后提高康复效果的干预措施可以在生病期间任何时间点进行。其中一些在ICU里完成的，直接限制重症监护的有害影响或尽可能促进康复的干预措施是多学科重症监护小组的首要责任。其他促进康复的干预措施可能在患者出ICU但未出院或已经出院后完成。后者的这些康复方案通常是与医疗团队的其他成员合作完成的，即使只有少量证据表明具体方案在改善复苏方面是有效的，但是积攒的越来越多的原则证据都支持这些方案[15]。

（一）ICU的干预措施

为提升ICU的长期康复效果而采取的干预措施，把重点放在将危重疾病和相关护理对患者造成的有害影响最小化上，这些干预可能集中在护理的一个方面，例如镇静药量最小化或早期运动，或者可能采用多维的干预，例如在针对镇静药物最小化的同时优化睡眠质量和减少约束作为联合干预。ICU内的大部分干预措施都是为了改善身体功能。

为了ICU-AW最小化，特别是用丧失功能的肌肉去适应作用相关的干预措施（例如镇静，卧床休息），最近把重点都放在患者的自主活动上，包括插管和带呼吸机的患者。多项研究已经证明了基于ICU治疗的早期运动干预措施的安全性和可行性[145]，但很少有干预措施能够证明确实改善了患者预后[146-149]。干预措施在小样本的研究中显示出早期获利，包括使用测力器进行床上自行车运动[150]、功能电刺激和自行车运动的组合[151]或者早期训练[152]（表4.8）。

此外，干预的主要目的是尽量减少镇静，从而促进患者更多的运动，这一点已经证明是有效的。在丹麦，使用"无镇静"策略导致机械通气时间减少并缩短了ICU住院时间。但是应该注意的是，没有镇静的人群也有使用吗啡来镇痛，当需要时也会用异丙酚和氟哌啶醇等镇静剂[155]。相似主题下，接受联合自动唤醒试验和自主呼吸试验的患者通气时间和ICU住院时间也会减少[156]。

一个联合以上众多因素并用首字母缩写ABCDE代表的早期多维干预措施，其采用目的是将ICU存活者的身体、心理和认知后遗症降到最少[157]。这一连串护理措施如下：

A（awakening）：每日唤醒
B（breathing）：呼吸实验
C（coordination）：每日唤醒协同呼吸实验
D（delirium）：谵妄监测
E（exercise）：早期运动

这些干预措施的有效实施需要改变重症监护医生对患者的诊疗护理意识，这需要有多学科团队合作的文化意识转变以及护理程序的改变。在这一过程中，强有力的领导力、安全意识文化和ICU内的提高被认为是帮助实施早期运动等干预措施的重要因素[158]。涉及家庭支持康复的干预措施，包括早期动员[160]，尽管研究还没有证明这类策略的有效性，但是准备得当的话还是有很大潜力和较少缺点的。

ICU患者"早期"活动的实施与临床稳定后的表现有关，包括带插管的患者。在运动过程中首先要确保患者的安全，包括要评估患者心肺功能和认知功能；机械通气（如急性肺损伤、使用血管活性药）时潜在的活动障碍包括病情不稳定；过多人员换手率；士气问题以及学科间缺少配合等。

物理治疗建议要制定运动处方和"动员计划"[161]，运动范围包括被动伸展运动和肢体及关节定位运动、肌肉抗阻力训练、电刺激、有氧训练、肌肉强化和行走[150, 162]。具体的训练活动包括：

- 床上运动（包括移动、翻滚、坐在床边）。
- 床旁站立。
- 站在斜桌上。
- 从床上移到椅子。
- 独自站立。
- 走步。
- 肌肉电刺激。
- 自行车训练。

每个进行康复活动的患者都需要1~2名员工的辅助。使用阻力和阈值训练装置进行的吸气肌肉训练已经被用于长期机械通气导致虚弱的患者。虽然有初步证据表明吸气肌肉训练是有效的[163]，但这一证据并不是始终不变的[164]。

在一个研究澳大利亚ICU康复训练的调查中，有94%的物理治疗师经常给机械通气和非机械通气的患者进行康复训练，但这些训练在实践起来变化很大，并且没有有效测量方式去评估康复效果[165]。澳大利亚和德国的评估运动训练效果的相

表 4.8
ICU 内活动和移动的最近研究的总结

第一作者 / 国家	设计	数量 / 年龄	队列	干预措施	主要发现
Morris 2008/ 美国[147]	队列	330/55	ARF 在 MV48 小时之内	"移动组"[a] >20 分钟 3×/ 天	不卧床：5 天 vs 11 天 ICU LOS：5.5 天 vs 6.9 天 住院 LOS：11.2 天 vs 14.5 天
Burtin 2009/ 比利时[150]	RCT	90/57	延长的 ICU（预期 12 天 LOS）	每天锻炼；从第 5 天起，20 分钟床边踏车测力计[b]，5 天 / 周	6MWD（出院）：196m vs 143m 等距股四头肌：2.37 牛顿和 2.03 牛顿（n.s.） SF36 PF：21 和 15（P < 0.01） ICU LOS 25 天 vs 24 天（n.s.） 住院 LOS：36 天 vs 40 天（n.s.）
Schweickert 2009/ 美国[152]	2- 位点 RCT	104/56	每天干扰镇静状态	对于稳定和清醒的患者，锻炼和动员（PT 和 OT）[c]；活动基于患者的稳定性和耐受性	干预措施：59%vs 对照：35%（P = 0.02）* 不使用机械通气：23.5 天 vs 21.1 天 ICU LOS：5.9 天 vs 7.9 天（n.s.） 住院 LOS：13.5 天 vs 12.9 天（n.s.） BI：75 vs 55 498 个疗程中（去饱和 <80%）发生 1 例严重不良事件，4% 的疗程因患者不稳定而中止
Bourdin 2010 / 法国[153]	队列	20/68	≥7 天 ICU ≥2 天 MV	坐在椅子上，倾斜的桌子上，行走活动的协议；33% 在 MV 期间	230/524（43%）患者有活动禁忌证 425 例患者进行活动，完整收集数据有 275（65%）患者 91 例（33%）在 mv 期间进行干预 常见的干预措施是坐在椅子上（55%），手臂向上倾斜（33%），走路（11%） 不良事件发生率为 3%（无危害）
Needham2010/ 美国[154]	QI 计划之前 / 之后	57/52	≥2 天 MV	结构化的 QI 模型，多学科小组，新的 PT 和 OT 参照，以及镇静减少指南	降低苯二氮䓬类药物剂量：术前 50% vs 术后 25%（P = 0.02） 增加功能性活动治疗数量：术前 56% vs 术后 78%（P = 0.03）
Pohlam2010/ 美国[148]	干预措施 RCT	49/58	<3 天 MV 有预期的进一步 MV	镇静干扰，PT/OT 复原协议[d]，工作段 25～30 分钟	气管插管患者，60% 的患者坐在床边，33% 站着，15% 可行走
Denehy 2013/ 澳大利亚[149]	随机试验	150/61	>5 天 ICU	在 ICU、病房和门诊患者中进行康复治疗	没有重大不良事件 出院时 AQoL，SF-36 3、6 和 12 个月无显著差异
Parry/ 2014 澳大利亚[151]	观察研究	16/63	脓毒性 ICU 患者 >48 小时 MV，ICU>4 天	预防组[e] 骑自行车 20～60 分钟 / 次，5 次 / 周	骑自行车次数：每个患者进行 8 次 95 例可以骑自行车中实际有 69 例（73%）完成了 1 个轻微的不良事件（SpO2 86%，需要增加 FiO2）

6MWD = 6 分钟行走距离；AQOL = 日常生活质量表，ARF = 急性呼吸衰竭，BI = 巴氏指数，D/C = 出院，FIM = 功能独立性评定，MRC= 医学研究会呼吸困难量表，LOS = 停留长度，n.s = 小组之间没有显著的统计学差异，MV = 机械通气，OT= 职业疗法，PT= 物理疗法，QI= 治疗提高计划，RCT= 随机对照实验，RICU= 呼吸重症监护病房，ROM= 活动范围

[a] 在床上从一边翻转到另一边，从床转移到椅子，从椅子转移到床，站立

[b] 肩膀屈肌

[c] 注册护士，护士助理，物理疗法团队；被动 ROM，翻转，有效抵抗性，坐，转移

[d] 被动或主动骑车，6 级增长的抵抗力；镇静的患者接受被动骑车，每分钟 20 圈

[e] 对无反应的，每天被动 ROM；在每日镇静干扰后，辅助性和独立性的主动 ROM 仰卧，床上移动（转移到垂直坐立，并平衡），以及 ADL，转移训练（从床到椅子，坐到站），步法前锻炼，行走

[f] 坐（椅子）到站（0～3 个助理），点上行进（时间，步伐 / 分钟），双侧肩膀屈肌（时间，物理伦琴当量），肌肉强度（0～5MRC）

[g] 对于无应答的，被动 ROM；辅助性和独立性的主动 ROM 仰卧，床上移动（侧向翻滚，转移到垂直坐立），平衡，ADLs，转移训练，行走

[h] 过度压力 = 骨突出物上 200mmHg；在年轻健康的志愿者中，小于 2 小时

关调查显示[166,167]，几乎没有机械通气的患者是因为被动在床上或坐在床沿上进行锻炼而恢复的运动功能。

正如前面所提到的，现在很提倡患者"唤醒"文化和 ICU 早期活动，但也受到工作实践和健康专业角色分工的挑战，因此，需要重新设计工作流程和实践方法来促进患者的活动，以确保重症患者得到最佳治疗效果[158,159,168]。目前还没有实现这一变化的可行性报告，但初步证据表明，在当地环境下改变实施方法有可能使更多的患者运动恢复[169]。

进一步发展和测验潜在的干预措施也将继续进行，特别是在患者挑选方面、何时开始、康复干预的持续时间、强度和频率。训练活动也可以采用或者改编其他已建立的康复项目，如中风和慢性呼吸道疾病患者。技术设备方面，如虚拟现实的康复[170]，也可以通过进一步开发和测试来证实其有效性。

（二）干预措施促进心理康复

虽然目前有强有力的经验证据表明，一些患者在重病后有明显的心理障碍，但还不清楚如何以及何时治疗这些症状[171]。有一些证据支持尽可能减少镇静，特别是使用苯二氮䓬类药物，患者所在的ICU 应该遵守这一原则[67,172]。

有证据显示在 ICU 实施心理护理是减少焦虑、抑郁和创伤后应激症状的有效方法[173]，研究结果很乐观，但因为是单一中心的研究，所以在考虑更广泛的实施心理护理之前，还需要进一步研究证据。

早期发现和识别有心理问题的患者是很重要的，而且风险筛查最近也有了进展，特别是对这类患者群体。从最初的 21 个潜在预测者，单变量分析确定了 6 个关键变量（既往疾病，父母比子女大不超过 18 岁，之前的心理问题，在 ICU 的焦虑，出 ICU后失业／生病，在 ICU 中出现抑郁）。这是一个有趣的进展，需要进一步的测试。例如，抑郁症不是用标准化的工具来测量的，而且研究也无法获得患者在 ICU 住院期间的记忆。

系统的随访服务可以对做心理康复的患者提供适当的评估支持。在重症监护随访门诊患者可以有机会谈论他们 ICU 的经历，并得到一些他们在 ICU中的治疗护理信息，这对于他们调整心态来说很重要，尽管目前还没有证据证明这一点[13]，但相信以后这项工作一定会得到发展。

患者的日记可以帮助患者回忆起一些重要的丢失的信息，这可能帮助患者理解他们的重病经历。

在一些欧洲的 ICU[174,175]已经实施了让患者写日记的方法，但患者撰写日记的内容与自己实际想法有很大区别[176]，同样也与事实存在明显差异。目前这些日记的使用还倾向于理论，还需要长期探索日记干预对患者预后的影响。虽然只有很少的证据支持日记的使用[177]，进一步的经验研究以确定患者的经历无害于日记记载还是很有必要的。要注意的是并非所有患者都愿意被去回忆那些在 ICU 的经历，特别是对于那些回避行为的患者。有两项研究报告说，大约 50% 的患者不希望知道在重症监护期间发生了什么[50,178]。另外一些人可能希望不要回忆罹患重病的经历，而是更想专注于康复过程。进一步的研究将这些问题纳入创伤后应激症状的评估，将会建立日记使用的有效性。

英国 NICE[179]指南里强调了对患者康复的定期评估，包括心理康复，评估时间包括在重症监护病房、普通病房、出院前或社区医院，以及 ICU 出院后2～3 个月，使用现有的转诊途径和护理模式来治疗已确定的心理障碍。这些被患者认可的评估是要由合格的医生制定。建立与重大疾病相关的心理干预的原因，通过系统化和标准化筛查活动识别高危患者，密切监测已查明的患者，并参考适当的专业，在适当情况下，优化他们的恢复轨迹，同时不引起任何进一步的伤害，这就是危重患者护理从业人员的作用。一旦患者诊断出焦虑、抑郁或创伤后应激，治疗应遵循国家指导方针，例如对抑郁症患者使用NICE 指导方针。（详见网站：NICE website, hup://www.nice.org.uk/ Guidance/CG90）

（三）重症监护后普通病房的康复

在澳大利亚和新西兰很少有医院为重症疾病存活者做后续随访服务[180]，尽管有很多医生对这其很感兴趣，但目前这项工作还没有普及。另外，对于临床症状比较稳定，但仍然存在生理，心理和认知缺陷患者的恢复及康复问题的管理也是空缺[181,182]，特别是 ICU 的外联服务和医疗急救组（MET）都不到位[183]。

从 ICU 转出的患者，如何在普通病房圆满完成治疗的同时还能完成康复训练这也是一种挑战，特别体现在某些心理治疗，牵涉到其他医疗团队，以及遵从医生指定的计划。尽管一些重症患者（如肺、心脏、中风、脑损伤）已经确定了康复的临床路径[184]，但其他临床表现的患者可能不会进行常规康复训练，康复专家也不会为其制定计划。

出 ICU 后的患者大约有 3%～5% 会在出院前死亡[185]。在欧洲使用 Sabadell 4 级评分（0= 预后良好；1= 长期不良预后；2= 短期预后不良；3= 预期的医院死亡）[186]可以预测患者的死亡风险[187]。反之，那些患者适合康复治疗。

离开重症监护室后的患者在普通病房的康复干预治疗正在开始被调查。设计并实施这样的干预治疗具有挑战，因为重症监护患者病情具有多样性，复杂性和疾病的恢复轨迹也越来越复杂。此外，这些患者在整个医院里都是"分散的"，这使得离开重症监护病房的协调护理工作很难进行。在英国，一个探索性工作为了与基础病房治疗团队的工作人员在合作中增强物理治疗和营养康复的效果[188, 189]，设置了康复助理，在医学研究理事会的复杂干预措施框架下，康复干预主要集中在离开 ICU 的前 3 个月的身体恢复。一般的康复助理能够提供患者在重症监护期间的信息并加以解释，便于多学科小组讨论，协助制定目标，并提供强化的基于重症监护的康复治疗[190]，这项研究的结果将很快发表。

最近的一项综述证实了对 COPD 患者进行体育锻炼的益处，其中推荐的重点放在维持健康行为的改变上[191]，这些指导原则可以应用于一些危重患者。然而，确定最有效的干预水平仍然是很困难的。澳大利亚一项针对急诊患者（非重症患者）的研究指出，在医院进行单独的身体锻炼（20～30 分钟 / 次，每天两次，每周 5 天），不足以影响出院时的功能活动[192]。因此，需要对患者在重症监护病房住院期间的具体干预措施做进一步的研究，以改善身体功能受限的患者的康复轨迹和健康结果。正如在重症监护病房的康复治疗所指出的，干预措施的最佳持续时间、强度和频率尚不清楚。

（四）患者出院后的恢复

患有重大疾病经抢救幸存并能出院的患者中 12 个月的死亡率在 5%，他们的死亡风险比一般患者高 2.9 倍，有些患者的功能恢复可能要延迟到 4～12 个月[8, 16, 193, 194]或更久[195]。最近挪威对患有重大疾病后存活 1 年的 194 名患者的一项研究中显示，其中只有一半返回了工作或学习岗位[194]。

在研究和调研中显示，对出院后患者实施康复干预可以改善患者的康复轨迹和健康结果。但目前大多数研究都是对"ICU 门诊"[54, 196, 197]患者随访实践的评估和研究，同时也有一些研究在探索以家庭为基础的康复治疗项目[198]。

1. ICU 随访门诊

对出院后的重大疾病存活者进行系统随访的做法起源于 20 世纪 90 年代初的英国，在经历了一系列对重症监护服务的成本与效果的回顾后，突出强调了评估患者长期预后的必要，特别是患者的生活品质[199]；并认识到只有 ICU 临床医师才能最准确地理解和管理患者的后遗症。在 2000 年，英国卫生部发表了重症护理服务的全面回顾性综述，随着新颖但样本有限的 ICU 随访好处的出现，该综述建议要为那些期待受益的患者提供后续跟进服务[200]。更重要的是综述还建议要通过后续门诊随访采集患者的康复和痊愈数据。然而综述并没有说明应如何实现和资助这些服务。虽然这个综述已经更新了，但治疗策略并没有随着时间明显改变，而且在英国新兴的模式已经继续邀请患者随访复诊了。

20 世纪 90 年代初[201]，英国也建立了第一批重症监护随访诊所[202]，这是由感兴趣和致力于重症监护的临床医师们推动的。最近的一项调查指出，在整个英国大约有 27% 的 ICU 开设了随访诊所。虽然很少有报告说在英国以外的地方有类似诊所，但还是有零星的门诊确实存在[203]。诊所的模式是不同的，有的是护士主导，有的是医师主导或两者结合。在英国目前有一半以上的诊所是护士主导的。许多诊所限制复诊患者的住院时间，一般住 ICU 的时间至少是 3 或 4 天。这个决定一般是基于数据而不是证据，因为停留时间太短有些患者可能也会有后续的生理和心理问题[196]。

一般的做法是邀请患者第一次门诊预约，大约是在出院后 2～3 个月后，尽管有些患者住院时间很长，但时间必须灵活掌握。对于多数患者来说，一次预约已经足够了，但对那些存在有持续问题的患者，要经常多次随访。有些诊所例行提供一年的随访预约，这要按每个患者的具体情况来确定。一些研究中显示复诊率一般只有 70%～90%，这个数据是有问题的。有些患者没有明确的问题（较短的 ICU 住院时间，几乎无继发疾病），或者更多是由于个人的原因（活动受限，居住地离诊所很远，或者患有严重的创伤后应激症状包括回避性行为），所以会出现复诊缺失[205]。

虽然这些服务以一种相对特别的方式发展，趋向资金不足，采用不同的后续随访模式，但这种服务的目的是相似的（框 4.2）。

框 4.2

重症监护后续服务的目的

- 回顾和评估患者病情的进展
- 问题的早期鉴定,并适时给予医疗照护
- 支持康复计划讨论
- 给予护理病例讨论,并为患者提供讨论后护理建议
- 为患者或家属提供参观 ICU 的机会
- 为亲属提供一个提问论坛
- 使用信息通知重症监护实施的沟通

1) 门诊活动

门诊复查的主要目的是检查患者康复的进展,确定目前尚存在的问题,并及时与相关服务机构联系,进一步加强治疗。随访诊所的一个重要优势就是对患者的康复情况比较了解,也可以对生理、心理问题进行评估(表 4.9)。在给患者问诊期间就可以全面了解康复期间普遍存在的问题。然而,重症护理和康复的工作人员需要确保在恢复的各个方面都不会引发其他问题,这不是患者担心的。

一个评估工具的内容构成了门诊随访并且确定了患者一切的问题。这些评估可以包括使用标准化的 HRQOL、身体功能、心理状态和认知功能的问卷,以及其他的自由文本的问卷,包括患者的评论和其他问题。然而,由于标准化问卷的使用是不一致的,就限制了对临床结果的评估和比较。问卷的常见例子在表 4.4、表 4.5、表 4.6 和表 4.7 中列出。必须考虑到应答的负担和认识到问卷引起疲劳。可以通过要求患者将完成的问卷在他们做门诊随访时一并带来,便可解决一部分问题。问卷的管理、打分和解释,也必须按照量表指南进行管理。

使用系统的方法转诊到合适的专业,以及快速的反应是必要的,因为当患者就诊时,其他医疗保健专业人员不会总在。确诊明显创伤症状以后,延误治疗会导致持续数年的 PTSD。然而,执行明确的转诊标准和路径可能具有挑战性,尤其是在护士主导的门诊中。在后续门诊期间识别转诊患者,反映了这些患者潜在的未被满足的需要,一项调查报道中 51% 的诊所没有正式的转诊机制。这种转诊活动也体现了诊所在患者出院后辅助护理的一个附加功能。

表 4.9

样本临床评估工具

主题范围	基本原理
总体健康	运用线性模拟或被迫选择反应进行评估,得出患者如何看待他们总体健康的主观报道,以及发生重大疾病以来总体健康如何改变
药物	回顾在重大疾病期间开始使用,并持续到出院后的药物,并向患者的普通医生提供建议[196]
运动和移动,家庭管理和关节	评估移动问题,经常是由于持续的疲乏和虚弱,但是也可能是关节问题[207];确定对日常活动的影响[179]
呼吸和气管切开术	呼吸急促在重大疾病后很常见,并且在气管切开后存在很多潜在困难;这些可以被鉴定,并将患者转交给合适的专家
睡眠和进食	嗜睡和注意力分散很常见,并且肌肉萎缩和虚弱是康复延迟的重要原因[179]
泌尿 / 生殖、皮肤和感官	患者可能存在性功能问题[206],以及皮肤和指甲问题
娱乐、工作和生活方式改变	患者可能会经历重新进入社会的困难,尤其是回到工作中[6]
重症监护经历	患者很少记住他们在 ICU 时的真实事件,但是他们的记忆通常是不愉快并且烦扰的事件[78];提供讨论真实事件的机会,有时讨论痛苦记忆,可能是有益的[204]
生活品质	治疗和护理的最终目标,是让患者回到可接受的最优化的生活品质;测量患者如何理解他们的生活质量非常重要,并且可能发现改善实践的领域

协调需求复杂的患者的治疗手段,正当他们无法处理这种复杂性的时候,经常要包括多个门诊预约和调查。重返随访门诊对患者的另一个好处是,可以帮助他们通过这个复杂的护理的方式协商、统筹门诊预约,并且能有一个他们认识的人,可以帮助他们理解和解释整个重大疾病和恢复的经历。随访诊所也可以作为支持和评估康复计划的载体。为期 6 周的康复治疗通过每周电话随访来支持自助指南,一份日记的完成可以显示出重症监护病房 8 周和 6 个月时身体恢复的明显改善。

如前文所述,患者重症监护经验的一个独特元素是他们对真实事件的回忆有限,但有共同的"梦

魇"和"幻觉"经历，在当时和恢复过程中都可能很痛苦。不应低估他们有机会与重症监护员工讨论自身经历的好处，因为这样有效的交流技能对医生开展 ICU 临床服务十分关键[208]。患者很看重能够和"专家"说他们的经历，得知他们在 ICU 都发生了什么事情，也能再确定复原需要的时间，知道痛苦的记忆都是常见的。门诊还为患者提供了机会，评价其在重症监护之中和之后的护理效果[180, 204]。这不仅仅对患者很重要，还可以确认护理的实施。对于完成患者日记的 ICU 来说，随访诊所通常是与患者进行介绍和讨论的地方[177, 209, 210]。

在随访门诊的预约期间，有可能为患者提供参观 ICU 的机会。如前文所述，缺乏重症监护的事实记忆，往往可能留给患者痛苦的缺口。因此，参观 ICU 可能对有些患者有利，尤其是当他们报告奇怪的感知经历时，能使他们对这些经历有确切的感知。

随访门诊还可以为亲属提供重要的论坛。亲属对患者来说可能有不同的需要，并且通常鼓励亲属与患者同时参加。亲属可能不仅对他们的情绪健康和身体健康具有中 - 长期重要性，还要去支持对他们的康复抱有不切实际期待的患者。亲属参与门诊存在很大差异性；可能和他们没有发现问题，或对于患者康复问题没有答案有关，或者由于工作需要未能出席。然而，一些亲属没有出席，可能是因为采用了回避型策略，如果他们也出现了创伤后应激综合征或其他健康问题的话[211-213]。

2）门诊教育

鉴于随访诊所的发展和实施的特点，正式的评估是困难的，因为缺乏经验证据。有趣的是，在这些诊所里工作的护士却认为这些诊所是有益的，患者似乎也很看好这些诊所。直观地说，对于那些对患者的经历有独特见解的重症监护医师来说，这是一个好主意，他们可以在出院后跟进患者的病情发展。有 3 种随访门诊评估的方法：一项服务评估、一项定性研究和一项实际的随机对照试验；每种方法提供了不同的见解[204, 180]。

曾经对随访诊所的服务进行了 25 次访谈，其中有许多重要的主题：患者是否很容易进入诊所得到医护人员的良好治疗而不必等待很长时间，就是其中一项。一些患者出席复诊只是因为他们接到了约见，而另一些人则认为有必要回答问题，并想讨论他们痛苦的梦境和幻觉。虽然对发展和初步评估有一个很有见地的描述，但显然没有明显的患者受益。

另一项对 34 名患者的研究发现了四个主要主题：护理的连续性；接收信息；专家保障的重要性和向重症监护医护人员提供反馈。对患者护理的连续性使他们的病情得到很好的监控，如果需要转诊到其他专业任何问题都会很快得到解决。关于约诊量的意见各不相同，这反映了个人的看法和需求。由于对事实事件的记忆较差，接收信息是非常宝贵的。在重症监护病房发生的事情的一般信息，对于衡量恢复所需的时间长度也很重要。患者还发现了关于气管造口瘢痕和其他特定领域的具体信息。虽然这些信息大部分可以由非重症监护病房的工作人员解释，但如果是患者熟悉并放心的重症监护病房有经验的专家对患者和亲属给予解释，对他们将是特别的安慰。告诉他们其他患者也有和他们一样类似的经历，特别是睡眠问题或噩梦和幻觉，这也让患者感到欣慰。诊所还为患者提供了向 ICU 医护人员提供反馈的机会，并允许患者和家属感谢医护人员的治疗。

实用的研究随机将符合条件的患者分为治疗控制组（由一名联络护士向正在医院进行检查的患者提问）或干预组（使用身体康复手册在一个由护士主导的重症监护随访诊所 2～3 个月后和 6 个月后的患者）。通过"fast-track"取得精神或心理评估服务，转诊途径得到了发展。用主要结果测量（QOL：SF-36）或次要结果测量（焦虑和抑郁：HADS；创伤后应激：戴维森创伤量表）的两组之间没有明显的差异。短期护理的患者和住院时间较长的患者之间没有区别[196]。

虽然缺乏证据支持患者的预后有任何提高，但毫无疑问，患者十分重视重症监护的后续随访。之所以缺乏经验证据存在很多原因。我们目前对患者康复的理解认识在持续更新进步。门诊趋向于规定所有患者在康复期间的同一时间段来复诊，或许这个时间节点对某些患者来说不是太早就是太晚。可能是研究是基于过时的干预措施，没能认识到其他的挑战，如谵妄或者认知损伤的影响。样本大小相对较小经常无法确认小组群患者从具体干预治疗中受益。

应该考虑其他更以人为本更灵活性的随访模式。出院后最初几个星期的电话联系，可以为患者提供一些安全感，还可以查明早期问题。一旦发现问题尽快为患者转到其他专科治疗，协调其门诊预约，或者邀请其回到随访门诊，对于那些身体上或实际上无法返回诊所的人，或者那些有逃避行为的人来说，家访也是一种选择。

3）其他考虑

重要的是要考虑到，虽然干预可能并不总是有益于患者，但也必须证明它们不会造成伤害，因此，引发一个关于服务管理的新思考。也有知识和技能开发问题。重症监护护士往往没有接受过为门诊患者服务的培训，还需要学习新的技能。他们可能也没有知识和经验来处理许多在随访工作中患者提出来的一些问题，特别是心理和认知方面的问题。其他考虑因素包括住宿安排、文件办理、与其他卫生保健专业人员的沟通和评估过程。表 4.10 提供了一个例子，说明在苏格兰教学医院设立随访服务时如何解决这些问题，这是一项从实际研究中发展起来的服务。对于实施，电话咨询，家庭访问和 / 或门诊预约，使用了更灵活的方法，和患者讨论了不同的选项。

2. 家庭护理

虽然存在以家庭为基础的模式来对一些临床患者（例如，心力衰竭的患者）持续护理，但目前不存在具体的后续服务为危重病幸存者提供支持。对这种服务的初步研究，仍需要确定最优的干预措施，以进一步改善康复。已经进行了少量的研究，在出院后 6～12 周内进行了各种干预；结果尚不一致。

在英国进行了两项研究。在第一批患者中，他们提供了一个自助手册，其中包括了锻炼的指导，在 6 周的时间里，他们还接到了两个电话随访[215]。在这组 126 名患者中，根据 SF-36 测量量表的数据统计，他们的身体功能得到了改善。与此相反，Cuthbertson 和他的同事在出院后的 3 个月里使用了一本自助手册，192 名参与者报告了 SF-36 的肌体功能和心理健康方面没有任何差异[196]。在澳大利亚也进行了两项研究。在第一个病例中，为 195 名患者做了分级、个性化的耐力和力量训练干预，包括一份打印手册，在出院后的 8 周内做了三次家访和四次后续电话[198]。在 SF-36 或 6 分钟步行测试中，肌体功能没有差异。最近，Denehy 和他的同事为 150 名患者提供了一个在 ICU 开始的锻炼计划，并继续让他们住院治疗，并在出院后的第一个 8 周内到诊所进行锻炼，每周两次，每次 60 分钟，在肌体功能上没有区别[149]。在美国进行了一项基于家庭的研究，在美国 21 名患者接受了包括身体、功能和认知训练在内的多因素干预[92]。尽管患者人数较少，但在接受干预的患者中发现身体和认知功能得到了改善。

表 4.10
建立护士主导随访服务的考虑的示例

考虑	行动
员工准备和培训	<ul><li>参加至少一个已建成的门诊</li><li>安排学习关于心理问题的教育准备</li><li>与心理疗法的精神科顾问医生讨论并经常联系，如顾问，心理医生，心理学家</li><li>观察或"影射"社区精神科护士</li></ul>
住处	<ul><li>门诊患者居住在靠近 ICU 但却隔离的地方</li></ul>
医院内的后续跟进	<ul><li>在出院前约见所有级别的患者，解释后续门诊，并给出预约亲属也包括在这项预约中</li><li>讨论和协商电话咨询和 / 或家庭访问的选项</li></ul>
门诊的时间和预约的数量	<ul><li>离开 ICU 2～3 个月后初次预约</li><li>进一步的预约由患者需要或请求决定</li><li>所有的患者可以在没有正式预约的情况下，联系后续跟进的护士</li></ul>
门诊结构	<ul><li>护士和医师在门诊预约前审查患者的护理记录并讨论</li><li>一般性评估问卷形成护士和患者讨论的基础</li><li>标准化测量包括：SF-36 测量量表，医院焦虑和抑郁量表，以及重症护理经历问卷</li><li>如果患者没有"达到"医院焦虑和抑郁量表上的转诊，提供患者参观 ICU 的机会</li></ul>
文件	<ul><li>一般性评估问卷形成预约记录的基础；护士在这份表格上记录任何额外的信息</li></ul>
转诊标准	<ul><li>很多专业存在清楚的转诊标准，由医师，其他医学专业以及保健辅助人员合作开发</li></ul>
给普通科医师的信	<ul><li>总结预约和任何建议的信件，被送给患者的 GP</li></ul>

因此，需要进一步的研究来确定干预措施的哪些要素是有效的，以及这些干预措施的时间点是什么，其中一些目前正在进行中[216, 217]。通过进一步的研究，能够让出院后患者持续得到护理和随访服务，让重症患者从病房的康复计划到出院后进入社区的康复实践能够得到无缝链接。

总结

　　总之，我们现在有越来越多的证据表明，重要的疾病存活者面临着巨大的医疗保健问题。我们知道，许多人面临着一个漫长而艰难的恢复期，其中包括身体和心理问题，这些问题不仅影响到患者本身，还影响到家庭成员和其他护理人员。患者的生命可能在严重疾病后显著改变，给患者和家庭带来社会和经济负担，也会对医疗系统造成影响。生活质量经常被认为是降低的，我们现在需要通过确定一种有效的干预措施来关注两个主要领域：①减少这些负担并改善整体生活质量；②最有可能从这些干预中获益的患者。目前的卫生系统并没有以识别这些问题的方式进行整合，因此，在重症监护病房出院后的护理往往是临时的，并且没有遵循公认的康复路径。

　　我们可能需要从其他长期的实践中观察和学习，并采用访谈的方式，了解和认识重病后患者的生活现状和需求，以改善他们的生活质量。

案例学习

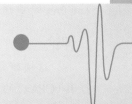

　　史密斯先生男性、70 岁，因社区获得性肺炎收住 ICU，在 ICU 期间行气管插管 14 天，并一直处于镇静状态。他的妻子和其他家属在他住院期间每天都来看望他，某些天里他出现了不能立刻认出家属的表现，虽然他能听到家属说话能有反应并且可以认出他们。史密斯先生在 ICU 治疗后又转去高度依赖病房治疗了 3 天，被转到一个普通病房又治疗了 10 天，一名重症监护病房的联络护士在出院前见过他三次，他最初感到有些困惑，不记得发生了什么事，并患有幻觉。在出院后 3 个月左右，预约他去看门诊并在护士的引导下参观重症监护病房。史密斯先生和他的妻子都参加了这次门诊活动，他的身体状况似乎进展得很好，尽管有时他有点挣扎，但他又回到了日常的活动中，每天步行到街角的商店，在他所珍爱的花园里除草。尽管有这方面的恢复，史密斯先生发现他的记忆力衰退让他很不愉快。他抱怨说，他必须把所有的东西都写下来，否则他会忘记约会。他的妻子也评论说，他仍然对在重症监护中有生动的梦境，这似乎使他感到不安。他几乎没有参加诊所的预约。他对他的家庭有点急躁，有时脾气暴躁。史密斯先生拜访了他的全科医生，并描述了这些问题，但他被告知，在经过漫长的住院治疗和在重症监护病房的时间后，经历这些问题是很常见的。

问题

什么时候以及应该怎样对史密斯先生进行特别的心理状况的检查和评估？

相 关 研 究

Corner EJ, Soni N, Handy JM, Brett SJ. Construct validity of the Chelsea critical care physical assessment tool: an observational study of recovery from critical illness. Crit Care 2014;18(2):R55

摘要

　　简介：重症监护室获得性虚弱（ICU-AW）在重症患者中很常见，导致全球虚弱和功能缺陷。虽然 ICU-AW 在文献中有很多的主观性描述，但客观衡量数据指标尚未确定。本项目旨在通过分析重症护理体能评估（CPAx）分数与出院后去向之间的关系，来评测 Chelsea 的重症监护体能评估工具（CPAx）的结构效度，作为肌体功能结果的一种衡量标准。

方法：在一个 11 张床位的重症监护病房 ICU 里，CPAx 作为护理服务改进举措被纳入护理实践。对 2010 年 5 月 10 日至 2013 年 11 月 13 日期间住院时间超过 48 小时的 499 名患者进行了评估，记录其在离开 ICU 或死亡前 24 小时内的最后一次 CPAx 评分(n=499)。出院时，根据持续的康复和护理需要，将患者分为 7 类。采用描述性统计方法探讨 ICU 出院 CPAx 评分与出院后去向之间的关系。

结果：在 499 名患者中，171 名患者(34.3%)返家后再没有继续接受康复治疗或护理；131 名患者(26.2%)需要社区支持；28 名患者(5.6%)住院康复时间<6 周；25 名患者(5.0%)住院康复 6 周；27 名患者(5.4%)要求疗养院的护理水平；80 名患者(16.0%)死于 ICU，37 名患者(7.4%)死于医院。组间 CPAx 评分中值差异有统计学意义(P<0.000 1)。4 名患者(0.8%)在 CPAx 测试中获得满分(50 分)，他们都在没有持续需求的情况下回家；16 名患者(3.2%)的 CPAx 评分为 0，均在 24 小时内死亡。ICU 患者评估 CPAx 的最大值为 0.8%，最小值为 3.2%。完成 CPAx 评估的患者占所有入住 ICU 院患者的 78%。

结论：ICU 患者出院时通过对 CPAx 评分结果对出院患者做了大致的区分，显示出结构效度。CPAx 对重症患者的评估值效应有限。相当一部分患者需要出院后的护理和康复。

评论

这项研究是这组作者第二次对身体功能评估工具做研究——Chelsea 的重症监护身体功能评估工具(CPAx)的开发。内容和构建效度、内部一致性和评分者之间的信度在小规模的试研究中得到初步验证[219]。在第二项研究中，作者通过研究 ICU 出院时 CPAx 评分与患者出院后去向和需要支持的关系，在更大的队列中探索了构建效度。此外，他们还研究了 CPAx 的可用性、最小值和最大值的影响，以及重症患者未来的护理需求。

CPAx 的评估要素有呼吸功能、咳嗽、床内活动、动态坐姿、站姿平衡、坐立平衡、床转椅、踏步、握力等 10 项生理功能。每一个组成部分都以 6 分制进行评估，从 0(完全依赖)到 5(独立)。该评估工具是专为物理治疗师在日常治疗危重患者时使用，只有握力评估项目不按常规进行的评估。出院后去向/护理支持包括五个区分类别：没有康复需要的家庭、有社区支持的家庭、短住院患者康复(<6 周)、长住院患者康复(>6 周)或疗养院护理。此外，死亡地点分为 ICU 内死亡和医院内死亡。

在 7 组出院患者中，大多数患者的 CPAx 评分都得到了很好的显示，不需要康复支持患者的 CPAx 评分逐渐降低。在 CPAx 评分方面唯一没有明显差异的是出院后去向是医院组的非生存率，这可能反映了患者在医院病房中死亡的许多不同原因。其中更少一部分患者出现极端的分数，0/50(完全依赖)或 50/50(完全自立)，此现象指出一些向天花板效应和地板效应的类似问题，换句话说，有一部分患者处于最低分数或最高分状态，可能是由于测量的频率不足造成的。16 名患者(3%)，分数为零，在 24 小时内死亡，4 名患者(1%)分数为 50 的患者出院回家，没有要求任何支持。

本研究的一些局限性值得考虑。CPAx 是由物理治疗师设计并测试的。目前尚不清楚当医疗团队的其他成员，尤其是护士使用时，信度和效度是否保持一致。因此，这限制了在 ICUs 中没有物理治疗患者的普遍使用。尽管如此，在常规评估之外，使用 CPAx 评分只需要 2 分钟，这一事实应该被视为一种优势，因为这提高了它的可行性。

本研究患者的平均住院时间为 6 天(中位数)。此外，患者在这段时间的 APACHE Ⅱ评分相对较低，没有关于接受机械通气患者比例的信息。如果以 ICU 患者为样本的话应该考虑机械通气患者的列队情况。研究中心(Chelsea and Westminster Hospital, London, UK)超过 3 年半的时间，1 524 名患者被送进加护病房，代表每年大约有 435 患者——这是非常低的收治重症患者数量，11 张床的 ICU 面临的同样的问题：是否有一些独特的患者未列进统计数字里。尽管当时研究分析深度有限，但本文作者明确指出了这一点。

尽管有这些局限，但它的效度还是不错的，随着进一步的测试，最终的 CPAx 评分值对患者是否离开 ICU 或是医院，以及是否需要在 ICU 继续其他项目的治疗还是有一定指导意义的。

研究的结果适用于个性案例，其普遍性还是有制约的，例如：年龄、康复愿望、家庭支助水平以及当地设施，如康复服务水平等。在这一特定队列中，34% 的患者出院后不需要进一步的支持，26% 需要持续的社区医疗支持，11% 需要住院患者康复，5% 出院到养老院。认识到 40% 以上的重症幸存者需要持续的支持，这对规划未来的服务非常重要。

CPAx 与 Zanni 及其同事[220]首先描述的 ICU（FSS-ICU）的功能状态评分相一致，它包含多个不同的组成部分，如翻滚、坐、站和行走，每个部分都有多层次的评分。相比之下，ICU 移动性量表[221]是将这些因素同时量化的，患者获得代表其最大能力的评分；而此量表仅在此阶段进行了初步的可靠性测试。虽然所有这些量表都处于开发的早期阶段，但测量进展和确定性需要患者机体功能恢复的状况，这也是我们在整个重症监护统一体中为患者提供完整的适合的诊疗计划的重要一步。

学习活动

1. 从重症监护病房转移到普通病房的患者可能有复杂的护理需求。在你的医院里，如果有一个随访服务计划，你认为应该如何发展？
2. 在严重的疾病和重症监护后，检查患者的心理评估和管理的证据有哪些？
3. 在治疗重症监护病房患者的身体和心理问题时，对工作人员的教育意义是什么？

在线资源

I-CAN UK (Intensive Care After Care Network), www.i-canuk.co.uk/default.aspx

ICU Steps, www.icusteps.com

Patient-reported Outcome and Quality of Life Instruments Database (PROQOLID), www.proqolid.org

Patient-Centered Outcomes Research Institute, www.pcori.org

PTSD NICE Guidelines, www.nice.org.uk/CG26

推荐阅读

National Institute for Health and Clinical Excellence. Rehabilitation after critical illness. NICE clinical guideline 83. 2009 March: 1–91, <http://www.nice.org.uk/CG83>; 2009 [accessed 03.02.15].

参考文献

1 Williams TA, Dobb GJ, Finn JC, Knuiman MW, Geelhoed E, Lee KY, et al. Determinants of long-term survival after intensive care. Crit Care Med 2008;36(5):1523-30.

2 Needham DM, Davidson J, Cohen H, Hopkins RO, Weinert C, Wunsch H, et al. Improving long-term outcomes after discharge from intensive care unit: report from a stakeholders' conference. Crit Care Med 2012;40(2):502-9.

3 Stevens RD, Dowdy DW, Michaels RK, Mendez-Tellez PA, Pronovost PJ, Needham DM. Neuromuscular dysfunction acquired in critical illness: a systematic review. Intensive Care Med 2007;33(11):1876-91.

4 Davydow D, Gifford J, Desai S, Needham D, Bienvenu O. Posttraumatic stress disorder in general intensive care unit survivors: a systematic review. Gen Hosp Psychiatry 2008;30(5):421.

5 Davydow DS, Gifford JM, Desai SV, Bienvenu OJ, Needham DM. Depression in general intensive care unit survivors: a systematic review. Intensive Care Med 2009;35(5):796-809.

6 Wilcox ME, Brummel NE, Archer K, Ely EW, Jackson JC, Hopkins RO. Cognitive dysfunction in ICU patients: risk factors, predictors, and rehabilitation interventions. Crit Care Med 2013;41(9 Suppl 1):S81-98.

7 Angus DC, Carlet J. Surviving intensive care: a report from the 2002 Brussels Roundtable. Intensive Care Med 2003;29(3):368-77.

8 Oeyen SG, Vandijck DM, Benoit DD, Annemans L, Decruyenaere JM. Quality of life after intensive care: a systematic review of the literature. Crit Care Med 2010;38(12):2386-400.

9 Fan E, Dowdy DW, Colantuoni E, Mendez-Tellez PA, Sevransky JE, Shanholtz C et al. Physical complications in acute lung injury survivors: a two-year longitudinal prospective study. Crit Care Med 2014;42(4):849-59.

10 van den Boogaard M, Schoonhoven L, Maseda E, Plowright C, Jones C, Luetz A et al. Recalibration of the delirium prediction model for ICU patients (PRE-DELIRIC): a multinational observational study. Intensive Care Med 2014;40(3):361-9.

11 Pandharipande PP, Girard TD, Jackson JC, Morandi A, Thompson JL, Pun BT, et al. Long-term cognitive impairment after critical illness. N Engl J Med 2013;369(14):1306-16.

12 Rattray J, Johnston M, WIldsmith JW. Predictors of emotional outcomes of intensive care. Anaesthesia 2005;60:1085-92.

13 Rattray J, Hull A. Emotional outcome after intensive care: literature review. J Adv Nurs 2008;64(1):2-13.

14 Girard TD, Jackson JC, Pandharipande PP, Pun BT, Thompson JL, Shintani AK, et al. Delirium as a predictor of long-term cognitive impairment in survivors of critical illness. Crit Care Med 2010;38(7):1513-20.

15 Rubenfeld GD. Interventions to improve long-term outcomes after critical illness. Curr Opin Crit Care 2007;13(5):476-81.

16 Dowdy DW, Eid MP, Sedrakyan A, Mendez-Tellez PA, Pronovost PJ, Herridge MS, et al. Quality of life in adult survivors of critical illness: a systematic review of the literature. Intensive Care Med 2005;31:611-20.

17 Griffiths J, Hatch RA, Bishop J, Morgan K, Jenkinson C, Cuthbertson BH, et al. An exploration of social and economic outcome and associated health-related quality of life after critical illness in general intensive care unit survivors: a 12-month follow-up study. Crit Care 2013;17(3):R100.

18 Kress JP, Hall JB. ICU-acquired weakness and recovery from critical illness. N Engl J Med 2014;371(3):287-8.

19 Batt J, dos Santos CC, Cameron JI, Herridge MS. Intensive care unit-acquired weakness: clinical phenotypes and molecular mechanisms. Am J Respir Crit Care Med 2013;187(3):238-46.

20 Stevens RD, Marshall SA, Cornblath DR, Hoke A, Needham DM, de Jonghe B, et al. A framework for diagnosing and classifying intensive care unit-acquired weakness. Crit Care Med 2009;37(10 Suppl):S299-308.

21 de Jonghe B, Lacherade JC, Sharshar T, Outin H. Intensive care unit-acquired weakness: risk factors and prevention. Crit Care Med 2009;37 (10 Suppl):S309-15.

22 Winkelman C. Mechanisms for muscle health in the critically ill patient. Crit Care Nurs Q 2013;36(1):5-16.

23 Sliwa JA. Acute weakness syndromes in the critically ill patient. Archives of Physical Medicine & Rehabilitation 2000;81(3 Suppl 1):S45-54.

24 Puthucheary ZA, Rawal J, McPhail M, Connolly B, Ratnayake G, Chan P, et al. Acute skeletal muscle wasting in critical illness. JAMA 2013;310(15):1591-600.

25 Hermans G, Van Mechelen H, Clerckx B, Vanhullebusch T, Mesotten D, Wilmer A, et al. Acute outcomes and 1-year mortality of intensive care unit-acquired weakness. A cohort study and propensity-matched analysis. Am J Respir Crit Care Med 2014;190(4):410-20.

26 Vanpee G, Hermans G, Segers J, Gosselink R. Assessment of limb muscle strength in critically ill patients: a systematic review. Crit Care Med 2014;42(3):701-11.

27 O'Brien M for the Guarantors of Brain. Aids to the examination of the peripheral nervous system. 5th Ed. Edinburgh: Saunders Elsevier; 2010.

28 Kleyweg RP, van der Meche FG, Schmitz PI. Interobserver agreement in the assessment of muscle strength and functional abilities in Guillain–Barré syndrome. Muscle Nerve 1991;14(11):1103-9.

29 Ali NA, O'Brien JM, Jr, Hoffmann SP, Phillips G, Garland A, Finley JC, et al. Acquired weakness, handgrip strength, and mortality in critically ill patients. Am J Respir Crit Care Med 2008;178(3):261-8.

30 Fan E, Ciesla ND, Truong AD, Bhoopathi V, Zeger SL, Needham DM. Inter-rater reliability of manual muscle strength testing in ICU survivors and simulated patients. Intensive Care Med 2010;36(6):1038-43.

31 Jones C, Griffiths R, Humphris G, Skirrow P. Memory, delusions and the development of acute post-traumatic stress disorder-related symptoms after intensive care. Crit Care Med 2001;29:573-80.

32 Granja C, Gomes E, Amaro A, Ribeiro O, Jones C, Carneiro A, et al. Understanding posttraumatic stress disorder-related symptoms after critical care: the early illness amnesia hypothesis. Crit Care Med 2008;36(10):2801-9.

33 Granja C, Lopes A, Moreira S, Dias C, Costa-Pereira A, Carneiro A, et al. Patients' recollections of experiences in the intensive care unit may affect their quality of life. Crit Care 2005;9:R96-R109.

34 Jones C, Humphris G, Griffiths RD. Preliminary validation of the ICUM tool: a tool for assessing memory of the intensive care unit experience. Clin Intensive Care 2000;11:251-5.

35 Boyle M, Murgo M, Adamson H, Gill J, Elliott D, Crawford M. The effect of chronic pain on health related quality of life amongst intensive care survivors. Aust Crit Care 2004;17:104-13.

36 Stein-Parbury J, McKinley S. Patients' experiences of being in an intensive care unit: a select literature review. Am J Crit Care 2000;9(1):20-7.

37 Lof L, Berggren L, Ahlstrom G. ICU patients' recall of emotional reactions in the trajectory from falling critically ill to hospital discharge: follow-ups after 3 and 12 months. Intensive Crit Care Nurs 2008;24(2):108-21.

38 Strahan EH, Brown RJ. A qualitative study of the experiences of patients following transfer from intensive care. Intensive Crit Care Nurs 2005;21(3):160-71.

39 Griffiths J, Fortune G, Barber V, Young JD. The prevalence of post traumatic stress disorder in survivors of ICU treatment: a systematic review. Intensive Care Med 2007;33(9):1506-18.

40 Schelling G, Stoll C, Haller M, Briegel J, Manert W, Hummel T, et al. Health-related quality of life and posttraumatic stress disorder in survivors of the acute respiratory distress syndrome. Crit Care Med 1998;26(4):651-9.

41 Cuthbertson BH, Hull A, Strachan M, Scott J. Post-traumatic stress disorder after critical illness requiring general intensive care. Intensive Care Med 2004;30:450-5.

42 Rundshagen I, Schnabel K, Wegner C, am Esch S. Incidence of recall, nightmares, and hallucinations during analgosedation in intensive care. Intensive Care Med 2002;28(1):38-43.

43 Magarey JM, McCutcheon HH. 'Fishing with the dead' – recall of memories from the ICU. Intensive Crit Care Nurs 2005;21(6):344-54.

44 Adamson H, Murgo M, Boyle M, Kerr S, Crawford M, Elliott D. Memories of intensive care and experiences of survivors of a critical illness: an

interview study. Intensive Crit Care Nurs 2004;20(5):257-63.

45 Sukantarat KT, Burgess PW, Williamson RCN, Brett SJ. Prolonged cognitive dysfunction in survivors of critical illness. Anaesthesia 2005;60:847-53.

46 de Miranda S, Pochard F, Chaize M, Megarbane B, Cuvelier A, Bele N, et al. Postintensive care unit psychological burden in patients with chronic obstructive pulmonary disease and informal caregivers: a multicenter study. Crit Care Med 2011;39(1):112-8.

47 Kapfhammer HP, Rothenhausler HB, Krauseneck T, Stoll C, Schelling G. Posttraumatic stress disorder and health-related quality of life in long-term survivors of acute respiratory distress syndrome. Am J Psychiatry 2004;161(1):45-52.

48 Davydow DS, Zatzick D, Hough CL, Katon WJ. A longitudinal investigation of posttraumatic stress and depressive symptoms over the course of the year following medical-surgical intensive care unit admission. Gen Hosp Psychiatry 2013;35(3):226-32.

49 Eddleston JM, White P, Guthrie E. Survival, morbidity, and quality of life after discharge from intensive care. Crit Care Med 2000;28(7):2293-9.

50 Rattray JE, Johnston M, Wildsmith JA. Predictors of emotional outcomes of intensive care. Anaesthesia 2005;60(11):1085-92.

51 Nelson BJ, Weinert CR, Bury CL, Marinelli WA, Gross CR. Intensive care unit drug use and subsequent quality of life in acute lung injury patients. Crit Care Med 2000;28(11):3626-30.

52 Scragg P, Jones A, Fauvel N. Psychological problems following ICU treatment. Anaesthesia 2001;56(1):9-14.

53 Jones C, Griffiths RD, Humphris G, Skirrow PM. Memory, delusions, and the development of acute posttraumatic stress disorder-related symptoms after intensive care. Crit Care Med 2001;29(3):573-80.

54 Jones C, Skirrow P, Griffiths RD, Humphris GH, Ingleby S, Eddleston J, et al. Rehabilitation after critical illness: a randomized, controlled trial. Crit Care Med 2003;31(10):2456-61.

55 Jackson JC, Hart RP, Gordon SM, Shintani A, Truman B, May L, et al. Six-month neuropsychological outcome of medical intensive care unit patients. Crit Care Med 2003;31(4):1226-34.

56 Hopkins RO, Weaver LK, Chan KJ, Orme JF, Jr. Quality of life, emotional, and cognitive function following acute respiratory distress syndrome. J Int Neuropsychol Soc 2004;10(7):1005-17.

57 Hopkins RO, Weaver LK, Collingridge D, Parkinson RB, Chan KJ, Orme JF, Jr. Two-year cognitive, emotional, and quality-of-life outcomes in acute respiratory distress syndrome. Am J Respir Crit Care Med 2005;171(4):340-7.

58 Sukantarat K, Greer S, Brett S, Williamson R. Physical and psychological sequelae of critical illness. Br J Health Psychol 2007;12:65-74.

59 Dowdy D, Bienvenu O, Dinglas V, Mendez-Tellez P, Sevransky J, Shanholtz C, et al. Are intensive care factors associated with depressive symptoms 6 months after acute lung injury? Crit Care Med 2009;37(5):1702.

60 Myhren H, Ekeberg O, Toien K, Karlsson S, Stokland O. Posttraumatic stress, anxiety and depression symptoms in patients during the first year post intensive care unit discharge. Crit Care 2010;14(1):R14.

61 Myhren H, Toien L, Ekeberg A, Karlsson S, Sandvik L, Stokland O. Patients' memory and psychological distress after ICU stay compared with expectations of the relatives. Intensive Care Med 2009;35(12):2078.

62 Peris A, Bonizzoli M, Iozzelli D, Migliaccio ML, Zagli G, Bacchereti A, et al. Early intra-intensive care unit psychological intervention promotes recovery from post traumatic stress disorders, anxiety and depression symptoms in critically ill patients. Crit Care 2011;15(1):R41.

63 Wade DM, Howell DC, Weinman JA, Hardy RJ, Mythen MG, Brewin CR, et al. Investigating risk factors for psychological morbidity three months after intensive care: a prospective cohort study. Crit Care 2012;16(5):R192.

64 Schandl A, Bottai M, Hellgren E, Sundin O, Sackey PV. Developing an early screening instrument for predicting psychological morbidity after critical illness. Crit Care 2013;17(5):R210.

65 Kowalczyk M, Nestorowicz A, Fijalkowska A, Kwiatosz-Muc M. Emotional sequelae among survivors of critical illness: a long-term retrospective study. Eur J Anaesthesiol 2013;30(3):111-8.

66 Paparrigopoulos T, Melissaki A, Tzavellas E, Karaiskos D, Ilias I, Kokras N. Increased co-morbidity of depression and post-traumatic stress disorder symptoms and common risk factors in intensive care unit survivors: a two-year follow-up study. Int J Psychiatry Clin Prac 2014;18(1):25-31.

67 Long AC, Kross EK, Davydow DS, Curtis JR. Posttraumatic stress disorder among survivors of critical illness: creation of a conceptual model addressing identification, prevention, and management. Intensive Care Med 2014;40(6):820-9.

68 Tedstone JE, Tarrier N. Posttraumatic stress disorder following medical illness and treatment. Clin Psychol Rev 2003;23(3):409-48.

69 Capuzzo M, Valpondi V, Cingolani E, Gianstefani G, De Luca S, Grassi L, et al. Post-traumatic stress disorder-related symptoms after intensive care. Minerva Anestesiol 2005;71(4):167-79.

70 Jones C, Bäckman C, Capuzzo M, Flaatten H, Rylander C, Griffiths R. Precipitants of post-traumatic stress disorder following intensive care: a hypothesis generating study of diversity in care. Intensive Care Med 2007;33(6):978-85.

71 US Department of Veterans Affairs. PTSD: National Center for PTSD Washington, DC: US Department of Veterans Affairs, <http://www.ptsd.va.gov>: 2014 [accessed 29.08.14].

72 American Psychiatric Association. Diagnostic and statistical manual of mental disorders. 5th ed. Arlington, VA: American Psychiatric Association; 2013.

73 Jackson JC, Hart RP, Gordon SM, Hopkins RO, Girard TD, Wesley E. Post-traumatic stress disorder and post-traumatic stress symptoms following critical illness in medical intensive care unit patients: assessing the magnitude of the problem. Crit Care 2007;11:1-11.

74 Schandl A, Bottai M, Hellgren E, Sundin O, Sackey P. Gender differences in psychological morbidity and treatment in intensive care survivors – a cohort study. Crit Care 2012;16(3):R80.

75 Samuelson KAM, Lundberg D, Fridlund B. Stressful memories and psychological distress in adult mechanically ventilated intensive care patients – a 2-month follow-up study. Acta Anaesthesiol Scand 2007;51:671-8.

76 Hopkins RO. Haunted by delusions: trauma, delusional memories, and intensive care unit morbidity. Crit Care Med 2010;38(1):300-1.

77 Ringdal M, Plos K, Ortenwall P, Bergbom I. Memories and health-related quality of life after intensive care: a follow-up study. Crit Care Med 2010;38(1):38-44.

78 Wade DM, Brewin CR, Howell DC, White E, Mythen MG, Weinman JA. Intrusive memories of hallucinations and delusions in traumatized intensive care patients: an interview study. Br J Health Psychol 2014.

79 Rattray J, Johnston M, Wildsmith JA. The intensive care experience: development of the ICE questionnaire. J Adv Nurs 2004;47(1):64-73.

80 Granberg A, Engberg IB, Lundberg D. Acute confusion and unreal experiences in intensive care patients in relation to the ICU syndrome. Part II. Intensive Crit Care Nurs 1999;15(1):19-33.

81 Russell S. An exploratory study of patients' perceptions, memories and experiences of an intensive care unit. J Adv Nurs 1999;29(4):783-91.

82 Weinert C, Sprenkle M. Post-ICU consequences of patient wakefulness and sedative exposure during mechanical ventilation. Intensive Care Med 2008;34(1):82-90.

83 Perrins J, King N, Collings J. Assessment of long-term psychological well-being following intensive care. Intensive Crit Care Nurs 18(6):320-31 1998; 14(3):108-16.

84 Schelling G, Stoll C, Vogelmeier C, Hummel T, Behr J, Kapfhammer HP, et al. Pulmonary function and health-related quality of life in a sample of long-term survivors of the acute respiratory distress syndrome. Intensive Care Med 2000;26(9):1304-11.

85 Kress JP, Gehlbach B, Lacy M, Pliskin N, Pohlman AS, Hall JB. The long-term psychological effects of daily sedative interruption on critically ill patients. Am J Respir Crit Care Med 2003;168(12):1457-61.

86 Wallen K, Chaboyer W, Thalib L, Creedy DK. Symptoms of acute posttraumatic stress disorder after intensive care. Am J Crit Care 2008;17(6):534-43; quiz 44.

87 Bienvenu OJ, Gellar J, Althouse BM, Colantuoni E, Sricharoenchai T, Mendez-Tellez PA, et al. Post-traumatic stress disorder symptoms after acute lung injury: a 2-year prospective longitudinal study. Psychol Med 2013;43(12):2657-71.

88 Jackson JC, Mitchell N, Hopkins RO. Cognitive functioning, mental health, and quality of life in ICU survivors: an overview. Crit Care Clin 2009;25(3):615-28, x.

89 Adhikari NK, McAndrews MP, Tansey CM, Matte A, Pinto R, Cheung AM, et al. Self-reported symptoms of depression and memory dysfunction in survivors of ARDS. Chest 2009;135(3):678-87.

90 Duning T, van den Heuvel I, Dickmann A, Volkert T, Wempe C, Reinholz J, et al. Hypoglycemia aggravates critical illness-induced neurocognitive dysfunction. Diabetes Care 2010;33(3):639-44.

91 Ehlenbach WJ, Hough CL, Crane PK, Haneuse SJ, Carson SS, Curtis JR, et al. Association between acute care and critical illness hospitalization and cognitive function in older adults. JAMA 2010;303(8):763-70.

92 Jackson JC, Ely EW, Morey MC, Anderson VM, Denne LB, Clune J, et al. Cognitive and physical rehabilitation of intensive care unit survivors: results of the RETURN randomized controlled pilot investigation. Crit Care Med 2012;40(4):1088-97.

93 Jackson JC, Girard TD, Gordon SM, Thompson JL, Shintani AK, Thomason JW, et al. Long-term cognitive and psychological outcomes in the awakening and breathing controlled trial. Am J Respir Crit Care Med 2010;182(2):183-91.

94 Sacanella E, Perez-Castejon JM, Nicolas JM, Masanes F, Navarro M, Castro P, et al. Functional status and quality of life 12 months after discharge from a medical ICU in healthy elderly patients: a prospective observational study. Crit Care 2011;15(2):R105.

95 Torgersen J, Hole JF, Kvale R, Wentzel-Larsen T, Flaatten H. Cognitive impairments after critical illness. Acta Anaesthesiol Scand 2011;55(9):1044-51.

96 Mikkelsen ME, Christie JD, Lanken PN, Biester RC, Thompson BT, Bellamy SL, et al. The adult respiratory distress syndrome cognitive outcomes study: long-term neuropsychological function in survivors of acute lung injury. Am J Respir Crit Care Med 2012;185(12):1307-15.

97 Buckley TA, Cheng AY, Gomersall CD. Quality of life in long-term survivors of intensive care. Ann Acad Med, Singapore 2001;30(3):287-92.

98 Vainiola T, Pettila V, Roine RP, Rasanen P, Rissanen AM, Sintonen H. Comparison of two utility instruments, the EQ-5D and the 15D, in the critical care setting. Intensive Care Med 2010;36(12):2090-3.

99 Patrick DL, Danis M, Southerland LI, Hong G. Quality of life following intensive care. J Gen Intern Med 1988;3:218-23.

100 Ware JE, Jr. SF-36 health survey update. Spine 2000;25(24):3130-9.

101 Ware JE, Snow KK, Kosinski M. SF-36 Health Survey: Manual and Interpretation Guide. Lincoln: Quality Metric Incorporated; 2000.

102 Brooks R. EuroQol: the current state of play. Health Policy 1996;37(1):53-72.

103 Sintonen H. The 15D instrument of health-related quality of life: properties and applications. Ann Med 2001;33:328-36.

104 Capuzzo M, Grasselli C, Carrer S, Gritti G, Alvisi R. Validation of two quality of life questionnaires suitable for intensive care patients. Intensive Care Med 2000;26(9):1296-303.

105 Hawthorne G, Richardson J, Osborne R. The Assessment of Quality of Life (AQoL) instrument: a psychometric measure of health-related quality of life. Qual Life Res 1999;8(3):209-24.

106 Fernandez RR, Cruz JJ, Mata GV. Validation of a quality of life questionnaire for critically ill patients. Intensive Care Med 1996;22:1034-42.

107 de Bruin AF, Diederiks JP, de Witte LP, Stevens FC, Philipsen H. The development of a short generic version of the Sickness Impact Profile. J Clin Epidemiol 1994;47(4):407-18.

108 Hunt S, McKenna S, McEwan J, Backett E, Williams J, Papp E. Measuring health status: a new tool for clinicians and epidemiologists. J R Coll Gen Pract 1985;35:185-8.

109 Elliott D, Denehy L, Berney S, Alison JA. Assessing physical function and activity for survivors of a critical illness: a review of instruments. Aust Crit Care 2011;24(3):155-66.

110 Tipping CJ, Young PJ, Romero L, Saxena MK, Dulhunty J, Hodgson CL. A systematic review of measurements of physical function in critically ill adults. Crit Care Resusc 2012;14(4):302-11.

111 Katz S, Ford A, Moskowitz R. Studies of illness in the aged: the index of ADL: a standardized measure of biological and psychosocial function. JAMA 1963;185:914-9.

112　Karnofsky D, Abelmann W, Craver L, Burchenal J. The use of nitrogen mustards in the palliative treatment of cancer. Cancer 1948;1:634-56.

113　Borg GA. Psychophysical bases of perceived exertion. Med Sci Sports Exerc 1982;14:377-81.

114　American Thoracic Society. Guidelines for the six-minute walk test. Am J Respir Crit Care Med 2002;166:111-7.

115　Singh SJ, Morgan MD, Scott S, Walters D, Hardman AE. Development of a shuttle walking test of disability in patients with chronic airways obstruction. Thorax 1992;47(12):1019-24.

116　Podsiadlo D, Richardson S. The timed "Up & Go": a test of basic functional mobility for frail elderly persons. J Am Geriatr Soc 1991;39(2):142-8.

117　Dodds TA, Martin DP, Stolov WC, Deyo RA. A validation of the functional independence measurement and its performance among rehabilitation inpatients. Arch Phys Med Rehabil 1993;74(5):531-6.

118　Wade DT, Collin C. The Barthel ADL Index: a standard measure of physical disability? Int Disabil Stud 1988;10(2):64-7.

119　Mahoney F, Barthek D. Functional evaluation: the Barthel Index. Md State Med J 1965;14:61-5.

120　Meguro M, Barley EA, Spencer S, Jones PW. Development and validation of an improved, COPD-specific version of the St. George Respiratory Questionnaire. Chest 2007;132(2):456-63.

121　Jones PW, Quirk FH, Baveystock CM. The St George's Respiratory Questionnaire. Respir Med 1991;85(Suppl B):25-31; discussion 3-7.

122　Jones C. Aftermath of intensive care: the scale of the problem. Br J Hosp Med (London, England: 2005) 2007;68(9):464-6.

123　Jones C, Twigg E, Lurie A, McDougall M, Heslett R, Hewitt-Symonds M, et al. The challenge of diagnosis of stress reactions following intensive care and early intervention: a review. Clin Intensive Care 2003;14:83-9.

124　Brewin CR. Systematic review of screening instruments for adults at risk of PTSD. J Trauma Stress 2005;18(1):53-62.

125　Hull AM, Rattray J. Competing interests declared: early interventions and long-term psychological outcomes. Crit Care 2013;17(1):111.

126　Kessler RC, Andrews G, Colpe LJ, Hiripi E, Mroczek DK, Normand SL, et al. Short screening scales to monitor population prevalences and trends in non-specific psychological distress. Psychol Med 2002;32(6):959-76.

127　Weathers FW, Litz BT, Herman DS, Huska JA, Keane TM, editors. The PTSD Checklist (PCL): reliability, validity and diagnostic utility. Annual Meeting of International Society for Traumatic Stress Studies; 1993; San Antonio, TX.

128　Foa EB, Cashman L, Jaycox L, Perry K. The validation of a self-report measure of posttraumatic stress disorder: The Posttraumatic Diagnostic Scale. Psychological Assessment 1997;9(4):445-51.

129　Zigmond A, Snaith R. The Hospital Anxiety and Depression Scale. Acta Psychiatr Scand 1983;67(6):361-70.

130　Horowitz MJ, Wilner N, Alvarez W. Impact of Event Scale: a measure of subjective stress. Psychosom Med 1979;41(3):209-18.

131　Weiss DS. The Impact of Event Scale – Revised. In: Wilson JP, Keane TM, editors. Assessing psychollogical trauma and PTSD. 2nd ed. New York: The Guilford Press; 2004.

132　Radloff LS. The CES-D Scale: a self-report depression scale for research in the general population. ApplPsychol Measurement 1977;1(3):385-401.

133　Kessler RC, Barker PR, Colpe LJ, Epstein JF, Gfroerer JC, Hiripi E, et al. Screening for serious mental illness in the general population. Arch Gen Psychiatry 2003;60(2):184-9.

134　Weathers FW, Litz BT, Keane TM, Palmieri PA, Marx BP, Schnurr PP. The PTSD Checklist for DSM-5 (PCL-5). National Center for PTSD at www.ptsd.va.gov, 2013.

135　Stoll C, Kapfhammer HP, Rothenhausler HB, Haller M, Briegel J, Schmidt M, et al. Sensitivity and specificity of a screening test to document traumatic experiences and to diagnose post-traumatic stress disorder in ARDS patients after intensive care treatment. Intensive Care Med 1999;25(7):697-704.

136　Jackson JC, Gordon MW, Ely EW, Burger C, Hopkins RO. Research issues in the evaluation of cognitive impairment in intensive care unit survivors. Intensive Care Med 2004;30:2009-16.

137　Green A, Garrick T, Sheedy D, Blake H, Shores A, Harper C. Repeatable Battery for the Assessment of Neuropsychological Status (RBANS): preliminary Australian normative data. Aust J Psychol 2008;60(2):72-9.

138　Folstein MF, Folstein SE, McHugh PR. Mini-mental state. A practical method for grading the cognitive state of patients for the clinician. J Psychiatr Res 1975;12(3):189-98.

139　Randolph C, Tierney MC, Mohr E, Chase TN. The Repeatable Battery for the Assessment of Neuropsychological Status (RBANS): preliminary clinical validity. J Clin Exp Neuropsychol 1998;20(3):310-9.

140　Reitan RM. The relation of the trail making test to organic brain damage. J Consult Psychol 1955;19(5):393-4.

141　Wechsler D. Wechsler Memory Scale – Revised. San Antonio, TX: Psychological Corporation; 1997.

142　Wechsler D. Wechsler Adult Intelligence Scale – Revised. San Antonio, TX: Psychological Corporation; 1997.

143　Crook TH, Larrabee GJ. A self-rating scale fo revaluating memory in everyday life. Psychol Aging 1990;5(1):48-57.

144　Kiernan RJ, Mueller J, Langston JW, Van Dyke C. The Neurobehavioral Cognitive Status Examination: a brief but quantitative approach to cognitive assessment. Ann Intern Med 1987;107(4):481-5.

145　Calvo-Ayala E, Khan BA, Farber MO, Ely EW, Boustani MA. Interventions to improve the physical function of ICU survivors: a systematic review. Chest 2013;144(5):1469-80.

146　Bailey P, Thomsen GE, Spuhler VJ, Blair R, James J, Bezdjian L, et al. Early activity is feasible and safe in respiratory failure patients. Crit Care Med 2007;35(1):139-45.

147　Morris PE, Goad A, Thompson C, Taylor K, Harry B, Passmore L, et al. Early intensive care unit mobility therapy in the treatment of acute respiratory failure. Crit Care Med 2008;36(8):2238-43.

148　Pohlman MC, Schweickert WD, Pohlman AS, Nigos C, Pawlik AJ, Esbrook CL, et al. Feasibility of physical and occupational therapy beginning from initiation of mechanical ventilation. Crit Care Med 2010;38(11):2089-94.

149 Denehy L, Skinner EH, Edbrooke L, Haines K, Warrillow S, Hawthorne G, et al. Exercise rehabilitation for patients with critical illness: a randomized controlled trial with 12 months of follow-up. Crit Care 2013;17(4):R156.

150 Burtin C, Clerckx B, Robbeets C, Ferdinande P, Langer D, Troosters T, et al. Early exercise in critically ill patients enhances short-term functional recovery. Crit Care Med 2009;37(9):2499-505.

151 Parry SM, Berney S, Warrillow S, El-Ansary D, Bryant AL, Hart N, et al. Functional electrical stimulation with cycling in the critically ill: a pilot case-matched control study. J Crit Care 2014;29(4):695 e1-7.

152 Schweickert WD, Pohlman MC, Pohlman AS, Nigos C, Pawlik AJ, Esbrook CL, et al. Early physical and occupational therapy in mechanically ventilated, critically ill patients: a randomised controlled trial. Lancet 2009;373(9678):1874-82.

153 Bourdin G, Barbier J, Burle JF, Durante G, Passant S, Vincent B, et al. The feasibility of early physical activity in intensive care unit patients: a prospective observational one-center study. Respir Care 2010;55(4):400-7.

154 Needham DM, Korupolu R, Zanni JM, Pradhan P, Colantuoni E, Palmer JB, et al. Early physical medicine and rehabilitation for patients with acute respiratory failure: a quality improvement project. Arch Phys Med Rehabil 2010;91(4):536-42.

155 Strom T, Martinussen T, Toft P. A protocol of no sedation for critically ill patients receiving mechanical ventilation: a randomised trial. Lancet 2010;375(9713):475-80.

156 Girard TD, Kress JP, Fuchs BD, Thomason JW, Schweickert WD, Pun BT, et al. Efficacy and safety of a paired sedation and ventilator weaning protocol for mechanically ventilated patients in intensive care (Awakening and Breathing Controlled trial): a randomised controlled trial. Lancet 2008;371(9607):126-34.

157 Pandharipande P, Banerjee A, McGrane S, Ely EW. Liberation and animation for ventilated ICU patients: the ABCDE bundle for the back-end of critical care. Crit Care 2010;14(3):157.

158 Carrothers KM, Barr J, Spurlock B, Ridgely MS, Damberg CL, Ely EW. Contextual issues influencing implementation and outcomes associated with an integrated approach to managing pain, agitation, and delirium in adult ICUs. Crit Care Med 2013;41(9 Suppl 1):S128-35.

159 Fan E. What is stopping us from early mobility in the intensive care unit? Crit Care Med 2010;38(11):2254-5.

160 Rukstele CD, Gagnon MM. Making strides in preventing ICU-acquired weakness: involving family in early progressive mobility. Crit Care Nurs Q 2013;36(1):141-7.

161 Gosselink R, Bott J, Johnson M, Dean E, Nava S, Norrenberg M, et al. Physiotherapy for adult patients with critical illness: recommendations of the European Respiratory Society and European Society of Intensive Care Medicine Task Force on Physiotherapy for Critically Ill Patients. Intensive Care Med 2008;34(7):1188-99.

162 Kayambu G, Boots R, Paratz J. Physical therapy for the critically ill in the ICU: a systematic review and meta-analysis. Crit Care Med 2013;41(6):1543-54.

163 Moodie L, Reeve J, Elkins M. Inspiratory muscle training increases inspiratory muscle strength in patients weaning from mechanical ventilation: a systematic review. J Physiotherapy 2011;57(4):213-21.

164 Condessa RL, Brauner JS, Saul AL, Baptista M, Silva AC, Vieira SR. Inspiratory muscle training did not accelerate weaning from mechanical ventilation but did improve tidal volume and maximal respiratory pressures: a randomised trial. J Physiotherapy 2013;59(2):101-7.

165 Skinner EH, Berney S, Warrillow S, Denehy L. Rehabilitation and excercise prescription in Australian intensive care units. Physiotherapy 2008;94(3):220-9.

166 Nydahl P, Ruhl AP, Bartoszek G, Dubb R, Filipovic S, Flohr HJ, et al. Early mobilization of mechanically ventilated patients: a 1-day point-prevalence study in Germany. Crit Care Med 2014;42(5):1178-86.

167 Berney SC, Harrold M, Webb SA, Seppelt I, Patman S, Thomas PJ, et al. Intensive care unit mobility practices in Australia and New Zealand: a point prevalence study. Crit Care Resusc 2013;15(4):260-5.

168 Bailey PP, Miller RR, 3rd, Clemmer TP. Culture of early mobility in mechanically ventilated patients. Crit Care Med 2009;37(10 Suppl):S429-35.

169 Drolet A, DeJuilio P, Harkless S, Henricks S, Kamin E, Leddy EA, et al. Move to improve: the feasibility of using an early mobility protocol to increase ambulation in the intensive and intermediate care settings. Phys Ther 2013;93(2):197-207.

170 Van de Meent H, Baken BC, Van Opstal S, Hogendoorn P. Critical illness VR rehabilitation device (X-VR-D): evaluation of the potential use for early clinical rehabilitation. J Electromyogr Kinesiol 2008;18(3):480-6.

171 Mehlhorn J, Freytag A, Schmidt K, Brunkhorst FM, Graf J, Troitzsch U, et al. Rehabilitation interventions for postintensive care syndrome: a systematic review. Crit Care Med 2014;42(5):1263-71.

172 Wade D, Hardy R, Howell D, Mythen M. Identifying clinical and acute psychological risk factors for PTSD after critical care: a systematic review. Minerva Anestesiol 2013;79(8):944-63.

173 Perris A, Bonizzoli M, Iozzelli D, Migliaccio M, Zagli G, Bacchereti A, et al. Early intra-intensive care unit psychological intervention promotes recovery from post traumatic stress disorders, anxiety and depression symptoms in critically ill patients. Crit Care 2011;15:R41.

174 Backman CG, Walther SM. Use of a personal diary written on the ICU during critical illness. Intensive Care Med 2001;27(2):426-9.

175 Bergbom I, Svensson C, Berggren E, Kamsula M. Patients' and relatives' opinions and feelings about diaries kept by nurses in an intensive care unit: pilot study. Intensive Crit Care Nurs 1999;15(4):185-91.

176 Aitken LM, Rattray J, Hull A, Kenardy JA, Le Brocque R, Ullman AJ. The use of diaries in psychological recovery from intensive care. Crit Care 2013;17(6):253.

177 Jones C, Backman CG, Capuzzo M, Egerod I, Flaatten H, Granja C, et al. Intensive care diaries reduce new onset post traumatic stress disorder following critical illness: a randomised, controlled trial. Crit Care 2010;14(5):168-78.

178 Rattray J, Crocker C, Jones M, Connaghan J. Patients' perception of and emotional outcome after intensive care: results from a multicentre study. Nurs Crit Care 2010;15(2):86-93.

179 National Institute for Health and Clinical Excellence. Rehabilitation after critical illness. NICE clinical guideline 83, <http://www.nice.org.uk/

CG83>; 2009 [accessed 03.02.15].

180 Cutler L, Brightmore K, Colqhoun V, Dunstan J, Gay M. Developing and evaluating critical care follow-up. Nurs Crit Care 2003;8:116-25.

181 Eliott SJ, Ernest D, Doric AG, Page KN, Worrall-Carter LJ, Thalib L, et al. The impact of an ICU liaison nurse service on patient outcomes. Crit Care Resusc 2008;10(4):296-300.

182 Williams TA, Leslie G, Finn J, Brearley L, Asthifa M, Hay B, et al. Clinical effectiveness of a critical care nursing outreach service in facilitating discharge from the intensive care unit. Am J Crit Care 2010;19(5):e63-72.

183 Hillman K, Chen J, Cretikos M, Bellomo R, Brown D, Doig G, et al. Introduction of the medical emergency team (MET) system: a cluster-randomised controlled trial. Lancet 2005;365(9477):2091-7.

184 Morris PE, Herridge MS. Early intensive care unit mobility: future directions. Crit Care Clin 2007;23(1):97-110.

185 Moran JL, Bristow P, Solomon PJ, George C, Hart GK. Mortality and length-of-stay outcomes, 1993–2003, in the binational Australian and New Zealand intensive care adult patient database. Crit Care Med 2008;36(1):46-61.

186 Fernandez R, Baigorri F, Navarro G, Artigas A. A modified McCabe score for stratification of patients after intensive care unit discharge: the Sabadell score. Crit Care 2006;10(6):R179.

187 Fernandez R, Serrano JM, Umaran I, Abizanda R, Carrillo A, Lopez-Pueyo MJ, et al. Ward mortality after ICU discharge: a multicenter validation of the Sabadell score. Intensive Care Med 2010;36(7):1196-201.

188 Salisbury LG, Merriweather JL, Walsh TS. Rehabilitation after critical illness: could a ward-based generic rehabilitation assistant promote recovery? Nurs Crit Care 2010;15(2):57-65.

189 Salisbury LG, Merriweather JL, Walsh TS. The development and feasibility of a ward-based physiotherapy and nutritional rehabilitation package for people experiencing critical illness. Clin Rehabil 2010;24(6):489-500.

190 Ramsay P, Salisbury LG, Merriweather JL, Huby G, Rattray JE, Hull AM, et al. A rehabilitation intervention to promote physical recovery following intensive care: a detailed description of construct development, rationale and content together with proposed taxonomy to capture processes in a randomised controlled trial. Trials 2014;15:38.

191 Langer D, Hendriks E, Burtin C, Probst V, van der Schans C, Paterson W, et al. A clinical practice guideline for physiotherapists treating patients with chronic obstructive pulmonary disease based on a systematic review of available evidence. Clin Rehabil 2009;23(5):445-62.

192 de Morton NA, Keating JL, Berlowitz DJ, Jackson B, Lim WK. Additional exercise does not change hospital or patient outcomes in older medical patients: a controlled clinical trial. Aust J Physiotherapy 2007;53(2):105-11.

193 Adamson H, Elliott D. Quality of life after a critical illness: a review of general ICU studies 1998-2005. Aust Crit Care 2005;18:50-60.

194 Myhren H, Ekeberg O, Stokland O. Health-related quality of life and return to work after critical illness in general intensive care unit patients: a 1-year follow-up study. Crit Care Med 2010;38(7):1554-61.

195 Cuthbertson BH, Roughton S, Jenkinson D, Maclennan G, Vale L. Quality of life in the five years after intensive care: a cohort study. Crit Care 2010;14(1):R6.

196 Cuthbertson BH, Rattray J, Campbell MK, Gager M, Roughton S, Smith A, et al. The PRaCTICaL study of nurse led, intensive care follow-up programmes for improving long term outcomes from critical illness: a pragmatic randomised controlled trial. BMJ 2009;339:b3723.

197 McWilliams DJ, Atkinson D, Carter A, Foex BA, Benington S, Conway DH. Feasibility and impact of a structured, exercise-based rehabilitation programme for intensive care survivors. Physiotherapy Theory and Practice 2009;25(8):566-71.

198 Elliott D, McKinley S, Alison J, Aitken LM, King M, Leslie GD, et al. Health-related quality of life and physical recovery after a critical illness: a multi-centre randomised controlled trial of a home-based physical rehabilitation program. Crit Care 2011;15(3):R142.

199 UK NHS Audit Commission. Critical to Success. The place of efficient and effective critical care services within the acute hospital. London: Audit Commission; 1999.

200 UK Department of Health. Comprehensive critical care: a review of adult critical care services. London: HMSO, 2000.

201 Griffiths JA, Barber VS, Cuthbertson BH, Young JD. A national survey of intensive care follow-up clinics. Anaesthesia 2006;61(10):950-5.

202 Connolly B, Douiri A, Steier J, Moxham J, Denehy L, Hart N. A UK survey of rehabilitation following critical illness: implementation of NICE Clinical Guidance 83 (CG83) following hospital discharge. BMJ Open 2014;4(5):e004963.

203 Modrykamien AM. The ICU follow-up clinic: a new paradigm for intensivists. Respir Care 2012;57(5):764-72.

204 Prinjha S, Field K, Rowan K. What patients think about ICU follow-up services: a qualitative study. Crit Care 2009;13(2):R46.

205 Cutler L. From ward-based critical care to educational curriculum 1: a literature review. Intensive Crit Care Nurs 2002;18:162-70.

206 Griffiths J, Gager M, Alder N, Fawcett D, Waldmann C, Quinlan J. A self-report-based study of the incidence and associations of sexual dysfunction in survivors of intensive care treatment. Intensive Care Med 2006;32(3):445-51.

207 Griffiths RD, Jones C. Seven lessons from 20 years of follow-up of intensive care unit survivors. Curr Opin Crit Care 2007;13(5):508-13.

208 Hazzard A, Harris W, Howell D. Taking care: practice and philosophy of communication in a critical care follow-up clinic. Intensive Crit Care Nurs 2013;29(3):158-65.

209 Akerman E, Granberg-Axell A, Ersson A, Fridlund B, Bergbom I. Use and practice of patient diaries in Swedish intensive care units: a national survey. Nurs Crit Care 2010;15(1):26-33.

210 Egerod I, Storli SL, Akerman E. Intensive care patient diaries in Scandinavia: a comparative study of emergence and evolution. Nurs Inq 2011;18(3):235-46.

211 Paul F, Rattray J. Short- and long-term impact of critical illness on relatives: literature review. J Adv Nurs 2008;62(3):276-92.

212 Paul F, Hendry C, Cabrelli L. Meeting patient and relatives' information needs upon transfer from an intensive care unit: the development and evaluation of an information booklet. J Clin Nurs 2004;13(3):396-405.

213 Choi J, Sherwood PR, Schulz R, Ren D, Donahoe MP, Given B, et al. Patterns of depressive symptoms in caregivers of mechanically

ventilated critically ill adults from intensive care unit admission to 2 months postintensive care unit discharge: a pilot study. Crit Care Med 2012;40(5):1546-53.

214 Williams TA, Leslie GD. Beyond the walls: a review of ICU clinics and their impact on patient outcomes after leaving hospital. Aust Crit Care 2008;21(1):6-17.

215 Jones C, Skirrow P, Griffiths RD, Humphris GH, Ingleby S, Eddleston J, et al. Rehabilitation after critical illness: a randomized, controlled trial. Crit Care Med 2003;31(10):2456-61.

216 Batterham AM, Bonner S, Wright J, Howell SJ, Hugill K, Danjoux G. Effect of supervised aerobic exercise rehabilitation on physical fitness and quality-of-life in survivors of critical illness: an exploratory minimized controlled trial (PIX study). Br J Anaesth 2014;113(1):130-7.

217 O'Neill B, McDowell K, Bradley J, Blackwood B, Mullan B, Lavery G, et al. Effectiveness of a programme of exercise on physical function in survivors of critical illness following discharge from the ICU: study protocol for a randomised controlled trial (REVIVE). Trials 2014;15(1):146.

218 Iwashyna TJ. Survivorship will be the defining challenge of critical care in the 21st century. Ann Intern Med 2010;153(3):204-5.

219 Corner EJ, Wood H, Englebretsen C, Thomas A, Grant RL, Nikoletou D, et al. The Chelsea critical care physical assessment tool (CPAx): validation of an innovative new tool to measure physical morbidity in the general adult critical care population; an observational proof-of-concept pilot study. Physiotherapy 2013;99(1):33-41.

220 Zanni JM, Korupolu R, Fan E, Pradhan P, Janjua K, Palmer JB, et al. Rehabilitation therapy and outcomes in acute respiratory failure: an observational pilot project. J Crit Care 2010;25(2):254-62.

221 Hodgson C, Needham D, Haines K, Bailey M, Ward A, Harrold M, et al. Feasibility and inter-rater reliability of the ICU Mobility Scale. Heart Lung 2014;43(1):19-24.

第 5 章

伦 理 问 题

原著: Maureen Coombs, Carol Grech
翻译: 左选琴, 李蕊
审校: 常志刚

关键词

自主性
捐款
机密性
赞同
安乐死
无价值
伦理研究委员会
正义
患者权利
隐私
生活质量

学习目标

阅读完本章,将掌握以下内容:

● 认识在重症护理实践中伦理问题的多样性和复杂性。

● 理解卫生保健领域中关键的伦理和法律原则,以及作为一名重症护理护士,如何将其应用于日常实践中。

● 注意额外获得的资源材料的有效性,并可以对临床实践中复杂的伦理决策提供参考和支持。

● 讨论涉及撤销和停止治疗、脑死亡和器官捐献决策过程的伦理决策。

● 描述人类研究的伦理行为,特别是患者风险、保护和隐私问题,以及如何在研究实践中应用伦理原则。

引言

护理工作无论环境如何,都将涉及伦理层面的问题。因此,护士必须遵循伦理原则,这一点得到了国际护士会(ICN)强烈的认可[1]。在 1953 年,该理事会通过了护士职业道德准则并在不断完善。这一准则已经成为世界各地护理机构制定职业道德准则的标准和指导方针。要求护士应该提供富有同情心和合乎道德规范的护理。即符合其管理当局规定的专业标准,同时也要按照相关的道德规范行事(框 5.1)。

那么为什么伦理如此重要呢?因为重症监护室的护士经常会遇到要求他们采用伦理推理来做决策的临床情况。然而,应用这样的伦理推理来做临床决策是非常困难的。护士经常会面临这样的抉择:在危重患者生命垂危家属极度的痛苦情况下,还要充分告知实情并签署知情同意;在没有救治价值的生命面前选择维持生命支持还是放弃?有限的资源是否应该分配给那些有救治价值的生命?这些都需要护士用理性和逻辑推理来决定。

在卫生技术不断发展和预期寿命不断增加的情况下,现代的医疗机构需要对患者和健康资源管理做出越来越复杂的决定。困难的是在道德决策方面没有达成共识,或者在特定情况下,所有备选方案有具体的缺点。这些类型的情况被称为"伦理困境"。困境与问题不同,因为问题有潜在的解决办法。在这个世界上,危重症护理的护士们经常发现自己陷入了困境[2]。因此,本章试图提

框 5.1

所选国家的道德规范

澳大利亚：澳大利亚护士和助产士委员会护士职业道德规范（2008），http://www.nursingmidwiferyboard.gov.au/Codes-Guidelines-Statements/Codes-Guidelines.aspx

澳大利亚护理助产委员会护士执业规范（2008），http://www.nursingmidwiferyboard.gov.au/Codes-Guidelines-Statements/Codes-Guidelines.aspx

加拿大：加拿大护士协会 - 注册护士道德规范（2008），http://www.cna-aic.ca/en/on-the-issues/best-nursing/nursing-ethics

欧盟：欧洲护理管理者联合会欧洲护理伦理和行为准则（2007），http://nej.sagepub.com/content/15/6/821.full. pdf

香港：香港护士专业操守守则及"香港护士道德守则"（2002），http:/www.nchk.orghk/en/code_of_conduct_and_practice_code_of_professional_conduct_and_code_of_ethics_for_nurses_in_hong_kong/index. html

印度：印度护理委员会道德和职业行为守则，http://www.indiannursingcouncil.org

国际护士理事会：护士道德守则（2012 年修订），http://www.icn.ch/images/stories/documents/about/

icncode_english.pdf

爱尔兰：爱尔兰护理委员会注册护士和注册助产士专业行为和道德守则草案（2013），http://www.nursingboard.ie/en/professional_practice.aspx

日本：日本护理协会护士道德守则（2003），http://www.nurse.or.jp/jna/english/activities/pdf/ethics2003.pdf

马来西亚：马来西亚护士专业行为守则（1998），http://nursing.moh. gov.my/uploads/PDdownloads/nursing_board_malaysia-code_of_ professional_conduct_1998.pdf

新西兰：新西兰护理委员会护士行为守则（2013），http://www.nzno.orgnz/Portals/0/publications/Code%20of%20Ethics, %20（2010, %202013）pdf

英国：护理和助产士理事会守则：护士和助产士行为、业绩和道德标准（2008），http://www.nmc-uk.org/Publications/Standards/The-code/Introduction

美国：美国护士协会具有解释性声明的护士道德守则（2001）[注：守则已更新，2014 年 6 月]，http:/www.nursingworld.org/MainMenuCategories/EthicsStandards/CodeofEthicsforNurses

---

供一种来理解当前贯穿危重症护理中的一系列伦理问题的参考方法。本章共分三节。第一部分概述了支持伦理决策的基本原则。探讨了伦理、道德、价值和伦理道德观的差异，在将道德与法律联系起来的过程中阐述了医疗机构的法律立场。第二部分探讨了伦理原则在危重症治疗中的应用，特别强调继续治疗和停止治疗以及相关的决策原则。本章的第三部分探讨了在重症监护的背景下临床研究所产生的重症患者的伦理问题。

一、伦理与法律

在重症护理中遇到临床问题发生争论时，就会不可避免地涉及法律和伦理问题。虽然道德常常通过社会法规显现，而伦理原则和框架在社会中也发挥重要作用，但与医疗领域里的伦理是非常不同的。随着临床情况日益复杂，弄清伦理与法律的区别就变得越来越重要了。

（一）伦理与道德价值观之间的区别

伦理学关注的是临床现象，它引发包括卫生专业人员在内的关于价值问题的反思。正如伦理决策与临床诊断或技术问题是不同的。伦理学涉及对理性过程的研究，比如告知一个行为的过程，从而应对在选择时存在冲突的特定情形[3]。然而，道德可以被理解为一个社区或一个专业群体普遍认为的关于人类行为的正确或错误的准则，广泛持有的观点然后形成稳定的社会共识[4]。价值观是个人对重要的事情持有的信念和态度，因此影响个人的行动和决策[5]。重要的是，危重症护理人员应该意识到并反思他们的个人和职业道德、道德和价值定位。他们将如何在临床实践中进行伦理决策。

个人道德可以被描述为个人选择的道德价值观，个人选择以职业道德为基础，指的是一个特定的专业群体成员所期望的标准和行为[6]。建立在护理和医疗实践基础上的价值观最初是传承了西方传统的道德观，旨在指导和证明职业行为的标准。人们对医疗领域道德观的关注已经发展到了一定程度，现在生物伦理学与生物科学以及医疗领域的道德问题密切相关。

虽然本章节清楚的界定了伦理和道德定义的差异。但当专业组织制定执业行为准则时，有时这些概念可以互换使用。例如澳大利亚护士执业行为准则[7]。

(二) 伦理(道德) 原则

通常用于医疗领域的伦理道德原则包括：自主性、慈善性、非恶意性、正义性、真实性和忠诚性[4]。这些对于理解护理伦理很重要，同时还要理解卫生领域的其他伦理概念：完整性、最佳利益、知情同意和预先提示，所有这些都适用于重症护理实践。以下章节将分别探讨这些问题，或作为临床问题提出。

1. 自主性

一个有自主性的人是能够在不受外部压力影响的情况下进行思考、自主决定和自主行动。尊重自主权就是要重视自主个体的意见和选择，不妨碍他们的行为，除非这些行为对他们自己或他人有害。如果对具有自主性的人表现出不尊重，或者在没有理由的情况下不提供必要的信息，使其作出深思熟虑的判断，就是对其判断的否定，就是在用家长式的方式剥夺一个有自主能力人的自主权。所有人包括重症监护的患者都应该被视为自主人，并能够自我判断，除非有特殊说明。然而自主性减弱的人，例如一个无意识的人有权利得到保护，而且在保护他们的风险和可能的利益时，家长制可能被认为是合理的[4, 8]。在这种情况下，医疗专业人员应该采取行动尊重他们个人意愿是必要的，因为你可能在工作中已经发现了他们的偏好和决定。

实践提示

一个有能力的人有权对他或她的治疗作出正确的选择。当给患者提供护理选择信息时，要保持讨论的精确性和真实性。不要直接或影响患者的决策。尊重个人的权利让他做出自我决定。

---

2. 行善和不伤害

行善的原则是采取行动促进他人的福祉。这包括不伤害、可能的利益最大化和最小化的伤害(非

伤害)[9]。在医疗实践中，治疗的目的是无伤害。然而，有时为了最大限度的提高健康结果的效益，却让患者暴露于更高的风险中，这可能是合乎道德的。例如，在心脏重症病房(CCU)，有一位患者需要进行中心静脉置管(CVC)以便于治疗，但是这项操作也是有固有风险的(如感染，气胸)。对照顾者或护士以及 CVC 安全置管和后续治疗来讲，循证协议的签订可将对患者的伤害降到最低。

3. 公正

公正可能会被定义为公平、公正以及因人而异地做出适当的治疗。公平、公正以及对医疗资源的适当分配，这种通过合理的规则和规范的分配被称为分配正义[4]。在医疗领域中有一些备受推崇的正义理论，包括平等主义理论，它认为人们应该平等的分配特定的商品或服务。然而，公正通常认为不是所有可能的社会利益都需要平均分配。在资源不足而无法公平分配的情况下可以制定准则(如 ICU 收治患者的政策)，以确保治疗尽可能公平和公正。

面对公平分配常与资源稀缺问题时，人们就不得不面对竞争。例如，在某种程度上重症监护病床的短缺可能导致重症患者在进入 ICU 治疗时不得不产生竞争。可能在不同的机构中，对 ICU 准入标准存在相当大的争论。如果根据不同临床需求制定的入院标准受到了如经济方面的影响，那么资源的限制就会对公平分配起到负面的影响[10]。

4. 真实性和诚实性

该原则就是讲真话，是建立在对尊重人及其自主观点的基础上。为了给患者或其合法监护人提供机会，在全部知情的情况下可以对治疗方案做出决定，但他们必须要得到真实和诚实的关于患者的全部信息的披露，以便他们能够权衡治疗风险和益处[3]。同样重要的是，在披露信息的时候要注意诚实原则，有时会出现故意隐瞒信息，或者使用医学术语，或用语言来掩饰，或误导患者或其合法监护人。危重症护理环境是非常复杂的，患者接触到的治疗技术和程序也非常复杂，患者和他们的家人很容易被危重症病房的环境和他们在危重症病房期间可能面临的选择所压垮[11]。所以，确保患者和家属充分知情并参与决策是至关重要的。医护人员也需要保持警觉，要用患者及其家属能够理解的语言传达信息。可以启用社会服务机构来帮助他们(例如社会工作者、宗教和精神顾问)用提供额外的帮助

形式增强理解,以便患者或他们的法律监护人可以对护理做出明智的选择。

实践提示

如果你知道一个人的治疗对他们是无效的,你必须要说出来,这意味着要有勇气来将问题反映到更高级别的护士或医生那里,而且要呼吁有效的传递,其医疗需求也会及时的处理解决。

忠诚是指信守诺言和履行合同概念,是基于关怀的基本护理美德[12]。这一原则包括忠诚、公平、对患者提供体恤护理、按护理实践标准为其提供专业护理。

诚实和忠诚的原则支撑着每一位护士的实践。这些价值观涉及职业道德和护士要诚实的履职,并符合职业行为准则、执业标准和监管要求。

实践提示

与患者沟通的前提是真诚和尊重,如果你告诉患者,你将在十分钟后回来一定要言而有信,如果你知道你自己很忙,可能不能在约定的时间回来一定要向患者解释一下,而不是做一个错误的保证。

(三)伦理和法律

尽管伦理与法律在很多重要的方面都有所重叠,但仍存在着很大差异。道德上的对与错相较法律上的对与错有着很大区别,伦理决定经常被要求以法律为依据,这时就会产生关于道德在法律层面上的争论。例如隐私、尊重患者以及知情同意权这类关于道德的护理实践也同样是有法律规定的[6, 13]。

法律强化了每个国家对社会福利的要求。"立法"和"法律"这两个术语一般用来指法律、法规和其他法律文书,这些法律文书可以是特定国家使用的法律形式。民事法律管辖权(例如在法国、德国、西班牙等)可以进行一般性区分,而编纂法律和法律几乎完全基于立法法规并考虑所有法律和共同法律制度(例如英国、美国、澳大利亚、新西兰)。这些国家的法律只有议会才有权对其进行修改,法律也在不断地发展。在一些国家,宗教影响了一些法律,如伊斯兰教法或伊斯兰教法,这些法律对一些穆斯林国家的法律法规有特殊的影响。

与卫生保健相关的法律通常是道德上正确、对社会成员有益的。制定法律,即立法机关(例如议会)制定的书面法律,在危急重症的护理环境中与伦理有着特殊的关联。例如,在一个司法管辖区中的一项法令法规如何适用于实践,又如同意维持生命的措施是同意医疗和姑息治疗法 1995(SA)S17(2)的这项法令规定:在患者或患者代表没有明确指示的情况下,医生不承担使用或继续使用生命维持措施的义务[14]。

在一些国家,如澳大利亚,每个州和地区有许多不同的医疗保健行为,当执业人员跨越管辖边界时,这可能会让人困惑。在一些国家,如新西兰在健康方面这一问题就不那么严重了。法案适用于全国各地。因此,当在特定国家使用与卫生保健相关的法律时,使用政府网站等有效来源是很重要的。

1. 隐私与保密

尽管不是一个伦理原则,隐私和保密是主要国际条约和人权中公认的基本人权。几乎每个国家都同意,世界承认隐私是宪法中的一项基本人权,无论是明确的还是隐式的,隐私权都涉及新的争论领域,因为科技对隐私的侵蚀越来越严重,例如通过视频监控摄像机、互联网和社会媒体的使用都能暴露个人的隐私。最近起草的宪法涵盖了访问和控制个人信息的具体权利,世界范围内越来越多的趋向于全面隐私和数据保护立法[15]。目前,超过 40 个国家和管辖区已经或正在制定这样的法律程序。各国正在采取这些法律,以确保与欧盟、欧洲理事会和经济合作与发展组织制定的国际标准相兼容。

隐私立法在 1993 年[16]的新西兰《隐私法》1 和 1988 年[17]的澳大利亚《共同财富隐私法》中被描述。此外,澳大利亚的每个州和领土都有附加的管辖权监管准则,适用于隐私事项和健康信息的披露[18]。政府部门和医院也越来越多地致力于使用社交媒体。

实践提示

必须要保护好患者的病情和医疗详情等这些隐私情况。不要在不合适的环境(如在别人可以听到的走廊里或电梯里)中讨论患者的情况。不要在未经授权的个人或成员能看到的公共场合拿着有记录患者详情的手持表和单据。不要在公开场合与同事讨论患者(与工作相关)的事情。

---

2. 患者的权利

患者的权利属于人权的子范畴。在人权中，人人生而自由，享有平等的权利，不分国籍、居住地、性别、种族或宗教[19]。在医疗背景下，当个体被假设为一名患者而要求特殊的保护时，那么此时这位患者的权利就与道德利益有特别的关系。机构的立场声明或政策可以非常有效地提醒患者、外行以及医护人员：患者的权利以及特殊利益是需要被尊重的。这些声明同样强调了医护人员与患者的关系应受到伦理以及某些相关职责的制约。另外，世界危重症联盟也出版了关于重症患者权利的立场声明（参见 World Federation of Critical Care Nurses website，http://wfccn.org）。

为进一步保护患者权利，应注意提供医疗保健方面的文化差异，并确保患者和医护人员的文化安全。当患者和他们的家人认为文化和精神需求得到承认，交流需求被满足的时候，临床情况在文化上是安全的[20, 21]。文化能力作为一种健康概念[22]，迄今为止在文献中几乎没有得到任何探索，尽管有一些资源可以用来为实践提供信息[23]。职业行为守则应包含对患者权利的理解，护士接受并承认患者个人对其治疗和护理做出知情选择的权利。框 5.2 提供了一些有用的技巧，可以确保在重症护理中满足不同人们的需求。

框5.2

在重症护理中满足不同人群的需求

危重护理实践中满足不同人群的需求，重要的是：

- 必要时组织和使用合格的译员和文化顾问
- 创建护理环境，给患者提供类似家庭环境
- 与其他医疗工作者合作，采取文化和能力的方式确保最佳结果
- 识别和解决医疗服务中的偏见和歧视
- 改进方案中重视患者满意度的综合措施

---

3. 知情同意

原则上任何一种医疗行为，包括当医护人员要对患者进行侵入性治疗时，是需要获得患者同意的。作为一名医护人员，不能因为在得到患者的一个有效同意的基础上就假设其已经承认了在医院的所有

医疗行为[24]。所有参与治疗的工作人员（护士、医生、综合医疗等）都需要对关于患者的诊断，治疗护理方案与患者进行讨论，并得到患者的知情同意。当医师要进行一个特殊的治疗时，有责任获得患者的同意，而这种责任不应委托给护士[24]。

患者有权作为独立个体，在任何时候与工作人员讨论任何问题或提出问题。医院应提供详细的患者入院信息，包括有关"患者权利和责任"的信息，以及对该机构的同意过程的广泛解释。在许多国家，从患者获得有效同意的义务和医生在为患者提供治疗方面的总体责任之间没有区别。获得同意是护理总体责任的一部分[14]。

为了提供安全的护理，患者能够在知情同意的情况下做出选择，需要明确的系统和过程。重症监护护士需要了解相关的专业、组织和单位的政策，并了解他们在这一领域的个人义务和责任。虽然医务人员在法律上被认为是告知患者相关风险的人[26]，但所有重症监护护士都有责任意识到重症监护的潜在风险，并确保知情同意获得了这些信息。由于重症疾病的性质，在紧急情况下，直接知情同意往往是困难的，而在紧急情况下，代理同意可能是唯一的选择。重症监护的同意问题可能与医疗保健有关。正如后面所讨论的，参与人类研究以及个人健康信息的使用和披露[27]。

实践提示

确保知情同意在每一次医疗保健的遭遇中都得到一致的应用。因此，要让患者感到舒适，确保患者理解他们正在经历的过程，或者他们了解他们最近参与的研究中涉及的内容，这些都需要征得同意。如果患者不明白停止操作，并在你的操作之前确保责任人了解患者合适的信息。

治疗知情同意

一个完全行为能力人有权拒绝或接受治疗。这个权利已被庄严载入澳大利亚普通法（州与州之间有区别）和新西兰健康与残疾消费者权益法典（1996）[28]。可以说它是制定医疗管理法律的基石。在英国[29]，关于人权法案的介绍中包括提高大众对个人权利的认识，对于有医学背景的人鼓励他们积极参与到关于医疗护理决策的过程中来。

知情同意提供保证，患者和其他人在决策过程中既不受欺骗，也不受胁迫，这就承认了这个人的

自主性。同意程序应该尽量减少欺骗和胁迫的可能性,应该设计让患者控制所收到的信息数量,并有机会取消已经给出的同意[30]。然而,临床信息对患者来说可能是复杂和令人困惑的,获得知情同意也可以是一种方法。改善医生和护士的沟通技巧,在一定程度上解决了这个问题。在临床护理中,可以将相关信息通过以一种可理解的方式对患者进行描述,同时了解一些患者可能不希望自己做出选择,而更倾向于由临床医生做出的决定[31]。框 5.3 列出了描述有效同意的关键标准。

患者必须神志清醒,并有能力在医疗保健决策中给予知情同意。有能力就意味着一个人能够理解和保留信息,能够理性的经过深思熟虑后做出判断,并且必须能够权衡这些信息(例如,考虑是否有治疗的效果)。世界各地的许多法学家都通过立法来解决成年人缺乏同意的情况。在紧急情况下,可以在没有人同意的情况下提供医疗服务。然而,对于所有涉及患者(如:注射)的程序,都应该获得同意。无论患者的病情如何或护理地点(例如 ICU)在哪都不应默视知情同意[25]。在许多国家,如果患者认为没有获得知情同意,民事法庭的案件可以在故意伤害的基础上进行(未经他们同意的故意触摸)或认为玩忽职守(没有得到足够的风险信息)。因此,医生和护士需要明确的告知患者他们所提出的建议以及目的,并对涉及的任何风险给予"合理"的信息[32]。

> **框5.3**
>
> **同意的标准**
>
> 如果满足以下标准则认为知情同意是有效的:
> - 知情(患者必须了解拟议干预的广泛性和影响及其所带来的各种风险)
> - 主动提供
> - 它包含了要执行的行为
> - 由具有法律能力的人提供

如果一个人被评估为没有能力,必须征得合法授权人的同意。如果法院指定了一个人作为个人的监护人,那么监护人可以代表该个人提供同意。然而,即使对于法律指定的监护人,也不能对某些程序给予同意,而且可能需要获得政法当局的同意。一些州已经立法,允许在没有正式任命的情况下,将这一权力下放给一个"负责任的人"或法定卫生当局,这个人通常是配偶,一个亲戚或一个没有报酬的人。与正式任命的监护人一样,"负责任的人"的权力也受到法律的限制[27]。

二、伦理原则在危重患者护理中的应用

任何为危重患者工作的卫生专业人员都知道,重症监护是复杂的,而那些病情严重的患者,应该或不应该提供的关于临床干预的决定的数量在不断增加。更重要的是,通过考虑护理的伦理维度,医学和护理所提出的临床问题变得更加重要[33]。

随着越来越多科学技术的发展,重症监护护理也在范围和实践上不断发展。重症监护护士在他们的角色中更加自主,使用更发达的评估和诊断技术,以及更先进的对呼吸、心脏和肾脏支持的干预措施。随着自主性的提高,责任的增加,也增加了在跨学科团队中角色功能的歧义性[34]。为了最小化这种风险,重要的护理护士必须了解适用于他们的临床实践的基本伦理原则。分清原则不是一件容易的事。正如葡萄牙一项研究的结果所表明的[35],伦理问题遍及日常护理的许多方面,包括:患者隐私问题(保密);患者与家庭的互动(自决权);团队合作关系和角色责任(平等,家长式作风);生命终结决策(尊重自主权);还有医疗保健(平等,分配公正)。

当面对如此困难的环境时,临床实习护士在管理这样一系列的道德责任时感到很脆弱[36]。在坚持职业价值观、责任和义务的同时,在实践中进行导航的挑战会导致护士体验到道德上的痛苦,从而导致情绪低落,从患者护理中退出,降低工作满意度,最终导致护理人员的减少[37]。然而,通过专门的案例审查、支持系统和规范流程,包括临床监督、汇报、案例分析和死亡率和发病率讨论,主动解决临床团队层面的伦理问题,可以帮助在卫生保健组织中保持道德意识。

(一)生命临终选择

随着医疗技术的不断提高,通过例如机械通气、体外供氧、主动脉内气囊反搏装置、血液透析以及器官移植等复杂的技术及辅助治疗手段,使生命得到恢复、维持、延长变为可能。另外,市场上的新的药物或疗法也为患者增加了疗效,降低了不良反应。在很多重症患者的病例中发现为患者提供的生命支持比药物治疗占比多[38]。

危重患者护理中的共同道德难题是关于"为了维持生命而不惜一切代价"和"利用一切手段延长

生命而未减少痛苦"。患者预期的死亡现今可以通过生命支持来延缓，尽管只有一线希望甚至没有恢复一般生活质量的可能。对患者患病后的生活质量进行评估是个很复杂的过程，对于每个患者的个案的重要讨论无论是在情感上，还是形式上都存在着细微的差别。因此，关于生命支持治疗给予与否以及撤除治疗的决策必须是由重症监护团队通过重要审议后决定的[39]。

（二）停止治疗或姑息治疗

在宣布危重患者临床死亡之前做出撤除或不给予治疗的决定[40]，在重症监护室里的数量是增加的，在美国[41-43]和欧洲[44,45]的大多数临床医生参与了这种决策。尽管有一种法律和道德上的水准是支持保护生命的，但避免死亡不应该永远是首要目标[46]。对生命的支持被认为在伦理上是可以接受的，并且在临床上是可取的，如果不给予或撤除生命支持治疗，可以为那些预后没有希望的患者（通常称为"无用"）减少了其曾经提及的不必要的痛苦，那么在伦理和临床可接受程度上是可以被考虑实施的。先进的护理计划应该有患者遗愿的范畴，可以在和患者沟通护理计划时，记录下患者现在的或以前的遗愿或来自代理决策者的信息，以便为这一领域的决策提供信息。在重症监护中，治疗可能被撤回（移除）或保留（未开始）的内容包括：呼吸机支持、肌力支持、血液透析、输血和抗生素等[47]。他们的假设是，在这种治疗方法的保留或退出之后，患者很可能会死于他们的潜在疾病。近来这种现象在卫生保健领域受到越来越多的关注[48]。澳大利亚正在努力制定一份共识声明，其目的是制定出预期的护理标准，并同意在医院急救部门中对一些危重患者实施的临终关怀能够被承认，或在某些特殊情况下，对重病患者进行各项治疗[49]。尽管在英国这仍然是一个有争议的领域，但在某些成功的案例中，护理的临床路径使用已经取得了一定的成功。

在各国之间，甚至在各州之间的维持生命治疗方法的选择上存在着明显的差异。在一个国家中，法律上和道德上可能采用的方法在另一个国家是不可接受的。例如，最近发表的一篇文章强调了临床医生在日本面临的挑战，尽管生命终结指南有明确的支持，但关于停止治疗方面的说法有限[50]。此外，由于在国际上持有的不同观点，停止治疗或姑息治疗在伦理上是相同的，因此出现了护理复杂性[51]。在澳大利亚，同样的法律和道德原则也适用于停止治疗或姑息治疗。澳大利亚和新西兰重症监护协会（ANZICS）、重症监护医学院（CICM）建议：当患者或家庭成员讨论后同意停止治疗或姑息治疗时，另一项以患者尊严和舒适度为重点的"另类护理计划"就应该被实施。并应将所有讨论决定和实施方案全部记录下来[52]。

虽然医生和护士在治疗无效的情况下支持姑息治疗，但公众对这方面的护理持不同的看法[53]。有研究可以证明：曾六个欧洲重症监护病房的1 899名医生、护士、患者和家属进行了生命结束决策的问卷调查，结果表明，只有不到10%的医生和护士希望对所有人实施生命支持，而40%的患者和32%的家庭希望如此。当问到如果你患了绝症生命只有很短的时间，你希望在哪里善终时，大多数医护人员希望在家和临终关怀医院，而大多数患者希望在重症监护室。这种差异主要是基于不同的国家。在美国[54]，当咨询医生协助安乐死时，在医疗保健工作人员和一般公众中也出现了类似的观点。因此，令人感兴趣的是，北美的观察研究表明，与欧洲医护人员相比[53,55]，北美医护人员咨询家属的次数更多，而一些重病患者则表示愿意参与临终决定，而其他人则不愿参与[56]。

很明显，对重症护理环境和无效的治疗有深入的了解，会影响临床医生对停止治疗或姑息治疗的看法。文化、宗教、哲学和专业态度也影响了这一领域的观点。在英国的一项研究中[57]，审查了停止治疗指南的使用情况，工作人员报告了该领域涉及的法律、道德、伦理和职业问责问题。该研究显示，在医疗团队和类似的患者中，在谈到停止医疗决策上是不一致的。有如此多的因素影响着停止治疗的决策，在复杂的临床情况下就此问题达成共识的难度就可想而知了。如果在开始治疗时不能确定预后，最好开始还是积极治疗，在广泛咨询后再选择退出治疗。然而，管理这种情况可能具有挑战性，因为在何时以及如何停止维持生命的治疗方面的任何阶段都会引发冲突，这是危重护理在如何结束生命支持决策过程中可以作出积极贡献的一个领域[45]。

至关重要的是，重症监理团队的所有成员都参与了这样的讨论，但法律责任和生死的决策权在于高级治疗医师。当家庭成员发生冲突时，特别是家庭成员具有律师（或同等）的医疗权力时，必须考虑并尊重患者法定代表人的权利。就停止治疗问题没有达成一致意见之前，不可以停止治疗。还有另外一种情况,关于脑死亡患者,也将有不同的道德挑战[58](见脑死亡节)。

一旦停止治疗或姑息治疗的决定已经达成,就该讨论如何实施这一计划。这时,重症监护的护士在管理临终关怀患者时起着重要的作用。在危重症病房照顾临终患者的概念与医院病房或临终关怀病房的患者是一样的[59]。护理原则包括隐私、尊严、减轻疼痛、安慰和支持患者和亲属。认识和尊重患者和家庭的宗教、精神和文化需要也很重要。这些关怀要持续到患者死亡,还特别要关注患者死亡的时间,如何告知家人患者死亡的消息,以及对这个家庭的直接的丧亲支持,包括关于可能的尸体解剖的讨论。此时,对家庭的同情关怀是至关重要的。

(三)决策原则

尽管医疗技术和药物治疗取得了重大的进展,但仍有大约 20% 的患者在进入 ICU 后没能幸存[60],而他们中的大多数是在放弃延长生命治疗后(例如,反对进行心肺复苏术后)死亡的[61]。如果患者(有能力)或其家属在与医疗团队沟通过程中表示不想过于积极治疗时,那就应该调整治疗方案。这种沟通可能是一个复杂的过程,特别是在患者临终前,需要在短时间内作出决定,这是非常困难的,也是具有挑战性的。

在临终问题上由于缺乏沟通或存在误解,可能会误认为有不尊重患者自主性,也可能会导致患者没能选择最佳利益的一方面,而是选择了增加他们繁重而昂贵的治疗,这恰是他们不想要的。这种沟通问题可能是由于缺乏对临终实践的专业指导,也可能源于对诉讼的恐惧[62]。人们普遍希望他们的家庭可以由他们做主,但重症监护医护人员对于应该给予什么样的治疗,在判断上可能会与患者及家属有很大的不同。总的来说,患者想要什么,家人希望什么,重症护理人员感觉如何这些因素会导致误解和困惑。

做出生命终结的决策可能是困难的,这也可能出现进入临终关怀护理后又重新选择生命支持[39]。另一个医疗和护理人员在做临终决策过程中产生顾虑的要考虑不同的职业道德决策框架。患者的权利、正义和生活质量是治疗伦理框架的核心。实证研究表明,护理人员注重患者的尊严、舒适性和对患者的尊重,这恰恰又是护理伦理框架的核心[63]。在制定这些价值观的过程中,护士为患者和家庭提供了重要的支持,使他们能够参与到临终决策中来确保决策与所患者意愿、期望、价值观和经济状况相匹配[64](图 5.1)。

(四)生存质量

尽管生存质量的重要性可以在重症监护室里影响到临终决策过程,但很难对其做出一个通俗易懂的解释。生存质量经常被用作对临终决断或继续生命支持治疗的医疗决策的主要因素。基于对个人生活质量的理解,生存质量由主观因素和客观因素组成,主观因素的构成指的是个人的欲望和幸福感(自我满足和幸福)[6];相反地,客观因素指的是与个人需求(工作、收入、住房、休闲因素)相关的客观因

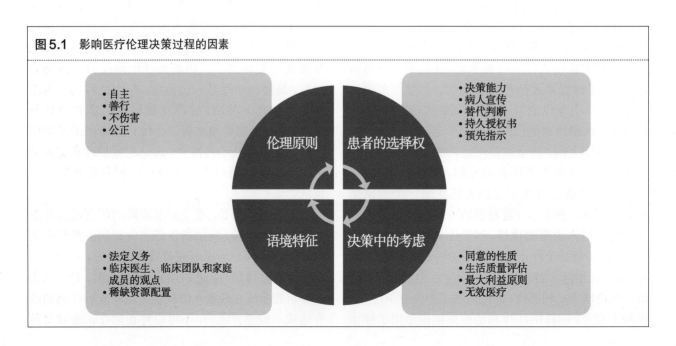

图 5.1　影响医疗伦理决策过程的因素

素。在做关于生存质量界定时，要考虑主观与客观两个方面的因素[10]。在根据生活质量为论点做医疗决定时，重要的是要考虑个人的意愿和个人的健康，以及对个人的独立健康和福利状况的回顾。

（五）最佳利益

最佳利益是在卫生保健方面做出决策的指导原则。它被定义为以一种最佳的方式促进个人的利益，当一个人代表另一个人做决定时，就像医生决定停止对一个特定患者的维持生命的治疗一样。在患者可能被评估为无能，因而无法参与决策过程的情况下，往往会援引最佳利益原则。

对于决策者来说，最重要的利益原则是，他们对所持观点的理解，以及患者对所持观点的理解（如危重患者）和明确的选择与决策相关的观点。最佳利益原则提出了一些特殊的挑战，包括个人对生活质量意味着什么的理解，以及一个人的观点如何随时间的推移而改变，个人的观点如何受重要人物的观念的影响。举个例子，几年前，玛丽亲眼目睹了她母亲因慢性阻塞性肺病的急性发作而使用呼吸机并死亡，在这之后，玛丽对她的家人说，她永远都不想用呼吸机。然而由于急性十二指肠溃疡穿孔玛丽被送往急诊室抢救给予输血并行急诊手术，手术中给与呼吸机辅助呼吸直到她病情平稳。尽管玛丽的医生和家人都知道她的观点，但他们还是决定了短期通风，因为这被认为是她的最佳利益所在。最佳利益的伦理原则要求对于特定患者关心的生存质量应该是与患者现阶段情况相契合的理解[65]。

（六）患者辩护

患者的倡导，从本质上来说，是关注患者的权利、价值观和利益，并寻求在患者不能或无能参与决定他们的医疗保健时促进自主。在国际上，有许多被认可的称谓充当患者的代言人，"医疗或健康代理"、"律师的医疗权力"和"持久的监护人"，这些都是与患者倡导的理念相关的术语和角色。在医疗保健方面，患者的倡导者通常是由个人选择的（例如，一个伴侣、孩子、18 岁以上的好朋友）代表患者做出医疗决定，如果患者缺乏决策能力，就会出现各种代理的这种情况。大多数患者的代言人都是被任命的，是由被认可的机构（如监护委员会、公共倡导者办公室）任命的人或代表，以保护那些缺乏决策能力的弱势群体。每个国家都有保护患者、患者权益倡导者和医疗团队的立法，应该参考这些法律条款，

以充分了解现有的条件和保障措施。

（七）代替判断

如果一个人没有心理能力去做医疗决定，就应该确定代理决策者。替代判断是一个适当的代言人试图通过对患者的价值和意愿来确定患者在他 / 她的当前情况下想要什么[66]。为了做到这一点，代理决策者需要深入了解患者的价值观。代替判断是相对非正式的，也就是说患者一般没有正式的决策代理人，更确切地说，代理人的角色倾向于是与患者之间被假设存在的。关于这个原则的难点，在于做出准确的代替判断是非常困难的，并且这个代理人也许并不是最适合胜任这个角色的人[67]。

（八）医疗无效

人们认识到，由于年老和 / 或疾病导致的身体的生理衰退超过了身体对医学治疗的反应，在这一点上，对患者没有明显益处的治疗通常被认为是无效的。医学治疗无效是一个广泛应用于医疗伦理的概念[68]，并在国际层面上提出了临床挑战和辩论。重症监护医生和护士经常使用无用的治疗方法来解释为什么医学治疗，包括拯救生命或维持治疗，被认为不符合患者的最佳利益[69]。无用的概念交流时间选择上可能被不当和不道德地使用，例如"无效"的论点被用来强迫亲属同意停止治疗患者[70]。因此，重要的是卫生保健从业人员对"无效"的职业理解。

如果药物治疗不能使患者从永久性无意识状态中解脱出来，或脱离 ICU 达到应有的治疗效果，这种治疗则认为治疗无效。无效性有两方面解释：治疗达不到预期效果（生理上的无效）；恢复的好处被生存的负担所抵消（例如，这个人幸存下来，但有潜在的身体或精神上的无能）[4]。

从生理学角度讨论患者"无效的治疗"时，就会提到生理上的无用。在这种情况下，临床医生通常会反思他们过去的临床经验，从同事那里获得的经验知识以及报告的经验数据得出结论认为治疗是无效的[71]。尽管有一些针对具体国家和行业的具体指导意见，但没有关于无效的国际定义[14]。人们普遍认为，卫生保健从业者应该帮助患者，如果对患者有益，应该提供治疗。无效的干预被认为会在生命结束时造成痛苦和不适，给患者和家庭带来虚假的希望，延迟姑息治疗，并花费有限的医疗资源。然而，确定哪些干预措施对患者有益，尤其是患者、家属和临床医生的观点可能不同。虽然尊重患者自主

性的伦理要求赋予患者选择或拒绝医学上可接受的治疗选择，但它并不赋予患者接受他们想要的任何治疗的权利。临床医生只需要提供符合专业标准的治疗，并给患者带来益处。在这种情况下，尽管在澳大利亚和新西兰很少有关于停止或不给与治疗的诉讼案件，但法院始终认为，维持不能尽义务的生命的治疗，这是无效的治疗[72]。

（九）预先指示

一些人在没有能力给自己做决定之前，想把他们自己对今后治疗的意愿记录下来，这种情况就叫预先指示。随着医疗技术的日益普及，先进的指令也得到了改善[73, 74]。预先的指示告诉卫生专业人员，如果患者不能再为自己做决定，他们将如何做出医疗决定，以及谁来做这些决定。一项预先指令，也称为遗嘱，个人指令或提前护理指令，规定了一个有能力的人的指示，说明在他们不再能够因疾病或无能而做出决定的情况下，应该采取什么行动来应对他们的健康。美国的一个非盈利组织"尊严老龄化"提出的"5个愿望"[75]是提前指令的一个例子。还有国家的高级护理指导框架和专门的特定典范[76]，如澳大利亚西部癌症和姑息治疗网络推进健康指令[77]。

有些人对记录他们的临终关怀计划犹豫不决，因此有法律规定，一旦委托书交于代理人，他将在健康问题上持久生效[55]。如果这个委托人失去了决定能力（例如，失去了意识），他的委托书可以代表他做出医疗决定。

（十）不复苏考量

心肺复苏（CPR）仍然是患者必须明确表示的"做"与"不做"的干预措施[78]。如果患者是急性、可逆性的疾病，他们应该有权进行心肺复苏。然而，对于不可逆或终末期疾病患者是否实施CPR是可以讨论的。这是一个需要考虑的重要问题，因为每个患者都有心肺复苏的权利，除非有其他的意愿。决定不进行CPR可被称为"不复苏"（DNR），不尝试复苏（DNAR）或不用于复苏（NFR）。虽然这些命令反映了对任何复苏治疗的决定，但在患者笔记中使用了其他类型的复苏命令，使用有限的治疗，包括"仅用于除颤"或仅用于一轮ALS，这可能会让工作人员和家庭感到困惑，因为他们可能认为这样的命令是半心半意的复苏，或者说，根本就不在乎。由于每个患者的病例都是根据自己的价值来考虑的，

重要的是，任何医疗命令或指示都必须在患者的笔记或适当的表格中清楚地记录下来，这样就不会出现错误的解释。治疗决定在临床团队（s）和患者／家庭之间进行清晰的讨论和广泛的协商，十分必要。一项包含对患者和家庭理解的评估、患者情况的披露、与患者和家人的讨论和共识的管理计划可能特别有用[79]。

（十一）安乐死

安乐死仍然是正在进行的国际辩论的主题。一般认为，为了解除一个人的生命，为了减轻痛苦，在大多数情况下，安乐死是因个人的要求而进行的。虽然安乐死的概念在某些地区得到了支持，但在澳大利亚和新西兰仍然是非法的。在放弃治疗与安乐死之间的差异发生混淆时，两者的主要区别是涉及意向问题。如果干预的主要意图（例如注射致死）是导致死亡，这被认为是安乐死。如果干预的主要目的是减少疼痛和痛苦，这可能不被视为安乐死，但这仍然可以在法庭上进行法律测试。正是这种复杂性导致了激烈的"反对安乐死"的争论。那些反对安乐死的人相信生命的神圣性，认为生命是上帝赐予的，有效的症状控制应该能够让人感到舒适。其他反对者担心安乐死是否合法。监管它的法律可能会被滥用，这会将导致安乐死用于没有意愿的人。那些支持安乐死的人认为文明社会应该支持一个人的自主性和自我决定论，人们应该尊严地死去，没有痛苦。如果人们不能终止自己的生活，其他人应该被允许帮助他们这样做。

一些国家已经考虑了医生在安乐死中的作用（被称为医生辅助自杀），包括美国和荷兰以及英国在内的许多其他国家。新西兰和澳大利亚就此事开展公开、专业和法律的辩论。俄勒冈是美国第一个使安乐死合法化的州。在1997年，《尊严死亡法案》概述了一个严格的协助死亡程序指南[80]，其标准是：患者的申请；患者的痛苦程度；向患者提供的信息；选择安乐死的合理性；与另一个医生的商讨；以及结束生命所用方法。在有尊严的死亡行为下，医生可能不管理药物，患者必须独立摄取。

自2002年起，安乐死和医生协助自杀在荷兰是不可惩罚的，如果主治医师按照规范的标准行事。这些标准类似于上文概述的俄勒冈地区的规定。Buiting等[81]医生对158例报告的安乐死和医生协助的自杀案例的回顾中谈到其中药物方法（89%）、电或化学方法（21%）和姑息治疗方法（46%），在持

续无法忍受的痛苦中，导致了医生履行了协助自杀的请求。这显然是一个有争议领域，因此，为了指导目前在澳大利亚的实践，当提出安乐死请求时，它将会探索替代治疗方案，以支持症状缓解并制定一个商定的未来治疗方案。其他专业团队和专业人员的帮助，例如姑息治疗、咨询师或其他合格的专业人员，也可能是有用的[79]。

（十二）脑死亡

在重症护理单元由于意外心脏骤停、停止计划治疗或姑息治疗后预期死亡就可以得出脑死亡的诊断。脑死亡也会发生于颅内压升高造成严重脑组织损伤。患者昏迷状态、没有脑干反射或呼吸中枢功能，基本上可以确定脑死亡。诊断脑死亡还要有明确的临床或神经影像学证据，如创伤性脑损伤，颅内出血，缺氧，脑膜瘤等脑病理学依据，必须符合不可逆的脑神经功能损伤[82]。还有一些报道，脑干死亡已经发生，但大脑半球没有损伤或死亡，例如严重 Guillain Barre 综合征或单纯的脑干损伤的患者，在这种情景下定义脑死亡是一个非常复杂的过程[83]。

国际上对脑死亡有不同的解释，在澳大利亚和新西兰，脑死亡的标准定义是脑干和大脑半球内的细胞死亡；在英国，脑干死亡（即使在脑血流量的存在）也可以诊断脑死亡；在美国，要根据美国统一的死亡判定法案，当发生呼吸、心脏的永久停止以及整个大脑包括脑干的全部功能终止时即可判定为脑死亡，确定脑死亡是一个复杂的过程，需要一系列的测试，以确保正确的诊断。美国神经病学学会在2010 年发布了指南[84]，以消除医生在诊断过程中的不确定性和变异性。时不时地就有关于长期昏迷患者恢复意识的新闻报道，或关于诊断为持续性植物状态但与现实不符的报道。然而，脑死亡不应与持续的植物状态混淆，后者的大脑活动有限。

10 年前对 89 个国家进行的一项调查显示，脑死亡定义和鉴定程序在国际上是有变化的[85]。这项研究的结果表明，在 69% 的国家中，有 88% 的国家对成人的脑死亡进行了实践指南，所有的指南都同意不可逆的昏迷、没有运动和脑干反射就可以确定脑死亡。尽管对窒息测试达成广泛的共识（在接受调查的国家中有 59%），但在观察时间的长短和检查脑死亡的医生的专业资质方面还是有差异的。由两名具有与该领域相关的具体经验和资格的医学从业者独立进行脑死亡测试。澳大利亚新西兰危重病学会（ANZICS）建议使用相同的程序和评估，分别执行这两组测试。尽管人们认识到脑死亡将发生在脑干测试之前，但患者的死亡时间被记录为第二组测试完成的时间[82]。

对脑死亡的认证，是一种与诊断检测程序相关联的诊断，但通常与器官捐献的临床实践相关联，因为这就意味可以从已经被认证死亡的患者（"跳动的心脏捐赠者"）身体中捐献出完好的器官。在心源性死亡（DCD）中，尽管人已经宣布临床死亡，但器官是在血液循环灌注停止后死亡，所以国际上也越来越多地认识到器官捐献的作用[86]。DCD 在医疗领域中并没有向脑死亡那样获得捐赠的支持力度，这可能是因为与脑死亡器官捐赠中所遇到的伦理问题不同[87]。在关于 DCD 报道中的关键问题包括：是否采取了适当的抢救措施来拯救患者；是否存在不可逆转的问题；是否排除了意识问题和组织灌注不足的相关问题[88]。

虽然对任何患者的大脑死亡和心源性死亡的诊断必须是明确的，但当器官被捐献时，死亡的诊断是一个系统的、全面的、透明的过程，因此在与家属和医疗团队交代诊断过程时，必须让他们知晓这个诊断是绝对正确的，这一点尤其重要[89]。

（十三）器官捐献

死亡后器官和组织的捐献具有重要的法律和伦理观点，需要加以考虑。因此，在澳大利亚和新西兰，为了移植的目的，在死后摘除器官和组织是有法律依据的。这两个国家有严格的法律规定禁止人体器官或组织的交易，有一些指导方针支持这一领域的实践[89]，并有专门的医生护理人员从事这一领域工作（表 5.1）。尽管器官和组织捐赠在临床实践中被提及，但通常是器官捐赠引发了最激烈的伦理辩论和讨论，现在我们更深入地探讨了这一点：

护士对器官捐献的态度和知识

即使在有专门的护士协调组织和器官捐赠的地方，在重症监护病房工作的护士仍然应该能够与患者、家庭和更广泛的临床团队一起提出和讨论捐赠问题。为了有效地管理这一问题，护士需要有良好的沟通能力和跨专业的技能，以及对捐赠发生的伦理和法律框架的理解。器官捐赠可以挑战一些护士的个人伦理和信仰体系。这种情况可能会因为公众对脑死亡的概念的误解而变得更加复杂，因为大脑的死亡会使大脑的死亡和严重的昏迷或巨大的脑损

表5.1	
器官捐赠资源	
资源	描述
《活体捐赠者器官和组织捐赠：卫生专业人员伦理实践指南 2007》	这些指导方针概述了参与活体器官和组织捐赠的卫生专业人员的伦理实践，并就如何将这些原则付诸实践提供了指导
《死后器官和组织捐赠（用于移植）：卫生专业人员伦理实践指南》	这些指导方针概述了参与死后捐赠的卫生专业人员的伦理原则，并就如何将这些原则付诸实施提供了指导
《关于死后器官和组织捐赠的决定》，这本小册子是《死后器官和组织捐赠（用于移植）：卫生专业人员伦理实践指南》衍生出来的	这本小册子旨在帮助人们思考一些伦理问题，并对死亡后的器官和组织捐赠做出明智的决定

伤混淆[90]。更令人担忧的是，这种困惑甚至可以存在于器官捐献的已故患者的家庭中。澳大利亚的一项研究报告称，有 20% 的死亡患者家属仍在担心他们的家人是否真的在用呼吸机的时候就已经死亡。当研究人员描述了与照顾脑死亡患者的人员之间相关的矛盾时，这种困惑是可以理解的[91]，特别是在照顾一个有血有肉和温暖的大脑死亡的身体时，这个身体表现出了传统上被接受的生命迹象[92, 93]。在另一项对有经验的重症监护护士的研究中，几乎一半的参与者并不认为脑死亡是一种死亡状态[94]。那些对脑死亡不接受或矛盾的参与者并没有意识到脑死亡的医学法律结构与他们的"个人基本死亡观念"是一致的[94]。因此，重要的是要灌输重症护理的护士对脑死亡有一个全面的概念，并支持他们对死亡的个人理解，包括脑死亡的概念。

　　一些医生和护理人员在查房时可能会继续跟一个被诊断为脑死亡的患者讲话（同时提供直接护理），这可能会给患者亲属造成混淆，因为他们已被告知患者没有康复的可能，已经没有意识和听力；而另一种观点则认为，直到患者最后离开前由工作人员与患者交流（尽管他们是脑死亡），实际上作为患者家属来说可能是一种慰藉。对于这种情况没有明确的对与错。相反，这种情况强化了所有工作人员对他们的行为如何被理解的必要性，以及对这些行动的信息的了解。另一个需要考虑的是医务人员

与家庭使用的语言问题。在器官捐献过程中，可能会无意中使用"尸体"和"摘取"等术语，尽管这些术语可能会在心理上保护员工，但它们也会成为与家属有效沟通的障碍，应该与悲伤的家庭站在一起做换位思考[95]。重要的是，医生和护士应该对家庭所面临的情感压力有更高的认识，并确保与家庭的交流是及时、清晰和富有同情心的。

　　因此，重症监护护士可以通过为这些患者的家庭提供教育和支持来促进对器官捐献的积极态度和理解。重要的是，只有家属接受患者死亡的事实，才有时间考虑器官和组织的捐赠，必要注意到这一点。在这种情况下，大多数的家庭将会做出捐赠决定，同时提高了器官捐献率[96]（详情见第 29 章）。

　　支持脑死亡的人的家庭是有压力的[97]。重症监护护士经常担心，讨论器官捐赠可能会进一步增加悲痛家庭的痛苦。然而，同意器官捐献已被证明，既不会阻止也不会延长失去亲人家庭的悲痛过程[98]。实证研究表明，对器官捐赠有较高认识的劝捐护士对器官捐赠有更积极的态度[99]，更有可能与家人讨论器官捐赠问题[89]。卫生保健工作人员在提高对器官捐赠的认识和教育方面的作用非常重要，因为捐赠率仍然很低[100]，只有一半的人支持器官捐赠并自愿捐赠。新的国家管理机构，即澳大利亚器官和组织管理局（AOTA）于 2009 年成立[101]，此机构的建立显著提高了器官捐献和移植的认识，将澳大利亚从一个捐献率低的国家发展到高捐献率的先驱国。这项国家改革方案是基于向世界上，如西班牙、法国、比利时、奥地利和美国这样先驱国家学习的结果，从而总结出最好的实践方法和计划。人们认为，提高捐赠率是由于公众、卫生保健部门、非政府部门和捐助家庭的认识和参与。这引发了一场关于同意机制的辩论[89, 101]，许多欧洲国家使用"选择退出"的同意程序，而不是只"选择进入"的过程。同样重要的是，对卫生专业人员进行适当的培训，以同情和感动的态度对待悲痛的家庭，让家属充分了解捐赠过程[89]。

（十四）危重症护士在伦理决策中的作用

　　护士在保护患者、维护其自主性和知情同意治疗、人员配备模式、高级护理实践计划和代理决策的过程中，最常见、最具压力的是伦理问题，护士每天都面临着挑战[102]。由于护理的临床角色护士们对于患者及其家庭有着直接的理解，他们传递着护理和治疗的方向，他们可以更好地为患者及家属提

供自主的选择[103]。同时帮助患者和家属做出符合他们价值观和意愿的选择。这个观点反映了澳大利亚护理伦理特别是护士，应确保适当的告知患者去做出有关自己和最终的决定（价值观 2.3）[7]。当组织化的伦理问题转变成医生和护士未来伦理矛盾时使得实践更加具有挑战性。医生和护士的具体实践中的伦理道德冲突往往渗透着组织伦理问题，例如资金和资源的分配，以及行政支持或缺乏[104]，这时实践就变得更具挑战性。这个时候以人为本就变得尤为重要了，临床应该提倡与患者和家属保持合作和理解的护理模式，再专业的"家长式"的护理角色都是不可取的。在面临复杂的伦理困境的情况下[105]，请教临床伦理学家或请临床伦理委员会将相关人员聚集在一起提供伦理审查来调解问题。

重症监护护理的许多方面都有道德和伦理方面的挑战。在实践中，伦理问题从"大"的主题[106]，如辅助死亡或基于宗教信仰的治疗（或非治疗），到护理实践的"日常"伦理挑战，如对患者使用药物和物理限制。重要的是，重症监护室的护士要明白他们的工作范畴，以及他们对工作中个人和专业的角色理解。

三、科研中的伦理问题

当涉及进行研究时，道德行为准则和确保所有有效同意的标准都符合人类研究的要求。有各种各样的伦理指导方针，例如，Helsinki 宣言被认为是很权威的指南[107]。在英国，一般医学委员会以其良好的医疗实践陈述的形式提供了清晰的全面现代指导[108]，其他组织，如英国的医疗保护协会，经常为英国医生提供有关伦理的问题咨询。这个研究伦理指南是在国家层面颁布的，也有地方研究和道德委员会的指导方针，以确保研究伦理在制度层面上得到重视。通常是国家层面机构发文指导地方研究和道德团体[9, 109]。

澳大利亚的卫生保健研究是按照国家卫生和医学研究理事会（NHMRC）发布的指南进行的。而在新西兰，卫生研究委员会（HRC）也发布了指南，这两个理事会都有法定权限。卫生服务和大学人类研究伦理委员会 HRECs（澳大利亚）、健康和残疾伦理委员会（HDECs）机构伦理委员会（IECs）（NZ）要考虑上两个委员会推荐的研究流程和程序，来概述自己研究委员会相关资源（详见网络资源在本章的结束列表 NHMRC 和 HRC）。

（一）道德原则应用

在认真考虑人的临床研究时，尊重人的概念与自主的伦理原则二者要相互联系[9]。在人类研究中，对人的尊重是要求参与者获得足够的信息，并选择在没有强迫的情况下参与研究。研究人员也应采用类似的标准，以便在他们的研究中招募参与者[27]。尽管在组织和司法辖区之间可能存在一些差异，框 5.4 提供了为参与者应该提供的信息类型，以满足医学研究中同意的伦理要求。当在重症护理领域考虑研究研究时，可考虑委托的形式[110]。

框 5.4

医学研究参与者同意的信息要求

同意医学研究文件应包括以下内容：

- 涉及研究的陈述
- 对研究目的的解释
- 受试者参与的预期持续时间
- 应遵循的程序说明
- 任何实验过程的识别
- 对该主题的任何合理可预见的风险或不适的描述
- 对该主题或其他可能从该搜索中合理预期的其他利益的描述
- 披露适当的替代程序或疗程，如果有的话，这可能是有利的主题
- 一种描述对识别主题的记录进行保密的程度（如果有的话）的声明
- 对于涉及最小风险的研究。解释是否有任何补偿和解释是否有任何医疗治疗，如果发生伤害，包括什么，或在哪里获得进一步的信息
- 对与研究和研究主体权利有关的问题的回答，以及与研究对象相关的伤害事件中与谁联系的解释
- 自愿参与、拒绝参加的声明将不涉及受处分或被罚金或损失，并且该主体可以在任何时候停止参与而不受处罚或丧失利益，该项另有规定

在人类研究中考虑的其他重要的和相关的伦理原则是善行和非恶意。研究人员的责任是在研究的背景下，将对研究参与者的伤害或不适的风险降到

最低。研究协议应该被设计成确保参与者的尊严和福祉,比研究的任何预期的知识收益都要优先。关于研究中的正义,这要求在一个群体内,对研究参与的"利益和负担"是公平分配的。在使用这一概念时,要以科学的目标选择参与者,而不是特权或弱势群体成为入选的条件,而样本人群应该被选择最公平地分享研究的风险和收益。

当招募研究参与者时,应确保研究最初的任何做法都是适当的,这一点是很重要的。当这项研究涉及住院患者的招募时,应该由直接参与他们护理的人来做前期沟通,目的是寻求许可,再由专门研究调查人员进行接洽。如果研究受试者是从社会上招募时,可以通过公共媒体来完成(如传单、刊登广告),可提供研究者的详细联系方式。参与研究的控制者与参与者进行接触,与研究人员取得联系。虽然这些过程可能被解释为对招募人员设置了额外的障碍,但对人的尊重和自主原则得到了支持,因为强制招募的可能性降低了。伦理研究的另一个价值是完整性。这就要求研究者致力于寻求知识和伦理研究、行为和结果公开的原则[9]。

(二)人类研究伦理委员会

人类研究伦理委员会(HRECs)在人类研究的伦理监督中起着核心作用。各个研究机构/中心、大学、地区/地方卫生当局和医院将有一个 HREC(或同等的机构),并明确要求在其机构内进行研究。HREC 应该负责审查涉及人类的研究方向,以确保研究是经过精心设计的,并按照高道德标准进行,如澳大利亚在 2007 年人类研究伦理行为的国家声明(即国家声明)中所阐述的那样。个别的HRECs 有提交伦理申请、合规、监控和投诉处理流程的协议,重要的是,在相关的 HRECs 正式给出伦理许可之前,任何涉及人类的研究都不可以启动。

HREC 的作用不应与一般的临床伦理委员会相混淆,该委员会已在一些医院和卫生服务机构中建立,为临床医生提供封闭式的论坛,辨清临床治疗或决策相关的伦理和法律问题。当临床医生在研究过程中提出复杂的决策时,这些咨询委员会也要考虑患者和他们的家庭的愿望。这些委员会除了向临床医生提供如何选择参与者的建议外,还可能协助组织患者参与者和参与研究相关人员有关伦理问题的教育。

(三)关于无意识患者的研究

在没有征得他或她同意的情况下,将一个无意识的患者纳入一个研究项目是否合理,这种做法值得商榷,大多数重症监护研究人员和 HRECs 都必须关注这个问题[9, 111]。在这些考虑中,最重要的是仔细权衡一个有能力的人的潜在风险和利益。然而,如果一个称职的人对这些风险和利益进行分析,将会带来一系列的伦理难题。大多数国家和国际标准是保持一致的,只要保障措施到位,这种研究是合理的。国家声明和行动标准都概述了弱势群体的类别和适用于这些群体的相关伦理的考量。管理机构建议对一些及特殊人群要谨慎推荐。值得注意的是,新西兰的操作标准涵盖了对无意识患者的研究要求,强调要尽可能与家人或其他法律代表进行沟通。这些标准确实注意到,在紧急情况下,与家庭/法律代表处于领事关系是不可能的,但卫生保健从业者必须始终以消费者的最佳利益行事为准则[112]。

(四)临床试验

临床试验是一种特定类型的研究,探讨医疗或设备是否对人类安全和有效。由于这些试验在研究中的研究对象是用人(患者),这些研究必须遵循每个国家制定并颁布的严格的科学标准。澳大利亚的治疗品管理局(TGA)采用了良好临床实践指南,以取代良好的临床研究实践指南,但同时注意到与国家声明有一些重叠,这种现象是普遍存在的。TGA已经发布了澳大利亚监管背景的注释版本。《良好临床实践指南》[113]是关于临床试验的设计、实施、记录和报告的国际公认标准。

澳大利亚政府通过设在悉尼的国家医药健康研究中心(NHMRC),设立了澳大利亚临床试验注册中心(ACTR),并符合该中心的要求。现在临床试验已经可以在网上进行登记了。对于 2005 年 7 月 1日以后开始招聘研究项目,因为在期刊上有重要的研究报告宣布,必须事先进行登记。与此同时,随着越来越多的国家试验注册中心的出现,世界卫生组织(WHO)正在制定一个审批程序,以评估试验登记的遵从性。世卫组织国际临床试验注册平台(ICTRP)是一个全球性的平台,旨在促进获得关于受控试验及其结果的信息。注册后可以访问临床研究探索网页,并根据注册项目获得数据库的数据信息,它还提供了完整原始记录的链接。为了促进对试验的唯一识别,通过搜索门户(组在一起)记载了对同一试验的多个研究记录[114]。

（五）出版伦理规范

发表研究结果的主要方式之一是通过在同行评议的期刊上发表，包括澳大利亚《危重症护理杂志》《出版物伦理委员会（COPE）指南》和《最佳实践指南》[115]在内的国际高质量期刊，这些出版指南显示在促进和支持报告研究的伦理实践方面，编辑、编辑委员会和出版商的重要作用。因此，越来越多期刊编辑们要求：研究人员在论文／研究成果被录用之前，必须要有伦理审查通过的证据。

澳大利亚研究负责实施准则（2007）[116]为研究作者的最低要求提供指引。作者被定义为实质性参与者，并且必须满足下列所有条件：

- 概念和设计，数据收集或分析及数据的解释。
- 起草文章或者对重要知识点进行批判性的修改。
- 出版最终批准的版本[116]。

作者也必须确保所有他们做出贡献的工作人员已经获得认可和承认。对研究小组的研究资助或一般监督的获取，被认为不足以成为作者。知识分子的诚实应该是最重要的，它被用来告知出版伦理和防止不当行为[116]。此外，在最佳实践指南下，期刊有义务在研究者手稿出版前不披露任何潜在的竞争利益，并确保所有发表的研究报告和评论论文都经过适当的资格审查。如果有违反行为必要时要发布纠正、澄清、撤回和道歉的声明[115]。

总结

在任何医疗环境中，有效地处理伦理问题都是复杂的，有时会引起争议。在重症护理环境中更是如此，患者群体主要是脆弱和缺乏自主决策能力的人群。因此，重症监护室的护士需要熟悉在重症患者治疗中的伦理原则，以及与临床人类研究行为相关的伦理考量。尽管对这些原则的广泛了解是对所有卫生专业人员的要求，因为重症监护护士经常要参与到这些讨论和辩论中，他们需要特别了解，以便积极地参与到伦理决策中来。他们还必须认识到我们所居住的世界的动态本质，在这些地方，快速变化的传播媒介（如使用社交媒体）和数字卫生技术将会产生新的、正在出现的伦理难题，以及与隐私和机密相关的法律挑战。

重症监护室的护士有一个独特的角色，不仅和患者在一起，还经常和他们的家人在一起。他们有时还要充当患者的代言人，还经常在患者床边和亲属面前提供咨询和倾听的角色。由于医务人员在同意和结束生命的决策过程中有具体的法律责任，因此，多学科共同讨论的方法是非常重要的，而且确实是谨慎的，以确保所有相关的伦理问题参照伦理原则都得到适当的考虑。

案例学习

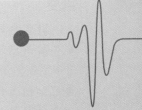

在这个研究上有一个很鲜明的来自英国的案例，这个案例是一个显著的伦理法律问题，鲜活地说明了在面对具有挑战性的事件时做出临床推理的核心伦理原则。首先，这个案例被提出了，也探索了由该案例所引起的问题，最后学习活动包括以问题的形式来刺激思考和反思在伦理领域的实践。

在 2007 年 9 月 17 日，一名 26 岁名叫克里·伍尔托顿的女士在喝下 350ml 的乙二醇防冻液后拨打了急救电话，她带着她在 9 月 14 号写的信，信中写道：她知道这一行为的后果，而且不希望对她进行抢救，她之所以要来医院，是希望可以安心的死去，而不是独自一人静悄悄的死去。

给看到这封信的人：

如果我来到了医院，被认为是过度用药或尝试来挽救我的生命，我想说，请不要抢救我，我将不胜感激为拯救我的不适您对于我的生命所给予的一系列抢救措施，为我使用止痛药和氧气等。但我希望可以按照我的请求，不要救我，请不要有任何的负担。对于这件事我深知其后果，服用防冻液可能造成的结果都是出于我自己的意愿比如死亡率为 95%～99%，可能会造成我肾衰竭。

我明白，而且接受这些后果也将 100% 承担对于此决定相应的责任。我也理解大家认为我叫救护车是因为我想接受治疗，然而我并不是这样想的，我不想独自在家死去的原因是我想要安心舒适的死去，没有人想在孤独和害怕中死去一样。因为我相信你不会理解，为此我诚挚的道歉。

请理解我不想要任何形式的吸氧复苏或是透析，这是我的愿望，请尊重我的选择，并按照我的意愿来处理。

十分感谢

克里•伍尔托顿[117]

在得到允许后，克里•伍尔托顿被医生不时地询问，而在那段时间她一直在拒绝接受治疗，医院社工部门提供消息，克里以前曾在其他地方服用过过量的药物，并接受了治疗。与整个临床团队和医学主任进行了磋商，并提出了法律意见认为克里具有意识能力，因此有权拒绝治疗。最后克里 2007 年 9 月 19 日死于乙二醇中毒。

问题

1. 在这个案例中所涉及的法律和伦理问题有哪些？
2. 怎样评估意识能力？
3. 人们的自主性被限制了吗？
4. 在伦理上有能力的人做出一个深思熟虑的要求和与之对立的武断的要求有什么区别吗？

相 关 研 究

Bloomer MJ, Morphet J, O'Connor M, Lee S, Griffiths D. Nursing care of the family before and after a death in the ICU – an exploratory pilot study. Aust Crit Care 2013;26(1):23–8

摘要

引言和目的：本研究采用定性、描述性研究，旨在探讨护士如何促进重症监护临终患者家属的良好体验。这篇论文报告了护士提供这种护理的准备情况，以及影响提供护理的组织因素。在论文的开始，着重介绍了研究的背景。参考了国际上如何在 ICU 患者临终护理期间与家属配合的探索，作出自己如何工作的决定，并指出我们对临终患者护理时面临的护理挑战的理解还不够深入。这就为本研究的目标奠定了基础，其中一个目标为本探索性试点研究的标题提供了重点。这项研究读起来好像研究小组的初衷是进行一项小型研究。其目的可能是，这将导致一个更大的研究（因此试点），该研究在一个研究文献中被认为探索不足的领域，因此需要"探索"。本文的另一个标题可以是定性探索性研究。

方法：作为定性研究，没有提出假设进行检验，也没有使用研究问题。然而，有几个研究目的与之前的文献和随后的研究设计和结果相一致。所采用的特定定性方法（如现象学）没有得到承认；这可能是由于该临床研究的应用性质有关。提供伦理审批和资助详情，提供样本和背景的详细资料，以及详细的招聘策略。在焦点讨论小组中使用的开放式问题的细节（例如，是否使用了模板？）以及使用"肢体语言和参与"的现场笔记将会很有用。虽然关于数据分析的归纳方法有很好的细节，但是内容分析的原理并不清楚。然而，这种缺乏细节的情况多数是由作者为满足期刊发表论文的字数限制而做出的选择造成的。

结果和讨论： 在描述研究结果时，提供了关于焦点讨论小组的数量和持续时间的细节，但没有给出总体样本量。这可能是因为作者考虑到了这一点，选择不报告的数据可能是敏感领域的具体数据。从数据中可以得出四个问题，包括护士的角色（如在场）、护士死记硬背的限制（如时间和地点）和护士的准备（如文化）。数据提取很好地支持这些问题的存在。本文的讨论部分探讨了数据提出的所有要点，并使用最近的参考文献来支持所作的断言。然而，支持有关教育准备不足和缺乏组织支持的讨论的数据有力的证据较少。

结论： 本文最后对研究局限性进行了明确的探索，并对该领域未来的工作提出了建议。这项研究由一个跨学科团队进行，并发表在同行评审的临床杂志上，有助于我们了解护士在重症监护中临终护理的作用。

评论

本定性描述研究是在两个大城市 IGU 中进行的，使用分组讨论的方式对焦点问题进行讨论，主要是描述 ICU 护士在患者临终前后的护理和照顾垂死患者家属的方式。参加者分享他们对如何照顾家庭的看法，以及他们对照顾的关注，并详述他们为提供适时及以人为本的家庭照顾所采用的策略。参与讨论者发现，他们的 ICU 培训内容不足以满足患者死亡前后家庭对护理需求的复杂性，他们需要依靠同行指导和角色扮演来改善护理。对护士而言组织约束、实践规范和压力，使"理想的"家庭护理变得困难。他们还指出，临终照护的护理常规和下班后社会部没有工作，所以他们就要对家庭照护更加关切的原因。参与者报告说，他们重视护士与家属相处的时间，以确保家属在患者死前和死后与患者相处的重要性。

学习活动

1. 思考案例学习中提出了的思考能力问题，在你的临床领域中，怎样评估一个人的意识？有哪些法律、专业和组织的流程和指导来协助这一工作？如果你在给患者意识能力做评估而你的团队中其他人没有反应，你会采取什么措施？

2. 如果有同克里案件相似的事件出现在你的医院，你会怎样解决采取怎样的办法，相同或不同的方法，什么是来自于法律观点的关键问题？什么是可以保护医疗团队不会被认为是克里自杀的帮凶的法律观点中的核心问题？

3. 在你的临床实践中，有能力的成年患者做出的选择是否挑战过你对自主权的思考？在实践中又是怎样解决的？

4. 如果一个有能力的患者对于治疗做出一个你认为不合理的要求，你会怎样做？

在线资源

AUSTRALIA

Australian Organ and Tissue Authority (AOTA), www.donatelife.gov.au

Australian state and territory privacy law, www.oaic.gov.au/privacy/other-privacy-jurisdictions/state-and-territory-privacy-law

Human research ethics committees and the therapeutic goods legislation, Department of Health and Aged Care, Canberra, 2001, www.tga.gov.au/pdf/access-hrec.pdf

National Health and Medical Research Council (NHMRC), An ethical framework for integrating palliative care principles into the management of advanced chronic or terminal conditions, www.nhmrc.gov.au/_files_nhmrc/publications/attachments/rec31_ethical_framework_palliative_care_terminal_110908.pdf

National Health and Medical Research Council (NHMRC), Challenging ethical issues in contemporary research on human beings, 2007, current, www.nhmrc.gov.au/_files_nhmrc/publications/attachments/e73.pdf

National Health and Medical Research Council (NHMRC), Ethical considerations relating to healthcare resources allocation decisions, 1993, current, www.nhmrc.gov.au/_files_nhmrc/publications/attachments/e24.pdf

National Health and Medical Research Council (NHMRC), Health ethics, research integrity, www.nhmrc.gov.au/health-ethics/research-integrity

National Health and Medical Research Council (NHMRC), National Statement on Ethical Conduct in Human Research 2007, updated 2014, www.nhmrc.gov.au/guidelines/publications/e72

National Health and Medical Research Council (NHMRC), Revision of the Joint NHMRC/AVCC Statement and Guidelines on Research Practice 2007, www.nhmrc.gov.au/_files_nhmrc/publications/attachments/r39.pdf

National Health and Medical Research Council (NHMRC), Values and ethics: Guidelines for ethical conduct in Aboriginal and Torres Strait Islander health research, 2003 and current, www.nhmrc.gov.au/_files_nhmrc/publications/attachments/e52.pdf

NEW ZEALAND

Health Act 1956 (NZ), www.legislation.govt.nz/act/public/1956/0065/latest/DLM305840.html

Health Research Council of New Zealand (HRCNZ), Ethics overview, www.hrc.govt.nz/ethics-and-regulatory/nz-ethics-overview and www.hrc.govt.nz/ethics-and-regulatory

Health Research Council of New Zealand (HRCNZ), Guidelines for researchers on health research involving Maori, revised 2010, www.hrc.govt.nz/news-and-publications/publications/guidelines-researchers-health-research-involving-m%C4%81ori

National Ethics Advisory Committee NZ, http://neac.health.govt.nz/home

New Zealand multi-region ethics committees, http://ethics.health.govt.nz/about-committees/archived-minutes-and-reports-pre-2012/multi-region-committee

New Zealand Privacy Commissioner website, www.privacy.org.nz

Public Health and Disability Act 2000 (NZ), Amended as NZ Public Health and Disability Amendment Bill 2010, www.parliament.nz/en-nz/pb/legislation/bills/digests/49PLLawBD17731/new-zealand-public-health-and-disability-amendment-bill

OTHERS

Council for International Organisations of Medical Sciences (CIOMS), International guidelines for biomedical research involving human subjects, 1993, revised in August 2002; International guidelines for epidemiological research, 1991, www.cioms.ch

International Committee of Medical Journal Editors (ICMJE) Recommendations (The Uniform Requirements), www.icmje.org

Medical Research Council of Canada (MRC), National Science and Engineering Research Council of Canada (NSERC) and the Social Science and Humanities Research Council of Canada (SSHRC), Tri-Council Policy Statement: Ethical conduct for research involving humans, Ottawa, MRC, NSERC & SSHRC, 1998, www.ncehr-cnerh.org/english/code_2

NHS Organ Donation Register Wall of Life, www.walloflife.org.uk

US Department of Health and Human Services and Other Federal Agencies Common Rule, www.hhs.gov/ohrp/human subjects/commonrule

World Health Organization, Operational guidelines for ethics committees that review biomedical research, 2000, www.who.int/tdr/publications/training-guideline-publications/operational-guidelines-ethics-biomedical-research/en

World Medical Association, Declaration of Helsinki, updated 2013, www.wma.net/en/30publications/10policies/b3

推荐阅读

Benatar S. Reflections and recommendations on research ethics in developing countries. Soc Sci Med 2002;54(7):1131–41.

DeAngelis CD, Drazen JM, Frizelle FA, Haug C, Hoey J, Horton R et al. Clinical trial registration: a statement from the International Committee of Medical Journal Editors. JAMA 2004;292:1363–4.

Emmanuel EJ, Wendler D, Killen J, Grady C. What makes clinical research in developing countries ethical? The benchmarks of ethical research. J Infect Dis 2004;189:930–7.

Hurley C. A model to support the ethical elements of decisions made by advanced level practitioners. Nurs Crit Care 2011;16:53–4.

Kim Y-S, Kang SW, Ahn JA. Moral sensitivity relating to the application of the code of ethics. Nurs Ethics 2013;20(4):470–8.

Laabs CA. (2012). Confidence and knowledge regarding ethics among advanced practice nurses. Nurs Educ Perspectives 2012;33(1):10–4.

Lavery JV, Grady C, Wahl ER, Emanuel EJ. Ethical issues in international biomedical research: a casebook. Oxford: Oxford University Press; 2007.

McGowan CM. Legal issues. Legal aspects of end-of-life care. Crit Care Nurs 2011;31(5):64–9.

Organ Donation Taskforce Implementation Programme. Working together to save lives: The Organ Donation Taskforce Implementation Programme's Final Report, 2011. London: Department of Health. Available from http://www.nhsbt.nhs.uk/to2020/resources/TheOrganDonationTaskforcImplementationProgrammesFinalReport2011.pdf.

Settle PD. Nurse activism in the newborn intensive care unit: actions in response to an ethical dilemma. Nurs Ethics 2014;21(2):198–209.

Woods M. Beyond moral distress: preserving the ethical integrity of nurses. Nurs Ethics 2014;21:127–8.

参考文献

1 International Council of Nurses (ICN). Code of Ethics, <http://www.icn.ch/publications/position-statements/>; 2014 [accessed 05.14].

2 Tschudin V. The words private and costly certainly figure large in nurses work. Nurs Ethics 2002;9(2):119.

3 McIlwraith J, Madden B. Health care and the law. 6th ed. Sydney, NSW: Thomson Reuters (Professional) Australia; 2014.

4 Beauchamp TL, Childress JF. Principles of biomedical ethics. 5th ed. New York: Oxford University Press; 2001.

5 McPherson P, Stakenberg S. Values, ethics and advocacy. In: Berman A, Snyder S, Levett-Jones T, Dwyer T, Hales M, Harvey N et al., eds. Kozier and Erb's Fundamentals of Nursing, volume 1. 2nd Australian ed. Frenchs Forest, NSW: Pearson; 2010.

6 Johnstone M-J. Bioethics : A nursing perspective. 5th ed. Chatswood, NSW: Churchill Livingstone Elsevier; 2009.

7 Nursing and Midwifery Board of Australia (NMBA). Code of Ethics for Nurses and Midwives in Australia 2013; May 2014. Available from: http://www.nursingmidwiferyboard.gov.au/Codes-Guidelines-Statements/Codes-Guidelines.aspx.

8 The National Commission for the Protection of Human Subjects of Biomedical & Behavioral Research. The Belmont Report: Ethical principles and guidelines for the protection of human subjects of research. 1979; (78-0014), <http://videocast.nih.gov/pdf/ohrp_appendix_ belmont_report_vol_2.pdf>.

9 National Health and Medical Research Council (NHMRC). National Statement on Ethical Conduct in Human Research 2007, updated March 2014, <http://www.nhmrc.gov.au/guidelines/publications/e72>; 2014 [accessed 05.14].

10 Bailey S. Ethically defensible decision-making in health care: challenges to traditional practice. Aust Health Rev 2002;25(2):27–31.

11 Nelson JE, Puntillo KA, Pronovost PJ, Walker AS, McAdam JL, Ilaoa D et al. In their own words: patients and families define high-quality palliative care in the intensive care unit. Crit Care Med 2010;38(3):808–18.

12 Angelucci P, Carefoot S. Working through moral anguish. Nurs Manage. 2007;38(9):10, 12.

13 Staunton P, Chiarella M. Nursing and the law. 6th ed. Chatswood, NSW: Churchill Livingston Elsevier; 2008.

14 South Australian Government. *Consent to Medical Treatment and Palliative Care Act 1995*, <http://www.legislation.sa.gov. au/lz/c/a/consent%20to%20medical%20treatment%20and%20palliative%20care%20act%201995/current/1995.26.un.pdf>; 2010.

15 Global Internet Liberty Campaign. Privacy and human rights: An international survey of privacy laws and practice, <http://gilc.org/privacy/survey>; 2014.

16 New Zealand Government. *Privacy Act 1993*: Reprint 2014, <http://www.legislation.govt.nz/act/public/1993/0028/latest/viewpdf.aspx>; 2014.

17 Commonwealth of Australia. *Privacy Act 1988* – C2014C00669, <http://www.comlaw.gov.au/Details/C2014C00669>; 2014.

18 Australian state and territory privacy law, <http://www.oaic.gov.au/privacy/other-privacy-jurisdictions/state-and-territory-privacy-law>.

19 United Nations. The Universal Declaration of Human Rights 1948, <http://www.un.org/en/documents/udhr/hr_law.shtml>; 2014.

20 Grech C. Factors affecting the provision of culturally congruent care to Arab Muslims by critical care nurses. Aust Crit Care 2008;21(3):167–71.

21 Bloomer MJ, Al-Mutair A. Ensuring cultural sensitivity for Muslim patients in the Australian ICU: considerations for care. Aust Crit Care 2013;26(4):193–6.

22 Høye S, Severinsson E. Professional and cultural conflicts for intensive care nurses. J Adv Nurs 2010;66(4):858–67.

23 National Health and Medical Research Council (NHMRC). Cultural competency in health: A guide for policy, partnerships and participation. Canberra: Australian Government, <https://www.nhmrc.gov.au/guidelines/publications/hp19-hp26>; 2006 [accessed 10.14].

24 Gulam H. Consent: tips for healthcare professionals. Aust Nurs J 2004;12(2):17–9.

25 Aveyard H. Implied consent prior to nursing care procedures. J Adv Nurs 2002;39(2):201–7.

26 Rogers vs Whitaker (1992). 175 CLR 479. In: McIlwraith J, Madden B, eds. Health care and the law. Sydney: Thomson Reuters; 2014.

27 Rischbieth A, Blythe D. Ethics handbook for researchers, Australian and New Zealand Intensive Care Society (ANZICS) Clinical Trials Group (CTG). Melbourne: Wakefield Press; 2005.

28 Health and Disability Commissioner. Annual report of the Health and Disability Commissioner for the year ended 30 June 2002. Auckland: New Zealand Government; 2002.

29 Government of the United Kingdom. *Human Rights Act, 1998*. London, <http://www.legislation.gov.uk/ukpga/1998/42>.

30 O'Neill O. Some limits of informed consent. J Med Ethics 2003;29(1):4–7.

31 Doyal L. Informed consent: moral necessity or illusion? Qual Health Care 2001;10(suppl 1):i29–i33.

32 McConnell T. Inalienable rights: the limits to informed consent in medicine and the law. New York: Oxford University Press; 2000.

33 Hurley C. A model to support the ethical elements of decisions made by advanced level practitioners. Nurs Crit Care [Editorial]. 2011;16:53–4.

34 Weng L, Joynt G, Lee A, Du B, Leung P, Peng J et al. Attitudes towards ethical problems in critical care medicine: the Chinese perspective. Intensive Care Med 2011;37(4):655–64.

35 Fernandes MIIM. Ethical issues experienced by intensive care unit nurses in everyday practice. Nurs Ethics 2013;20(1):72–82.

36 Langeland K, Sørlie V. Ethical challenges in nursing emergency practice. J Clin Nurs 2011;20(13–14):2064–70.

37 Pauly BM, Varcoe C, Storch J. Framing the issues: Moral distress in healthcare. HEC Forum 2012;24:1–11.

38 Hall K. Intensive care ethics in evolution. Bioethics 1997;11(3–4):241–5.

39 Oberle K, Hughes D. Doctors' and nurses' perceptions of ethical problems in end-of-life decisions. J Adv Nurs 2001;33(6):707.

40 Luce JM. Making decisions about the forgoing of life-sustaining therapy. Am J Respir Crit Care Med 1997;156(6):1715–8.

41 Prendergast TJ, Claessens MT, Luce JM. A national survey of end-of-life care for critically ill patients. Am J Respir Crit Care Med 1998;158:1163–67.

42 Society of Critical Care Medicine Ethics Committee. Attitudes of critical care professionals concerning forgoing life-sustaining treatments. Crit Care Med 1992;20:320–6.

43 Asch DA, Hansen-Flaschen J, Lanken PN. Decisions to limit or continue life-sustaining treatment by critical care physicians in the United States: conflicts between physicians' practices and patients' wishes. Am J Respir Crit Care Med 1995;151(2):288–92.

44 Sprung CL, Cohen SL, Sjokvist P, Baras M, Bulow HH, Hovilehto S et al. End-of-life practices in European intensive care units: the Ethicus Study. JAMA 2003;290(6):790–7.

45 Latour JM, Fulbrook P, Albarran JW. EfCCNa survey: European intensive care nurses' attitudes and beliefs towards end-of-life care. Nurs Crit Care 2009;14(3):110–21.

46 Orlowski J. Ethics in critical care medicine. Baltimore Md: University Publishing Group; 1999.

47 Rocker G, Dunbar S. Withholding or withdrawal of life support: the Canadian critical care society position paper. J Palliat Care 2000; 16:S53–62.

48 Australian Commission on Safety and Quality in Health Care (ACSQHC). National consensus statement: Essential elements for safe and high-quality end-of-life care in acute hospitals: Consultation draft, <http://www.safetyandquality.gov.au/ wp-content/uploads/2014/01/Draft-National-Consensus-Statement-Essential-Elements-for-Safe-and-High-Quality-End-of-Life-Care-in- Acute-Hospitals.pdf>; 2014.

49 Walker R, Read S. The Liverpool care pathway in intensive care: an exploratory study of doctor and nurse perceptions. Int J Palliat Nurs 2010;16(6):267–73.

50 Makino J, Fujitani S, Twohig B, Krasnica S, Oropello J. End-of-life considerations in the ICU in Japan: ethical and legal perspectives. J Intensive Care 2014;2(1):9.

51 Wilkinson D, Savulescu J. A costly separation between withdrawing and withholding treatment in intensive care. Bioethics 2014;28(3):127–37.

52 Australian and New Zealand Intensive Care Society (ANZICS), College of Intensive Care Medicine of Australia and New Zealand. The ANZICS Statement on Withholding and Withdrawing Treatment, <http://www.cicm.org.au/cms_files/IC-14%20Statement%20on%20 Withholding%20 and%20Withdrawing%20Treatment.pdf>; 2010.

53 Sprung CL, Carmel S, Sjokvist P, Baras M, Cohen SL, Maia P et al. Attitudes of European physicians, nurses, patients, and families regarding end-of-life decisions: the ETHICATT study. Intensive Care Med 2007;33(1):104–10.

54 Bachman JG, Alcser KH, Doukas DJ, Lichtenstein RL, Corning AD, Brody H. Attitudes of Michigan physicians and the public toward legalizing physician-assisted suicide and voluntary euthanasia. New Engl J Med 1996;334(5):303–9.

55 Sjokvist P, Cook D, Berggren L, Guyatt G. A cross-cultural comparison of attitudes towards life support limitation in Sweden and Canada. Clin Intensive Care 1998;9(2):81–5.

56 Uhlmann RF, Pearlman RA, Cain KC. Physician' and spouses' predictions of elderly patients' resuscitation preferences. J Gerontol 1988;43(5):M115–21.

57 Ravenscroft AJ, Bell M. 'End-of-life' decision making within intensive care – objective, consistent, defensible? J Med Ethics 2000;26(6):435.

58 National Health and Medical Research Council (NHMRC). Organ and Tissue Donation after Death, for Transplantation: Guidelines for Ethical Practice for Health Professionals, <http://www.nhmrc.gov.au/files_nhmrc/publications/attachments/e75.pdf>; 2007.

59 Long-Sutehall T, Willis H, Palmer R, Ugboma D, Addington-Hall J, Coombs M. Negotiated dying: a grounded theory of how nurses shape withdrawal of treatment in hospital critical care units. Int J Nurs Stud 2011;48(12):1466–74.

60 Barber K, Falvey S, Hamilton C, Collett D, Rudge C. Potential for organ donation in the United Kingdom: audit of intensive care records, <http://www.bmj.com/bmj/early/2005/12/31/bmj.38804.658183.55.full.pdf>; 2006.

61 Wunsch H, Harrison DA, Harvey S, Rowan K. End-of-life decisions: a cohort study of the withdrawal of all active treatment in intensive care units in the United Kingdom. Intensive Care Med 2005;31(6):823–31.

62 The A-M, Hak T, Koëter G, van der Wal G. Collusion in doctor–patient communication about imminent death: an ethnographic study, <http://www.bmj.com/content/321/7273/1376.full.pdf+html>; 2000.

63 Cobanoglu N, Alger L. A qualitative analysis of ethical problems experienced by physicians and nurses in intensive care units in Turkey. Nurs Ethics 2004;11(5):444–58.

64 Murray MA, Miller T, Fiset V, O'Connor A, Jacobsen MJ. Decision support: helping patients and families to find a balance at the end of life. Int J Palliat Nurs 2004;10(6):270–7.

65 Bailey S. In whose interests? The best interests principle under ethical scrutiny. Aust Crit Care 2001;14(4):161–4.

66 Degrazia D. Value theory and the best interests standard. Bioethics 1995;9(1):50–61.

67 Bailey S. Decision making in health care: limitations of the substituted judgement principle. Nurs Ethics 2002;9(5):483–93.

68 Morgan J. End-of-life care in UK critical care units – a literature review. Nurs Crit Care 2008;13(3):152–61.

69 Coombs M, Long-Sutehall T, Shannon S. International dialogue on end of life: challenges in the UK and USA. Nurs Crit Care 2010;15(5):234–40.

70 Bailey S. The concept of futility in health care decision making. Nurs Ethics 2004;11(1):77–83.

71 Schneiderman LJ, Jecker NS, Jonsen AR. Medical futility: response to critiques. Ann Intern Med. 1996;125(8):669–74.

72 Willmott L, White B, Downie J. Withholding and withdrawal of 'futile' life-sustaining treatment: unilateral medical decision-making in Australia and New Zealand. J Law Med 2013;20(4):907–24.

73 Childress JF. Dying patients: who's in control? J Law Med Ethics 1989;17(3):227–31.

74 Caring Connections. Planning ahead, <http://www.caringinfo.org/i4a/pages/index.cfm?pageid=3289>; 2014 [accessed May 2014].

75 Wynn F. Reflecting on the ongoing aftermath of heart transplantation: Jean-Luc Nancy's L'intrus. Nurs Inquiry 2009;16(1):3–9.

76 Australian Health Ministers Advisory Council (AHMAC). A National Framework for Advanced Care Directives, <http://www.ahmac.gov.au/cms_documents/AdvanceCareDirectives2011.pdf>; 2011 [accessed 2014].

77 Government of Western Australia. WA Cancer and Palliative Care Network Advance Health Directive, My Advance Care Plan 2013, <http://www.health.wa.gov.au/advancehealthdirective/docs/ACP_form.pdf>; 2014.

78 Lachman V. Do-not-resuscitate orders: nurse's role requires moral courage. Med Surg Nurs 2010;19(4):249–52.

79 New South Wales Government. Advanced Care Directives (NSW) – Using. Sydney: NSW Government, <http://www0.health.nsw.gov.au/policies/gl/2005/pdf/GL2005_056.pdf>; 2005.

80 Prokopetz JJZ, Lehmann LS. Redefining physicians' role in assisted dying. New Engl J Med 2012;367(2):97–9.

81 Buiting H, van Delden J, Onwuteaka-Philpsen B, Rietjens J, Rurup M, van Tol D et al. Reporting of euthanasia and physician-assisted suicide in the Netherlands: descriptive study. BMC Med Ethics 2009;10.

82 Australia and New Zealand Intensive Care Society (ANZICS). The ANZICS statement on death and organ donation. Melbourne: ANZICS, <http://www.google.com.au/url?sa=t&rct=j&q=&esrc=s&frm=1&source=web&cd=1&ved=0CBwQFjAA&url=http%3A%2F%2Fwww.anzics.com.au%2Fdownloads%2Fdoc_download%2F867-the-anzics-statement-on-death-and-organ-donation-edition-3-2&ei=JM-XU6HsLln3kAWTrlFo&usg=AFQjCNH_mSYzfAyhP70YauI0o31CdBrkYw>; 2013.

83 Ogata J, Imakita M, Yutani C, Miyamoto S, Kikuchi H. Primary brainstem death: a clinico-pathological study. J Neurol Neurosurg Psychiatry 1988;51:646–50.

84 Greer DM, Varelas PN, Haque S, Wijdicks EFM. Variability of brain death determination guidelines in leading US neurologic institutions. Neurology 2008;70(4):284–9.

85 Wijdicks EFM. Brain death worldwide: accepted fact but no global consensus in diagnostic criteria. Neurology 2002;58(1):20–5.

86 Jay CL, Skaro AI, Ladner DP, Wang E, Lyuksemburg V, Chang Y et al. Comparative effectiveness of donation after cardiac death versus donation after brain death liver transplantation: recognizing who can benefit. Liver Transpl. 2012;18(6):630–40.

87 Mandell MS, Zamudio S, Seem D, McGaw LJ, Wood G, Liehr P et al. National evaluation of healthcare provider attitudes toward organ donation after cardiac death. Crit Care Med 2006;34(12):2952–8.

88 DeVeaux TE. Non–heart-beating organ donation: issues and ethics for the critical care nurse. J Vasc Nurs 2006;24(1):17–21.

89 National Health and Medical Research Council (NHMRC). Australian Organ and Tissue Donation and Transplant Authority: National Protocol for Donation after Cardiac Death, <http://www.donatelife.gov.au/sites/default/files/files/DCD%20protocol%20 020311-0e4e2c3d-2ef5-4dff-b7ef-af63d0bf6a8a-1.PDF>; 2010.

90 Sundin-Huard D, Fahy K. The problems with the validity of the diagnosis of brain death. Nurs Crit Care 2004;9(2):64–71.

91 Pearson Y, Bazeley P, Spencer-Plane T, Chapman JR, Robertson P. A survey of families of brain dead patients: their experiences, attitudes to organ donation and transplantation. Anaesth Intens Care 1995;23:88–95.

92 Pearson A, Robertson-Malt S, Walsh K, Fitzgerald M. Intensive care nurses' experiences of caring for brain dead organ donor patients. J Clin Nurs 2001;10(1):132–9.

93 Sadala MLA, Mendes HWB. Caring for organ donors: the intensive care unit nurses' view. Qual Health Res 2000;10(6):788–805.

94 White G. Intensive care nurses' perceptions of brain death. Aust Crit Care 2003;16(1):7–14.

95 Kirklin D. The altruistic act of asking. J Med Ethics 2003;29(3):193–5.

96 DeJong W, Franz H, Wolfe S, Nathan H, Payne D, Reitsma W et al. Requesting organ donation: an interview study of donor and nondonor families. Am J Crit Care 1998;7(1):13–23.

97 Smith J. Organ donation: what can we learn from North America? Nurs Crit Care 2003;8(4):172–8.

98 Cleiren M, Zoelen A. Post-mortem organ donation and grief: a study of consent, refusal and well-being in bereavement. Death Stud 2002;26(10):837–49.

99 Ingram JE, Buckner EB, Rayburn AB. Critical care nurses' attitudes and knowledge related to organ donation. Dimens Crit Care Nurs 2002;21(6):249–55.

100 Kerridge IH, Saul P, Lowe M, McPhee J, Williams D. Death, dying and donation: organ transplantation and the diagnosis of death. J Med Ethics 2002;28(2):89–94.

101 Australian Government. Australian Organ and Tissue Authority. Canberra: Australian Government department of Health, <http://australia.gov.au/directories/australia/aodtta>; 2014 [accessed 2014].

102 Ulrich CM, Taylor C, Soeken K, O'Donnell P, Farrar A, Danis M et al. Everyday ethics: ethical issues and stress in nursing practice. J Adv Nurs 2010;66(11):2510–9.

103 Wlody G. Critical care nurses: moral agents in the ICU. In: Orlowski JP, ed. Ethics in critical care medicine. Hagerstown, Md: University Publishing Group; 1999.

104 Gaudine A, LeFort SM, Lamb M, Thorne L. Ethical conflicts with hospitals: the perspective of nurses and physicians. Nurs Ethics 2011;18(6):756–66.

105 Hall RM. Ethical consultations in the ICU: by whom and when? Crit Care Med 2014;42(4):983–4.

106 Holt J, Convey H. Ethical practice in nursing care. Nurs Stand 2012;27(13):51–6.

107 World Medical Association (WMA). The WMA Declaration of Helsinki – Ethical Principles for Medical Research Involving Human Subjects, 2013, <http://www.wma.net/en/30publications/10policies/b3/>; 2013.

108 General Medical Council. Consent guidance: patients and doctors making decisions together. London: GMC, <http://www.gmcuk.org/guidance/ethical_guidance/consent_guidance_index.asp>; 2014 [accessed 2014].

109 Research and Ethical Boards USA. Policy and procedures manual: Research ethics board, <http://www.psi.org/sites/ default/files/REB-Policy-Procedures-Manual.pdf>; 2013.

110 The SAFE Study Investigators. A comparison of albumin and saline for fluid resuscitation in the intensive care unit. New Engl J Med 2004;350(22):2247.

111 Council for International Organizations of Medical Sciences (CIOMS). International Ethical Guidelines for Biomedical Research Involving Human Subjects, <http://www.cioms.ch/publications/guidelines/guidelines_nov_2002_blurb.htm>; 2002 [accessed 2014].

112 New Zealand Ministry of Health. Operational Standard for Ethics Committees: Updated edition. Wellington: Ministry of Health, <http://wwwparliamentnz/resource/0000162273>; 2006.

113 Australian Therapeutic Goods Administration (TGA). Note for Guidance on Good Clinical Practice (CPMP/ICH/135/95) Annotated with TGA comments, <http://www.tga.gov.au/pdf/euguide/ich13595an.pdf>; 2000.

114 World Health Organization (WHO). International Clinical Trials Registry Platform (ICTRP), <http://apps.who.int/trialsearch/>; 2014.

115 Committee on Publication Ethics (COPE). Code of Conduct and Best Practice Guidelines, <http://publicationethics.org/resources/code-conduct>; 2011.

116 National Health and Medical Research Council (NHMRC). Australian Code for the Responsible Conduct of Research, <https://www.nhmrc.gov.au/guidelines/publications/r39>; 2007.

117 Armstrong W. Notes of extracts from summing up by Coroner in Kerrie Wooltorton Inquest. Great Norfolk District: British Coronial System; 2009.

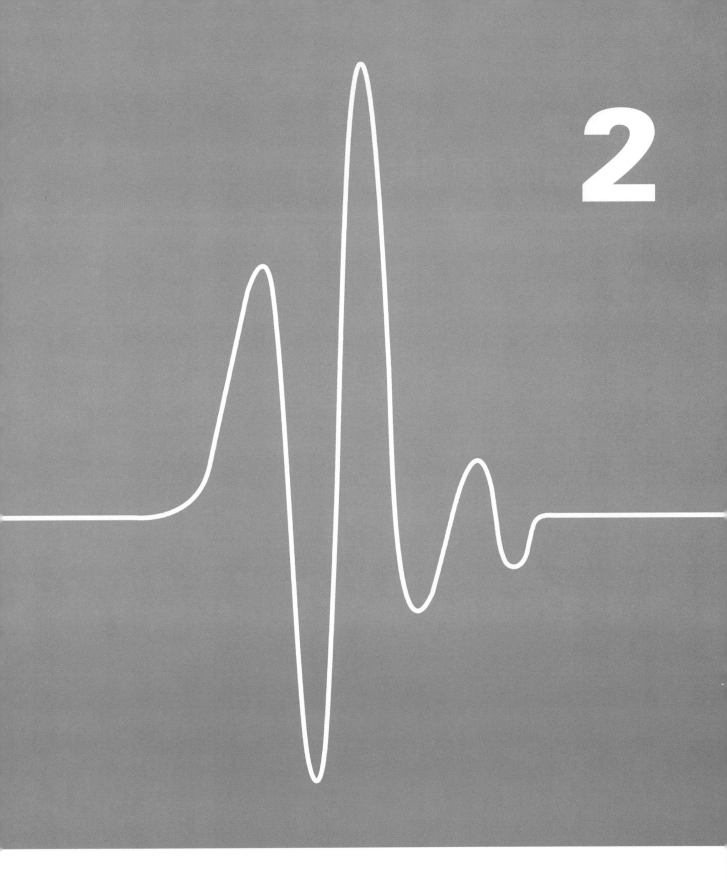

2

第二部分
危重症护理原则和常规技术

第 6 章

危重症患者的基础护理要点

原著 : Bernadette Grealy, Fiona Coyer
翻译 : 骆金铠, 毛文平, 王帆
审校 : 常志刚

学习目标

阅读完本章,将掌握以下内容:

- 识别危重症患者身体卫生护理存在不足时会出现的风险。
- 介绍实施基础卫生护理的最佳实践。
- 了解危重症患者在院内安全转运的要点。
- 了解危重症患者感染控制风险的识别与管理原则。

引言

本章介绍基本护理要点。护士有时可能不会优先考虑基础护理,但是患者接受到的优质护理会直接影响患者对自己健康状况的感受及疾病的康复,"介入性患者个人卫生"是一个基于循证的系统化护理行为,以个人卫生、导尿管护理、皮肤护理、体位及口腔护理等一系列基础护理为框架,用以促进患者痊愈[1]。本章关注危重症患者的身体护理、感染控制、预防性治疗及转运。身体护理与感染控制紧密关联,低质量的身体护理会增加感染的风险,预防性治疗及转运是危重症护理的重要原则。

舒适是重症护理中的首要问题。降低风险与提供优质护理是重症护理的两个关键方面,它们紧密关联并且各自有一系列原则(表 6.1)。实施以循证为基础的护理是降低可避免差错、改善患者结局的重要策略[1,2]。因此,优秀的风险管理是优质护理的一个重要组成部分,持续深入地对患者进行评估,可以早期发现并处理大多问题,防止发生不必要的并发症。本章会介绍这些原则。另外,把患者当作一个有生命的个体是很重要的,本章关注患者身体上的护理,患者的心理护理同样不能忽视(见第 8 章及第 9 章),另外第 3 章介绍了集束化护理。

> **实践提示**
>
> 在实施护理时,专业且恰当的自我介绍能让患者感到安心。

表6.1 实施原则	
减少患者风险	**提供优质护理**
• 识别危重症患者的特殊需求,尤其是无意识、镇静和活动受限的患者 • 识别需要观察和治疗的特殊并发症 • 严密监护,早期识别恶化征象,对病情变化做出早期判断 • 预防措施的选择、实施与评价 • 对于潜在有害环境因素的管理	• 增加理论知识和技能 • 循证护理 • 计划性治疗的最优化应用 • 高效和安全的实践 • 选择和实施适当的护理干预 • 关注护理干预的结果 • 回顾并评价护理实践 • 提供连续性的护理 • 有效的重症护理团队的运行

一、个人卫生

为危重症患者提供有效的基础护理非常重要,因为较差的卫生条件会增加细菌定植和继发感染的风险[1],导致术后感染[3]。每日床上擦浴被提供于绝大多数危重症患者,虽然采用这种方法来减少细菌定植的有效性仍然有待考证[3]。但是床上擦浴可帮助完成其他临床目标,如皮肤检查、促进舒适感、刺激机体循环。个人卫生与患者的自尊和对健康的感知紧密相关,患者的个人卫生状况同样影响到家属对护理质量及护理人员能力的评价。

考虑患者病情会影响实施个体基础护理的时间与方式,例如,心血管系统情况不稳定的患者更换床单时要缓慢地移动,或者低体温的患者洗浴时需要增加毯子。最后,提供基础护理还包括促进优质睡眠。

(一)个体卫生评估

评估危重症患者的个人卫生应从两方面着手,首先是患者自理程度和需求;其次是护士对患者的需求进行专业评估。患者有权拒绝护士为其提供基础护理,很多危重症患者无法参与决策,在此情况下应由护士决定实施何种程度的护理[4]。在为患者进行洗浴的同时,护士可借此评估患者的皮肤和组织,是护士收集患者健康状况的重要线索,以识别需处理的组织损伤,确定需要观察的伤口和敷料情况[4]。评估患者的皮肤时有许多需关注的重点

(表6.2),如患者出汗过多,尤其是在皮肤褶皱处,可提示护士患者皮肤易出问题。汗液是一种正常的不可见的隐性体液损失,汗液与体温相关,皮肤表面很多部位都可以观察到,尤其是前额、腋下和腹股沟。情绪性出汗与压力相关,常可见于手掌、足底、前额和腋窝。

表6.2 皮肤与组织评估	
因素	**观察**
皮肤颜色	黄疸、红斑、苍白、发绀
皮肤状况	皮肤肿胀(弹性):水肿(紧绷的皮肤)、脱水(干燥、皱缩的皮肤)、年龄相关或类固醇相关的损害(薄、纸样、易损的皮肤),皮肤撕裂;皮疹、蜂窝织炎、刺激、擦伤、肿胀
组织灌注	灌注不足:毛细血管充盈时间、末梢凉、脉搏力量和容量,皮肤发白 高温:发热、发红 血栓形成:发热、发红、肿胀区域(尤其是小腿)
湿度	过分出汗 潮湿导致的皮肤损害。尤其是皮肤褶皱处、乳房下、腹股沟、双臀之间
伤口、引流、插管、尿管	炎症、感染、压力损伤、分泌物渗出导致的皮肤损伤、引流管位置、伤口是否需要更换敷料

(二)基本卫生

护理常规要求护士每日为患者进行床上擦浴及间断的洗脸、洗手,不论患者有无大汗、失禁、出血或者伤口渗液,并为患者经常更换床单,潮湿褶皱的床单会对接触部位造成压力,增加压疮发生的风险[5]。对于很多危重症患者来说,体位移动会引发疼痛,推荐床上擦浴之前给予预防性镇痛。

个人卫生包括床上擦浴应计划好时间,以避免打断患者睡眠[4]。护士在移动患者之前要协调好各种事件,如医疗查房、X线片检查、家属探视等,这样能避免在实施过程中被打扰或推迟,影响患者的自尊。实施个人卫生过程中,护士要注意保护患者的隐私。

为患者进行擦洗的时间长短和周围环境温度都会影响患者散热。水通过导热、对流以及辐射方式从裸露的皮肤上快速散失并带走热量,多年来,温水擦浴是为发热患者进行物理降温的一种方法。冷

刺激引起血管收缩并引发寒战[6]，这会影响患者心血管的稳定性。寒战发生时能量储备低的患者能快速动用能量以保持体温，寒战引发的高氧耗在老年患者中尤其明显[6]。

洗浴剂种类繁多，虽然皂类可有效地去除细菌，但会导致皮肤干燥，推荐使用酸碱度适宜的洗浴剂[5]。作为皂类替代品的乳化软膏是可取的。沐浴乳虽然油腻但具有保湿功能，外用润肤剂可以吸收水分并将水分保存在真皮层，帮助受损皮肤建立屏障。婴儿护理产品也经常被使用，但因为此类产品中含油量低，效果可能是最差的[7]。有皮肤病的患者，如皮炎，可能需要特殊的局部处理。洗浴可使用一次性的洗浴巾，因为常用的纺织毛巾会隐藏细菌。完整的一次性洗漱包在对患者皮肤清洁方面具有优势，因为它不需要冲洗从而引发皮肤干燥，并且一次性物品会减少感染可能，切实减少毛巾成本[3]。

个人卫生包括洗发、剃须、清除耳垢、修剪手指甲和足趾甲。对于卧床患者，普通的洗发品、发帽和洗浴用品都可以使用。男性胡须可以保持得与平常生活时一样，可以留胡须或全剃掉。耳部清洁时应轻柔地检查耳部，看有否受伤或污垢。如果耳垢存在影响了患者听力，可以使用滴耳剂3～5天以软化耳垢[8]。指甲清洁也是个人卫生的一部分，指甲需要定期修剪，特别是指甲长或者糖尿病患者尤其需要。

实践提示

虽然个人修饰对于健康不是最重要的，但它关系到患者如何看待自己及别人对患者的看法。患病及治疗会给危重症患者带来很多改变，尽量让患者"看"起来和平时一样，如维持发型和修剪胡须，患者自己也许看不到，但是家属看得到。

皮肤撕裂

自理程度为全部依赖护理人员的患者皮肤撕裂风险最高，日常活动即可引发损伤，如穿衣、洗浴、更换体位和转运[9]，老年人、皮肤脆性大者，尤其是有严重皮肤撕裂史患者、需要辅助装置者、认知或感官障碍者、有皮肤问题者，而水肿、紫癜、瘀斑的患者风险最高。多数皮肤撕裂发生在胳膊和手背上。国际皮肤撕裂咨询小组（International Skin Tear Advisory Panel，ISTAP）分类系统用3个类别描述皮肤撕裂，皮肤撕裂没有组织（瓣）缺损；皮肤撕裂且部分组织（瓣）缺损；皮肤撕裂且全部组织（瓣）缺损。

患者更换体位和转运时仔细地轻轻搬运，减少对于皮肤的摩擦和剪切力。加垫子的床栏、枕头、毯子都可以用来保护和支撑患者的四肢，这些可预防皮肤撕裂。脆弱的皮肤可使用纸质或非黏附敷料，去除时要轻柔缓慢。网状带可替代外科包裹以固定敷料或引流的位置，干燥皮肤可涂抹保湿乳液来保持皮肤湿润。皮肤撕裂处理方法[9]见表6.3。护理重点在于仔细地清洁和保护皮肤撕裂处，防止更多损伤，记录皮肤撕裂处的干预和恢复进展。

表 6.3
处理皮肤撕裂

因素	干预
清洁	用生理盐水和无毒伤口清洁剂轻柔地清洁皮肤 晾干或轻轻拍干
皮瓣	尽可能地使皮瓣吻合，越近越好
敷料	适当的护理局部严密观察伤口，如湿润的伤口敷料 去掉任何有黏性产品，避免进一步损伤 把抗粘连敷料用纱布或用无黏着力的敷料管状包裹 根据生产厂家推荐更换敷料
湿度	详细记录每一处皮肤撕裂，描述伤口或拍照，记录每次更换敷料的细节，记录采取的预防措施

实践提示

常规观察任何擦伤部位，这些区域出现皮肤撕裂的风险较高。

二、眼部护理

眼睛是人体最敏感的器官之一，如果危重症患者的眼部未进行适当的护理，会引发不必要的不适。如夜间开灯或检查瞳孔反射等一些简单行为均会引起眼部不适。很多生理机制方式可以起到保护眼睛的作用，通过不断眨眼来润滑可防止眼部干燥；通过泪管分泌泪液，泪液中含有的抗菌物质可以抵御感染。当眼睑不能紧密地闭合时，泪液会蒸发更快[10]。任何一个防御机制缺失后，眼睛就面临更大的风险。

ICU 的患者，眼部有相当多的风险[11]。一些患者的瞬目反应可能会变慢或缺失，如应用镇静药或肌松药的患者，或者吉兰 - 巴雷综合征患者[12]，会导致很多并发症，如角膜病变、角膜溃疡、病毒或细菌性结膜炎[11]。住入 ICU 的 48 小时内即可发生角膜损伤[13]，而且有 40%～60% 发生在危重症患者中[11]。若眼球外露就有更多的受伤或感染的风险，结膜水肿可导致结膜下出血[11]。重症患者常常有多条静脉通路、鼻饲管、呼吸管及各种连接装置，它们一旦移位压迫眼睛都可能伤害到眼部。

（一）眼部评估

即使是可自主眨眼或经常需要眼部护理的清醒患者，都应至少每 12 小时进行一次眼部评估。当患者不能自主地闭合双眼时，角膜擦伤或医源性损伤的风险最高[14]。因此，这类患者是眼部损伤的最高危的人群。第 2 高危组是接受正压通气的患者，有发生结膜水肿的风险，也被称为"呼吸机眼病"[11]。第 3 高危组是暴露于高流量的空气或氧气的患者，如接受持续气道正压通气的患者，可能受到干燥作用的影响。最后，所有患者都有眼部炎症和感染的风险，严重的细菌感染，如假单胞菌感染发展非常快，如果不及时处理会导致失明。

眼部评估的一般原则见表 6.4，包括眼部外部结构、颜色和反射的全面检查，有许多评估工具可供使用[11]。全面的眼部评估应包括外观（是否有疾病或创伤的迹象）、器质和神经功能。如果对患者眼部任何方面有担忧，应请眼科医师会诊。

表6.4
眼部评估

外部结构	颜色	反射
是否存在突出或畸形	巩膜是正常的白色，还是	瞬目反射存在吗
瞳孔形状	有黄疸	双侧瞳孔对光反射一致吗
瞳孔大小	或出血表现，	间接对光反射存
两侧瞳孔大小是否一致	看起来红肿发炎吗	在吗
瞳孔透明吗		
有可见损伤吗		
有泪液分泌吗		
看起来干燥还是湿润		

（二）基础眼部护理

眼部护理的目的是使患者感觉眼部舒适，保护眼睛免受损伤和感染，若患者主诉眼痛或眼干，或有可见的污垢，可按需求进行眼部护理和提供人工泪液。若患者通过面罩接受高流量氧疗，应常规每 4 小时使用人工泪液以润滑眼睛[11, 14]，但当患者睡眠时，眼部护理并不是必需的。

重症护理协作项目团队提供了基于循证的危重症患者眼部护理指南，重新推荐了危重症患者眼部并发症的评估与管理的实践建议（表 6.5）[15]。此外，应定期监测并及时报告医生，及时转诊眼科诊断。

表6.5
危重症的眼部护理

评估	必须评估患者医源性眼部并发症的危险因素 每日评估患者眼睑闭合的能力 每周使用滴剂或荧光素或钴蓝色瞳孔笔（微上皮水平）进行医源性并发症的评估
管理	机械或被动的保持眼睑闭合 眼睑不能闭合的患者应每 2 小时进行眼部护理 眼部护理应使用盐水纱布和个人专用润滑剂

Adapted from Marshall A, Elliott R, Rolls K, Schacht S, Boyle M. Eye care in the critically ill: clinical practice guideline. Aust Crit Care 2008; 21(2); 97-109, with permission.

对于高危患者，普遍共识是使用无菌技术进行眼部护理，使用生理盐水和纱布由内往外地清洁眼睛，然而眼部护理方案并没有经过严格的研究[11]。不推荐使用棉片进行护理，因为微粒的残留可能会导致角膜擦伤。轻柔地使用滴眼液，使液体尽量地接近眼球但不接触到眼球，然后滴在张开的眼睛的最上部。有时滴眼液会有刺痛感，建议提前告知患者有这种可能性。对于瘫痪或深度镇静的患者进行定期的眼部护理，使用眼部润滑剂及使用胶带等帮助眼部闭合，可减少角膜擦伤及随后的角膜溃疡或角膜感染发生的可能性[16, 17]。

实践提示

眼睛的其他刺激来源可能来自空调通风口或风扇的持续气流，所以要确定患者是否正对着空调通风口或风扇。

（三）结膜水肿（化学疗法）

结膜水肿是一种眼部常见问题，与正压通气、较高的呼气末正压（PEEP>5cmH$_2$O）及俯卧位相关[11]。当通气终止，水肿无须处理可自行消失。若仍有顾虑可咨询眼科医师意见。关于结膜水肿的最佳治疗方法，文献无统一标准，但证据支持使用人工泪液软膏和维持眼部闭合减少角膜擦伤[11]。

严重结膜水肿通常导致患者无法闭合双眼。这种情况下，多数人的意见是用宽胶带横向粘贴在上眼睑保持眼睑闭合（避免越过眼裂），这样把眼睑固定于闭合状态[11, 12]。同时也允许眼睑张开进行瞳孔评估和眼部护理。在每次瞳孔评估时不需要更换胶带。然而，胶带的使用可能不适合皮肤非常脆弱的患者。此外，如果眼睑疼痛及发炎应停止使用胶带，可使用替代方法以闭合双眼，如凝胶眼垫[10, 11]。当实在无法闭合双眼时，可使用软膏降低角膜擦伤发生率[15]。

如果通过贴合眼睑上部的方式难以维持眼部闭合，可以整个眼部覆盖聚乙烯薄膜，以减少角膜擦伤的发生[17]。应每4h进行眼部评估、护理和更换市售的眼部闭合胶贴产品。可以和眼凝胶敷料一起使用，来代替聚乙烯薄膜[18, 19]。目前证据表明，聚乙烯薄膜保护眼睛表面较好且经济[11, 19]。

三、口腔卫生

不良的口腔卫生可导致口臭和不适。虽然口腔护理是一项最基础的护理操作，但某些情况下，口腔卫生差可导致或增加发生严重并发症的风险，如机械通气患者发生呼吸机相关性肺炎[20]。牙菌斑包含病原体，确保口腔卫生及清除牙菌斑是护理的一个重要组成部分[21]。使用优化的口腔护理方案可改善ICU患者的口腔健康。然而，虽然证据支持建立标准化口腔护理方案可改善口腔卫生[22, 23]，但口腔护理的实践并不总是有科研依据的。不良的口腔护理的相关因素包括缺乏教育、时间不足、不重视口腔护理以及感觉不悦[24]。口腔护理的有效性受到很多因素影响，包括对口腔护理的重视不够[25]。

唾液产生保护性酶，咀嚼功能缺失导致唾液分泌减少，如气管插管（endotracheal tube，ETT）或深度镇静的患者。气管插管（ETT）会引起口腔黏膜受压（若患者处于水肿状态则更加剧），因此，需要定时更换气管插管的位置。

（一）口腔评估

口腔护理应在深入的口腔评估基础上，定期审查口腔护理的有效性[24]。有专门为气管插管患者设计的口腔评估[26]。基本上，健康的口腔具有几个特征[27]（框6.1）。应在口腔评估时关注这些方面，以作为良好的口腔护理的基础。

框6.1

健康口腔的特征

- 粉红色、湿润的口腔黏膜及牙龈，无覆盖层、红肿、溃疡及出血
- 粉红色、湿润的舌，无覆盖层、开裂、水疱或红肿
- 清洁牙齿或义齿，无碎屑、牙菌斑和龋齿
- 合适的义齿
- 充足的唾液分泌
- 光滑湿润的嘴唇，无开裂、出血或溃疡
- 无进食或吞咽困难（ICU极少）

（二）口腔基础护理

口腔基础护理的目标是保持健康的口腔黏膜、防止口臭、维持清洁湿润的口腔环境、防止仪器压力伤，如气管插管，防止咬舌造成的创伤，减少细菌活动及其导致的局部和全身感染[20]。未插管、清醒且口腔健康的患者，其口腔护理通常包括每日观察口腔黏膜及每日2次使用无刺激的氟化物牙膏刷牙[22]。一般来说，无意识患者应每2小时进行1次口腔护理，尽管其有效性的证据不确定而且频率范围很大，从2小时到12小时[22]。若口腔不健康，就有必要每小时提供1次口腔护理。

口腔护理的基本方法是使用软牙刷和牙膏（即使是插管患者），清洁牙齿的同时护理牙龈[23]。牙膏清除残渣[24]，氟化物能预防龋齿[28]。然而，如果冲洗不得当，牙膏会导致口腔黏膜干燥。使用棉签擦拭口腔进行口腔卫生的做法是无效的，在去除牙菌斑方面牙刷明显优于泡沫棉签[28, 29]。漱口水虽然使用时感觉舒适，但尚未确凿地证明它是有效的[29]。一项最近的研究推荐每8小时刷牙一次作为预防呼吸机相关性肺炎的辅助措施[30]，另一项研究发现使用洗必泰刷牙也是有效的[31]。

像使用柠檬或甘油这些方法虽然能有效促进唾液分泌，但已经过时了，因为甘油会引发唾液分泌反射衰竭，最终导致口腔更干燥[29]。柠檬汁也要避免使用，因为它会使牙釉质脱钙[29]。市售的漱口水

能湿润和软化口腔黏膜，帮助清除残渣[21]，但对于有口腔问题的患者需提高警惕，因为它有能引起刺激和过敏的可能性[26]。除了刷牙以外，推荐定期地小口喝水或漱口。一项最近的研究证明口渴是危重症患者经受的最普遍、最强烈、最痛苦的症状之一[32]。如果患者能够吸吮和吞咽，小块的冰也能让患者感觉清爽。发热和使用抗生素的患者在口腔清洁时，可以经常喝水或沾湿口腔以预防干燥、起皮及其他的不适。免疫抑制的患者或接受大剂量抗生素治疗的患者可能需要抗真菌药物以治疗鹅口疮。

有很多口腔卫生产品和解决方案，可满足所有患者的需求[21]。市售漱口水可以作为刷牙的一个补充措施使口腔舒适[33]。一系列其他的产品可以治疗口腔问题，如盐酸苄达明（消炎），利多卡因（麻醉）和制霉菌素（抗真菌）。气管插管 24h 以上的患者，每日 2 次使用葡萄糖酸洗必泰漱口可降低医院获得性肺炎发生率[31, 34]。葡萄糖酸洗必泰还可预防牙菌斑积累，但缺点是有难闻的味道，可使牙齿变色[27]。当有硬壳状齿垢堆积在患者牙齿上时，使用牙刷蘸取温热的稀碳酸氢钠溶液，可去除残渣和降低黏液黏度，但还未经过明确测试[33]，由于碳酸氢钠溶液能引起表面烧伤，所以使用后应立即用水彻底冲洗口腔使口腔 pH 恢复正常。过氧化氢具抗龋效果，但如果不正确稀释会导致口腔黏膜的疼痛和烧伤，甚至导致念珠菌定植的倾向[35]。过氧化氢的口感会令人感到不适，因此有时患者会拒绝使用，但有些用于口腔护理的泡沫棉签含有这种物质[28]，因此作为预防措施，可使用天然酸奶以减少真菌定植发生率。先进行常规的口腔清洁，然后用酸奶覆盖口腔和包裹舌头。证据表明，根据危重症患者管理的风险 - 效益比，使用益生菌是完全安全的[36]。

对于不能张口和吞咽的患者，可使用塑料安瓿瓶将水（10ml）滴入患者口中以促进舒适。Yankauer 抽吸导管可帮助冲洗患者口腔中的牙膏，可暂时使用牙垫以防止患者咬住牙刷或不慎咬伤舌头。但不应长期使用，因为有导致压力伤的风险。可使用羊毛脂帮助保持嘴唇湿润光整。

> **实践提示**
>
> 如果患者反感葡萄糖酸洗必泰漱口水的味道，考虑使用葡萄糖酸洗必泰漱口之后再次用清水漱口。

> **实践提示**
>
> 用牙膏和牙刷为气管插管患者实施口腔护理，再使用牙科抽吸管确保口腔冲洗干净。这种一次性装置可连接一个持续抽吸系统，可放置在患者口中持续抽吸口腔护理过程中流出的液体。这种牙科抽吸管也可持续抽吸患者口腔中过量分泌的唾液。

四、患者体位及活动

正确的患者体位对于增加患者舒适感、防止压力伤[5, 37]和预防关节制动相关并发症发生是非常重要的。长期卧床是痛苦的经历[38]。研究人员[39-41]指出危重疾病和长期制动引发的失用性萎缩导致的神经肌肉疾病会促使 ICU 获得性衰弱发生。ICU 获得性衰弱可能导致通气时间延长、ICU 留滞时间增长及身体康复延迟[42-45]。心血流动力学状况、呼吸功能和脑或脊髓功能是影响重症监护患者体位的因素。新式病床及减压装置有助于提高危重症患者护理质量。

关于患者体位方面基础护理的主要目标是：

- 保持患者舒适。
- 促进治疗效果。
- 预防压疮。
- 确保四肢受到适当支撑并维持关节功能位。
- 方便患者活动以减少肌肉萎缩。
- 在病情允许的情况下实施早期活动。

越来越多的证据表明，早期活动是危重症护理的一个重要护理目标[42-45]，基础护理的目的是帮助患者维持或达到正常水平的活动功能。建议多学科的团队共同来协作实施。理疗师和职业治疗师在评估、规划护理和活动方案方面处于主导地位，同时护士要确保护理方案的正确实施。

> **实践提示**
>
> 可在小腿、足踝和足部涂抹润肤霜并进行轻柔的按摩。家属参与会更好，可为家属提供一个护理和接触患者的机会。

（一）患者体位的评估

不论任何原因所致的长期不能活动的患者都有

发生与体位相关的并发症的风险[46]。如免疫力低下的患者、ICU 长期留滞的患者、老年人、体弱或营养不良的患者、无法自主活动的患者（如由于镇静、创伤、手术或肥胖等）都面临风险。几项重要的危险因素包括年龄、重症护理的时长、肾上腺素和 / 或去甲肾上腺素输注、活动受限的患者、存在心血管疾病、糖尿病及病情不稳定等共病的患者[47]。然而，身患危重疾病也会对患者活动产生限制。活动受限会导致压疮、静脉血栓和肺功能障碍等发生率均很高的短期和长期并发症[46]。定期进行肌肉骨骼评估，关注患者的主要肌群、关节和活动程度。表 6.6 为一个简单的评估指导，包括四肢和所有关节的观察和功能评估。若无特殊限制，四肢和所有关节要进行被动运动至主动运动的功能锻炼，保持其灵活性及舒适度。

表 6.6
骨骼肌肉系统评估

肌肉和关节	活动
肌力	自理程度
活动范围	是否需要协助
对称性	物理疗法、活动方案依从性、
压痛和疼痛	坚持性
炎症、肿胀、萎缩	间断休息的需求
	使用夹板或颈托

（二）更换体位和运动

为患者更换体位，增加患者舒适感；促进治疗效果；缓解受压部位压力；实施主动和被动运动以维持肌肉和关节功能完整性以及恢复活动能力是护理的重要目标。若无特殊限制，活动受限或制动患者应床头抬高≥30°，研究显示，这样可减少死亡率[48]及减少呼吸机相关性肺炎发生率[49]。结合预防血栓栓塞、预防胃溃疡和每日评估镇静状态等措施，呼吸机相关性肺炎发生率减少约 45%[49]。适当的体位有助于防止肌肉挛缩、压疮、减轻不适[50, 51]。

危重症患者的活动可被描述为一个渐进的过程，从被动地更换体位、被动活动、垂直地坐在床上、坐在椅子上直到真正的行走[50, 52]。Stiller[52]指出一系列需要考虑的安全因素，分为两部分：患者自身的身体和生理状态；患者外部因素，如环境、人员及附属设备。医务人员制订的个性化活动方案要与患者评估结果和总体健康状态发展相适应。这样利于患者早期活动的实施[52, 53]。

实践提示

从患者舒适度的角度考虑，即使很小的体位调整都对患者有利，而且不需护士过于费力，在不干扰患者休息的情况下可经常调整患者体位。多数电动床可以便捷地调整靠背角度、膝关节弯曲角度和倾斜床身，这不仅提高了患者舒适度，也有助于患者变换体位之后的压力调整。

在为患者更换体位时，确保有足够的工作人员给予患者安全感，并且需妥善管理患者所有的设备及管路（如静脉管路）。在开始移动患者之前，确定所有的设备放置在适应患者改变体位的位置上。

1. 主动和被动运动

住院患者中，机体自主活动降低多达 50%[54]，身体活动对健康恢复是必不可少的，对心血管系统也有益处[44]。在危重病中发生的不活动、年龄因素和炎症发展等因素与肌肉收缩和机体功能丧失相关，肌力减退的老年住院患者最早可在不动性发作的几个小时内发生[54]。主动运动是指患者在没有协助或最小协助下进行的运动。当患者过于虚弱或无法主动运动时可进行被动运动。运动可帮助恢复期患者增加肌力和恢复肌肉关节功能，增加静脉回流，保持正常的运动知觉[54]。每天应至少进行一次运动。在关节的活动范围内进行被动运动，这有助于减轻关节僵硬，保持肌肉的完整性，防止挛缩。肩膀、手、臀和踝，尤其有僵硬和肌肉挛缩的[54]风险。一定要确保关节和肌肉不要过度拉伸，否则患者会有痛苦感受且会造成永久性损伤。患者休息时可以使用夹板以保持关节位置[54]。物理治疗师应根据正常的活动范围和被动运动的频率给予意见。这对于烧伤患者尤其重要。肢体活动对于颅脑损伤患者的影响持续为医务人员所关注，两个尚未完成的研究证明在神经外科患者被动运动期间没有发现明显心血管或神经系统的变化[55]，不论 ICP 是否升高，研究未发现肢体活动对于脑灌注或颅内压（ICP）有不利影响[56]。

2. 更换体位

活动性是指改变和控制身体位置的能力[57]。危重病患者活动受限或制动的并发症包括压疮、静脉血栓栓塞和肺功能障碍，如肺不张、痰液淤积、肺炎、缺氧和误吸[45]。ICU 活动受限或制动患者常规每 2 小时更换体位，尽管并不能保证完成[46]，危重患者更换体位的最佳时间间隔是未知的[58]。更换体位除了减压作用以外，建议患者经常更换体位以确保舒适、放松和休息，膨胀双肺，改善氧合[58]和气道分泌物移动，改变患者对周围环境的视角，并通过运动改善四肢末梢循环[42]。患者更换体位的频率应根据患者面临的压疮风险（可使用下面提供的评估工具），病情的稳定性和舒适度确定。

良好的体位有助于防止压疮出现、预防关节挛缩和减轻患者不必要的痛苦[50]。此时，应该仔细地考虑如下因素（表 6.7）如血流动力学及患者氧合状况[59]、更换体位的时间及方式以及是否有限制，同时应充分考虑患者的个人需求，患者可能有背部或颈部病史，这和选择枕头和床垫的软硬程度是相关的。头可以协助调整体位，使患者肩膀和胸腔与床成直角，可以减少慢性呼吸道疾病患者的呼吸做功[42]。一些减压床垫可以根据压力评估和患者舒适度调节压力[5]。当患者侧卧时，应给予患者安全感，例如，用枕头给予支撑并抬起床档。保证脑灌注压维持在 50 毫米汞柱以上，即使严重头部受伤患者也可以安全地移动[56]，重要的是保持颈部平直以促进静脉引流（见第 17章），对于那些有脊柱损伤的患者，需要保证脊椎的稳定性，翻身时保持脊柱成一水平位（见第 17 章）。

表 6.7
摆体位时需考虑的因素

因素	注释
时间	避免与治疗和检查发生冲突，如胸部物理治疗或胸部 X 线检查时需考虑患者是否需要休息
方式	是否需要使用升降装置 足够的工作人员且各司其职 放置枕头以支撑肢体，增加舒适度和呼吸功能 调节病床至"座椅型"体位，为患者自主垂直地坐在床上做准备
更换体位的限制	脊柱侧弯、脑损伤、血流动力学不稳定、呼吸窘迫 治疗设备 体型

3. 受压部位护理

澳大利亚目前使用"压力性损伤"术语而不是压力溃疡。描述压力性损伤的术语有很多，如压

疮和褥疮。大多数的压力损伤都是可预防的不良事件，并得到共识[5]。ICU 的压疮发生率为 5%～50%[47]，且发生压疮的风险是累加的，ICU 住入 5 天之后是 5%，10 天之后是 30%，20 天之后是 50%[60]。ICU 患者压疮的发生归因于活动受限或制动、感受保护机制缺失、组织灌注不良以及环境因素导致的压力和摩擦力。压疮最常见部位是骶尾、足跟及枕部[5]。其他风险因素包括患者年龄、入院天数、是否有存在营养不良[47]以及使用减压床垫延迟[60]。

压力风险评估工具可帮助护理人员识别高危患者[5, 37]。然而，ICU 的患者通常不会被评估为低风险。一些压疮风险评估工具，如 Braden 评分[57]和修订的 Jackson/Cubbin 量表[61]（表 6.8）是专门设计用于 ICU 评估，提供了预防压疮需要优先考虑和监测的因素。应尽可能在患者进入 ICU 及进入 ICU 的 8小时内进行风险评估[5]。每天至少进行 1 次全面的全身性皮肤压力评估，且应检查减压设备有效性并进行调试。评估可在患者每次更换体位时进行，皮肤的评估应该包括变白反应和水肿、硬结、发红或局部发热的检查[37]。

表 6.8
修订的 Jackson/Cubbin 量表组成部分

风险评估类别	评分
年龄	● 评分 12～48 分
体重和组织发育	● 出现如下每种情况扣除 1 分：
既往病史	患者 48 小时内进行过手术或
一般皮肤状况	扫描
心理状态	患者输过血制品
活动度	患者有低体温症
血流动力学	● 分数越低表明风险越高
呼吸系统	● 评分<29 分表示高风险
氧需求	
营养状况	
失禁	
卫生	

压疮的预防措施包括交替使用减压床垫、低压床垫和气流床垫[37, 60]。对于肥胖患者（通常超过 150kg）需要使用特制的床和床垫。

应注意日常使用的设备存在对患者造成压疮的风险，如气管插管和血压袖带（表 6.9）。密切关注细节，包括经常观察患者体位、使用的装置及位置等以预防皮肤损伤[62]。评估皮肤时应脱去压力袜、颈托等辅助设备。组织灌注不良、贫血、水肿、多汗和

表6.9
使用设备造成压疮的风险

风险因素	解释
气管内插管（ETTs）	应每日更换气管插管位置，以预防口腔及嘴唇压力性损伤出现。当更换气管插管位置和固定气管插管时要注意：如果不注意可能会引起摩擦伤；气管插管胶带如果过紧可能会引起压力性损伤（尤其是耳上部和颈后部）潮湿的气管插管胶带会引发压力性损伤并且隐藏细菌
氧饱和度探头	应每 1～2 小时更换氧饱和度指套位置，以防止潜在低灌注皮肤处产生压力性损伤。如果使用耳部氧饱和度探头，则须放置在耳垂上而非软骨上，因为软骨对于压力和热损伤非常敏感
血压袖带	无创血压袖带应定期松解和更换位置。如果长时间不松解袖带，会产生摩擦力和皮肤压力损伤。护理时要确保管线不被患者压在身下，尤其是更换体位之后
尿管、中心通路和伤口引流	应经常检查以确保这些有创管路没有被患者压在身下。否则除了导致皮肤损害之外，还可能会导致相应管路功能失灵
床栏	四肢不应与床档直接接触，如果因患者体位或体型导致患者接触床档，使用软枕衬垫
氧气面罩	使用合适尺寸的面罩，在鼻梁上使用水胶体敷料保护可帮助预防持续气道正压通气面罩对于皮肤的压力，尤其是当长期或经常使用这些设备时
夹板、牵引和颈托	腿和足部夹板、牵引和颈托在持续使用时都会对组织产生直接压力，如果不合适会导致皮肤损伤。入 ICU 患者经常有快速体重减轻（尤其是肌肉），需要每日评估

知觉差等高风险患者[37]易发生压力性损伤，而仪器设备导致的压力性损伤是完全可以避免的。

应密切关注患者全身受压处和压力性损伤。表 6.10 列出了监测重点，使用标准化的方法来客观地评估压力性损伤和处理效果很重要。如果患者已出现一处压力性损伤，很可能再发生第 2 处。护理干预包括使受压区域减压，良好的液体管理以改善组织灌注，减少感染风险和使用适当的敷料促进肉芽组织生长。

表6.10
压疮监测

因素	活动
大小	客观评估长度、宽度和深度
分期	使用标准化方式来分期压疮（如国际 NPUAP-EPUAP 压疮分级系统）
记录	在患者入院及出院时记录压疮情况及其位置 记录对于压疮的护理干预和治疗
治疗	每日评估压疮的大小和分期以监测治疗效果
位置观察	接触区域容易发生：骶骨足跟、枕部、臀部、肩膀、手肘和膝盖 仪器设备对身体造成压力处易发生：鼻、耳、嘴角和指尖 身体组织灌注不良易发生：肢体末端

国际 NPUAP-EPUAP 压疮分级系统[37]将压疮分级如下：

Ⅰ期：指压不变白的红肿。

Ⅱ期：真皮层部分缺损或水疱。

Ⅲ期：全皮肤层缺损（皮下脂肪可见）。

Ⅳ期：组织全层缺损（肌肉＋骨骼可见）。

不稳定压力损伤：深度未知。

可疑的深部组织损伤：深度未知。

另外，NPUAP 将皮肤损伤和黏膜损伤进行区分，黏膜压力性损伤定义为由于使用医疗器械导致相应部位黏膜出现的压力性损伤，这一类损伤无法进行分期[63]。

- 使用标准化的工具来评估压疮风险和评估压疮分级对于护理的连续性至关重要。压疮的治疗比较复杂并且基于患者的个体因素，存在的主要问题包括：
- 使用压力重新分布技术保护组织不受进一步损伤。
- 密切观察压疮有无感染迹象，如破溃、水肿、组织苍白或发灰，预防局部或全身感染。
- 帮助伤口愈合，如对于较深溃疡使用负压伤口治疗，使用泡沫和藻酸盐敷料处理液体渗出[5, 37]。

实践提示

掌握你所在病区病床和床垫的主要功能是非常有必要的。你可以根据患者自身情况选择病床型号（如肥胖病患者适用）及功能，并根据预防压力（如高／中或低风险床垫系统）的需求来有效地使用床垫。

4. 转动治疗

持续转动体位治疗或动力床治疗是一种干预措施，这种床可设置度数，使患者不断旋转，它有助于受压部位减压并且能显著提高氧合[64,65]。持续转动体位治疗可以减少长期机械通气患者的呼吸机相关性肺炎发生率[66]，治疗团队应对持续转动体位治疗对于患者的治疗效果进行适当的评价，并且要遵守相关规定[64]。实施持续转动体位治疗的目标是每日进行 18 小时的最大角度的持续旋转[67]。

5. 静脉血栓性栓塞的预防

深静脉血栓形成（deep venous thrombosis，DVT）和肺栓塞（pulmonary embolism，PE）统称为静脉血栓栓塞（venous thromboembolism，VTE）[68,69]。DVT 是下半身大静脉即小腿、大腿和骨盆的血凝块，导致静脉血流中断，疼痛和下肢肿胀为病发症状。由于创伤、静脉循环减慢和凝血障碍导致静脉循环差、静脉血管内皮损伤或凝血增加等原因导致血凝块形成[70]。肺栓塞是血栓在循环系统中移动时阻塞肺循环。总体来说，住院患者具有较高的发生 VTE 的风险，特别是由于血管损伤、凝血功能障碍和限制活动引发静脉停滞的危重症患者[69]。此外，约 50%DVT 患者也会发生 PE，这是致命性的。约占澳大利亚医院死亡率的 10%[69,71]。VTE 患者也可能发生静脉血栓形成后综合征，发生组织损伤，导致疼痛、感觉异常、瘙痒、水肿、静脉扩张和静脉性溃疡[68,70]。

评估 VTE 风险时，要综合考虑患者个人因素（年龄、BMI）、病史（VTE 病史、凝血障碍）、患者病情（内科或外科治疗）和处理原则（活动受限或制动）[72-74]。根据风险评估和患者状况决定最适当的 VTE 预防策略[73]。预防措施包括药物结合机械治疗，根据 VTE 风险分级和 / 或特定疗法的禁忌证，单独或联合使用，联合使用是有回顾性分析和指南支持的。为患者选择适当的预防方案非常重要[70,73]。《国家健康与医学研究理事会（NHMRC）澳大利亚住院患者预防静脉血栓栓塞（DVT 和 PE）临床实践指南》指出澳大利亚危重症患者发生 VTE 风险并进行全面管理的指导。

肝集成低分子肝素是目前最常采用的药物治疗方法，而其他的药物根据患者个体因素选择[69,74]。有肾和肝功能损害患者应特别制订一个药物预防方案[74]。在所有肝素治疗中，一些患者可能会发生肝素诱导性血小板减少症（HIT）[75]应密切监测患者的血小板计数、出血征象，如瘀伤或血尿，这是护士进行 VTE 管理预防的一部分。

原则上，不论采取何种药物预防措施，建议心、胸和血管外科的患者使用逐级加压弹力袜，直到达到能够充分活动的状态[69,73]。机械预防指应用逐级加压弹力袜及气动静脉泵或连续加压设备[76,77]。确保相关设备的正确安装进行持续监测非常重要。一些气动泵有效性的研究还在持续进行。连续加压设备有蓄电功能，在患者转运过程中可持续使用，如去影像科进行放射操作[77]。

药物、机械预防、充足的容量和实施早期活动是预防 VTE 护理的关键[69,72]。Rauen 等[68]指出 VTE 预防措施缺失的最常见原因是医护人员缺乏知识、低估 VTE 风险、高估潜在出血风险的预防。对危重症患者进行 VTE 风险评估显然是非常重要的，了解患者风险因素有助于降低患者风险，采取适当的药物预防措施，正确地使用和管理机械设备，并鼓励患者早期活动。

五、消化道护理

虽然消化道护理是重症护理的一个重要组成部分，但这个领域的科学研究较少。良好的消化道护理可提高患者舒适度，减少恶心、呕吐、腹部不适等问题引起的相关风险。保障危重症患者得到良好的消化道护理，可以将患者的焦点由促进排便向控制腹泻转变。在整个危重疾病中，肠功能的改变受治疗、药物、营养、水化和患者活动性的影响。虽然肠内营养经常引发腹泻[78]，但液体摄入不足会导致便秘，肠蠕动增加会减少发生误吸和继发性肺炎的风险。对于护士来说，除了大小便失禁的管理，为危重症患者的便秘和腹泻采取敏感而有价值的治疗方法同样是一项挑战。

休克、肠动力下降以致营养吸收改变、缺乏运动都会引起危重症患者发生便秘，便秘导致的不良结局尚不明确，但会增加腹胀感、增加呼吸阻力、无法吸收足够的肠内营养、增加获得性细菌感染的几率[79]。对于脊髓损伤严重的患者，预防便秘尤其重要，如果未及时采取治疗，可能引起致命的自主神经反射异常[79]。de Azeaedo 等[80]讨论了是否需要确定便秘是影响危重症患者严重程度和不良预后的标志，还是一种导致临床病情恶化的功能障碍。总之，应明确有效地预防和管理危重症患者的便秘。

从患者角度来说，消化道护理也许是护理过程中的最令人痛苦的部分。患者往往感觉肠道护理是令人尴尬和难堪的，个人发展中，尤其是老年人，疾病破坏了他们日常生活中有效的肠道功能，以至于无法控制的排便会使他们感到特别痛苦，因此，敏感细致的护理以及对患者的尊重非常重要。

（一）消化道评估

初始消化道评估应确定患者通常的排便习惯，因为对大多数人来说，每天的排便行为并不一样。通常老年患者更易发生便秘。

每个班次开始时均应评估消化道功能（框 6.2）。一些研究人员为重症护理患者制定了肠道护理策略，建议使用以提高危重症患者肠道护理[81, 82]。3 天未排便患者，应予以处理[81]，进行直肠检查[81]。针对排便有问题的患者，可以使用工具来客观评估粪便性状，如 BRISTOL 大便形状分类表，它分为 7 个级别来评估大便稀稠度（表 6.11）[83]。通过确定便失禁的原因可指导制定治疗和管理计划。大便失禁可发生于神经/脊柱疾病、肠道疾病（如克罗恩病）、认知障碍（如痴呆）或肛门括约肌、直肠损伤所致功能障碍、药物因素及肠梗阻等[84]。

实践提示

在进行肠道评估时，应考虑饮食是否正常、有无服用任何导泻药物，因为这些信息会影响患者肠道治疗方案的制定。

框 6.2

消化道功能评估

- 观察鼻胃管抽吸量
- 进行腹部视诊和触诊，警惕压痛、疼痛和腹胀
- 记录排便频率、性状和量
- 肠鸣音存在或消失

（二）消化道基础护理

护理要在保护隐私、减少患者尴尬的基础上，尽可能增加运动，保证饮食中含有足够的膳食纤维和水，避免使用不必要的致便秘的药物，适当使用

缓泻药。对于消化道护理，若患者有意识，应先向患者解释并征得患者同意。不断的安慰能够给予患者安全感和信任感。

表 6.11
Bristol 大便性状分类表

级别	描述
0	无粪便
1	干硬便、粒状、难以排出
2	条状、多块状物
3	条状粪便、表面多裂纹
4	条状或蛇状、柔软、表面平滑
5	软团、边缘轮廓清晰、易排出
6	稀便、边缘不规则、糊状
7	水样、无固体物、完全是液体

Adapted from Riegler G, Esposito I. Bristol scale stool form. A still valid help in medical practice and clinical research. Tech Coloproctol 2001; 5(3): 163-4, with permission.

运动可促进肠道蠕动，尽管 ICU 患者运动存在困难。许多患者处于清醒状态，需要镇静的患者也应使用必需的最小剂量，允许患者进行一定程度的活动。鼓励患者活动，尤其是自主的运动，这有助于促进肠道蠕动。

1. 进食和饮水

进食和饮水是维持正常消化道功能的两个重要因素，确保适当的液体和充足的膳食纤维摄入有助于预防便秘[81]。肠内营养增加粪便体积和肠液，有助于维持肠道蠕动。Bishop 等[85]发现肠内营养的较高使用与大便松弛有关。肠内营养内容详见第 19 章。

2. 药物

危重症患者发生便秘的原因多数是镇静药物的使用。但并不是由于镇静药物直接导致便秘，而是由于使用镇静药后患者活动受限。临床常使用阿片类药物控制疼痛，但会抑制肠蠕动。在一项小队列实验中，Sawh 等[86]利用甲萘丙酮治疗阿片类药物引发的便秘后，成功地恢复肠内营养。危重症患者使用的引起便秘作用的药物有镇痛药、麻醉药、抗惊厥药物、利尿药和钙通道阻滞药。虽然很难避免使用这些药物，但使用时可联合其他预防便秘的措

施。催吐剂和促动剂也可用于危重症患者的护理中，Bishop 等[85]发现在危重症患者的队列中使用昂丹司琼是当天排便的重要预测因子。

3. 便秘

从实践中我们知道便秘是危重症患者的常见问题。但报告发生率由 5%～83%[87]存在巨大差距，这可能是由于对便秘缺乏一致定义导致的。根据美国胃肠病学会的数据[88]，便秘被定义为每周排便少于 3 次，不完全松散、排便困难或者需手动去除粪便。

在使用导泻药物之前，应常规实施改善便秘的非药物方法，包括活动、增加水分及膳食纤维摄入[78]。可用来预防和治疗便秘的导泻药物有很多种，成形剂可增加粪便体积；兴奋剂可增加肠蠕动，如番泻叶；渗透性介质可增加肠道内液；大便嵌塞应使用灌肠剂而不应该使用刺激性泻药。一般来说，现有的治疗方案建议便秘治疗应从番泻叶开始，如果 2～3 天后无效，则应开始用乳果糖[81]。

4. 腹泻

腹泻为危重症患者的一个重大问题，严重情况下可能导致电解质失衡、脱水、营养不良（见第 19 章）和皮肤破损。此外，患者可能承受腹胀、恶心、痉挛的痛苦。如果腹泻是传染性的，应确定腹泻原因，并且使用适当的预防措施以防发生交叉感染。如果患者使用了泻药，应先停止使用，并留取粪便标本进行微生物检查。除了血性腹泻或证明大肠埃希菌感染以外，可使用抗动力药[81]。应适当地补液，如果肠内营养富含纤维，可减少腹泻发作[78]。

在严重腹泻的情况下，应使用排泄物容纳装置并结合其他措施以促进患者舒适[89]。应根据制造商的指导来评估患者是否适合使用失禁相关产品，因为有些系统存在明显禁忌。一般来说，使用肛管的指征是持续腹泻、诊断为艰难梭菌感染、肛周伤口或尿失禁所致皮肤破裂，并且患者必须存在肛门括约肌张力，以确保其气囊安全[90,91]。使用禁忌条件及因素有对产品中的物质过敏、脊髓损伤患者存在自主反射障碍风险，但更多的是与直肠和肛门疾病有关[90,91]，在使用肛管之前，必须进行医疗护理问诊，并取得患者的同意，告知患者可能出现的并发症，操作过程中的不适感，产品故障，可能出现感染、肠道损伤等。有关案例[92-95]报道指出使用肛管

会导致直肠出血，同样在直肠 - 尿道和肛门 - 阴道瘘患者中也有发生[93,95]。合理的肠道治疗方案、加强粪便管理装置的密切监测，加强功能优化，可降低不良风险。

> **实践提示**
>
> 检测粪便管理装置的安全性和位置，监测装置的功能有效性、预防压力相关损伤、潜在的直肠出血是很有必要的。

六、尿管护理

大多数危重症患者会留置尿管。导管相关性尿路感染（catheter associated urinary tract infections, CAUTI）是发生感染的常见原因，与 ICU 死亡率和住院时间的增加有关[96]。很多医疗机构要求监测导管相关性尿路感染发生率。原则上，当患者直接需要时才留置尿管，当患者病情不需要尿管时即可拔除，考虑替代导尿管的治疗方法。然而，大多数危重患者需要留置尿管以准确监测尿量，确保体液平衡[97]。导管相关性尿路感染主要是尿管在插入和管理过程中尿液反流污染以及医务工作者或患者携带菌群引起的[98,99]。虽然尿路感染不需要常规筛查[98]，但重症护士应注意导管相关性尿路感染的危险因素，如长期置管、老年患者、免疫力低下以及在插入和维护尿管的过程中破坏无菌原则[98]。不良的导尿管管理不仅仅会为患者带来心理上的痛苦，对患者的健康也同样有害。

（一）导尿管评估

表 6.12 列出了留置导尿管的原理，当确定患者需要留置尿管，需要确定尿管型号。除了尿液引流目的以外，尿管还可用于尿温监测，不同类型材料制成的尿管有不同的作用，会影响尿管的选择。小口径管容易弯曲，但会减少尿道损伤[98]，但男性若使用小口径的导尿管则会在前列腺处打折，应选择更大直径的导管以便排出血尿和血块，目前不建议常规使用抗生素浸泡导尿管或银合金导管[98]。

（二）尿管基础护理

导尿管的插入和维护护理应严格按照医院标准进行，由经过培训的人员进行操作[98,99]，应严格执

表6.12
导尿管快速参考

护理原理的组成成分	考虑
合理置入和 / 或继续使用 每日根据基本原理重新评估使用,不再需要时尽快拔除	急性尿潴留或膀胱梗阻 需要精确测量危重患者尿量 外科手术中选择性使用 辅助治疗患者骶骨或会阴的开放性伤口 需要长时间的固定,如脊髓损伤患者 长期留置导管等特殊情况下 提高临终关怀
插入 使用无菌技术	遵守插入尿导管的实施政策 工作人员按照政策执行,并经过技术训练 使用无菌设备,包括无菌布 插入导尿管是遵守无菌技术,连接无菌导尿系统 插入导尿管之前先用无菌生理盐水清洗 使用适当无菌、单一使用的润滑剂或麻醉凝胶 安全插入导尿管后防止患者运动和牵拉尿管 在患者信息中记录尿管信息
维护 考虑更换: 导尿管携带多久了? 还需要使用导尿管吗? 有感染或并发症的迹象吗? 排尿系统是否得到有效管理?	保持密闭式导尿装置持续无菌 接触导尿装置之前执行手卫生并佩戴非无菌手套 正确放置导尿袋,以防止回流或接触地板 转运患者前,保持尿流通畅,防止回流 每个患者使用独自的尿液收集容器,避免尿袋和容器之间的接触 一次性收集容器使用后应弃用,重复使用的应清洗消毒 按制造商指引或患者临床需要更换尿袋,不得夹紧 每日进行清洁卫生 避免使用膀胱冲洗、灌注作为预防导管相关性感染的常规措施 记录了导尿管和引流装置的所有相关评估和程序

Adapted from NHMRC Australian guidelines for the prevention and control of infection in healthcare, <http://www.nhmrc.gov.au>; 2010 [accessed 06.14].

行无菌操作技术,在导尿管插入前后进行手卫生并使用手套[98]。

　　导尿管需要是无菌且密闭的,并设计有专门的出口以避免感染。应设计有取样部位以留取尿液样本。如果有可能,应针对患者情况选择合适的排出系统,例如一个较短的排出管与尿袋可能更适合能自主活动的患者。所有涉及导尿管的事项均应记录在临床记录中,包括导尿管的大小、类型、球囊大小和留置日期。如果在后续评估中也记录了预期拔除日期,可能会促使工作人员尽快为患者拔除尿管。

尿管维护

　　需持续携带尿管的患者应每日进行评估,注册护士无需医嘱可拔除尿管减少尿管相关性感染。定期进行常规卫生护理,增加患者舒适度[98]。用消毒液清洗会阴部是不推荐的,可能会导致多重耐药菌感染。

　　尿管应根据临床情况及尿管类型不同要求更换,除非有明确的临床原因密闭式排出系统才可被打开。膀胱冲洗仅适用于特殊的临床原因,如有导管堵塞或血凝块形成,如果出现阻塞,可使用密闭式膀胱冲洗。

　　应根据危重症患者的需要和理解能力,向患者适当解释。引流装置应能够一只手简单操作,容易固定,出口应有开闭装置。必须避免出口污染,通过取样部位留取尿液样本时,必须遵守无菌原则并使用无菌设备。在取样之前和之后应使用乙醇擦拭30秒。应根据临床需要留取尿液样本,如果标本预计送达实验室时间超过 1 小时,则必须冷藏。维护导尿管应注意保持患者舒适度，确保患者没有压在导尿管上，导致压疮和管道阻塞。另外，尿管本身应妥善固定，避免牵拉或打折。引流袋应低于膀胱水平以保持尿液畅通排出[98]，排空时应倒入消毒或一次性的容器。根据制造商时间要求更换引流袋，通常在5～7天内。此外，如果漏液或更换尿管时即应更换导尿管。

> **实践提示**
>
> 　　在大腿上妥善固定导尿管，可减少导管移动引发的牵拉和刺激，改善舒适度，促进尿液有效排出，对于躁动患者可以防止意外拔管。

七、老年护理

　　随着老年人口的持续增长，越来越多的老年患者被收入重症监护病房[100]。老年没有绝对的定义，但联合国定义为60岁以上为老年，而很多发达国家定义65岁以上为老年。然而，老化不仅仅是年龄层面，尤其是与健康相关的问题，更多的可能是生理和心理老化。在澳大利亚和新西兰的一组队列研究中，老年和年轻年龄组的住院率相当，但与年轻年龄组相比，80岁以上的老年患者更常因心脏和消化道疾病住入ICU[100]。

　　随着年龄的增长，生理上的变化也随之增多，护士应当根据相关差异对患者的治疗和护理做出调整[101]。

　　老年人贫血的常见原因有缺铁、慢性疾病或炎症、慢性肾衰竭。贫血不仅会对疾病的结果产生负面影响，而且会导致患者行动不便，引起患者日常活动管理困难。病情严重时会导致患者疲劳。因此，护士应谨慎计划为患者进行个人卫生和体位活动。有些老年人很脆弱，贫血会导致老年患者患厌食症[102, 103]，65岁以后的老年患者的身体脂肪及体重会随着年龄的增长减少，而且还会引起肌肉功能受损，骨量减少，损害运动能力，增加跌倒的发生。骨量减少与年龄有关，一般会从40岁开始骨量下降，所以在老年人中这一点非常重要[101]。肌肉质量和功能丧失、退行性关节疾病会加重移动问题[101]。肌肉质量及活动减少会降低代谢功能，随后导致身体热量丧失，所以应该注意确保老年患者在任何时候都能得到充分的保暖，并根据需要使用额外的轻量加热装置。

　　皮肤是人体最大的器官，通常是老年人最明显的衰老迹象，尤其身体暴露部位的表皮萎缩，而且一旦超过65岁，起水疱的皮肤会比青壮年花更长的时间修复。从脆弱的皮肤到容易擦伤的皮肤，或超重患者的皮肤湿皱，都需要精细的卫生护理，并为患者选择应用特定的产品。

> **实践提示**
>
> 　　额外注意老年患者使用的设备位置，增加对患者检查的频次，因为患者可能对受影响区域感觉并不完全，或是他们自己调整仪器设备的能力不足，缺乏告知设备造成压力或不适的自信。如血压袖带绑的时间过长，或是连续加压，设备线滑落。

　　老年人持续的腹部不适和疼痛应考虑是否为肠梗阻，因为随着年龄的增长，结肠为低渗性，导致粪便运输缓慢，然后由于脱水导致粪便变硬[101]。老年人大便失禁可能是肛门括约肌丧失导致的。因此，有计划性的上厕所是管理控制和消除大便失禁带来的困扰的有效方法。老年人的尿路感染症状，如排尿困难和尿频，不会像年轻人那样表现明显，因为膀胱的容量会随着年龄增长而减小，尤其是患者患有压力性尿失禁时。和其他功能一样，衰老会减弱免疫系统的反应，导致老年人更易发生感染，再加上皮肤完整性的进一步恶化，以及随着时间的推移可能会增加抗生素的使用，意味着这类患者可能面临更大的医院获得性感染和多重耐药菌感染的风险。

　　应为老年患者提供适宜的环境，例如增大音量，更舒适和具有支撑力的椅子，以及便于手握的餐具，使老年人就餐更加舒适。

　　最重要的是，护士和老年人一起时，调整自身护理行为，如说话清楚流利，仔细倾听，不折断，根据患者需求安排充分的个人护理时间，这些可帮助患者促进独立感，控制病情。

八、肥胖护理

　　肥胖是全球主要的健康问题之一。医务人员需要考虑肥胖有其自身的生理影响，如腹部较大造成呼吸受限，葡萄糖代谢改变产生胰岛素抵抗[104, 105]。应实施严密的血糖监测方案，并准确计算药物剂量。可以实施适当的措施来提高评估患者的质量，如听诊左侧心音时可让患者左侧卧位,在左侧胸壁上听诊,在测量血压时使用大腿袖带在前臂测量[104]。

研究表明,肥胖人群存在会受到歧视[106],但医务人员的歧视会妨碍优质医疗服务的提供[107, 108]。Susan Bejciy-Spring 向肥胖患者提供优质的、以患者为中心的、优质护理的关键是 R-E-S-P-E-C-T:和谐、环境或设备、安全、隐私、鼓励、关怀、同情和机智[108]。很多细节还有待加强,如病房没为肥胖患者准备体型合适的病号服和寝具。

认真细致管理肥胖患者的镇静,以避免呼吸衰竭和机械通气带来的风险。减少麻醉药物用量,使用其他镇痛镇静药,以减少呼吸衰竭的风险[109]。在手术过程中镇静和唤醒需要评估镇静水平时,使用脑电双频指数监护仪(Bis 仪)协助调整镇静药物的剂量[109]。

使用血管活性药物的患者应考虑使用有创动脉监测血压而不是无创血压监测的方法,因为如果袖带的大小或位置不正确,难以获得准确的数据。使用肥胖患者专用的设备和相关技术移动患者,以保障患者工作人员的安全。了解各种设备的承重能力,如升降器等设备,这些在护理肥胖患者时很有必要的。

医务人员必须考虑到如何安全地转运患者,也要考虑到维护患者的尊严和安全性。不论使用什么方法在转运过程中尽量减少将自我意识强加于患者。电梯、升降器等设备是为体重较重的人群设计使用的[110, 111]。通过跨学科的团队制订周密的计划来处理医院或病房事件,并为肥胖患者准备专用设备盒,包含一系列适用于肥胖症患者需要的各种设备,其中也包括 ICU 患者[111]。

ICU 一个值得关注的问题是与气道管理和氧疗相关的肥胖患者的体位。Boyce 等发现患者在30° Trendelenbuyg 卧位(头高足低)、仰卧位和30°半坐卧位位置相比,气道管理难度无差异[112]。然而,当患者被放置在30°头高足低位时,其血氧饱和度下降最少,并且在最短时间内即回升。患者头低足高位时,应减少对隔膜的压力,以降低胸内压,该体位会导致患者从床上滑下,不得不再拖动患者重置体位,因此频繁调整斜度可有所改善。与患者讨论并讲解在家的时候为他们更换体位和协助活动所采用的技术。正如所有患者一样,肥胖患者很容易因为他们的疾病感到恐惧和焦虑,如果没有全面安排,患者很可能在更换体位时缺乏安全感。应提高对肥胖患者的监测,特别是减重手术后长期卧床不动的肥胖患者,压力会导致患者的横纹肌溶解[113]。

肥胖患者经常患有静脉瘀滞型疾病,因此肥胖患者预防 VTE 至关重要,尤其是那些进行减肥手术的患者。常规的预防建议使用药物调整体重[70, 105]。建议高风险人群进行药物结合机械预防。患者在病床上处于仰卧位时,使用气动压力驱动装置比弹力袜更简单。护理时必须准确测量以选择尺寸合适的腿套或袖套。关注患者皮肤湿度,监测肢体皮肤有无损伤[70],肥胖患者如果腿套、袖套或弹力袜不合适,必须用心处理,尤其是 BMI>50kg/m^2 或既往有血栓栓塞病史的患者。在一些医院,为接受减肥手术的患者置入一个可取出的下腔静脉滤网(inferior vena cava, IVC),来预防肺栓塞[105]。

肥胖患者的术后管理也包括营养支持。由于这些患者常出现术后恶心呕吐,可以应用幽门后肠内营养的方法以减少误吸[109]。肥胖的危重症患者营养目标与其他患者相似,在保留肌肉的同时减少体重[114]。除非患者病情要求留置导尿管,否则应制订计划,协助肥胖患者入册,因为很多肥胖患者有压力性尿失禁。

九、危重症护理感染控制的基本原则

在重症监护室里,有效的控制感染是防止出现更多的健康隐患的关键(框 6.3)。有效的手卫生是控制感染的重要因素。危重患者往往有很多有创置管和有创治疗设备,增加了患者感染的风险。虽然使用治疗性医疗设备对患者病情至关重要,但它们并不是没有风险的。呼吸机相关性肺炎(ventilator-associated pneumonia, VAP)、导管相关尿路感染(CAUTIs)和中心静脉导管相关菌血症(CLAB)都与有创设备使用相关,这些都是重症监护室医源性感染(hospital-acquired infections, HAIs)的重要来源[99]。医务人员在照顾重症患者时,自身也需要预防感染。

当患者被送往 ICU 时,无法确定他们是否有新的细菌感染或定植。不管患者入 ICU 的原因,标准预防措施适用于所有患者。标准预防措施包括手卫生、呼吸卫生、咳嗽规则、使用适当的个人防护设备、锐器、垃圾和床单的安全处理,适当的清洁和环境控制、重复使用设备的清洁消毒以及无菌技术[99]。

合适的话），具体的空气过滤或循环和环境清洁的方案[99]。

澳大利亚医疗护理推荐 3 类基于传播的预防措施以对抗各种传染源：接触预防措施、飞沫预防措施和空气预防措施[99]（表 6.13）。措施应用于个人防护设备的改良、病房要求及根据传染源传播方式对于探视的具体建议。重症护理护士应掌握国家和地方的感染控制方针和策略以向所有患者提供安全护理。相对于标准预防措施持续的实施，基于传播的预防措施实施时，认为患者处于风险状态，尤其是危重症患者的手卫生可有效地控制感染[115, 116]，有效的感染控制的关键部分是监控、预防和控制，下面详细描述。

框6.3

医疗环境内预防感染性疾病

- 传播的感染控制指南，预防传染病在卫生机构中传播[99]
- 医源性感染是在医疗护理机构获得（院内感染），并且是通过医疗护理干预措施发生的感染（因治疗而引起的感染）。感染表现也可能发生在患者离开医疗护理机构之后
- 医护人员（health care workers，HCWs）指提供医疗护理服务的所有人员，与患者血液或身体物质接触的人，包括学生，实习生和太平间工作人员
- 标准预防措施是适用于所有患者的治疗和护理的标准操作程序，无论他们认为感染风险有多大。它要求达到感染控制的一个基本层次，适用于所有患者的治疗和护理（表 6-13）
- 基于传播的预防措施是需要的，当标准预防措施可能不足以防止传染性病原体的传播时（如肺结核、麻疹、克雅氏病）。这些措施针对特殊的传染源包括防止空气、液滴或接触传播等医疗保健相关传播方式的措施
- 对于已知或疑似感染的患者，或被医疗设备中的病原体引起感染的患者，推荐基于传播的预防措施。可能不仅仅包含标准预防措施

Adapted from NHMRC Australian guidelines for the prevention and control of infection in healthcare, <http://www.nhmrc.gov.au>; 2010 [accessed 06.14].

表6.13
基于传播的预防措施和传染情况

因素	活动
接触	多重耐药菌（MRO）：耐甲氧西林金黄色葡萄球菌（MRSA），甲氧西林耐药的凝固酶阴性葡萄球菌（MRCN）（MRGN），耐万古霉素肠球菌（VRE），产超广谱 β- 内酰胺酶杆菌（ESBL） 肠道病原体：艰难梭菌，诺罗病毒 高度传染性的皮肤感染
液滴	流感 呼吸道合胞病毒 脑膜炎双球菌
空气	肺结核 水痘麻疹（风疹） 传染性非典型肺炎，耐甲氧西林金黄色葡萄球菌

Adapted from NHMRC Australian guidelines for the prevention and control of infection in healthcare, <http://www.nhmrc.gov. au>; 2010[accessed 06.14], with permission.

随着流感疫情的出现，开始强调呼吸卫生和咳嗽规则，指咳嗽或打喷嚏时用纸巾捂住口鼻，然后立即将纸巾扔进垃圾桶内，接着进行有效的手卫生[99]。此外，疑似未确认诊断的过程中，标准预防措施可能不足以控制该微生物的传播[99]，需实施加强防护的预防措施（之前称为额外的预防措施）。基于传播的预防措施通过破坏特定微生物的传播途径来防止传播给其他患者、访客和医护人员。预防措施包括标准预防措施的延续、针对传播风险的个人防护设备的使用、设备专人专用、具体的共享设备的清洁方案、单间内的患者安置或排列（如果

（一）监控

ICU 患者入 ICU 之前可能存在多重耐药菌的感染或定植（multidrug-resistant organism.MRO）[117]，因此应常规筛查监测细菌存在。理想情况是所有危重患者入院时筛查 MRSA 和 VRE，定期检测院内感染率，并反馈给重症医护人员，有助于改善对于感染控制指南的依从性[99]。20 世纪 80 年代，一个具有里程碑意义的研究表明，如果实施监控和预防计划，医院获得性感染可降低约 1/3[118]。

（二）预防

澳大利亚老年健康部提出了医院医疗环境内预防感染性疾病传播的感染控制指南（框 6-3）[99]。所有医疗护理服务应遵从这个指南且在明确的基于标准预防措施的感染控制程序下操作。虽然以前称为通用"预防措施"和"额外预防措施"，NHMRC 最新的感染控制指南使用标准预防措施和基于传播的预防措施，分别清楚地描述了预防措施的水平[99]。重症护士应查阅具体的医院感染控制政策中必须遵循程序的细节。

（三）控制

一旦传染源被确定，目的是限制其传播。虽然患者存在定植细菌，但可能并不发病。定植指存在任何数量微生物，而感染指由于微生物的侵袭和增殖导致的病理组织损伤或疾病发生[119]。通常情况下，监控措施指确定定植但并未感染 MRSA 或 VRE 的患者，重点是通过基于传播的预防措施阻止细菌传播至易感患者[120]。数据证明 ICU 患者多重耐药革兰氏阴性菌感染的有效措施，总结见框 6.4。由于危重患者更脆弱，下面针对手卫生、个人防护装备（PPE）、多重耐药菌（MROs）、医源性感染（HAIs）、呼吸机相关性肺炎和中心静脉导管相关菌血症（CLAB）等具体问题进行详细描述。

框 6.4

减少革兰氏阴性菌感染传播的预防措施

- 根据微生物使用色卡来标示
- 患者记录添加感染控制公示
- 在接触患者前和后使用消毒剂洗手
- 与患者直接接触时强制性地使用手套和隔离衣作为接触预防措施
- 听诊器、血压计和体温计要专人专用
- 生活用品和医疗器械分开
- 每日使用 80% 乙醇进行表面消毒

Adapted from:
NHMRC. Australian guidelines for the prevention and control of infection in healthcare, <http://www.nhmrc.gov.au>; 2010[accessed 06.14], with permission.

Haley RW, Culver DH, White JW, Morgan WM, Emori TG, Munn VP et al. The efficacy of infection surveillance and control programs in preventing nosocomial infections in US hospitals. Am J Epidemiol 1985; 121(2): 182-205, with permission.

实践提示

当应用开放式气管吸痰技术时，当呼吸机从气管插管处断开时，保证接头不受污染。

---

1. 手卫生

标准预防措施的核心是有效的手卫生。良好的手卫生是一种减少细菌传播简单而有效的技术，是最有效和经济的预防医源性感染的方法[115]。但医务人员手卫生依从性较差[99,115]，通过定期培训方案、反馈和各种提醒标识，可使得医务人员手卫生依从性显著改善[99,116]，如世界卫生组织 2009 年提出的手卫生 5 大指针[115]（框 6.5），已在澳大利亚实施[116]。证据证明若手部未被可见污染物污染，推荐使用乙醇手消剂进行手卫生[115,116,121]。乙醇手消剂的使用可有效提升手卫生的依从性[115,116,121]。

框 6.5

手卫生的五大时刻

实施手卫生：

- 接触患者之前在清洁和无菌操作之前
- 可能接触患者体液之后
- 接触患者之后
- 接触患者周围环境之后
- 以及脱掉手套之后

Adapted from Grayson L, Russo P, Ryan K. Hand hygiene. Australia manual. Australian Commission for Safety and Quality in Healthcare 2009, <http://www.hha.org.au/>; [accessed 11.10], with permission.

实践提示

为患者进行操作之前和操作之后的有效手卫生至关重要。病房和病区内，我们每天会接触许多物品，如电脑键盘、门把手，如果没有保持良好的手卫生，会携带细菌导致患者发生感染。因此，要牢记手卫生的五大时刻。

实践提示

针对 MROs 及其感染情况，严格遵守当地监控方案、进行隔离和使用 PPE，这对于所有 ICU 患者、工作人员和访客管理至关重要。

2. 个人防护装备

包括以下设备：塑料隔离衣、工作服（一次性或无菌）、手套（一次性或无菌）、如 N95 或 P2 口罩等各种口罩、眼部保护，如护目镜或同时保护口鼻黏膜的面罩[99]。穿脱 PPE 应遵守其特定程序，以减少污染的风险[99]。2003 年，既在加拿大、中国、中国香港、新加坡和越南[122]发生的 SARS（severe acute respiratory syndrome，SARS）疫情之后，又有超过 25 个国家报道发生[123]。SARS 在患者、医疗护理工作人员和医院访客之间传播，大规模的院内暴发与产生气溶胶操作有关[123]，如支气管镜检查、气管插管和气溶胶疗法的使用等，这些都是重症病区常见的操作。在中国香港，超过 20% 的 SARS 病例是发生在医护人员中[124]。由于 SARS 的高发病率和病死率[125]，医护人员面临极大的风险，在中国香港 SARS 暴发期间，医护人员穿着全头罩防护服[126]。

研究表明，标准预防措施依从性较低，为 16%～44%[127]。SARS 暴发强调了需要有效的感染控制程序，尤其是空气传播的病原体。针对空气传播的病原体，如肺结核或中东呼吸综合征冠状病毒（the middle east respiratory syndrome coronavirus，MERS-CoV）[128, 129]，相应的空气传播预防措施为使用 N95 口罩（95% 或更高的过滤效率的面具）、使用隔离衣和手套、使用呼吸道隔离病房、负压病房，通过高效微粒空气过滤排除病房，并且严格控制家庭探视[129]。额外的措施包括高效细菌过滤器过滤患者呼出的气体，密闭吸痰系统和通风净化系统[126]。

2012 年，在沙特阿拉伯首次报道了 MERS-CoV 病例，截至 2014 年，在沙特阿拉伯的附近国家以及从该地区回国的旅行者中，已有近 700 例病例[129]。该病的呼吸道感染症状各不相同，截至 2014 年，经确诊的感染 MERS-CoV 死亡率约 30%[129]。

最近的甲型 H1N1 流感流行提示大家在感染控制方面需要提高警惕。飞沫传播预防措施的实施和早期监测是流感感染控制的主要部分[130]。流感暴发也提示接种疫苗的必要性，所有的医疗护理工作者，尤其是重症医务人员，均建议接种疫苗。2013 年，中国首次报道了 H7N9 禽流感病毒变异[131]。

实践提示

提醒穿个人防护用品之前及脱个人防护用品之后都要实施手卫生，脱下手套后也要进行手卫生。

---

3. 多重耐药菌

多重耐药菌是造成的一系列感染的多重耐药菌的集体名词。早期诊断 MRO 并立即实施特定微生物的预防措施是管理的关键。耐甲氧西林金黄色葡萄球菌（methicillin resistant staphylococcus aureus，MRSA）和肠杆菌科（enterbacteriaceae，ESBL-E）已经达到了流行病的程度。多种耐甲氧西林金黄色葡萄球菌的菌株已经被鉴定，且在许多研究中 ICU 病房的 MRSA 的发病率最高[120]。在过去的 10 年里抗万古霉素肠球菌（vanomycin-resistant enterococci，VRE）在澳大利亚已经成为一个严重的健康问题，与肠杆菌科相同[132]。发现的其他耐药菌包括凝固酶阴性葡萄球菌、铜绿假单胞菌、不动杆菌、嗜麦芽窄食单胞菌[119]。与 MRSA 相同，这些多重耐药菌的传播与接触有关。

可以采取一系列措施减少多重耐药菌的传播（见框 6.4），但如果微生物未确定，我们无法确定其传播过程。管理多重耐药菌传播的另一关键部分是监控，加入 ICU 时和 ICU 内定期对所有患者进行 MRSA 和 VRE 的常规筛查。一旦确诊，常用方法是隔离多重耐药菌感染患者以减少交叉感染。通过有效的感染预防和控制措施，必要时才进行抗微生物药物干预，才能降低不断增加的抗菌药物的耐药性。

4. 医源性感染

医源性感染是 ICU 的一个重大的问题，发生率多达 20%，病死率约 30%[117]。危重患者发生感染的可能是医院普通病房患者的 5～10 倍[119]。多重耐药菌是一个世界性的问题，患者获得多重耐药菌可以导致感染，而且多重抗生素的应用会造成耐药菌增殖[119]。要着重促进抗生素的优化使用[99]。

医疗器械或介入治疗可能带给患者获得的潜在风险。在医疗设备的留置过程中或后续维护护理过程中可能发生 HAI 的风险。在医疗设备留置时使用无菌技术对于感染控制起重要作用，无菌指无活的微生物存在。无菌技术是用于指导实践的一系列操作技术[133, 134]。标准的无菌技术包括标准的手卫生、无菌区、非无菌或无菌手套，用于简单和短时间的操作程序。操作程序包括简单的伤口包、静脉置管或导尿技术。外科无菌技术用于复杂或长时间的操作程序，如中心静脉置管，包括最大屏障化预防措施的使用（无菌衣和手套、口罩）、最大的铺巾和严格无菌区[99]。框 6.6 描述了危重症领域医疗设备使用管理的关键点。

框 6.6

有创设备管理

- 患者确实需要有创设备来管理病情吗
- 选择的设备对于当前患者是最适合的吗？比如设备的大小和型号
- 医疗护理专业人员接受过安全置入和管理设备培训吗
- 使用适当的无菌程序进行设备置入
- 当设备使用时遵循感染管理条例以最大程度降低感染的风险
- 监测患者有无感染的症状和体征
- 每日评估设备在管理病情方面是否需要，尽早移除

Adapted from: NHMRC. Australian guidelines for the prevention and control of infection in healthcare, <http://www.nhmrc.gov.au>; 2010[accessed 06.14], with permission.

最常见的 HAIs 按发病率顺序依次为手术部位、尿路、下呼吸道和血液。危重症患者还包括中心静脉导管有创置管、尿管、肠内或鼻胃管、人工气道和通气设备，是与风险相关的医疗设备。导管相关尿道感染详见于尿管一章。

5. 呼吸机相关性肺炎

呼吸机相关性肺炎（Ventilator-associated pneumonia，VAP）在 ICU 非常常见，通常发生在机械通气 48 小时内。改变整个团队的实践和行为对有效减少 ICU 呼吸机相关性肺炎的发生有重要意义[136,137]。表 6.14 指出有效预防感染的策略[135]，其中最简单最有效的方法是抬高床头和保持口腔清洁[31]。在避免使用肌松剂的情况下有效地镇痛和镇静，连同早期活动，有助于减少 VAP。人工鼻的使用限制了呼吸机管路的更换，但密闭式呼吸机回路及密闭式吸痰系统可吸引气管内的痰，辅助预防 VAP。

选择性消化道去污染已被广泛研究。理论上，使用抗菌药物减少插管的危重症患者肠道菌群，可以减少因误吸导致肺炎的风险（见第 19 章）[138]。关于呼吸衰竭和机械通气详见第 14 和 15 章。

表 6.14

预防 VAP 策略

策略	干预
感染控制策略	<ul><li>手卫生</li><li>主动监测</li><li>管理机械通气相关设备时使用适当的 PPE，如 ETT、呼吸机管路、气管内吸痰时</li></ul>
胃肠道	<ul><li>口腔卫生</li><li>预防应激性溃疡</li><li>避免胃过度充盈</li><li>肠内营养</li></ul>
患者体位	<ul><li>半坐卧位，床头抬高>30°</li><li>旋转床治疗</li></ul>
人工气道	<ul><li>呼吸道的护理</li><li>避免非计划拔管</li><li>气囊保护</li><li>声门下分泌物清除</li></ul>
机械通气	<ul><li>辅助通气设备和人工鼻的维护，安全移除管道内冷凝水</li><li>减少辅助通气时间</li><li>每日评估脱机或拔管准备</li><li>无创机械通气</li></ul>

PPE= 个人防护设备；ETT= 气管插管；VAP= 呼吸机相关性肺炎

Adapted from NHMRC. Australian guidelines for the prevention and control of infection in healthcare, <http://www.nhmrc.gov.au>; 2010[accessed 06.14], with permission.

---

6. 中心静脉导管相关菌血症

中心通路的使用在重症监护领域是常见的。国际败血症论坛对于导管相关性败血症的定义是有至少一个外周血培养阳性以及有至少下列之一：导管尖端培养阳性史，三通或导管出口处培养阳性史，或配对的中央和外周血培养阳性，中央血培养阳性比外周血培养阳性早 2 小时或有 5 倍增长[139]。中心静脉导管相关菌血症是 ICU 的一种严重的感染。肾衰竭可明显增加感染的[140]。Berenholtz 等表明，实施质量改进措施，遵守感染控制指南，可明显降低导管相关性血液感染发生率[141]。Southworth 等[142]提出为保证成功降低中心静脉导管相关菌血症感染，医务人员需时刻保持警惕。抗生素涂层导管的使用已被证实可以减少菌血症[143]，在很多 ICU 常见做法是常规更换静脉注射调节器，抗感染导管安全地使用可达 7 天[144]。目前证据支持

由专业人员进行常规中心静脉导管置入术和皮肤消毒，并且使用最大屏障化（帽、口罩、无菌服、无菌手套和最大的铺巾）[99]。中心通路集束化护理详见第 3 章。推荐洗必泰溶液，但其有效性取决于溶液浓度。在澳大利亚，导管插入点处皮肤消毒使用 0.5% 葡萄糖醋酸氯己定和 70% 异丙醇复合溶液[99]。

护士负责中心静脉导管维护，包括置管处的敷料和输液管管理。经常使用的敷料类型有透明敷料和洗必泰凝胶敷料[99,145]。透明辅料的优点在于便于对于置管置入处的直接观察。当敷料密封性破坏时或每 7 天应更换敷料[99]。导管枢纽处是另一个微生物定植部位，如表皮葡萄球菌，当接触导管枢纽处时应实施有效的手卫生结合无菌技术。当静脉应用血制品、脂类、肠外营养时，注射完毕后每天应更换导管枢纽。使用其他药物的管路可根据医院规定进行更换[99]。

导管拔除后，血流动力学稳定，插管处应使用封闭性敷料覆盖，并维持 48 小时以减少感染风险。导管拔除后应检查导管，医院或 ICU 规定是导管尖端进行细菌培养和药物敏感性实验[146]。

实践提示

有液体污染或密封性缺失的证据，即更换中心静脉导管敷料。

十、危重患者转运的基本原则

根据患者转运的原因，从事故现场转运到医疗机构被列为院前转运，由一个医疗机构向另一个机构转运被称为院间转运，在同一医院内从一个部门转运至另一个部门是院内转运。本节重点介绍院内转运，院间转运详见第 23 章。大多数的院内转运为从急诊室[148]转运至 ICU，另一种是病房患者需要紧急转至 ICU 以及 ICU 的患者因为治疗程序需要转运至影像科或手术室或血管造影室。

在许多国家，包括澳大利亚和新西兰[147,149]，危重患者转运指南的原则对于院内转运与其他转运都是通用的[147,150]。具体的指导可能需要针对某些患者群体，如颅脑损伤患者。在决定转运患者之前应进行仔细的风险评估[150,151]。为减少转运过程中发生不良事件的风险，应评估各种诊断试验或手术程序，作为患者在重症病房的治疗依据[149]。

（一）评估

Fanara[115]等列出院内转运过程中出现的众个不良事件。一项研究中 16.8% 的院内转运不良事件是严重的[153]。长期以来，识别院内转运过程中可能发生不良事件的风险是重症护理的核心[154,155]。

评估时应重点关注患者安全和预防不良影响的发生。转运事件是可以产生任何不良影响的事件，并且与患者、工作人员或仪器相关的[152,155]。在转运过程中，患者可能发生不良事件，如焦虑、疼痛、呼吸困难或心血管问题[152]。在转运过程中，工作人员在管理仪器方面可能有困难，所以危重症患者转运时仪器相关问题是一个重要的考虑因素[154,155]。风险评估有助于确定患者是否存在并发症的高风险[151]。例如移动一位严重颅脑外伤且颅内压不稳定的患者，其风险可能高于 CT 扫描的效益。Parmentier-Decrucq 等发现患者转运前镇静，$PEEP>6cmH_2O$ 以及转运所需的液体量是院内转运不良事件的风险因素。根据患者需求和病情需要进行全面评估，进而对于转运的各个方面进行周密的计划，是安全院内转运的关键[147,151]。在转运前准备好用物，以防止出现任何延误，如考虑肥胖患者需要可利用的升降装置，以方便患者从床上转移到 CT 床上；或是为老年患者准备合适的保暖设备，可带入介入放射治疗区域以应对较长时间的放射检查。每个医院应制定一个关于危重症患者院内转运关键要素的全面指导[147,149]。

安全的转运要求转运前对患者进行准确评估，确保病情稳定[147]。框 6.7 为转运的关键要素[150]。确保血管通路安全应是首要考虑的问题，同时应考虑开放两条静脉通路。转运之前要检查所有设备的功能性，确保有足够的设备来维护患者病情是至关重要的，不必要的设备会使流畅的转运过程复杂化。专用的转运床或附带设施在转运过程中是有用的[147,151]，如安全固定设备的桌子。尽可能缩短转运时间，尽管安全与速度并不共存。事前规划转运线路，并与转运科室进行良好沟通可提高转运效率，减少不必要的延误[149]。团队应确定所有可能出现的安全问题。Flabouris 等[156]指出"匆忙"和"前进的压力"是转运过程中导致不良事件发生的因素。

框6.7

安全转运的关键要素

- 训练有素的工作人员
- 适当的仪器
- 全面的评估
- 全面监控
- 仔细维持患者病情稳定
- 重复评估
- 转运中持续护理
- 直接移交
- 记录与审核

Adapted from Wallace PGM, Ridley SA. ABC of intensive care: transport of critically ill patients. Br Med J 1999; 319 (7206): 368-71, with permission.

实践提示

　　转运准备应包括：①确定转运的需求和意图；②不同路线的时间长短和路程远近；③必要的设备；④患者的准备；⑤合适人员的技术和数量；⑥转运过程中继续治疗所需的物品的；⑦突发事件应急预案。

（二）转运中的基础护理

　　转运中的基础护理包括患者、人员和设备、监控三部分。重要的是应向患者和家属解释为什么需要转运，转运过程需要多久，并且转运团队将陪伴患者，进行不间断治疗和护理。

　　患者转运的护理工作包括患者治疗监测、相应文件保留等。持续监测患者所有的生命体征及仪器参数，在转运过程中对设备进行参数报警设置，定期检查仪器以确保正常工作。所有设备的电量及氧气瓶储存量需要在使用前进行补充，时刻警惕气体和电量储备。患者的安全是首要的，而且需要密切关注细节。在转运过程中，根据患者情况和转运的进展不断给予患者信心。

　　参与危重症患者转运人员的经验和专业水平是影响转运安全的因素[147, 149]。工作人员需接受各种转运的培训[147, 154]，包括有关特殊患者需要的所有设备的综合管理和故障排除等，如主动脉内球囊泵。转运团队成员应分配好各自的工作并保持良好沟通。

实践提示

　　参与患者转运的工作人员应了解最有效率的路线以及转运科室的设施提供，如电源和气体供应。

　　用于患者转运的仪器必须牢固，重量较轻，可使用电池供电[151]，符合国家生产安全标准。约1/3转运会发生设备相关并发症[154]。转运过程中所有设备必须充分固定，并且持续可操作[147]。应预先计算氧气需求（目的地有可使用的管道氧），以确保转运过程、检查或操作过程的充足供应。表6.15确定

表6.15

院内转运标准设备表

呼吸支持仪器	循环支持仪器	其他仪器	药物
- 气道管理仪器，包括气管插管装置、气管内套管、喉罩通气道、带呼气末正压阀的手动通气仪器、急诊外科手术气道装置 - 氧气、面罩、雾化器 - 脉搏血氧仪和二氧化碳分析仪 - 充足的氧气供应 - 氧气筒负压吸引装置 - 有断开和高压报警功能的便携式呼吸机 - 胸腔引流装置	- 监护仪、除颤器、外部起搏器联合装置 - 无汞血压计 - 静脉液体输液器、输液泵 - 动脉导管和动脉监测装置 - 注射器和针头，锐器盒 - 心包穿刺设备	- 胃管与胃袋 - 敷料、消毒液、绷带 - 手电筒 - 保温设备和温度监控 - 团队的个人防护设备	- 检查并明确标记药物：复苏药物和患者的特殊药物

Adapted from College of Intensive Care Medicine Australia and New Zealand(CICM). Guidelines for transport of critically ill patients, <http://www.cicm.org.au>; 2013[accessed 06.14], with permission.

了院内转运标准设备表[147]，有些设备可能是不必要的，某些特定患者可能需要额外的专业设备，如一旦发生意外拔管，备用气管切开管。

实践提示

为确保设备准备安全，特别是在紧急转运过程中，应由两名护士对转运清单进行单独核对，其中包括转运准备实践标准提示的电池电量和气体储存量检查。

转运前，应准备并检查所有仪器，包括警报功能。转运过程中应暂停所有非必要的治疗，如肠内营养。在可能的情况下，治疗应简化，如胸腔引流使用单向阀，断开静脉输液装置。保护患者安全，使用床档，保护患者肢体安全且不被仪器损伤。所有监测和治疗设备应使用便携式设备，并且移动前患者应稳定状态。如果转运患者进行磁共振成像（MRI），应确保所有设备兼容。

实践提示

如果患者转运过程中停止营养治疗，确定患者不会因胰岛素治疗导致低血糖。

转运中监测内容涉及患者和仪器两部分，在表 6.16 中列示[147]。一些监测应该是连续的，如插管患者监测心电图、血氧饱和度和呼出二氧化碳监测，若相应设备在现场，进行动脉、肺动脉和颅内监测。应根据患者情况间歇监测中心静脉压、无创血压和呼吸频率[147]。

应对与转运过程中患者出现所有情况、参与人员、临床事件、监测和治疗进行完整记录。转运团队应与为患者提供持续护理的接收团队直接交接[151, 154]，或在干预和操作过程中持续护理患者。

表6.16
转运中的监测

患者监护	仪器监护
• 循环	• 脉搏血氧仪和二氧化碳分析仪
• 呼吸	• 呼吸系统报警
• 氧合	• 心电图
• 神经	• 生理压力
• 疼痛评分	• 其他临床设备 PPE（例如血气分析）
• 患者舒适度	

Adapted from College of Intensive Care Medicine Australia and New Zealand(CICM). Guidelines for transport of critically ill patients, <http://www.cicm.org.au>; 2013[accessed 06.14], with permission.

总结

危重症患者管理首先应关注和治疗的是最威胁生命和突发问题。随后应关注预防措施的实施，如预防静脉血栓栓塞和预防压力伤，进而为患者所需，然后进行管理计划。危重症患者恢复至功能正常是由许多因素决定的，是随时间发展的动态过程，危重症患者的基础护理，一方面帮助减少疾病状态相关的虚弱，另一方面帮助缩短恢复至健康功能的时间。

良好的个人卫生是基本护理的核心，基础护理的很多方面（如眼部护理和口腔护理）是密切相关的。当患者更换体位时实施个人卫生，当患者移动时护士就有机会对患者进行评估，尤其是受压区域。消化道和尿管护理至关重要，但往往被忽视。当患者病情危重，一些可预防的并发症，如便秘、尿路感染的发生可为患者带来严重影响。所有危重症患者都有感染的风险，基础护理需要实施有效的监控、预防和控制措施，这也适用于所有患者。标准预防的使用推荐此原则。

危重症患者常转运至其他部门进行进一步检查或具特定的干预措施。所有的转运对于患者都存在潜在的风险，特别是病情不稳定的患者。患者转运中的基础护理是在彻底评估的基础上，致力于预测患者所有需求以杜绝不良事件发生。本章提供了危重症患者护理的综合概述。护士绝大多数时间与患者接触，本章为护士提供一个指南，与其他护理常规实践相同，护理和干预应建立在对个体患者进行深入评估和适合患者需要和偏好的基础之上。

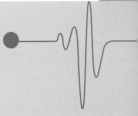

案例学习

C 女士是一名 70 岁的女性,住在养老院。她因腹痛、发烧、全身不适而到急症就诊。C 女士因轻度心动过速而发热,血压略低于正常。初步检查显示有尿路感染和肾盂肾炎。白细胞计数为 47,静脉注射抗生素后,她被送进了内科病房,口服降糖药和高血压药物治疗。

C 女士是独自生活,有一个女儿住在州际公路附近。C 女士 5 年前搬到了这里,因为她越来越无力应付自己家里的日常生活,长期的抑郁和肥胖加剧了这种状况。她过着相对孤独的生活,越来越不愿与其他居民交流,由于行动不便,她几乎得一直在床上。她在医院接受了骶骨Ⅱ期压力性损伤和下肢水肿的治疗。

在入院后的第二天,C 女士出现了腹部不适,并被发现有腹壁扩张。超声显示有上腹壁积液,并怀疑有坏死性筋膜炎,确定需要紧急进行清创。手术室准备中,医生为 C 女士置入 CVC 和动脉导管,为输液开放血管通路,并监测血压以防下降。

经过 7 个小时的手术,包括整形、泌尿外科和普通外科医生在内,通过腹部直肌剖腹探查、盆腔探查和广泛的外科手术治疗,C 女士被转移到重症监护室。在 C 女士从手术室转来之前,麻醉小组已经准备好将她转移到 ICU 的减压床上。她到达 ICU 后,仍在麻醉的作用下,气管插管连接呼吸机,泵入去甲肾上腺素使平均动脉压力维持在 70mmHg。体内导管温度传感器显示体温为 39℃。尽管术中输注 7 个单位红细胞和 2 单位的新鲜冷冻血浆,她的尿量仍很少且四肢水肿,在循环加压肢体综合治疗和静脉注射白蛋白。C 女士的腹部伤口一直延伸到会阴处,敷料包裹但尚未愈合。

在接下来的几天里,C 女士的管理集中于治疗败血症,管理广泛的开放性伤口,防止进一步感染,预防其他与侵入性器械有关的并发症,如机械通气、活动减少和不良的皮肤状况。理想情况下,C 女士的伤口应该包括使用负压伤口管理系统。使用浸过前列腺液的敷料,每 4 小时一次的冲洗可以保持伤口的清洁和湿润。

由于伤口部位延长至会阴,伤口被分割成不同的部分。进行频繁的伤口护理的方式是安全和有效的。C 女士的伤口护理团队进行了充分的准备和规划,多学科护理人员参与 C 女士伤口的位置及并设定了更换敷料次数。在这耗时且侵入性的过程中,护理人员为 C 女士提供了疼痛管理和安慰。为了控制大小便失禁,插入了尿管及肛管,但由于直肠张力不足,肛周发生漏液而拔除了肛管。如同运送危重患者到重症监护室外一样,返回手术室进行伤口清创需要患者准备、适当的设备和与手术室人员联络,以便继续进行与 C 女士护理有关的其他治疗。

为防止压力损伤,促进伤口护理和舒适,护理 C 女士需要良好的计划、适当的设备和足够的人员。在接受手术治疗后,C 女士每天都要回到手术室接受伤口清创治疗。3 天后,她的病情稳定,可以转到外科病房,继续接受抗生素治疗和感染筛查。

问题

1. 坏死性筋膜是什么?最常见的细菌是什么?
2. 概述 C 女士在 ICU 期间组织耐受的外在和内在因素,哪些因素具有重要意义。

相 关 研 究

Duncan CN, Riley TV, Carson KC, Budgeon CA, Siffleet J. The effect of acidic cleanser versus soap on the skin pH and micro-flora of adult patients: a non-randomised two group crossover study in an intensive care unit. Int Crit Care Nurs 2013;29:291–296

摘要

目的： 探讨两种不同的清洁方法对重症监护病房（ICU）成年患者皮肤表面 pH 和微生物的影响。第一组 19 例患者在 4 周时间内使用肥皂进行日常卫生清洗。在第二组中，24 名患者在第二个 4 周的时间里使用酸性液体清洁剂（pH 5.5）进行日常卫生清洗。每天从每个患者身上取样细菌拭子、测量皮肤 pH 值，最多 10 天或直到出院。

结果： 使用 pH 5.5 清洁剂的患者皮肤表面 pH 值的测量值低于使用肥皂的患者。前臂（$P=0.0068$）和腿部（$P=0.0015$）均有统计学意义。两组间细菌计数无统计学差异。两组研究均表明，ICU 住院时间对细菌计数有显著影响（$P=0.0032$）。

结论： 本研究表明，用于日常皮肤护理的产品显著影响 ICU 患者的皮肤 pH 值，但不影响细菌的定植。皮肤的细菌菌落随着停留时间的延长而增加。

讨论

这个研究是一个单独的非随机和非盲研究。这项研究被称为前瞻性描述性交叉设计。本设计采用干预（肥皂或 pH 5.5 液体清洁剂）防止产品替代。然而，这项研究似乎是 A-B 干预设计，一组参与者在 4 周内接受 A 治疗，另一组参与者在 4 周内接受 B 治疗。在交叉设计中，参与者作为他们自己的对照组（即他们接受干预，交叉接受安慰剂），但在本研究中没有发生。因此，"交叉"一词似乎具有误导性。

与同样的参与者相比，结果的统计方差也更小。而且在危重患者中，这将很难控制。

在研究期间所有 ICU 的患者（=344）均接受筛查，那些预期停留时间超过 48 小时的人，如果患者先前有皮肤状况或已知的皮肤清洁剂过敏，则被排除在外。在为期 8 周的研究中，我们招募了 43 名患者，其中 19 名患者在第一组，24 名患者在第二组。如果在两组的阶段（即招募、干预分组、随访和数据分析）中提供参与者的进展情况，将会很有帮助。

透明的审判报告是一个重要的问题。考虑到只有 12.5%（43/344）的潜在患者参与了这项研究，注意到排除的原因会很有趣。

对研究过程进行清晰的描述。包括有关研究进展、过程和干预措施的细节，使得其他人可以在未来的研究中再使用。然而，研究人员并没有提及收集干预数据的准确性，也没有提及按照计划进行卧床护理的程度。此外，试验中未明确床上擦浴的"常规护理"是什么。

研究结果显示清晰。重要的是，这项研究没有使用随机化的方法。随机化是一种尽量确保所有组间已知和未知特征是相似的方法，这一点很重要，因为这将控制潜在混杂因素的影响。研究人员指出，这两组之间的特征是相似的，但这些特征没有提及。只有住院时长的混杂因素被确认和发现与细菌的增多有关。换句话说，患者在重症监护病房待得时间越长，皮肤被细菌感染的几率就越大。

研究人员承认并解释了研究结果，确认了皮肤 pH 与严重疾病可能破坏皮肤完整性（角质层）之间的关系。总的来说，研究人员在进行这个重要的小型描述性研究时应该受到表扬。最后，也是非常重要的是，其他对这项工作感兴趣的研究人员可以利用这项研究的结果来指导一个更大的三臂随机对照试验。

学习活动

1. 列出大便控制系统的风险和优点。
2. 列出 ICU 患者为转移到手术是治疗的准备。
3. 用什么标准评估患者在床上的位置。
4. 列出 ICU 患者的一些重要感染风险。

在线资源

Australian Department of Health, www.health.gov.au

Australian Wound Management Association, www.awma.com.au

Cochrane Collaboration, www.cochrane.org

College of Intensive Care Medicine of Australia and New Zealand (CICM), www.cicm.org.au

Communicable Diseases Network Australia (CDNA), www.health.gov.au/cdna

European Pressure Ulcer Advisory Panel, www.epuap.org

Hand Hygiene Australia, www.hha.org.au

National Health and Medical Research Council, www.nhmrc.gov.au

National Institute of Clinical Studies (NICS), www.nhmrc.gov.au/nics/index.htm

Skin Tear Advisory Panel, www.skintears.org/pdf/Skin-Tear-Resource-Kit.pdf

Therapeutic Goods Australia, www.tga.gov.au/index.htm

US Centers for Disease Control and Prevention, www.cdc.gov

World Health Organization, www.who.int/en

推荐阅读

College of Intensive Care Medicine Australia and New Zealand (CICM). Guidelines for transport of critically ill patients, <http://www.cicm.org.au>; 2013 [accessed 06.14].

Khoury J, Jones M, Grim A, Dunne WM Jr, Fraser V. Eradication of methicillin-resistant *Staphylococcus aureus* from a neonatal intensive care unit by active surveillance and aggressive infection control measures. Infect Control Hosp Epidemiol 2005;26(7):616–21.

Wright MO, Hebden JN, Harris AD, Shanholtz CB, Standiford HC, Furuno JP et al. Concise communications: aggressive control measures for resistant *Acinetobacter baumannii* and the impact on acquisition of methicillin-resistant *Staphylococcus aureus* and vancomycin-resistant *Enterococcus* in a medical intensive care unit. Infect Control Hosp Epidemiol 2004;25(2):167–8.

参考文献

1 Vollman KM. Interventional patient hygiene: discussion of the issues and a proposed model for implementation of nursing care basics. Intensive Crit Care Nurs 2013;29:250–255.

2 Burns SM, Day T. A return to the basics: 'Interventional patient hygiene'. Intensive Crit Care Nurs 2013;29:247–249.

3 Larson EL, Ciliberti T, Chantler C, Abraham J, Lazaro EM, Venturanza M et al. Comparison of traditional and disposable bed baths in critically ill patients. Am J Crit Care 2004;13(3):235–41.

4 Coyer F, O'Sullivan J, Cadman N. The provision of patient personal hygiene in the intensive care unit: a descriptive exploratory study of bed-bathing practice. Aust Crit Care 2011;24(3):198–209.

5 Australian Wound Management Association. Pan Pacific Clinical Practice Guideline for the Prevention and Management of Pressure Injury. AWMA; March 2012. Osborne Park, WA: Cambridge Publishing.

6 Holtzclaw BJ. Shivering in acutely ill vulnerable populations. AACN Clin Issues 2004;15(2):267–79.

7 Burr S, Penzer R. Promoting skin health. Nurs Stand 2005;19(36):57–65.

8 NHS Quality Improvement Scotland. Ear Care Best Practice Statement, <http://www.nhshealthquality.org/nhsqi/files/EARCARE_BPS_MAY06.pdf>; 2006 [accessed 11.10].

9 LeBlanc K, Baranoski S, the International Skin Tear Advisory Panel 2013. Skin tears: the state of the science: consensus statements for the prevention, prediction, assessment and treatment of skin tears. Adv Skin Wound Care 2011;24(9 Suppl):2–15.

10 Nair PN, White E. Care of the eye during anaesthesia and intensive care. Anaesthesia Intensive Care Med 2014;15(1):40-43.

11 Joyce N. Eye care for the intensive care patient. Adelaide: Joanna Briggs Institute for Evidence Based Nursing and Midwifery; 2002.

12 Newswanger DL, Warren CR. Guillain–Barré syndrome. Am Fam Physician 2004;69(10):2405–10.

13 Rosenberg JB. Eye care in the intensive care unit: narrative review and meta-analysis. Crit Care Med 2008;36(12);3151-3155.

14 Dawson D. Development of a new eye care guideline for critically ill patients. Intensive Crit Care 2005;21(2):119–22.

15 Marshall A, Elliott R, Rolls K, Schacht S, Boyle M. Eye care in the critically ill: clinical practice guideline. Aust Crit Care 2008;21(2);97-109.

16 Bates J, Dwyer R, O'Toole L, Kevin L, O'Hegarty N, Logan P. Corneal protection in critically ill patients: a randomized controlled trial of three methods. Clin Intensive Care 2004;15(1):23–6.

17 Koroloff N, Boots R, Lipman J, Thomas P, Rickard C, Coyer F. A randomised controlled study of the efficacy of hypromellose and Lacri-Lube combination versus polyethylene/cling wrap to prevent corneal epithelial breakdown in the semiconscious intensive care patient. Intensive Care Med 2004;30(6):112–16.

18 Ezra DG, Chan MP, Solebo L, Malik AP, Crane E, Coombes A et al. Randomised trial comparing ocular lubricants and polyarylamide hydrogel dressings in the prevention of exposure keratopathy in the critically ill. Intensive Care Med 2009;35(3):455–61.

19 So HM, Lee CC, Leung AK, Lim JM, Chan CS, Yan WW. Comparing the effectiveness of polyethylene covers (Gladwrap) with lanolin (Duratears) eye ointment to prevent corneal abrasions in critically ill patients: a randomized controlled study. Int J Nurs Stud 2008;45(11):1565–71.

20 Micik S, Besic N, Johnson N, Han M, Hamyln S, Ball H. Reducing risk for ventilator associated pneumonia through nurse sensitive interventions. Intensive Crit Care Nurs 2013;29:261-265.

21 Berry AM, Davidson PM. Beyond comfort: oral hygiene as a critical nursing activity in the intensive care unit. Intens Crit Care Nurse 2006;22(6):318–28.

22 Binkley C, Furr LA, Carrico R, McCurren C. Survey of oral care practices in US intensive care units. Am J Infect Control 2004;32(3):161–9.

23 Dale C, Angus JE, Sinuff T, Mykhalovskiy E. Mouth care for orally intubated patients: a critical ethnographic review of the nursing literature. Intensive Crit Care Nurs 2013;29:266-274.

24 O'Reilly M. Oral care of the critically ill: a review of the literature and guidelines for practice. Aust Crit Care 2003;16(3):101–10.

25 Furr LA, Binkley C, McCurren C, Carrico R. Factors affecting quality of oral care in intensive care units. J Adv Nurs 2004;48(5):454–62.

26 Prendergast V, Kleiman C, King M. The Bedside Oral Exam and the Barrow Oral Care Protocol: translating evidence-based oral care into practice. Intensive Crit Care Nurs 2013;29:282-90.

27 Evans G. A rationale for oral care. Nurs Stand 2001;15(43):33–6.

28 Pearson LS, Hutton JL. A controlled trial to compare the ability of foam swabs and toothbrushes to remove dental plaque. J Adv Nurs 2002;39(5):480–89.

29 Berry AM, Davidson PM, Masters J, Rolls K. Systematic literature review of oral hygiene practices for intensive care patients receiving mechanical ventilation. Am J Crit Care 2007;16(6):552–62.

30 Fields LB. Oral care intervention to reduce the incidence of ventilator-associated pneumonia in the neurologic intensive care unit. J Neurosci Nurs 2008;40(5):291–8.

31 Munro CJ, Grap MJ, Jones DJ, McClish DK, Sessler CN. Chlorhexidine, toothbrushing, and preventing ventilator-associated penumonia in critically ill adults. Am J Crit Care 2009; 18(5):428–37.

32 Puntillo KA, Nelson JE, Weissman D, Curtis R, Weiss S, Frontera J et al. Palliative care in the ICU: relief of pain, dyspnea and thirst – a report from the IPAL ICU Advisory Board. Int Care Med 2014;40(2):235-48.

33 Berry AM. A comparison of Listerine® and sodium bicarbonate oral cleansing solutions on dental plaque colonization and incidence of ventilator associated pneumonia in mechanically ventilated patients: a randomized control trial. Intensive Crit Care Nurs 2013;29:275-81.

34 Houston S, Hougland P, Anderson JJ, LaRocco M, Kennedy V, Gentry LO. Effectiveness of 0.12% chlorhexidine gluconate oral rinse in reducing prevalence of nosocomial pneumonia in patients undergoing heart surgery. Am J Crit Care 2002;11(6):567–70.

35 Tombes MB, Gallucci B. The effects of hydrogen peroxide rinses on the normal oral mucosa. Nurs Res 1993;42(6):332–7.

36 Didari T, Solki S, Mozaffari S, Nikfar S, Abdollahi M. A systematic review of the safety of probiotics. Expert Opin Drug Saf 2014;13(2):227-39.

37 National Pressure Ulcer Advisory Panel, European Pressure Ulcer Advisory Panel. Pressure ulcer prevention and treatment clinical practice guideline. Washington DC: National Ulcer Advisory Panel; 2009.

38 Fan E, Zanni JM, Dennison CR, Lepre SJ. Critical illness neuromyopathy and muscle weakness in patients in the intensive care unit. AACN Advanced Crit Care 2009;20(3):243–53.

39 de Jonghe B, Lacherade JC, Sharshar T, Outin H. Intensive care unit-acquired weakness: risk factors and prevention. Crit Care Med 2009;37(10):S309–15.

40 Griffiths RD, Hall JB. Intensive care unit-acquired weakness. Crit Care Med 2010;38(3):779–87.

41 Needham DM. Mobilizing patients in the intensive care unit: improving neuromuscular weakness and physical function. J Med Assoc 2008;300(14):1685–90.

42 Needham DM, Korupolu R, Zanni JM, Pradhan P, Colantuoni E, Palmer JB et al. Early physical medicine and rehabilitation for patients with acute respiratory failure: a quality improvement project. Arch Phys Med Rehabil 2010;91(4):536–42.

43 Vollman KM. Introduction to progressive mobility. Crit Care Nurse 2010;30(2):S3–5.

44 Schweickert WD, Pohlman MC, Pohlman AS, Nigos C, Pawlik AJ, Esbrook CL et al. Early physical and occupational therapy in mechanically ventilated, critically ill patients: a randomised controlled trial. Lancet 2009;373(9678):1874–82.

45 Truong AD, Fan E, Brower RG, Needham DM. Bench-to-bedside review: mobilizing patients in the intensive care unit – from pathophysiology to clinical trials. Crit Care 2009;13(4):167.

46 Krishnagopalan S, Johnson EW, Low LL, Kaufman LJ. Body positioning of intensive care patients: clinical practice versus standards. Crit Care Med 2002;30(11):2588–92.

47 Tayyib N, Coyer F, Lewis P. Pressure injuries in the adult intensive care unit: a literature review of patient risk factors and risk assessment scales. J Nurs Educ Prac 2013;3(11):28-42.

48 Berenholtz SM, Dorman T, Ngo K, Pronovost PJ. Qualitative review of intensive care unit quality indicators. J Crit Care 2002;17(1):1–12.

49 Resar R, Pronovost P, Haraden C, Simmonds T, Rainey T, Nolan T. Using a bundle approach to improve ventilator care processes and reduce ventilator-associated pneumonia. Joint Commiss J Qual & Patient Safety 2005;31(5):243–8.

50 Clavet H, Hebert PC, Fergusson D, Doucette S, Trudel G. Joint contracture following prolonged stay in the intensive care unit. Can Med Assoc J 2008;178(6):691–7.

51 Jankowski IM. Tips for protecting critically ill patients from pressure ulcers. Crit Care Nurse 2010;30(2):S7–9.

52 Stiller K. Safety issues that should be considered when mobilizing critically ill patients. Crit Care Clin 2007;23(1):35–53.

53 Timmermann RA. A mobility protocol for critically ill adults. Dimens Crit Care Nurs 2007;26(5):175–9.

54 Casey CM. The study of activity: an integrative review. J Gerontol Nurs 2013;39(8):12-25.

55 Koch SM, Fogarty S, Signorino C, Parmley L, Mehlhorn U. Effect of passive range of motion on intracranial pressure in neurosurgical patients. J Crit Care 1996;11(4):176–9.

56 Brimioulle S, Moraine JJ, Norrenberg D, Kahn RJ. Effects of positioning and exercise on intracranial pressure in a neurosurgical intensive care unit. Phys Ther 1997;77(12):1682–9.

57 Powers GC, Zentner T, Nelson F, Bergstrom N. Validation of the mobility subscale of the Braden Scale for predicting pressure sore risk. Nurs Res 2004;53(5):340–46.

58 Jastremski C. Back to basics: can body positioning really make a difference in the intensive care unit? Crit Care Med 2002;30(11):2607–8.

59 Jones A, Dean E. Body position change and its effect on hemodynamic and metabolic status. J Acute Crit Care 2004;33(5):281–90.

60 Weststrate J, Heule F. Prevalence of pressure ulcers, risk factors and use of pressure-relieving mattresses in ICU patients. Connect 2001;1(3):77-82.

61 Jackson C. The revised Jackson/Cubbin Pressure Area Risk Calculator. Intens Crit Care 1999;15(3):169–75.

62 Coyer F, Stotts NA, Blackman VS. A prospective window into medical device-related pressure ulcers in intensive care. Int Wound J 2013. doi: 10.1111/iwj.12026.

63 National Pressure Ulcer Advisory Panel. Mucosal pressure ulcers: An NPUAP position statement. Washington DC: National Ulcer Advisory Panel; 2009.

64 Swaderner-Culpepper L. Continuous lateral rotation therapy. Crit Care Nurse 2010;30(2):S5–7.

65 Goddard R. Use of rotational therapy in the treatment of early acute respiratory distress syndrome (ARDS): a retrospective case report. Connect 2004;3(3):82–5.

66 Kirschenbaum L, Azzi E, Sfeir T, Tietjen P, Astiz M. Effect of continuous lateral rotational therapy on the prevalence of ventilator-associated pneumonia in patients requiring long-term ventilatory care. Crit Care Med 2002;30(9):1983–6.

67 Goldhill DR, Imhoff M, McLean B, Waldman C. Rotational bed therapy to prevent and treat respiratory complications: a review and meta-analysis. Am J Crit Care 2007;16(1):50–62.

68 Rauen CA, Flynn-Makic MB, Bridges E. Evidence-based practice habits: transforming research into bedside practice. Crit Care Nurse 2009;29(2):46–59.

69 NHMRC. Clinical practice guideline for the prevention of venous thromboembolism (deep vein thrombosis and pulmonary embolism) in patients admitted to Australian hospitals. Melbourne: National Health and Medical Research Council; 2009.

70 Kakkos SK, Caprini JA, Geroulakos G, Nicolaides AN, Stansby GP, Reddy DJ. Combined intermittent pneumatic leg compression and medication for prevention of deep vein thrombosis and pulmonary embolism in high-risk patients. Coch Database Syst Rev 2011; 4 (CD005258. pub2). doi: 10.1002/14651858.

71 Access Economics. The burden of venous thromboembolism in Australia. 2008. Report for the Australian and New Zealand working party on the management and prevention of venous thromboembolism, <http//www.accesseconomics.com.au/ publicationsreports/showreport.php>; [accessed 11.10].

72 Geerts WH, Bergqvist D, Pineo GF, Heit JA, Samama CM, Lassen MR et al. Prevention of venous thromboembolism: American College of Chest Physicians evidence-based clinical practice guidelines (8th edition). Chest 2008; 133: S381–453.

73 Sachdeva A, Dalton M, Amaragiri SV, Lees T. Elastic compression stockings for prevention of deep vein thrombosis. Coch Database Syst Rev 2010;7(CD001484). doi: 10.1002/14651858).

74 Douketis J, Cook D, Meade M, Guyatt G, Geerts W, Skrobik Y et al. Prophylaxis against deep vein thrombosis in critically ill patients with severe renal insufficiency with the low-molecular-weight heparin dalteparin: an assessment of safety and pharmacodynamics: the DIRECT study. Arch Intern Med 2008;168:1805–12.

75 Griffen M, Kakkos SK, Geroulakos G, Nicolaides AN. Comparison of three intermittent pneumatic compression systems in patients with varicose veins: a hemodynamic study. Int Angiol 2007;26(2):158–64.

76 Lachiewicz PF, Kelley SS, Haden LR. Two mechanical devices for prophylaxis of thromoboembolism after total knee arthroplasty. A prospective, randomised study. J Bone Joint Surg 2004;86(8):1137–41.

77 Kakkos SK, Griffin M, Geroulakos G, Nicolaides AN. The efficacy of a new portable sequential compression device (SCD Express) in preventing venous statis. J Vasc Surg 2005;42(2):296–303.

78 Rushdi TA, Pichard C, Khater YH. Control of diarrhea by fiber-enriched diet in ICU patients on enteral nutrition: a prospective randomized controlled trial. Clin Nutr 2004;23(6):1344-52.

79 Gacouin A, Camus C, Gros A, Isslame S, Marque S, Lavoue S et al. Constipation in long-term ventilated patients; associated factors and impact on intensive care outcomes. Crit Care Med 2010;38(10):1933-1938.

80 de Azevedo RP, Machado FR. Constipation in critically ill patients: much more than we imagine. Rev Bra Ter Intensiva 2013;25(2):73-4.

81 Dorman BP, Hill C, McGrath M, Mansour A, Dobson D, Pearse T et al. Bowel management in the intensive care unit. Intensive Crit Care Nurs 2004;20(6):320–29.

82 McPeake J, Gilmore H, MacIntosh G. The implementation of a bowel management protocol in an adult intensive care unit. Nurs Crit Care 2011;16(5):235-42.

83 Riegler G, Esposito I. Bristol scale stool form. A still valid help in medical practice and clinical research. Tech Coloproctol 2001;5(3):163–4.

84 Bianchi J, Segovia-Gomez T. The dangers of faecal incontinence in the at-risk patient. Wound Int 2012;3(3):15-21 [cited June 2014]. Available from http://www.woundsinternational.com.

85 Bishop S, Young H, Goldsmith D, Buldock D, Chin M, Bellomo R. Bowel motions in critically ill patients: a pilot observational study. Crit Care Resusc 2010;12(3):182-5.

86 Sawh SB, Selvaraj IP, Danga A, Cotton AL, Moss J, Patel PB. Use of methylnaltrexone for the treatment of opioid-induced constipation in critical care patients. Mayo Clin Proc 2012;87(3):255-9.

87 Mostafa SM, Bhandari S, Ritchie G, Gratton N, Wenstone R. Constipation and its implications in the critically ill patient. Br J Anaesth 2003;91(6):815-9.

88 Locke GR, Pemberton JH, Phillips SF. American Gastroenterological Association Medical Position Statement: guidelines on constipation. Gastroenterology 2000;119(6):1761-6.

89 Padmanabhan A, Stern M, Wishin J, Mangino M, Richey K, DeSane M. Clinical evaluation of a flexible fecal incontinence management system. Am J Crit Care 2007;16(4):384–93.

90 All Wales Guidelines for Faecal Management Systems, <http://welshwoundnetwork.org/dmdocuments/all_wales_faecal_systems.pdf>; 2010 [accessed 06.14].

91 Yates A. Faecal incontinence: a joint approach to guideline development. Nursing Times 2011;107(12):12, <http://www.nursingtimes.net/continence>; [accessed 06.14].

92 Bright E. Fishwick G, Berry D, Thomas M. Indwelling bowel management system as a cause of life-threatening rectal bleeding. Case Rep Gastroenterol 2008;2(3):341-55.

93 Massey J, Gatt M, Tolan DJ, Finan PJ. An ano-vaginal fistula associated with the use of a faecal management system: a case report. Colorectal Dis 2010;12(July (7)):e173-4.

94 Reynolds M, van Haren F. A case of pressure ulceration and associated haemorrhage in a patient using a faecal managment system. Aust Crit Care 2012;25(3):188.

95 A'Court J, Yiannoullou P, Pearce L, Hill J, Donnelly D, Murray D. Rectourethral fistula secondary to a bowel management system. Intensive Crit Care Nurs 2014;30:226-30.

96 Chant C, Smith OM, Marshall JC, Friedrich, JO. Relationship of catheter associated urinary tract infection to mortality and length of stay in critically ill patients: a systematic review and meta-analysis of observational studies. Crit Care Med 2011;39(5):1167-73.

97 Marklew A. Urinary catheter care in the intensive care unit. Nurs Crit Care 2004;9(1):21–7.

98 Mitchell B, Ware C, McGregor A, Brown D, Wells A, Stuart RL et al. ASID (HICSIG)/AICA Position Statement: preventing catheter-associated urinary tract infections in patients. Healthcare Infection 2011;16:45-52, <http://www.publish.csiro.au/journals/hi>; [accessed 06.14].

99 NHMRC. Australian guidelines for the prevention and control of infection in healthcare, <http://www.nhmrc.gov.au>; 2010 [accessed June 2014].

100 Bagshaw SM, Webb SAR, Delaney A, George C, Pilcher D, Hart GK et al. Very old patients admitted to intensive care in Australia and New Zealand: a multi-centre cohort analysis. Crit Care 2009;13:R45 (doi:10.1186/cc7768), <http://ccforum.com/ content/13/2/R45de>; [accessed 06.14].

101 Pisani MA. Considerations in caring for the critically ill older patient. J Intensive Care Med 2009;24(2):83-95.

102 Boer A, Ter Horst GJ, Lorist MM. Physiological and psychosocial age-related changes associated with reduced food intake in older persons. Ageing Res Rev 2013;12(1):316-28.

103 Atalayer D, Astbury NM. Anorexia of aging and gut hormones. Aging Dis 2013;4(5):264-75.

104 Hurst S, Blanco K, Boyle D, Douglass L, Wikas A. Bariatric implications care nursing. Dimens Crit Care Nurs 2004;23(2):76–83.

105 Pieracci FM, Barie PS, Pomp A. Critical care of the bariatric patient. Crit Care Med 2006;34(6):1796–804.

106 Puhl R, Brownell KD. Confronting and coping with weight stigma: an investigation of overweight and obese adults. Obesity 2006;14:1802–15.

107 Brown I. Nurses' attitudes towards adult patients who are obese: literature review. J Adv Nurs 2006;53:221–32.

108 Bejciy-Spring SM. Respect: a model for the sensitive treatment of the bariatric patient. Bariatric Nurs Surg Patient Care 2008;3(1):47–56.

109 King DR, Velmahos GC. Difficulties in managing the surgical patient who is morbidly obese. Crit Care Med 2010;38(9):S478–82.

110 Hignett S, Griffiths P. Risk factors for moving and handling bariatric patients. Nurs Stand 2009;24(11):40–48.

111 Nowicki T, Burns C, Fulbrook P, Jones J. Changing the mindset: an inter-disciplinary approach to management of the bariatric patient. Collegian 2009;16:171–5.

112 Boyce JR, Ness T, Castroman P, Gleysteen JJ. A preliminary study of the optimal anesthesia positioning for the morbidly obese patient. Obes Surg 2003;13(1):4–9.

113 Reed MJ, Gabrielsen J. Bariatric surgery patients in the ICU. Crit Care Clin 2010;26:695-98. doi:10.1016/j.ccc.2010.09.001.

114 McClave SA, Martindale RG, Vanek VW, McCarthy M, Roberts P, Taylor B et al. Guidelines for the provision and assessment of nutritional support therapy in the adult critically ill patient: Society of Critical Care Medicine (SCCM) and American Society for Parenteral and Enteral Nutrition (ASPEN). J Parenteral Enteral Nutr 2009;33(3):277-316.

115 WHO. Guidelines on hand hygiene in healthcare, <http://www.who.int/gpsc/5may/tools>; 2009 [accessed 06.14].

116 Grayson L, Russo P, Ryan K. Hand hygiene. Australia manual. Australian Commission for Safety and Quality in Healthcare, <http://www.hha.org.au/>; 2009 [accessed 11.10].

117 Orsi GB, Raponi M, Franchi C, Rocco M, Mancini C, Venditti M. Surveillance and infection control in an intensive care unit. Infect Control Hosp

Epidemiol 2005;26(3):321–5.

118　Haley RW, Culver DH, White JW, Morgan WM, Emori TG, Munn VP et al. The efficacy of infection surveillance and control programs in preventing nosocomial infections in US hospitals. Am J Epidemiol 1985;121(2):182–205.

119　Lim S-M, Webb SAR. Nosocomial bacterial infections in intensive care units. Organisms and mechanisms of antibiotic resistance. Anaesthesiology 2005;60(9):887–902.

120　Hardy KJ, Hawkey PM, Gao F, Oppenheim BA. Methicillin resistant *Staphylococcus aureus* in the critically ill. Br J Anaesth 2004;92(1):121–30.

121　Johnson PDR, Martin R, Burrell LJ, Grabsch EA, Kirsa SW, O'Keeffe J et al. Efficacy of an alcohol/chlorhexidine hand hygiene program in a hospital with high rates of nosocomial methicillin-resistant staphylococcus aureus (MRSA) infection. Med J Aust 2005;183(10):509–14.

122　Gamage B, Moore D, Copes R, Yassi A, Bryce E. Protecting health care workers from SARS and other respiratory pathogens: a review of the infection control literature. Am J Infect Control 2005;33(2):114–21.

123　Lee NE, Siriarayapon P, Tappero J, Chen K, Shuey D. SARS Mobile Response Team Investigators. Infection control practices for SARS in Lao People's Democratic Republic, Taiwan and Thailand: experience from mobile SARS containment teams. Am J Infect Control 2004;32(7):377–83.

124　Lau PY, Chan CWH. SARS (severe acute respiratory syndrome): reflective practice of a nurse manager. J Clin Nurs 2005;14(1):28–34.

125　Ho W, Hong Kong Hospital Authority Working Group on SARS Central Committee of Infection Control. Guideline on management of severe acute respiratory syndrome (SARS). Lancet 2003;361(9366):1313–15.

126　Chan D. Clinical management of SARS patients in ICU. Connect 2003;2(3):76–9.

127　Moore D, Gamage B, Bryce E, Copes R, Yassi A, other members of The BC Interdisciplinary Respiratory Protection Study Group. Protecting health care workers from SARS and other respiratory pathogens: organizational and individual factors that affect adherence to infection control guidelines. Am J Infect Control 2005;33(2):88–96.

128　WHO. Middle East respiratory syndrome coronavirus [MERS-CoV] summary and literature update – as of 11 June 2014, <http://www.who.int/crs/disease/coronavirus_infections/archive_updates/en/>; [accessed 11.14].

129　CDC. Middle East Respiratory Syndrome (MERS), <http://www.cdc.gov/coronavirus/MERS/index.html>; [accessed 07.14].

130　Webb SA, Seppelt IM, ANZIC Influenza Investigators. Pandemic (H1N1) 2009 influenza ("swine flu") in Australia and New Zealand intensive care. Crit Care Resus 2009;11(3):170–2.

131　CDC. Avian influenza A (H7N9) virus, <http://www.cdc.gov/avianflu/h7n9-virus.html>; [accessed 07.14].

132　Australian Commission on Safety and Quality in Health Care (ACSQHC). Recommendations for the control of multi-drug resistant Gram-negatives: carbapenem resistant *Enterobacteriaceae*, <http://www.safetyandquality.gov.au/>; 2013 [accessed 07.14].

133　Pratt RJ, Pellowe CM, Wilson JA, Loveday HP, Harper PJ, Jones SR et al. National evidence-based guidelines for preventing healthcare associated infections in NHS hospitals in England. J Hosp Infect 2007;65:S1–64.

134　Rowley S, Clare S. Improving standards of aseptic practice through an ANTT trust-wide implementation process: a matter of prioritisation and care. Br J Infect Prevention 2009;10(1):S18–23.

135　Coffin S, Klompas M, Classen D, Arias K, Podgorny K, Anderson DJ et al. Strategies to prevent ventilator-associated pneumonia in acute care hospitals. Infect Control Hosp Epidemiol 2008;29(1):S31–40.

136　Sole ML. Overcoming the barriers: a concerted effort to prevent ventilator-associated pneumonia. Aust Crit Care 2005;18(3):92–4.

137　Sedwick MB, Lance-Smith M, Reeder SJ, Nardi J. Using evidence-based practice to prevent ventilator-associated pneumonia. Crit Care Nurs 2012;32(4):41-50.

138　Safdar N, Crnich CJ, Maki DG. The pathogenesis of ventilator-associated pneumonia: its relevance to developing effective strategies for prevention. Respir Care 2005;50(6):725–39.

139　Calandra T, Cohen J. The international sepsis forum consensus conference on definitions of infection in the intensive care unit. Crit Care Med 2005;33(7):1538–48.

140　Hosoglu S, Akalin S, Kidir V, Suner A, Kayabas H, Geyik MF. Prospective surveillance study for risk factors of central venous catheter-related bloodstream infections. Am J Infect Control 2004;32(3):131–4.

141　Berenholtz S, Pronovost P, Lipsett P, Hobson D, Earsing K, Farley JE et al. Eliminating catheter-related bloodstream infections in the intensive care unit. Crit Care Med 2004;32(10):2014–20.

142　Southworth SL, Henman LJ, Kinder LA, Sell JL. The journey to zero central catheter-associated bloodstream infections: culture change in an intensive care unit. Crit Care Nurs 2012;32(2):49-54.

143　Hanna HA, Raad II, Hackett B, Wallace SK, Price KJ, Coyle DE et al. Antibiotic-impregnated catheters associated with significant decrease in nosocomial and multidrug-resistant bacteremias in critically ill patients. Chest 2003;124(3):1030–8.

144　Rickard C, Lipman J, Courtney M, Siversen R, Daley P. Routine changing of intravenous administration sets does not reduce colonization or infection in central venous catheters. Infect Control Hosp Epidemiol 2004;25(8):650–5.

145　Moureau NL, Deschneau M, Pyrek J. Evaluation of the clinical performance of a chlorhexidine gluconate antimicrobial transparent dressing. J Infect Prevention 2009;10:S13–7.

146　Koh DBC, Robertson IK, Watts M, Davies AN. Density of microbial colonization on external and internal surfaces of concurrently placed intravascular devices. Am J Crit Care 2012;21(3):162-71.

147　College of Intensive Care Medicine Australia and New Zealand (CICM). Guidelines for transport of critically ill patients, <http://www.cicm.org.au/>; 2013 [accessed 06.14].

148　Gray A, Gill S, Airey M, Williams R. Descriptive epidemiology of adult critical care transfers from the emergency department. Emergency Med J 2003;20(3):242–6.

149　Warren J, Fromm RE, Orr RA, Rotello LC, Horst M; ACoCCM. Guidelines for the inter- and intrahospital transport of critically ill patients. Crit Care Med 2004;32(1):256–62.

150　Gray A, Bush S, Whiteley S. Secondary transport of the critically ill and injured adult. Emergency Med J 2004;21(3):281–5.

151　Wallace PGM, Ridley SA. ABC of intensive care: transport of critically ill patients. Br Med J 1999;319(7206):368–71.

152 Fanara B, Mazon C, Barbot O, Desmettre T, Capellier G. Recommendations for the intra-hospital transport of critically ill patients. Crit Care 2010;14:R87.

153 Parmentier-Decrucq E, Poissy J, Favory R, Nseir S, Onimus T, Guerry M et al. Adverse events during intrahospital transport of critically ill patients: incidence and risk factors. Ann Intensive Care 2013;3:10.

154 Chang YN, Lin LH, Chen WH, Liao HY, Hu PH, Chen SE et al. Quality control work group focusing on practical guidelines for improving safety of critically ill patient transportation in the emergency department. J Emerg Nurs 2010;36(2):140–5.

155 Venkategowda PM, Rao SM, Mutkule DP, Taggu AN. Unexpected events occurring during the intra-hospital transport of critically ill patients. Indian J Crit Care Med 2014;18(6):354-7.

156 Flabouris A, Runciman WB, Levings B. Incidents during out of hospital patient transportations. Anaesth Intensive Care 2006;34(2):228-36.

第 7 章

心 理 护 理

原著: Leanne Aitken, Rosalind Elliott
翻译: 骆金铠, 毛文平, 李殿坤, 辛志飞
审校: 常志刚

学习目标

阅读完本章,将掌握以下内容:

- 实施有理论依据的操作降低患者的焦虑。
- 描述 3 种亚型的谵妄。
- 识别导致危重症患者谵妄发生发展的危险因素。
- 操作和分析谵妄检测工具。
- 实施适当的有理论依据的操作来管理患者的镇静需要。
- 实践整合最佳临床护理操作与应用以及疼痛的评估和管理。
- 采取合适的方法促进重症患者休息和睡眠。
- 在危重患者护理中,描述用来评估镇静需求的不同工具并讨论各自的优点和局限。

引言

在护理危重患者的复杂和多变的病程中,患者的心理健康护理至关重要。患者住院后心理健康程度进行性下降,这种心理下降也影响他们的身体健康。与照顾危重患者相关的心理健康包括焦虑的识别和管理、谵妄、镇静需要、疼痛和睡眠,以及考虑患者家属的心理健康。虽然文章中可以按顺序回顾这些概念,但在实际临床中,以上方面往往很难独立,因为他们常常相辅相成。确保评估包含了以上每一项内容非常重要,而且患者的管理经常涉及多个方面。

一、焦虑

焦虑可能发生于重要疾病发病期间和之后一段时间。焦虑定义为不愉快的情绪状态或条件[1]。在这个广泛的定义下,Spielberger 提出两个具有相关性,但在概念上不同的焦虑:状态焦虑和特质焦虑。特质焦虑是个性特征,是指人接受压力或激怒的环境后,出现的相对稳定的精神状态[1]。相比之下,危重患者的护理中,更需紧急考虑的是状态焦虑。状态焦虑是在一个特定时刻存在的一种情绪状态,特点是主观的紧张、忧虑、紧张和担心情绪[1]。此外,自主

神经系统的兴奋也存在于状态焦虑中。已经被确认可诱发焦虑的因素包括以下几点[2,3]：

- 患者对当前疾病以及任何潜在慢性疾病的关注。
- 当前经历和感觉的情况，如疼痛、失眠、口渴、不适、制动。
- 当前护理干预措施包括机械通气、留置管路和导管重新放置和拔除。
- 药物不良反应。
- 环境因素，如噪声和光线。
- 康复过程中对该疾病可能出现的不良影响的焦虑。

已确定焦虑存在于大约一半的重症患者，在大样本调查中大多数患者出现中度到重度的焦虑症[4-6]。患者在 ICU 期间存在不同的焦虑模式，在 ICU 住院期间，有的患者早期会出现高度焦虑，有的患者后期出现高度焦虑[5]。焦虑的存在似乎是一个国际问题，据报道，在不同文化背景中，急性心肌梗死患者存在类似的焦虑情况[4]。

对焦虑和与之相伴随的恐惧不安以及对威胁的恐惧，既有生理也有心理上的反应。这些反映了应激反应和回避行为、警惕性提高和觉醒、交感神经系统的激活和肾上腺皮质醇的释放。由肾上腺（HPA）轴介导的体液反应调节该活动，多个系统发生生理变化，最相关的生理活动包括抑制唾液和眼泪分泌、收缩血管、增加心率、放松气道、分泌肾上腺素和去甲肾上腺素以及增加糖异生[7]。

在表 7.1 中列出将会导致的生理反应。这些生理活动说明早期诊断、积极消除和安抚重症患者焦虑的重要性。

焦虑的临床指标是广泛的，涉及 4 个主要类别，包括生理、行为、心理或认知和社会（表 7.1），对焦虑的识别非常重要[8-10]，有证据表明，焦虑的生理效应可以对重症监护患者的治疗结果有重要影响，详见表 7.1 列出的临床症状。例如，血压和呼吸频率增加，可能会导致危重患者的不良预后。此外，在急性心肌梗死患者中，焦虑已被定为发生住院并发症的重要预测因子，如复发性缺血、梗死和严重心律失常[11,12]。

（一）焦虑程度评估

焦虑评估的重要性，目的是减少或防止焦虑产生不利的影响，该观点已获得文献支持。然而，识别和理解焦虑的过程比较复杂，特别是当焦虑症状和体征被危重疾病、药物和 / 或机械通气的影响所掩盖。与焦虑相关的生化指标的改变，如皮质醇和儿茶酚胺也经常可以归因于生理应激[13]。因此，与非结构化的临床评估相结合，焦虑等级量表被广泛提倡，并且可能提供之前没有发现的好处。患者自我评估的焦虑程度和临床评估的焦虑程度是不一致的。当回顾临床医师对焦虑的定期记录和焦虑患者自我评估报告时，可发现两者之间的差异关系[14]。相反，当临床医师提示评估重症监护患者的焦虑时，焦虑严重程度评级与患者的自我描述焦虑有中度的

表 7.1
焦虑的临床指标

心理	行为	心理或认知	社会
- 心率	- 躁动	- 困惑	- 寻求认同
- 血压	- 易怒	- 愤怒	- 渴望获得注意
- 胸痛	- 失眠	- 思维消极	- 渴望获得陪同
- 呼吸频率	- 过度警觉	- 焦虑语言	- 缺乏互动
- 气短	- 好斗	- 哭泣	
- 血氧饱和度改变	- 面部表情	- 无法记忆及整合信息	
- 咳嗽、呛咳感	- 不合作		
- 发汗	- 急促语速		
- 苍白	- 发音困难		
- 湿冷	- 多疑		
- 口干	- 逃离压力环境		
- 疼痛			
- 头痛			
- 恶心呕吐			
- 吞咽困难			

相关性[6]。

现有大量的自我报告测量标准用于量化焦虑程度（表7.2）。应用这些标准需要患者具有足够的认知理解和沟通表达能力，而此，正是许多重症患者所缺乏的。此外，这些标准包括多达20项，因其耗时和难以控制，急救护理时，对其常规使用造成了限制。为了完成该评价，视觉和听觉障碍的患者将需要额外的援助，如放大的图片文字，提供助听器或眼镜。

具有类似功能的视觉（visual analogue scale, VAS）焦虑等级，相比之下较快速和简单，因为它只有一个指标，通过对200个辅助通气患者的调查，将其与已经被广泛熟知的焦虑量表进行比较（the State Anxiety Inventory）[15]。VAS-A 由 100mm 垂直线组成，最低值表示根本不焦虑，最高值表示最焦虑，患者能够成功标记或表示他们现在的焦虑水平。FACE 焦虑量表，是另一个单项量表，最近由一组澳大利亚研究人员开发，有5个可能的应对措施来评估焦虑（图7.1）[16]。通过对危重患者的测试，证实自述性的单项目量表可以精确测试患者的焦虑状态[17, 18]。

（二）焦虑管理

重症监护护士认识到焦虑对患者有害，焦虑管理很重要[26]，尽管药理干预措施（如抗焦虑药和缓解疼痛的药物治疗）是常见和常用的用来减少焦虑的方法，但非药物治疗也非常有用，并且可以分为环境和护理相关性的干预措施。

1. 非药物治疗

非药物治疗方法的一个优势是设计或装饰监护室时，由护士执行或实施（表7.3）。在广泛接受下、补充疗法的整合下、临床背景和患者足够理解的情况下，非药物治疗可能带来的好处取决于其接受程度。已报道的有利影响包括降低血压、心率和呼吸频率，改善睡眠，减少压力、焦虑和痛苦[27]。但这仅证明了一些非药物治疗方法对住院患者带来的有利影响，而不指接受重症护理的患者。虽然非药物治疗与任何治疗联合应用时，每项非药物治疗对患者个体可能有不同的影响，但是，持续的评估仍是至关重要的。在安全急救护理环境中，非药物疗法的有效性还没有被很好地证明，需要高水平的监控管理来补充证实。

图 7.1　面部表情焦虑量表

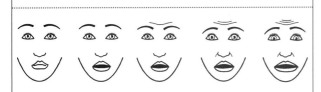

Adapted from McKinley S, Coote K, Stein-Parbury J. Development and testing of a Faces Scale for the assessment of anxiety in critically ill patients. J Adv Nurs 2003;41(1):73–9, with permission.

实践提示

问问你的患者或他（她）的家庭，他（她）是否喜欢音乐来帮助放松，让家属带来一个音乐播放器和耳机及患者最喜欢的音乐和，让患者准备休息。确保有效缓解疼痛及完成所有干预措施，让患者保持舒适。

事先评估焦虑或镇静的水平，然后开始不间断播放音乐至少30分钟。此后评估记录并报告结果。

表 7.2

焦虑自陈量表

量表	分值	内容
医院焦虑和抑郁量表（HADS）[19]	14（包括7项焦虑指标）	可以容易和快速地完成，广泛地应用，国际可比性，已经证实的有效性[20]
抑郁焦虑和压力量表（DASS21）[21, 22]	21（包括7项焦虑指标）	项目以数据分数0（不适用我）到3（非常或大部分时间适用于我）已经在临床人群中证实其有效性[17]
施皮尔格状态-焦虑量表（SAI）[1]	20个条目	项目测量数据分数1（不）到4（非常）已经在多种人群中证实其有效性[1]临床上常规应用的话，显得过多，但在相关的研究中可能是有用的[24, 25]
视觉模拟焦虑量表	1个条目	10cm/100mm 从"不焦虑"到"非常焦虑"，已经证实的有效性[23]
面部表情焦虑量表[16]	1个条目	5种可能的反应或"面孔"，以反映焦虑可以容易和快速地使用，少数 ICU 患者已经证明了有效性[17, 18]

优先考虑不适、疼痛和焦虑的评估和治疗。这将大大减少镇静药物的需求。

在护理过程中通过其他策略来减少焦虑，包括由医疗团队和家庭成员实施人际沟通和信息共享等。家庭成员可以提供与患者相关的额外的信息，促进医疗团队和患者之间的沟通（详见第8章）。

表7.3 非药物治疗减少焦虑	
护士相关性的干预措施	环境因素
患者按摩[28, 29]	提供自然光[30]
用香料按摩[31, 32]	平静的墙体颜色，如蓝色、绿色和紫色
音乐疗法[27, 33]	降噪，如警报、呼叫系统、说话等[34]

2. 药物治疗焦虑

治疗疼痛和由焦虑、激动产生的其他可逆结果应该优先考虑药物治疗。药物治疗尽管采取非药物干预、药物治疗及其他方法联合应用，但焦虑和激动仍可能会持续。关于药物治疗难治性焦虑，表7.4进行了一个简单的概述。一般来说，与非苯二氮䓬类比较，优先推荐使用苯二氮䓬类镇静药[35]。

二、谵妄

对危重患者和其主管医师来说，谵妄是一个重要的问题。谵妄是一种中枢神经功能障碍状态，其行为和生理反应不利于愈合和恢复。早期发现和治疗谵妄至关重要，以避免发生不良临床结果，如辅助通气时间延长，ICU及住院时间延长，高发病率和高病死率[37-40]。此外，谵妄加重与长期认知障碍[41, 42]，妄想记忆增加[43]有关。这种疾病之前没有得到足够的重视和治疗[44]，最近才得到应有的重视。认识不足可能与某些因素相关，包括表情淡漠亚型以及缺乏使用正式的筛查工具—当评估谵妄，缺乏正式筛查工具的帮助，会导致结果存在高度的主观性。

有3种亚型的谵妄：淡漠、活跃型或混合（两者的结合）[45, 46]。注意力紊乱（如定向障碍、注意力不集中、持续转移注意力），短期（发病数小时或数天）的知觉障碍是所有亚型谵妄的特点。这与痴呆不同，痴呆的认知衰退持续几个月或几年。谵妄的认知和感知能力经常波动，并且晚上恶化。另一认知

表7.4 焦虑药物治疗[35, 36]				
药组	药物剂量范围	药理机制	不良反应	评论
镇静催眠药	丙泊酚10～100mcg/(kg•min)（注射）	全身麻醉	• 低血压 • 呼吸抑制 • 口服可出现心肌抑制 • 据报道影响记忆 • 可导致噩梦	• 专用静脉使用 • 推荐注射 • 高代谢清除率 • 停药后，患者迅速恢复 • 昂贵
非苯二氮䓬镇静药	右旋美托咪啶0.2～0.7mcg/(kg•min)（注射）[36]	高度选择性α₂受体激动药	• 最初可能出现高血压 • 低血压 • 持续性心动过缓 • 低血糖	• 极少呼吸抑制 • 无遗忘效应 • 起效快 • 首选注射 • 第一代反应尚未证明
苯二氮䓬镇静药	地西泮5～10mg口服	阻滞GABA受体编码	• 长效代谢物 • 低血压 • 呼吸抑制	• 没有镇痛属性
	咪达唑仑0.5～1.0mg/h（注射）1～2mg（口服）		• 上述不良反应较少，可能尚未发现	• 持续注射有效 • 起效快 • 无阵痛属性 • 遗忘
	劳拉西泮0.01～0.1mg/(kg•h)（≤10mg/h）		• 上述不良反应较少，可能尚未发现	• 强抗焦虑药，一些国家不允许使用

上的改变有记忆缺陷、定向障碍或语言障碍,这并不能通过其他现存的、建立或进化的神经认知疾病来解释,也不会在严重觉醒水平降低的背景下发生,如昏迷是对谵妄的诊断,应当有来自患者的病史、体格检查或实验室检查结果中的数据证明,精神障碍是其他疾病或物质中毒或退行性病变的直接生理[47]。

嗜睡、淡漠和警觉性的降低是活动减退型谵妄的典型行为[46]。据推测,临床医师可能不会认识到"安静的"患者,所以该病症可能未予以治疗或被误诊为抑郁[46]。活跃型谵妄,如多动症和躁动不会逃脱临床医师的注意,并且可呈现出自残行为,如意外拔管或移除静脉和动脉设备。混合型谵妄的特点是活动和注意力不同程度波动,同时包括活跃和活动减退型的行为。

由于患者无法口头交流,使谵妄的诊断存在难度,令人惊讶的是相关医疗文献报道,ICU 谵妄的发生率差别很大,范围由 10% 到 80%[48-51]。谵妄患病率在其他重症监护领域是较低的,如急诊部门,可能是因为患者疾病的严重程度不同所致[39, 52]。

谵妄的具体病理生理学尚未完全解开,考虑与大脑胆碱能和多巴胺能神经递质系统的失衡有关[46]。许多诱发和潜在危险因素已确定(表 7.5),目前的意见认为这些因素还有附加效应:拥有不止一个诱发因素的患者更易患谵妄。诱发谵妄的风险因素在患者危重疾病之前存在,也可于危重疾病患病期间发挥作用,也可能与疾病相关或为医源性。风险因素的预防与治疗管理是谵妄治疗的核心。

实践提示

采访患者或其家属来确定诱发谵妄的危险因素,记录相关的发现,并将这些整合到护理计划中。

(一) 谵妄的评估

谵妄较高的发病率和病死率与其相对容易的发病率评估,使得在常规护理中整合相关评估异常重要。谵妄诊断伴随着精神状态的急性发作或波动、注意力不集中、思维意识混乱或程度变化。重症监护谵妄的检查表(ICDSC)[59](图 7.2)、重症监护室谵妄评估量表(CAM-ICU)[60](图 7.3)均认为,实际评估筛查危重患者有无谵妄不能依赖患者与评估者之间的口头沟通,应当将临床判断保留在临床进展中[61, 62]。

表7.5 谵妄的风险因素	
诱发危险因素[38, 51, 53, 54]	**诱发风险因素[51, 53, 55-58]**
• 高龄	疾病严重程度增加
• 痴呆	体液代谢、电解质紊乱
• 非法药物使用	感染
• 过量饮酒	缺氧
• 吸烟	急性损伤影响中枢神经
• 感官缺陷	系统
• 肾功能不全	药物影响乙酰胆碱传递,
• 既往脑损伤	如阿托品、芬太尼
• 高血压	精神药物,如苯二氮䓬
• 充血性心力衰竭	类、阿片类
• 抑郁症	长时间的疼痛
• 遗传倾向	过度噪音
	睡眠不足
	无法移动

依据《精神疾病诊断与统计手册》(DSM-IV)规定的谵妄等级,ICDSC 包括 9 项并被 ICU 研究证实有效[59],使用简单,并且可被轻松地整合到现有的患者文档。内容包括睡眠功能紊乱及淡漠型、活跃型谵妄。使用 ICDSC 的第一步是应用一个 5 点量表(A~E)来评估患者的意识程度。对物理刺激产生中等程度应激(C~E)的患者有足够的意识才可以参与评估,根据 ICDSC 的 9 个项目,被分为存在谵妄(1)、缺乏(0),4 分以上可能存在谵妄[59]。

ICU 护理中,CAM-ICU 也被认为有效(详见推荐阅读)[60]。精神状的急性变化或波动也在评估项目之内,可通过观察过去 24 小时内的神经系统变化来实行。对于语言无法沟通的患者、注意力不集中的患者可利用图像识别或随机字母测试;对于思维混乱的患者可以通过聆听患者的言论来评估,如命令患者握住某个特定手指。任何除"警觉"以外的意识程度均被认为可更改的,CAM-ICU 无法通过分数来进行量化,谵妄状态只有"有"或"无"[60]。

(二) 谵妄的预防及治疗

如前所述,预防和管理风险因素是治疗谵妄的主流,因此,患者的风险因素应该提前识别并在可能的情况下进行预防(即使没有谵妄)。预防措施包括:①适当缓解疼痛;②减轻焦虑;③合理使用镇静药物,尤其是苯二氮䓬类药物;④纠正重症患者的生理紊乱(如低氧血症、低血压、水电解质平衡紊乱);⑤良好睡眠周期;⑥早期活动;⑦治疗原发疾病。

图7.2　重症监护谵妄评估清单

患者评估	第1天	第2天	第3天	第4天	第5天
意识变动程度*（A–E）					
在该段时间如果A或B无法完成该评估					
注意力不集中					
定向障碍					
幻觉–偏执–精神错乱					
精神活动亢进或迟缓					
语言或情绪异常					
睡眠周期紊乱					
症状波动					
总分（0～8）					

意识程度*：　A：无意识反应　　　　　　　　　　　　　　　　　　　　评分：
　　　　　　　B：对高强度或高频刺激有反应（高分贝声音或剧痛）　　　0
　　　　　　　C：对中等或温和刺激有反应　　　　　　　　　　　　　　1
　　　　　　　D：正常清醒状态　　　　　　　　　　　　　　　　　　　0
　　　　　　　E：对正常刺激过度反应　　　　　　　　　　　　　　　　1

评分列：0 / 0 / 1 / 0·1 / 1

评分方法：

评分的完成基于8小时轮班或24小时内收集的临床信息。一个项目症状明显，则=1。一个项目无明显症状或没有评估可能则=0点。每一项的分数进入相应的空格，是0或1

1. 意识水平的改变
A）无反应
B）需要有力的刺激来引出患者的反射，表明患者出现影响评价的、严重的意识水平改变。如果存在A昏迷或B昏睡，大部分时间用破折号表示，并且在该时间段内没有进一步的评估
C）嗜睡或轻度至中度刺激可出现反射意味着改变的意识水平，得分1分
D）失眠或很容易觉醒的睡眠状态引起被认为是正常的，分数没有意义
E）过度警觉被认为是异常的意识水平，得分1分

2. 注意力不集中：理解谈话或指令困难。容易被外界刺激分心，转移注意力困难。出现上述任何症状得分1分

3. 定向障碍：在判断时间、地点或人时，出现任何明显的错误得分1分

4. 幻觉、偏执或精神错乱：出现毫无争议的幻觉或由幻觉导致的可能行为（如试图抓取不存在的物品）或偏执。现实测试中得分下降。出现上述任何症状得分为1分

5. 精神运动性躁动或迟缓：为了控制潜在危险，需要使用额外的镇静药来控制的多动症（如IV，攻打工作人员）、多动或临床上明显的精神运动迟缓。出现上述任何症状得分为1分

6. 不合适的言语或情绪：不当、混乱或不连贯的演讲。对相关的事件或情况出现不恰当的情感。出现上述任何症状得分为1分

7. 睡眠周期紊乱：睡眠少于4小时或者晚上经常醒来（医务人员或吵闹的环境引起的觉醒）除外、一天大部分时间都在睡眠。出现上述任何症状得分为1分

8. 症状波动：上述任何项目或症状的波动超过24小时（如从一个转移到另一个）得分为1分

Adapted from Bergeron N, Dubois MJ, Dumont M, Dial S, Skrobik Y. Intensive Care Delirium Screening Checklist: evaluation of a new screening tool. Intensive Care Med 2001;27(5):859–64, with permission.

目前没有在ICU进行对谵妄本身预防及干预措施的研究，然而在老年人急性护理中进行的试验表明许多风险因素是可以预防的。一项试验指出多方面的干预包括重新定位策略、非药物睡眠养生法、频繁的活动、提供听力设备和眼镜和早期治疗，将使谵妄的发生率显著降低[63]。同样，初始证据表明对ICU患者护理其他方面进行干预有助于预防谵妄的发生[34, 64]，尽管这些研究都是在队列研究之前或之后，证据水平并不高。除了考虑到的

这些方法，创造有利于休息和睡眠的优势环境，尤其是在白天时间注意降噪和调整合适的光度。以及最小化的镇静、谵妄监测和早期活动不仅不会导致伤害，还对任一危重症患者来说都是良好的举措。

在非药物治疗不奏效的情况下，非典型抗精神病药物（如奥氮平）可缩短成人重症监护室患者的谵妄持续时间[35]。但应该注意的是，尽管经常使用，但没有证据表明氟哌啶醇可降低成人ICU患者的谵

图7.3　CAM-ICU 工作表

特征1：急性发作或症状波动 对于1A 或1B的答案为"是"，则为阳性	阳性	阴性
1A患者的表现与其精神状态基线是否相异 1B患者在过去24小时是否出现精神状态的波动并且被镇静评分系统（如RASS，GCS或之前的谵妄评估系统）所证实	是	否
特征2：注意力不集中 对于2A或2B评分少于8，则为阳性 首先进行ASE字母测试，如果患者可以进行该测试且得分明确，记录该分值并进行特征3，如果患者无法进行该测试或得分不明确，则进行ASE图形测试。若进行了2个测试，则以ASE图形测试得分为主	是	否
2A：ASE字母测试：记录得分（免试则进入NT） 方法：对患者说：我将对你说一系列的10个字母。当你听到A时，压我的手掌来表示你听到了。以平直语调读出以下字母表中的字母。 　　　　　SAVEHAART 评分：当出现A时，患者没有压测试者的手，或非A时压测试者的手时，将会被记录为错误	得分（10分制）：_____	
2B：ASE图形测试：记录得分（免试则进入NT） 图案见图片库	得分（10分制）：_____	
特征3：思维的混乱 总评分少于4，则为阳性	阳性	阴性
3A：是非题（选A或B，必要时也可在连续每天观察中交替选择） 　setA　　　　　　　　　　　setB 1.石头可以漂浮在水中吗？　1.树叶可以漂浮在水中吗？ 2.海里有鱼吗？　　　　　　2.海里有大象吗？ 3.1磅重量超过2磅吗？　　　3.2磅重量超过0磅吗？ 4.你能使用锤子敲打钉子吗？4.你可以用锤子砍伐木材吗？ 得分（答对1题得1分） 3B：指令题 对患者说"伸出这么多的手指"（考官将2根手指伸向患者的前方）"现在用另一只手做同样的事情"（同样数目的手指不要重复出现），（如果患者无法移动双手，第2部分的命令问患者"再添加1个手指"） 得分（如能完成上述动作得1分）	综合得分（3A+3B） _____ 5分制	
特征4：意识状态改变 如RASS评分结果不为0，则为阳性	阳性	阴性
CAM-ICU总分（特征s1、2与特征3或4其中之一）	阳性	阴性

Adapted from Ely EW, Margolin R, Francis J, May L, Truman B, Dittus R et al. Evaluation of delirium in critically ill patients: validation of the Confusion Assessment Method for the Intensive Care Unit (CAM-ICU). Crit Care Med 2001;29:1370–9, with permission.

妄时间[35]。任何旨在加强认知能力的药物有可能事与愿违，以及出现许多不必要的不良反应（例如 Q-T 间期延长）；因此，任何药物治疗应该在其他手段无效时使用。

三、镇静

急救护理流程中，由于患者需接受有创性和无法忍受的治疗过程，因此，保持足够的镇静水平是一个核心组成部分。危重患者护理的主要目的是提供安慰，而足够的镇静是其基础。个体化镇静管理对每个患者管理是至关重要的，能准确评估镇静也是核心护理技能之一。适当的镇静对所有患者来说都是必不可少的，一些患者可能不需要镇静，而有些患者可能需要严重程度的镇静。对于那些接受肌松弛药的患者来说，最重要的是足够的镇静。在使用镇静治疗时，必须向所有危重症患者提供充分的疼痛和焦虑缓解措施。

越来越多的证据证明，镇静对于危重患者的预后不利。危重患者的轻微而非深度的镇静可缩短通气时间及 ICU 住院[35]。具有一定信服度的初始证据表明较轻的镇静水平有助于改善心理康复[35]，达到轻度镇静的策略目前是危重患者镇静评估和管理的核心。

（一）镇静评估

评估所有镇静治疗的影响是至关重要的，使用药物时总是有风险的，过度镇静或不足时，都可以对患者有显著的负面影响[65]。过度镇静可能导致有害的生理效应，包括心脏、肾和呼吸抑制和机械通气时间的延长，会导致相关的并发症和复苏困难。对心脏系统进行镇静可以有相反的效果，如高血压、心动过速、心律失常、呼吸机不同步、焦虑和痛苦

等，均可影响患者的安全。有证据表明，过度镇静可以影响心理复苏，尤其是出现妄想记忆[66, 67]。

在评估和监控患者的意识水平或复苏参数，以及认知、烦躁和人机同步评估时，客观镇静量表提供了一个有效的方法（图7.4和图7.5）。许多不同的镇静量表已经开发出来用于重症监护（表7.6），具有各种优点和缺点[68]。有效镇静量表的基本要求包括测试目的、方法便捷、结论可靠[69]。

脑电双频指数监测是一个评估工具，可以提供客观的镇静分级，通过保护患者前额的护垫来持续记录脑电活动，并从0（缺乏脑电活动）到100（彻底

表7.6
镇静量表

评估		
拉姆塞镇静评估量表[73] Ramsay sedation scale	得分从1（躁动、不安）到6（无反应） 镇静占据4个等级，合作、定向正常、安静占据1个等级，焦虑、躁动、不安占据个等级	容易管理 焦虑、不安、躁动等级之间无区别 无法区分轻度无意识和深度昏迷 每项评分区分不明确 限制了心理测量属性的测试
理查曼躁动-镇静评估量表 Richmond Agitation-sedation scale (RAAS)[74]	评分从-5（无法叫醒）到+4 （好斗的）躁动占据4个等级，冷静、警觉占据1个等级，镇静占据1个等级	对患者的评估取决于对患者采取刺激的类型（如声音或肢体刺激）以及认知能力和维持时间 结果在心理测量属性的全面测试中有更好的辨识能力，包括评分者之间的良好信度
镇静-躁动量表 sedation-agitation (SAS)[75]	得分从1（无法叫醒）到7（危险躁动）躁动占据3个等级，冷静和合作占据1个等级，镇静占据3个等级	每个等级均有多个标准，尽管增加评估难度，但有助于区分每个等级 结果在心理测量属性的全面测试中有更好的辨识能力，包括评分者之间的良好信度
肌肉活动评分法 Motor activity assessment scale (MAAS)[76]	得分从0（无反应）到6（危险躁动）躁动占据3个等级，冷静和合作占据1个等级，镇静占据3个等级	与SAS很相似 每个等级均有多个标准，尽管增加评估难度，但有助于区分每个等级 心理测试受到局限
互动镇定评估 Vancouver interactive and Calmness scale (VICS)[77]	主要包括两个部分（互动和冷静）每个部分包括5个问题 每个问题分为6分，从"非常同意"到"非常不同意"，因此，每部分总分为30	（与躁动不同）镇静的评估包括多个分数等级 在每部分的6分评估中，每个分值之间区别比较困难 中度心理测量，结果阳性
重症监护环境优化量表 Adaptation to the intensive care environment (ATICE)[72]	旨在衡量机械通气患者到ICU后的适应水平 两个 两个方面-意识（清醒状态及理解能力）以及耐受（镇静状态、呼吸机顺应性及脸部放松）	对量表中的点进行良好的描述区分 中度心理测量，结果阳性
明尼苏达镇静评估工具 Minnesota sedation assessment tool (MSAT)[78]	两方面-运动活动（以4分评估表）和唤醒（以6分评估表）	对量表中的点进行良好的描述中度心理测量，结果阳性

图7.4 理查曼躁动 - 镇静评估量表

理查曼躁动-镇静评估量表（Richmond Agitation-sedation scale，RASS）

得分	状态	特征	
+4	好斗	明显的好斗暴力倾向，对医护人员形成直接威胁	
+3	极度躁动	拔出或摆弄管路或导管，好动	
+2	躁动	经常出现无意识的活动，人机对抗	
+1	不安	焦虑但无明显好动	
0	警觉冷静		
−1	嗜睡	没有完全警醒，但对声音刺激可以醒来（睁眼、目光接触）并持续10秒以上	声音刺激
−2	轻度镇静	声音刺激醒来并目光接触，不足10秒	
−3	中度镇静	躯体活动或有睁眼活动（无目光接触）	
−4	深度镇静	对声音刺激无反应，但对肢体刺激存在躯体活动或睁眼	肢体刺激
−5	无法唤醒	对声音或肢体刺激无反应	

RASS评估流程
1. 观察患者

　a. 患者为警觉，不安还是躁动得分　　　　　　　得分 0至+4
2. 如果患者不是警觉状态，呼叫患者名字，让其睁眼并且看着测试者

　b. 患者醒来，持续睁眼并与测试者目光接触　　得分−1

　c. 患者醒来，睁眼并目光接触，但持续时间不长　得分−2

　d. 患者对声音刺激有反应，但没有目光接触　　得分−3
3. 若对声音刺激无反应，则通过摇动患者肩膀或摩擦胸骨来进行肢体刺激

　e. 患者对肢体刺激有反应　　　　　　　　　　得分−4

　f. 患者对任何刺激均无反应　　　　　　　　　得分−5

Adapted from Sessler CN, Gosnell M, Grap MJ, et al. The Richmond Agitation–Sedation Scale: validity and reliability in adult intensive care patients. Am J Respir Crit Care Med 2002;166:1338–44, with permission.

图7.5 镇静 - 躁动量表

镇静-躁动量表（sedation-agitation scale，SAS）

分值	状态	描述
7	危险躁动	拉拽气管内插管，试图拔除各种导管，翻越床栏，攻击医护人员，在床上辗转挣扎
6	非常躁动	需要保护性束缚并反复语言提示劝阻，咬气管插管
5	躁动	焦虑或身体躁动，经言语提示劝阻可安静
4	安静合作	安静，容易唤醒，服从指令
3	镇静	嗜睡，语言刺激或轻轻摇动可唤醒并能服从简单指令，但又迅即入睡
2	非常镇静	对躯体刺激有反应，不能交流及服从指令，有自主运动
1	不能唤醒	对恶性刺激无或仅有轻微反应，不能交流及服从指令

SAS评估指南
1. 躁动的患者根据所描述的最严重躁动程度来评分
2. 如果患者醒了或者很容易被声音吵醒（"觉醒"的意思是对一个问题做出声音或摇头的回应，或者服从命令），那就是SAS 4（安静合作，甚至可能是在打盹）
3. 如果需要更多的刺激，比如摇晃，但是患者最终会醒来，那就是SAS 3
4. 如果患者受到更强烈的物理刺激（可能是有害的），但从来没有意识到要对"是/否"或以下命令做出反应，那就是SAS 2
5. 很少或没有对恶性物理刺激的反应代表SAS 1

Adapted from Riker RR, Picard JT, Fraser GL. Prospective evaluation of the Sedation–Agitation Scale for adult critically ill patients. Crit Care Med 1999;27(7):1325–9, with permission.

苏醒）。对重症监护患者而言，最合适的脑电活动分值或脑电双频指数可能提供的重要性，目前还没有共识[70,71]。还需继续研究以评估脑电双频指数的功效。

（二）镇静条款

患者对镇静的需求很复杂，有报道称患者受到了欠佳的护理和不匹配的操作[79,80]。导致这种情况

出现的一个原因是不同医疗单位的镇静流程的发展程度不同。

镇静流程提供的框架中，医护专家可以有预见性地提供特殊护理。处方指导的镇静由有处方权的医师或高级实践护士来指令，有关镇静管理相关的指导，通常由护士来执行，可能也会有药师或医疗小组的其他成员完善。纳入镇静管理流程包括：①应用镇静评估及评估频率；②基于量化维度计算来选择最合适的镇静药；③选择镇静药的种类时应该考虑到镇静管理和相关指导；④合适应用、增加、减少、停止使用镇静药；⑤卫生官员何时开始回访。

许多镇静流程包含镇痛成分。镇静流程的目的是通过鼓励医疗小组对镇静目标进行特殊讨论来提高镇静管理，同时使护士管理患者的镇静需求。不是所有的镇静需求都可以通过镇静流程来满足，在一些案例中，特殊护理可以由多学科医疗小组计划并且执行。尽管镇静流程受到广泛支持，但是关于执行流程的益处却证据模糊。大量研究证实，护士主导的镇静流程具有其益处，同时有其他研究持否定态度[81]。在进一步研究进行之前，普遍认为，镇静流程应该基于当地具体情况来执行，根据具体情况从标准化护理中选取合适操作以期实现潜在益处最大化。对流程执行后出现的结果应该予以合适的评估。

（三）每日中断镇静

镇静的每日中断是每天镇静开始后的特定形式。这种干预被用于 Kreas 及其同事在美国研究中心对 128 位患者的原始研究设定的基础上[82]，该研究改善了患者结局，减少机械通气时间、缩短 ICU 住院时间。在一项 18 名患者的队列研究及相同时间段中 14 名患者的亚研究中，尚未发现不良心理逻辑结果[83]。这些好处在后继工作中并没有得到证明。在对 699 名患者的研究数据进行荟萃分析，以及加拿大和美国 16 个中心的 423 名患者的多项研究中，没有发现机械通气时间、ICU 住院时间及谵妄率有任何改善[84, 85]。在更多中心的研究中，每天受到镇静作用的患者需要每天服用更多的镇静剂和镇痛药。

四、疼痛

疼痛是一种无法观测的、主观化的感受。模糊复杂的特性使得理解其机制、评估管理变得异常困难。

几乎所有的重症监护患者都经历过疼痛，疼痛是重症监护中最常报道的负性刺激[86, 87]。特别是拔出胸管和置入动脉导管是很痛苦的过程（中位数分别是 5/10 和 4/10）[88]。在重症监护中，疼痛管理并没有像其他威胁生命安全的症状（如血流动力学紊乱）一样得到应有的重视。然而缓解疼痛却是重症监护中非常重要的一个环节。使用镇痛药会导致成瘾的谣传、老年人或年轻人具有较高的疼痛耐受性，文化背景中对不怕疼痛的过度推崇，都可能导致不合理的疼痛管理。重症监护护士可拥有相对自主权来决定如何滴定镇痛药物。随着自主权的增加，要求护士了解更多的镇痛知识，掌握镇痛的有效管理来进行疼痛，这项被称为"第 5 生命迹象"。

（一）疼痛的病理生理

疼痛的定义是"由明显存在或潜在的组织损伤引起的"[89, p.250]。虽然令人不愉快，但能够防止对组织的进一步损伤[90]。疼痛感受器可分为 3 类：机械性疼痛感受器，即对机械损伤产生反应，如切割和破碎；热伤害性疼痛感受器，即对热刺激做出反应；复合伤害性感受器，即对所有类型的刺激，其中就包括对受损组织释放的化学物质做出反应。组织损伤导致脂肪酸转化为前列腺素减少，从而减低了疼痛感受器的阈值[90]。

疼痛信号通过两种途径传递至中枢神经系统。快痛途径由有髓鞘的 A- 神经纤维进行传递，产生尖锐的针刺感，较局限。慢痛途径，由无髓鞘的 C- 神经纤维进行传递，产生钝痛或者烧灼感，较难定位，比快痛途径更令人感到不适[90]，复合伤害性感受器多由此途径传导。

疼痛的感知发生在丘脑，即下丘脑和边缘系统，此部位同时控制行为和情绪的产生[90]。它受个人以往的经历、文化和行为规范的影响，所以疼痛也是个体化[90]。

疼痛负面的生理效应包括增加心脏做功，从而损害心脏功能[91]；外科术后的危重患者呼吸功能受到限制，即深呼吸和咳嗽咳痰因疼痛而被限制，交感神经兴奋性降低从而降低气道运动，也增加了医院获得性肺炎的感染机会；疼痛导致恶心和呕吐。

若疼痛得不到有效控制，将会造成严重的心理疾病，包括自我控制能力减弱、恐惧和焦虑的情绪增加，注意力不能集中与无心进行康复活动的情况也很常见。疼痛是重症患者普遍提及的负面记忆[86, 87, 92, 93]。疼痛产生的远期影响尚不清楚，但肯定影响患者恢复，严重的转为慢性疼痛[94]。这些本可以避免的负面效应是由疼痛未得到有效控制引起。由此可见，控制疼痛相当重要。

（二）疼痛的评估

"有疼痛经历的人对疼痛进行描述，目前疼痛的人诉说疼痛时间"[95, p.26]。对疼痛感知的模糊性和主观性导致疼痛评估相当困难。难点就在于危重患者往往疼痛敏感性减低，无法表述自己的感受甚至无法进行口头交流。一套相同的语言描述和操作流程，对解决疼痛评估的这一难题至关重要。此外，准确的评估记录是疼痛管理的重要方面，从而减少疼痛的负面效应[96]。尽管评估疼痛很重要，但有证据表明正式评估（或至少是该评估的文献）只占50%[50]。

疼痛感知是主观的，应以简便的方式让患者描述疼痛的性质、强度、部位及特点，例如使用语言通信辅助设备（眼镜和助听器等）。若患者不能口头交流，必须使用其他相同的方式进行沟通，如点头、手部动作、表情、眼神、口型和手写。患者对疼痛的自我评估也受情绪影响。更困难的情况是患者运动极度受限，但有认知能力，这时需要语言病理学家参与交流。

如有可能，应对患者的既往史包括疼痛病史进行采集。当患者无法提供时，家属或亲友应协助予以描述。可能众多伴有疼痛的危重患者都患有相同疾病，如类风湿关节炎和慢性背部疼痛。重要的是，患者的疼痛原因通常是在疼痛管理中被确定。例如，减轻或增加疼痛强度的因素，以及疼痛与日常活动，如睡眠、食欲和体能的关系均应记录。

与患者交流的方式要客观、一致，以确保疼痛评估和疼痛管理正确执行。表 7.7 示，这些描述疼痛性质和强度的方法（包括视觉模拟和数值尺度）是行之有效的。口头数字量表和视觉模拟评分法（VAS）最常用。视觉模拟评分法不适合于危重患者，VAS 和口头数字量表都需要患者提供量化疼痛

表 7.7

疼痛量表

量表	描述	要求与优点
口头数字量表	自评量表 单项目量表 评分值从 0（无疼痛）到 10 分（最痛）	患者必须能够进行口头交流 需要患者了解疼痛评级的内容 以过往疼痛经历为依据 操作简单，使用方便
视觉模拟评分法（VAS）	自评量表 单项目量表 用一条水平线评估患者当前疼痛程度（最左边为无疼痛，最右边为最痛）	患者可以通过手指来沟通 需要患者了解疼痛评级的内容 以过往疼痛经历为依据 操作简单，使用方便
麦吉尔疼痛问卷[167]	评估疼痛程度 采用 15 种描述问卷来衡量疼痛的实际感受 可联合使用疼痛强度量表	患者需要同时给出关于疼痛的较多信息[107] 操作时间长
行为疼痛量表（BPS）[99]	基于疼痛的相关行为总和 较高的分数表示较高的疼痛程度（范围 3~12 分）	不需要和患者交流 操作简单，使用方便 包括"呼吸机相关指标"（用目前新款呼吸机时，可能不再有疼痛评估的相关指标）
非语言疼痛量表（CNPI）[100]	可用于认知障碍的成年人 基于存在 - 不存在的 5 个非言语的疼痛行为（非言语发声，如呻吟）和口头抱怨 分值由 0~6 分（一个痛苦的行为或口头抱怨得 1 分），得分越高表明疼痛程度越高	不需要和患者交流 操作简单，使用方便 不需要患者的过往疼痛经历 不适用于行动不便者[100]
重症疼痛观察量表（CPOT）[101]（图 7-7）	基于以前成熟的疼痛评估方法，通过疼痛相关行为进行评估，如 BPS 包括 4 个项目：面部表情，肢体动作，肌张力和呼吸机指标或发声 分数越高表明疼痛程度越高（范围 0~8 分）	不需要和患者沟通 操作简单、使用方便 包括"呼吸机相关指标"（用目前新款呼吸机时，可能不再有疼痛评估的相关指标） 或患者因气管插管发声受限

强度的数值。

其他生理和行为量表可以用来评估对疼痛反应迟钝或昏迷的患者[97]。研究表明，多项共同指标的一致性足以替代自我评价[97,98]，几项量表已在危重患者中得以验证，包括行为疼痛量表（behavioural pain scale，BPS）[99]（图7.6）、非语言疼痛量表（checklist of nonverbal pain indicators，CNPI）[100]和重症疼痛观察量表（critical care pain，CPOT）[101]（图7.7）。简单

地说，对身体动作改变、躁动和呼吸机同步等全球一致标准的评分，留作与缓解疼痛后再比较。BPS和CPOT为广泛使用的行为疼痛评估工具[102]，BPS为广泛用于无法交流的患者的疼痛评估方式之一[99,103,104]。

护士不能仅仅依靠生理参数的变化作为发病或治愈相关的指标，如心血管系统（血压升高和心搏速率）和呼吸系统的指标[97]。疼痛导致负面效应不一定总发生在重症患者中，如心率和血压增加，因

图7.6　行为疼痛量表

项目	描述	得分
面部表情	放松	1
	部分紧张（如眉头降低）	2
	完全紧张（如眼睑闭合）	3
	表情扭曲	4
上肢	无屈曲	1
	部分屈曲	2
	包括手指在内的完全屈曲	3
	持续收缩	4
呼吸顺应性	正常呼吸	1
	咳嗽，但大部分时间能正常呼吸	2
	呼吸机抵抗	3
	无自主呼吸	4

Adapted from Payen JF, Bru O, Bosson JL, Lagrasta A, Novel E, Deschaux I et al. Assessing pain in critically ill sedated patients by using a behavioral pain scale. Crit Care Med 2001;29(12):2258–63, with permission.

图7.7　重症疼痛观察量表

指标	描述	评分	
面部表情	未观察到肌肉紧张	自然、放松	0
	表现出皱眉、眉毛放低、眼眶紧绷和提肌收缩	紧张	1
	以上所有的面部变化加上眼睑轻度闭合	扮怪象	2
体位	不动（并不代表不存在疼痛）	无体动	0
	缓慢、谨慎的运动，触碰或抚摸疼痛部位，通过运动寻求关注	保护性体动	1
	拉拽管道，试图坐起来，运动肢体/猛烈摆动，不准从指令，供给工作人员，试图从床上爬出去	烦乱不安	2
通过被动的弯曲和伸展来评估肌肉紧张	对被动运动不做抵抗	放松	0
	对被动运动动作抵抗	紧张和肌肉僵硬	1
	对被动运动动作剧烈抵抗，无法将其完成	非常紧张或僵硬	2
对呼吸机的顺应性（气管插管患者） 或	无警报发生，舒适的接受机械通气	耐受呼吸机或机械通气	0
	警报自动停止	咳嗽但是耐受	1
	不同步：机械通气阻断，频繁报警	对抗呼吸机	2
发声（拔管后的患者）	用正常的腔调讲话或不发声	用正常的腔调讲话或不发声	0
	叹息、呻吟	叹息、呻吟	1
	喊叫、啜泣	喊叫、啜泣	2
总分			0~8

Adapted from Gélinas C, Fillion L, Puntillo KA, Viens C, Fortier M. Validation of the critical-care pain observation tool in adult patients. Am J Crit Care 2006;15(4):420–7, with permission.

此重症患者的疼痛评估往往不可靠[105]。可能是因为众多重症患者存在自主神经调节紊乱[106]。而长期血流动力学稳定的危重患者，若用结合其他生命体征的评价方式可能有效[97]。

另外，要定期查看并寻找反应迟钝或无法交流的患者潜在的疼痛来源。如果有理由怀疑疼痛存在，护士都会乐于承认疼痛的存在。如果疼痛确实存在，镇痛试验可协助诊断疼痛的来源。一般情况下，应给予大量镇静药或镇痛药作为预防措施。

（三）疼痛管理

虽然在此对疼痛管理进行单独讨论，但在实践中疼痛管理往往与镇静的管理相结合，才能更好地减少焦虑。疼痛管理应始终以提高患者的舒适度为第一目标。同时使用两种附加药物来提高患者的舒适度，从而使患者易于接受气管插管等操作[96]。因为这样的做法，难以评估每种药物对患者疼痛的作用。除了药物治疗疼痛外，非药物治疗也被证明可作为辅助药物治疗的有效方法，甚至作为替代疗法。

减少疼痛的措施可能需要在产生伤害之前就应开始，以防止疼痛发生。创伤往往是最痛苦的过程，但伤口、排液、吸痰、拔除尿管、中心静脉置管、创面敷料的安置和咳嗽均有可能造成强烈的不适[91, 107]，例如，中心静脉置管时如果切开股鞘再插入中央导管，可以明显降低疼痛程度[108]。这也通常包括一些镇痛措施，如中心静脉置管时，就需要额外局部麻醉来控制疼痛。这种镇痛措施的目标就是（如患者翻身）减轻患者的疼痛经历。

镇痛药物可以通过多种途径给予，如口服、经肠营养管、静脉内、直肠、局部、皮下、肌肉内、硬膜外和鞘内。选择哪种给药途径要根据患者的适应证和禁忌证的评估结果来决定。患者还可以选择自控静脉给药镇痛。目前硬膜外镇痛在重症护理中最为常见。

硬膜外给药途径需要更进一步评估，包括感觉器官感觉和功能的评估，由于阿片类药物等局部麻醉剂的使用，感觉功能主要依靠皮肤，需定期检查以了解局部麻醉剂的封闭效果。除了感觉阻滞检查，下肢运动功能的变化也需要定期评估。突然的或微小的变化也可能表明发生了并发症，如硬膜外血肿。Bromage 评估量表通常用于评估肢体运动反应。导管部位的定期检查也是必不可少的，观察并发症如出血、早期血肿和感染，以保证导管通畅。鞘内注射也有类似的禁忌证和并发症，需要相同的

预防措施。要了解鞘内（相对于静脉内）给药并没有消除所有的阿片类药物的不良反应（见推荐阅读）。

> **实践提示**
>
> 硬膜外给药应采取相应安全措施，以确保硬膜外穿刺的安全，监测穿刺之前和穿刺初始阶段的血压和心率。在第一次尝试穿刺期间，应两名医护人员互相协助。

（四）非药物治疗疼痛

非药物治疗对减轻疼痛同样关键，主要是减少心理压力。过度疼痛可能产生心理压力来对抗身体带来的不适，使整体达到动态平衡，但心理压力会加剧疼痛。所以要减少心理压力和疼痛，包括提高舒适性和转移法干预措施，需要重症监护护士个体化实施措施，以符合不同患者的需求。转移法干预措施可分散患者注意力，尽量使患者不考虑病痛而去思考一些愉快的事情或活动。研究表明，在促进情绪和身体疼痛管理策略中，患者重视家庭成员的存在是有意义的[109, 110]。表 7.8 列出了一些干预措施，证明可能是有效的。

非药物治疗是非侵入性的，可个体化使每个患者均受益。但仅凭非药物治疗可能不易达到无痛苦，所以必须提高镇痛药的效果和对重症患者个体化治疗，尤其是在包括家属在内的情况下[110, 111]。

表7.8
非药物治疗疼痛

舒适度测量	Diversional 措施
调整姿势 35	放松
口腔及气管内吸痰	呼吸练习
嘴，口腔和 / 或伤口护理	视觉意象
保障和信息	音乐疗法[168]
按摩	家庭陪伴[109]

（五）药物治疗疼痛

对重症患者疼痛的药物治疗多使用阿片类药物，阿片受体激动药结合的 u- 受体在中枢神经系统和其他组织均有分布[35]，阿片类药物起效快，很容易分解为代谢产物，很少积聚。重症监护室常用硫酸吗啡和芬太尼，它们的属性、不良反应及护理要点如表 7.9 所列。硝酸盐类药物联合硫酸吗啡将作为缺血性心脏疼痛的一线药物（参见第 10 章）。

表 7.9
镇痛药

药物 + 药物剂量	属性	不良反应	护理
硫酸吗啡 1~10mg/h（静脉注射） 1~4mg（静脉推注）	水溶性 峰值效应持续 30 分钟 半衰期 3~7 小时 镇静作用 促进释放组织胺[35]	血管舒张作用 胃动力下降 呼吸抑制 恶心和呕吐[88]	间歇剂量，而需要持续输注[35]
芬太尼 25~200μg/h（静脉注射） 25~100μg/h（静脉推注）	脂溶性 合成阿片类药物 药效是吗啡的 80~100 倍 峰值效应持续 4 分钟 半衰期：1.5~6 小时[35]	呼吸抑制 心动过缓 肌肉僵硬	注意低血压或心动过速 与吗啡共用会发生胃和 / 或组胺样副作用
盐酸曲马多 100mg（静脉推注）50~ 100mg/4~6 小时维持	易溶于水和乙醇 合成中枢性阿片类镇痛	恶心，呕吐 头晕，头痛 口干 出汗	间歇剂量
NSAIDs	解热镇痛	胃肠道反应 抗凝	口服或直肠给药 肾清除
氯胺酮 20mg（静脉推注） 10~20mg/5~10 小时[90]	镇痛和麻醉作用 1~2 分钟起效 镇痛 / 麻醉效果持续 5~15 分钟 半衰期：3 小时	升血压和呼吸抑制 颅内压增高 产生幻觉	用于产生疼痛的操作，例如更换伤口敷料 以 2mg 为初始剂量或 持续静脉注射剂量，以尽量减少烦躁不安及幻觉产生

NSAIDs= 非甾体类抗炎药

其他药物，如非甾体抗炎药（NSAIDs）通过抑制炎症级联反应中的酶，以产生镇痛作用（尤其是在与阿片样物质结合），多用于骨和软组织损伤，比起其他药物，它的不良反应和禁忌证更多，NASAIDs 的使用可能导致消化道出血，肾功能不全和哮喘发作。对乙酰氨基酚对轻度疼痛非常有效，联合阿片类药物可用于骨骼和软组织损伤的镇痛。

另一种控制疼痛的阿片类药物是氯胺酮[112, 113]，单独用此药物就能有效地控制严重疼痛，如深部伤口护理（例如烧伤）镇痛效果好。氯胺酮通常与咪达唑仑一起使用，以减少潜在的影响。疼痛缓解是重症护理的首要目标，要使用可靠、客观、稳定性好的仪器来定期对疼痛强度进行评估。没有任何一种药物适合所有的患者，临床医师需要认真选择药物品种、监测效果和药物剂量。例如，对于心脏手术的患者，自控镇痛可以提供最有效的疼痛管理（见第 12 章）。非药物治疗可加强对疼痛的缓解效果。如果不能有效控制疼痛，将严重影响患者康复和睡眠。

五、睡眠

睡眠的功能尚未完全明确，但睡眠对身体很多功能的恢复是必需的[114]，睡眠中断或剥夺会导致心理和生理疾病[115-117]，睡眠对身体、心理等功能恢复和疾病痊愈至关重要。可以说危重患者需要不间断的睡眠，但有可能睡眠质量很差[118]。

有证据表明，虽然重症患者睡眠时间足够，但睡眠质量较差，很少经历深度睡眠 - 快速眼动期[119-121]，睡眠高度破坏时间在 24 小时内分布大致相同[122, 123]。多导联睡眠监测（PSG）通过重症护理患者的睡眠自述已经得到证实[124, 125]，报道一致认为，危重患者的睡眠整体质量较差，具体来说，浅睡眠时频繁觉醒和入睡困难[126-128]。许多因素影响患者的睡眠，包括各种不适、治疗操作、药物作用、环境噪声和疾病等[123]。

根据自然生理健康，成年人每天的睡眠时间一般为 6~8 小时（平均 7.5 小时）[129]。有两种睡眠状态：快速眼动睡眠（REM）（约占总睡眠时间[TST]的 25%）和非快速眼动睡眠（非 REM）（约占总睡眠时间的 75%）。非 REM 睡眠是由 4 个阶段：1 期、2 期浅睡期、3 期和 4 期慢波睡眠（SWS）或深睡眠，必须按顺序才能进入 REM 睡眠，4 期慢波睡眠之后即为 REM 睡眠（持续 60～90 分钟）。更多的睡眠阶段指南将 3 和 4 期进行结合，因此现在非 REM 睡眠只有 3 期[130]。然而，睡眠医学的教科书仍暂存传统 1～4 期的使用[129]。睡眠期间清醒的时间一般少于总睡眠时间的 5%[129]，所有的睡眠阶段对健康都很重要，不幸的是危重患者经历深度 REM 睡眠很少。

成年人的睡眠结构随着年龄增长有所变化，这需要在危重症护理中关注。随年龄增长，总睡眠时间与 SWS 占比下降（以 10 分钟和 2% 每 10 年的速度下降）和浅睡眠时间轻度增加岁（20～70 岁仅增加 5%）[131]，70 岁以前，REM 睡眠时间占比约每 10 年 0.6% 的速度减少，直到 70 岁，随着总睡眠时间增加，REM 睡眠时间才有所增加[132]。在 30 岁以后，睡眠期间清醒的时间以每 10 分钟的速度增长[131]。

（一）睡眠评估和监测

应在患者入院后尽快进行对睡眠的评估。如果患者不能口头交流，患者亲属（最好生活在同一家庭）应尽可能提供患者以往睡眠的情况。对夜间使用无创通气或睡眠药物的，应告知医护人员予以重视。特别要注意白天嗜睡、过度打鼾和喜欢卧床的患者，可能有未确诊的睡眠障碍。在重症监护治疗中，患者以往的睡眠习惯应尽可能地满足，如"上床"、"站立"等。

不幸的是，目前用于客观评估危重患者睡眠的方法很少，多导联睡眠图（PSG）监测（同时记录脑电图、心电图及肌电图）是评估睡眠的"金标准"。根据 Rechtschaffen 和 Kales（R&K）标准对 PSG 数据进行分析[133]，并提供 TST 和各睡眠阶段的时间。然而，这需要监测人员操作娴熟，确保良好的信号监测质量、连续记录和干预[129]。最近，睡眠研究人员强调将 R&K 标准应用于危重患者睡眠数据是有困难的：如由于镇静药物、系统性失范反应的调解及疾病进展，脑电图可能出现异常，这些缺陷限制了它在重症监护中的临床应用[134]。因此，PSG 在重症监护的临床实践中不被常规使用。活动记录仪是睡眠评估的另一种方法，该方法已在重症监护治疗中尝试。这是一个腕表式的自动监测设备（也可以放于躯干和腿部进行监测），能监测加速度运动和单方向或多方向的运动[135, 136]。这种监测提供的睡眠时间常被高估（因为危重患者通常是不能活动而并非处于睡眠状态）。另一种客观的方法—BIS 监测已经在重症护理中尝试[137,138]，在 PSG 方法未普遍应用之前，BIS 监测是一个可行的选择，因其在任何环境下都能对睡眠做出准确测量。

在重症监护治疗中，最可靠评估睡眠的方式是患者自我报告（患者最能判断他们睡眠的时间和质量）。目前已为重症监护专门研制了两种评估方案：理查兹 - 坎贝尔睡眠问卷（RCSQ）[139]和重症监护睡眠问卷（SICQ）[125]，RCSQ 包括 5 个 100 分值的视觉模拟评分（VAS）：睡眠深度、延迟时间、觉醒次数、觉醒时间和睡眠质量。在内科 ICU 有研究（N=9，100% 为男性）[140]进行了试点测试，并在一个涉及 70 位男性患者的延续试验中得到验证[139]，RCSQ 总得分和 PSG 睡眠质量指数（SEI）呈中度相关，$R=0.58$（$P<0.001$）[139]。因此，在评估实践中，对一组患者进行 SICQ 测试比用于个别患者更适合（表 7.10）。

表 7.10
睡眠评估工具

名称	介绍	优缺点
理查德 - 坎贝尔睡眠调查问卷[139]	五视觉模拟评分法（0～100） 总成绩取自 5 种量表平均值（高分表示良好的睡眠）	患者并不需要能够书写（护士可根据患者指示标记） 患者需要足够的认知功能
重症监护睡眠问卷[125]	7 个问题（其中一些有多个项目） 李克特量表 1～10 无总得分 适合成组监测	患者并不需要能够书写（护士可根据患者指示标记）患者需要足够认知功能 尚未验证
护士观察列表[141]	复选框表 类别：每隔 15 分钟"醒了""睡着了""不能告诉"和"没有时间去观察"	无需培训 护士往往高估睡眠 更好的监测趋势

有高达 50% 的重症患者可能无法完成对睡眠的自我评估[126, 136]，在这种情况下，唯一选择就是通过护士评估的护士观察量表（NOC）[141]，床旁护士可直接用来对患者的睡眠进行评估。这是一个相对简单的工具。然而，许多研究表明，护士往往会高估睡眠时间，所以从 NOC 应用以来，睡眠时间监测对个别患者的夜间睡眠可能只是一种趋势指标，而不是确切的报告[136, 142-144]。

（二）睡眠促进和维持

目前对促进和维持重症患者睡眠的干预措施效果的验证尚缺乏确凿证据。一些做法可能会改善睡眠，如减少噪声，去除对重症患者睡眠不利的环境，减少了夜间睡眠中断的次数。包含各方面的个体化方案是最好的。在危重护理中，促进和维持睡眠尤为重要。以下措施来自于一些研究和专家的建议，可能促进和维持睡眠，最起码有利于患者的休息。

1. 缓解疼痛

- 通过医患交流，减少焦虑。
- 使用抗焦虑药，如可能需要苯二氮䓬类药物。
- 必要时夜间镇静（镇静不是自然的睡眠，患者似乎处于睡眠状态，但只是镇静药作用下的状态）。
- 在无禁忌的情况下进行轻松按摩[140]，提供放松的音乐和图像。
- 提供一个温暖（代谢率通常睡眠时下降）的环境[145]。
- 要求患者家属提供一些患者自己的个人物品，如枕头和洗浴用品、耳塞和眼罩。
- 耳塞和眼罩可以帮助部分患者，然而应注意，有研究表明这些均不能保护患者不受高强噪音和光亮影响[146]。

2. 护理工作

- 护理工作应在白天进行，以减少夜间对于患者的干扰，例如：
  换药和清空引流袋
  清洁牙齿、更换病号服和床单
  重新设定合适的压力支持。
- 血压电子换能器应顺应静脉长轴，在不打扰患者的情况下以确保准确监测血流动力学，确保静脉输液管和插管通畅。安排好护理工作以便患者能在夜间获得 1.5～2 小时免打扰的休息时间（与其他工作人员协调，使诊疗活动尽量避开患者休息时间）。"集中护理"，例如药物治疗与抽血、压力支持护理集中在同一时间进行。
- 保证提高舒适度（也要安排在非休息时间进行）。

3. 环境因素

- 降低噪声水平，尤其是在休息时间和晚间。在重症监护室进行的一些研究突出表明了噪声水平和睡眠治疗之间的关系[34, 119, 147-149]。例如，成年人重症监护区噪声水平已经持续超越了规定的医院噪声标准上线，如环境保护署（EPA）晚间 35 分贝，白天 45 分贝[150]，以及澳大利亚标准（AS/NZS2017/2000）最少 40 分贝，最多 45 分贝[151-153]。
- 在休息时间和晚间，灯光要充分变暗，关上百叶窗。据了解，危重患者的褪黑激素代谢并非昼夜节律，所以尝试使用灯光将褪黑激素分泌调节到正常的生理节律显得尤为重要[154, 155]。一般成年人重症监护室的荧光灯可能释放长达 600lux[156]，即使晚间较短，照射光水平也有 50～100lux，其将抑制褪黑激素的分泌。这种激素对于调节睡眠昼夜节律有重要作用[129]。众所周知，人造光发出足够的短波可影响褪黑素的分泌。

实践提示

询问患者（或其家人）平时夜间入睡的时间，尽可能精确，这有助于提高他们的睡眠。

---

4. 治疗方法

- 与医师讨论是否需要夜间持续机械通气。不适当的高流量通气可引起低碳酸血症，可导致中央型呼吸暂停和睡眠障碍[157]。
- 重症监护治疗使用的许多药物会影响睡眠。甚至血管活性药物，如肾上腺素，都有可能影响睡眠质量。镇静药，特别是苯二氮䓬类和阿片样物质，会减少阶段 3、4 和快动眼睡眠期的时间，因而减少睡眠时间和降低睡眠质量[158, 159]。但是缓解疼痛和抗焦虑药使用改善睡眠，对潜在的药物不良反应的认识可防止睡眠障碍的发生。
- 一旦非药物干预措施无效，就需要尝试具体的促进睡眠的药物。表 7.11 包括了常见的用于失眠症的药物。应该指出的是，这些药物的有效性调查尚未开展。

表 7.11
常用的睡眠推广药物总结

药物名称	药物类型	典型的催眠剂量范围（成年人）	注意事项
替马西泮	苯二氮䓬类	口服 / 肠道：10～20mg，每晚 1 次（睡前 30 分钟）	减少剂量以防肝衰竭 检查肝功能
丙泊酚	静脉镇静 / 麻醉剂	静脉注射 / 机械通气：10～3.0mg/(kg*h) 机械通气：5～10mg/kg/h	短期使用 持续呼吸监测 检查肝功能
唑吡坦	吡咯酮类	口服 / 肠道：5～10mg 每晚 1 次（睡前）	短期使用（2～4 周） 幻觉 肝损害的半衰期长
佐匹克隆	吡咯酮类	口服 / 肠道：3.75～7.5mg 每晚 1 次（睡前）	短期使用（2～4 周） 幻觉 肝损害的半衰期长
氟哌啶醇	典型抗精神病药物	治疗谵妄的夜间维持剂量 静脉内（慢速）：2～10mg，可重复 口服 / 肠道：5～15mg	每天监测 QT 间期和肝功能 观察是否有锥体外系症状 不超过 100mg/d
阿米替林	三环类抗抑郁药	口服 / 肠道：25～150mg 每晚 1 次（前 1 天晚上睡前 1～2 小时）	监测 QT 间期 抗胆碱作用 增加癫痫发作风险
多虑平	三环类抗抑郁药	口服 / 肠道：25～150mg 每晚 1 次（前 1 天晚上睡前 1～2 小时）	监测 QT 间期 抗胆碱作用 增加癫痫发作风险
米氮平	去甲肾上腺素能和特异性血清素能抗抑郁药	口服 / 肠道：15～60mg 每晚 1 次（睡前 1～2 小时）	高剂量可具有刺激作用
右美托咪	阿尔法受体激动剂	静脉注射：负荷量 1ug/kg 超过 10～20 分钟后维持滴注 0.1～0.2μg/(kg•h)	不能连续输注，24 小时以上持续呼吸监测

实践提示

在重症监护室如何辨别合适的噪声水平：在适当的时间和位置闭上眼睛 1 分钟，并感受自己是否能够休息。另外找一个即将康复出院的患者，询问当他正在接受重症监护时最能破坏休息和睡眠的因素。

褪黑素

褪黑素可短期缓解失眠。这种自身产生的激素具有促进和维持睡眠的两个功能。虽然它在原发性失眠的治疗中很有效，如倒时差和轮班工作，但外源性褪黑素作为促进重症患者睡眠药物的有效性还有待明确[160, 161]。因在重症病房进行调查大多未用多导联睡眠监测，故很大程度上没有可信性[162-164]。模拟这种激素典型的内源性分泌[165]及其半衰期的研究很困难，因为许多研究结果是不确定的。为使整晚都维持足够的血液水平，需要在夜晚时一次性注射高剂量的褪黑素才可以维持，但这样做可能会打乱正常的生理节律。褪黑素对失眠效果研究结果表明[166]，对于年龄 >55 岁的老年人，给予典型剂量是 2mg（每天 1 次，睡前 1～2 小时）效果最佳。

因为内源性褪黑素的分泌与年龄有关。作者建议是，最好提供能促进内源性褪黑素的正常分泌节律（即提供合理的照明时间和活动水平），而不是使用外源性褪黑素。

总结

　　在危重患者的护理中,满足患者的心理需求是必不可少的。本章概述了用于有效评估、治疗患者焦虑、谵妄、疼痛、镇静和睡眠方面的各种方法。这些方面的评估需要在临床实践中提供一系列数据来帮助诊疗,帮助临床医师找到最适当的干预措施。虽然这些方面在本章中是依次进行论述的,但在临床实践中,它们是密切相关的,应综合考虑。

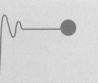

案例问题

　　一名 49 岁的妇女,紫罗兰•琼斯,因社区获得性肺炎被收住进重症监护病房(ICU)。紫罗兰的雇主发现她已经连续两天没有上班,也没有给他们打电话后,她的双胞胎姐姐去了她家里。紫罗兰的妹妹发现她在床上失去了知觉,于是叫了救护车。

　　到达急诊科时,紫罗兰对声音刺激没有反应,但对持续的触觉刺激可有呻吟,并出现严重的低血压和发热。在转入重症监护室之前,医生为他进行了插管,在急诊科她的病情得以稳定。X 线提示她胸部有大面积的肿块。

　　尽管病情在急诊科初步稳定,她到达重症监护室时的血压仍然很低,因此,静脉注射了几升生理盐水并进行了血管加压手术,她的最大气道压力很高,动脉血气结果也很差,大量的氧气吸入和机器输送的呼吸率激发了压力控制通气。每当镇静剂输注的速度降低时,她就变得烦躁不安,伸手去拔气管插管。第二天,紫罗兰的肺通气越来越难,她经历了几次缺氧发作。

　　在 ICU 的第 3 天,她被诊断出患有急性呼吸窘迫综合征(ARDS)。为了改善气体交换,她一天中大部分时间处于俯卧位,高剂量的苯二氮䓬类药物和低剂量的阿片类药物与血管加压素一起使用。第 4 天,她的家人得知她有很高的死亡风险。到第 6 天,紫罗兰的病情好转了,于是她又恢复了仰卧的姿势。然而,镇静药的输注率不能明显降低,除非她变得心动过速和烦躁不安。她进行头部 CT 扫描,但未见异常。

　　在第 8 天,紫罗兰的呼吸状况得到了充分的改善,医生为她实施了气管切开,使镇静药物的使用得以减少。用了几天的时间来逐步减少呼吸机的支持。直到第 16 天,她一直在压力控制下接受气体支持。到了第 18 天,紫罗兰在没有呼吸机支持的情况下自发呼吸了好几个小时。

　　她得知了自己气管切开的状况,并不激动,而是变得孤僻和泪流满面。甚至是和家人在一起的时候也很少看到她闭上眼睛,她都表现得高度警觉和沉默寡言。她的家人非常痛苦,尤其是她的妹妹,她说这可不像她。连续性谵妄评估(使用 CAM-ICU)显示紫罗兰不太可能产生谵妄。她仍保留着气管切开,虽然紫罗兰可以忍受短时间内将气囊放气,但她说话很难让人能听见,而且没有足够的力气完成长句。此外,她太虚弱了,写不了字,而且用字母板写字也很容易疲劳。因此,为了便于对紫罗兰的心理健康进行更有意义的评估,我们咨询了言语病理学家,以探讨替代的沟通策略。使用一种特殊的吞咽和说话(Passy-Muir)瓣膜提供给紫罗兰说话。

　　仔细询问之后,我们发现紫罗兰感到极度焦虑和害怕(面部焦虑量表 =5/5)。她描述了"担忧之声"(ICU 医疗人员在她床边谈话)的记忆,以及她在重症监护室住院期间感到严重不适时"喘不过气来"的情景。她对自己的未来感到恐惧和悲观。

治疗

　　紫罗兰被告知在重病后可能恢复的迹象。理疗师向她保证她目前的身体虚弱不是永久性的。紫罗兰的护士证实了她的感受，并提供了更多关于情绪和心理恢复过程的信息。此外，紫罗兰的护士与紫罗兰商量后制定了一个护理计划，以解决她的急性焦虑：

- 紫罗兰被转移到重症监护病房的一个安静的地方。
- 紫罗兰经常有机会用语言表达她的感受，并描述她的记忆：气管切管的气囊瘪了，只要她能忍受，就可以使用 Passy-Muir 说话瓣膜。
- 每天都有固定的作息时间，每天睡几个小时，休息和听音乐。
- 该家庭雇佣了一名按摩师，每天晚上为患者做头部和颈部按摩。
- 紫罗兰发现胸部理疗很令人恐惧，因此在理疗前给予少量的安定（2mg）。
- 她的妹妹每周两次带她的狗来看望（这种安排是与医院感染控制部门和医院协商治理）。

紫罗兰在重症病房的情绪和情感健康改善，并且变得更愿意参与到自己的康复活动中。她在重症监护室住了 30 天后被转到了医院病房。大约两周后，她出院了。

恢复

紫罗兰在她回家 2 个月后，其康复因肺栓塞而变得复杂，但这并不需要住院治疗。但她的心理状态完全恢复了。她回访 ICU 并对她为克服焦虑所受到的帮助表示感谢。

讨论

紫罗兰的疾病和恢复病例并不少见。她的身体严重不适，呼吸系统疾病使她可能变得极度焦虑。通过口头交流和一些药物治疗，抗焦虑的苯二氮䓬类药物和非药物治疗来减轻她的焦虑，使其情绪得到了显著的改善，随后，她的康复能力得到了提高。这可能与能够充分表达自己能力以及其他干预措施有关，或很有可能两者兼而有之。多学科的医疗团队解决她在 ICU 期间明显的心理困扰，很可能对她心理的全面长期恢复做出了贡献。

问题

1. 当紫罗兰能够进行口头交流时，她表示感到恐惧和焦虑，这些都与她对令人担忧的病情回忆有关。概述在她严重不舒服的时候可实施护理干预措施，以帮她缓解恐惧，减少她对那段时间的不愉快记忆。

2. 治疗紫罗兰焦虑的非药理学干预之一是按摩，描述按摩放松的潜在生理机制。

相 关 研 究

Rose L, Fitzgerald E, Cook D, Kim S, Steinberg M, Devlin JW, et al. Clinician perspectives on protocols designed to minimize sedation. J Crit Care 2015;30:348–52

摘要

目的： 在一项多中心随机试验中，我们将原始镇静和原始镇静加每日中断（DI）进行比较，咨询重症监护病房（ICU）临床医生对每种策略的看法。

方法： 在调查的 5 个 ICU 中，每天对护士和医生进行问卷调查，询问他们是否喜欢使用指定的策略，他们的反应及原因，以及对 DI 的关注度。

结果： 共完成 301 份问卷调查，31 例（仅 15 例原始镇静，DI 16 例）；117 名（59 名医生和 58 名护士）医疗服务提供者为该患者完成的第一个问卷，并纳入分析。大多数受访者喜欢使用指定的策略（81% 原始镇静和 81%DI）；医生比护士更喜欢 DI（100% vs 61%）（$P<0.001$）。最常见的喜欢指定镇静策略的原

因是更好的神经逻辑评估（70% DI），易用性（仅 58% 原始镇静），以及改善患者结局（51% 仅原始镇静和 44% DI）。只有 19% 的临床医生不喜欢指定的镇静策略（相同数量的原始镇静和 DI）。受访者对 DI 的担忧是呼吸系统损害（61%）、疼痛（48%），躁动（45%），设备移除（26%）。来自护士的调查问卷多于内科医生的调查问卷。

结论：大多数受访者都喜欢这两种镇静策略。护士和医生对每种策略有不同的偏好和喜好理由。

讨论

在这项基于调查的研究中，我们研究了在日常的镇静作用下，使用原始镇静的临床医生（护理和医学）的观点。这项研究是在 SLEAP 试验的框架内进行的（单独使用原始镇静与使用 DI 的原始镇静的随机对照试验）。在参与 SLEAP 试验的 16 家医院中，有 5 家的临床医生在照顾研究参与者的时候收到了问卷。在 SLEAP 试验中，两种镇静策略在患者预后上没有差异，与原始镇静加 DI 组相比，方案组的护士感知工作量显著增加。参与这项亚研究的临床医生普遍两种策略都喜欢，尽管来自不同行业的临床医生与较少的护士（只有 61%）对将结合 DI 的策略有不同的看法，其中临床医生的支持度高于 100%。

这项研究的优势包括来自加拿大 5 个中心的临床医生参与，但没有来自美国的 SLEAP 试验中心的参与者参与。此外，正如研究人员指出的那样，让参与者回答有关某个特定患者的问题，并对其中一项措施进行管理，有助于提供实时的视角，而不是一般性的意见。这是首次检验临床医生如何看待原始化镇静的作用，特别是 DI 的增加，并且是在实践中有效实施这种策略的必要性。鉴于证据和相关指南[35]，我们有必要确定有效的方法，尽量减少危重患者的镇静水平。了解临床医生的观点，护士提到考虑将 DI 结合到患者不适、呼吸损害、疼痛和心脏不稳定等方面的策略。使用 DI 策略的最大原因是因其可以改进神经评估。

这项调查和起源 SLEAP 试验的研究人员表明，护士主导的镇静治疗方案是减少镇静的一种方法，因此设计了起源于 SLEAP 试验的研究，以 SLEAP 试验作为护理标准。遗憾的是缺乏证据证明护士主导镇静治疗方案的有效性[82]。尽管如此，调查反映了在这个环境中提供的两种可选择的原始镇静方案之间的区别，因此对临床医生对原始镇静化的看法以及 DI 的合并给出了一些一般性的指导。

综上所述，这项研究描述了如何在照顾危重患者时，使镇静作用最小化的重要因素。结果表明，尽管护理和医学临床医生都普遍支持使用或不使用 DI，但特别提出了一些问题，在"SLEAP"试验的总体结果中，没有单独的单性镇静作用的情况下，原始的镇静作用没有额外的好处，每日的镇静中断不应作为护理危重患者的常规组成部分。

学习问题

1. 焦虑、镇静和疼痛强度的评估是关键护理的重要组成部分。
   ● 讨论区分焦虑和疼痛的评估策略，列出与你选择相关的任何特殊注意事项。
   ● 建议一种可以用来减轻疼痛的非药理学策略。
   ● 考虑一下家庭如何帮助缓解患者的焦虑。
2. 危重患者经历谵妄需要高度熟练和知情的护理。以下的练习可以增强你控制精神错乱的能力：
   ● 确定可降低谵妄可能性的护理干预措施，包括让家庭参与护理的干预措施。
   ● 描述你选择的理由。
   ● 概述谵妄和痴呆的区别。
   ● 为以前治疗过的谵妄患者制定护理计划。确定未使用但应使采取的干预措施。

3．比较和对比了各种镇静剂的使用情况，讨论每种镇静剂的优缺点。重复本章提供的每一个疼痛评估和谵妄评估工具。

4．适用本章中提到的资料：

- 高质量睡眠在健康和疾病中的重要性。
- 解释睡眠功能的理论。

5．回想一下你最近一次间断睡眠和睡眠不足的经历，并描述一下你的生活状况：

- 情绪。
- 认知功能。
- 身体功能。
- 食欲。
- 动机。

在线资源

Australasian Sleep Association, www.sleep.org.au

ICU Delirium and Cognitive Impairment Study Group, www.icudelirium.org

推荐阅读

Ballantyne J, Bonica JJ, Fishman S. Bonica's management of pain. Philadelphia: Lippincott Williams & Wilkins; 2009.

Barr J, Fraser GL, Puntillo K, Ely EW, Gelinas C, Dasta JF et al. Clinical practice guidelines for the management of pain, agitation, and delirium in adult patients in the intensive care unit. Crit Care Med 2013,41:263–306.

Bergeron N, Dubois MJ, Dumont M, Dial S, Skrobik Y. Intensive Care Delirium Screening Checklist: evaluation of a new screening tool. Intensive Care Med 2001;27:859–64.

Ely EW, Inouye SK, Bernard GR, Gordon S, Francis J, May L et al. Delirium in mechanically ventilated patients: validity and reliability of the confusion assessment method for the intensive care unit (CAM-ICU). JAMA 2001;286:2703–10.

Hardin KA. Sleep in the ICU: potential mechanisms and clinical implications. Chest 2009;136:284–94.

Kyranou M, Puntillo K. The transition from acute to chronic pain: might intensive care unit patients be at risk? Ann Intensive Care 2012;2:36.

参考文献

1 Spielberger C, Gorsuch R, Lushene R. Manual for the state-trait anxiety inventory. Palo Alto, CA: Consulting Psychologist Press; 1983.

2 Chlan L. A review of the evidence for music intervention to manage anxiety in critically ill patients receiving mechanical ventilatory support. Arch Psychiatr Nurs 2009;23(2):177–9.

3 Sessler CN, Varney K. Patient-focused sedation and analgesia in the ICU. Chest 2008;133(February):552–65.

4 De Jong MJ, Chung ML, Roser LP, Jensen LA, Kelso LA, Dracup K et al. A five-country comparison of anxiety early after acute myocardial infarction. Eur J Cardiovasc Nurs 2004;3(2):129–34.

5 Chlan L, Savik K. Patterns of anxiety in critically ill patients receiving mechanical ventilatory support. Nurs Res 2011;60(3 Suppl):S50–7.

6 McKinley S, Stein-Parbury J, Chehelnabi A, Lovas J. Assessment of anxiety in intensive care patients by using the Faces Anxiety Scale. Am J Crit Care 2004;13(2):146–52.

7 Bear M, Connors B, Paradiso M. Neuroscience, exploring the brain. 2nd ed. Baltimore, MD: Lippincott Williams & Wilkins; 2001.

8 Tate JA, Devito Dabbs A, Hoffman LA, Milbrandt E, Happ MB. Anxiety and agitation in mechanically ventilated patients. Qual Health Res 2012;22(2):157–73.

9 Porth C, Matfin G. Pathophysiology: Concepts of altered health states. 8th ed. Philadelphia, PA: Lippincott, Williams & Wilkins; 2009.

10 Moser DK, Chung ML, McKinley S, Riegel B, An K, Cherrington CC et al. Critical care nursing practice regarding patient anxiety assessment and management. Intensive Crit Care Nurs 2003;19(5):276–88.

11 Moser DK, Riegel B, McKinley S, Doering LV, An K, Sheahan S. Impact of anxiety and perceived control on in-hospital complications after acute myocardial infarction. Psychosom Med 2007;69(1):10–6.

12 Huffman JC, Smith FA, Blais MA, Januzzi JL, Fricchione GL. Anxiety, independent of depressive symptoms, is associated with in-hospital

cardiac complications after acute myocardial infarction. J Psychosom Res 2008;65(6):557–63.

13 Schelling G. Effects of stress hormones on traumatic memory formation and the development of posttraumatic stress disorder in critically ill patients. Neurobiol Learn Mem 2002;78(3):596–609.

14 Frazier SK, Moser DK, O'Brien JL, Garvin BJ, An K, Macko M. Management of anxiety after acute myocardial infarction. Heart Lung 2002;31(6):411–20.

15 Chlan LL. Relationship between two anxiety instruments in patients receiving mechanical ventilatory support. J Adv Nurs 2004;48(5):493–9.

16 McKinley S, Coote K, Stein-Parbury J. Development and testing of a Faces Scale for the assessment of anxiety in critically ill patients. J Adv Nurs 2003;41(1):73–9.

17 Gustad LT, Chaboyer W, Wallis M. Performance of the Faces Anxiety Scale in patients transferred from the ICU. Intensive Crit Care Nurs 2005;21(6):355–60.

18 McKinley S, Madronio C. Validity of the Faces Anxiety Scale for the assessment of state anxiety in intensive care patients not receiving mechanical ventilation. J Psychosom Res 2008;64(5):503–7.

19 Zigmond AS, Snaith RP. The hospital anxiety and depression scale. Acta Psychiatr Scand 1983;67(6):361–70.

20 Snaith RP, Taylor CM. Rating scales for depression and anxiety: a current perspective. Br J Clin Pharmacol 1985;19 Suppl 1:17S–20S.

21 Lovibond S, Lovibond P. Manual for the Depression Anxiety Stress Scales. 2nd ed. Sydney Psychology Foundation; 1995.

22 Ng F, Trauer T, Dodd S, Callaly T, Campbell S, Berk M. The validity of the 21-item version of the Depression Anxiety Stress Scales as a routine clinical outcome measure. Acta Neuropsychiatrica 2007;19:304–10.

23 Hornblow AR, Kidson MA. The visual analogue scale for anxiety: a validation study. Aust N Z J Psychiatry 1976;10(4):339–41.

24 Abed MA, Hall LA, Moser DK. Spielberger's state anxiety inventory: development of a shortened version for critically ill patients. Issues Ment Health Nurs 2011;32(4):220–7.

25 Chlan L, Savik K, Weinert C. Development of a shortened state anxiety scale from the Spielberger State-Trait Anxiety Inventory (STAI) for patients receiving mechanical ventilatory support. J Nurs Meas 2003;11(3):283–93.

26 Frazier SK, Moser DK, Daley LK, McKinley S, Riegel B, Garvin BJ et al. Critical care nurses' beliefs about and reported management of anxiety. Am J Crit Care 2003;12(1):19–27.

27 Davis T, Jones P. Music therapy: decreasing anxiety in the ventilated patient: a review of the literature. Dimens Crit Care Nurs 2012;31(3):159–66.

28 Tracy MF, Chlan L. Nonpharmacological interventions to manage common symptoms in patients receiving mechanical ventilation. Crit Care Nurse 2011;31(3):19–28.

29 Papathanassoglou ED, Mpouzika MD. Interpersonal touch: physiological effects in critical care. Biol Res Nurs 2012;14(4):431–43.

30 Rashid M. Two decades (1993–2012) of adult intensive care unit design: a comparative study of the physical design features of the best practice examples. Crit Care Nurs Q 2014;37(1):3–32.

31 Lytle J, Mwatha C, Davis KK. Effect of lavender aromatherapy on vital signs and perceived quality of sleep in the intermediate care unit: a pilot study. Am J Crit Care 2014;23(1):24–9.

32 Halm MA. Essential oils for management of symptoms in critically ill patients. Am J Crit Care 2008;17(2):160–3.

33 Chlan LL, Weinert CR, Heiderscheit A, Tracy MF, Skaar DJ, Guttormson JL et al. Effects of patient-directed music intervention on anxiety and sedative exposure in critically ill patients receiving mechanical ventilatory support: a randomized clinical trial. JAMA 2013;309(22):2335–44.

34 Patel J, Baldwin J, Bunting P, Laha S. The effect of a multicomponent multidisciplinary bundle of interventions on sleep and delirium in medical and surgical intensive care patients. Anaesthesia 2014;69(6):540–9.

35 Barr J, Fraser GL, Puntillo K, Ely EW, Gelinas C, Dasta JF et al. Clinical practice guidelines for the management of pain, agitation, and delirium in adult patients in the intensive care unit. Crit Care Med 2013;41(1):263–306.

36 Reardon DP, Anger KE, Adams CD, Szumita PM. Role of dexmedetomidine in adults in the intensive care unit: an update. Am J Health Syst Pharm 2013;70(9):767–77.

37 Lin SM, Liu CY, Wang CH, Lin HC, Huang CD, Huang PY et al. The impact of delirium on the survival of mechanically ventilated patients. Crit Care Med 2004;32(11):2254–9.

38 Ouimet S, Kavanagh BP, Gottfried SB, Skrobik Y. Incidence, risk factors and consequences of ICU delirium. Intensive Care Med 2007;33(1):66–73.

39 Han JH, Shintani A, Eden S, Morandi A, Solberg LM, Schnelle J et al. Delirium in the emergency department: an independent predictor of death within 6 months. Ann Emerg Med 2010;56(3):244–52 e1.

40 Ely EW, Gautam S, Margolin R, Francis J, May L, Speroff T et al. The impact of delirium in the intensive care unit on hospital length of stay. Intensive Care Med 2001;27(12):1892–900.

41 Girard TD, Jackson JC, Pandharipande PP, Pun BT, Thompson JL, Shintani AK et al. Delirium as a predictor of long-term cognitive impairment in survivors of critical illness. Crit Care Med 2010;38(7):1513–20.

42 van den Boogaard M, Schoonhoven L, Evers AW, van der Hoeven JG, van Achterberg T, Pickkers P. Delirium in critically ill patients: impact on long-term health-related quality of life and cognitive functioning. Crit Care Med 2012;40(1):112–8.

43 Svenningsen H, Tonnesen EK, Videbech P, Frydenberg M, Christensen D, Egerod I. Intensive care delirium – effect on memories and health-related quality of life – a follow-up study. J Clin Nurs 2014;23(5–6):634–44.

44 Spronk PE, Riekerk B, Hofhuis J, Rommes JH. Occurrence of delirium is severely underestimated in the ICU during daily care. Intensive Care Med 2009;35(7):1276–80.

45 Peterson JF, Pun BT, Dittus RS, Thomason JW, Jackson JC, Shintani AK et al. Delirium and its motoric subtypes: a study of 614 critically ill patients. J Am Geriatr Soc 2006;54(3):479–84.

46 Meagher D. Motor subtypes of delirium: past, present and future. Intl Rev Psychiatry (Abingdon, England) 2009;21(1):59–73.

47 American Psychiatric Association. Diagnostic and statistical manual of mental disorders. 5th ed. Arlington, VA: American Psychiatric Association; 2013.

48 Ely EW, Shintani A, Truman B, Speroff T, Gordon S, Harrell F, Jr et al. Delirium as a predictor of mortality in mechanically ventilated patients in the intensive care unit. JAMA 2004;291:1753–62.

49 Shehabi Y, Botha JA, Boyle MS, Ernest D, Freebairn RC, Jenkins IR et al. Sedation and delirium in the intensive care unit: an Australian and New Zealand perspective. Anaesth Intensive Care 2008;36(4):570–8.

50 Elliott D, Aitken LM, Bucknall TK, Seppelt IM, Webb SA, Weisbrodt L et al. Patient comfort in the intensive care unit: a multicentre, binational point prevalence study of analgesia, sedation and delirium management. Crit Care Resusc 2013;15(3):213–9.

51 van den Boogaard M, Schoonhoven L, Maseda E, Plowright C, Jones C, Luetz A et al. Recalibration of the delirium prediction model for ICU patients (PRE-DELIRIC): a multinational observational study. Intensive Care Med 2014;40(3):361–9.

52 Kennedy M, Enander RA, Tadiri SP, Wolfe RE, Shapiro NI, Marcantonio ER. Delirium risk prediction, healthcare use and mortality of elderly adults in the emergency department. J Am Geriatr Soc 2014;62(3):462–9.

53 Dubois M-J, Bergeron N, Dumont M, Dial S, Skrobik Y. Delirium in an intensive care unit: a study of risk factors. Intensive Care Med 2001;27:1297–304.

54 Ely EW, Girard TD, Shintani AK, Jackson JC, Gordon SM, Thomason JW et al. Apolipoprotein E4 polymorphism as a genetic predisposition to delirium in critically ill patients. Crit Care Med 2007;35(1):112–7.

55 Girard TD, Pandharipande PP, Ely EW. Delirium in the intensive care unit. Crit Care 2008;12 Suppl 3:S3.

56 Aldemir M, Ozen S, Kara IH, Sir A, Bac B. Predisposing factors for delirium in the surgical intensive care unit. Crit Care 2001;5(5):265–70.

57 Pandharipande P, Shintani A, Peterson J, Pun BT, Wilkinson GR, Dittus RS et al. Lorazepam is an independent risk factor for transitioning to delirium in intensive care unit patients. Anesthesiology 2006;104(1):21–6.

58 McPherson JA, Wagner CE, Boehm LM, Hall JD, Johnson DC, Miller LR et al. Delirium in the cardiovascular ICU: exploring modifiable risk factors. Crit Care Med 2013;41(2):405–13.

59 Bergeron N, Dubois MJ, Dumont M, Dial S, Skrobik Y. Intensive Care Delirium Screening Checklist: evaluation of a new screening tool. Intensive Care Med 2001;27(5):859–64.

60 Ely EW, Margolin R, Francis J, May L, Truman B, Dittus R et al. Evaluation of delirium in critically ill patients: validation of the Confusion Assessment Method for the Intensive Care Unit (CAM-ICU). Crit Care Med 2001;29:1370–9.

61 Shi Q, Warren L, Saposnik G, Macdermid JC. Confusion assessment method: a systematic review and meta-analysis of diagnostic accuracy. Neuropsychiatr Dis Treat 2013;9:1359–70.

62 Neto AS, Nassar AP, Jr, Cardoso SO, Manetta JA, Pereira VG, Esposito DC et al. Delirium screening in critically ill patients: a systematic review and meta-analysis. Crit Care Med 2012;40(6):1946–51.

63 Inouye SK, Bogardus ST, Jr., Charpentier PA, Leo-Summers L, Acampora D, Holford TR et al. A multicomponent intervention to prevent delirium in hospitalized older patients. N Engl J Med 1999;340(9):669–76.

64 Balas MC, Burke WJ, Gannon D, Cohen MZ, Colburn L, Bevil C et al. Implementing the awakening and breathing coordination, delirium monitoring/management, and early exercise/mobility bundle into everyday care: opportunities, challenges, and lessons learned for implementing the ICU Pain, Agitation, and Delirium Guidelines. Crit Care Med 2013;41(9 Suppl 1):S116–27.

65 Jackson DL, Proudfoot CW, Cann KF, Walsh T. A systematic review of the impact of sedation practice in the ICU on resource use, costs and patient safety. Crit Care 2010;14(2):R59.

66 Samuelson KA, Lundberg D, Fridlund B. Light vs. heavy sedation during mechanical ventilation after oesophagectomy – a pilot experimental study focusing on memory. Acta Anaesthesiol Scand 2008;52(8):1116–23.

67 Treggiari MM, Romand JA, Yanez ND, Deem SA, Goldberg J, Hudson L et al. Randomized trial of light versus deep sedation on mental health after critical illness. Crit Care Med 2009;37(9):2527–34.

68 Robinson BR, Berube M, Barr J, Riker R, Gelinas C. Psychometric analysis of subjective sedation scales in critically ill adults. Crit Care Med 2013;41(9 Suppl 1):S16–29.

69 Sessler CN, Grap MJ, Ramsay MA. Evaluating and monitoring analgesia and sedation in the intensive care unit. Crit Care 2008;12 Suppl 3(3):S2.

70 Anderson J, Henry L, Hunt S, Ad N. Bispectral index monitoring to facilitate early extubation following cardiovascular surgery. Clin Nurse Spec 2010;24(3):140–8.

71 Weatherburn C, Endacott R, Tynan P, Bailey M. The impact of bispectral index monitoring on sedation administration in mechanically ventilated patients. Anaesth Intensive Care 2007;35(2):204–8.

72 De Jonghe B, Cook D, Griffith L, Appere-de-Vecchi C, Guyatt G, Theron V et al. Adaptation to the Intensive Care Environment (ATICE): development and validation of a new sedation assessment instrument. Crit Care Med 2003;31(9):2344–54.

73 Ramsay MA, Savege TM, Simpson BR, Goodwin R. Controlled sedation with alphaxalone-alphadolone. Br Med J 1974;2(5920):656–9.

74 Sessler CN, Gosnell M, Grap MJ, et al. The Richmond Agitation–Sedation Scale: validity and reliability in adult intensive care patients. Am J Respir Crit Care Med 2002;166:1338–44.

75 Riker RR, Picard JT, Fraser GL. Prospective evaluation of the Sedation–Agitation Scale for adult critically ill patients. Crit Care Med 1999;27(7):1325–9.

76 Devlin JW, Boleski G, Mlynarek M, Nerenz DR, Peterson E, Jankowski M et al. Motor Activity Assessment Scale: a valid and reliable sedation scale for use with mechanically ventilated patients in an adult surgical intensive care unit. Crit Care Med 1999;27(7):1271–5.

77 de Lemos J, Tweeddale M, Chittock D. Measuring quality of sedation in adult mechanically ventilated critically ill patients: the Vancouver Interaction and Calmness Scale. Sedation Focus Group. J Clin Epidemiol 2000;53(9):908–19.

78 Weinert C, McFarland L. The state of intubated ICU patients: development of a two-dimensional sedation rating scale for critically ill adults. Chest 2004;126(6):1883–90.

79 Jackson DL, Proudfoot CW, Cann KF, Walsh TS. The incidence of sub-optimal sedation in the ICU: a systematic review. Crit Care 2009;13(6):R204.

80 Mehta S, McCullagh I, Burry L. Current sedation practices: lessons learned from international surveys. Crit Care Clin 2009;25(3):471–88, vii–viii.

81 Aitken LM, Bucknall T, Kent B, Mitchell M, Burmeister E, Keogh SJ. Protocol directed sedation versus non-protocol directed sedation to reduce duration of mechanical ventilation in mechanically ventilated intensive care patients. Coch Database Syst Rev 2015;Issue 1:Art. No.: CD009771. doi: 10.1002/14651858.CD009771.pub2.

82 Kress JP, Pohlman AS, O'Connor MF, Hall JB. Daily interruption of sedative infusions in critically ill patients undergoing mechanical ventilation. N Engl J Med 2000;342(20):1471–7.

83 Kress JP, Gehlbach B, Lacy M, Pliskin N, Pohlman AS, Hall JB. The long-term psychological effects of daily sedative interruption on critically ill patients. Am J Respir Crit Care Med 2003;168(12):1457–61.

84 Augustes R, Ho KM. Meta-analysis of randomised controlled trials on daily sedation interruption for critically ill adult patients. Anaesth Intensive Care 2011;39(3):401–9.

85 Mehta S, Burry L, Cook D, Fergusson D, Steinberg M, Granton J et al. Daily sedation interruption in mechanically ventilated critically ill patients cared for with a sedation protocol: a randomized controlled trial. JAMA 2012;308(19):1985–92.

86 Roberts BL, Rickard CM, Rajbhandari D, Reynolds P. Factual memories of ICU: recall at two years post-discharge and comparison with delirium status during ICU admission – a multicentre cohort study. J Clin Nurs 2007;16(9):1669–77.

87 Rotondi AJ, Chelluri L, Sirio C, Mendelsohn A, Schulz R, Belle S et al. Patients' recollections of stressful experiences while receiving prolonged mechanical ventilation in an intensive care unit. Crit Care Med 2002;30(4):746–52.

88 Topolovec-Vranic J, Gelinas C, Li Y, Pollman-Mudryj MA, Innis J, McFarlan A et al. Validation and evaluation of two observational pain assessment tools in a trauma and neurosurgical intensive care unit. Pain Res Manag 2013;18(6):e107–14.

89 Bonica JJ. The need of a taxonomy. Pain 1979;6(3):247–8.

90 Fishman SM, Ballantyne JC, Rathmell JP, eds. Bonica's Management of pain. 4th ed. Philadelphia, Pa: Lippincott Williams & Wilkins; 2009.

91 Milgrom LB, Brooks JA, Qi R, Bunnell K, Wuestfeld S, Beckman D. Pain levels experienced with activities after cardiac surgery. Am J Crit Care 2004;13(2):116–25.

92 Adamson H, Murgo M, Boyle M, Kerr S, Crawford M, Elliott D. Memories of intensive care and experiences of survivors of a critical illness: an interview study. Intensive Crit Care Nurs 2004;20(5):257–63.

93 Wade DM, Brewin CR, Howell DC, White E, Mythen MG, Weinman JA. Intrusive memories of hallucinations and delusions in traumatized intensive care patients: an interview study. Br J Health Psychol 2014. doi: 10.1111/bjhp.12109.

94 Boyle M, Murgo M, Adamson H, Gill J, Elliott D, Crawford M. The effect of chronic pain on health related quality of life amongst intensive care survivors. Aust Crit Care 2004;17(3):104–6, 8–13.

95 McCaffery M. Understanding your patient's pain. Nursing (Lond) 1980;10(9):26–31.

96 Gélinas C, Fortier M, Viens C, Fillion L, Puntillo K. Pain assessment and management in critically ill intubated patients: a retrospective study. Am J Crit Care 2004;13(2):126–35.

97 Herr K, Coyne PJ, Key T, Manworren R, McCaffery M, Merkel S et al. Pain assessment in the nonverbal patient: position statement with clinical practice recommendations. Pain Manag Nurs 2006;7(2):44–52.

98 Puntillo KA, Miaskowski C, Kehrle K, Stannard D, Gleeson S, Nye P. Relationship between behavioral and physiological indicators of pain, critical care patients' self-reports of pain, and opioid administration. Crit Care Med 1997;25(7):1159–66.

99 Payen JF, Bru O, Bosson JL, Lagrasta A, Novel E, Deschaux I et al. Assessing pain in critically ill sedated patients by using a behavioral pain scale. Crit Care Med 2001;29(12):2258–63.

100 Feldt KS. The Checklist of Nonverbal Pain Indicators (CNPI). Pain Manag Nurs 2000;1(1):13–21.

101 Gélinas C, Fillion L, Puntillo KA, Viens C, Fortier M. Validation of the critical-care pain observation tool in adult patients. Am J Crit Care 2006;15(4):420–7.

102 Gélinas C, Puntillo KA, Joffe AM, Barr J. A validated approach to evaluating psychometric properties of pain assessment tools for use in nonverbal critically ill adults. Semin Respir Crit Care Med 2013;34(2):153–68.

103 Young J, Siffleet J, Nikoletti S, Shaw T. Use of a Behavioural Pain Scale to assess pain in ventilated, unconscious and/or sedated patients. Intensive Crit Care Nurs 2006;22(1):32–9.

104 Aissaoui Y, Zeggwagh AA, Zekraoui A, Abidi K, Abougal R. Validation of a behavioral pain scale in critically ill, sedated, and mechanically ventilated patients. Anesth Analg 2005;101(5):1470–6.

105 Arbour C, Gélinas C. Are vital signs valid indicators for the assessment of pain in postoperative cardiac surgery ICU adults? Intensive Crit Care Nurs 2010;26(2):83–90.

106 Frazier SK, Moser DK, Schlanger R, Widener J, Pender L, Stone KS. Autonomic tone in medical intensive care patients receiving mechanical ventilation and during a CPAP weaning trial. Biol Res Nurs 2008;9(4):301–10.

107 Puntillo KA, White C, Morris AB, Perdue ST, Stanik-Hutt J, Thompson CL et al. Patients' perceptions and responses to procedural pain: results from Thunder Project II. Am J Crit Care 2001;10(4):238–51.

108 Puntillo KA, Wild LR, Morris AB, Stanik-Hutt J, Thompson CL, White C. Practices and predictors of analgesic interventions for adults undergoing painful procedures. Am J Crit Care 2002;11(5):415–29; quiz 30–1.

109 Gélinas C, Arbour C, Michaud C, Robar L, Cote J. Patients and ICU nurses' perspectives of non-pharmacological interventions for pain management. Nurs Crit Care 2013;18(6):307–18.

110 Fredriksen ST, Svensson T. The bodily presence of significant others: intensive care patients' experiences in a situation of critical illness.

Int J Qual Stud Health Well-being 2010;5(4).

111 Alpers LM, Helseth S, Bergbom I. Experiences of inner strength in critically ill patients – a hermeneutical approach. Intensive Crit Care Nurs 2012;28(3):150–8.

112 MacPherson RD, Woods D, Penfold J. Ketamine and midazolam delivered by patient-controlled analgesia in relieving pain associated with burns dressings. Clin J Pain 2008;24(7):568–71.

113 Zor F, Ozturk S, Bilgin F, Isik S, Cosar A. Pain relief during dressing changes of major adult burns: ideal analgesic combination with ketamine. Burns 2010;36(4):501–5.

114 Siegel JM. Why we sleep. Sci Am 2003;289(5):92–7.

115 Bonnet MH, Berry RB, Arand DL. Metabolism during normal, fragmented, and recovery sleep. J Appl Physiol 1991;71(3):1112–8.

116 Banks S, Dinges DF. Behavioral and physiological consequences of sleep restriction. J Clin Sleep Med 2007;3(5):519–28.

117 Ferrie JE, Shipley MJ, Cappuccio FP, Brunner E, Miller MA, Kumari M et al. A prospective study of change in sleep duration: associations with mortality in the Whitehall II cohort. Sleep 2007;30(12):1659–66.

118 Kamdar BB, Needham DM, Collop NA. Sleep deprivation in critical illness: its role in physical and psychological recovery. J Intensive Care Med 2012;27(2):97–111.

119 Freedman NS, Gazendam J, Levan L, Pack AI, Schwab RJ. Abnormal sleep/wake cycles and the effect of environmental noise on sleep disruption in the intensive care unit. Am J Respir Crit Care Med 2001;163(2):451–7.

120 Friese RS, Diaz-Arrastia R, McBride D, Frankel H, Gentilello LM. Quantity and quality of sleep in the surgical intensive care unit: are our patients sleeping? J Trauma 2007;63(6):1210–4.

121 Hardin KA, Seyal M, Stewart T, Bonekat HW. Sleep in critically ill chemically paralyzed patients requiring mechanical ventilation. Chest 2006;129(6):1468–77.

122 Elliott R, McKinley S, Cistulli P, Fien M. Characterisation of sleep in intensive care using 24-hour polysomnography: an observational study. Crit Care 2013;17(2):R46.

123 Drouot X, Cabello B, d'Ortho M-P, Brochard L. Sleep in the intensive care unit. Sleep Medicine Reviews [Internet]. 2008 070808; doi:10.1016/j.smrv.2007.11.004.

124 McKinley S, Fien M, Elliott R, Elliott D. Sleep and psychological health during early recovery from critical illness: an observational study. J Psychosom Res 2013;75(6):539–45.

125 Freedman NS, Kotzer N, Schwab RJ. Patient perception of sleep quality and etiology of sleep disruption in the intensive care unit. Am J Respir Crit Care Med 1999;159(4 Pt 1):1155–62.

126 Frisk U, Nordström G. Patients' sleep in an intensive care unit – patients' and nurses' perception. Intensive Crit Care Nurs 2003;19(6):342–9.

127 Knapp-Spooner C, Yarcheski A. Sleep patterns and stress in patients having coronary bypass. Heart Lung 1992;21(4):342–9.

128 Nicolás A, Aizpitarte E, Iruarrizaga A, Vázquez M, Margall A, Asiain C. Perception of night-time sleep by surgical patients in an intensive care unit. Nurs Crit Care 2008;13(1):25–33.

129 Kryger MH, Roth T, Dement WC. Principles and practice of sleep medicine. 5th ed. Philadelphia: Elsevier Saunders; 2011.

130 Iber C, Ancoli-Israel S, Chesson A, Quan SF, eds. AASM Manual for the Scoring of Sleep and Associated Events: Rules, Terminology and Technical Specification. 1st ed. Westchester, IL: American Academy of Sleep Medicine; 2007.

131 Ohayon MM, Carskadon MA, Guilleminault C, Vitiello MV. Meta-analysis of quantitative sleep parameters from childhood to old age in healthy individuals: developing normative sleep values across the human lifespan. Sleep 2004;27(7):1255–73.

132 Floyd JA, Janisse JJ, Jenuwine ES, Ager JW. Changes in REM-sleep in percentage over the adult lifespan. Sleep 2007;30(7):829–36.

133 Rechtschaffen A, Kales A. A manual of standardized terminology: Techniques and scoring system for sleep stages of human subjects. Los Angeles: UCLA Brain Information Service/Brain Research Institute; 1968.

134 Watson PL, Pandharipande P, Gehlbach BK, Thompson JL, Shintani AK, Dittus BS et al. Atypical sleep in ventilated patients: empirical electroencephalography findings and the path toward revised ICU sleep scoring criteria. Crit Care Med 2013;41(8):1958–67.

135 Ancoli-Israel S, Cole R, Alessi C, Chambers M, Moorcroft W, Pollak CP. The role of actigraphy in the study of sleep and circadian rhythms. Sleep 2003;26(3):342–92.

136 Bourne RS, Minelli C, Mills GH, Kandler R. Clinical review: sleep measurement in critical care patients: research and clinical implications. Crit Care 2007;11(4):226.

137 Nieuwenhuijs D, Coleman EL, Douglas NJ, Drummond GB, Dahan A. Bispectral index values and spectral edge frequency at different stages of physiologic sleep. Anesth Analg 2002;94(1):125–9, table of contents.

138 Sleigh JW, Andrzejowski J, Steyn-Ross A, Steyn-Ross M. The Bispectral Index: A measure of depth of sleep? Anesth Analg 1999;88:659–61.

139 Richards KC, O'Sullivan PS, Phillips RL. Measurement of sleep in critically ill patients. J Nurs Meas 2000;8(2):131–44.

140 Richards KC. Effect of a back massage and relaxation intervention on sleep in critically ill patients. Am J Crit Care 1998;7(4):288–99.

141 Edwards GB, Schuring LM. Pilot study: validating staff nurses' observations of sleep and wake states among critically ill patients, using polysomnography. Am J Crit Care 1993;2(2):125–31.

142 Beecroft JM, Ward M, Younes M, Crombach S, Smith O, Hanly PJ. Sleep monitoring in the intensive care unit: comparison of nurse assessment, actigraphy and polysomnography. Intensive Care Med 2008;34(11):2076–83.

143 Aurell J, Elmqvist D. Sleep in the surgical intensive care unit: continuous polygraphic recording of sleep in nine patients receiving postoperative care. Br Med J (Clin Res Ed) 1985;290(6474):1029–32.

144 Richardson A, Crow W, Coghill E, Turnock C. A comparison of sleep assessment tools by nurses and patients in critical care. J Clin Nurs 2007;16(9):1660–8.

145 Richardson S. Effects of relaxation and imagery on the sleep of critically ill adults. Dimens Crit Care Nurs 2003;22(4):182–90.

146 Richardson A, Allsop M, Coghill E, Turnock C. Earplugs and eye masks: do they improve critical care patients' sleep? Nurs Crit Care 2007;12(6):278–86.

147 Aaron JN, Carlisle CC, Carskadon MA, Meyer TJ, Hill NS, Millman RP. Environmental noise as a cause of sleep disruption in an intermediate respiratory care unit. Sleep 1996;19(9):707–10.

148 Gabor JY, Cooper AB, Crombach SA, Lee B, Kadikar N, Bettger HE et al. Contribution of the intensive care unit environment to sleep disruption in mechanically ventilated patients and healthy subjects. Am J Respir Crit Care Med 2003;167(5):708–15.

149 Dennis CM, Lee R, Woodard EK, Szalaj JJ, Walker CA. Benefits of quiet time for neuro-intensive care patients. J Neurosci Nurs 2010;42(4):217–24.

150 Environmental Protection Agency US. EPA identifies noise levels affecting health and welfare, <http://www.epa.gov/history/topics/noise/01.htm>; 1974 [accessed 21.11.08].

151 Ryherd EE, Waye KP, Ljungkvist L. Characterizing noise and perceived work environment in a neurological intensive care unit. J Acoust Soc Am 2008;123(2):747–56.

152 Tijunelis MA, Fitzsullivan E, Henderson SO. Noise in the ED. Am J Emerg Med 2005;23(3):332–5.

153 Topf M, Davis JE. Critical care unit noise and rapid eye movement (REM) sleep. Heart Lung 1993;22(3):252–8.

154 Frisk U, Olsson J, Nylén P, Hahn RG. Low melatonin excretion during mechanical ventilation in the intensive care unit. Clin Sci (Lond) 2004;107(1):47–53.

155 Olofsson K, Alling C, Lundberg D, Malmros C. Abolished circadian rhythm of melatonin secretion in sedated and artificially ventilated intensive care patients. Acta Anaesthesiol Scand 2004;48(6):679–84.

156 Perras B, Meier M, Dodt C. Light and darkness fail to regulate melatonin release in critically ill humans. Intensive Care Med 2007;33(11):1954–8.

157 Cabello B, Thille AW, Drouot X, Galia F, Mancebo J, d'Ortho MP et al. Sleep quality in mechanically ventilated patients: comparison of three ventilatory modes. Crit Care Med 2008;36(6):1749–55.

158 Bourne RS, Mills GH. Sleep disruption in critically ill patients – pharmacological considerations. Anaesthesia 2004;59(4):374–84.

159 Hardin KA. Sleep in the ICU: potential mechanisms and clinical implications. Chest 2009;136(1):284–94.

160 Buscemi N, Vandermeer B, Hooton N, Pandya R, Tjosvold L, Hartling L et al. Efficacy and safety of exogenous melatonin for secondary sleep disorders and sleep disorders accompanying sleep restriction: meta-analysis. Br Med J 2006;332(7538):385–93.

161 Buscemi N, Vandermeer B, Hooton N, Pandya R, Tjosvold L, Hartling L et al. The efficacy and safety of exogenous melatonin for primary sleep disorders. A meta-analysis. J Gen Intern Med 2005;20(12):1151–8.

162 Ibrahim MG, Bellomo R, Hart GK, Norman TR, Goldsmith D, Bates S et al. A double-blind placebo-controlled randomised pilot study of nocturnal melatonin in tracheostomised patients. Crit Care Resusc 2006;8(3):187–91.

163 Bourne RS, Mills GH, Minelli C. Melatonin therapy to improve nocturnal sleep in critically ill patients: encouraging results from a small randomised controlled trial. Crit Care 2008;12(2):R52.

164 Shilo L, Dagan Y, Smorjik Y, Weinberg U, Dolev S, Komptel B et al. Effect of melatonin on sleep quality of COPD intensive care patients: a pilot study. Chronobiol Int 2000;17(1):71–6.

165 Claustrat B, Brun J, Chazot G. The basic physiology and pathophysiology of melatonin. Sleep Med Rev 2005;9(1):11–24.

166 Brzezinski A, Vangel MG, Wurtman RJ, Norrie G, Zhdanova I, Ben-Shushan A et al. Effects of exogenous melatonin on sleep: a meta-analysis. Sleep Med Rev 2005;9(1):41–50.

167 Melzack R. The short-form McGill Pain Questionnaire. Pain 1987;30(2):191–7.

168 Nilsson U. The anxiety- and pain-reducing effects of music interventions: a systematic review. AORN J 2008;87(4):780–807.

第8章

重症监护患者的家庭和人文关怀

原著：Marion Mitchell，Densie Wilson，Robyn Aitken

翻译：张梦宇，营晓，才让央措，杜桂芳

审校：常志刚

关键词

丧亲之痛
沟通
护理的连续性
文化护理和文化
　安全
临终
家庭护理
土著澳大利亚人
毛利人
护理模式

学习目标

阅读完本章，将掌握以下内容：

- 介绍护理模式，并评估其如何满足患者及其家属的需求。
- 寻求合理资源，以加强沟通。
- 培养对在 ICU 去世的患者及家属需求的理解。
- 评估并实施适合多文化背景家庭工作的策略。
- 识别和落实重症或临终患者的需求，无论他是土著民或是托雷斯海峡岛民或者毛利人。
- 识别临终或死亡患者多样化宗教影响因素。

引言

　　重症患者的护理是复杂和多方面的。管理血流动力学参数和医疗服务是重症患者监护的基本组成部分，而患者的社会心理健康和幸福感与他们的健康和疾病最终的结果密切相关。由于重症监护技术较为复杂，新护士往往只关注医疗方案的管理，这也是他们学习的重点。但与此同时，护士应当学会将病床上的患者看作有着独特需求的人，而不仅仅是波形和状态参数。前一章研究了通过心理作用改善重症患者疗效的具体方法。本章研究将家庭融入护理模式中，概述"以人为本""以患者为中心"和"以家庭为中心"三种护理模式。将患者家属纳入危重患者护理的实践表明，家庭在患者治疗过程中发挥着至关重要的作用。

　　评估、理解和结合患者及家属的文化需求是护理重症患者的基本要素，这些涉及多方面的要素对护理的接受者（患者及家属）和重症监护护士都很重要，如此重症监护护理才能更加人性化。文化因素包括社会因素和人为因素，与情感和精神需求息息相关[1]。本章将对以家庭为中心的护理准则进行检验，验证其在重症监护中的可行性。探讨了重症患者家属的特定需求及对重症监护的影响。阐述了对于健康与疾病的不同世界观是恰当护理的影响因素。我们调研的人群具有种族、原籍和文化习俗的多样性。有效的沟通对于满足患者及其家属需求是至关重要的。总结了与患者沟通的复杂性和多样性，可为临床实践提供依据。研究了澳大利亚土著、托雷斯海峡岛居民以及新西兰毛利人的患者及家属的对临终关怀的特殊文化因素。

一、护理模式回顾护理模式综述

重症监护护理模式的传承以及护士对护理的认知都会影响着护士的日常工作和患者护理。本节概述了多种护理模式，并分析其在重症监护领域的应用。不同护理模式具备相似的价值和准则，均可为实践提供依据。护理模式历经数十年发展，已经形成多种多样理念和模式，这与只注重疾病的诊断和治疗的"医学模式"形成鲜明对比[2]。与初级护理和团队护理的组织或财物管理模式不同，以患者为中心的实践模式是在医疗人员与患者及家属之间发展起来的一种合作关系模式[3-8]。

（一）以患者为中心的护理模式

以患者为中心的护理模式是由医疗专家对患者（护理的接受者）做出治疗决策的模式转变而来，因此改变了很多现有的范例[9]，其关键在于注重患者授权。患者获取有效的信息后，有利于做出决策和授权[6]。询问患者对于疾病的认知、优先级和未来计划是重症监护室护士的职责。熟悉患者对疾病的认知、患者的文化信仰和打算是至关重要的[3,6]。尊重患者，根据每个患者的喜好、需求和价值观提供护理服务是确认授权的基础[10]。

实施以患者为中心的护理需要进行文化改革，这需要个人专业水平和组织水平作为支撑[11]。美国学者做过一项研究，即在以患者为中心的框架中，监护室护士如何与患者和家属进行交流，研究结果表明护士与患者主要交流的是患者的病症情况。在研究中，虽然护士明白权利和义务共享的重要性，但她们在实践中却很少应用。她们认为权利共享属于医生和患者及家属之间，而不是护士和患者及家属之间[12]。护士采取的这种交流方式凸显了整个团队对在以患者为中心的护理中具有重要作用，也反映了医疗专家在患者及家属对治疗方案和护理模式的选择上共享责任具有重要意义。

（二）以人为本的护理模式

近来，"以人为本的护理模式"比"以患者为中心的护理"更加流行[13-15]。牛津词典将"患者"定义为护理的接受者，而"人"即是"个体"[16]。那些阅读以患者为中心护理的（前文所述）人将会明白，"以患者为中心的护理"中的"患者"与词典中的"被动

角色"大相径庭。如果消费者想要了解健康管理机构的运作，语义和第一印象是非常重要的。"以个体为中心的护理"强调了患者的个体属性，并诠释了平等权利和医患之间的合作关系，患者应非常了解其健康状况和治疗目标。这种关系是互相合作和尊重的，也凸显"患者"作为"个体"的重要性，意识到疾病并不是患者的全部[4,13]。

目前，尚未有人在重症监护领域对"以人为本的护理模式"开展评估，但在瑞典哥德堡大学的个体护理中心有相关证据。在一项慢性心衰患者的住院研究中，在保证与常规护理质量相同的情况下，采用以人为本的护理模式可以使患者的住院时间减少三分之一。基于对患者需求了解的个体化的护理方案是减少住院时间的主要影响因素[14]。另一项在美国慢性心衰的研究中，在一家医院的五个病房采用"以人为本的护理模式"[12]，以评估"以人为本的护理模式"是如何降低患者疾病的不确定性。通过对不同病房的组织和运作进行研究，结果表明在具有明确目标、计划、控制和稳定性的病房中，患者疾病的不确定性降低了，研究人员把这一切归因于以"以人为本的护理模式"。但是在 ICU 的环境中，医患之间很难形成真正的合作关系，重症疾病限制了患者参与做出决策和制订计划[17]。实际中，医患之间的联系是通过患者家属建立起来的。

20 世纪 80 年代，患者家属是护理争论的重点。Friedman 认为在我们的社会中，家属是影响患者本身的关键社会团体[18]。世界范围内的发展趋势是由医学专家去评估家属急性期后的持续护理工作[19]。在重症疾病的恢复期，家属为患者提供了很多帮助[20-22]。家属深入地参与到了以患者为中心、以人为本、以家庭为中心的三种模式中。无论选择何种模式，都必须在预期的临床环境中具有实用性和可理解性[2]。

（三）以家庭为中心的护理

在以家庭为中心的护理模式中，患者与家属一起做出决策，因此，家属在重症监护护理中起到重要作用。该模式最早出现在 20 世纪 90 年代初北美地区的儿童护理中，医护人员与家属一起护理患者[23]。在过去的 20 年，该模式得到广泛深入的推行。以家庭为中心的护理机构把以家庭为中心的护理定义为"一项计划、实施[24]和评估一体化的医疗措施，可在医护人员、患者及家属之间实现合作互赢"[25]。以患者和家庭为中心的护理模式适用于各个年龄段患

者，且可在任意医疗机构开展应用。

以家庭为中心的护理模式是建立在医护人员、患者及家属之间相互尊重、相互合作的基础上的。该模式涉及身体和心理的方方面面，覆盖从护理评估到实施和考核的全过程[26]。在重症监护期间，重视家属或患者合作关系的医护人员力求建立这种合作关系并提供便利设施和服务，使家属与住院亲属更亲近[19]。当一个临床科室的员工采纳以家庭为中心的护理模式，并与家属一起合作改善环境时（例如改善隐私和装饰），有利于员工进行积极文化改革。同时，做出改变的家属也可获益[27]。

在研究以家庭为中心的护理模式的过程中，新生儿和儿科重症监护病房的研究集中在儿童父母看重的3个关键点：尊重、合作和支持[28-30]。在尊重方面，家属主要的感觉是"当我来医院时感觉受欢迎"和"我感觉像是父母，不是访客"[28]。在合作方面，家属对舒心准备出院和真诚给予护理的评价最高。在支持方面，家属对于能够掌握患者具体需求的护士评价最高[28]。

很多护士也将家庭合作引入到她们自己亲属的疾病护理中[31, 32]。在成人重症监护领域，改善以家庭为中心的护理措施包括让家属与医护协商他们倾向的参与方式，例如对他们的患病亲属提供基本的护理[33]。家属可以与监管护士协商来决定他们想要的和能够提供的护理，尤其是这种护理可能是常规护理到全套护理不同种类，因此，需要进行协商。这种护理使家属将其视为能够与患者联系在一起的有意义行为。此外，也可以促进患者与重症监护护士的沟通，加强患者与家属的感情[34]。护士与家属合作提供护理作为一种独特方法，诠释了以家庭为中心的护理模式如何在临床中实施，有利于对以家庭为中心的护理模式未来的改进措施进行评估。以家庭为中心的护理在各个重症监护领域的优势需进一步研究[33, 35, 36]。

众所周知，照顾危重患者需要丰富的知识和技能。当家属参与到以家庭为中心的护理时，医疗专家同样需要特定的知识和技能[28]。这些知识和技能应该是在本科、研究生阶段学习，并通过持续专业的实践来逐渐掌握的[12, 37]。

除了对护士的教育需求之外，还有一项国际政策，将家属作为患者护理的质量和安全措施[38-40]。家庭成员最了解患者，与患者利益一致，也从始至终同患者一同经历重症疾病。家庭成员提供了持续的照护并参与重症疾病的治疗，他们有能力及时进行反馈，可长期对亲属进行照护。参与并支持家人不仅仅需要耗费时间，而是有能力做这些，理解家人的需求是必要的[18, 41]。

1. 患重病期间家庭的需求

危重患者的家属对患者的康复具有重要而持久的影响[42]。患者需要而且想要家属与他们在一起[43]，医护工作也需要家属的参与[44]。在评估家属的满意度时，家属对患者获得护理的满意度是一项常规考核指标[45, 46]。

实际中，由于危重病患者的认知状态不佳，其治疗方案往往由家属做出决策。他们是在应急和持续护理的情况下做出的决策，他们对患者的认知和理解与医疗专家截然不同[47]。此外，家属在患者重病情况下提供帮助，而且持续到患者康复。这种责任和频发重病的情况会导致家庭成员产生压力、焦虑和失落，甚至创伤后应激障碍（PTSD）[48, 49]。减少与ICU相关的压力是以家庭为中心护理的重要目标，因为这种压力对家属往往是惨痛的[50, 51]。

实践提示

你可以建议家属如果愿意的话，可以继续待在患者床边（以往在这种情况下会请他们离开），起初可能会感到畏惧，好像家庭成员可能会监视你的一举一动，但是当你自信地开展护理工作时，你会发现他们看起来很平常。家人未来往往和谈论你所做的事没有什么大惊小怪，而且它还促进了信息共享与理解。

与患重病的亲属有关的压力和焦虑可以阻碍一个家庭的应对能力，适应能力和决策能力[52]，ICU患者家属的创伤后应激障碍（PTSD）会长期影响他们的健康[50]。若不妥善处理重症患者家属所经历的压力，还可能需要额外的帮助[53]。据报道，超过半数的家属出现过焦虑和沮丧的症状，这是一个非常现实的问题[32]，尤其是在ICU后超过6个月症状持续的这些数据是令人担忧的[50, 54]。此外，家属也报道有创伤后应激症状，这与创伤后应激障碍的发生有中度至重度危险是相符的，会导致家属持续担忧而影响健康[50]。早期诊断和预防策略是进一步研究的重点[50, 55]。在紧张和高要求的重症医疗期间，满足家属的需求能够减少他们的压力，并促进其积极面对。

为满足家属的需求，可采用联合医疗小组的方式,尽管医疗小组各成员之间可能因为认知不同而导致难以达成一致[56],但重症患者家属的需求是复杂多样的,组建满足需求的医疗小组至关重要[56]。Molter 在 1979 年提出了家属需求,并对家属的特定需求展开研究,虽然研究样本数量较少(40 个),但她识别出了 45 项家属需求,并根据重要性依次排序[57]。随着对家属需求的持续研究[48, 58-63],可将其分为 5 类:①信息;②保证;③亲密;④支持;⑤安慰[52]。更具体地说,家庭需求包括以下内容[52]:

- 明确患病亲属的治疗进展和预后措施
- 真诚回答家属的问题
- 至少每天与医生交谈一次
- 通过医护人员可以获取一致的信息
- 感觉他们的亲属由称职和富有爱心的人员照顾
- 若患病亲属的情况发生变化,确保医护人员会通知家属
- 被给予希望
- 理解家属决定的转移计划

2. 满足信息的需求

在重病期间家属信息和保证的需求是最重要的,这往往是意想不到的或未予解释的。家属的十大需要中七个都与信息需求有关[64]。当信息被给予家庭成员需要花足够的时间去接受是重要的[65]。一个自己标明的家庭成员可以作为信息的首要接受者,并承担将信息传递给其他家庭成员的责任。信息对他们是合乎情理的,但卫生专业人员当务之急是检查他们的理解力[59]。而不是说我已经告诉他们所有的信息。沟通是一个双向的过程,需要一种有意义的方式去接受以及适当地给予。重复的和常规的信息被建议因为它能够帮助家庭成员减少焦虑[59]。在一位母亲和她成年的受战伤的儿子的案例研究中报道,母亲讲述了她是如何努力记住医务工作者告诉她的事情。她说到:"我满意当我们询问时(除了每天关于他的脑损伤问题)我得到的回答,当我传达信息时能使大多数人不焦虑。我知道大部分时间我很害怕死亡"[48, p.18]。

改善与家人沟通策略包括护士倡导教育会议去确认和满足家庭成员的需求。一旦需求被确定,一个具体的程序可以被开发去满足需求。当两个与家庭成员举行一小时的会议报告了焦虑水平显著减低和较高满意度水平时[60],这种策略被发现是有效的。其他医院可以选择一个指定的重症监护单元关注家庭从而倡导以家庭为中心的护理理念[66]。

多学科查房是有意义的,包括家庭展示出一个包容和开放的沟通过程,这个过程值得所有贡献者为患者制订一个个性化的护理计划[48]。另外,日常家庭与医疗保健团队的会议目标是改善沟通和理解[61, 62]。通常当家庭需要为他们的亲人持续护理做出重要决定,而不是当作一个积极和有效的策略来允许患者和家属的偏好融入到患者的护理中时,家庭会议需要被召开[62]。

有人建议一个家庭与跨学科团队的会议在入院第一个 48 小时内的第一次发生应该有步骤和计划地组织安排;第二次是 3 天之后,第三次是当治疗目标有显著的变化时[24, 64]。与家庭的跨学科会议基本主题可以包括患者的病情和预后,包括短期和长期的治疗目标[24, 45, 67]。家庭会议提供家人与医疗保健团队讨论时间,同时团队也可做出家庭对情况了解程度的评估。另外,它也为发展团队尽力去满足具体家庭的需求的意识提供了机会。从容的家庭会议提供家属提出问题的机会,而且较长时间的家庭会议能使家属感到更大的支持和显著减少创伤后应激障碍(PTSD)的症状[68]。有些学者建议家庭成员在开家庭会议之前最好接受会议指导,突出会议的目的和讨论的要点是关于患者现在及未来的照顾。会议指导可以帮助家庭成员在来开会的路上就想好问题,确保会议中可以被讨论到[69],以免家属忘记或犹豫不决。

尽管家庭会议已经发现是有益的,但是仍主张需要多种沟通模式和信息分享。或是个性化的又或是设定信息的传单或小册子也同样有用[45, 68, 70]。

促进沟通,护士可以与家庭讨论是否愿意在晚上打电话来向他们提供他们亲人状况的最新信息。另外,护士可以在换班前给他们打电话。这样将帮助缓解他们的焦虑和促进积极地沟通与信任。当患者从重症监护病房转出时,家属和患者在新的病房对于降低护理级别可能会变得很焦虑和担忧。这可以通过向家属提供语言和个性化书写传递信息的方法帮助他们转出做准备从而使焦虑得到缓解[71]。另外,在这个重要的转出时刻,一个有组织的转出计划能够使重症监护护士感到自信,以确保他们给予家属所需要的信息[72]。

3. 探视实践

身体上与他们患病亲属的亲近被列为家属基本需要之一。但患者保密性和隐私仍是主要的,需要与家属在场保持平衡[73]。患者发现家属依然同患

病前一样的支持与安慰自己[74]。

友好的家庭政策几乎没有限制，真正以患者护理问题为中心需要重症监护护士的支持和医务人员为他们有效地工作[75]。灵活的探视政策已被发现能够提高患者和家属满意度水平指标和降低投诉指标[76]。限制探视政策限制了家属接近他们的亲人和限制了他们的参与。在重症监护区家庭成员由于他们亲密的关系不同于其他探视者。它有助于判断患者身份的重要组成[77-79]。记住这经常会有"家庭"不同的含义或解释，而且它通常意义不仅仅是当前的核心家庭「比如毛利人家庭群体（延伸的家庭）和土著（混合）家庭」。考虑这些文化理解的探视过程的协商是必要的，本章后续进行探讨。

一些家长或监护人有一个真实的顾虑，就是孩子们不应该访问患重病的家庭成员，因为他们可能感受 ICU 环境和经历不愉快的访问。但是，这需要缓解孩子的分离焦虑，以免对孩子的适应力产生负面影响。另外，当孩子被给予适当的支持去访问一个患重病亲密的家庭成员时，他们更可能是没有受到惊吓而是对环境好奇[37]。孩子们可能会有问题，建议他们在去之前准备好探视期间及探视后足够的信息。

然而患者，可能想要限制探视，因为一些患者发现他们很紧张或很疲劳[21]。与普遍的观念相反，不受限制的探视时间与长期探视无关。在欧洲两个独立的研究中无限制访问时间被介绍，患者的家庭成员花费在患者身上的小时数是低的。他们每天待 1～2 小时而且白天经常来。这就建议当家庭成员有自由的机会去见他们患病的亲人时，他们不用日夜全都把责任感放在这里[14, 80]。

限制家属在场时需要注意，因为家属在场对患者是有益的[43]，也是家庭成员的一个基本需求[70]。虽然一些重症护理人员表示在工作期间家属在场[43, 81]或者延长家属探视会感到焦虑[21]，但很多护士在家属在场时给予护理也是自在的[82]。因这种方式感到不自在的员工需要支持和指导来促进以家庭为中心护理的基础的方面。

参与患者护理是家庭成员感觉更接近他们危重病家庭成员的一种方式[74, 83, 84]，同时促进家庭的完整性[83]。然而，在成年人重症监护区大多数的家庭成员不会问他们能否协助护理[32]，因为这被视为是护士的责任[85, 86]。护士因此应该邀请家庭成员成为护理患者一部分，给予按摩和床上擦洗是经常使用的方法[6, 33, 86]。家庭成员参与护理会使他们在

情感上感到与他们的亲人保持联系，而且提供了与护士沟通的一种方式，这种方式家属认为是重要的。家庭成员重视来自护士的邀请[24]，因为这让他们感觉在家庭成员不常经历的情况下更加处之泰然[87, 88]。

为了使家庭的参与工作有效和安全，一些指导原则应该被包括，如表 8.1 所概述。对于重症监护护士去探索有关家庭参与的他们的信仰和做法是有用的，因为许多人支持家庭参与但并不总是把信仰落实在实践中[89]。

表 8.1
家庭参与患者的护理

原则	程序
准许	在可能情况下事先得到患者的准许
建立信任	在发展成一种和谐关系的时期后，介绍家庭成员参与护理的概念
患者和家属的个性化	从家庭成员能挑选的选择中提出合适的选项：比如按摩手和足，清洁牙齿和喂养可能是短期患者合适的选择，然而长期患者还存在额外的选择
安全	注册护士应该随时保持身体上的接近
促进目标的达成	向家庭成员提供充足的信息支持护理成功地完成
结果反馈	向家庭成员提供关于他们履行任务的反馈意见
护理的连续性	把家庭成员参与的护理及任何密切相关的信息记录在案

（四）沟通

有效的沟通能力是构成护理实践原则的基础也是人的基本需求。像之前照顾家庭成员的背景下所提到的，沟通一发生，就需要一个想法或信息的双向议案。对于不能去沟通的患者会引起或者增加焦虑、沮丧和压力[90-92]，是因为他们失去了对他们生命和决策的控制[93]。因此，对于卫生专业人员寻找与患者用简单、非专业语言沟通的方法是迫在眉睫的。危重病患者通常沟通困难或是由于机械装置（如气管插管）[90]，疾病对认知的损害和 / 或是药物治疗或语言困难[94]。因此，有效的沟通是具有挑战性的，护士需要额外的知识和对这些复杂情况的理解，以满足法医义务和协助满足患者和家属的重要信息的需求。因为许多危重患者是无意识的，所以持续言语口头沟通的需求是重要的[95]。像这样的沟通在一个约旦人的环境里不会发生，因为在那里通

过在 3 个重症监护领域进行深度访谈和观察确定，比起有意识的患者，护士很少与无意识的患者沟通[96]。我们已经知道数十年，镇静和无意识患者一旦他们恢复意识就能听到一些口头沟通[97, 98]。

沟通需要护士与患者和他们的家人之间建立信任，并作为一种关系的发展[95]。护士对患者身边的人的理解对家属是重要的，这可以通过与家人交谈了解患病之前患者的生活状态[99]。

良好的沟通是患者的一个主要需求，它能激发患者的信心，使患者感到安全[100]。当护士确定向患者提供了希望和安全感，这会得到家庭成员和患者的宗教信仰的进一步支持。包括渴望牧师或宗教领导者前来探望[93, 100]。建设性战略应该被确定来克服与患者的沟通困难。这是值得继续探讨的，因为它既减少了护士和患者的沮丧又提高了护理[91]。以下的沟通方法，可以单独或一起使用以增强沟通，在重症监护环境应该很容易被使用[90, 101]：

- 身体语言
- 读唇
- 书写
- 字母板
- 通信板
- 图片
- 手势，包括点头和眨眼

虽然电子声音输出沟通辅助设备被用于残疾儿童和成年人，在 ICU 人群中他们没有被充分地评估。这些辅助设备使用预先录制的数字化语音信息或语音合成，患者通过计算机屏幕或键盘表达使用[101]。这个装置会限制那些能熟练选择一个合适键的患者，这限制了它在重症监护病房环境的效用。然而，一个小的研究发现一些患者电子语音输出是有益的，特别是当与家属沟通时[101]。

实践提示

　　患者和家属讨论的任何方面和换班时形成的任何规范（通常包括文件和通知）会促进沟通。这促进护理的连续性和信息共享的一致性，而且对整个医疗团队是有用的。

促进良好沟通有效的策略是医疗专业人员寻求和保持目光接触（如果文化上合适）。这可能意味着护士或医师坐在床边的一张椅子上进行面对面沟通[95]。这种行为表达了重要性的意识就是医疗专业人员正在花时间重视互动以确保他们了解彼此。

与此相关的是需要使用通俗易懂的语言。检查患者反应的一个方法是把信息重述给他们。安静的环境能减少多余的噪声和可能的干扰，并可能促进沟通和重视。规范也可能在护士和患者之间形成，包括面部表情、点头和眨眼来回答问题[91]。这些规范应该被传递到下一个护士和记录在患者的记录里来促进护理的连续性。

当沟通看起来不成功，大声说话不会提高互动；对于护士和患者一个好的策略是同意稍后再试[91]。沟通也可以通过身体接触发生，而且接触经常传递同情提供精神安慰[1]。精神上的需要可以通过提供舒适，保证和尊重隐私及帮助患者联系他人得到进一步满足[102]。

实践提示

　　与家属的沟通是必要的。当患者家属描述患者，Ling-Chi 是一位注册全职护士，55 岁，是李先生的妻子和 June 和 Maggie 的母亲，家人们帮助她看到了病患之外的自己。这促使了重症监护转变为个性化护理。

语言障碍可能需要一位有着医疗术语知识的口译员的帮助来确保对内容的充分解释。通过口译员来确保患者从医疗专业人员收到全部的消息[95]。从 ICU 出院后，访问之前气管插管的患者，从患者的角度来看，存在沟通的问题和强调双向过程中进一步提高和理解的需求。这方面的一个例子是，一个以前的患者，她讲述了她的情况：他们要成群的进入房间和我讲话。一个医师会站在那里读了一个总结：「题目的名字」我们发现她的这样和那样"。他们会说些东西，我会觉得"哦，不！"他们会问我"你明白吗？""还有什么问题吗？"然后我……"我根本不知道你刚才说的是什么，我怎么知道我有没有疑问"[93]。在这个案例里，两个团队都跟对方说话，但很明显患者没有参与和处理关于她目前情况的信息，因此，这很难理解。对于实际上他们的认知能力受到损害但可能看起来有能力的重症患者[17]。患者自主权和尊重的基本原则需要谨慎使用。为了确定患者和他们家属的文化信仰和习俗来进一步加强沟通和理解，与家属的有效沟通是至关重要的。

二、文化护理

　　重症监护护士面临的挑战是与患者（当可能时）

和家属建立积极的合作关系，所以他们重要的价值观、信仰和习俗可以被分享和纳入干预和治疗计划中。它并不总是能够很全面地"知道"另一个人的文化，或"知道"重症监护护士所接触患者和家属所有的文化信仰和习俗。因此，在他们的重症监护经历期间与患者和家属的合作关系是至关重要的，也表明既尊重又重视了患者和他们的家属以及他们所持有文化信仰和习俗。这促进医疗团队更好地满足他们的需求。

尽管人类的种族可能对他们的文化提供了一条线索，但它是不可靠的指标而且忽略了属于种族之外延伸的，比如年龄、性别等多文化的群体。另外，随着全球性迁移和不同种族间的通婚，有些人不止归于一个种族群体。假设一个人的文化依靠普遍的方法指导护理实践会引起护理实践的风险和互动与干预的结果潜在的妥协。即使在文化群体（例如，土著和移民群体），信仰和习俗的变化也可以存在。这种差异与比如殖民，与个人所属各种各样的群体的互动，和社会的变化，以及移民的社会化形成一个新的国家等因素有关。因此，以患者为中心的，患者和他们的家属个性化的护理把具体的文化需求纳入干预计划和实施中是势在必行的。本节概述了在陌生的环境而且有压力的时期，重症监护护士与患者和家属一起工作来确定他们需要纳入治疗和干预计划中的极其重要的信仰和习俗是可以开发的重要策略。这样的行为可以优化他们的精神健康和减轻一些他们感受到的压力。

（一）阐明文化

Wepa 描述文化："我们的生活方式是我们的文化。我们的理所当然决定和定义我们的文化。我们刷牙的方式，我们埋葬人的方式，我们通过艺术、宗教、饮食习惯、礼仪、幽默、科学、法律和运动表达自己的方式；我们庆祝仪式的方式……是我们的文化。所有这些我们有意或无意完成的这些行为"[103, p.31]。简单地说，文化是指个人、家庭成员和护士每天进行的价值观、信仰和习俗。它确定了世界观和它们对于健康、疾病、生命和死亡的态度[104, 105]。

文化包含了一个共享的规则和通过社会化和内化的过程获得的观点。它提供了一个参考框架指导成员如何解释像健康和疾病，死亡和临终这样的现象。这相应地会影响他们的行为和互动[105]。文化是一个描述人群如何在日常生活中正常工作更具体的方式，受到他们的信仰、相互关系和他们从事的活动的影响。

理解文化、民族和种族不是同一个事，对于满足患者和他们的家庭文化的需求是至关重要的。种族通常是在物理特性的基础上确定的，通常用于社会领域把人广泛地分为比如白种人、欧洲人、波利尼西亚人或亚洲人[106]。然而，分配人群为一个同质的群体是有困难的[103]，尤其是现在很多国家的种族很具有多样性。文化多样性的对立，不是在当代社会的许多群体里存在多样性的原因。民族延伸到物理特性以外的与种族有关的，包括像共同的起源、语言、历史和穿着等因素，通常与国家有关[103]，虽然在一个国家里可能存在一些少数民族。

（二）不同的世界观

文化影响人们如何看待这个世界，他们相信什么以及他们如何做事，特别是关于围绕健康、临终和死亡的习俗。重症监护环境对于患者和家属是陌生的，尤其是当医疗专业人员的信仰、习俗和世界观可能与他们自己不一致时。对于重症监护护士重要的可能对于患者或家属是不重要的，而且当患者和家属的观点方式有矛盾时可能导致双方紧张和不悦，这并不意味着一个世界观必然是更多的对或是错误——它们是不同的。

生物医学模式影响了医疗服务被精心安排和实施的方式[107]。作为一个主导模式，它严重影响了在重症监护环境下重点在患者的身体健康的必要性。专注于疾病和疾病管理，利用导致健康问题被分散和减少目前症状和体征及诊断的过程，以及风险，包括对患者和家庭重要的事情[108]。这与土著文化相反，例如，往往有一个整体的生态精神的世界观，具有超出疾病重点的强大的精神维度[109]。重症监护护士的世界观受到文化信仰、习俗和每个护士的生活环境以及推动传递服务的重症监护工作的"世界观"的影响。结果随之而来，患者和他们的家属夹在不同的世界观中间。

研究冲突可能出现在医疗服务消费者的需求和医疗保健提供者，如护士的计划之间结盟的缺乏[110]。在患者和家属及医疗保健提供者之间有不结盟的可能性，这是重症监护护士需要注意的，因为当患者和家属的需求没有被重视或处理时他们对所提供的护理的不满就可能出现[111]，会导致患者、家属和护士之间的不必要的紧张和冲突。一个护士愿意去承认和尊重患者的世界观和对他们重要的事能够最大限度减少任何不满意的发生,因为在他们重症监护经历期间重视了患者具体的需求。

> **实践提示**
>
> 若想实现文化回应护理,就要求护士经历一个教育和文化的自我反省,自身的文化信仰和习俗,以及在实践中可能存在的影响因素的过程。

患者和家属的世界观与护士有很大不同,护士需要找到关于患者和家属所特有的信仰,与患者和家属这些互动的影响,以及在互动期间护士所能利用的影响力[103],有时护士的个人信仰会与专业护理信仰起冲突,这需要在实践设置中,在个人和专业信仰之间做选择。例如,护士关于生命、死亡和身体组织的个人信仰可因护理脑死亡等待移植器官摘除的患者的责任而被妥协。也可能被护理短缺,低于理想的技能组合和重症监护护士在日常工作中面对的敏感和复杂性所加剧。因此,不仅对单独的护士,而且对重症监护护士团队,开发可以优化与来自不同文化背景患者的工作合作关系的发展的策略是重要的[112]。

(三)文化响应

文化响应指的是根据护士的文化能力对患者和家庭文化背景作出响应的策略,以此让他们感受到文化安全。不同的模式可以协助患者和他们的家庭的文化信仰和习俗在重症护理实践的整合。例如 Leninger 文化关怀的多样性和普遍性理论[113]需要护士对有着不同或相似文化的人群提供一致的文化护理。Ramsden 关于文化安全[114,115]的工作成果专注于对患者护理的实施(他们的文化信仰和习俗与护士不同),是由患者和家属即护理的接受者适当与有效地决定。在澳大利亚、新西兰和北美洲这些模式已分别被用于指导护理实践。这样的模式需要重症监护护士认识患者和家属关于他们健康体验的观点[107],随之而来的会有不一致的观点。Wood 和 Schwass 已经描述了关于尊重文化问题护士可以实践的 3 个层次(表8.2)[116]。这些层次、范围是从文化意识到文化安全描述了护士文化护理的不同特点。例如,护士在一个需要文化安全的团体实践时,不仅需要认识到人群之间的差异,而且在接受适当的教育后还能提供不同的个性化文化护理。

表8.2
文化实践水平

文化实践层次	指示
意识	认识到社会经济差异之外的群体的不同
敏感性	认识到这种差异是合理的,它发起了对个人文化信仰和习俗作为可能影响他人的文化的"载体"的一个重要的探索
安全	由于接受关于文化的教育和护理实践以及反思自己和他人的习俗,从而提供安全的服务

Adapted from Wood PJ, Schwass M. Cultural safety: a framework for changing attitudes. Nurs Prax NZ 1993; 8(1): 4-15, with permission.

从跨文化护理的角度来看,文化上称职的护理要求护士把文化知识,护士自身的文化视角与患者的文化视角合并成干预计划[117]。然而,因为存在于群体间和群体内的多样性,整理文化知识具体到不同群体这是不可能的。因此,建议重症监护护士要严格审查理论和模式来指导自己的实践,以确保它们向与自己一起工作的患者及家属提供适当和有效的护理。

能力是护理实践的一个重要维度,因为它为护理服务的用户提供在护理知识、技能和必须去实践的态度的信心。考虑到在护理实施中文化的重要性,文化能力的测量也很重要。这有在文化能力的概念上许多变化的证据[118-120]。文化能力的特征包括文化意识、文化知识、文化理解、文化敏感性、文化的相互影响和文化技能[119-121]。然而,文化上特定信息获得和使用的内在需求限制了这些特征的运用。随着我们的社区在他们的构成上越来越多样化,文化上特定信息的整理变得越来越困难。

> **实践提示**
>
> 提供文化上称职的护理实践的能力包括自我意识、改善患者和家属的医疗经验所从事的护理行为和把他们的信仰和习俗融入到治疗和干预计划中。

文化能力是关于以合理的方式去实践而不是关于行为正确[122]。Durie 鼓励文化安全(专注于所得到恰当护理的经验和决心)发展,一个构想就是它可以衡量医疗工作者如重症监护护士的能力[122]。文化上称职的护理实践是关于:

- 护士自己的文化信仰和习俗的知识和可能会对其他人产生的影响。
- 改善患者医疗经验的护理行为和在医疗实践中文化的融入。
- 提供文化上称职和安全的护理[123]。

文化能力提供了一个可以客观衡量护士工作表现的框架，尽管这些框架内有很多变化[112]。能力和安全是重症监护护士提供文化响应护理的基础，决定着患者和家庭的文化需求，即以患者为中心的护理关注的是个人需求。

（四）确定患者及家属文化需求

健康和疾病的概念一般是由人们社会文化环境的背景和所属群体创建的；人与人，群体和群体之间各不相同。为此，文化对健康和疾病的经历是如何组成和铭记产生了影响。当人们患重病时，他们的文化信仰和习俗会和他们的身体健康状况一样重要[124]。然而医疗提供者对身体健康的担忧总是优先考虑时，文化信仰和习俗就经常被妥协，公共医疗保健服务也做一些不同于患者及家属要做的事情。社会心理和文化的需求的重要性是这章的重点，重症监护患者所经历的危及生命的事件或危机的存在必须优先。从稳定患者讲，与家庭建立一个积极的工作合作关系，能够促进从他们的视角的决定和需求以及谈判关于如何把这些包含在一个可能复杂的护理计划中。在提供既适当又可接受的护理时纳入文化需求变得很重要。因此，考虑到重症监护机构的性质，与家人互动的质量和与患者的互动一样重要。

促进一个真诚的、舒适的氛围和运用有效的沟通来邀请家属尽早参与到患者的重症监护经历当中，对于确定患者及家属的文化需求也是必要的。沟通在前面已经提到，诠释文化需求需要重症监护护士去沟通。建议护士少说，注意可能出现的细节，只是倾听。从护士的角度去干预和在讨论时占主导地位以及与家人"面试"的需要有必要受到限制[125]，所以对于分享文化信仰和习俗时间是有用的。通过倾听，理解和确认患者及家属所说的这个过程。护士的授权可以改善对患者及家属的理解与支持[124, 126]。Conning 和 Rowland 的研究心理健康专家，对于管理实践和评估患者及做决策的过程的态度发现，那些有着更多的"当事人态度"（与管理方向）的人更愿意参与到促进聚焦于患者和家庭的个体需求的以患者为中心的个性化护理的评估过程里。Conning 和 Rowland 在研究精神卫生专家对管理实践、评估患

者和制定决策的过程中发现，那些有着更多的"客户导向"（与管理方向）的人更愿意参与以患者为中心的个性化护理的评估过程中，重点关注患者和家庭的个体需求[127, 128]。

和家庭合作能弥补文化差异。但是，在挑战的环境下这个不容易达到，比如一个大家庭不同成员到来和离开，护士倒班会使情况恶化。得到患者包括他（她）的医疗保健团队的所有成员明确和一致的信息，能够减少跨文化的困惑和误解，尤其是当信息容易失真和信息很多发生改变时。对此管理策略可以包括与家庭信息传播管理的讨论，对一或两个家庭成员的确定，他（她）俩是作为与工作人员接触并讨论和沟通患者信息的关键[108]。通常由于与家属的沟通问题会引起明显的"文化冲突"，以一个明确的和理解的方式交流信息会预防这些问题的发生。

本地卫生人力资源

对健康机构而言，在卫生人力资源里提高本地人的代表性在国际上被认为是提高文化安全的重要机制[129]。研究已经证实如果有本地的工作人员，那么本地人更容易体会到主流健康服务[130]。

澳大利亚，曾经努力提高澳大利亚土著居民的注册护士以提高澳大利亚护士提供土著居民适当护理的能力。本地护士教育工作组的报告可以支持这项举措[131]。在北美洲也有相似的举措，通过提高卫生人力资源里原住民的参与来提高文化适应性的护理（例如，土著民族健康组织[132]和原住民政府[133]）。

（五）文化响应、以患者为中心、个性化护理

个性化护理需要患者和护士一起工作，从而确定一个关于保持患者自我完整性健康的行动计划，而且它与个人情况兼容[134, p.46]。这就意味着理想情况下重症监护护士与家庭合作来确定在患者重症监护期间重要的文化需求和包含的信仰和习俗；换句话说就是通过患者的观点来确定以人为中心的护理[135]。人们认识到护士的工作包括回应、预测、解释和实现，这些对于个性化护理是至关重要的[136]。确实，合作关系需要护士不仅与患者及家属一起工作，还需要确定护士拥有的权力和无意滥用的可能性[108]。以患者和以家庭为中心的护理需要监护室护士观察下面的每一条：

- 跟患者和家属接触时要尊敬，有尊严的对待他们。
- 交流要清晰，不要说行话。
- 要全面和诚实的分享信息。

- 使用家庭的力量来提高患者控制和独立的感觉。
- 和患者和家属一起合作式工作[136]。

想要文化信仰和习俗融入到个性化护理计划中需要先将这些信息确定然后再加入其中。然而,考虑到资源的限制和一些公共医疗保健服务的文化,为了方便,制订通用的护理计划方法可能被采用。不鼓励重症护理护士在护理实践中采用"一刀切"的方法,因为这忽视了患者和家庭的文化体系[108]。以患者为主的个性化护理是护士对于采集患者家庭信息的最佳选择,这样便可针对其需求作出相应的计划。其中包含每个家庭的文化信仰和习俗,比起仅仅关注现有疾病或患病期,它提供了关于患者更全面的信息[124]。个性化护理的方式使重症监护护士更加熟悉患者生活的环境及背景和他们看待疾病的态度,可大幅度提高护理质量和与患者及家属沟通的质量[137,138]。

有时护士在接受不同文化前应该先全面地了解不同的文化信仰或习俗,例如,曾经一位毛利患者即将去世,而患者家属希望患者可以体面的离开医院。这对于毛利人而言是临终悼念文化的必要程序。但是因为患者还没有去世,护士阻止了这个行为并即刻安排了尸检。这就造成了护士和家属之间不必要的紧张气氛和冲突。很明显,护士和家属关于死亡和临终的信仰是不同的,护士行使的"权力"没有促进沟通和协商关于如何解决这种状况使双方都满意。这就是接受不同家庭文化信仰和习俗(在某种程度上他们不会故意伤害患者)的例子,那么与家属一起团结协作将这一项纳入干预计划中则可实现双赢。一旦发生这种情况,这一信息的记录就十分重要,足以证明个性化护理的重要性[139]。

实践提示

确定文化需求,重症监护护士必须:
- 确定沟通者可以使家属获得的信息是连续的。
- 与患者及家属真诚的沟通与合作。
- 愿意去倾听,理解和证实所得到的信息。

实践提示

为充分与自己文化不同的人互动,作为重症监护护士要:
- 避免做假设。
- 要尊重积累过的和新学到的习俗。
- 行动大于言语。

(六)与文化语言各不相同的患者及家属一起工作

全球化使澳大利亚和新西兰迎来越来越多的移民。因此,在文化和语言多样化上人口也在增加。33% 的澳大利亚人[140]、25% 新西兰人[141]、20.6% 的加拿大人[142]和 13% 的美国人[143]皆出生于海外。移民者来自全球不同的国家,尤其是欧洲、亚洲和非洲大陆。分配给"移民者"群体的标志,例如亚洲人,正在误导和远离他们所推测的同质性,尝试确定与多种文化和语言的患者及家属一起工作的方式所增加的复杂性是依文化适应程度不断变化的。比如一些可能是澳大利亚或新西兰出生且被高度同化到各自的文化,或者他们可能是带有传统文化信仰和习俗的第二或第三代新移民者。因此,考虑这种多样性对与多种文化和语言的患者及家属一起工作的具体指南是困难的,即便是存在一些共同的原则。

与多种文化和语言的患者及家属一起工作的一个基本出发点是建立他们用英语交流的能力。在日常基础上决定患者所用的语言,无论是用英语讲话还是书写都将表明是否需要一名口译员。在日常的护理上,家庭成员或朋友可以作为口译者,但是当需要分担重要信息或做决定时仍需要一名专业或得到认可的口译员。这样可以避免家庭成员或朋友"删减"讨论过程中传达的信息的可能性。如何让患者愿意去处理文化价值和信仰相关的沟通(比如眼神接触、个人空间或社会禁忌),医疗保健提供者相关的偏好(即文化、性别或年龄),家庭支持的性质和其他领域应该和患者或家属一起探讨的日常食物与营养,任选其一即可。

发展当代文化群体间多样性关系是至关重要的,用它可以把重要的文化价值、信仰和实践被确认并加入患者的护理计划中。重症监护护士可以更好地理解当患者有严重不适时患者和家属的行为。发现患者和家属有关健康、疾病、死亡和临终和当他们的健康恶化时所信仰的价值观和信念,这是一个很好的起点,它能帮助了解支持的类型和可以观察到的护理行为。除此之外,确定如何管理健康和疾病将会提供一个指示,就是使用传统治疗还是康复疗法,如草药和祈祷。同样,理解患者的控制轨迹也能提供一个指示,就是他们是否在疾病预后上发挥了积极的作用,或者是否有一个基本的信念,认为疾病是某种外力造成的。

对于许多文化群体来讲,家庭的存在对患者和家属的精神幸福至关重要。因此,让家人陪伴患者是很重要的,有些文化坚信,家庭成员应该肩负交流和做决定的重担,这样患者便可将重心转移至康复上。在某些情况下患者接受太多信息,尤其关乎病情的严重性或是需要做决定时可能会给患者带来消极影响。因此,积极与家属交流合作,在涉及他们的护理和做决策时确保他们的文化价值观、信仰和习俗被保护,是重症监护护士能够尊重不同文化和语言背景患者的文化传统的方法。

Camoinha-bacote 的记忆法[144],ASKED,提供了一个自我反思的过程,来明确自己的知识和技能以更好地与文化和语言多样化的人群工作。下面的问题可能被问到。

- 认识(Awareness):对于那些不同于自己的文化群体你有什么刻板印象、偏见和种族歧视?
- 技巧(Skill):以适当和安全的方式从事文化上的评估你有什么技巧?
- 知识(Knowledge):在你的社区你知道多少有关不同文化和民族的世界观?
- 遭遇(Encounters):哪些与不同文化背景的人面对面的互动是由你发起的?
- 愿望(Desire):在你的护理实践中文化上的安全与能力你的愿望是什么?

通过在护理来自其他文化的人群时重症监护护士了解自己的位置,可采取策略来提高反应能力和改善护理质量。与多种文化和语言的患者及家属一起工作应该基于下列框架。

1. 合作关系:目的是与患者及家属建立工作合作关系。之前负面的经历可能会影响关系的发展。一个有礼貌的、真诚的、不妄议的态度对于发展与患者和家属的生产关系是非常重要的,而且提供时间给予回复也是重要的。

2. 参与:在适当的情况下尽可能地使患者及家属参与他们的护理,这将包括护士需要解释治疗和护理程序。

3. 保护:包括患者在重症监护期间重症监护护士要确定具体的文化和精神价值观、信仰和习俗并将它付诸实践。在可能的情况下这些应该被采纳,虽然这不可能但也可能有实例。为此在这样的环境下,对患者和家属应该有充分的理论上的告知。

(七)与毛利患者和家庭一起工作

毛利人是新西兰的土著居民,如同其他被殖民统治过的土著居民一样,他们遭受着不完善的医疗体系和相对于非土著居民较弱社会经济[145]。毛利人无论精神和外表都没有被欧洲人同化,下面对护理土著居民时的考虑因素进行了综述[146]。包括与文化方面密切相关的,精神上的,还有建立在宗教上的三个方面。患者有宗教需求需要考虑的方面在本章的后半部分会详细讲解(表8.3)。

《怀唐伊条约》(通常被简称为“条约”)是基于毛利和英国女王 - 维多利亚女王之间的协议。通过这个协议确定了毛利人作为主人(tangatawhenua)可行使这块土地上人民的权利。条约分为英文和毛利语两个版本。毛利人发现当他们把行政权给女王时,根据第 1 和 2 条约中他们将保留对土地、村庄和健康的高度自治权,第 3 和 4 条保证毛利人受到保护并且和英国公民享有同样的权利,包括对于信仰、习俗的保护。新西兰的护士被认为是政府的官方代表[147],因此,在与毛利人共事时有权利和义务去履行条约的内容。合作参与和保护原则[148]在关乎健康上发挥着作用比如重症护理上。

重症监护护士必须去与毛利患者及家属建立并保持一个积极的关系,这个承诺与护理患者时促进文化信仰和尊重民族习惯一样重要。这样一个承诺可影响到毛利患者及家庭群体重症监护经历的结果。这部分的目的并不是为“许可”以批判的方式去和毛利人共事。而是概览一些基础的问题,使重症监护护士与当地毛利医疗服务和 / 或当地社区团体建立起合作的基石。

毛利人崇尚集体而非个人。宗族和亲属的关系发挥着非常重要的作用[149]。家庭群体是重症监护护士通常接触的社会团体。与核心家庭概念相比家庭概念是宽泛的,通常由几代人组成并扩展延伸至那些有亲属关系的人[149]。年长者,尤其是奶奶(年长受人尊敬的女人)和爷爷(年长受人尊敬的男人)拥有威望(权利、权威和声望)和有建树使人尊重的人物[150]。在毛利社会中由于奶奶和爷爷的社会地位,如果他们生病了这段期间这就是全家族最重要的事。

> **实践提示**
>
> 毛利长者更习惯于使用毛利语(te reo maori),因此家族成员可参与其中做些病情的解释。

由于很多毛利人的集体取向,家庭群体的支持极其重要。因此,重症监护护士必须经常去探索在有限的物理空间内他们如何管理与一大群人的关系,在此可能需要建立关系和确定一两个人作为接

表8.3
与土著或毛利居民共事需考虑的问题

问题	土著居民考虑因素	毛利人考虑因素
整体的精神上的世界观	• 健康不仅关乎于个人而是整个社会,情感和文化也包括在内	• 大多数毛利人有一个整体的和精神的世界观与物理环境相互联系确定个人和家庭群体对于健康、疾病和濒死的理解 • 毛利人同样有集体倾向(而不是个人),所以家庭群体在场很重要
在住院和死亡方面的信仰	• 谈及家庭成员去世的过程,对患者的情况如实相告,交流时避免让听者会意言外之意	• 发现个人和家庭群体可能有的任何担心注意禁忌,它会影响个人健康避免从事违法禁忌的行为 • 保持人体组织和体液和身体部分远离食物和用具
传统治疗	• 探索传统医学如何与西医相互补充	• 与家庭群体讨论任何需要被考虑的治疗方式,传统治疗师可能发挥重要的作用:比如巫师必须在场或使用药物
联系	• 知道毛利人落叶归根的传统 • 复合家庭很常见,确定亲属关系很重要	• 承认与其他人和本土的联系可能很重要,家谱可能很重要,所以让家庭群体在场可能非常重要 • 注意家庭群体比核心家庭的概念更广泛询问人体组织、体液、器官是否需要被安葬
年长者	• 社区年长者的尊敬年长者通常是家庭的发言人,所以需要确认发言人	• 年长者是社会受尊敬的人群,他们很有威望和重要的社会地位。因此一位患病的年长者由于他(她)受尊敬的地位可能会有很多访问者
建立关系	• 保持或加强与土著社区卫生部门的合作关系 • 住民卫生工作者和原住民联络官员对原住民社区提供重要联系	• 采用怀唐伊条约的准则即合作关系,参与者保护建立和保持一个积极的合作伙伴关系,它可以促进家庭群体的参与和保护价值观和信仰发展 • 与毛利人的卫生部门的关系:展示一个真实的态度和愿意去倾听和分享你来自哪里和你是谁
多样性	• 与长辈讨论原住民的传说	• 毛利人不是同质群体,所以在识别存在的多样化和个性化的评估时几乎是很重要
语言	• 促进口译员的使用 • 受过培训的社区成员获得文化上的资源	• 为毛利人提供母语为毛利语口译员时常核实对信息的理解是否有偏差 • 不使用医学术语

触者进行信息交流[124]。建立关系是与毛利患者及家庭群体合作的一个积极的方法[150];这通常被称为合作,这样毛利人将愿意分享他们的家谱。这意味着确定了你来自哪里和你是谁。监护室护士必须保持真诚,愿意去倾听家庭群体的感受是很重要的。与毛利家庭群体建立有效的工作关系是不可被小觑的。对于重症监护士来说,在医疗服务中建立与毛利医疗服务的工作关系和了解当地毛利社区是非常有用的。

实践提示

　　当某个家族成员病危时,其他亲属会有很强的使命感去探望或照顾这位患者,这意味着会有很多家属前往医院。那么这时,我们就需要找到家属代表与之讨论患者的情况,这种会面不仅帮助了患者也惠及了医护人员。

　　许多毛利人视他们自己为精神所在[146, 149],因此,生病可能被视为一个精神因素而不是身体上的原因。毛利解释世界的方式是从过去和现在是一个独特的继承,也是在当代社会相互作用的天性[146]。虽然存在多样化,但许多毛利人有一个共同的世界观,就是整体性和生态自然的精神[150]。这个整体和精神的世界观使物理世界和人的世界相互联系[149]。毛利人创造故事的本质是宇宙,并且建立了通过 Atua(神)和 Tupuna(祖先)的分离创造世界和所有生物的神和祖先的联系[151]。对某些毛利人,在精神上崇拜神和祖先在圣歌或祈祷仪式是重要的,并与其他人和土地保持牢固的联系。一些毛利人同样有源于殖民过程的宗教信仰,可能包括基督教或是以毛利为主的拉塔纳和林格图信仰[149]。

　　在毛利看来,若违反了神的旨意,与精神同在的肉体就会以生病来体现,通常生病被看作是没有遵守礼节，被视为一种诅咒[122, 149]。传统的治疗方式就起到了重要的作用，巫师的祷告在治疗上起着重要的作用。对一些人传统文化不能被接受，但是监护室的护士要学着去尊重和理解，因为重症患者在恢复和临终时可能会需要巫师的协助。

有些事情在一种文化中是被尊重，但对于另一种文化则被认为是不敬的，因此建立的关系就会被破坏。受约束的观念同样与普通的观念或变普通密切相关。因此，一个人的身体、体液和器官被看作是圣地，而食物经常是用于使某物变得普通。在实际应用中这就意味着食物应该和人的身体和体液保持独立。例如，不要在大小便池表面放置食物的器皿。在护理毛利人时他们的身体组织和器官以及如何处理是一个需要重要的考虑因素。对于一些毛利人，把他们曾经被摘除的器官和组织归还给他们，他们才能安葬，这在精神层面上是十分重要的，他们要奉献给大地以感谢曾经的索取。无论如何要确定对于每一个患者及其家庭群体来说什么是重中之重，就像部分毛利人，可能就不希望再得到自己的身体组织或器官了。

> **实践提示**
>
> 当你的护理操作包括会触及患者头部或倾倒体液，最好先请示患者及家属。

（八）与澳大利亚的土著居民一起工作

土著居民和托雷斯海峡岛民占澳大利亚总人口的 3%。在总人口中，90% 确定为原住民，6% 确定为托雷斯海峡岛民，4% 确定为既是原住民又是托雷斯海峡岛民[152]。土著居民和托雷斯海峡岛民生活在整个澳大利亚，一些生活在边远地区的离散社区，同时另一些人生活在农村或城市地区。至于原住民对于澳大利亚人口的贡献仅占了一小部分，所以危重症护士将与他们有很多不同程度的互动。例如，土著居民占北部地区人口的 30%，其中 45%～65% 有危重护理的就诊[153, 154]，因此原住民的危重护理是北部托雷斯海峡岛的核心业务，相比之下，在西澳大利亚重症监护室中有 6.4% 的患者是土著居民[155]，这一比例略高于国家数据，在国家数据中土著居民代表了近 5.6% 的重症监护患者[156]，因此，本章节的目的是提供信息以协助重症监护护士了解土著居民的一些复杂的照顾，无论他们在哪里工作，并改善护士和患者在应对熟悉或不熟悉事务的经验。

提出信息广泛适用于澳大利亚土著居民及其社区的文化和语言群体，然而，对个人而言，每一级别的护理都是必不可少的，土著居民和他的家庭都是个性化的，是他们独特的文化传承，当地的土著居民的法律确定了家庭关系和特定土地与国家的独特关系。

> **实践提示**
>
> 身份认同是建立相互尊重的跨文化关系的重要因素。时刻留意澳洲原住民及托雷斯海峡岛居民的殖民历史，在社区传统名称上预留较长的时间，如，Koori, yolngu。Kaurna, barundji 和 gurindji 等等。

1. 土著居民的健康状况

土著居民的健康状况与非土著居民不同，在澳大利亚危重症监护室中治疗的土著居民年纪（平均 40～48 岁）比非土著居民要小很多，病情却比非土著居民重很多。急诊就诊中脓毒症、感染性休克、肺炎、心肺骤停和创伤最为常见，高感染率反映了土著居民人口中长期疾病的高负担和生活中具有挑战性的社会经济背景[153]。受伤、中毒、车祸、攻击、自残和跌倒是第二大常见原因[157]。土著妇女住院治疗的几率是其他妇女的 34 倍，15～24 岁的土著居民男子受暴力创伤的几率也要高于其他男子[158]。与之相比，自杀未遂入住重症监护室的几率也要高于其他人，土著居民倾向上吊作为自杀方式[159]。

即使土著居民的死亡率可与非土著居民的结果相比较，但是现实情况是他们患病的程度更高（APACHE Ⅱ 评分），这与他们更严重的慢性病有关，而与非土著居民相比，他们患糖尿病的几率高达 3 倍[153, 154]，而因糖尿病住院的几率更是高达 3.9（男）和 5.7（女）倍。2012 年，因糖尿病去世的土著居民就是非土著居民的 7 倍。2008 年至 2012 年之间，土著居民终末期肾病的发病率是非土著居民的 7.3 倍，他们最常见的治疗方法是透析。在土著居民中，慢性肝病的患病几率也很高，酒精性肝病的住院率是非土著居民的 6 倍。而在非土著居民中极为罕见的风湿性心脏病居然也在 45～54 岁中的土著居民中普遍存在[157, 160]。

这些慢性疾病都是可以预防的。高致病因素反映了住在城市边缘的原住民不容乐观的社会经济情况和基础健康护理[158]。宽泛地说，社会决定因素反射出土著居民在就业，物理基础设施（自来水和房屋)教育和土地,种族主义等方面的不利影响[161]。这些因素都会反馈于他们患病的每个过程当中,比非土著居民都深入的了解医院。在重症监护中,许多慢性疾病,包括严重的心血管病,在患者出现危机生命的并发症之前,可能都未能得出诊断,类似地,急性病威胁生命的并发症可能诱出更严重的慢性病症,使之成为更为复杂的情况,导致滞留在监护室的时间变长[155]。在大致了解了土住居民的健康情况后,我们应当更清晰的理解生理和社会决定的健康因素,来为危重症的土著居民制定最佳的护理计划。

2. 在陌生的环境且远离家庭

土著居民的地理分布不仅会影响重症监护护士与他们联系的程度,还会影响人们就诊重症护理的体验,只有32%的土著居民生活在大城市,据悉,43%的土著居民生活在省市区内,剩余的25%则身处偏远地区[157]。多数就诊于重症监护的土著居民多数来源于外省市,且离家万里。这就会影响患者和无法陪伴患者的家属。

文化冲击这个概念解释了当人处于陌生环境时所表现出的紧张、焦虑、孤独、失落感和无力。重症监护室的环境对大多数人而言就是这样一个陌生的地方[162, 163]。然而,当土著居民接受重症监护护理时,这或许是他们和他们的家属第一次接触侵入性治疗抑或是城市生活。四分之一的土著居民所居住的偏远社区条件与大城市或省区的医院条件差异较大,例如,多数澳大利亚的医院都是多层的,土著居民乘坐电梯就是一个挑战[164],再没有比置身半空远离地面处于空调环境更让人不安的环境了。所以时常出去透气接触大自然是十分有必要的。监护室病房的专业氛围也增添了几分让人焦虑的因素,如严苛的医院规则,走廊和空间,陌生的气味,技术,被制动,安全协议,家属被限制访问,医疗习惯和操作,专业术语等皆为西医学衍生的。

重症监护护士有义务为土著居民在遇到文化冲击时提供必要的帮助。第一步是了解这些因素对于土著居民的影响和感受。《BinanGoonj》的作者[165]解析了医院等机构中6个跨文化压力因素的特征,图8.1描述了这些压力源及土著居民所经历过的压

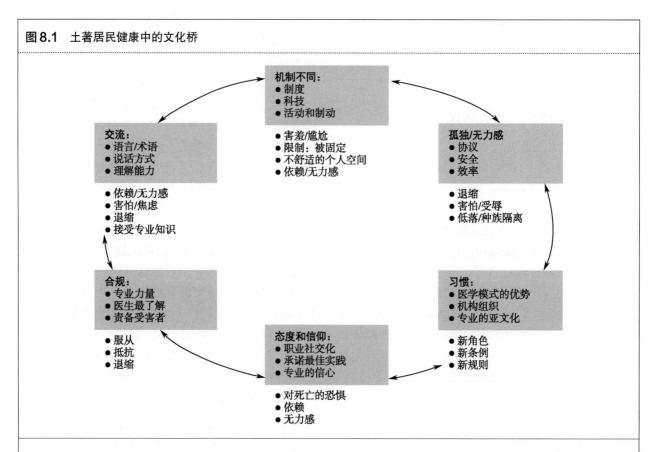

图8.1　土著居民健康中的文化桥

Adapted from Eckermann A-K, Dowd T, Chong E, Nixon L, Gray R, Johnson B. Binan Goonj: bridging cultures in Aboriginal health. 3rd ed. Sydney: Churchill Livingstone; 2010, with permission.

力及其反应。了解这些压力和反应是帮助患者和他们的家属适应陌生重症监护环境的第一步。

建立信任以促进适应能力[165]，应当是重症监护护士的首要事项，了解土著居民患者及家属感受文化冲击的基本条件是建立信任的良好起点。了解土著文化中家庭的重要性，以及文化如何影响疾病和健康，对于后期在重症监护室的治疗和护理都有极大的帮助。下一节将着重讲解家庭成员和健康信仰与重症监护模式的关联。

3. 家庭

家庭被认为是土著文化中最具有活力和持久力的支柱之一，也是原住民当代社会的基本单位[166]。然而，家庭的概念是土著居民和医护人员之间造成文化紧张关系的潜在点。医护人员在健康主导模式中接受教育，强调个人权利，机密性和自治权的伦理及法律承诺。相比之下，土著居民家庭的结构中，健康不是单独的问题，其拥有一套复杂的亲属关系规则，而大家庭结构经常被认为是土著居民和西方文化的区别[165]。

在土著居民的文化中，关系是通过文化的传承来定义的，因此，生母的姐妹也被称为母亲，而她的兄弟则是舅舅，姐妹俩的孩子称为兄弟姐妹而非表兄弟姐妹，父亲的兄弟被称为叔叔，而这一制度一直延续到祖父祖母的孙子辈。

在重症监护的环境中，亲属制度对西方的近亲概念具有重要的意义。像姑姑、叔叔这样的亲属经常被提名代表土著家庭发言。但不会为非土著居民履行这一角色。

实践提示

重要的是要从一开始就确定谁是患者的发言人，谁是谈论患者病情的合适人选，当患者远离家乡时要找到合适人选就显得尤为重要，如果家庭成员需要长途跋涉才可与病重的患者相聚那么在做重要决定前尽早提前通知到位。

传统土著亲属制度的另一个特点是回避关系。亲属法律中规定了谁不可与谁说话，谁可以和谁交往，谁可以与谁有身体上的接触。这意味着护士要注意某些访客在召开家庭会议时不可同时出现在病房中，有的土著社区也有一些传言，女人的话题只能与女人聊，而男人间的话题也只可以在男人间谈论。亲属制度也意味着土著居民可能会有很多名

字，一个人可能会有一个欧洲人特色的名字和姓，一个乳名，还有小名或绰号。一个人的名字也有可能在一生中发生多个变化，如果他与某个去世的人同名，那么他可能会改掉这个名字。

实践提示

寻找过去的记录可能对当前的护理至关重要，因此了解患者是否有多个曾用名是不可忽视的，尤其是需要从偏远地区医院调取资料时。

尊重亲属结构可能有助于缓解土著居民患者及其家属所经历的一些文化冲击。然而最重要的是要认识到传统的大家庭由于被迫将土著儿童从他们的家庭中移走（被偷走的一代）而有所削弱。同化的政策，与传统土地、社区、家庭和文化价值观脱节和社会经历的劣势，后者尤其导致土著家庭结构的破坏，将青年吸引到各区域中心和首都，以及由于监禁、家庭暴力、药物和酗酒而受到破坏的家庭结构[167]。复合家庭是城市和现代意义上的传统大家庭，复合家庭：一群人共享一个住所，户主同意并接受和无血缘关系的亲属一起同居。另一种新形势的家庭结构是祖父母的家庭，尤其是祖母在抚养孩子方面需要承担责任。这是由于父母不能照顾他们的孩子，因为工作需要搬迁，父母滥用毒品，家庭暴力或是父母年纪太小以至于无法应对各种情况的。不管怎样，个人的决策仍然受到公共关系和家庭分组的影响。这些影响可能超越特定的地区并具有共同的健康信念。

4. 土著居民关于健康的观点和信仰

澳大利亚的土著居民对于健康的观点包括身体、精神、家庭和社区。土著居民健康的观点会对护理计划和措施产生影响。在《1989 年国家原住民健康指南》[168]中指出，健康对于原住民而言涵盖他们所有的生活，包括对于物理环境的控制，关乎自尊，公正，它不仅仅是疾病的和残疾的缺失。在信仰的大背景下，了解原住民对于疾病的理解将是危重症护理中很重要的一项。200 多年的殖民经历改变了土著居民传统生活方式，但土著居民本身文化的多样性却使对于疾病的传统看法始终如一[169]。与国家和亲属义务的相互关系强调了社会和精神障碍会导致疾病。Mobbs[170]提出疾病的诱因有 5 类。自然因素（饮食，身体攻击，受伤和思乡之情，及愤怒与嫉妒）和环境因素（包括风，月和过热过冷）可

能会被认为是造成暂时虚弱状态的原因，如食欲缺乏、体重减轻、腹泻、咳嗽、肺病和头痛。自杀和企图自杀也被认为是这些情绪因素的结果。

另外，这些疾病可能与更严重的"直接超自然"原因有关，这些原因是违反土著法律造成的。这些越轨行为包括违反与地点（神圣场所），仪式，关系（怀孕和月经来潮）或与亡灵有关的禁忌。持续的生病，精神疾病和死亡也可能是违反这些传闻和法律的结果。

"间接超自然"原因则有关严重的罪行涉及犯罪，打破灵性法则或社会团体的内部冲突都会造成各种不好结果包括死亡、重大疾病和伤害、不孕不育、先天畸形。把疾病和死亡与个人和社会冲突和文化与精神上的传闻相联系。疾病在此类别中被分解为"骨指向""唱歌""绘画"等被诅咒的方式[171]。这种超自然理论解释了为何是该患者得病或死亡而非他人[172]。它将患病与死亡和个人与违背文化和精神社会矛盾相连接[173]。

导致疾病的最后类别是"西方影响"，它被认为是与酒精相关的疾病、药物滥用、传染病、心脏病、癌症和性病的元凶。

另一方面，对于土著居民而言，预防措施包括避免不敬行为，如遵守对其亲属的意义，控制愤怒，暴力和嫉妒，尊重长者和亡者，过道德的生活。

传统的治疗方法包括草药的使用和吟诵相关咒语。传统治疗师会给予患者强大的精神支持，并找出造成重大疾病和伤害的根本原因。与西方医学模式形成鲜明对比的是，大多数西方医疗措施都是基于西方医学的理论，而在土著居民的世界观中，他们认为除了殖民者带来的疾病，西医并不能治愈其他疾病。相反，西药只要不与传统信仰相冲突，它的作用通常是减轻症状和加速治疗[174]。

对危重病护理护士而言，这意味着在解释西方医疗干预措施的同时，需要努力帮助患者和家属融入土著的健康信念（例如帮助理解治疗师的概念），这可以确保危重护理疗法发挥最大作用。

传统上，"血债血偿"是对违反土著法律的人从肉体或心理进行惩罚。由于"血债血偿"而受伤的人可能永远不会接受西医治疗，他们担心因医疗干预失败而受到指责。"血债血偿"还可能会影响家属在同意接受危重患者治疗时的决策。因此，做出决策时，重要的是咨询合适的家庭成员。例如，在重要的文化场合，西澳大利亚沙漠地区的人们会把自己分成两个不同的部分，包括当某人死亡的时候和病

危的时候。tilitja 和病危者一样属于同一年代，是积极份子和 yirrkapirri，是伙伴和孩子，都是哀悼者。对于一个不省人事或濒临死亡的患者，当他们考虑医疗干预时，我们首先应该咨询 tilitja，在做出最终决定之前，他们有责任与家人协商。意识并尊重这一点可以鼓励合适的人站出来，可以允许那些等待和哀悼的人这样做，并确保决策按照文化法律进行，而不是由一个可能面临相互指责风险的人做出决定[175]。

5. 沟通

土著文化是建立在深刻的精神意识和口述历史的基础上。传统上，知识是通过讲故事的方式代代相传的。在一些群体中，传统语言仍在使用，英语可能是许多土著居民的第二或第三语言。因此，重症病护理护士应该确定能够与患者和家属进行最佳沟通的口译员。家庭成员往往是第一选择，但这种做法有优点也有缺点[176]。从积极的方面而言，家庭成员也许是最佳的口译员，因为他们是即时可用的，最有助于理解文化、语境和语言。如果家庭成员是文化权威，他们会备受信任，这是其他口译员无法比拟的。从消极的方面而言，家庭成员存在偏见，对信息把握不准确，可能出现信息的选择性转移，违反与性别和亲属关系有关的法律，因为对接受信息的亲属而言，他们宁愿自己不知情[177]。利用土著保健从业者、保健工作者或联络官员的重要文化经济能力，可以加强土著患者、他们的家人和保健专业人员之间的交流[178]。然而，众所周知的是，卫生专业人员在与土著人一起工作时，常常利用卫生工作者的身份来为自己的交流不足找借口[179]，而不是观察一些口头和非口头交流的基本原则。表 8.4 在这方面提供了一些建议。

实践提示

与原住民患者及其家庭发展良好的关系是有效沟通和建立信任的开端。在自我介绍中，基于四个"F"的对话可能很有用：家庭、食物、足球和娱乐。这种方法不仅为谈话打开了一个共享的空间，也让你成为一个家庭和社区的护士，这对原住民而言非常很重要。

土著居民经常抱怨，交流发生得太晚了，尤其是当一位健康专家试图传递坏消息时，他没有注意到接受者无法"从字里行间"解读英语语言的微妙之处[179]。"人们需要完整的故事，这样他们才能有尊

表 8.4
交流线索和沟通原则

原则	考虑因素
建立关系	与土著居民最初的短暂交流对于有效的沟通至关重要 要避免让土著居民的生活经历与西方体制相结合,因为这强化了主导和顺从的权力关系 获取信息被认为是一种特权,而不是一种权利 这可能意味着当一个人获得知识后,他必须证明自己是有价值的,并且值得信任 在探索"手头的业务"之前,花时间建立融洽的关系,建立共同的基础 分享自己的基本信息。因为家庭和国家对土著居民来说很重要,所以告知自己的家庭背景和个人信息是很重要的。例如,你来自哪里,你的家庭成员(孩子,兄弟,姐妹,祖父母),你支持的足球队和你喜欢的食物,这在文化层面是合适的 某些人有权获得特定的知识,并在家庭和社区内做出决定
亲属关系	信息的传递通常取决于个人在家庭 / 社区中的地位或与信息持有者的关系 找出土著患者与陪护他 / 她的成员和朋友之间的关系,以及家庭成员和朋友之间的关系 识别出任何回避的关系 确定发言人,因为一个人的生活中可能会有不同的发言人 确定谁可以代表患者做出决定(例如,以近亲的身份) 在谈话中考虑到男女有别
身体语言	熟悉土著居民的非语言交流方式,如手势等 不要认为土著居民不会进行直接的眼神交流。然而,如果这个人在回避"你的接触",这并不意味着他们没听或不礼貌 肢体语言也可以延伸到客户的私人空间中,当异性进行咨询时应请求允许进行任何检查
学会保持沉默	适当沉默是与原住民沟通和交流的一个关键因素。在交流过程中停顿或沉默可能意味着一个人在说话或传递信息之前正在仔细思考,也可能是因为语言之间的转换需要时间。停顿可能是很明显的,在重复这个问题打破沉默之前,应该给予做出回答的时间 文化协议也可能意味着有时会做出不合适的回应 试着用一种不同的方式重新审视这个问题,或者问问这个人是否喜欢别人的回答
羞耻	羞耻是土著社会经常使用的一个术语。"羞耻"描述了一个人对某事极度尴尬的感觉。它即可作为严肃用语也可作为幽默用语
提供信息并且提出问题	如果英语不是你的母语,而且你对西方文化也不熟悉,那么"字里行间的阅读"这个概念就很难理解 在交流中要直接 - 仔细考虑如何描述临床进展,尽量符合实际。因为需要告知家庭成员,而他们要经过长途跋涉才能到患者身边 不要想当然地认为点头或说"是",这意味着信息被理解。说"是"通常更容易被理解为无理由的赞同 健康专业人士和土著居民之间感知 / 实际的权力关系可能会促使他们不反驳或失望,并可能导致这个人为了愉悦他人而做出回应 可以通过以下方面改善沟通结果: ● 为他人提供提问的机会。 ● 以不同的方式追踪消息,从而获得充分的理解 ● 确保使用开放的而不是封闭的提问方式 ● 避免复合问题,例如:"是这条路,那条路还另外一条路?" ● 避免以期望得到积极回应的方式提问 ● 一次只问一个问题

严地死去,他们的家人才会全身心地投入其中……这是让他们推动这一过程的最好方法"。

6. 关于死亡和濒临死亡的问题以及国家的重要性

原住民也与他们所居住的土地有着紧密的联系。社区与土地、共同的历史和责任联系在一起,是身体、社会、精神和情感健康的基础[181]。人们谈论国家的方式和谈论一个人的方式是一样的:他们谈论国家大事,歌颂自己的国家,访问一个国家,担忧国家的发展,为国家遭受苦难而感到难过[182, p.7]。

原住民与他们的人民和土地的联系是如此紧

密，以至于许多人宁愿拒绝接受这种治疗而死在他们所属的土地上，与他们的家人在一起。这就意味着患者在病情恶化之前，通常不会出现在医疗保健的环境中。当他们被转移到医院时，对患者和随行家属来说，都是创伤性的。下面的研究引证总结了一些经历过的压力："他们把家庭成员分开，分别住在不同的旅店里，所以患者和家属怎么能在伤心的时候互相依靠[183, p.3]。实际情况是，原住民在医院里死去。对多数原住民来说，入院相关的压力在于，他们对城市医院的了解是基于以前遇到的家庭成员死亡的经历，或者认为医院是等待死亡的地方[179, 183]。

在这种情况下，对土著家庭来说，首先考虑的可能是患者需要回到自己的国家，回到他们的土地上，无论是死去或痊愈。危重护理护士应该围绕这些问题留出足够的时间，并且促进讨论。然而，回到自己的国家几乎是不可能的，相反，要优先考虑家属或社区成员的陪伴。然而，经济上的限制和地理上的距离可能会使家属陪伴变得困难。

对这些土著家庭的成员来说，他们设法聚集在死者身边，有机会通过故事把知识传递给家人，这是很重要的。危重护理护士可以通过留出讲故事的时间和空间来促进这一点，同时也应该注意前面描述的文化冲击、亲属关系和危重护理单位的后勤实践的影响。以下引用说明了这些问题的相互关系以及护士对家属经历的负面影响。

　　　坐下来聊天真的很难，他们非常亲密，而这可能导致隐私泄露。你说的话可能会冒犯旁边的人或者其他人，这一切确实发生了。当他们在重症监护病房时，因为天花板上到处都挂着机器，有一些小房间只能容纳 4 个人。有一些家属待在里面，一些家属待在外面，然后我们有护士说这里的人太多了，这是一个大家庭，那是儿子，那是女儿，那是另一个儿子，你不能忽视他们[183, p.6]。

本章所提供的资料将有助于解决在危重病护理环境中护士与一般人的期望之间的矛盾。当患者在危重病护理环境中死亡时，也需要考虑某些特殊的治疗方案。患者性别不同，需要的护士也不一样，通常男性长者不允许女性护士进入她们的房间，这可能需要男性护士提供护理，一些土著部落可能不允许卫生专业人员处理尸体。危重护理护士需要与家属讨论尸体搬运相关的问题，火化是否可行，以及火化后的人是否可以回家等问题。

器官捐献的数量可能增加。尽管有人认为，在土著居民中讨论这个话题是不合时宜的，但研究发现，关于器官捐赠和移植的讨论可能不会造成任何负面影响[154]。目前，在土著居民中，器官捐献和器官移植的现象并不常见，这种情况被认为与埋葬的遗体应该完整有关，原住民认为这非常重要，原住民还认为捐赠者的精神可以转移到接受者的身体，这些都和器官移植和捐献率低有关。这些担忧都与试图打破一个人与自己国家之间的联系有关。在预期的死亡发生之前，就应该和家庭决策者讨论器官捐赠的原则和目的，而不是在死亡发生时，征得家庭成员的同意[150]。这种讨论应该在一种文化支持的环境中进行，在这种环境中可以进行集体决策。

强烈的悲伤期和死亡有关。虽然许多西方护士把死亡后的歌唱与哀号联系在一起，但死亡往往伴随着歌唱，以帮助精神向安息之地前进[179]。"抱歉的事务"这个词通常用来描述土著部落经历丧亲之痛时的复杂行为。它没有确定的结束时间，但是为了避免延长悲伤，逝者的名字在他们去世后不会再被使用。危重护理护士需要与家属讨论并确定如何以文化上可接受的方式介绍死者。

土著居民有着独特的历史、健康概况、文化和健康信仰，这些都影响着他们在重症监护环境中体验西方医疗和护理。不能过分强调将患者的文化融入到重症监护环境中，这能够改善患者的健康状况，改善患者和家庭医学保健专业人员之间的关系。在这种情况下，重症监护护士便处于一种理想的状态，那些患有严重疾病或死亡的患者和他们的家人在保持他们的文化完整性的同时也能保持积极的心态。为了实现这些目标，重症护理护士需要保证原住民的文化安全，熟悉影响土著患者及其家庭住院经历的具体因素，注意语言和非语言的沟通，在信任的基础上进行治疗。

三、宗教因素

一方面，宗教信仰和实践有助于一个人的精神健康，另一方面，一个危重护理护士的宗教信仰可能会影响护理过程[184]。宗教信仰可以与一个人的文化紧密结合，在看待生命、死亡和死亡的方式上也各不相同，并可能决定生命的进程[1, 185, 186]。任何违反宗教信仰的行为都会对患者的健康产生深远的影响，在某些情况下，还会影响家属与患者的互动。这对护理护士进行日常实践有重要的意义，宗教信仰决定了使用不同的方法。最典型的一个例子便是给基督教徒输血。通过标准化的列表考虑宗教因素是有缺陷的，由于实际情况中存在差异，而且在某些情况下差异很大。因此，作为最初评估的一部分，危重护理护士应该确定患者是否有宗教信仰和必须遵守的实践，并将这些纳入护理计划。

当有家庭成员患重病时，宗教信仰和习俗就理解经历而言变成了重要的应对机制，同时也可作为信心和希望的来源。对危重病护理的护理人员来说，对这些有一个大体的了解是很有帮助的（见表 8.5），护理人员必须谨慎行事，可以与患者家属合作以确定他们的信仰和偏好。说到这一点，一个患者可能已经有不同的宗教信仰。在这种情况下，便不可依靠家属，有时候，患者的宗教价值观和家属的实践之间可能存在冲突。宗教信仰和习俗，就像文化信仰和习俗一样，在普遍接受或传统的解释和

当代的解释之间会不断变化。

考虑患者的宗教习俗，他们一般分为 3 组[187]。包括如下：

1. 经常奉行他们的宗教信仰。

2. 不定期奉行他们的宗教信仰，通常是在需要或有压力时。

3. 没有宗教兴趣。

只要他们表示需要，无论在哪里所有患者都得到宗教的支持。因此，重症监护护士知道如何获取想要的相关宗教资源是有益处的。重症监护环境的重点通常是全力以赴让患者活着，这可能直接与某些宗教信仰对立。宗教信仰或是促进又或是扰乱生或死的过程[185, 186]。当护理有具体宗教需求的患者时这有一些准则需要护士巩固练习（表 8.6）。除了

表 8.5
关键的宗教信仰和习俗的概述

宗教	注意的习俗	关于疾病、生命和死亡的信仰
新教	祷告和圣经对于支持很重要，牧师可能会探视患者及家属	疾病是生命中公认的部分，尽管不允许安乐死。随着死者被埋葬或火化这有一个来世的信念
罗马教	祷告和圣经是重要的，一些人可能在上周五，或周三和周五不吃肉。神父可能会与生病的人交流并给他施涂油礼	疾病是生命中公认的部分，尽管不允许安乐死。随着死者被埋葬或火化这有一个来世的信念
犹太教	犹太教的形式有正统和非正统。手术应该在安息日（从周五日落到周六日落）避免。有关猪肉、贝类以及肉类和奶制品的结合的饮食限制，延伸到了餐具的使用。经常祈祷，尤其是为不应该被孤立的生病的人祈祷。拉比将会注意到生病的人	疾病是生命中公认的部分，由于不允许安乐死，因此，延长生命是重要的，那些对生命的支持一直在继续直到死亡。安息日被看作是神圣的一个时刻，此时对于活动的限制是可被观察到的。这有一个信仰就是人类精神是不朽的。对于处理死人这里有专门的步骤，他应该尽快被埋葬。因此，与拉比磋商很重要。尸体检验尽在必要时允许
佛教	祈祷和冥想是重要的，利用教师和佛教僧侣支持的祈祷书和经文。佛教徒一般是素食主义者，患者可能拒绝改变知觉的治疗（比如镇静药物）	疾病源于前世的赎罪。随着死者被埋葬或火化这有一个来世的信念（活着的人不应该被杀死）。这个信念延伸至安乐死
印度教	祈祷和冥想是重要的，而且是被古鲁支持的。一些印度教徒是素食主义者。临终患者可能会在手腕或颈部拴线并洒上水，这些线是神圣的而且在死后不能摘掉。身体在死后不能被擦洗	疾病通常是一种惩罚而且必须承受。一些教徒基于他们的信仰有治愈的做法。这有一个信念是死后会转世，他们通常是被火葬
伊斯兰教（伊斯兰信徒）	私人祈祷，面对麦加每天数次，这需要一个私人的空间。患者可能愿意被定为朝向麦加。受古兰经（可兰经）的引导，它概述了通过穆罕默德（先知者）给予安拉（所有创造者）的旨意。穆斯林在斋月期间斋戒，不能吃猪肉和饮酒。停止治疗违背安拉。应该避免谈论死亡），指定的男性亲属将决定患者及家属应该获得什么信息	生命和死亡是由真主预先设定的，任何苦难都必须忍受目的是被回报死亡。据说死去烈士的死将会被回报去天堂。因此，保持真实的古兰经是至关重要的。这有一个来世的信念，死者应该尽快被埋葬，面对麦加

这些准则，与重症监护护士联系和沟通是非常重要的，它能够帮助确定个人精神上和宗教上的需求。重症监护护士需要去确定重症监护期间患者和家属是否有精神上或宗教上的信仰和习俗需要被遵守。一旦精神上或宗教上的信仰和习俗被确定，护士就能为患者和／或家属提供履行他们信仰和习俗的机会，更重要的是将会避免任何漠不关心的行为。以这种方式，重症监护护士可以敏感地并且能够认识到患者和家庭成员任何明显的精神困扰[187]。

表8.6	
识别宗教需要的准则	
准则	**考虑范畴**
在宗教之间和宗教内存在的多样性	确定有关健康、疾病、临终、死亡和任意具体进行日常护理和程序的需要的观念和信仰
精神性是护理计划和提供高质量护理的重要部分	精神上和宗教的需求应该被记录在护理计划中，以保证护理连续性和质量
人际沟通技巧和自我放松的使用对于与患者及家属接触和相处是必要的	以真诚、不批判的态度接近患者。避免把自己的宗教或精神信仰强加到患者和家属身上
了解患者有关生命、健康、疾病、死亡和临终的宗教观念，使重症监护护士很有礼貌而且适应他们的护理	咨询家属他们是否有一样的宗教信仰和／或咨询患者宗教信仰的代表。确定探索的范畴应该包括如下： ● 关于生命、健康、疾病、临终和死亡的宗教观念 ● 理想环境的基本特征 ● 周围临终的过程，如果对于患者是合适的 ● 关于营养和水化的信仰 ● 接触的运用 ● 性别关怀 ● 家属在场，参与与支持 ● 死后的护理
哲学和政策应该认识到重症监护患者人群文化和宗教的多样性	政策应该认识到文化和宗教的多样性，管理方面包括如下： ● 访问 ● 谦虚 ● 性别关怀 ● 沟通 ● 语言和利用口译员

一个人的精神，无论是受宗教影响还是其他缘由，显现在各种各样的与自我、与他人、与自然和"神圣的"生物之间的关系中"它的本质是一个人是谁，或者一群人是谁"评估精神或宗教的需求是一方面，在场和陪伴，富有同情心的倾听，家庭的现实取向和能够探视和接触是所有支持患者及家属精神和宗教需求的重要的护理活动[1]，当家属面对死亡的可能性时，一个死亡计划的文件被推荐，这个文件概述了在临终和死亡过程中首选的护理[187]。死亡计划是有关于授权的，与遗嘱不同，它概述了什么是不想要的（比如心肺复苏）。通过与患者和／或家属正式地讨论，宗教和临终的需求能够被确定，从而制订出可实施的管理计划。

四、临终关怀问题和丧亲之痛

在全国范围内，ICU的死亡率差别很大，也是护理模式的特征之一，包括入院标准和出院标准[188]。具体地说，在澳大利亚和新西兰，重症监护学会资源评估中心报告了来自澳大利亚和新西兰140个ICU的出院患者的数据。这些大都市、农村、儿科和私立重症监护病房患者的死亡率在2%至8%之间。值得注意的是，仅在2010-2011年度，这两个国家就有6000个家庭失去亲人[189]。因此，临终关怀问题和丧失亲人是非常重要的问题，它涉及患者、家庭和工作人员。死亡可能是由于患者的病情突然恶化，或者是由于自身要求安乐死。不同危重病护理区患者的死亡对家庭成员的影响显著不同[190]。这可能由于重症监护环境会导致相关的焦虑增加[190]，或者是由于感知到需要在高度医疗化的地方进行治疗[191]。在可能的情况下，以家庭为中心、患者参与的决策，以及有效的沟通和对症状管理的关注是最理想的模式。对家庭成员和患者的情感支持是重要的，也可以作为我们管理这些重要领域的一种审查方式，这为重症护理领域提供了质量指标[45, 192]。

（一）安慰患者和姑息治疗

在生命结束阶段，让患者感到舒适，支持家庭成员和工作人员是护理患者的第一要求。上级的指示和"不要复苏"的命令应该被传达，以防止管理不当和患者护理不当（见第5章）[45]。通过护理指南让患者感到舒适，以促进"重症监护室的无痛苦死亡"[193]，如控制焦虑、疼痛和呼吸困难等症状，从患者和护士的角度来看，这一点非常重要[194-196]。尽管这是基本的，但有证据表明，有时候这并不能实现，在900名北美的重症护理人员中，超过78%的认为，在重症监护区域的临终护理过程中，患者会"有时"或"频繁"地接受不适当的止痛药[197]。

姑息治疗小组的协作和早期参与是将临终关怀整合到患者身上的一种方式，这些患者要么仍在重症护理区，要么从病房转移到其他地方[195]。如果没有机械通气支持，就需要对潜在的谵妄、疼痛和缺氧进行管理。在拔管前和拔管后应考虑阿片类药物和苯二氮䓬类药物的辅助治疗，以防止激动和疼痛[196]。选择口服或输注给药需要基于患者的舒适程度。氧疗应继续以最适当的形式进行，经口呼吸可以让患者感到舒适，还可以帮助患者清除分泌物。有报道指出，阿托品和东莨菪碱可以减少口腔分泌物并增加了舒适度[198]。

人性化的护理必须在质量指标方面做出更大的努力，如上面提到的——对疼痛和恶心、躁动和不安进行适当的管理。急救人员和家属都应该通过说话和触摸与患者沟通，因为这样可以起到镇静的作用。应继续采取增强舒适的措施，加强护理工作，包括：

- 卫生保健。
- 体位变化。
- 脚和手部按摩。
- 洗头和其他个人喜好。
- 人工营养和水合作用[195]。

应该优先考虑患者的尊严，礼服或个人服装是护理的基本要素。对症状的管理可以进一步保持患者的尊严。患者及其家属的隐私使他们有机会不受观察者的限制进行交流[199]。正如本章前几节所指出的，患者和家庭文化、信仰和精神价值是护理支持需要考虑的重要因素[193]。

（二）家庭护理

积极的姑息治疗干预措施可以支持家庭护理，包括与跨学科小组会议和家庭会议进行移情性的、信息丰富的交流。这些会议不是匆忙召开的，因为家庭因素在决策和目标规划中是不可或缺的[45, 70, 200]。参与决策的愿望因家庭而异，因此这不能是假定的。建议确定单个家庭的决策需求[201]，因为家庭成员最容易理解患者的意愿，在做出决策时可以考虑到该点[202]。医疗团队和家庭之间的有效沟通可以协助早期的护理决策和目标形成[203]。通过提供有关重症护理区域的书面材料、设施和关于丧亲的具体信息，可以向单个家庭提供实际的情感支持[70]。在重症监护环境中，隐私总是不能被有效保护，应该在这方面做出最大程度的努力并为加强患者与家庭的

关系和沟通提供一个更有利的环境[204]。通过家庭会议加强了沟通，家庭成员和患者的医疗团队可以共享目标和对临终关怀的理解。

家庭会议是满足家庭需要的一种方式，可以加强沟通和促进了解患者的情况。当需要进行临终讨论时，这些问题就成为护理的一个重要因素。远离直接的临床环境，隐私是很重要的。为家庭成员提供很多时间与医疗团队见面[205]。如果家庭会议在入院初期开始，便可以促进家属 / 工作人员之间的关系，以支持关于临终关怀的交流[24, 206]。

此时，跨专业的团队（例如：特护医生、社工、病例管理者、直接护理护士、牧师）与患者的家人会面是很重要的，以确保全面协调患者的护理和家庭的支持[67, 207]。这种方法增强了理解和信息一致性。如果可能的话，让所有重要的家庭成员参加家庭会议，让他们听到同样的信息，然后提出问题，并讨论各种选择。集体决策减少了家庭和 / 或家庭 / 社会保障的冲突[87]，并支持了那些愿意作为集体做出决定的家庭。

ICU 患者的家属患焦虑症和抑郁症的风险很高。法国的大样本研究中，73% 的 ICU 患者家属有焦虑，35% 的家庭成员在亲属出院或死亡时被诊断为抑郁[208]。这种精神健康的病态可能与重病的负担有关，也可能与至爱的人即将死亡有关。家庭成员的抑郁、悲伤和焦虑可以通过生理、行为、心理 / 认知和社会指标来表现。随着皮质醇分泌增多和睡眠模式不佳[51]，生理应激反应会影响家庭成员之间和员工之间的互动。在临终讨论时，家庭成员可能会表现出困惑、愤怒和 / 或威胁行为，这使得每个人都很难参与进来。重要的是，如果病情复杂时，这些情绪使家庭成员很难理解患者情况。所以家庭会议很重要，因为它们改善了沟通渠道，促进了理解，从而减少了冲突[209]。

计划关于临终问题的家庭会议包括确保重要家庭成员和危重护理团队有共同的时间见面。如果一个关键的家庭成员不在身边或在国外，通过互联网进行对话可能是最好的选择，因为与电话相比，视频设备可以更好地交流。如果家庭情况比较复杂，比如家庭成员有离异的，必须注意避免会议运作不良。也可能有一个疏远的伴侣想要加入，这可能会增加不确定性。在这种复杂的情况下，危重护理团队需要表现出出色的交涉能力，以保持团队的效率。对于如何处理这些情况没有规定，但最重要的是如何为患者的最佳利益服务。不能参加家庭会议的家

庭成员应由家庭发言人及时传达信息。这个人通常比其他人更有韧性，能更好地应对临终讨论，他们有责任与其他家庭成员沟通。保证患者不会被遗弃，对家庭来说是最重要的[210,211]。

一个组织良好的危重护理小组将在家庭会议前开会，确保收集了所有相关信息，并达成共识。柯蒂斯和他的同事建议在家庭会议中采用五点策略[212]，这在临终会议中可能会有用。这种方法被称为"价值规则"：①重视家庭陈述；②承认情感；③倾听；④理解患者；⑤引出问题。危重护理团队倾听家人意见的能力是一个关键因素，可以显著提高家庭对临终关怀的满意度[200,213,214]。

医疗团队需要向家庭明确表明[24]，尽管他们参与了大部分决策，但退出治疗的决定是澳大利亚的医疗决定，他们只是提供信息、讨论姑息治疗和提供临终关怀。尽管如此，协商一致和共同做出决定的目的是仔细考虑患者的愿望、家庭观点，否则在伦理框架内考虑进一步的治疗是无效的[24,205]。

当家庭在痛苦中挣扎时[215]，护士需要为患者和家庭成员提供生理和心理上的护理[216]。这可以通过以患者和家庭为中心的决策、良好的沟通、持续的关怀和情感支持来实现[217]；精神上的支持可以帮助这一点。每个家庭都是个性化的，在充分评估他们的需要后，应采取支持措施。悲伤可以用不同的方式表现出来，并且是一个复杂的过程，我们应该从这种观念中得到启发。在重症监护室的家属证明了丧亲之痛是一个非常复杂的过程，如果他们没有得到支持，便会处于长期的悲伤状态。在一项纵向研究中，46% 失去亲人的家庭成员在一年后，通过悲伤量表可以发现，他们曾经历过复杂的悲伤[218]。复杂的悲伤模式降低了家庭日常需求，增加了对卫生服务的需求，并可能会导致长期的悲伤[219,220]。

亲人去世后处于长期的悲伤状态会产生有害影响，这已经得到了充分的证明[220]。"长期的悲伤障碍"（以前称为复杂性悲伤）是存在的，但是临床禁用悲伤等症状，如果一个沉浸在失去亲人的悲痛中，并且不愿意相信他们的死亡，便会感到孤独，觉得未来没有目的和希望[221]。这些症状会导致抑郁症、心血管事件（包括心脏猝死的高风险）、高血压、肿瘤、溃疡性结肠炎、自杀倾向和社会功能障碍（包括酗酒和暴力）等的发病率和死亡率升高[51,220,222]。

这些潜在的危害为临床重症监护提供了强大的动力，促使临床医生启动诸如丧亲家庭支持计划[195]。该计划的目的旨在帮助那些沉浸在悲痛中的家属减

少生理上和心理上的痛苦，同时改善与长期悲痛相关的疾病的发病率[223]。

尽管英国、美国[195]、欧洲和加拿大的危重护理临床医生正在开展对话[224,225]，并在危重护理中制定关于丧亲之痛的护理指导方针，但关于丧亲之痛护理策略的循证医学研究很少[195]。唯一的研究是由英国的 ICU 护士开展的，他们制定了应对丧亲之痛的小册子，临床护士的病后护理与治疗形式完成后，给家属寄送同情卡和邀请信，请他们参加会议[224]。通过参与家庭成员的反馈可知，虽然关于该项目的初步评估是积极的，但是该团队承认，这项研究并不严谨。据报道，在澳大利亚成人重症监护室中，丧亲服务的评估也不充分，因为在其他重症监护领域，没有关于该服务的数据。仅有30% 的重症监护病房提供了一些后续治疗，其中只有 4 个病房进行了评估，而不是观察性证据[226]，因此必须对新的和现有的丧亲干预措施进行评估，以及它们如何通过严格的评估来满足家庭的需要亦需进一步的研究。要改善家庭和患者的临终关怀，就必须使对这一弱势群体的研究合法化[224]。

（三）重症护士的护理工作

前两部分主要关注临终患者和患者家属的护理。照顾患者和家属的危重护理护士在丧亲的情况下需要进行护理。照顾垂死的患者是满足他们情感上的寄托，这对那些经常忽视或不承认这种需要的护士而言，要求很高[227,228]。此外，危重病护理人员在危重病护理环境中可能对姑息治疗和死亡缺乏必要的认识，针对姑息治疗的教育和指南可以提供支持，这样便可以减少护理负担[193,195,229,230]。

一旦患者去世，护士可能没有机会公开哀悼，如果他们表现得过于悲伤，他们可能会觉得自己的专业素养不够[227]。然而在重症护理环境中，特别是在农村，护士可能会感到非常悲伤，因为护士可能之前就认识了患者。与肿瘤学领域或姑息治疗团队的同事合作，将为重症护理人员提供指导和支持，因为他们组织有序，并且将为彼此提供情感支持[231]。包括高级管理人员在内的多学科团队如果共同促进姑息治疗和丧亲服务的发展，这种痛苦可能会减轻[195,217]。

在患者死亡并评估情况询查会的价值时，护士们常常寻求同事和朋友的支持[224]。"情况询查"会议可以有多种解释。例如，在危重病护理中，情况询查常常以分享感受的方式进行。它也可能涉及程

序性的临床评估，其目的是了解情况并从中学习。情况询查非常重要，同时，它也在多学科小组内提供了支持，但是应该对情况询查的有效性进行评估。

一个"悲伤小组"为同事们提供了更正式的支持，他们接受了关于悲伤、濒临死亡和死亡的教育[227]。这使制定一个护理方案成为可能，策略如下：在患者去世后立即评估工作人员的福利，让在场工作人员表达他们的感情，并提出后续计划和应对悲伤的方法[227]。更具挑战性的是获得病区外的专家的支持，这可能有助于情况询查[231]。与死亡打交道从来都不是件容易的事；然而，了解同事的需求是为其提供所需支持的关键。

五、总结

危重患者及其家属的心理、文化和宗教需求同他们的身体需求一样重要，护理工作不应忽视这些需求。本章提出了一种整体的、个人的、患者的和家庭的实践方法，这种方法能够实现个性化的护理计划，包括危重患者及其家属的特定心理、文化和宗教需求。毛利人和土著居民通常有一个整体和精神的世界观，结果导致他们有特定的文化实践，对他们的精神幸福而言，这是至关重要的。在文化和语言上，不同的患者和家庭也有特殊的文化价值、信仰和实践，这是危重病护理护士需要确定的，这可能需要翻译的帮助。这些患者需要危重护理护士与他们进行互动，以便满足他们的需要。危重病护理过程中，行动胜于言语。重要的是，制定个人护理计划，使毛利人、土著居民和拥有文化和语言多样性的患者或家庭参与进来，这反映了需要纳入重症护理范围内的信念。为了满足危重患者和家庭的需要，危重护理护士应确定可能影响专业决策的个人信念、实践和期望，并与患者和家属进行交流。

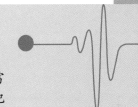

案例研究

莫雷娜是一名 40 岁的女性，由于肥胖行外科治疗后，住进了重症监护病房。以前，莫雷娜在自己的社区非常活跃，她认为年轻的家庭成员提供的支持是有限的。然而，由于过度肥胖和糖尿病、高血压、睡眠呼吸暂停，她觉得身体不适已经有一段时间了。在她的减肥手术中，莫雷娜有明显的失血和心律失常。在病床边，重症护理护士的工作变得非常有挑战性，莫雷娜的伴侣、孩子、兄弟姐妹、表亲、阿姨和叔叔都想和莫雷娜在一起。一些家庭成员甚至表现出戒心和消极的态度，危重病护理护士对此有些担心。由于意识到在重症监护病房的空间有限，里面有太多人，危重病护理护士的当务之急是按照危重病护理探视政策，将探视者仅仅限于她的伴侣和孩子身上。这也是对莫雷娜进行评估的需要，确保她在手术后得到必要的休息。然而，重症监护护士意识到家庭成员认为这些政策是不可接受的，他们需要和患者在一起。重症监护护士没有立即强制执行这些规定，转而选择向家人解释她在这段时间里需要做的事情，并要求他们在这一过程中，让某个家属成为家庭的代言人，和工作人员进行交流。护士还要求他们考虑莫雷娜和家人的文化需求，这些都应该包括在莫雷娜的护理计划中。

主要问题

在这种情况下会出现许多问题：

1. 很多家人想和莫雷娜住在一起，但是他们的要求将会影响到重症护理环境。

2. 重症护理护士并不完全理解家庭成员要求在场并提供支持的诉求，尽管认识到这对他们很重要。

3. 重症监护室的护士担心潜在的不稳定情况，特别是某些家庭成员。

讨论

这种情况在原住民或其他少数民族的人身上并不少见，他们具有集体观，这与以个人为主体的生物医学保健方法形成鲜明对比。对于这些文化群体来说，个体的重要性很小；相反，最主要的关注点是确保家庭成员的幸福。这意味着，就像莫雷娜（与许多毛利人和印度的澳大利亚家庭并无不同）一样，亲属要求与患者待在一起，无论亲缘关系的远近。这给安排探视的重症护理护士带来了压力，尤其是当她们主要关注保持患者的稳定和改善患者的预后时。重症监护护士可能会担心，在重症监护环境中，由于空间有限，而家庭人数过多，患者得不到足够的休息。另一方面，家属可能对不受限制地接近患者和有地方睡觉感兴趣。在这个病例研究中，危重护理护士谨慎地处理了可能出现的紧急情况——她解释了必须要做的工作，并让家属决定是否任命一位发言人。发言人是重症护理护士满足家属需要，特别是文化需要的一种途径。通过发言人与家属沟通，可以防止可能出现的不稳定情况，这些情况是由于家属觉得重症护理护士阻碍了他们与患者接触造成的。与家属沟通的焦点应该是：①理解家属的文化和一般需求；②解释急救护理部门的运作过程，解释其他患者的需求；③交代家属需要注意的细节。例如，这可能意味着进行探视的人数会受到限制，除非有重要的文化习俗，才能让较多的人探视。这些方法可以促进满足家属的需要，这和患者的需要、护士的需要，以及家属的文化需要是一致的。

问题

1. 面对人数众多的家属时，请思考一下：①这会给你何种感受，如何让你思考和行动；②这与你自己的出身家庭有何相似或不同。在重症护理环境中，确定你自己的个人文化取向如何影响与患者和他们的家人打交道的，特别是当他们的要求和活动可能与你自己的观点明显不同时。

2. 面对人数众多的家属时，反思你的想法，你采取的行动，以及评估你的行动是否由你的个人和/或职业价值观和信仰驱动的，以及你在这种情况下的反应。

3. 与家属并肩作战后，你如何确保将他们的需要融入到患者的护理计划中，并与其他重症护理护士和工作人员沟通？

相 关 研 究

Henrich NJ, Dodek P, Heyland D, Cook D, Rocker G, Kuitsogiannis D et al. Qualitative analysis of an intensive care unit family satisfaction survey. Crit Care Med 2011;39(5):1000–5

摘要

目的：描述家庭满意度调查的定性结果，以描述家属重症监护病房的经历。

设计：作为混合方法研究的一部分，以确定组织文化与危重病护理过程中家属满意度之间的关系，确定重症监护病房中满足条件的家属，完成家属满意度调查（FS-ICU24），基于家属的经历和观点，该调查包括三个关于重症监护病房优缺点的开放式问题。对这些问题的回答进行了编码和分析，以确定主题。

背景：调查在加拿大23个重症监护病房进行。

参与者：调查由在重症监护病房待了48小时、在重症监护病房期间至少有一次探视的患者家属完成。

干预措施：没有。

测量和主要结果：研究共收到1 381份调查报告，800份答复。不同的重症监护病房的经历是不同的。受访者满意度有六个核心主题：员工质量、整体医疗质量、对患者和家人的同情和尊重、与医生的沟通、等候室和病房。在以下三个主题中，积极的评论比负面的评论更常见：员工的质量（66%vs23%），医疗服务的整体质量（33%vs2%），以及对患者和家庭的同情和尊重（29%vs12%）。在其他三个主题中，负面评论比正面评论更常见：与医生的沟通（16%vs20%），等候室（1%vs8%）和病房（0.4%vs5%）。

结论：本研究进一步了解了为什么家庭成员对重症监护病房的某些地方感到满意或不满意，这些可以用来改善重症监护病房的服务质量，以更好地满足患者家属的生理和情感需求。

评论

虽然研究的问题没有公开说明，但本研究的目的是从家属的角度深入了解他们在ICU的经历，以提高ICU员工满足家属情感需求的能力。作者指出，在ICU中，家属满意度的大多数评估都涉及到对ICU体验的定量数据评估，如对整体护理的满意度、决策过程和沟通等。本研究使用的调查工具包括封闭式和开放式问题。

本文对开放式问题进行了数据分析。混合方法既可以将结果与以前的定量调查进行比较，也可以通过更深入地探索已知主题来创造新的知识。例如，定性方法可以探究为什么家属对ICU护理的某些方面感到满意或不满意，它们在李克特量表中分别被评为"很好"或"很差"。

作者将他们的研究结果与其他五项定量研究进行了对比，并为五项定性研究提供参考，支持将自由文本问题纳入ICU中，以增进对ICU经验方面的理解。从这些简短的概要中，我们不清楚ICU中关于患者满意度的其他研究的深度和广度，以及我们已经知道的。因此，在比较和对照研究结果时，本论文将从现有文献和以往研究的结果中受益。

由于缺乏更全面的信息，本研究引入的定量调查工具是基于已经验证的家属满意度调查（FS-ICU），但是这个研究提出了三个新的问题，这些问题有待进一步验证，关于如何验证并改进方法需要寻求不同的建议和意见。

尽管定性调查工具在使用前似乎没有经过验证，甚至没有经过试验，但是样本的大小增加了该工具的可靠性。对40名ICU幸存者家属和40名ICU非幸存者家属进行了调查，他们在ICU至少待了48小时，并且在逗留期间至少有一名家属探望他们一次。在幸存患者准备出院时，招募其家属参与研究。对于未幸存患者的家属，在患者死亡2~3周后，通过邮件招募。考虑到加拿大各地可能存在的家庭构成不同，将"家庭成员"的定义包括在内将是有益的，加拿大的外来移民很多，也有原住民。

近一半（48%）的被调查者是患者的配偶，其他的包括丈夫、伴侣、兄弟姐妹或父母等。有趣的是，被调查者中没有ICU患者的孩子，尽管有250个被调查者的数据。在被报道的人际关系中，69%是女性，其中34%的女性是患者的妻子，8%的女性是患者的母亲，4%的女性是患者的妹妹。从研究中无法得知每个患者有多少家庭成员，因为不知道一些患者的妻子、母亲和姐妹或者只是每个家庭的一名成员对调查做出了回应。虽然研究报告了调查对象的家属所住的ICU的大小（1~10张床、11~20张床或>20张床），但是更需要确定ICU的类型及其分布地区。这项研究的目的是改善患者家属在ICU的经历，以上这些特征可能会产生重要的影响。

NVIVO是进行专题分析的工具，使用NVIVO软件对调查的部分结果进行了定性分析。这项研究已经确定了22个主题，每一个主题都按照积极或消极反应进行编码。至少有5%的受访者提到了六个主题，这也是本文讨论的主要内容。这六个主题分别是：①员工素质和数量；②全面护理：能力和质量；③对家庭和患者的同情/尊重：能否满足患者/家属的需要；④沟通：质量、频率、直接性、时机；⑤候诊室的特点；⑥病房的特点。这些主题都是在表格中列出的，这样可以很容易地了解结果，叙述部分提供了更多的细节。

66%的受访者认为最重要的主题应该是高质量的员工、能力、专业精神、积极的态度。对人际交往的负面评论包括粗鲁、鲁莽、迟钝、"敷衍"家属，以及"不专业的对话"。受访担心护士的数量不够，从而使患者的需求不能得到满足。能力是仅次于员工质量的主题，只有2%的受访者给出了负面评价。善待患者/家属的工作人员是第三个最常见的主题，即同情和尊重家属或者患者，只有12%的受访者表示不满，如没有足够的空间或时间来哀悼家人的死亡。

有较多的受访者对交流过程不满意（20%），而18%的受访者对ICU的员工不满意。消极的沟通包括医生不经常和家属沟通或者根本见不到医生，不让家人参与决策，不知道他们需要等多久才能进行手术，也不知道还需要呆多长时间才能离开ICU。此外，他们还想知道后勤信息，以减少对ICU的"恐惧"。家属希望交流过程是真诚的，特别是在讨论死亡的时候。当临床医生把与家人的沟通放在首位，并且诚实地、直接地回答问题时，他们便会得到积极的评论和赞赏。受访者对等候室的条件评价很差，如电话、沙发、电视、装饰和不受欢迎的环境。没有隐私，不为家属提供服务是投诉的主要方面。

作者认为主题和亚主题是相互关联的，但是，当试图提高满意度时，应该将主题分解成不同的部分，这对于实现转变是有用的。建议如下：建立定期的临床医师/家属会议；提高医生的人际交往能力，通过教育减少不恰当的沟通；在病房提供更多的椅子；提供更多有关ICU环境的资料小册子；让等候室更受欢迎。作者指出，这些建议大部分都与美国危重病护理医学学院/美国危重病护理医学的指南一致。

作者也注意到定性反应对家庭满意度定量评估的影响，而这些发现证实了先前定量研究的结果。但令人失望的是作者没有把他们调查的两个要素联系在一起。

作者认为，这项研究为受访者提供了一个机会，让他们表达自己的观点，而且样本量很大，这意味着这些评论最有可能代表加拿大ICU的患者家属。这项研究的局限性尚不明确。作者认为招募生还者和未生还者家属的方法不同。他们还发现，未做出回应的家属和做出回应的家属的观点可能不同。其他的局限性包括缺乏证据证明有关调查是否有法语和英语版本，由于加拿大的双语环境，该缺陷是可以预料到的，局限性还包括在加拿大多元文化环境中无法识别特定文化群体的反应。研究没有分析患者疾病的严重程度，以前认为疾病的严重程度可以影响满意度。同样，如果能知道存活时间不同的患者的家属的满意度，那就可以使研究更加可信。

综上所述，本文提出了一个关于满意度的观点。研究数据有力地证明了家属的观点。作者认为，已经确定的六个主题意义重大，因为它们揭示了这一点。对于每一个可能处理得不好或者对有利于提高家属满意度的因素，也可以从一些研究中得到启发，例如本文，从而提高满意度。

学习活动

1. 你自己的护理实践哲学可以为以患者个人或家属为中心的护理提供帮助。为了发展和阐明自己的护理理念，请完成以下活动
   - 列出你最近在临床实践中发现的任何可能影响护理模式的组织实践。
   - 写出一份清单，关于你欣赏的临床医生具有的特质，并说明这些特质如何与护理工作相辅相成。
   - 如果你是成为了曾经工作过的重症监护室的患者，你所接受的护理对你来说有什么重要的意义？
   - 如果你有一个家属在重症监护病房，在你和你的家人得到护理的过程中，写下你认为最重要的八件事。将此与前一章关于重症监护病房患者家属的需求的表格进行比较。
   - 完成以上四项活动后，写三句话来反映你想要的护理方式，这可以构成你的护理哲学。

2. 作为一名重症护理护士，应当明确关于以下方面的个人信仰和职业信仰是否存在冲突：①健康和疾病；②生命、濒死和死亡。一旦确定了这些信念，重症护理护士可能会问：
   - "这些个人信仰和职业信仰如何影响我的实践？"
   - "我需要采取什么策略来减少负面影响？"
   - "当个人信仰和职业信仰发生冲突时，哪个更有可能指导实践决策，为什么？"

3. 利用学习活动2中所得到的信息，确定：

- 个人文化信仰和实践，以及它们对重症监护病房的患者和家属的影响。
- 在患者和家人的危难时刻，你采取了什么行动来满足他们的需要。
- 如何将文化融入到护理实践和重症护理环境中。这些信息可以作为制定策略、促进实践的准则。

4. 你今天照顾的患者是家庭会议的焦点。考虑以下问题：

- 如果这是你第一次参加家庭会议，你会怎么做？
- 你会为家庭会议提供哪些信息？
- 如果你以前没有照顾过患者，你会向谁寻求更多的信息，如何做？
- 如果有孩子在场，你会改变你的方法吗？
- 家庭会议后，你会在关于患者的记录中写下什么？

在线资源

Australian Indigenous Health InfoNet, www.healthinfonet.ecu.edu.au

Cooperative Research Centre for Aboriginal Health, www.crcah.org.au/index.cfm

eMedical Journal of Australia articles on Aboriginal health, www.mja.com.au/Topics/Aboriginal%20health.htm

Hauora: Māori standards of health IV: A study of the years 2000–2005, www.Maori.org.nz/tikanga/?d=page&pid=sp44&parent=42

Information about Māori protocol and beliefs, www.Maori.org.nz/tikanga/?d=page&pid=sp44&parent=42)

New Zealand Ministry of Health website (access to Māori health-related publications and resources), www.moh.govt.nz

Office of Aboriginal Health–WA, http://www.aboriginal.health.wa.gov.au/home

Patient-centred care: Improving quality and safety by focusing care on patients and consumers, www.safetyandquality.gov.au/wp-content/uploads/2012/01/PCCC-DiscussPaper.pdf

扩展阅读

Carson B, Dunbar T, Chenhall RD, Bailie R, eds. Social determinants of Indigenous health. Crows Nest, NSW: Allen and Unwin; 2007.

Durie M. Whaiora. Auckland, NZ: Oxford University Press; 1998.

Eckermann A-K, Dowd T, Chong E, Nixon L, Gray R, Johnson SM. Binan Goonj: Bridging cultures in Aboriginal health. 3rd ed. Sydney: Churchill Livingstone; 2010.

Wepa D. Cultural safety in Aotearoa New Zealand. Auckland, NZ: Pearson Education; 2004.

Wright LM, Leahey M. Nurses and families: A guide to family assessment and intervention. 5th ed. Philadelphia: FA Davis; 2009.

参考文献

1 Nussbaum GB. Spirituality in critical care: patient comfort and satisfaction. Crit Care Nurs 2003;26(3):214–20.

2 Alsop-Shields L. The parent-staff interaction model of pediatric care. J Pediatr Nurs 2002;17(6):442–9.

3 Gallant MH, Beaulieu MC, Carnevale FA. Partnership: an analysis of the concept within the nurse–client relationship. J Adv Nurs 2002;40:149–57.

4 Franck LS, Callery P. Re-thinking family-centred care across the continuum of children's healthcare. Child: Care Health Dev 2004;30:265–77.

5 Briggs LA, Kirchhoff KT, Hammes BJ, Song M-K, Colvin ER. Patient-centered advance care planning in special patient populations: a pilot study. J Prof Nurs 2004;20(1):47–58.

6 Davidson JE, Powers K, Hedayat KM, Tieszen M, Kon AA, Shepard E et al. Clinical practice guidelines for support of the family in the patient-centred intensive care unit: American College of Critical Care Medicine Task Force 2004–2005. Crit Care Med 2007;35:605–22.

7 Wilkins S, Pollock N, Rochon S, Law M. Implementing client-centred practice: why is it so difficult to do? Can J Occ Health 2001;68(2):70–9.

8 Berry LL, Seiders K, Wilder SS. Innovations in access to care: a patient-centered approach. Ann Intern Med 2003;139(7):568–74.

9 Berwick DM. What "patient-centered" should mean: confessions of an extremist. Health Affairs 2009;28(4):w555–w65.

10 Institute of Medicine. Crossing the quality chasm: a new health system for the 21st century. Washington DC: IOM; 2001. Available from http://www.iom.edu/Reports/2001/Crossing-the-Quality-Chasm-A-New-Health-System-for-the-21st-Century.aspx.

11 Epstein RM, Fiscella K, Lesser CS, Stange KC. Why the nation needs a policy push on patient-centered health care. Health Affairs 2010;29(8):1489–95.

12 Slatore CG, Hansen L, Ganzini L, Press N, Osborne ML, Chestnutt MS et al. Communication by nurses in the intensive care unit: qualitative analysis of domains of patient-centered care. Am J Crit Care 2012;21:410–8.

13 Ekman I, Swedberg K, Taft C, Lindseth A, Norberg A, Brink E et al. Person-centered care – ready for prime time. Euro J Cardio Nurs 2011; 10:248–51.

14 Fumagalli S, Boncinelli L, Lo Nostro A, Valoti P, Baldereschi G, Di Bari M et al. Reduced cardiocirculatory complications with unrestrictive visiting policy in an intensive care unit: results from a pilot, randomized trial. Circ 2006;113(7):946–52.

15 University of Gothenburg Centre for Person-Centred Care, <http://gpcc.gu.se/english/>; 2012 [accesed 01.09.14].

16 Oxford Dictionary, <www.oxforddictionaries.com/definitions/english/>; 2014.

17 Misak CJ. The critical care experience: a patient's view. Am J Resp Crit Care Med 2004;170(4):357–9.

18 Friedman M. Family nursing: research, theory and practice. 5th ed. Stamford: Appleton & Lange; 2003.

19 Wright LM, Leahey M. Nurses and families: a guide to family assessment and intervention. 5th ed. Philadelphia: F A Davis & Company; 2009.

20 Hook ML. Partnering with patients – a concept ready for action. J Adv Nurs 2006;56:133–43.

21 Olsen KD, Dysvik E, Hansen BS. The meaning of family members' presence during intensive care stay: a qualitative study. Intens Crit Care Nurs 2009;25(4):190–8.

22 Shields L, Pratt J, Davis L, Hunter J. Family-centred care for children in hospital. Cochrane Database Syst Rev 2007;CD004811.

23 Espezel HJE, Canam CJ. Parent–nurse interactions: care of hospitalized children. J Adv Nurs 2003;44(1):34–41.

24 Cyprus BS. Family conference in the intensive care unit: a systematic review. Dimensions Crit Care Nurs 2011;30(5):246–55.

25 Institute of Patient- and Family-Centered Care. What is patient- and family-centered care?, <http://www.ipfcc.org/faq.html>; 2010.

26 Webster P, Johnson B. Developing family-centered vision, mission, and philosophy of care statements. Bethesda, MD: Institute of Family Centered Care; 1999.

27 Frost M, Green A, Gance-Cleveland B, Kersten R, Irby C. Improving family-centered care through research. J Pediat Nurs 2010;25(2):144–7.

28 Galvin E, Boyers L, Schwartz PK, Jones MW, Mooney P, Warwick J et al. Challenging the precepts of family-centered care: testing a philosophy. Pediat Nurs 2000;26:625–32.

29 Shields L, Tanner A. Pilot study of a tool to investigate perceptions of family-centered care in different care settings. Pediat Nurs 2004;30:189–97.

30 Bruce B, Letourneau N, Ritchie J, Larocque S, Dennis C, Elliott MR. A multisite study of health professionals' perceptions and practices of family-centered care. J Fam Nurs 2002;8(4):408–29.

31 Engström B, Uusitalo A, Engströmemail Å. Relatives' involvement in nursing care: a qualitative study describing critical care nurses' experiences. Intensive Crit Care Nurs 2011;27(1):1–9.

32 Garrouste-Orgeas M, Willems V, Timsit J-F, Diaw F, Brochon S, Vesin A et al. Opinions of families, staff, and patients about family participation in care in intensive care units. J Crit Care 2010;25:634–40.

33 Mitchell M, Chaboyer W, Burmeister E, Foster M. Positive effects of a nursing intervention on family-centered care in adult critical care. Am J Crit Care 2009;18(6):543–52.

34 Mitchell M. Family-centred care – are we ready for it? An Australian perspective. Nurs Crit Care 2005;10(2):54–5.

35 Courtney M. Evidence for nursing practice. Sydney: Churchill Livingstone; 2005.

36 Shields L. Questioning family-centred care. J Clin Nurs 2010;19:2629–38.

37 Knutsson SE, Bergbom IL. Custodians' viewpoints and experiences from their child's visit to an ill or injured nearest being cared for at an adult intensive care unit. J Clin Nurs 2007;16(2):362–71.

38 Australian Commission on Safety and Quality in Health Care. Patient centred care: improving quality and safety by focusing care on patients and consumers, <http://www.safetyandquality.gov.au/wp-content/uploads/2012/01/PCCC-DiscussPaper.pdf>; 2010 [accessed 01.09.14].

39 Scottish Government. The healthcare quality strategy for NHS Scotland. Edinburgh: The Scottish Government; 2010.

40 de Silva D. Helping measure person-centred care. London: The Health Foundation; 2014.

41 Kean S, Mitchell ML. How do ICU nurses perceive families in intensive care? Insights from the United Kingdom and Australia. J Clin Nurs 2014;23(5-6):663–72.

42 McKiernan M, McCarthy G. Family members' lived experience in the intensive care unit: a phenomenological study. Intens Crit Care Nurs 2010;26(5):254–61.

43 Duran CR, Oman KS, Abel JJ, Koziel VM, Szymanski D. Attitudes toward and beliefs about family presence: a survey of healthcare providers, patients' families, and patients. Am J Crit Care 2007;16:270–9.

44 Johnson BH, Abraham MR, Shelton TL. Patient- and family-centered care: partnerships for quality and safety. N C Med J 2009;70(2):125–30.

45 Nelson JE, Mulkerin CM, Adams LL, Pronovost PJ. Improving comfort and communication in the ICU: a practical new tool for palliative care performance measurement and feedback. Qual Safe Health Care 2006;15:264–71.

46 Ekwall A, Gerdtz M, Manias E. The influence of patient acuity on satisfaction with emergency care: perspectives of family, friends and carers. J Clin Nurs 2008;17:800–9.

47 Szalados JE. Legal issues in the practice of critical care medicine: a practical approach. Crit Care Med 2007;35(2 Suppl):S44–58.

48 Aiken LJ, Bibeau PD, Cilento BJ, Boutin R. A personal reflection: a case study in family-centered care at the National Naval Medical Center in Bethesda, Maryland. DCCN 2010;29(1):13–9.

49 Hwang DY, Yagoda D, Perrey HM, Currier PF, Tehan TM, Guanci M et al. Anxiety and depression symptoms among families of adult intensive care unit survivors immediately following brief length of stay. J Crit Care 2014;29:278–82.

50 Azoulay E, Pochard F, Kentish-Barnes N, Chevret S, Aboab J, Adrie C et al. Risk of post-traumatic stress symptoms in family members of intensive care unit patients. Am J Resp Crit Care Med 2005;171:987–94.

51 Buckley T, Sunari D, Marshall A, Bartrop R, McKinley S, Tofler G. Physiological correlates of bereavement and the impact of bereavement interventions. Dialogues Clin Neurosci 2012;14:129–39.

52 Lee LY, Lau YL. Immediate needs of adult family members of adult intensive care patients in Hong Kong. J Clin Nurs 2003;12(4):490–500.

53 Leske JS. Protocols for practice: applying research at the bedside, interventions to decrease family anxiety. Crit Care Nurs 2002;22(6):61–5.

54 Jones C, Skirrow P, Griffiths R, Humphris G, Ingleby S, Eddleston J et al. Post-traumatic stress disorder-related symptoms in relatives of patients following intensive care. Intensive Care Med 2004;30(3):456–60.

55 Paparrigopoulos T, Melissaki A, Efthymiou A, Tsekou H, Vadala C, Kribeni G et al. Short-term psychological impact on family members of intensive care unit patients. J Psychosom Res 2006;61:719–22.

56 Kinrade T, Jackson AC, Tomnay JE. The psychosocial needs of families during critical illess comparison of nurses' and family members' perspectives. Aust J Adv Nurs 2009;27(1):82–8.

57 Molter NC. Needs of relatives of critically ill patients: a descriptive study. Heart Lung 1979;8(2):332–9.

58 Ågård AS, Harder I. Relatives' experiences in intensive care – finding a place in a world of uncertainty. Intensive Criti Care Nurs 2007;23(3):170–7.

59 Alvarez GF, Kirby AS. The perspective of families of the critically ill patient: their needs. Curr Opin Crit Care 2006;12(6):614–8.

60 Chien W-T, Chiu YL, Lam L-W, Ip W-Y. Effects of a needs-based education programme for family carers with a relative in an intensive care unit: a quasi-experimental study. Int J Nurs Stud 2006;43(1):39–50.

61 Davidson JE, Daly BJ, Agan D, Brady NR, Higgins PA. Facilitated sensemaking: a feasibility study for the provision of a family support program in the intensive care unit. Crit Care Nurs Q 2010;33(2):177–89.

62 Hickman RLJ, Douglas SL. Impact of chronic critical illness on the psychological outcomes of family members. AACN Adv Crit Care 2010;21(1):80–91.

63 Kentish-Barnes N, Lemiale V, Chaize M, Pochard F, Azoulay E. Assessing burden in families of critical care patients. Crit Care Med 2009;37 (10 Suppl):S448–56.

64 Mitchell ML, Courtney M, Coyer F. Understanding uncertainty and minimizing families' anxiety at the time of transfer from intensive care. Nurs Health Sci 2003;5(3):207–17.

65 Azoulay E, Pochard F, Chevret S, Lemaire F, Mokhtari M, Le Gall JR et al. Meeting the needs of intensive care unit patient families: a multicenter study. Am J Resp Crit Care Med 2001 (163):1.

66 Nelson DP, Polst G. An interdisciplinary team approach to evidence-based improvement in family-centered care. Crit Care Nurs Q 2008;31(2):110–8.

67 Moore C, Bernardini GL, Hinerman R, Sigond K, Dowling J, Wang DB et al. The effect of a family support intervention on physician, nurse and family perceptions of care in the surgical, neurological and medical intensive care units. Crit Care Nurs 2012;35(4):378–87.

68 Soltner C, Lassalle V, Galienne-Bouygues S, Pottecher J, Floccard B, Delapierre L et al. Written information that relatives of adult intensive care unit patients would like to receive – a comparison to published recommendations and opinion of staff members. Crit Care Med 2009;37:2197–202.

69 Nelson JE, Walker AS, Luhrs CA, Cortez TB, Pronovost PJ. Family meetings made simpler: a toolkit for the intensive care unit. J Crit Care 2009;24(626):e7–e14.

70 Lautrette A, Darmon M, Megarbane B, Joly LM, Chevret S, Adrie C et al. A communication strategy and brochure for relatives of patients dying in the ICU. N Engl J Med 2007;356(5):469–78. PubMed PMID: 17267907.

71 Mitchell M, Courtney M. An intervention study to improve the transfer of ICU patients to the ward – evaluation by ICU nurses. Aust Crit Care 2005;18(3):123–8.

72 Mitchell ML, Courtney M. An intervention study to improve the transfer of ICU patients to the ward – evaluation by family members. Aust Crit Care 2005;18(2):61–9.

73 Kirchhoff KT, Faas AI. Family support at end of life. AACN Adv Crit Care 2007;18(4):426–35.

74 Gonzalez CE, Carroll DL, Elliott JS, Fitzgerald PA, Vallent HJ. Visiting preferences of patients in the intensive care unit and in a complex care medical unit. Am J Crit Care 2004;13(3):194–8.

75 Gavaghan SR, Carroll DL. Families of critically ill patients and the effect of nursing interventions. DCCN 2002;21(2):64–71.

76 Roland P, Russell J, Richards KC, Sullivan SC. Visitation in critical care: processes and outcomes of a performance improvement initiative. J Nurs Care Q 2001;15(2):18–26.

77 Carnevale FA. Avoiding family induced stress: effective strategies for working with families. 29th Australian and New Zealand Annual Scientific Meeting on Intensive Care; 7-10 October. Melbourne, Australia; 2004.

78 Molter NC. Families are not visitors in the critical care unit. DCCN 1994;13(1):2–3.

79 Mitchell ML, Chaboyer W. Family centred care – a way to connect patients, families and nurses in critical care: a qualitative study using telephone interviews. Intensive Crit Care Nurs 2010;26(3):154–60.

80 Garrouste-Orgeas M, Philippart F, Timsit JF, Diaw F, Willems V, Tabah A et al. Perceptions of a 24-hour visiting policy in the intensive care unit. Crit Care Med 2008;36(1):30–5.

81 Lee MD, Friedenberg AS, Mukpo DH, Conray K, Palmisciano A, Levy MM. Visiting hours policies in New England intensive care units: strategies for improvement. Crit Care Med 2007;35(2):497–501.

82 Whitcomb JJ, Roy D, Blackman VS. Evidence-based practice in a military intensive care unit family visitation. Nurs Res 2010;59(1 Suppl):S32–9.

83 Van Horn ER, Kautz D. Promotion of family integrity in the acute care setting: a review of the literature. DCCN 2007;26(3):101–7.

84 Maxwell KE, Stuenkel D, Saylor C. Needs of family members of critically ill patients: a comparison of nurse and family perceptions. Heart Lung 2007;36(5):367–76.

85 Davidson JE, Powers K, Hedayat KM, Tieszen M, Kon AA, Shepard E et al. Clinical practice guidelines for support of the family in the

patient-centered intensive care unit: American College of Critical Care Medicine Task Force 2004–2005. Crit Care Med 2007;35:605–22.

86 Williams CMA. The identification of family members' contribution to patients' care in the intensive care unit: a naturalistic inquiry. Nurs Crit Care 2005;10(1):6–14.

87 Davidson JE. Meeting the needs of patients' families and helping families to adapt to critical illness. Crit Care Med 2009;29(3):28–34.

88 Arockiasamy V, Holsti L, Albersheim S. Fathers' experiences in the neonatal intensive care unit: a search for control. Pediatrics 2008; 121(2):e215–e22.

89 Azoulay É, Pochard F, Chevret S, Arich C, Brivet F, Brun F et al. Family participation in care to the critically ill: opinions of families and staff. Intensive Care Med 2003;29(9):1498–504.

90 Patak L, Gawlinski A, Fung NI, Doering L, Berg J, Henneman EA. Communication boards in critical care: patients' views. Appl Nurs Res 2006;19:182–90.

91 Hemsley B, Sigafoos J, Balandin S, Forbes R, Taylor C, Green VA et al. Nursing the patient with severe communication impairment. J Adv Nurs 2001;35:827–35.

92 Casbolt S. Communicating with the ventilated patient – a literature review. Nurs Crit Care 2002;7(4):198–202.

93 Hupcey JE, Zimmerman HE. The need to know: experiences of critically ill patients. Am J Crit Care 2000;9:192–8.

94 Happ MB, Tuite P, Dobbin K, DiVirgilio-Thomas D, Kitutu J. Communication ability, method, and content among nonspeaking nonsurviving patients treated with mechanical ventilation in the intensive care unit. Am J Crit Care 2004;13:210–8.

95 Travaline JM. Communication in the ICU: an essential component of patient care. J Crit Illn 2002;17:451–6.

96 Alasad J, Ahmad M. Communication with critically ill patients. J Adv Nurs 2005;50(4):356–62.

97 Lawrence M. The unconscious experience. Am J Crit Care 1995;4(3):227–32.

98 Green A. An exploratory study of patients' memory recall of their stay in an adult intensive therapy unit. Intens Crit Care Nurs 1996;12(3): 131–7.

99 Benner P. Seeing the person beyond the disease. Am J Crit Care 2004;13(1):75–8.

100 Hupcey JE. Feeling safe: the psychosocial needs of ICU patients. J Nurs Schol 2000;32:361–7.

101 Happ MB, Roesch TK, Garrett K. Electronic voice-output communication aids for temporarily nonspeaking patients in a medical intensive care unit: a feasibility study. Heart Lung 2004;33(2):92–101.

102 Narayanasamy A, Clissett P, Parumal L, Thompson D, Annasamy S, Edge R. Responses to the spiritual needs of older people. J Adv Nurs 2004;48(1):6–16.

103 Wepa D. Cultural safety in Aotearoa New Zealand. Auckland, NZ: Pearson Education New Zealand; 2005.

104 Dempsey J, Hillage S, Hill R, eds. Fundamentals of nursing and midwifery: a person-centred approach to care. 2nd Australian and New Zealand ed. Sydney: Lippincott, Williams and Wilkins; 2013.

105 Charon JM. Symbolic interactionism: an introduction, an interpretation, an integration. 10th ed. Upper Saddle River, NJ: Prentice-Hall; 2009.

106 Gushue GV, Mejia-Smith BX, Fisher LD, Cogger A, Gonzalez-Matthews M, Lee Y-J et al. Differentiation of self and racial identity. Couns Psych Q 2013;26:343–61.

107 Ryan A, Carryer J, Patterson L. Healthy concerns: Sociology for New Zealand nursing and midwifery students. Auckland: Pearson Education; 2003.

108 Wilson D. The nurse's role in improving indigenous health. Contemp Nurs 2003;15(3):232–40.

109 Mosley S. Ki te whaiao: an introduction to Māori culture and society. Auckland: Pearson Education; 2004.

110 Jackson D, Brady W, Stein I. Towards (re)conciliation: (re)constructing relationships between indigenous health workers and nurses. J Adv Nurs 1999;29(1):97–103.

111 McKinnon J. The case for concordance: value and application in nursing practice. Brit J Nurs 2013;22(13):766–71. PubMed PMID: 24261092.

112 Gill GK, Babacan H. Developing a culturally responsive framework in healthcare systems: an Australian example. Divers Equal Health Care 2012;9:45–4.

113 Leininger MM. Cultural care diversity and universality: a theory of nursing. New York: National League for Nursing Press; 2001.

114 Ramsden I. Kawa whakaruruhau: cultural safety in nursing education. Wellington: Ministry of Health; 1990.

115 Ramsden I. Cultural safety and nursing education in Aotearoa and Te Waipounamu. Wellington, New Zealand: Victoria University of Wellington; 2002.

116 Wood PJ, Schwass M. Cultural safety: a framework for changing attitudes. Nurs Prax NZ 1993;8(1):4–15.

117 Giger JN. Transcultural nursing: assessment and intervention. St Louis: Elsevier Mosby; 2012.

118 McDonough S, Chopra P, Tuncer C, Schumacher B, Bhat R. Enhancing cultural responsiveness: the development of a pilot transcultural secondary consultation program. Aust Psych 2013;21(5):494–8.

119 Dudas KI. Cultural competence: an evolutionary concept analysis. Nurs Educ Perspect 2012;33:317–21.

120 Perng S-J, Watson R. Construct validation of the nurse cultural competence scale: a hierarchy of abilities. J Clin Nurs 2012;21:1678–84.

121 Ingram RR. Using Campinha-Bacote's process of cultural competence model to examine the relationship between health literacy and cultural competence. J Adv Nurs 2012;68:695–704.

122 Durie M. Cultural competence and medical practice in New Zealand. Australian and New Zealand Boards and Council Conference; November 21; Wellington, New Zealand; 2001.

123 Wilson D. The significance of a culturally appropriate health service for indigenous Maori women. Contemp Nurs 2008;28(1–2):173–88.

124 Wilson D, Roberts M. Māori health initiatives. In: Wepa D, ed. Cultural safety in Aotearoa/New Zealand. Auckland: Pearson Education; 2004.

125 Funnell MM, Anderson RM. Empowerment and self-management of diabetes. Clin Diabetes 2004;22(3):123–7.

126　Chambers-Evans J, Stelling J, Godin M. Learning to listen: serendipitous outcomes of a research training experience. J Adv Nurs 1999; 29(6):1421–6.

127　Conning AM, Rowland LA. Staff attitudes and the provision of individualised care: what determines what we do for people with long-term psychiatric disabilities? J Mental Health 1992;1(1):71–80.

128　Ciufo D, Hader R, Holly C. A comprehensive systematic review of visitation models in adult critical care units within the context of patient- and family-centered care. Int J Evidence-Based Healthcare 2011;9(4):362–87.

129　Usher K, Cook J, Miller M, Turale S, Goold S. Meeting the challenges of recruitment and retention of Indigenous people into nursing: outcomes of the Indigenous Nurse Education Working Group. Collegian 2005;12(3):27–31.

130　Ring I, Brown N. The health status of indigenous peoples and others: the gap is narrowing in the United States, Canada, and New Zealand, but a lot more is needed. Br Med J 2003;327(7412):404–5.

131　Commonwealth Department of Health and Ageing and Office of Aboriginal and Torres Strait Islander Health. Getting em n keeping em: report of the Indgenous Nursing Education Working Group. 2002.

132　National Aboriginal Health Organization. Strategic framework to increase the participation of First Nations, Inuit and Metis in health, <http://www.naho.ca/documents/naho/english/pdf/hhr_StrategicFramework.pdf>; 2006 [accessed 01.09.14].

133　First Nations Health Authority. First Nations health human resources tripartite strategic approach, http://www.fnha.ca/ Documents/First_Nations_Health_Human_Resources_Tripartite_Strategic_Approach.pdf>; 2012.

134　Procter S. Whose evidence? Agenda setting in multi-professional research: observations from a case study. Health Risk Society 2002;4(1):45–59.

135　Petroz U, Kennedy D, Webster F, Nowak A. Patients' perceptions of individualized care: evaluating psychometric properties and results of the individualized care scale. CJNR 2011;43:80–100.

136　Shaw JSCL. Shadowing: a central component of patient and family-centred care. Nurs Manage – UK 2014;21(3):20–3.

137　Bredemeyer S, Reid S, Polverino J, Wocadlo C. Implementation and evaluation of an individualized developmental care program in a neonatal intensive care unit. J Spec Pediatr Nurs 2008;13(4):281–91.

138　Suhonen R, Välimäki M, Leino-Kilpi H. Individualized care, quality of life and satisfaction with nursing care. J Adv Nurs 2005;50:283–92.

139　Kärkkäinen O, Bondas T, Eriksson K. Documentation of individualized patient care: a qualitative metasynthesis. Nurs Ethics 2005;12(2):123–32.

140　(ABS) ABoS. Cultural diversity in Australia: Reflecting a nation: Stories from 2011 Census, <http://www.abs.gov.au/ausstats/abs@.nsf/Lookup/2071.0main+features902012-2013>; 2012 [accessed 01.09.14].

141　Statistics New Zealand. 2013 Census QuickStats about national highlights, <http://www.stats.govt.nz>; 2013.

142　Statistics Canada. Immigration and ethnocultural diversity in Canada, <http://www12.statcan.gc.ca/nhs-enm/2011/as-sa/99-010-x/99-010-x2011001-eng.cfm>; 2011 [accessed 01.09.14].

143　United States Census Bureau. State and country quick facts, <http://quickfacts.census.gov/qfd/states/00000.html>; 2014 [accessed 01.09.14].

144　Campinha-Bacote J. The process of cultural competence in the delivery of health services, <http://www.transculturalcare.net>; 2002 [accessed 01.09.14].

145　Health Mo. Tatau kahukura: Maori health chart book. Wellington, New Zealand: Author; 2010.

146　Ka'ai T, Higgins R. Te ao Māori: Māori worldview. In: Ka'ai TM, Moorfield JC, Reilly MPJ, Mosley S, eds. Ki te whaiao: an introduction to Māori culture and society. Auckland: Pearson Education; 2004: p 13–25.

147　Wilson D. The Treaty of Waitangi, nurses and their practice. N Z Nurs Rev 2002;3(4):18.

148　Reilly MPJ. Whanaungatanga – kinship. In: Ka'ai TM, Moorfiled JC, Reilly MPJ, Mosley S, eds. Te ao Māori: Māori worldview. Auckland: Pearson Education; 2004: pp 61–72.

149　Reilly MPJ. Te timatanga mai o ngā atua. In: Ka'ai T, Moorfield JC, Reilly MPJ, Mosley S, eds. Te ao Māori: Māori worldview. Auckland: Pearson Education; 2004.

150　Ministry of Health. He Korowai Oranga: Māori health strategy 2014. Wellington, New Zealand: Author. <http://www.health.govt.nz/publication/guide-he-korowai-oranga-maori-health-strategy>; 2014.

151　Stenhouse J, Paterson L. Ngā poropiti me ngā Hatu – prophets and the churches. In: Ka'ai TM, Moorfield JC, Reilly MPJ, Mosley S, eds. Ki te whaiao: an introduction to Māori culture and society. Auckland: Pearson; 2004: pp 163–70.

152　Australan Bureau of Statistics (ABS). Australian Aboriginal and Torres Strait Islander health survey: updated results, 2012–2013, <http://www.abs.gov.au/ausstats/abs@.nsf/Lookup/4727.0.55.006main+features12012-12>; 2014 accessed 01.09.14].

153　Secombe PJ, Stewart PC, Brown A. Functional outcomes in high risk ICU patients in central Australia: a prospective case series. Rural Remote Health 2013;13(1):2128.

154　Stephens DP. Exploring pathways to improve indigenous organ donation. Intern Med J 2003;37:713–6.

155　Ho KM, Finn J, Dobb GJ, Webb SAR. The outcome of critically ill Indigenous patients. Med J Aust 2006;184:496–9.

156　Drennan K, Hart G, Hicks P. Intensive care resources and activity: Australia and New Zealand 2006/2007. Melbourne, VIC: ANZICS; 2008.

157　Australian Institute of Health and Welfare. Indigenous identification in hospital separation data: quality report (AIHW Catalogue No IHW 90). Canberra: Australian Institute of Health and Welfare. <http://www.aihw.gov.au/publication-detail/?id=60129543215>; 2013.

158　Australian Indigenous Health InfoNet. Overview of Australian Indigenous health status, 2014, <http://www.healthinfonet.ecu.edu.au/health-facts/overviews>; 2014 [accessed 01.09.14].

159　Walker X, Lee J, Koval L, Kirkwood A, Taylor JK, Gibbs J et al. Predicting ICU admissions from attempted suicide presentations at an Emergency Department in Central Queensland. Aust Med J 2013;6:536–41.

160　Australan Bureau of Statistics (ABS). Australian and Torres Strait Islander health survey: updated results 2012–13, <http://www.abs.gov.au/

ausstats/abs@.nsf/Lookup/4727.0.55.006main+features12012-13>; 2013 [accessed 01.09.14].

161 Carson B, Dunbar T, Chenhall RD, Bailie R, eds. Social determinants of Indigenous health. Crows Nest: Allen and Unwin; 2007.

162 Oberg K. Culture shock. Indianapolis: Bobb-Merrill Series in Social Science A-329; 1954.

163 Oberg K. Culture shock and the problem of adjustment to new cultural environments, <http://www.worldwide.edu/travel_planner/culture_shock.html>; 2006 [accessed 01.09.14].

164 Kildea S. And the women said . . . reporting on birthing services for Aboriginal women from remote Top End communities. Government Printer of the Northern Territory: Women's Health Strategy Unit, Territory Health Services; 1999.

165 Eckermann A-K, Dowd T, Chong E, Nixon L, Gray R, Johnson B. Binan Goonj: bridging cultures in Aboriginal health. 3rd ed. Sydney: Churchill Livingstone; 2010.

166 McEwan A, Tsey K. The role of spirituality in social and emotional wellbeing initiatives: the family wellbeing program of Yarrabah. Discussion paper series No. 7. Northern Territory: Cooperative Centre for Aboriginal Health, James Cook University, <https://www.lowitja.org.au/sites/default/files/docs/DP7_FINAL.pdf>; 2009.

167 Burgess P, Morrison M. Country. In: Carson B, Dunbar T, Chenhall RD, Bailie R, eds. Social determinants of Indigenous health. Crows Nest: Allen and Unwin; 2007: pp 177–202.

168 National Aboriginal Health Strategy Working Party. National strategic framework for Aboriginal and Torres Strait Islander health: context. Canberra: NATSIHC; 1983.

169 Natham P, Japanangka DL. Health business. Melbourne: Heinemann Educational Australia; 1983.

170 Mobbs R. In sickness and health: the sociocultural context of Aboriginal well-being, illness and healing. In: Reid J, Trompf P, eds. The health of Aboriginal Australia. Sydney: Harcourt Brace Javanovich; 1991.

171 Maher P. A review of 'traditional' Aboriginal health beliefs. Aust J Rural Health 1999;7:229–36.

172 Reid J, Mununggurr D. We are losing our brothers: sorcery and alcohol in an Aboriginal community. Med J Aust 1977;2Suppl:1-5.

173 Reid J, Williams N. 'Voodoo death' in Arnhem land: whose reality? Am Anthro 1984;86:121–33.

174 Morgan DL, Slade MD, Morgan CM. Aboriginal philosophy and its impact on health care outcomes. Aust N Z J Pub Health 1997;21:597–601.

175 Ngangala TB, Nangala GM, McCoy B. Who makes decisions for the unconscious Aboriginal patient? Aboriginal and Torres Strait Island Health Worker J 2008;32(1):6–9.

176 Ho A. Using family members as interpreters in the clinical setting. J Clin Ethics 2008;19:223–33.

177 Gray B, Hilder J, Donaldson H. Why do we use trained interpreters for all patients with limited English proficiency? Is there a place for using family members? Aust J Prim Health 2011;17:240–9.

178 Shahid S, Finn LD, Thompson SC. Barriers to participation of Aboriginal people in cancer care: communication in the hospital setting. Med J Aust 2009;190(10):574–9.

179 Trudgeon R. Why warriors lie down and die. Adelaide: Openbook Print; 2000.

180 Lenthal S, Gordon V, Knight S, Aitken R, Ivanhoe T. Do not move the furniture and other advice for new remote area nurses. Aust J Rural Health 2012;20:44–5.

181 Pearson N. Our right to take responsibility. Cairns: Noel Pearson; 2000.

182 Rose D. Nourishing terrains: Australian Aboriginal views of landscape and wilderness. Canberra: Australian Heritage Commission; 1996.

183 Stamp G, Miller D, Coleman H, Milera A, Taylor J. Transfer issues for rural and remote Australia. Anaesth Intens Care 2006;31:294–9.

184 Latour J, Fulbrook P, Albarran J. EfCCna survey: European intensive care nurses' attitudes and beliefs towards end-of-life care. Nurs Crit Care 2009;14(3):110–21.

185 Halligan P. Caring for patients of Islamic denomination: critical care nurses' experiences in Saudi Arabia. J Clin Nurs 2006;15:1565–73.

186 Kongsuwan W, Locsin RC. Promoting peaceful death in the intensive care unit in Thailand. Int Nurs Rev 2009;56(1):116–22.

187 Blockley C. Meeting patients' religious needs. Kai Tiaki Nurs NZ. 2001/2002;7(11):15–7.

188 Murthy S, Wunsch H. Clinical review: international comparisons in critical care – lessons learned. Crit Care 2012;16(2):1–7.

189 Australia and New Zealand Intensive Care Society. Intensive care: Centre for Outcome and Resource evaluation. Resource and activity report 2010–2011. Carlton: ANZICS Centre for Outcome and Resource Evaluation (CORE); 2013.

190 Warren NA. Critical care family members' satisfaction with bereavement experiences. Crit Care Nurs Q 2002;25(2):54–60.

191 Puri VK. Death in the ICU: feelings of those left behind. Chest 1003;124(1):11–3.

192 Gries CJ, Randall Curtis J, Wall RJ, Engelberg RA. Family member satisfaction with end-of-life decision making in the ICU. Chest 2008;133(3):704–12.

193 Gaeta S, Price KJ. End-of-life issues in critically ill cancer patients. Crit Care Clin 2010;26:219–27.

194 Rocker G, Heyland D, Cook D, Dodek P, Kutsogiannis D, O'Callaghan C. Most critically ill patients are perceived to die in comfort during withdrawal of life support: a Canadian multicentre study. Can J Anesth 2004;51:623–30.

195 Kuschner WG, Gruenewald DA, Clum N, Beal A, Ezeji-Okoye SC. Implementation of ICU palliative care guidelines and procedures: a quality improvement initiative following an investigation of alleged euthanasia. Chest 2009;135(1):26–32.

196 Mularski RA, Puntillo K, Varkey B, Erstad BL, Grap MJ, Gilbert HC et al. Pain management within the palliative and end-of-life experience in the ICU. Chest 2009;135:1360–9.

197 Puntillo K, Benner P, Drought T, Drew B, Stotts N, Stannard D et al. End-of-life issues in intensive care units: a national random survey of nurses' knowledge and beliefs. Am J Crit Care 2001;10:216–29.

198 O'Mahony S, McHugh M, Zallman L, Selwyn P. Ventilator withdrawal: procedures and outcomes. Report of a collaboration between a critical

care division and a palliative care service. J Pain Symptom Manage 2003;26:954–61.

199　Enes SP. An exploration of dignity in palliative care. Palliat Med 2003;17:263–9.

200　Schaefer KG, Block SD. Physician communication with families in the ICU: evidence-based strategies for improvement. Curr Opin Crit Care 2009;15:569–77.

201　Cook D, Rocker G, Heyland D. Dying in the ICU: strategies that may improve end-of-life care. Can J Anesth 2004;51(3):266–72.

202　Johnson N, Cook D, Giacomini M, Willms D. Towards a "good" death: end-of-life narratives constructed in an intensive care unit. Cult Med Psychiatry 2000;24(3):275–95.

203　Mosenthal AC, Murphy PA, Barker LK, Lavery R, Retano A, Livingston DH. Changing the culture around end-of-life care in the trauma intensive care unit. J Trauma 2008;64:1587–93.

204　Clarke EB, Curtis R, Luce JM, Levy M, Danis M et al. Quality indicators for end-of-life care in the intensive are unit. Crit Care Med 2003; 31(9):2255–62.

205　Siegal MD. End-of-life decision making in the ICU. Clin Chest Med 2009;30:181–94.

206　Seaman JB. Improving care at end of life in the ICU. J Gerontol Nurs 2013;39(8):52–8.

207　Kaufer M, Murphy PA, Barker KK, Mosenthal AC. Family satisfaction following the death of a loved one in an inner city MICU. Am J Hosp Palliat Med 2008;25(4):318–25.

208　Pochard F, Darmon M, Fassier T, Bollaert PE, Cheval C, Coloigner M et al. Symptoms of anxiety and depression in family members of intensive care unit patients before discharge or death: a prospective multicenter study. J Crit Care 2005;20:90–6.

209　Studdert C, Burns JP, Mello MM, Puopolo AL, Truog RD, Brennan TA. Nature of conflict in the care of pediatric intensive care patients with prolonged stay. Pediat 2003;112:553–8.

210　Stapleton RD, Engelberg RA, Wenrich MD, Goss CH, Curtis JR. Clinician statements and family satisfaction with family conferences in the intensive care unit. Crit Care Med 2006;43:1679–85.

211　West HF, Engelberg RA, Wenrich MD, Curtis JR. Expressions of nonabandonment during the intensive care unit family conference. J Palliat Med 2005;8:797–807.

212　Curtis JR, Ciechanowski PS, Downey L, Gold J, Nielson EL, Shannon SE et al. Development and evaluation of an interprofessional communication intervention to improve family outcomes in the ICU. Contemporary Clinical Trials 2012;33:1245–54.

213　Lautrette A, Ciroldi M, Ksibi H, Azoulay E. End-of-life family conference: rooted in the evidence. Crit Care Med 2006;34(Suppl 11):S346–72.

214　McDonagh JR, Elliott TB, Engelberg RA, Treece PD, Shannon SE, Rubenfeld GD et al. Family satisfaction with family conferences about end-of-life care in the ICU: increased proportion of family speech is associated with increased satisfaction. Crit Care Med 2004;32:1484–8.

215　Krueger G. Meaning-making in the aftermath of sudden infant death syndrome. Nurs Inq 2006;13:3163–71.

216　Campbell M, Thill M. Bereavement follow up to families after death in the intensive care unit. Crit Care Med 2000;28(4):1252–3.

217　Nelson JE, Angus DC, Weissfeld LA, Puntillo K, Danis M et al. End-of-life care for the critically ill: a national intensive care unit survey. Crit Care Med 2006;31:2547–53.

218　Anderson WG, Arnold RM, Angus DC, Bryce CL. Post-traumatic stress and complicated grief in family members of patients in the intensive care unit. J Gen Intern Med 2008;23(11):1871–6.

219　Fauri D, Ettner B, Kovacs P. Bereavement services in acute care settings. Death Studies 2000;24:51–64.

220　Stroebe S, Schut H, Stroebe W. Health outcomes of bereavement. Lancet 2007;370:1960–73.

221　Golden A-MJ, Dalgleish T. Is prolonged grief distinct from bereavement-related posttraumatice stress? Psych Res 2010;178:208–15.

222　Casarett D, Kutner J, Abraham J. Life and death: a practical approach to grief and bereavement. Ann Intern Med 2001;134(3):208–15.

223　Fauri D, Oliver R, Sturtevant J, Scheetz J, Fallat M. Beneficial effects of a hospital bereavement intervention program after traumatic childhood death. J Trauma 2001;50:440–8.

224　Williams R, Harris S, Randall L, Nichols R, Brown S. A bereavement after-care service for intensive care relatives and staff: the story so far. Nurs Crit Care 2003;8(3):109–15.

225　Department of Health. Bereavement care services: a synthesis of the literature. London: Department of Health; 2011.

226　Valks K, Mitchell ML, Inglis-Simmons C, Limpus A. Dealing wth death: an audit of family bereavement programs in Australian intensive care units. Aust Crit Care 2005;18:257–68.

227　Brosche TA. Death, dying and the IC nurse. DCCN 2003;22(4):173–9.

228　Main J. Management of relatives of patients who are dying. J Clin Nurs 2002;11:794–801.

229　Shaw DJ, Davidson JE, Smilde RI, Sondoozi T, Agan D. Multidisciplinary team training to enhance family communication in the ICU. Crit Care Med 2014;42:265–71.

230　Quenot JP, Rigaud JP, Prin S, Barbar S, Pavon A, Hamet M et al. Suffering among carers working in critical care can be reduced by an intensive communication strategy on end-of-life practices. Intens Care Med 2012;38(1):55–61.

231　Rogers S, Babgi A, Gomez C. Educational interventions in end-of-life care: part 1. Adv Neonatal Care 2008;8(1):56–65.

232　Wallace M, Sarles S. EB49 Changing culture to cultivate patient- and family-centered care. Crit Care Med 2012;32(2):e30-e.

233　Henrich NJ, Dodek P, Heyland D, Cook D, Rocker G, Kutsogiannis D et al. Qualitative analysis of an intensive care unit family satisfaction survey. Crit Care Med 2011;39:1000–5.

第 9 章

心血管系统的评估和监测

原著: Thomas Buckley, Frances Lin
翻译: 才让央措, 营晓, 杜桂芳
审校: 陈永强

学习目标

阅读完本章,将掌握以下内容:
- 描述心血管系统内正常的血流走势。
- 了解每阶段心肌细胞动作电位及其在心电图中的反馈。
- 描述心排血量以评估和监测心血管系统。
- 为危重患者解释评估和监测的原因。
- 归纳总结出基础的心脏评估和监测的关键原则。
- 掌握心脏听诊区重要的解剖标志,并分清正常心音和常见的异常心音。
- 描述各类型血流动力学监测的生理基础和原因。
- 评论评估目前临床在血流动力学监测方面的实践,整合临床实践的最佳论证。

引言

本章回顾了心血管系统功能是如何支援受损的全身系统。全面地了解心脏电与机械的功能对于读者而言是必要的。本章对于评估心血管元素的方法及最佳的临床理念和诊断技术进行了讨论。

一、相关的解剖和生理学

心血管系统本质上是一个分配机体代谢需求的运输系统,并从全身的细胞中收集附加产物。心脏通过两个单独的循环系统持续泵血以供给肺部和身体的其他部位(图 9.1)。右侧的心脏将血泵入肺中完成氧合(肺循环)。左侧的心脏将已氧合的血泵至整个身体(体循环)[1, 2]。这两个系统相辅相成。

(一)心脏结构

心脏呈圆锥形,斜向左侧胸部纵隔。圆锥的尖端叫做心尖,圆锥的基底位于后纵隔。成年人的心脏大约同本人拳头大小,重约 300g,由 4 个心腔和瓣膜构成两个独立的泵。靠近上侧的心腔称为心房,引起心室的搏动,由于心房是低压腔所以它壁薄且相对被动。心室则要推动血液以对抗肺或全身压力所以心室壁要相对较厚。因为体循环系统中压力较高所以左心室要比右心室厚,致

关键词

心血管评估
心电图
心血管构造
胸部 X 线
冠状动脉灌注
心电图
血流动力学监测
心音

图 9.1 肺循环和体循环[3]

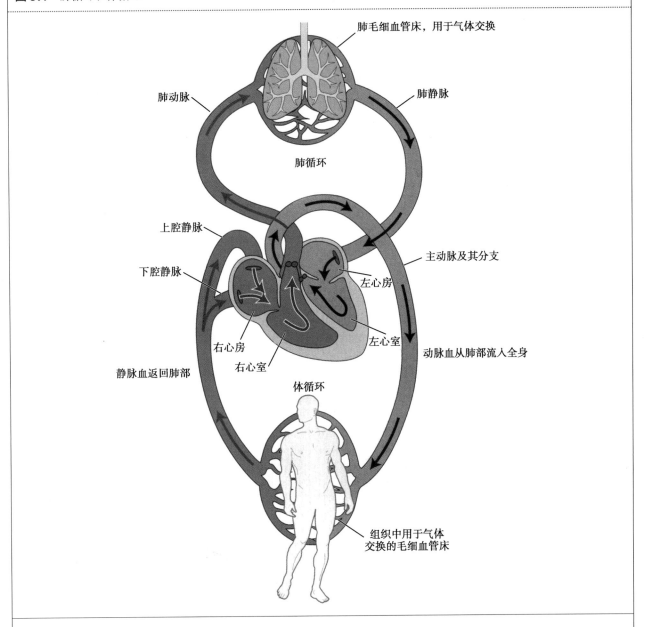

肺毛细血管床,用于气体交换

肺动脉

肺静脉

肺循环

上腔静脉

下腔静脉

主动脉及其分支

左心房

右心房

左心室

右心室

动脉血从肺部流入全身

静脉血返回肺部

体循环

组织中用于气体交换的毛细血管床

密的纤维结缔组织环为心房和心室肌以及心脏瓣膜组织提供了坚实的锚定。

循环系统中单向的血流方向是由瓣膜调控的。心房和心室之间的瓣膜是由环状的纤维和胶原结构组成的瓣叶所构成。瓣叶锚定到乳头肌腱索,并在心室收缩时尖端向下拉在一起。心脏的右侧房室瓣被称为三尖瓣,二尖瓣在心脏的左侧。半月瓣起着防止血液回流的作用,肺动脉(肺动脉瓣)和主动脉(主动脉瓣)与右心室和左心室相对应。心室肌按照不同的螺旋路径,收缩时血液被推入肺动脉和主

动脉各自的流出道。主动脉瓣坐落于一个没有收缩功能的胶原组织所构成的管状区域,其中包含着冠状动脉开口。冠状动脉深入心脏将其分为心房与心室。心脏两侧靠房室间隔开来,以保持两个循环系统互不干扰[1,4]。

心脏壁由 3 层组成,最外层是心包层,中间是心肌层和心内膜层构成心脏。心包为双层,坚韧的纤维囊包裹着心脏。心包两层被一个充满液体的腔体分开,使心脏搏动时减少摩擦。

心包是心脏对机械力的物理保护,它可以隔离

来自肺和胸膜腔的感染。迷走神经，膈神经及交感神经干的分支会使心包膜变弱。

心肌是心脏的主要构成部分，它是由心肌细胞所组成的[5]。心肌细胞是收缩细胞和自发节律性的细胞，所以它可以为电冲动传导做通路。心肌细胞（图9.2）是一种圆柱形状，可分叉接连彼此。心肌细胞的连接处称为闰盘，有中间连接和桥粒，使心肌纤维间的连接牢固，在闰盘的纵位部分存在缝隙连接，缝隙连接包含连接子[6]，使离子从一个心肌细胞转移至下一个心肌细胞。离子在细胞间的转移确保了心肌行为是一个单元，称为功能合胞体。缺血时，缝隙连接会断开，使离子不能自由移动，因此缝隙连接断开导致的差传导可在心电图上证实缺血的发生。

组成心内膜的内皮细胞是由一层鳞状上皮所构成，它形成血管的内壁，是血管管腔内血液及其他血管壁的接口。血管内皮细胞是许多化学物质的介质，包括参与调控血管内皮舒缩的一氧化氮和缩血管肽。有理论表明心内膜也有此功能[1,4]。

冠状动脉灌注

心脏灌注源于主动脉冠状动脉口的右侧和左侧冠状动脉（图9.3），右冠状动脉（RCA）分支供应房室结、右心房和右心室，后降支供应左心室低处部位。左冠状动脉分为左冠状动脉前降支（LAD）和它同源的回旋支（CX）。LAD为室间隔和左心室的前表面供血。CX主要为左室侧壁与后壁供血。而右冠状动脉变小，CX供血给左室下壁也算常见。

冠状动脉分支最终成为一个密集的毛细血管网络以营养心肌细胞。当成人发生心肌缺氧时，冠状动脉的分支间会出现吻合支。这些吻合支被称为代偿动脉，但它对于冠状动脉堵塞时正常的心脏灌注有何贡献还未查清。

心脏血管从心脏静脉回血，心脏静脉流到心大静脉、冠状静脉窦和最终流入右心房。心脏的淋巴引流跟随着传导组织汇入淋巴结和上腔静脉。

图9.2   透射电镜照片显示的心肌细胞中的线粒体、闰盘、小管和肌浆网

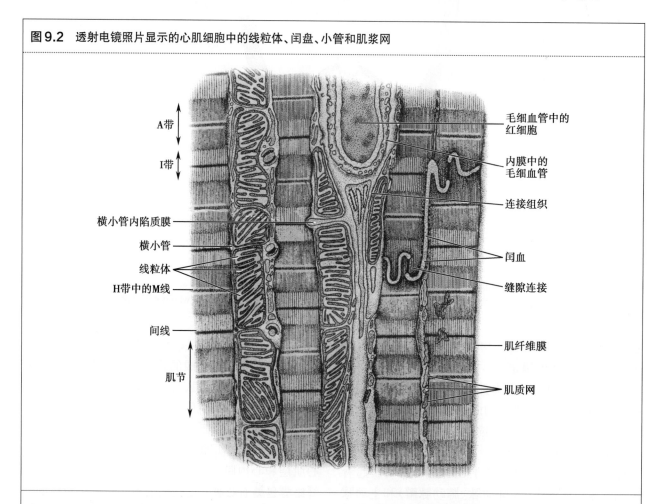

左侧标注（从上到下）：
A带
I带
横小管内陷质膜
横小管
线粒体
H带中的M线
间线
肌节

右侧标注（从上到下）：
毛细血管中的红细胞
内膜中的毛细血管
连接组织
闰血
缝隙连接
肌纤维膜
肌质网

Adapted from Urden L, Stacy KL, Lough ME, eds. Thelan's critical care nursing: Diagnosis and management. 6th ed. St Louis: Mosby/Elsevier; 2010, with permission.

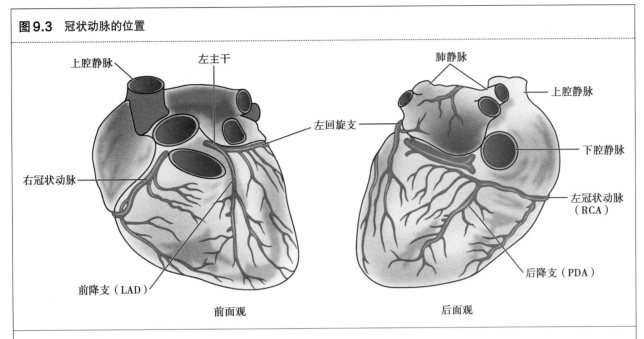

图9.3 冠状动脉的位置

上腔静脉
左主干
左回旋支
右冠状动脉
前降支（LAD）
前面观

肺静脉
上腔静脉
下腔静脉
左冠状动脉（RCA）
后降支（PDA）
后面观

Adapted from Urden L, Stacy KL, Lough ME, eds. Thelan's critical care nursing: Diagnosis and management. 6th ed. St Louis: Mosby/Elsevier; 2010, with permission.

（二）生理学原理

对心脏生理功能的了解是对于危重患者安全护理的首要原则。循环系统的首要角色即为代谢需求提供充分的血流。这就要求了心肌有序地收缩，以调整电的传导和相应的血管内容量。

1. 收缩的机械活动

能量是由大量的细胞内线粒体在细胞中产生的。线粒体产生三磷酸腺苷（ATP），一种能够存储和释放大量的化学能的分子。心肌细胞中其他的细胞器叫肌浆网，它们是用来储存钙离子的。心肌细胞的细胞膜向下延伸至细胞内形成一套横小管（T管），它可快速地将外部的电刺激转移至细胞内。包含收缩单位的横纹肌纤维塞满了心肌细胞。这些纤维都被称为肌小节。

肌小节包含两种类型的蛋白质肌原纤维，分别是厚的（肌球蛋白）和薄的（肌动蛋白，原肌球蛋白和肌钙蛋白）（图9.4）。厚的肌丝肌球蛋白分子中含有活性位点。薄的肌动蛋白构成桥梁。这些纤维的布置使得收缩动作顺利完成。细丝的肌小节拉向中心，收缩的程度是由肌小节的长度所限制。斯塔林法则说，在生理范围内，其拉伸度越大，收缩力越大。肌小节的长度就是生理极值，因为过度拉伸将断开肌球蛋白和肌动蛋白。

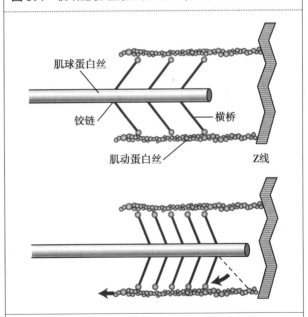

图9.4 使细胞收缩的肌动蛋白丝，肌球蛋白丝和横桥

肌球蛋白丝
铰链
横桥
肌动蛋白丝
Z线

Adapted from Urden L, Stacy KL, Lough ME, eds. Thelan's critical care nursing: Diagnosis and management. 6th ed. St Louis: Mosby/Elsevier; 2010, with permission.

2. 去极化的电活动，静息电位和动作电位

自律性是心肌细胞的内在特性。心肌细胞自律性的产生是建立一个可按照特定顺序传导的冲动。该途径确保协调有节奏的收缩，使心脏持续泵血。

电脉冲被称为动作电位,沿着这条途径传导触发心肌细胞的收缩并发送向内和向外流动的正负电荷的离子穿过细胞膜(图9.5)。

细胞膜泵跨过细胞膜产生的浓度梯度在舒张期保持一个 -80mV 的静止电位。单根纤维靠膜分离但去极化快速的分离是因为缝隙连接的存在。心肌动作电位有 5 个关键阶段:

0 期　除极阶段
1 期　快速复极初期
2 期　平台阶段
3 期　快速复极末期
4 期　静息期[8]

收缩反应是在去极化开始后开始,持续大约是去极化和复极化过程的 15 倍(图9.6)。

动作电位是由于细胞内液和细胞外液的跨膜失衡引发离子交换所产生。有钠、钾和钙 3 个离子参与。通常情况下,细胞外液中分别含有约 140mmol/L 的钠和 4mmol/L 的钾。与细胞内液中浓度是相反的。以下是一个正常动作电位的生理活动总结:

● 钾离子更易渗透静止的细胞膜。钾缓慢而被动地从细胞内渗透至细胞外液;与此同时快速的钠离子和缓慢的钙离子通道被关闭,静止的细胞膜处于极端负值阶段(-90mV)。

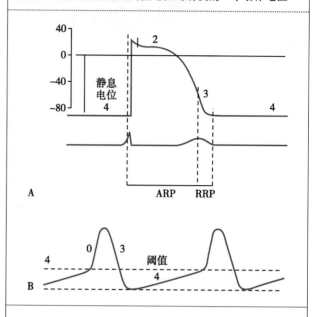

图9.5　A. 非自律心肌细胞动作电位发生快速反应时 0 ~ 4 期,静电膜电位 -80mv,绝对不应期(ARP)和相对不应期(RRP);B. 自律性心肌细胞动作电位发生慢性反应,第四阶段向上的坡度在达到阈值电位时诱发的一个动作电位[7]

Adapted from Bersten AD, Soni N, Oh TE. Oh's intensive care manual. 7th ed. Oxford: Butterworth-Heinemann; 2013, with permission.

● 在除极阶段(0 期)因细胞内钠的进入所产生的快速离子运动使电位从 -90mV 升至 +30mV。

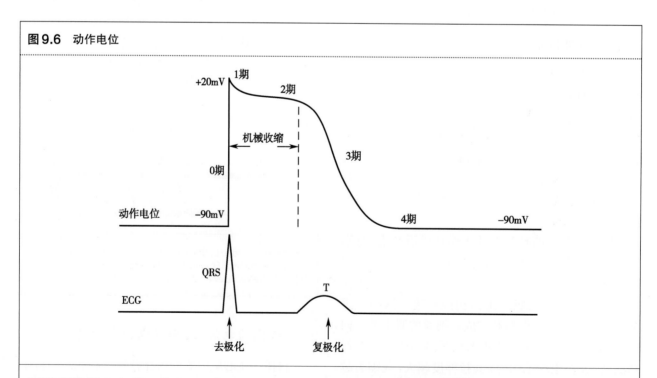

图9.6　动作电位

Adapted from Urden L, Stacy KL, Lough ME, eds. Thelan's critical care nursing: Diagnosis and management. 6th ed. St Louis: Mosby/Elsevier; 2010, with permission.

此时钾通道关闭。

- 1 期中钠离子通道关闭，钾离子即将离开细胞内，钙离子快速注入并建立了平台阶段，这段时间内肌纤维的收缩会影响每搏输出量。

- 第 3 阶段则发生于钙离子通道打开时钾离子快速离开细胞所储存的大量负电荷导致了快速除极。

- 静息期发生于钾离子缓慢泄漏使细胞增加负电荷以保证周围液体里的负电荷要比下一次除极时多，这样才可以完成循环[6]。

心肌一般对缓慢的刺激做出反应，具有相对较低的 ATP 酶活性。心肌纤维依赖于氧化代谢并需要不断的氧气供给。纤维长度和收缩的强度由心脏舒张期的充盈程度确定。儿茶酚胺可使收缩力增强[2]。

去极化是在窦房结（SA）和快速动作电位通过心房传播，然后汇集在房室（AV）节；心房去极化通常需要 0.1 秒。在 AV 节会有 0.1 秒的延迟传播到心室前。刺激交感神经缩短加速，刺激迷走神经延迟延长。心室去极化为 0.08～0.1 秒，最后去极化部分主要是左心室的肺动脉圆锥和心室基底部分（图 9.6）。

心脏的电活动可以在身体表面被检测到，因为体液是很好的导体，被记录在心电图上的波动代表心肌纤维的动作电位（见后面章节）。

3. 心脏结构及传导

心脏的电和机械的过程有关联却不相同。但构成传导通路的自律细胞确保了心脏大部分收到一个动作电位并快速同步。这确保了心脏泵功能的最大化。传导通路是由窦房（SA）结、房室（AV）节、希氏束、左右束支、浦肯野纤维构成（图 9.7）。传导细胞的动作电位极为迅速，比一般的心肌组织快 3～7 倍。然而窦房结及房室结起搏细胞不同，它们相对更让钾渗透，该类细胞触发后钠和钙进入细胞。这使得起搏细胞有自发节律性。

在心肌细胞中，动作电位在肌原纤维间由钙通道传导。在复极化期（收缩后），钙离子被泵入组织间隙和入肌浆网并被存储。肌钙蛋白释放其结合钙，使肌球蛋白暴露的肌动蛋白块的活性位点让肌肉放松。

心脏传导系统和心脏泵的机械做功是直接连接的。干扰传导或许无法阻止心肌的收缩，但可导致较差的收缩协调能力和泵血的效率。中断冠状动脉血供可能会改变去极化活动。干扰传导可允许在 SA 结和 AV 节点外的其他区域，形成新的主导起搏点并改变心排血量。虽然非自主神经系统会影响心

图9.7 心脏传导系统

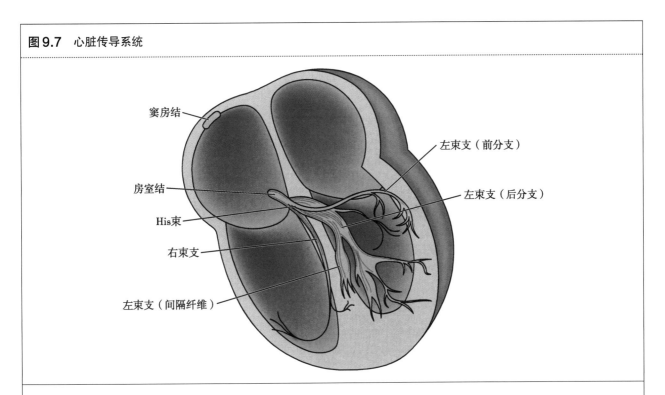

窦房结
左束支（前分支）
房室结
左束支（后分支）
His束
右束支
左束支（间隔纤维）

Adapted from Urden L, Stacy KL, Lough ME, eds. Thelan's critical care nursing: Diagnosis and management. 6th ed. St Louis: Mosby/Elsevier; 2010, with permission.

脏功能,但心脏不受非自主神经控制。有节奏的心肌收缩会持续进行,因为自律性和节律性是心肌的固有属性。

(三)心输出量

1. 影响心输出量的因素

心脏的表现是受众多稳态机制的改变而影响的。心排血量的调节受应激反应、疾病或任何改变心排血量等的因素的影响(图9.8)。心排血量受心率及心搏量的共同影响,这些改变会增加或减少心排血量,健康的个体若改变前负荷,后负荷或收缩力,导致心输出量的最直接变化是心率上升。然而在危重症患者应激提高并不断变化的情况下,心率调节能力是有限的,过度升高的心率会产生负面影响,因为会缩短舒张时间并增加心肌耗氧量。

前负荷由心肌的初始纤维长度决定(在舒张期末期)。前负荷的主要决定因素是舒张期心室的血液容量,如图9.8所示,因而确定每搏量是很重要的。由于受心肌纤维长度和拉伸之间的关系的影响,前负荷影响心室收缩(收缩强度)。然而,达到阈值时纤维被过度拉伸和收缩,由此产生的收缩力会下降。

前负荷减低多见于血容量损失(如出血)、静脉扩张(如由于发热或药物)、心动过速(如快速心房纤颤或室上性心动过速)、胸内压增加(IPPV并发症),心包腔内的压力增加(如心脏压塞)。有些药物,如血管扩张药可引起静脉张力减低并减少前负荷。前负荷的增加与液体超负荷的增加、低温或其他原因引起的静脉收缩、心室衰竭等有关。身体的位置通过静脉回流的影响也会影响前负荷。血液充盈心室体积也受心房收缩能力降低的影响,心房收缩能力降低的影响在心房颤动发生时将导致心排血量降低。

左心室充盈末期评估左心前负荷,肺毛细血管楔压(PCWP)用于临床反映左室舒张末期容积(LVEDV)。然而由于体积和压力之间的非线性关系,必须谨慎解释这些值,如增加LVEDP可能表明其他因素增加前负荷[10]。右心的前负荷是通过中心静脉压(CVP)在右心房填充右心室的末端间接评估的。

后负荷是肌肉收缩过程中对抗的负载,并转化为心肌壁张力。后负荷评估在收缩期,与心输出量呈负相关。后负荷与全身血管阻力(SVR)的意义不同,这仅仅是确定左心室后负荷的一个因素。增加后负荷的因素包括:

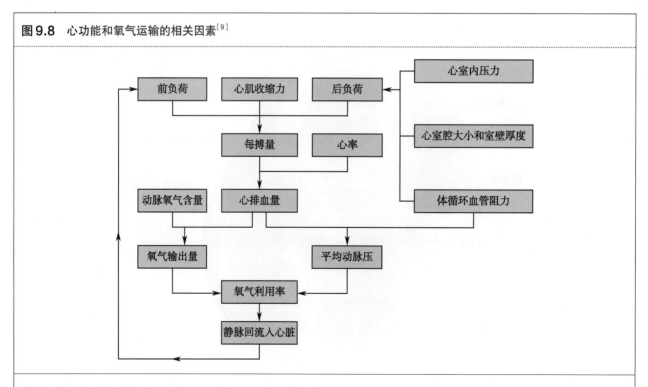

图9.8 心功能和氧气运输的相关因素[9]

Adapted from Elliott D. Shock. In: Romanini J, Daly J, eds. Critical care nursing: Australian perspectives. Sydney: Harcourt Brace; 1994, with permission.

- 心室径增加。
- 心腔内压力增加。
- 主动脉阻力增加。
- 胸内负压。
- SVR 增加。

后负荷增加会使肌纤维做功时缩短和收缩速度下降，这会导致危重患者的心排血量降低。对右心后负荷评估，通过右心室射血入肺动脉，即间接通过计算肺血管阻力评估。临床中，心室后负荷可以影响心功能。降低后负荷将增加心搏量和心排血量，同时还可降低心肌耗氧量。然而，减少后负荷与血压降低有关，这在一定程度上限制了可调控性。

心室收缩的射血力，为心室做工时的内在能力，独立于后负荷或前负荷。临床中很难测量。增加儿茶酚胺、血钙浓度和地高辛会增强心室收缩力。缺氧、缺血和某些药物，如硫喷妥钠、β- 肾上腺素受体阻滞药、钙通道阻滞药或镇静药会减弱心室收缩力。这样的变化会影响心脏，增加搏出量、收缩力、增加心排血量，并增加心肌对氧的需求，冠状动脉灌注有限会对患者产生不利影响。搏出量是从心室每次心跳搏出的血量。一个成年人，通常每搏容量为 50～100ml/ 次，左、右心室每搏输出量均等。

心排血量依赖于心动周期中一系列的机械活动（图 9.9）。正常的平均心率保持在约 70 次 /min，平均心动周期的相位是在不到 1 秒完成（约 0.8 秒）。序列的电刺激可以确保心脏四腔在心肌收缩的同步化。这使得心房充当心室的启动泵，心室为肺及全身血管系统提供血流动力的主要力。心动周期的阶段特点是压力的变化，在不同的心腔，从高压到低压区导致血液流动。

在心室舒张晚期（静息期）压力在心脏和血管的压力较低并被动填满心房。这种流动通过开放的房室阀进入心室，产生 70%～80% 的心室充盈。肺动脉瓣和主动脉瓣关闭，防止回流到肺循环和体循环进入心室。心房去极化的发生，有时也被称为心房收缩，以完成剩余 20%～30% 的心室充盈。

当心室收缩，心房于心室除极时放松，作用于心室的收缩。心室内压力上升，从而使房室阀门关闭。此时所有的 4 个心脏瓣膜都将关闭，血容量将持续收缩（心室等容收缩）。发生收缩心室的压力超过大血管的压力时半月瓣开放，此时左心室压力达到约 80mmHg，右心室达到 27～30mmHg；在快速射血期压力在左心室和主动脉达到约 120mmHg，右

心室和肺动脉达到 25～28mmHg。

在心室舒张早期，心室重新极化，心室舒张发生。心室压力下降直到主动脉和肺动脉的压力升高，血液被推回到半月瓣。关闭这些阀门可以防止血液回流到心室，心室的压力进一步下降。在心室收缩的过程中，心房一直在被动地充盈，因此心房的压力比心室高，当房室瓣膜打开，血液从心房流入心室。任何心率的升高都会缩短休息的时间，这可能会影响心脏的充盈时间和冠状动脉在舒张期的充盈[1]。

2. 心排血量的调节

心脏是非常有效的泵，并能适应和满足人体的代谢需要。心脏的活动由两个反应系统的调节：自主节律性及自主神经系统。

心肌收缩的自主节律性对应于血流回流的节律。回心血量受全身不同组织代谢，肺静脉回心血量，总血容量及血管舒张情况的影响。静脉回流取决于舒张末期容积和压力，这两者都与接下来的心室收缩力直接相关。心脏舒张末期压力可由 Frank-Starling 机制解释（图 9.10）。

根据这种机制，收缩的心肌纤维的弹性在一定范围内可以更大强度地收缩。增加的响应强度可增加收缩强度的能力，因为桥粒可以调节肌球蛋白和肌动蛋白在细胞之间的最佳范围。在这个范围内，当静脉回流不佳时，更少的桥粒可以连接。但超过这个范围，心力衰竭时，横桥可部分分离，弱收缩和更高的灌注压是被充盈的收缩压所需要的。

心室收缩本质上是受心室的大小、室壁厚度的影响。这种机制是由 Laplace 定律所定义的，它表明在产生所需室内压力时心室壁的张力取决于室的大小（半径和壁厚）。因此，如发生心力衰竭，当心室变薄和扩张时，心排血量需要依靠更大心室内压力。

心脏有效泵血能力也受到压力影响，要求产生高于舒张末期和收缩末射血期的压力。这额外的压力通常是来源于肺动脉和主动脉的阻力，并受外周各级血管的影响。这种全身血管阻力，形成了流动阻力和心脏负荷，该阻力关系到患病时对左心室和血管张力的影响。

自主神经系统控制和调节心率

虽然心脏的起搏细胞有自律性，自主神经系统按照人体需要来刺激或抑制这些起搏细胞。心脏神经支配包括交感神经和迷走神经[11]。一般情况下，

图 9.9 心动周期

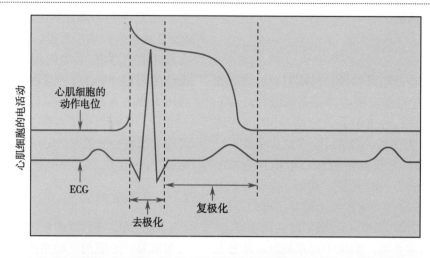

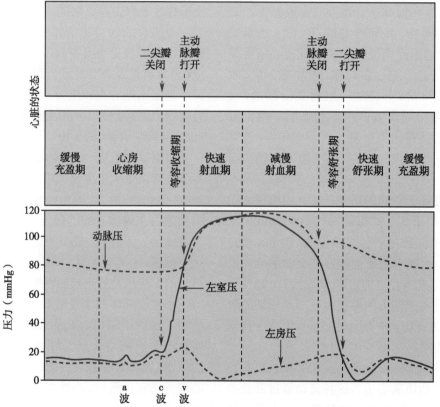

刺激交感神经加速心率,刺激副交感神经导致心率减慢。增加心率可以通过增加刺激交感神经或减少副交感神经张力。相反,减慢心率可以通过降低交感张力和增加副交感神经刺激[4]。

激素对心率的影响来自他们对自主神经受体或起搏细胞的直接作用。激素模拟对自主神经的影响,可以被描述为拟交感神经作用或副交感神经作用。拟交感神经刺激(如通过使用异丙肾上腺素)增加心率;交感拮抗作用(如β受体阻滞药)减慢心率。相比之下,拟副交感神经激动药活性减慢心率,而副交感神经的拮抗作用(如阿托品阻断副交感神经受体)提高心率[4]。

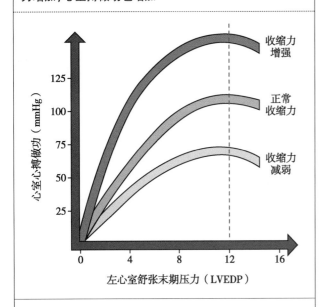

图 9.10　Frank-Starling 曲线。随着左心室舒张末期压力增加,心室搏做功也增加

Adapted from Urden L, Stacy KL, Lough ME, eds. Thelan's critical care nursing: Diagnosis and management. 6th ed. St Louis: Mosby/Elsevier; 2010, with permission.

（四）血管系统

血管系统对不同的组织提供了不同的作用,但一般的功能和特性是相似的。在循环系统中的所有血管都被内皮覆盖,包括心脏。内皮细胞产生的光滑表面可降低摩擦,也可分泌促进收缩和血管系统肌肉松弛的物质。动脉正常输送血液,并依赖血管壁的强大弹性使心脏收缩和拉伸。在心脏舒张期间,动脉壁反冲,使足够的灌注压力维持。动脉系统是最后的小分支毛细血管之前的血管,并有较强的肌肉壁,可以迅速改变动脉管腔的闭合和开放以满足组织的需要。由动脉管腔产生的血液流动阻力是全身循环阻力的最重要来源(不到50%)。

毛细血管允许流体、营养物、电解质、激素和其他物质通过血浆和间质液之间的高渗透性的壁以进行营养交换(图 9.11)。毛细血管前括约肌是调节流量的毛细血管平滑肌带。静脉采集血液从毛细血管静脉获取。多余的组织液被淋巴系统收集。淋巴、静脉具有类似的结构,以下描述的心血管系统的静脉血与淋巴结收集的淋巴液共同返回到右心系统中。

静脉收集和运输的血液回流到心脏是在低压环境下,并作为血液的水库。因此,静脉多而且薄,管壁肌肉更少,它可以扩张来存储额外的血液(可达

总血量的64%)。人体静脉,特别是下肢静脉,包含阀门,可防止血液逆流,以确保单向流向心脏。站立和移动的腿压缩深静脉外的肌肉,促进血液随静脉流回心脏[1,4]。

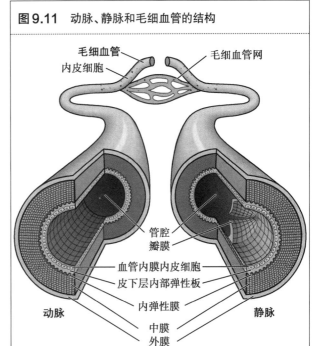

图 9.11　动脉、静脉和毛细血管的结构

Adapted from Novak B, Filer L, Latchett R. The applied anatomy and physiology of the cardiovascular system. In: Hatchett R, Thompson D, eds. Cardiac nursing: a comprehensive guide. Philadelphia: Churchill Livingstone Elsevier; 2002, with permission.

血压

血液在血管之间的流动靠心脏泵血和压力差维持。循环血压是测量动脉在收缩时最大值和舒张期的最小值。心血管系统必须根据不同情况下的需求并在一定范围内供给至少最小的血流量以保持对所有器官的血供。单独的动脉,如冠状动脉,自动调节以满足特定的组织或器官的代谢需求。其明确机制尚不清楚,但已发现代谢产物、氧水平降低和细胞释放,如腺苷的物质可增加血管肌肉的伸展。这些物质导致快速扩张并增加血流灌注。血管内皮还可分泌两种血管活性剂:前列环素和内皮衍生舒张因子(一氧化氮)。

血压控制有3个主要的机制:①短期自主控制;②中期激素控制;③长期的肾系统控制。

（1）自主控制

心血管控制中心联合下丘脑共同控制温度,大

脑皮质和自主神经系统来控制心脏活动和周围血管。关于血压和阻力信息是由在主动脉弓神经受体（压力感受器）和颈动脉窦控制的，其检测并感知血液供应到身体和大脑的改变。从而发起血压调节反射，激活副交感神经系统与交感神经系统来改变心脏活动，扩张或收缩动脉、静脉以降低或升高血压。从而保持心血管系统动脉张力不变。

（2）激素控制

血压的变化也由肾上腺髓质分泌儿茶酚胺调控，如心输出量的下降。两个主要的儿茶酚胺是去甲肾上腺素和肾上腺素，拟交感神经系统的作用。去甲肾上腺素直接刺激自主神经系统的＋肾上腺素能受体，引起血管收缩和血压升高，而肾上腺素具有更广泛的影响，包括刺激肾上腺素能受体，从而增加心肌收缩力和心率，也可提高血压。

（3）肾调节

长期的血压控制是通过肾血流量控制。一般来说，血压或血容量上升，肾产生更多的尿液；反之，血压或血容量下降，肾产生少尿。

除了长期的体液调节，急性疾病或急性低血压时，肾素血管紧张素醛固酮系统（RAAS）在维持血压中起着重要的作用。这种负反馈系统，导致血管重吸收并增加外周阻力，以增加血压。对 RAAS 系统进一步的细节可以参照第 18 章。

二、评估

至关重要的是重症监护护士对危重患者的综合心脏评估。护理评估的目的是确定患者的心血管状态以及实施适当的临床管理计划。心血管评价重点要根据临床表现和治疗酌情而论。然而，最主要的应该是确保患者血流动力学稳定和需要及时调整支持治疗。

一个完整的心脏评估需要重症监护护士缜密的观察能力和精良的技术技能。心脏评估应作为患者全面评估的一部分进行，应考虑以下因素。

最重要的是要建立一个病史，这段病史的目的应该是对现病史及主诉的描述。在采集具体的心脏病史时可使用定向的问题，寻求有关症状、发病时间信息、发病规律、地点、加重和减轻因素。一些常见的心血管疾病相关的症状包括胸部不适或疼痛、心悸、晕厥、全身乏力、呼吸困难、咳嗽、体重增加或水肿。胸部疼痛、不适或胸闷，应首先考虑心肌缺血，直到通过进一步的检查和诊断评估证明。此外，

健康史应该包括的已知的心血管危险因素，如高脂血症或高血压病，患者可服用处方药在内的任何药物。

在视诊或触诊前，护士应注意评估患者的一般情况并辨别患者神态，是否能平躺，疼痛或痛苦程度，面色是否苍白，意识是否良好。患者过低的心排血量可能会减少脑灌注，诱发精神错乱，记忆丧失或表述迟钝。

此外，还要注意疼痛评估。

对心血管功能的具体物理评估应包括：

- 生命体征。
- 肺水肿体征（评估呼吸急促或基底捻发音）。
- 右侧颈静脉扩张淤血的评估。
- 对于外周水肿症状评估。
- 毛细血管再充盈时间，超过 3 秒返回指示毛细血管回流迟缓。
- 12 导联心电图有缺血表现。
- 皮肤脱水征及皮温改变。
- 身体核心温度的测量。
- 尿量小于 0.5ml/（kg•h）是肾灌注的下降指标[12]。

（一）脉搏评估

在重症监护环境，心率可以从监护仪观察。然而，这并不能提供关于动脉脉搏的有效信息。通常作为大多数患者评估的一部分，脉搏信息评估可以提供有用的线索并直接进一步地评估。虽然桡动脉脉搏是从中央动脉传导而来，它的脉率、节奏和强度的信息非常有用。<60 次/min 心率被定义为"心动过缓"。心率>100 次/min 被称为"心动过速"。脉律的评估涉及规律性。检测到不规则脉搏应该行进一步的调查，并及时评估心电图。心房颤动，心房与心室收缩及电活动发生混乱。除了脉搏率和节奏的评估，触及颈动脉或股动脉可揭示有主动脉瓣反流的指征，这可能表明高动力状态或主动脉瓣关闭不全。强脉和弱脉交替改变，被称为奇脉，可以在心力衰竭时被触及。

（二）心音听诊

心脏的听诊涉及使用听诊器听心脏声音。心脏听诊能力是心脏体检的一个重要组成部分，这依赖于对心脏声音的理解（心动周期和生理上相对应的心音）。准确的听诊，在正常的声音评估的经验是至关重要的，只能通过不断的实践获得。听诊心脏的声音，一般可听到两个声音分别为第 1（S1）和第 2

（S2）的声音。当心音听诊时，触摸颈动脉可帮助确定收缩和舒张。

第 1 心音（S1）发生在心室收缩的开始，二尖瓣和三尖瓣关闭。此时是用双面听诊器的模式置于胸骨下端左缘，即胸骨左缘第 4、5 肋间可得最清晰的心音。这两个瓣膜关闭后，会发生心室收缩和排出，颈动脉脉搏可听到第一心音。

第 2 心音（S2）发生在心脏舒张开始时，主动脉瓣和肺动脉瓣的闭合。最响亮的心音发生在吸气前和呼气时。需要记住的是第一心音和第二心音同时可闻及左右心脏，左边心脏的心音通常比右边响亮且稍有提前。所以呼气吸气时要注意去听两边的心音，这都是正常的生理机制。

表 9.1 是心音的听诊位置指导：

表 9.1 听诊器的位置		
		心脏对应部位
第 2 肋间处	肋骨右缘	主动脉瓣
第 2 肋间处	肋骨左缘	肺动脉瓣
第 4 肋间处	胸骨左侧	三尖瓣
第 5 肋间处	锁骨中线	二尖瓣

危重患者的评估中其他的心脏声音，标记为 S3 和 S4，可能会在多余的心室充盈或血容量过多时闻及。心动过速发作通常称为室性奔马律（S3），舒张期存在液体超负荷可发生。生理性 S3 可于儿童或青少年闻及，病理性 S3 是由于减少了心室的顺应性和增加相关的心房压力。S3 在舒张早期发生时会被听到，并与 S2 紧密相连。

S4 发生在舒张晚期和 S1 不久之前。S4 发生于心室顺应性降低高血压、高龄或缺血性心脏疾病。患者如发生心室功能障碍 S3 和 S4 均可闻及，如合并心动过速时，这些可能难以区分，并且需要专门的评估。

重症监护护士听诊心脏也应留意心包摩擦音。"摩擦"或"抓挠"的声音可提示心包发炎或心包积液。为区别心包或胸膜摩擦，若可以则应指导患者在短时间内屏住呼吸，在没有呼吸干扰的声音下听

诊心包摩擦音。确实为心包摩擦音后可进一步行超声检查。

另外杂音的一般分类和特点通常确定于这些位置是二尖瓣或主动脉瓣狭窄或反流相关的杂音。杂音最好的解释是相关瓣膜区病变诱发的血流湍流或瓣膜振动。心脏专科转诊时应注意区分心脏杂音是否为病理性杂音。在儿童或青少年听到因瓣膜功能障碍或心肌梗死的收缩高流量的杂音，其原因为心肌收缩有力。

杂音可使用 Levine 评分分类，见表 9.2。

表 9.2 使用 Levine 评分分类心脏杂音	
第 1 级	低强度和难听到的
第 2 级	低声音，听诊器未闻及无明显震颤
第 3 级	用听诊器中等强度容易被听到
第 4 级	响亮可触及震颤
第 5 级	响亮，但不可于心前区听到可触及震颤
第 6 级	听诊器远离胸部亦可闻及

Adapted from Johnson K, Rawlings-Anderson K. Oxford handbook of cardiac nursing.2nd ed. New York: Oxford University Press;2014, with permission.

（三）持续心电监护

持续心脏监测对于危重患者，主要有两种形式，它们都用来监测重要的数据：持续的心脏监测和 12 导联心电图。在国际上，要求 ICU 的最低标准就是配备有心血管监测设备[13, 14]。持续心脏监测可提供快速评估和持续评估，在需要的时候，纸质版记录可为病例记录提供更详细的评估或文件资料。此外，医院已经建立了心电图监测的实用标准[15]。5 导联用于连续心脏监测是目前常见的做法，因为这可选择 7 视图，5 个电极位置如下：

- 左右臂电极放置于左右两个肩膀。
- 左右下肢电极放置在臀部或胸部最低位肋骨的水平位置。
- V 导联：V1 电极放在胸骨右缘第 4 肋间；V6 电极放在左腋中线第 5 肋间。

选择监测方式是通过患者的临床情况来确定。一般来说，V1 导联检测心室活动，区分左、右束支阻滞效果最好；因此，在床边监测应显示 1 个 V 导联，优选 V1、Ⅱ 或 Ⅲ 导联监测心律失常最佳。当监测的主要目的是检测缺血性改变，Ⅲ 和 V3 导联通常是最佳组合。

皮肤连接电极前必须细心准备，必须接触身体表面才能连通，接触不良会产生不准确的或不可读的记录，抑或噪声干扰。易出汗的患者需要特别注意，多毛的患者则可能需在放置电极的部位剃毛。

（四）12 导联心电图

荷兰生理学家 Einthoven 是第一个提出心脏电传导的代表，心脏电传导分两个电极，一个正极和一个负极[1,6]。人体可以比喻为一个三角形，心脏在它的中心，这被称为 Einthoven 三角。心脏电活动可以通过把电极接到一个零电位的公接头来捕获，即获得电势。去极化激活电极产生积极的偏转。

12 导联心电图由 6 个肢体导联和 6 个胸导联组成。肢体导联监测垂直平面的电活动。标准双极肢导联（Ⅰ，Ⅱ）通过记录两个肢体电极正极和负极之间的电位差（图 9.12）[17]：导联 Ⅰ，Ⅱ 和 Ⅲ 都产生较大的偏转，因为心电电流从左到右，从上向下。放置如下：Ⅰ= 负极在右臂，正极在左臂，Ⅱ= 负极在右臂，正极在左腿，Ⅲ= 负极在左臂，正极在左腿。三单极肢导联（aVR，aVL，aVF）记录冠状面心脏电活动。每个单极导线只有一个正电极（肢体电极如左臂、右臂和左腿），Einthoven 三角形的中心作为负电极。这些导联的波形通常非常小，因此，它们需要心电图机放大来增加心电图上电位的大小。这三肢导联在不同角度监测心脏电活动。

- aVR 导联产生了负偏转，因为电活动远离该导联。aVR 导联不能提供心脏特有的视图。
- aVL 导联产生正偏转，因为电活动走向该导联。aVL 导联反映侧壁的电活动。
- aVF 导联也产生正偏转，因为电活动走向该导联。aVF 导联反映下壁的电活动。

六单极胸导联（胸导联）被名为 V1～6，监测沿着从右心室、左心室和左心房一个平面上的电活动。它们定位如下（图 9.13）。

- V1= 胸骨右缘第 4 肋间。
- V2= 胸骨左缘第 4 肋间。
- V3=V2 和 V4 等距中间位置。

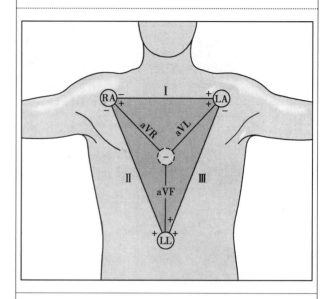

图 9.12　由肢体导联构成的三角矢量图

Adapted from Urden L, Stacy KL, Lough ME, eds. Thelan's critical care nursing: Diagnosis and management. 6th ed. St Louis: Mosby/Elsevier; 2010, with permission.

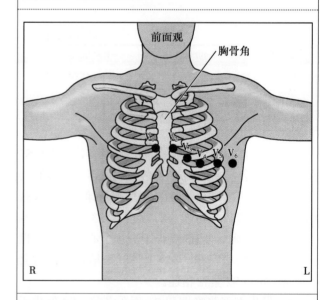

图 9.13　胸导联的位置

Adapted from Urden L, Stacy KL, Lough ME, eds. Thelan's critical care nursing: Diagnosis and management. 6th ed. St Louis: Mosby/Elsevier; 2010, with permission.

- V4= 第 5 肋间，锁骨中线。
- V5= 第 5 肋间，腋前线。
- V6= 第 5 肋间，腋中线。

心电图的振幅（电压）是通过心电图上的一系列水平线（图 9.14）进行测定。每一行都是 1mm，代

图9.14 心电图纸

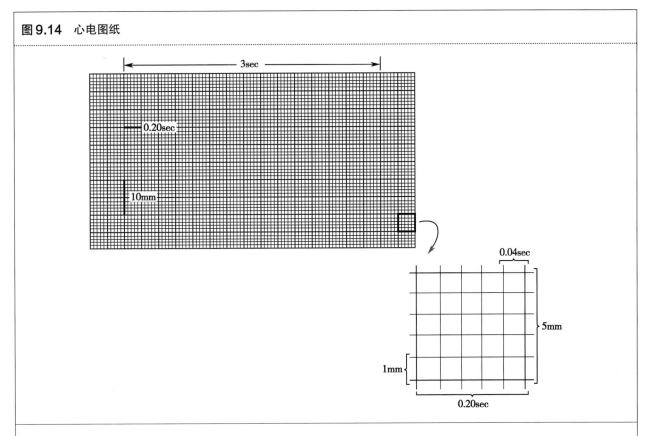

表 0.1mV。振幅反映了波的电场力，与心室肌收缩力没有关系[8]。心电图活动期间是由一系列的垂直线测量，也是每一列 1mm（图 9.14）。每一列之间的时间间隔是 0.04 秒。每 5 小格在一起组成一大格。每个格代表 0.5mV（垂直）和 0.2 秒（水平）。

1. 心电图的关键部分

心脏电活动的关键部分被称为 PQRST（图 9.15）。

- P 波代表由来自心房窦房结电冲动传播引起的电活动，在Ⅱ导联直立。P 波倒置显示心房去极化来自比窦房结快的其他节点。正常的 P 波持续时间<0.12 秒。
- P-R 间期反映了心脏电冲动通过心房和房室结的总时间。它的测量是从 P 波开始到 QRS 波开始，可由房室阻滞或某些药物延长。正常的 P-R 间期是 0.12～0.2 秒。
- QRS 波群从 Q 波开始测到 S 波的结束，代表心室去极化的时间。正常 QRS 波时限是 0.08～0.12 秒。任何超过 0.12 秒都是不正常的，可能表明传导障碍，如束支传导阻滞。与这个复杂的变形有关的是大小变化，这取决于基线位置。

然而，当心脏是绝缘的，如存在心包积液，就会出现小 QRS 波群。相反，一个大的 QRS 波群则提示心室肥大。正常非病理性 Q 波通常见于Ⅰ导联，aVL，V5，V6 去极化但它们的高度<R 的 25%，时间<0.04 秒。病理性 Q 波（>0.04 秒和>25%R 波高度），可能表明既往心肌梗死，然而，并不是每个心肌梗死都会导致病理性 Q 波[18]和异常 Q 波，结合其他心电图改变和患者的症状，可提示当前心肌梗死[19]。病理性 Q 波也可以在非缺血性疾病见到，如预激综合征（WPW）[20]。

- Q-T 间期是从心室激动到复极结束的时间。它是从 QRS 波开始到 T 波结束。通常，这个范围 0.35～0.45 秒，但心率增加时此间期将缩短。它应小于前一周期长度的 50%。
- T 波反映心室复极。高尖 T 波表示高钾血症、心肌梗死（MI）或缺血[21]，而扁平的 T 波通常表明低钾血症。倒置的 T 波表示心肌梗死或心室肥大。正常 T 波时间是 0.16 秒。所有肢体导联 T 波的高度应<5mm，心前区导联高度应<10mm[17]。
- ST 段测量从 J 点（S 波和 ST 段）T 波的开始。

图9.15　正常心电图

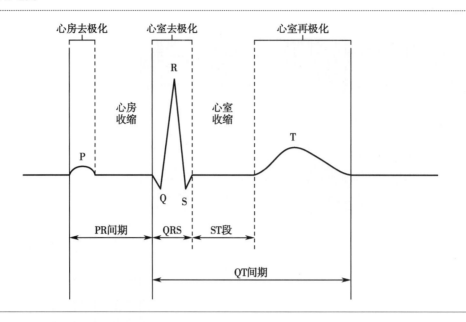

Adapted from Urden L, Stacy KL, Lough ME, eds. Thelan's critical care nursing: Diagnosis and management. 6th ed. St Louis: Mosby/Elsevier; 2010, with permission.

通常位于基线位置,抬高或降低显示心脏电位复极有些异常,通常是心肌损伤。

- U 波是时常跟在 T 波之后小的正波。其原因仍然未知,然而它在低钾血症是可以出现的。倒置 U 波可能出现,常合并冠心病(CHD),这些可能在运动试验瞬间出现[18]。

> **实践提示**
>
> 当患者心律不规则时,用于心率计算的 6s 的测量特别有用。

2. 心电图解读

12 导联心电图解读是一种经验性技术,要求不断地接触和练习。下面提到的一些步骤有助于解读。

- **计数心率**
  - 有很多方法可以计算心率。一种方法是计算 R 波在 6 秒内的个数乘以 10 来计算其速率(心电图纸上通常标记间隔 3 秒)。
  - 使用心电图尺。
- **检查 R-R 间期(节律)**
  - 节律正常吗?
  - 评估经验:在一张普通的纸上标记两相邻的

R 波持续时间(R-R 间期),将标记对比心电图其他 R-R 间隔。一个正常的心电图 R-R 间期应该是一致的,意味着患者有正常心律。

- **定位 P 波(检查心房活动)**
  - 观察 P 波存在或不存在。
  - 监测其规律性和形状。
  - P 波是否是正向?
  - P 波和 QRS 波群的关系,每个 QRS 波前面是否都有一个 P 波?
  - P 波的持续时间是多长?
- **测量 P-R 间期(监测房室结的活动)**
  - P-R 间期的持续时间是多长?
- **测量 QRS 波时限(检查心室电活动)**
  - 心室电活动正常吗?
  - QRS 波群太宽或窄?
  - 检查 Q 波的存在。如果存在,是正常的或还是病态的?
- **其他线索注释**
  - 观察 QRS 和 T 波之间有无等电位线。
  - 检测 T 波是否是正向、负向或平。它的持续时间是否<0.16 秒?
  - 检查 Q-T 间期时间:是不是太长了?
  - 观察另外的复合波形,注意它们的速度和形状,以及它们是否有相同或不同的形态。

三、血流动力学监测

血流动力学即血液在心血管中的动态运动。联合监测血流动力学比单纯临床评估更能为医师对疾病病理生理提供更深入的了解。因此，通过监测技术和信号转换过程获得数据是非常重要的，以便选择更好的治疗手段和循证诊疗方案[22]。

本节对血流动力学监测的相关原则和几种不同类型的监测方式进行了探讨，并介绍了血流动力学监测最新并且实用的指标依据。血流动力学监测通常有3个目的：

1. 做出准确的诊断。
2. 确定恰当的治疗。
3. 监测对治疗方法的反应。

血流动力学监测可以分为无创或有创的，并根据患者的病情决定持续或间断监测。无论是持续还是间断监测，均对各种生理变化进行处理转换，然后对收集的信号进行个体化解释。

无创监测不需要插入体内任何装置，因此，不破坏皮肤。可直接无创监测的指标包括体温、心率、血压、呼吸频率和尿量，而其他无创监测可间接通过心电图、动静脉多普勒、经皮血氧饱和度（在手指或耳朵上放置一个探头）和一氧化碳测量。

有创监测需要在心脏或血管中进行插管，监测内压力或流量。有创监测指标包括：

- 动脉压监测。
- 中心静脉压。
- 肺动脉压。
- 心排血量。

有创监测技术使血液成分分析更加便利，如动静脉血气分析。

有创监测通过感应探头的远端对压力进行信号转换，并持续显示监测信号相对应的波形。监测内容应包括体现患者病情改善的众多信息及监测记录的准确数据。Muller认为，通过监测可获得大量信息，但没有几个可绝对应用于临床。因此，监测不能替代详细的体格检查，更不能代替医师。监测数据的准确性和监护室医生解读数据的能力，并以此选择恰当的治疗措施，会直接影响患者的病情进展和预后[23]。

（一）血流动力学监测的原理

需要了解与重症监护患者侵入性血流动力学监测有关的一些关键原则。这些措施包括血流动力学精度、趋势数据和最低标准的维持能力。这些综述如下：

1. 血流动力学监测的准确性

准确监测血流动力学是至关重要的，因为需要用这些数据来指导患者健康。电子设备由4部分组成（图9.16）：

- 有创性的导管，与高压管相连。
- 换能器，感受生理变化。
- 冲洗系统。
- 一种记录装置，装有一个信号放大器并显示波形信息。

高压管（非扩张管）降低了血管内装置和换能器之间产生的信号失真；然后将压力转换为电信号（一种波形），通常使用液体（0.9% 氯化钠）维持压力系统的通畅；冲洗系统的液体袋压力应保持在300mmHg，通常保持3ml/h的液体流速。

监测准确度需要调整换能器到恰当水平（通过改变患者的位置来调整到恰当水平），然后调零换能器至大气压水平（称为校准），同时评价对快速脉冲的响应。换能器必须置于这一点——位于第4肋间和胸部前后径中点（不是腋中线）交叉点。如果换能器过高或过低，测量可能产生误差。测量时，患者侧卧位不如仰卧或半卧60°准确[24]。

通过转动三通旋钮使通路开放于空气中，然后关闭三通并冲洗来调零换能器至大气压水平（校准系统），显示器应该显示零（0mmHg），此时压力等于大气压力（760mmHg 海平面）。随着换能器质量的

图9.16　血流动力学监测系统

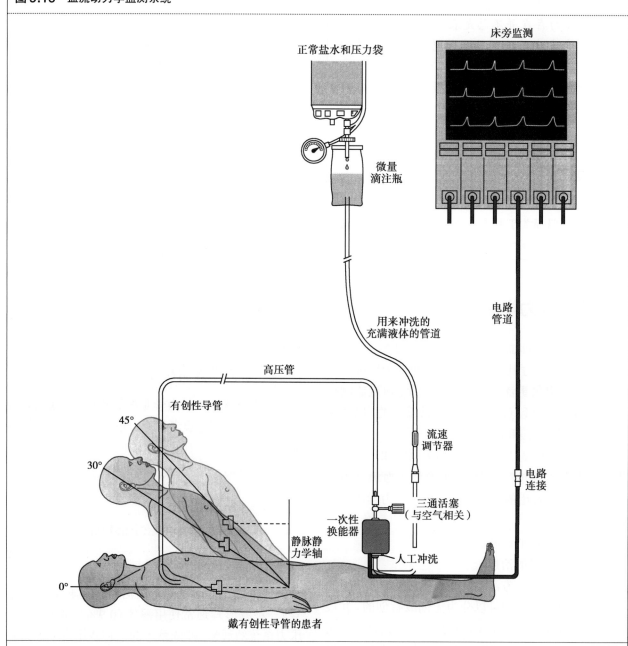

正常盐水和压力袋

床旁监测

微量
滴注瓶

用来冲洗的
充满液体的管道

电路
管道

高压管

有创性导管

45°

30°

流速
调节器

三通活塞
（与空气相关）

电路
连接

静脉静
力学轴

一次性
换能器

0°

人工冲洗

戴有创性导管的患者

Adapted from Urden L, Stacy KL, Lough ME, eds. Thelan's critical care nursing: Diagnosis and management. 6th ed. St Louis: Mosby/Elsevier; 2010, with permission.

改进，没有必要进行反复调零，因为一旦归零，基线就会漂移[25]。然而在有些重症监护病房，交班后都会重新校准换能器。

快速脉冲方波测试或动态响应测量是检查血压监测信号动态响应的方法。它也是检查血流动力学监测准确度的方法[25]。快速脉冲装置在引发和释放时，换能器显示为冲洗溶液袋的压力（通常为300mmHg）。显示器上的压力波形将呈现压力快速

上涨，关闭后压力下降至基线（图9.17）。

对脉冲方波测试的解释是必要的；临床医师必须观察该脉冲回到基线的速度以及所产生的波形。在脉冲波形恢复之前，方波发生后会立即产生1～3次的快速振荡。这些快速振荡的振幅不应超过1mm或0.04秒[25]。缺少这些快速振荡或"方波"带圆角，表明压力监测系统是有阻力的，换句话说，其监测压力反馈和波形减小（图9.18）。

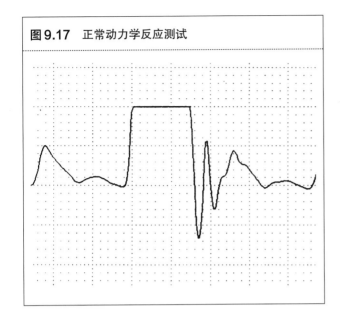

图 9.17　正常动力学反应测试

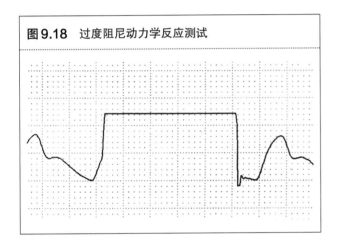

图 9.18　过度阻尼动力学反应测试

2. 数据趋势

对于重症监护，通过监视器或信息系统获得数据趋势是非常有必要的。目前的监测系统能够收集在一段时间内的数据，并生成趋势图，然后连接到其他设备，可进行多方位数据监测，而不仅仅是此时此刻的数据。数据趋势可以被用于评估患者病情的进展和监测患者对治疗的反应。

3. 血流动力学监测标准

在全球范围内，重症监护病房设定了监测项目的最低标准，要求监测患者循环、呼吸和氧合，为每位患者必须准备以下基本设备，心电图，有利于持续心脏监测；呼吸机、脉搏计和其他一些设备，便于必要时测量动脉压和肺压力、心排血量、吸气压和气道流速和呼出二氧化碳浓度[26]。

（二）血压监测

直接和间接血压监测方法广泛应用于重症监护病房。下面对此做详细概述。

1. 无创血压监测

无创血压（NIBP）监测需要使用手动或电子血压计。血管内血流改变所产生的振荡通过听诊或自动检测来获取。袖带压力释放时，可听见一些柯氏音[27]：

- 当达到收缩压时将听到一声高尖响亮的声音。
- 柔软、间歇性声音。
- 响亮、间歇性声音。
- 低沉的声音，本质上是连续的，当达到舒张压时，袖带压力进一步减小，声音消失。

对于危重患者，这种血压监测方法有一定局限性，通常用于有创监测使用受限时[22]，这是一个不够准确的测量方式，因为测量结果会随袖带的大小、设备故障和血压计的位置（这必须放置在心脏水平）而变化。此外，由于袖带所产生的压力，特别是那些由机器自动充气的，高压力和频繁测量可使患者感觉不舒服。因此，皮肤完整性定期检查很重要，以防止局部缺血，并尽可能减少自动充气监测的频率[22]。

2. 有创动脉内压力监测

需要精确和连续的动脉监测时，动脉血压记录是必需的，尤其需要在不稳定的血容量、心排血量和血压时使用[22]。动脉导管通常放置在桡动脉，虽然其他位置也可以，包括肱动脉、股动脉、足背动脉和腋动脉。动脉导管置入要在无菌条件下进行，在置入之前评估侧支循环、患者的舒适度和感染风险是非常重要的。桡动脉是最常见的部位，当桡动脉受到损伤累及时，尺动脉可为肢端提供额外血流供应。

动脉血压监测的并发症包括：

- 感染。
- 动脉血栓形成。
- 远端缺血。
- 空气栓塞。
- 意外断开（在插入点应该始终可见导管）。
- 意外药物错误通过动脉导管输入；动脉管路和连接的管道应该标识清楚（例如，标有红色贴纸或有红色的帽）。

血压在垂直面所有位置上是相同的,但当垂直面发生变化时,血压会改变。因此,高于或低于心脏的血管的压力需要矫正,否则会出现血压升高的假象。在左心房水平对监控系统调零是很重要的[24]。

（1）动脉波形

在短暂的、持续的压力后波形有一个陡峭的上升（对应于心室收缩期）。在收缩末期,血压在主动脉和左心室内降低,引起了向下偏转的波形（图9.19）。从搏动切迹可以看出,向下偏转代表主动脉瓣的关闭。收缩压对应于波形的峰值。当从不同的位置记录动脉压波形及其轮廓的改变,可以看出在远端位置变得更清晰。

疾病的进展会对波形产生影响,例如,动脉粥样硬化抬高心脏收缩期的波形,同时因为弹性改变而降低舒张期波形并减少搏动切迹。心肌病导致每搏排血量和平均动脉压降低,波形中可看到一个次级收缩期峰值。

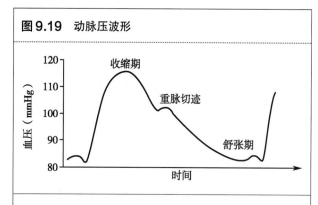

图 9.19　动脉压波形

Adapted from Urden L, Stacy KL, Lough ME, eds. Thelan's critical care nursing: Diagnosis and management. 6th ed. St Louis: Mosby/Elsevier; 2010, with permission.

（2）有创动脉压对比袖带压力

目前,有创动脉血压监测的准确度可以通过无创的装置充气袖带检查来比较。然而,没有比较这些数值的基础。有创血压值是监测动脉内的实际压力,而从袖带测得的压力值取决于血流对动脉壁产生的压力振动。血压不决定于血流量,因为血管阻力无法保持恒定。研究发现,当血液压力非常低,例如,休克时,无创血压测量收缩压是不准确的[22]。此外,桡动脉压力通常高于肱动脉无创压力监测结果,因为更细的血管对血流施加了更大的血管阻力,故而压力读数偏高[24]。

（三）有创心血管监测

对于许多危重患者,血流动力学不稳定是一个潜在的危及生命的因素,并需要紧急处理。患者心脏内状态的准确评估是必要的。一系列指标可以应用,表9.3和表9.4列出了常用的测量值。

表9.3
血流动力学压力

参数	正常值
中心静脉压	0～8mmHg（平均）
右心室压力	收缩压 +15～+30mmHg；舒张压 0～+8mmHg
肺动脉楔压	+5～+15mmHg（平均）
左心房压力	+4～+12mmHg（平均）
左心室压力	收缩压 90～140mmHg；舒张压 +4～+12mmHg
动脉压	收缩压 90～140mmHg；舒张压 60～90mmHg；平均 70～105mmHg

1. 前负荷

如前所述,前负荷是心室舒张末期充盈压。右心室前负荷是通常用 CVP 测量,虽然这可能不是可靠的监测,因为 CVP 受胸腔内压力、血管张力和血管阻塞的影响[28]。左室前负荷可以通过测量肺毛细血管楔压（PCWP）来估计,但是并不可靠,此参数提供了一个估计,而不是容量的真实反映[29, 30]。介于此,其他方式也正在被研究着,包括通过快速反应的肺动脉导管来估计右心室舒张末期容量、通过超声心动图来评估左室舒张末期容积、经肺动脉热稀释法测定胸内血流量[22]。

（1）中心静脉压监测

CVP 被定义为全身静脉血液回流的压力[23],置入中心静脉插管便于监测中心静脉压,也便于管理静脉输液或输血,可以提供长期的液体、药品、标本采集以及胃肠外给药途径。尽管该方法已经使用许多年[22],但学者们一直在讨论中心静脉压监测的有效性。事实上,这是一种常见的监测方法,并将继续被使用。因此,临床医师需要知道这种测量的有限性,并正确地解释它的数据。中心静脉压监测可产生错误的结果,低中心静脉压并不总是意味着低血容量,它可能反映了其他病理生理变化,比如因败血症而导致的外周血管扩张。低血容量患者由于交感神经系统活性增加,血管张力增加,也可有正常的中心静脉压。使用呼气末正压通气的患者也可有中心静脉压增加[31]。

表 9.4
正常的血流动力学

参数	说明	正常值
每搏输出量（SV）	每一次搏动从左心室射出的血量 SV=CO/HR	每搏 50～100ml
每搏输出量指数（SVI）	每一次搏动从左心室射出的血量/体表面积	每搏 25～45ml
心排血量（CO）	每分钟从左心室射出的血量 CO=HR×SV	4～8L/min
心脏指数（CI）	每分钟从左心室射出的血量/体表面积 CI=CO/BSA	2.5～4.2L/（min·m²）（正常假定平均重量为 70kg）
校正流动时间（FTc）	通过心率对收缩期血流进行校正	330～360ms
全身血管阻力（SVR）	左心阻力 SVR=[（MAP–RAP）×79.9]/CO	900～1 300dynes·sec·cm⁻⁵
全身血管阻力指数（SVRI）	左心泵阻力/体表面积 SVRI=[（MAP–RAP）×79.9]/CI	1 700～2 400dynes·sec/（cm⁵·m²）
肺血管阻力（PVR）	对右心泵的阻力 PVR=[（mPAP–LVEDP）×79.9]/CO	20～120dynes·sec·cm⁻⁵
肺血管阻力指数（PVRI）	对右心泵的阻力/体表面积 PVRI=[（mPAP–LVEDP）×79.9]/CI	255～285dynes·sec/（cm⁵·m²）
混合静脉血氧饱和度（SvO2）	显示动脉供氧和组织需氧量之间的平衡	70%
左心室每搏功指数（LVSWI）	左心室每次搏动所做的功比体表面积（MAP–LVEDP）×SVI×0.013 6	50～62g/（m·m²）
右心室每搏功指数（RVSWI）	右心室每次搏动所做的功比体表面积（mPAP–RAP）×SVI×0.013 6	7.9～9.7g/（m·m²）
右心室收缩末期容积（RVESV）	右心室的射血期结束时剩余的血量	50～100ml/次
右心室收缩末期容积指数（RVESVI）		30～60ml/m²
右心室舒张末期容积（RVEDV）	右心室心肌收缩开始前右心室内的血液量	100～160ml/次
右心室舒张末期容积指数（RVEDVI）		60～100ml/m²

BSA= 体表面积；HR= 心率；RAP= 右房区

Adapted from:
Leeper B. Monitoring right ventricular volumes:a paradigm shift. AACN Clinical Issues 2003;14(2):201-19, with permission.
Schummer W. Central venous pressure. Validity, informative value and correct measurement. Anaesthetist 2009;58(5):499-505, with permission.

　　用于血流动力学监测中心静脉的导管被归类为短期经皮装置。短期经皮导管经皮肤插入，直接到中心静脉，导管通常保持几天，最多 2～3 周[28]。它们易拆换，并可制成单腔或多腔的类型。然而，它们容易脱落，从而导致血栓形成，且存在较高的感染风险[28, 32]。

　　可用于中心静脉插管的通路有很多部位。在危重患者中，两个常用部位是锁骨下静脉和颈内静脉。其他不太常见的部位包括肘窝（通常不使用，但患者不能仰卧时也可使用）股静脉（具有高感染风险）以及颈外静脉（由于常见解剖结构变异以及与锁骨下静脉夹角过大，通常不选择）[32]。

　　颈内静脉插管插入成功率高，然而通过这种方法插入容易引起并发症。包括颈动脉穿刺伤，由探针产生的局部颈部组织裂伤[32, 33]。颈内静脉邻近有许多重要组织，包括迷走神经（位于颈内静脉后方），交感干（位于迷走神经后）和膈神经（位于颈内静脉外侧）[34]，也可能发生于交感干损伤，从而导致霍纳综合征（瞳孔收缩、眼睑下垂，并同侧面部汗腺分泌减少），将中心静脉导管置于颈内静脉具有一定的挑战性，此时易出现很多问题并需要反复换药。包括胡须生长、出汗以及口腔分泌物控制较差。

　　可能因为导管相关感染的报告较少[34, 35]，锁骨下静脉插管也被经常应用，凝血功能障碍是这种方法的绝对禁忌。如果患者正在接受间歇正压通气，它还有气胸的危险[35]。中央静脉通路导管的并发症包括空气栓塞、出血、气胸和胸腔积液[22, 23, 32]。

　　（2）肺动脉压（PAP）的监测

　　肺动脉压力监测始于 20 世纪 70 年代，由 Drs Swan 及 Ganz 和他的同事提出[36]，随后在全球范围内重症监护病房应用。通过测量肺动脉楔压（闭塞）使得肺动脉压更利于评估左心室充盈压（图 9.20）[22, 23, 37]。

图 9.20　肺动脉导管

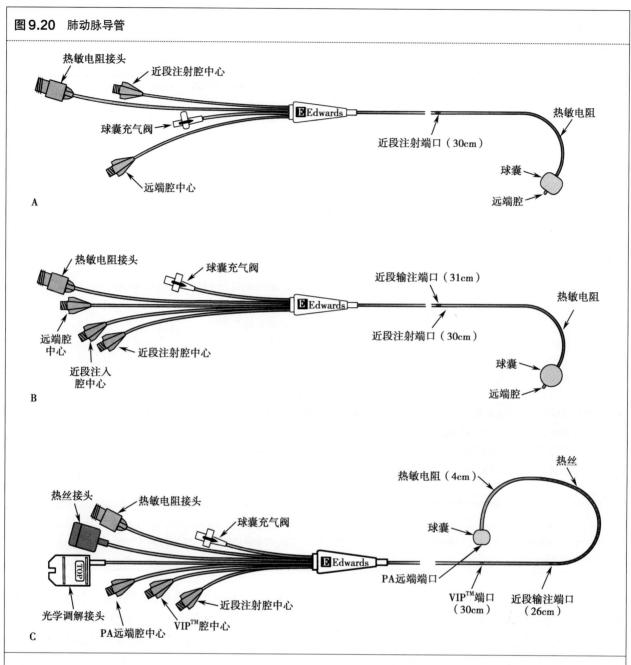

通过使用热稀释肺动脉导管（PAC），心排血量和其他血流动力学测量也可以被计算出来。PAP 监测是一个诊断工具，可以协助确定血流动力学问题的本质，提高诊断的准确性。除了测量 PA 的压力，PAC 也可用于血液混合静脉氧合程度的评估（见第 13 章）。

　　PAP 监测的益处近几年经过了仔细地审查。Rajaram 等[38]对 PAC 应用做了一个系统评价，结果显示，使用 PACs 与未使用 PACs 的患者在死亡率、住院时间、ICU 停留时间上没有差异，两组患者在临床受益和危害上也没有差异。PAC 置入是侵入性操作，并且会增加患者的住院花费[38]。所以，最近几年临床 PAC 的应用下降了 50%～65%[38]，尽管在临床实践中，PAC 依然被认为是帮助诊断的有用的监测工具。

　　因此，PAP 监测的适应证主要是根据医疗专家的临床经验和专业。PAP 监控可以应用于成年人严重低血容量或心源性休克，可能是诊断的不确定性或当患者没有反应时的初始治疗。PAP 监测是用来指导液体管理，正性肌力药物和升压药。当诊断不明确时 PAP 监测可以应用于血流动力学不稳定的其他情况。这可能是有益的，当临床医师想要区分低血容量和心源性休克，肺水肿与非心源性休克。它已被用于指导血流动力学支持。在许多疾病状态，如休克，协助评估液体管理疗法的影响[39]。但是，在他们的系统评价中，Rajaram 等[38]总结，在 PAC 使用益处的研究中，有很多亚组，比如逆转后的休克和提高中的器官功能，需要进行更多的研究。PAC 导致的并发症确实在上升，包括导管所导致的并发症，心律失常发生率较高，瓣膜损害，肺动脉血管闭塞、栓塞（为 0.1%～5.6% 发病率）和导管打结（较少见）[32]。

可以通过 PAC 进行很多监测，例如，使用肺毛细血管楔压（PCWP），这是左室前负荷估算（LVEDV）或通过导出数据进行计算，如心排血量（CO）、心脏指数（CI）（见描述正常值表 9.4）。

（3）肺毛细血管楔压（PCWP）监测

PCWR 或肺动脉闭塞压（PAOP），测量时，肺动脉导管气囊充气不超过 1～1.5ml 空气，充气的球囊将远端测量管腔与肺动脉压分离，测肺静脉系统血管的压力，并间接监测左房内压力。PAP 波形看起来类似于动脉波形，具有跟踪显示收缩期峰值，双耳缺口和舒张倾角（图 9.21）。当气球充气，波形变化的形状和外观变得更平坦，出现与 CVP 相似的波形。在追踪两个正波：第一个反映心房收缩，第二个反映二尖瓣关闭时和心室收缩时血流的变化[40]。当楔形追踪停止于呼吸周期的呼气末时，PCWP 的数值应当立即读出（见图 9.21）。

如果球囊闭塞出现在 <1ml 空气时，此时球囊挤在小的毛细血管内，因此，不能准确反映左房的压力。相反，如果 1.5ml 空气不会造成闭塞，气球可能破裂（这会导致空气栓塞），也可能是漂浮在一个较大的空间。如果怀疑是气囊破裂，没有必要进一步尝试膨胀气球，以减少空气栓塞的风险[7]。

注：一旦楔压被记录下来，应当立即给球囊放气，因为持续闭塞可以造成远端肺缺血和梗死[40]。

（4）左心房压力监测

通过左房压（LAP）的监测能够估计左心前负荷。过去左房压的监测需要开放胸腔，然后才能在

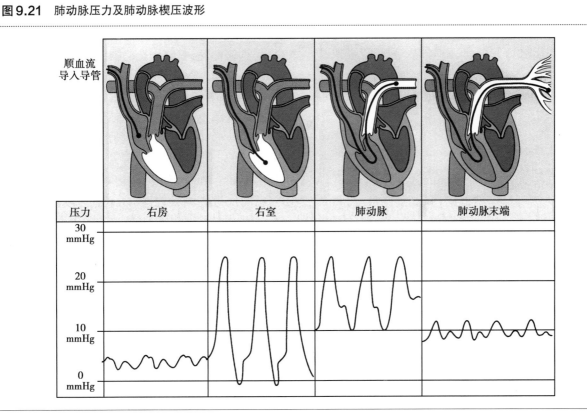

图 9.21　肺动脉压力及肺动脉楔压波形

Adapted from Urden L, Stacy KL, Lough ME, eds. Thelan's critical care nursing: Diagnosis and management. 6th ed. St Louis: Mosby/Elsevier; 2010, with permission.

左心房置管。过去左房压监测仅应用于心外科手术后，如今由于肺动脉导管的广泛使用，该监测技术已非常罕见。随着心脏置入装置的发展和进步，患者可在医师的指导下自我监测左房压[41]。该技术可以改善心力衰竭晚期患者的预后。其他的诊疗方式，如超声心动图，也可以用来对左心房全面地评估[42]。

2. 后负荷

如前所述，后负荷是射血时心室所产生压力，用来克服体循环或肺循环中动脉和小动脉所产生的阻力。一般通过心排血量来计算后负荷：左心后负荷反映的是体循环的血管阻力（SVR），而右心后负荷反映的是肺血管阻力（PVR）（见表 9.4）。

体循环和肺循环血管阻力

体循环血管阻力（SVR）反映的是外周血管对血液流动的阻碍作用。血管收缩药、低血容量或晚期感染性休克可引起 SVR 的升高。而早期感染性休克，血管扩张药、吗啡、硝酸盐或高碳酸血症可以导致 SVR 的降低。后负荷是血压的决定性因素，毛细血管扩张导致的外周性淤血和低血压，会降低 SVR。对 SVR 的准确的评价能够确保治疗的安全性，如血管扩张药（如硝普钠）和血管收缩药（如去甲肾上腺素）的应用[43]。

肺循环血管阻力（PVR）反映的是肺血管对血流的阻碍作用。肺血管疾病、肺栓塞、肺血管炎或缺氧可导致 PVR 的升高（"肺高血压"）。钙通道阻断药、氨茶碱或异丙肾上腺素等药物的应用或吸氧可降低 PVR[43]。

3. 收缩力

收缩力反映的是心肌收缩的强度，与心肌纤维的牵拉程度（前负荷，见上文）和心室壁张力（后负荷，见上文）有关。因为收缩力会影响心肌的耗氧量，所以至关重要。左心收缩力是通过计算左心室射血做功指数（LVSWI）进行测定的，但在临床上并不常用。

右心室做功指数（RVSM）也可以用同样的方法计算。过大的前后负荷、负性肌力药物、心肌损伤，如心肌梗死以及酸中毒导致的心肌细胞环境的改变、氧气的供求不平衡均会导致收缩力的下降。正性肌力药物可增加收缩力[44]。

4. 心排血量

正如本章前面所讨论的，心排血量（CO）是指心脏在 1min 内射出的血液量。每搏排血量（SV）是心脏每次收缩射出的血液量。因此，心排血量为心率乘以每搏排血量。每搏排血量是由心脏的前负荷、后负荷和心肌收缩力确定。在过去 10 年中，随着热稀释肺动脉导管、脉搏诱导性轮廓仪器及无创性技术如多普勒的发展，各种心排血量测量技术飞速发展。由于许多危重患者需要机械通气支持，使胸腔内压力升高及心室顺应性改变，导致使用旧技术难以进行准确的血流动力学评估。因此，前负荷的体积测量，如右心室收缩末期容积（RVESV），右心室舒张末期容积（RVEDV）和比值（RVESVI/RVEDVI），以及右心室射血分数（RVEF）的测量，被应用于更精确地测定心排血量。RVEF 参数、CO 和 / 或 CI 和每搏排血量（SV）均采用热稀释技术测定，并从这些参数可以计算出如 RVEDV/ RVEDVI 和 RVESV/ RVESVI 等数据（表 9.4 为正常值）连续性评估模式的采用，进一步提高了临床医师的能力，使得可以更有效地治疗这些患者[10]。

（1）菲克原理

有几个心排血量测定方法使用菲克原理。在 1870 年，菲克提出："在一个器官，一种指示剂总量的吸收或释放等于这种物质的动脉 - 静脉浓度差和流入器官血流量的乘积"[45]。使用氧气作为指标剂，计算心排血量如下：$CO = VO_2/(CAO_2 - CVO_2)$。其中 VO_2 是氧的消耗，CAO_2 是动脉血氧浓度，CVO_2 是静脉血氧浓度。

（2）热稀释方法

是依据菲克原则，以温度变化为指示剂，计算心排血量。心排血量和相关的压力（如整体舒张末期容积）可以用热稀释 PA 导管来计算。心排血量可使用 PA 导管进行间歇或连续监测。每几个小时即可获得间歇性测量数据，表示在这段时间产生的心血管状态的短期数据。通过注射 5～10ml 晶体溶液，并测量产生的温度变化，进而计算出每搏排血量。最初建议使用冷注射液（周围包裹冰块），但最新的研究支持使用室温注射液，认为在注射液和血液温度之间有 12℃ 的温差[46]。在呼吸周期的相同时刻（正常呼气末）采取 3 个读数，如果测量的某个值相差超过 10%，则应该忽略该值（表 9.4 为正常值）。20 世纪 90 年代以来，连续测量心排血量受到推崇[37]，这导致了脉冲诱导的轮廓方法飞速发展，该方法通过将热能量脉冲转化为肺动脉血流[23]。

（3）脉搏指示连续心排血量监测技术

脉搏指示连续心排血量监测技术（PiCCO）提供

心排血量的持续评估，并要求中央静脉通路和一个连接热敏电阻（不是 PCA）的动脉通路[47]。已知体积的热指示剂热指标（通常为室温生理盐水）注射入中央静脉。该注射液进入心脏和肺部的血液后，可以通过容积和热量两种方式来消散。当热信号由动脉热敏电阻检测到时，可以计算出温度差以及其产生的一个热量消散曲线。从这些数据中，可以计算出心排血量。在过去的 10 年，这些连续性测量心排血量方法得到了很好的研究，并且认为在精度方面，与早期导管要求的间歇性注射剂不相上下[48]。由 PiCCO 测量的参数包括：

- 脉搏指示连续心排血量监测技术（PiCCO）得出心脏指数正常值 2.5～4.2L/（min•m²）。

- 整体舒张末期容积（GEDV），包含在心脏 4 个腔室的血液量；有助于计算胸内血容量。得到的整体舒张末血容量指数正常值：680～800ml/m²。

- 胸腔内血容量（ITVB），心脏的 4 个腔加肺血管内的血量容积；更准确地反映循环血量，尤其当患者进行呼吸机辅助通气时。得到的胸腔内血容量指数正常值 850～1 000ml/m²。

- 血管外肺水肿（EVLW），在肺中含水量的多少，可以对肺水肿（在 X 射线或血液气体检查中不

明显）的程度进行定量分析。得到的血管外肺水指数正常值为 3～7ml/kg。在重症患者的液体出入量管理中，已经证明 EVLW 具有极高的参考价值[49]。升高可能是疾病严重程度的有效指标，尤其是发生在急性肺损伤或急性呼吸窘迫综合征之后，由于静水压力的改变，导致血管外肺水增多。其他存在高 EVLW 风险的患者往往存在左侧心力衰竭，重症肺炎和烧伤。EVLW 的增高和病死率的增加、机械通气的需求和院内感染可能存在关联[49]。通过 PiCCO 提供的信息，可以制定出合理的护理流程，见图 9.22。

在进行心排血量测定时，可以排除导致结果变异的因素，如注射液的体积和温度、呼吸周期内的不同注射时间[48]。在某些患者中，用标准技术注射的额外液体体积具有至关重要的作用，而随着连续性测量技术的出现，对标准技术注射体积的依赖性减低。进一步的优点是可以得到患者对于治疗的实时反应，排除了时间差，从而解决了标准热稀释方法存在的潜在问题[48]。

动脉导管广泛用于重症监护，便于频繁采血和血压监测，从动脉压波形的形状而推断出每搏心排

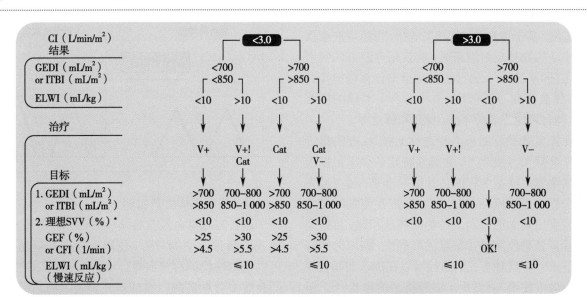

图9.22 PiCCO 思路树状图

GEDI，全心舒张末容积；ITBI，胸腔内血容量；ELWI，血管外肺水；GEF，全心身血分数
V+=容量负荷（！=注意）
V−=容量收缩
Cat=儿茶酚胺/心血管活性药物 SVV仅限于无心律失常的辅助通气患者

Courtesy Pulsion Medical Systems.

血量。测量动脉压力曲线收缩期下方的面积（从舒张末期开始到收缩末期），同时结合考虑一个单独的校正因子。该算法通过最初的跨肺动脉热稀释法校准后可以计算出每搏排血量。

胸内血容量（ITVB）的 PiCCO 前负荷和整体舒张末期容积（GEDV）指标在敏感性及特异性方面均优于 CVP 和 GEDV 的标准心脏充盈压以及右心室舒张末期容积。ITVB 和 GEDV 的优点是不受呼吸机辅助通气的影响，可以在任何状态下提供前负荷的正确信息。血管外肺水肿与 ARDS 的严重程度，辅助通气时间，ICU 停留时间和病死率存在中度相关性[50]，并且比传统的通过胸部 X 射线评估肺水肿精度更高。PiCCO 的缺点是心脏心率、血压和总血管阻力明显变化时，将会潜在影响 PiCCO 的可靠性[10,47]。

（4）多普勒超声检查方法

食管多普勒监测可以从每搏输出量和心脏速率的评估来计算心排血量，与之前提到的那些技术相比，减低了有创程度[51]。通过测量血液流速和血流向前流动经过的面积，可以进行每搏输出量的评估。流速是 1 个红细胞在一个心动周期向前行进的距离，并且这种测量提供了一个时间速度间隔（TVI）。血流的区域可以通过测量流速所在血管或心脏腔室的横截面积来得到[42]。食管多普勒可以监测肺动脉、二尖瓣或主动脉瓣的平面。

多普勒原理是血液的运动产生的波形可以反映血流速度，基于该理论，在降主动脉，当超声波束从一个移动的物体反射回来时，捕获超声波束的频率的变化（图 9.23）[23]，通过这种测量来计算每搏排血量、心排血量和心脏指数，需要结合主动脉的横截面积，同时考虑患者的年龄，身高和体重[42]。

食管多普勒监测为不能进行 PAC 检查的患者提供一个替代方法[42,52]，并且在特定条件下可以用来连续测量。横截面积的估计必须准确；超声波束必须平行于血液流动方向发出；并应在测量时避免超声波束出现大的移动。与热稀释法相比，目前关于食管多普勒监测心排血量的准确性，临床医师有一些争论[53]。这种形式的监控可以在围术期和重症监护病房中使用，并适用于多种类型的患者[52]。但是，该技术应避免使用于主动脉缩窄或夹层动脉瘤，食管恶性肿瘤或穿孔，严重出血或使用主动脉内球囊反搏的患者[54]。

食管多普勒探头约为鼻胃管粗细，是半刚性的，并使用类似操作技术插入食管。患者通常被镇静，

但它曾经用于清醒患者。然而，在这种情况下，其局限性是探头可能需要更频繁地重新定位[54]。

显示器上显示的波形为三角形（图 9.23），并捕获心动周期的收缩期部分，在心脏收缩期开始时波形上升，波峰反映最大收缩，并且收缩期末表现为下降。波形可以捕获血液流动的实时变化，因此，可以被看作是左心室功能的间接表现。血流动力学状态改变时，将表现为三角形的形状改变（图 9.23）。

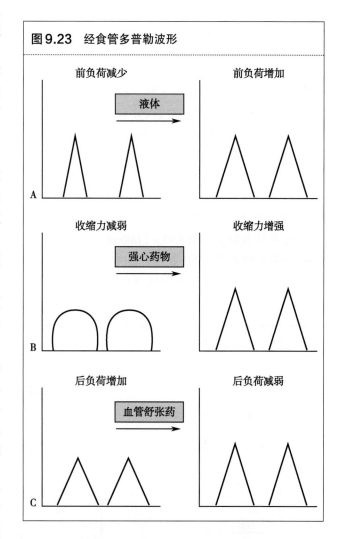

图 9.23　经食管多普勒波形

（5）超声心排血量监测

超音波心排血量监测仪（US-COM）将超声探头放置于胸骨上或胸骨旁，使用连续多普勒超声波，可以无创性检测心排血量。该方法计算 CO 的原理同食管多普勒监测。实证研究表明，通过使用不同类型的超声波，使用无创性 USCOM 可以提供足够的临床数据，并且具有安全和成本低的优点[55]。

（6）阻抗心动描记法

经胸生物阻抗（阻抗心动描记）是另一种用于估计心排血量的无创性检测技术，并首先由 Kubicek

于 1996 年引入使用[56]。它可以测量到高频、非常低幅的电流经过胸廓遇到的电阻。该监测值与胸部液体量成反比，如果胸内液体量增加，则经胸电阻降低[23]。心排血量变化可以通过整体生物电阻抗的变化间接反映。该技术需要 6 个电极定位于患者身体上，2 个放置于上胸部 / 颈区，4 个放置于下胸部。这些电极还监测来自心脏的电生理信号。

总体而言，经胸生物阻抗由以下因素决定：①组织液体量的变化；②由呼吸引起的肺内与静脉内血液体积的变化；③心肌收缩引起的主动脉内血流容积变化[57]。精确测量主动脉血流量改变依赖于测量第 3 个因素的能力，同时排除前两个因素产生的任何干扰。电极位置和导联接触的任何变动将导致测量结果的变化。所以电极位于与前次测量相同的位置时，方可进行测量并记录数据。患者大量出汗（出汗可降低电极接触）、心房颤动（不规则的 R-R 间期使估计心室射血时间难度增加）、肺水肿、胸腔积液或胸壁水肿（其生物阻抗读数变化与任何心排血量的变化无关联）时，应该密切注意。危重患者使用经胸阻抗法是存在争议的，部分原因是应用于肺水肿患者时其实用性受到限制[58, 59]。

> **实践提示**
>
> 目前文献表明，患者位于仰卧位或头部上抬 60° 之间，可以准确测量血流动力学数据，如 CVP、PAWP 和 PAP。

四、诊断

除了监测血流动力学来评估患者的心脏状况，还经常使用各种诊断性检查。超声心动图和血液检查是重症监护室最常用的方法。也使用其他检查，如计算机化断层扫描（CT）和核医学心脏检查。运动负荷试验和心血管造影也经常应用，将在第 10 章对它们进行阐述。

（一）超声心动图

重症监护中，超声心动图（ECHO）常用来评估危重患者的心血管疾病，如心力衰竭、高血压性心脏疾病、瓣膜病、心包疾病。其检查原理是通过收集心脏所反射的极高频声束回声——超声波。可以用无创性经胸或有创经食管（TOE）来获得二维、三维和造影影像。经胸 ECHO 使用外部的探头，以获

取心脏图像（同正常的超声技术）。这种方法无痛，不需要镇静。TOE 要求将探头进入食管以评估心脏的功能和结构。这种方法可以比正常 ECHO 获得更好的图像[45]。然而这种方法需要镇静，患者在检查之前几个小时需要禁食。

二维图像在心脏功能和结构的评估中具有十分重要的价值。与之相比，三维图像提供更逼真的可视化影像。造影 ECHO 可以为复杂的心脏疾病提供左、右心室增强图像，如先天性心脏病，瓣膜狭窄和关闭不全[60, 61]。造影 ECHO 技术原理：用注射器抽取 10ml 的生理盐水和少量空气，用手搅动注射器，产生的微气泡并注入到外周静脉，得到心脏功能图像[45]。

在重症患者监护中，该检查的术前准备是非常重要的。护士需要帮助超声医师摆放患者体位，以达到最佳效果。对于 TOE 准备，禁食时间必须严格遵守以避免并发症，如误吸。护士还需要协助麻醉师和 TOE 医师，并继续在手术期间监测患者的临床情况。

（二）血液检查

在重症监护中，往往采取一些血液化验来辅助进行临床评估。

1. 全血细胞计数

全血细胞计数（FBC）用来评估在骨髓中形成的用于构成血液的 3 种主要细胞：红血细胞（RBC）、白细胞（WBC）和血小板。虽然正常值可以归纳出来供参考（见附录 A），但在危重患者，在一定的条件下，可以导致上述参数的变化。例如，存在出血或急性体液超负荷引起血液稀释时，血红蛋白表现为减少。

在急性脱水时，血液浓度可以改变，表现为高血红蛋白。类似的情况也会影响血细胞比容。在感染、组织损伤和炎症发作时，WBC 水平将升高。当严重感染时，全血计数表现为未成熟中性粒细胞的数量急剧上升。失血过程中容易丢失血小板，而且当血小板计数下降到低于 $20×10^9/L$ 时，容易出现危险的自发性出血[62, 63]。

2. 电解质

在诊断危重患者的病情时，电解质水平的评估很重要。电解质失衡，如钾和钙水平的变化，可以引起心血管异常，如心律失常。对于危重患者，通常需要定期检查电解质水平。电解质的功能和其对心脏的影响见表 9.5。

表 9.5

电解质的功能和病理生理学

电解质	功能	常见失衡及病因	症状及体征
钾	维持神经及肌肉的正常功能 酸碱平衡	高钾血症：肾衰竭、脱水、糖尿病、利尿药物	肌肉无力、心电图改变、严重的高钾血症（血 K 在 6～6.5mEq/L 之间）需要密切注意，因为它可引起危及生命的心律失常
		低钾血症：肾病、腹泻、呕吐、利尿药物	肌肉无力、呼吸衰竭、心电图改变
钠	调节体液的运动维持细胞功能 酸碱平衡	高钠血症：肾衰竭、脱水、腹泻、呕吐	口渴、神志不清、反射亢进、癫痫间发作
		低钠血症：急性肾衰竭、心力衰竭、胰腺炎、腹膜炎、烧伤	性格改变、精神错乱、抽搐、昏迷、死亡
钙	骨代谢血液凝固肌肉收缩 神经传导	高钙血症：甲状腺功能亢进症、维生素 D 中毒、癌症	多尿、便秘、恶心、呕吐、肌肉无力、意识模糊、昏迷、心电图改变（缩短 QT 间期）
		低钙血症：甲状腺功能减退、维生素 D 缺乏症、肾病	感觉异常，手足搐搦，在严重的情况下癫痫、脑病、心电改变（延长 ST 段和 QT 间期）、心力衰竭
镁	激活钠 - 钾泵灭活钙通道神经肌肉传递	高镁血症：肾衰竭	低血压、呼吸抑制、房室传导阻滞，可导致心搏骤停（通常在肾衰竭患者）
		低镁血症：摄入不足和吸收或由于高钙血症或利尿药增加排泄	厌食、恶心、呕吐、嗜睡、可能导致低钾血症从而引起心脏心律失常。注：低镁血症中，相关的低钙血症很常见
磷	细胞内的能量，生产（ATP）和酶的调节，组织氧输送骨代谢	高磷血症：肾衰竭、代谢和呼吸性酸中毒	一般无症状。然而，当低钙血症同时出现时，低钙血症的症状可能掩盖其症状
		低磷酸盐血症：烧伤、利尿药物、呼吸系统碱中毒、急性乙醇中毒	通常不典型。重症病例可有肌肉无力、心力衰竭、昏迷

Adapted from:

Urden LD, Stacey KM, Lough ME, eds. Critical care nursing: diagnosis and management. St Louis, Mo: Elsevier; 2014, with permission.

Moser DK, Reigel B. Cardiac nursing: a companion to Brauwald's heart disease. St Louis: Elsevier; 2008, with permission.

3. 心肌酶

心肌酶为心脏生化标记物，例如肌钙蛋白，是由损伤的心肌细胞释放，可通过血液检测发现。肌钙蛋白升高被认为是心肌梗死重要的标记物，但是，非心肌梗死患者也会升高。所以，肌钙蛋白升高的重症监护患者需要其他数据的支持进行诊断[64]。心肌酶参数和正常值见表 9.6。对于心肌梗死异常心肌酶，请参阅第 10 章。

（三）胸部 X 线

胸部 X 线检查是用来观察心脏和血管图像的最古老的无创方式，在重症监护是最常采取的诊断步骤之一。明确胸片的心脏诊断和掌握正常心脏解剖结构基本知识对于发现心脏异常是非常重要的，基本了解 X 线的工作原理是必不可少的。在进行下一章节之前，请仔细阅读第 13 章的基本概念，比如水、气和骨在胸片上的形态，AP 和 PA 的概念。

1. 心脏 X 线胸片解读

解释胸片心脏评估，应遵循以下步骤，以确保诊断完整：

（1）首先，需要进行心脏大小的检查，看看心脏的大小是否合适。心脏轮廓应不超过胸部直径的 50%，这就是所谓的心胸比[65]。心脏的位置应该是心脏阴影到胸骨右缘的 1/3 和心脏阴影到胸骨左缘的 2/3[65]。通过观察心胸比，即使是低年资临床医师也可以在几秒钟内简单地确定心脏的大小。

（2）下一步应该进行心脏的形状的检查。在 X 线检查上，心脏边缘是由心脏解剖形态确定的。边界是这样形成的：右心房阴影为右凸心界；上腔静脉为心界上缘；左心室为心界左缘和心尖。在胸片后前位，右心室没有参与形成心缘边界，因为它叠加在心脏轮廓内部。同样，正常左心房不应在后前

表9.6
心肌酶 - 正常值

酶	描述	正常值
肌钙蛋白T	梗死后的2～3小时内检测，持续7～10天	<0.1ng/ml
肌钙蛋白I	梗死后的2～3小时内检测，持续上升至第14天	<0.03ng/ml
肌酸激酶（CK）	肌肉或神经受损时可使CK水平升高。CK-MB对量化心梗的程度和开始时间是有效的，心梗后3～6小时后升高，峰值水平在12～24小时内	成年女性： 30～135U/L 成年男性： 55～170U/L CK-MB：总CK的0～5%
天冬氨酸氨基转移酶（AST）	用于检测和监测肝细胞损害。非心脏特异性同工酶，现在很少使用，因为肾、脑和肝损害后，AST可被释放	<40U/L
（LDH）乳酸脱氢酶	在心肌梗死的诊断中没有价值。偶尔用于患有肝疾病或恶性肿瘤的患者的评估（特别是淋巴瘤、精原细胞瘤、肝转移）；或患有贫血并且怀疑溶血、红细胞生成异常时。乳酸脱氢酶尽管在骨骼肌损伤的患者中也可升高，但不可用于这种疾病的诊断。心脏特异性同工酶LDH峰值出现于48～72小时	110～230U/L
D-二聚体	存在表明深静脉血栓、心肌梗死、DIC	<0.25ng/L

DIC=弥散性血管内凝血

Adapted from Pragana KD, Pragana TJ. Mosby's diagnostic and laboratory test reference.12th ed. St Louis: Elsevier; 2015.

位胸片中看到。心脏的边界应清晰。如果左心房增大，它将会显示出一个凸出于左缘的轮廓[65]。

（3）下一步应该明确心缘上部的主动脉弓和肺动脉。主动脉弓称为主动脉结。肺动脉及分支从肺门向外辐射（图9.24）。在纵隔区域肺门由胶片上的肺动脉和主分支气管阴影形成。这一步的检查重点是在该区域突出的血管，因为这表明血管异常[66]。

2. 胸部X线对心脏状态的诊断

对于冠心病评估，初步胸部X线检查对于排除其他原因造成的胸痛很有用，如肺炎、气胸和主动脉瘤，并评估是否存在心力衰竭和/或肺充血。慢性心力衰竭患者可出现心脏肥大，KerbyB线或肺部水肿。心脏肥大在胸片上显示扩大的心脏。KerbyB线是肺充血和小间隙积液的结果。虽然心脏肥大和肺水肿表明心力衰竭，但胸部X线检查无法单独得到该诊断。需要其他形式的检测全面评估患者以便得到准确诊断[67]。

扩大纵隔和异常主动脉轮廓可能表明主动脉夹层。与心力衰竭的诊断类似，需采用进一步检查，如MRI或血管造影确诊。肺门处微妙的异常可能表明肺动脉高压（PAH）。降低的肺血管标记物和突出的肺动脉干阴影为经典的肺动脉高压的迹象。然而该检查用于排除肺动脉高压缺乏敏感[68]。在心包疾病，胸部X线检查经常表现为正常，除非积累在心包液空间超过250ml。应当注意的是在许多心脏疾病中都会出现积累的液体，因此，需要进行其他检测明确诊断[69]。

肺动脉导管、中心静脉导管及电线的位置在胸部X线检查可以识别。这些导管的位置需要定期检查，确保导管和线在适当的地方。关于如何确定导管和电线更多细节在第13章。

由于心脏形状、大小、旋转的个体差异，和心脏症状的复杂性，胸部X线检查在心脏疾病中诊断经常扮演一个次要角色。在诊断心脏疾病时，患者的临床状况和其他诊断测试结果必须同时考虑进来[68]。

实践提示

重症监护护士应采取一套系统的方法来解释胸部X线表现。X片上的呼吸系统及心脏结构、软管、电线和其他设备都应该被准确识别。

实践提示

将早期与最近的胸部X线检查比较，对于诊断患者的临床情况进展、对治疗的反应、导管的运动位置的判断是重要的。

图9.24 胸部后前位片右侧凸出的心界由右心房形成（细箭头），粗箭头处为上腔静脉

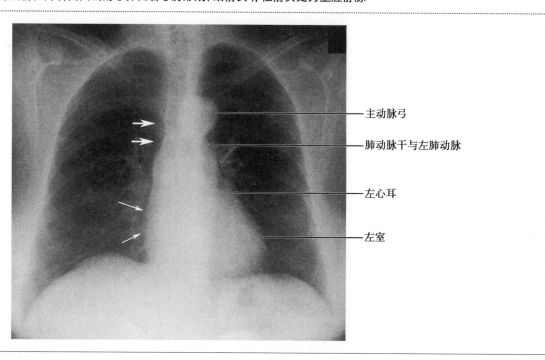

主动脉弓

肺动脉干与左肺动脉

左心耳

左室

Adapted from Erkonen WE, Wilbur LS. Radiology 101: The basics and fundamentals of imaging. 3rd ed. Philadelphia, PA: Lippincott Williams & Wilkins; 2009, with permission.

（四）心脏功能的其他诊断检查

自2000年以来，越来越多的非创伤性成像诊断技术用于辅助心脏评估。这些技术表现出显著的优势，如降低成本，但是他们也有其局限[45]。

1. 计算机断层扫描（CT）

心脏计算机断层（心脏CT）是心脏疾病的诊断技术中出现的最新发展。对于疑似冠心病的诊断和评价冠状动脉旁路移植效果非常重要。它提供了一种可靠、准确的方法可探查心脏和冠状动脉的解剖结构[70]。然而，使用这种方法仍然存在局限性，包括无法评估冠状动脉损伤及相关的血流动力学。此外，最合适的辐射剂量和对比剂量尚未统一标准[71]。

2. 磁共振成像（MRI）

磁共振成像（MRI）是一种无创性的方法，可以提供心脏生化信息，如组织完整性、心脏动脉瘤、射血分数、心排血量。这些技术有时被认为是优于射线照相法和超声检查方法，因为MRI不受骨组织干扰。该技术包括灌注成像、动脉粥样硬化和冠状动脉成像的技术[72]。磁共振可提供一个准确的方法来检测冠状动脉疾病的存在[73]。然而磁共振用于危重患者有其局限性。由于该方法会产生磁场，所以患者体内不能配备含有金属零件的任何泵或器械。为危重患者设计适当的设备以便接受该检查可能是一个挑战。

3. 核医学的研究

有几种类型的放射性核素显像方法可用来评估患者的心脏状态，包括放射性核素同位素铊扫描和压力测试性放射性核素扫描[17]。放射性核素显像的目的是评估心肌灌注状态。当确定存在心肌灌注降低，则可能表明心肌损伤。放射性核素成像通常用于诊断心肌梗死患者，需要进一步检查以确定干预措施，如心脏支架或冠状动脉旁路移植手术能否会使患者受益。

4. 接受诊断检查患者的护理

所有上述方法对于评估患者心脏状况都有优势和益处。对于重症监护护士，为患者准备这些检测

是很重要的，因为患者通常需要被运送到放射学或核医学部门。重要注意事项包括：

- 患者对造影剂的过敏状况应在申请检查之前进行评估。
- 这些测试都需要患者在特定的时间平躺，因此，在检测过程中可能需要镇静。
- 如果患者进行磁共振检查，适当的设备，如非金属装备，需要事先准备。

> **实践提示**
>
> 具有金属部件的助听器和部分牙板在进行MRI之前必须摘除。此外，患者置入永久心脏起搏器等设备不能进行磁共振。在院内转运的时候。重症监护患者发生危险事件的风险是增加的，所以，在转运过程中密切监测和记录患者的临床状态是很重要的。

总结

心血管系统本质上是一个运送系统，运送及分配代谢所需的物质，从整个身体的所有细胞收集代谢产物。彻底了解解剖和生理活动对于垂危患者的综合评价至关重要。从评估检查得到的信息应该用于明确患者心血管状态以及及时制订修正临床治疗计划。全面的心脏评估需要重症监护护士能够在人际关系、观察和技术技能中出类拔萃。

在澳大利亚和新西兰的重症监护室，当前最低标准要求的患者监测项目包括循环、呼吸作用和氧合作用。对于许多危重患者，血流动力学的不稳定性是一个潜在的威胁，需要采取紧急行动。急救护理环境中，有两种主要形式的心脏监控被采用，即连续心脏监测、12导联心电图。准确评估患者的心脏内状态被频繁应用，并且被认为对于指导管理来说是至关重要的。强有力的研究证据显示，重症监护的患者使用PCA不会带来损害和受益的增加，所以，使用肺动脉监测作为监测工具取决于临床需要和医生的经验。对于病危患者的日常管理，必须确保重症监护护士熟练掌握和理解无创和有创心血管监测方法和技术，并能够综合所有收集的数据和依据有效的检查信息进行护理操作。

案例学习

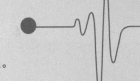

Andrew先生今年40岁，14天前由急诊收入重症监护病房，他体重82kg，身高173cm。下面是目前为止重要事件的总结和目前的血流动力学状态。

既往史：

1. 长时间的血小板增多症。
2. 门静脉血栓。

入院时的用药情况：

- 华法林（INR区间为2.0～3.0）
- 普萘洛尔（每天一次80mg缓释片）

服药、饮酒、吸烟的习惯：

- 无

过敏史：

- 未知

目前症状：

因2天前PR出血、咯血收入急诊。入院后短时间内开始使用哈特曼氏溶液IV（活性成分乳酸钠、氯化钠、氯化钾、钙）。

事件发生顺序：

- 14天前由急诊转入重症监护室，三腔二囊管的食管气囊和胃气囊充气。

- 患者处于镇静和机械通气状态（下面可见具体设置）。
- 2天后PR再次出血，并且反复咯血。
- 转入手术室，拔出三腔二囊管，进行食管静脉曲张接扎手术失败。行胃切开术并进行胃大部切除。有活动性出血的曲张静脉被缝合上了。
- 返回ICU。
- 术后第一天呼吸困难。
- 患者出现反复咯血，置入PAC。
- 胸部X线：双肺渗出。
- 进行细菌培养并使用四代抗生素。
- 体温剧增尽管细菌培养为阴性。
- 使用吗啡和咪达唑仑镇静，并开始使用同步间歇指令通气模式（SIMV）。

患者的观察和目前的状态：

呼吸：

8号气管插管，气管插管套囊压力：17mmHg

呼吸机模式：SIMV+PS

呼吸机参数设置：频率12次，TV500mL，FiO_2 0.6，PEEP6cmH_2O，PS10cmH_2O，流量35Lpm，报警上限（呼吸峰压）25cmH_2O

I：E=1：2.3

吸痰时有少量分泌物

上一次动脉血气：

pH	7.30
PCO_2	49.0mmHg
PO_2	78mmHg
HCO_3	16mmol/L
BE	−6.5
SaO_2	95%
Na	148mmol/L
K	3.1mmol/L

心血管：

BP　102/63mmHg

心电图如下（Ⅱ导联）

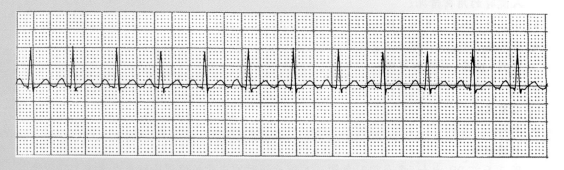

肺动脉监测血流动力学参数：

CI 4.4L/（min•m²）

CVP 18mmHg

PCWP 21mmHg

SVRI 2311dynes•s/（cm⁵•m²）

神经系统：

可遵嘱睁眼

可躲避疼痛刺激

瞳孔直径 2～3mm，存在对光反射

肾脏系统：

上个小时尿量：15ml

过去 6 小时平均尿量：10～15ml/h

液体情况：

生理盐水：120ml/h

肝素（25 000IU/500ml）：20ml/h

咪达唑仑（50mg/50ml）：2ml/h

吗啡（60mg/60L）：2ml/h

去甲肾上腺素（8mg/100ml）；18ml/h

20% 白蛋白：10ml/h

甘露醇：10ml/h

昨日出入量平衡：+3 868

GIT/ 营养情况：

没有胃肠营养

血糖 6.1mmol

肠：无记录

体表 / 卫生：

体温 38.4℃

受压部位完整

目前仰卧位

腹部伤口敷料干燥

不同部位有 2 度水肿

社会心理方面：

患者的妻子和 3 个孩子每天都在探视

讨论

这个案例表明，重症疾病在影响因素和并发症方面的复杂性。入院后非侵入性评估集中在大量失血导致的血管内容量丢失的评估和管理。当手术解决了患者的出血问题后，患者被转入重症监护室，需要侵入型的监测来指导患者的管理。当患者反复咯血时，需要进行持续的动脉监测和辅助的血管收缩药，并置入中心静脉进行直接的液体治疗。在这个阶段，很容易持续关注患者的低血容量问题，但是，在这个病例中，侵入型的 PAC 对指导感染性休克的治疗是有价值的。并促进去甲肾上腺素的使用。

对于重症监护护士，这个患者证明了护士需要能够综合所有的评估结果，包括有创或无创数据，能够在复杂多变的环境下提供整体护理的同时，能够熟练操作滴定规定的治疗方法以便达到理想的组织灌注。不提供有创性监测时，管理这个患者会面临技术性的挑战，一个成功的治疗计划完成前，需要经历试验和错误的总结。几周后，这个患者最终从 ICU 转到内科病房，住院 12 周后出院回家。

问题

1. 在 BP 一栏,患者的 MAP 是多少,如何计算?
2. 患者的心律如何?
3. 计算患者的心率。
4. 患者需要使用有创动脉监测,讨论潜在的并发症和预防的措施。
5. 患者 SVRI 2311dynes•s/$(cm^5•m^2)$。讨论 SVRI:如何测得,临床上数值的高低分别有什么意义。

相 关 研 究

Sotomi Y, Sato N, Kajimoto K, Sakata Y, Mizuno M, Minami Y et al. Impact of pulmonary artery catheter on outcome in patients with acute heart failure syndromes with hypotension or receiving inotropes: From the ATTEND Registry. Int J Cardiol 2014;172(1):165–172

摘要

　　背景:有少量 RCT 证据证明 PACs 对患者生存有益。本研究目的是评估急性心力衰竭综合征(AHFS)患者使用 PACs 与住院死亡率的关系。

　　方法:急性失代偿心力衰竭综合征(ATTEND)方案是日本学者在 2007 年 4 月开始的一个前瞻性的、观察性的、多中心的研究。我们从 ATTEND 中分析数据,评估 PAC 对 AHFS 患者治疗的有效性,采用倾向评分匹配法和 COX 回归模型进行分析。

　　结果:截止到 2012 年 12 月份,共纳入 4 842 例患者,研究期间,813 名患者(16.8%)使用了 PACs,其中对 502 例患者(PAC 组)进行倾向评分匹配,纳入 502 例患者做对照(对照组)。1 004 例匹配的患者中,对照组有 22 例(4.4%)去世,PAC 组有 7 例(1.4%)去世。PAC 组与对照组相比,全因死亡的危险要低(HR, 0.3; 95%CI, 0.13~0.70; P=0.006)。PAC 指导的治疗可以降低低收缩压(SBP≤100mmHg; HR, 0.09; 95%CI, 0.01~0.70; P=0.021)或者肌力治疗患者(HR, 0.22; 95%CI, 0.08~0.57; P=0.002)的全因死亡率。

　　结论:本研究证明适当的使用 PAC 可以降低 AHFS 患者的死亡率,尤其那些收缩压低或者接受肌力治疗的患者,建议使用 PAC,可能会提高 AHFS 患者的管理。

评论

　　本文是急性心力衰竭综合征(AHFS)患者使用 PACs 的多中心的、前瞻性的观察性研究,本研究目的是评估 PACs 对 AHFS 患者影响。结局指标是住院死亡率。

　　数据是使用 ATTEND 在日本的一个医院里收集的,2007 年 4 月开始到 2012 年 12 月结束。患者被分成两个组,实验组(PAC 组)和对照组(无 PAC 组)。请注意,医院根据日本的指南治疗 AHFS 患者,以及哪些患者需要使用 PAC。所以,分组不是随机的。研究者使用倾向评分匹配法消除两组潜在的混杂因素。最后数据分析的时候,两组各 502 名患者。

　　作者发现适当的使用 PAC 可以有效的降低患者住院死亡率,尤其那些收缩压低或者接受肌力治疗的患者。最近有证据表明使用 PAC 并不能改变死亡率、住院时间 / 重症监护室停留时间,所以需要对亚组患者进行研究,比如休克状态的患者、器官功能正在恢复的患者。这篇文章增加了心衰患者方面的研究。

　　在他们的系统评价中,Rajaram 和他的同事建议 PAC 在协助管理患者方面是一个有用的工具。置入和管理 PAC 需要操作者具有很高水平的临床经验来确保患者安全。对于重症监护室的护士,具备护理 PAC 患者的能力是很重要的。有能力认识、管理 PAC,识别 PAC 导致的并发症是必要的。近几年,PAC 使用率的降低可能源于现有的研究提示 PAC 并不能提高生存率。有人说可能是 PAC 使用的减少导致了临床 PAC 功能的降低。所以,临床护士在实践中可能并没有护理过太多的 PAC,这在 PAC 使用培训上增加了难度。

学习活动

1. 简单讨论一下每个阶段里心脏动作电位中离子的运动：
   - 除极期
   - 快速复极早期
   - 平台期
   - 快速复级末期
   - 自动除极期
2. 描述在做 12 导心电图时心前区导联的正确位置。
3. 描述心电图上 PQRST 代表什么，并说明每段的正常持续时间。
4. 描述什么是全身血管阻力（SVR），什么临床条件下会引起高的或低的 SVR？
5. 描述 CVP 监测的局限性和原因。

在线资源

American Heart Association, www.americanheart.org

Australian and New Zealand Intensive Care Society, www.anzics.com.au

Australian College of Critical Care Nurses, www.acccn.com.au

Australian Institute of Health and Welfare, www.aihw.gov.au

British Association of Critical Care Nurses, www.baccn.org.uk

Critical Care Forum, www.ccforum.com/home

Intensive Care, www.intensivecare.com

National Heart Foundation of Australia, www.heartfoundation.org.au

World Federation of Critical Care Nurses, www.wfccn.org

扩展阅读

Chung F-T, Lin S-M, Lin S-Y, Lin H-C. Impact of extravascular lung water index on outcomes of severe sepsis patients in a medical intensive care unit. Resp Med 2008;102(7):956–61.

Erkonen WE, Wilbur LS. Radiology 101: the basics and fundamentals of imaging. 3rd ed. Philadelphia, PA: Lippincott Williams & Wilkins; 2009.

Patil H, Vaidya O, Bogart D. A review of causes and systemic approach to cardiac troponin elevation. Clin Cardiol 2011;34(12):723–728.

Rajaram SS, Desai NK, Kalra A, Gajera M, Cavanaugh SK, Brampton W et al. Pulmonary artery catheters for adult patients in intensive care. Cochrane Database Syst Rev 2013;2:CD003408.

参考文献

1 McCance K, Brashers VL. Structure and function of the cardiovascular and lymphatic systems. In: Huether SE, McCance K, eds. Understanding pathophysiology. 5th ed. St. Louis, Mo: Mosby; 2012.

2 Copstead L, Banasik J. Pathophysiology. 5th ed. St Louis, Mo: Elsevier Saunders; 2013.

3 Novak B, Filer L, Hatchett R. The applied anatomy and physiology of the cardiovascular system. In: Hatchett R, Thompson D, eds. Cardiac nursing: a comprehensive guide. Philadelphia: Churchill Livingstone Elsevier; 2002.

4 Guyton AC. Textbook of medical physiology. 12th ed. Philadelphia: Elsiever Saunders; 2010.

5 Boron WF, Boulpaep EL. Medical physiology. 2nd ed. Philadelphia: Saunders; 2008.

6 Craft J, Gordon C, Huether SE, Brashers VL. Understanding pathophysiology. Sydney: Mosby/Elsevier; 2011.

7 Bersten AD, Soni N, Oh TE. Oh's intensive care manual. 7th ed. Oxford: Butterworth-Heinemann; 2013.

8 Bucher L, Gallagher R. Nursing management: ECG monitoring and arrhythmias. 3rd ed. In: Brown D, Edwards H, eds. Lewis' medical and surgical nursing. Sydney: Mosby/Elsevier; 2012.

9 Elliott D. Shock. In: Romanini J, Daly J, eds. Critical care nursing: Australian perspectives. Sydney: Harcourt Brace; 1994. p 687.

10 Leeper B. Monitoring right ventricular volumes: a paradigm shift. AACN Clinical Issues 2003;14(2):208–19.

11 Sugerman RA. Structure and function of the neurological system. In: McClance KL, Huether SE, Brasher VL, Rote NS, eds. Pathophysiology: the biological basis for disease in adults and children. 6th ed. Maryland Heights: Mosby Elsevier; 2010.

12 Johnson K, Rawlings-Anderson K. Oxford handbook of cardiac nursing. 2nd ed. New York: Oxford University Press; 2014.

13 Australian and New Zealand College of Intensive Care Medicine (CICM). Minimum standards for intensive care units, <http://www.cicm.org.au/cms_files/IC-01MinimumStandardsForIntensiveCareUnits-Current September2011.pdf>; [accessed 05.14].

14 Andreas V, F. Patrick. Recommendations on basic requirements for intensive care units: structural and organizational aspects. Intensive Care Med 2011;37(10):1575-87.

15 Drew BJ, Califf RM, Funk M, Kaufman ES, Krucoff MW et al. Practice standards for electrocardiographic monitoring in hospital settings: an American Heart Association scientific statement from the Councils on Cardiovascular Nursing, Clinical Cardiology, and Cardiovascular Disease in the Young: Endorsed by the International Society of Computerized Electrocardiology and the American Association of Critical-Care Nurses. Circulation 2004;110(17):2721–6.

16 Shoemaker WC. Routine clinical monitoring in acute illness. In: Shoemaker WC, Vehmohos GC, Demetridas D, eds. Procedure and monitoring for the critically ill. Philadelphia: W.B. Saunders; 2002. pp 155–66.

17 Urden L, Stacy KL, Lough ME, eds. Critical care nursing: diagnosis and management. 6th ed. St Louis: Mosby/Elsevier; 2010.

18 Conover MB. Understanding electrocardiography. 8th ed. St Louis: Mosby; 2003.

19 Bayes de Luna. Clinical electrocardiography: A textbook. 4th ed. Chicester: Wiley; 2012.

20 Thygesen, K, Alpert JS, Jaffe AS, Simoons ML, Chaitman BR, White HD. Third universal definition of myocardial infarction. Am Coll Cardiol 2012;60(16):1581-1598.

21 Sims DB, Sperling LS. ST-segment elevation resulting from hyperkaelemia. Circulation 2005;111:295-296.

22 Tsang R. Hemodynamic monitoring in the cardiac intensive care unit. Congenital Heart Dis 2013;8(6):568-575.

23 Muller JC, Kennard JW, Browne JS, Fecher AM, Hayward TZ. Hemodynamic monitoring in the intensive care unit. Nutr Clin Pract 2012;27(3):340-51.

24 McGhee BH, Bridges MEJ. Monitoring arterial blood pressure: what you may not know. Crit Care Nurse 2002;22(2):60–79.

25 Quaal SJ. Improving the accuracy of pulmonary artery catheter measurements. J Cardiovas Nurs 2001 15(2):71–82.

26 Australian Council on Health Standards. Clinical indicator user manual 2012: intensive care version 4. Melbourne, Australia; ACHS; 2012. p 68.

27 O'Sullivan J, Allen J, Murray A. The forgotten Korotkoff phases: how often are phases II and III present and how often do they relate to the other Korotkoff phases? Am J Hypertension 2002;15(3):264–8.

28 Woodrow P. Central venous catheters and central venous pressure. Nurs Stand 2002;16(26):45–51.

29 Bellomo R, Uchino S. Cardiovascular monitoring tools: use and misuse. Curr Opin Crit Care 2003;9(3):225–9.

30 Kumar A, Anel R, Bunnell E, Habet K, Zanotti S, Marshall S et al. Pulmonary artery occlusion pressure and central venous pressure fail to predict ventricular filling volume, cardiac performance, or the response to volume infusion in normal subjects. Crit Care Med 2004;32(3):691–9.

31 Schummer W. Central venous pressure. Validity, informative value and correct measurement. Anaesthetist 2009;58(5):499–505.

32 McGee DC, Gould MK. Current concepts: preventing complications of central venous catheterization. N Engl J Med 2003;348(12):1123–33.

33 Truwit JD. Technique and measurements: getting a line on the hemodynamic undercurrent. J Crit Illness 2003;18(1):9–20.

34 Ruesch S, Walder B, Tramèr MR. Complications of central venous catheters: internal jugular versus subclavian access – a systematic review. Crit Care Med 2003;30(2):454–60.

35 Rubinson L, Diette GB. Best practices for insertion of central venous catheters in intensive care units to prevent catheter-related bloodstream infections. J Lab Clin Med 2004;143(1):5–13.

36 Swanz HJ, Ganz W, Forrester J, Marcus H, Diamond G, Chonette D. Catheterisation of the heart in man with use of flow-directed balloon-tipped catheter. N Engl J Med 1970;283(9):447–51.

37 Truwit JD. The pulmonary artery catheter in the ICU, part 2: clinical applications; how to interpret the hemodynamic picture. J Crit Illness 2003;18(2):63–71.

38 Rajaram SS, Desai NK, Kalra A, Gajera M, Cavanaugh SK, Brampton W et al. Pulmonary artery catheters for adult patients in intensive care. Cochrane Database Syst Rev 2013;2:CD003408.

39 Cruz K, Franklin C. The pulmonary artery catheter: uses and controversies. Crit Care Clinics 2001;17(2):271–91.

40 Bridges EJ. Pulmonary artery pressure monitoring: when, how, and what else to use. AACN Adv Crit Care 2006;7(3):286–303.

41 Ritzema J, Troughton R, Melton I, Crozier I, Doughty R, Krum H et al. Physician-directed patient self-management of left atrial pressure in advanced chronic heart failure. Circulation 2010;121(9):1086–95.

42 Roşca M, Lancellotti P, Popescu BA, Piérard LA. Left atrial function: pathophysiology, echocardiographic assessment, and clinical applications. Heart 2011;97(23):1982-89.

43 Carelock J, Clark AP. Heart failure: pathophysiologic mechanisms. Am J Nurs 2001;101(12):26–33.

44 Lough ME, Thompson CL. Cardiovascular diagnostic procedures. In: Urden LD, Stacey KM, Lough ME, eds. Critical care nursing: diagnosis and management. St Louis, Mo: Elsevier; 2014. pp 502-13.

45 Moser DK, Reigel B. Cardiac nursing: a companion to Brauwald's heart disease. St Louis: Elsevier; 2008.

46 Faybik P, Hetz H, Baker A, Yankovskaya E, Krenn CG, Steltzer H. Iced versus room temperature injectate for assessment of cardiac output, intrathoracic blood volume and extravascular lung water by single transpulmonary thermodilution. J Crit Care 2004;19(2):103–7.

47 Cottis R, Magee N, Higgins DJ. Haemodynamic monitoring with pulse-induced contour cardiac output (PiCCO) in critical care. Intens Crit Care Nurs 2003;19(5):301–7.

48 Litton E, Morgan M. The PiCCO monitor: a review. Anaesthesia Intensive Care 2012;40:393-409.

49 Chung F-T, Lin S-M, Lin S-Y, Lin H-C. Impact of extravascular lung water index on outcomes of severe sepsis patients in a medical intensive care unit. Resp Med 2008;102(7):956–61.

50 Martin GS, Eaton S, Mealer M, Moss M. Extravascular lung water in patients with severe sepsis: a prospective cohort study. Crit Care 2005;9(2):74–82.

51 King S, Lim T. The use of the oesophageal Doppler monitor in the intensive care unit. Crit Care Resusc 2004;6(2):113–22.

52 Singer M. Oesophageal Doppler. Curr Opin Crit Care 2009;15:244-8.

53 Wilson RJT. Oesophageal Doppler monitoring – the emperor's new clothes? Anaesthesia 2013;68:1072-85.

54 Turner MA. Doppler-based haemodynamic monitoring. AACN Clin Issues 2003;14(2):220-31.

55 Haas LEM, Tjan DHT, van Wees J, van Zanten ARH, eds. Validation of the USCOM-1A cardiac output monitor in hemodynamic unstable intensive care patients. Conference Paper: Annual Intensive Care Society Congress, Netherlands; 2006.

56 Lasater M, VonRueden KT. Outpatient cardiovascular management utilizing impedance cardiography. AACN Clin Issues 2003;14(2):240–50.

57 Kamath SA, Drazner MH, Tasissa G, Rogers JG, Stevenson LW, Yancy CW. Correlation of impedance cardiography with invasive hemodynamic measurements in patients with advanced heart failure: the BioImpedance CardioGraphy (BIG) substudy of the Evaluation Study of Congestive Heart Failure and Pulmonary Artery Catheterization Effectiveness (ESCAPE) Trial. Am Heart J 2009;158(2):217-33.

58 Sageman WS, Riffenburgh RH, Spiess BD. Equivalence of bioimpedance and thermodilution in measuring cardiac index after cardiac surgery. J Cardiothoracic Vasc Anesthesia 2002;16(1):8–14.

59 Raaijmakers E, Faes TJ, Scholten RJ, Goovaerts HG, Heethaar RM. A meta-analysis of three decades of validating thoracic impedance cardiography. Crit Care Med 1999;27(6):1203–13.

60 Almeida AG, Sargento L, Gabriel HM, da Costa JM, Morais J, Madeira F et al. Evaluation of aortic stenosis severity: role of contrast echocardiography in comparison with conventional echocardiography and cardiac catheterization. Portuguese J Cardiol 2002;21(5):555–72.

61 Baumgartner H, Hung J, Bermejo J, Chambers JB, Evangelista A, Griffin BP et al. Echocardiographic assessment of valve stenosis: EAE/ASE Recommendations for clinical practice. Morrisville, NC: American Society of Echocardiography; 2010.

62 Royal College of Pathologists Australasia. RCPA manual. Version 46, <http://www.rcpa.edu.au/ Publications/RCPAManual.htm>; 2011 [accessed 03.11].

63 Pagana KD. Mosby's diagnostic and laboratory test reference. 8th ed. St Louis: Mosby/Elsevier; 2007.

64 Patil H, Vaidya O, Bogart D. A review of causes and systemic approach to cardiac troponin elevation. Clin Cardiol 2011;34(12):723-28.

65 Erkonen WE, Wilbur LS. Radiology 101: the basics and fundamentals of imaging. 3rd ed. Philadelphia, PA: Lippincott Williams & Wilkins; 2009.

66 Lareau C, Wootton J. The 'frequently' normal chest x-ray. Canadian J Rural Med 2004;9(3):183–6.

67 Malcolm J, Arnold O. Heart failure. The MERCK manual for healthcare professionals, <http://www.merckmanuals.com/ professional/sec07/ ch074/ch074a.html>; 2009.

68 McGoon M, Gutterman D, Steen V, Barst R, McCrory DC, Fortin TA et al. Screening, early detection, and diagnosis of pulmonary arterial hypertension: ACCP evidence-based clinical practice guidelines. Chest 2004;126(1 Suppl):S14–34.

69 Parmet S, Lynm C, Glass RM. Pericarditis. JAMA 2003;289(9):1194.

70 Wijesekera NT, Duncan MK, Padley SPG. X-ray computed tomography of the heart. Brit Med Bull 2010;93:49–67.

71 Ropers D. Multislice computer tomography for detection of coronary artery disease. J Interventional Cardiol 2006;19:574–82.

72 Lima J, Desai M. Cardiovascular magnetic resonance imaging: current and emerging applications. J Am College Cardiol 2004;44:1164–71.

73 Paetsch I, Gebker R, Fleck E, Nagel E. Cardiac magnetic resonance imaging: a noninvasive tool for functional and morphological assessment of coronary artery diease: current clinical applications and potential future concepts. J Interventional Cardiol 2003;16:457–63.

第 10 章

心血管系统的异常和管理

原著: Robyn Gallagher, Andrea Driscoll

翻译: 刘周周, 闫琳, 于欣, 关春燕, 韩晔, 熊小峥, 赵蕊, 张辰

审校: 陈永强

学习目标

阅读完本章,将掌握以下内容:

- 解释冠状动脉疾病的病理生理学,急性冠脉综合征的临床表现,以及事件管理。
- 讨论对胸痛患者的综合护理。
- 列出用于评估心肌缺血的诊断检查。
- 概述溶栓药物的作用和禁忌证。
- 概述左、右心室衰竭的临床表现。
- 讨论心力衰竭治疗的目标。
- 讨论 4 种不同类型心肌病的病理生理学及其对心功能的影响。
- 概述 ACEI、β- 阻滞剂、环利尿药和螺内酯的作用,及其对心力衰竭病理生理学的影响。

引言

本章回顾了心血管系统面临危害时心功能的变化。重点包括 2 个最普遍且致命的心脏疾病:冠心病和心力衰竭。这些疾病也是老年患者入住重症监护室的常见病。首先概述了冠心病心肌缺血的病理生理学概念和相关并发症,包括其详细的临床意义、评估和相关的管理。心力衰竭部分是从身体代偿机制、临床转归和相关的临床特点进行讨论。概述了心衰的护理和医学管理,包括急性加重的心力衰竭。最后,概述了在重症监护室常见的其他心血管疾病,包括其他形式的心力衰竭、高血压急症和主动脉瘤。本章末尾的案例学习重点介绍了重症监护室冠心病和心力衰竭患者管理的关键问题。

一、冠心病

冠心病(CHD)是指由于动脉粥样斑块和 / 或血栓造成冠状动脉血流减少或完全闭塞的疾病。尽管一些患者可能没有症状,但冠心病最常见的表现是心绞痛引起的胸痛、急性冠状动脉综合征[ACS,包括急性心肌梗死(AMI)和不稳定型心绞痛]及猝死。冠心病也可能导致心律失常和心力衰竭[1]。

关键词

急性冠脉综合征
急性心力衰竭
主动脉瘤
心律失常
心肌病
心内膜炎
高血压急症
左心室衰竭
心肌梗死
经皮冠状动脉介入
　治疗
右心室衰竭
室壁瘤

冠心病是当今澳大利亚和新西兰乃至全球[2]的死亡、早亡和致残的首位单独原因[3-5]。2011 年,在澳大利亚超过 21 500 人死于冠心病;2006 年在新西兰死于冠心病的患者超过 5 000 人;2010 年在世界范围内这一数字超过 700 万[2-5]。自 20 世纪 60 年代起,由于风险因素的改善和对高危人群的医疗保健,冠心病的死亡率下降了约 76%。然而,冠心病带来的负担仍然很高,在澳大利亚有 11% 的男性和 9% 的女性受该疾病的影响[3]。此外,从 1990 年到 2012 年冠心病的死亡人数增加了 28%,预计该疾病的全球性影响仍将很大[2]。

心肌缺血

当冠状动脉血流不能满足心肌组织对氧的需求时即会出现心肌缺血。当血管腔直径减少超过一半时,血流将严重受限。冠状动脉血流也由灌注压力决定,而灌注压可能会受到异常的血流(瓣膜病)、血管壁(冠状动脉痉挛)或血液(贫血、红细胞增多症)的不良影响[6]。心肌耗氧量受心率、心肌收缩强度和左心室壁张力的影响。心肌在舒张期得到大部分供血,心率升高会缩短舒张期,从而进一步减少冠状动脉的血流灌注。交感神经兴奋加强心肌收缩,进一步增加心肌耗氧。受灌注量影响的前负荷的变化,以及受系统血管阻力影响的后负荷,均会使左心室壁张力增加。当活动、发热和心律失常时,这些影响可能会由于交感神经刺激产生复合效果,导致氧需求增加和冠状动脉灌注减少。

二、心绞痛

心绞痛(心肌绞痛)是冠心病最常见的临床表现,用来描述心肌缺血时出现的不适症状。典型心绞痛的表现包括胸骨后压缩样疼痛或不适,这种疼痛可能会辐射到手臂、喉咙、下巴、牙齿、背部或腹部。相关症状通常包括呼吸急促、恶心、呕吐、出汗、心悸和虚弱。

固定的冠状动脉病变,在氧需求增加时造成供氧不足,最终导致稳定型心绞痛。因此,症状会在生理或心理受到压力时出现,在休息 2～10 分钟后得到缓解。在清晨(与血压峰值同时发生)、饱食、寒冷时症状会加重。症状的严重程度与疾病的进展没有太大关系。然而,一个有典型心绞痛病史的患者在未来 5 年中罹患冠心病的可能性较高,并且出现 AMI 或因冠脉死亡的风险更高[7]。

(一)不稳定型心绞痛与急性心肌梗死

当冠状动脉血流减少时,心肌细胞会受到损伤,不稳定心绞痛和 AMI 相继出现。不稳定型心绞痛可能表明有短暂的缺血,而 AMI 表明心肌组织的坏死。"急性冠状动脉综合征"(ACS)这一术语现在被用来表示这个过程[8,9]。ACS 是由于动脉粥样硬化斑块的糜烂或破裂造成的,导致收缩物质的释放,并可能引发凝血活动(图 10.1)。血栓形成导致间歇性和 / 或长时间的冠状动脉阻塞。因此,ACS 的典型表现为近期(过去 4～6 周)心绞痛症状的变化,包括频率的增加,更易发病,或者在没有生理心理压力时也会出现,程度加重,持续时间延长和 / 或对硝酸酯类药物敏感性降低。ACS 是一种急症,多达 1/3 的 ACS 患者在 3 个月内发生 AMI 或死亡[9]。如果患者静息时疼痛时间超过 20 分钟(静息时疼痛与 12 导联心电图 ST 段变化≥1mm 有关联),或近 2 周内出现过心肌梗死,伴随肺水肿或二尖瓣反流,则有很高的死亡风险[8]。

当通往心肌的血流严重受损超过 20 分钟时,心肌细胞开始坏死,心肌梗死(MI)便会发生。由动脉粥样硬化斑块引起的冠状动脉血栓,可在大多数 AMI 死亡病例中发现[10]。细胞死亡始于心内膜层,并逐渐向整层心壁蔓延,因此完全性闭塞持续 2 小时即会出现透壁心梗。然而,整层心肌组织的坏死可能会是个一次性完成的进程,也可能会演变超过几天,其取决于血流的阻塞程度。

梗死的面积大小和位置会影响临床表现和死亡风险,并决定治疗方案。梗死的面积大小取决于范围、缺血严重程度和持续时间、侧支循环量和对心肌的代谢需求。通常心室壁会受影响,小的梗死经常导致室壁运动障碍(异常的运动),而大的梗死可能导致室壁运动缺乏(没有运动)。

梗死的位置和影响取决于哪一支冠状动脉被阻塞:

- 前降支(LAD)影响左心室和室间隔及心室传导组织的功能。前间隔心梗患者由于泵血功能的不足,发生心力衰竭、心源性休克和死亡的风险较高。
- 回旋支(CX)影响左室的侧壁和后壁功能,50% 人群的窦房结是由回旋支供血的[6]。尽管患者存在较大心律失常风险,侧壁、后壁的坏死对泵血效率的影响也不像前间隔梗死的影响那么严重。

图 10.1　A. 斑块破裂暴露血栓脂质。白色血栓是由活化血小板附着而成。这种病变是不稳定的,可能导致凝血酶活化。B. 凝血酶活化导致纤维蛋白和红细胞结成网状,导致形成"红色血栓"

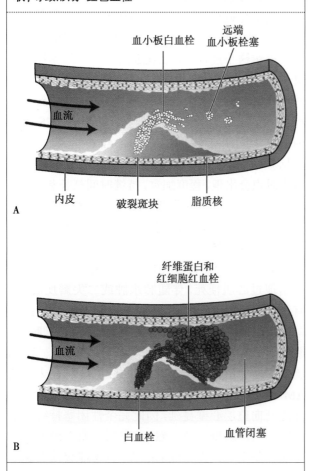

Adapted from Bersten AD, Soni N, Oh TE. Oh's intensive care manual. 5th ed. Oxford: Butterworth-Heineman; 2003, with permission.

- 右冠状动脉(RCA)影响左心室和右心室的下壁功能,以及大多数患者的房室结和 50% 患者的窦房结。如果下壁和右心室都受到影响,再合并窦房结和房室结受损导致的心律失常,心室功能就会受到严重影响。

1. 临床表现

　　AMI 患者最常出现胸痛。这种疼痛被描述为胸骨后压榨性疼痛,持续时间可超过 20 分钟,且硝酸酯类药物不能缓解。疼痛可能会辐射到颈部、下巴、背部和肩部,往往伴随着"濒死感"、大汗及面色苍白。由于迷走神经刺激,疼痛常常造成恶心感。根据 AMI 的面积大小和位置,患者可能发生猝死、不同程度晕厥和心衰。女性的症状可能有所不同。

2. 患者的评估和诊断

　　评估胸痛患者的关键点是使用临床路径和指南来快速评估,以便尽快实施血运重建的治疗方法,如溶栓和经皮冠状动脉介入治疗(PCI)。这意味着评估可能在救护车上即可开始。心电图可传递到可以进行迅速、早期分诊的医院急救部门[11]。此外,评估需要确定是否有任何溶栓的禁忌证。

　　使用的评估方法取决于患者的病情,但需要在 10 分钟内完成[10]。询问病史首先集中在症状的性质,如疼痛。疼痛评估是复杂的,评估工具如 PQRST(表 10.1)可以用于收集疼痛加剧和缓解因素、定性描述、位置、辐射、严重性和时间长短等信息。使用疼痛量表可以帮助量化疼痛强度。许多患者会否认疼痛,所以可以使用别的词语,如压力、紧张或紧缩感来描述疼痛。重要的是,不要忽视其他的表现,因为不典型症状的患者,如女性,往往会延迟诊断和治疗,而死亡率(50%)也比那些具有典型的症状的患者(18%)要高[8]。对当前疼痛与以往出现的疼痛的区分也很有用。简要的病史应该包括一个简要的心血管风险概况:①以前的心脏病史,如心绞痛、MI、血管重建史;② 家族病史、吸烟状况、高血压史、糖尿病史。

表 10.1
用于评估胸痛的 PQRST 标准[12]

P	加剧因素 Precipitating	运动和活动 压力和焦虑 寒冷天气
	缓解因素 Palliating	停止活动 休息 硝酸甘油
Q	性质 Quality	被重物压着感,紧缩感,窒息感,伴随症状,压迫感
R	部位 Region, 放射部位 Radiation	左侧的胸部、肩部、胳膊和下巴 胸骨后及放射至颈部
S	严重程度 Severity	评分为 1(无疼痛)至 10(可能出现最大疼痛)的疼痛
T	时间 Time	尽管使用硝酸甘油,疼痛持续时间超过 10 分钟 疼痛出现又消失但持续时间会超过 20 分钟

Adapted from Hudak CM, Gallo BM, Morton PG. Critical care nursing, A holistic approach. 7th ed. Philadelphia: Lippincott; 1998, with permission.

当患者处于稳定状况时,可以获取更为完整的病史,其中包括有关危险因素的详细信息。这些信息对于指导患者的教育和康复以及计划出院是至关重要的。反复发作的胸部不适需要紧急的重新评估,包括即刻的心电图。

实践提示

由于神经受体的改变,老年患者和糖尿病患者可能无法描述出典型的心绞痛疼痛。与男性不同,女性的描述也可能不是典型的心绞痛症状[8]。警惕前驱症状,如呼吸急促、虚弱和昏厥。

---

(1)体格检查

每个患者生理上的临床表现不尽相同,取决于疼痛、梗死面积大小和位置的影响。焦虑可能会引起心率和血压升高。左心室功能受损会导致呼吸困难、心动过速、低血压、苍白、出汗、恶心和呕吐。颈静脉扩张和四肢水肿提示右心室功能受损。听诊时可能会听到异常的心音,由于收缩力降低,可能会听到一个低沉并缩短的第一心音。通常会听到第四心音,而第三心音是较罕见的。由于受损心肌的炎症反应,许多患者在大约 48～72 小时后出现心包摩擦音。并发症中会有一些其他情况,将在后面的相关章节具体讨论。

(2)心电图检查

胸部不适患者需由专业人士进行评估,到达医疗机构 5 分钟内需有一个 12 导联心电图的记录,以确定心肌缺血的表现和范围,及发生不良事件的风险,并为随后的变化提供参考基础[8]。最重要的是,心电图对于确定是否需要紧急血运重建是必不可少的,建议可将其作为患者选择 PCI 或溶栓的唯一检查指标。条件允许时,需要连续监测 ST 段的变化。或者,如果胸部持续不适,应每 15 分钟检查一次心电图。住院期间,即使胸痛已缓解,连续记录 12 导联心电图仍然是非常重要的,以确定随时间产生的变化(在第 9 章中讲述了正常心电图,而本节讨论第是心肌缺血对应心电图中的变化。)。

心肌缺血、损伤或梗死导致细胞改变,影响心肌细胞去极化和复极化[13]。心肌缺血可能是心电图偶然捕捉到的瞬间变化。心肌缺血会导致缺血部位相应导联的 T 波倒立或 ST 段压低[14]。缺血性 T 波通常是对称的,更窄更高尖。ST 段压低 1 毫米时(0.08 秒)提示心肌缺血,特别是当 T 波直立且尖锐

时[15]。这些变化在心肌耗氧量下降时(如休息,使用硝酸酯类药物)是可逆的。

虽然在急性心肌损伤(梗死)时,心电图表现出 ST 段抬高是最常见的,但是这种情况并非普遍存在。此外,典型的心电图变化(ST 段的演变,Q 波发展和 T 波倒置)也较为常见,但这些变化也不是普遍存在的。根据不同的临床表现,区分各种急性冠脉综合征,包括 ST 段抬高型急性冠状动脉综合征(STEACS)、ST 段抬高型心肌梗死(STEMI)和非 ST 段抬高型心肌梗死(non-STEMI),对确保评估正确并遵循临床路径治疗非常重要[16]。

缺血或梗死的位置和范围,在相应导联的心电图的表现可能会非常明显,如下所示:

- V1～V4,左心室前间隔壁。
- V1～V6、I 和 aVL,左心室前壁。
- I、aVL、V5 和 V6,侧壁。
- II、III 和 aVF,左室下壁。

右心室及后壁需要通过额外的导联来观察,右胸电极位置与左胸标志相同(见第 9 章)。更多的电极,如 V7～V9,可放置于左胸后部以查看后壁。其他提示后壁损伤的是 V1 导联上的一个小 r 波和 / 或 V3 和 V4 导联上 ST 段压低的表现,这些变化可能是有关联的。后壁心内膜表面正对着心前区的心电图导联,因此心肌缺血和梗死的指征,如 ST 段压低或小 r 波可能会被增强或抵消。如果左侧心电图出现这些指征,应该通过 V7～V9 确认或排除后壁梗死。

持续心电监测对于监测心律失常是必备的,心律失常经常作为 AMI 的伴随症状出现,是导致死亡的常见原因。心律失常可能是由于传导组织的灌注不足所致。心律失常出现的常见原因是缺血性组织的极化阈值较低,且缺血情况未改善。左心室衰竭也可导致心律失常。

(3)典型心电图演变模式

心肌梗死的心电图初步特征为心肌受损部位的导联上出现 ST 段抬高。随着时间的推移,这些变化会逐渐改变或演变,ST 段返回基线(数小时内),而 Q 波出现(几小时到几天),T 波倒置(几天到几周)。通过再灌注,如 PCI、溶栓或外科手术,加速了演变的进程。因此,如果成功进行再灌注,在几小时内可以看到一个几乎完整演变过程(图 10.2～图 10.4)。如果知道了演变的完整过程,有可能可以估计出最后出现的梗死情况,这对于确定疾病的管理是至关重要的:

- 急性（或超急性）：有 ST 段的抬高，但 Q 波或 T 倒置尚未出现（图 10.5）。
- 早期：Q 波开始出现。ST 段仍有提高。演变正在进行中，梗死的时间超过 24 小时。
- 末期（完整的演变过程）：存在 Q 波和 T 倒置。ST 段不再抬高。梗死发生在几天到几年前。

图 10.2　急性下后壁心梗：Ⅱ、Ⅲ和 aVF 导联出现 ST 段抬高。在Ⅰ、aVL 导联出现的 ST 段压低可能提示下壁心梗。同时，心前区的导联（V1~V3）出现 ST 段压低可能提示后壁梗死。后壁导联（这里没有显示）被记录，并显示了在 V7、V8 和 V9 出现了 ST 段抬高。该患者右冠状动脉开口急性闭塞（100%）

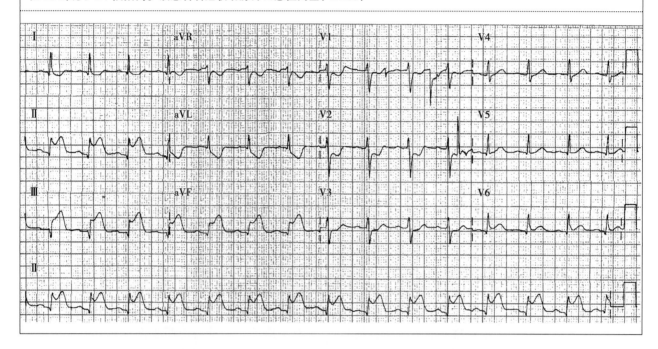

图 10.3　与上图为同一患者在 1 小时后的记录，下后壁心梗右冠支架术后。注意在Ⅱ、Ⅲ和 aVF 导联仍显示 ST 段抬高，但已有所回落。ST 压低有所减少，现在只能在 aVL、V1 和 V2 可以看到。在下壁导联的 Q 波已出现

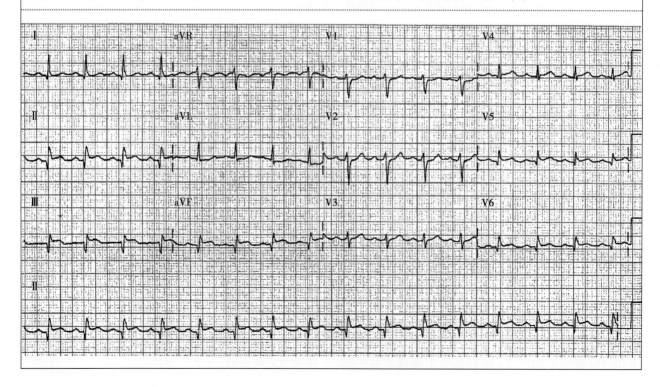

图 10.4　同一个患者 21 小时后的记录，几乎完整的进化过程现在已经显现出来。注意下壁导联的 ST 段几乎完全返回到基线（可能是叠加效应的作用）。Q 波仍无变化，T 波进一步倒置

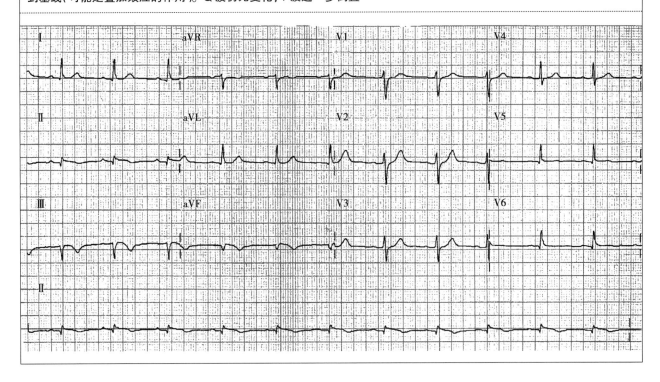

图 10.5　左前降支冠状动脉闭塞引起急性前侧壁心肌梗死患者的心电图。注意 V1-V6 胸导联 ST 段的抬高和高大的 T 波（超急性的）。患者入院时记录的心电图

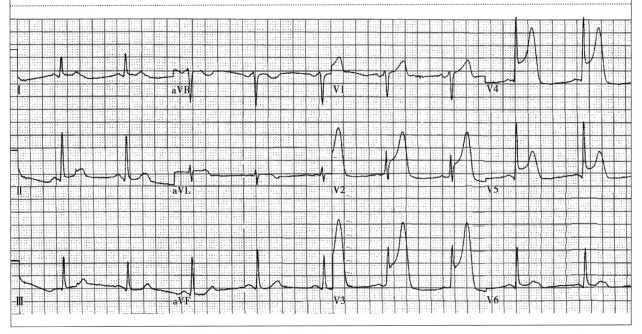

（4）生化标志

心肌缺血坏死时，细胞内的心肌酶会进入血液中，心肌酶升高的水平被用来诊断心肌梗死和估计心肌坏死的范围。肌钙蛋白 T 和 I（cTnT 和 cTnI）已经被发现在确定心肌损伤方面具有较好的敏感度及特异性[17]。肌钙蛋白 I 会迅速释放到血液中，因此在早期胸痛患者的诊断和风险等级预估上是非常有用的。高灵敏肌钙蛋白 T 检测的应用越来越

广泛，但缺乏特异性，特别是当有创伤和肾脏疾病时。由于肌酸激酶同工酶（CK-MB）水平受到肌肉损伤的影响，对于术后和创伤患者来说，肌钙蛋白 I 比 CK-MB 更适合作为参考指标。然而，由于获取 CK-MB 更容易，且成本更低，因此经常被使用，特别是在没有诊断性心电图时。入院和出院时 C 反应蛋白测定结果可用来预估后续可能出现的心脏事件。然而，检查的实验室设施并不容易获得。

（5）冠状动脉造影术和左心导管术

冠状动脉造影术能够详细地记录冠状动脉的解剖和病理生理相关信息。使用特殊设计的导管在导丝的引导下经股动脉或肱动脉送到升主动脉，然后到达每根冠状动脉的开口处。注射造影剂，从不同的角度显影，详细反映冠状动脉病变的范围、位置、严重程度以及每根动脉的血流情况，血流情况采用 TIMI 系统进行血流分级（表 10.2）[1]。通常，左心室造影术采用同样的程序来评价左心室、二尖瓣和主动脉瓣的外观和功能。如果发现了冠心病，根据病变的严重程度酌情治疗（行 PCI 术、冠状动脉旁路移植术或药物治疗）。冠状动脉造影术的护理同 PCI，详见此章节。

（6）运动试验

运动试验和心电图监测是对可疑稳定性心绞痛患者的常用诊断检查之一。最常采用的是布鲁斯测试法，当可逆性的 ST 段下移≥1mm 时可认为运动试验阳性[19]。假阳性通常发生在冠心病发生率低的人群中，包括女性[20]。

表10.2
冠状动脉的 TIMI 血流分级[18]

TIMI 0	无血流灌注，闭塞血管远端无血流
TIMI 1	造影剂少量通过，显影过程中狭窄血管远端不能完全充盈
TIMI 2	造影剂部分通过，冠状动脉狭窄远端可以完全充盈，但与正常的冠状动脉比显影慢
TIMI 3	造影剂完全而且迅速充盈和消除，同正常冠状动脉血流

Adapted from Belenkie I, Knudtson ML, Roth DL, Hansen JL, Traboulsi M, Hall CA et al. Relation between flow grade after thrombolytic therapy and the effect of angioplasty on left ventricular function: a prospective randomized trial. Am Heart J 1991; 121(2 Pt 1): 407-16, with permission.

（7）胸部 X 线检查

初始胸部 X 线检查对排除引起胸痛的其他原因很有价值，如肺炎、气胸、主动脉瘤等，另外还可以评价是否有心衰和 / 或肺淤血的发生。对于诊断明确的 ACS 或 AMI，可以等到溶栓或 PCI 术后再行此检查。

（二）患者管理

对稳定性心绞痛患者的管理目标是：①心血管事件的二级预防；②通过药物控制症状；③血运重建；④康复（图 10.6）（通过冠状动脉旁路移植术血运重建详见第 12 章；经皮冠状动脉血管成形术详见下一节。）。

急性冠状动脉综合征的治疗目的是快速诊断和闭塞动脉迅速的血运重建以保证心肌灌注和减少梗死面积。另外，治疗的目的还包括[21]：

- 通过增加冠状动脉灌注和减少心肌负荷使心肌缺血面积最小化。
- 最大化地给组织供氧。
- 控制疼痛和抑制交感神经兴奋。
- 控制再灌注的不良影响。
- 保护心室功能。
- 减少发病率和死亡率。

管理 ACS 或 MI 患者的理想场所是冠心病监护病房，因为那里能够提供连续、专业的护理，也能够快速获得治疗[22]。心血管事件的二级预防包括提供药物治疗，如抗血小板药物和降脂药物[23]。

1. 再灌注治疗

再灌注治疗包括冠状动脉血管成形术，理想情况下，包括支架植入术和溶栓治疗（也称为纤维蛋白溶解治疗）。有一项或以上如下适应证的患者应采取绿色通道实现再灌注治疗：①缺血或梗塞的症状持续超过 20 分钟；②症状起始时间在 12 小时内；③心电图改变（肢体导联 ST 段持续抬高 1mm，胸导联 ST 段持续抬高 2mm；左束支传导阻滞）。

（1）溶栓治疗

溶栓治疗已经被证实可以显著降低上述高风险人群的死亡率[24]。如果再灌注治疗的实施在症状出现的"黄金"1 小时内，可以最大程度地降低死亡率[25]。在许多医院，当无法实施其他再灌注治疗时，采取溶栓治疗是有效的。

损伤造成的血栓通常可以通过组织修复的纤溶过程得以溶解。这个过程需要纤维蛋白溶解酶原的参与，当被巨噬细胞激活后，纤维蛋白溶解酶原则转换成可以溶解血栓的酶。溶栓剂包括链激酶和组织型纤溶酶原激活剂（tPA），可以触发纤溶酶原转

图 10.6　急性冠脉综合征的管理

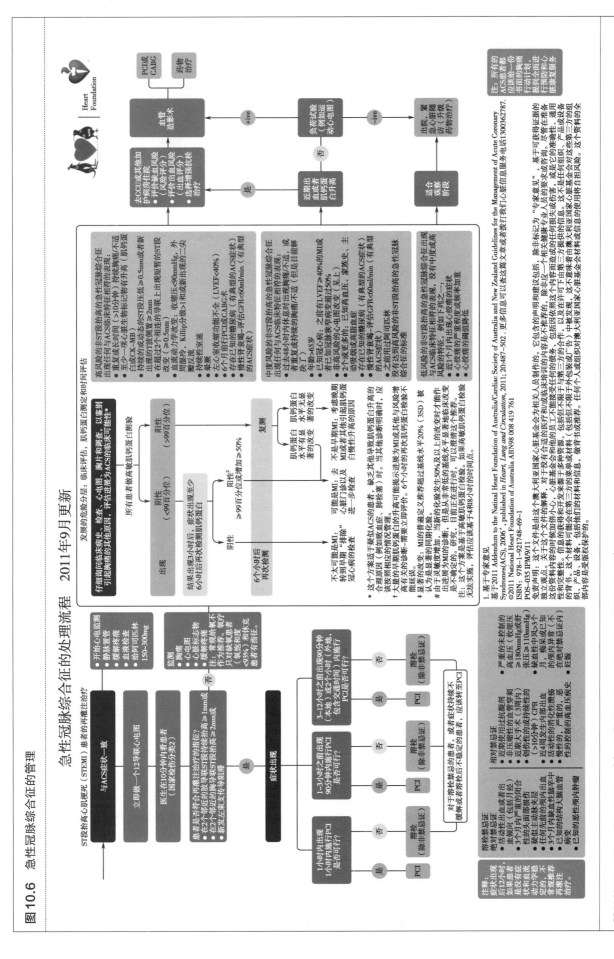

换为纤溶酶继而溶解血栓。有必要给患者做一个快速而全面的溶栓禁忌证筛查，以便快速开始治疗。禁忌证可以参考澳大利亚国家健康基金会 NHFA 指南[8]。

替奈普酶是最常使用的溶栓剂，同阿替普酶、替奈普酶和瑞替普酶一样都是一种组织型纤维蛋白溶酶原激活剂(tPA)。这些药剂都是人源性的，通过重组 DNA 技术制作而成[26]。这些药物只能激活血栓中的纤溶酶原，所以可以降低出血的风险。和链激酶不同，tPA 没有过敏的风险，可以重复给药。根据 GUSTO-1 试验，通常前壁缺血性改变的患者可接受 tPA 治疗，此试验证明 tPA 治疗对改善缺血有显著的成效[27]。通常阿替普酶通过静脉滴注给药，而瑞替普酶有更长的半衰期，可以通过两次静脉推注给药。

溶栓治疗后患者的护理管理要点主要是监测和发现出血并发症以及再缺血的发生。主要的护理措施如下：

- 观察：对患者进行神经学查体，评估定向力等，观察所有的注射部位以及尿液检查，评估有无出血的发生。在第一个小时内，这些检查连同患者的生命体征的评估需要每 15 分钟进行一次，然后根据患者的情况逐渐延长至每半个小时一次和每小时一次；当然，我们也需要建议患者当溶栓后出现任何出血的表现时及时报告。
- 心电监护：包括溶栓后给患者做 12 导联心电图和持续的心电监护，评估患者的胸痛症状以监测是否有再闭塞的发生。告知患者当发生胸痛或任何不适时及时告知医护人员。
- 静脉使用如肝素等抗凝剂和 / 或口服如氯吡格雷或噻氯匹定等抗凝药物的护理：通常用于溶栓治疗后以免支架内再闭塞的发生。当抗凝药超出治疗范围时比较容易发生出血，因此患者需要监测 INR、PT 和 PTT。

（2）冠状动脉血管成形术

经皮冠状动脉血管成形术（PTCA）的数量大概是冠状动脉旁路移植术的两倍，2008—2009 年，在澳大利亚每 10 万人口中就有 155 人接受 PTCA 手术[3]。在年龄超过 75 岁的患者中，PTCA 的手术率大幅增加。在这个手术过程中，导管在影像和特殊设计的导丝的引导下经肱动脉或股动脉送到冠状动脉，继而进入到闭塞或狭窄部位。然后导管末端的球囊会被充气，通过拉伸血管壁来扩张冠状动脉的

内腔，破坏管腔内的粥样斑块，打开动脉的内膜和中层（图 10.7）。

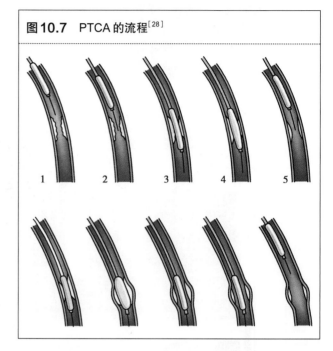

图10.7　PTCA 的流程[28]

PTCA 主要用于冠状动脉造影下发现单支或双支血管病变的患者。血管成形术与单纯药物治疗相比能够更好地缓解症状，但没有证据证明能够提高生存率[29]。相较于溶栓术，直接血管成形术在急性心肌梗死患者中病变血管的再通率更高（>90%），在 ACS 患者中脑血管意外（CVA）和再梗死的发生率更低，短期生存率更高[30]。对于符合再灌注治疗适应证的所有胸痛患者建议行 PTCA：①具备条件在 60min 内进行手术；②有溶栓治疗禁忌证；③缺血会在 4 个小时内造成大面积前壁心肌梗死；④血流动力学不稳定或发生心源性休克。

通常会置入支架以扩张血管内腔，增加冠脉血流，预防血管狭窄[30]。由内膜增生造成的再狭窄是一个相对常见的并发症，通常在术后 10~12 周发生。药物涂层支架的发明就是为了应对这个问题。应用于涂层的药物包括大环内酯类抗菌素西罗莫司，能够有效地减少增生，预防血流受阻[31]。在一系列的研究中也证实了紫杉醇药物涂层的效果[32]。除了更生霉素外，这些药物正在经受批准流程，短期获益明确，长期获益却不明确[33, 34]。

PTCA 术后患者的护理管理包括穿刺点的护理以预防出血，监测动脉变化（包括血栓和动脉瘤）[35]。动脉穿刺和导管置入可能会造成血管的损伤，改变肢体的血流灌注。帮助置入和维持通路的鞘管，通常在术后留置 1~2 个小时，以备紧急情况

下作为通路使用。护理措施如下：

- 观察：观察穿刺点有无出血和血肿；评估下肢的血运情况，包括肢体的颜色、温度和脉搏。这个监护需要在术后的前几个小时内完成，因为这个时候并发症最容易发生。
- ECG 监护：包括术后 12 导联心电图和连续的心电监护，评估胸痛以监测有无再梗塞的发生。要求患者一旦胸痛或者有任何不适及时告知护理人员。
- 生命体征：第一个小时每 15 分钟记录一次，第二个小时每半个小时记录一次，然后根据患者的情况改为每小时一次。
- 拔除鞘管：通常由医生或者受过专业培训的护士来完成。
- 止血：按压至少 5 分钟或者血管封堵[35]。
  ○ 使用人工止血装置（例如瑞典乌普萨拉 RADI 医疗系统的血管加压器）和不经常使用的数字装置来保持大约 20mmHg 的压力。
  ○ 血管封堵使用如 Angioseal 血管封堵器（St Jude Medical Inc，St Paul，MN）等装置。血管封堵器是由胶原蛋白塞和一个小的放在血管内的可生物降解的锚组成的，通过一个在血管外小的弹力拉线将锚放置在血管内。然后，拉力弹簧会被去除，缝线半个小时后被剪掉。这可以使患者方便活动缩短护理时间[36]。
- 评估：监测国际标准化比值（INR）、凝血酶原时间（PT）和部分凝血活酶时间（PTT），因为如果抗凝剂超出治疗范围时比较容易发生出血。通常在 PTCA 术中使用体重调整的肝素（100U/kg）来预防血栓形成，对闭塞高危患者可以使用Ⅱb/Ⅲa 糖蛋白抑制剂如阿昔单抗来预防血小板聚集和血栓形成。
- 卧床休息（2～6 小时）：避免患者移动穿刺处所在的关节来预防血栓移位和血肿形成。开始时，使用股动脉作为穿刺点的患者应该相对平卧，然后逐步过渡到坐。在低危患者（血压和血小板计数正常）中，休息时间可以安全地减少至 1 个小时[35]。
- 止痛：主要用于因卧床休息引起疼痛和不适的患者，促进舒适度。
- 尿量：足够的尿量是非常必要的，因为造影剂主要通过肾脏清除，所以护士要保证患者充足的入量并监测初始尿量。

- 口服抗血小板药物，如氯吡格雷或噻氯匹定：可能术前就已经给药来预防支架后再闭塞。通常会要求患者出院后继续服用此类药物 3 个月，因为支架植入处或受损伤处内皮会增生[36，37]。无禁忌证的患者需要终身服用阿司匹林。

很多患者会认为 PTCA 手术或冠心病的诊断让人很有压力[38]。护士为患者提供一些 PTCA 手术的知识，在康复过程中提供所需的护理是非常重要的。患者的家庭成员，可以为其提供有价值的支持以及康复中的提醒，所以这些人应该纳入健康教育中。应该为患者和家属提供的信息包括：再狭窄的可能性，家庭活动的限制以及为了减少冠心病恶化的风险而必须采取的生活方式改变。

> **实践提示**
> 对卧床休息的患者，增加的入量可能会使排尿困难恶化，尤其对于年龄大的前列腺肥大的男性患者。如果在这类患者中选择股动脉作为穿刺点，当患者侧身的时候更容易解出小便，可以用枕头帮助维持体位。

> **实践提示**
> 如果选择股动脉作为穿刺点，出血可能会在患者的腿和腹股沟之间，粗略的检查可能不容易发现，尤其当患者比较肥胖的时候。因此为患者做常规检查的时候，要经常移动患者的大腿，以便观察是否出血。

2. 急性冠脉综合征和心肌梗死患者的护理管理

对急性冠脉综合征和心肌梗死患者的护理包括减少心肌负荷和最大化地增加心排出量，提供治疗、细心的监护来明确治疗的效果，发现并发症，并发症的快速处理，舒适和疼痛的管理，心理支持，教育和出院计划。

减少心肌负荷包括确保患者卧床休息，提供锻炼的支持，减少压力。在提供护理的过程中，一个平静、关爱的态度是非常必要的，能够降低患者和家属的压力水平。对患者和家庭进行个人评价是非常必要的，以此决定最合适的随访管理方式是什么。心电监护（最好包括 ST 段的监护）和心率、气促、胸部不适以及血压的评估是非常必要的，以此明确缺血、治疗效果、心肌负荷和并发症。这个监护在急性期应该每小时一次，随着患者的康复逐渐减少频率。应该定期评估氧饱和度的水平，如果氧饱和度水平降低，可以通过面罩或鼻导管给氧。通常情况下，在前6个小时内给氧以提高心肌的血氧饱和度的水平；然而，没有证据证明如果患者的血氧饱和度水平不降低，给氧能使患者获益[10]。应该改善患者症状，包括镇痛。镇痛管理应该由护士来实施，因为护士为患者提供连续的护理，能够更加准确地评估和处理患者的疼痛[20]。处理疼痛是非常必要的，不仅仅是因为它给患者带来的痛苦，而且疼痛还会引起交感神经系统兴奋。交感神经系统的反应包括心率增快、心律失常的可能、外周血管收缩、增加心肌收缩力，因此导致总体心肌耗氧量的增加。有效的疼痛治疗措施包括静脉注射吗啡和硝酸盐类药物。最好采用静脉途径给药，因为药物吸收是可预测的，溶栓患者也不需要额外的穿刺。吗啡的另一个作用是，缓解患者因疼痛而带来的焦虑，初始给药剂量是以1mg/min的速度给2.5～5mg，然后再给2.5mg。尽管支持这个具体实践的随机对照试验的证据很少，这项实践措施也已经被大家普遍接受，认为是合适的。应该使用疼痛评估和制图的标准化方法来保证一致的评估和治疗。为了减少和预防恶心，还可以同时给予患者止吐剂如胃复安。其他药物，如β受体阻滞剂和硝酸盐，可以减少心肌负荷、疼痛。

3. 溶栓治疗的特殊护理

溶栓治疗的患者需要持续观察和常规的无创动脉血压监测以防血压过低。连续的心电图监测对心律失常和ST段的改变是非常必要的。一些心律失常，尤其是室性心律失常，通常和再灌注相关，一般趋向良性转归。ST段的监测和疼痛的评估可以帮助评价溶栓的有效性。当患者仍然有疼痛的症状，ST段的问题在60～90分钟内没有解决，则认为溶栓是失败的[20]。一旦溶栓失败，对患者进行其他干预措施都是风险很高的，所以再溶栓往往是唯一的治疗选择。如果条件具备，可能会采取抢救或急诊血管成形术。

4. 药物

在护理心脏病患者的时候，提供药物以及评价治疗的有效性是护士角色的一个主要组成部分。许多药物会有副作用以及与其他药物之间会有相互作

用，护士必须要掌握。用于治疗急性心肌梗死的一系列药物，包括阿司匹林，降脂药，β-受体阻滞剂和有机硝酸盐类（表10.3）。

5. 症状控制

药物控制心绞痛症状的方法通常包括舌下含服硝酸甘油（GTN）达到即刻症状控制，和用一种或多种的抗心绞痛药物达到持续的症状控制[21]。若无禁忌，推荐使用β-受体阻滞剂。钙离子通道阻滞剂可用于无心力衰竭或心脏阻滞的患者（这些药物将在下一节阐述）。药物的选择取决于患者症状的改善情况和药物副作用之间的利弊平衡。无论症状如何，患者均应持续服用抗心绞痛药物。同时也建议患者预防性地舌下含服GTN。

心绞痛患者也应注意避免引起心绞痛的诱发因素。应有针对性地教育患者使其对不稳定心绞痛和急性心肌梗死（AMI）的症状和管理以及可能需要的急救护理有一定的意识。尽管这些患者在短期内发生心血管事件的风险较低，但在中长期风险可能累加。对于心绞痛的患者应鼓励其参加心脏康复项目，学习一些症状管理的知识[39]。

根据患者出院后4～6周的处方回顾，血管紧张素酶（ACE）抑制剂已经被推荐应用于所有心肌梗死后的住院患者。左心衰竭的患者应持续服用ACE抑制剂。同样，利尿剂也在左心衰竭管理中发挥着重要作用（见第19章）。无论在急性期还是在远期，糖尿病患者在AMI后均具有较高的死亡率。在急性期，应用胰岛素-葡萄糖液控制BSL>11mmol/L，然后皮下注射胰岛素至少3个月，该方法被证实能够显著地降低心梗后患者3年内的死亡率[40]。

通常在患者疼痛缓解和血流动力学稳定后被转入降级病房或普通病房。病情平稳是指患者不再依赖静脉推注强心或血管活性药并且没有心律失常。对于一些低风险的患者，可以在病情稳定3天后出院回家[20]。

6. 情绪反应以及患者和家庭支持

急性冠脉综合征和急性心梗患者通常会产生急迫的焦虑和恐惧，因为他们意识到自己的健康受到严重的威胁[18]。对许多患者来说，这是他们初次经历急性疾病以及与之相关的事情，诸如救护转运，急救护理和住院治疗等，所以他们可能会感到震惊和难以置信。一些快速流程，如院前治疗方案的选择，需要患者及其家属迅速处理大量的信息并做出

表 10.3
ACS 治疗用药

药名	药物作用	副作用 / 注意事项	注释
		抗血小板药	
阿司匹林	血小板血栓素 A2 是一个引起血小板聚集的血管收缩剂和刺激物，阿司匹林通过抑制血小板血栓素 A2 从而抑制血小板聚集。可以通过抗炎作用减少斑块破裂使患者获益[34]	胃肠道刺激和出血；可以使用肠溶衣片来减少副作用	尽管经常未足量服用[5]，但其可以减少 50%AMI 发生的风险[33]。心绞痛的患者推荐终身服用
氯吡格雷	二磷酸腺苷（ADP）受体激动剂；预防血小板受体和 ADP 的结合，从而抑制血小板的聚集	抑制 P450 肝酶；当与其他药物和其他抗凝剂一起使用时要加强监护[25]	氯吡格雷比阿司匹林可以产生更少的胃肠道症状，对近期有中风、心肌梗死和外周血管病的患者更有效[37]
噻氯匹定	同氯吡格雷	严重的副作用包括中性粒细胞减少症	
欣维宁，依替巴肽，拉米非班，阿昔单抗[37]	糖蛋白 IIb/IIIa 受体的拮抗剂，阻止血小板聚集的最后一个环节；通常用于抑制急性冠脉综合征心绞痛患者的血栓形成[37]	出血，血小板减少，恶心，发热和头痛[25]；在肾衰竭患者中需要减少剂量	早期减少 ACS 和 MI 的死亡率，尤其是与阿司匹林和肝素联合使用时
		β 受体阻滞剂	
	通过阻止 β- 肾上腺素能受体，减少心脏负荷（降低心率和收缩力度），预防心脏的交感神经兴奋	禁忌证包括显著的房室阻滞、心动过缓、血压过低，哮喘史或未控制的心衰	推荐严重的 MI 期患者使用，降低远期 MI 的风险
		硝酸盐类	
硝酸甘油（静脉注射，舌下含服和喷雾），单硝酸异山梨酯	强效的外周血管扩张剂，尤其是静脉容量血管，从而减少前负荷和较少程度的后负荷，以减少心肌负荷。扩张正常的和动脉粥样硬化的冠脉血管以增加心肌供氧。用于管理不稳定性心绞痛，降低重症监护患者的血压，也有证据表明可以缓解症状	反射性心动过速，低血压，晕厥和偏头痛；通常在治疗的前几天出现，然后消退。应该监测血压。	因为对扩血管作用的耐受性，间歇的治疗是最有效的。经皮给药的病例中，如果每 24 小时中有 8～12 小时治疗，能够保证疗效
		降脂类他汀药	
阿托伐他汀，辛伐他汀，氟伐他汀，普伐他汀	抑制 HMG-CoA 还原酶，这个酶可以限制肝脏中胆固醇的合成率，从而减少血浆甘油酸酯	头痛，胃肠不适，横纹肌炎症和肝功能变异；和食物同服可以减少胃肠道症状	为了降低和维持胆固醇在 5mmol/L，证据表明他汀药物可以减低 AMI 后 5 年内死亡率[30]。对患者的教育需要包括监测肌肉酸痛和定期的门诊复查肝功能

Adapted from Bryant B, Knights K, Saterno E. Pharmacology for health professionals. Sydney: Mosby Elsevier; 2006.

决定，加上一个陌生的环境，不熟悉的技术和人员，确实让人十分痛苦。然而这种环境同时也可增加了患者及其家属的安全感。在 1996 年的一项研究显示，患者在 CCU 的感受与其病情的康复有关，目前这种情况仍惊人地相关[41]。

焦虑是急性心脏事件应激的一种常见反应，可以导致严重的生理和心理改变[42]。焦虑可刺激交感神经系统导致心率，呼吸加快和血压升高。这些反应可以增加心脏负荷和心肌耗氧量。在急性心脏病事件中，心肌灌注已经不足，产生这些需求将会导致更坏的结果，如室性心律失常和心肌缺血加重。因此，急诊和冠心病护理单元的工作人员应运用策略来减轻患者的焦虑。第七章对心理学上的护理给予详细的描述。

护理过程中，无论能否实现，应努力增强患者的自我控制、镇静和信心，以减少患者的脆弱感[42]。

这一目的可以通过下面来实现：

- 提供指导及日常经验对疾病的预见，允许患者做出选择，并为其提供信息和解释。
- 使用冷静和信任的方式。
- 当需要减少对话需求时，与患者及其家属沟通，因为过多的交流能引起患者不必要的心率加快[43]。
- 患者处于急性期时，限制探视者的数量和类别，但许多患者在有一个家属在场时会更有安全感。
- 向家属提供全面的信息，同时用易懂的语言向患者传达尽可能简洁的信息。

护士需要关注一些患者过度焦虑的症状，包括面部表情和行为变化。当然，患者也许会控制明显的异常行为，所以需要细心的交流和特殊的评估才能观察到患者一些焦虑症状。患者转到普通病房同样也能引起患者及其家属的担忧。因此，转运患者也需要有计划地讨论进行，并成为一个病情恢复的象征。

7. 心脏康复

冠心病是一种慢性病过程，通常表现为急性事件诸如急性冠脉综合征（ACS）和急性心梗（AMI）。像所有慢性病一样，它对患者生活方式的改变、长期结果的不确定性、功能性改变、社会和经济上的改变均有一定的影响。心脏康复的目标就是要解决好这些问题。世界卫生组织（WHO）将心脏康复描述为"改善心脏病的根本致病因素，保证心脏病患者获得最佳的体力、精神以及社会状况的活动总合，从而使心脏病患者通过自身努力才能在社会上维持或重新恢复至最正常的位置并能自主生活[44]。"所有急性心梗患者以及冠心病患者都需要系统的和个性化的心脏康复和二级预防。结构合理和多学科协作的心脏康复项目能够降低急性心梗患者的30%和其他冠心病患者13%的死亡率[45]。在运动耐量、症状、血脂、心理健康以及戒烟上也可产生获益[46,47]。

心脏康复包括四期，并从患者入院开始是第Ⅰ期[48]。第Ⅰ期包括：

- 疾病过程、预后、最佳康复方法、早期的住院治疗以及出院计划的相关信息。
- 以自我管理作为基础，评估患者对于诊断和治疗的理解程度。
- 出院计划要具体讨论二级预防所需的功能性和生活方式改变的适应程度，包括脂质的摄入、运

动、戒烟、压力管理、症状监测和急性症状管理。

- 应该鼓励患者进行早期活动，且随时监测心率、气促、胸痛以决定进步的速度（多数医院使用根据代谢当量为目标的活动进步图）。

随访阶段，第Ⅱ期至第Ⅳ期，由门诊管理、评估，由多学科专家团队给予健康教育。第Ⅱ期在患者出院后就应立即开始，并由社区护理者的提供相关服务以及进一步的评估。在第Ⅲ期，通常是做一些在心电监护条件下根据患者自身情况定制的运动项目，还有一系列的社会心理学的干预，如一些支持性的座谈和压力管理教育。最后是第Ⅳ期，重点是慢病的管理和保持降低风险的行为。整个四期都需要患者做到学习和行为改变最优化的原则。这些原则包括有准备学习的认知[48]。成人在他们身心稳定并且已经意识到有问题或需要学习的时候，将会有非常高的学习效率。由于她们的专长且与患者长期接触，护士可以在最佳时间提供评估和教育。

（三）心肌梗死的并发症

虽然心肌梗死的死亡率在下降[3-5]，但是许多患者都会在心梗后24小时之内的一些并发症。

1. 心源性休克

大约有5%～10%的心梗患者出现心源性休克，这是患者院内死亡的最常见原因[49]。心源性休克源于心肌收缩力的丧失，一般发生于心室损伤超过40%、射血分数小于35%的患者。心源性休克及其管理相关内容将在第12章里详细描述。

2. 心律失常

心律失常多发生于急性冠脉综合征和急性心梗的患者，是患者院前死亡的常见原因。患者的院前管理有赖于社区教育和有效、快速的急救服务，如美国西雅图模式[50]。心律失常多由组织灌注差、电解质改变、梗死过程中交感紧张的增加等引起，但最常见的是由左心室衰竭引起。成功血管重建后再灌注也会发生心律失常[51]。在急性冠脉综合征患者和急性心梗患者中，心律失常的快速有效治疗是非常重要的。其目的在于在心脏工作量下降时维持心脏输出。心律失常和心律失常的管理见第12章的内容。

3. 心包炎

心包炎是发生在心包脏层和壁层的一种炎症。

20% 的患者在急性心梗发作后的 2～3 天发生心包炎[13]。患者感到胸痛，这种胸痛容易和缺血性胸痛混淆。这两种胸痛患者的心电图中都会出现 ST 段抬高，但心包痛随着深吸气加重并且出现心包摩擦音。在心电图中，心包炎患者的 ST 段抬高是典型的上凹状（马鞍形的）且广泛分布，与心脏动脉梗死患者出现的局限性的凸状 ST 段抬高明显不同。心包炎通常用阿司匹林、消炎痛或皮质类固醇药物进行治疗[52]。大约 1%～5% 急性心梗患者在其晚期即发作后的两周至数月期间发生心包炎[21]。通常，迟发的心包炎与 Dressler 氏综合征有关，这可能与心肌损伤后的自体免疫应答有关。这种慢性疾病需要皮质类固醇药物治疗。

4. 结构缺陷

如果心肌组织死亡面积较大或者导致心室破裂、乳头肌断裂，其结果将是灾难性的。这种情况不常见，但症状发展迅速。室间隔穿孔通常与前壁心梗有关。患者发展为进行性呼吸困难、心动过速和肺淤血，同时伴有明显的收缩期杂音和胸骨旁区震颤。如果涉及肺动脉导管，右心房和右心室的血样会比正常情况下的氧含量更高。该病必须经心脏导管检查确诊，并需要急诊外科手术。

乳头肌断裂通常发生于心梗后 2～7 天。患者常表现为继发于肺动脉高压和心源性休克的突发肺水肿。可以听到额外的心音和收缩期杂音。这时需要急诊外科手术，因为乳头肌断裂的死亡率高达 95%[53]。心脏破裂通常发生于急性心梗后的 5 天内，最常见于老年妇女。当出现心脏压塞时，患者将经历持续的胸痛、呼吸困难和低血压。若不能立即手术，患者症状将迅速恶化并导致无脉性电活动。

三、心力衰竭

在正常情况下，心脏是一个有着储备机制并可适应需求变化的高效泵。这些机理包括：①提高心率来增加总的心输出量；②扩张引起心肌舒张和更有效的收缩；③进行性的心肌肥大以产生更多的力；④通过增加静脉回流和增强心肌收缩能力增加心搏量。心力衰竭是一个复杂临床状态，以导致心室充盈和射血障碍的结构异常或功能失调为特点[54]。这种情况也称为充血性心衰，该术语在美国常用但在澳大利亚不常使用。慢性心衰是指心脏长期不能满足代谢需求。

由于人口老龄化，冠心病和高血压的普遍存在，急性冠脉综合征死亡率的下降以及诊疗方法的进步，由心衰相关疾病引起的负担在上升[54]。心衰患者的生存率和预后极差。大约 50% 的患者在诊断为心衰的五年内死亡[55, 56]。与除肺癌外的癌症患者相比，心衰患者五年的存活率最差[57]。在澳大利亚，2007——2008 年期间 49 307 位患者因初诊慢性心衰而住院（占所有住院治疗人数的 0.6%）[58]。在国际上，心衰是 70 岁以上老年患者住院的最常见原因[59]。大约 40% 的住院心衰患者会在一年内再次住院或死亡。在美国大约有 510 万患者被诊断为心衰。每年大约有 100 万患者因初诊慢性心衰而住院[60]。

在初发心衰的患者中，超过 50% 的患者合并缺血性心脏病，65% 的患者伴有高血压，5%～10% 的患者伴有特发性扩张型心肌病[54]。心衰的原因可以归类如下：①心肌病；②心律失常；③心脏瓣膜疾病；④心包疾病；⑤先天性心脏病[61]。心肌病可能是由心肌梗死和慢性缺血性心脏病的纤维化引起，在可引起收缩功能失调和射血分数减低的收缩性心力衰竭中这一情况占据了大约三分之二。

心律失常，包括缓慢性心律失常和快速心律失常，均可以因灌注时间的变化而影响心脏前负荷和心排出量进而导致心衰。心肌需氧量增加，如果心脏灌注不良，肌肉收缩将受到影响。频繁的期前收缩和心房颤动扰乱了心脏运动的机械协调，从而导致心室不能充分充盈以进行有效的收缩。由于心室纤颤或者心动过速，心衰患者也有心源性猝死的高风险。瓣膜病导致的心衰通常涉及心脏左心的瓣膜（二尖瓣和 / 或主动脉瓣）。主动脉（瓣）狭窄导致的后负荷增加和心室肥厚导致的舒张顺应性降低最终导致射血分数的降低。二尖瓣狭窄通常是由于风湿性心脏病引起的。瓣膜关闭不全导致心室扩张来适应反流容积。每搏量增加和心室肌增生以排空心室内血液。然而随着时间的推移，当心室不能维持增加的负荷时就发展为心衰了。心脏瓣膜病以及治疗在第 12 章中有更详细的描述。

有几个术语常用来描述心衰的病理、体征和症状。包括：

后向性心衰：循环性或肺源性淤血，导致心室不能有效排空。

前向性心衰：心输出量不足导致重要器官灌注减少。

急性心衰：包括由心衰住院和慢性心衰的恶化。

慢性心衰：随时间发展，代偿机制不足以维持足够心脏输出量以适应代谢的需求。

射血分数降低的心衰 / 低射血分数降心衰（HFrEF）或收缩性心衰：是指心室在收缩期不能充分收缩导致射血分数降低和舒张末期容积增加，这是心衰最常见的一种形式。

射血分数保留心衰 / 正常射血分数心衰（HFpEF）或舒张性心衰：表示具有正常收缩功能和正常的射血分数，但是心脏舒张受损，导致心脏充盈时压力增大。舒张性功能障碍通常和收缩性功能障碍合并发生在老年人群较为普遍。

低心排血量综合征：这是对血容量过低和 / 或高血压的一种反应。剧烈的血管收缩进一步降低了心排血量。

高心排血量综合征：是代谢需求增加而引起的系统性静脉回流减少，进而导致每搏输出量和心输出量的增加。烧伤脓毒症是常见原因。

左心衰：发生于左心室每搏输出量减少时，导致血液在肺循环系统中的淤积。

右心衰：是由于右心室不能够有效排出血液而导致循环系统血液淤积。

（一）心衰的反应

当发生心衰时，机体将发起一些适应性的反应以维持正常的灌注（图 10.8）。这些机制在正常的心脏能有效运转，但对心力衰竭的心脏来说其有效性减低。这些代偿机制包括：

- 交感神经系统反应。
- 肾素 - 血管紧张素 - 醛固酮系统（RAAS）。
- Frank-Starling 反应。
- 神经激素的反应。

心衰发生时，交感神经系统反应首先被激活。它发生于心脏输出减少后的数秒，同时副交感神经被抑制。动脉压下降激活压力感受器反射。位于心脏的 β- 肾上腺素受体被激活，导致心率和心肌收缩力增加，从而增加了每搏输出量与心脏输出。交感神经系统对周围血管系统的反应是导致血管收缩，增加循环系统静脉回流和体循环充盈压。这一结果导致系统静脉回流、体循环充盈压、前负荷和后负荷的增加（见图 10.8）。此结果导致心肌需氧量增加。虽然重要器官的血流量得到维持，但是肾脏、胃肠系统和皮肤的灌注均降低，外周阻力增加。血管收缩的慢性激活通过外周阻力增加和对心脏结构的影响引起心力衰竭的进展，从而导致心室肥厚、

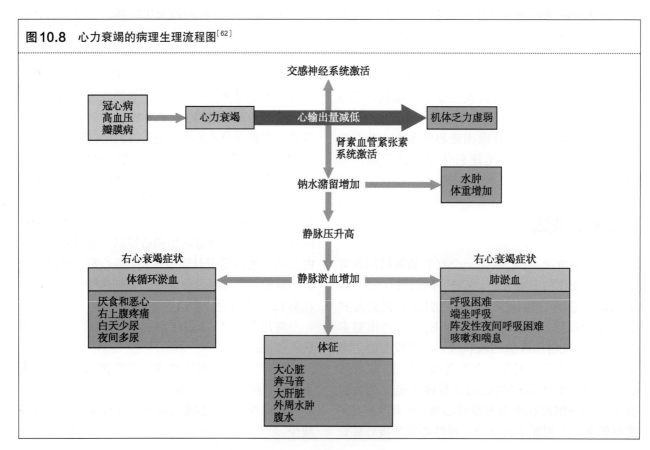

图10.8　心力衰竭的病理生理流程图[62]

纤维化、β-肾上腺素受体下调和内皮功能障碍。骨骼肌的慢性灌注不良引起其代谢的变化，从而导致运动耐量进一步降低。

另一个代偿机制就是肾素-血管紧张素-醛固酮系统的激活。肾血管灌注的减低引起肾小球滤过率降低，可在几分钟之内激活该系统。该系统的激活引起循环系统静脉回流和钠、水重吸收增加，从而增加了循环血容量、体循环充盈压和静脉回流，并增加前负荷和后负荷（见第 9 章）。

心力衰竭时 Frank-Starling 反应也被激活。当交感神经系统激活引起舒张末期容量（前负荷）增加时，心室舒张刺激 Frank-Starling 反应。当心脏舒张时心肌纤维被拉伸，其收缩力也相应增加以克服增加的前负荷。这是心脏维持正常输出量的主要机制。心肌的最佳收缩力是其舒张容积在 12~18mmHg 的时候[63]。然而，当心室受损时，如心肌梗死，交感神经系统兴奋增加了心率和心肌收缩力，而同时也增加心脏负荷和加重心肌功能障碍，这些将导致舒张末期容量（前负荷）增加，心室扩张和心力衰竭进展。随着心室扩张的继续，心室肥厚继之而来。为增强心肌收缩力，心肌细胞的数量也随之增加，即心室重构。然而，由于增厚的心室壁，受损的心肌功能和纤维组织的生长，长期的心室肥大导致心脏舒张末期的顺应性和收缩力的变化。这些结果进一步加重了心室功能损伤（图 10.9）[58]。心室肥厚对心室顺应性、心率和收缩力也具有一定的抑制作用，从而导致与心脏收缩力增加无关的舒张末期压升高。比如患者肺动脉压升高时，肺水肿和心源性休克就会发生。

心力衰竭的最后代偿机制是神经激素反应的激活，这种反应可能需要数天。这一反应包括血管加压素和心房钠尿肽的激活。血管加压素具有很强的血管收缩作用，也是一种抗利尿激素。心房钠尿肽在心血管容量的平衡中起着重要的作用。心房钠尿肽由心房受到循环血量增加导致心房组织拉伸的刺激而产生。心房钠尿肽能阻断交感神经系统、肾素-血管紧张素-醛固酮系统和血管加压素的作用。心房肽可以通过压力感受器和促进肾脏钠水排泄减少血容量来减少心动过速。在急性心衰患者的血浆中，心房肽含量升高，而在慢性心衰患者的血浆中大大减少。

根据病因学，在健康的心脏中，上述这些代偿机制可以产生足够的心输出量，但在心衰发生时则不能。在缺血性心衰患者，受损的心肌不足以应对

Frank-Starling 反应和心室重构。高血压或瓣膜性心脏病引发的心衰造成持续的压力或容量过负荷，Frank-Starling 反应和交感神经系统的代偿则进一步恶化这种情况，导致心室重建、去甲肾上腺素的消耗以及心脏交感神经系统引起的反应减弱。这些都更加降低循环血量和肾灌注。由于肾素-血管紧张素-醛固酮系统的持续性激活，许多心衰患者通常在血浆中有较高的肾素活性。

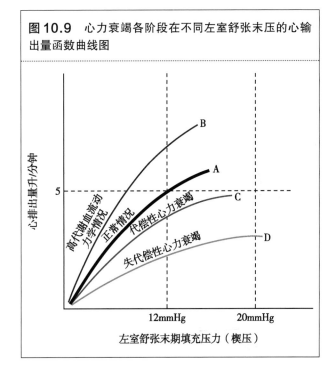

图 10.9　心力衰竭各阶段在不同左室舒张末压的心输出量函数曲线图

在心衰患者中，心脏输出量不足引起低灌注的各种体征和症状（少尿症、认知损伤和四肢冰冷）以及静脉和肺循环的淤血（急性肺水肿、呼吸困难、低氧血、四肢水肿和肝脏淤血）。体征和症状的分类详见左心室衰竭和右心室衰竭的相关内容。

（二）左心衰竭

和其他形式的心力衰竭相比，左心衰竭（LVF）的特点是气短，端坐呼吸和阵发性夜间呼吸困难以及刺激性咳嗽和乏力（表 10.4）。左心衰竭或 HFpEF 在心室射血分数小于 40% 的时候存在，并引起舒张末体积增加和心室间压力增高[61]。由于左房不能有效地排空至左心室，进而引起左房压升高。升高的左房压导致肺淤血。当肺静脉压超过 20mmHg 时，液体将进入肺间质。增高的肺间质压力降低肺的顺应性，增加呼吸做功，使患者表现呼吸短促。肺组织增加的血容量也能引起浅快呼吸和呼吸困难的感觉。患者也会有端坐呼吸（平躺时呼吸困难）和阵

发性夜间呼吸困难，因为当平躺的时候血液受重力影响重新分布到肺部。坐起或站、或睡觉时垫枕头，能缓解夜间呼吸困难的症状[63]。

当肺毛细血管压超过30mmHg时便可引起急性肺水肿，此时液体从血管渗入到肺泡（图10.10）[65]。渗入的液体会减少气体交换的有效面积，患者会感到明显的气短，并伴有粉红色泡沫痰和呼吸杂音。患者会感到严重的焦虑和氧水平的下降。肺水肿需要紧急的医疗救治。

除了肺部的症状，左心衰的患者由于左心输出量减少会有一些症状和体征，包括疲乏无力、注意力不集中和运动耐力下降。在心衰被确诊前，这些症状可能已经有一段时间了，但这些症状并不典型，抑郁症患者也会有这些症状。对诊断有帮助的还有其他体征，如S3心音的出现（室性奔马律）、肺部湿罗音（咳嗽时不明显）、胸片可见的心脏扩大和肺血管充血。

（三）右心衰竭

除一些严重的肺部疾病如慢性阻塞性肺部疾病、肺高压或者大面积肺栓塞外，右心衰竭（RVF）通常不会独立产生[63]。右心衰竭主要是由于血液流出受阻，右心室容积增加明显，当心输出量减少，舒张末期容积增加，右心房不能完全把血排空，右房

表10.4
左心衰竭右心衰竭的临床表现

左心室衰竭		右心室衰竭	
体征	症状	体征	症状
呼吸困难	胸闷	四肢水肿	疲劳
心动过速	端坐呼吸	颈静脉怒张	体重增加
双肺湿罗音	夜间阵发性呼吸困难	中心静脉压升高	食欲下降
咯血	呼吸困难	腹水	
咳嗽	疲劳	肝肿大	
肺水肿	夜尿增多		
肺动脉压力升高			
可闻及第三心音			

图10.10　肺水肿的病理生理学。随着肺水肿的发展，它会抑制肺泡-毛细血管界面的氧气和二氧化碳的交换。A. 正常关系；B. 增加的肺毛细血管压力导致液体从血管腔进入肺间质；C. 淋巴回流增加并将液体拉回血管或淋巴间隙；D. 淋巴回流失败、左心衰竭恶化导致液体进一步进入肺间质，然后进入肺泡

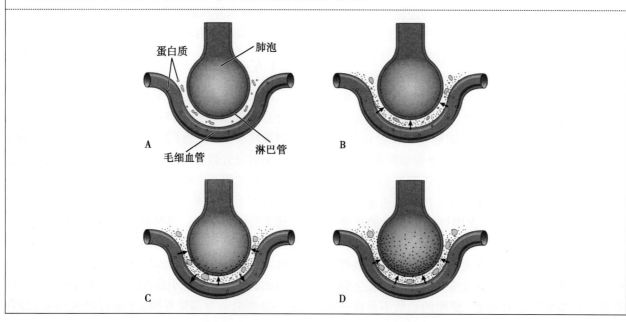

压力也会提升从而影响到静脉系统。颈静脉怒张，可见锁骨上静脉充盈明显。右心衰的症状不像左心衰那么典型，很大程度上与低心排、静脉压力升高有关（见表 10.4）。腹水和水肿会逐渐产生，脚踝部的水肿会最先出现。体重增加是一个重要的信号，体重每增加一千克相当于体内多增加一升的水分。肝脏淤血会导致肿痛、腹水和黄疸。腹内压力的增加会导致恶心和厌食，很多体征不容易和左心衰区分，包括额外心音。

（四）患者的评估、诊断程序及分类

关于诊断和评估可以参考诊断原则（图 10.11）[51]。全面的评估和了解病史对于确定心衰病因和疾病严重程度至关重要。一个细致的身体评估对于初始诊断、评价治疗效果、疾病进展是很重要的。评估的程度和时间取决于症状的严重性。患者的身体检查集中在心血管和肺的评估。

心血管的评估包括：

- 脉率和脉律：低心排时需要评估患者的脉率。然而应用 β 受体阻滞剂或血管紧张素转换酶抑制剂（ACEIs）的患者脉率会降低。
- 心前区的触诊和心尖搏动：由于心脏扩大心尖搏动的位置会向左下偏移。
- 第三心音的听诊：由于射血分数降低和舒张功能障碍第三心音会产生，由于心室顺应性的下降第四心音也可能会出现。
- 颈静脉压力的评估（JVP）：主要用来评估颈静脉充盈的程度。它的升高说明高血容，右心衰和右室顺应性降低。三尖瓣的疾病也会导致它的升高。按压肝脏将导致流向右房的血液增加，以此来评估肝颈静脉反射是否出现以及观察 JVP 是否升高。
- 血压：通过测量卧位和立位血压来评估由低心排以及服用 β 受体阻滞剂和 ACEIs 导致的体位性低血压。
- 外周：发现是否存在由血管收缩导致的发绀。如果有杵状指，通常是先天性心脏病引起的长期发绀导致的结果。评估患者脚踝部水肿情况，如果外周水肿发展到小腿，提示患者体内液体过多，需要利尿剂治疗。

肺部的评估包括胸部听诊，听诊吸气时是否有湿罗音（咳嗽时不明显），它们最初可以在基底部闻及，但随着淤血的加重会弥散。患者的一般评估包括每日体重和精神萎顿（通常与严重的慢性心脏病有关）、贫血以及眩晕等体征。

心衰一般按照症状的严重程度进行分类，通常应用美国心脏协会（NYHA）的功能分类，根据活动水平和初始症状对患者进行分类（表 10.5）[65]。

表 10.5
美国纽约心脏病学会心功能分级[69]

分级	定义
I 级	体力活动不受限，一般体力活动不引起过度或不相适应的乏力、心悸、气促和心绞痛。正常的日常活动不会引发症状。活动没有限制
II 级	轻度体力活动受限，静息时无不适，日常体力活动可导致乏力、心悸、气促和心绞痛。通常的活动会引发症状，但随着休息，症状会逐渐消失。轻微限制日常活动
III 级	体力活动明显受限，静息时无不适，但低于日常活动量即导致乏力、心悸、气促和心绞痛。少量的活动会引发症状；患者通常在休息时没有症状。限制活动
IV 级	不能无症状地进行任何体力活动，休息时可有心力衰竭或心绞痛症状，任何体力活动都可加重不适。任何类型的活动都会引发症状，症状也会在休息时出现

诊断性检查

用于诊断心衰的检查包括如下：

- 超声心动是确诊心衰最有用的依据。它是诊断的金标准，应该尽可能完成[54, 66]。这项检查至关重要，因为它可以区分收缩功能障碍（左心室射血分数小于 40%）与舒张功能障碍，故对治疗非常有帮助[54]。通过它可以获取左右心室的大小、容积、左室血栓，心室壁的厚度和收缩力。不需要有创操作技术就可以评估瓣膜的功能和结构，心内和肺内的压力。脉冲波多普勒和组织多普勒可用于诊断收缩功能障碍。
- 心功能评估也可以应用有创技术（如冠状动脉造影）和核医学检查（放射性核素检查）来完成。
- 首先要做的检查是 ECG。常见的异常情况包括 ST-T 改变、左束支阻滞、左前分支阻滞、左心室肥厚、房颤和窦性心动过速。
- 胸片检查可以显示心脏扩大和肺部纹理，包括肺间质水肿的证据：门周肺血管，基底部的少量胸腔积液可使肋膈角模糊，出现 Kerley B 线（提示左房压力升高）。

- 全血细胞计数旨在发现贫血、血小板减少。任何贫血的征象需要进一步复查。
- 尿素、肌酐和电解质的检测旨在发现低钠、低钾、高钾、低镁和肾小球滤过率，随着患者的病情变化和药物治疗（ACEI、利尿剂）这些指标应密切监测。

- 肝功检查主要是评估 AST，ALT，LDH（乳酸脱氢酶）和血清胆红素的水平。
- 甲功主要是针对那些无冠心病病史，有房颤的患者。
- 尿检主要是检测尿比重和尿蛋白。
- 心衰和冠心病患者需要评估心肌缺血和存活

图10.11　心衰诊断流程

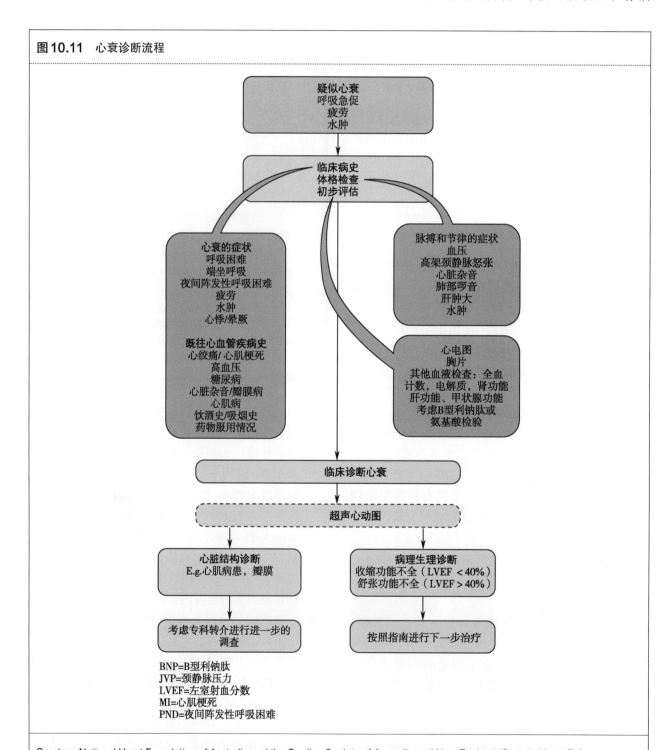

BNP=B型利钠肽
JVP=颈静脉压力
LVEF=左室射血分数
MI=心肌梗死
PND=夜间阵发性呼吸困难

Courtesy National Heart Foundation of Australia and the Cardiac Society of Australia and New Zealand (Chronic Heart Failure Guidelines Expert Writing Panel). Guidelines for the prevention, detection and management of people with chronic heart failure in Australia. Updated October 2011. Melbourne: National Heart Foundation of Australia; 2011.

力。可以通过心电图、超声心动、心肌灌注检查。冠状动脉造影对了解冠脉病变的分布是很有用的。

- 利钠肽包括 ANP 和 BNP。BNP 不能单一用来评估慢性心衰，因为它会受到其他因素的影响[54]。然而它可以结合其他的诊断检测，特别是用来区分呼吸困难是由慢性心衰引发还是由于慢性阻塞性肺疾病引发。
- 怀疑有心肌病的患者可以做心肌活检。

（五）患者的管理

心衰的治疗是长期、多方面的，需要很好的协调，应用多学科的方法。心衰治疗的目标是证实或者消除诱发因素，促进心脏功能恢复，提升患者的舒适度，缓解症状和体征，帮助患者及其家人应对生活方式的改变。临床实践指南一直在更新，指导心衰的治疗应该着重心室的功能障碍和症状的等级程度（图 10.12～图 10.14）[54]。

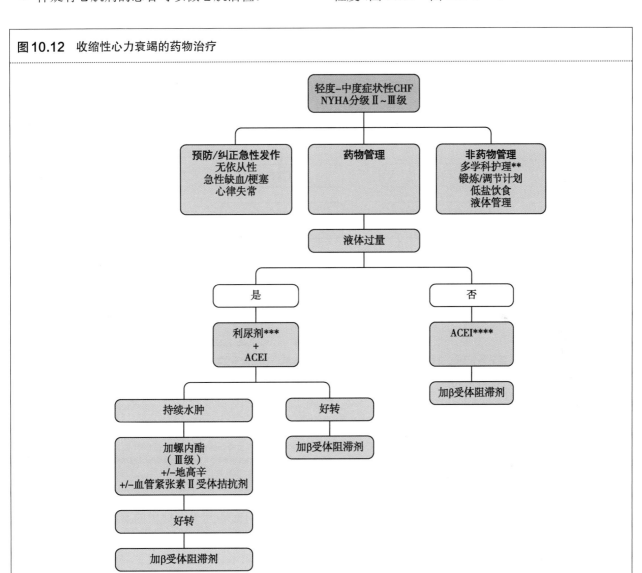

图 10.12 收缩性心力衰竭的药物治疗

* 心房颤动（房颤）患者应该<u>抗凝</u>，INR的目标值为2.0~3.0。胺碘酮可用于控制房颤心率，也可尝试心脏复律。如果4周后仍然房颤，可以考虑心脏电复律。地高辛可以减慢静息房颤心率。
** 多学科护理（由社区护士、药剂师和相关医疗人员进行出院前和家庭访视），接受关于预后、依从性、锻炼与康复、改变生活方式、接种疫苗和自我监测的教育。
*** 最常用的利尿剂首选袢利尿剂，如呋塞米。然而没有证据表明袢利尿剂比噻嗪类利尿剂更有效或更安全。
**** 如果ACEI不耐受，请使用血管紧张素Ⅱ受体拮抗剂。

Courtesy National Heart Foundation of Australia and the Cardiac Society of Australia and New Zealand (Chronic Heart Failure Guidelines Expert Writing Panel). Guidelines for the prevention, detection and management of people with chronic heart failure in Australia. Updated October 2011. Melbourne: National Heart Foundation of Australia; 2011.

图10.13　难治性收缩期心力衰竭的药物治疗

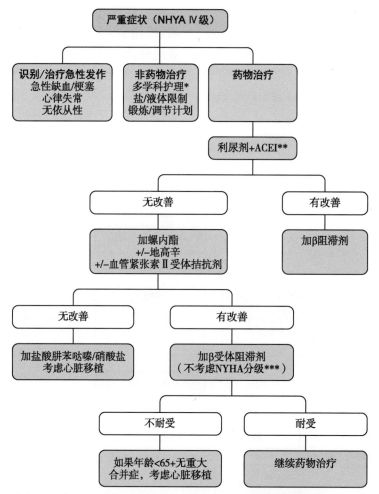

* 多学科护理（由社区护士、药剂师和相关医疗人员进行出院前和家庭访视），接受关于预后、依从性、锻炼与康复、改变生活方式、接种疫苗和自我监测的教育。
** 如果ACEI不耐受，使用血管紧张素Ⅱ受体拮抗剂替代。
*** NHYA Ⅳ级的心衰患者应接受β受体阻滞剂的治疗，前提是他们的血容量正常，并且没有β受体阻滞剂的禁忌证。

Courtesy National Heart Foundation of Australia and the Cardiac Society of Australia and New Zealand (Chronic Heart Failure Guidelines Expert Writing Panel). Guidelines for the prevention, detection and management of people with chronic heart failure in Australia. Updated October 2011. Melbourne: National Heart Foundation of Australia; 2011.

在入院早期应该计划患者出院后的目标：为患者提升生活质量，避免不必要的入院。在患者出院后最初的30天，有近35%的心衰患者会再入院，因此有一些健康照护机构专门为患者提供出院至回家的过渡所需要的支持[67]。目前超过70多个心衰项目遍及澳大利亚用来支持心衰患者出院后的管理[68]。这些项目的主要目标就是减轻患者症状、负担、改善心功能，使得再入院率最小化。这些计划涉及从住院访视到促进出院，再到护士指导的门诊医疗，再到家庭访视，以及专门的心衰锻炼计划。许多数据显示家访可以有效减少住院率和死亡率[69, 70]。并

且这些项目对心衰患者提供的照护都是统一标准化的[54, 59, 71]。心衰患者的家访项目是指：心衰专科护士到患者家中，对患者及照护者提供健康指导，评估患者的症状，教给患者和照护者一些自我管理的方法策略。护士指导的门诊医疗也减少了住院率和死亡率[72, 73]，并在心衰患者出院管理方面承担了重要的角色。

心衰急性期后的管理主要有三个原则：自我管理，长期生活方式的改变，坚持药物治疗。对于非药物治疗的心衰患者，自我管理是关键。自我管理是指导患者如何选择决定并采取健康的行为方式以

图 10.14　射血分数正常的心力衰竭的管理（HFpHF）

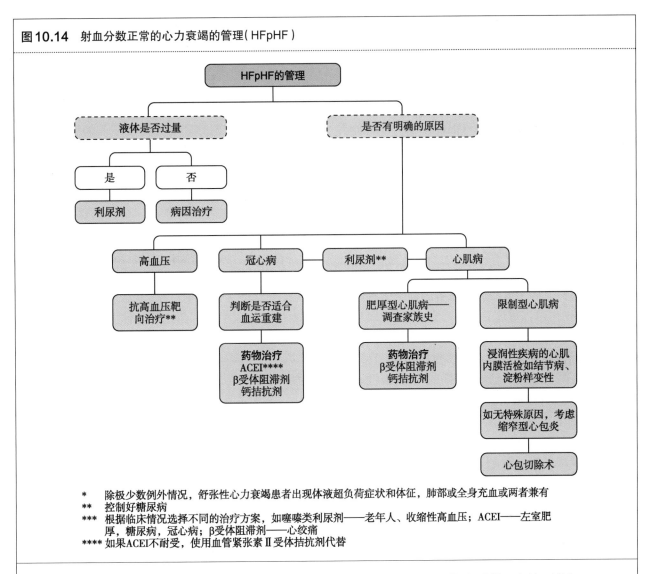

*　　除极少数例外情况，舒张性心力衰竭患者出现体液超负荷症状和体征，肺部或全身充血或两者兼有
**　　控制好糖尿病
***　根据临床情况选择不同的治疗方案，如噻嗪类利尿剂——老年人、收缩性高血压；ACEI——左室肥
　　　厚，糖尿病，冠心病；β受体阻滞剂——心绞痛
****如果ACEI不耐受，使用血管紧张素Ⅱ受体拮抗剂代替

Courtesy National Heart Foundation of Australia and the Cardiac Society of Australia and New Zealand (Chronic Heart Failure Guidelines Expert Writing Panel). Guidelines for the prevention, detection and management of people with chronic heart failure in Australia. Updated October 2011. Melbourne: National Heart Foundation of Australia; 2011.

及病情加重恶化时的正确反应。这涉及患者的认知能力，需要识别可以提示变化的症状和体征，当然这种认知能力和判断能力，也依赖于知识和先前的病情恶化的经历[74,75]。

1. 生活模式转变和自我照护管理

患者教育是自我管理的关键，必须有家庭成员的参与才能行之有效。患者教育应该包含以下信息：

- 疾病过程——这涉及讨论什么是心衰，症状和体征以及为什么会发生，治疗和护理措施。
- 改变生活模式。
- 药物和副作用。
- 自我监测和急性症状。

- 坚持用药和遵守管理计划的重要性。

有许多可用于患者和护理人员教育的资源。心脏基金会有一个优质资源，题为"慢性心力衰竭患者良好生活"（http://www.heartfoundation.org.au/SiteCollectionDocuments/Living well with chronic heart failure.pdf），还有"心在线"（http://www.heartonline.org.au/Pages/default.aspx）是卫生专业人员为患者和护理人员提供信息的又一优质资源。心在线还为卫生专业人员提供心衰管理和调查工具。

为了改善症状，患者坚持每天限制液体摄入量1.5～2L，是重要的措施之一。鼓励患者每天称体重，来确认是否有体重的增加，因为 1kg 体重的增加等于 1L 过量的液体摄入。国家指南规定，如果体重在两天内增加 2kg，就需要尽快去看当地医生。

坚持管理计划并密切监测日常体重的患者可以通过使用由他们的心脏病专家开发的一个灵活的利尿措施计划来自行管理他们的体液状态。另外，应该告知患者液体过量摄入和失代偿的早期预警信号，如呼吸困难加重，疲劳和外周水肿。

睡眠呼吸暂停也常见于 CHF 患者。有两种类型：阻塞性睡眠呼吸暂停和中枢性睡眠呼吸暂停。阻塞性睡眠呼吸暂停的发生是由于气道塌陷导致的，并且与肥胖相关。它随着体重减轻和夜间持续气道正压通气（CPAP）可以被治愈。使用 CPAP 治疗阻塞性睡眠呼吸暂停可以改善左室射血分数，这是由于左心室充盈和排空速率增加，收缩压下降，左室腔变小[76]。中枢性睡眠呼吸暂停（潮式呼吸）是由于肺部充血和重度心脏病患者的高交感神经刺激而发生的，也可以通过 CPAP 治愈。但是，氧疗的益处尚未得到证实。锻炼同样重要，可以防止慢性心衰患者骨骼肌失调。运动训练包括散步，自行车锻炼和轻度阻抗运动 - 已被证明可以改善慢性心衰的功能、症状、神经激素异常、生活质量和心情。澳大利亚心脏基金会建议所有稳定的 CHF 患者，不论年龄，应该有一个量身定制的锻炼计划（最好是针对心力衰竭的锻炼计划）或修改后的心脏康复计划[54]。心力衰竭锻炼计划包括抗阻训练，它能够改善心功能，缓解症状，延长生存期，降低住院费用[77]。对于有症状的心力衰竭患者，体力活动应在训练有素的心力衰竭专家（如理疗师或运动生理学家）的监督下进行，他们可以根据患者症状的严重程度调整锻炼水平。许多 CHF 患者存在诸如关节炎等并发症，这使锻炼计划变得困难，但应该鼓励他们维持一般活动。

对于中度至重度心力衰竭患者，饮食钠摄入量应降至 2g/d。对于轻度心力衰竭患者，为 3g/d[54]。钠盐摄入的减少有助于减少液体潴留、利尿剂的使用和钾的排泄。大部分个体食盐摄入都会从加工食品中摄取，所以我们鼓励患者，阅读营养成分标签并减少这些食物的摄入量。盐的摄入量也可以通过避免在烹饪或食物中添加盐来减少。由于超重会增加心衰患者心脏负担，患者应通过降低膳食脂肪摄入量来减轻体重以改善症状和生活质量。这些患者可能需要转诊给营养师进行减肥管理。在中度至重度心力衰竭患者中，心脏恶病质和贫血症很常见，这进一步加剧了患者虚弱和疲劳。这些患者需要转诊给营养师提供营养支持。其他生活方式的改变是：戒烟，理想的是戒酒，或者限制酒精量低于 2 标准酒杯 / 天（酒精是一种心肌毒素并降低收缩力），将含咖啡因的饮料限制在 1～2 杯 / 天（以降低心律失常的风险）。控制糖尿病，并且每年接种流感和肺炎球菌疫苗[54]。

安宁疗护适用于伴有严重症状，最大剂量药物治疗，频繁住院治疗和对治疗反应差的终末期心力衰竭患者。为患者制定晚期护理计划，并且与家人讨论，这一点很重要。在患者首次住院治疗失代偿性心力衰竭后，就应讨论晚期护理计划。

心力衰竭患者的药物治疗至关重要，其中包括一系列需要仔细管理的药物。专业护士有权对某些心力衰竭药物进行滴定法检测，包括利尿剂和 β 肾上腺素能受体阻滞剂。药剂师还要提供必要的患者教育，并支持优化药物治疗，综合管理，提供用药时间表。一些大医院有药剂师延伸服务，可以进行患者家庭访视。

> **实践提示**
>
> 在考虑患者是否适合安宁疗护时，还需要讨论是否停用起搏器或植入式心脏复律除颤器（ICD）。

2. 药物

药物管理范围包括：ACEI 类，β- 肾上腺素能受体阻滞剂，血管紧张素受体阻滞剂（ARB 类），利尿剂，地高辛和抗心律失常药物（β- 肾上腺素能受体阻滞剂和抗心律失常药物将在本章后面进行介绍。）。表 10.6 总结了这些药物在心力衰竭中的主要作用和不良反应。

（1）血管紧张素转换酶抑制剂

ACEI 类药物是慢性心力衰竭治疗的基石，因为它们有助于延长生命，改善患者症状和运动耐力，减少住院治疗并改善慢性心力衰竭患者的射血分数[78, 79]。所有有症状的收缩期左室功能障碍患者都应服用 ACEI 类药物[1, 64, 59, 71]。本组药物（卡托普利，依那普利，赖诺普利）作用于肾素—血管紧张素系统[80]，特异性地阻止血管紧张素 I 向血管紧张素 II 转化。使得全身血管阻力（后负荷）降低。这对预防慢性心力衰竭的进展尤其重要，因为阻断肾素—血管紧张素系统可防止发展为收缩功能障碍。另外，由于血管紧张素 II 也刺激醛固酮的释放，所以水钠潴留（前负荷）减少。ACEI 类药物与利尿剂一起服用时有一优点，那就是钾的流失被限制

表 10.6
用于治疗心力衰竭的常用药物[58,69]

药物 / 举例	作用	常见副作用
一线用药		
ACE 抑制剂 卡托普利 依那普利	通过阻止血管紧张素 I 转化为 II 来降低全身血管阻力，减少水钠潴留	症状性低血压 高钾血症 无效咳嗽 肾衰竭 皮疹
袢利尿剂 呋塞米	通过减少氯和钠的重吸收来增加尿量	低钾血症 耳毒性 皮疹
噻嗪类利尿剂 氯噻嗪 氢氯噻嗪	通过减少钠的重吸收增加尿量	低钾血症 高血糖症 过敏：皮疹
β- 肾上腺素能阻断剂 比索洛尔 卡维地洛 美托洛尔 CR/XL	通过阻断动脉和心脏的肾上腺素受体来降低全身血管阻力和心率	低血压 支气管痉挛
保钾利尿剂 螺内酯	通过阻断醛固酮和钠潴留增加尿量	高钾血症 皮疹 男性乳房女性化
ARB 坎地沙坦 厄贝沙坦	阻断血管紧张素 II 受体对血管紧张素 II 的刺激，减少水钠潴留，替代 ACEI	症状性低血压 高钾血症 肾衰竭
二线用药		
心脏糖苷类 洋地黄	通过抑制心肌细胞中的钠泵增加心肌收缩力并降低心率	心动过速 房室传导阻滞 恶心呕吐 定向障碍 视觉障碍

了。此外，ACEI 类药物抑制缓激肽（血管扩张剂）的分解，这也有助于降低血管阻力。全身血管阻力减少，减少了心脏做功，但并不影响心率和心排出量。

ACEI 类药物的常见不良反应主要来自低血压，包括头晕和头痛。其他副作用包括高钾血症，肾功能损伤和无效咳嗽，这可能影响预防哮喘药物的作用。ACEI 类药物初始剂量应该低，因为严重 - 短暂 - 有症状的低血压会发生，肾功能损伤和高钾血症就会加重。在 2～3 个月内 ACEI 的剂量需要逐渐增加至最大剂量，以优化存活肾功能。本组药物因为存在肾衰竭的潜在风险，禁用于双侧肾动脉狭窄的患者。ACEI 的重要不良反应是它们不能与 NSAID 类药物联用，因为 NSAID 会降低 ACEI 药物的作用[81]。

实践提示

干性无效性咳嗽通常与 ACEI 药物的使用有关，但常常被误认为是其他疾病的症状，因此患者可能不会将症状报告为新症状。咳嗽通常在开始治疗和剂量递增的 1～2 天内出现。

实践提示

心力衰竭是老年人的疾病。许多老年患者患有关节炎，然而，老年心力衰竭患者必须避免服用 NSAID 药物，特别是当服用 ACEI 药物时，NSAID 拮抗 ACEI 的作用，在这种情况下，通常建议服用长效扑热息痛或氨基葡萄糖来缓解关节炎疼痛。

（2）β- 肾上腺素能阻断剂

所有患有症状的收缩期左室功能障碍的患者都应接受 β- 肾上腺素能阻断剂的治疗。β- 肾上腺素能阻断剂（卡维地洛，美托洛尔，比索洛尔）在治疗慢性心力衰竭时可以抑制交感神经系统兴奋的不利影响并改善心室功能。在心力衰竭中，β2 受体占主导地位，而 β1 受体作用被削弱。在心力衰竭中，β- 肾上腺素能阻断剂能降低这种神经激素活动。β 受体阻断剂的使用被证明可以缓解症状，降低住院治疗，延长患者生命[82, 83]。与 ACEI 相似的是，β 受体阻断剂的剂量也要逐渐增加。一旦患者出现血压波动，他们应从低剂量开始，在几个月内逐渐增加到最大剂量。在 COPD 患者中，选择性使用 β1 受体阻断剂。患者需要密切监测其 COPD 的恶化情况。其他不良事件有症状性低血压，心动过缓和心衰恶化。另外，在 β- 肾上腺素能受体阻断剂剂量增加的过程中，很多患者抱怨在清晨感觉不清醒，这种症状在 2～3 周后就会消失。

（3）血管紧张素受体阻断剂

血管紧张素受体阻断剂（ARBs）主要针对不能耐受 ACEI 药物副作用的患者，比如 ACEI 引起的咳嗽。ARB 与 ACEI 作用相似。ARB 阻断的是对血管紧张素Ⅱ应答的血管紧张素Ⅱ受体。另一方面，ACEI 作用于产生血管紧张素Ⅱ[80]的酶。他们与 ACEI 作用相似，改善生存质量，左室 EF，心衰症状，降低医疗费用[84, 85]。与 ACEI 相似的是，ARB 开始于低剂量，并在 2 个月内逐渐升高至最佳剂量。不良反应有：肾功能异常，高钾血症和症状性低血压。

（4）利尿剂

利尿剂是治疗心力衰竭的主要药物之一，其主要作用是降低低心排导致的钠和水潴留。如果应用一种利尿剂依然存在水肿，可以联合使用利尿剂。大多数情况下，利尿剂会与 ACEI 联合使用。

髓袢利尿剂（呋塞米、依他尼酸和布美他尼）作用于亨氏襻细肢。它们可以抑制氯和钠离子从髓袢中重吸收。增加髓袢中的浓度，从而吸引更多的水并增加尿量。急性加重期的前负荷管理常采用静脉注射呋塞米的方法。液体负荷过重的患者，增加尿量的目标是每天减少 0.5～1kg 的体重，直到达到临床正常血容量。低钾血症是一种常见的不良反应，所以长期服用利尿剂的患者需要定期监测，可能需要补钾。在大剂量应用利尿剂时可出现低钠血症，尤其心力衰竭患者更需加强监测。在大剂量应用呋塞米时会出现耳毒性，表现为耳鸣、眩晕和耳聋，因此，静脉给药时不应超过 4mg/min。

噻嗪类和类噻嗪利尿剂（氯噻嗪、氢氯噻嗪、氯噻利酮）作用于肾元的上升环，降低钠的再吸收。以增加集尿管中钠的浓度，吸引更多水。噻嗪类药物也扩张周围动脉血管，对高血压患者有益。与髓袢利尿剂有相同的副作用，会造成钾和钠的流失，可能需要补充。当同时使用 ACEI 时，钾的流失会减少（详情如下）。可能出现血糖增高，所以糖尿病患者需要监测血糖。由于药物结构中存在磺酰胺，也可能发生阳痿和过敏。

醛固酮拮抗剂：保钾利尿剂，包括螺内酯[54]。醛固酮作用于肾元远曲小管，导致钠潴留和水潴留，并排出钾。拮抗剂停止这种作用，所以钾不会流失，钠也不会保留，有轻微的利尿作用。因为水肿会产生过量的醛固酮，所以螺内酯在慢性心力衰竭中特别有用。螺内酯通过系统性阻断醛固酮，可预防醛固酮对心脏的负面影响，如纤维化、肥大和心律失常。不良反应包括高钾血症，尤其是伴有肾衰竭的 CHF 患者更容易发生，而且由于其潜在的致命作用，螺内酯需要定期监测。其他影响包括低钠血症和女性化效应，如乳房增生。在 HFpEF 患者中，螺内酯已被证明可减少与心脏衰竭相关的住院治疗[86]。有严重症状（NYHAⅢ～Ⅳ级）的收缩功能障碍的心衰患者中，除了其他药物治疗，如 ACEIs，建议使用螺内酯。醛固酮拮抗剂可增加生存效益并减少再入院率[87, 88]。

（5）正性肌力药

这类药物可增加心脏收缩力，包括强心苷（地高辛）、多巴胺激动剂（多巴胺、多巴酚丁胺）、交感神经兴奋剂（肾上腺素、去甲肾上腺素）和钙敏剂（左西孟旦）。严重心力衰竭、慢性心力衰竭急性加重、姑息治疗或等待移植的严重慢性心力衰竭的桥接治疗可静脉输注此类药物。

这类药物具有促肌力和向时性，可增加心脏收缩力和心率，从而改善心脏输出。严重心衰患者在家访护士的帮助下，出院后可以在家持续输注多巴酚丁胺等促肌力药物，作为等待移植的治疗措施。

（6）强心苷

洋地黄等强心苷类抑制钠泵，从而抑制钠与钙的交换。这导致储存的钙被释放，细胞内钙含量增加。随着更多的钙用于收缩，心肌收缩力和心脏输出增加。离子活动和附加效应的变化增强副交感神经兴奋性，导致窦房结的脉冲产生减少。这被称为负的时变效应。通过房室结和心室传导速度减慢，充血时间延长，对心脏输出有积极的影响。负向时效应对伴有房颤的 CHF 患者尤其有益。洋地黄也可影响心肺压力感受器以降低交感神经张力，是对 CHF 患者交感神经过度兴奋的有益代偿。

地高辛最重要的不良反应是由传导的变化引起的：心动过速、房颤和房室传导阻滞。地高辛对脑的直接作用和胃肠道反应可引起恶心和呕吐。洋地黄的安全范围很窄，半衰期很长，会有致命的副作用，因此开始和改变治疗时必须定期进行血浆药物水平的检测。地高辛过量会导致定向障碍、幻觉和视觉障碍。钾水平直接改变地高辛的作用，低水平增强效果，高水平降低效果。

心律失常在心力衰竭中很常见，需要治疗。慢性心衰患者往往有复杂的药物治疗方案，并可能发生相互作用，因此必须仔细选择药物。此外，室性抗心律失常药如 1 类药物（如氟卡胺）及 CHF 有猝死可能的患者植入式心脏复律除颤器（ICD）能更有效地治疗室性心律失常。ICD 可降低 20%～30% 死亡率[89]，对有 VF 史或持续 VT，LVEF≤30% 且 NYHAⅡ～Ⅲ级，心肌梗塞至少 40 天，规定最佳药物治疗或 NYHAⅠ级 LVEF≤35%，且进行最佳的药物治疗的患者，ICD 可作为一线治疗[66]。心脏再同步化治疗（CRT）（也称为双心室起搏）也被用于有症状的心力衰竭患者，以减少左心室的非同步起搏（QRS 持续时间 >150ms）[71]。左右心室同步收缩会使心脏收缩功能得到改善。通常，QRS 波延长的患者会同时接受 ICD 和 CRT 治疗。关于 ICDs 和 CRT 在第 11 章有更详细地讨论。

在严重心力衰竭患者对药物治疗无反应时，可采用体外循环和左心室辅助装置等机械治疗。对有适应证的部分患者，心脏移植也可能是一个选择。这些手术都属于心脏外科治疗。

3. 心力衰竭急性发作

CHF 急性发作通常表现为呼吸困难，主要是由于疾病进展或不遵从医嘱造成的[90]。通常表现为充血性心力衰竭相关肺水肿、心源性休克（见第 21 章）或失代偿性心力衰竭[54]。患者因肺瘀血而出现严重呼吸困难，应给予氧疗。如果低氧血症得不到改善，可使用无创通气（BiPAP）去支持通气和气体交换。急性肺水肿使用持续正压通气（CPAP）或 BiPAP 可减少插管和机械通气使用（注：BiPAP 是指无创通气，BIPAP 才是指双水平）。

急性发作主要依靠药物治疗，通常包括利尿剂、吗啡和硝酸酯类的联合用药。吗啡和硝酸酯类可引起血管扩张。吗啡还能减少呼吸力和呼吸负荷。硝酸酯类可导致动脉扩张，减轻前负荷，减轻肺瘀血症状，尤其是夜间由于睡眠卧位导致舒张压升高而引起的肺淤血[54]。静脉注射利尿剂可增加血管内和细胞外液的排出，减少循环血量，减少心脏负荷。限制液体值 24 小时内 1～1.5L。患者可能需要导尿，以准确、连续地测量尿量，并计算出准确的液体平衡，确定利尿剂治疗效果和肾脏状况。使用各种正性肌力药（如多巴酚丁胺引起血管舒张；多巴胺改善肾功能）可改善收缩性和减少全身静脉回流。也可使用各种机械设备如主动脉内球囊泵、LVAD（在第 12 章讨论）。可植入带或不带 ICD 的 CRT。在最佳药物治疗基础上的 NYHAⅡ～Ⅲ级或非卧床的Ⅳ级患者，LVEF≤35%，窦性心律伴有 QRS 时限>150 毫秒的左束支阻滞，满足以上所有条件的患者推荐植入 CRT[71]。对植入 ICD 的标准包括：患者症状（NYHAⅡ～Ⅳ级）和 LVEF≤35% 或 AMI 后至少 40 天 LVEF<30%[71]。如果患者要植入 ICD，必须与患者和护理人员在植入前后进行充分宣教，以确保他们意识到可能发生的痛苦和突然的除颤电击[54,71]。图 10.15 概述了急性心力衰竭治疗升级情况[54]。

大多数急性心力衰竭患者胃肠系统灌注不良合并呼吸困难，导致食欲差。最好食用小块、易消化的食物。当患者在卧床时，预防相关护理问题是很重要的。因为皮肤灌注不良和水肿使 CHF 患者有更高的皮肤破损风险，皮肤护理尤其重要。

四、精选案例

（一）心肌病

顾名思义，心肌病是指原发性心肌紊乱的疾病，包括收缩性、舒张性或混合性。根据主要心肌异常种类分为扩张型、肥厚型或限制型。然而每一种都有不同的血流动力学表现，因此需要不同的治疗。

1. 扩张性心肌病

扩张性心肌病（DCM）是最常见的心肌病，其特点是心室、心房扩张和收缩功能障碍[91]，四腔均增大，与肥大程度不成比例。它表现为不同严重程度

图10.15　急性心力衰竭的急诊治疗

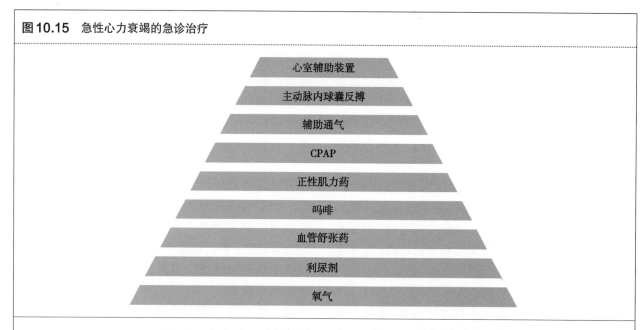

心室辅助装置

主动脉内球囊反搏

辅助通气

CPAP

正性肌力药

吗啡

血管舒张药

利尿剂

氧气

Courtesy National Heart Foundation of Australia and the Cardiac Society of Australia and New Zealand (Chronic Heart Failure Guidelines Expert Writing Panel). Guidelines for the prevention, detection and management of people with chronic heart failure in Australia. Updated October 2011. Melbourne: National Heart Foundation of Australia; 2011.

的心力衰竭,有时并发血栓栓塞。房颤是引起血栓栓塞的常见原因。DCM 中常见的传导异常将进一步加重房室失同步和左室功能障碍。室性心律失常是 DCM 心脏猝死的最常见原因。DCM 的年死亡率在 10%～50% 之间[91]。特发性 DCM 是年轻人心力衰竭最常见的原因。DCM 的病因包括冠心病、心肌炎、心脏毒素、遗传和酒精滥用。

（1）诊断

DCM 的许多特性是非特定的。如前所述,心脏衰竭典型表现：呼吸困难、疲劳、周围水肿和心脏扩大。听诊时出现 S3 和 S4 心音。房性和室性心律失常是常见的,尤其是房颤、室性心动过速、心室颤动和尖端扭转室速。常存在左束支传导阻滞（LBBB）,它使心脏收缩功能下降,缩短生存期,尤其是 QRS 间期明显延长的患者[91]。超声心动图有明显异常,可提示心房血栓。有时心内膜活检可区分心肌炎或更罕见的心肌病病因。

（2）患者管理

DCM 的治疗类似于心力衰竭,包括 β 受体阻滞剂治疗、ACEIs、利尿剂和抗心律失常治疗,如有必要,还可使用 ICD 治疗反复发作的有明显血流动力学变化的室性心律失常[91]。对 DCM NYHAⅡ～Ⅲ级或非卧床的Ⅳ级患者给予最佳药物治疗,LVEF≤35%,窦性节律且伴有 QRS>150ms 的左束支阻滞的患者,心脏同步模式治疗（CRT）可显著改善临床表现,并

推荐使用[71]。当标准治疗方法不能改变临床进展时考虑心脏移植,左心室辅助装置和 ICDs 可作为移植的桥接治疗。

2. 肥厚性心肌病

肥厚性心肌病（HCM）是一种遗传异常疾病,以心肌不对称肥厚为特征,尤其是室间隔过度肥厚,产生提前或过度的收缩。与 DCM 相比,HCM 的主要异常是舒张性的而不是收缩期的。肥厚不是对过度负荷如主动脉狭窄或高血压的代偿反应。左心室肥厚的变化多样,如果存在室间隔非对称性肥大,就会导致左室流出道梗阻,HCM 进展为肥厚型梗阻性心肌病（HOCM）。肥厚型心肌病患者心室肌肉异常肥厚,收缩力过大,但左室腔较小。左室收缩压增加和松弛改变导致舒张功能障碍和心室充盈受损。二尖瓣反流也很常见。这些异常联合导致舒张末期压力升高,而产生肺淤血和呼吸困难。HCM 患者用力或其他收缩性动作后容易出现心源性猝死,主要原因是流出道梗阻[71]。这是运动员最常见的死亡原因[71]。

（1）诊断

超声心动图将显示肥大的存在和模式,以及流出道信号的存在（或缺失）。检查结果包括心脏肥大和肺淤血。常见 S4 心音,心电图显示左室肥厚,常伴有室性心律失常。肥厚性梗阻型心肌病（HOCM）

可能出现收缩期杂音、二尖瓣反流杂音,心电图出现深狭窄的 Q 波[91]。大多数患者无症状,出现严重的呼吸困难、心绞痛和晕厥症状时就医。心绞痛是由于心肌质量增加而非动脉粥样硬化造成的氧供需不平衡的结果。

（2）患者管理

HCM 治疗的目的是预防心源性猝死和药物治疗以增加舒张充盈,减少心室流出道梗阻。药物治疗包括 β 受体阻滞剂或钙通道阻滞剂,因为这些可以减低收缩力和减少流出道梗阻。因为血管扩张可加重阻塞,导致血流动力学受损,所以需谨慎选择药物[91]。因心房纤颤可加重心室充盈缺损,所以 HCM 患者更需要抗心律失常和抗凝治疗。如出现室性心律失常,或有心脏猝死家族史,应考虑 ICD 治疗[92]。对于有严重症状的患者或尽管接受了最大剂量药物治疗但病情仍恶化的患者,可能需要进行切除手术,以减少间隔的大小和减少梗阻,明显改善临床症状[92]。将乙醇注射到左前降支第一间隔支内,这是一种侵入性较低的治疗方法,如果发生房室传导阻滞就给予起搏器植入治疗。尽管手术切除仍然是黄金标准,但这两种疗法都能有效缓解症状并改善心力衰竭的严重程度[92]。如果 HCM 患者病情恶化并住院,正性肌力药、正性心率药和硝酸酯类会加重左室流出道阻塞,应避免。而 β 受体阻滞剂,胺碘酮和钙拮抗剂如维拉帕米是正确的[91]。由于 HCM 的家族遗传性,12～18 岁的亲属需要进行 HCM 筛查。

3. 限制性心肌病

限制性心肌病（RCMs）心室舒张、扩张或顺应性受限制。僵硬的心室壁使得舒张功能障碍,心室充盈受损。浸润物进入组织间隙替代正常心肌使舒张受限[91]。最初,收缩功能和室壁厚度是正常的。然而,随着病情的发展,会出现收缩期功能障碍。RCM 通常是由心肌浸润引起的,如淀粉样变、结节病、纤维化或心脏转移性肿瘤,或是特发性的。心内膜心肌病在热带国家更为常见,在西方世界,RCMs 是最不常见的心肌病[91]。

（1）诊断

临床诊断,心力衰竭（JVP 增高、呼吸困难、S3 和 S4 心音、水肿）,特有的右室肥大,浸润传导系统引起传导缺陷和心脏传导阻滞。心电图常见低电压。由于心室充盈程度降低,患者心率增加和心输出量降低,常会出现运动耐受性下降。因为心包炎很容易控制,RCM 必须区别于缩窄性心包炎（它可能很像）[91]。如果超声心动图提示有限制性的模式,特别是在系统性浸润性疾病的情况下,可以进行心肌活检以确定其病因。

（2）患者管理

RCM 没有治疗方法,所以治疗目标是缓解症状。包括利尿剂、糖皮质激素和起搏器。应谨慎使用硝酸酯类,因充盈受限可使静脉回流减少或低血容量恶化。一般情况下,预后较差,多数患者确诊后 1～2 年内死亡[91]。

（二）高血压急症

急性、不可控制的高血压通常分为两类:高血压急症和高血压亚急症。高血压急症需要在 1 小时内降低血压,预防靶器官损伤,如高血压脑病、视神经盘水肿或主动脉夹层[93]。需要在重症监护下使用静脉注射药物立即降低血压。相比之下,高血压亚急症是指无靶器官损伤发生,尽管需要及时处理,但在严密的监测下,口服降压药可以更循序渐进地解决这一问题,而不一定需要进入重症监护病房[93]。患者不一定存在既往高血压病史,但慢性血管适应性变化可提供某种程度保护,以防止急性组织损伤。血压未超过 220/110 毫米汞柱,可不出现症状,而无高血压病史的患者,即使是 160/100 毫米汞柱,也可出现高血压急症[94]。当舒张压持续高于 130mmHg,存在血管损伤风险,必须进行治疗。

1. 诊断

详细询问病史,包括高血压、已知肾或脑血管疾病、子痫、使用兴奋剂或可卡因等违禁药物。患者评估应收集以下证据:靶器官损伤,如背痛（主动脉夹层）;神经损伤,如头痛、意识改变、意识模糊、视力丧失、昏迷或癫痫发作（脑病）;心脏损伤,如胸痛、ST 段改变、心脏增大或心力衰竭或肺水肿;以及肾脏损害,如少尿和氮血症[93]。应进行血清尿素、肌酐、电解质、尿液分析、心电图和胸部 X 线片检查。

2. 患者管理

严重或恶性高血压可引起视网膜出血或视盘水肿,应立即采取紧急治疗。其他需紧急治疗的情况包括颅内出血、急性心肌梗死、嗜铬细胞瘤、心脏手术后取血管部位出血。妊娠期高血压急症对母亲和胎儿都有威胁[95]。

治疗目的是迅速降低血压，但建议血压变化既不能太快也不能太剧烈，最初目标是在 2～6 小时内降至 150/110～160/100mmHg，或在 2 小时内平均动脉压降低 25%[96,97]。治疗过程中应进行持续动脉压力监测。静脉硝普钠是一种快速起效的动脉、静脉扩张剂，使用频率最高，剂量为 0.25～10mcg/(kg•min)[97]。口服降压药后可停用硝普钠。治疗过程中，注意避免高血压，停用硝普钠后注意反弹性高血压。对无 β 受体阻滞剂禁忌（如哮喘、心力衰竭）的患者，可使用快速起效且半衰期短的 β 受体阻滞剂，如静脉注射艾司洛尔，剂量为 50～100mcg/(kg•min)[97]。需联合扩张动、静脉尤其是伴有心绞痛时，甘油三硝酸酯注射液剂量为 10～100mcg /min 或更高[97]。急性期可静脉注射呋塞米。开始静脉注射治疗后要逐步转为口服药物治疗。包括口服 β 受体阻滞剂、钙通道阻滞剂、ACEIs 和利尿剂。

（三）感染性心内膜炎

感染性心内膜炎是一种潜在威胁生命的疾病，即便在当今风湿病相对控制的时代，其死亡率仍然高达 20%～25%[98]。与此同时，出现心内膜炎的其他致病因素，包括寿命延长、静脉注射药物、人工心脏瓣膜、住院期间穿刺置管、心脏手术、耐药菌、免疫抑制药物和人体免疫缺陷病毒 / 获得性免疫缺陷综合征 HIV/AIDS 等免疫缺陷患者增多[99,100]。

心内膜感染常累及心脏瓣膜，最常见于葡萄球菌、链球菌和肠球菌性杆菌[99,100]。感染性心内膜炎定义现在还包括心脏内任何结构的感染，如人工心脏瓣膜、植入装置和腱索[101]。感染性心内膜炎可为急性或亚急性。急性感染性心内膜炎持续数天至数周，伴有瓣膜破坏和转移性感染。亚急性感染性心内膜炎可发生数周至数月，比急性感染性心内膜炎轻微。心内膜发生内皮损伤，血小板 - 纤维蛋白沉积，细菌定植，赘生物黏附于心内膜病变处。许多感染心内膜炎的症状和体征是对微生物的免疫应答。患者表现为发热和发热性疾病的一般特征，包括脓毒性休克。关节痛很常见，有时还会出现脓毒性关节炎。心脏症状在瓣膜受累时出现，可表现为通过侵蚀瓣膜小叶产生反流、黏附瓣膜小叶和赘生物（生长于瓣膜），导致瓣膜狭窄或反流[100]。二尖瓣更常见，但主动脉瓣受累的预后更差[98]。传导系统受累表现为心律失常和传导缺陷。栓塞并发症比较常见且种类多。脓栓、房颤时房内血酶、赘生物破碎块均可导致肺和全身栓塞。最常出现在脾脏感染

卒中，周围血管闭塞和肾衰竭[98]。

1. 诊断

感染性心内膜炎的诊断是基于修改后的杜克标准[100]。这些标准是基于存在微生物（在血液培养中被识别）、病变（赘生物或脓肿）病理和临床标准。临床标准基于两个主要标准或一个主要标准和三个次要标准或五个次要标准。

主要临床标准包括：
- 血培养阳性。
- 累及心内膜炎的证据（超声心动图阳性、脓肿、人工心脏瓣膜部分裂开或新的瓣膜赘生物）。

次要临床标准包括：
- 发烧，体温≥38℃。
- 易患心脏病或静脉注射毒品。
- 血管征状：动脉栓塞、颅内出血、Janeway 病变（手掌和足部红斑）或结膜出血。
- 免疫学征象：Osler 节（手指和脚疼痛、红肿结节）或肾小球肾炎[98]。

超声心动图可提示赘生物、脓肿和瓣膜异常，但心内膜炎的临床诊断更基于出现：发热性疾病，引起心内膜炎的生物血培养阳性、新的杂音和血流特征。

2. 患者管理

必须积极控制人工瓣膜心内膜炎，因其死亡率可高达 65%[100]，可出现瓣膜开口受损、甚至梗阻或人工瓣膜脱位。当出现瓣膜功能障碍时，应重新手术更换受影响瓣膜。可经验应用抗生素直至血培养确认敏感抗生素。如果存在心力衰竭，则按照指南管理（见急性心力衰竭护理管理一节）。心内膜炎期间的观察重点在大脑、肾脏或脾脏的栓塞并发症；心力衰竭进展；发热性疾病进展，包括补液和饮食状况。在进行牙科手术前 1 小时，应对高危患者预防性使用抗生素，特别是既往有风湿热、心内膜炎或人工心脏瓣膜的患者。泌尿生殖和胃肠道手术不推荐预防使用抗生素[101]。

（四）主动脉瘤

主动脉是离开心脏的主要血管。动脉瘤是血管壁的局部扩张或外延，有几种形式（图 10.16）[28]。大多数动脉瘤呈梭状和囊状，发生在腹主动脉。梭状动脉瘤的形状是均匀的，呈对称扩张，涉及主动脉的整个周长[102]。囊状动脉瘤即主动脉壁有部分

扩张，扩张非常局部[102]。当主动脉壁层继续分离并充满血液，导致血流受阻时，就会出现夹层性动脉瘤。因血管壁持续受压及血管外膜缺少足够的为其提供灌注的营养血管，主动脉特别容易形成动脉瘤。当血液流经动脉瘤时，变得紊乱，一些血液会沿着血管壁停滞，从而形成血栓。这种血栓除了动脉粥样硬化碎片外可能栓塞到远端动脉，损害其循环。动脉粥样硬化是动脉瘤最常见的原因，因斑块形成会侵蚀血管壁。其他原因包括梅毒、感染、炎症和创伤。动脉瘤多见于男性和有高血压或吸烟危险因素的人群。大约80%的主动脉瘤破裂到左腹膜后腔被包裹。而另外的20%破裂进入腹腔，导致无法控制的出血[102]。

动脉瘤扩大或破裂之前，患者通常不会出现任何症状。临床表现不同，取决于位置和扩张速度。升主动脉瘤倾向于影响主动脉根部并引起瓣膜反流。动脉瘤扩张也可压迫腔静脉，导致颈部和浅静脉充血，压迫大气道，引起呼吸困难。大多数患者的第一个症状是疼痛，可能是持续稳定的局部压痛，夹层或破裂患者出现突然且剧烈疼痛，通常是在腰背部，在这种情况下，疼痛常伴有晕厥，是一种紧急情况。根据动脉瘤部位的不同，动脉瘤远端脉搏会减弱或消失，最常见的是四肢。肾动脉受到影响会导致尿量减少和肾衰竭。脊柱血流受到影响导致截瘫，颈动脉受影响，会出现意识改变。肾下动脉瘤是最常见的一种动脉瘤，位于肾动脉的下方。在动脉瘤上方可听到杂音。

1. 诊断

通常第一个做胸部 X 线检查，可能会发现纵膈腔变宽或主动脉结扩大。一些动脉瘤会被隐藏，所以正常的胸部 X 线片不能排除诊断。如果可以，增强 CT 扫描可提供动脉瘤位置和大小的准确信息。经食管超声心动图（TOE）可确定诊断，是夹层动脉瘤的首选。TOE 可以清晰地识别撕裂／皮瓣，从而对动脉瘤进行分类。平卧呼吸困难的患者 TOE 不容易观察升主动脉，可以给予轻度麻醉。

2. 患者管理

无症状的血管性动脉瘤通常采用保守治疗方法，除非大于主动脉段正常大小的 1.5 倍[102]或者情况是急性的动脉瘤的。主要治疗目标是降低血压，并通过服用阿司匹林来防止血栓的增大和栓塞的形成。通常情况下，患者会定期进行监测以评估动脉瘤并确定手术修复的时间和必要性。

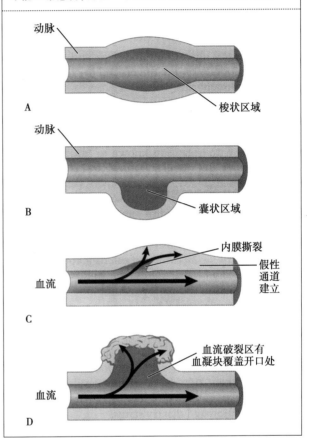

图 10.16　动脉瘤。动脉瘤的主要类型：A. 梭状动脉瘤有段整个动脉截面均扩张，最常发生于动脉粥样硬化引起的异常主动脉；B. 囊状动脉瘤影响动脉的一侧，通常发生于升主动脉；C. 夹层动脉瘤的原因是内膜撕裂，导致血液在内膜和中膜之间流动；D. 假性动脉瘤通常是由动脉创伤引起的，如主动脉内气囊导管或动脉导管；开口不能正常愈合，并被一个随时可能破裂的血块所覆盖

急性主动脉夹层是危及生命的紧急情况，手术通常是唯一的选择。新的或不断恶化的后背痛以及有明显的搏动性腹部肿块可能预示着即将发生破裂。及早治疗，会改善预后。主要治疗目标是控制血压，如高血压、抗压药阻滞剂或硝普钠用于减少动脉壁压力。低血压的患者，可静脉给予正性肌力药。

主动脉夹层的护理包括以下内容：
- 在诊断阶段的支持。
- 疼痛的评估和镇痛状态。
- 稳定和监测临床情况。
- 为患者和家属提供心理支持。
- 为外科手术和长期护理做准备。

评估患者的症状和动脉瘤的影响是必要的。这包括对症状的仔细评估和记录，包括疼痛程度和强度、周边脉搏、氧饱和度、两侧手臂的血压和神经症状，以协助诊断和检测进展。静脉镇痛是控制严重疼痛的必要条件，而止吐药可用于预防鸦片制剂的副作用。阿片类药物也可能会有镇静作用和轻微的血管扩张作用，这两者都是有益的。面罩吸氧治疗应按氧饱和度水平来进行。血压控制是至关重要的，通常通过静脉注射药物调整到 60～75mmHg。密切观察体液平衡，以监测肾灌注的变化并保持适当的血容量。最后，对患者及家属进行手术准备。

（五）室壁瘤

不到 5% 的心梗患者，尤其是前侧壁心梗，会发展成左心室室壁瘤[103]。左心室的后壁心梗，运动障碍的区域是常见的，也称为室壁运动异常。在这些区域有可能出现动脉瘤的发展的风险。室性动脉瘤更有可能发展成后前壁 ST 段抬高心梗合并侧支循环较差的左前降支完全闭塞。

梗死区域出现室壁扩张、变薄、心肌全层坏死，坏死的心肌逐渐被纤维瘢痕组织所替代，病变区薄层的心室壁向外膨出，心脏收缩时丧失活动能力或呈现反常运动，形成室壁瘤。动脉瘤的直径范围为 1～8cm，发生在顶端和前壁的可能性是下后壁的 4 倍[103]。大室壁瘤可能会导致心肌氧需求增加导致心绞痛和心力衰竭。患有室壁瘤人的心律失常及心脏性猝死死亡率是没有室壁瘤的人的 4 倍。与主动脉瘤不同的是，这些室壁瘤很少破裂，通常采用保守治疗。

1. 诊断

室壁瘤通过超声诊断。在心肌梗死后 1 周以上的 ST 段抬高时，应考虑室壁瘤。

2. 患者管理

室壁瘤的管理包括对心肌梗死和再灌注疗法的积极治疗。需要用华法林进行长期的抗凝治疗。室壁瘤的并发症包括动脉瘤内腔内血栓的形成，将会有动脉栓塞的危险。发生心律失常的高风险，需要进行抗心律失常的治疗。如果抗心律失常治疗不成功，则可能是必须要装 ICD。如果出现心脏衰竭和心绞痛加重，常需进行外科手术，手术通常是成功的。

总结

原发或继发的心血管系统疾病，是患者被收入重症监护室救治的重要病因。医护人员需要采用及时、恰当的评估和治疗措施确保该患者人群的氧气供应。心血管系统最常见的疾病包括冠心病、心律失常和心源性休克。也可见诸如心力衰竭、心肌炎、高血压危象、心内膜炎和主动脉瘤等疾病。恰当的评估和管理对预防并发症的发生尤为重要。重要的原则总结如下：

- 冠心病：
  - 包括心肌缺血，心绞痛和急性冠脉综合征。
  - 早期的评估和诊断有利于及时干预。
  - 基于病史，临床评估和心电图和生化检查，心血管造影、运动测试和放射性检查的初步诊断为后续诊断治疗提供细节信息。
  - 包括再灌注治疗和血管成形术在内的早期的血流恢复处理方法以降低心血管损伤，是治疗的要点。
  - 其他的照护目标包括减少冠状动脉斑块和血栓形成，降低心脏负荷，控制症状，向患者及家属提供心理支持，提供健康教育，调整生活方式和提高疾病应对能力。
- 心力衰竭
  - 疾病累及患者左心或者右心或者全心时，会导致患者呈现不同的症状表现。
  - 常用的检查手段包括：超声心动图，心电图，胸透，血常规，电解质，肝功和尿检。
  - CPAP 或者 BiPAP（无创通气）可以改善急性心衰的低氧血症。
  - 急性心力衰竭的药物治疗主要包括吗啡，硝酸盐和利尿剂。正性肌力药如静脉给予多巴胺，多巴酚丁胺，可以用来改善肾灌注和心肌收缩力。
  - 一些心衰患者会植入带有或不带有除颤功能的再同步化治疗起搏器来预防心脏性猝死。
  - 心衰患者的照护体现的是终身性和照护团队成员的协调性。常用的干预措施包括药物治疗，饮食和生活方式的调整，对于适当的患者也要进行缓和医疗照护。

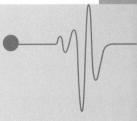

案例学习

帕特尔女士是一位 60 岁的女性,她因间歇性的胸部疼痛来急诊室就诊,她在 2 天前向她的全科医生主诉 2~3 小时的间歇性胸痛,心电图显示陈旧 Q 波和 V5、V6 导联 ST 段压低,查肌钙蛋白 I 为 0.16μg/L。

她的既往史包括:2 型糖尿病,肾下腹主动脉瘤,哮喘 /COPD,外周血管病,高胆固醇血症和高血压。她的药物包括:达美康 60mg 每日一次,甘精胰岛素 26 单位,培朵普利 5mg 每日一次,舒利迭和沙丁胺醇喷雾剂、立普妥 20mg 每日一次。

在她去拜访全科医生后的一天,她因间歇性胸痛和上腹痛加重来到急诊室。最初的 12 导联心电图提示Ⅱ、Ⅲ和 aVF 导联 ST 段抬高。她有时也感到疲倦和恶心,她否认有任何胸痛。查体无发热,血压 143/96mmHg、脉搏 120bpm、呼吸 33bpm、氧饱和度 91%。她呼吸困难、皮肤湿冷,胸部听诊有双基底裂至中段,她的颈静脉压力 +5,外周水肿降低至小腿,她有双心音(S1、S2)和第三心音(S3)。U & E 血液检测结果包括:Na 134mmol/L,K5.1mmol/L,尿素 5.2mmol/L,肌酐 86μmol/L,肌钙蛋白 I2.0mcg/L,肌酸激酶同工酶 590u/L,即刻血糖 9.2mmol/L。她的全血检查和肝功能是正常的。快速治疗通道开始,包括:口服阿司匹林 300mg,面罩吸氧 6L/min,甘油三硝酸酯贴剂,吗啡 2.5mg 静推,胃复安 10mg 静脉注射和速尿 40mg 静脉注射。胸部 X 光片显示在两侧底部有水平的线性混浊间质,这在 6 个月前的 X 光片上没有显示,这与肺水肿的临床印象一致。心脏的大小也有明显增加,也有轻微的球状结构。没有证据证明有心包积液。

在短时间内,她的急性肺水肿是稳定的,因此考虑行 PTCA。收集凝血曲线、简史,禁忌证和纤溶治疗。PTCA 的准备包括:定位、评估和标记右腿和右臂的外围脉冲。冠脉造影报告提示:左室功能中 - 重度下降,射血分数 30%。完整的左旋支,完整的左主冠状动脉,左前降支轻微不规则性(30%),严重的局部化狭窄 70%~80% 在右冠状动脉的近端三分之一处。和左冠状动脉的侧支。她的右冠状动脉是主要的血管。PTCA 扩张狭窄,导致 TIMI3 流动,并放置了经紫杉醇药物洗脱支架。

PTCA 术后,帕特尔女士通过面罩吸氧。PTCA 后右腹股沟处保留动脉鞘进入 CCU。查体:血压 100/60mmHg,心率 80 次 /min,呼吸 20 次 /min。她没有疼痛,她的心电图是正常的,除了Ⅲ导联的 T 波倒置并有广泛的 QRS 波增宽。PTCA 术后,她经历了短暂的室性心动过速,这些最初认为是由于再灌注心律失常。然而,短暂的间歇性的室性心动过速仍在继续。她的血液检测结果为:Na137mmol/L,K4.6mmol/L,尿素 8.8mmol/L,肌酐 99mcmol/L,钙 2.37mmol/L,镁 0.96mmol/L,空腹胆固醇:总胆固醇 4.3mmol/L,高密度脂蛋白胆固醇 1.91mmol/L,低密度脂蛋白胆固醇 2.1mmol/L,甘油三酯 0.7mmol/L,胆固醇 /ADL-C 2.3mmol/L。她的肝功能和全血检查正常。根据她的新诊断,心力衰竭(冠脉造影显示)和 NYHAⅢ级症状,她开始静脉注射胺碘酮并考虑安装具有 CRTD。

ICD 植入术后,她在住院期间平安无事,她的液体限制为 1.5L/ 天,并每天测量体重,开始使用 β 肾上腺素阻滞剂和利尿剂,并接受有关心力衰竭和冠心病的教育。她的丈夫也参加了教育课程,她从 CCU 转到了病房,过了几天出院回家,出院带药有:每天 5mg 的比索洛尔,每天 5mg 的培哚普利,每天 25mg 的螺内酯,每天 100/75mg 的氯吡格雷,每天 18μg 的噻托溴铵,每天 250/25mg 的舒利迭。36 单位来得时,胺碘酮 200mg 每天,格列齐特 MR 每天早上 60mg 和速尿 80mg 每天早上和中午及硝酸甘油喷雾。她也提到了进行心力衰竭管理计划和心脏康复计划。

问题

1. 确定 ST 段抬高型心肌梗死（STEMI）的关键指标。
2. 讨论给氧在急性心肌梗死中的应用。
3. 确定心肌梗死在早期恢复期常见的并发症。
4. 在心力衰竭的临床研究中 S3 心音的意义是什么？
5. 当决定在帕特尔女士体内植入 CRT-D 时，要考虑哪些标准？
6. 当患者出院时，为什么给她开了培哚普利，比索洛尔，螺内酯和利尿剂？请回答开这些药的原因，它们的作用和主要副作用。

相 关 研 究

Dizon JM, Brener SJ, Maehara A, Witzenbichler B, Biviano A, Godlewski J et al. Relationship between ST-segment resolution and anterior infarct size after primary percutaneous coronary intervention: analysis from the INFUSE-AMI trial. Eur H J Acute Cardiovasc Care 2014;3:78–83

摘要

目的：再灌注治疗后的 ST 段回落已经被证实与 ST 段抬高型心肌梗死患者的预后相关．我们此次是为了研究急性心电图测量是否与最终梗死面积相关。

方法：INFUSE-AMI 试验随机选取了 452 名患有前壁 ST 段抬高型心肌梗塞（STEMI）的患者，冠脉内给阿昔单抗与不给作对比，血栓抽吸与不抽吸作对比。在干预后 30 天用心肌磁共振成像（MRI）测量梗死面积，用总左心室总质量的百分比分析了五种心电图方法，预测 MRI 梗死质量的能力：①合计所有与梗塞相关的心电图（ECG）导联的 ST 段回落（ESTR）；②最大基线 ST 段高度的单导联回落（maxSTR）；③在干预后 60 分钟对所有梗死相关导联的 ST 段残余抬高进行总结（EST residual）；④干预后 60 分钟，最严重的单个导联中最大残余 ST 段抬高程度（maxSTresidual）；⑤60 分钟内的新有效 Q 波数。

结果：所有 ECG 方法与 30 天 MRI 得出的梗死质量密切相关（$P<0.003$）。简单的心电图测量如最大 ST 残余和 Q 波和更复杂的测量方法一样具有预测性。对 158 例微血管梗阻（MVO）患者的亚群分析也显示 MVO 与心电图测量有很强的相关性。

结论：前壁 STEMI 原发性 PCI 术后 st 段和 q 波变化与 MRI 测得的 30 天梗死大小有明显相关性。尤其是，在 60 分钟 maxSTresidual 和 Qwave 是可以快速分析预后的简单的心电图参数．

评论

本研究探讨了在 STEMI 后血管发生事件后测定心脏组织活力的心电图测量方法的相对重要性，预后包括死亡率的一个重要指标，国际指南建议使用 12 导联心电图来监测 STEMI 和 PTCA 后心肌缺血，但是包括 ST 段标记多种心电图标记，以及血管发生事件进程后的 TIMI 血流，都可以在心电图证据出现之前，能够有效的监测。

本研究是一项多中心研究，纳入了 STEMI 提示的前降支近端或中端闭塞的患者。然后，受试者被随机分为四组，冠脉内给阿昔单抗或不给，人工血栓抽吸或不抽吸。心电图的解读由两个独立实验室的工作人员进行采用盲法。群体的随机分配和心电图解释的盲法都是本研究的重要优势。5 项心电图测量方法被用来确定不同程度的缺血和／或梗死，例如，从所有受影响的导联中测得的干预前到干预后的变化会导致单个受影响最大的导联中 ST 段残余高度的百分比或者新的有效 Q 波的数量。MRI 测量在 30 天梗死的大小，在亚组测量 5 天的微血管闭塞。

在 482 例患者中，有 91% 在 30 天内存活，80% 的患者进行了 MRI 检查和评估，73% 的患者可获得配对的心电图。所有心电图测量均与 MRI 测量的梗死大小相关，更简单的测量方法与复杂的测量方法效果一样好。只有一个心电图测量与 30 天死亡率显著相关，这就是 Q 波。

　　研究的局限性，包括该样本局限于因近端或 LAD 闭塞导致的前壁梗死患者，因此结果可能不适用于其他心肌梗死。失访率和无法使用的评估都很低，然而，这些失访的参与者可能会限制推广性。无论如何，结果证实了 STEMI 患者在血管成形术后直接心电图测量，比如新的 Q 波和受影响最大的导联的 ST 段高度的程度是预测心肌组织的损伤的有效因素，因此在早期恢复阶段有可能出现并发症。在改变临床实践之前，应考虑护理人员是否擅长读懂心电图，特别是确定 Q 波的存在和大小。此外，除了梗死的大小，在决定预后时需要考虑，许多其他可能影响死亡率临床因素，如先前存在的心血管病变和 / 或射血分数低下，以及合并症状。

学习活动

1. 追踪两个患者的病程，一个是早期诊断首先 PTCA，另一个是择期 PTCA，并比较两种途径的患者体验。
2. 阐述在腹主动脉瘤内置入支架后患者的护理重点。
3. 讨论在心力衰竭中激活的补偿机制及其对心血管系统的影响。
4. 观察超声心动图，并请超声医师解释图像，尤其是多普勒模式。要求他们识别出运动减退或无运动的区域以及心室间不同步的证据。

在线资源

American Heart Association, www.heart.org/HEARTORG/

Australian Institute of Health and Welfare, www.aihw.gov.au

Cardiac Society of Australia and New Zealand, www.csanz.edu.au

Heart Education Assessment and Rehabilitation Toolkit (HEART), www.heartonline.org.au

National Heart Foundation of Australia, www.heartfoundation.com.au

National Heart Foundation of New Zealand, www.heartfoundation.org.nz

Patient information on living with heart failure, www.heartfoundation.org.au/SiteCollectionDocuments/Living well with chronic heart failure.pdf

推荐阅读

Woods SL, Froelicher ESS, Motzer SU, Bridges EJ, eds. Cardiac nursing. 6th ed. Baltimore: Lippincott, Williams & Wilkins; 2010.

Zipes DP, Libby P, Bonow RO, Braunwald E, eds. Braunwald's heart disease: a textbook of cardiovascular medicine. 7th ed. Philadelphia: Elsevier Saunders; 2008.

参考文献

1　Badellino K. Pathogenesis of atherosclerosis. In: Moser D, Riegel B eds. Cardiac nursing: A companion to Braunwald's heart disease. St Louis: Saunders Elsevier; 2008.

2　Lozano R, Haghavi M, Foreman K, Lim S, Aboyans V, Abraham J et al. Global and regional mortality from 235 causes of death for 20 age groups in 1990 and 2010: a systematic analysis for the Global Burden of Disease Study. Lancet 2012;380;2095–128.

3　Australian Institute of Health and Welfare (AIHW). Australia's health 2010 update. AIHW Cat. No. 12. Canberra: AIHW; 2010.

4　National Heart Foundation of Australia. Heart Disease Fact Sheet. National Heart Foundation of Australia Fact Sheets; 2012.

5　Ministry of Health. Mortality and Demographic Data 2011. Wellington: Ministry of Health; 2014.

6　Guyton A. Textbook of medical physiology. 8th ed. Philadelphia: WB Saunders; 1991.

7 Rapsomaniki E, Shah A, Perel P, Denaxas S, George J, Nicholas O et al. Prognostic models for stable coronary artery disease based on electronic health record cohort of 102,023 patients. Eur Heart J 2014;35:844-52.

8 NHFA and Cardiac Society of Australia and New Zealand. Guidelines for the management of acute coronary syndrome 2006. Med J Aust 2006;184: S1–32.

9 Bersten AD, Soni N, Oh TE. Oh's intensive care manual. 5th ed. Oxford: Butterworth-Heineman, 2003.

10 Chew DA, Aroney C, Aylward P, White H, Tideman P, Kelly A et al. Addendum to the Guidelines for the Management of Acute Coronary Syndromes 2006. Heart Lung Circ 2011;20(Suppl 2):s111-s112.

11 Bagai A, Dangas GD, Stone GW, Granger CB. Reperfusion strategies in acute coronary syndromes. Circ Res 2014;114:1918-28.

12 Hudak CM, Gallo BM, Morton PG. Critical care nursing: A holistic approach. 7th ed. Philadelphia: Lippincott &Williams; 1998.

13 McCance K. Structure and function of the cardiovascular and lymphatic systems. In: Huether S, McCance K, eds. Understanding pathophysiology. ANZ adaptation by Craft J, Gordon C, Tiziani A. St Louis: Mosby; 2010.

14 Nam J, Caners K, Bowen JM, Welsford M, O'Reilly D. Systematic review and meta-analysis of the benefits of out-of-hospital 12-lead ECG and advance notification in ST-segment elevation myocardial infarction patients. Ann Emerg Med 2014;64(2):176-86.

15 Moliterno DJ, Sgarbossa EB, Armstrong PW, Granger CB, Van de Werf F, Califf RM et al. A major dichotomy in unstable angina outcome: ST depression versus T-wave inversion: GUSTO II results. J Am Coll Cardiol 1996;27(2 Suppl 1):181–2

16 Pollack CV Jr, Diercks DB, Roe MT, Peterson ED. American College of Cardiology/American Heart Association guidelines for the management of patients with ST-elevation myocardial infarction: implications for emergency department practice. Ann Emerg Med 2005;45(4):363–76.

17 Reichlin T, Hochholzer W, Bassetti S, Steuer S, Stelzig C, Hartwiger S et al. Early diagnosis of myocardial infarction with sensitive cardiac troponin assays. N Engl J Med 2009;361:858-67.

18 Belenkie I, Knudtson ML, Roth DL, Hansen JL, Traboulsi M, Hall CA et al. Relation between flow grade after thrombolytic therapy and the effect of angioplasty on left ventricular function: a prospective randomized trial. Am Heart J 1991;121(2 Pt 1):407–16.

19 Froelicher VF Jr, Thompson AJ Jr, Davis G, Stewart AJ, Triebwasser JH. Prediction of maximal oxygen consumption: comparison of the Bruce and Balke treadmill protocols. Chest 1975;68(3):331–6.

20 Melin JA, Wijns W, Vanbutsele RJ, Robert A, DeCostes P, Brasseur LA et al. Alternative diagnostic strategies for coronary artery disease in women: demonstration of the usefulness and efficiency of probability analysis. Circulation 1985;71(3):535–42.

21 Moser D, Riegel B. Care of patients with acute coronary syndrome: ST-segment elevation myocardial infarction. In: Moser D, Riegel B, eds. Cardiac nursing: A companion to Braunwald's heart disease. St Louis: Saunders Elsevier; 2008.

22 Lawrence-Mathew PJ, Wilson AT, Woodmansey PA, Channer KS. Unsatisfactory management of patients with myocardial infarction admitted to general medical wards. J R Coll Phys Lond 1994;28(1):49–51.

23 2011 National Heart Foundation of Australia, <http://www.heartfoundation.org.au/SiteCollectionDocuments/ACS%20therapy%20algorithm-WEB-secure.pdf>.

24 Fibrinolytic Therapy Trialists' (FTT) Collaborative Group. Indications for fibrinolytic therapy in suspected acute myocardial infarction: collaborative overview of early mortality and major morbidity results from all randomised trials of more than 1000 patients. Lancet 1994;343:311–22.

25 Boersma E, Maas AC, Deckers JW, Simoons ML. Early thrombolytic treatment in acute myocardial infarction. J Adv Nurs 1996;12:677–82.

26 Bullock S, Manias E. Fundamentals of pharmacology: a text for nurses and allied health professionals. 7th ed. Sydney: Pearson; 2013.

27 The GUSTO authors. GUSTO-1 Global utilisation of streptokinase and t-PA for occluded coronary arteries. An international randomised trial comparing four thrombolytic strategies for acute myocardial infarction. New Engl J Med 1993;329:673–82.

28 Urden L, Stacy K, Logh M. Thelans' critical care nursing: Diagnosis and management. 5th ed. St Louis: Mosby; 2006.

29 Maron DJ, Spertus JA, Mancini GB, Hartigan PM, Sedlis SP, Bates ER et al. COURAGE Trial Research Group. Impact of an initial strategy of medical therapy without percutaneous coronary intervention in high-risk patients from the Clinical Outcomes Utilizing Revascularization and Aggressive DruG Evaluation (COURAGE) trial. Am J Cardiol 2009;104:1055-62.

30 Zijlstra F, Hoorntje JC, de Boer MJ, Reiffers S, Miedema K, Ottervanger JP et al. Long-term benefit of primary angioplasty as compared with thrombolytic therapy for acute myocardial infarction. New Engl J Med 1999;341:1413–19.

31 van Hout BA, Serruys PW, Lemos PA, van den Brand MJ, van Es GA, Lindeboom WK et al. One year cost effectiveness of sirolimus eluting stents compared with bare metal stents in the treatment of single native de novo coronary lesions: an analysis from the RAVEL trial. Heart 2005;91(4):507–12.

32 Halkin A, Stone GW. Polymer-based paclitaxel-eluting stents in percutaneous coronary intervention: a review of the TAXUS trials. J Intervent Cardiol 2004;17(5):271–82.

33 Zheng F, Xing S, Gong Z, Xing Q. Five-year outcomes for first generation drug-eluting stents versus bare-metal stents in patients with ST-segment elevation myocardial infarction: a meta-analysis of randomised controlled trials. Heart Lung Circ 2014;23:542-8.

34 De Luca G, Dirksen MT, Kelbæk H, Thuesen L, Vink MA, Kaiser C et al. Paclitaxel-eluting versus bare metal stents in primary PCI: a pooled patient-level meta-analysis of randomized trials. J Thromb Thrombolysis 2015;39(1):101–12.

35 Schiks IE, Schoonhoven L, Aengevaeren WR, Nogarede-Hoekstra C, van Achterberg T, Verheugt FW. Ambulation after femoral sheath removal in percutaneous coronary intervention: a prospective comparison of early vs. late ambulation. J Clin Nurs 2009;18:1862–70.

36 Bhatt DL, Hulot JS, Moliterno DJ, Harrington RA. Antiplatelet and anticoagulation therapy for acute coronary syndromes. Circ Res 2014;114(12):1929-43.

37 Nascimento BR, de Sousa MR, Demarqui FN, Ribeiro AL. Risks and benefits of thrombolytic, antiplatelet, and anticoagulant therapies for ST segment elevation myocardial infarction: systematic review. ISRN Cardiol 2014;2014:416253.

38 Trotter R, Gallagher R, Donoghue J. Anxiety in patients undergoing percutaneous coronary interventions. Heart Lung 2011;40(3):185–92.

39 Thompson DR, Bowman GS. Evidence for the effectiveness of cardiac rehabilitation. Clin Effect Nurs 1997;1:64–75.

40 Malmberg K, Norhammer A, Wedel H, Ryden L. Glycometabolic state at admission: important risk marker of mortality in conventionally treated patients with diabetes mellitus and acute myocardial infarction: long term results from the Diabetes and Insulin-Glucose Infusion in Acute Myocardial Infarction (DIGAMI) study. Circulation 1999;99:2626–32.

41 Proctor T, Yarcheski A, Oriscello RG. The relationship of hospital process variables to patient outcome post myocardial infarction. Int J Nurs Stud 1996;33(2):121–30.

42 De Jong M. Impact of anxiety on cardiac disease. In: Moser D, Riegel B, eds. Cardiac nursing: A companion to Braunwald's heart disease. St Louis: Saunders Elsevier; 2008.

43 Baker CF, Garvin BJ, Kennedy CW, Polivka BJ. The effect of environmental sound and communication on CCU patients' heart rate and blood pressure. Res Nurs Health 1993;16:415–21.

44 World Health Organization. Needs and action priorities in cardiac rehabilitation and secondary prevention in patients with CHD. Copenhagen: WHO Regional Office for Europe; 1993.

45 Heran BS, Chen JM, Ebrahim S, Moxham T, Oldridge N, Rees K et al. Exercise-based cardiac rehabilitation for coronary heart disease. Cochrane Database Syst Rev 2011;(7):CD001800.

46 Oldridge N, Guyatt G, Jones N, Crowe J, Singer J. Effects on quality of life with comprehensive cardiac rehabilitation after acute myocardial infarction. Am J Cardiol 1991;74:1240–44.

47 Gulanick M, Berra K. Cardiac rehabilitation. In: Moser D, Riegel B, eds. Cardiac nursing: A companion to Braunwald's heart disease. St Louis: Saunders Elsevier; 2008.

48 National Heart Foundation of Australia and Australian Cardiac Rehabilitation Association. Recommended framework for cardiac rehabilitation. 2004. National Heart Foundation of Australia.

49 Kim U, Park JS, Kang SW, Kim YM, Park WJ, Lee SH et al., Korea Acute Myocardial Infarction Registry Investigators. Outcomes according to presentation with versus without cardiogenic shock in patients with left main coronary artery stenosis and acute myocardial infarction. Am J Cardiol 2012;110:36-9.

50 Møller Nielsen A, Lou Isbye D, Knudsen Lippert F, Rasmussen LS. Engaging a whole community in resuscitation. Resuscitation 2012;83(9):1067-71.

51 Bonnemeier H, Ortak J, Wiegand UK, Eberhardt F, Bode F, Schunkert H et al. Accelerated idioventricular rhythm in the post-thrombolytic era: incidence, prognostic implications, and modulating mechanisms after direct percutaneous coronary intervention. Ann Noninvas Electrocardiol 2005;10(2):179–87.

52 Wagner GS, Marriott HJL. Marriott's practical electrocardiography. 10th ed. Baltimore: Lippincott, Williams & Wilkins; 2000.

53 Appel S. Care of patients with complications of acute myocardial infarction. In: Moser D, Riegel B, eds. Cardiac nursing: A companion to Braunwald's heart disease. St Louis: Saunders Elsevier; 2008.

54 National Heart Foundation of Australia and the Cardiac Society of Australia and New Zealand (Chronic Heart Failure Guidelines Expert Writing Panel). Guidelines for the prevention, detection and management of people with chronic heart failure in Australia. Updated October 2011. Melbourne: National Heart Foundation of Australia; 2011.

55 Najafi F, Dobson AJ, Jamrozik K. Recent changes in heart failure hospitalizations in Australia. Eur J Heart Fail 2007;9:228–33.

56 Roger VL, Weston SA, Redfeild MM, Hellermann-Homan JP, Killian J, Yawn BP et al. Trends in heart failure incidence and survival in a community-based population. JAMA 2004;292:344–50.

57 Stewart S, MacIntyre K, Hole DA, Capewell S, McMurray JJV. More malignant than cancer? Five-year survival following a first admission for heart failure in Scotland. Eur J Heart Fail 2001;3:315–22.

58 Australian Institute of Health and Welfare. Cardiovascular disease: Australian facts 2011. Cardiovascular disease series. Cat. no. CVD 53. Canberra: AIHW; 2011.

59 McMurray JJ, Adamopoulos S, Anker SD, Auricchio A, Böhm M, Dickstein K et al. Task force for the diagnosis and treatment of acute and chronic heart failure 2012 of the European Society of Cardiology. ESC Guidelines for the diagnosis and treatment of acute and chronic heart failure. Eur Heart J 2012;33:1787–847. doi:10.1093/eurheartj/ehs104.

60 Go AS, Mozaffarin D, Roger VL, Benjamin EJ, Berry JD, Borden WB et al. Heart disease and stroke statistics: 2014 update a report from the American Heart Association. Circulation 2013;127(1):e6–e245.

61 Abraham WT, Krum H. Heart failure: a practical approach to treatment. New York: McGraw Hill Medical; 2007.

62 Bryant B, Knights K, Saterno E. Pharmacology for health professionals. Sydney: Mosby Elsevier; 2003.

63 Soine L. Heart failure and cardiogenic shock. In: Woods SL, Froelicher ESS, Motzer SU, Bridges EJ, eds. Cardiac nursing. 6th ed. Baltimore: Lippincott, Williams & Wilkins; 2010.

64 Michaelson CR. Congestive heart failure. St Louis: Mosby; 1983.

65 Gould M. Chronic heart failure. In: Hatchett R, Thompson D, eds. Cardiac nursing: a comprehensive guide. Edinburgh: Churchill Livingstone Elsevier; 2002.

66 Krum H, Driscoll A. Management of heart failure. Med J Aust 2013;199(5):174-178.

67 Ezekowitz JA, Bakal JA, Kaul P, Westerhout CM, Armstrong PW. Acute heart failure in the emergency department: short and long-term outcomes of elderly patients with heart failure. Eur J Heart Fail 2008; 10:308-14.

68 Driscoll A, Worrall-Carter L, Hare DL, Davidson PM, Riegel B, Tonkin A et al. Evidence-based chronic heart failure management programs: myth or reality. Qual Safe Health Care 2009;18(6):450–5.

69 McAlister FA, Stewart S, Ferrua S, McMurray JJ. Multidisciplinary strategies for the management of heart failure patients at high risk for readmission: a systematic review of randomised trials. J Am Coll Cardiol 2004; 44(4): 810–9.

70 Whellan DJ, Hasselblad V, Peterson E, O'Connor CM, Schulman KA. Meta-analysis and review of heart failure disease management randomised controlled clinical trials. Am Heart J 2005;149:722–9.

71 Yancy CW, Jessup M, Bozkurt B, Butler J, Casey DE Jr, Drazner MH et al. 2013 ACCF/AHA Guideline for the Management of Heart Failure: A Report of the American College of Cardiology Foundation/American Heart Association Task Force on Practice Guidelines. Circulation 2013. <http://circ.ahajournals.org/content/early/2013/06/03/CIR.0b013e31829e8776.citation>.

72 Phillips CO, Singa RM, Rubin HR, Jaarsma T. Complexity of program and clinical outcomes of heart failure disease management incorporating specialist nurse-led heart failure clinics. A meta-regression analysis. Eur J Heart Fail 2005;7:333–41.

73 Driscoll A, Toia D, Gibcus J, Srivastava PM, Hare DL. Heart failure nurse practitioner clinic: an innovative approach for optimisation of beta-blockers. Heart Lung Circulation 2008;17(1):S13.

74 Driscoll A, Davidson P, Clark R, Huang N, Aho Z on behalf of National Heart Foundation Consumer Resource Working Group. Tailoring consumer resources to enhance self-care in chronic heart failure. ACC 2009;22(3):133–40.

75 Riegel B, Carlson VV. A situation-specific theory of heart failure self-care. J Cardiovasc Nurs 2008;23(3):190–6.

76 Kaneko Y, Floras JS, Usui K, Plante J, Tkacova R, Kubo T et al. Cardiovascular effects of continuous positive airway pressure in patients with chronic heart failure and obstructive sleep apnoea. N Engl J Med 2003;348:1233–41.

77 Piepoli MF, Davos C, Francis DP, Coats AJ for the ExTraMATCH Collaborative. Exercise training meta-analysis of trials in patients with chronic heart failure (ExTraMATCH). Br Med J 2004;328(7443):189–200.

78 CONSENSUS Trial Study Group. Effects of enalapril on mortality in severe congestive cardiac failure. Results of the Cooperative North Scandinavian Enalapril Survival Study (CONSENSUS). N Engl J Med 1987;316:1429–35.

79 SOLVD Investigators. Effect of enalapril on survival in patients with reduced left ventricular ejection fractions and congestive heart failure. N Engl J Med 1991;325:293–302.

80 Opie LH, Pfeffer MA. Inhibitors of angiotensin-converting enzyme, angiotesin II receptor, aldosterone and renin. In: Opie LH, Gersh BJ, eds. Drugs for the heart. 7th ed. Philadelphia: Saunders; 2009.

81 Ailabouni W, Eknoyan G. Nonsteroidal anti-inflammatory drugs and acute renal failure in the elderly. A risk–benefit assessment. Drugs Aging 1996;9(5):341–51.

82 Hjalmarson A, Goldstein S, Fagerberg B, Wedel H, Waagstein F, Kjekshus J et al. Effects of controlled-release metoprolol on total mortality, hospitalizations, and well-being in patients with heart failure: the Metoprolol CR/XL Randomized Intervention Trial in congestive heart failure (MERIT-HF). MERIT-HF Study Group. JAMA 2000;283:1295–302.

83 Packer M, Fowler MB, Roecker EB, Coats AJ, Katus HA, Krum H et al. Effect of carvedilol on the morbidity of patients with severe chronic heart failure: results of the carvedilol prospective randomized cumulative survival (COPERNICUS) study. Circulation 2002;106:2194–9.

84 McMurray JJ, Ostergren J, Swedberg K, Granger CB, Held P, Michelson EL et al. Effects of candesartan in patients with chronic heart failure and reduced left-ventricular systolic function taking angiotensin converting-enzyme inhibitors: the CHARM-Added trial. Lancet 2003;362(9386):767–71.

85 Cohn JN, Tognoni G, for the Valsartan Heart Failure Trial Investigators. A randomized trial of the angiotensin receptor blocker valsartan in chronic heart failure. N Engl J Med 2001;345(23):1667–75.

86 Pitt B, Pfeffer MA, Assmann SF, Boineau R, Anand IS, Claggett B et al. for the TOPCAT Investigators. Spironolactone for heart failure with preserved ejection fraction. N Engl J Med 2014;370:1383–92.

87 Pitt B, Zannad F, Remme WJ, Cody R, Castaigne A, Petez A et al. The effect of spironolactone on morbidity and mortality in patients with severe heart failure. Randomized Aldactone Evaluation Study Investigators. N Engl J Med 1999;341:709–17.

88 Pitt B, Remme W, Zannad F, Neaton J, Martinez F, Roniker B et al. Eplerenone, a selective aldosterone blocker, in patients with left ventricular dysfunction after myocardial infarction. N Engl J Med 2003;348:1309–21.

89 Bokhari F, Newman D, Greene M, Korley V, Mangat I, Dorian P. Long-term comparison of the implantable cardioverter defibrillator versus amiodarone: eleven-year follow-up of a subset of patients in the Canadian Implantable Defibrillator Study (CIDS). Circulation 2004;110:112–6.

90 Moser D, Mann D. Improving outcomes in heart failure: it's not unusual beyond usual care (Editorial). Circulation 2002;105:2810–2.

91 Wynne JA, Braunwald E. The cardiomyopathies and myocarditides. In: Zipes DP, Libby P, Bonow RO, Braunwald E, eds. Braunwald's heart disease: a textbook of cardiovascular medicine. 7th ed. Philadelphia: Elsevier Saunders; 2008. p 1404.

92 Ralph-Edwards A, Woo A, McCrindle BW, Shapero JL, Schwartz L, Rakowski H et al. Hypertrophic obstructive cardiomyopathy: comparison of outcomes after myectomy or alcohol ablation adjusted by propensity score. J Thorac Cardiovasc Surg 2005; 129(2): 351–8.

93 Kaplan NM. Systemic hypertension: mechanisms and diagnosis. In: Zipes DP, Libby P, Bonow RO, Braunwald E, eds. Braunwald's heart disease: a textbook of cardiovascular medicine. 7th ed. Philadelphia: Elsevier Saunders; 2008. p 807.

94 González PH, Morales VN, Núñez Urquiza JP, Altamirano CA, Juárez HU, Arias MA et al. Patients with hypertensive crises who are admitted to a coronary care unit: clinical characteristics and outcomes. J Clin Hypertens 2013;15:210–4.

95 Vidaeff AC, Carroll MA, Ramin SM. Acute hypertensive emergencies in pregnancy. Crit Care Med 2005;33(Suppl 10):S307–12.

96 Shapiro S. Cardiac problems in critical care. In: Bongard FS, Sue DY, eds. Current critical care: Diagnosis and treatment. 2nd ed. New York: Lange Medical Books/McGraw-Hill; 2002.

97 Baas LS. Hypertensive emergencies. In: Baird MS, Keen JH, Swearingen PL, eds. Manual of critical care nursing: Nursing interventions and collaborative management. 5th ed. St Louis: Elsevier Mosby; 2005.

98 Karchmer AW. Infective endocarditis. In: Zipes DP, Libby P, Bonow RO, Braunwald E, eds. Braunwald's heart disease: a textbook of cardiovascular medicine. 7th ed. Philadelphia: Elsevier Saunders; 2008. p 1077.

99 Baas LS. Acute infective endocarditis. In: Baird MS, Keen JH, Swearingen PL, eds. Manual of critical care nursing: Nursing interventions and collaborative management. 5th ed. St Louis: Elsevier Mosby; 2005.

100 Nakagawa T, Wada H, Sakakura K, Yamada Y, Ishida K, Ibe T et al. Clinical features of infective endocarditis: comparison between the 1990s and 2000s. J Cardiol 2014;63:145–8.

101 Bashore T, Cabell CH, Fowler V. Update on infective endocarditis. Current Prob Cardio 2006;31:274–352.

102 Isselbacher EM, Eagle KA, Descanctis RW. Diseases of the aorta. In: Zipes DP, Libby P, Bonow RO, Braunwald E, eds. Braunwald's heart disease: a textbook of cardiovascular medicine. 7th ed. Philadelphia: Elsevier Saunders; 2008. p 1546.

103 Antman EM. ST-Elevation myocardial infarction: management. In: Zipes DP, Libby P, Bonow RO, Braunwald E, eds. Braunwald's heart disease: a textbook of cardiovascular medicine. 7th ed. Philadelphia: Elsevier Saunders; 2008. p 1215.

第11章

心律的评估和管理

原著：Malcolm Dennis，David Glanville
翻译：任华，武杰，张琳彦，梁晶，亢晓云，周丹薇，刘维，张敏，张辰
审校：陈永强

学习目标

阅读完本章，将掌握以下内容：

- 描述各种与心律失常发生和发展相关的机制。
- 认识各种常见的心律失常的特点并探讨其病因。
- 探讨常见心律失常的实际或潜在的血流动力学影响和预后。
- 描述各种不同类型心律失常的评估和治疗策略。
- 探讨起搏器治疗的原则和适应证。
- 识别心电图上起搏异常的情况，探讨临时起搏器并发症的原因和治疗措施。
- 描述心脏再同步化治疗的原则、益处及影响治疗效果的因素。
- 探讨消融治疗、永久起搏器、心脏复律除颤、电复律和电除颤等心律失常治疗方式的治疗原则和适应证。

引言

　　心律失常既可以是原发的，也可以继发于心脏或其他器官系统的异常。心律失常好发于危重患者，对其影响也更大。早期发现和解释心律失常及其影响对于启动适当的诸如生化、代谢变化及药物干预等心律失常管理至关重要。

　　根据心律失常的类型、心率及基础心脏病的不同，心律失常的影响是多种多样的。由于危重症患者同时存在循环系统、代谢、生化异常以及高氧需求状态，心律失常会使其病情恶化。症状包括嗜睡、活动不耐受、呼吸困难、头晕心悸、明显的血流动力学不稳定和晕厥。心律失常可表现为心搏骤停或发展为心搏骤停。快速心律失常的病生理改变为氧气供应减少的同时增加心肌需氧量，从而导致心肌缺血。心律失常对机体代谢的影响与其他病因引起的休克所带来的影响相同，即应激反应增加、氧气供应和消耗减少、氧提取和乳酸增加。

关键词

消融术

抗心律失常

抗心动过速起搏 /
　超速起搏

心律失常

心房

房室

心动过缓

心脏再同步化治疗

电复律

捕获失败

起搏失败

感知失败

植入型心脏复律除
　颤器

交界性

感知过度

起搏器

窦房结

心动过速

阈值

心室

电图上产生 QRS 波群,随后复极产生 T 波。

自发产生心律的能力称为自律性,在健康状况下,自律性受到神经激素的严格控制,以使其与心率、代谢率相匹配。兴奋性会增加自律性、加快心率。心律不齐可能会由自律性的改变(增加或减少)、上述传导通路失败或折返或触发机制导致(如下)[7-8]。

(一)心律失常机制

心律失常主要由三种电生理机制引起:自律性异常、触发活动和折返通路。

1. 自律性异常

窦房结和房室(atrioventricular,AV)传导的动作电位不同于心肌所产生的,其动作电位的第 4 阶段经历自发去极化(自律),这一特性使这些组织承担起电生理起搏主导作用。然而,在某些情况下,如心肌缺血或激活电流低,局部自律性就会异常增高,刺激心房、心室或房室结内的异位起搏点(病灶)更快地放电[9-10]。相反,自律性降低会导致缓慢性心律失常,心肌和传导系统疾病、药理作用、生化影响及严重迷走神经(副交感神经)反射也常会导致缓慢性心律失常。

2. 触发活动

心脏动作电位早期和晚期复极阶段出现异常振荡会导致心律失常的发生。正常情况下,心肌的所有区域以均匀的方式复极。然而,当心肌相邻区域表现出不同的复极速率时,在相对不应期的临界"超兴奋"阶段,这些区域之间的电压差可能足以重新激发组织,产生过早异位搏动或加速异位节律。复极的这种变化和随之而来的去极化的"自触发"部分解释了伴随长 QT 间期的心律失常。

电压振荡分为"早期后去极化"和"晚期后去极化",前者发生在动作电位的第 2 和第 3 阶段,后者发生在第 4 阶段。洋地黄中毒、缺血、低钾血症、低镁血症和儿茶酚胺水平升高是触发活动的更常见原因[11]。动作电位持续时间过长会增加触发活动的风险,这些机制与某些类型的室性快速心律失常,特别是尖端扭转型室性心动过速的发展有关(参见本章后面的描述)。

3. 折返通路

快速心律失常最常见的原因是折返性心律失

危重症监护室心律失常发生率远远高于一般社区。最常见的心律失常是房颤(atrial fibrillation,AF),其在 80 岁以上社区人群中的发病率为 8%～9%[1-2],但在危重患者中发病率为 20%[3],尤其在的感染性休克患者和心脏术后患者中的发生率分别达 50%[4]、30%～40%[3,5]。不到 2 % 的危重症患者会发生室性心律失常[6]。

危重症监护室护士需要掌握的心律失常类型也在不断发生变化。随着多元文化的发展,以往只在某些国家才出现过的心律失常的发生率也在增高,如 Brugada 综合征(Brugada syndrom)和致心律失常的右心室发育不良。此外,患有先天性结构性疾病和心律失常疾病(例如长 QT 综合征)的儿童成年期存活率的提高进一步增加了心律失常的复杂性,危重症护士对此应有所了解。

一、心脏传导系统

正常的心跳是心脏有节律的电刺激通过专门的传导系统顺序传导的。通过固有的自律性,窦房结自发地产生激活电流,该激活电流通过优先心房通路传导(在心电图上产生 P 波),然后传导到房室结。在短暂的生理减速后,该波通过左右束支传导至希氏束,然后传导至心室,其远端终止为激活心室的分支浦肯野纤维。心室激活(或去极化)过程在心常，在折返性心律失常中，由于心脏不同部位的传导和复极速度不同，电流可以继续在心脏中循环。当电流仍在某些传导速度较慢的部位传导时，已经去极化的其他部位已经得以恢复，然后被这种缓慢传导的脉冲重新激发该部位。一旦建立了这种异相传导和复极模式，电流可以继续在再入回路周围连续循环。电路的每个"圈"产生另一个去极化（P波或QRS波群）过程[11-12]。心动过速的最终速度取决于电路的大小（微观与宏观折返）和电路周围的传导速度。

二、心律失常及其管理

心律失常可由心肌或传导系统异常引起，表现为不适当的自律性增强或抑制、传导受损或不应性改变[9]。

快速心律失常的临床影响是多样的，且受心律失常速率和持续时间、起源部位（心室与心室以上）以及是否存在潜在的心脏病的影响。因此，心律失常至少在短期内可能不需要治疗，心律失常的最坏结局为心搏骤停，这种情况需要高级生命支持治疗（见第25章）。

缓慢心律失常可能是由于窦房结放电失败（窦性心动过缓、窦性停搏或窦性阻滞）或房室传导失败（房室阻滞）所致，交界区或心室逸搏节律出现心脏停搏或心室停搏的情况除外。

（一）窦房结和房性心律失常

窦房结根据代谢需求控制心率，对自主神经、肾上腺和其他输入作出反应，这些输入随活动或其他应激源而变化。根据需要，窦房结放电频率通常为50～160次/min。在特定人群（例如运动员）中，该范围可扩大到40～180次/min。一些优秀的运动员在其最大活动强度时窦房结的放电频率可以达到200次/min，这是窦性心率的极端（窦性心律图示见

图11.1）。个体的最大窦率大约是220次/min减去他们的年龄。窦房结和房性心律失常的心电图节律标准总结见表11.1。

窦房结疾病往往表现为心动过缓而不是心动过速，所以窦性心动过速通常不是窦房结功能障碍导致的，而是对某些应激源的生理反应（见下文）。罕见的特殊情况常见于年轻女性的"不当性窦性心动过速"[13]，她们白天静息心率长期超过100次/min。可使用β受体阻滞剂、钙通道阻滞剂或新型选择性窦房结抑制剂伊伐布雷定进行治疗[14]。

1. 窦性心动过速

在成人中，窦性心率超过100次/min，称为窦性心动过速，正常情况下就可能会发生[15-16]（图11.2）。当患者在休息时出现窦性心动过速时，必须寻找除活动以外的原因，如对精神或生理压力、低血压、贫血、低氧血症、低血糖或疼痛的代偿反应，这些因素都导致神经激素的增加。强心药物和交感神经增强剂也能加速窦率。因此，应将窦性心动过速视为对生理刺激的应激反应，而不是由窦房结功能障碍引起的心律失常，其治疗针对的是心动过速的触发，而不是心动过速本身。由于窦性心动过速可能与内出血或肺栓塞等隐匿性事件有关，因此应对原因不明的窦性心动过速进行彻底分析。

2. 窦性心动过缓

小于60次/min的窦性心律称为窦性心动过缓[15-16]（图11.3）。一般来说，心率越慢，就越有可能产生与低心排出量有关的症状。在睡眠中，心率减慢到50次/min以下是很常见的，特别是运动员，但在其他情况下是不常见的。心动过缓可能伴随心肌缺血（尤其是由于右冠状动脉病变）、传导系统疾病、低氧血症和迷走神经反射（例如恶心、呕吐或疼痛）。由于迷走神经反射也可能产生血管扩张，在迷走神

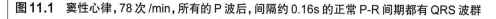

图11.1 窦性心律，78次/min，所有的P波后，间隔约0.16s的正常P-R间期都有QRS波群

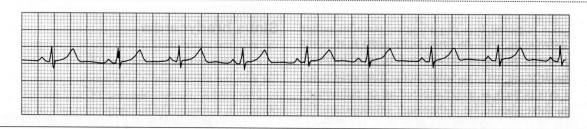

表 11.1
窦房结和心房心律失常的心电图节律标准

节律	心电图标准
窦性心律	下壁导联直立 P 波，速率 60～100 次 /min，节律规整
窦性心动过速	下壁导联直立 P 波，速率 100～180 次 /min，节律规整
窦性心动过缓	下壁导联直立 P 波，速率 <60 次 /min，节律规整
窦性心律失常	下壁导联直立 P 波，但不规则，呈递增递减趋势，通常与呼吸同步
窦性停搏	P 波频率突然下降，P 波缺如（持续时间通常 <3 秒）
窦房传导阻滞	P 波频率突然下降，P-P 间期是先前 P-P 间期的几倍
窦性静止	P 波突然消失（持续时间 >3s）
心房异位搏动	正常形态的室性早搏
房性早搏	室性早搏之前有形态异常的 p′ 波，室性早搏后可能出现代偿间歇
房性心动过速	心房率规则 140～230 次 /min 房室传导可以是 1∶1、2∶1 或更小 p 波可能隐藏在 T 波中 P 波在可见时通常与窦性 P 波形态不同 心室率通常是规则的 发病时心率上可能会出现"预热"现象
心房扑动	心房率 220～430 次 /min，一般接近 300 次 /min，心房节律规则 扑动波在Ⅱ、Ⅲ、aVF 中表现为锯齿基线，但在 V1/MCL 1 中更像离散 P 波，在Ⅰ和 aVL 中表现为纤颤波 1∶1 在成人中不常见，除非房扑速度缓慢 2∶1、3∶1、4∶1 房室传导阻滞更常见（因此心室率通常接近 150、100、75 分 /min）
心房颤动	心房率 300～500 次 /min，心室率很少 >180 次 /min 看不到离散 P 波——不规则的纤颤基线 心室节律明显不规律（无规则的不规律） 心室率 >100 次 /min="失控"房颤 如果心室律正常——逸搏或完全传导阻滞

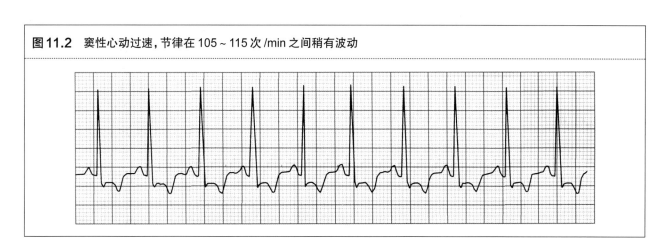

图 11.2　窦性心动过速，节律在 105～115 次 /min 之间稍有波动

经介导的心动过缓中，低血压可能更明显。β 受体阻滞剂、洋地黄、抗心律失常或钙通道阻滞剂治疗会引起心动过缓[17]。窦性心动过缓的治疗等同房室传导阻滞的治疗，将在下文房室传导阻滞的治疗里进行讨论。

虽然窦性心动过缓严格定义为小于 60 次 /min，但许多人的窦率正常，但在运动后其心率依然相对较慢。这种情况通常被称为变时功能不全[18]，如果该情况导致活动受限，则可以作为起搏器植入的指征。

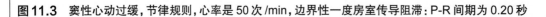

图 11.3　窦性心动过缓，节律规则，心率是 50 次 /min，边界性一度房室传导阻滞：P-R 间期为 0.20 秒

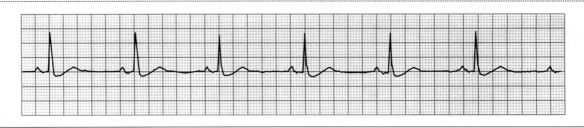

3. 窦性心律失常

当心律明显为窦性起源但不规则时，则称为窦性心律失常（图 11.4）。一般来说，心率的逐渐上升和下降可以与呼吸相关。心率的逐渐上升和下降很重要，因为该特点有别于窦性心律失常、房性异位早搏、窦性停顿和窦性停搏中出现的窦性心律突然减慢。窦性心律失常可伴有窦房结功能障碍，但也见于正常心脏。窦性心律失常本身不需要治疗。

4. 窦性停搏和窦性静止

窦停有多种描述术语，部分基于生理，部分基于严重程度。窦性停搏是指在窦性节律期间，窦房结突然不放电[17]。心率突然下降，在此期间可能出现心动过缓。窦性静止一般用作描述暂停时间较长（通常大于 3 秒，而小于 3 秒可能被称为窦性停搏）而不是较短时（图 11.5）的停搏。窦性静止时间

越长，出现症状和晕厥的可能性越大[17]。窦性停搏可能与窦房传导阻滞（其中窦性放电未能激发心房）无法区分，因为两者都导致 P 波缺失。然而，这种区别是学术性的，因为两种心律失常都是由同一组原因引起的，只有当它们引起症状性心动过缓时，这种区别才比较明显。间歇 P-P 间期是正常间隔的倍数时可以为诊断窦房传导阻滞（图 11.6）[11]。反复出现晕厥的缓慢心律失常需作出紧急处理。如果发作持续，应考虑植入永久起搏器。

5. 需要降低窦律心率的特殊情况

一般来说，当病情不稳定时才会考虑对导致心动过速的病因进行干预。但在某些情况下，心率升高（不一定达到心动过速）可能适得其反，应更早采取措施降低心率。这在心绞痛或中重度心力衰竭患者中尤其重要，降低心率可以降低死亡率和发病率[19]。在缺血患者中，心率减慢会降低心肌耗氧量

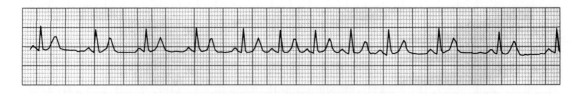

图 11.4　窦性心律失常与呼吸同步变化，节律明显是窦性的，但不规则，心率从 75 次 /min 到 120 次 /min 加速，然后在条带末端减速到 75 次 /min

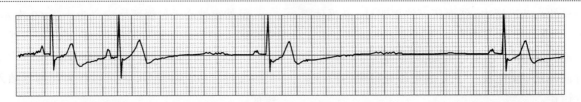

图 11.5　窦性停搏和窦性静止，窦性心律为 60 次 /min，随后心率突然下降。3 秒为窦性静止和窦性停搏之间的临界，第一个 2.5 秒的长间隔将为窦性停搏，而下一个间隔（3.2 秒）是窦性静止

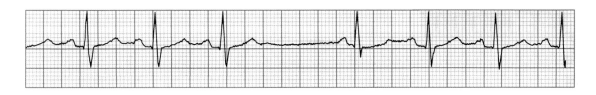

图 11.6　窦房传导阻滞。前 3 次窦性搏动后心率突然下降，停顿后的 P-P 间隔正好是正常 P-P 间隔的 2 倍，故该停顿可能是由窦房传导阻滞导致的。同时这也可能只是一个窦性暂停

并延长舒张期，即增加冠状动脉的灌注时间。此外，在心力衰竭患者中，心率降低还会增加舒张期心室充盈时间。最近具有里程碑意义的 SHIFT 研究[20]，与安慰剂相比，使用新型选择性窦房结抑制剂（伊伐布雷定）降低中重度心力衰竭患者的窦性心率显著降低了心血管死亡或心力衰竭相关再住院的综合终点事件（有关信息，请参见第 10 章）。

> **实践提示**
>
> 窦性心动过速通常是对代谢需求增加的代偿反应；然而，大约 1 % 的人患有"不适当的窦性心动过速"综合征，其特征静息状态心率快（24 小时内平均心率 >90 次 /min）且稍有活动其心率就会显著加快。这种过度的变时反应与结构性心脏病、潜在的病理过程或缺乏身体调节无关，通常是无症状和良性的，非常偶尔地会导致心悸。

（二）心房和房室结心律失常

室上性心动过速（supraventricular tachycardia，SVT）是由心室上方组织产生的一组快速心律失常的统称。通常 SVT 是指由窦房结、心房或房室结引起的任何快速心律失常[21]。但在能区分的情况下，一般使用特定术语而不用统称 SVT。有时从心电图难以区分心房扑动、房性心动过速和房室结折返性心动过速，在这种情况下可以使用 SVT。室上性心律失常可能发生于房室结单次或连续早搏，因此称为室上性心动过速。SVTs 可以是自限性的（阵发性的）或持续的（直到采取治疗）、复发的或持续的（尽管治疗仍持续）。表 11.1 和表 11.2（见下文）总结了房室结心律失常的心电图节律标准。

1. 房性异位心律

来自窦房结以外（心房病灶）的心房部位的脉冲以不同于窦律的方式传导，从而产生异常形态的 P 波，这些改变的 P 波称为房性异位。P 波提早出现、出现的频率更快可以判断为房性期前收缩。房性异位心律的 P 波形态无法明确定义，因为心房内任何部位都可能出现异位起搏点，可能会出现直立、倒置或双向 P 波，不同于正常的窦性 P 波形态。异位 P 波常常过早出现，所以会融合在前面的 T 波中，无法分离出 P 波。在这种情况下，当出现 T 波变形且正常形态的 QRS 波群提早出现时，提示可能存在室上性异位节律。房性早搏可正常、异常或完全不正常地向下传导，这与它们的提早程度以及房室结和心室内传导的状态有关（图 11.7）。

2. 房性心动过速

因心房异位病灶或心房存在折返机制导致的心动过速，称为房性心动过速。房性心动过速心率一般在 140～230 次 /min 之间，且律齐[11]。房性心动过速常突然发生，但当诱因逐渐加剧时，心率会经过一个短暂的"预热"阶段后逐渐加快直至心动过

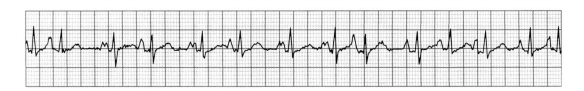

图 11.7　窦律伴房性异位心律。心率 75 ~ 80 次 /min、窦性 P 波有切迹，P 波高尖，提示异位心房搏动。需要注意的是异位 P 波在形态和频率与窦性 P 波会有些不同。因此，可称之为多源性方形异位心律

速。心动过速时的 P 波可能会难以识别，因为 P 波常融合于 T 波之中。这时，窄 QRS 波群的出现可有助于鉴别室性心动过速和室上性心动过速。房性心动过速与其他室上性心律失常的区别在于其他室上性心动过速的典型特征（例如锯齿状的扑动，不规则纤颤或假性 R 波以及房室折返性心动过速）。当心房率超过房室结的传导能力时，就会出现一定程度的房室传导阻滞。房性心动过速可以是突发的、持续的或反复的（图 11.8）由于心肌功能障碍及心率的不同，房性心动过速的症状表现也有所差异。

3. 多源性房性心动过速

当心房多位点出现异位快速搏动，称之为"多源性房性心动过速"（图 11.9）。不同的位点会产生各种形态的 P 波，此时不会出现常规的房性心动过速的规律性[17]。从某种意义上来说，多源性房性心动过速是肺部疾病常伴发的标志性心律失常，尤其是伴有慢性阻塞性肺病（chronic obstructive pulmonary disease，COPD）以及其他肺部疾病，是肺心病的一种。

4. 室上性心动过速中的房室传导

房性心律失常相关的快速心房率可能会超出房室结的传导能力，导致部分心房冲动被阻滞，无法正常向下传导（图 11.10 和图 11.11），通常心房率超过 200 次 /min 会发生传导阻滞。因此，心房扑动时或房性心动过速时，一般会发生 2∶1 房室传导或更严重。在心房颤动期间，心室率一般不超过 180 次 /min，除

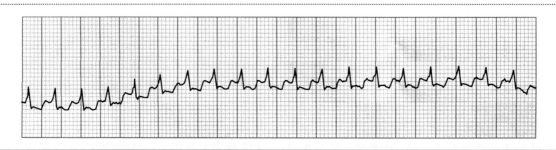

图 11.8　房性心动过速。在此窄波群心动过速图中，心律很整齐，心率接近 210 次 /min。很难识别融合于 T 波中的 P 波

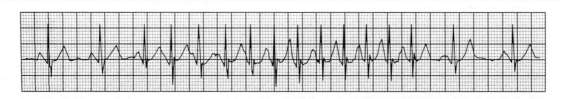

图 11.9　多源性房性心动过速。在 3 个窦性心律后，随着多源性房性心动过速的突发，心率突然增快，且可自行转窦。多源性心动过速没有规律可循，有的可以清楚地看到各种形态的 P 波，有的只能从 T 波中看见一点点 P 波的痕迹

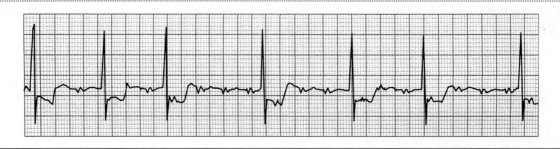

图 11.10　高度阻滞的房性心动过速（大量连续 P 波未向下传导）。心房率约 190 次 /min，但由于房室传导阻滞程度（3∶1 ~ 4∶1）不同，导致心室率在 50 ~ 60 次 /min 波动。该患者洋地黄中毒，通常应考虑房性心动过速和高度房室传导阻滞

非存在预激综合征，这类患者因为存在房室旁路传导，心室率可达 300 次 /min 或更快。

5. 心房扑动

心房扑动是一种快速、有规律的房性快速性心律失常（图 11.11）。心房率一般为 240～430 次 /min，多接近 300 次 /min[17]。在上述速率下，连续的心房扑动波（F 波）构成该心律失常的典型心电图：由于其形状像锯齿，因此被称为"锯齿状"基线。一般下壁导联能够更好地显示这种锯齿状基线。相比之下，一般扑动波在 V1 导联中更像离散 P 波，而在 I 导联和 aVL 导联中更像颤动波。

成人心房率接近 300 次 /min 时，冲动很少能 1∶1 正常传导。一般会 2∶1、3∶1、4∶1 房室传导或存在不同程度的房室传导阻滞将心室率控制在 75～150 次 /min[9]。当房室传导阻滞程度不同时，在同一心电图中可同时看到 3∶1、4∶1 或其他比率的心跳。当 2∶1 房室传导时，扑动波一般融合在 QRS 波和 / 或 T 波内，因此可能很难清晰地看到扑动波（图 11.12）。在这种情况下，当心率约 150 次 /min 且有窄 QRS 波群则提示发生了 2∶1 房室传导。由于扑动波在 V1 导联中更易看见，当 V1 导联中的

P 波离散（扑动波）时可帮助我们识别 2∶1 房室传导。在诊断存在不确定性的情况下，刺激迷走神经或应用腺苷会增加阻滞程度，使扑动波更明显（见图 11.12）[15-16]。

6. 心房颤动

心房颤动是一种无序的房性心律，其发病基础为多个独立位点迅速放电或重新进入传导通路，导致快速而不规则的去极化，但这些位点都不能完全控制心房[15,17]。因此在心电图中看不到离散 P 波（表示心房协调的去极化）；取而代之的是连续的颤动基线（300～500 次 /min 的颤动波），反映心房内持续不稳定的电活动。不稳定、不协调的电活动导致收缩不协调，所以心房不能有效收缩而是不断颤动，因此称之为心房颤动。

心房率不规律导致房室结脉冲到达不规律，进而导致传导至心室的电活动间隔也不规律[15]。因此，心房颤动的特点是心室率明显不规律。快速心房率状态下的心室率由房室结传导的状态决定，并且对于房室传导正常的患者，心室率通常为 140～180 次 /min（快速或未控制的心房颤动）（图 11.13）。当房室传导受损或受药物作用控制时，心室率会变

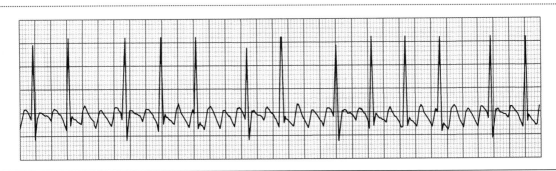

图 11.11　不同程度房室传导阻滞的心房扑动。请注意心房扑动的特征性锯齿状基线。心率规则且稍快于 300 次 /min，但心室率因房室传导阻滞程度不同而不规则。心室率有时接近 150 次 /min（2∶1 房室传导时），有时接近 100 次 /min（3∶1 房室传导时）

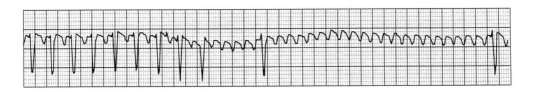

图 11.12　规律 165 次 /min 的窄 QRS 波群心动过速可以是任何室上性心律，其中心房扑动是 2∶1 房室传导。静脉给腺苷会导致片刻的高度房室传导阻滞，在此期间可明显看到 330 次 /min 的扑动波。颈动脉窦按摩或其他刺激迷走神经的方法也可以通过暂时阻滞房室传导产生相同的诊断效果

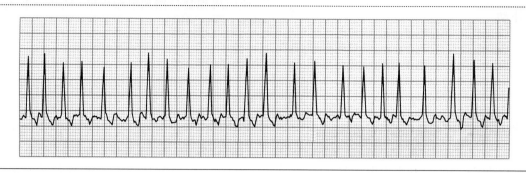

图 11.13　伴有快速(不受控制的)心室率的心房颤动。速率约为 170 次/min,节律明显不规律。由于速率很快,看到颤动基线的可能性比较小,但还是能够看到并分辨出

慢。当心房颤动时心室率低于 100 次/min,称为控制性心房颤动。过度的抗心律失常治疗或房室传导疾病可能会使房室传导阻滞更明显,心室率特别缓慢(但仍不规则)。

心房颤动是最常见的显著性心律失常[23],一般不会立即危及生命,但它对病情有显著影响,尤其是对于心力衰竭的患者。当心房不能规律收缩(心房强力收缩),心房率速度过快会造成心室供血不足,因此可能导致低血压和低心排。心房充血和血流的改变增加了血栓形成和栓塞性中风的风险。当出现慢性心房颤动时,通常需要终生接受抗血栓治疗。此外,如果心房不能完全排空会导致心房首先充血,然后进入肺循环,导致呼吸困难、呼吸功提高以及低氧血症。患有左心衰竭的患者对心房有效收缩的要求更高,因此当发生心房颤动时病情会加重。对心衰患者,心房颤动有时会使其虚弱,可能还会发生休克和/或急性肺水肿。

抗心律失常治疗旨在使心律转窦,或在房颤存在的情况下限制心室率(速率控制)[23]。对于药物治疗无法很好控制心率的慢性心房颤动患者,有时需要对房室结进行射频消融,诱发完全性心脏传导阻滞。同时需要植入永久性起搏器。

心房颤动的常见原因是左心房扩大(继发于心力衰竭)、甲状腺功能亢进、低血钾或镁以及生理压力[2]。最近研究发现,肺静脉在进入左心房的位置附近可能会产生通向心房的电活动,引起心房颤动[24]。肺静脉环形消融可隔离这些肺静脉产生电活动的位点进而治愈心房颤动。

预激综合征中极快速的心房颤动

心房颤动常见的最快心室率约为 180 次/min,代表房室结的最大传导能力。然而,在预激综合征(Wolff-Parkinson-White Syndrome,WPW)患者中,

房室旁路连通着心房和心室。这些路径比房室结的传导速率更快,所以心房颤动期间心室率可能达到甚至超过 300 次/min[16-17]。这将导致复杂心动过速,表现为单一波形但不规则的心律。这种情况下可能会发生晕厥并且患者心律可能衍变为心室颤动。氟卡尼是治疗预激综合征的一种有效药物,但应避免使用地高辛,因为其会加速房室旁路的传导[11]。

7. 房室结内折返性心动过速

房室结内折返性心动过速(artrioventricular nodal reentry tachycardia,AVNRT)是阵发性室上性心动过速中最常见的类型,占阵发性室上性心动过速的 50% 以上[11](请注意,此处使用的术语"阵发性室上心动过速"不包括心房扑动或颤动)。AVNRT 在女性中较常见(75% 为女性),尤其是年轻患者,且在某些个体中明显与压力、焦虑或兴奋剂相关。顾名思义,该心律失常是由房室结再次进入传导通路引起的。通常情况下,心房电活动首先通过慢速和快速两条路径到达房室结。由此产生的 PR 间期 <0.20 秒,代表快速房室结路径上的传导。在 AVNRT 中,触发机制是由快速路径阻断了房性期前收缩,因为其(反常地)具有较长的不应期。传导仍然可以通过缓慢的房室结路径传至心室,但是 PR 间期将会很长(房室结延迟及冲动传至房室结较慢)。随后,房性期前收缩伴 PR 间期延长常预示着心动过速即将发生[25]。

发生心动过速是因为初始冲动即房性期前收缩到达房室结延迟。一旦冲动到达房室结,即被传导到心室,但现在也发现先前难治的快速路径恢复后能够将冲动重新逆行回传到心房。心房和房室结间存在折返现象。冲动缓慢传导进入房室结,延

长 PR 间期,但在到达房室结时,冲动传入心房的速度与其进入心室的速度一样。导致 P 波几乎与 QRS 波同时出现[25]。在一些 AVNRT 病例中,因为 P 波融合在 QRS 波群中,常不可能辨别出 P 波。然而,通常可以在 QRS 波群的最后部分看到异常形态的 P 波,在 V1 导联中可以看到较小的 R 波,在 II 导中可以看到较小的 S 波。因为其为 P 波而不是 QRS 波群的一部分,所以这种心电图在 V1 导联中被称为假性 R 波,在 II 导联中被称为假性 S 波[11, 25](图 11.14)。AVNRT 的心率较为规律,一般在 170~240 次 /min 或更慢。QRS 波群一般较窄,除非伴有

束支传导阻滞。AVNRT 患者有时对迷走神经刺激敏感,包括咳嗽、俯卧位和颈动脉窦按摩。腺苷可能会终止心律失常,可能也需要其他房室传导阻滞药物或抗心律失常药物防止复发。有时需要进行选择性心脏复律,如果持续存在心律失常,则可以采用射频消融消除缓慢传导路径[11, 13]。

8. 房性心律失常患者的管理

房性心动过速的一般症状包括:躁动、呼吸困难 / 呼吸急促、咽喉 / 颈部饱胀感、疲乏、头晕、晕厥、胸痛和心绞痛症状以及恶心和 / 或呕吐。房性

表 11.2
房室结心律失常的心电图表现

节律	心电图表现
交界区性异位搏动	提前出现的正常形态的 QRS 波群 在下壁导联中出现倒置的 P 波。其可能出现在 PR 间期较短的 PRS 之前或可能(部分)融合在 QRS 或 ST 段内
交界区性逸搏心跳	正常 QRS 波群后有长间歇,逸搏心率 40~60 次 /min P 波可能出现在 PR 间期较短的 QRS 波群之前,或可能(部分)融合在 QRS 或 ST 段内。P 波在下壁导联中倒置
交界区性逸搏心律	正常 QRS 波群的正常心律,心率 40~60 次 /min P 波在下壁导联中倒置,可能出现在 PR 间期较短的 QRS 波群之前,或可能(部分)融合在 QRS 波群或 ST 段内
加速性交界区性心律	正常 QRS 波群的正常心率,心率 60~100 次 /min P 波同交界区性逸搏心律
交界区性心动过速	正常 QRS 波群的正常心率,心率 >100 次 /min P 波同交界区性心律
房室结内折返性心动过速(AVNRT)	窄 QRS 波群的心动过速。心率 170~230 次 /min(有时较慢) P 波可能不存在或在 QRS 波群的后部分(V1 导联中的'假性 R 波,II 导联中的'假性 S 波)房性期前收缩、心动过速前有 PR 间期延长(>0.30s)常预示 AVNRT 的发生

图 11.14　房室结内折返性心动过速(AVNRT)V1 导联最初有窦性心律。异位房性期前收缩有长 P-R 间期(0.36 秒),AVNRT 发作时心率为 140 次 /min。请注意,心动过速期间在 QRS 波群末端可以看到变形的 P 波(AVNRT V1 导联中的'假性 R 波'),这在心动过速之前是不存在的

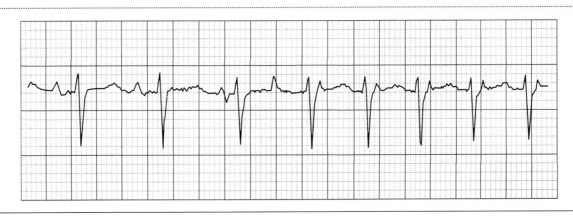

心动过速的治疗包括：①寻找并纠正病因；②控制心室率，即使心律失常无法控制[2, 26-27]；③通过刺激迷走神经、药物治疗、心脏复律或起搏恢复窦性心律；④消融[26, 28]；⑤预防性抗凝；⑥如有必要，使用心脏再同步化治疗，如双心室起搏器以预防复发[29]。

（三）慢性心律失常和房室传导阻滞

心动过缓是指心室率小于 60 次/min，当窦性心律过缓或出现房室传导阻滞时均可能发生。随着心率减慢，应干预控制心动过缓的严重程度，对逸搏心律加以干预。但这些方法可能都没有效果，导致患者出现心搏停止或严重心动过缓[30-32]。表 11.3 总结了房室传导阻滞的 EGG 表现。

1. 心动过缓的影响

心脏的传导系统受抑制可能与自主神经紊乱（迷走神经活性增加或交感神经活性降低）/ 内分泌刺激减少（儿茶酚胺或甲状腺激素分泌减少）有关，也可能与传导系统疾病或充血、缺血、心脏瓣膜或心肌病等病理因素有关。许多生化和药理因素造成传导系统抑制，进而导致心跳过缓[18]。导致心动过缓和房室传导阻滞的原因包括[30]：

- 药物 - 几乎所有抗心律失常药物，钙通道或 β 受体阻滞剂和洋地黄制剂都或多或少地会导致心动过缓和房室传导阻滞。
- 交感神经活性降低或神经传导阻滞（例如脊髓损伤，麻醉或受体阻滞）。
- 副交感神经活性增加 - 迷走神经刺激，如恶心、呕吐、颈动脉窦按压、腹压增加、股骨外科手术和器械的使用。
- 低氧血症 - 伴有急性氧合障碍的呼吸或通气治疗患者可能会出现突发、严重的心动过缓。在这种情况下，增加氧气吸入量是首选治疗方案，且一般效果显著。

窦房结活动缺失时，传导系统内的其他组织和心肌可以发出比正常窦性心率慢的搏动。因此，窦房结功能衰竭不会严重危及患者，房室结（交界区或结内）可以产生 40～60 次/min 的固有自动节律。同样，如果房室结活动停止，心室不能接收到刺激，仍有额外的保护机制，因为心室本身可以产生 20～40 次/min 的节律[15]。

2. 交界区性逸搏心律

当窦性心动过缓到比房室结的固有自动心率更慢时，交界区组织会放电[15, 17]。一般心率是 40～60 次/min，但可能会更慢，因为原发性心动过缓的原因也可能会抑制逸搏点的放电。心室内传导可能是正常的或异常的。可能看不到 P 波或 P 波不明显，而且因为心房冲动从房室结发出并向上逆向穿过心房，P 波可能倒置。这些 P 波有时可能出现在 QRS 之前（短于正常 PR 间期）、ST 段内或可能隐藏在 QRS 波群内（图 11.15）。

3. 室性逸搏心律

当窦房结或房室结活动停止，心室得不到刺激时，心室可以自行产生冲动，通常是 20～40 次/min

表 11.3

房室传导（AV）阻滞的 ECG 表现

节律	心电图标准
一度房室传导阻滞（1°AVB）	1∶1 房室传导。P-R 间期 >0.20s
二度Ⅰ型房室传导阻滞（文氏阻滞）	偶尔有 P 波向下传导 P-R 间期逐渐延长，直至漏跳
二度Ⅱ型房室传导阻滞	偶尔有 P 波未向下传导 向下传导的 P 波的 PR 间期固定（即在漏跳前 P-R 间期并非逐渐延长）
三度房室传导阻滞（3° AVB）也称： 完全性心脏传导阻滞（CHB）	无 P 波传导。不存固定的 PR 间期或 PR 关系 心动过缓，表现为： 交界区性逸搏心律 - 正常 QRS 波群，节律规则，心率 40～60 次/min 室性逸搏心律 - 宽 QRS 波群，节律规则，心率 20～40 次/min
高度房室传导阻滞	偶尔有 P 波未向下传导 部分 P 波向下传导，但与二度房室传导阻滞不同的是，高度房室传导阻滞有连续不能向下传导的 P 波（每次 2 个或更多）
心室停搏	无 QRS 波群。这可能更多指的是只见 P 波而不见 QRS 波群

的心率（图 11.16）。当出现室性自主性心率时，通常会有心动过缓的症状，需要尽快恢复心率。但需要心肺复苏的心脏停搏较少，原因是逸搏心律可以暂时提供足够的心输出量维持生理功能。室性自主性逸搏的心电图特征包括：

- 单一心室异位搏动发生在主导心律暂停之后，或以一组缓慢逸搏出现。
- QRS 波 >0.12 秒，通常有切际，宽大畸形。
- ST 段和 T 波与 QRS 主波方向相反。

当这些搏动以 20～40 次 /min 的节律发生时，称为室性逸搏，或室性自主性节律。心室细胞兴奋性可将其放电频率增加至 60～100 次 /min（加速性室性自主心律）或快于 100 次 /min（室性心动过速）[33]。

4. 加速性室性自主节律

加速性室性自主心律（accelerated idioventricular rhythm，AIVR）在心脏病学非常重要，因为其在梗死后再灌注后较为常见，常被作为经皮冠状动脉介入或溶栓治疗成功后血管重建的指征[33-34]。因此，AIVR 的出现可能意味着治疗成功而不是事故，通常不需要治疗。该心律失常通常是由自律性增加所致，并且与其他自律一样，该心律失常可能会开始时有个"预热"阶段，即可能是首先从一般心率开始，然后逐渐加速，最终维持在一个更快的心率水平。这个特征可以用来鉴别其他在起始阶段心率就会突然改变的心律失常。当 AIVR 发生在非再灌注情况下，需要引起注意（图 11.17）。

5. 房室传导紊乱

房室传导紊乱表现为从心房向心室传来的冲动被延迟或阻滞，进而使 P-QRS（或 PR 间期）改变。常见的房室传导阻滞分期是依据阻滞程度进行划分的，即用一度、二度、三度来表示房室结或希氏束的功能异常的严重程度[15, 17]。房室传导阻滞会使心脏病进一步恶化，一些药物（如洋地黄、钙通道阻滞剂、β 受体阻滞剂和其他会导致心律失常的药物）会导致房室传导阻滞的发生[33]，也可能在迷走神经受刺激后突然发生。如果患有心肌梗死，一过性房室传导阻滞也可能继发于下壁心梗，前壁心梗则可能导致永久性的房室传导阻滞。在 T 波结束前心室都处于收缩状态。房室瓣关闭后心房收缩可能会导致低血压、低心排，颈静脉和 CVP 的波形会出现异常。

6. 房室传导阻滞分级

（1）一度房室传导阻滞

所有的房性冲动都会下传到心室，但传导速度

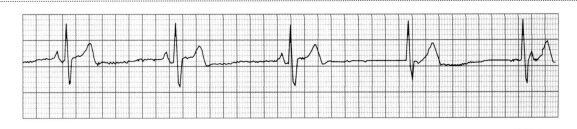

图 11.15　窦性心动过缓随后出现交界区性逸搏心律。请注意，窦性心率最初约为 37 次 /min。然后减慢到房室结的逸搏心率范围，然后以 35 次 /min 的频率放电。交界区性心律不会出现 P 波：更缓慢放电的窦房结可能首先将其 P 波隐藏在倒数第二次心动周期的 QRS 波群中，然后使最后一个心动周期的 ST 段扭曲变形

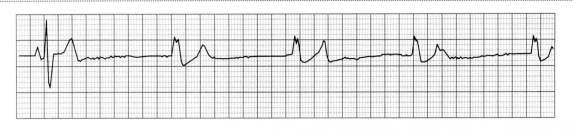

图 11.16　室性逸搏心律（心室自主节律）。注意，在一次窦性心律之后，缓慢的心率中融合了逸搏心律。融合后的心率为 35 次 /min，宽 QRS 波群之前没有 P 波

图 11.17 加速性心室自主心律（AIVR）发生在心肌梗死再灌注后。60 次 /min 的窦性心律后跟着 65 次 /min 的加速性心室心律。心率逐渐加快直到在第二个条带的最后达到 85 次 /min。自主发生的心律失常多有一个"预热"期。第三个加速性心室自主心律的 ST 段扭曲变形是因为冲动逆向重新传到了心房，而且其前没有窦性 P 波也恰好印证了这一点

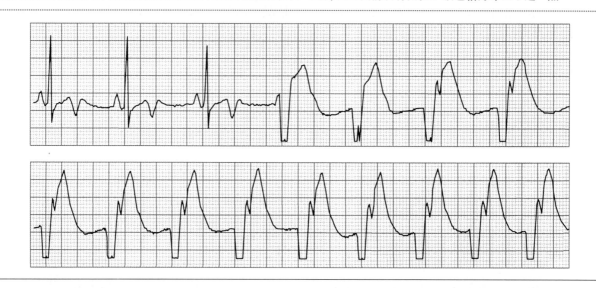

较慢且 1:1 传导，PR 间期一般>0.2 秒（图 11.18）。原发型一度房室传导阻滞可能随时发生。当 PR 间期逐渐延长时需要引起注意，警惕传导阻滞加重。如果是因为使用地高辛或抗心律失常的药物引起的房室传导阻滞，考虑停止使用该药物或改变药物剂量。如果 PR 间期过长，使得 P 波与前一个心动周期的 T 波融合，二尖瓣和三尖瓣关闭时心房就不能有效收缩。

（2）二度房室传导阻滞

该分级属于中等传导阻滞，部分 P 波可以传导到心室，存在未能成功向下传导的 P 波和漏跳。与二度 I 型和 II 型房室传导阻滞存在以下差别：

- 二度 I 型房室传导阻滞（莫氏阻滞）：可以看到成功向下传导的 P 波的 PR 间期会逐渐延长直至有 P 波未能成功向下传导（P 波被阻滞或漏传）。该循环从正常或延长的 PR 间期开始，之后的 PR 间期逐渐延长直到有一次漏跳发生。

在漏跳之后新的周期开始，同之前的周期一样的 PR 间期为起点[17]（图 11.19）。漏跳出现的频率可以在一定程度上反映出传导阻滞的严重程度。比如，当每个周期中第 5 个 P 波不能正常向下传导，我们就说 5:4 传导。当传导阻滞加重，P 波可能更频繁地不能成功下传（4:3、3:2 传导）。

- 二度 II 型房室传导阻滞：也有漏跳（P 波未成功下传）存在，但 PR 间期固定而不是逐渐延长（图 11.20）[17]。漏跳规律出现，比如当房室结或希氏束传导障碍时，4:1 传导逐渐进展为 3:1 甚至 2:1 传导。或者漏跳不规律出现（变异型传导阻滞），在心电图条带中可以看 2:1、3:1、4:1 或其他比例的混合传导。漏跳出现的越频繁，心室率越慢，症状也可能越明显。二度 II 型房室传导阻滞常伴室内传导阻滞，有宽大畸形的 QRS 波群。宽大畸形的 QRS 波群提示不仅

图 11.18 窦性心律伴一度房室传导阻滞。节律规律在 100 次 /min，1:1 传导，PR 间期 0.24 秒

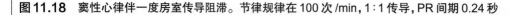
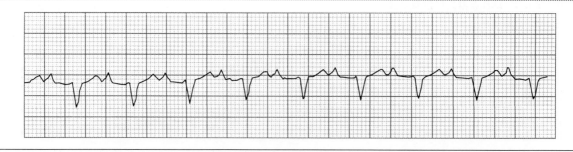

图 **11.19**　窦性心律伴二度 I 型房室传导阻滞。每第 3 个 P 波不能向下传导（3∶2 传导）。可以看到在漏跳前的 PR 间期逐渐延长。在漏跳后下一个周期又从 PR 间期 0.18 秒开始，直至延长至 0.25 秒又一次漏跳发生

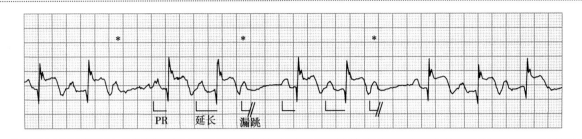

图 **11.20**　二度 II 型房室传导阻滞。心跳漏跳证实了这是二度传导阻滞。在漏跳（*）之前，没有出现 P-R 间期渐进性延长现象，相反地，所有 P-R 间期保持一致，可鉴别出这是 II 型房室传导阻滞

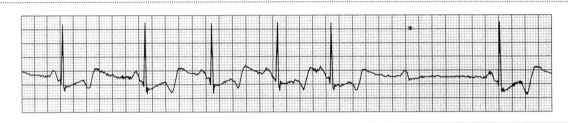

存在房室传导阻滞，而且有室内传导阻滞。很有可能进展为完全房室传导阻滞[17]。

二度房室传导阻滞的最后一个类型为"高度"房室传导阻滞，该类型中部分 P 波可以向下传导，成功传导的 P 波后的 PR 间期固定。但不是偶尔发生一次漏跳，而是可能会有连续的 P 波不能成功向下传导（图 11.21）。该类型对心室率和血流动力学的影响尤为严重。

（3）三度（完全）房室传导阻滞

心房冲动均没有传导至心室，导致 P 波和 QRS 波群之间失去关联（房室分离）。起搏心率较慢时，我们通常认为是发生了心室捕获，它们在房室交界区形成交界性逸搏心律（窄 QRS，频率：40～60 次/min）或者室性逸搏心律（宽 QRS，频率：20～40

次/min）。这些逸搏心律通常是有规律的（图 11.22）[17]。症状的严重程度取决于逸搏心律的节率和是否存在潜在的心室功能障碍。

（4）房室传导阻滞期间患者的管理

房室传导阻滞通常是渐进性的，会随着心脏病的进展或者抑制房室传导阻滞药物的使用或剂量改变而恶化[35-37]。因此，监测应包括 P-R 间期时长，如果 P-R 间期延长，应警惕其进一步延长或漏跳加重，从而确定渐进性房室传导阻滞。房室传导阻滞和心动过缓的治疗包括评估心血管状况或其他症状，其中包括胸痛、呼吸困难、意识状态和恶心。应尽可能尽快地确定病因并开始治疗。患者需要卧床休息，给予安慰并给予面罩或者鼻导管吸氧。如果患者患有低血压，应立即平躺并进行静脉输液。如果

图 **11.21**　窦性心律伴重度房室传导阻滞。在此条心电图的首端和末端，存在二度阻滞（2∶1）下传。交替的 P 波无法传导，这至少是个二度房室传导阻滞。然而，在此条的中间出现连续的非下传 P 波（连续出现 5 个），表明传导阻滞严重，属于'高度'房室传导阻滞

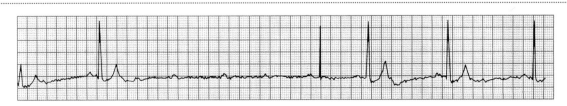

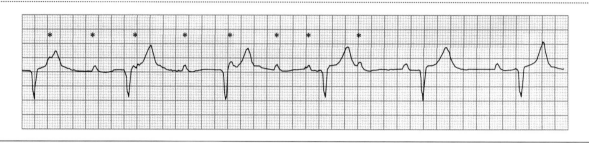

图 11.22　窦性心律伴三度房室传导阻滞。注意：P 波（ * ）的速率为 90～100 次 /min，心室率为 40 次 /min。P 波与 QRS 波群无任何关联—即处于分离状态（第 7 个带星号的 P 波提前了，形态与其他 P 波不同，因此很可能是异位房性 P 波）

患者出现心动过缓症状，应适用于标准的治疗方案，通常包括[30]：

- 硫酸阿托品 0.5～1.0mg 静脉注射[37]。
- 盐酸异丙肾上腺素，以 20～40μg 为负荷量[38]，以 1～10μg/min 的速度持续微量泵入。
- 经胸起搏（通常保持镇静状态）。
- 可能需要输入低剂量的盐酸肾上腺素。

如果患者无脉搏或者无意识，应给予标准的高级生命支持（见第 25 章）。持续存在或反复发作的有症状的心动过缓或者房室传导阻滞可能需要植入永久起搏器[30-31]。

（四）室性心律失常

异常的室性节律可能在心率减缓时（如逸搏或逸搏心律）出现，也可能在心率较快时出现（如室性早搏、室性心动过速的偶联或者"连发"）[17]。逸搏心律（间歇后出现）应被视为生理性的，因为逸搏心律能够防止出现严重的心动过缓（见图 11.16），但当病状导致心肌自律性增强或者发生折返机制或异位触发点时，早搏（在主节律之前出现）和加速性心室自主心律就会出现（图 11.23）[15, 17]。单一的异位搏动可能是良性的，通常见于没有心脏病时。但伴有心脏或者系统疾病的新发异位搏动，可能会进展为更严重的心律不齐的发展，例如室性心动过速、心室颤动，因此要密切监测。异位搏动（无论是提前还是推后的逸搏）具有如下特征：

- 形态不同（宽大畸形）的 QRS 波群（>0.12 秒）[39]
- 通常 QRS 有切迹
- ST 段升高或压低，T 波与 QRS 主波方向相反

异位搏动出现时可能是单个或者成对搏动，也可能是连续多个搏动。室性心动过速的定义：出现 3 个及以上连续室性异位搏动，心室率大于 100 次 /min[11, 39]。

室性快速型心律失常的原因包括[9, 16]：

- 心肌疾病
- 心肌缺血、心肌梗死
- 心肌病 / 心力衰竭
- 心肌肥厚
- 心肌炎
- 过度交感神经刺激
- 生化：低钾血症、低镁血症、酸碱平衡紊乱
- 低氧血症、低血糖
- 休克、低血压
- 药理作用的兴奋性（加快心率或加强收缩力的药物）
- 肾上腺素、异丙肾上腺素、多巴酚丁胺、多巴胺、左西孟旦、阿托品
- 心律失常综合征、Brugada 综合征、长 QT 综合征、致心律失常右室心肌病

1. 早搏模式

某些模式的异位频率和形态可能是严重心律失常（例如室性心动过速或心室颤动）的预警，因此在

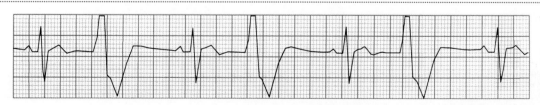

图 11.23　窦性心律伴有室性二联律。第二次、第四次和第六次搏动提早发生，早于主节律，明显宽于中间的室上性搏动

监测时需特别关注。一直以来，我们都根据异位模式对严重心律失常的预警等级或者两年死亡率进行等级划分[40]。但 2003 年和 2005 年进行的研究却对某些'高风险'异位模式（例如，"T on R"异位）的预测状况提出了质疑，并提出患者的左室功能和自主反应水平等其他因素可能在致命性室性快速型心律失常的形成过程中发挥着更加重要的作用，而不受之前的存在或者呈现的异位模式之影响[41-42]。不过，在重症监护环境下，通过调查和控制潜在的病因而对某些模式（如框 11.1 所示）作出相应处理是合理的。如果发现患者的心律失常越来越复杂，应考虑进行抗心律失常治疗。室性心律失常的心电图标准汇总于表 11.4 中。

2. 室性心动过速

室性心动过速（ventricular tachycardia，VT）的定义：'出现'三个或以上连续室性异位搏动，且心率大于 100 次 /min（图 11.24）[23]。心律失常的临床影响多种多样，但当心律失常持续存在时，通常表现为一定程度的血流动力学损害。

框 11.1
高危心律失常的模式
● 异位频率增加
● 三联律，二联律
● 一般认为多源性的异位起搏（多种 QRS 形态）比单形性的异位起搏危险（单一 QRS 形态）
● 一行有两个异位搏动（成对）
● 一行有三个或多个搏动（定义为室性心动过速）
● R on T 异位
● Q-T 间期延长时的心动过缓依赖型异位搏动

室性心动过速通常表现为心搏骤停，患者无脉搏无意识，是导致心脏猝死的主要机制之一。症状的严重程度部分取决于心室率（通常为 100～250 次 /min）、心律失常持续时间、是否存在心脏疾病及合并症[17,33]。室性心动过速可分为自限型（无需治

表 11.4
室性心律失常的心电图标准

心律	ECG 标准
室性异位搏动（ventricular ectopic beats，VEs），也称为：室性早搏（premature ventricular contractions，PVC）	宽大畸形的 QRS 波（持续时间>0.12 秒），通常下凹 ST-T 波方向与 QRS 主波相反 提早发生，早于主节律 常见室早后出现完全性代偿间歇
室性逸搏心律（心室自主节律）	在窦性心动过缓或房室传导阻滞期间的宽大畸形的 QRS（同上）节律 心率 20～40 次 /min。有规律的
加速性心室自主心律（AVIR）	宽大畸形的 QRS 节律（同上），但心率为 40～100 次 /min P 波可能消失、逆行传导或者与室性心律分离
室性心动过速（VT）	3 次或以上连续宽 QRS 搏动（>0.12 秒）心率>100 次 /min 心率范围：100～240 次 /min P 波可能消失、分离或者在每个 QRS 后逆行传导 通常是有规律的，有时在节律开始时和逆行之前无规律
心室颤动（ventricular fibrillation，VF）	无可识别的 QRS，代之以形态大小不等，频率不规则的颤动波，频率 300～500 次 /min。P 波不可识别。
心室扑动（ventricular flutter，VFl）	非常规律。心室率 270～330 次 /min。不能辨认 QRS 波及 ST 段和 T 波。
尖端扭转性室性心动过速（torsades de pointes，TdP）	宽大畸形的室性心动过速。有些无规律。心率 220～330 次 /min QRS 明显是多形性的，QRS 波的尖端围绕基线扭转，QT 间期延长。在一些导联中，可能是单形性的
心搏停止	QRS 波群消失。心电图基线可能显示某些波动缓慢
濒死心律	极其缓慢的室性心律（<20 次 /min）。通常伴有清晰宽大的 QRS 波群。 宽 QRS 和 T 波混合通常称'正弦波'心律。往往是临终心律。

图 11.24　在室性心动过速开始前的窦性心律为 65 次 /min。注意：从第三次窦性搏动（R on T 室性异位）的 T 波开始出现室性异位，诱发了室性心动过速（VT）。随后室性心动过速一直持续，心率维持在 220 次 /min，伴有特殊的宽 QRS 波，ST/T 与 QRS 主波方向相反

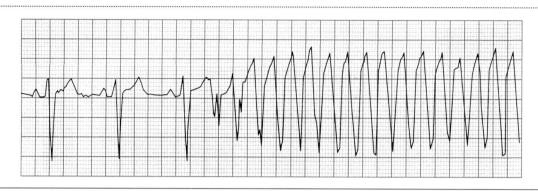

疗即终止）、持续一段时间（几分钟或更久）、不间断型（持续直到治疗为止或者即使加以治疗仍然持续）或者间歇型。其他界定术语包括单形性（所有搏动的形态完全一致）或多形性（心律符合室性心动过速的其他特征，但 QRS 形态各不相同）。室性心动过速的心电图特征包括[11, 39, 43]：

- 出现三个或多个室性搏动，心率>100 次 /min，罕见情况下心率>240 次 /min。
- 心律往往有规律；少数情况下可能不规律，尤其在开始时和自行终止前（有时）。
- P 波可能消失。心房活动（无论分离还是逆行）通常难以在心电图上识别出来。
- 形态：QRS 较宽（>0.12 秒）。QRS 形状通常有切迹或者畸形。
- 有可能出现任何形式的轴（电轴正常、左偏或右偏）。在 −90° 至 −180°（"无人地带"）范围内的轴为室性心动过速的诊断提供强有力的支持，因为其提示 QRS 始于左室心尖，经过心室向上和向右延伸。
- ST 段和 T 波移位与 QRS 主波方向相反。

如果室性心动过速不是自限型，治疗取决于症状的严重程度。如果患者无脉搏无意识，需进行高级生命支持（见第 25 章）。如果患者有意识有脉搏，可以采用相对较温和的疗法。有时，突然地咳嗽也会使患者的室性心动过速逆转。通常先进行抗心律失常治疗（给药速率低于心搏骤停时的速率），加之正常的生化治疗。如果未成功，可能有必要注射镇静剂，进行选择性电复律。对患有室性心动过速或者心室颤动的患者，应该考虑植入式心脏转复除颤器（internal cardioverter defibrillator, ICD）[31, 44-45]。

> **实践提示**
>
> 　　室性心动过速的初始代偿会发挥作用，只有当储量或者补偿机制耗尽时才会突然恶化。在刚发生室性心动过速时应启动紧急响应机制。

3. 心室扑动

　　这种不常见的心律失常最可能只是室性心动过速的一种，但是由于其快速的心率（有时高达 300 次 /min 或以上）和无法与 T 波区别开来的 QRS 波群的出现，心室扑动成为了一种单独的心律失常[17, 43]。心室扑动通常是极其规律的，而且是单形性。如图 11.25 所示，其中很难说出哪个是 QRS 波，哪个是 T 波。在临床上，心室扑动与其他类型的室性心动过速鉴别诊断并不重要，治疗应该遵循室性心动过速的常规指南。

4. 心室颤动

　　在心室颤动期间，无可识别的 QRS 波群。相反地，存在一个无规律且完全混乱的波动或者不稳定的基线偏离[11, 17]。出现偏离，有时心率达 300～500 次 /min，但这些偏离往往是低振幅的，没有一个与 QRS 波群相似（图 11.26）。在规律的 QRS 波群消失时，患者就会立即无脉搏，几秒内就会无意识，需要立刻除颤。如果心室颤动持续，应按照长期沿用的基本和高级生命支持指南进行治疗。心室颤动是全球心脏猝死的主要原因。对于心脏猝死的幸存者，通常需要植入式心脏转复除颤器（ICD），除非病因是可逆转的或者转瞬即逝的，例如急性心肌梗死初期出现的心室颤动[46]。

图 11.25 可能的心室扑动。波群宽、有规律，是单形性的（一种形态），但无法区分 QRS 波和 T 波。该特征加上 300 次 /min 或以上的快速心率，就是这种不常见但严重的心律失常的典型特征。在一名 16 岁女性服用过量三环抗抑郁药的恢复期间得此记录

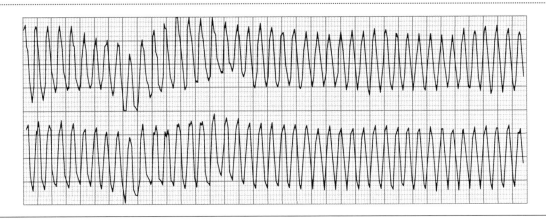

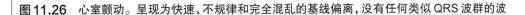

图 11.26 心室颤动。呈现为快速、不规律和完全混乱的基线偏离，没有任何类似 QRS 波群的波

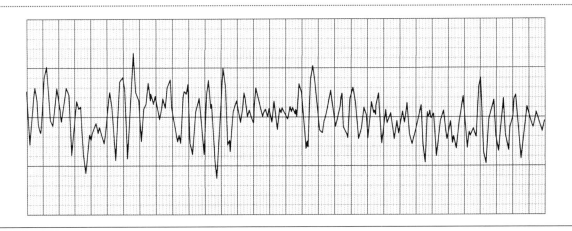

5. 多形性室性心动过速

这些形式的室性心动过速不只具有单一的 QRS 形态，QRS 波群形态多变。可能表现为每次搏动的 QRS 波不同（最常见于洋地黄中毒）或以一组搏动为单位，先是一种形态，随后又是另一种形态（双向性室性心动过速）[17]。更为常见的多形性室性心动过速是尖端扭转型（torsades de pointes，TdP），在这种情况下，QRS 逐渐从一种形态向另一种形态过渡。一个描述性法语术语'尖端扭转'指出现'端点'（QRS 方向），起先是正极，随后是负极，在有这两者之间的有无明确定义的过渡。除了方向不断变化之外，振幅也是此起彼伏，总体外观有时可以描述为"正弦曲线"（图 11.27）[47-48]。

尖端扭转型室性心动过速的心电图特征[47-48]：

● 节律宽而复杂

● QRS 多形态，如上所述在两极过渡

● 在一些导联中，QRS 波群可能出现单形性

● 心率往往非常快速，300 次 /min

● 规律性：清晰的波群通常有规律，不过，尤其在 QRS 两极方向之间的过渡期间可能没有规律

● 通常是自限型，但常复发

● 正常节律期间内，Q-T 明显延长

● 通常由心动过缓或者单一心搏骤停诱发

● 在尖端扭转开始前往往会出现心室二联律

● 通常以 R on T 异位搏动开始

由于心率非常快，出现晕厥和心搏骤停很常见，而且需要高级生命支持。应该全面查出 Q-T 延长的各种可能原因。原因包括：ⅠA 类（普鲁卡因胺、奎尼丁、双异丙吡胺）或者Ⅲ类（胺碘酮、索他洛尔）抗心律失常药[11, 17]、红霉素、抗抑郁药、低钙血症、低钾血症、低镁血症[49]，先天性长 Q-T 综合

图 11.27　尖端扭转型室性心动过速。在三次窦性心律搏动过后，从 T 波开始出现室性异位搏动，诱发快速且持续的多形性室性心律。根据基线周围出现明显的特色正弦波形、QRS 方向不断改变以及 300 次 /min 的心率可以确定这是尖端扭转型室性心动过速

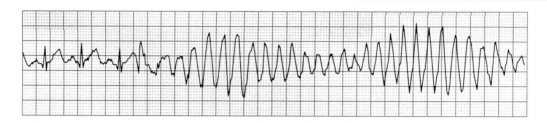

征也存在[47, 49]。除了下文所列的室性心律失常一般管理原则外，尖端扭转的治疗方法还包括：停止使用 Q-T 延长药物，重点是静脉注射镁、使用异丙肾上腺素和 / 或起搏器，从而缩短 Q-T 间期，防止心动过缓[50]。

　　患者出现心动过缓并伴有长 Q-T 时需要特别关注，因为尖端扭转往往由心动过缓或者间歇诱发。心动过缓和间歇进一步延长了 Q-T 间期，容易诱发异位搏动，便于定位到 T 波，引发尖端扭转。起搏器和异丙肾上腺素的作用在于防止间歇，缩短 Q-T 间期[47, 51]。可能需要 90～120 次 /min 的起搏频率来防止再次出现尖端扭转。超速起搏（起搏率大于心动过速）是终止单形性室性心动过速的有效治疗方法，但对尖端扭转发作性症状的终止没有效果。

6. 极速室性心律的快速鉴别诊断

　　对于宽而复杂的心动过速（成年人心率达 300 次 /min），鉴别诊断如下：

- 如果非常规律且只有一种形态——很可能是心室扑动
- 如果大部分情况有规律且明显是多态——很可能是尖端扭转
- 如果不规律，且很大程度上只有一种形态——很可能是心房颤动伴 WPW

7. 室性心律失常患者的管理

　　致命性室性心律失常的紧急管理方案如复苏相关章节所述。室性心律失常的管理应包括以下方面[50]：

- 查找并消除原因，包括：
  - 局部贫血：心电图、心肌酶
  - 生化：钾紊乱、低镁血症
  - 代谢：休克、低氧血症、酸碱平衡紊乱、低血糖
  - 药效：强心药、弱心药、代谢性药物

- 肺动脉或心导管[52]
- 心肌病、心肌肥厚、心肌炎
- 长 Q-T 间期和 Q-T 延长的影响
- 抗心律失常药物导致的心律失常

- 对于无脉搏、无意识的室性心律失常（心搏骤停），立即进行 CPR 和电复律 / 去除纤维颤动[50]。如果患者有意识，起初通常采用药物治疗，如果必要的话，在实施短效麻醉药（例如，丙泊酚）的情况下进行电复律治疗。
- 抗心律失常治疗
  - 立刻：静脉注射胺碘酮、利多卡因、索他洛尔
  - 持续：口服胺碘酮、索他洛尔、普鲁卡因胺、氟卡尼、β 受体阻滞剂[53]
- 必要的情况下，严格控制心力衰竭。
- 在严重心律失常时进行电生理检查，从而识别病灶或路径，确认治疗效果[53]。
- 起搏策略
  - 使用双心室起搏器进行心脏再同步化治疗，有利于高风险的室性心律失常的心力衰竭患者[54]
  - 超速起搏疗法：抗心动过速起搏策略，使用植入式心律转复除颤器[44-45]
- 植入式心律转复除颤器疗法，应用于所有除外应激或可逆因素导致猝死的患者[44-45]，尤其是那些患有复发性持续室性心律失常的低射血分数患者更应如此[55]。
- 如果确认心肌瘢痕为心律失常病灶，可能需要进行手术切除。

（五）心律失常的鉴别和分析

　　需要了解 ECG 标准和一套系统的阐释方法来鉴别心律失常。图 11.28 中的流程图有助于确定节律起源位置或传导障碍位置。

图11.28　心律失常的逐步鉴别方法

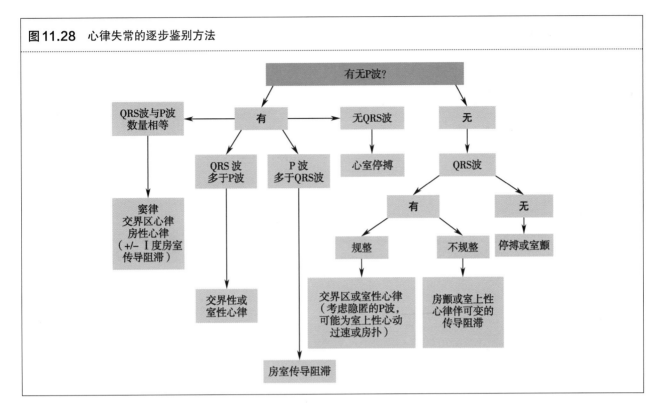

（六）抗心律失常药物

其按照 Vaughan Williams 分类系统（表 11.5），抗心律失常药物主要依据 β 受体或者膜通道活动及其对心肌动作电位的生理效应进行分类[51]。但由于动作电位异常情况无法在床边快速确认，因此无法给予与细胞生理学相匹配的抗心律失常药剂。事实上，我们是在综合考虑其对房性或室性心律失常的效果以及其作用于特定合并症患者中的副作用和禁忌证选择抗心律失常药物[53, 56]。

使用的主要急性抗心律失常药物的分类以及剂量、心律失常症状、副作用及预防措施如表 11.6 所述。Ⅰ类药剂都会减慢第 1 阶段（去极化），所以可能会导致传导减缓，QRS 延长。根据Ⅰ类药剂的强度和对复极化的影响进行亚组分类（A= 最弱，C= 最强），其中ⅠA 类、ⅠB 和ⅠC 分别会延长、缩短、不影

表11.5

抗心律失常药物分类

类别	药理作用	常用代表药物
ⅠA	钠通道阻滞剂：动作电位延长	奎尼丁
		普鲁卡因胺
		丙吡胺
ⅠB	钠通道阻滞剂：加速再极化；缩短动作电位持续时间	利多卡因
		美西律
ⅠC	强效钠通道阻滞剂：对复极化作用不大	氟卡尼
Ⅱ	β 受体阻滞剂：减慢 4 相舒张期除极速率并降低自律性，间接延长阶段 2	美托洛尔
		心得安
		艾司洛尔
Ⅲ	钾（向外）通道阻滞剂：延长动作电位（延长复极化）	胺碘酮
		索他洛尔（具有Ⅱ类抗心律失常作用的 β 受体阻滞剂）
Ⅳ	钙通道阻滞剂	维拉帕米
		地尔硫草

表 11.6
快速抗心律失常药物的特点[41,44-45]

代表药物	剂量	适应证	注意事项	副作用
奎尼丁（ⅠA 类）	只能口服治疗	室上速 预激综合征	避免低钾血症 增加选择性心脏复 律后风险	QRS 延长 Q-T 延长 低血压 胃肠道反应
普鲁卡因胺（ⅠA 类）	静推每分钟可增加 50mg （最高可达到 10mg/kg）	室上速 室速 预激综合征	增强ⅠA 类和Ⅲ类抗 心律失常药物作用	QRS 延长 低血压 Q-T 延长 房室传导阻滞
利多卡因（ⅠB 类）	首次负荷量按体重 1mg/kg 静推 2min 以上；可继续以 1～4mg/min 速度维持静脉 输注 24 小时	室速	如果有肝/肾功能障 碍：为了避免毒性， 需要更改剂量 避免低钾血症	低血压 心动过缓，房室传导阻滞 中枢神经系统障碍
氟卡尼（ⅠC 类）	1～2mg/kg 体重静推 10 分 钟以上；0.150～0.025mg/ (kg·min) 输注	室上速 室速预激综合征	在结构性心脏病中 更易导致心律失常	低血压 心动过缓，房室传导阻滞 心律失常 QRS 延长
艾司洛尔（Ⅱ类）	开始按 0.5mg/(kg·min) 静 推大于 1min，然后根据情 况递减输液	室上速		低血压 心动过缓，房室传导阻滞 诱发哮喘
美托洛尔（Ⅱ类）		室上速		加重糖尿病、外周血管 疾病
索他洛尔（Ⅲ类 + β 受体阻滞剂，Ⅱ类）	每分钟增加 5mg，总量到 80mg；160～280mg/d 维持	室上速 室速	增强ⅠA 类和Ⅲ类抗 心律失常药物作用	Q-T 延长 ++（索他洛尔）
胺碘酮（Ⅲ类，同时 具有强效Ⅰ类，和一 些Ⅱ类Ⅳ类抗心律 失常作用）	心脏骤停 150～300mg 静 推两分钟以上，其他情况 静推大于 20min，400～ 800mg/d 维持	室上速 室速	减慢胃肠道吸收 长半衰期 25～110d 增强地高辛、华法 林、ⅠA 类和Ⅲ类抗 心律失常药物作用	低血压 心动过缓，房室传导阻滞 Q-T 延长 甲状腺、肝脏功能障碍 肺纤维化 光过敏
维拉帕米（Ⅳ类）	5～10mg 静推	室上速 室上速 特发性尖端扭转 型室性心动过速	增强地高辛作用	低血压 心动过缓 房室传导阻滞
腺苷（类似于四类）	快速静脉注射，第一次给 药剂量 6mg，第二次给药 剂量 12mg	室上速	经验可能会令人不 安。考虑预镇静。 半衰期 10 秒	一过性房室传导阻滞/心 室停搏
伊伐布雷定（窦房结 If 电流选择特异性 抑制剂）	每天两次口服 5～7.5mg	适度选择性减缓 窦房结的频率 心力衰竭或需要 降低心率的缺血 性心脏病	选择性的窦房结抑 制剂	心动过缓 低血压 视觉障碍

AVB = 房室传导阻滞；CNS = 中枢神经系统；COAD = 慢性阻塞性呼吸道疾病；GI = 胃肠道；If = 窦房结频率；WPW = 预激综合征

响复极化持续时间。Ⅱ类药物（β 受体阻滞剂）会降低自律性、降低心率并延长动作电位。Ⅲ类药物会明显延长复极化、动作电位和 Q-T 间期。Ⅳ类药物是钙通道阻滞剂，降低自律性并延长动作电位[48]。

胺碘酮是快速性心律失常转复最有效的药物，但其使用必须权衡其相当大的副作用[57-58]。与其他Ⅲ类药物（如索他洛尔）和ⅠA类药物一样，有发生 QT 间期延长和尖端扭转型室速的风险[47, 49, 59-60]。尽管索他洛尔可能发生心律失常的风险最大，但当需要避免胺碘酮副作用时或者当需要联合应用抗心律失常药物 β 受体阻滞剂时（例如心律失常后心梗或心力衰竭）也可以选择索他洛尔。利多卡因是一种多年来一线抗室性心律失常的药物，疗效不如胺碘酮，但在心肌缺血的情况下耐受性良好，效果较好[61]。无论选择何种抗心律失常药物，还应注意生化水平，特别是血清镁、钾和 pH[50]。

三、心脏起搏

人工心脏起搏最常用于防止心动过缓和 / 或房室传导阻滞。心动过缓可以由起搏器按照设定的频率给予重复的电刺激以维持更高的心率。在紧急情况下，处于安全的目的，存在一些可逆的情况时（生物化学或药物影响、心肌缺血）可以用临时起搏，或作为永久起搏器植入的过渡[62]。除对抗心动过缓外，还可以通过起搏来改善血流动力学状态，或者治疗或抑制快速性心律失常。

（一）起搏原理

有节律的起搏可以通过连接到心肌的起搏导线传递电刺激来实现。电路的负极发放电脉冲通过导线的传导刺激心肌使其兴奋，使心房心室兴奋收缩，正极能够感知（检测）患者的自身心律，这是整个环路[63-64]。要发放足够强度的电脉冲才能以设定的频率刺激心肌去极化（然后收缩）。

起搏导线（电极）可以通过静脉通路固定于心内膜，或者在心脏手术时缝合于心外膜[65]。对于心外膜起搏，通常将两根独立的引线或"导线"连接到每个起搏的腔室，一根导线连接到脉冲发生器（起搏器）的负极和正极。对于经静脉起搏，单导线被推进到右心室的心尖部。这些导线在其末端具有起搏电极，在稍靠近起搏电极处设有环形（或"环"）感知电极。在紧急情况下，可以经静脉迅速插入导线进行心室起搏保证心室率[66]。临时经静脉起搏几乎都是心室起搏。虽然有经静脉临时心房起搏，但其更难以固定，很少使用。相比之下，在心脏手术患者中，直接心外膜导联连接非常简单，可以采用单腔（心房或心室）或双腔（心房和心室）进行起搏。

临时静脉导线特别容易移动[65]。与永久起搏导线不同，该导线以某种方式固定在心肌上[55, 67]，

临时起搏导线是钝端导线，其依靠肌纤维折返（肌小梁），固定在右心室的顶端附近。因此，对于依赖于起搏器的临时静脉起搏患者，建议限制其活动量并严格卧床休息。

本节中起搏的细节和描述同样适用于临时起搏和永久起搏。但应对问题的方法更倾向于临时起搏。本节末尾提供了与永久起搏有关的其他特性和问题。

（二）起搏器主要控制

操作者可以设置所有临时起搏器的起搏频率、起搏器输出（施加电刺激的强度）、灵敏度（固有节律）和（双腔模式）AV 间隔。一些临时起搏器和所有的永久起搏器都有额外的设置，如模式选择、输出脉冲宽度、跟踪频率上限和心室起搏后心房不应期（DDD 模式）。表 11.7 描述了可以在大多数临时起搏器上直接设置的主要参数。

表 11.7
起搏器控制参数和设置

控制参数	功能
基础频率	设置起搏器放电的频率：起搏以该频率发生，除非患者自己的心率更快，并且由起搏器感知到。一般设定在 60～100 次 /min
心室输出	进入心室的刺激的大小或强度。在临时起搏器中，这是一种可调节的电流（以毫安为单位）。输出增加直到捕获（成功的刺激）实现。实现捕获所需的最小电流称为输出阈值。低于阈值的脉冲不会捕获心肌。临时起搏器的输出可调范围为 0.1～25mA
心房输出	给心房的刺激的大小或强度。范围 0.1～20mA
心房和心室脉冲宽度	只能在某些设备上可调。允许调整起搏器输出到心肌的持续时间。可选择的范围通常 1.0～2.0 毫秒，单位是 0.25 毫秒。增加脉冲宽度可以提高捕获能力
房室延迟	心房和心室起搏刺激之间的间隔。正常情况下，这个值与正常的 P-R 间期相同（在 0.12～0.20 秒）
灵敏度	影响起搏器检测自发性心脏活动的能力。灵敏度设置可在 1～2mV。设置为 1.0mV 时，该设备非常敏感（能够感知来自心脏的小电信号）。设置在较高的值时，设备变得不那么敏感（需要检测的电压信号较高），有可能无法检测到 QRS 波群或 P 波

（三）起搏代码

为了促进有关起搏功能方面的交流，已达成关于代码的国际协定（表 11.8）。一个 5 字母的代码[68]描述了任何给定设备的起搏（和 / 或除颤）能力，包括在起搏、传感或其他功能，如速率响应性起搏能力。例如，指定为 VVIR 的起搏器可以进行心室起搏，感知心室活动，抑制心室活动反应的起搏，并具有心率反应性。虽然术语的前三个字母与所有类型的起搏器有关，第四和第五字母只与永久起搏器有关，在本章中没有使用。

1. 捕获

一个起搏刺激的发放成功产生了 P 波或 QRS 波就称为心房或心室"捕获"了。如果在起搏刺激之后没有出现 P 波或 QRS 波群，那么就会出现"捕获失败"，需要立即采取纠正措施（图 11.29）。

2. 输出和阈值

所应用的起搏刺激强度称为起搏输出，并且可由操作者调节。对于临时起搏，该值通常是一个可调的电流，对永久起搏器而言是一个可调电压。当第一次建立起搏时，通常会逐渐增加输出，直到 100% 捕获。

实现捕获所需的最小输出称为输出阈值。这种起搏阈值可能随生化、动脉血 pH、心肌灌注、药物和其他因素的变化而显著变化[65, 69-71]。为了适应潜在的阈值变化，脉冲发生器的输出设置设为"安全阈值"，脉冲发生器的输出设置为至少是阈值的两倍。

> **实践提示**
>
> 临时起搏器患者的刺激阈值不稳定，尤其是有缺血或术后生化、pH 值和血流动力学变化的患者。应重点监控心室捕获情况，下限频率应该设置为低于基本起搏频率 5 次或 10 次。
>
> 同步与非同步起搏

3. 按需起搏与非同步起搏

（1）按需起搏

最常见的起搏模式是所谓的"按需"型起搏。在这个模式中，只有在需要时才提供起搏：即当心率低于指定水平（起搏频率）（图 11.30）。按需起搏要求起搏器检测患者的自身心律。如果感觉到了自身心率，它就会"抑制"起搏器发放脉冲。这种按需模式确保只有在需要时才提供起搏，并且可以在心动周期中心律不齐的时候保证起搏。在 T 波除极时心室起搏可能

表 11.8
起搏器代码[56]

起搏心腔	感知心腔	感知后反应方式	程控功能	抗快速心律失常的起搏治疗功能
O，无	O，无	O，无	O，无	O，无
A，心房	A，心房	T，触发	P，简单程控	P，起搏
V，心室	V，心室	I，抑制	M，多项程控	S，电转复
D，双（心房＋心室）	D，双（心房＋心室）	D，双（触发＋抑制）	C，遥测	D，双（起搏＋电转复）
			R，频率调整，自适应	

图 11.29　心室率 86 次 /min。前 5 次搏动有捕获，但下一个起搏信号后未出现宽大的 QRS 波群。注意，当心室捕获时，患者自己的节律被抑制。当心室未捕获，患者的频率就会变慢。需要通过增加起搏器输出或纠正抑制心肌反应的因素来重新建立一致的捕获

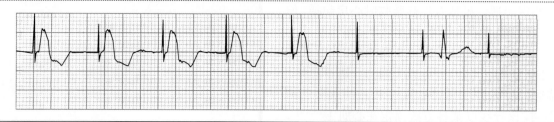

图 11.30　要求心室起搏频率为 60 次 /min。前两个起搏心律后，患者心率增加，起搏器抑制。然后，心率降到 60 次 /min 以下时，起搏器重新开始"按 60 次 /min 起搏"

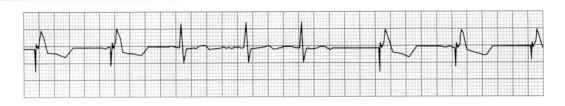

诱发室性快速心律失常[72]（图 11.31），而心房复极化（P 波后不久）心房起搏可能导致房性快速心律失常。

（2）非同步起搏

起搏可以在非同步模式下进行，即没有感知心脏自身节律的能力。在非同步模式下，无论患者自身心率快慢，脉冲发生器将永远以设定的速率发放脉冲。非同步模式主要应用于：①当有感知过度或有感知过度风险时（如在电磁场强的环境中）；②当起搏器被干扰时，患者可能心搏骤停或严重的心动过缓（起搏器依赖）[63,73-74]。当在按需起搏模式中，电磁干扰的错误感知会不恰当地抑制起搏，使患者心率不规律[75]。在手术过程中，通常会将起搏器临时重新编程为无感知模式（AOO, VOO, DOO），以防止电磁场抑制起搏器起搏。对于永久起搏器，这可以通过重新编程来实现，或者通过在设备上施加磁体来实现，在磁体就位时以较高的频率（90～100 次 /min）产生非同步起搏。由于可能诱发心律失常，如果患者的心率再次与起搏器发生竞争，则应重新考虑是否适合继续非同步方式。

4. 心室起搏

单纯刺激心室就会产生心室异位节律。从功能上来说，这和固有的心室节律没有区别。但是会丧失房室同步性，没有心房收缩可能导致心输出量降低和低血压。为了补偿无房室收缩的损失，心室起搏的频率有时比患者静息的正常心率稍高（例如 70～80 次 /min，而不是 50～60 次 /min）。

发放的起搏脉冲应紧跟 QRS 波群，该 QRS 波群宽（>0.12 秒），通常有切迹，类似室性早搏。从心尖附近发放起搏脉冲会产生一种类似左束支形态的心电图，具有电轴左偏。在所有导联 ST 段和 T 波方向与 QRS 主波方向相反[69]。

心室起搏通过以设定的频率刺激心室来防止心动过缓或房室传导阻滞（图 11.32）。临时心室起搏也可用于预防快速性心律失常，如尖端扭转型室速[75]。在这种情况下，快速起搏可以通过缩短 QT 间期起到保护作用，并防止引起异位心律和尖端扭转型室性心动过速[75]。

实践提示

如果在心室起搏[低血压和 / 或心输出量]期间血流动力学不稳定，考虑改变起搏频率。更快的起搏频率可以弥补心房收缩的缺失，因此尽管每搏输出量较低，但仍能维持心输出量。另外，降低起搏频率潜在的（较慢的）窦性心律可能会出现，因为有心房搏动，会产生更好的心输出量。

图 11.31　由于感知不良而导致的间歇性非同步起搏。设置起搏频率 66 次 /min。第一、三、四次搏动被感知并适当抑制起搏。但在第二个 T 波的顶点可以看到一个起搏信号，这个起搏没有引起心律失常。下一次起搏信号，就在第五次心跳的 T 波终止之后，在动作电位兴奋性增强的时期到来，引发了室性心动过速

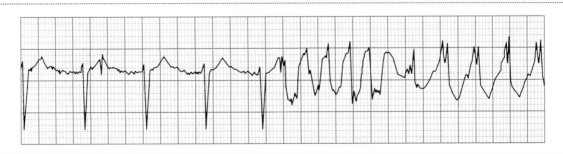

图 11.32　心室起搏。在该图的开始，患者的心率大约是 70 次 /min。然后启动起搏器，频率设置为 80 次 /min。心室立即捕获，因为起搏频率更快，抑制患者自己的心率。注意起搏时 QRS 波宽，ST 段抬高。这符合预期的波形

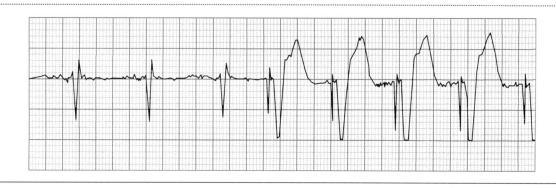

5. 心房起搏

在房室传导良好的情况下，当窦房结功能障碍时，可采用心房起搏[62, 75]。这类患者的典型心律失常是有症状的窦性心动过缓和 / 或长间歇 / 停搏，可能会晕厥。对于单纯心房起搏的患者，需要确保房室传导目前和未来都良好[76]，因为每年 1% 的患者会发展为房室传导阻滞[77]。如果有房室传导阻滞，不宜单独采用心房起搏，应考虑采用双腔起搏[62, 74, 76]。在永久性起搏中，房室传导的稳定性有时通过快速起搏心房来评估（例如，频率高达 120～150 次 /min）。如果房室传导阻滞在高频起搏时不发生，则可以确信房室传导是良好的。心房起搏与心室起搏相比，其优点是提供心房刺激，这可能有利于心脏输出和血压的维持。从这方面看，心房起搏优于单纯心室起搏。

心房起搏倾向于产生低振幅的 P 波，不同于窦性心律中常见的 P 波（图 11.33），有时很难在心电图上识别。适当的导联选择对于发现心房去极化和确认心房捕获至关重要。心房起搏时房室间期（P-R间期）较窦性心律稍微延长（如 0.20～0.22 秒）是很常见的，因为心房脉冲从起搏点穿过心房的时间比窦房结到房室结传导时间要长。

心房起搏和房室传导阻滞

在心房起搏过程中，任何程度的房室阻滞都是可能的，而且房室阻滞是与心率有关的[76-77]。因此，房室传导阻滞的严重程度不仅会因房室结功能障碍而恶化，还会由于心房起搏率的改变而恶化。如果心房起搏频率增加，则一度房室传导阻滞患者可能发展成二度房室传导阻滞，但这并不意味着房室结功能恶化。相反，可能通过降低心房起搏频率来减轻或克服心房起搏过程中房室传导阻滞的发展。在图 11.34 至图 11.36 中证明了这种依赖于速率的房室传导阻滞的一个例子，这三条心电图是一位患者的连续的结果。

> **实践提示**
>
> 如果房性起搏过程中出现房室传导阻滞并导致明显的心动过缓，应考虑降低心房起搏速率，以观察房室传导阻滞的严重程度能否降低。

图 11.33　心房起搏的开端。心电图的开始，患者自身的窦性心律是 65 次 /min 左右。开始给予心房起搏 70 次 /min，抑制较慢的窦性节律。注意，与窦性心律相比，起搏 P 波的振幅往往低于窦性心律，在起搏过程中 PR 间期略延长

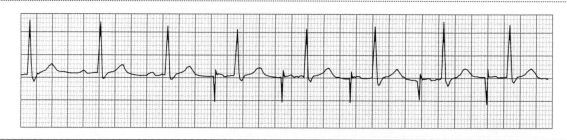

图 11.34　心房起搏频率为 70 次 /min，伴有一度房室传导阻滞。注意这个长的 P-R 间期，约 0.4 秒；在提高心率时要特别注意，尽管房室传导是 1∶1 进行的，但心率已经非常慢了。随着心房率的增加，房室传导阻滞的恶化如图 11.35 和图 11.36 所示

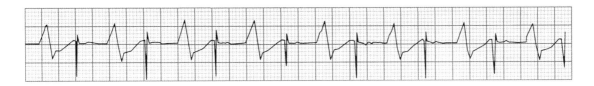

图 11.35　二度 I 型房室传导阻滞伴 3∶2 下传。如上同一个患者，心房起搏率增加到 80 次 /min 后房室传导阻滞严重了。我们可以看到 1∶1 的传导已经消失，并且出现漏跳。漏跳后的 P-R 间期是 0.30 秒，第三个漏跳之前 P-R 间期延长到 0.46 秒

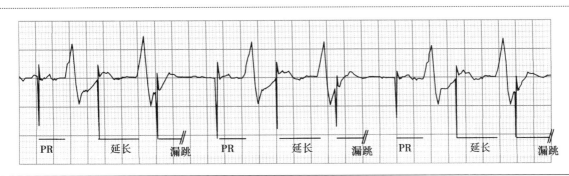

图 11.36　同一个患者，现在的心房率为 86 次 /min，心房率越快，房室传导阻滞越严重。现在是 2∶1 的传导阻滞，心室率为 43 次 /min

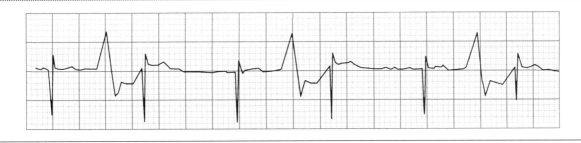

6. 双腔起搏

心房和心室的起搏既有利于心房的收缩也保证了心室的反应。因此，它提供了对心动过缓和房室传导阻滞的保护。与心房或心室起搏一样，双腔起搏首选按需模式，除非超敏和起搏器依赖需要非同步起搏。DDD 起搏模式的特点使其成为继永久起搏和术后临时起搏的主导模式。

起搏刺激以设定的速度传递到心房和心室。在心房和心室刺激的发放有 0.16～0.24 秒的延迟（相当于 P-R 间期）（图 11.37）。如果能够在心室起搏前对患者的自身的心房去极化能够传导心室，那么起搏器就能感知产生的 QRS 并抑制心室起搏。

一个双腔起搏器可以以设定的速率和心室延迟来起搏心房心室，如上所述，或者如果在房室传导延迟之前发生了正常的房室传导，可以仅起搏心房。延长房室传导延迟可以让患者尽可能多地出现自身的心室率。在一些患者中，自身心室传导产生的收缩模式优于心室起搏的收缩模式，但两者的差别并不大。上述原因越来越多，而且根据 DAVID 试验的最新数据，慢性心室起搏诱发负性心室重构，加重心力衰竭[78]。在永久性起搏器中，延长 AV 延迟时间以允许自身心律是常规做法，但会带来轻微的心律失常风险[79]（图 11.38）。

图 11.37　双腔起搏频率为 72 次 /min。注意，心房起搏信号后是 P 波（心房捕获），0.2s 的 AV 间隔后是心室起搏信号，接着是 QRS 波群（心室捕获）

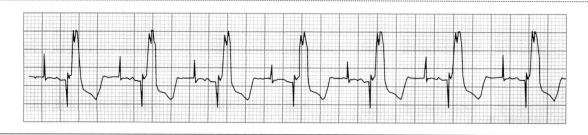

图 11.38　AV 起搏通过延长 AV 延迟，允许自身传导。一开始 AV 起搏速率为 75 次 /min，AV 延迟为 0.16s。AV 延迟增加到 0.30s，在此期间可以看到患者自主心室律的狭窄 QRS 波群。起搏器感知自身心室率抑制了心室起搏

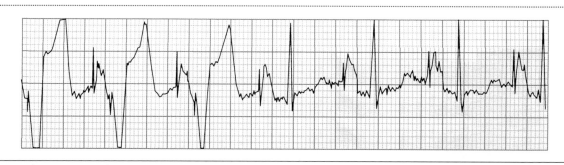

（1）DDD 起搏：通用起搏模式

DDD 起搏方式的引入［双腔起搏、双腔感应、双反应（抑制和触发心室起搏）］为双腔起搏增加了一个重要的新的治疗功能：房室传导阻滞患者与心房同步心室起搏功能[74]。另外 DDD 模式的触发功能可用于心动过缓和房室传导阻滞的一般预防。如果起搏器检测到 P 波，但在预先设置的 AV 间隔内没有 QRS 跟随（AV 传导阻滞），起搏器将被触发，在设定的 AV 间隔结束时提供心室起搏。简而言之，起搏器在任何 P 波后都能控制心室。这意味着即使有房室传导阻滞，心室率也可以在窦房结的控制下恢复。因此，在 DDD 起搏器中，常见的是在不同的速率下，心室起搏对窦性活动的反应。这种 DDD 触发方式称为 p- 同步心室起搏，心房追踪是一个更合适的术语，因为心室起搏是跟踪心房率。

心房追踪使起搏器能够根据心房率来调节心室。当心房率由窦房结控制时，心室起搏跟踪心房率，但在房性心律失常时发出固有频率。例如，在有 AV 阻滞的患者中，每一次窦性 P 波后都应该起搏心室。相比之下，心房颤动时心房追踪的比率为 1∶1，会产生患者无法耐受的心室率，而在房颤期间，跟踪率可能会更高。由于这个原因，在 DDD 起

搏器中设定了心房跟踪的最高频率。最高频率是控制心室起搏的最高速率（以 1∶1 的比例追踪心房的速度）。设定在 120～130 次 /min 左右。在较年轻的患者中，可能会升高，例如 140～170 次 /min。

这种感知 P 波心室起搏模拟了房室结。它可以确保每一个 P 波都有 QRS 波跟随，使心室率回到窦房结的控制之下（图 11.39 和图 11.40）。因此，心室起搏频率范围很大，可以是正常频率，也可能随着因活动或疾病导致的窦律减慢而降低。如果心房率超过被跟踪的速率上限，就不再所有心房跳动都被追踪，DDD 起搏器将开始降低心率，产生类似于房速时房室结的功能。

（2）胸外（经皮）起搏

紧急起搏可以通过外置起搏电极进行，称为胸外起搏或经胸起搏。可在前后位置（首选）或标准的心尖位置粘贴除颤电极板，将其连接到具有起搏功能的除颤器。大电流的起搏刺激（10～200mA）是实现心肌捕获所必需的，也经常引起不舒服或造成的疼痛骨骼肌刺激。因此，该方式通常只用于症状严重 / 危及生命的心动过缓性心律失常，而且仅作为心内起搏的短期过渡治疗。清醒患者通常需要镇静。

胸外心脏起搏仅提供心室起搏，对患者进行评

图 11.39 ECG 摘自一位有窦性心律和 2 : 1 AV 阻滞的患者。未被传导的部分 P 波融合,但可以看到它在 T 波(箭头)上的痕迹。虽然窦房结频率为 75 次 /min,但患者因为 AV 传导阻滞而出现轻微心动过缓

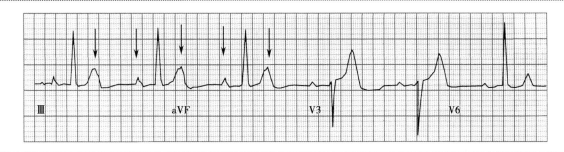

图 11.40 两小时后的同一个患者。置入 DDD 起搏器,尽管有些起搏信号很难看到,但所有 QRS 都是起搏频率。窦率再次接近 75 次 /min,心房跟踪确保了每一个 P 波后都跟着一个有节奏的 QRS 波。心室率在窦房结的控制下恢复。注意,尽管将起搏器的后备频率为 60 次 /min,但因为 DDD 的触发行为,起搏器的起搏频率要快得多

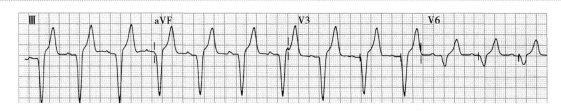

估不仅是为了获得有效的心室捕获,而且是为了在起搏过程中获得足够的脉搏和血压。起搏可能需要非同步模式,通常频率为 40~80 次 /min。

7. 并发症

有效的起搏可能会受到起搏导线、心肌响应、起搏参数、脉冲发生器本身(包括电源)以及这些因素之间的相互作用有关问题的干扰。以下描述四种主要的起搏异常情况。这些问题比较常见,而且有可能造成起搏中断或导致严重的心律失常,危重症护士需要具备识别和处理的能力。

(1)捕获失败

当起搏冲动不能成功地刺激心脏时,这被称为捕获失败。心电图中起搏信号明显,但 QRS 波(在心室起搏中)和 P 波(在心房起搏中)都没有出现(图 11.41 和图 11.42)。当心肌反应性(阈值)恶化,或当冲动不能到达反应性心肌时,就会发生捕获失败。注意,即使导线移位仍会在心电图上出现起搏信号,只要导线还接触到体液或组织,因此,在处理过程中,要考虑重新定位导线。

捕获失败是临床紧急情况,需要立即注意。由于捕获失败,患者自主心律可能非常慢。捕获失败可能是完全的(所有的起搏冲动都没有捕获)或间

歇性的(部分起搏冲动达到捕获)。即使只是偶尔出现无法捕获的尖峰,也需要立即注意,因为完全捕获失败可能会紧接着发生。捕获失败的原因和处理措施列在表 11.9 中。

表 11.9 捕获失败:原因和管理	
原因	**管理**
输出电流太低	<ul><li>提高输出电流</li><li>在可接受的情况下增加脉冲宽度</li></ul>
起搏阈值改变	<ul><li>检查和治疗缺血、高钾血症、酸中毒或碱中毒</li><li>调整电极</li></ul>
抗心律失常药物	<ul><li>考虑停止或减少剂量</li></ul>
起搏电极移位	<ul><li>如果可能复位导线</li><li>颠倒正负极(心外膜线)</li><li>患者左侧卧位(如经静脉导线)</li><li>考虑使用皮肤缝线进行单极起搏</li><li>治疗联合节律(如阿托品、异丙肾上腺素)</li><li>放置另一个电极导线</li><li>考虑胸外起搏</li></ul>

图 11.41 间歇捕获失败。第 1、2、6 和 7 个起搏冲动获得心室捕获，其余的没有。注意捕获失败时发生严重的停跳，在这个过程中有心房活动但没有心室活动。捕获失败时的症状取决于最低心率

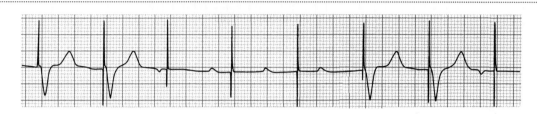

图 11.42 心房起搏间歇捕获失败（输出电流设置为 14mA）。注意，在第 1、3、5、7、8 次起搏信号后心室捕获，但其他的没有。幸运的是，这个患者存在自主窦性心律，所以捕获失败的影响不大

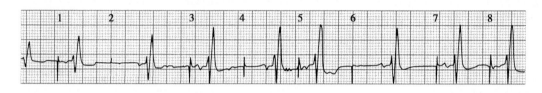

（2）感知不良

对自主心律的感知是实现按需起搏的必要条件。如果没有感知到心律，将以固定的频率进行起搏，并与自主心律相竞争（图 11.43 和图 11.44）。

因此，在动作电位的易激周期内，起搏脉冲可能会被传导，并触发快速性心律失常（见图 11.31）。在 T 波高峰后出现心室起搏高峰时心律失常的风险是最大的，尤其是存在心肌缺血或梗死或低钾血

图 11.43 心室起搏伴感知不良。在这条心电图的开始有心室起搏。交界区心律速度比心室起搏稍快，但尽管如此，起搏器仍在继续工作，将信号送入 ST 段和 T 波。如果感知正常这个条图的最后三个自主心律应该抑制这些起搏信号

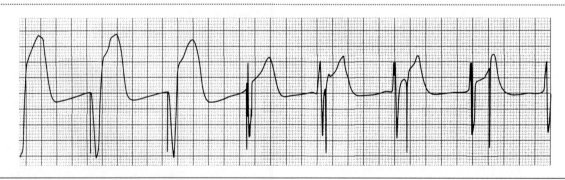

图 11.44 心房起搏伴感知不良。前三次搏动可以看出心房起搏。然后有两个自主的 P 波（第四和第五次搏动）这些 P 波本应抑制心房的起搏，但在第四个 QRS 开始和第五个 ST 段可以看见起搏信号

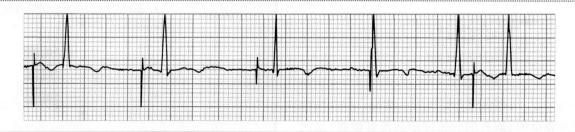

症时，需要立即调整感知。感知不良的原因和处理[72, 80, 82]详见框 11.2。但是，请记住，感知控制是反向的：降低数值设置（例如，从 5 到 2mV）增加灵敏度，而增加值（从 1 到 4mV）会使起搏器不那么敏感。

框 11.2

感知不良：原因和管理

原因：
- 灵敏度设置的太低（数值太大）
- 设置为非同步起搏模式（AOO，VOO，DOO）
- 感知阈值改变
- 过低的心肌电压
- 导线移位

处理措施：
- 提高灵敏度（较低的数值）
- 检查连接紧密
- 如果是心外膜导线，反向连接电极（交换正负电极的连接）
- 提高起搏频率至竞争心律以上
- 如果自身节律令人满意，可以考虑关闭起搏器
- 考虑放置一个替代的传感电极（皮肤缝合）来创建单极起搏

（3）起搏失败

起搏失败这个词并不确切，它是用来描述起搏器放电但冲动无法到达患者的情况。从这个意义上说，可以把起搏失败看作是由于不完整的电路而导致的。

临时起搏器上闪烁的频率指示灯确认起搏已经发生，但心电图上没有出现起搏信号。最常见的情况是，由于电极导线系统的松脱或断裂而导致的故障，可能涉及导线的正负极。从心电图上看，当预期的起搏信号没有出现时，起搏失败就会出现。由于起搏失败，患者就会产生自己能产生的任何自主节律，心律可能是充分的或不充分的。起搏失败（在一些文献中也被称为输出失败）可能表现为完全失去节奏，或者只是比设定的速度慢（图 11.45 和图 11.46）。如果患者的节律非常缓慢，那么起搏失败可能是临床急症。即使有足够的心律，这种情况也需要立即引起注意。起搏失败的原因和处理措施[36, 63, 80-81]在框 11.3 中有详细说明。

实践提示

心电图通常不能区分是感知过度还是起搏失败，但在临时起搏器中，可以通过检查闪烁的起搏指示灯来加以判断的。如果起搏指示灯在没有起搏信号出现的时间段内持续闪烁，那么问题就是起搏失败（中断的电路）。另一种情况是，如果感知指示灯在不出现起搏信号的时间段闪烁，那么问题就在于感知过度。

图 11.45 在条图开始时，心室起搏频率为 85 次/min。但起搏突然停止，患者只能产生自己的慢速心率。起搏信号确实会重新出现，但它们的出现速度比程序设定的速度要慢。这可能是由于起搏失败或感知过度，不能完全从这个条图中看出到底是哪种原因，需要检查起搏指示灯以帮助区分。这是一个由于起搏导线连接不良导致起搏失败的病例

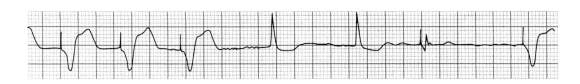

图 11.46 心房起搏伴起搏不良。在前三次搏动之后，起搏信号突然消失了。单从这一条图中，不能区分是起搏不良还是感知过度。但起搏指示灯在停顿中闪烁，而不是灵敏度指示灯，说明是起搏失败。起搏线与连接线之间的连接需要拧紧并立即纠正问题

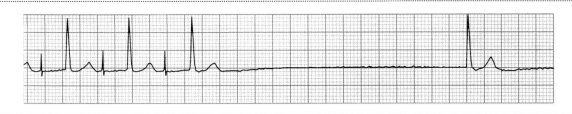

框 11.3

起搏失败：原因和处理措施

原因：
- 没有连接导线或连接部分松动
- 起搏器关闭或不能正常使用
- 输出电流关闭
- 电池耗竭
- 导线断裂（可能内部断裂，但外表完整）

处理措施：
- 检查起搏器是开机的
- 检查所有连接部位和导线，如果需要拧紧或更换
- 更换电池
- 更换起搏器和起搏导线之间的连接装置
- 确保输出电流是开着的
- 皮肤缝合起搏器的正极形成完整的电路，试一试每根负极导线
- 与感知过度相区分
- 评估并给予心律和血流动力学支持

（4）感知过度

与起搏失败一样，感知过度时不会出现起搏信号。除了感知患者自身的心脏活动，起搏器还会感知到其他来源的电信号（电磁干扰）。起搏器会误认为产生了心脏活动而抑制起搏。临时起搏器常出现感知过度，其心电图表现与起搏失败无法区分，因为二者都表现为没有起搏信号。

感知过度会导致短暂的干扰起搏（暂停）或中断起搏。其临床影响的大小取决于感知过度的持续时间以及患者的自主心律情况。来自患者（肌肉活动）或外部的多种因素（设备）都会产生电磁干扰，虽然难以确定但应该找到导致感知过度的因素并加以纠正[36, 63, 82]。感知过度的原因和具体处理措施见框 11.4。

起搏失败和感知过度在心电图上都会表现为没有起搏信号，可以通过检查起搏器的指示灯加以区分：如果是起搏失败，在没有起搏信号时起搏指示灯会闪烁；而在感知过度时，感知指示灯会闪烁。

实践提示

将一个环状磁铁放置在永久起搏器上，会使其恢复非同步模式（VOO 或 DOO）。这是针

对感知过度或者有感知过度危险情况的处理措施（例如：接受电热疗法的起搏器依赖患者）。当感知过度风险持续存在时，磁铁可能需要被固定在合适的位置。为了避免可能出现的心律失常，在磁铁作用下会采用高频率的非同步起搏（例如：每分钟 90～100 次）。

框 11.4

感知过度：原因和处理措施

原因：
- 肌肉电活动而不是 QRS 波
  - 心源性：T 波，U 波，P 波
  - 非心源性：震颤，自发性收缩活动及其他骨骼肌肉活动
- 外部电信号干扰
  - 电烙设备或低频电子脉冲设备
  - 电设备（少）
- 脉冲发生器的连接部位移位

处理措施：
- 降低敏感度（调高敏感度数值）
- 禁用敏感度（如非同步，VOO，AOO，DOO 模式）
- 转换导线电极（正极到负极）
- 确定干扰源的时候将干扰源去除

（四）患者的护理

起搏器患者的监测和管理主要由危重症监护室的护士负责。护士需要监控起搏器的性能是否良好，及时发现起搏异常、能否有效起搏等，避免发生可能影响起搏效率的临床情况或身体变化，保证患者安全，预防并发症。

起搏器患者的护理包括：
- 起搏器植入伤口有无炎症 / 肿胀 / 血肿
- 如由股静脉植入则避免髋关节屈曲，卧床休息
- 定时观察起搏器工作时的生命体征及循环情况
- 识别自主心律
- 评估血流动力学情况（血压、一氧化碳、灌注、临床表现）
- 每 6 小时记录一次 12 导联心电图
- 胸部 X 线检查以确定起搏导线的位置 / 确认无并发症

- 交接班时和起搏不良事件发生时,检查和拧紧所有导线连接点(电极和电缆线、电缆线和脉冲发生器)
- 每个班次确认电池状态
- 每班或每天评估起搏器阈值的性能

1. 防止电刺激

一般情况下,微量的电刺激(即使是身体上的静电)通过身体组织散发,最终传导至心脏的电量并不足诱发心律失常。但起搏导线为心脏提供了直接通路,因此即使是较小的电量也可以在心脏处聚集并造成心律失常。保护策略包括照顾好患者身体和心脏保护区,不使用起搏器时断开导联连接处插销,处理起搏导线时始终戴橡胶手套[82]。

2. 临时起搏器电池耗尽

一个标准的 9V 电池可为临时起搏器供电长达一周,但这取决于设备和设置情况。刚开始应使用新电池,以避免在使用过程中意外断电。当电池寿命少于 24 小时时,新一代设备的数字屏幕上会出现电池图标,而在新旧两种非数字屏幕设备上,起搏继续工作的同时,LEDs 信号灯将停止闪烁,此时应该尽可能快地更换电池。因为在工作人员发现这一现象时,电量可能已经所剩无几了。

更换临时起搏器上的电池会带来中断起搏的风险,这对起搏器依赖患者可能是灾难性的。虽然更换电池所用的时间可能很短,但如果在电池更换期间设备"断电",起搏工作可能会停止。临时起搏器本身携带的小量存储电荷足以维持大约 10 秒的起搏。如果进行了充足的操作演练,更换电池不会造成一个心跳停顿。在进行电池更换之前,应该充分了解使用中的设备性能。

3. 起搏器功能测试

应定期对临时起搏器的患者进行常规起搏器性能检查。临时起搏导线容易移动,应注意各种影响起搏器阈值变化的可能。临床可见到在危重患者的心肌、生化和血流动力学波动影响起搏的情况。进行起搏器测试以发现患者自主心律,并测量捕获和感知阈值,这些值通常随着时间和心肌顺应性改变而改变[66, 70, 74, 80]。定期检查所有检测到的阈值变化,并设置感知和输出数值的安全范围,以最大限度地保证使用安全。

由于用于测试临时起搏器的方法不一,各方对护士是否承担这一责任的态度也不尽相同。图 11.47 提供了一种安全有效的测试方法。由于对护理责任的态度不同,这种方法在使用前应完成相关审批。

每天或每个班次均需测试起搏器阈值,但如果患者病情不稳定,使用图 11.47 中所述的步骤时,应注意避免过度的心动过缓或非同步起搏。告知患者正在进行心脏起搏器评估,如出现头晕,呼吸困难或其他不适感觉应立即通知护士。

图 11.47　临时起搏器测试常规方案:基础节律、输出和灵敏度阈值测试

起搏器测试

1. 将当前值存储在内存中(对于带有内存的设备)。如果遇到起搏障碍,在测试过程中,可以通过按下存储值模式立即恢复这些原始设置
2. 测试自主心率。按 10 次/min 的速度逐步降低起搏心率,直到自主心率(underlying rhythm, ULR)出现:
   (a)如果 ULR 存在,观察起搏器是否正在进行感应
   (b)如果起搏器仍以 50 次/min 的速度起搏(不出现 ULR),则返回到初始设置;不要继续测试灵敏度或输出阈值
   (c)如果血流动力学尚可,可尝试小于 50 次/min 的节律
3. 测试灵敏度阈值,确定自主心率
   (a)将起搏心率降至患者自主心率一半
   (b)将输出电流转为最小(不关闭)
   (注意:灵敏度测试要求在短时间内完成,所以步骤 3a 和 3b 旨在最大限度地减少心律失常的危险)
   观察起搏器上的感觉指示器的同时:
   - 降低灵敏度(增加数值),直到检测完成(检测指示停止闪烁–间隔指示灯现在闪烁)
   - 提高灵敏度(减少数值),直到感知恢复
   - 注意此时灵敏度的数值即为阈值
   - 将灵敏度设置为该值的一半减 1mV
4. 测试输出电流阈值(从步骤 3 开始继续,起搏输出电流为最小输出量)
   - 看着监测器的同时,将起搏心率提高至自主心率的 10 倍
   - 逐渐增加输出电流的数值直到获得起搏信号
   - 注意此时输出电流的数值即为阈值
   - 将输出电流设置为该值的两倍加 1mA
5. 将新数值存储在内存和文档中

不稳定起搏器依赖患者的起搏器测试

如果患者血流动力学不稳定，或者自主心律很少或没有时，则必须谨慎使用起搏器功能测试。这种情况下常规就不进行测试了。图 11.47 中起搏器功能的常规测试方法可能不适用，但是测试自身心律和捕获阈值确保起搏器安全性还是有益的。对于血流动力学不稳定和/或使用正性肌力药物的患者，测试自主心律更加重要，由于起搏可能会阻止或掩盖窦性心律能力的恢复，并且窦性心律的每搏输出量比起搏心律大 50%（图 11.48）。窦房结可能需要几秒钟才能"预热"并发出电信号，所以应逐渐降低起搏心率到合理的水平（小于 50 次/min 的窦性心率不太可能有益）。多学科团队的参与更有利于测试的进行。

起搏器依赖患者的阈值测试也存在争议，因为测试期间不能耐受起搏信号的丢失。如果不能测量阈值，则无法确定起搏器设置的灵敏度及输出电流范围。在这种情况下可使用另一种测试阈值的方法。不用调整到起搏信号消失来测量阈值，例如，输出电流为 20mA 时将起搏器的输出降至 10mA。如果在 10mA 时仍有起搏信号，则可以不必再减小数值，因为已证明 10mA 是其安全值。

（五）永久起搏器

对于非暂时性可逆因素导致或可能持续或反复发作的缓慢性心律失常，可采用永久起搏器植入术治疗。适应证包括晕厥事件、症状性心动过缓、间歇时间大于 3s、心动过速依赖性快速心律失常[75]。通常选用双腔起搏[83]，除非患者有慢性心房纤颤。如心房纤颤患者植入了双腔起搏器，则常使用频率适应性心室起搏（VVIR）模式[83-84]。如果预期心房颤动将来可能逆转，可在此期间将起搏器编程为 DDI 或 VVI。或者，以 DDD 模式植入起搏器，在患者处于心房颤动时自动切换到 DDI 或 VVI，然后心房纤颤缓解后自动切换回 DDD 模式。

双腔起搏器最常见的起搏方式是 DDD，除非患者有反复发作的房性快速心律失常，在这种情况下可选择非跟踪模式（例如 DDI）[83-84]。窦房结功能障碍的患者更有可能使用频率适应性心室起搏（VVIR）模式，以便起搏器可以调整起搏心率以保证患者日常活动和锻炼。

脉冲发生器放置于胸前囊袋内，导线（从囊袋内）穿出，通过锁骨下静脉或头静脉进入心脏。伴随锁骨下穿刺可能发生胸内并发症，如气胸或血气胸。一般起搏器寿命为 8~12 年。

永久性起搏导线与临时起搏导线的不同之处在于，为了在日常活动中具有长期稳定性，永久导线必须以某种方式将导线固定至心肌上。"主动固定"导线具有可伸展的螺旋，其在植入时像开瓶器一样拧入心肌。"被动固定"导线则并不直接固定在心肌

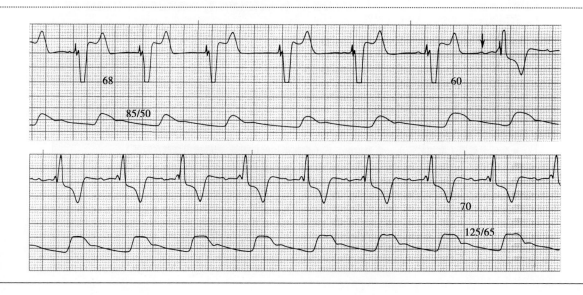

图 11.48　揭示潜在节律的血流动力学意义（条图是连续的）。开始时心室起搏 68 次/min。看不到心房电活动，去甲肾上腺素 8μg/min，血压 85/50mmHg。上边的心电图中心率降到 60 次/min 时，P 波出现（箭头），下边的心电图中心率增加到 70 次/min。请注意当停止去甲肾上腺素输注后血压升到 125/65mmHg[注意：心室起搏时的心脏指数为 1.7L/(min·m²)，窦性心律时为 2.3L/(min·m²)]。值得注意的是不降低起搏频率窦律显现不出来

上，而是使用自身尖端附近类似于软齿的矛倒钩在心肌上[67]。这些尖齿可嵌入心室尖端或右心耳的肌肉浸润（小梁）内的位置。两种类型的导线在感应和传导电冲动方面都具有良好的性能。但植入初始，导线前端的炎症反应会导致起搏阈值的增高。这在第一个月最为明显（急性阈值阶段），在此期间起搏阈值可能会一倍或三倍于后期的慢性阈值[67]。目前，类固醇的普遍使用限制了局部炎症反应，减少了急性阈值增加的幅度。由于第一个月的预期阈值变化，为确保安全即使当植入阈值可能仅为 0.5～1V 时，患者通常以高输出的设置（例如 3.5～5V）出院回家。然后在 6～8 周第一次术后回访时再调整设置[48]。

1. 起搏器植入

起搏器植入在患者清醒、局麻状态下进行，术前使用抗生素，也可在手术开始时给予镇痛药物，只有在手术医生需要时才需要麻醉师的帮助。

在导线植入过程中与心内膜接触，可能会导致房室传导阻滞或束支传导阻滞。因此，在进行放置前，可以经由股静脉行临时起搏器植入术。心室起搏导线位置最常见放置于右心室流出道（right ventricular outflow tract，RVOT）或逆向室间隔[78, 85]，以产生比先前使用的心尖部更正常的收缩模式[78, 85]，心房起搏导线最常置于右心耳，即在右心房的顶部。放置完成后，测试心室和心房起搏导线的性能。然后将导线固定在起搏器囊袋内，并将脉冲发生器连接到导线并固定在囊袋中。囊袋缝合并重复测试以确认导线与起搏器的安全连接。在起搏器植入第 1 天、第 6～8 周及以后每 12 个月时，进行起搏器程控以确认手术效果并根据患者情况进行微调[50]。

2. 起搏器参数：编程和状态报告

了解患者的起搏器是如何编程的，对于解释起搏器临床表现至关重要。对于判断是起搏器故障还是自身心律问题也越来越重要。程控起搏器时可以打印报告。以下部分将介绍如何解读打印报告，包括起搏器编程的重要信息，突出介绍现代永久起搏器的一些功能以及一些临床指南。起搏器程控报告包含大量信息，但其中最重要的部分是概述所有操作参数，活动自动功能，最近测试结果和电池状态的摘要页面（示例见图 11.49）。主要内容包括：

- 患者 / 设备详细信息：患者姓名，设备类型，打印日期和时间。
- 电池信息：条形图显示电池对选择性更换指示器（elective replacement indicator，ERI）的进度；磁体速率（即如果放一块磁铁在起搏器上产生非同步起搏的速度）；使用寿命（表示如果患者在当前设置下，设备的最小剩余使用寿命）
- 当前参数：基础心脏起搏器设置，包括基础频率、被追踪到的最大心房速率、房室延迟、两心室的输出设置和脉冲宽度。
- 发作：自上次程控后记录的任何心律失常事件的摘要以及发生的任何自动模式切换事件。
- 事件：这里的事件指的是每一次心脏搏动，而不是临床事件；每一次心房搏动（感知或被起搏）和每一次心室搏动（感知或被起搏）都被记录下来，以计算房室起搏的比例。与之前的程控报告进行比较，可以评估起搏依赖性是增加还是减少。
- 测试结果：每次针对起搏器及导线的测试结果，都会以趋势图的形式，体现在报告中。
- 灵敏度测试结果：感知测试结果不仅显示本次测试，还显示上次测试结果。报告的一个单独部分将呈现感知灵敏度趋势图。
- 起搏阻抗：显示为当前程控中的最后一段阻抗测量结果；这提供了关于起搏导联、连接及其与心肌连接完整性的信息。起搏阻抗是指起搏环路中的整体阻抗。起搏导线绝缘层被破坏，起搏导线断裂或连接不当，或者起搏导线偏移，均可以看到阻抗的变化。通常，测量出的阻抗变化不会超过 100 欧姆。

（六）心脏再同步化治疗

心脏再同步化治疗（Cardiac resynchronisation therapy，CRT）是指使用起搏方式来改善心力衰竭患者左心室的功能。起初，CRT 仅在由扩张型心肌病和左束支阻滞（LBBB）引起的严重心力衰竭（纽约心脏协会 Ⅲ～Ⅳ 级，射血分数 <30%）患者中进行[86-87]，但在所有主要的随机对照研究[88-92]都证明其适应证的范围已扩大到非重度心脏衰竭患者（纽约心脏协会 Ⅰ～Ⅱ 级）[93]。通常，在表现出对最佳药物治疗无效后，才会使用 CRT。

心室的所有部分或多或少同步收缩才能达到最佳的收缩功能。但在左束支阻滞的情况下，在左室后外侧壁延迟传导之前就发生了间隔去极化。这直

图 11.49　St Jude Medical Accent™（St Jude Medical Sylmar CA）的双腔起搏器快速报告摘要，突出显示的是起搏器程控的基本参数、事件和测试结果。任何测试调整或设置后面加上一个圆圈中的"A"表示自动特性。该设备是每 8 小时或每一次发生未捕获时自动测试起搏阈值并设置输出。同样地，在心肌电压变化时自动测试感知及计算灵敏度。导线阻抗每日自动测试，如果阻抗测量值超过了报警限制，起搏器可以自动地从两腔起搏转换为单腔，以保持正常的起搏和感知。有关更多细节，详见正文

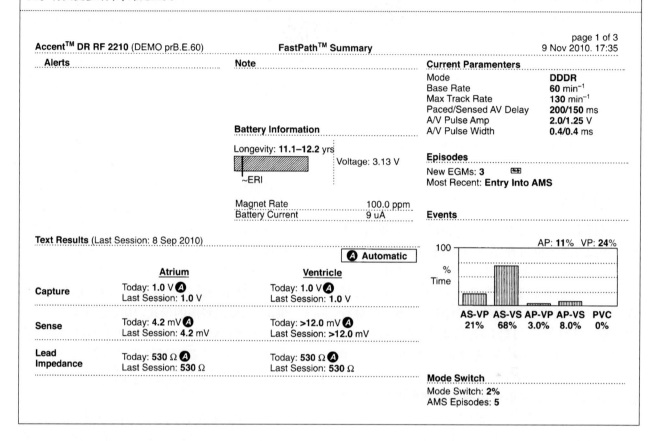

接导致室间隔与侧壁的收缩不同步[94]。同样，心室舒张也不同步，这可能会减少心肌灌注，限制心室充盈，而这两者都与心力衰竭严重程度有关[94]。多数左束支阻滞患者存在心室非同步收缩和收缩功能障碍，当存在心肌疾病和／或心力衰竭时，这种症状就更加显著[26,81]。宽 QRS 波左束支阻滞（例如>0.14 秒）状态下，室间隔和侧壁收缩之间的不同步进一步被放大[87,94-96]。

使用 CRT 治疗中，起搏导联被置于右心室（right ventricular，RV）间隔和左心室（left ventricular，LV）后外侧壁上肌肉群并同时给予刺激，目的是改善显著心室不同步患者的心力衰竭[97]。由 LV 和 RV 发出的起搏刺激可以同时传递，尽管为了将 QRS 持续时间缩短至正常持续时间（<0.12 秒），LV 先于 RV 10～60 毫秒的起搏更为常见[97]。CRT 的预期结果包括[88-98]：

- 改善心功能

- 改善生活质量
- 改善身体机能
- 提高射血分数和减少心室大小
- 降低心力衰竭住院率
- 降低心血管死亡率

右心室电极导线以标准方式植入，定位在右室心尖或流出道。通常左心室电极导线也是经静脉置入的。导线通过冠状静脉窦进入位于左室侧壁或后外侧壁的冠状静脉。在少数情况下，当不能进入冠状静脉窦时或者患者缺乏合适的冠状静脉时，可能需要开胸手术来确保左室心外膜导线的安全定位。

目前存在两种类型的设备：CRT-P（起搏器），它是实现再同步的起搏器，以及 CRT-D（除颤器），它在植入式心律转复除颤器的基础上增加了再同步功能。由于严重心力衰竭和室性快速心律失常经常同时出现，后一种类型起搏器更常使用[99-100]。

实践提示

对于心力衰竭恶化的 CRT 植入患者，请检查是否存在起搏器相关因素可以纠正：

- 患者 > 90% 心室律是起搏的吗？如果不是，再同步将失去的潜在效果
- 左右心室同时被起搏吗？可与以前的 ECG 进行对比

1. 对 CRT 无应答

令人失望的是，多达 25% 接受 CRT 植入的患者未能获得改善心脏功能的预期效果，被称为无应答者[90, 92, 102]。治疗效果未达到预期可能与 CRT 或导线有关，也可能是因为心脏因素导致心力衰竭加重，特别是心肌缺血、心房纤颤[98]和对辅助药物治疗的反应减弱的原因。应该注意的是，CRT 治疗倾向于出现心室起搏节律而不是患者自身 QRS 波群，倾向于心室同步收缩而不是患者自身的非同步收缩。其目的是要达到 90% 以上的心室律是起搏心律，以达到 CRT 的预期效果。设备 / 导线相关因素包括左右心室导线的捕获失败，从而导致再同步失败。对此问题的识别可能比较困难，因为即使一个心室导联捕获失败，另一个的心室导线也能实现捕获（见下文）。心房颤动对于 CRT 患者来说是一个特别麻烦的事件，因为它们通常更依赖于心房起搏，心率过快减少了心室充盈时间。另外，因为存在 LBBB 而不是接受双心室起搏，所以无法达到再同步的效果。

2. 优化起搏器编程

起搏器编程对 CRT 发挥最佳作用至关重要[101]。所有患者都定期进行超声心动图检查来优化编程是不切实际的，因此已经开发了其他优化方法。应该优化的关键因素是房室（AV）延迟和左右心室刺激之间的延迟（V-V 延迟）时间。随着近年来起搏器的发展，CRT 本身可以基于自动测量心脏内传导来计算最佳设置[102-103]，但是这些功能并非在所有设备上都能实现。有效优化可以将无应答转换为应答。

3. 识别 CRT 的起搏失败

识别 CRT 的起搏失败有一定困难，因为两个心室都放置了起搏电极起搏，只左室和右室都没有起搏时，才会出现 QRS 波丢失[103]。左室起搏失败时，右室正常起搏，心电图仍有起搏心律，反之亦然。不能简单地从看是否有 QRS 波来判断起搏情况，需要更仔细地观察 QRS 波的形态，以确定起搏器两室的起搏情况[103]。12 导心电图有助于识别，但是如果无法获得 12 导心电图，V1（或 MCL1）和 I 导对识别右室、左室或双心室的起搏失败也非常有用。具体变化包括：

- 只有右室起搏（左室起搏失败）：QRS 会变得很宽（0.12 秒），电轴左偏；V1（或 MCL1）导的波形是倒立的，I 导联最常见的情况是直立的 QS 和 QRS 或者 R 波，有时可见 rSR[104]（见图 11.50）。
- 只有左室起搏（右室起搏失败）：QRS 范围很宽（>0.12s）右轴偏差；V1（或 MCL1）导联直立，最常见为一个 R 波，少见的情况可能为 rSR。I 导联中的 ORS 波是倒立的，QS 或 rS[104]（见图 11.50）。

双心室起搏：心电图的可预测性取决于左右心室刺激的时机。如果左室刺激发生在右室之前，ECG 只会看起来更像 LV 起搏，而如果 RV 刺激发生在 LV 之前，ECG 只会看起来更像 RV 起搏。然而，当两室都起搏时，QRS 将变得更窄（通常 <0.12秒）[98, 104]，电轴常向右偏。形态上通常介于只有左或右心室起搏之间。有些心电图可能不太好分类，但结合特定患者情况，总会有一些特定的规律（图 11.50）。

4. CRT 患者膈神经刺激

膈神经位于左心室后面，左心室起搏可以直接刺激膈神经，产生不同强度的膈肌重复收缩。膈神经刺激会带来连续的、不舒服的或痛苦的体验。起搏器程控可能会解决这个问题，但是如果不成功，可能需要重新手术来重新放置左心室导线电极，或者需要完全放弃 CRT 治疗。随着最近左心室四极导线的发展，包括四个独立的起搏电极已经能够代替引起膈肌刺激的电极。四极引线还可以为使电极具有最低起搏阈值，从而提高电池寿命。

5. 多点双心室起搏

上述新四极导线也引领了新一代设备，现在可以由两个四极导线上分开的电极起搏[101]。所谓的多点起搏进一步改善了左心室同步模式，超越了单点起搏，证明相比传统 CRT，多点起搏可以更好地改善血流动力学和患者反应率[101, 105-106]。

图 11.50　CRT 起搏在 V1 导联不同起搏点的形态。在第一行中有双腔起搏，QRS 较窄，V1 是倒立的。在同一条图中，LV 起搏失败，所以为单纯 RV 起搏。QRS 增宽到 0.12 秒以上，在 V1 中变得倒立更深。在第二条图中，只有右室起搏，在左室起搏恢复后变为双腔起搏。QRS 的初始形态如条带 1 所示。在第 3 条中，首先出现双腔起搏，随后出现右室起搏失败，导致只有左心室起搏。注意，QRS 在 V1 中变得垂直，且增宽再次到超过 0.12 秒。在最后一个条图中左室起搏，在右室起搏恢复后变成双腔起搏

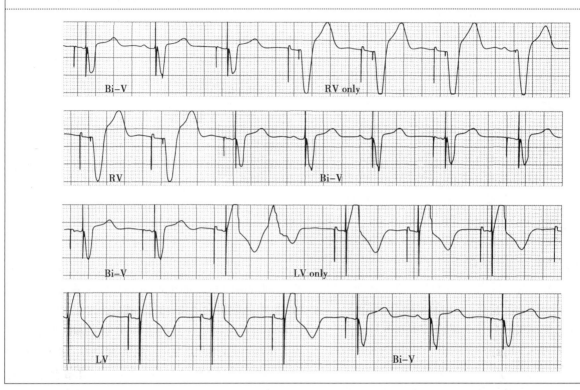

四、心脏复律

心脏电复律可作为药物治疗的一种替代或补充，用于治疗快速心律失常。到目前为止，最常见的导致心律失常的原因是折返机制，在这种情况下，由于心脏不同区域的传导和恢复速率不同，电流可以持续在心脏内循环。只要电传导没有遇到在不应期的心肌细胞，传导就可以一直继续。心脏复率的目的是通过同时刺激所有的心肌细胞，使所有的心肌细胞在瞬间同时除极化。这样，循环刺激就会因为缺乏可以传导兴奋的细胞而消失。如果所施加的刺激不能使足够多的心肌去极化，那么非去极化的细胞可继续传导，出现持续性心律失常。通常需要 100～200J（双相）的外部电刺激，才能有足够的电流刺激心肌，并使大部分细胞去极化，从而去除折返通路[107]。为了防止复发，可能需要继续使用药物治疗。根据心率不同，电复律的成功率在 70%～95% 之间。由于自律性异常导致的心律失常易复发，不宜电复律治疗，对于洋地黄中毒引起的心律失常，禁用电复律治疗（不是除颤）[107]。

早期除颤治疗增加了室颤的存活率。公共医疗除颤器项目的成功实施保证了除颤设备的可获得性[108]。这些在家庭或社区增加的自动体外除颤器（automatic external defibrillators，AEDs）对于非医务工作者来说，使得除颤步骤更为简化易操作，增加了对室性心律失常患者进行及时电复律的机会。对于有过心律失常性心搏骤停的患者，可能有必要安装植入型除颤器。第 24 章将更详细地讨论急救除颤、电生理和设备管理。

（一）选择性复律

选择性直流电复律（direct current reversion，DCR）应用于非心脏停搏性心律失常，需要在短效镇静或麻醉下进行[108]。适应证包括房颤、房速或房扑、有意识室速、房室结折返性心动过速和意识的快速性预激综合征。给予处理的时间是灵活的，并且取决于心律失常患者的血流动力学情况，患者在房颤或房扑时可能是稳定的，而有意识室速患者可能最初血流动力学是稳定的，之后可能无征兆

出现变化。

与急救除颤不同，心脏复律的电刺激与心动周期同步的，可以使它传递到 QRS 波群中。如果在 T 波时像给不同步的电击，可能导致立即变性成心室颤动。当除颤器控制面板上选择同步（ON）时，在监视器屏幕上的每个识别出的 QRS 波上都会有标识，以确认是否同步。

如果时间允许，患者应该接受全面的检查，包括体检、神经评估，触诊周围动脉搏动，心电图、生化和血清药物水平，应确保禁食[108-109]。如果存在心房颤动，应经胸超声心动图来排除心房血栓，因为心房收缩可能导致肺动脉或全身其他部位动脉栓塞，应充分告知患者治疗的基本原理和性质，并解释所有必要的准备工作。

复律小组应包括至少能熟练地掌握急救流程和气管插管流程的一名医务人员以及两名危重症护士来准备设备协助医生，协助镇静、进行心脏复律、记录事件和操作后处理。通常，应有心脏病专业医师和麻醉师在场。所有团队成员都应确认准备就绪并确认同步选择和除颤器能量设置（J）。护士的主要职责是当患者使用镇静剂（如咪达唑仑）或麻醉剂（如异丙酚），通过面罩或氧气袋预充吸纯氧，连接心电监护和血氧饱和度监测。确认用电安全，并确保所有人员都未碰触床单位，再通过手持电极板或非手持电极板除颤。

复律后应密切监测患者意识恢复、气道清理能力、有效呼吸和气体交换情况、心率稳定情况、血压和任何神经状态或周围动脉搏动的变化。在选择 DCR 前 2 小时局部应用 5% 布洛芬乳膏可减轻复律放电部位的疼痛和炎症[110]。房速和房扑的转复能量需求可能略低于 50J[110-111]。2010 年欧洲复苏委员会共识中建议针对心房扑动的初次除颤电量为 70～120J（双相），心房颤动和室速复律为 120～150J[58]。如果首次电复律不成功，可在更高能量设置下重复尝试（最高 360J）。除颤前，应告知患者及其家属术后胸壁不适的可能性以及提供局部和口服止痛药。

（二）植入式心脏复律除颤器

植入式心脏复律除颤器（implamtable cardioverter defibrillators，ICDs）适用于心脏猝死（sudden cardiac death，SCD）或血流动力学显著受影响的、潜在致死性的室性心律失常患者。已经多次在大型临床试验中证明其与药物治疗相比能显著改善生存率[113-115]。Meta 分析表明有适应证的患者早期植入 ICD 的这种"二级预防"与抗心律失常药物治疗相比，平均降低 27% 的死亡率[55]。但最近 ICD 的指征已扩大到没有心搏骤停的患者的"一级预防"，因为已经证实无论之前有无室性心律失常记录[116-117]，射血分数<30%（包括缺血性和非缺血性心肌病）的心脏衰竭患者都具有高的心搏骤停风险。在这些情况下，患者可接受单纯 ICD 治疗，或接受同时带有双腔起搏器功能和再同步除颤功能的 ICD 治疗（CRT-D 装置）。

现代 ICD 具有同时抗心动过缓和抗心动过速的功能。作为抗心动过缓装置，它们具有普通起搏器的所有特征，尤其是 DDD 模式。但如果没有心动过缓史，它们可以将程控设置在最低起搏心率（如 40 次 /min）。如果有明显的心力衰竭，可通过双腔起搏功能（促进心室协调收缩）防止心律过缓。抗快速心律失常功能是为室性快速心律失常提供治疗，包括抗心动过速起搏（ATP），也被称为超速起搏，以及心脏复律（VT）和除颤（非常快的 VT 或 VF）。图 11.51 列出了以这些治疗模式的示例。

此类装置的植入方式类似起搏器植入（详见上面永久起搏器植入）。然而，ICD 最常见的是植入位置是在左锁骨下 / 胸肌部，留出胸部右侧以防在必要的时候还可以放置传统体外除颤器电极板。心房和心室导线经过左锁骨下静脉放置。心房导线是正常的心房起搏导线，但心室 ICD 导线比起搏导线稍大，具有正常的心室起搏导线功能，以及具有线圈环绕导线发射高能冲击放电功能。单腔系统中导线有一个线圈在右心室腔的水平，除颤时，电流从这个线圈流向 ICD 的金属外壳。双腔系统导线除了右心室线圈外，在通过上腔静脉的导线中还有一个线圈。在双腔系统中，电流可以被设置为从右室线圈到上腔静脉线圈，从右室线圈到 ICD，或者从右室线圈到上腔静脉线圈和 ICD。这样的配置可以显著影响除颤阈值，并且可以针对具有高除颤阈值的患者进行除颤电量和方向的改变。

所有现代 ICD 仅提供双相电流。心律失常监测和识别通常只需要几秒钟，在新设备中充电到最大焦耳需要 10 秒。随着电池电量的下降，充电时间可能增加到 15～20 秒或更长。不同制造商的最大能量传递能力不同，但都在 30～40J 范围内。通常来说，心室颤动的除颤电流是设备能提供的最大电流，但是对于室性心律失常来说，首次除颤可以尝试较低除颤电流（例如 15～25J）。如果初始电复律不成功，设备下一次除颤电量通常被设置为电复律最大电流[112]。

图**11.51**　ICD 抗心动过速除颤成功。三个示波同时显示存在持续性室性心动过速（VT）。在最初的八次搏动之后，起搏的速度比心动过速稍快。导联Ⅱ中的起搏器捕获最明显，其中 QRS 形态发生明显改变。11 次搏动后，抗心动过速起搏停止，室性心动过速中断

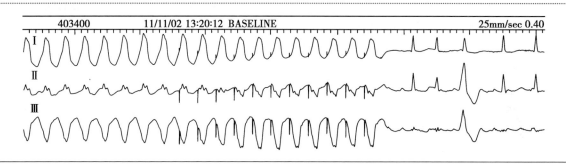

除颤阈值可在植入 ICD 时测量。10J 其实比较安全，但对于一个能输送 30J 的装置来说，一般会选择小于等于 20J 的电量，以确保转复成功，并且可以涵盖除颤阈值[118]。在手术中有时会有先诱发室颤然后进行除颤的情况，但是由于自发心室颤动与诱发的室颤具有不同的特征[119]，存在很大风险，这种情况目前比较少见。但感知室颤和除颤测试仍然是唯一的方法来证明设备能否成功地中断室颤。如果要进行测试，患者准备好体外除颤，并做好在心脏复律节段中安全预防措施和随后的护理。

在快速性心律失常发作期间，ICD 通常被设置提供多达 6 次的治疗。对于室颤，这通常意味着在最大焦耳的能量进行六次除颤尝试之后，如果心律失常仍在继续，抗心动过速治疗也会被中止。不会再继续进行除颤治疗继续进行抗心动过缓起搏治疗。如果快速性心律失常在任何时间点恢复后再次复发，则会重新进行 6 次除颤。对于室速，可能第一个反应为过速起搏。所谓的抗心动过速起搏（ATP）是通过比室速速率稍快地起搏心率来中断室速，打断旁路传导，阻断室速的主要原因（参见图11.50，转复）。尝试抗心动过速起搏的次数可以设置，通常在每一次尝试中起搏速率稍快于心率。患者对室速耐受好的情况下尤其如此。如果室速在增快起搏频率后不能恢复，则尝试进行 15～25J 的除颤，如果不成功，可增加到 30～40J，如果一直未成功，最多除颤次数也为最多 6 次。

1. 快速性心律失常的检测与识别分类

ICD 治疗的设置首先基于心率及心律失常的类型。当心率非常快（例如 >200 次 /min）时，给予高能量（30～40J）除颤，因为这样的心律即使不是心室颤动（例如非常快的室速），也可能会引起晕厥。心率稍慢一点的心动过速，会先进行其他抗心动过速治疗。此外，在心动过速速度不那么快时，会尝试使用多种标准区分心室和室上性（包括窦）心动过速（SVT）。ICD 辨别心律失常的标准与临床医生辨别室速和室上速的标准类似，包括观察节律是否规则、是否为突发、与之前心电示波的区别。如果识别为室上速，则可以保守治疗，避免不适当的治疗。ICD 的主要功能和程序选项见图 11.52。

接受 ICD 置入治疗的患者需要特殊的宣教和心理支持，因为 ICD 放电除颤带来一定痛苦，预感到放电有可能导致焦虑和抑郁[120]，尤其是之前在有意识的情况下有过除颤经历的患者。不适当的治疗会有遗留严重的问题，报道显示，25% 的 ICD 治疗存在误放电，包括对室上速的除颤治疗和感知问题[120，121]。对心律失常的识别能力增强，可减少误放电发生。应强调远离强磁场的地方（电气焊、磁共振成像、发电机），避免碰触带电或发电的物体[73]，如果必须要进行手术，一定要把快速起搏方式转复的功能关掉，以免有不利影响。

应该鼓励患者在放电治疗后休息，如果发生多次放电，应该向健康机构进行咨询[122]。大多数医生建议，如果患者接受任何电击，请与他们联系。如果持续误放电（尽管患者不在 VT 或 VF 中，仍会发生电击），可以在设备上放置环形磁铁来暂停进一步的电击[123]。因为磁铁会暂停设备的抗心动过速功能，使得设备不会进行任何治疗。放置磁铁期间设备不会对室性心律失常进行任何治疗，要进行必要的心脏监测。去除磁铁将立即重新激活抗心动过速治疗。在磁铁应用期间，备用（抗心动过速）起搏功能保持正常运行且不受影响。

如果 ICD 治疗不能成功逆转室性心律失常，应采用标准的高级生命支持方案。可以在正常的除颤

图 11.52 来自 St Jude Medical ICD EllipseTM 双腔 ICD 型号 2277-36（St Jude Medical, Sylmar CA）的植入式心律转复除颤器（ICD）编程参数汇总报告。与前面针对心脏起搏器所示的报告类似，该报告包括电极状态和导联阻抗的测试结果、感知和捕获心房和心室导联的阈值。电池状态部分还显示设备最近一次充电充至最大电量所需的时间和日期（以秒为单位）。参数部分是起搏和除颤行为的编程设置。参数部分的右侧显示的是快速性心律失常的治疗，并显示以不同速率发生的心动过速时装置给予的干预。在所谓的"室颤区"中，ICD 对心律失常的反应速度超过 214 次 /min（无论是 VF 还是快速 VT）。由于此速率的患者常会发生晕厥，通常将 ICD 设置为直接提供电击治疗的模式而不是进行抗心动过速起搏（ATP），在设备充电时选择增快起搏频率尝试转复心律（因此不会延迟首次电击输送的时间）。室颤的除颤电量一般为最大电量，可能第一次除颤的强度可能较小，随后加大。在 VT-2 区域，已经为 181 和 214 次 / min 之间的室速设定了不同的应对方案。已经设置了三次递进 ATP 的尝试，如果没有实现逆转，ICD 将进展到增加能量（20, 30, 36J）。对于较慢形式的 VT（150 ～ 181 次 / min）（VT-1 区），还包括另外的策略。因为这些速率的 VT 更有可能设置两种不同的 ATP 方案，第二组 6 次起搏尝试比第一组更加激进，如果 ATP 不成功，则设备给予到较高能量的电击。设备如何区分 VT 和 SvT 以及起搏策略的设置细节在这些报告的单独部分中给出。摘要中还显示了自上次设备检查以来的任何 VT / VF 事件。在这种情况下，有两次 VT 和两次 VF。这些心律失常和治疗的记录在报告的其他地方

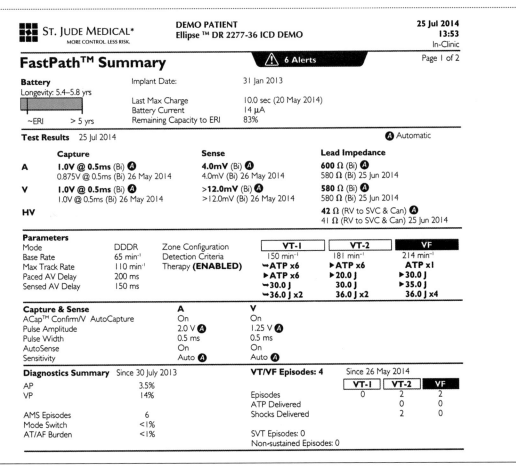

位置或前后位置用电极板进行外部除颤，注意避免将电极板放在 ICD 上[122]。保证即使在器械治疗期间，救援人员也可以安全地进行胸外按压。

> **实践提示**
>
> 如果患有 ICD 的患者发生心搏骤停，则应进行所有标准急救方法，包括 CPR、给药和立即准备外部除颤。如果设备除颤不成功，请继续进行外部除颤。

2. 植入式心律转复除颤仪（ICD）患者的临终关怀

ICD 的患者随时可能死亡，这给医护人员的工作带来不确定性。姑息治疗的患者，往往决定禁用抗心动过速治疗，不对心源性死亡进行积极的复苏。这可以通过对 ICD 进行重新程控来实现，并且通常有足够的时间能将此步骤纳入姑息治疗计划当中。但是当患者突然病情恶化发生意外（急性）死亡时，

不进行积极复苏,需要在起搏器程控专业人士到场之前停止起搏器功能。在这种情况下,将一个环状磁铁固定在 ICD 上(将其固定在适当的位置)可以关闭对心动过速的治疗功能,如果终末心律为室速或室颤时,ICD 将不再放电除颤。

除停止治疗外,心源性死亡也可能会因疾病进展而发生。但是由于 ICD 的心脏起搏器的功能而使心脏不会出现心动过缓或心搏停止。最终是因为电机械分离而造成死亡。类似地,如果急性或终末期疾病对心脏产生影响出现了心动过速,这会增加心脏的除颤阈值从而使抗心动过速治疗不成功。起搏器对无脉的心电活动没有任何保护作用。

五、消融术

消融治疗旨在消融以下心脏组织:①明显或潜在影响血流动力学的致命心律失常(心律失常灶或折返通路);②室上性心动过速(预激综合征旁路或有时是房室结本身)[125]。组织消融是使用射频能量或低温(冷冻消融)将心内膜及其局限的区域使其心肌组织造成损伤或最终坏死[125]。不同于预防治疗、药物终止治疗和电生理治疗,成功的消融是有疗效的,因此患者不需要终身谨慎用药、自我监测并发症,患者无需面对心律失常威胁下带来

的不确定性以及(或)植入心脏复律除颤器带来的电击。

随着技术和熟练程度的发展,经皮导管消融治疗的应用迅速扩大,已被应用于治疗心房、心室和房室结折返性快速心律失常以及预激综合征的异常房室连接。对于持续性心房颤动,有时也要对房室结进行消融以控制心室率。由于这会导致心脏停搏,因此必须先植入起搏器。鉴于肺静脉是许多心房颤动患者常见的心律失常灶,现在消融技术已经逐步发展,以防止异常传输从肺静脉传导至心房(肺静脉隔离)。

心律失常消融是进行电生理检查以找到异常病灶、折返回路或旁路的位置,然后将射频导管引导至这些部位以进行治疗。只要患者能够长时间保持仰卧位,就可以耐受此治疗。在大多数情况下,射频以及组织消融是无痛的[124-125]。

据报道,消融治疗的成功率旁路通路消融(取决于通路位置)达 82%～92%,房室结折返性心动过速 90%～96%,房性心动过速和扑动 75%[126]。据报告并发症主要为房室传导阻滞,发生率为 2.1%～4.4%,手术相关死亡率低于 0.2%[125-126]。特发性室性心动过速患者的手术成功率报告为 85%～100%[127]。包括心室壁穿孔导致的死亡在内的并发症已发生 126 例,但主要并发症发生率一般小于 1%[127]。

总结

在危重症监护室中有心律失常疾患的患者是非常常见的。心律失常的监测在很大程度上是危重症护士的责任,他们必须始终准确的监测,不断观察心律失常的发展,评估其临床影响,并协助识别致病因素。危重症护士还必须提供心律失常的护理以及管理包括药物治疗和电生理治疗,并认识这些治疗的并发症和处理方法。

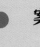

案例学习

1997 年,37 岁的托马斯先生突发急性前侧壁心梗。他长时间心搏骤停并从心室颤动中被抢救过来。在此之前,托马斯先生是一名非常活跃的帆板运动员和具有竞争力的单人游艇运动员,同时还经营着自己的游艇修理店,他在心梗之后也依然继续进行这些活动。

1997 年托马斯先生还植入了单腔植入式心脏复律除颤器(ICD),并在右心室的心尖部放置了一个双线圈 ICD 导线。随后他经历了 3 次 ICD 更换,每台设备电池耗尽之前都大约使用了 4 年。通常 ICD 的电池可提供大约 6 年或更长时间的服务;然而,频繁的放电会缩短电池的使用寿命。除了植入 ICD,托马斯先生出院后需要每天口服抗心律失常药物索他洛尔 40mg,一天 2 次。

1997 年至 2008 年间，托马斯先生反复因为 185 次 /min 的室速受到电击（由于更换医生，因此无法获得更多详细信息）。在 2008 年和 2009 年，托马斯先生每月经历 10～50 次室速，发病时心率为 185～200 次 /min。尽管抗心动过速起搏（ATP）使他在没有严重症状的情况下恢复了心律，但他依然经常受到电击。索他洛尔逐渐增加至一天 3 次，每次 80mg，然后增加至 160mg，在这个剂量治疗的情况下托马斯先生开始出现慢性疲劳。1999 年，托马斯先生患上了肺栓塞，并终身服用华法林。

2009 年 6 月，托马斯先生出现了反复发作并伴有头晕（收缩压：70mmHg）的新发较缓慢的持续性室速心律（175 次 /min）。托马斯先生的 ICD 之前被程控为治疗高于 180 次 /min 的室速；所以这种新发室速不符合 ICD 的治疗要求 - 因此对 ICD 进行了重新程控以治疗 160 次 /min 以上的室速。三个月后托马斯先生再次出现类似的情况，当时室速心率为 125 次 /min，ICD 的程序修改为治疗高于 120 次 /min 的室速。

托马斯先生经常在进行正常活动时受到反复电击。一次电击是在他冲浪完成一个特技动作时，另一次是在冲浪时被浪潮倾倒在水下 10 米时，第三次是在参加单人游艇比赛时。每次他都是自己慢慢的划回岸边并去急诊治疗。在这段时间里，托马斯先生还经历着服用索他洛尔带来的无法忍受的疲劳。最终他同意进行室速的射频消融术。

2009 年 12 月的电生理（EP）检查显示，托马斯先生有三种独立的室速模式，其速率分别为 150、180 和 250 次 /min（心室颤动），均来自他前侧壁心肌梗死瘢痕的不同边界。起搏标测确定了三个目标部位，射频消融作用到这些部位。消融术后，托马斯先生的索他洛尔剂量降至一天两次，每次 80mg。

托马斯先生在 2010 年 2 月进行了复查，当时发现室速的发生并没有减少，他在 2 个月内发作了 61 次室速，全部被 ATP 治疗终止。

由于托马斯先生的 ICD 设定是治疗心率 > 120 次 /min 的室速，这使不当电击的危险性提高，2010 年 10 月这成为了现实，托马斯先生因发作窦性心动过速和心房颤动进入急诊治疗时发现 50 例被 ICD 识别为室速的电击，大多为不适当的电击。ICD 应用更严格的参数重新进行程控，以区分室上速和室速，证明显示这有效地防止了再次发生不适当的电击。同时索他洛尔也增加回至每天两次，每次 160mg。

6 个月后，托马斯先生在进行例行检查时发现在这六个月里共发生了 17 次室速和 5 次电击治疗。尽管因为几年前他开始服用华法林后慎用胺碘酮，但关于是否使用胺碘酮的争论已经开始了。胺碘酮可抑制降解华法林的酶，因此国际标准化比率（INR）会随着胺碘酮剂量的增加而波动。而且胺碘酮的长半衰期和不稳定的血药浓度峰值会使得华法林的治疗更加复杂。此外，由于托马斯先生的从事户外工作和休闲活动，光敏度对胺碘酮的作用也有影响。尽管因为急性心肌梗死仍然需要使用 β 受体阻滞剂，但已经用美托洛尔替代了索他洛尔，以避免由于胺碘酮和索他洛尔的联合作用而延长 QT 间期。美托洛尔和地高辛的联合应用也进一步控制了心房心律失常的发作和心室率。

应用胺碘酮（一天 2 次，每次 200mg）后的 3 年里，托马斯先生仅发生过一次室速。地高辛的血药水平间歇性升高（胺碘酮和地高辛有竞争排泄的相互影响），最终及时停用了高辛。每年一次的甲状腺功能检查和胸部 X 线检查均未发现因为胺碘酮治疗而产生的并发症。在 12 个月无心律失常发作之后，胺碘酮减量至早上服用 200mg，晚上服用 100mg。

2014 年，在一次 ICD 放电之后托马斯先生去了急诊接受治疗。ICD 在他的胸腔内振动进行警报提示。设备检查显示它的每日放电阻抗已经超出了使用范围。他的 ICD 导线已经使用了 17 年，警报提示其中一个导联线圈已经磨损了。通过对 ICD 各项数据的重新程控，设备能够继续正常工作。

植入 ICD 以及与之相关的意外电击威胁，还有药物和心律失常的副作用给生活带来的威胁是很具有挑战性的。一些 ICD 患者被抑郁症和焦虑症折磨。

托马斯先生是具有非常强的适应能力，并且可以相对正常地生活。作为危重症监护的护士，重要的是要认识到在护理终身有心律失常危险的患者的过程中存在的药物和技术上的挑战，并且需要保持警惕。

问题

1. 为什么托马斯先生的抗心律失常药首选索他洛尔而不是胺碘酮？

2. 托马斯先生的 ICD 最终被程控为以 120 次 /min 的速率治疗较慢室速（125 次 /min）。这种设定变化会带来具体什么样的风险？

相关研究

Graham K, Cvach M. Monitor alarm fatigue: standardising the use of physiological monitors and decreasing nuisance alarms. Am J Crit Care 2010;19:28–34

摘要

背景和目的：依靠多功能监护仪持续"监护"患者，并在患者发生严重心律问题时发出警报提醒护士是危重症监护室的标准做法。警报旨在提醒临床医务人员，患者发生了非"正常"的情况。然而，当监护警报的数量超过临床医务人员时，可能会出现警报疲劳，从而可能导致警报被禁用，消除或忽略。

这是以一个监护单元为基础的针对监护警报数量过多以及担心护士对警报麻木的情况为推动力的质量改进项目。

方法：在一个不断完善的监护病房对警报进行小范围的改进和管理。评估监护仪中监测的警报的类型和频率。对护士进行培训，对患者的警报参数限值和水平进行个性化管理。对监护软件进行修改，以提高关键警报的可听性。

结果：严重监测报警比基线数据减少了 43%。警报的减少可归因于调整监视器警报默认值，认真评估和定制监视器警报参数限值和水平，以及实施跨学科监控政策。

讨论：警报很重要，有时甚至可以挽救生命，如果忽略警报，可能会危及患者的安全。这种基于单位的质量改进计划有利于整个机构改造警报管理。

评论

本研究评估了在 12 个月的时间里对美国巴尔的摩的一个有 16 张床位的综合医疗监护单元进行的一系列警报管理 - 质量改进的干预前后的效果。该研究的预评估过程包括连续 18 天对单元内发生的警报数量和类型进行统计，同时对该部门 30 名护理人员对现有的警报的设置方法进行了调查。之后调查小组实施了一系列干预措施，旨在改善员工对警报设置的做法，包括故障排除实践方面的教育，个性化设定患者警报限值和默认值的修改以及监测"警报级别"的设置。这些措施包括降低心率水平的上下限值，提高早产儿心律的警报上限值和重新设置监护室监测系统内的默认警报警告水平（例如，重新设置将心率快或慢的低警报设置为"消息"等级同时将心动过缓和心动过速从"建议"转变为"警告"等级）。

干预后的评估显示，监护室警报频率总体下降了 43%（心率快和慢的警报数量降低最多），并改善了工作人员对床旁警报的评估和干预。同时工作人员认为环境噪音水平也降低了。

正如作者所述，对生理监测仪设置高敏感性及高特异性的质量改进提议是可能减少假阳性的警报事件，并且这是可以通过一个专门对工作人员对警报和默认值设置的练习来实现的。

近年来，危重症医疗中心中过度的"不适当"或"扰乱"的床边警报问题已逐渐成为被引起重视的一个话题。特别令人担忧的是工作人员对警报的"疲劳"，导致听觉警报脱敏和反应性警报沉默，甚至停用，这增加了错过包括心律失常在内的关键生理事件的风险。此外，过度的骚扰警报会扰乱患者的正常休息和对患者照护，并会显著增加外围护理环境的噪音。正如以前的一些研究表明，只有不到 1% 的临床警报实际上会真正改变患者的治疗方案，因此有必要探索减少不适当的临床警报事件发生，以优化患者床边警报的临床相关性和监控安全性。

但是作者没有说明在评估期间是否监测到"真警报"被忽视的严重事件发生，这对确保干预变更临床监测的安全性至关重要。并且他的研究也仅限于单一的临床环境，并且对员工的培训和员工的经验水平并没有详细阐述，因此难以确定低技术知识或有限的临床经验是否会对基线结果有显著影响。

该研究的结果突出显示了通过对重点警报教育和对系统配置评估可以显著减少"不适当"的警报，并因此提醒人们重新认识到更加关注对临床医务人员和重症监护部门的床旁监测和系统设置的个性化管理和细节管理。

学习活动

1. 使用图 11.28 中的流程图来对本章所选心电图进行解释。
2. 绘制一系列简单的心脏传导系统的图表，然后绘制并标记出二度房室传导阻滞Ⅰ型和Ⅱ型以及三度房室传导阻滞发生时的窦房结、房室结交界和心室传导的不同事件。比较和对比每个房室传导阻滞类型的传导事件及其与心电图节律之间的关系。
3. 下一次在患者床边时，花点时间查看您所管理的患者前 24 小时监测中存储的更高级别"警告"和"危急"级别警报的数量。确定发生的'假阳性'心电图警报事件的发生率和类型，并根据患者当前的临床状态，将监护仪的设置重新调整为更适合个体和安全的设置。有哪些特定的心电监护设置最可能需要调整？
4. 你在照护一位 68 岁患有慢性心房颤动并发展为间歇性非持续性室性心动过速的患者。该患者已经因为急性肾衰竭在危重症监护室进行治疗，同时患者合并有冠心病和慢性阻塞性肺部疾病。参照抗心律失常分类（表 11.5）和进一步的学习，考虑氟卡尼、索托洛尔或胺碘酮对治疗该患者的室性心动过速的相对益处和风险。

在线资源

Arrhythmia and cardiac device presentations, manuals, and learning resources, www.hrsonline.org

ECG quizzes and teaching materials: http://library.med.utah.edu/kw/ecg/, http://ekgreview.com/, http://biotel.ws/quizzes/ekgs/ekgs.htm, www.ecglibrary.com/ecghome.html, http://en.ecgpedia.org, www.learntheheart.com/ecg-review/ecg-quiz

ECRI Institute Alarm Safety Resource site, www.ecri.org/forms/pages/Alarm_Safety_Resource.aspx

European Heart Rhythm Association (EHRA), www.escardio.org/communities/EHRA/Pages/welcome.aspx

European Resuscitation Council, www.erc.edu/index.php/mainpage/en/ECG

Pacing resources, www.sjmprofessional.com, www.medtronic.com/for-healthcare-professionals/education-training

推荐阅读

Brignole M, Auricchio A, Baron-Esquivias G, Bordachar P, Boriani G, Breithardt OA et al. 2013 ESC Guidelines on cardiac pacing and cardiac resynchronization therapy: the Task Force on cardiac pacing and resynchronization therapy of the European Society of Cardiology (ESC). Developed in collaboration with the European HeartRhythm Association (EHRA). Eur Heart J 2013; 34(29):2281–329. doi:10.1093/eurheartj/eht150. Epub 2013 Jun 24. PubMed PMID: 23801822.

Drew B, Ackerman M, Funk M, Gibler B, Kligfield P, Menon V et al. Prevention of torsades de pointes in hospital settings: a scientific statement from The American Heart Association and The American College of Cardiology Foundation. J Am Coll Cardiol 2010;55(9):934–47.

Epstein A, DiMarco J, Ellenbogen K, Estes NA 3rd, Freedman R, Gettes LS et al. American College of Cardiology Foundation; American Heart Association Task Force on Practice Guidelines; Heart Rhythm Society. 2012 ACCF/AHA/HRS focused update incorporated into the ACCF/AHA/HRS 2008 guidelines for device-based therapy of cardiac rhythm abnormalities: a report of the American College of Cardiology Foundation/American Heart Association Task Force on Practice Guidelines and the Heart Rhythm Society. J Am Coll Cardiol 2013;22:61(3):e6–75. doi: 10.1016/j.jacc.2012.11.007.

参考文献

1　Go AS, Hylek EM, Phillips KA, Chang Y, Henault LE, Selby JV et al. Prevalence of diagnosed atrial fibrillation in adults. JAMA 2001;285(18):2370–5.

2　Medi C, Hankey GJ, Freedman SB. Atrial fibrillation. Med J Aust 2007;186(4):197-203.

3　Arrigo M, Bettex D, Rudiger A. Management of atrial fibrillation in critically ill patients. Crit Care Res Pract [Internet]. 2014;2014:840615, 10 pages. doi: 10.1155/2014/840615.

4　Walkley AJ, Wiener JM, Ghorbrial LH, Curtis LH, Benjamin EJ. Incident stroke and mortality associated with new-onset atrial fibrillation in patients with severe sepsis. JAMA 2011;306(20):2248-55.

5　Auer J, Weber R, Berent R. Risk factors of postoperative atrial fibrillation after cardiac surgery. J Cardiac Surg 2005;20(5):425-31.

6　Annane D, Sebille V, Duboc D, Le Heuzey JY, Sadoul N, Bouvier E et al. Incidence and prognosis of sustained arrhythmias in critically ill patients. Am J Resp Crit Care Med 2008;178(1):20-5.

7　Novak B, Filer L, Hatchett R. The applied anatomy and physiology of the cardiovascular system. In: Hatchett R, Thompson D, eds. Cardiac nursing: A comprehensive guide. Philadelphia: Churchill Livingstone Elsevier; 2002.

8　Hall JE. Guyton and Hall textbook of medical physiology. 12th ed. Philadelphia: WB Saunders; 2010.

9　Issa Z, Miller JM, Zipes DP. Clinical arrhythmology and electrophysiology. 2nd ed. Philadelphia: WB Saunders; 2012.

10　Waldo AL, Wit AL. Mechanisms of cardiac arrhythmias and conduction disturbances. In: Alexander RW, Schlant RC, Fuster V. eds. Hurst's the heart arteries and veins. 9th ed. New York: McGraw-Hill; 1998.

11　Conover MB. Understanding electrocardiography. 8th ed. St Louis: Mosby; 2002.

12　Mines GR. On dynamic equilibrium in the heart. J Physiol 1913;46:349.

13　Olshansky B, Sullivan RM. Inappropriate sinus tachycardia. J Am Coll Cardiol 2013;61(8):793-801.

14　Scheinman M, Vedantham V. Ivabradine. A ray of hope for inappropriate sinus tachycardia. J Am Coll Cardiol 2012;60(15):1330-2.

15　Dunn MI, Lipman BS. Lipmann-Massie clinical electrocardiography. 8th ed. Chicago: Year Book Medical; 1989.

16　Josephson ME. Clinical cardiac electrophysiology. 4th ed. Philadelphia: Lippincott, Williams & Wilkins; 2008.

17　Wagner GS, Strauss DG. Marriott's practical electrocardiography. 12th ed. Baltimore: Lippincott, Williams & Wilkins; 2013.

18　Brubaker PH, Kitzman DW. Chronotropic incompetence: causes, consequences and management. Circulation 2011;123:1010-20.

19　Komajda M. Heart rate and heart failure. In: Fox K, editor. Slow the heart, beat the disease. London: Wiley-Blackwell; 2011.

20　Bohm M, Swedberg K, Komajda M, Borer JS, Ford I, Dubost-Brama A et al. Heart rate as a risk factor in chronic heart failure (SHIFT): the association between heart rate and outcomes in a randomized placebo-controlled trial. Lancet 2010;376(9744):886-894.

21　Chen-Scarabelli C. Supraventricular arrhythmias: an electrophysiology primer. Prog Cardiovasc Nurs 2005;20(1):24–31.

22　McCord J, Borzak S. Multifocal atrial tachycardia. Chest 1998;113(1):203–9.

23　Heeringa J, van der Kuip D, Hofman A, Kors JA, van Herpen, Stricker BH et al. Prevalence, incidence and lifetime risk of atrial fibrillation: the Rotterdam study. Euro Heart J 2006;27(8):949–53.

24　Haissaguerre M, Jais P, Shah DC, Takahashi A, Hocini M, Quiniou G et al. Spontaneous initiation of atrial fibrillation by ectopic beats originating in the pulmonary veins. N Engl J Med 1998;339(10):659–66.

25　Maglana MP, Kam RM, Teo WS. The differential diagnosis of supraventricular tachycardia using clinical and electrocardiographic features. Ann Acad Med Singapore 2000;29(5):653–7.

26　Fuster V, Ryden LE, Cannom DS, Crijns HJ, Curtis AB, Ellenbogen KA et al. ACC/AHA/ESC Guidelines for the management of patients with atrial fibrillation. Circulation 2006;113(7):e257-354.

27　Naccarelli GV, Wolbrette DL, Khan M, Batta L, Hynes J, Samii S et al. Old and new antiarrhythmic drugs for converting and maintaining sinus rhythm in atrial fibrillation: comparative efficacy and results of trials. Am J Cardiol 2003;20(91,6A):15D–26D.

28　Shah D. Catheter ablation for atrial fibrillation: mechanism-based curative treatment. Exp Rev Cardiovasc Ther 2004;2(6):925–33.

29　Schuchert A. Contributions of permanent cardiac pacing in the treatment of atrial fibrillation. Europace 2004;5(Suppl1):S36–41.

30　Kaushik V, Leon AR, Forrester JS Jr, Trohman RG. Bradyarrhythmias, temporary and permanent pacing. Crit Care Med 2000;28(10Suppl):N121–8.

31　Brignole M, Auricchio A, Baron-Esquivias G, Bordachar P, Boriani G, Breithardt OA et al. Cardiac pacing and cardiac resynchronization therapy. ESC clinical practice guidelines. Eur Heart J 2013;34(29):2281-2329.

32　Da Costa D, Brady WJ, Edhouse J. ABC of clinical electrocardiography: bradycardias and atrioventricular conduction block. Br Med J 2002; 324:535-538.

33 Ilia R, Amit G, Cafri C, Gilutz H, Abu-Ful A, Weinstein JM et al. Reperfusion arrhythmias during coronary angioplasty for acute myocardial infarction predict ST-segment resolution. Coron Artery Dis 2003;14(6):439–41.

34 Bonnemeier H, Ortak J, Wiegand UK, Eberhardt F, Bode F, Schunkert H et al. Accelerated idioventricular rhythm in the post-thrombolytic era: incidence, prognostic implications, and modulating mechanisms after direct percutaneous coronary intervention. Ann Noninvas Electrocardiol 2005;10(2):179–87.

35 Deal N. Evaluation and management of bradydysrhythmias in the emergency department. Emerg Med Pract 2013;15(9):1-15.

36 Hales M. Keep up the pace: the prevention, identification and management of common temporary epicardial pacing pitfalls following cardiac surgery. World Crit Care Nurs 2005;4(1):11–19.

37 Brady WJ, Swart G, DeBehnke DJ, Ma OJ, Aufderheide TP. The efficacy of atropine in the treatment of hemodynamically unstable bradycardia and atrioventricular block: prehospital and emergency department considerations. Resuscitation 1999;41(1):47–55.

38 Brady WJ Jr, Harrigan RA. Evaluation and management of bradyarrhythmias in the emergency department. Emerg Med Clin North Am 1998;16(2):361–88.

39 Alzand BSN, Clijns HJG. Diagnostic criteria of broad QRS complex tachycardia: decades of evolution. Europace 2010;13(4):465-472.

40 Lown B, Calvert AF, Armington R, Ryan M. Monitoring for serious arrhythmias and high risk of sudden death. Circulation 1975;52(6Suppl): 189–98.

41 Francis J, Watanabe M, Schmidt G. Heart rate turbulence: a new predictor for risk of sudden cardiac death. Ann Noninvas Electrocardiol 2005;10(1):102–9.

42 Fries R, Steuer M, Schafers H, Böhm M. The R-on-T phenomenon in patients with implantable cardioverter defibrillators. Am J of Cardiol 2003;91(6):752–5.

43 Olgin JE, Zipes DP. Specific arrhythmias: diagnosis and treatment. In: Libby P, Bonow RO, Mann DL, Zipes DP, eds. Braunwald's heart disease A textbook of cardiovascular medicine. 8th ed. Philadelphia: Saunders Elsevier; 2007: Chap 35.

44 Sweeney MO. Antitachycardia pacing for ventricular tachycardia using implantable cardioverter defibrillators. Pacing Clin Electrophysiol 2004;27(9):1292–305.

45 Finch NJ, Leman RB. Clinical trials update: sudden cardiac death prevention by implantable device therapy. Crit Care Nurs Clin North Am 2005;17(1): 33–8.

46 Epstein AE, DiMarco JP, Ellenbogen KA, Estes NA 3rd, Freedman RA, Gettes LS, et al. ACC/AHA/HRS 2008 guidelines for device-based thera| of cardiac rhythm abnormalities. J Am Coll Cardiol 2008;51(21):e1-62.

47 Goldenberg I, Moss AJ. Long QT syndrome. J Am Coll Cardiol 2008;51(24):2291–300.

48 Wellens HJ, Conover MB. The ECG in emergency decision making. 2nd ed. St Louis: Saunders Elsevier; 2006.

49 Jayasinghe R, Kovoor P. Drugs and the QTc inteval. Aust Prescriber 2002;25(3):63-5.

50 Nolan, JP, Soar J, Zideman DA, Biarent D, Bossaert LL, Deakin C et al. on behalf of the ERC Guidelines Writing Group. European Resuscitation Council Guidelines for Resuscitation 2010. Section 1. Resuscitation 2010;81:1219–76.

51 Spearritt D. Torsades de pointes following cardioversion: case history and literature review. Aust Crit Care 2003;16(4):144–9.

52 Dennis MJ. ECG criteria to differentiate pulmonary artery catheter irritation from other proarrhythmic influences as the cause of ventricular arrhythmias. [abstract]. Am Coll Cardiol 2002; 39(9)[SupplB]:2B.

53 Opie LH, Gersh BJ. Drugs for the heart. 7th ed. Philhadelphia: Elsevier Saunders; 2005.

54 Bristow MR, Saxon LA, Boehmer J, Krueger S, Kass DA, De Marco T et al. Cardiac resynchronization therapy with or without an implantable defibrillator in advanced chronic heart failure. N Engl J Med 2004;350(21):2140–50.

55 Connolly SJ, Hallstrom AP, Cappato R, Schron EB, Kuck KH, Zipes DP et al. Meta-analysis of the implantable cardioverter defibrillator secondary prevention trials. AVID, CASH and CIDS studies. Antiarrhythmics vs Implantable Defibrillator Study, Cardiac Arrest Study Hamburg, Canadian Implantable Defibrillator Study. Eur Heart J 2000;21(24):2071–8.

56 Australian Resuscitation Council. Medications in adult cardiac arrest: Revised Policy Statement PS 11.5. Melbourne: Australian Resuscitation Council; 2010.

57 Piccini P, Berger J, O'Connor C. Amiodarone for the prevention of sudden cardiac death: a meta-analysis of randomized controlled trials. Europ Heart J 2009;30(10):1245–53.

58 Connolly S, Dorian P, Roberts R, Gent M, Bailin S, Fain E et al. Comparison of beta-blockers, amiodarone plus beta-blockers, or sotalol for prevention of shocks from implantable cardioverter defibrillators: the OPTIC Study: a randomized trial. JAMA 2006;295:165–71.

59 Kuhlkamp V, Mermi J, Mewis C, Seipel L. Efficacy and proarrhythmia with the use of d,l-sotalol for sustained ventricular tachyarrhythmias. J Cardiovasc Pharmacol 1997;29(3):373–81.

60 Ahmad K, Dorian P. Drug induced QT prolongation and proarrhythmia: an inevitable link? Europace 2007:iv16–iv22.

61 Sadowski ZP, Alexander JH, Skrabucha B, Dyduszynski A, Kuch, J, Nartowicz E et al. Multicentre randomized trial and systematic overview of lidocaine in acute myocardial infarction. Am Heart J 1999;137(5): 792–8.

62 Ryan TJ, Anderson JL, Antman EM, Braniff BA, Brooks NH, Califf RM et al. ACC/AHA guidelines for the management of patients with acute myocardial infarction. A report of the American College of Cardiology/American Heart Association Task Force on Practice Guidelines (Committee on Management of Acute Myocardial Infarction). J Am Coll Cardiol 1996;28(5):1328-428.

63 Mattingly E. AANA Journal course: update for nurse anesthetists – arrhythmia management devices and electromagnetic interference. AANA J 2005;73(2):129–36.

64 Swerdlow CD, Gillberg JM, Olson WH. Sensing and detection. In: Ellenbogen KA, Kay GN, Lau CP, Wilkoff BL, eds. Clinical cardiac pacing, defibrillation, and resynchronization therapy. 3rd ed. Philadelphia: Elsevier Saunders; 2007.

65 Hayes DL, Friedman PA. Cardiac pacing, defibrillation and resynchronization. 2nd ed. Singapore: Wiley-Blackwell; 2008.

66 Laczika K, Thalhammer F, Locker G, Apsner R, Losert H, Kofler J et al. Safe and efficient emergency transvenous ventricular pacing via the right supraclavicular route. Anesth Analg 2000;90(4):784–9.

67 Kay GN, Shepard RB. Cardiac electrical stimulation. In: Ellenbogen KA, Kay GN, Lau CP, Wilkoff BL, eds. Clinical cardiac pacing, defibrillation, and resynchronization therapy. 3rd ed. Philadelphia; Elsevier Saunders; 2007.

68 Bernstein AD, Camm AJ, Fletcher RD, Gold RD, Rickards AF, Smyth NP et al. The NASPE/BPEG generic pacemaker code for antibradyarrhythmic and adaptive rate pacing and antitachyarrhythmic devices. PACE 1987;10:794–99.

69 Sgarbossa EB, Pinski SL, Gates KB, Wagner GS. Early diagnosis of acute myocardial infarction in the presence of ventricular paced rhythm. Am J Cardiol 1996;77(5):423–44.

70 Schuchert A, Frese J, Stammwitz E, Novák M, Schleich A, Wagner SM et al. Low settings of the ventricular pacing output in patients dependent on a pacemaker: are they really safe? Am Heart J 2002;143(6):1009–11.

71 Ellenbogen KA, Wood MA. Cardiac pacing and ICDs. 4th ed. Oxford: Blackwell Publishing; 2005.

72 Tommaso C, Belic N, Brandfonbrener M. Asynchronous ventricular pacing: a rare cause of ventricular tachycardia. PACE 1982;5(4):561–3.

73 Ahmed FZ, Morris GM, Allen S, Khattar R, Mamas M, Zaidi A. Not all pacemakers are created equal: MRI conditional pacemaker and lead technology. J Cardiovasc Electrophysiol 2013;24(9):1059-65.

74 Hayes DL, Zipes DP. Cardiac pacemakers and cardioverter-defibrillators. In: Braunwald E, Dipes DP, Libby P, eds. Heart disease: a textbook of cardiovascular medicine. 6th ed. Philadelphia: WB Saunders; 2001.

75 Vardas PE, Auricchio A, Blanc JJ, Daubert J-C, Drexler H, Ector H et al. Guidelines for cardiac pacing and cardiac resynchronization therapy. The Task Force for Cardiac Pacing and Cardiac Resynchronization Therapy of the European Society of Cardiology. Europace 2007;9:959–98.

76 Kristensen L, Nielsen JC, Pedersen AK, Mortensen PT, Andersen HR. AV block and changes in pacing mode during long-term follow-up of 399 consecutive patients with sick sinus syndrome treated with an AAI/AAIR pacemaker. Pacing Clin Electrophysiol 2001;24(3):358–65.

77 Brandt J, Anderson H, Fahraeus T, Schüller H. Natural history of sinus node disease treated with atrial pacing in 213 patients: implications for selection of stimulation mode. J Am Coll Cardiol 1992;20(3):633–9.

78 Wilkoff BL, Cook JR, Epstein AE, Greene HL, Hallstrom AP, Hsia H et al. Dual chamber pacing or ventricular backup pacing in patients with an implantable defibrillator: The Dual Chamber and VVI Implantable Defibrillator (DAVID) trial. JAMA 2002;288:3115–23.

79 Dennis MJ, Sparks PB. Pacemaker mediated tachycardia as a complication of the autointrinsic conduction search function. PACE 2004;27(6Pt1):824–6.

80 Finkelmeier BA. Cardiothoracic surgical nursing. 2nd ed. Philadelphia: Lippincott, Williams & Wilkins; 2000.

81 Elmi F, Tullo N, Khalighi K. Natural history and predictors of temporary epicardial pacemaker wire function in patients after open heart surgery. Cardiol 2002: 98(4):175–80.

82 Chen LK, Teerlink JR, Goldschlager N. Pacing emergencies. In: Brown DL, ed. Cardiac intensive care. Philadelphia: WB Saunders; 1998.

83 Connolly SJ, Kerr CR, Gent M. Roberts RS, Yusuf S, Gillis AM et al. Effects of physiologic pacing versus ventricular pacing on the risk of stroke and death due to cardiovascular causes. N Engl J Med 2000;342(19):1385–91.

84 Lamas GA, Lee KL, Sweeney MO, Silverman R, Leon A, Yee R et al. For the Mode Selection Trial in Sinus-Node Dysfunction. Ventricular pacing or dual-chamber pacing for sinus node dysfunction. N Engl J Med 2002;346(2):1854–62.

85 Mond HG, Hikkock RJ, Stevenson IH, McGavigan, AD. The right ventricular outflow tract: the road to septal pacing. Pacing Clin Electrophysiol 2007;30:482–91.

86 Bakker P, Meijburg H, De Vries JW, Mower MM, Thomas AC, Hull ML et al. Biventricular pacing in end-stage heart failure improves functional capacity and left ventricular function. J Interv Card Electrophysiol 2000;4(2):395–404.

87 Hawkins NM, Petrie MC, MacDonald MR, Hogg KJ, McMurray JJ. Selecting patients for cardiac resynchronization therapy: electrical or mechanical dyssynchrony? Eur Heart J 2006;27:1270–81.

88 Linde C, Leclercq C, Rex S, Garrigue S, Lavergne T, Cazeau S et al. Long-term benefits of biventricular pacing in congestive heart failure: results from the MUSTIC study. J Am Coll Cardiol 2002;40:433–40.

89 Cleland JGF, Subert JC, Erdmann E, Freemantle N, Gras D, Kappenberger L et al. Longer-term effects of cardiac resynchronization therapy on mortality in heart failure [The Cardiac Resynchronisation-Heart Failure (CARE-HF) trial extension phase]. Eur Heart J 2006;27:1928–32.

90 Auricchio A, Stellbrink C, Sack S, Block M, Vogt J, Bakker P et al. Pacing Therapies in Congestive Heart Failure (PATH-CHF) Study Group. Long-term clinical effect of hamodynamically optimized cardiac resynchronisation therapy in patients with heart failure and ventricular conduction delay. J Am Coll Cardiol 2002;39:2026–33.

91 Young JB, Abraham WT, Smithe AL, Leon AR, Lieberman R, Wilkoff B et al. Combined cardiac resynchronization and implantable cardioverter defibrillation in advanced chronic heart failure: the MIRACLE ICD trial. JAMA 2003;289:2685–94.

92 Bristow MR, Saxon LA, Boehmer J, Krueger S, Kass, DA, De Marco T et al. Comparison of Medical Therapy, Pacing, Defibrillation in Heart Failure (COMPANION) Investigators. Cardiac resynchronization therapy with or without an implantable defibrillator in advanced chronic heart failure. N Engl J Med 2004;350:2140–50.

93 Ghi S, Constantin C, Klersy C, Serio A, Fontana A, Campana C et al. Interventricular and intraventricular dyssynchrony are common in heart failure patients, regardless of QRS duration. Eur Heart J 2004;25:571–8.

94 Littmann L, Symanski JD. Hemodynamic implications of left bundle branch block. J Electrocardiol 2000;33(Suppl1):115–21.

95 Verrnooy K, Verbeek XA, Peschar M, Crijns HJ, Arts T, Cornelussen RN et al. Left bundle branch block induces ventricular remodelling and functional septal hypoperfusion. Eur Heart J 2005;26:91–8.

96 Sundell J, Engblom E, Koistinen J, Ylitalo A, Naum A, Stolen KQ et al. The effects of cardiac resynchronization therapy on left ventricular function, myocardial energetics and metabolic reserve in patients with dilated cardiomyopathy and heart failure. J Am Coll Cardiol 2004;43:1027–33.

97 Peichl P, Kautzner J, Cihak R, Bytesník J. The spectrum of inter- and intraventricular conduction abnormalities in patients eligible for cardiac resynchronization therapy. Pacing Clin Electrophysiol 2004;27(8):1105–12.

98 Alonso C, Leclercq C, Victor F, Mansour H, de Place C, Pavin D et al. Electrocardiographic predictive factors of long-term clinical improvement

with multisite biventricular pacing in advanced heart failure. Am J Cardiol 1998;84:1417–21.

99 Abraham WT, Fisher WG, Smith AL, Delurgio DB, Leon AR, Loh E et al. MIRACLE Study Group. Multicenter InSync Randomized Clinical Evaluation: cardiac resynchronization in chronic heart failure. N Engl J Med 2002;13(346):1845–53.

100 Daubert JC. Atrial fibrillation and heart failure: a mutually noxious association. Europace 2004;5:S1–S4.

101 Pappone C, Ćalović Ž, Vicedomini G, Cuko A, McSpadden LC, Ryu K et al. Multipoint left ventricular pacing improves acute hemodynamic response assessed with pressure-volume loops in cardiac resynchronization therapy patients. Heart Rhythm 2013;11(3)394-401.

102 Meine TJ. An intracardiac EGM method for VV optimization during cardiac resynchronization therapy. Heart Rhythm J 2006;3:AB30–35.

103 Kenny T. The nuts and bolts of cardiac resynchronization therapy. Massachusetts: Blackwell Futura; 2007.

104 Barold SS, Herweg B. Usefulness of the 12-lead electrocardiogram in the follow-up of patients with cardiac resynchronizaiton devices. Part I. Cardiol J 2011;18(5):476-86.

105 Thibault B, Dubuc M, Khairy P, Guerra PG, Macle L, Rivard L et al. Acute haemodynamic comparison of multisite and biventricular pacing with a quadripolar left ventricular lead. Europace 2013;15(7):984-991.

106 Rinaldi CA, Kranig W, Leclercq C, Kacet S, Betts T, Bordachar P et al. Acute hemodynamic benefits of multisite left ventricular pacing in CRT recipients. J Am Coll Cardiol 2012;59(13s1):E972

107 Miller JM, Zipes DP. Management of the patient with cardiac arrhythmias. In: Braunwald E, Zipes DP, Libby P, eds. Heart disease: a textbook of cardiovascular medicine. 6th ed. Philadelphia: WB Saunders; 2001.

108 Deakin C, Nolan J, Sunde, K, Koster R. European Resuscitation Council Guidelines for Resuscitation 2010 Section 3. Electrical therapies: automated external defibrillators, defibrillation, cardioversion and pacing. Resuscitation 2010; 81:1293–304.

109 Valenzuela TD, Bjerke HS, Clark LL, Hardman R, Spaite DW, Nichol G. Rapid defibrillation by nontraditional responders: the Casino Project. Acad Emerg Med 1998;5:414–15.

110 Ambler JJ, Zideman DA, Deakin CD. The effect of topical non-steroidal anti-inflammatory cream on the incidence and severity of cutaneous burns following external DC cardioversion. Resuscitation 2005;65(2):173–8.

111 Pinski SL, Sgarbossa EB, Ching E, Trohman RG. A comparison of 50-J versus 100-J shock for direct current cardioversion of atrial flutter. Am Heart J 1999;137:439–42.

112 Pinski KL, Fahy GJ. Implantable cardioverter defibrillators. Am J Med 1999;106:446–58.

113 The Antiarrhythmics versus Implantable Defibrillators (AVID) Investigators. A comparison of antiarrhythmic-drug therapy with implantable defibrillators in patients resuscitated from near-fatal ventricular arrhythmias. N Engl J Med 1997;337:1576–83.

114 Conolly SJ, Gent M, Roberts RS, Dorian P, Roy D, Sheldon RS et al. Canadian Implantable Defibrillator Study (CIDS): a randomized trial of the implantable cardioverter defibrillator against amiodarone. Circulation 2000;101:1297–302.

115 Kuck KH, Cappato R, Siebels J, Rüppel, R. Randomized comparison of antiarrhythmic drug therapy with implantable defibrillators in patients resuscitated from cardiac arrest. The Cardiac Arrest Study Hamburg (CASH). Circulation 2000;102:748–54.

116 Moss AJ, Hall WJ, Cannom D, Daubert JP, Higgins SL, Klein H et al. Multicentre Automatic Defibrillator Implantation Trial Investigators. Improved survival with an implanted defibrillator in patients with coronary artery disease at high risk for ventricular arrhythmias. N Engl J Med 1996;335(26):1933–40.

117 Mark DB, Nelson CL, Anstrom KJ, Al-Khatib SM, Tsiatis AA, Cowper PA et al. Cost-effectiveness of ICD therapy in the sudden cardiac death in heart failure trial (SCD-HeFT). Circulation 2006;114(2):135-42.

118 Swerdlow MD, Kalyanam Shivkumar MD, Jianxin Zhang MS. Determination of the upper limit of vulnerability using implantable cardioverter defibrillator electrograms. Circulation 2003;107:3028–33.

119 Viskin S, Rosso R. The top 10 reasons to avoid defibrillation threshold testing during ICD implantation. Heart Rhythm 2008;5(3):391–3.

120 Sola CL, Bostwick JM. Implantable cardioverter-defibrillators, induced anxiety, and quality of life. Mayo Clinic Proc 2005;80(2):232–7.

121 Brugada J. Is inappropriate therapy a resolved issue with current implantable cardioverter defibrillators? Am J Cardiol 1993;83:40D–44D.

122 Kruse J, Finkelmeier B. Permanent pacemakers and implantable cardioverter-defibrillators. In: Finkelmeier BA, ed. Cardiothoracic surgical nursing. 2nd ed. Philadelphia: Lippincott, Williams & Wilkins; 2000.

123 Jacob S, Panaich SS, Maheshwari R, Haddad JW, Padanilam BJ, John SK. Clinical application of magnets on cardiac rhythm management devices. Europace 2011;13(9):1222-30.

124 Jacobson C, Gerity D. Pacemakers and implantable defibrillators. In: Woods S, Froelicher E, Underhill Motzer S, eds. Cardiac nursing. 5th ed. Philadelphia: Lippincott, Williams & Wilkins; 2005.

125 Morady F. Radio-frequency ablation as treatment for cardiac arrhythmias. N Engl J Med 1999;340(7):534–44.

126 Scheinman MM. Patterns of catheter ablation practice in the United States: results of the 1992 NASPE survey. North American Society of Pacing and Electrophysiology. PACE 1994;17:873–5.

127 Joshi S, Wilber DJ. Ablation of idiopathic right ventricular outflow tract tachycardia: current perspectives. J Cardiovasc Electrophysiol 2005; 16(Suppl1):S52–8.

第 12 章

心脏外科手术和心脏移植

原著 : Judy Currey , Sher Michael Graan
翻译 : 陆凡 , 李永刚 , 庄菲斐 , 余萌 , 石丽
审校 : 陈永强

学习目标

阅读完本章,将掌握以下内容:

- 概述心脏手术流程包括冠状动脉旁路移植术,瓣膜修复和置换。
- 描述体外循环的适应证,优势与劣势。
- 概述心脏手术中心肌保护的方法。
- 概述心脏外科术后初期患者的管理,包括血流动力学监测、心律监测、呼吸机支持、术后出血(包括心包压塞)、术后疼痛、水和电解质管理、情感与家庭支持。
- 概述主动脉内球囊反搏术(IABP)的反搏原理。
- 概述 IABP 球囊扩张与收缩的优势与时相,包括传统与实时时相,时项管理与评估,以及时相错误。
- 描述 IABP 并发症的护理管理,包括肢体灌注、出血、制动相关并发症。
- 讨论撤除 IABP 的方法与管理。
- 讨论心脏移植术后的早期护理。
- 描述心脏移植受者术后并发症的典型临床表现。
- 识别心脏移植受者排异时的症状与体征。
- 评价护理干预在心脏移植术后患者管理中的有效性。

引言

　　许多危重患者都会经历原发或继发的心功能受损。本章节遵循第 10 章中检查的情况,总结阐述需要在重症监护病房中监测心功能的患者。据 WHO 统计,心脏病造成的寿命损失年(years of life lost,YLLs)已由 2000 年的 14.9% 上升到 2012 年的 18.5%,缺血性心脏病成为 2012 年 YLLs 的首因[1]。在欧洲,心脏病占全因死亡的 47%,基本一半的死亡是源于心脏病[2]。心血管疾病影响了六分之一的澳大利亚人,占 2011 年全因死亡的 31%[3]。6.95 万澳大利亚人患有急性冠脉综合征,占 2011 年全因死亡的 15%[4]。当前,心血管疾病成为澳大利亚第二大健康问题,相较于其他发达国家(33.7%),疾病负担稍轻,但也达到了 25.8%[3]。

　　本章节主要讨论三个主题:第一个主题为冠状动脉疾病和瓣膜病需要心脏手术患者的管理,包括体外循环的使用;第二个为主动脉内球囊反搏术在心内

关键词

心律失常
心脏外科手术
心肺旁路
去神经支配
心脏移植
主动脉内球囊反搏术
缺血性再灌注心肌损伤
心脏瓣膜置换
心脏瓣膜修补

科和心外科患者中的使用和管理；最后为心脏移植受体术后早期并发症的预防和管理。

一、心脏手术

心脏手术包括心脏结构异常的修复、瓣膜狭窄 / 关闭不全的修补或置换以及跨越冠状动脉病变的冠状动脉旁路移植术。部分源于心肌梗死的结构异常，在第 10 章中已进行描述。本章节将讨论因瓣膜病（二尖瓣、主动脉瓣、三尖瓣、肺动脉瓣）和心室缺损造成的结构或功能异常。

（一）心脏瓣膜疾病

在过去的 50 年中，心脏瓣膜病的发生率和类型早已发生变化[3]。心脏瓣膜病，如二尖瓣狭窄和主动脉瓣关闭不全常由感染性疾病引起，如风湿热和梅毒，如今这些疾病已不太常见。由于老龄化所致

的瓣叶退化和 / 或环形钙化等瓣膜病变反而有所提升。然而，与这些趋势相反的是，澳大利亚土著人风湿热和风湿性疾病的发生率仍是全世界最高，另外，新西兰太平洋岛民风湿热的发生率高于一般人群的 6 倍[3]。导致心脏瓣膜病的其他原因则包括先心病（常见于低龄人群，主要涉及二尖瓣区域）和心内膜炎。

瓣膜病改变了瓣膜两侧的血流。瓣膜狭窄时会形成一个紧缩的限流瓣口，因此血液必须以更高的压力才能通过（图 12.1）。当瓣膜狭窄时，心脏通过代偿性肥大或扩张产生更高的压力使血液通过狭窄的开口，造成收缩末期容积增加；瓣膜反流也称为瓣膜失功或关闭不全。

当瓣膜关闭不全时，心脏不能有效泵血从而增加了舒张末期容积，心脏也可以代偿性肥大和扩张。然而，瓣膜关闭不全时，心室和心房的压力增高，导致肺或静脉系统的压力增高。虽然心脏有 4

图 12.1　瓣膜狭窄和关闭不全：A. 正常瓣膜打开和闭合时瓣叶应在的位置；B. 瓣膜狭窄时瓣叶打开的位置和瓣膜关闭不全时瓣叶闭合的位置；C. 二尖瓣狭窄时对血流的影响：二尖瓣在左房收缩期时无法完全打开，限制了心室的充盈；D. 二尖瓣关闭不全时对血流的影响：二尖瓣在左心室收缩期不能完全闭合，使得血液反流至左心房

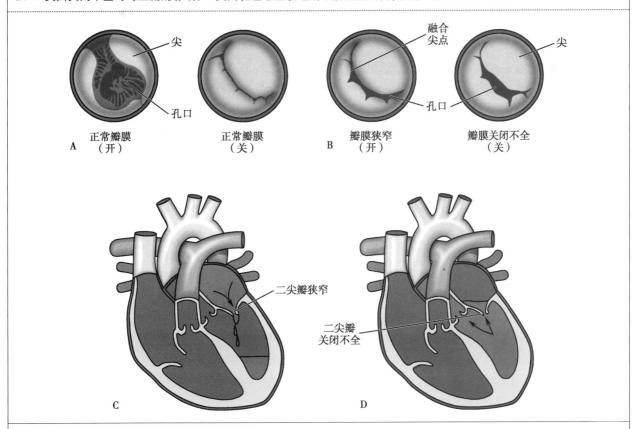

Adapted from Badhwar V, Esper S, Brooks M, Mulukutla S, Hardison R, Mallios D et al. Extubating in the operating room following adult cardiac surgery safely improves outcomes and lowers costs. J Thorac Cardiovasc Surg 2014;148(6):3101-9.e1, with permission.

个瓣膜，但是瓣膜病最常累及的是二尖瓣和主动脉瓣。

1. 主动脉瓣瓣膜病变

主动脉瓣位于左室和主动脉干之间，正常瓣口面积 $2\sim3cm^2$。轻度的主动脉瓣狭窄为瓣口狭窄面积小于 $1.5cm^2$，跨瓣压差超过 25mmHg；严重的主动脉瓣狭窄为瓣口狭窄面积小于 $1cm^2$，跨瓣压差超过 55mmHg（图 12.1）。主动脉瓣狭窄常由老年退行性病变或先天性异常引起，如主动脉瓣二瓣化畸形（普通人群中发生率为 0.5%）同时也可造成反流。主动脉瓣狭窄增加左室后负荷，导致左室射血不足，从而增加左室收缩末期容积与左室收缩压，造成左室的肥大与扩张。肥厚的心肌可致心肌耗氧量增加，常见症状会有心绞痛。

主动脉瓣狭窄的临床表现包括低心排、左室负荷增加、心绞痛、呼吸困难、晕厥与疲劳。心脏听诊时，可闻及心脏杂音和响亮的第 4 心音。后期会表现为伴随肺充血的左心衰。心电图显示左室肥大。

心内膜炎、创伤或者主动脉夹层可引起主动脉瓣严重损伤致瓣膜关闭不全，急性发生时可威胁生命。慢性主动脉瓣关闭不全常由风湿性心脏病、梅毒、慢性风湿病或先天性异常导致。瓣膜关闭不全导致舒张期左室反流，造成左室舒张末期压力与容积增加，左心室代偿性肥大、扩张，最终失代偿导致左心衰竭。左心衰发生后，左室压力增加，导致肺充血与肺高压。

急性主动脉瓣关闭不全，患者表现为急性左心衰、心源性休克与急性肺水肿[6]。慢性关闭不全的患者可多年无症状，最终表现为疲劳、心悸、晕厥、心绞痛与呼吸困难等左心衰症状。听诊可闻及舒张期杂音。心电图显示容量负荷的左室肥大，X 线胸片显示心脏增大、急性肺水肿。

2. 二尖瓣瓣膜病变

二尖瓣狭窄是一种慢性的进行性二尖瓣瓣口狭窄（正常 $4\sim6cm^2$），限制了从左房到左室的血流。当瓣口面积小于 $2cm^2$ 时，患者开始出现症状；当瓣口面积小于 $1cm^2$ 时，患者静息时即可出现症状。

二尖瓣狭窄常由风湿性心脏病、瓣膜退行性病变引起，小部分由系统性红斑狼疮引起，这些疾病导致瓣叶和腱索的损伤。在瓣膜愈合期间，瘢痕收缩拉紧导致二尖瓣瓣口开放受限，左房压增高导致肺高压。长期情况下，肺高压可影响右心室，造成

右心衰，但左室功能通常不受影响[5]。肺顺应性降低导致呼吸困难、端坐呼吸、夜间阵发性呼吸困难。患者主诉为疲劳、低运动耐力、咳嗽与咳血。心脏听诊时，可闻及舒张期隆隆样杂音和拍击音。心电图显示左室扩大，也可能会出现房颤。X 线胸片显示右室肥大，左房扩张与肺水肿。

二尖瓣关闭不全，心脏收缩时回流至左心房的血液使左房和肺血管压力增高，导致肺水肿[5]。急性二尖瓣关闭不全常源于急性心肌梗死导致的乳头肌断裂、创伤或感染性心内膜炎，患者可表现为急性左心衰、急性肺水肿和心源性休克的症状与体征。慢性二尖瓣关闭不全的病因主要为风湿性疾病、先天性二尖瓣脱垂或退行性改变。患者可主诉虚弱、乏力、运动导致的呼吸困难、心悸，并出现肺充血与右心衰的症状，包括咳嗽、呼吸困难、端坐呼吸与下肢水肿。心脏听诊可闻及第三心音和全收缩期杂音。心电图显示左房扩张、左室肥大、二尖瓣型 P 波，可能出现房颤。X 线胸片显示左室肥大、左房扩张和肺水肿。

3. 三尖瓣瓣膜病变

三尖瓣狭窄（正常面积 $7cm^2$）多伴随主动脉瓣或二尖瓣疾病。右房到右室的血流受阻，造成体循环淤血。听诊可闻及舒张期杂音。三尖瓣关闭不全是常见的三尖瓣瓣膜病变，源于右室高压与肥大，二尖瓣狭窄、肺栓塞、肺心病或右室心肌梗死。右室到右房的血液回流造成体循环淤血。三尖瓣狭窄或关闭不全的患者都可表现为中心静脉压增高与颈静脉怒张、肝肿大、腹水和周围水肿，心电图显示肺型 P 波或可出现房颤，胸片显示右心负荷增大。

4. 肺动脉瓣瓣膜病变

肺动脉瓣狭窄常源于先天缺陷。从右室到肺动脉的血流受阻，造成右室肥大与扩张，患者可表现为活动性呼吸困难、晕厥和发绀，心脏听诊可闻及舒张期杂音和分裂的 S2 心音。心电图显示右室肥大。

肺动脉瓣关闭不全比较少见，通常由先心病、肺高压或者医源性造成。患者一般无症状，严重期会出现右心衰竭的症状和体征。

（二）外科手术

最常见的心脏外科手术有冠状动脉旁路移植术（CABG）、瓣膜修补术和置换术。在这些手术过程

中，体循环、通气及心肌的维护需要通过体外循环（CPB）来实现。

1. 冠状动脉旁路移植术

缺血性心脏病的病理与并发症已在第10章进行详细阐述。单独的病变可通过血管成形或支架治疗。然而，有左主干病变、多支（2支或3支血管）病变，病变较长或血管成形失败可进行CABG手术[6]。

CABG是指用一段静脉或动脉跨越阻塞的冠状动脉来建立旁路的手术。用来移植的血管常有乳内动脉、大隐静脉和桡动脉。来源于下肢的大隐静脉和来源于前臂的桡动脉近端与升主动脉吻合，远端与一条或多条冠状动脉吻合。当大隐静脉（SVG）用作移植血管时，常会产生弥散性内膜增生，导致术后再狭窄。并且当大隐静脉与较细的冠状动脉或者供应心肌瘢痕血运的冠状动脉连接时，通畅率最低。相对于静脉移植，动脉对内膜增生抵抗性更强，因此动脉移植应用更加广泛。乳内动脉（IMAs）和桡动脉常用[7]。从胸壁上游离起源于锁骨下动脉的IMA与冠状动脉远端吻合解除阻塞（图12.2）。选择桡动脉移植，评估前臂的侧支循环，临床上常用Allen试验进行评估。然而，Allen试验的缺点为有5%的假通畅率[8]，多普勒彩超对前臂循环的准确性更好。需要再次手术或者广泛病变的患者需要有一个多样化的选择，应再三考量是选择IMA、SVG还是桡动脉移植。

对于单支病变，特别是左主干病变，CABG的一种新方法——小切口冠状动脉移植术（MIDCABG）已经运用到临床中。MIDCABG采用肋间切口和胸腔镜而不是胸骨开胸术来显露心脏和冠状动脉。MIDCABG还可不使用体外循环来完成手术（非体外循环下冠状动脉旁路移植术，OPCAB），通过使用β-受体阻滞剂来使心脏搏动变缓，保证手术可以在搏动的心脏上进行[9]。OPCAB也可用全部或部分胸骨开胸术来保证多支血管移植。这两种手术方法都已经成功运用于临床，减少了术后恢复时间、住院天数及费用[9, 10]。

最近，机器人辅助下的心脏手术在美国和欧洲已经开展。在澳大利亚，一些医院已经用机器人来做CABG和二尖瓣手术。这项技术可进一步减少心脏手术的侵入性操作，胸腔镜和机器人设备只在右侧胸壁上留下很小的伤口，避免开胸或胸骨劈开，减少患者术后的疼痛和住院天数[11, 12]。

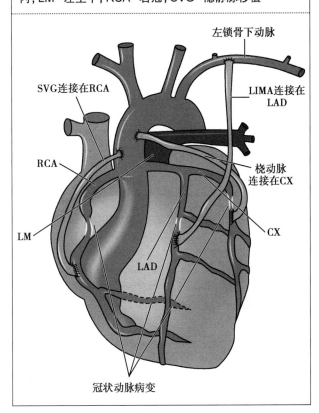

图12.2 CABG。CX= 旋支；LAD= 左前降；LIMA= 左乳内；LM= 左主干；RCA= 右冠；SVG= 隐静脉移植

左锁骨下动脉

SVG连接在RCA

LIMA连接在LAD

RCA

桡动脉连接在CX

LM

CX

LAD

冠状动脉病变

CABG是澳大利亚最常见的心脏手术。由于冠心病治疗方法的改变，包括经皮冠状动脉介入手术（PCI）的出现，从2001年1月到2007年8月CABG手术率已经降低至61例/10万人口[3, 13]。进行心脏外科手术中的高龄患者越来越多，目前73%的患者年龄超过60岁。CABG通过增加冠状动脉阻塞远端的血流来减轻心绞痛的症状，是一种姑息性治疗方法，并不是治愈手段，原有的疾病仍在不断进展。对于多支、广泛血管病变的患者，CABG比PTCA更有效，可使患者3～5年的生存率提高5%，使再次手术率降低4～7倍[14]。对于左主干病变，CABG比PTCA更安全，能降低广泛心肌梗死的风险。目前CABG是很多心胸外科中心的常见手术，死亡率只有2%。

2. 瓣膜修补与置换

瓣膜手术常常用来修补患者的瓣膜，更多的是用机械瓣或生物瓣来替换原有的瓣膜。瓣膜手术的临床决策初步取决于患者的临床状态，也就是纽约心脏病协会（NYHA）的心功能分级和超声心动图的表现。采用何种瓣膜手术取决于累及瓣膜病变的严重程度和患者的临床状态。瓣膜手术往往不是一个单一的手术，可牵涉多个瓣膜、CABG和植入性心律转复除颤器（ICD）。瓣膜手术是姑息手术，而不是根治手术，患者需要长期的健康照顾。

瓣膜修复术包括切除和/或缝合脱垂或撕裂的瓣叶（瓣膜成形术）、修补瓣环（瓣环成形术），常用于二尖瓣和三尖瓣关闭不全。联合部切开术（切开瓣叶和清除钙化）可用来治疗二尖瓣狭窄。修复术尽管可能不能完全恢复瓣膜的功能，但是已经证实比置换术手术死亡率更低。由于需要在手术中清除血栓和钙化病灶，瓣膜手术最好选择开胸手术。

瓣膜置换术因患者长期的疾病进展和左心室功能低下而伴随着较高的风险。瓣膜置换术最常见的指征是主动脉狭窄，占瓣膜手术的60%左右[15]。置换的瓣膜可以是机械瓣或生物瓣。机械瓣由金属合金、热解碳和涤纶制成（图12.3）。生物瓣来源于猪、牛或者是人同种瓣膜。机械瓣更耐用，但血栓栓塞的风险更高，需要终生抗凝；生物瓣则会遇到和患者原有瓣膜同样的问题（如钙化和退行性

变）。选择何种瓣膜取决于患者年龄和是否有抗凝禁忌。

由于开胸手术的高风险与高死亡率，老年患者可选择经皮导管主动脉瓣植入术（trans-catheter aortic valve implantation，TAVI）。这一术式在介入导管室完成，经股动脉完成，类似于血管成形术与浅麻醉。但这一手术的1年全因死亡率更高，达到13.9%~16.3%，大血管并发症的发生率为9.3%~12.3%，中风的发生率为2.6%[16,17]。

由于心室功能的降低和额外的手术流程，瓣膜手术死亡率高于CABG。临床风险分层模型可评估患者手术结果及预后[18]。左心室功能极差和年龄大于70岁是导致不良结局的主要危险因素[15]。

（三）体外循环

CPB可使心脏手术能够在静止、相对无血的心脏上进行，并同时维持患者循环系统。CPB暂时替代了心脏（血液循环）和肺（气体交换）的功

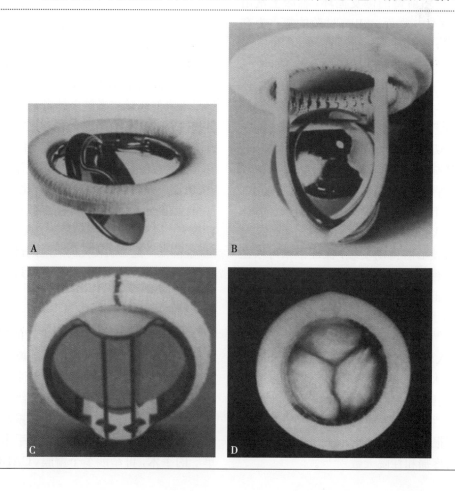

图12.3　置换的瓣膜：A. Bjork-Shiley瓣膜，热解碳盘状瓣膜，可以60°开放；B.Starr-Edwards球笼型瓣膜，模型6320，有卫星球；C. St Jude机械瓣，有中心机械流速环；D. HancockⅠⅡ猪主动脉瓣，涤纶布盖下有支架和缝合环

能。硅胶管插入腔静脉，静脉血通过体外的设备来完成循环。在这个循环中，血液氧合的同时并排出二氧化碳，要控制血温，药物和麻醉药可被加入其中。血泵用于提供压力，使得血液流入患者的主动脉。

CPB 的不利影响有多种，包括以下几点（表 12.1）[19]：

- 血液方面的影响。血液暴露在管路和气体交换膜的表面，催化了凝血系统的表面活性。另外，血泵的剪切力使血液成分破坏，红细胞比容、白细胞和血小板计数减少。
- 肺部的影响。激活全身炎症反应综合征（SIRS），增加毛细血管渗漏。另外，术中肺凹陷导致术后肺不张。
- 心血管方面的影响。容量变化、体液转移和心肌收缩力降低导致心输出量减少。在最开始的 6 小时内影响最严重，但通常在 48～72 小时缓解。
- 神经方面的影响。低脑血流灌注和主动脉插管引起的血栓，易导致脑血管意外。
- 肾功能方面的影响。CPB 期间心输出量减少，导致肾灌注减少。

表 12.1
体外循环的影响和副作用总结

系统	CPB 的影响	副作用
血液系统	凝血级联的表面活化	↓ WBC，↓ Hct，↓ 血小板 血栓形成
呼吸系统	激活 SIRS（CPB 管道） 肺通气（术中）	↑ 毛细血管通透性和渗漏 肺淤血 ↓ 表面活性物质 肺不张 气体交换受损
循环系统	容量改变 激活 SIRS	体液改变 ↓ 心肌收缩力和 CO 血管扩张和 ↓ SVR
神经系统	脑灌注不足 血栓形成 术后谵妄或精神病	↑ CVA 的风险 短期记忆力下降 ↓ 注意力下降 感觉短缺
泌尿系统	↓ CO 和肾灌注	↓ 尿排出量 ↑ ARF 的风险

ARF= 急性肾衰竭；CO= 心脏输出；CPB= 体外循环；CVA= 心血管事件/脑卒中；HCT= 血细胞比容；
SIRS= 全身炎症反应综合征；SVR= 血管阻力；WBC= 白细胞

- CPB 患者术后谵妄或精神症状的发生率是 32%，其病因不明确。症状包括短期记忆减退、注意力不集中、无应答、整合感知信息能力缺失。
- 激活 SIRS，导致血管扩张和心输出量增加。

上述不利影响都已被证实，CPB 的管理和术后监护是用来降低及治疗并发症。CPB 开始前加入肝素抗凝，结束时用鱼精蛋白中和肝素（每 100 单位肝素用 1mg 鱼精蛋白中和）；在 CPB 运转期间及术后早期需要监测活化凝血时间。回流至体内的血液需要过滤，外科手术过程中应仔细操作，减少微血栓的发生。监测并维持一定的动脉血压来预防低灌注。控制体温变化梯度，需缓慢进行复温以便心输出量能够迎合代谢需求。

心肌保护

CPB 有一个步骤是进行主动脉插管使体外循环的血液进入体循环，阻断主动脉使血液不能流入冠状动脉，此时需要保护心肌来预防心肌缺血。可以通过以下几种机制来减少氧需求来达到心肌保护。第一，通过轻、中度低温（28～32℃）来减少氧耗。第二，直接往冠状动脉注入低温液体，降低心肌温度（0～4℃）。第三，直接往冠状动脉注入高钾溶液，阻断心脏的正常传导，使其在心脏舒张期停搏；心脏复跳一般是灌注温血，但有可能需要除颤复律。

（四）护理管理

心脏术后患者由完全依赖于重症监护到快速周转至出院，离不开良好的护理。患者康复过程可能会出现血流动力学不稳定、心律失常、生化或血液学改变。在麻醉复苏的不稳定期、呼吸机脱机过程中会出现很多不稳定因素，需要专业的护理和医疗管理。此外，机械通气管理、临时起搏器治疗、机械循环辅助（IABP 和心室辅助）等也有助于护理专业的发展。

一般情况下，患者需要在重症监护室住 1～2 天。患者如果实施早拔管后，几个小时后可从 ICU 转到心胸恢复室，心胸恢复室的护患比为 1:2 到 1:3。

1. 术后早期阶段

手术结束后，患者在持续监护与设备辅助下，应由至少一位麻醉师、一位有资质的护士和其他转运人员转运回 ICU。当断开呼吸机，转接气管插管时应监测呼气末二氧化碳。转运团队中也可以加入监护室护士。患者进入 ICU 交接时，需要监护室护士和医疗团队共同合作。术后早期管理与治疗取决于麻醉师的交接、术中手术处理与配合。通常由两名护士接患者，一位负责监测和管理血流动力学等指标，一位负责管理呼吸机与气管插管的安全，以及管理胸管、胃管和尿管等。如果人员充足，应有护士负责书写记录、血气检查、12 导联心电图和其他相应辅助工作。

术后早期的管理目标包括：

- 心血管系统的维护
- 复温和 / 或维持体温
- 止血
- 呼吸机支持和管理
- 心律失常的预防与管理
- 器官有效灌注

2. 血流动力学管理与支持

常规血流动力学监测包括持续动脉监测。通过肺动脉或者中心静脉导管连接脉搏指示连续心排出量（PiCCO）监测仪来监测心脏输出量与前负荷（见第九章）。

肺动脉置管可提供前负荷参数，包括右房压、肺动脉压，还包括肺血管阻力与左心功能。肺毛细血管楔压可评估左室充盈与左心功能。另外，PiCCO 还可以监测胸腔内血容量指数（ITBVI）和舒张末期容积指数（GEDVI）。血管外肺水指数（EVLWI）可监测间质内肺水的累积[22]。

心脏输出量可用肺动脉导管或者 PiCCO 在不同的原理下持续或间断监测。心脏输出量可与其他数据一同用来监测体循环或肺循环阻力、每搏输出量以及心室负荷相关参数。

> **实践提示**
>
> 正性肌力药和血管活性药物的选择应基于血流动力学的改变，例如：低 SVR 和低收缩性的患者（低 CO 和 BP）需要肾上腺素或多巴胺等缩氨酸；高 SVR 和低收缩性的患者将需要一种扩压剂，例如米力农或多巴酚丁胺。

术后早期阶段会出现几种常见的血流动力学改变。需根据监测与相关变量进行分析与处理。一般情况下，95% 的患者术后 2 小时内会发生血流动力学不稳定[19, 23]。

（1）高血压

约 30% 的患者会出现术后高血压[24]，可能与术后低体温、应激反应、疼痛和低血容量导致的血管收缩有关[21, 24]。当全身血管阻力过高时，高后负荷可导致低心输出量[24]。用变温毯复温、液体管理、镇静止痛药以及血管扩张药是常用的针对血管收缩导致高血压的方法[21, 24]，偶尔使用 β 受体阻滞剂。高血压会增加心肌负荷也可导致出血。

（2）低血压

术后常出现需处理的瞬时低血压。导致低血压的因素包括低血容量、静脉回流减少（源于多尿、出血、呼吸机呼气末正压以及血管扩张剂的使用）、心肌收缩不良（源于缺血或梗死、低体温和负性肌力作用），心包填塞和血管舒张（源于过度的血管舒张治疗以及体外循环后的一种炎性反应）[21, 25]。

低血压的原因复杂，可来自或高或低的前负荷、心脏输出量以及血管阻力（systemic vascular resistance，SVR）。当低血容量时，心排出量会减少，SVR 通常增加。通过测量压力（RAP，PAP，PCWP）或容量（ITBVI，GEDVI）来测量前负荷，从而用来诊断低血容量[22, 26]。用晶体或胶体扩容对死亡率没有影响[27]，但胶体往往会影响血栓形成，也会由于血液制品的输入导致更强的血液稀释[23, 28]。术后带回来的"机血"（体外循环回输的机血）应根据血压与点滴系数输注。

低血压，同时伴随着前负荷的增加和低心输出量，往往提示患者可能出现心脏功能不全或心包压塞，此时应迅速鉴别诊断[29, 30]。左心功能不全时，可出现代偿性血管收缩与心率加快，但心率可受到心脏停搏液、寒冷、传导系统疾病和术前 β 受体阻滞剂应用的影响。正性肌力药包括米力农、肾上腺素、多巴胺、多巴酚丁胺是必要的（详见表 21.7）。当左心持续功能不全（不管是在停 CPB 时还是在 ICU 内）时，应加用主动脉内球囊反搏（intra-aortic balloon pumping，IABP）。可用心电图评估是否出现新的心肌缺血或梗死，如果达到一定程度，应再次手术探查或血管造影。心包填塞也可造成低血压。

低血压的第四种常见表现是心输出量正常或增高，但 SVR 降低。这可能是由于血管扩张剂的过度使用、术后硬脑膜外注射、CPB 后的全身炎性反应、手术部位再灌注等因素导致[31]。术后常用的米力农，可较好地舒张桡动脉血管桥[32]，也可舒张全身血管，从而造成低血压。由于血管舒张导致的低血压，可使用间羟胺或去甲肾上腺素[26]。注射精氨酸加压素对于心脏外科术后患者，也可作为一种备选的血管收缩药，但早期应用可能会产生过度的血流动力学反应[33,34]。

平均动脉血压维持在 70～80mmHg 是术后阶段的总体目标[21]。在心室切开或者保护主动脉的情况下可适当降低标准。心脏指数维持在 2.2L/(min·m²)。另外，还可监测混合静脉氧（评估氧气传输），动脉 pH 与乳酸（监测是否因无氧代谢出现代谢性酸中毒）。

除了评估前负荷、心脏收缩力、后负荷，心率与心律也应被评估。心率过快或过慢、心律失常均可影响心室充盈，因此需及时纠正。如果安装临时心脏起搏导线，可采用起搏器提高心率（及时在正常范围内）以改善血流动力学状态[21]。相比单心室起搏，更应采用双腔或者右房起搏，以最大程度与心房射血同步。然而，如果采用心室起搏，则应减慢心率，以能使心房更好射血，促进心脏输出与血压（详见第 11 章）。

> **实践提示**
>
> 注意一个明显的矛盾：低血容情况下仍可能发生高血压。由于术后血管收缩剂的使用，不仅会增加血压，而且增加静脉回流，所以右房压正常。直到患者体温回暖，血管扩张后，真正的血管充盈状态才显现出来。患者冷时有正常的充盈压力时，当复温时，要警惕可能的低血压，并进行补液的准备。

（3）心律监测和术后心律失常

ICU 期间，患者需持续监测心律，出院前需持续遥测。导联的选择有随机性，但 v1 胸导联（或 MCL1 导联）通常可提供最好的房室监测[35]。不像其他导联，这两个导联可靠地显示正常的节律、束支传导阻滞和室性心律失常[35]，并且可以诊断由于室性心律失常导致的肺动脉导管痉挛[36]。

进入 ICU 即刻，即应对患者进行 12 导联心电图，并与术前进行对比。可用来评估新的缺血或梗死、新的束支传导阻滞、心律失常以及传导紊乱。心包炎，术后的常见并发症，表现为 ST 段抬高（经常，但不总是在所有导联），类似于心肌梗死表现。护士应观察心电图是否有凹面向上抬高或者马鞍形 ST 段，以区分心包炎导致的 ST 段改变与心肌梗死导致的 ST 段弓背向上抬高。随呼吸加重的疼痛以及心包摩擦音可用来辅助确诊心包炎[35]。

心房颤动（房颤）是最常见的术后心律失常，并且可显著增加术后死亡率和住院时间[37]。30%～50% 的患者在术后 2～3 天时出现[30,37]。许多患者可不经治疗即恢复窦律，目前临床治疗房颤比较有效的治疗方法是应用 β 受体阻滞剂和胺碘酮[37,38]。洋地黄可有效地控制速率，静脉推注镁剂也经常使用，但需要进一步证据支持。心房起搏预防心房颤动目前正在被探索，但明确的起搏点和相关指南建议尚未出现。相比之下，心房夺获起搏治疗可能是即刻和安全地阻断心房颤动的有效手段[37,38]。

室性异位搏动较为常见，但这些患者一般不需要治疗，除非是伴有缺血或生化紊乱[39]。在这种情况下，可能会发展为更复杂的心律失常。肺动脉导管应始终作为考虑原因之一（包括正确和不正确的导管定位）[36]，因为这是一个容易被纠正的因素。室性心动过速和心室颤动较不常见，通常伴随心肌紊乱（如缺血或梗死）、休克、电解质紊乱、缺氧、因儿茶酚胺水平升高导致的心脏兴奋性增加[39]。本书第 24 章中会介绍心肺复苏的方法，包括了心脏外科术后的心肺复苏。当心室颤动不能被纠正时，通常考虑重新开胸探查桥血管流量和 / 或提供心内按摩。心外科 ICU 应配备相应的紧急开胸设施和物品。

> **实践提示**
>
> 患者的管理应基于对其病情的频繁评估和评价，尤其是在术后早期阶段，已达到以下目标：
> - 最佳前负荷
> - 最佳心脏收缩
> - 最佳后负荷

3. 机械通气支持

机械通气应根据第 15 章所述原理进行。因麻醉效应在手术结束时不能立即完全清除，患者无法自主呼吸，需要 1～3 小时恢复清醒和自主呼吸。

确保呼吸道通畅是首要任务，可采取下列措施：
- 进入 ICU 立刻评估气管插管（endotracheal tube，ETT）的位置与安全性：
  - 听诊等量双侧呼吸音排除右主支气管插管
  - 根据插管深度判断是否偏移
  - 术后 30 分钟内拍胸部 X 线片
- 气管插管的初始护理：

　　○ 评估气囊周围的空气泄漏（最小闭塞体积或压力试验）并听诊颈动脉

　　○ 确保 ETT 被良好地固定，以免对口腔和嘴唇的软组织施加不适当压力

　　近年来多地主张早期拔除气管插管，一些中心开展了"快速通道"心脏外科康复，在术后转到 ICU 之前即拔管。早期气管拔管的呼吸指数与延迟拔管相比并没有显著差异[40]。并且多项随机早期拔管试验显示早期拔管可促进早期转出 ICU 和缩短住院时间（1 天）[40, 41]。

　　除了快速通道以外，一般患者均需呼吸机支持 2～6 小时。出现下列情况时可能会继续呼吸机支持：

- 术中神经损害
- 气体交换不良出现低氧血症
- 呼吸功能恢复不良
- 显著的血流动力学不稳定
- 术后深夜回 ICU 的患者可考虑过一夜再拔管，以保证拔管后的呼吸功能

　　对许多患者而言，提供通气主要用于初始气道和呼吸暂停保护而不是治疗肺损伤。在没有肺部疾病的情况下，为维持通气和氧合，许多中心在呼吸机参数设置上提供了相对一致的方法，使对肺的损伤达到最小化（见表 12.2）。然而，在存在手术并发症或并存肺部疾病的情况下，需要对呼吸机参数进行适当的调整。需调整的情况如下：

- 术后肺不张
- 气胸（胸壁开放或呼吸机相关损伤）
- 心衰或瓣膜疾病导致的肺高压
- 心源性休克或泵后衰竭
- CPB 后的 SIRS
- 在未完全准备好的情况下，采取早期或快速拔管策略导致拔管失败
- 手术疼痛限制自主呼吸，潜在导致肺不张或痰潴留

撤除方法

　　由于患者并没有潜在肺部疾患，且呼吸机支持时间较短，快速拔管在大多数中心已成为常规。大多数情况下，患者清醒并开始自主呼吸之后，可使用 CPAP 模式，提供一个最小的压力支持（如 5～10cmH₂O）进行自主呼吸测试。如果患者耐受且能保持充足的每分钟通气量、SpO₂ 和 PaCO₂，可考虑 30 分钟后拔管。在拔管前应判断患者是否恢复正常的气道保护能力（如神经肌肉控制、咽反射、吞咽、咳嗽、肌力）（详见第 15 章）。

表 12.2 术后呼吸机设置	
一般可接受设置	可调节情况及原因
容量控制的 SIMV 模式	压力控制也可以。但主要适用于有显著的低氧血症或需要给予肺部更大的压力。混合模式例如 Autoflow，压力调节下容控或容控加（VC+）也适用，适应证与压力控制相同
潮气量 8～10ml/kg	当患者出现并发症（肺不张，肺水肿，纤维化）或者无法解释的高平台压时可采用低潮气量（6～8ml/kg）
指令频率 10L/min	高频率应用于低潮气量；低频率适用于呼吸道疾病导致的气体获取困难；根据 PaCO₂ 水平调节
呼吸气流 30～50L/min，吸呼比 1:2 到 1:4	肺不张和低氧血症时，采用低气流延长吸气时间。有气体获取困难时可采用高气流延长呼气时间。
PEEP 最低水平 5cmH₂O	根据低氧血症情况调节 PEEP 水平
压力支持 5～10cmH₂O	自动压力支持模式例如导管阻力补偿（克服气管插管阻力的压力支持）或者容量支持（自主呼吸时为达到目标潮气量，采用的自动压力支持）。心脏外科没有并发症的患者，没有给予压力指征
不允许出现高碳酸血症	避免出现高碳酸血症，尤其是肺高压出现的时候，可能会急性加重呼吸性酸中毒
FiO₂ 最初 0.8～1.0. 后根据 PaO₂/SaO₂ 调节	根据 PaO₂/SaO₂ 调节

FiO₂= 吸入氧气分数；PEEP= 呼气末压力；SIMV= 同步间歇指令通气

　　短暂的通气时间与快速拔管会造成拔管失败的风险更大。患者最初可能清醒，在一段时间内保持自发性通气良好，但这可能仅是麻醉影响下的恢复。患者随时可能需要更大的通气支持。有肺高压的心脏外科患者更可能拔管失败，因为存在呼吸性酸中毒引起肺血管收缩、肺动脉高压突然恶化、肺水肿 / 或右心室衰竭的风险。

　　由于术后肺部问题造成的呼吸机辅助时间延

长，拔管时应更为谨慎，长期通气患者也应谨慎拔管。可采用的策略包括逐步减少强制通气或在提高辅助支持情况下增加自主呼吸时间[40, 42]。

4. 术后出血

剥离桡动脉或隐静脉的部位一般不会造成显著出血，而且能采用敷料或压迫来止血。而胸腔内出血较为严重且危及生命。当患者突然发生主动脉、桥血管或肌瘤切除部位出血超过代偿能力时，患者可能因过量出血而死亡。保证引流通畅，严格记录出血量，维持总的液体平衡非常重要，严密观察甚至每 5～10 分钟评估患者的出入量平衡在活动性出血期间是非常重要的。由于出血率，心脏外科单元必须具备能为患者快速扩容的能力，并有足够的血液和血液制品、输血加热器和所有必要的促凝治疗。此外，应配备能紧急开胸止血的设备和物品。

手术后，插入一个或多个胸腔引流管以引流和监测出血，但引流管的位置取决于手术路径和术前的准备等。排除上述因素，患者通常会插入纵隔引流，此外，也可选择心包或胸腔引流。主动脉瓣膜术后常规放置心包引流，获取乳内动脉或者因其他需求打开胸膜的情况下一般会放置胸腔引流。胸腔引流可从中间、侧方和后方对胸腔进行引流。

术后大出血的定义并不统一，但超过 100ml/h，或者在最初的 4 个小时出血超过 400ml 即可定义为大出血并引起重视。另外，大出血不一定需要重新进入手术室止血才可以被纠正，心脏外科手术的患者有很多其他因素影响止血。

密切观察胸腔引流，当有活动性出血时，应每 5 分钟进行评估，保证引流通畅，避免心包填塞。引流量突然锐减，应警惕是否发生管路堵塞和心包填塞，但是，即使是在有引流液的情况下，仍可能会发生心包填塞，因为出血点可能远离引流部位，或者失血过多，无法全部引流。

胸腔引流时，同时应关注是否有气泡产生，评估气体泄漏是来自于引流管问题还是患者肺部泄露。当气泡来自于患者体内时，应确保引流管通畅，以防发生张力性气胸。张力性气胸，即使在使用呼吸机的患者中也可影响其呼吸。

术后相关贫血普遍发生，且一般患者是可以耐受，不要为了将血红蛋白补充到正常水平而输血。除老年人或发生相关并发症以外的患者，血红蛋白低于 80g/L 才需要治疗[43, 44]。患者一般于术后一个月后恢复到正常的血红蛋白水平[43, 44]。

（1）凝血功能受损的原因

多种因素影响患者的凝血与止血功能，从而导致患者术后出血。大多数手术都会使用的 CPB 以及其他因素，包括术前药物、贫血或者凝血系统疾病等，均会影响患者凝血功能。具体因素包括：

- CPB：
  - 肝素化，血液稀释，血小板损伤和其他功能改变
  - CPB 后激活 SIRS 从而导致弥散性血管内凝血（DIC）
- 术前使用抗凝 / 抗血小板药物
- 肝素，华法林，氯吡格雷
- 主动脉瓣疾病、手术前自身储血或者各种慢性疾病导致的术前贫血
- 凝血因子缺乏
- 低体温症
- 合并凝血疾病
- 纤溶活性增强
- 手术缺陷，如关胸失败或血管吻合失败

（2）床旁出血评估

活化凝血时间（ACT）是最常用的评估心脏手术和 ICU 中凝血和肝素活性的指标。ACT 测量纤维蛋白形成的起始时间（初始发育）。ACT 应用普遍，可在床旁进行检测，成本低廉，效率高，快速出结果，而且不需要长时间培训。ACT 时间延长的出血患者可考虑给鱼精蛋白或者其他药物[45, 46]。需治疗的阈值各中心并不统一，从 120 秒到 150 秒。

ACT 的测量局限性：除初始纤维蛋白形成之外，它不能提供其他凝血过程的信息。因此不能检测出凝血障碍或者纤溶作用增强等[47]。随着技术的进步和发展，血栓弹力图可测量凝血过程[47]。血栓弹力图不仅能揭示早期的凝血异常（纤维蛋白形成的时间，如 ACT 所证明的），而且还能揭示凝结强度、凝块收缩和最终的纤溶活性在患者出血过程中的贡献[47]。血栓弹力图尽管比 ACT 检查昂贵，但已成为床边或手术室的常用技术，并且可以更好地评估患者的出血原因。此外，血栓弹力图监测可以明确凝血障碍发生在凝血过程的哪一阶段，是否存在纤溶活性过度增强，使临床能够有效的、针对性的给予促凝药物、血液制品或其他抗纤溶治疗[47]。

不论床边采用上述哪种技术，患者一旦发生进行性失血均应被迅速评估。应立即收集血液并进行实验室评估，包括全血检查，凝血实验以及纤溶活性测量。

（3）肝素拮抗

CPB 需要完全肝素化（最初 300IU/Kg），在手术结束时需要进行中和或拮抗[45,47]。停 CPB 后，可使用特定的肝素拮抗剂，鱼精蛋白，使用量为 1mg/100IU 肝素（如 3mg/kg）[45]。如果拮抗不全，ACT 时间延长，可再次使用鱼精蛋白（5～10 分钟后给予 25～40mg）。

（4）出血的管理

在 ICU 中治疗患者出血的手段包括：如果 ACT 时间延长，可进一步采用鱼精蛋白；应用血液和血液制品（血小板、凝血因子，新鲜冰冻血浆）；促凝物质（醋酸去氨加压素）和抗纤溶物质等（详见表 12.3）。其他一般性治疗措施则包括对患者进行复温，并预防或治疗高血压。

（5）自体输血

心胸外科手术中，大量失血时使用胸腔引流系统，可以收集血液并将其重新输注。如果失血为新鲜且无菌，可将其重新输注给患者。已经收集并静置于引流系统中的血液则并不适合回输，因为自体输血的时间期限为 1～2h，很少能够保持更长时间。使用血液过滤器来防止引流系统中形成血栓。

5. 心包填塞

心包内的血液或渗出液导致术后心包填塞。心包腔内血容量增加，导致压塞心腔，影响静脉回流，从而造成低心输出量和低血压。心包填塞发生紧急，严重程度可从休克到无脉电活动[29,49]。

心包填塞常被认为是心脏外梗阻性休克的一种，表现与心源性休克相似。低心排和低血压会导致少尿、意识改变、外周低灌注和乳酸酸中毒的发生。代偿机制包括心动过速，血管明显收缩，周围血管阻力增强。在心源性休克中，充盈压通常会升高（右心房、肺动脉和肺毛细血管楔压），有时可表现为肺动脉舒张期、右心房和肺动脉楔压的合并

表 12.3

心脏外科手术后患者出血的管理[21,33,43,44,48]

治疗	计量	备注
鱼精蛋白	25～50mg 慢推（<10mg/min）若 ACT 延长，可重复使用	特定的肝素拮抗剂。可能造成低血压。海鲜过敏患者不适用
抑肽酶（特拉西罗）	持续输注 200 万单位大于 30 分钟，然后每小时 50 万单位	抗纤维蛋白溶解。是一种蛋白质。重复注射有过敏风险。应警惕有无过敏史。
醋酸去氨加压素（DDAVP）	0.4μg/kg IV	促进第 Ⅷ 因子释放；使用证据目前较少。
机血（术后从体外循环管路中回收的血液）	常 400～800ml	是体外循环管路中残存的血；在输注回患者前需经过离心。注意：CPB 中的血液含有肝素
全血 / 悬浮细胞	根据需要，使 Hb 达到 >80g/L	可输注患者手术前自身储血
新鲜冰冻血浆	必要时	广谱的凝血因子替代；包含许多因子；大量输血的有效补充
浓缩血小板	必要时	一般优先使用 ABO 和 Rh 相符类型
ε- 氨基己酸（阿米卡尔）	100mg/KG IV1～2g/h	抗纤维蛋白溶解的，抑制纤溶酶原激活
冷凝蛋白质	10 单位 IV	包含Ⅷ因子和纤维蛋白原（因子Ⅰ）
氯化钙或葡萄糖酸钙	10% 浓度 10ml	代偿被柠檬酸结合的钙
凝血酶原	20～50IU/Kg IV	包含因子Ⅱ Ⅸ 和 Ⅹ

ACT= 活化凝血时间；CPB= 体外循环

Adapted from(*with permission*)：

St Andre AC, DelRossi A. Hemodynamic management of patients in the first 24 hours after cardiac surgery. Crit Care Med 2005; 33(9): 2082-93.

Albright TN, Zimmerman MA, Selzman CH. Vasopressin in the cardiac surgery intensive care unit. Am J Crit Care 2002; 11(4)326-30.

Galas F; Almeida JP, Fukushima JT, Osawa EA, Nakamura RE, Silva C et al. Blood transfusion in cardliac surgery is a risk factor for increased hospital length of stay in adult patients. J Cardiothorac Surg 2013; 8(54): 1-7.

Hajjar LA, Vincent J, Galas FRBG, Nakamura RE, Silva CMP Santos MH et al. TRACS randomized controlled trial transfusion requirements after cardiac surgery. JAMA 2010; 304(14): 1559-67.

Bryant B, Knights K, Salerno E. Pharmacology for health professionals. Sydney: Mosby; 2003.

效应[29,49]。也可表现出其他特征,包括心音消失、QRS 电压降低、电交替、脉压缩小和奇脉,以及清醒患者会发生焦虑和 / 或呼吸困难。

超声心动图是确定心包是否填塞的诊断标准,可确定每个心室的舒张、摆动和节律。胸部 X 线片的诊断能力有限,即使是明显的心包积液,也可能无法诊断。

重要的是,上述仅是心包填塞的经典血流动力学变化,血流动力学变化与上述不一致时患者仍有可能发生心包填塞。因为典型的心包填塞是心脏整体受压,与出血性心包填塞存在一定差异。出血性心包填塞可能只发生于某一个心腔而非整个心包,因而受压的只是一个心腔而非整个心脏[29,49]。

心包填塞的处理

心包填塞的处理方法包括限制血液进一步流入心包腔,清除心包腔内的血液或血凝块来减轻心包腔压力,解除心脏压塞对血流动力学的影响。

控制血压及出血可以限制血液更多地进入心包腔。应采取一切措施来维持或让阻塞的胸部引流管恢复通畅(必要时可挤碎胸管内的血凝块),避免引流管打折和改变患者体位以促使胸液自由流动,保证最佳的胸腔引流效果[29,49]。怀疑引流管不通畅时,外科医师可以在无菌条件下将吸引导管放入胸部引流管中去尝试消除引流管内的血块。如果以上措施不能减轻心包填塞,可以考虑回手术室或在紧急情况下直接在重症监护室(一般少用)重新开胸探查止血。

紧急开胸和纵隔探查需要团队协作,可能的话,手术室工作人员应当参与进来管理无菌环境并协助外科医师工作。应与平时在手术室一样清点和记录所用器械和各种耗材。患者病情稳定后,应考虑回手术室进行最终的评估和关胸[29,49]。

> **实际提示**
>
> 鉴于心源性休克的多样性及准确识别的重要性,当术后血流动力不稳定,尤其是血流动力学变化与常见的心源性休克不一致时,临床医师应该检查有无心包填塞的可能。术后伴随任何心律失常、无脉性心脏电活动的心搏骤停都应该考虑心包填塞的可能。

6. 术后疼痛的评估与管理

作为一门科学,更是一门艺术,心外科术后患者镇痛仍是一个重大挑战,将为临床护士和研究者带来

不确定性以及机遇。镇痛原则在本书第 7 章已概述过。术后疼痛因合并心包感染而变得复杂,镇痛以不影响患者自主呼吸,能接受胸部理疗、进行活动等为宜,并融入到健康教育和改变生活方式的过程中去。

可以通过静脉、口服或直肠给予镇痛或非甾体抗炎药进行镇痛,在极少情况下,可以采用硬膜外麻醉和神经阻滞法进行镇痛。最常用的镇痛方法为静脉给予阿片类药物、可待因和对乙酰氨基酚。镇痛效果不佳,临床和心电图表现为心包炎时,可以给予非甾体抗炎药,如直肠给予消炎痛栓,除非患者存在肾功能不全,因为该类药物会造成肾小球滤过率下降和肾功能的急性恶化[50]。静脉给予Ⅳ环氧化酶(COX-2)抑制剂,如帕瑞昔布,其疗效并不确切,其镇痛效果必须与增加急性事件的发生风险相权衡,如增加血栓的发生风险[51]。

7. 液体和电解质管理

术后补液治疗旨在维持血容量、补充显性和隐性失液量,维持充足的前负荷以保证血流动力学的稳定。常用液体为等渗右旋糖苷(5%)或右旋糖苷 +0.18% 盐水,每日补液量维持在 1.5 升左右即可[21,23]。

术后有必要根据血清钾浓度进行补钾。因体外循环造成血液稀释,术后早期常常会出现多尿。多尿引起的钾丢失必须治疗,以防出现房性或室性期前收缩和快速性心律失常。由于钾的丢失可以预见,故可采取适当的补钾方案(血清钾<4.5mmol/L,补充钾 10mmol,输注时间大于 1 小时,或血清<4.0mmol/L,补充钾 20mmol,输注时间大于 2 小时)。静脉输液也可以加钾以避免低钾血症。多尿同样可以引起低镁血症而造成心律失常的发生。术后常补充氯化镁治疗心律失常,但许多研究对其有效性提出了质疑[52]。

高钾血症很少发生,但肾功能受损患者易出现高钾血症。引起高钾血症的因素包括酸中毒、输入库存血、溶血、使用正性肌力药和术后使用肌松药如琥珀胆碱等。

8. 情绪反应和家庭支持

被诊断出心脏疾病,等待手术、手术和术后恢复这一过程是患者和家属必须经历的情感旅程。尽管病死率很低,但患者仍被可能发生的死亡风险和伤口疼痛所困扰。因此,接受心脏手术的患者经常发生焦虑和抑郁[53,54],且女性比男性患者更容易受到这些情绪的影响[55]。另外,患者的配偶和家属也会经历同等水平的焦虑、抑郁及压力,但会随着时

间推移很快消失。建议为患者和家属提供手术相关信息,帮助其在术后恢复期调整心理状态[56]。

同样的,帮助患者和家属做好术前准备,有助于其应对各种压力、焦虑情绪,以及回归社会后遇到的工作压力[57]。护士帮助患者和家属做术前准备时,需要为其提供必要的信息和支持,以便其熟悉整个治疗过程,从而更好的度过术后恢复期[58]。必须重点识别每位患者遇到的压力,如疼痛、不舒适、侵入性的导线、手术步骤等,从而帮助每位患者度过术前及术后恢复期。需要注意的是,延期或急诊手术患者可能需要额外的关注和支持。另外,心脏手术的整个流程中缺乏对患者心理状态的评估,护士必须留意并考虑这方面因素。为患者和家属发放包含手术、康复和情绪相关问题的健康教育手册可能有用(更多信息请查看本书第 7 章"心理护理",本书第 8 章"重症监护患者的家庭和人文关怀"的相关内容)。

二、主动脉内球囊反搏

主动脉内球囊反搏(IABP)是一种被广泛应用的循环辅助装置,简单易用且几乎没有并发症[59-61]。主要目的是帮助患者恢复现有心肌氧供需之间的平衡。适用于心源性休克、心肌梗死或心肌缺血、经皮冠状动脉介入治疗和撤除体外循环机时的血流动力学支持。IABP 有增加心排血量和平均动脉压(增加氧供)、减少心肌工作负荷(减少氧需)的联合效应,因而成为管理心肌梗死相关心源性休克的理想治疗措施[62, 63],被视为一个标准的治疗手段。

IABP 治疗意味着需要在降主动脉放置球囊导管。通常需要经皮行股动脉穿刺,将球囊导管的尖端放置在左锁骨下动脉下方(图 12.4)。胸片或 X 线片检查可显示导管尖端略低于主动脉弓,或者是位于第 2 前肋间或第 5 后肋间隙(图 12.5)。导管有两个腔,其中一个腔开口在导管尖端用于主动脉压力波形监测;另一个腔是氦气驱动腔,使氦气往返于泵控制台和导管气囊。球囊的容积从 25ml(儿科使用)到成人(最常用的 40ml 气囊)的 35~40ml,根据患者的身高来选择球囊(40ml 的球囊适用于身高162~183cm 的患者)。

图 12.4　主动脉内球囊导管。左图为心脏后面,可以看见充气的导管尖端位于主动脉弓和左锁骨下动脉下方。球囊在心脏舒张期充气,心脏收缩期放气,如右图所示。血液在球囊放气后射入主动脉,球囊充气时几乎填满降主动脉。40ml 的血液流向冠状动脉循环和体循环。(Courtesy Datascope Corporation, NJ)

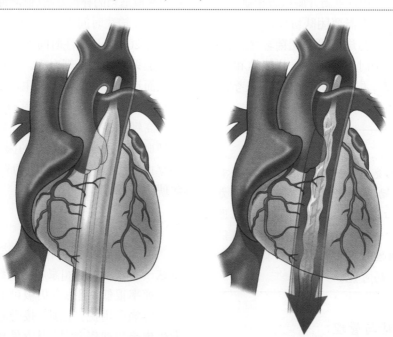

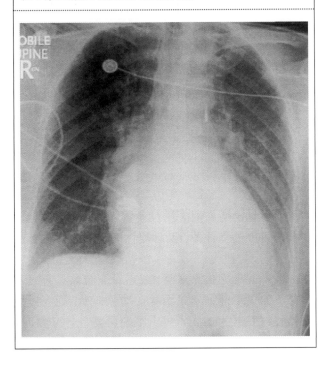

图 12.5　胸片定位 IABP 球囊导管的位置，它的尖端可位于第 2 前肋间隙和第 5 后肋间隙

（一）球囊反搏的原理

当反搏开始时，球囊在每一个心动周期中的心脏舒张期开始时迅速充气，然后在下一次收缩开始时快速放气，这个过程称为反搏。

1. 球囊充气

心脏舒张期开始时，球囊迅速充满 40ml 氦气（最常见）。此时，充气的球囊会使主动脉根部压力骤升，提高平均动脉压，更重要的是提高冠状动脉灌注压。被充气球囊挤压的血液会流入冠状动脉（主要在心脏舒张期）、大脑和体循环，从而改善心

肌氧供，增加平均动脉压和改善循环系统灌注[6, 64]。球囊在整个心脏舒张期会保持充气状态。动脉压力波形在重搏切迹处会大幅上升并出现第 2 个压力波峰，称为增强的或球囊辅助的舒张峰压，这个峰值通常高于收缩压 10mmHg 以上（图 12.6）。

2. 球囊放气

充气的球囊几乎阻塞了整个主动脉，所以必须在心脏开始收缩时迅速放气，以便左心室排空血液。球囊放气时机有 2 种：常规时相和实时时相。

（1）常规时相

在常规时相，球囊在心脏收缩前迅速放气，使舒张末期的主动脉压力急剧下降（降低的主动脉舒张末压），降低心动周期中左心室等容收缩期的持续时间（心动周期最耗氧阶段）和左心室后负荷，从而提高左心室射血能力，增加每搏量和心排血量[6, 64]。此外，左心室排空时主动脉压力较低，可以减少心肌收缩时的负荷和需氧量[6]。因此，在常规时相，球囊在心脏开始收缩前迅速放气会使主动脉压力在心脏舒张末期低于正常，收缩压会低于没有 IABP 辅助时。

（2）实时时相

与常规时相比，实时时相（又称 R 波放气）球囊充气时间稍长一些，不是在心脏收缩期前而是在心脏收缩时放气。虽然看不到主动脉舒张末期压力降低，但在左心室收缩同时放气仍有利于左心室的排空[65]。因此，实时时相也能增加每搏输出量，降低心室收缩压，减少心室肌工作负荷和氧气需求[6, 65]。球囊充气和放气对血流动力学和氧供需平衡的影响，详见框 12.1。

动脉压力波形直接反映了 IABP 治疗对血流动

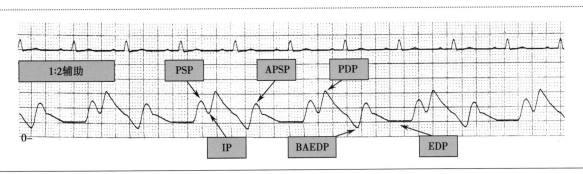

图 12.6　1∶1 IABP 辅助（每个心动周期反搏 1 次）：球囊在心脏舒张期开始时充气，在下次收缩前放气。1∶2 IABP 辅助（每 2 个心动周期反搏 1 次）：在充气点（IP）球囊迅速充气提高舒张压，并产生一个超过收缩压（PSP）峰值的舒张压（PDP）。球囊在舒张期处于持续充气状态，下一个心脏收缩期开始前球囊快速放气，动脉压力急剧下降，产生一个低于正常水平的球囊辅助的舒张末压（BAEDP），从而降低后负荷，心脏在较低的收缩压（辅助的收缩峰值压，APSP）下完成收缩

力状态的影响。将辅助频率改为 1 : 2 辅助（每 2 个心动周期反搏 1 次）能突出球囊的影响，以及辅助时心脏收缩压和舒张压的变化。图 12-6 描述了 IABP 对血流动力学和动脉压力波形的影响。

框12.1

主动脉内球囊反搏的效果

球囊充气

增加主动脉舒张压（增强或形成峰值舒张压，BAEDP）

增加平均动脉压

增加心肌灌注和氧供

增加脑和全身灌注

球囊放气

降低后负荷

增加每搏量和心排血量

减少左室充血，降低肺毛细血管楔压（PCWP），减少肺淤血

降低左心室做功

降低收缩压

减少心肌需氧量

减少等容收缩时间

（二）主动脉内球囊反搏的并发症

IABP 治疗的并发症较少，由于泵技术的进步和更小的球囊导管的出现，IABP 治疗引起的并发症在过去 10 年呈降低趋势[66]。肢体缺血是最常见的严重并发症，特别是有血管病变的患者[67]，这也为导管小型化的发展提供了动力，现在的 IABP 导管已达到 7.5Fr。其他并发症如出血、导管移位、血栓栓塞、穿刺部位血管损伤、血小板减少症及设备相关并发症（如时相不准确、设备故障和氦气泄漏）也会出现，但不常见。下面将对这些并发症进行描述。

（三）护理管理

预防并发症和优化反搏效果，是护理 IABP 治疗患者的最主要内容。完全理解球囊对机体造成的影响，以及反搏对机体造成的有利和不利影响都非常重要。

1. 维持肢体灌注

小号导管的使用使得血液被导管阻塞而无法

流向下肢的可能性大大降低，插入无鞘导管已成趋势。然而，下肢缺血仍是威胁患者安全的重大护理问题，因为使用 IABP 的患者大部分存在动脉粥样硬化，可能合并下肢血管病变，甚至不明显的外周血管病变。识别高危患者（已知的跛行、长期双足冰凉和外周血管疾病），保持警惕并在必要时给予干预可能有效。外周灌注可因导管上形成血栓栓塞动脉而受到影响。虽然导管是由抗血栓材料制作的，但导管引起的血液淤滞（停止反搏）也会使血栓形成的几率大大提高。不推荐采用全身肝素化抗凝，因为会增加出血的风险，除非存在特别的适应证[68]。

每小时评估末梢灌注（颜色、温度、运动、感觉）以发现可能的灌注不足，必须触摸足背动脉和胫后动脉搏动，有时可以借助多普勒超声。灌注不足应及时报告并考虑拔除导管，或在对侧肢体重新插入导管。如果不能证实是否存在动脉搏动，则应评估该侧肢体发展为筋膜室综合征的可能性。必要时，需要在 IABP 辅助下患者幸存和下肢存活之间做出权衡。

2. 出血的预防和治疗

明显的出血很少见[51]，但股动脉穿刺点常发生渗血。除了置管引起的穿刺部位损伤外，出血原因还包括使用肝素、球囊反搏所致的血小板减少症和 / 或其他针对原发病使用的抗凝药或抗血小板药物。定时查看穿刺点皮肤有无青紫或外部渗血，以及全身肝素抗凝所致其他部位的出血。处理措施包括压迫穿刺部位或穿刺部位使用加压设备 [如血管闭合装置（FemoStop）]、加固伤口敷料、和 / 或局部使用促凝药物。必须监测凝血功能和血色素，必要时给予输血或血液制品治疗。

3. 预防躯体制动相关并发症

需要强调的是患者需要制动，尤其是下肢，这可能会增加肺不张、受压部位静脉淤血，血栓形成的风险。建议适当限制下肢活动，虽然患者通常会在床上自主移动，但在充分保护和固定穿刺部位的前提下，仍应每 2 小时活动下肢。股动脉穿刺要求臀部抬高不超过 30°，这会限制胸部理疗的实施，增加肺不张、肺炎的发生风险。

球囊导管向主动脉弓或腹主动脉移位可影响左臂（阻塞左锁骨下动脉），肾（肾动脉）或腹部脏器（肠系膜上动脉）的灌注。因此，观察上肢的神经血

管，尿量和肠鸣音的变化也是 IABP 护理管理的一部分。

4. IABP 的撤除

一旦患者病情稳定，无缺血症状和体征，不需要或仅需少量正性肌力药物支持时，即可撤除 IABP。按步骤撤机并不会影响患者血流动力学及死亡率[69]。通常有两种撤机方法：逐步减少球囊容积（容量脱机）；逐渐减少辅助频率，从 1∶1 到 1∶2 和 1∶4（比例脱机）。有时可以混合使用这两种方法。当患者出现血流动力学恶化、肺淤血和缺血的症状和体征时，间断给予 IABP 辅助。

5. 时相评估及时相错误

准确设置球囊在心动周期中的充气和放气时相，能使 IABP 的辅助效果最大化。时相设置错误可导致治疗效果降低，或在某些情况下可能导致心功能恶化，增加心肌需氧量。护士必须检查动脉压力波形持续评估球囊泵对血流动力学的影响以及实相设置是否准确，并调整时相设置以优化球囊泵的辅助效果。自主触发 IABP 技术的进步，使得可以通过自主识别和筛选反搏信号来降低时相错误的发生率；可以通过准确设置自主触发信号，使充气和放气时相最优化，并自动调整以改变患者的状况。因此，推荐使用自主触发主动脉球囊反搏模式[70,71]。

（1）充气过早

有时很难及时将过早充气和正确充气时相区分，但是在开始充气后不久，患者的收缩压峰值会在压力降到重搏切迹水平之前出现（图 12.7）。过早充气可能限制每搏量和心排血量，由于收缩末期受到阻碍，可导致心肌氧耗增加，左心室负荷增加和主动脉瓣过早关闭。充气点应该（往后）调整直到充气点上出现平稳的重搏切迹。

（2）充气过晚

球囊开始充气之前动脉压力波形已显示心脏开始舒张（重搏切迹）（图 12.8）。这通常会出现一个较

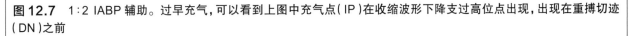

图 12.7　1∶2 IABP 辅助。过早充气，可以看到上图中充气点（IP）在收缩波形下降支过高位点出现，出现在重搏切迹（DN）之前

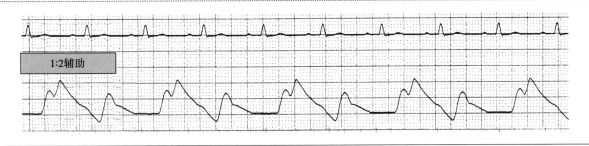

图 12.8　1∶2 IABP 辅助。过晚充气，充气点（IP）在重搏切迹（DN）之后。在 I∶1 IABP 辅助中也可以明显看到

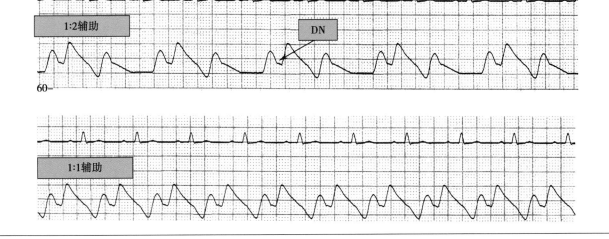

低的辅助后舒张压。由于球囊持续充气时间减少，因而平均动脉压和冠状动脉灌注压不会达到预期水平。充气点应该往前设置直到充气点上行至平稳的重搏切迹。

（3）过早放气

球囊过早放气缩短了必要的充气持续状态，因此，限制了 IABP 的治疗效果。放气时相过早，可能对机体有害。放气时可以看到主动脉压明显下降，这会给血液足够的时间去填补被球囊取代的容量。因而，主动脉舒张末期压力增加，甚至超过了正常的舒张末期压力，心脏等容收缩期持续时间延长，

导致左心室后负荷和心肌需氧量增加（图 12.9）。往后调整放气时机，直到放气时的压力下降仅在下一次正常心脏收缩前一刻。

（4）过晚放气

放气时相过晚，心脏在完全排除主动脉内球囊气体之前收缩，典型的舒张末期压力下降无法看到。当放气时相非常晚时，舒张末压甚至可能增加，导致心脏等容收缩期延长和后负荷增加。当心脏在球囊放气不完全时收缩时，每搏量和心排血量将会受到影响，心室做功和需氧量也会增加（图 12.10）。应往前设置放气时相，使其开始于舒张末压的最低点。

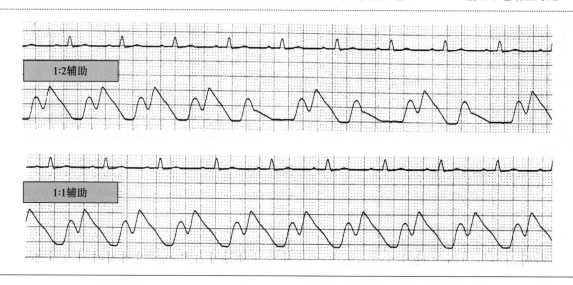

图 12.9　1∶2 IABP 辅助。过早放气：球囊在下一个收缩期前过早放气，主动脉压力下降（和非辅助心脏舒张期差别不大），然后在收缩期开始之前有所上升，甚至可能超过正常舒张末期压力。过早放气在 1∶1 IABP 辅助下也明显可见

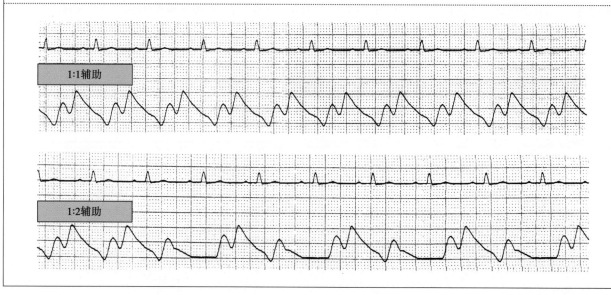

图 12.10　1∶2 IABP 辅助。过晚放气，可以看到放气在收缩波形前陡然下降处，球囊辅助的舒张末压并没有低于患者正常的舒张末压

（四）报警状态

报警功能因制造商和机器型号不同而有所差异，但是主要报警状态大致相同。报警的原因和重要性如表 12.4 所示。最重要的是，大多数报警会使机器恢复到待机、暂停反搏状态。处于放气状态的球囊褶皱处有形成血栓的风险，重启反搏时这些血栓会被释放出去。因此，应当及时准确处理报警，以减少球囊停滞的时间。如果中断时间过长，建议间断用注射器手工给球囊充气（每 5～10 分钟一次）。

气体泄漏报警

大多数设备可以区分气体泄漏的严重程度，并将其分为缓慢、快速和断开。气体泄漏报警时，必须立刻做出评估，排除球囊破裂和氦气泄漏到动脉循环中的可能性。小量氦气泄漏不一定有临床意义，但可观的氦气泄漏可表现为气栓，如果进入冠状循环则可导致致命性心律失常，如果进入大脑循环则可导致神经系统并发症[59]。在所有气体泄漏报警中，应检查氦气驱动线有无血液，以明确球囊是否完整。如果氦气驱动线上有血液（图 12.11），应当立刻停止反搏，一定不要尝试重新启动。迅速移除和 / 或更换球囊导管，同时必须对患者进行评估。

图 12.11 主动脉内球囊破裂和带血的氦气驱动线

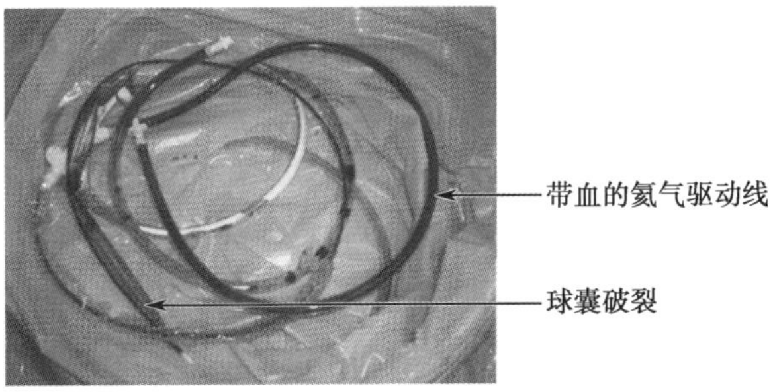

带血的氦气驱动线
球囊破裂

表 12.4 IABP 报警状态	
报警状态	原因 / 意义
导管报警	导管、驱动线或球囊（完全或不完全）阻塞 设备恢复到待机状态（无辅助）；通常由于肢体位置或血管位置较深造成导管在穿刺点弯曲所致
不能触发	心电图触发：信号中断或信号强度低、心搏停止 压力触发：脉压低于监测阈值 起搏器触发：检测不到起搏信号或起搏信号缺失（包括按需起搏） 设备恢复到待机状态，直到恢复触发；必要时改变触发方式
气体泄漏报警	管路、驱动线或球囊泄漏；泄漏的气体可能排放到了大气中，也可能作为氦气气栓存在患者循环中 设备恢复到待机状态，需要重新更换管路
过低辅助	辅助的舒张压低于操作者设置的报警线；反搏不中断
气动驱动泵	气泵充气和放气系统功能性问题 设备恢复待机：可能因心动过速引起；在换泵之前换成 1∶2 辅助或减少辅助水平
自动充气失败	系统每 2h 会自动注入氦气，如果气泵打开不完全或者在尝试充气时管道泄漏造成气体体积减少，自动充气可能会失败 设备恢复到待机状态
系统故障	机器自检确认组件故障 设备恢复到待机状态，需要充气，必要时更换设备
低氦气供应	氦气罐空或者未完全打开
低电量	连接电源，充电

三、心脏移植

器官移植的最终目标是改善生活质量和延长终末期心脏疾病患者的生存时间。为使患者有一个良好的结局，移植患者术后早期管理需要拥有特定专业知识的重症监护临床医师与多学科小组合作共同完成。在下面几节中，将着重讨论移植术后早期一些重要的管理问题，同时简要讨论心脏移植的主要远期并发症，因为患者多年后可能因威胁生命的并发症再次入住重症监护病房。

患有慢性心脏、呼吸和肺部疾病的患者，如果预期寿命不到 2 年且生活质量极低，应当评估他们是否需要接受器官移植。接受器官移植手术的患者通常比较虚弱且有急性或慢性疾患的表现，手术时长（包括体外循环在内）可长达 12 小时。手术时间、手术性质以及患者糟糕的健康状况，都会阻碍患者从术后早期的危急状态中恢复过来。

移植术后第一时间接触患者及其家属的是

ICU 医师。但也有例外，若等待心脏移植期间使用主动脉球囊反搏或机械辅助循环（也称为心室辅助装置）（图 12.12）作为过渡，则可提前接触到 ICU 医师。理想状态下，使用机械辅助循环的患者需要在接受移植手术前恢复到良好的生理、心理及营养状态，在病房或家里等待移植，这也是他们康复的一部分。想要获取管理机械辅助循环患者的专业资料，请查阅特定资料（网站和机械辅助循环装置的操作手册：HeartWare，Thoratec and SynCardia）。

心脏移植是一种有价值的救治生命措施，提高了许多慢性心力衰竭患者的生活质量。1982 年澳大利亚颁布了脑死亡定义和获取跳动心脏的立法，这预示着移植项目的正式确立。1983 年，第一个心脏移植项目在澳大利亚开始实施[72,73]。现代移植技术的发展，使器官移植成为终末期器官衰竭患者可选择的治疗方案，主要是因为免疫抑制药"环孢素"的发现[74]。本节将参照循证实践，把心脏移植作为重症监护的一个组成部分进行讨论。

（一）历史

1967 年 12 月，南非开展了世界首例人心脏移植术。几个月后，澳大利亚也完成了第 1 例心脏移植用来治疗难治性心力衰竭[75]。然而，由于术后几个月出现的严重急性排斥反应和感染导致的高死亡率，使得世界范围内心脏移植手术量急剧减少，并且停顿了一段时间。心脏移植最终发展成为治疗终末期心力衰竭的一个可行性方案是因为 20 世纪 80 年代早期环孢素的发现。作为一个全新的免疫抑制药，环孢素能减少急性排斥反应和降低感染性并发症的发生率，显著提高患者存活率[76]。

（二）心脏移植的数量

澳大利亚和新西兰分别于 1986 年和 1987 年开始进入心脏移植的新时代。2013 年，澳大利亚和新西兰总共完成了 86 例心脏移植手术。欧洲每年有 589 例心脏移植手术[77]，数量是过去 5 年的总和[78]。因为器官来源有限，所以每年全球的心脏移植数量

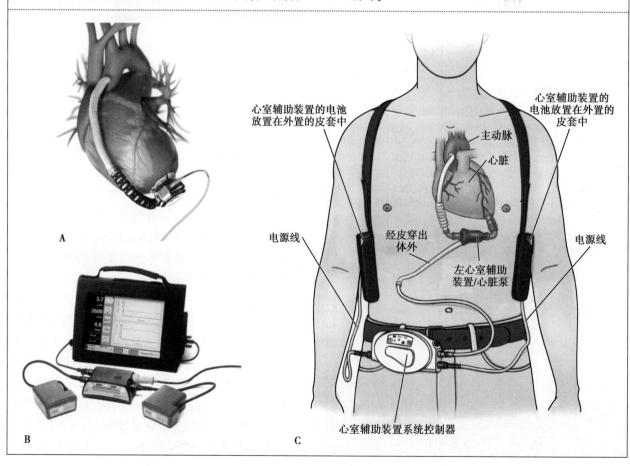

图 12.12　泵、检测器和控制器。（A）植入式心室 HVAD 泵；（B）植入式心室辅助监测器、控制器和电池；（C）Thoratec 心室辅助装置。[（A）和（B）引自 HeartWare 公司，（C）引自 Thoratec 公司]

保持相对稳定，今后终末期心力衰竭的管理可能将置入能够提供长期永久循环辅助的左心室辅助装置（LVAD）作为治疗终点。在前些年，心室辅助装置普遍作为过渡到心脏移植的桥梁（用来支持病态的自体心脏直到找到合适的供体心脏），而不是治疗终点，尽管研究认为二者都是可行的治疗方案[79]。虽然在澳大利亚和新西兰只是个案，但最近的报道显示，心室辅助装置作为最终治疗方案在全球达到大约 40%[80]。这一改变将有利于相关装置技术的进步和医务人员管理心室辅助患者经验的提升。持续使用心室辅助装置的患者，1 年和 2 年生存率分别为 81% 和 70%[80]。随着技术的进步和功能的改进（完全置入体内的电池），患者觉得植入永久心室辅助装置已不像想象的那样遥不可及。

（三）心脏移植的结局

目前，全球各中心提交到国际注册中心的数据显示，心脏移植患者 1 年和 5 年生存率分别为 81% 和 69%，生存中位数为 11 年[81]。在澳大利亚和新西兰，心脏移植患者的 1 年和 5 年生存率分别为 87% 和 82%[82]。

（四）心脏移植的指征

绝大多数心脏移植患者持续存在 NYHA 分级 Ⅳ 级的症状（见第 10 章），继发于缺血性心脏病或某种形式的扩张型心肌病[81, 83]。在 ICU 或心脏移植监护病房，心源性休克患者需要持续使用正性肌力药物或应用主动脉内球囊反搏和心室辅助装置来维持心功能，以便顺利过渡到心脏移植[83]。等待心脏移植患者预期寿命通常小于 2 年。心脏移植禁忌证包括活动期的恶性肿瘤[84]、复杂糖尿病[85]、病态肥胖[86]、无法控制的感染、药物滥用和对复杂治疗方案依从性差[87, 88]。目前，全球 50% 的心脏移植患者年龄在 50～64 岁之间[83]。年龄是一个相对禁忌证，目前最小的心脏移植患者是 16 天，最大的是 71 岁[82]。考虑到超过 70 岁患者存在多种并发症，故这类患者绝大部分被排除考虑移植[84, 89]。其他相对禁忌证包括肾衰竭和不可逆的跨肺压力梯度[83, 90]（平均肺动脉压减去肺动脉楔压大于 15mmHg）（详见本章节随后介绍的早期同种异体移植物功能障碍和衰竭）。遵循严格的术后多重用药方案、频繁的随访预约和常规的心脏活检，有一个强大的社会支持体系、无精神疾病和有积极参与康复过程的意愿，是非常理想的心脏移植受体[90]。

患者可以考虑心脏移植术前评估，必须是已经用尽了其他所有药物和手术治疗不能解决的终末期心力衰竭，例如，常用的心力衰竭药物最佳治疗剂量；冠状动脉旁路移植手术或经皮冠状动脉血管成形术术后；在社区或家里连续静脉注入多巴酚丁胺；静脉注射左西孟旦（钙增敏药）；应用抗心律失常药物或心内除颤器治疗潜在的致命性心律失常；置入双心室起搏器（即慢性同步化治疗）重建房室同步（见第 11 章）。

与心脏移植相关的平均花费很高，大约第一年 35 000 澳元，以后随着用药管理，排异反应和感染而异，大约每年 15 000 澳元[77]。虽然随着免疫抑制药物的去专利化，这些花费也有所下降。但慢性心力衰竭的高发病率和相关的住院成本也是相当大的。在 2000 年，据估计有超过 5 000 万澳大利亚人患慢性心力衰竭，其中每年有 325 000 名患者有心衰症状[91]。在 2007—2008 年间，澳大利亚有 49 307 名患者首次因慢性心力衰竭入院（占总入院人数的 0.6%）[3]。据估计，其中 40% 的住院心衰患者会在 1 年内再次入院或死亡[92]。在澳大利亚，目前因心力衰竭单次入院花费大约需要 6 000 澳元[93]。在新西兰，心力衰竭住院患者消耗了大约 1% 的医疗预算[94]。在被诊断为慢性心力衰竭 4 年内的病死率为 50%；被诊断为严重心力衰竭 1 年内的病死率为 50%[95] 和与心力衰竭相关的医疗负担超过了所有类型的癌症的背景下[96]，给予终末期心力衰竭患者进行心脏移植无论对个人和社会而言，都是一个可行的、实惠的选择，可惜的是，由于器官来源有限，只有少数患者可以接受心脏移植。

（五）心脏移植手术术式

最常见的心脏移植术式是原位心脏移植，其中用到两种外科技术：标准和双腔静脉插管。标准技术自 1960 年开始应用，包括受体与供心吻合[97]。标准式式的常见并发症有：异常心房到心室充盈和三尖瓣、二尖瓣机能不全[98, 99]。20 世纪 90 年代中期，Dreyfus 等[100] 推荐的双腔静脉插管技术广泛应用。双腔静脉插管的优势在于它对心房引导通路的维护，对窦性心律的维持及血流动力学的稳定[100]（见图 12.13）。据报道该术式潜在的危险因素包括上下腔静脉吻合口处狭窄[100]。

第二种心脏移植手术术式是异位心脏移植，虽然全球仅有少数案例[101]。在这种术式中供心被

图12.13　左图：双腔法心脏移植，图示上腔静脉、下腔静脉、主动脉、肺动脉吻合。右图：左心房开始吻合

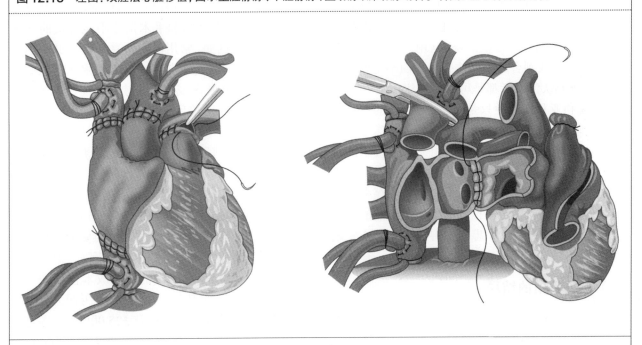

Adapted from Kirklin JK, Young JB, McGiffin DC. Heart transplantation. Philadelphia: Churchill Livingstone; 2002, with permission.

移植在右侧胸腔紧挨着患心[102]来增加收缩功能。图12.14通过 X 线片阐明患心与供心位置。

图12.14　异位心脏移植胸片

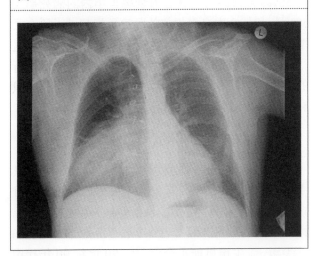

图12.15　异位心脏移植（左心辅助装置）

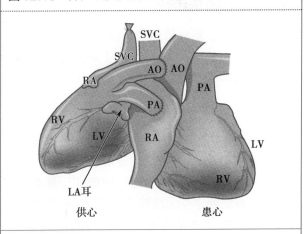

Adapted from Newcomb AE, Esmore DS, Rosenfeldt FL, Richardson M, Marasco SF. Heterotopic heart transplantation: an expanding role in the twenty-first century? Ann Thorac Surg 2004;78(4):1345–50, with permission.

异位心脏移植首先应用于需接受降肺压治疗的肺高压患者。其次就是用于体表面积太大很难找到与之相匹配的供心来进行原位心脏移植的患者[97, 103]，或者供心不适宜原位移植[103]。左心辅助装置（LVAD）和双心室辅助装置常被作为异位心脏移植前的过渡支持。左心辅助装置对异位心脏移植的作用在图12.15中阐明。

（六）患者管理

心脏移植术后护理包括通过应用肺动脉导管（PAC）、三腔中心静脉导管（CVC）、有创动脉导管的全程血流动力学监测，以及留置尿管和 5 导联心电监测以便及时发现心律失常。同样也可用 12- 导联心电监测。如果是采用标准术式的原位心脏移

植，患心 P 波切迹可见于心电图或心电监护仪（见图 12.16）。有趣的是，当供心出现房颤或其他心律失常时患心可提供 P 波（关于异位心脏移植心电监护和血流动力学监测将在后面进一步讨论[96, 104]）。监测数据和身体评估联合为护理干预提供依据，重症持续监测和血流动力学参数为治疗提供依据[87-89]，所有的临床表现有助于护士及时发现并处理术后各种并发症。在相关实践证据支持下，国际心肺移植协会（ISHLT）出版发表了心脏移植术后综合护理指南[105]。

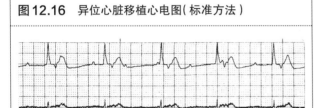

图 12.16　异位心脏移植心电图（标准方法）

患者血流动力学稳定之前需要全心室辅助。呼吸功能通过临床表现、放射科检查和实验室检查结果来体现（见第 13 章）。肠内营养通常入室即刻开始。环孢素具有肾毒性[106]和神经毒性[107]，需密切监护肾脏功能和神经系统功能。小部分接受同种异体移植的患者需要机械辅助支持（如 IABP、ECMO、LVAD），急性肾功能损伤需要血滤，这些使患者的 ICU 住院时间会相应的延长数周。

移植术后早期是患者和家属满怀希望的期待时期；然而，这个时期也是各种并发症的高发期，可使恢复时间延长并充满艰辛。患者家属、朋友及所有术后护理团队的社会心理学准备对器官移植患者的恢复至关重要，与患者家属关于病情的及时沟通交流也很必要，对等待移植患者及家属的支持也很重要（见第 8 章）。应对移植失败对所有相关人员来说不是一件很容易的事。心脏移植术后早期常见的并发症有：超急性排异、急性排异、血流动力学不稳定和肾衰竭。还会有与心脏移植术相关的特有的并发症如移植物衰竭（器官衰竭来源于预防性损伤）、出血、右心衰竭和急性排异。长期并发症包括：慢性肾功能不全、高血压、恶性肿瘤和血管病变。关于心脏移植潜在并发症和临床治疗的详细讨论请见下文。

1. 超急性排斥反应

超急性排斥反应是一种罕见的体液免疫反应，发生于心脏移植术后数分钟至数小时。主要原因是 ABO 血型不相容或者是受体存在供体特异性抗体[108]。来自 ABO 血型和抗人淋巴细胞抗原（抗 -HLA）抗体，术前检测可减少超级性排异反应的发生，尤其是在普遍应用交叉配血的健康管理系统中。如果发生，超级性排异反应可导致器官衰竭和激活快速连锁反应、对内皮细胞造成严重损伤、血小板聚集、凝血反应和广泛的微血栓形成[109]。超级性排异反应除了机械辅助支持和再次移植外尚无有效治疗方法。

2. 急性排斥反应

急性排斥反应可分为细胞排斥反应和体液排斥反应[110, 111]。细胞排斥反应较体液排斥反应的发生率高，但二者可同时发生[112]。体液和微血管反应通常由抗体介导，近期有相关报道说明了对抗体介导免疫反应的标准术语[110]。交叉配型阳性或有抗 -HLA 抗体的敏感型受体易发生体液排斥反应。

经皮心内膜活检被视为诊断心脏排斥反应的金标准[113]。心脏排异等级有公认的标准[114, 115]，在体液排斥反应中，心肌活检可显示血管渗透性增加、微血栓、间质水肿、出血和内皮细胞肿胀及坏死[110, 113]，也可以通过心脏彩超来评估心脏功能。

针对排斥反应的治疗，不同中心并不统一，但都是基于患者排斥反应等级、血流动力学情况、临床表现和移植时间。无症状的轻度排斥反应（1R 级），如果对血流动力学没有影响则无需治疗；只有 20%～40% 的轻度排斥反应可发展为需要治疗的中度排斥反应（2R 级）[109, 116]。3R 级，代表心肌细胞坏死，需治疗。细胞排斥反应经常用大剂量糖皮质激素冲击治疗，如负荷剂量的甲泼尼龙（1～3g 静脉注射，大于 3 天）、抗淋巴细胞抗体治疗（ATG、ATGAM 或 OKT3）。体液排斥反应用血浆置换、大剂量糖皮质激素、环磷酰胺和抗淋巴细胞抗体治疗[117, 118]。对这两种类型的排斥反应，免疫抑制剂如钙神经素抑制剂（环孢素、他罗利姆）和抗增殖细胞药物（硫唑嘌呤、吗乙麦考酚酯、西罗莫司 / 雷帕霉素）采用维持剂量治疗。在没有使用抗生素和抗惊厥药的情况下，通过回顾排异反应期间的用药剂量来正确判断患者的血药浓度从而减少环孢素和他罗利姆的用量。除了免疫抑制治疗，根据患者的心功能来给予容量控制、药物干预和相应的机械辅助治疗。

护士在急性排斥反应的发现中起到关键作用，

急性排斥反应以临床表现和心脏超声下的组织学发现常作为诊断依据。轻度排斥反应常表现为乏力、昏睡、低热和性格行为改变。急性排斥反应可引起心肌兴奋性增高，出现窦速，心率超过 120 次/min，心包摩擦音，或出现房颤或房扑[116, 119]。当心力衰竭出现时，可怀疑出现更严重的排斥反应。如果患者清醒，会主诉感到疲惫，轻微活动则出现呼吸困难、心动过速或端坐呼吸。临床表现和体征能反映出左右心功能衰竭（见第 9 章）。

3. 免疫抑制治疗

在这一章节中，简要的描述了免疫抑制剂的治疗和护理。为了防止出现移植器官排斥反应，受者需接受三联免疫抑制治疗方案。三联疗法通常是指糖皮质激素（泼尼松龙或泼尼松），钙神经素抑制剂（环孢素、他罗利姆）和抗增殖细胞药物（硫唑嘌呤、吗替麦考酚酯、西罗莫司/雷帕霉素）[120, 121]。选择西罗莫司/雷帕霉素等细胞毒类药物的患者，6～24 个月血管病变与感染的发生率低于选择硫唑嘌呤的患者[122]。一项调查显示，吗替麦考酚酯较硫唑嘌呤能降低术后 36 个月的死亡率[123]。

免疫抑制治疗一般开始于术前或术中。但维持剂量的免疫抑制治疗开始于进入 ICU 的时刻，根据不同的患者个体化用药。例如，对原发性肾功能不全的患者开始应用免疫抑制剂的时间会稍延迟，常规免疫抑制治疗延迟时，免疫诱导剂抗淋巴细胞制剂[抗胸腺球蛋白（ATG）、ATGAM 或 OKT₃]或白细胞介导-2 受体（IL-2R）拮抗剂（巴利昔单抗）可在术后即刻应用[81, 124, 125]。在原发移植物衰竭时也可采用免疫诱导治疗，如发生 HLA 不匹配或早期体液排斥反应、有肾功能不全危险的患者，可使用环孢素作为免疫诱导治疗[119, 126]。最近一项回顾性研究发现，应用 IL-2R 拮抗剂的常规治疗与常规诱导治疗相比，两种疗法对患者的生存率和排异反应并无差异[127]。常规免疫抑制治疗见表 12.5。在表中强调，一些免疫抑制剂具有细胞毒性（如吗替麦考酚酯），这些药物在准备、运输、应用过程中应确保安全。同样，一些免疫抑制剂需要静脉给药（如硫唑嘌呤），一般不能鼻饲给药。此外，需定期检测血药浓度（如环孢素、西罗莫司），护士应定时采血获得准确的血药浓度。

4. 感染

由于患者被免疫抑制，感染是移植的主要危险因素。术后前 3 个月是高危期，为了避免急性排斥反应而增加免疫抑制剂也使感染容易发生[128, 129]。除了常规心外科手术术后常见院内感染外（见第 6 章），免疫抑制治疗的患者易患获得性细菌、病毒和真菌感染；潜伏性感染有从供体器官获得的如巨细胞病毒（CMV）或自身潜伏感染（如 CMV 或肺囊虫感染）。患者每周接受 2 次甲氧苄啶和磺胺甲噁唑来对抗肺囊虫[130]。手术前需要筛查 CMV，CMV 不匹配常会导致供体器官短缺。有效预防 CMV 感染的方法是对 CMV 阴性和 CMV 阳性的受者在术后 24～48 小时[124]给予巨细胞病毒超免疫球蛋白[131]。CMV 阴性受者倘若接受了 CMV 阳性器官，这些患者除了应用巨细胞病毒超免疫球蛋白，1～2 周后还需要口服更昔洛韦 3 个月[105, 131, 132]。

为了预防感染，标准预防和严格的洗手（见第 6 章）比隔离治疗更重要[133]。一旦出现感染迹象临床医师会予以重视并采取强制性措施，通过血液、尿液、痰液、伤口、导管尖端培养等来获得诊断依据，对症治疗。虽然移植患者感染的症状和体征不明显，当患者出现低热、低血压、高血压、高心排/心指数、体循环阻力（SVR）下降、心理状态变化，新出现咳嗽或呼吸困难均应引起临床医师的重视[121, 134]。白细胞计数增加、少尿、伤口脓性分泌物、肺渗出、痰多或疼痛也是感染的表现。

输注血液制品前，护士需要确认供体和受体的 CMV 情况。CMV 阴性受体和供体可输悬浮少白全血、红细胞和血小板来避免原发性巨细胞感染[97, 105, 135]。

5. 出血和心脏压塞

心脏移植患者出血和心脏压塞的风险高于冠状动脉旁路移植或瓣膜手术的患者。术前接受抗凝治疗、终末期心衰、房颤、右心衰、再次手术、大血管和心房吻合口、心包过大均是影响因素。良好的手术技巧能有效地预防术后出血。防止术后出血是治疗的主要目标之一，根据临床和实验室检查结果来应用血液制品，如人凝血酶原复合物和人纤维蛋白。据报道，术后出血的发生率高达 6.7%[136]。

密切监测血流动力学状态、引流管是否通畅、引流的量和持续性等，有利于及早发现出血，血流动力学参数能预示心脏压塞（见本章前文）。临床经验表明，患者出现不明原因低血压时应首先排除心脏压塞的可能。如果患者血流动力学稳定可通过 X 线胸片或超声来确诊心脏压塞。心搏骤停或心脏压

表12.5

免疫抑制治疗表[124]

药物名称参考剂量主要副作用护理注意事项			
钙神经素抑制剂维持剂量			
环孢素 5～10mg/(kg·d)	（目标血药浓度）	肾毒性监测肝肾功能	
他克莫司	0.2～0.5mg/(kg·d)（目标血药浓度）	高血压将液体环孢菌素 高脂血症与果汁或牛奶混合 肝功能损伤定时监测血药浓度 头痛 多毛症（仅环孢素） 牙龈肿胀（仅环孢素） 糖尿病（仅他克莫司）	
皮质类固醇类维持剂量			
泼尼松龙／泼尼松 0.2～0.5mg/(kg·d)	急性排斥反应时增加药物冲击治疗 2～3 天	情绪改变监测血糖 体重增加 糖耐量下降 骨密度降低 肌耐力下降	
抗增殖细胞毒性药物	维持剂量		
硫唑嘌呤	1～2mg/(kg·d)	骨髓抑制 胃肠道刺激 （尤其是吗乙麦考酚酯）	细胞毒性：采取充分预防措施来准备、应用和处理药物
吗乙麦考酚酯	2～3g/d（成人）		
雷帕霉素	0.03mg/(kg·d) 开始（目标血药浓度）	骨髓抑制 高胆固醇血症 低钾血症	减少胆固醇摄入 监测血小板和血清钾
白细胞介素-2受体拮抗剂	诱导免疫抑制		
巴利昔单抗	术前及第 4 天：20mg/kg	不常见	术前肾功能不全患者常用其他免疫抑制剂延迟应用关于药物相互作用的信息较少：避免协同给药
达利珠单抗	术前及第 14、28、42 和 56 天：1mg/kg		
抗淋巴细胞抑制剂	诱导或增加急性排斥反应		
ATGAM/OKT3	多种靶向性 T 淋巴细胞水平	过敏 细菌性脑膜炎 肺水肿 血清疾病	在使用对乙酰氨基酚、异丙嗪和氢化可的松前 30 分钟缓慢输注

Adapted from: Farmer DG, McDiarmid SV, Edelstein S, Renz JF, Hisatake G, Cortina G et al. Induction therapy with interleukin-2 receptor antagonist after intestinal transplantation is associated with reduced acute cellular rejection and improved renal function. Transplant Proc 2004; 36(2): 331-2.

塞导致的心搏骤停需紧急手术或床旁开胸探查。

6. 急性肾损伤

由于术前肾功能不全导致术后会有不同程度的肾损伤，另外，应用环孢菌素、肾毒性抗生素、体外循环或移植物衰竭导致的低血压均可引起急性肾

损伤。糖皮质激素可导致体液潴留引起灌注压升高，右心的顺应性降低，术后早期利尿治疗非常必要[137]。术后患者通常需要大剂量的利尿剂或者静脉持续泵入利尿剂，此时需密切监测电解质水平，按需及时补充。

为了预防心脏移植术后患者出现肾功能不全

（见本章前面和第 18 章），除了常用的护理措施之外，需根据个体危险因素和临床表现来确定免疫抑制剂的类型和剂量。经验表明，早期血滤对肾功能的支持功能优于大剂量利尿剂，因为肾毒性免疫抑制剂应用数周后排异反应和移植物衰竭的风险并不低。

7. 早期移植物功能不全和移植物衰竭

早期移植物衰竭是移植术后 1 个月和 1 年死亡的主要原因[120,138]。术后早期由于体外循环、心肌缺血、低温保存、缺血再灌注损伤导致心肌功能顿抑。尽管供心最佳植入时间是离体后 2～6 小时，由于城市间距离（大于 3 000km）、决策是否使用边缘供心等，澳大利亚移植团队供心缺血时间可长达 8 小时（新西兰，7 小时）[139]。

在澳大利亚和新西兰心脏移植供体缺血时间可长达 6h 甚至更长，有研究报道了它们良好的短期（30 天死亡率）和长期（术后 1 年心功能）结局[139]。良好的临床结局取决于术前充分的准备工作和术后应用 IABP 或右心室辅助装置[139,140]。另外，由于心肌缺血时间长，术中常应用肾上腺素来支持供心。

早期移植物衰竭可表现为左、右心或全心功能不全。可通过临床表现和病因学来管理心脏功能不全，常见病因有肺动脉高压、急性排斥反应和缺血性损伤。右心功能不全常继发于肺动脉高压，而左心或全心功能不全常由急性排斥反应和缺血性损伤引起。

为了预防肺动脉高压引起的右心功能不全，术前需对受体进行筛选和监测肺压。可逆的肺动脉高压是指应用肺血管扩张剂时机体肺压变化小于 15mmHg，常用的肺血管扩张剂有前列腺素 E_1、前列环素和一氧化氮[141]。右心功能不全也可由缺血性损伤、供受体不匹配（供受体表面积差异大于 20%）或低肺阻导致[97]。发生右心功能不全时可应用异丙肾上腺素、米力农、多巴胺和肾上腺素[105]。

左心功能不全一般不可预测，当术前或术后出现临床表现和体征时应立即开始实施液体管理策略（补液或利尿）[105]。对缺血时间长的患者，可应用 IABP 等机械辅助。

术后早期，低体循环阻力也可导致心功能不全。体循环阻力低可表现为：SVR 低于 $750dynes/(sec•cm^{-5})$，心输出量高于上限[142,143]。低 SVR 的原因尚不明确，可能与体外循环导致的全身炎症反应综合征

（SIRS）（见第 21 章）、持续应用血管紧张素转换酶抑制剂（见第 10 章）或血管加压素缺乏有关[142,144]。去甲肾上腺素可用于提高 SVR、降低心指数。严重时，血管加压素 0.04～0.1U/min 联合去甲肾上腺素一起使用[145]。经验表明，出现代谢性酸中毒时应减少肾上腺素、增加去甲肾上腺素使 SVR 大于 $900dynes/(sec•cm^{-5})$，降低心排。

心功能不全导致左室依从性和收缩性下降的患者，临床上可表现为心脏指数降低、心动过缓、组织和末端器官灌注减少（精神状态下降、少尿、周围灌注差、毛细血管充盈缓慢、血清乳酸升高）、全身静脉氧合降低和呼吸困难。由于心房起搏和 / 或异丙肾上腺素的影响，心动过缓可能不明显。以下讨论的重点是右心功能不全 / 衰竭的管理和左心功能不全 / 衰竭的管理（见第 10 章）。

右心功能不全 / 衰竭表现为术中或术后高 CVP，低 PAWP，高 PVR，高肺压，低血压和少尿。右心功能不全 / 衰竭的血流动力学管理包括用液体和药物来优化右心的前后负荷、保证组织和末梢灌注。使 CVP 维持在 14～20mmHg，保证衰竭的右心能为左心提供足够的血液。吸入 NO 可替代 20～40ppm 的肺血管舒张剂剂量，而且在降低右心后负荷的同时不影响血压[141,146]。NO 吸入的另一个作用是通过改善通气 / 血流比值来改善氧供[147]，如果肺压超过 50mmHg 可用前列腺素 E1、前列环素来降低肺压[148]。

轻度右心功能不全可用米力农治疗，剂量 0.375～0.75μg/(kg•min)，或联合用药降低右心后负荷提高心肌收缩力（如硝普钠和肾上腺素）。适当的呼吸管理是必不可少的，因为低氧血症和呼吸性酸中毒可加重右心功能衰竭。如果药物、液体、吸入 NO 均不能有效改善右心功能时，可用右心辅助装置（离心泵或 BVS5000）来支持。

对急性排斥反应或缺血性损伤引起的左心功能不全 / 衰竭，血流动力学管理包括液体复苏使肺动脉压达到 16～20mmHg、大剂量正性肌力药、应用 IABP 使心排大于 $2.2L/(min•m^2)$ 来保证组织灌注。如果不能保证有效灌注可应用 LVAD（如左心流转术）、ECMO 支持下的全心辅助[105,149,150]。如前所述，对出现急性排斥反应是否增加免疫抑制剂尚存争议。

8. 去神经性支配

供心切段传入神经和传出神经后与受体连

接。因此，供心没有自主神经支配，但对循环的儿茶酚胺有反应。去神经支配破坏循环系统的稳态，如心脏扩大、高血压倾向、没有心绞痛感觉、高静息心率、压力感受器反射降低或消失（血压低时反射性的增加心率来提高心输出量）；低血容量或血管舒张时心率、心肌收缩力不反射性增加[97]。另外，由于移植物对前负荷的依赖性，体位改变也很重要（下面对移植心脏的生理学进行了详细的讨论[97]）。

去神经支配在术后早期有四个主要临床表现。第一，直接作用于神经系统来调节心率的药物（阿托品、地高辛）和按摩迷走神经（颈动脉窦按摩）无效，但对胺碘酮和腺苷有效。胺碘酮和索他洛尔都能不与免疫抑制剂相互作用[105]。然而，因为去神经支配的窦房结比正常神经支配的窦房结对腺苷更敏感[151]，所以不推荐使用腺苷[97]。也就是说，正常剂量的腺苷可对去神经支配的心脏产生毒性作用。可用心房超速抑制治疗快速心律失常如房颤，效果比药物治疗好[152]。

第二，虽然去神经支配的心脏有较高的静息心率，在术后早期由于窦房结功能障碍或术前应用胺碘酮可导致窦缓或交界区心率的出现。研究表明，窦房结功能障碍的发生率为 20%[153] 或更高。为防止心动过缓继发低血容量，植入房室起搏导线，心房起搏大于 90 次 /min[105]。起始心率大于110 次 /min 来训练窦房结，使其长期心率维持在70～100 次 /min，出院时静息心率 / 交界区心率小于70 次 /min，可提示长期窦房结功能障碍[97]。很少置入永久起搏器来控制心率。可持续泵入异丙肾上腺素 0.5～2μg/min 来提高心率。如上所述，房性心律失常如房扑可能提示急性排斥反应，窦性心律失常不常见，应及时检测心律失常患者的免疫排斥反应水平[105]。

第三，对儿茶酚胺依赖的患者常出现体位性低血压。应教会患者由卧位到坐位时要缓慢。

第四，患者术后很少出现心绞痛，然而仍有报道显示有少数患者曾出现心绞痛[154]。患者术后对心绞痛的感知是很重要的，因为所有的心脏移植受者都有发生冠心病的风险[155]。作为出院宣教的一部分，患者要学会识别胸痛，除此之外，还须识别其他临床体征如呼吸急促、大汗。表 12.6 中总结了心脏移植术后患者主要临床表现和护理实践问题。

9. 中长期并发症

心脏移植术后存在 4 个长期并发症：①移植物血管病变；②恶性肿瘤；③肾功能不全；④高血压[156]。移植物血管病变（CAV）是一种弥漫性、增生性、闭塞性的冠脉硬化症，术后 5 年发生率为30%～60%[157]。猝死、室性心律失常、充血性心力衰竭是 CAV 的主要临床表现。CAV 的病因复杂，包括免疫因素（如急性排斥反应和 HLA 抗体反应）、非免疫性血管因素（如高血压、高脂血症、糖尿病和新发糖尿病）、外科因素（如供体年龄、缺血时间、再灌注损伤）和环孢素和皮质醇等免疫抑制剂的作用（如 CMV 感染和肾毒性）[105, 157-169]。他汀类药物用量，少于常规处方剂量，以减少排斥反应和 CAV 的发生[105]。标准化应用环孢素如麦考酚酯、他克莫司和西罗莫司，可减少 CAV 的发生和发展[105]。由于移植物去神经化和早期病变不明显，CAV 的诊断有困难，冠脉造影也不易评估病变严重程度[160]。目前，血管超声可提供 CAV 程度的最可靠信息[160]。CAV 的根本治疗方法是再移植，因此预防 CAV 的发生，对减少发病率和死亡率至关重要。

所有心脏移植受者比普通人群更易患恶性肿瘤[162]，特别是皮肤癌[162-165]和淋巴增生性疾病[166, 167]，原因是长期免疫抑制治疗[81, 168, 169]。护士在教会患者如何减少日晒方面起着重要作用。除了减少免疫抑制剂外，治疗方法与一般人群的方法相同（如化疗、放疗和手术切除），但疗效不佳。

由于环孢素的应用，长期肾功能损伤在术后早期即可出现。密切监测环孢素的水平和避免低血容量及应用其他肾毒性药物是减慢肾功能进一步下降的重要措施。近年来研究发现，慢性环孢素的肾毒性通过停止使用可逆转[108]。终末期肾衰需要透析治疗和肾移植的比例据报道占3%～10%[170]。

移植术后高血压与环孢素导致的肾毒性、周围血管收缩和体液潴留有关[171]。改变生活方式如减轻体重、低钠饮食、运动和适量应用环孢素、钙通道阻滞剂、血管紧张素转化酶抑制剂等可控制高血

表 12.6
心脏移植术后患者的护理

临床表现	护理实践
急性排斥反应	通过临床症状和心内膜心肌活检发现急性排斥反应 患者如有乏力、嗜睡、低烧和情绪改变，可怀疑有低度排斥反应 急性排斥反应可表现为窦性心动过速，心率>120 次/min；心包摩擦音；或新发性房性心律失常 疑似严重急性排斥反应伴左心衰和右心衰竭时，清醒患者可抱怨严重疲劳，轻微活动引发呼吸困难、晕厥
感染	需要标准感染控制措施和严格的洗手 观察感染的迹象：低热，低血压，心动过速，高心输出量/心脏指数，全身血管阻力的降低，精神状态的改变，新发的咳嗽，呼吸困难、排尿困难、痰液生成或疼痛 监测血、痰、尿、伤口和导管尖端培养物，胸部 X 线片，并对特定的感染进行积极和及时治疗 使用血液制品前检查 CMV 状态
出血/心脏压塞	监测血流动力学状态；胸管通畅性，引流量和引流一致性；以及血流动力学数据的趋势患者低血压，应评估排除心脏压塞
急性肾衰竭	支持肾功能：根据个体危险因素和临床状态使用免疫抑制剂，尽早血液滤过
早期同种异体移植物功能障碍	增强免疫抑制方案来管理急性排斥反应
左心衰竭	监测衰竭左心的心室顺应性和收缩性：降低的心脏指数、可能的心律失常（由于心房起搏和/或异丙肾上腺素可能不明显）、精神状态降低、少尿、外周灌注不良、缓慢毛细血管再充盈和升高的血清乳酸、低全身静脉氧合和呼吸困难 液体复苏至 PAWP 14～18mmHg、大剂量肌动蛋白、血管扩张剂、IABP 以达到心脏指数>2.2L/(min·m²)，保证末梢灌注良好 当其他干预不能提供足够的末梢灌注时，应用机械循环支持（ECMO 或 LVAD）
右心衰竭	观察右心功能不全/衰竭：CVP 升高，低至正常 PAD/PAWP，高肺血管阻力，高肺动脉压，全身性低血压和少尿 优化右心前负荷和后负荷：液体和药物治疗达到足够的末端器官灌注；液体复苏到 CVP14～20mmHg；考虑吸入 NO（选择性肺血管舒张和改善通气/血流比）、前列腺素 E₁ 或前列环素、米力农或药物组合减少后负荷、给予正性肌力支持（如硝普钠和肾上腺素） 进行适当的呼吸管理，以使低氧血症和代谢性或呼吸性酸中毒最小化，如果右心室功能没有持续改善，则指示右心室辅助用于临时支持
去神经支配	控制心率药物（如阿托品、地高辛）和迷走神经手法（颈动脉窦按摩）无效 使用超速心房起搏治疗快速性心律失常 可能发生窦性或交界性心动过缓，心房/心室心外膜起搏用于"训练"窦房结 体位性低血压常见：患者应从卧位慢慢地坐起来 患者在手术后很少感觉到心绞痛：他们需要识别心绞痛的其他临床体征，如气短和出汗

CMV = 巨细胞病毒；CVP= 中心静脉压；ECMO= 体外膜肺氧合；IABP= 主动脉内球囊反搏；LVAD= 左心室辅助装置；PAD= 肺动脉舒张期；PAWP= 肺动脉楔压

压[105]。据报道，65% 的患者采用上述治疗方法来控制高血压[172]。

10. 生活方式

移植术后需对患者开车、工作、锻炼、性生活等提出合理的指导和建议。通过有氧运动和抗阻训练来防止短期体重增加和糖耐量下降，以及免疫抑制剂对骨骼肌的影响[105]。一旦患者的步态、震颤和心率等问题得到解决，即可驾驶车辆[105]。术后 1 年，在多学科团队的管理下可考虑妊娠。

总结

心血管系统疾病的特征导致患者需要密切监护,采取针对性的术后护理如 IABP 术后护理,及时评估和预防并发症的发生,监护要点总结如下:

出现结构性病变、缺血性损伤、瓣膜病变时需外科治疗。术后早期主要目标是要维持血流动力学的稳定,通过容量控制、血管活性药应用、起搏器甚至 IABP 等机械辅助支持来维持血流动力学的稳定。由于肝素和抗凝剂的应用术后早期易发生出血,需明确原因对症治疗。

心脏术后应用 IABP 辅助的作用在于:提高心输出量、减少心肌耗氧增加氧供,但是置入时机的选择很重要。使用期间要评估肢体灌注,预防肢体缺血。

心脏移植可以用于支持衰竭的心脏。心脏移植的适应证有:缺血性心脏病的心肌病继发终末期心力衰竭。早期并发症包括:急性排斥反应、感染、出血、肾脏衰竭、右心衰和移植物功能障碍(左心功能不全 / 衰竭)。心脏移植术后可用三联治疗方案进行免疫移植,三联治疗方案包括皮质醇类、钙离子拮抗剂和抗增殖的细胞毒性药物。所有的细胞毒性药物需个体化给药。早期的排斥反应可能是非特异性的,但是进展到中度排斥反应时常表现为器官功能障碍。心脏移植手术后护理重点是预防和管理并发症、维护心功能,提高长期生存率。

案例分析

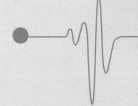

Murphy 女士,78 岁,既往史:缺血性心脏病,高血压、高脂血症、2 型糖尿病、痛风。5 年前发生急性心肌梗死(AMI),行经皮冠状动脉成形术(PTCA)治疗前降支病变。半年内有心绞痛发作,冠脉造影显示三支病变:回旋支、原支架上方前降支、后降支,左心尖部收缩功能减退,左室收缩功能异常。术前超声心动图显示瓣膜功能正常,心功能 II 级,左心室收缩功能异常。

外科手术并不复杂,三根桥分别是:左 IMA 到 LAD,左桡动脉到中间支、SVG 到 PDA,转机时间 79 分钟,阻断 58 分钟,硝酸甘油 10μg/min,去甲肾上腺素 2μg/min 持续泵入。

患者机械通气辅助,右桡动脉、右颈内静脉置管,留置两根纵隔一根心包引流管,如室时,左肺下叶塌陷,有 50ml 胸液,水封瓶有少量气体。留置尿管,早期胸片确定各管路位置。Murphy 女士的护理和管理如下:

神经系统状态

入病室后 3 小时,丙泊酚镇静,初醒后开始有指令性动作。瞳孔等大等圆对光反射灵敏。静脉持续 48 小时应用曲马多、吗啡,术后 4 天口服肾上腺皮质激素。

机械通气

通气参数:插管距门齿 22cm,双侧等量通气,左肺基底部通气不足。SIMV 模式,Vt 500ml(75kg),呼吸次数 10 次 /min,吸气流量 40L/min,PEEP5cmH$_2$O,FiO$_2$100%,PS10cmH$_2$O,气道峰压 22~24cmH$_2$O。

入室血气:

- PaO$_2$422mmHg
- PaCO$_2$55mmHg
- pH7.3
- HCO$_3^-$24mmol/L

- SaO_2 99.0%

根据入室 $PaCO_2$ 水平，将呼吸次数上调至 13 次 /min 来纠正通气不足和 pH。氧浓度调至 40% 后指氧饱和度为 98%。

入室后 3 小时，镇静剂减量，患者开始出现自主呼吸，通气模式调为 CPAP+PS 模式，但患者后面因为病情变化又继续给予了镇静。

心血管系统

心外膜双腔起搏器正确放置，AAI 模式，心率 90 次 /min，无房室传导阻滞。去甲肾上腺素 2μg/min 持续泵入，MAP>70mmHg，收缩压 110～120mmHg，补液维持 CVP10～12mmHg，扩张血管 SVR 676dynes/（sec•cm^{-5}），入室体温 35.3℃，需继续复温，引流量多，第一小时 150ml，接下来每小时 120～150ml 持续 3 小时。交替使用红细胞，新鲜冰冻血浆，血小板和冷沉淀。Murphy 情况恶化，血压持续下降，去甲肾上腺素增至 20μg/min，尽管给予血液制品和药物，CVP5mmHg，肺动脉舒张压 8mmHg。CI2.6L/（min•m^2）至 1.72.6L/（min•m^2），心率 90 次 /min，外科决定返回手术室开胸探查。

返室后，持续丙泊酚镇静，去甲肾上腺素 2μg/min，米力农持续泵入 0.25μg/min。IABP 辅助，（反搏压 120mmHg，收缩压 110mmHg，舒张压 55mmHg，平均动脉压 80mmHg）。左侧胸液 1L，心包 350ml，外科探查结果报告心包膜动脉有出血点，已纠正，关胸前血流动力学稳定。

再次返室后，护理升级，Murphy 持续镇静至早上 6 点，为拔管做准备。IABP1∶1 辅助。去甲肾上腺素 2μg/min，米力农持续泵入 0.125μg/min，CI2.4L/（min•m^2）。上午拔除气管插管，术后 2 天，降低 IABP 辅助比例 4 小时后循环稳定，撤除 IABP。

容量控制

第一次返室后 3 小时引流量 750ml，第二次返室至 48 小时后拔除胸管引流总量为 440ml。尿量保持在 0.5～1ml/（kg•min），肌酐和尿素氮轻度升高，第 7 天恢复正常。ICU 住院期间每小时评估容量，术后第 3 天出 ICU 时，记录的容量为正平衡正了 3.2L。拔管后 3 小时开始经口进食，前 24 小时以清淡饮食为主。术后第 3 天，拔除相关管路后，转入普通病房，术后第 9 天出院到术后康复中心。

问题

1. 讨论术后胸液多的处理流程。
2. 讨论应用 IABP 反搏的优缺点。

相 关 研 究

Sethares KA, Chin E, Costa I. Pain intensity, interference and patient pain management strategies the first 12 weeks after coronary artery bypass graft surgery. Appl Nurs Res 2013;26:174-9

摘要

疼痛是心脏外科手术后的一个令人痛苦且经常被忽视的症状。对手术 9 周之后的疼痛程度、干预和治疗策略的研究很少。本研究目的是描述 CABG 术后患者的疼痛程度、干预和疼痛控制策略。基线数据是使用改良的简明疼痛量表在住院期间通过访谈 CABG 术后患者收集得到。出院后 1～12 周，每周进行电话随访收集数据。住院期间疼痛程度对日常活动的影响最大，后续12周逐渐下降。期中疼痛对咳嗽和睡眠影响最大。一旦阿片类药物用完，主要通过活动调整来控制疼痛。低于建议水平的活动调整被报道是一种疼痛控制策略。患者报告疼痛的持续时间比他们预期的要长，并且需要更多关于活动和疼痛管理策略的教育。

评论

术后疼痛的管理对患者及早彻底恢复和预防不良并发症至关重要。很少有研究追踪心脏外科手术疼痛急性期后疼痛的强度及其对日常活动的影响。在这项研究中，便利抽样80例患者，连续12周进行电话随访，报告他们的疼痛强度评分、疼痛部位、疼痛对日常活动的影响以及疼痛影响最小化的应对策略。本研究中85%的患者样本完成了这项研究，是一个稳定的、相对简单的心脏手术队列；只有两名患者有需要使用阿片类药物的慢性疼痛史。

从第2~12周疼痛评分中位数低于3（满分10分）；然而，在这个时间范围内，个体分数显示疼痛强度直到第8周仍高达5.75。在整个12周期间，女性疼痛评分始终比男性高，在第4、6、10、11周差异具有统计学意义。心脏康复期间在第7周引入手臂锻炼增加了整个患者队列的疼痛评分。不到15%的患者队列，在第1个月后完成阿片类药物处方治疗，代以选择最大限度地减少活动作为减少疼痛的策略。在第8周，10%的患者队列报告了"忍受它"，而不是使用镇痛药的应对策略。基于这些结果，电话随访是设定和清晰化患者对疼痛和相关活动的期望以及管理个体康复的理想方法。显然，需要考虑和处理女性报告疼痛评分较高的原因。这项研究是在一个单中心进行的，该中心有许多以坚忍著称的葡萄牙患者；然而，澳大利亚和新西兰的许多患者（如盎格鲁-凯尔特人-撒克逊人）都有类似的坚忍态度，护士在管理疼痛和康复时需要注意这点。由于研究的单中心性质和方便抽样，结果可能不适用于所有心脏手术的人群。

本文对患者术后早期康复以及护士在管理患者出院后康复中的重要作用进行了深入探讨。重症监护护士应始终注意他们向患者提供的教育，并提供有关切口疼痛预期并发症的书面信息，以及适当的疼痛管理和止痛建议，包括使用替代疗法，如合理和不合理的补充疗法和活动限制。管理心脏手术后患者的护士都要考虑到因性别导致疼痛差异化的问题。

学习活动

1. 比较和对比主动脉内球囊反搏的自动化和半自动化模式。
2. 同资深同事讨论降低IABP疗法并发症发生率的原因。
3. 讨论如何识别主动脉内球囊导管破裂和即时处理。
4. 根据您所在单位的政策和流程，讨论心脏外科患者拔管前最佳的呼吸机设置。
5. 什么血流动力学值可以帮助你决定强心药的选择？提供理由。
6. 讨论手术室无法使用时，因心包填塞致心搏骤停患者的处理。

在线资源

Australian and New Zealand Intensive Care Society (ANZICS), www.anzics.com.au
Australian Institute of Health and Welfare, www.aihw.gov.au
Australian Organ Donor Register (AODR), www.medicareaustralia.gov.au/public/services/aodr/index.jsp
Cardiac Society of Australia and New Zealand, www.csanz.edu.au
Donate Life, www.donatelife.gov.au
National Heart Foundation of Australia, www.heartfoundation.org.au

National Heart Foundation of New Zealand, www.heartfoundation.org.nz

National Health Priorities and Quality, www.health.gov.au/internet/wcms/publishing.nsf/content/pq-cardio

The International Society for Heart and Lung Transplantation (ISHLT), www.ishlt.org

Transplant Nurses' Association (TNA), www.tna.asn.au

Transplantation Society of Australia and New Zealand (TSANZ), www.tsanz.com.au

推荐阅读

Kurien S, Gallagher C. Ventricular assist device: saving the failing heart. Prog Transplant 2010;20:134–41.

Laing C. LVAD: left ventricular assist devices for end-stage heart failure. Nurse Pract 2014;39:42-7.

Pellegrino V, Hockings LE, Davies A. Veno-arterial extracorporeal membrane oxygenation for adult cardiovascular failure. Curr Opin Crit Care 2014;20:484-92.

Ramakrishna H, Jaroszewski DE, Arabia FA. Adult cardiac transplantation: a review of perioperative management. Ann Card Anaesth 2009;12:155-65.

参考文献

1 World Health Organization. Global health estimates 2014. Summary tables: Causes by age, sex and region, 2000-2012. Geneva, Switzerland: WHO; 2014.

2 Nichols M, Townsend N, Luengo-Fernandez R, Leal J, Scarborough P, Rayner M. European cardiovascular disease statistics 2012. Brussels: European Heart Network; Sophia Antipolis: European Society of Cardiology; 2012.

3 Australian Institute of Health and Welfare. Cardiovascular disease: Australian facts 2011. Canberra: Australian Institute of Health and Welfare; 2011.

4 Australian Institute of Health and Welfare. Australia's health 2014. Canberra: Australian Institute of Health and Welfare; 2014.

5 Urden LD, Satcy KM, Lough ME. Thelan's critical care nursing diagnosis and management. 5th ed. St Louis: Mosby; 2006.

6 Urden L, Stacy K, Lough M. Critical care nursing: diagnosis and management. 7th ed. St Louis: Mosby; 2014.

7 Modine T, Al-Ruzzeh S, Mazrani W, Azeem F, Bustami M, Ilsley C et al. Use of radial artery graft reduces the morbidity of coronary artery bypass graft surgery in patients aged 65 years and older. Ann Thorac Surg 2002;74(4):1144–7.

8 Agrifoglio M, Dainese L, Pasotti S, Galanti A, Cannata A, Roberto M et al. Preoperative assessment of the radial artery for coronary artery bypass grafting: is the Clinical Allen Test adequate? Ann Thorac Surg 2005;79(2):570-2.

9 Kettering K, Dapunt O, Baer FM. Minimally invasive direct coronary artery bypass grafting: a systematic review. J Cardiovasc Surg 2004;45(3):255-64.

10 Birla R, Patel P, Aresu G, Asimakopoulos G. Minimally invasive direct coronary artery bypass versus off-pump coronary surgery through sternotomy. Ann R Coll Surg Engl 2013;95(7):481-5.

11 Jones BA, Krueger S, Howell D, Meinecke B, Dunn S. Robotic mitral valve repair: a community hospital experience. Tex Heart Inst J 2005; 32(2):143-6.

12 Bush B, Nifong LW, Alwair H, Chitwood WR Jr. Robotic mitral valve surgery – current status and future directions. Ann Cardiothorac Surg 2013;2(6):814-7.

13 Australian Institute of Health and Welfare. Australia's health 2010. Canberra: AIHW; 2010.

14 The Task Force on Myocardial Revascularization of the European Society of Cardiology (ESC) and the European Association for Cardio-Thoracic Surgery (EACTS). Guidelines on myocardial revascularization. Eur Heart J 2010;31:2501-55.

15 Curiel-Balsera E, Mora-Ordoñez JM, Castillo-Lorente E, Benitez-Parejo J, Herruzo-Avilés A, Ravina-Sanz JJ et al. Mortality and complications in elderly patients undergoing cardiac surgery. J Crit Care 2013;28:397-404.

16 Chieffo A, Buchanan GL, Van Mieghem NM, Tchetche D, Dumonteil N, Latib A et al. Transcatheter aortic valve implantation with the Edwards SAPIEN versus the Medtronic CoreValve revalving system devices. A multicenter collaborative study: The PRAGMATIC Plus Initiative (Pooled-RotterdAm-Milano-Toulouse in collaboration). J Am Coll Cardiol 2013;61(8):830-6.

17 Popma JJ, Adams DH, Reardon MJ, Yakubov SJ, Kleiman NS, Heimansohn D et al. Transcatheter aortic valve replacement using a self-expanding bioprosthesis in patients with severe aortic stenosis at extreme risk for surgery. J Am Coll Cardiol 2014;63(19):1972-81.

18 Bhukal I, Solanki SL, Ramaswamy S, Yaddanapudi LN, Jain A, Kumar P. Perioperative predictors of morbidity and mortality following cardiac surgery under cardiopulmonary bypass. Saudi J Anaesth 2012;6(3):242-7.

19 Martin CG, Turkelson SL. Nursing care of the patient undergoing coronary artery bypass grafting. J Cardiovasc Nurs 2006;21(2):109-17.

20 Currey J, Browne J, Botti M. Haemodynamic instability after cardiac surgery: nurses' perceptions of clinical decision-making. J Clin Nurs 2006;15(9):1081-90.

21 St Andre AC, DelRossi A. Hemodynamic management of patients in the first 24 hours after cardiac surgery. Crit Care Med 2005;33(9):2082-93.

22 Reuter DA, Felbinger TW, Moerstedt K, Weis F, Schmidt C, Kilger E et al. Intrathoracic blood volume index measured by thermodilution for preload monitoring after cardiac surgery. J Cardiothorac Vasc Anesth 2002;16(2):191-5.

23 Currey J, Botti M. The haemody namic status of cardiac surgical patients in the initial 2-h recovery period. Eur J Cardiovasc Nurs 2005;4(3):207-14.

24 Soto-Ruiz KM, Peacock WF, Varon J. Perioperative hypertension: diagnosis and treatment. Netherlands J Crit Care 2011;15(3):143-8.

25 Larmann J, Theilmeier G. Inflammatory response to cardiac surgery: cardiopulmonary bypass versus non-cardiopulmonary bypass surgery. Best Pract Res Clin Anaesthesiol 2004;18(3):425-38.

26 Sponholz C, Schelenz C, Reinhart K, Schirmer U, Stehr SN. Catecholamine and volume therapy for cardiac surgery in Germany – results from a postal survey. Anesth Card Surg Germany 2014;9(8):1-8.

27 Perel P, Roberts I, Ker K. Colloids versus crystalloids for fluid resuscitation in critically ill patients. Cochrane Database Syst Rev 2013;2:1-71.

28 Skhirtladze K, Base EM, Lassnigg A, Kaider A, Linke S, Dworschak M et al. Comparison of the effects of albumin 5%, hydroxyethyl starch 130/0.4 6%, and Ringer's lactate on blood loss and coagulation after cardiac surgery. Br J Anaesth 2014;112(2):255-64.

29 Ristic AD, Imazio M, Adler Y, Anastasakis A, Badano LP, Brucato A et al. Triage strategy for urgent management of cardiac tamponade: a position statement of the European Society of Cardiology Working Group on Myocardial and Pericardial Diseases. Eur Heart J 2014;35(34):2279-84.

30 Foroughi M, Conte AH. Cardiovascular complications and management after dardiac surgery. In: Dabbagh A, Esmailian F, Aranki SF, eds. Postoperative critical care for cardiac surgical patients. Berlin: Springer; 2014. p. 197-211.

31 Westerberg M, Bengtsson A, Jeppsson A. Coronary surgery without cardiotomy suction and autotransfusion reduces the postoperative systemic inflammatory response. Ann Thorac Surg 2004;78(1):54-9.

32 Majure DT, Greco T, Greco M, Ponschab M, Biondi-Zoccai G, Zangrillo A et al. Meta-analysis of randomized trials of effect of milrinone on mortality in cardiac surgery: an update. J Cardiothorac Vasc Anesth 2013;27(2):220-9.

33 Albright TN, Zimmerman MA, Selzman CH. Vasopressin in the cardiac surgery intensive care unit. Am J Crit Care 2002;11(4):326-30.

34 Mastropietroa CW, Davalosa MC, Walters HL, Deliusa RE. Clinical response to arginine vasopressin therapy after paediatric cardiac surgery. Cardiol Young 2013;23(3):387-93.

35 Wagner GS, Strauss DG. Marriott's practical electrocardiography. 12th ed. Baltimore: Lippincott, Williams & Wilkins; 2014.

36 Dennis MJ. ECG criteria to differentiate pulmonary artery catheter irritation from other proarrhythmic influences as the cause of ventricular arrhythmias [abstract]. Am Coll Cardiol 2002;39(9 [SupplB]):2B.

37 Nair SG. Atrial fibrillation after cardiac surgery. Ann Card Anaesth 2010;13:196-205.

38 Mitchell LB, Crystal E, Heilbron B, Page P. Atrial fibrillation following cardiac surgery. Can J Cardiol 2005;21(SupplB):45B-50B.

39 Peretto G, Durante A, Limite LR, Cianflone D. Postoperative arrhythmias after cardiac surgery: incidence, risk factors, and therapeutic management. Cardiol Res Pract 2014;2014:1-15.

40 Bansal S, Thai HM, Hsu CH, Sai-Sudhakar CB, Goldman S, Rhenman BE. Fast track extubation post coronary artery bypass graft: a retrospective review of predictors of clinical outcomes. World J Cardiovasc Surg 2013;3:81-6.

41 Fitch ZW, Debesa O, Ohkuma R, Duquaine D, Steppan J, Schneider EB et al. A protocol-driven approach to early extubation after heart surgery. J Thorac Cardiovasc Surg 2014;147(3):1344-50.

42 Badhwar V, Esper S, Brooks M, Mulukutla S, Hardison R, Mallios D et al. Extubating in the operating room following adult cardiac surgery safely improves outcomes and lowers costs. J Thorac Cardiovasc Surg 2014;148(6):3101-9.e1.

43 Galas F, Almeida JP, Fukushima JT, Osawa EA, Nakamura RE, Silva C et al. Blood transfusion in cardiac surgery is a risk factor for increased hospital length of stay in adult patients. J Cardiothorac Surg 2013;8(54):1-7.

44 Hajjar LA, Vincent J, Galas FRBG, Nakamura RE, Silva CMP, Santos MH et al. TRACS randomized controlled trial transfusion requirements after cardiac surgery. JAMA 2010;304(14):1559-67.

45 Suárez CJ, Gayoso DP, Gude SF, Gómez ZJM, Rey AH, Fontanillo FM. Method to calculate the protamine dose necessary for reversal of heparin as a function of activated clotting time in patients undergoing cardiac surgery. JECT 2013;45(4):235-41.

46 Hofmann B, Bushnaq H, Kraus FB, Raspé C, Simm A, Silber RE et al. Immediate effects of individualized heparin and protamine management on hemostatic activation and platelet function in adult patients undergoing cardiac surgery with tranexamic acid antifibrinolytic therapy. Perfusion 2013;28:412-8.

47 Galeone A, Rotunno C, Guida P, Assunta B, Rubino G, Schinosa LLT et al. Monitoring incomplete heparin reversal and heparin rebound after cardiac surgery. J Cardiothorac Vasc Anesth 2013;27(5):853-8.

48 Bryant B, Knights K, Salerno E. Pharmacology for health professionals. Sydney: Mosby; 2003.

49 Marcinkiewicz A. Cardiac tamponade and para-aortic hematoma post elective surgical myocardial revascularization on a beating heart – a possible complication of the Lima-stitch and sequential venous anastomosis. BMC Cardiovascular Disorders 2014;14:72.

50 Harirforoosh S, Asghar W, Jamali F. Adverse effects of nonsteroidal antiinflammatory drugs: an update of gastrointestinal, cardiovascular and renal complications. J Pharm Pharm Sci 2013;16(5):821-47.

51 Nussmeier NA, Whelton AA, Brown MT, Langford RM, Hoeft A, Parlow JL et al. Complications of the COX-2 inhibitors parecoxib and valdecoxib after cardiac surgery. New Engl J Med 2005;352(11):1081-91.

52 Bradley D, Cresswell LL, Hogue CW, Epstein AE, Prystowsky EN, Daoud EG. Pharmacologic prophylaxis: American College of Chest Physicians guidelines for the prevention and management of postoperative atrial fibrillation after cardiac surgery. Chest 2005;128(2Suppl):S39-47.

53 Koivula M, Paunonen-Ilmonen M, Tarkka M, Laippala P. Fear and anxiety in patients awaiting coronary artery bypass grafting. Heart Lung 2001;30(4):302-11.

54 Gallagher R, McKinley S, Dracup K. Evaluation of telephone follow-up to promote psychosocial adjustment and risk factor modification in women with coronary heart disease. Heart Lung 2003;32(2):79-87.

55 King K. Emotional and functional outcomes in women with coronary heart disease. J Cardiovasc Nurs 2001;15(3):54-70.

56 Roohafza H, Sadeghi M, Khani A, Andalib E, Alikhasi H, Rafiei M. Psychological state in patients undergoing coronary artery bypass grafting surgery or percutaneous coronary intervention and their spouses. Int J Nurs Pract 2014 Apr 22. doi: 10.1111/ijn.12234.

57 Fiabane E, Giorgi I, Candura SM, Argentero P. Psychological and work stress assessment of patients following angioplasty or heart surgery: results of 1-year follow-up study. Stress Health 2014 Feb 19. doi: 10.1002/smi.2564.

58 Parvan K, Zamanzadeh V, Lak Dizaji S, Mousavi Shabestari M, Safaie N. Patient's perception of stressors associated with coronary artery bypass surgery. J Cardiovasc Thorac Res 2013;5(3):113-7.

59 Parissis H, Soo A, Al-Alao B. Intraaortic balloon pump: literature review of risk factors related to complications of the intraaortic balloon pump. J Cardiothorac Surg 2011;6:147.

60 Wu X, Liu H, Zhao X, Cao J, ZHU P. Factors influencing outcomes of intra-aortic balloon counterpulsation in elderly patients. Chin Med J 2013;126(14):2632-5.

61 Kale P, Fang JC. Devices in acute heart failure. Crit Care Med 2008;36(1 (Suppl)):S121-S128.

62 Duvernoy CS, Bates ER. Management of cardiogenic shock attributable to acute myocardial infarction in the reperfusion era. J Intens Care Med 2005;20(4):188-98.

63 Cheng LM, Valk SDA, den Uil CA, Van der Ent M, Lagrand WK, Van de Sand M et al. Usefulness of intraaortic balloon counterpulsation in patients with cardiogenic shock from acute myocardial infarction. Am J Cardiol 2009;104:327-32.

64 Onorati F, Santarpino G, Presta P, Caroleo S, Abdalla K, Santangelo E et al. Pulsatile perfusion with intra-aortic balloon pumping ameliorates whole body response to cardiopulmonary bypass in the elderly. Cri Care Med 2009;37(3):902-11.

65 Hanlon-Pena PM, Quaal SJ. Intra-aortic balloon pump timing review of evidence supporting current practice. Am J Crit Care 2011;20(4):323-33.

66 Elahi MM, Chetty GK, Kirke R, Azeem T, Hartshorne R, Spyt TJ. Complications related to intra-aortic balloon pump in cardiac surgery: a decade later. Eur J Vasc Endovasc Surg 2005;29(6):591-4.

67 Meco M, Gramegna G, Yassini A, Bellisario A, Mazzaro E, Babbini M et al. Mortality and morbidity from intra-aortic balloon pumps: risk analysis. J Cardiovasc Surg 2002;43(1):17-23.

68 Pucher PH, Cummings IG, Shipolini AR, McCormack DJ. Is heparin needed for patients with an intra-aortic balloon pump? Interactive CardioVasc Thorac Surg 2012;15:136-40.

69 Manohar VA, Levin RN, Karadolian SS, Usmani A, Timmis RM Dery ME et al. The impact of intra-aortic balloon pump weaning protocols on in-hospital clinical outcomes. J Interv Cardiol 2012;25(2):140-6.

70 Schreuder J, Castiglioni A, Donelli A, Maisano F, Jansen J, Hanania R et al. Automatic intraaortic balloon pump timing using an intrabeat dicrotic notch prediction algorithm. Ann Thorac Surg 2005;79:1017-22.

71 Schreuder J, Maisano F, Donelli A, Jansen J, Hanlon P, Bovelander J et al. Beat-to-beat effects of intraaortic balloon pump timing on left ventricular performance in patients with low ejection fraction. Ann Thorac Surg 2005;79:872-80.

72 Chapman JR. Transplantation in Australia – 50 years in progress. Med J Aust 1992;157(1):46-50.

73 McBride M, Chapman JR. An overview of transplantation in Australia. Anaesth Intensive Care 1995;23(1):60-4.

74 Borel JF, Feurer C, Gubler HU, Stahelin H. Biological effects of cyclosporin-A: a new antilymphocytic agent. Agents Action 1976;6(4):468-75.

75 Barnard CN. A human cardiac transplant: an interim report of a successful operation performed at Groote Schuur Hospital, Capetown. S Afr Med J 1967;41(48):1271-4.

76 Oyer PE, et al. Cyclosporin A in cardiac allografting: a preliminary experience. Transplant Proc 1983;15:1247-52.

77 Excell L, Wride P, Russ GR. Australia and New Zealand organ donation registry, <http://www.anzdata.org/au/anzod/ANZODReport/2010/2010Contents.pdf>; 2010 [accessed 19.08.10].

78 Eurotransplant International Foundation. Annual Report 2013, <http://www.eurotransplant.org/cms/index.php?page=annual_reports>; 2013 [accessed 18.07.14].

79 Rose EA, Moskowitz AJ, Packer M, Sollano JA, Williams DL, Tierney AR et al. The REMATCH trial: rationale, design, and end points. Randomized Evaluation of Mechanical Assistance for the Treatment of Congestive Heart Failure. Ann Thorac Surg 1999;67(3):723-30.

80 Kirklin JK, Naftel, DC, Pagani, FD, Kormos RL, Stevenson LW, Blume ED et al. Sixth INTERMACS annual report: a 10,000-patient database. J Heart Lung Transplant 2014;33(6):555-64.

81 Lund LH, Edwards LB, Kucheryavaya AY, Dipchand AI, Benden C, Christie JD et al. The Registry of the International Society for Heart and Lung Transplantation: Thirtieth Official Adult Heart Transplant Report – 2013; focus theme: age. J Heart Lung Transplant 2013;32(10):951-64.

82 Australia and New Zealand Organ Donation Registry. The ANZROD Annual Report, <http://www.anzdata.org.au/anzod/v1/AR-2013.html>; 2013 [accessed 07.07.14].

83 Mancini D, Lietz K. Selection of cardiac transplantation candidates in 2010. Circulation 2010;122(2):173-83.

84 Mehra MR, Kobashigawa J, Starling R, Russell S, Uber PA, Parameshwa J et al. Listing criteria for heart transplantation: International Society for Heart and Lung Transplantation guidelines for the care of cardiac transplant candidates – 2006. J Heart Lung Transplant 2006;25(9):1024-42.

85 Russo MJ, Chen JM, Hong KN, Stewart AS, Ascheim DD, Argenziano M et al. Survival after heart transplantation is not diminished among recipients with uncomplicated diabetes mellitus: an analysis of the United Network of Organ Sharing database. Circulation 2006;114(21):2280-7.

86 Grady KL, White-Williams C, Naftel D, Costanzo MR, Pitt D, Rayburn B et al. Are preoperative obesity and cachexia risk factors for post heart transplant morbidity and mortality: a multi-institutional study of preoperative weight-height indices. Cardiac Transplant Research Database (CTRD) Group. J Heart Lung Transplant 1999;18(8):750-63.

87 Chacko RC, Harper RG, Gotto J, Young J. Psychiatric interview and psychometric predictors of cardiac transplant survival. Am J Psychiatry 1996;153(12):1607-12.

88 Shapiro PA, Williams DL, Foray AT, Gelman IS, Wukich N, Sciacca R. Psychosocial evaluation and prediction of compliance problems and morbidity after heart transplantation. Transplantation 1995;60(12):1462-6.

89 Macdonald P. Heart transplantation: who should be considered and when? Intern Med J 2008;38(12):911-7.

90 The Transplantation Society of Australia and New Zealand. Eligibility guidelines and allocation protocols, <http://www.tsanz.com.au/organ allocationprotocols/downloads/TSANZ%20Elibility%20and%20Allocation%202nd%20Draft.pdf>; 2010 [accessed 26.08.14].

91 Clarke R, McLennan S, Dawson A, Wilkinson D, Stewart S. Uncovering a hidden epidemic: a study of the current burden of heart failure in Australia. Heart Lung Circ 2004;13(3):266-73.

92 McMurray JJV, Adamopoulos S, Anker SD, Auricchio A, Bohm M, Dickstein K et al. Task force for the diagnosis and treatment of acute and chronic heart failure 2012 of the European Society of Cardiology. ESC Guidelines for the diagnosis and treatment of acute and chronic heart failure. Eur Heart J 2012;33:1787-847.

93　Chronic Heart Failure Working Party, Hospital admission risk program (HARP): Chronic heart failure working group report. Melbourne: Victorian Government Department of Human Services; 2003.

94　Doughty R, Yee T, Sharpe N, MacMahon S. Hospital admissions and deaths due to congestive heart failure in New Zealand, 1988-91. N Z Med J 1995;108(1012):473-5.

95　Garg R, Packer M, Pitt B, Yusuf S. Heart failure in the 1990s: evolution of a major public health problem in cardiovascular medicine. J Am Coll Cardiol 1993;22(4 Suppl A):3A-5A.

96　Australian Institute of Health and Welfare. Heart, stroke and vascular disease: Australian Facts 2001. Perth: Australian Institute of Health and Welfare, The National Heart Foundation, and National Stroke Foundation of Australia; 2001.

97　Kirklin JK, Young JB, McGiffin DC. Heart transplantation. Philadelphia: Churchill Livingstone; 2002.

98　Angermann CE, Spes CH, Tammen A, Stempfle HU, Schutz A, Kemkes BM et al. Anatomic characteristics and valvular function of the transplanted heart: transthoracic versus transesophageal echocardiographic findings. J Heart Transplant 1990;9(4):331-8.

99　Kendall SWH, Ciulli F, Mullins PA, Biocina B, Dunning JJ, Large SR. Total orthotopic heart transplantation: an alternative to the standard technique. Ann Thorac Surg 1992;54:187-92.

100　Dreyfus G, Jebara V, Mihaileanu S, Carpentier AF. Total orthotopic heart transplantation: an alternative to the standard technique. Ann Thorac Surg 1991;52(5):1181-4.

101　Jahanyar J, Koerne, MM, Ghodsizad A, Loebe M, Noon GP. Heterotopic heart transplantation: the United States experience. Heart Surg Forum 2014;17(3):E132-40.

102　Nakatani T, Frazier OH, Lammermeier DE, Marcis MP, Radovancevic B. Heterotopic heart transplantation: a reliable option for a select group of high-risk patients. J Heart Lung Transplant 1989;8(1):40-7.

103　Newcomb AE, Esmore DS, Rosenfeldt FL, Richardson M, Marasco SF. Heterotopic heart transplantation: an expanding role in the twenty-first century? Ann Thorac Surg 2004;78(4):1345-50; discussion 1350-1.

104　Neerukonda SK, Schoonmaker FW, Nampalli VK, Narrod JA. Ventricular dysrthythmia and heterotopic heart transplantation. J Heart Lung Transplant 1992;11:793-6.

105　Costanzo MR, Dipchand A, Starling R, Anderson A, Chan M, Desai S et al. The International Society of Heart and Lung Transplantation Guidelines for the care of heart transplant recipients. J Heart Lung Transplant 2010;29(8):914-56.

106　Busauschina A, Schnuelle P, van der Woude FJ. Cyclosporine nephrotoxicity. Transplant Proc 2004;36(2 Suppl):229S-233S.

107　Serkova NJ, Christians U, Benet LZ. Biochemical mechanisms of cyclosporine neurotoxicity. Mol Interv 2004;4(2):97-107.

108　Trento A, Hardesty RL, Griffith BP, Zerbe T, Kormos RL, Bahnson HT. Role of the antibody to vascular endothelial cells in hyperacute rejection in patients undergoing cardiac transplantation. J Thorac Cardiovasc Surg 1988;95(1):37-41.

109　Laufer G, Laczkovics A, Wollenek G, Buxbaum P, Seitelberger R, Holzinge C et al. The progression of mild acute cardiac rejection evaluated by risk factor analysis. The impact of maintenance steroids and serum creatinine. Transplantation 1991;51(1):184-9.

110　Berry GJ, Laczkovics A, Wollenek G, Buxbaum P, Seitelberger R, Holzinger C et al. The 2013 International Society for Heart and Lung Transplantation Working Formulation for the standardization of nomenclature in the pathologic diagnosis of antibody-mediated rejection in heart transplantation. J Heart Lung Transplant 2013;32(12):1147-62.

111　Stevenson LW, Miller LW. Cardiac transplantation as therapy for heart failure. Curr Probl Cardiol 1991;16(4):217-305.

112　Hammond EH. Pathology of cardiac allograft rejection. In: Cooper DKC, Miller LW, Patterson GA, eds. The transplantation and replacement of thoracic organs. Boston: Kluwer; 1996, pp 239-52.

113　Caves PK, Stinson EB, Billingham ME, Rider AK, Shumway NE. Diagnosis of human cardiac allograft rejection by serial cardiac biopsy. J Thorac Cardiovasc Surg 1973;66(3):461-6.

114　Billingham ME, Cary NR, Hammond ME, Kemnitz J, Marboe C, McCallister HA et al. A working formulation for the standardization of nomenclature in the diagnosis of heart and lung rejection: Heart Rejection Study Group. The International Society for Heart Transplantation. J Heart Transplant 1990;9(6):587-93.

115　Stewart S, Berry C, McMurray JJ. Revision of the 1990 working formulation for the standardization of nomenclature in the diagnosis of heart rejection. J Heart Lung Transplant 2005;24(11):1710-20.

116　Lloveras JJ, Escourrou G, Delisle MB, Fournial G, Cerene A, Bassanetti I et al. Evolution of untreated mild rejection in heart transplant recipients. J Heart Lung Transplant 1992;11(4 Pt 1):751-6.

117　Olsen SL, Wagoner LE, Hammond EH, Taylor DO, Yowell R, Ensley RD et al. Vascular rejection in heart transplantation: clinical correlation, treatment options, and future considerations. J Heart Lung Transplant 1993;12(2):S135-42.

118　Partanen J, Nieminen MS, Krogerus L, Harjula AL, Mattila S. Heart transplant rejection treated with plasmapheresis. J Heart Lung Transplant 1992;11(2 Pt 1):301-5.

119　Williams TJ, Snell GI. Lung transplantation. In: Albert RK, Spiro SG, Jett JR, eds. Clinical respiratory medicine. Philadelphia: Mosby; 2004, pp 831-45.

120　Taylor DO. Cardiac transplantation: drug regimens for the 21st century. Ann Thorac Surg 2003;75(6 Suppl):S72-8.

121　Wade CR, Reith KK, Sikora JH, Augustine SM. Postoperative nursing care of the cardiac transplant recipient. Crit Care Nurs Q, 2004;27(1): 17-28; quiz 29-30.

122　Keogh A. Calcineurin inhibitors in heart transplantation. J Heart Lung Transplant 2004;23(5 Suppl):S202-6.

123　Eisen HJ, Kobashigawa J, Keogh A, Bourge R, Renlund D, Mentzer R et al. Three-year results of a randomized, double-blind, controlled trial of mycophenolate mofetil versus azathioprine in cardiac transplant recipients. J Heart Lung Transplant 2005;24(5):517-25.

124　Farmer DG, McDiarmid SV, Edelstein S, Renz JF, Hisatake G, Cortina G et al. Induction therapy with interleukin-2 receptor antagonist after intestinal transplantation is associated with reduced acute cellular rejection and improved renal function. Transplant Proc 2004;36(2):331-2.

125　Morris PJ, Monaco AP. A meta-analysis from the Cochrane Library reviewing interleukin 2 receptor antagonists in renal transplantation. Transplantation 2004;77(2):165.

126 Carey JA, Frist WH. Use of polyclonal antilymphocytic preparations for prophylaxis in heart transplantation. J Heart Transplant 1990;9(3 Pt 2): 297-300.

127 Moller CH, Gustafsson F, Gluud C, Steinbruchel DA. Interleukin-2 receptor antagonists as induction therapy after heart transplantation: systematic review with meta-analysis of randomized trials. J Heart Lung Transplant 2008;27(8):835-42.

128 Mason VF, Konicki AJ. Left ventricular assist devices as destination therapy. AACN Clin Issues 2003;14(4):488-97.

129 Miller LW, Naftel DC, Bourge RC, Kirklin JK, Brozena SC, Jarcho J et al. Infection after heart transplantation: a multiinstitutional study. Cardiac Transplant Research Database Group. J Heart Lung Transplant 1994;13(3):381-92; discussion 393.

130 Hughes WT, Rivera GK, Schell MJ, Thornton D, Lott L. Successful intermittent chemoprophylaxis for *Pneumocystis carinii* pneumonitis. N Engl J Med 1987;316(26):1627-32.

131 Kocher AA, Bonaros N, Dunkler D, Ehrlich M, Schlechta B, Zweytick B et al. Long-term results of CMV hyperimmune globulin prophylaxis in 377 heart transplant recipients. J Heart Lung Transplant 2003;22(3):250-7.

132 Couchoud C. Cytomegalovirus prophylaxis with antiviral agents for solid organ transplantation. Cochrane Database Syst Rev 2000(2):CD001320.

133 Walsh TR, Guttendorf J, Dummer S, Hardesty RL, Armitage JM, Kormos RL et al. The value of protective isolation procedures in cardiac allograft recipients. Ann Thorac Surg 1989;47(4):539-44; discussion 544-5.

134 Rourke TK, Droogan MT, Ohler L. Heart transplantation: state of the art. AACN Clin Issues 1999;10(2):185-201; quiz 307-9.

135 Bowden RA, Slichter SJ, Sayers M, Weisdorf D, Cays M, Schoch G et al. A comparison of filtered leukocyte-reduced and cytomegalovirus (CMV) seronegative blood products for the prevention of transfusion-associated CMV infection after marrow transplant. Blood 1995;86(9):3598-603.

136 Luckraz H, Goddard M, Charman SC, Wallwork J, Parameshwar J, Large SR. Early mortality after cardiac transplantation: should we do better? J Heart Lung Transplant 2005;24(4):401-5.

137 Cooper DKC, Lidsky NM. Immediate postoperative care and potential complications. In: Cooper DKC, Miller LW, Patterson GA, eds. The transplantation and replacement of thoracic organs. Boston: Kluwer; 1996, pp 221-7.

138 McCrystal GD, Pepe S, Esmore DS, Rosenfeld FL. The challenge of improving donor heart preservation. Heart Lung Circ 2004;13:74-83.

139 Rosenfeldt FL, McCrystal G, Pepe S, Esmore D. Myocyte or heart preservation. In: Large S. Towards optimising donor heart quality. Cambridge: publisher; 2002.

140 Esmore DS, Rosenfeldt FL, Mack JA, Waters KN, Bergin P. Long ischaemic time allografts (>6 hr) further expand the transplant donor pool. Washington: International Society of Heart and Lung Transplantation Conference Abstracts; 2002.

141 Kieler-Jensen N, Lundin S, Ricksten SE. Vasodilator therapy after heart transplantation: effects of inhaled nitric oxide and intravenous prostacyclin, prostaglandin E1, and sodium nitroprusside. J Heart Lung Transplant 1995;14(3):436-43.

142 Kristof AS, Magder S. Low systemic vascular resistance state in patients undergoing cardiopulmonary bypass. Crit Care Med 1999;27(6):1121-7.

143 Myles PS, Leong CK, Currey J. Endogenous nitric oxide and low systemic vascular resistance after cardiopulmonary bypass. J Cardiothorac Vasc Anaesth 1997;11(5):571-4.

144 Landry DW, Levin HR, Gallant EM, Ashton RC Jr, Seo S, D'Alessandro D et al. Vasopressin deficiency contributes to the vasodilation of septic shock. Circulation 1997;95(5):1122-5.

145 Argenziano M, Choudhri AF, Oz MC, Rose EA, Smith CR, Landry DW. A prospective randomized trial of arginine vasopressin in the treatment of vasodilatory shock after left ventricular assist device placement. Circulation 1997;96(9 Suppl):II-286-90.

146 Ardehali A, Hughes K, Sadeghi A, Esmailian F, Marelli D, Moriguchi J et al. Inhaled nitric oxide for pulmonary hypertension after heart transplantation. Transplantation 2001;72(4):638-41.

147 Rossaint R, Falke KJ, Lopez F, Slama K, Pison U, Zapol WM. Inhaled nitric oxide for the adult respiratory distress syndrome. N Engl J Med 1993;328(6):399-405.

148 Armitage JM, Hardesty RL, Griffith BP. Prostaglandin E1: an effective treatment of right heart failure after orthotopic heart transplantation. J Heart Lung Transplant 1987;6:348-51.

149 Wang SS, Ko WJ, Chen YS, Hsu RB, Chou NK, Chu SH. Mechanical bridge with extracorporeal membrane oxygenation and ventricular assist device to heart transplantation. Artif Organs 2001;25(8):599-602.

150 Karamlou T, Gelow J, Diggs BS, Tibayan FA, Mudd JM, Guyton SW et al. Mechanical circulatory support pathways that maximize post-heart transplant survival. Ann Thorac Surg 2013;95(2):480-5; discussion 485.

151 Ellenbogen KA, Thames MD, DiMarco JP, Sheehan H, Lerman BB. Electrophysiological effects of adenosine in the transplanted human heart. Evidence of supersensitivity. Circulation 1990;81(3):821-8.

152 Macdonald P, Hackworthy R Keogh A, Sivathasan C, Chang V, Spratt P. Atrial overdrive pacing for reversion of atrial flutter after heart transplantation. J Heart Lung Transplant 1991;10(5 Pt 1):731-7.

153 Mackintosh AF, Carmichael DJ, Wren C, Cory-Pearce R, English TA. Sinus node function in first three weeks after cardiac transplantation. Br Heart J 1982;48(6):584-8.

154 Stark RP, McGinn AL, Wilson RF. Chest pain in cardiac-transplant recipients. Evidence of sensory reinnervation after cardiac transplantation. N Engl J Med 1991;324(25):1791-4.

155 Parry A, Roberts M, Parameshwar J, Wallwork J, Schofield P, Large S. The management of post-cardiac transplantation coronary artery disease. Eur J Cardiothorac Surg 1996;10(7):528-32; discussion 53.

156 Shiba N, et al. Analysis of survivors more than 10 years after heart transplantation in the cyclosporine era: Stanford experience. J Heart Lung Transplant 2004;23(2):155-64.

157 Valantine H. Cardiac allograft vasculopathy after heart transplantation: risk factors and management. J Heart Lung Transplant 2004;23 (5 Suppl):S187-93.

158 Kobashigawa J. What is the optimal prophylaxis for treatment of cardiac allograft vasculopathy? Curr Control Trials Cardiovasc Med 2000;1:166.

159 Rose EA, Pepino P, Barr ML, Smith CR, Ratner AJ, Ho E et al. Relation of HLA antibodies and graft atherosclerosis in human cardiac allograft

recipients. J Heart Lung Transplant 1992;11(3 Pt 2):S120-3.

160 Johnson DE, Alderman EL, Schroeder JS, Gao SZ, Hunt S, DeCampli WM et al. Transplant coronary artery disease: histopathologic correlations with angiographic morphology. J Am Coll Cardiol 1991;17(2):449-57.

161 Keogh A, Richardson M, Ruygrok P, Spratt P, Galbraith A, O'Driscoll G et al. Sirolimus in de novo heart transplant recipients reduces acute rejection and prevents coronary artery disease at 2 years: a randomized clinical trial. Circulation 2004;110(17):2694-700.

162 Na R, Grulich AE, Meagher NS, McCaughan GW, Keogh AM, Vajdic CM. De novo cancer-related death in Australian liver and cardiothoracic transplant recipients. Am J Transplant 2013;13(5):1296-304.

163 Krikorian JG, Anderson JL, Bieber CP, Penn I, Stinson EB. Malignant neoplasms following cardiac transplantation. JAMA 1978;240(7):639-43.

164 Ong CS, Keogh AM, Kossard S, Macdonald PS, Spratt PM. Skin cancer in Australian heart transplant recipients. J Am Acad Dermatol 1999;40(1):27-34.

165 Veness MJ, Quinn DI, Ong CS, Keogh AM, Macdonald PS, Cooper SG et al. Aggressive cutaneous malignancies following cardiothoracic transplantation: the Australian experience. Cancer 1999;85(8):1758-64.

166 Armitage JM, Kormos RL, Stuart RS, Fricker FJ, Griffith BP, Nalesnik M et al. Posttransplant lymphoproliferative disease in thoracic organ transplant patients: ten years of cyclosporine-based immunosuppression. J Heart Lung Transplant 1991;10(6):877-86; discussion 886-7.

167 Cole WH. The increase in immunosuppression and its role in the development of malignant lesions. J Surg Oncol 1985;30(3):139-44.

168 Penn I. Cancers following cyclosporine therapy. Transplantation 1987;43(1): 32-5.

169 Penn I, First MR. Development and incidence of cancer following cyclosporine therapy. Transplant Proc 1986;18(2 Suppl 1):210-5.

170 Greenberg A, Thompson ME, Griffith BJ, Hardesty RL, Kormos RL, el-Shahawy MA et al. Cyclosporine nephrotoxicity in cardiac allograft patients – a seven-year follow-up. Transplantation 1990;50(4):589-93.

171 Eisen HJ. Hypertension in heart transplant recipients: more than just cyclosporine. J Am Coll Cardiol 2003;41(3):433-4.

172 Ventura HO, et al. Mechanisms of hypertension in cardiac transplantation and the role of cyclosporine. Curr Opin Cardiol 1997;12(4):375-81.

第13章

呼吸系统的评估和监测

原著: Mona Ringdal, Janice Gullick
翻译: 张洁, 吕蒙蒙, 乔红梅
审校: 陈永强

关键词
- - - - - - - - -
动脉血气分析
二氧化碳监测仪
诊断性影像学
气体交换
低氧血症
氧气运送
脉搏血氧饱和分
  析仪
呼吸功

学习目标

阅读完本章,将掌握以下内容:
- 掌握呼吸系统的解剖和正常生理功能。
- 描述呼吸功能调节的机制。
- 熟悉呼吸功能评估与监测的基本原理。
- 讨论呼吸功能失调的危重患者的护理评估和监测。
- 解释患者评估技巧的重要性以及现阶段临床应用新进展。
- 判断不同类型监测的生理基础。
- 讨论一些有关危重诊断过程的常见形式。

引言

呼吸系统保证了机体组织和细胞的充分氧合,担负着输送氧气和排除二氧化碳的气体交换工作,在促进器官功能正常运行,保持机体酸碱平衡,维持内环境稳定方面起着重要的作用。因此,对呼吸系统的解剖、生理、病理生理知识的全面理解,对危重患者的及时治疗或发现病情恶化是非常有必要的。

此章节详尽地阐释了呼吸系统的评估方法、监测和诊断的方法和实践。由于在美国和英国的重症监护病房因呼吸系统疾病住院的患者占 20%~26%[1],并且在澳大利亚高达 33%[2]。全面了解解剖学生理学和病理生理学的复杂系统,需要准确评估危重患者和实践监测和诊断以及早期治疗效果。这些知识为呼吸功能失调的危重患者提供及时有效的干预措施十分重要。接下来的两个章节主要介绍呼吸功能失调的治疗和机械通气治疗。

一、呼吸相关的解剖和生理

胸腔包括气管、支气管、双肺、胸膜、横膈膜。纵隔位于两肺之间,容纳并保护心脏、大血管和食管。12 对肋骨覆盖于肺的外部。其中 10 对肋骨向后与脊柱连接,向前通过肋软骨与胸骨连接(第 8~10 肋)而 11~12 肋骨向前方游离延伸(如图 13.1 所示)[3]。

呼吸系统可分为上呼吸道和下呼吸道。上呼吸道包括鼻、鼻窦、咽,下呼吸道

图13.1　胸壁和肺的通气结构,包括肋骨和肺叶[4]

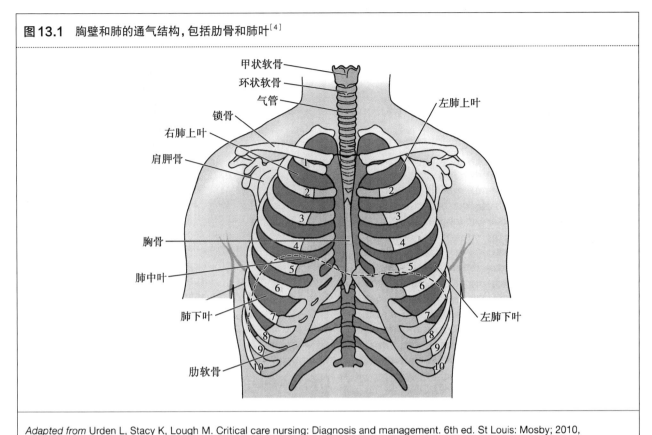

包括喉、气管、支气管和肺[5]。大气道内富有代谢很快的分层上皮组织细胞。这些细胞能保持气道的清洁,而且含有的黏液细胞和纤毛有助于清理大气道。

（一）上呼吸道

鼻腔内含有极其丰富的血管及黏液,给吸入气体加温加湿。鼻甲形成湍流气流使气体接触加温加湿表面面积最大化。纤毛顶部的上皮细胞和黏液可过滤和净化吸入的空气。纤毛运动使黏液以每分钟1~2cm 的速度向咽部输送。每天产生 1L 的黏液,但只有一小部分被重吸收[6,7]。

咽是一个肌性管道,将食物和空气分别运输到食管和喉。咽的下面是喉,喉大部分由软骨相互连接、环绕而成(内有前庭声带和真声带,如图13.2)[8]。喉内有一对重要的锥状软骨,作为连接声带的连接点。这个部位容易因气管插管的压迫而造成损害。最显著的独立危险因素是气管插管的时间长短[9]。甲状软骨和环状软骨保护声门和喉口[7]。另一个位于喉内的软骨是三角形的富有弹性的会厌软骨,它可以在吸气时保护气道下段,避免食物和液体误入肺内。但当喉头水肿时,会厌软骨往往会堵住喉口。

咳嗽、吞咽反射进一步保护气道[7]。

（二）下呼吸道

气管是一个中空管道,长约 11cm,直径约2.5cm。气管由 16~20 块 C 形软骨支撑,是另一个极易被人工气道压力损伤的部分。气管在隆突处分为左、右主支气管。支气管树有两条结构不同的主干。右支气管较宽且向右肺延伸的角度较小,这种生理解剖特点导致气道异物通常会落在右支气管内。左支气管分为两条支气管分支,分别向左肺两个肺叶延伸,其形成的角度较大。

气道向双肺延伸成第 2 级细支气管,进而第 3级细支气管。这种气道结构最终分化成终末细小支气管。这些气道组成部分并不参与气体交换,但会形成解剖无效死腔(大约 150ml)[11]。

大气道主要由软骨支持,并含有充满纤毛的上皮组织、杯状细胞和浆液细胞组成的黏液层。随着气道分化越细,软骨越来越不规则直至消失。杯状细胞和黏液细胞的数量也逐渐减少,到达肺泡时仅有单层鳞状上皮细胞。肺泡巨噬细胞存在于这些上皮细胞之中,吞噬任何进入肺泡内的微小异物。平

图13.2 咽喉。(A)软骨和韧带;(B)颈部肌肉[10]

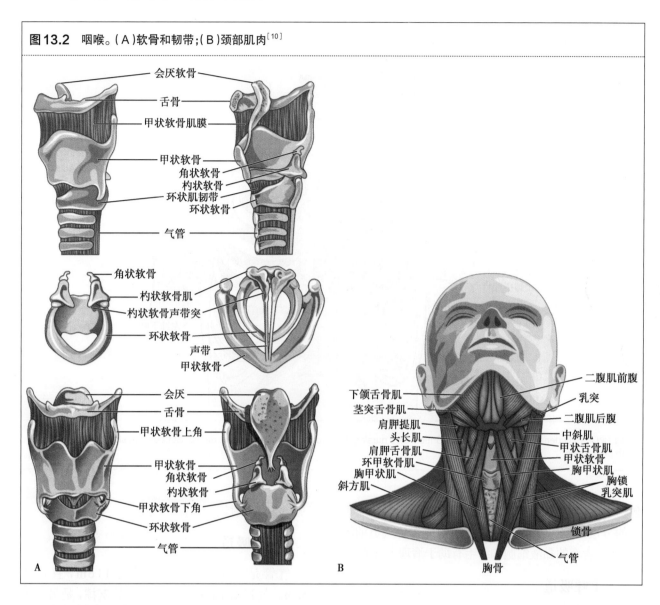

A

会厌软骨
舌骨
甲状软骨肌膜
甲状软骨
角状软骨
杓状软骨
环状肌韧带
环状软骨
气管

角状软骨
杓状软骨肌
杓状软骨声带突
环状软骨
声带
甲状软骨

会厌
舌骨
甲状软骨上角
甲状软骨
角状软骨
杓状软骨
甲状软骨下角
环状软骨
气管

B

下颌舌骨肌
茎突舌骨肌
肩胛提肌
头长肌
肩胛舌骨肌
环甲软骨肌
斜方肌

二腹肌前腹
乳突
二腹肌后腹
中斜肌
甲状舌骨肌
甲状软骨
胸甲状肌
胸锁乳突肌
锁骨
气管
胸骨

滑肌在气道内环绕支撑,使得气道直径在气流通过时产生变化[12]。

(三)胸和肺

　　胸廓能够保护肺和心脏,当呼吸被触发产生吸气动作时,胸部膨胀使得肺充满空气,呼气时被动地将气体由肺内排出。横膈膜是胸部和腹部的分界,参与通气过程。膈肌是最主要的呼吸肌,参与约80%的呼吸做功。吸气开始于神经中枢并发送冲动信号到膈神经来刺激膈肌收缩、变平。膈神经起自于颈丛,由C3~C5颈神经组成[12, 13]。

　　膈神经分为两支,分别沿心脏左右缘走行,最后到达膈肌。因此,当颈脊髓第3~5节段发生外伤时,膈神经受损的患者会发生呼吸困难。固有气道部分将吸入的空气移送到呼吸单元,即终止于终末细支气管末端。参与呼吸的支气管,肺泡管和肺泡

囊共同构成了呼吸部。在呼吸单元中充满气体分子并发生气体交换。在平静呼吸时,呼吸部占据肺的大部分容量,约为2.5~3L的体积[11](图13.3)。

1. 表面活性物质

　　构成呼吸系统结构和功能的特别重要的部分是1型和2型肺泡上皮细胞。1型肺泡上皮细胞给肺泡壁提供支撑。2型肺泡上皮细胞产生一种重要的脂蛋白,即一种表面活性物质,位于肺泡内表面来降低肺泡表面张力。在吸气时保持肺泡稳定,使肺顺应性处于最佳状态,并促进肺膨胀[11]。如果因为肺部疾病导致这种活性物质合成减少,肺的顺应性就会降低造成呼吸做功增加[14]。

2. 胸膜

　　双肺都包被着连续的薄膜称为胸膜,双肺分别

图 13.3　下气道分支[10]

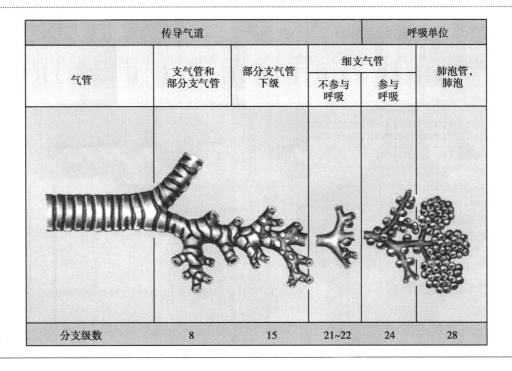

	传导气道				呼吸单位
气管	支气管和部分支气管	部分支气管下级	细支气管		肺泡管，肺泡
			不参与呼吸	参与呼吸	
分支级数	8	15	21~22	24	28

被一个胸膜囊包被，两个胸膜囊分别位于人体正中线两侧而独立存在。壁胸膜位于胸壁内表面并与覆盖于肺表面的脏胸膜紧邻。两层胸膜之间含有少量液体能够起到润滑作用从而减少肺膨胀时的摩擦力。

胸膜间隙的胸膜腔压在正常情况下是负压，维持在 -10～-4cmH₂O。该负压使肺保持膨胀状态。双肺及胸壁的弹性结构使得在吸气时该负压增大。肺的弹性纤维带动脏胸膜向内，而胸壁则带动壁胸膜向外。肺泡压（0cmH₂O）与胸膜腔压（-4cmH₂O）的压力差称为跨肺压。（+4cmH₂O）[0-（-4)=+4]），是迫使肺保持不萎陷状态的压力[6,7]（图 13.4）。

3. 肺循环

肺循环系统完全依赖心脏输出，但系统维持在低压状态，因为它仅是把血液引流回左心（不同于循环系统将血液泵入全身不同部位）。肺循环包括经过肺动脉从右心室泵入肺的乏氧血，而富氧血通过肺静脉回到左心房。肺血管与小支气管并行，毛细血管在肺泡内壁形成密集的毛细血管网（图 13.5）[10]。所有的肺泡壁表面都被这些毛细血管所覆盖，在气体交换时，毛细血管管径正好能够让红细胞单行通过。

图 13.4　在吸气相和呼气相胸膜内压和跨肺压的改变[7]

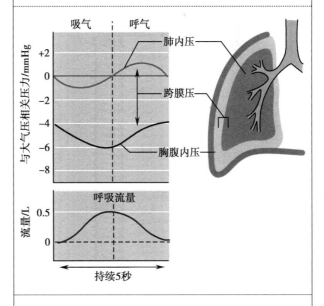

吸气　呼气

肺内压
跨膜压
胸腹内压

呼吸流量

持续5秒

Adapted from Marieb E, Hoehn K. Human anatomy and physiology. 4th ed. San Francisco: Pearson Benjamin Cummings; 2010, with permission.

肺血管短而薄且富有小平滑肌。肺血管内压很低（正常肺动脉压只有 25/8mmHg，平均 15mmHg）[11]，如此低的压力系统保证了当肺进行有效气体交换时右心做功尽可能的小[11]（图 13.6）。

图13.5　肺的终末通气和血流单位[10]

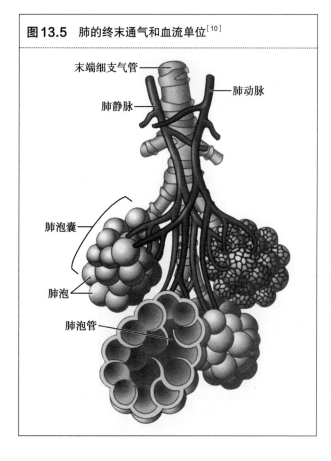

末端细支气管
肺动脉
肺静脉
肺泡囊
肺泡
肺泡管

图13.6　肺内压和循环系统压力对比（单位：mmHg）[15]

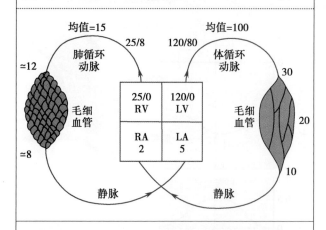

均值=15　　25/8　　120/80　　均值=100
肺循环动脉　　　　　　　体循环动脉
≈12
毛细血管　　　25/0 RV　120/0 LV　毛细血管　30
≈8　　　　　RA 2　　LA 5　　　　　　20
静脉　　　　　　静脉　　　　　10

Adapted from West J. Respiratory physiology: the essentials. 8th ed. Philadelphia: Lippincott, Williams & Wilkins; 2008, with permission.

4. 支气管循环

作为系统循环的一部分，支气管循环为传导气道（终末细支气管水平）和胸膜提供氧合的血液、营养和热量。这些去氧后血液主要通过支气管网引流，少数毛细血管通过混合静脉血或右向左分流也参与肺动脉循环[11]（下文"病理生理"中进一步讨论）。

（四）通气控制

正常呼吸的产生是自主的，机制复杂尚未完全清楚。呼吸是由呼吸中枢协调，由大脑控制器，效应器（位于肌肉中）和感受器（包括化学受体和机械刺激感受器）来调节。当呼吸道受到刺激时会产生保护性反射，如咳嗽和打喷嚏。

1. 控制器

位于脑干，延髓和脑桥控制自主呼吸，大脑皮质调节自主呼吸（图 13.7）产生周期性呼吸的呼吸中枢分为吸气中枢和呼气中枢，具有以下几项功能[12]：

- 吸气中枢（或背部呼吸群）引发吸气动作。
- 呼气中枢（或腹部呼吸群）只作用于用力呼吸和主动呼气过程。
- 呼吸调节和长吸气中枢在脑桥，调节呼吸节律和形式。
- 大脑皮质通过呼吸肌控制有意识的通气，当二氧化碳分压和氢离子浓度上升至一定水平时，这种通气不能维持。例如，你可以用力屏气很长一段时间[12]。情绪和活动也会影响呼吸的节奏和深度。

2. 效应器

尽管肋间肌也参与呼吸运动，膈肌仍是吸气的主要肌肉。一些呼吸肌（斜角肌、胸锁乳突肌，小部分胸肌）只有在活动锻炼和用力呼吸时才会参与。呼气过程是一个被动过程，休息时只用肋间肌参与呼气，活动时，腹肌也参与呼吸过程。延髓受到刺激触发吸气后，导致膈肌向下收缩，肋间肌同时收缩将胸廓向上向外提起。这个动作降低了相对于大气压的肺泡内压。空气进入肺内，使肺泡内压与大气的压力差消失。在肌肉收缩停止后，肋骨和膈肌放松，压力梯度逆转，空气被动地从肺中呼出，肺由于弹性恢复休息状态。

3. 传感器

化学传感器作用取决于血液中化学成分的变化，分为两种类型：中心化学感受器和外周化学感受器。中心化学传感器承担70%反馈控制通气，并对脑脊液 pH 的改变（动脉血中二氧化碳分压增加时）做出迅速反应[7,13]。如果动脉血中二氧化碳分压持续升高，对于慢性阻塞性肺疾病（chronic obstructive pulmonary disease，COPD）患者而言，一

图 13.7　呼吸中枢和反射控制[7]

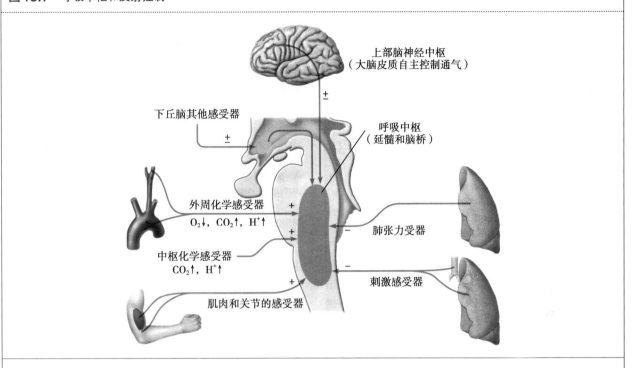

上部脑神经中枢
（大脑皮质自主控制通气）

下丘脑其他感受器

呼吸中枢
（延髓和脑桥）

外周化学感受器
$O_2\downarrow$，$CO_2\uparrow$，$H^+\uparrow$

中枢化学感受器
$CO_2\uparrow$，$H^+\uparrow$

肺张力受器

刺激感受器

肌肉和关节的感受器

Adapted from Marieb E, Hoehn K. Human anatomy and physiology. 4th ed. San Francisco: Pearson Benjamin Cummings; 2010, with permission.

段时间后脑脊液将代偿性的改变 pH 和碳酸氢根离子来接近正常[11]。

　　中心化学感受器位于脑髓，感受感受器周围脑脊液中氢离子浓度的变化。动脉血中二氧化碳分压的改变引起二氧化碳透过血脑屏障到达脑脊液中并改变氢离子浓度。氢离子浓度的增加触发通气的产生。中心化学感受器不作用于血氧分压水平的改变。镇静药同样对这些化学感受器起到负面影响，引起对氢离子浓度改变的敏感性降低[11]。注意过度通气能够降低二氧化碳分压水平，如果此时中断呼吸，会引起突然的意识丧失。这种现象被潜水员们所熟知。二氧化碳水平作为触发呼吸的主要动力，如果因为过度通气引起二氧化碳水平过低，呼吸反射不会触发，直至氧分压水平降至维持意识清楚所需水平。

　　外周化学感受器在气体交换中起到一定的作用[16]，它们位于颈动脉和主动脉弓同样监测动脉血中二氧化碳分压的变化和氢离子浓度或 pH 的改变[13]。这些感受器对氧分压的改变敏感，是对低氧血症的主要应答器。它们可以刺激舌咽神经和迷走神经并反馈给神经中枢。当氧分压下降至 70mmHg 时[11]，外周化学感受器将会被触发以帮助机体维持通气功能。

框 13.1

　　患有慢性呼吸系统疾病（包括 COPD）的患者通常表现出缺氧和高碳酸血症的迹象，特别是在慢性病急性发作期间。人们强烈认为长期二氧化碳潴留的患者的中枢化学感受器对二氧化碳升高的反应消失，并且他们的呼吸动力来源于低氧对外周化学感受器的刺激。然而，这些患者的通气控制非常复杂，涉及呼吸控制系统的调整，包括呼吸肌的变化、化学感受器信号传导和呼吸中枢驱动[17]。对于长期二氧化碳潴留的患者，失控地给予氧气，会导致高碳酸血症，这主要是因为缺氧导致血管收缩和通气、血流比例失调。在较小程度上，由于二氧化碳解离曲线的右移（Haldane 效应），动脉血中二氧化碳含量增加[18]。那些最有可能发生与氧疗相关的高碳酸血症的患者也是那些患有严重低氧血症的患者。对于长期缺氧合并二氧化碳潴留的患者，必须治疗缺氧，并且应根据患者的临床情况进行调整。有证据表明，将氧饱和度控制在 88% 和 92% 之间可以改善患者的预后[19, 20]。有关 COPD 相关生理变化的更深入描述，请参阅本章末尾的扩展阅读。

其他感受器包括肺部压力感受器[起到抑制吸气和防止肺过度膨胀的作用（肺牵张反射）]，及肌肉压力感受器和关节压力感受器（图13.7）。

（五）肺的流量和容量

正常人的肺是很容易膨胀或回缩的。当肺处于高压扩张或疾病状态时，肺的顺应性会增加或减小。肺的流量和容量如图13.8所示。潮气量（Vt）是每次吸气时气体进入肺的容量，通常等于呼气时排出肺的气体容量（约500ml）。在吸气时的潮气量等于吸入的空气量加上肺内已有的2400ml空气量。在呼吸系统正常状态下，呼气末存留在肺内的气体体积称为功能残气量[7]，功能残气量的意义：

- 对保持肺泡张开防止肺不张起重要作用。
- 功能残气量会在麻醉或神经肌肉障碍时减少，多由肌张力减弱引起[21]。
- 功能残气量如果减少，会导致呼气末肺泡闭合（闭合容量）。

闭合容量加上残气量被称为闭合总量。最小气道的关闭可能发生肺不张，唯一原因。在太空失重状态下，这些小气道也会闭合。闭合容量取决于患者的年龄。年轻的健康人约有容量的10%，而65岁的老年人将增至40%，大约相当于全部功能残气量[11]。

肺泡通气

分钟通气量（MV）通常指机械通气时，潮气量乘以呼吸频率（例如，500ml乘以12次/min等于6000ml分钟通气量），重要的是，只有前面吸入的350ml空气到达肺泡气体交换表面，有150ml留在固有气道（称为解剖无效死腔），肺泡通气指每分钟吸入气体中到达肺泡的气体量（如350ml乘以12次/min等于4200ml的肺泡通气量）[12]。

（六）呼吸做功

在静息状态下，呼吸所需的能量很小（少于总氧耗的5%）[11]，但是气道阻力和肺顺应性的改变影响呼吸做功导致氧耗的增加[22]。在早期，肺在吸气过程中膨胀。这种膨胀称为弹性或顺应性做功，指肺在压力下膨胀的难易程度。通常在患者接受机械通气时监测肺顺应性，并由跨肺压的改变分别计算出来[6]。肺膨胀必须克服肺的黏性和胸壁组织（称为固有组织做功）。最后，气道阻力做功——气体通过气道进入肺。对健康人来说，与做功相关的气道阻力和肺顺应性非常容易克服，但对于患有肺病的

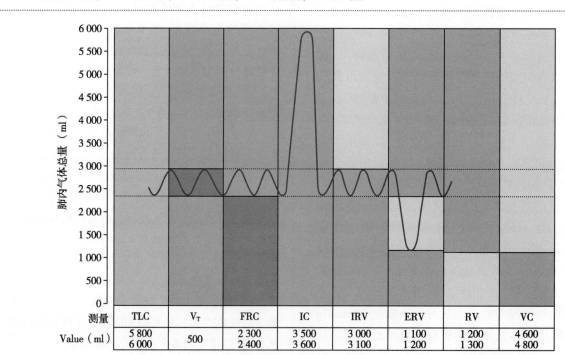

图13.8 关于肺容量的测量，所有数值在女性身上减少25%[3]。ERV=呼气残气量；IC=深吸气量；IRV=补吸气量；FRC=功能残气量；TLC=肺总量；RV=残气量；VC=肺活量；Vt=潮气量

测量	TLC	V_T	FRC	IC	IRV	ERV	RV	VC
Value（ml）	5 800 6 000	500	2 300 2 400	3 500 3 600	3 000 3 100	1 100 1 200	1 200 1 300	4 600 4 800

人来说，克服阻力和肺顺应性做功增加。此时新陈代谢速率增加，氧耗也随之增加，为避免无氧代谢，呼吸做功增加[6、23]。"呼吸做功"[5]通常用于危重患者，他们的一般呼吸过程难度增大，且呼吸做功占总能量消耗的比例增加。

（七）气体交换原理和肺泡及组织内气体交换

通过心脏搏动，氧气和二氧化碳在肺泡和组织细胞间由血液进行运输。依靠毛细血管和细胞压力梯度差，氧气通过毛细血管向组织弥散，而组织内二氧化碳向外交换到毛细血管。弥散包括分子从高浓度部分向低浓度部分转移。其他影响弥散速度的因素包括肺泡膜的厚度、肺泡膜表面积和气体自身的溶解度。二氧化碳的弥散程度是氧气的 20 倍，因为血中二氧化碳的溶解度比氧气高得多[11]。在气道末端有着密集的网状肺泡，数量约为 3 亿个，这些肺泡表面展开后能达到 90m²，约是人体皮肤表面的 40 倍。气体交换发生在这些特别薄的肺泡膜上[7]。氧气摄取发生在外环境，通过肺邻近的毛细血管网送至血液。同样，二氧化碳的弥散也通过肺毛细血管排出。

1. 氧气运输

氧合的血液通过肺毛细血管运输，每 100ml 血液中含氧气 20ml。氧气运输通过两种方式：部分溶解于血浆（约 0.3ml，1.5%），剩余的部分与血红蛋白结合[12]。溶于血中的 1.5% 的氧气组成了氧分压并可被动脉血气分析测得[7]。每克血红蛋白携带 1.34ml 氧气，临床中可测定循环中血红蛋白饱和度水平，一般由脉搏式血氧定量法测得。血红蛋白实际携带氧的数量与其携氧总能力的比值，称为血氧饱和度（SaO_2）。氧气可与血红蛋白的 4 个血红素位点结合。因为氧气运输大部分靠血红蛋白，如果每个血红蛋白携带 4 个氧分子，则血液为"完全饱和"[5]（SaO_2=100%）[23]。

有大量储备的氧气可供需要时使用，而无需增加呼吸或心脏负荷。氧解离是氧气被分离并被组织利用的百分比。平静时，仅有 25% 的总氧量被组织解离，尽管数量在身体各部分有差异，一些组织分离氧气较多，而有些组织分离利用氧气较少。一般来讲，静脉血中的氧饱和度在 60%～75%，低于这个范围表明组织利用了比正常更多的氧，可见于供给组织的氧气减少或组织消耗氧量增加[12、13]。

氧的供给（DO^2）和氧的消耗（VO^2）是在危重患者的管理中需要重点考虑的方面。正常人在静息时的氧供给是大约 1 000ml/min，正常氧消耗是 200～250ml/min[13]。但当败血症、发热、分解代谢过度、寒战时氧耗明显增加[23]。正常氧供给和氧消耗之间的区别表明了身体中具有巨大的氧储备。

2. 氧气 - 血红蛋白解离曲线

由于血液被运输到组织和靶器官中，血红蛋白和氧气的亲和力下降，与周围的动脉氧压力有关，这个关系可由氧解离曲线图说明（图 13.9）。当氧气在组织水平解离，二氧化碳更容易与血红蛋白结合，进而回到肺排出体外[7]。

氧血红蛋白解离曲线与血液中的血红蛋白饱和度有关。曲线的初始部分急剧上升，当曲线的后一部分转变为平缓时，表示肺中氧与血红蛋白的结合。在氧解离曲线的上部（肺内），氧分压很大的变化只引起血红蛋白氧饱和度小的变化，因此，如果氧分压由 100mmHg 降至 60mmHg，血红蛋白氧饱和度只改变 7%（从 97% 到 90%）。当氧分压高于 60mmHg，血红蛋白氧饱和度将达到 90% 以上。在这个显著的氧分压范围内，氧气结合的最小变化允许在高海拔地区生存[7、12、24]。

曲线下部（陡峭部分），氧分压在 40～60mmHg 时，当氧饱和度进一步下降，大量氧气可释放入组织被利用，保证氧供减少时外周组织有足够的氧气供给。氧饱和度仍然保持在 70%～75%，保留有大量的氧储备。在一次系统循环中，通常只有 25% 的结合氧被释放。然而，在运动过程中，当肌肉需要更多的氧气时，氧分压会下降，更多的氧气会从血红蛋白中分离出来，供肌肉细胞使用，而此时呼吸频率和心输出量没有补偿性的增加[7、12]。

曲线两轴之间的关系正常值与血红蛋白，pH、温度、二氧化碳分压和 2，3-BPG 均相关。后者是与血红蛋白可逆结合的红细胞分解的产物。这些数值的任何改变将会使曲线向右或向左偏移，并反映出氧分压和血氧饱和度的不同数值[12]（图 13.9）。

氧与血红蛋白的结合和解离都是可逆的反应，取决于周围的组织。当曲线向右移动时，肺中氧与血红蛋白结合能力降低，此时氧更容易释放到组织中。在一般情况下，在组织活动中，如肌肉收缩过程中，乳酸、酸的释放会降低 pH，导致血红蛋白分子向周围组织释放氧气。当活跃的骨骼肌产生热量时，也会发生同样的过程。局部温度的升高导致氧气释放，以供周围的肌肉使用[7、12]。

图13.9 氧解离曲线向左（A）或向右（B）的移动

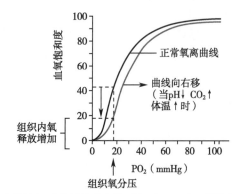

在组织内，氧解离曲线右移。当pH↓，CO_2↑，体温↑时；曲线右移导致组织内氧释放增加

A

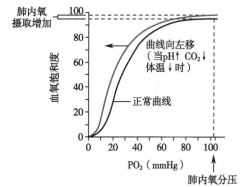

在肺内，氧解离曲线左移。当pH↑，PCO_2↓或体温↓时，曲线左移，导致血红蛋白携氧增加

B

Adapted from Seely R, Stephens T, Tate P. Anatomy and physiology. 7th ed. Boston: McGraw Hill; 2006.

当血液被输送到组织和末梢器官时，血红蛋白与氧的结合亲和力相对于周围的动脉氧气张力降低。当氧气在组织内流失时，CO_2更容易与血红蛋白结合，并被运送到肺部进行清除[7]。

3. 二氧化碳运输

二氧化碳被血液运输通过3种形式：与水结合成为碳酸（80%～90%），溶解（5%）或与包括血红蛋白在内的血浆蛋白结合（5%～10%），溶解的二氧化碳形成二氧化碳分压并可以被动脉血气分析测得。由于二氧化碳溶解度高，使得通过毛细血管膜的速度比氧气快得多，因此，二氧化碳很容易被排出体外[7]。二氧化碳作为细胞呼吸的副产物，产生的

速度为200ml/min。正常情况下在动脉血中的浓度（480ml/L）与静脉血中的浓度（520ml/L）差距不大[13]。

4. 通气和血流灌注关系

气体交换是肺的主要功能，肺毛细血管和肺泡的特殊解剖使然。但是，一些生理因素意味着通气血流灌注比不是1∶1的关系。因为正常肺泡通气约在4L/min，肺毛细血管血流灌注约为5L/min，因而正常通气血流灌注比（$\dot{V}/\dot{Q}$）为0.8[11]。另外，肺循环的压力低于体循环的压力，因而更容易受重力／静水压影响。在直立体位时，肺尖的灌注比肺底少[11]，而在仰卧时，肺尖与肺底灌注大致相同，但肺后部（靠床）要比肺前部得到更多的血流灌注。肺通气也不是处处相同，肺底单位通气量比肺尖多[11]。

周围肺泡的肺泡压也通过肺毛细血管网影响血流。通常毛细血管网末端的动静脉压力差决定血流。然而，肺泡压比静脉和／或动脉压大，因此，影响血流和气体交换。

以一个直立体位的患者为例：

- 1区（肺上部区域）：肺泡压通常高于毛细血管动脉压和静脉压（$P_A>P_a>P_v$），血流减少导致肺泡死腔（肺泡通气但血流灌注不足）。
- 2区（肺中间区域）：灌注和气体交换受到动脉和肺泡压力差的影响比受到动静脉压力差的影响大（$P_a>P_A>P_v$），形成正常通气灌注比（V/Q）。
- 3区（肺底部）：肺泡压比动脉和静脉的压力均低（$P_A>P_v>P_a$），通气的减少导致肺内分流（肺泡有血流灌注但通气不足）[11]（图13.10）。

这些生理关系在危重患者身上更加复杂，其通气和／或肺灌注进一步受到疾病和正压通气等的影响，且患者往往处于仰卧位或半卧位[11]。

（八）酸碱控制：呼吸机制

呼吸系统在酸碱平衡中起重要作用。呼吸频率和深度能够改变体内pH和血中碳酸的含量。二氧化碳溶解，形成碳酸氢根离子（HCO_3^-）、碳酸（H_2CO_3）和碳酸根离子（CO_3^{2-}），这些离子的浓度影响酸碱平衡。和其他酸一样，碳酸在溶液中部分溶解，生成二氧化碳和水，或碳酸氢根和氢离子。

$$CO_2 + H_2O \leftrightarrow H_2CO_3 \leftrightarrow HCO_3^- + H^+$$

亨德森-哈塞尔巴赫公式定义了解离的强度，公式中描述了碳酸氢根、二氧化碳和pH的关系，解释了为什么二氧化碳溶解的增加引起血浆中酸度的增加，而碳酸氢根离子的增加引起pH增高（如，酸减少）：

图 13.10　重力和肺泡压对肺血流的影响，注意肺的 3 个分区[26]

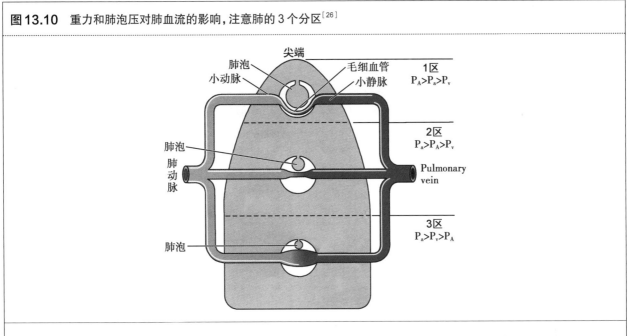

Adapted from Seely R, Stephens T, Tate P. Anatomy and physiology. 7th ed. Boston: McGraw Hill; 2006, with permission.

$$pH = 6.1 + \log \frac{H_2CO_3}{CO_2}$$

（6.1 = 血浆中解离常数）[11]

呼吸性酸中毒由二氧化碳潴留引起，在亨德森 - 哈塞尔巴赫公式中分母增加，导致 pH 减小。这种情况发生于患者浅慢呼吸时（即低通气），在急性起病的情况下机体则不能代偿。如果患者长期如此形成慢性二氧化碳潴留，肾将对二氧化碳的升高做出反应。肾系统保留碳酸氢根离子，使 pH 恢复正常（呼吸性酸中毒被代偿）。

呼吸性碱中毒发生在患者过度通气、呼吸加深加快时，动脉血中二氧化碳减少，pH 升高。如果这种情况持续（如在高海拔地区行走），则肾分泌碳酸氢根使 pH 恢复正常（呼吸性碱中毒被代偿）[11]。

1. 病理生理

影响危重患者呼吸功能的 3 个常见病理生理概念是低氧血症、炎症和水肿。这些现象的原理将在下文讨论。相关疾病将在第 14 章描述，包括呼吸衰竭、肺炎、急性肺损伤、哮喘和慢性阻塞性肺疾病。

2. 低氧血症

低氧血症是指动脉血中氧分压低于 60mmHg[7]，它导致组织和靶器官进行低效的无氧代谢，造成细胞功能受损。组织缺氧是指组织中氧分压低于正常

值，可能原因为：

- 低氧性缺氧，由肺部疾病导致的动脉血氧分压降低。
- 循环性缺氧，因休克或局部梗阻引起的组织血流减少。
- 贫血性缺氧，因贫血或一氧化碳中毒引起的血液携氧能力减少。
- 组织毒性缺氧，因组织中毒引起的细胞环境不支持氧的利用（如氰化物中毒）[11]。

慢性进行性缺氧的患者有疲劳、气短的症状。如果患者是急性严重缺氧起病，可表现为皮肤灰白，口唇黏膜、甲床紫绀，意识混乱、定向障碍和焦虑等症状，进而造成意识丧失、昏迷甚至死亡[27]。

急性呼吸衰竭是重症监护室（intensive care unit, ICU）患者的常见表现，特征为气体交换减少引起低氧血症[28]。急性呼吸衰竭分为两种类型：Ⅰ型呼吸衰竭表现为低氧分压和正常的二氧化碳分压，Ⅱ型呼吸衰竭表现为低氧分压伴高二氧化碳分压[3]（见第 14 章进一步说明）。

总体来说，气体交换原因包括肺泡通气不足，通气血流灌注比失调和肺内分流，以上均可导致低氧血症。在某些病生理情况下，也可出现高碳酸血症[29]。

肺泡通气不足指肺泡内氧气量不能满足机体新陈代谢的需求。肺泡通气不足引起的低氧血症通常

是肺以外的原因（如新陈代谢改变，控制呼吸／通气的神经肌肉被阻断）并常伴有高碳酸血症[3,29]。

肺不张或炎症、感染（肺水肿、肺炎）等因素导致肺泡渗入液体，造成肺泡无通气，通气血流灌注比失调是由于肺的这些有灌注的区域未进行通气。这导致血中氧含量的整体下降，然而通常被代偿机制向相反方向调节[3]。

肺内分流是通气灌注比失调的一种极端情况。分流发生在血液流经未通气的肺泡，有效的肺内分流会克服氧分压的减低[30]。根据呼吸病理的发病过程，二氧化碳水平可能保持正常，代偿机制可能不能维持内环境稳定[3,13]（如图13.11）。

图13.11　通气血流灌注比失调[30]

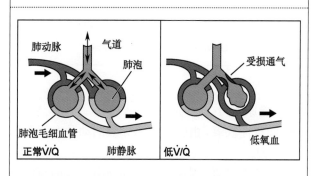

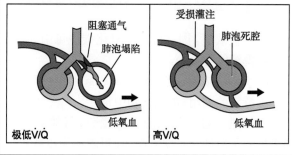

3. 组织缺氧

轻度低氧血症极少发生生理改变（当氧饱和度在90%，氧分压60mmHg）神志仅有轻度损害。如果低氧血症恶化，使氧分压降至40～50mmHg时，组织缺氧进行性加重。中枢神经系统的缺氧表现为头痛、嗜睡。代偿机制包括儿茶酚胺的释放和肾功能下降导致钠潴留和蛋白尿[31]。

不同的组织细胞对于缺氧有着不同的耐受能力。神经细胞和心肌细胞承担的风险最高。大脑皮质缺氧4～6秒即可造成功能损失，10～20秒会造成意识丧失，3～5分钟即可发生不可逆的损伤。在缺氧环境中，细胞发生无氧代谢，无氧代谢产生

的能量（ATP）要比有氧代谢少得多（无氧代谢和有氧代谢中每个葡萄糖分子产生ATP分子数之比为2:38）同时乳酸也增加。能量的减少，导致细胞功能如钠钾离子泵、神经组成、酶活性和跨膜受体功能有效性减弱。这些重要细胞的活动受到影响，会导致器官或组织功能的减低，进而使系统和机体功能受损[31]。

缺氧发生时，氧解离曲线同时发生变化，酸性物质的产生和／或二氧化碳分压水平的升高使曲线向右偏移，如常见的呼吸衰竭发生时。尽管这种改变可能改变患者的氧饱和度，但从血红蛋白中释放进入组织的氧量的增加，也会对组织氧合和细胞代谢有明显的改善[11]。

4. 代偿机制

当肺泡内二氧化碳分压下降时，肺因缺氧发生血管收缩，缺氧部位的小动脉内平滑肌收缩，引导血流避开肺内缺氧部位[11]。外周化学感受器也监测到组织缺氧并激发代偿机制，使得细胞氧分布处于最佳状态。最开始的反应是增加呼吸的频率和深度，导致分钟通气量的增加，心率加快并尽可能收缩血管以试图维持氧的分布和摄取，但这种整体的正向调整并不能长期维持，特别是危重患者。随着组织缺氧的加重及细胞、组织衰竭的进一步进展，代偿机制便开始失效。除非组织缺氧被逆转和／或提供呼吸及循环支持，否则随之而来的便是不可逆的缺氧和死亡。

（1）炎症

炎症过程可以发生在局部，如吸入性损伤、呼吸道感染或身体其他疾病并发症（如败血症、外伤）。当发生急性肺损伤时急性呼吸窘迫综合征（acute respiratory distress syndrome，ARDS）[32]，肺内皮细胞和I型肺泡细胞的损伤在炎症中是重要环节。一旦被触发，会导致血小板聚集并补充释放。血小板聚集引起中性粒细胞释放炎性介质（如蛋白酶、氧自由基、白细胞三烯、前列腺素类、血小板活性因子）。中性粒细胞在急性肺损伤和急性呼吸窘迫综合征中起重要作用[3]。同时，改变肺毛细血管通透性，导致出血和液体外渗入肺间质和肺泡，中性粒细胞和一些巨噬细胞释放的炎症介质促使肺血管收缩，导致肺性高血压而引起肺部分区域血流灌注减少。血流灌注和通气都发生显著改变会导致通气血流灌注比失调明显的通气血流灌注比失调。在患者身上表现为炎症和水肿。

（2）水肿

肺水肿同样改变气体交换。肺水肿的成因是肺血管外液体异常积聚。主要原因为以下两点，"压力增高性"水肿，为静水压或渗透压的增加（如左心衰竭或容量负荷过重）"渗透增加性"水肿，因肺上皮或内皮细胞通透性增加引起。液体积聚（或称非心源性）临床症状表现为急性肺损伤（acute lung injury，ALI）或急性呼吸窘迫综合征（详见第 14 章）。

5. 呼吸功能的改变

在急性呼吸窘迫综合征渗出状态早期，气促是组织缺氧的信号（烦躁不安、不能休息）。使用辅助呼吸肌呼吸通常是液体渗入肺泡的表现。受损的表面活性物质产物在增生阶段，呼吸功能恶化并产生呼吸困难、焦躁、疲劳，通常在听诊时可闻及细碎水泡音[3、31]。当水肿波及大气道时会增加气道残气量。肺顺应性减低，因为肺间质水肿影响肺的弹性，患者可能感到充分通气是件十分困难的事情。2 型肺泡细胞渗透至上皮组织可能促使肺间质纤维化痊愈[33]，引起慢性肺功能障碍。

6. 呼吸功能障碍：呼吸做功的改变

如果呼吸功能受损没有逆转，将明显增加呼吸做功。临床表现包括心动过缓、心动过速、呼吸困难、低潮气量和出汗。高碳酸血症继而出现，其沉淀物会损害呼吸肌和膈肌，使其疲劳。在呼吸过程中氧流量过大以至于肺残余量减少，如果患者有 COPD 病史（呼吸接近于疲劳做功水平），经历一个急性恶化阶段将会很容易造成疲劳状态。早期识别和管理呼吸损害能够有效改善患者预后[31]。

二、评估

无论潜在的或是急性起因的通气不足都是患者进入 ICU 的常见原因。因此，全面及不断的呼吸评估十分重要。这一节将对危重患者体格检查、床旁监测和诊断试验进行阐述。

评估是包含患者病史采集的系统过程。病史包括患者现存的和潜在的疾病，胸肺及第二部分危重症护理的原则和常规技术其相关系统的体格检查。如果患者病情危重，病史采集和体格检查可以同时进行。相关的诊断发现提供了及时全面的评估。一次全面的评估应包含现阶段监测，能够及早发现病

情变化和治疗预后，依据患者状况，评估可以是摘要形式或是详细报告。

（一）患者病史

病史采集能反映 ICU 患者呼吸状况的基础水平。如果患者病痛强烈，只要询问几个问题即可。但如果患者能够配合，可以做详细的询问。采集病史应关注以下 4 个问题，即现病史、既往病史、症状和个人家族史。如果患者不能提供病史可询问他的家人或亲密朋友。

当自我介绍、询问患者姓名时，保持目光接触并与患者及家属建立良好的医患关系。保证患者处于舒适体位，患者最好能在床上坐起。注意保护患者隐私以确保询问结果的真实性，同时能够使患者在进行体格检查时被尊重和不感到难堪。为减少急性气促患者的呼吸窘迫，询问时宜使用直接、简短的语言。

> **实践提示**
>
> 病史采集是护士进行访问和经验交流的过程，特别是初次访问时，护患彼此增进了解。这部分内容对建立良好的护患关系有重要作用。

1. 现病史

首先询问患者来院就诊原因。如果可能的话，让患者用自己的语言来描述呼吸问题。仔细聆听患者主诉并做出反应，询问发病地点、起病原因、过程及症状。

2. 既往病史

很多呼吸系统疾病是慢性的，肺部疾病也可能复发（如肺结核以及新的疾病也可以合并既往疾病[34]）。询问呼吸和胸部情况、住院次数、给予的治疗和幼年时患过的呼吸系统疾病。

3. 症状评估

任何有关现存症状的起病及过程、形式、严重程度、间断还是持续发作。询问患者对呼吸疾病的认知情况。自己表述对疾病起因及症状是否引起疲劳、焦虑或压力。特别要询问患者有无呼吸困难、咳嗽、痰液、咯血、气喘、胸痛或其他疼痛、睡眠失调和打鼾的情况。

呼吸困难是一种主观感受，难以分级。呼吸困

难的感觉难以理解,但它是一种特别令人不适和恐惧的感觉[34]。评估呼吸困难的严重程度通过询问与活动相关的呼吸情况(如穿衣服或步行通过房间时发生呼吸困难)询问患者在睡觉时需要垫几个枕头,因为这能反映端坐呼吸的严重程度。如果患者平卧时出现呼吸困难(端坐呼吸可能是有以下几种原因,左心衰竭引起的肺循环血流量增加,肺水肿、支气管哮喘或睡眠呼吸暂停综合征。

咳嗽可以是干咳或是有痰的,间断或是持续的。咳嗽也可以与不同类型的感染、过敏或胸部疾病有关。若患者在平卧时加重,可能提示心力衰竭。询问患者是否因夜间咳嗽而无法入睡,以及咳嗽持续时间、是否好转或加重。

痰液应考虑量、颜色或是否带血。黄色或绿色痰液是细菌感染的典型表现。咯血或痰中带血提示肺结核或肺癌。喘息提示声带异常或哮喘。

胸痛的原因有很多,因而合理地评估很重要。吸气时胸痛可能由于胸膜表面刺激或炎症。胸膜疼痛多发生在一侧胸腔。刀割样疼痛发生于肺炎和自发性气胸。最典型的胸痛是由于冠状动脉缺氧引起的心肌缺血。这种疼痛称为心绞痛并可发展成为慢性稳定型心绞痛或急性心肌梗死[34](见第10章详解)。胸痛也可以发生在肋骨骨折。

睡眠紊乱和打鼾可能由于睡眠呼吸暂停综合征引起。如果患者主诉白天困倦,询问他们夜里有几小时的睡眠时间,以及白天是否休息。

4. 个人及患者家族史

家族史和环境能够影响肺部表现。关注问题主要为吸烟史、过敏史、最近外出旅行、职业类型、家庭情况和家族史。吸烟无论是现在还是过去对评估肺部症状很重要。询问患者每周吸烟数量和已经吸烟多少年。多数吸烟者肺功能有减退。吸烟者80%~90%的风险形成COPD,但只有10%~15%的这部分患者形成明显症状[35]。暴露于二手烟环境中也应引起注意。有证据证明长期暴露于二手烟环境是慢性支气管炎的形成原因[36]。最近外出旅行增加了暴露于呼吸道传染病的可能[37]。长途飞行也是形成深静脉血栓的原因,深静脉血栓能够导致肺栓塞[38]。工作环境中职业暴露于过敏原和毒物在采集病史中是重要因素,因为关系到肺功能下降[39]。询问家庭状况及他们是否与患有传染性疾病如流感的人共同居住。询问与父母关系密切的儿童,因为对儿童不致病的病毒会在成年人身上表现

出多种疾病[34]。检查家族中是否有癌症史、心脏或呼吸系统疾病史。

(二)体格检查

体格检查分为4种方法,视诊、触诊、叩诊和听诊。叩诊在危重护理中极少使用,因此,在这里只讨论其他3种方法。在体格检查前,尽量为患者保护隐私、保暖,提供良好的光线和安静的环境(在ICU环境中较难达到)向患者解释检查的标准过程,会使用你的眼睛、手和听诊器。在进行检查时,帮助患者在床上处于舒适坐位,并备齐所有用物。

1. 视诊

视诊包括仔细地观察患者呼吸问题。关注于患者体位、胸壁视诊、呼吸频率和节律呼吸用力程度、中心或外周发绀情况和是否有杵状指。注意患者更喜欢哪种体位,是否在床上看起来舒适,有无呼吸困难或焦虑,观察从头到足趾,观察呼吸过程中患者胸壁是否对称,解剖结构有无伤瘢。呼吸窘迫最重要的表现是呼吸频率和节律,数呼吸频率应持续1分钟。正常成年人呼吸频率是12~15次/min[7]。异常呼吸形式如表13.1所示。观察呼吸用力程度,尤其是是否使用辅助呼吸肌、腹肌、鼻翼扇动、体位和张口呼吸。

检查口唇、舌头和舌下部位是否发绀(缺氧患者晚期最易出现的缺氧症状)特别检查是否水肿(心力衰竭的表现)[3]、手指、足趾、甲床有无发绀和杵状指。末梢发绀出现是由于外周血液循环不良。手指或足趾甲床杵状指可能是先天性的,但更多常见是由于呼吸和循环疾病(如先天性心脏病、慢性缺氧)[23,34]。

同时注意患者是否需要氧疗并监测用量。如果患者插管并使用机械通气(后面讲监测)保证氧源供给充足。如果患者经口气管插管,观察是否有口腔损伤或口唇黏膜受压,观察气管插管型号,距口唇或门齿边缘的长度,以及固定的牢固程度。如果患者为气管造口术后,观察气囊压力,插管型号和类型,以及外露长度,固定是否安全可靠。

2. 触诊

温暖双手后对患者胸部进行触诊,关注压痛的区域,气管位置,是否有皮下气肿和震颤触觉。系统的评估(左、右对比)包括前后面(图13.12)。检

表 13.1

不同呼吸类型的描述[23]

类型	描述	形态	临床意义
正常	12～20 次 /min 规律呼吸		正常呼吸形态
呼吸急促	>24 次 /min 且表浅		发热、焦虑、运动或碱中毒、肺炎、胸膜炎
呼吸徐缓	<10 次 /min 规则		身体良好的运动员、药物、呼吸中枢衰竭、DM 昏迷、神经损伤
过度换气	增加频率和深度		过度运动、恐惧或焦虑、过度通气、CNS 紊乱、药物过量、严重焦虑
库斯库尔式呼吸	频繁、深、阵发生		糖尿病、酮症酸中毒
换气不足	频率、深度、减慢、不规则		麻醉或镇静药物过量
陈 - 施呼吸	正常形式一段时间跟着呼吸停止后再正常		心力衰竭、药物过量、肾衰竭、颅内压升高、正常老年人
毕鼻呼吸	不规则呼吸间断呼吸停止后再恢复		脑膜炎或严重颅脑损伤
不规则呼吸	频率、深度均不规则		呼吸功能损伤
呼气困难	呼气困难		COPD，空气在肺内难以排出

Adapted from: Morton P, Rempfer K. Patient assessment: respiratory system. In: Morton P, Fontaine D(eds). Critical care nursing: A holistic approach.9th ed. Philadelphia: Wolters, Kluwer/Lippincott Wilams & Wilkins; 2009.

查胸部压痛部位或有无骨骼畸形（注意呼吸时胸廓起伏是否一致），用手掌评估皮肤温度，注意有无潮湿、发热或发凉。检查胸壁吸气时是否对称），将双手放在患者胸后，拇指相对并嘱患者深吸气。你的拇指在正常深吸气时应分开 3～5cm 的距离[1]（图 13.13），如果不对称，可能有气胸、肺炎或其他肺部疾病。

触诊气管位置对于检查是否移位十分有帮助。气管移离中线可能意味着肺部问题。严重气胸或肺切除术后的患者，气管会移离患侧[41]。皮下气肿是空气进入皮下组织，经常发生在面部、颈部和胸部，常因钝器或锐器伤及胸部（如枪伤、肋骨骨折）、面部骨折、气管造口术、上呼吸道手术及机械通气的患者。皮下气肿的触诊感觉像你的手指感觉组织中空气袋子发出细碎破裂感觉[42]。触诊也用来评估语颤，一种明显的正常振动。将手放在患者胸部并让患者反复发出"99"的音节。震颤减弱（因为声音

传递减弱）见于胸膜损伤和气胸。语音增强意味着胸部这些区域传送增强（如肺炎、肺实变）[34]、机械通气的患者，气道内有分泌物时可在双肺部闻及。

实践提示

为患者触诊和听诊时，在接触患者皮肤前应温暖双手及听诊器。使用听诊器前用乙醇擦拭听诊器耳塞以避免自己感染。

实践提示

当实施胸部听诊时，要对两侧进行对比。

---

3. 叩诊

叩诊是用手叩击胸壁，使之振动产生声音，根据震动和声音的音调特点来判断胸部是否异常的

图 13.12　听诊顺序及胸部前（左图）后（右图）触诊。对比右侧和左侧胸壁应从一侧移向另一侧。由近侧开始移动向下向远侧胸壁进行。触诊和听诊均应按次序进行[40]

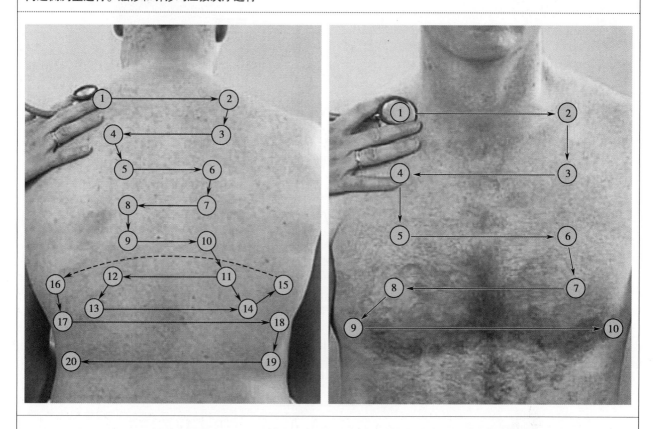

Adapted from Weber J, Kelly J. Health assessment in nursing. Philadelphia: Lippincott, Williams & Wilkins; 2010, with permission.

图 13.13　胸部扩张度的评估[4]。（A）呼气;（B）吸气

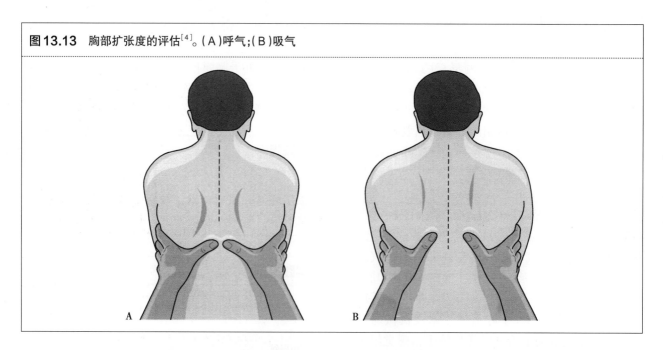

诊断方法。叩诊可以帮助诊断肺内是存在气体、液体或者是痰液。用非利手的中指末梢两指节紧贴胸壁，其他各手指自然抬起，另一只手自然弯曲，以中指的指端垂直叩击左手中指第二指节背面。叩诊顺序遵循从上而下，从左往右和听诊顺序相同，叩诊时左右对比，比较两侧声音的变异度。正常肺部叩

诊呈现清音，当正常肺区出现音调较高而不响亮，持续时间较短，表明可能存在胸腔积液。在肺不张的情况下，可听到中等强度、中等音高的沉闷敲击音。

4. 听诊

仔细地听呼吸音并综合评估数据能够为肺部疾病的诊治提供重要信息。使用听诊器的听筒并确保与患者皮肤充分接触以得到最佳结果。对于自主呼吸的患者，嘱他们经口呼吸（经鼻呼吸可能改变呼吸音的音高 & 听诊应系统地进行，以比较双侧呼吸音是否一致）（图13.12）。正常呼吸音反应是空气在支气管内的运动，声音的改变。因空气从大气道向小气道移动产生（表13.2）。空气通过有液体或狭窄的气道时会产生声音的改变。呼吸音的不同取决于听诊部位。正常呼吸音大致有3种形式：支气管呼吸音、支气管肺泡音和肺泡音。

表13.2
正常呼吸音

声音	特征
肺泡	肺大部区域可闻及，低钝、轻柔的；呼气时短，吸气时长
支气管肺泡音	主支气管区域，上部右侧靠后的区域；中间音高；呼出等于吸入
支气管音	只在气管部位闻及；高尖；响音；呼气时长

Adapted from: Urden L, Stacey K, Lough M. Critical care nursing: Diagnosis and management.6th ed. St Louis: Mosby; 2010. Table 22.2.

在鉴别和听诊非正常呼吸音前应明确和熟悉正常呼吸音。非正常呼吸音可能是持续的也可能是非持续的，持续音包括喘鸣音和干啰音，非持续音包括了湿啰音，喘鸣是一种非正常声调高的呼吸音，它是由于上呼吸道进入异物或组织水肿、声带结节阻塞气道导致。这种紧急情况需要立刻引起注意[43]。呼吸音减弱或消失提示没有气流通过相应肺部，同样需要立即治疗[34, 44]（表13.3）。

5. 文件和图表

在患者表格中记录你的呼吸评估结果，如果第一次评估，仔细描述患者的呼吸史。记录中应描述任何非正常结果，包括非正常呼吸音和它们的特点，以利于之后的再次评估[43]。

表13.3
异常呼吸音

非正常音	描述	疾病情况
呼吸音消失	肺泡部分无气流通过	气胸 肺切除术 肺气肿、肺大疱 胸腔积液 肺部肿块 大面积肺不张 完全气道梗阻
呼吸音减弱	肺泡部分小气流通过	肺气肿 胸腔积液 胸膜炎 肺不张 肺纤维化
移动性支气管呼吸音	外围肺野闻及支气管呼吸音	有分泌物的肺不张 有分泌物的肺部肿块 肺炎 胸腔积液 肺水肿
爆裂音（水泡音）	短的，分散的爆破的或破裂的声音	肺水肿 肺炎 肺纤维化 肺不张 支气管扩张
干啰音	粗糙的，隆隆声，低音调的声音	肺炎 哮喘 支气管炎 支气管痉挛
轩声	高音调，锐音，鸣笛音	哮喘 支气管痉挛
胸膜摩擦音	咯吱咯吱的，似皮革的，高调的，干的，粗糙的声音	胸腔积液 胸膜炎

Adapted from: Urden L, Stacey K, Lough M. Critical care nursing: Diagnosis and management.6th ed. St Louis: Mosby; 2010, Table 22.3.

三、呼吸的监测

通过精确的和持续的监测，全方位评估能够早期鉴别危重患者病情变化和对治疗反应的评估。这部分描述的主要是床旁呼吸监测和仪器应用来评估患者机械通气效果，包括血氧饱和度监测、二氧化碳波形、气道压力以及机械通气波形图。

（一）脉搏血氧饱和度

脉搏血氧饱和度是一种无创设施，它能够测量患者动脉血流中的血红蛋白氧含量。这种技术在危重病房和其他紧急救治病房是常见的。当患者进行机械通气时，脉搏血氧饱和度不显示数字时应高度重视，它可以确定患者血氧饱和情况以及鉴别低氧血症[45]。这种敏感的对低氧血症无创血氧监测能够鉴别病情恶化以及达到及时治疗，以避免相关并发症[46]。

脉搏血氧监测在血流脉搏搏动时通过一个二极管（位于一侧的探针）和光电探测器（位于对侧）发出红色及红外线两种波长的光来工作。发出的信号在 5 次搏动后显示数值，导致在监测中稍有滞后。氧合血红蛋白与脱氧血红蛋白吸收光是不同的。血氧计通过血管床测量所吸收的光的量，来计算这些毛细血管中氧饱和度。

通过脉搏血氧饱和度监测仪来间接测量外周循环的动脉的血氧饱和度，被定义为 SpO_2（字母"p"表示外周），伴随着心率和氧饱和波形，在监护仪上以百分数显示血氧饱和度数值。识别波形在区分一个真的血氧信号和波形减弱或假象中是必要的。但也可以放在足趾、耳垂或前额，经常改变探头的位置以保证监测局部的血流通畅和皮肤完整性[45]。

> **实践提示**
>
> 在环境温度低时，将患者放置监测探头的手或足保暖，可以提高监测读数准确性。

要明确脉搏血氧饱和度读数测量的是外周动脉血氧饱和度，与动脉血氧分压不同。注意血氧饱和度和氧分压是有生理联系的。可参考氧解离曲线中两条 y 轴（图 13-19，并在前面章节中已解释）、健康成年人（血红蛋白水平正常）在室内呼吸空气时的血氧饱和度在 97%～99%[47]。

> **实践提示**
>
> 将监测探头放置在测量血压上肢的对侧的手指上，特别是对于没有动脉血压测量，而需要频繁测量无创血压的患者。

脉搏血氧饱和监测的局限性如下：

- 单独测量脉搏血氧饱和度不能提供患者通气情况和酸碱平衡的重要信息。因此，需要结合动

脉血气分析来评估其他参数[48]。

- 当 SpO_2 在 90% 以上时，脉氧读数较可信，但当 SpO_2 降至 80% 以下时，读数准确度下降[46]，若 SaO_2 数值正常时需参考动脉血气分析。
- 因为监测时监测部位需有良好的动脉血流灌注，低心排血量、血管收缩、外周血管疾病和贫血可以引起读数不准确，呈现读数低于实际值。这些情况下，需间断监测动脉血气分析。
- 当发生心律失常时，会影响血流和灌注，监测信号受到影响（图 13.14），这种情况下宜使用近心端的监测部位（耳垂或前额）来改善信号质量。

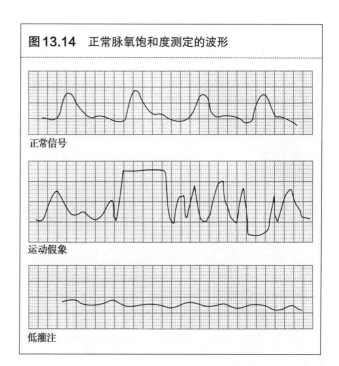

图 13.14　正常脉氧饱和度测定的波形

正常信号

运动假象

低灌注

- 运动假象（图 13.14）是由于患者的活动或颤抖引起的读数低于实际值的假象而导致误报警[49]。为患者保暖（适当的）以及告知患者活动的影响并嘱其减少监测部位的活动。监测耳垂部位可能会减少运动假象的发生。
- 已有证据表明使用指甲油或丙烯颜料染甲会影响 SpO_2 读数[49]。蓝色、绿色和黑色的指甲油会影响读数的准确性。为保证读数准确，需强调指甲染色的患者尽量去除这些颜色。
- 由于皮肤存在色素沉着会导致恒定不变的吸光度，而脉搏血氧测量依赖于整个心脏周期吸光度的变化，理论上肤色更深不会影响该设备的性能。然而，肤色更深可能会导致检测的 SpO_2 值偏高，尤其是 SpO_2 低于 80% 的时候表现更加明显。

- 额外光线，特别是荧光和产热照明可导致 SpO_2 读数的过高或过低[48]，在监测探头部位覆盖不透光的毛巾即可避免这种问题。
- 血红蛋白过高，尤其是碳氧血红蛋白和甲基血红蛋白，使得 SpO_2 监测不可靠，脉搏血氧传感器不能区分氧合血红蛋白、碳氧血红蛋白和甲基血红蛋白，因此当碳氧血红蛋白和甲基血红蛋白增高，可能会导致 SpO_2 监测数值比实质偏高[51]，例如当一氧化碳中毒时检测数值偏高。
- 注射有色药物可导致读数失误，影响时间在使用后的 20 分钟以上（亚甲基蓝、靛青绿、靛蓝胭脂红）[46]。

> **实践提示**
>
> 　　将 SpO_2 检测的心率读数与心电监测的心率读数做对比，判断是否一致，这能表明脉氧监测读数是否准确。

（二）二氧化碳（CO_2）

　　CO_2 分析仪是通过红外线光谱测定法监测呼吸循环中呼出的 CO_2[也称为呼气末 CO_2（$PetCO_2$）监测] 监测仪上显示的在呼气末呼出的 CO_2 百分数及其波形称为二氧化碳描记图[3]（图 13.15 和第 15 章中波形分析进一步探讨），持续的二氧化碳描记图监测患者肺活动性的微小改变（如生理分流或肺泡补充）并能够应用在气管插管和非气管插管患者身上。它能够用来估计正常通气患者的 $PaCO_2$ 水平（通常低于 $PaCO_2$ $1 \sim 5mmHg$）但数值在危重患者身上通常受到影响（如低心排量、肺泡内压力升高、败血症、体温过低 / 过高、肺栓塞）。因此，这些患者使用 $PetCO_2$ 估计 $PaCO_2$ 水平时需特别注意[50]，如果 $PetCO_2$ 突然发生改变应结合血气分析。

　　除去以上局限性，$PetCO_2$ 监测在危重患者身上还有很多用处。

- 是确定气管插管位置的最好方法，并且能够维持气管插管的正确位置。确保插管有效，并监测有无漏气或脱管。
- 监测患者脱呼吸机和拔管后的通气情况。
- 评估心肺复苏术后效果以及监测是否恢复自主循环。
- 在镇静和麻醉时持续监测通气情况。
- 评估通气和血流情况[52, 53]。

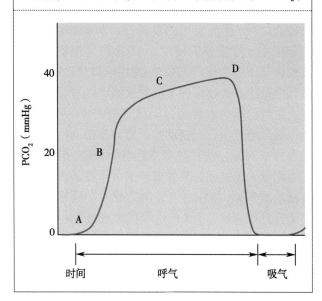

图 13.15 正常二氧化碳曲线图。A. 吸气结束；B. 呼气上升段；C. 呼气平台；D. 呼气末二氧化碳分压（$PetCO_2$）

> **实践提示**
>
> 　　二氧化碳描记图的监测管路中可能充满冷凝水，特别是使用带加温加湿系统呼吸机的患者，因此需要经常检查管路或在需要时更换管路，因为冷凝水会影响读数。

　　在危重患者转运和麻醉过程中，二氧化碳描绘图被推荐为 ICU 气管插管和机械通气患者呼吸功能监测的标准组成部分[54]。

（三）机械通气监测

　　机械通气是 ICU 呼吸衰竭或需要呼吸支持的患者常用的治疗干预手段。机械通气技术的优越性在于它可以提供更多的通气参数。机械通气的原理和功能使患者数据分析得精确并且便于管理。第 15 章中提供了机械通气的环境，包括机械通气监测、气道压（峰压、平台压、呼气末正压）以及波形、循环显示。

四、临床和实验室研究

　　临床和实验室研究增加了关于患者呼吸状态和辅助诊治方面的信息，这一节中关注与患者呼吸状态和诊治评估方面的一般研究，动脉血气分析、血液化验、吸痰和经气管插管吸痰。

（一）动脉血气分析

动脉血气分析（ABG）是危重患者最常见的试验检查之一，因其分析的精确性，动脉血气分析成为临床上一项重要的技术。ABG 测量使氧合和通气的评估十分快捷，同时，在 ICU 标准建设要求中，血气分析仪是最起码应具备的仪器[55]。

血气分析的取样通过动脉穿刺完成，在危重患者中更常通过留置在桡动脉或股动脉的动脉血压监测导管来取样。两种技术都是有创操作，但只允许间断测量。通过动脉导管取样的优点在于无需反复进行动脉穿刺，持续血气监测需要在动脉导管内使用无导纤维探头进行，但这项技术在澳大利亚境内因费用和精确度问题普遍需要进行申请批准[56,57]。

1. 取样技术

取得正确的结果需要操作规范的抽血过程。在桡动脉取样前，应进行改良的 Allen 试验。操作方法是让患者握紧拳头操作者按压桡动脉和尺动脉，然后松开对尺动脉的压迫，继续保持压迫桡动脉，观察手掌颜色变化，若 5～15 秒内手掌颜色迅速变红恢复正常，则表明桡动脉供血充足，Allen 试验阳性，可以经桡动脉抽血[58]。

正确的取样技术对结果的准确性很重要。通过使用无氧无菌的内置干燥肝素抗凝的容器采集大约 1ml 的动脉血。如果从动脉导管取样，动脉导管前端含有冲洗盐水的那部分血液应被丢弃，以免样品被稀释和污染[59]。被丢弃的血液量应是无效腔的 2 倍，以确保 ABG 结果以及电解质测量的准确性，并可避免不必要的血液浪费（死腔被定义为取样处到导管前端的容积，这因使用的动脉管路不同而存在区别），动脉血自身的压力足以填满取样所需的容积刻度。

不应使用负压，因为负压会引起血样产生泡沫。任何多余的空气会引起读数不准，应在血气样本密闭前，排出多余空气以避免空气造成的进一步污染。若样本未被冷藏，血气应在 10min 内进行分析，若样本被冷藏，可 60 分钟内送检。样本送检时间过长引起血样溶血。如果血样被摇晃也会发生溶血；因此，应用手指滚动血气针或试管使血样中肝素充分混合预防凝血[59]。

2. 动脉血气分析

血气分析包括动脉血中氧分压和二氧化碳分压、血 pH、化学缓冲对、HCO_3^- 的测量，血气的正常参数如表 13.4 所示，使用系统方法解释 ABG 分析的结果（表 13.5）。

血氧评估：当评估 PaO_2 时，低氧血症（<60mmHg）是最常见的异常，为维持组织充分氧合需要补充氧气。除非患者接受充足氧疗，否则高氧血症极少发生。高浓度长时间给氧对细胞产生毒性[61]。

pH 评估：pH 水平是用来评估最终是酸或碱，PH 测量范围是 1～14（1 = 最强酸，14= 最强碱）pH 7.4 时是范围中点。pH 测量的血液酸碱平衡，H^+ 是酸性，HCO_3^- 是碱性或缓冲，机体的酸碱平衡受到呼吸和代谢系统的双重影响[61]，酸血症表现为 pH<7.35，碱血症表现为 pH>7.45。pH 的变化取决于血液中 H^+ 或 HCO_3^- 的含量，H^+ 反映酸性成分，HCO_3^- 是碱性物质或缓冲液。

表 13.4

动脉血气分析正常值

血气测量内容	描述	正常值
温度（T）	患者体温，分析仪默认为 37℃	37℃
血色素（Hb）	血样应持续充分混匀直至开始分析	女性：115～165g/L 男性：130～180g/L
酸碱度（pH）	血中气体的酸或碱程度	7.35～7.45（36～44mmol/L）
CO_2	动脉 CO_2 分压，隐性酸	35～45mmHg
O_2	动脉 O_2 分压，与年龄有关	80～100mmHg
HCO_3	标准碳酸氢盐（实际 HCO_3 减去呼吸功能异常所产生的 HCO_3）评估实际新陈代谢，一种碱	22～32mmol/L
剩余碱（BE）	测量酸碱平衡，将 1W 血液滴定或正常 pH（7.4）是所需要的酸或碱的数量	−3～＋3mmol/L
氧饱和度（SpO_2）	动脉血中血红蛋白氧和后的饱和度	94.5%～98.2%

表13.5

血气分析解释步骤

步骤	解释
1	评估氧合状况 * PaO_2<60mmHg 提示低氧血症
2	评估 pH 水平，<7.35 提示酸中毒，>7.45 提示碱中毒
3	评估 $PaCO_2$ 水平，<35mmHg 提示呼吸性碱中毒，>45mmHg 提示呼吸性酸中毒
4	评估 HCO_3 水平：<22mmol/L 提示代谢性酸中毒，>32mmol/L 提示代谢性碱中毒
5	评估 pH，CO_2 和 HCO_3^- 是否存在酸碱平衡失调和是否被完全代偿，部分代偿或未代偿
6	评估其他 ABG 结果，患者结果是否在正常范围内

呼吸机制评估：$PaCO_2$ 是提示通气排出 CO_2 有效性的指标。CO_2 是一种潜在的酸性物质，因为它在血液中的水解合成为 H_2CO_3 形式，CO_2 潴留（通气不足时）导致 H^+ 浓度增加，引起 pH 下降，同样的 CO_2 丢失（过度通气）导致 pH 上升[62]，$PaCO_2$>45mmHg 提示肺泡通气不足，可能由于 COPD、哮喘、肺水肿、气道梗阻、过度镇静、坏疽、药物过量、疼痛、神经衰弱或机械通气患者高碳酸血症引起[63]。相反地，$PaCO_2$<35mmHg 提示肺泡过度通气，并由低氧血症、疼痛、焦虑、妊娠、机械通气患者的低碳酸血症或酸碱代谢机制引起[63]。

肾脏机制评估：HCO_3^- 被肾系统调整并提示代谢功能，HCO_3^-<22mmol/L 可能由肾衰竭引起酮症酸中毒、乳酸中毒、腹泻或心搏停止。HCO_3^->26mmol/L 可以由呕吐、持续鼻饲、利尿药使用、皮质激素或肾替代治疗中枸橼酸输入过多引起[63]。

剩余碱是血气分析结果的另一个测量参数，它反映了血中碱的剩余（或不足）。结果为正数表明碱剩余（即血中碱的量多于酸的量，如果>+3 则碱中毒）。结果为负数表明碱不足（即酸的量大于碱的量，如果<-3 则酸中毒）。如果剩余碱是 +2mmol/L，即需要每升血液排除 2mmol/L 碱使 pH 回到7.4，如果剩余碱是 -2mmol/L（即碱不足）则每升血液需要加 2mmol/L 碱使 pH 为7.4。这个概念的理解，有助于决定选择必要的治疗措施来使患者 pH 恢复正常[62, 64, 65]。

代偿评估：分析的最后一步就是综合分析 pH、CO_2 和 HCO_3^- 参数水平，来决定患者是完全代偿、功能紊乱初期的部分代偿还是失代偿阶段。随着

呼吸系统对酸的调节（CO_2）和代谢系统对碱的调节（HCO_3^-）可能会恢复正常的酸碱及内稳态的平衡[62]。无论失衡是完全代偿（pH 在正常范围内）还是部分代偿（pH 不在正常范围内）还是失代偿，机体都有恢复平衡的能力，患者临床资料描述中要评估患者代偿情况及 pH、CO_2、HCO_3^-。

- 在完全代偿阶段，pH 维持在正常范围内，而其他两个参数均超出正常范围水平，随着机体成功地调节 CO_2 和 HCO_3 水平维持正常 pH。
- 在部分代偿阶段，pH 不在正常范围内，而且其他参数也不在正常界值内，但机体调节还不足以使 pH 恢复正常范围内。
- 在失代偿阶段，pH 不在正常范围内，且在失衡初期也不在正常范围内，而剩余其他参数并没有因机体自身调节而消除紊乱保持在正常范围内。

从患者代偿反应很难区分患者的主次问题，作为一个快速指南，如果 CO_2 与 pH 变化趋势相反，那么主要问题则是患者的呼吸问题。如果 HCO_3^- 与 pH 变化趋势相同，则问题是代谢问题[65]。表 13.6 为每一种酸碱失衡都提供了血气分析指南，血气分析中的其他测量参数，如乳酸、电解质、血红蛋白和血糖同样可作为衡量患者病情的参数。

（二）斯图尔特方法

Peter Stewart 对 ABG 概念提出了补充，声称在我们的体液当中 pH 和 HCO_3^- 是依赖于其他指标而变化的，是无法进行精确调控的[66]。Stewart 对液体复苏操作对酸碱平衡的影响特别感兴趣。他提出了 6 个方程式，以帮助临床医生分析酸碱平衡的生理基础，考虑到强阳离子、弱酸和 CO_2 的总浓度的影响[67]。Stewar 的目的不是要取代传统的酸碱平衡测定方法，而是要扩充它们的用途，并进一步解释复杂疾病的生理机制。Stewar 提出的补充方法在最近对 300 名腹部败血症患者的研究中得以验证。该报告表明，Stewar 的方法能够识别混合酸碱紊乱，传统的方法是无法检测到的[68]。

随着计算机的发展，Stewar 的复杂方程式通过计算机进行计算后显得尤为简单[69]。在计算机中，临床医生可以在线输入患者的化学数据，以获得与复杂酸碱紊乱有关的数据。一旦输入了患者数据，该网站就为临床医生提供了一种分解方法，通过其主要控制因素来分解 pH 对整体紊乱的相对影响。当以图形方式显示时，用户可以感觉到每个因素的

表13.6
酸碱失衡的动脉血气分析

	pH	$PaCO_2$（mmHg）	HCO_3（mmHg）
呼吸性酸中毒			
失代偿	<7.35	>45	在正常范围
部分代偿	<7.35	>45	>26
完全代偿	在正常范围	>45	>26
呼吸性碱中毒			
失代偿	>7.45	<35	在正常范围
部分代偿	>7.45	<35	<22
完全代偿	在正常范围	<35	<22
代谢性酸中毒			
失代偿	<7.35	在正常范围	<22
部分代偿	<7.35	<35	<22
完全代偿	在正常范围	<35	<22
代谢性碱中毒			
失代偿	>7.45	在正常范围	>26
部分代偿	>7.45	>45	>26
完全代偿	在正常范围	>45	>26

严重性，并将这些单独的因素输入到虚拟场景中，以预测特定干预的可能影响[67]。

（三）氧分压派生指数

肺泡动脉血氧分压差是肺内分流一个标志（即血液流过肺不张区域时并没有参与气体交换），这个指标由 PAO_2-PaO_2 计算得出（PAO_2 是肺泡内局部氧分压），PAO_2 由一个复杂的方程式所得，即肺泡气方程式。当灌注和通气完全匹配时，PAO_2-PaO_2 相等，中年之前差值随年龄增加而增加，正常值为5~15，尽管在临床上存在有效性问题，但其在临床实践中被作为热门工具来掌握肺分流情况，尤其在急重症患者中[70]。简而言之，PAO_2-PaO_2 差值越大，肺分流程度越大[71]。

PaO_2 和 FiO_2 比率也可作为一个更简单方法来评估肺分流，即便其未直接测肺泡内压。近年关于 ARDS 的共识标准称为柏林定义[72]，它描述了 ARDS 的各个阶段，其还广泛用于诊断 ALI 或 ARDS。PaO_2 和 FiO_2 比率<300提示 ALI，其比率<200提示 ARDS。例如，一名患者 FiO_2 为 0.65，PaO_2 为 90mmHg，则 PaO_2 和 FiO_2 比率为138.5，提示患者处于 ARDS 阶段。诊断 ARDS 患者 PaO_2 和 FiO_2 比率接受至少 $5cmH_2O$ 正末端呼气压力或是持续正压通气，并且患者呼吸道疾病症状在一周之内恶化发展，

胸片不能解释是由呼吸衰竭、心脏衰竭还是体液过多引起[72]。

（四）经皮血气监测

经皮监测仪通过测量皮肤表面局部的压力来估计 PaO_2 和 $PaCO_2$。这种形式的监测是有用的而且通过动脉无法获得，或有必要监测连续检测氧气和一氧化碳时可最低程度的取血。经皮监测最适合获得连续趋势数据；它用于间歇读数是不合适的[73]。由于新生儿皮肤特别薄，经皮监护是新生儿常用的方法[74]；然而，它也证明对成人监测有用。可能的应用包括在机械通气的管理和撤机过程中评估低通气，在支气管镜检查或其他需要镇静的程序中，在睡眠研究或肺功能研究中，在长期氧治疗的呼吸暂停测试或滴定中，以及在伤口部位监测组织灌注和血管再通。由于 CO_2 的经皮测定与血清 HCO_3^- 水平密切相关，因此监测糖尿病酮症酸中毒患者对治疗的反应也很有用[73]。

经皮监测装置增加了传感器位置的局部皮肤温度，导致局部毛细血管灌注增加。这增加了皮肤的代谢率和二氧化碳的溶解度，从而导致局部产生 CO_2。然后，温度校正解决了由于加热皮肤而导致的局部 CO_2 产量升高的问题[75]。

经皮氧气的分压（$PtcO_2$）是用 Clark 极谱加热

电极测量的。皮肤探头的温度需要达到 44℃才能达到准确的 PtcO₂，这可能会导致皮肤损伤，尤其是当皮肤很薄或受到损伤时。由于这一风险，经皮电极的位置需要时常观察和更换，成人每 4～6 小时，小型早产儿每 2 小时进行更换。在 PtcO₂ 是一种间接测量 $PaCO_2$ 的方法，它不反映氧的含量或氧运输，并且需要考虑血红蛋白氧饱和度和心输出量的影响[73]。

经皮 CO_2（$PtcCO_2$）检测通常用 Severinghaus 电极测量。$PtcCO_2$ 对皮肤温度的依赖性要小得多。当皮肤探头的温度低至 37℃时，可以达到较高的测量精度，从而延长探头的探测时间。虽然 $PtcCO_2$ 是 $PaCO_2$ 的一种间接测量方法，但它仍然是一种有用的通气评估方法[73]。

皮肤准备对准确的读数很重要，应该包括清除油脂和坏死细胞。为了保护电极，传感器固定环应该放置在较高的位置。在新生儿和幼儿中，上胸部是一个理想的位置。其他部位包括耳垂、脸颊、前额或颧骨上方、大腿或前臂内侧、臀部或腹部外侧[73]。一旦装置固定好，在固定环内滴入 1～2 滴生理盐水或接触凝胶，以改善气体的扩散，从而最大限度地提高传感器的精度。然后，连接传感器。应在传感器和固定装置之间达到良好的密封，因为泄漏或气泡的形成会影响经皮读数的准确性[73]。

应记录与经皮监测结果有关的情况，包括呼吸频率、患者的体位和活动；吸入氧气浓度和供氧装置，包括呼吸机模式和设置；电极放置的位置、温度和时间；以及患者的临床表现和检测的 ABGs 结果，特别是 PaO_2、$PaCO_2$ 和 pH[73]。

经皮监测的局限性

电极放置后 5～10 分钟可进行经皮监测读数。校准不良、残存空气或固定装置漏水或膜损坏可能导致读数的不准确。一般来说，$PtCO_2$ 低估了 PaO_2 数值，而 $PtCO_2$ 高估了 $PaCO_2$ 数值。此外，由于下列原因，可能会出现误升或减少读数的情况：

- 高动脉氧水平（$PaO_2>100mmHg$）（高估 $PtCO_2$）
- 低灌注（如休克或酸中毒）或血管活性药物使用（低估了 $PtCO_2$ 和 $PtcCO_2$）；使用更现代的经皮装置和将传感器放置在靠近颈动脉的位置可能会限制这种效果
- 皮肤或皮下组织增厚或水肿（低估了 $PtCO_2$ 和 $PtcCO_2$）
- 皮肤准备不完善或电极固定不良（低估了 $PtCO_2$ 和 $PtcCO_2$）
- 当血管收缩时电极放置在远端（低估了 $PtCO_2$ 和 $PtCO_2$）
- 患者主动或被动运动导致毛细血管血流量增加（高估了 $PtCO_2$ 和 $PtCO_2$）

经皮氧和二氧化碳的读数应通过与同时测量值进行比较来验证。应在基线测量时将经皮氧和二氧化碳读数与同时进行的 ABG 结果进行比较，并在此之后定期进行验证[13]。

> **实践提示**
>
> 当比较经皮和动脉二氧化碳分压时，$PtCO_2$ 通常高于 $PaCO_2$。动脉和经皮测量之间的一个可接受的一致范围是 $±7mmHg$。

（五）血液化验

对于呼吸功能障碍患者，血液及生化值的测定有助其整体治疗，全血细胞计数（FBC）包括白细胞微分技术，如果患者确诊或疑似感染，其可检测患者白细胞计数，当感染严重时，FBC 会提示不成熟中性粒细胞计数显著上升。血培养有助于诊断是细菌感染还是真菌感染，并与病原菌隔离。病毒研究有助于诊断起因不明的呼吸系统感染。如果患者疑似肺栓塞，D- 二聚体可检测出血栓的存在，通常测量尿液和电解质来监测患者肾功能和酸碱状态[76]。

> **实践提示**
>
> 监控乳酸水平很重要，因其反映了抢救治疗的有效性和效率。乳酸水平持续升高与较高的发病率和体质较弱患者的预后有关。

（六）痰、气管抽吸和鼻咽抽吸检查

痰液的颜色性质和量可为患者呼吸状态的改变提供有用的信息，常规气管内痰培养有利于机会性病原菌定植的发现或急性肺部感染及败血症的识别，许多重症监护室对于长期机械通气患者进行气道分泌物监测（每周一次或两次）。自主呼吸患者的痰标本需留置于无菌标本容器中，标本最好在清晨留取，而且留取标本前需要帮患者清洁牙齿，以免二次污染。对于气管插管患者，痰标本从人工气道中吸痰管路中留取，严格无菌技术，确保标本没有被污染[77]。

若未插管患者留取足够痰标本有困难，研究表明，雾化有助于痰标本的产生[78]，而对机械通气的患者，则没有依据支持，生理盐水雾化有助于湿化气道稀释分泌物，促进痰液的排出。物理疗法常用于留取痰标本。因为在物理治疗期间[79]，人工膨肺和头下倾可增加痰液的排出[80, 81]。

向气管插管内逐滴滴入生理盐水，以促进黏稠痰液的清除，气管滴入仍是一个有争议的问题。滴剂促进分泌物清除没有依据，而有一些依据表明滴剂可使患者舒适度下降，而且会增加下呼吸道细菌感染的风险，因此，不推荐此方法[82]。

诊断呼吸道病毒感染时，可能需要鼻咽抽出物（NPA）或鼻咽拭子（NPS）。NPA 由细小的无菌吸痰管收集 8 或 10F），连接吸痰管和负压经由鼻孔到鼻咽后部。吸痰时，旋转吸痰管缓慢撤出。使用无菌生理盐水冲洗吸痰管，如果有条件的话，还可以使用培养基。NPS 标本收集使用一个特质棉签插入鼻咽喉部并旋转 5～10 秒，然后缓慢将棉签拔出，置入有培养基的塑料药瓶中[83]。

五、诊断性程序

危重症患者呼吸状态评估的监控，常以一些诊断试验为依据，包括各种医学影像检查和支气管镜检查，通过诊断程序收集的数据，来确定患者的病因、发病的严重程度、相关并发症和患者治疗后的转归。

（一）医学影像

医学影像技术为呼吸功能障碍重症患者提供支持护理很有帮助，这主要由医疗资源、服务水平决定。这小节主要阐述了 X 线片检查、超声、电脑断层扫描、磁共振及通气和灌注扫描技术。

1. 胸部 X 线片检查

胸片是重症患者肺部检查常用的诊疗工具，胸片可快速获得肺部异常的基本情况，胸片影像可提供肺野、胸部结构及各种置管信息，对机械通气的重症患者可采用连续的 X 线片检查连续评估肺状态以进行治疗[84, 85]（表 13.7）。

用便携式设备为患者做床旁胸片不如放射科X 线片固定摄像设备，因此，患者的准备对影像质量很重要，检查时，患者最好呈立位或半立位，在

表 13.7

胸片解读指南

项目	建议
技术问题	检查 X 线片检查所属正确的患者，注明日期、时间 确保正确读片（如左右标记物要符合胸腔结构） 确定患者拍片时取仰卧位还是立位，PA 或 AP 注意摄片曝光，片黑则曝光过度，需强光看，片白则曝光不足，好的曝光可看到心脏后的脊柱
骨骼	从脊柱开始检查每根肋骨，寻找有无骨折 确保锁骨和肩胛骨无损伤
纵隔	查看气管和脊柱 检查纵隔膜宽度（不该超过 8cm）
肺尖	确保血管在双侧顶端是可见的，尤其是先排除气胸，X 线片检查上显示几处黑影，X 线检查对于促进气胸可见度很有必要
肺门	检查区域内可见血管通常提示血管异常情况，如肺水肿、肺动脉高压，或充血性心力衰竭
心脏	心脏轮廓不应超过胸腔直径的 50%，1/3 心影在脊柱右侧，2/3 心影在脊柱左边，这样的位置关系有助于排除张力性气胸。需要注意的是，心脏术后患者，若纵隔偏左则开胸后偏程度更大，AP 片也显示如此，这种情况可能由于膜板放置位置远离心脏
肺	明确肺叶位置并确定其中是否出现渗出和塌陷，肺大致位置如下： 左上叶在左肺上半部分 左下肺在左肺下半部分 右下肺在右肺肋膈部分 右中肺在右肺心膈部分 右上肺在右肺上半部分
膈膜	检查膈膜水平：正常情况下，右侧膈膜比左侧膈膜高 1～2cm，来容纳肝脏
胃	检查气腹和肠管扩张
导管和线路	确定气管导管的末端，并确保在隆线之上（不在右侧主支气管） 检查鼻胃管插入长度，并确保在胃内 检查主动脉内气球泵位置，确保在下行胸主动脉内 跟踪所有中央导管并确保远端提示在正确的位置 检查其他管路，并注意其位置

PA= 后前位；AP= 前后位

Adapted from: Lareau C, Wootton J. The "frequently" normal chest x-ray. Can J Rural Med 2004: 9(3): 183-6.

显示重力相关异常情况时，仰卧位影像的有效性较低，如血胸，胸片侧面观还可看到胸部损伤，患者胸部与膜板的位置关系决定于影像的视图，后前图（PA）要将膜板对着患者前胸（图 13.16），而前后图（AP）则将膜板对着患者后背，对于便携式移动 X 线片检查，常用 AP 图像放大胸部结构，但清晰度低，甚至图像扭曲，因此，由此结果需要注意与 PA 图像比较[86]。

实践提示

当患者准备拍胸片时，要减少拍片区域，监测导联以及不必要设备以优化图像。

胸片检查常见的异常情况有以下几种：

- 肺泡塌陷或肺不张：图像揭示了所有或一些如下的特点：失去肺活量、取代裂缝、血管标志和患侧膈高度。
- 气胸：在患侧检查肺血管标志减少，因此肺野出现黑色，张力性气胸中，纵隔或气管可能会偏离患侧。
- 渗出性胸膜炎：胸膜间隔的独立区域可直观看到，肋骨角由于充满液体变钝，从而纵隔膜可能由于大量渗出液而远离，患者直立时，图像

可见度最好，而且胸腔积液达 200~400ml 时本可将 AP 图像作为依据。

- 肺水肿：肺野，尤其是中间和肺门处变为白色，克氏 B 线，（不超过 2cm 的小横线）可能是出现在肋骨角附近肺界边缘。
- 肺栓塞：尽管胸片不是最好的诊断肺栓塞的工具，但可看到栓塞区域，尽管可能会被误认为塌陷或其他合并症。
- 气腹：膈肌下游离气体使膈肌抬高[86,87]。

2. 超声

超声图像是对特定的一类重症患者的一项有效的辅助诊断工具[88]，同时还能补充胸片和 CT 的诊断信息。这项技术是应用高频率声波的反射和散射探测机体，其优点是不需要将重症患者转出 ICU 检查，而且其无放射性，对胸膜腔有积液的患者超声最有效（如胸腔积液、血胸或及脓胸）因为与胸片相比，超声能提供更详细的诊断信息[89]，能够估算出现存的积液量、积液的确切位置，而且，为积液引流区域或胸引位置提供指南[90]。

3. CT

计算机断层扫描（CT）是一项诊断性检查，提供

图13.16　X 线片检查后前位

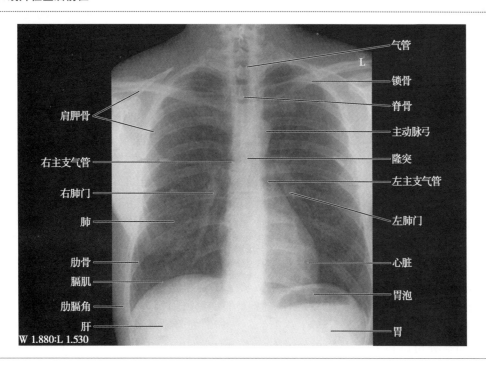

了胸腔的生理结构和病生学信息,比胸片更具特征性。CT 应用多层电波机体横断面扫描,这些电波直达机体特定区域,并提供详细的连续的、有代表性的扫面区域切面影像。CT 扫描可伴或不伴静脉造影,造影提高了诊断的准确性,但应用时要注意患者肾损害,肾衰竭阻碍患者吸收造影剂,CT 扫描对肺、胸膜、纵隔疾病的检查和诊断很有效(如胸腔积液、血胸、积脓症、肺不张、肺炎、ARDS)[92],血管造影 CT 可详细显示血管,并且是诊断肺栓塞的金标准[93]。

CT 扫描一个显著的局限性是患者需转离 ICU 检查,由于转运过程增加了重症患者风险,通常需要至少 2 位经培训的工作人员陪同患者,健康保健组织(包括成像工作人员)制订的详细计划,包括扫描期间通气设备、监测设备和输液管路的维护[94],参见第 6 章关于院内转运讨论,第 22 章关于院间转运。便携式 CT 扫描仪在某些中心可用,但其成像质量不及复合 CT 扫描仪。

4. 磁共振成像

磁共振成像是用射频波和强磁场提供比 X 线片检查更清楚和详细的身体内部器官和软组织的图片。这些高对比度的软组织图像比 X 线片检查和 CT 平扫产生的图像更清楚。强磁场环绕着扫描仪周围,也就意味着带铁磁性的物件(金属物件包含金属可能被磁体吸引,比如铁和钢)可能成为潜在的致命威胁。因此,磁共振扫描不适于被置入起搏器、除颤仪或神经刺激设备的患者,以及某些种类颅内动脉瘤夹和牙齿填充物松动的患者。因此,MRI 可能不适合某些患者。美国和欧洲的指南不鼓励在原位放置永久性起搏器和植入式除颤器的患者使用 MRI[95, 96];然而最近的研究表明,磁共振成像可能对大多数患者是安全的[97, 98]。一些类型的神经刺激装置和颅内动脉瘤夹已被设计能够在 MRI 检查时使用[99, 100],但在 MRI 前应仔细筛查,以确定患者和特定设备的风险。牙齿填充物、牙套通常是安全的,但可能会扭曲面部或大脑的图像[101]。有这些物质的患者应该在利大于弊的情况下使用 MRI。强磁场也有可能干扰呼吸机设备、输液泵和监测设备。同 CT 平扫相似,MRI 也需要转运危重患者。对于患者来说从 MRI 获得的确诊数据带来的益处可以与外出检查潜在风险相抵消[102]。

5. 肺通气和灌注扫描

肺通气和灌注扫描是用于当疑似肺通气灌注不协调时,以及进行最普通的肺栓塞诊断。肺通气是通过患者吸入放射性同位素气体来展示肺通气,同样的灌注扫描是通过使用一种静脉内的放射性同位素来揭示肺内血管的流动情况[103]。然后两种检查对比,找出肺通气或灌注不协调的依据。在一些大型医疗中心,肺通气和灌注扫描已经被 CT 血管造影取代用来发现肺栓塞。

(二)支气管镜检查

支气管镜检查是一项用于诊断和治疗的临床技术。支气管镜可以检查气管的支撑强度和弹性。在急救护理最广泛使用的是灵活的纤维气管镜。纤维气管镜检查允许直接探视呼吸道黏膜,深入检查气道上部和气管支气管树。纤支镜通过口鼻通气道插入气管。

对于机械通气的患者,纤支镜可以简单快速地经过插管和气切套管。在做气管镜的同时要给予无机械通气的患者氧气[104],提高机械通气患者的氧浓度,并且全程要严密持续监测血氧饱和度、心电、呼吸、心率和血压。备好高级的气道管理设备,负压吸引、心脏除颤设备和进一步生命支持的药物是紧急救治时的高效手段[105]。对于插管患者在检查过程中,要由专人负责,保证呼吸的通畅,在治疗过程中更换人员操作是存在一定风险的。

即便对于一个危重患者来说,在有经验术者操作下,纤维气管镜仍是一个相对安全的操作。机械通气的患者插入气管镜可能导致每分钟潮气量的减少[104],氧分压的降低,二氧化碳分压的增高。很少突然发生严重的并发症,如出血、支气管痉挛、心律失常、气胸和肺炎[106]。患者在做这项检查前需要的准备有 X 线片检查,血红蛋白和凝血,尤其是需要完成活检的患者,动脉血气是基本度量线,同时在检查前要空腹并禁食 4～6 小时。诊断包括进一步检查气体交换受损情况,评估咯血情况,收集标本(比如支气管肺泡清洗,支气管创面电灼术,组织活检)来帮助确诊间质性肺病,肺占位转移和恶性病变,并辨别气道缺损,胸部损伤。治疗包括除去黏液栓、除去体内异物、治疗肺不张,以及帮助治疗气管造口术(气道扩张和气管支气管软化支架以及气管狭窄)肺气肿的肺潮气量不足[107, 108]。

总结

这篇文章是评估和监控呼吸功能不全的全面的综述,为临床决策提供相关数据。严重呼吸功能障碍是导致患者进入 ICU 观察的主要原因。无论是首发还是并发症状,呼吸系统疾病的危害都可以威胁到患者生命安全。这篇文章涉及物理学、病理生理学、评估和呼吸监控、临床实验室检查、医学成像。

- 危重护理护士处于最有利的位置,可以对患者的呼吸状况进行系统和动态的评估,包括过去和现在的呼吸史,以及身体分泌物。使用检查、触诊和听诊技术达到胸部和肺部的顶点。
- 监测患者的呼吸功能,包括脉搏血氧测定和头部造影。床边和实验室的检查,包括 ABG 分析、血液测试、痰和气管抽吸物,可获得的信息和协助诊断和治疗。ABG 检查是常见的,ABG 解释是危重护理护士的一项重要临床技能。
- CXR 是 ICU 最常见的影像诊断工具。CXR 解释遵循一个系统的过程,以确定常见的病理,并定位线和其他项目。支气管镜检查很有用床边诊断和治疗设备。CT 比 CXR 具有更高的特异性。超声显像对胸膜腔积液的诊断有重要意义。MRI ANDV/Q 扫描是更复杂的诊断方法敏感的工具。

仔细的患者评估是必不可少的,因为呼吸功能障碍可能立即危及生命。当代危重护理实践需要综合的临床评估技巧和应用,一系列的监控设备和诊断程序。这对危重护理护士的适应能力提出了挑战,他们愿意接受新的技能和知识。

案例研究

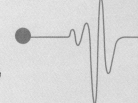

病史介绍:Max 是一名 63 岁的男子,他在急诊室出现了 3~4 周呼吸急促和干咳的病史,在过去的 1 周里病情恶化。最大重量 122kg,体重指数为 42。

过去的病史:Max 曾患有心房颤动、阻塞性睡眠呼吸暂停和高血压,曾吸烟 25 年。

药物:华法林、地高辛、地尔硫草和阿替洛尔。

社会史:Max 是一名出租车司机,和妻子一起居住,可独立行走。

入院

检查:到达急诊室后,Max 只说了几个短句。呼吸频率 32 次 /min,体温 38℃,SpO_2 74%。Max 出现呼吸困难。由于脂肪组织过多,很难评估他使用呼吸肌肉的情况。他未诉胸痛。

触诊:最强心尖搏动为 92 次 /min,不规则,血压为 107/79mmHg。护士观察到患者双足 Ⅱ 级水肿伴慢性皮肤改变。患者外周皮肤温暖红润,毛细充盈时间小于 2 秒。声带游离肌难以确定,右侧胸壁扩张略有减弱。

叩诊:可闻及底部浊音,但由于脂肪组织过多,叩诊很难评估。

听诊:底部可闻及双侧支气管呼吸音和轻微的呼气哮鸣音。

初步处理:遵医嘱进行无创通气,一系列心电图(ECG)和心肌酶监测。开始双水平气道正压。医务人员记录了 SpO_2 目标范围 88%~92%。

其他评估结果:心电图显示房颤,频率为 94 次 /min。无心电图对照,心前导联的 R 波进展不良和心肌酶升高背景下的非特异性 T 波改变提示可能非 ST 段抬高型急性冠脉综合征。高灵敏度肌钙蛋白 T 升高至 22ng/ml。超声心动图显示轻度左心室肥大,左心室射血分数正常。右心室压略有升高。白细胞计数为 $4.00×10^9$/L。

动脉血气:PaO_2 67mmHg,pH 7.44,$PacO_2$ 44mmHg,Be 5,SaO_2 93%。pH 和 $PaCO_2$ 在正常范围的上限,BE 异常升高,表明混合性疾病需要结合患者更多的临床影像学检查进行监测和判断。

胸部 X 线：可见双侧绒毛状间质混浊，但右侧更明显。肋膈角可见，提示无积液。

评估计划：痰培养、肺炎球菌抗原尿标本、呼吸道病毒鼻咽拭子、连续心电图和肌钙蛋白、每小时尿量和每日体重。

管理方案：Max 患有多因素的 I 型呼吸衰竭，包括社区获得性肺炎和可能部分充血性心力衰竭。静脉注射抗生素阿奇霉素和头孢噻肟，静脉注射硫酸镁，静脉注射氢化可的松和雾化沙丁胺醇，并组织呼吸和 ICU 会诊。Max 被转到陪护病房。每天静脉注射 40mg 呋塞米，限制液体入量不超过 1500ml，常规沙丁胺醇雾化吸入。

第1天

检查：Max 昏昏欲睡。他能听懂简单的命令，但被叫醒时很易怒。他的呼吸频率为 28~38 次 /min，尽管无创通气支持增加，但呼吸做功仍有所增加。

生命体征：体温 39.2℃，心率房颤 128 次 /min，血压 134/69mmHg。

触诊：小腿中部以下 II 级水肿。采用小腿体疗仪。

听诊：双肺底湿啰音，广泛哮鸣音，通气量减少。

管理计划：Max 被认为有病情恶化的高风险，并预测其气道难以管理。他被转到重症监护室。

入住 ICU 时：ABG 结果为 PaO_2 58mmHg，pH 7.33，$PaCO_2$ 68mmHg，BE 为 7.8，提示缺氧和部分代偿性呼吸酸中毒。Max 的医生解释了情况，Max 同意气管插管。

进展

Max 在压力支持机械通气管理方面做得很好。他经常被重新调整卧位，包括高坐位。他经常接受理疗。他的周围水肿减轻。随着时间的推移，护士可以减少 Max 的 FiO_2 值，PaO_2 和 $PaCO_2$ 数值也恢复正常。4 天后，Max 拔出了导管，在病房待了 1 周后，他回到了家。安排了呼吸科和心脏科医生以及一名营养师进行随访，并安排了夜间家庭持续气道正压通气治疗。

讨论要点

- 肥胖会增加呼吸衰竭的患病率，增加患阻塞性睡眠呼吸暂停、肺栓塞和肺动脉高压等疾病的风险。肥胖患者的肺力学受损可促进肺炎的发展，当机械通气时，他们的呼吸顺应性降低[109-110]。
- 反向垂头仰卧位位置可改善氧合和功能性残余容量[109]。
- 在偏瘦的胸壁上更容易感觉到语颤。肥胖或肌肉发达的患者的语颤会减弱[111]。肥胖患者的呼吸声会减弱，因为在穿过脂肪组织中失去力量[112]。

问题

1. 如果护士预计 Max 可能有肺实变区，与正常肺区相比，对语颤和使用叩诊听到的感觉会有什么变化？

2. Max 最后在重症监护室插管前进行 ABG 检查时的部分代偿性呼吸酸中毒代表什么？（PaO_2 58mmHg，pH7.33，PaO_2 68.3mmHg，BE 7.8）

3. 考虑 Max 的高体重指数给呼吸评估和床上护理时的呼吸力学带来的挑战。

相 关 研 究

Lavelle C, Dowling M. The factors which influence nurses when weaning patients from mechanical ventilation: findings from a qualitative study. Intensive Crit Care Nurs 2011;27:244–52

摘要

　　本研究的目的是描述影响危重病护理人员决定使患者脱离机械通气的因素。该研究采用了质性研究方法，采用半结构化访谈和图示。爱尔兰重症监护病房的重症护理护士（n=24）被邀请参加了这次调查。每个护士都接受过一次面谈，并用图示来组织面谈提问。采用专题内容分析法对研究结果进行分析。影响护士脱机决定的六个主要主题出现：生理影响；临床再评估和决策；护士的经验、信心和教育；患者的病史和当前的通气情况；重症监护工作环境；使用方案。研究结果突出了机械通气对脱机患者的复杂性以及护士在这一过程中的主要作用。

评论

　　这项研究与呼吸评估和监测领域相关，因为它探讨了危重病护理护士如何运用其评估和监测技能来告知他们对机械通气患者脱机的决定。

　　尽管使用了协议，作者将脱机过程这项工作的关键角色定位在危重病护理护士中。护士在脱机决策中的作用被描述为是从重症监护医师的领域演变而来，通过将以前被视为医疗任务的内容增加到护理知识中来扩展。脱机准备就绪的关键性质及其尽早开始的合理性，是通过讨论与机械通气相关的并发症证明的。包括呼吸机相关肺损伤和呼吸机相关肺炎的死亡率增加，以及对镇静剂和神经肌肉阻滞的需求增加。根据呼吸肌肉疲劳和心血管不稳定的角度讨论过早脱机。作者引用了以往的研究，证明护士参与脱机可以改善患者的护理，减少脱机时间。他们注意到，虽然在许多国家，护士具有高度的自主性和决策能力，并且可能与医学同事合作决定拔管，但在护士参与的性质和过程上，国际上存在差异。他们引起了美国的注意，因为在美国，机械通气管理是由呼吸治疗师负责。

　　作者使用关键评估技能方案（CASP）标准进行质性研究评估，相比非传统定性方法，这是一种可以考虑方法严谨性的工具。本研究的目的和意义是明确的：探讨和描述爱尔兰护士参与机械通气脱机有关的决策。其缘由是在爱尔兰的背景下缺乏对这一主题的既往研究，而在英国以前使用类似方法的工作时，有小样本（7 名护士）的限制。

　　选择的方法是一个质性研究，采用了一个患者案例的场景。之所以选择这一方法，是因为它能够洞察参与者在现实生活中很难观察到的情况下的行为，从而减少了对长时间采访或问卷调查的需要。采用三步模型提高内部效度。这包括根据病历文献和机械通气脱机，由高级医疗和护士临床医师组成的专家小组审查和修改病历，并与重症护理护士一起对病历进行初步测试。

　　研究环境阐述中，包括了床位数、典型的 Apache Ⅱ 评分和通气时间。这项研究是在单中心进行的，这就降低了调查结果的推广性，因为很难确定哪些调查结果是由于爱尔兰危重监护病房工作的护士的基本经验，哪些是由当地工作场所文化决定的。质性研究经常使用有目的的抽样，寻找能够最好地阐明研究问题的参与者，而不是使用更常见于实证主义研究中的概率方法。这些研究人员采用了更客观的抽样方法：将 57 名参与者按工作经验分为三个层，参与者由一个没有参与研究的人从帽子上取名字随机挑选。至少有一名研究人员了解并与参与者合作，可以适当选择这种方法来减少潜在的选择偏差。除了说其中一名研究人员是参与者的同事而不是管理人员之外，没有详细讨论与参与者的关系。目前还不清楚这种关系是如何减少胁迫或减少对参与者答案的影响的。根据经验水平对参与者进行分层，加强了研究设计，并审查了与多年经验的关系。

　　随后有 25 名护士被邀请参加研究，所有人都同意了。作者注意到，一名参与者出于健康原因不得不退出。他们报告了女性受试者的数量、在其他重症监护病房的经验水平和脱机经验，但没有评论这些样本特征与一般重症监护护士相比的情况。解决这一问题有助于告知结果的推广性。

作者没有说明研究背景及潜在影响因素。关于他们对于所研究现象的个人动机或观点，没有任何反身陈述。没有阐述既往的研究状况对后续研究方向的影响。

24个半结构式访谈进行了录音和逐字转录。详细描述了Burnard内容分析的分析方法，基本与研究问题和目标相符。为了提高外部效度，聘请了一名专家护士进行独立重新编码数据，以检查主题选择的相似性。质性研究人员进行定期成员检查，以便参与者有机会对研究人员的看法提出异议，以确认其初步结果的准确性。同时成员检查通常由解释性定性研究人员严密监督，因为解释性分析的性质共同创造了研究者和参与者之间的意义，在内容分析等描述性方法中，它被视为严谨的重要组成部分。在本研究中使用了成员检查，其中三位参与者要求从他们自己的转录访谈中确定要点，以便将这些要点与研究分析中的最终主题和类别进行比较。由于场景和脱机过程的复杂性，在这个成员检查中没有正确或错误的答案，因此没有明确该过程如何影响研究人员的最终分析或决策。

虽然招募了大量参与者并且样本看起来相当均匀，但没有讨论数据饱和的问题。因此，不清楚这些报道主题在参与者访谈中的发展情况。有时可以通过观察有多少参与者在讨论中遇到这个主题或者在面试之前需要多少参与者提出主要主题来解决这个问题。

研究结果非常重要，因为它们强调了护士将呼吸评估结果综合成一般临床工作流程的方式。他们指出评估氧合和氧气需求，对护士对脱机准备情况十分重要。持续重新评估的关键方面包括ABG，呼吸窘迫的标志，心血管状态和患者的情况。这些被纳入决策，并由护士的经验和信心进行调整。与当代文献相关的讨论和确认结果，该研究的价值在于它表明脱机方案对初级护士有用，而高级护士更有可能使用更复杂的呼吸评估和临床判断综合来告知他们的脱机决策。总之，这是一项进行良好的质性研究，该研究使用患者场景模拟新方法来描述影响重症监护护士在决定让机械通气患者脱机时的因素。在考虑这些不确定因素的转移性，国际读者应该考虑他们当地的ICU文化以及ICU护士在通气决策方面的培训和自主程度。

学习活动

1. 描述听到这些异常声音时，啰音和哮鸣音以及可能导致通气减少的病理生理机制。
2. 概述用于从动脉线绘制ABG的正确采样技术。
3. 定义Ⅰ型和Ⅱ型呼吸衰竭。

在线资源

Acidbase.org, www.acidbase.org

American Association for Respiratory Care, www.aarc.org

ARDS Network, www.ardsnet.org

Asian Pacific Society of Respirology, www.apsresp.org

Australian & New Zealand Society of Respiratory Science, www.anzsrs.org.au

Australian Lung Foundation, www.lungnet.org.au

Basic Lung Sounds Tutorial, http://solutions.3m.com/wps/portal/3M/en_EU/3M-Littmann-EMEA/stethoscope/littmann-learning-institute/heart-lung-sounds/lung-sounds/#rhonchi-low-pitched

Become an expert in spirometry, www.spirxpert.com

Capnography: a comprehensive educational website, www.capnography.com

Chest X-rays, www.learningradiology.com

Critical Care Medicine Tutorials, www.ccmtutorials.com

European Respiratory Journal, erj.ersjournals.com

Lung Health Promotion Centre, The Alfred Hospital, Victoria, www.lunghealth.org

Respiratory Care online, www.rcjournal.com

Respiratory Research, http://respiratory-research.com

Thoracic Society of Australia and New Zealand, www.thoracic.org.au

Thorax: An International Journal of Respiratory Medicine, http://thorax.bmj.com

World Health Organization, www.who.int/en

推荐阅读

Abdo WF, Heunks LMA. Oxygen-induced hypercapnia in COPD: myths and facts. Crit Care 2012:16:323.

Dempsey JA, Smith CA. Pathophysiology of human ventilator control. Eur Respir J 2014;44:495–512.

Higginson R, Jones B. Respiratory assessment in critically ill patients: airway and breathing. Br J of Nurs 2009;18(8):458–61.

Jacono FJ. Control of ventilation in COPD and lung injury. Respir Physiol Neurobiol 2013;189:371–6.

Robinson TD, Freiberg DB, Regnis JA, Young IH. The role of hypoventilation and ventilation–perfusion redistribution in oxygen-induced hypercapnia during acute exacerbations of chronic obstructive pulmonary disease. Am J Resp Crit Care Med 2000;161:1524–9.

Siela D. Chest radiograph evaluation and interpretation. AACN Adv Crit Care 2008;19(4):444–73.

Spiegel J. End-tidal carbon dioxide: the most vital of vital signs. Anesthesiology News, October 2013, <http://www.anesthesiologynews.com/download/Capnography_ANSE13_WM.pdf>; [accessed 30.07.14].

UK Resuscitation Council. Arterial blood gas analysis workshop, <http://www.resus.org. uk/pages/alsabgGd.pdf2012>; [accessed 30.07.14].

Valdez-Lowe C, Ghareeb SA, Artinian NT. Pulse oximetry in adults. Am J Nurs 2009;109(6):52–9.

Van Gestel AJR, Steier J. Autonomic dysfunction in patients with chronic obstructive pulmonary disease (COPD). J Thorac Dis 2010;2:215–22.

参考文献

1 Wunsch H, Angus D, Harrison D, Linde-Zwirble W, Rowan K. Comparison of medical admissions to intensive care units in the United States and United Kingdom. Am J Respir Crit Care 2011;183:1666–73.

2 Hillman K, Bristow PJ C, Daffurn K, Jacques T, Norman S, Bishop G et al. Duration of life-threatening antecedents prior to intensive care admission. Intensive Care Med 2002;28:1629–34.

3 Urden LD, Stacy KM, Lough ME. Critical care nursing: Diagnosis and management. 7th ed. St Louis: Mosby; 2013.

4 Urden L, Stacy K, Lough M. Critical care nursing: Diagnosis and management. 6th ed. St Louis: Mosby; 2010.

5 Martini FH, Timmons MJ, Tallitsch RB. Human anatomy, International edition. 5th ed. San Francisco: Pearson Benjamin Cummings; 2006.

6 Fox S. Human physiology. 13th ed. New York: McGraw Hill; 2012.

7 Marieb E, Hoehn K. Human anatomy and physiology. 4th ed. San Francisco: Pearson Benjamin Cummings; 2010.

8 Shier D, Butler J, Lewis R. Hole's human anatomy and physiology. 13th International ed. New York: McGraw Hill; 2013.

9 Tadie JM, Behm E, Lecuyer L, Benhmamed R, Hans S, Brasnu D et al. Post-intubation laryngeal injuries and extubation failure: a fiberoptic endoscopic study. Intensive Care Med 2010;36(6):991-8.

10 Thompson J, McFarland G, Hirsch J, Tucker S. Mosby's clinical nursing. 5th ed. St Louis: Mosby; 2002.

11 West J. Pulmonary physiology: the essentials. 8th ed. Philadelphia: Lippincott Williams & Wilkins; 2012.

12 Martini F, Nath J. Fundamentals of anatomy and physiology. 9th ed. San Francisco: Pearson Benjamin Cummins; 2011.

13 Widmaier E, Raff H, Strang K. Vander's human physiology 10th ed. New York: McGraw-Hill International edition; 2006.

14 Enhorning G. Surfactant in airway disease. Chest 2008;133(4):975-80.

15 West J. Respiratory physiology: the essentials. 8th ed. Philadelphia: Lippincott, Williams & Wilkins; 2008.

16 Brashers V. Structure and function of the pulmonary system. Pathophysiology: the biologic basis for disease in adults and children. 6th ed. St Louis: Mosby; 2009.

17 Jacono F. Control of ventilation in COPD and lung injury. Respir Physiol Neurobiol 2013;189:371-6.

18 Abdo W, Heunks L. Oxygen-induced hypercapnia in COPD: myths and facts. Critical Care 2012;16:323.

19 Austin M, Willis K, Blizzard L, Walters E, Wood-Baker R. Effect of high flow oxygen on mortality in chronic obstructive pulmonary disease patients in prehospital setting: randomised controlled trial. BMJ 2010;341:c5462.

20 O'Driscoll B, Howard L, Davidson A. BTS guideline for emergency oxygen use in adult patients. Thorax 2008;63(Suppl 6):vi1-68.

21 Ayas N, Zankynthinos SR, Pare P. Respiratory system mechanics and energetics. In: Mason R, Broaddus C, Martin TR, King TE, Schaufnadel DE, eds. Murray and Nadel's textbook of respiratory medicine [Internet]. 5th ed. Philadelphia: Elsevier Saunders; 2010.

22 Guton A, Hall J. Gyton and Hall's textbook of medical physiology. 12th ed. Philadelphia: Elseveir Saunders; 2011.

23 Morton P, Rempher K. Patient assessment: respiratory system. In: Morton PG, Fontaine DK, eds. Essentials of critical care nursing: A holistic approach. [Internet]. 10th ed. Philadelphia: Wolters Kluwer/Lippincott Williams & Wilkins; 2013.

24 Lynne M, Johnson K. Anatomy and physiology of the respiratory system. In: Morton PG, Fontaine DK, eds. Essentials of critical care nursing: An holistic approach [Internet]. 9th ed. Philadelphia: Wolters Kluwer / Lippincott Williams & Wilkins; 2010.

25 Seely R, Stephens T, Tate P. Anatomy and physiology. 7th ed. Boston: McGraw Hill; 2006.

26 Urden LD, Stacey K, Lough ME. Thelan's critical care nursing: Diagnosis and management. St Louis: Mosby Elsevier; 2006.

27 Luks A, Schoene R, Swenson E. High altitude. In: Mason R, Broaddus C, Martin TR, King TE, Schaufnadel DE, eds. Murray and Nadel's textbook of respiratory medicine [Internet]. 5th ed. Philadelphia: Elsevier Saunders; 2010.

28 Oliveira R, Trece M, Chagas N, Teles J. Epidemiology and clinical characterization of patients with acute respiratory failure admitted to a general ICU. Crit Care 2009;13(Suppl 3):42.

29 Hill N, Schmidt G. Acute ventilatory failure. In: Mason R, Broaddus C, Martin T, King T, Schraufnagel D, eds. Murray and Nadel's textbook of respiratory medicine. 5th ed. Philadelphia: Saunders Elsevier; 2010.

30 Baumgartner L. Acute respiratory failure and acute lung injury. In: Carlson K, ed. Advanced critical care nursing. St Louis: Saunders Elsevier; 2009.

31 West J. Pulmonary physiology and pathophysiology: An integrated, case-based approach. 2nd ed. Baltimore: Lippincott Williams & Wilkins; 2007.

32 Sakka S. Extravascular lung water in ARDS patients. Minerva Anestesiologica 2013;79(3):274-84.

33 Matthay M, Martin T. Pulmonary edema and acute lung injury. In: Mason R, Broaddus C, Martin TR, King TE, Schaufnadel DE, eds. Murray and Nadel's textbook of respiratory medicine [Internet]. 5th ed. Philadelphia: Saunders Elsevier; 2010.

34 Schraufnagel D, Murray J. History and physical examinations. In: Mason R, Broaddus C, Martin T, King T, Schraunadel D, eds. Murray and Nadel's textbook of respiratory medicine. 5th ed. Philadelphia: Saunders Elsevier; 2010.

35 Shapiro S, Reilly J, Rennard S. Chronic bronchitis and emphysema. In: Mason R, Broaddus C, Martin T, King T, Schraufnagel D, eds. Murray and Nadel's textbook of respiratory medicine. 5th ed. Philadelphia: Saunders Elsevier; 2010.

36 Wu CF, Feng NH, Chong IW, Wu KY, Lee CH, Hwang JJ et al. Second-hand smoke and chronic bronchitis in Taiwanese women: a health-care based study. BMC Public Health 2010;10:44.

37 Jauréguiberry S, Boutolleau D, Grandsire E, Kofman T, Deback C, Aït-Arkoub Z et al. Clinical and microbiological evaluation of travel-associated respiratory tract infections in travelers returning from countries affected by pandemic A(H1N1) 2009 influenza. J Travel Med 2012;19(1):22-7.

38 Cannegieter SC. Travel-related thrombosis. Best Pract Res Clin Haematol 2012;25(3):345-50.

39 Rushton L. Occupational causes of chronic obstructive pulmonary disease. Rev Environ Health 2007;22(3):195-212.

40 Weber J, Kelly J. Health assessment in nursing. Philadelphia: Lippincott, Williams & Wilkins; 2010.

41 Light R, Lee G. Pneumothorax, chylothorax, hemothorax, and fibrothorax. In: Mason R, Broaddus C, Martin T, King T, Schraufnagel D, eds. Murray and Nadel's textbook of respiratory medicine. 5th ed. Philadelphia: Saunders Elsevier; 2010.

42 Park DVE. Pneumomediastinum and mediastinitis. In: Mason R, Broaddus C, Martin T, King T, Schraufnagel D, eds. Murray and Nadel's textbook of respiratory medicine. 5th ed. Philadelphia: Saunders Elsevier; 2010.

43 Hunter J, Rawlings-Anderson K. Respiratory assessment. Nurs Stand 2008;22(41):41-3.

44 McGhee S. Evidence-based physical diagnosis. 3rd ed. Philadelphia: Elsevier Saunders; 2012.

45 Moore T. Respiratory assessment in adults. Nurs Stand 2007;21(49):48-56; quiz 8.

46 Fouzas S, Priftis K, Anthracopoulos M. Pulse oximetry in pediatric practice. Pediatrics 2011;128(4):740-52.

47 Clark AP, Giuliano K, Chen HM. Pulse oximetry revisited: "but his O(2) sat was normal!". Clin Nurse Spec 2006;20(6):268-72.

48 Callahan JM. Pulse oximetry in emergency medicine. Emerg Med Clin North Am 2008;26(4):869-79, vii.

49 Valdez-Lowe C, Ghareeb SA, Artinian NT. Pulse oximetry in adults. Am J Nurs 2009;109(6):52-9; quiz 60.

50 Mannheimer P. The light-tissue interaction of pulse oximetry. Anesth Analg 2007;105:S10-7.

51 World Health Organization. Pulse oximetry training manual 2011, <http://www.who.int/patientsafety/safesurgery/pulse_oximetry/who_ps_pulse_oximetry_training_manual_en.pdf>.

52 Zwerneman K. End-tidal carbon dioxide monitoring: a VITAL sign worth watching. Crit Care Nurs Clin North Am 2006;18(2):217-25, xi.

53 Joint Faculty of Intensive Care Medicine. Minimum standards for transport of critically ill patients. Melbourne: Joint Faculty of Intensive Care Medicine; 2010.

54 Australian and New Zealand College of Anaesthetists. Monitoring during anaesthesia. Review PS18. Melbourne: Australian and New Zealand College of Anaesthetists; 2008.

55 Joint Faculty of Intensive Care Medicine. Minimum standards for intensive care units. Review IC-1. Melbourne: Joint Faculty of Intensive Care Medicine; 2010.

56 Umegaki T, Kikuchi O, Hirota K, Adachi T. Comparison of continuous intraarterial blood gas analysis and transcutaneous monitoring to measure oxygen partial pressure during one-lung ventilation. J Anesth 2007;21(1):110-1.

57 Gelsomino LR, Livi U, Romagnoli S, Romano S, Carella R, Luca F et al. Assessment of a continuous blood gas monitoring system in animals during circulatory stress. BMC Anesthesiol 2011;11(1), <http://www.biomedcentral.com/1471-2253/11/1>.

58 World Health Organization. WHO guidelines on drawing blood: Best practices in phlebotomy. Geneva: WHO; 2010.

59 Rickard CM, Couchman BA, Schmidt SJ, Dank A, Purdie DM. A discard volume of twice the deadspace ensures clinically accurate arterial blood gases and electrolytes and prevents unnecessary blood loss. Crit Care Med 2003;31(6):1654-8.

60 Siemens. Arterial blood gas analysis: Preanalytical concerns. Siemens Healthcare Diagnostics Inc; 2011. Available from, <http://www.siemens.com/diagnostics>.

61 Martin D. Oxygen therapy in critical illness. Crit Care Med 2013;41(2):423-32.

62 Rogers K, McCutcheon K. Understanding arterial blood gases. J Perioper Pract 2013;23(9):191-7.

63 Morgan TJ. Acid-base balance and disorders. In: Bersten AD, Soni N, eds. Oh's intensive care manual. 6th ed. Philadelphia: Butterworth Heinemann; 2009, pp 949-61.

64 Coggon JM. Arterial blood gas analysis 1: understanding ABG reports. Nurs Times 2008;104(18):28-9.

65 Coggon JM. Arterial blood gas analysis 2: compensatory mechanisms. Nurs Times 2008;104(19):24-5.

66 Stewart P. How to understand acid-base. In: Stewart PA, ed. A quantitative acid-base primer for biology and medicine. New York: Elsevier; 1981.

67 Morgan T. The Stewart approach – one clinician's perspective. Clin Biochem Rev 2009;30(2):41-54.

68 Ahmed SM, Maheshwari P, Agarwal S, Nadeem A, Singh L. Evaluation of the efficacy of simplified Fencl-Stewart equation in analyzing the changes in acid base status following resuscitation with two different fluids. Int J Crit Illn Inj Sci 2013;3(3):206-10.

69 Elbers P, Gatz R. Acidbase.org: Bringing Stewart to the bedside. Amsterdam: VU University Medical Centre; N.D., <http://www.acidbase.org/>; [accessed 23.07.14].

70 Doorduin J, Haans A, van der Hoeven J, Heunks L. Difficult weaning: principles and practice of a structured diagnostic approach. Netherlands J Crit Care 2013;17(4):11-15.

71 Maiden J. Pulmonary diagnostic procedures. In: Urden L, Stacy K, Lough M, eds. Critical care nursing: Diagnosis and management. 7th ed. St Louis: Mosby; 2014, pp 505-13.

72 The ARDS Definition Taskforce. Acute respiratory distress syndrome: the Berlin definition. JAMA 2012;307(23):2526-33.

73 American Association of Respiratory Care. AARC clinical practice guideline: transcutaneous monitoring of carbon dioxide and oxygen: 2012. National Guideline Clearinghouse: Agency for Healthcare Research and Quality; 2012.

74 Jubran A, Tobin M. Non-invasive respiratory monitoring. In: Parillo J, Dellinger R, eds. Critical care medicine: Principles of diagnosis and management in the adult. 4th ed. Philadelphia: Elsevier; 2014, pp 190-201.

75 Restrepo R, Hirst K, Wittnebel R. AARC clinical practice guideline: transcutaneous monitoring of carbon dioxide and oxygen: 2012. Respir Care 2012;57(11):1955-62.

76 The Royal College of Pathologists of Australia. RCPA manual. 6th ed. Sydney: The Royal College of Pathologists of Australia, <http://rcpamanual.edu.au/index.php?option=com_pttests&task=show_test&id=268&Itemid=77&msg=425>; 2009 [accessed 16.07.10].

77 The Joanna Briggs Institute. Evidence based recommended practices: Sputum specimen. Adelaide: The Joanna Briggs Institute; 2010.

78 Wai Y, Joliffe D, Islam K, Greiller C, Martineau A. Safety and efficacy of sputum induction in COPD patients. Eur Respir J 2013;42(Suppl 57):1381.

79 McCool FD, Rosen MJ. Nonpharmacologic airway clearance therapies: ACCP evidence-based clinical practice guidelines. Chest 2006;129(1 Suppl):250S-9S.

80 Paulus F, Binnekade J, Vroom M, Schultz M. Benefits and risks of manual hyperinflation in intubated and mechanically ventilated intensive care unit patients: a systematic review. Crit Care [Internet]. 2014;16:[R145 p.], <http://www.biomedcentral.com/content/pdf/cc11457.pdf>.

81 Waqas M, Malik A, Javed M. Effectiveness of conventional chest physiotherapy versus manual hyperinflation during postural drainage of ventilated COPD patients. RMJ 2014;39(1):32-4.

82 Pedersen CM, Rosendahl-Nielsen M, Hjermind J, Egerod I. Endotracheal suctioning of the adult intubated patient – what is the evidence? Intensive Crit Care Nurs 2009;25(1):21-30.

83 World Health Organization. WHO guidelines for the collection of human specimens for laboratory diagnosis of avian influenza infection, <http://www.who.int/csr/disease/avian_influenza/guidelines/humanspecimens/en/>; 2005 [accessed 18.07.10].

84 Lareau C, Wootton J. The "frequently" normal chest x-ray. Can J Rural Med 2004;9(3):183-6.

85 Siela D. Chest radiograph evaluation and interpretation. AACN Adv Crit Care 2008;19(4):444-73; quiz 74-5.

86 Raoof S, Feigin D, Sung A, Raoof S, Irugulpati L, Rosenow E. Interpretation of plain chest roentgenogram. Chest 2012;141(2):545-58.

87 Tarrac SE. A systematic approach to chest x-ray interpretation in the perianesthesia unit. J Perianesth Nurs 2009;24(1):41-7; quiz 7-9.

88 Padley SPG. Imaging the chest. In: Bersten AD, Soni N, eds. Oh's intensive care manual. 6th ed. Philadelphia: Butterworth Heinemann; 2009, pp 451-70.

89 Chen HJ, Yu YH, Tu CY, Chen CH, Hsia TC, Tsai KD et al. Ultrasound in peripheral pulmonary air-fluid lesions. Color Doppler imaging as an aid in differentiating empyema and abscess. Chest 2009;135(6):1426-32.

90 Havelock TR, Laws D, Gleeson F. Pleural procedures and thoracic ultrasound: British Thoracic Society pleural disease guideline 2010. Thorax 2010;65(Suppl 2):ii61-ii76.

91 Revell MA, Pugh M, Smith TL, McInnis LA. Radiographic studies in the critical care environment. Crit Care Nurs Clin North Am 2010;22(1):41-50.

92 Hill JR, Horner PE, Primack SL. ICU imaging. Clin Chest Med 2008;29(1):59-76, vi.

93 Davies AR, Pilcher DV. Pulmonary embolism. In: Bersten AD, Soni N, eds. Oh's intensive care manual. 6th ed. Philadelphia: Butterworth Heinemann; 2009, pp 387-98.

94 Rumbolt Z, Huda W, All J. Review of portable CT with assessment of a dedicated head CT scanner. Am J Neuroradiol 2009;30:1630-6.

95 Levine G, Gomes A, Arai A, Bluemke D, Flamm S, Kanal E et al. Safety of magnetic resonance imaging in patients with cardiovascular devices: an American Heart Association scientific statement from the Committee on Diagnostic and Interventional Cardiac Catheterization. Circulation 2007;116(24):2878-91.

96 Rogiuin A, Schwitter J, Vahlhaus C, Lombardi M, Brugada J, Vardas P et al. Magnetic resonance imaging in individuals with cardiovascular implantable electronic devices. Europace 2008;10:336-46.

97 Beinart R, Nazarian S. Magnetic resonance imaging in patients with ICDs and pacemakers. Cardiac Rhythm Management [Internet]. August 2014, <http://crm.cardiosource.org/Learn-from-the-Experts/2012/10/MRI-in-Patients-with-ICDs-and-Pacemakers.aspx>.

98 Arbelo E, Brugada J. Cardiac rhythm management devices: when regulatory agencies "over-regulate". J Am CollCardiol 2014;63(17):1776-7.

99 Shellock F. MRI guidelines for InterStim therapy neurostimulation systems. MRIsafetycom [Internet]. July 2014, <http://www.mrisafety.com/SafetyInfov.asp?SafetyInfoID=236>.

100 Brain Aneurysm Foundation. Understanding: Treatment options. [Internet], <http://www.bafound.org/ treatment-options>; [accessed 08.03.15].

101 American College of Radiology and the Radiological Society of North America. Magnetic resonance imaging (MRI). RadiologyInfoorg [Internet], <http://www.radiologyinfo.org/en/safety/index.cfm?pg=sfty_mr>; 2013 [accessed August 2014].

102 Everest E, Munford B. Transport of the critically ill. In: Bersten AD, Soni N, eds. Oh's intensive care manual. 6th ed. Philadelphia: Butterworth Heinemann; 2009, pp 31-42.

103 Dugdale D. Pulmonary ventilation/perfusion scan. Medline Plus [Internet]. 2012, <http://www.nlm.nih.gov/medlineplus/ency/article/003828.htm>.

104 Estella A. Bronchoscopy in mechanically ventilated patients. 2012. In: Global Perspectives on Bronchoscopy [Internet]. Rijeka: InTech, <http://cdn.intechopen.com/pdfs-wm/37333.pdf>; [accessed August 014].

105 Taylor DL. Bronchoscopy: what critical care nurses need to know. Crit Care Nurs Clin North Am 2010;22(1):33-40.

106 Nseir S. Could fiberoptic bronchoscopy and CT lung scan differentiate ventilator-associated tracheobronchitis from ventilator-associated pneumonia? Chest 2009;136(4):1187–8.

107 Turner JS, Willcox PA, Hayhurst MD, Potgieter PD. Fiberoptic bronchoscopy in the intensive care unit – a prospective study of 147 procedures in 107 patients. Crit Care Med 1994;22(2):259-64.

108 Murgu SD, Pecson J, Colt HG. Bronchoscopy during noninvasive ventilation: indications and technique. Respir Care 2010;55(5):595-600.

109 Kaw R, Bae C, Jaber W. Challenges in pulmonary risk assessment and perioperative management in bariatric surgery patients. Obesity Surg 2008;18:134-38.

110 Schachter L. Respiratory assessment and management in bariatric surgery. Respirology 2012;17(7):1039-47.

111 Quizlet. Health assessment. Chapter 18, NUR314. Quizlet LLC, <http://quizlet.com/10775005/ch-18-nur-314-health-assessment-flash-cards/>; 2014 [accessed 30.07.14].

112 Shank Coviello J. Absent and diminished breath sounds. Auscultation skills: Breath and heart sounds. 5th ed. Philadelphia: Wolters Kluwer/Lippincott Williams & Wilkins; 2014, pp 174.

第 14 章

呼吸系统的异常和管理

原著: Sharon Wetzig, Bronagh Blackwood, Judy Currey
翻译: 拓丽丽, 晋雪然
审校: 陈永强

学习目标

阅读完本章,将掌握以下内容:
- 描述急性呼吸衰竭的病理生理机制及患者管理的主要原则。
- 区分 I 型呼吸衰竭和 II 型呼吸衰竭。
- 概括重症监护室中呼吸系统疾病的发病情况。
- 讨论在重症监护室中,常见呼吸系统疾病的病因学、病理生理学改变、临床表现及疾病管理,尤其是肺炎、流行性呼吸道感染、哮喘、慢性阻塞性肺疾病(chronic obstructive pulmonary disease,COPD)、急性肺损伤(acute lung injury,ALI)和气胸。
- 循证护理的重要性以及对 ICU 中急性呼吸衰竭的协作管理。
- 概括对肺移植患者的处理原则和术后早期管理的措施。

引言

　　患者需要收治入重症监护室(intensive care unit,ICU)的一个最常见的原因就是他们需要呼吸支持,几乎一半的 ICU 收治患者需要机械通气支持[1]。直接或间接的病理生理学改变,导致了其呼吸系统功能不全或衰竭。机械通气的过程也可能损害患者的肺组织,从而进一步影响了呼吸系统的功能。因此,避免或减少呼吸机相关性肺损伤也就成为了护理患者的主要目标。

　　在第 13 章中描述了相关的解剖和生理学知识,并对重度呼吸功能不全的患者进行了评估和监测。这一章节中对常见呼吸系统疾病的发病率、病理生理学改变、临床表现和管理进行描述。这些呼吸系统疾病会导致急性呼吸衰竭,具体的呼吸紊乱的类型包括肺炎(包括对流行性呼吸道感染的讨论)、哮喘、COPD、ALI、气胸和肺移植。对于危重症患者呼吸功能支持的氧疗和通气策略,我们将在第 15 章中讨论。

一、呼吸系统疾病发病率

　　呼吸系统疾病发病率高且为常见的致死原因。2008 年,因肺部感染(仅肺炎与结核)死亡人数占全球死亡人数 17%,也占据了同年 10% 的致残率[2]。

这类疾病也是急诊入院与就医最常见的原因，并且在儿童患者中病程持续时间较长。感染性疾病（例如流行性感冒与肺炎）、COPD、哮喘是因呼吸系统问题就诊的三大原因。急性肺损伤、气胸、肺栓塞、肺水肿等则较为少见。然而，应注意的是，这些症状常可贯穿某种疾病的始终，也包含在入院的原因中[3]。接下来的部分我们将讨论 ICU 中常见呼吸系统疾病的管理。

二、呼吸衰竭

呼吸衰竭发生于患者肺通气和 / 或换气功能障碍时。可急性发生，如肺炎和 ALI，也可以是慢性过程，如在哮喘和 COPD 中。

（一）呼吸衰竭的病因

为了呼吸系统有效运行，大脑控制呼吸的频率和深度，胸壁应充分扩张，气体顺利通过气道，并在肺泡水平进行有效的气体交换。影响其中一个或以上呼吸系统生理功能方面即可导致呼吸衰竭，例如：

- 头部外伤，药物过量或麻醉及镇静可导致呼吸驱动力下降。
- 格林巴利综合征，脊髓灰质炎，重症肌无力或脊髓损伤可能导致呼吸肌肌力下降。
- 术后疼痛，肋骨骨折或肺炎可导致胸壁顺应性下降。

- 哮喘或 COPD 可导致气道阻力增加。
- 脓毒性休克可导致代谢氧耗需求增加。
- 肺通气功能受损（如肺水肿、肺炎、急性肺损伤、COPD 等）和 / 或肺灌注功能受损（如肺栓塞），可导致气体交换功能下降。

重要的是呼吸衰竭可以是急性也可以是慢性过程。急性呼吸衰竭的特征是危及生命，慢性呼吸衰竭特点是更隐蔽，更难以诊断。慢性呼吸衰竭患者常出现急性发作，也需要加强呼吸支持[3]。

（二）病理生理学

呼吸衰竭发生于呼吸系统氧合和 / 或二氧化碳清除这两个关键的气体交换功能障碍，并因此称为 Ⅰ 型呼吸衰竭（主要是换气障碍）或 Ⅱ 型呼吸衰竭（主要是通气障碍）[3]。

1. Ⅰ 型呼吸衰竭

Ⅰ 型呼吸衰竭（低氧血症）患者表现为动脉血氧分压降低和动脉二氧化碳分压正常或降低。低氧血症呼吸衰竭的发生可能由于吸入氧分压降低（如极高海拔），肺换气不足，弥散障碍或通气血流灌注比例失调。大部分由肺泡塌陷、实变，或血流异常导致的呼吸衰竭都是 Ⅰ 型呼吸衰竭。

当肺部通气和血流失调时，将出现气体交换受损和低氧血症（图 14.1）[3]。

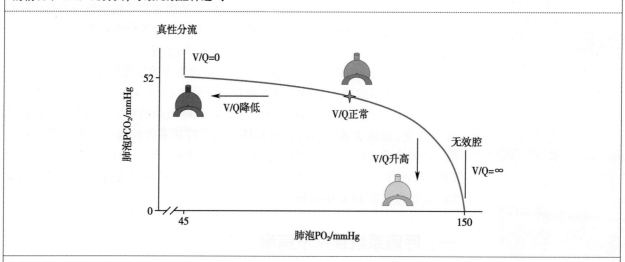

图 14.1　通气血流灌注比失调。通气 / 血流（V/Q）比值表现为正常平衡（星号位置）时肺泡通气和血流灌注可以进行适当的氧合，当通气减少时，V/Q 值下降，在最极端的情况下 V/Q=0 导致真性分流。当灌注减少时，V/Q 值升高，在最极端的情况下 V/Q= 无穷大，导致无效腔样通气

某些情况下，可能出现肺组织的某一部分出现通气减少（如肺水肿、肺炎、肺不张、ALI）。当血流充足而部分肺组织通气不足时可出现严重的通气血流不匹配，即肺分流。这些肺泡中，氧气含量和混合静脉血中的氧含量类似，但是二氧化碳含量上升了。另外一些情况下，通气可能是充足的而灌注不足（如肺栓塞）。严重时被称为无效腔通气，因为肺被持续通气但没有血流灌注，因此，没有气体交换。这种情况下，肺泡氧含量与吸入的混合气体类似，但二氧化碳含量降低了（进一步的讨论见第 13 章）。

2. Ⅱ型呼吸衰竭

Ⅱ型呼吸衰竭（高碳酸血症合并低氧血症）患者表现为动脉血氧分压降低的同时还有动脉血二氧化碳分压升高。这由肺泡低通气导致，呼吸运动不能让氧气和二氧化碳进行充分的交换。这可能是由呼吸驱动力如神经肌肉疾病，胸壁异常或严重气道疾病（如哮喘、COPD）导致。

（三）临床表现

急性呼吸衰竭患者表现可有很大的差异性，取决于潜在的病理生理机制（如高碳酸血症和 / 或低氧血症），特异的病因和可能存在的伴随疾病[3]。该病的临床表现特征将在这一章里每一部分进行阐述。呼吸困难是急性呼吸衰竭相关的最常见的症状，并通常伴有呼吸浅快和呼吸辅助肌做功。患者也可表现出发绀、焦虑、混乱和 / 或失眠[4]。

急性呼吸衰竭患者临床诊断和系统管理很关键，可能存在有很多的可能性。呼吸衰竭原因的诊断取决于可疑的病因学和疾病的进展。几乎所有的呼吸衰竭均使用脉搏血氧定量法持续监测氧饱和度，监测动脉血气分析和胸部放射线检查。其他更专科的检查还有胸部 CT，特殊部位的微生物培养[5]。血气分析中的动脉血氧分压，动脉二氧化碳分压，肺泡动脉氧含量差以及患者对氧疗的反应都是分析急性呼吸衰竭原因的关键因素（见第 13 章）。

（四）患者管理

基本检查（气道，呼吸和循环）和及时的处理形成了初步实践常规[6]。重点是不断地评估和监测呼吸功能，包括患者对于氧疗和 / 或通气支持的反应。患者对通气模式的耐受和配合度，以及血气分析和氧饱和度指导进行通气。管理的关键目标是治疗呼吸衰竭的原发病因，维持充足的氧合和通气，预防或尽量减少正压机械通气的潜在并发症[3]。

并发症增加了管理患者原发病的复杂性并增加了其他器官功能障碍或衰竭的风险。患者原发的慢性呼吸道疾病会对呼吸道感染的严重程度产生重大影响，且心血管和肾脏疾病会影响疾病的严重程度和呼吸功能的改变。其他因素，如吸烟和酗酒、生活条件和生活方式对疾病的易感性和临床过程均有影响。

1. 氧疗的实施

治疗的目标是使动脉血氧分压达到 65～70mmHg，可能的话同时保证分钟通气量使动脉二氧化碳分压在正常值[3]。氧气不是药物，使用时不需要处方。因此，ICU 的护理人员通常有责任给患者氧疗，以维持动脉血氧分压或血氧饱和度，同时通过纠正呼吸频率和 / 或潮气量维持动脉二氧化碳分压。氧中毒的问题经常被提及，特别是当患者需要高浓度的氧疗时。研究显示长时间接近 100% 的氧疗与气道、肺实质的氧化损伤有联系，尽管大部分是来源于动物实验。虽然对人体的影响尚不明确，但大部分专业团体认为，长期吸入氧浓度（FiO_2）低于 40% 是安全的，且持续 $FiO_2>80\%$ 的氧气应该尽量避免[3]（氧合的进一步讨论见第 15 章）。

2. 机械通气支持

呼吸机相关肺损伤也是急性呼吸衰竭患者管理中需考虑的。潮气量设置不当所致高压使肺过度扩张或牵拉可导致肺损伤，通常指气压伤或容积损伤。最常见的损伤是肺泡破裂和 / 或气体进入胸膜腔（气胸）。一种称为"肺保护性通气"的方法旨在通过谨慎监测潮气量和气道压力，从而尽可能减少肺泡的过度扩张。这种方法应考虑为所有机械通气患者使用。应用此方法时可接受允许性高碳酸血症[3]（进一步讨论见 15 章）。

由于通气设置的调节和药物使用，呼吸肌易出现机械通气相关性疲劳。然而还没有明确的推荐对此进行干预预防，建议医师选择需使用部分呼吸肌的呼吸机参数设置[7]。

预防或尽可能减少正压机械通气相关的并发症仍然是护理实践的主要焦点。这些并发症可能与患者 - 呼吸机连接（人工气道和通气环路）感染如呼吸机相关肺炎（VAP）或镇静和 / 或制动有关。一些常见并发症和适宜的管理策略将在表 14.1[3, 8-10]中被

表14.1

机械通气的并发症和相关管理策略

人工气道相关并发症	相关管理策略
气道移位/分离	气管内插管或气管切开套管应确保安全以保证通气,预防气道移位或意外拔管
管路漏气	气囊压力评估 管路检查 呼出潮气量检测
不适当的温度/湿度所导致的气道损伤	维持气道的湿度通过温湿度交换器或水蒸湿化器
分泌物阻塞	规律评估吸痰的需求并及时吸痰
人工气道对气管的损伤	评估气道放置和气囊的压力(最小封闭方法)
感染并发症	**相关管理策略**
呼吸机相关肺炎(ventilator-associated pneumonia,VAP)	洗手 合适的抗生素治疗 呼吸机护理集束群: 抬高床头至30°~45° 每天镇静暂停并评估是否能准备拔管 预防消化道溃疡 深静脉血栓的预防 尽可能减少呼吸机管路的中断(如封闭吸痰技术) 声门下分泌物的引流 感染患者进行抗生素雾化 尽可能快地停止和脱离呼吸机 护士主导的撤机方案
制动/镇静相关的并发症	**相关管理策略**
胃肠道功能不全	胃肠动力药物 预防便秘治疗
肌肉萎缩	被动肢体活动,足夹板(见第6章)和早期活动或移动(见第4章)
压疮	减压床垫,规律翻身 评估风险,伤口护理专家对任何压疮的管理,营养建议

简略列出并在第15章详细讨论。

急性呼吸衰竭患者需要广泛多学科的合作,包括护士、物理治疗师、专科医师、语言和作业治疗师、营养师、社会工作者、放射科医师和放射线技师。患者可能需要额外的氧供,通过充足的血红蛋白进行氧气的运送,以及足够的心脏射血为组织提供充满氧气的血液[3]。有时,可能需要输血和/或使用血管活性药物(见第11章和第21章)。

胸部物理治疗是急性呼吸衰竭患者管理中的常规手段。这包括体位引流、手工膨肺、拍背和气道吸引。然而这些技术的证据支持很有限,因为系统综述并未说明能改善病死率[8]。关于物理治疗评估的指南使基于患者的个体基础特征进行治疗成为可能。表14.2[3,8,11]列出了一些对呼吸衰竭患者的协作管理内容,特别是那些可能需要持续使用机械通气的患者。

3. 药物

呼吸衰竭治疗中使用的药物通常包括吸入类固醇药物、支气管扩张药,静脉类固醇药物和维持人机协调的镇静、镇痛药,也可能包括一氧化氮、糖皮质激素或表面活性药物。正性肌力药物和其他复苏手段也可支持患者的病情、并发症和上述提到的药物治疗(见第11章和第21章)。对于药物的使用根据呼吸衰竭潜在的病因有所不同,这将在每一个部分分别讨论。

表14.2
对呼吸衰竭患者的长期管理

长期患者管理	最佳实践
气管切开的时机	当机械通气被认为需要10天或以上,应及时气管切开。早期气管切开与更低的院内发生的肺炎,通气时间减少和ICU入住时间有关
撤机方案	不同患者有特异性计划,当有一致同意和良好沟通基础的撤机计划时,能取得更好的效果(见第15章)
营养	考虑为生理需求提供足够的营养,重要的是不要摄入太多,因为将增加二氧化碳的产生。需要平衡维生素和矿物质摄入
吞咽功能评估	吞咽困难的评估
移动	离床坐,移动(见第4章)
沟通	沟通辅助,言语交流
活动	活动计划 / 常规、娱乐(电视 / 电影)、访视、散步
睡眠	措施群,降低刺激以促进睡眠(见第8章)
家庭支持	对家庭成员提供生理、情感和 / 或精神支持的重要性(见第9章)
气管切开随访	延伸团队:具丰富气管切开护理经验的护士的随访能预防并发症,改善结局
急性呼吸衰竭的临终决策	见第5章

实践提示

妊娠呼吸衰竭

呼吸生理和呼吸道本身在妊娠期间有所改变,这可能导致原有疾病的恶化或疾病易感性的增强(见第26章)。上呼吸道黏膜的水肿可能增加上呼吸道感染的可能性。肺功能和肺容量也有改变,通过呼吸驱动和分钟通气量的增加进行补偿。对于胎儿的影响,如感染、缺氧和药物治疗也应重点评估。

实践提示

老年呼吸衰竭

老年人的器官和系统的衰老,以及存在其他的合并症可能加重他们的呼吸功能不全。药物代谢和清除减慢,使药物剂量和反应复杂化[150]。由于器官的衰老导致的功能减退使麻醉药的代谢更慢。常见的合并症也可存在,包括肥胖、心脏病、糖尿病和肾功能损害或肌肉萎缩[3]。肺炎是老年人常见的合并症,通常会因为慢性肺疾病而恶化。

三、肺炎

肺炎即肺部感染,根据其类型和感染的严重程度以及个人的身体状况不同,肺炎可导致急性呼吸衰竭,很多种不同类型的微生物都可以导致肺炎,但常见的是由细菌和病毒感染所引起。在ICU中,评估和管理一个肺炎患者最关键的区别就是以特定的病因学和致病机体为根据的,在这一部分中,我们将复习肺炎的病因学、病理生理学和临床表现以及两种肺炎的管理。

- 社区获得性肺炎(community-acquired pneumonia, CAP)
- 呼吸机相关肺炎(ventilator-associated pneumonia, VAP)和呼吸机相关事件(ventilator-associated events, VAE)

关于先前的VAP定义相关的复杂性和模糊性,已经有一个显著的转变,即测量VAE作为一种更广泛地监测呼吸机相关并发症的方法[12]。在机械通气患者中,患者呼吸功能的下降(定义为FiO_2的显著提高,或是PEEP的显著增加)与VAE的发生相关,然后检查被鉴定为患有VAE的患者以确定临床体征和症状是否符合感染性呼吸机相关并发症的标准,然后对微生物培养结果的进一步研究确定VAP的定义是否适用[13]。

(一)病理生理学

正常人的肺是无菌的,不像胃肠道和呼吸道都有寄生菌,一些防御机制的存在阻挡了微生物入侵至肺内,例如,鼻腔可过滤颗粒,通过打喷嚏和咳嗽可以排出刺激物、灰尘和感染性生物，这些物质也可以通过人体分泌的黏液排出呼吸系统。当一个或多个防御系统不能充分发挥其正常功能或是机体一次性遭遇大量微生物入侵以致防御体统过于饱和时，感染就发生了。入侵的病原体激发了肺内的免疫系统，导致了以下一系列病理生理过程的发生。

- 肺泡毛细血管渗透性的改变导致了肺泡内富含蛋白的液体增加，这影响了气体交换，导致了患者呼吸频率加快，以增加氧气的摄取和二氧化碳的排出。
- 黏液分泌增加，黏液栓子的形成会在肺部多个区域形成阻塞，进一步降低了肺部气体交换的能力。
- 肺泡内液体和碎片聚集，这种情况尤其发生于细菌性肺炎，当免疫系统被触发时，大量的白细胞碎片会聚集到一起。

（二）病因学

肺炎可能由多种微生物引发，包括细菌、病毒、真菌和寄生虫。在许多病例中，很可能找不到致病微生物。在目前的医疗实践中，许多病例我们都需要根据患者的症状和既往史尽快给出初步的经验性治疗，而不是等到微生物培养出结果后才治疗。肺炎真正的发生率并不为我们所知，因为很多患者没有得到住院治疗。不同年龄和特征的患者其感染源往往不同，病毒性肺炎尤其是流感病毒引起的肺炎在儿童中最常见，而成年人更容易患细菌性肺炎，如葡萄球菌肺炎和流感嗜血杆菌[3]。

实践提示

老年人肺炎

对于老年群体来说，肺炎是特别值得关注的问题，因为其发病率和严重程度都在逐年增加。这很大程度上是由于老年人免疫系统功能的下降，与年龄和合并疾病（如心脏病和呼吸系统疾病）的存在有关。CAP 是老年患者发病率和死亡率的主要原因。肺炎链球菌是最常见的致病微生物，65 岁以上年龄组的耐药性增加更为广泛。肺炎球菌和流感疫苗的免疫接种有利于预防老年患者的肺炎。

（三）社区获得性肺炎

国际 CAP 协作队列研究[15]提供来自 CAP 患者的多中心数据集的信息。该研究报告称，大约 30% 的 CAP 患者需要入院，高达 20% 的患者需要收治入 ICU。通常情况下，都无法明确致病微生物。

对于社区获得性肺炎（CAP）的患者，临床评估特别是对患者既往史的评估对区别病因和致病微生物来说十分重要。一些特定的信息如暴露于动物环境中、旅游史、疗养院居住史和一些不寻常的职业暴露史都可能成为关键的诊断依据。一些个人生活习惯，如吸烟、酗酒都会增加患肺炎的风险，这些习惯需要我们去探寻。很多以 CAP 收入医院或 ICU 的患者都有伴随疾病。这也暗示了那些患有慢性病的患者有更高的风险会发展为急性呼吸衰竭。最常见的慢性疾病包括呼吸系统疾病（如吸烟史、COPD 或哮喘）、充血性心力衰竭和糖尿病。表 14.3 就概括了不同的病史与 CAP 特定致病微生物间的关系[3, 16, 17]。

1. 诊断

常规筛选出可疑性肺炎的患者后，再根据显微镜检查、下呼吸道标本培养、血培养、尿液和血清学的检测来探寻致病原。探测肺炎病原体的方法目前已经得到广泛应用，特别是针对链球菌属、军团菌属和呼吸相关性病毒这几类病原体。

由于获得患者痰液标本存在困难性，所以在培养呼吸道分泌物方面也有限制性，正因为这个原因，鼻咽部分泌物和拭子可能被视为常规筛选 CAP 的方式[18]。

2. 严重程度评估得分

国际指南推荐了一个以严重性为基础的管理 CAP 患者的方法[19]。CURB65、CRB65 和 PSI（肺炎严重程度指数）是最广泛被推荐的评分系统。这些系统根据患者的人口学统计数据、危险因素、伴随疾病、临床表现和实验室结果来给出分数并评估严重程度。最近评估显示，以上几个评分系统对于预测病死率来说没有显著差异性[20]。

澳大利亚 CAP 合作团队设计了一个叫 SMART-COP 的评分系统，该系统能预测 CAP 患者是否需要加强呼吸和血管升压药物的支持。SMART-COP 的缩写字母分别代表：低收缩压（S）、胸片显示多肺叶浸润（M）、低蛋白水平（A）、呼吸频率过快（R）、心动过速（T）、意识混乱（C）、低效性氧疗（O）和低动脉 pH（P）[21]。

表 14.3
在 CAP 中临床记录 / 疾病与特殊致病微生物的联系

情况	致病微生物
个人因素	
饮酒	肺炎链球菌（包括抗青霉素 & 厌氧菌、革兰氏阴性杆菌（可致肺炎杆菌）、肺结核菌
口腔卫生差	厌氧菌
年老	B 型链球菌、卡他莫拉菌、流感嗜血杆菌、嗜肺性军团菌、革兰氏阴性杆菌、衣原体肺炎和多重感染
吸烟（过去或现在）	肺炎链球菌、流感嗜血杆菌、卡他莫拉菌、曲霉菌
静脉药物使用	金黄色葡萄球菌、厌氧菌、结核分枝杆菌、肺炎链球菌
伴随疾病	
COPD	肺炎链球菌、流感嗜血杆菌、卡他莫拉菌、曲霉菌
过去患流感肺炎	肺炎链球菌、金黄色葡萄球菌、流感嗜血杆菌
结构性肺疾病（如支气管扩张、囊胞性纤维症）	铜绿假单胞菌、假单胞菌或金黄色葡萄球菌
镰状细胞疾病，无脾	肺炎链球菌、流感嗜血杆菌
抗生素治疗史和严重的肺部疾病（如支气管扩张、囊胞性纤维症）	铜绿假单胞菌
营养不良有关疾病	革兰氏阴性杆菌
环境暴露	
空气条件	嗜肺性军团菌
住在养老院	肺炎链球菌、革兰氏阴性杆菌、流感嗜血杆菌、金黄色葡萄球菌、衣原体肺炎、考虑结核分枝杆菌和厌氧菌，很少见
无家可归人群	肺炎链球菌、金黄色葡萄球菌、流感嗜血杆菌、隐球菌（当睡觉时吸入孢子，与澳大利亚、东南亚、南美的红色尤加利树有关）
有嫌疑的生物恐怖主义	炭菌热、土拉菌病、瘟疫
动物暴露	
蝙蝠暴露	荚膜组织胞浆菌
鸟类暴露	披衣菌、新型隐球菌、荚膜组织胞浆菌
兔子暴露	土拉热弗朗西斯氏菌
农场牲畜或临产的猫的暴露	伯纳特氏立克次氏体（Q 热病）
旅行史	
去美国西南部旅行	球孢子菌、汉坦病毒（某些区域）
去东南亚旅行	严重急性呼吸道综合征（冠状病毒、结核分枝杆菌、类鼻疽
在热带农村居住 / 旅行	类鼻疽、伯克氏菌

COPD = 慢性阻塞性肺疾病

框14.1

CAP 严重程度评分

CURB65/CUR65[19]

各个首字母缩写代表不同的风险因素。风险评分逐级递增，最高分数为5和4。

- C-错乱：新发的错乱，定义简短智能测验≤8分
- U-尿素：血尿素氮水平>19mg/dl
- R-呼吸频率：≥30次/min
- B-血压：收缩压≤90mmHg或舒张压≤60mmHg（未作为CUR65评分系统的一部分测量）
- 65岁~年龄：≥65岁

肺炎严重度评分(pneumonia severity index, PSI)[20]

考虑了一系列患者特征，合并疾病，体征和症状以及实验室检查结果，目的是将患者肺炎的严重程度分类为Ⅰ至Ⅴ的风险等级，其中Ⅴ是最严重的。在线PSI计算器（参见在线资源链接）可用于帮助临床医生应用评分系统。

- PSI风险等级Ⅰ：患者可以口服抗生素回家治疗
- PSI风险等级Ⅱ~Ⅲ：患者应接受静脉注射抗生素治疗，可能需要在医院监测24小时
- PSI风险等级Ⅳ~Ⅴ：患者应住院接受治疗

Adapted from Singanayagam A, Chalmers JD, Hill AT. Severity assessment in community-acquired pneumonia: a review. QJM 2009; 6: 379-88, with permission.

（四）医院获得性和呼吸机相关肺炎

医院获得性肺炎被定义为住院48小时后发生的肺炎。医院获得性肺炎是第二大常见的医院感染，并且是导致院内感染致死的主要原因。呼吸机相关性肺炎（VAP）是指那些医院获得性肺炎中使用过机械通气的。在接受机械通气治疗超过48小时的患者中，报道的VAP发病率为10%~30%[22]。

重症的机械通气的患者通常会有肺部的细菌定植，这些细菌通过气管插管（ETT）从口腔转移至肺内。这会在临床上表现出感染的征象或是患者在感染过程中呈现一个持续细菌定植的状态。患者疾病的严重程度、生理基础和并发症都影响着感染的进程。大多数病例（58%）显示VAP与革兰氏阴性菌，

如铜绿假单胞菌和不动杆菌属的感染有关。也有不少病例（20%）与革兰氏阳性菌，如金黄色葡萄球菌感染有关。很多VAP与多重微生物感染有关。而对于社区获得性肺炎（CAP），合并症的存在和其他危险因素影响着致病微生物的种类[3]。

1. 诊断

由于VAP的临床表现不典型再加上胸片中的浸润现象可由其他因素所致，这都使VAP难于诊断，但是当胸片中发现新的浸润灶或感染表现进行性加重（如发热、白细胞增高、脓痰和难以维持足够的血氧）时就要怀疑VAP了。在过去的10年里，导致VAP患者病死率增加的特定危险因素已被确认，最被广泛认可的危险因素是未及时给予抗生素的治疗。其可作为病死率的独立危险因素。确诊后>24h未用抗生素治疗会增加患者的病死率[23]。

2. 治疗

怀疑患有VAP的患者有两种治疗策略。系统性回顾不能证实它们在病死率、ICU住院时间和持续机械通气时间上有差异[23]。

- 经验治疗：包括应用新的抗生素治疗患者，基于患者的危险因素和当地的微生物学和耐药模式。疗法的调整是基于既往经验和患者的治疗反应。
- 侵入性治疗：包括收集和定量分析从支气管肺泡灌流（BAL）获得的呼吸道分泌物的样本，去确定诊断和致病微生物。抗生素疗法被特定的草案引导。

（五）临床表现

肺炎的症状是呼吸道和全身性两方面。常见症状包括发热、大汗、咳嗽、咳痰、胸痛、呼吸困难、呼吸急促、胸膜摩擦音、听诊时肺部爆裂音及湿啰音，还有肺泡浸润或空洞的影像学证据。咳嗽是最主要的表现，并在80%有CAP的患者中出现。

（六）患者管理

1. VAP预防策略

预防VAP是所有机械通气患者护理的重点，并涉及多种干预措施。鼓励实施VAP预防的一种方法是将患者管理的关键方面结合到基于证据的指

南中，呼吸机护理套装：提倡半卧位、镇静保持、消化性溃疡疾病预防和深静脉血栓形成预防[24]。已报告了许多不同的 VAP 集束化管理，临床指南或检查表。在苏格兰使用的 VAP 集束化管理包括头部抬高、氯己定口腔护理、镇静中断和呼吸机断奶方案，证明在前后研究中 VAP 发生率降低[25]。加拿大 VAP 集束化管理显示，除半卧位和镇静保持外，还包括优先使用口腔管与鼻管接入气管或胃和声门下分泌物引流[26]。

已经进行了对这些战略的有效性和与实施相关的问题的进一步评估。然而，由于 VAP / VAE 定义的差异，加上对患者结果测量的有限影响，使得对这些数据的解释变得复杂。此外，据报道，与 VAP 相关的高死亡率也受到质疑[27]，主要临床医生正在讨论实施降低 VAP 发病率的干预措施的益处，但可能不会影响患者的预后。

在通气患者中建议进行有效的口腔卫生护理，特别是使用氯己定进行时，因为这与 VAP 发生几率降低 40% 有关。尽管有这种减少，但没有证据表明它会影响其他结局指标，如死亡率，机械通气持续时间或 ICU 住院时间[28]。

幸存脓毒症运动指南[29]建议引入选择性口服去污和选择性消化道去污作为降低 VAP 发病率的方法。选择性消化去污的目的是预防或根除潜在致病微生物的异常定植，例如来自口咽和肠道的革兰氏阴性好氧微生物和甲氧西林敏感的金黄色葡萄球菌和酵母。尽管该策略已被证明可有效降低发病率和死亡率[30]，但抗生素耐药性尚未得到控制，尚未在临床实践中广泛采用[31]。最近对选择性消化道去污管理考虑因素的综述强调了综合治疗的重要性。教育计划和实施计划，考虑患者安全问题以及对护理实践的影响[32]。

已经提出了几项其他新策略，并评估了它们在降低 VAP 率方面的有效性。这些包括：专门的气管插管、允许声门下分泌物的吸入、持续维持适当的 ETT 袖带充气压力、改良形状的袖口、具有外部银 / 抗菌涂层的气管插管和益生菌的使用。这些已被证明是有效的，但需要在大型随机临床试验中进行评估，然后才能提出实践建议[33]。

VAP 管理：VAP 最重要的管理方面是预防，同样是所有机械通气患者治疗的关键指标。促进实现 VAP 预防的一种方法是将管理患者的四个方面整合为一种基于循证证据指导的方案，从 4 方面结合管理患者：抬高床头 30°～45°，每日唤醒并评估

何时迅速拔管，预防消化性溃疡和深静脉血栓。随着另外一些观点的提出，这种策略的有效性与执行问题已经被进一步评定。显而易见的是每日唤醒、自主呼吸与更早的脱机和 VAP 的减少有紧密联系。预防 DVT、PUD 的办法并不直接影响 VAP 的减少。半仰卧位和 VAP 的减少有重要关系。但却很难适用于机械通气的患者。这意味着从其他方法减少 VAP，比如口腔卫生护理，用洗必泰清洁后咽和特殊气管内导管（外层涂以银粉，可连续抽吸声门下部分分泌物）应该特别被包含在预防 VAP 的修订版机械通气集束化护理方案内[34]。

VAP 的形成是由于口腔产生大量的细菌。在护理机械通气患者过程中，保持口腔卫生是一个关键。口腔黏膜和牙斑菌也易产生细菌，所以口腔抗菌方案，如洗必泰的应用可以减少发生 VAP 的风险。

2. 管理

早期鉴别和及时的抗菌和支持治疗是管理的关键。在某些情况下，靠增加供氧和呼气末正压来维持氧合和防止肺泡萎缩。胸部物理治疗帮助预防 VAP，也仍是管理所有通气患者的关键部分。然而，它能否改善肺炎患者的病死率仍不清楚[8]。正确的卧位和早期活动是预防和处理肺炎的重要方面。其他有效的策略，如翻身床容易带来并发症，因此指南尚未推荐。更深入的讨论可以参考第 15 章。

3. 药物治疗

在一个患者的病程中，抗生素治疗是最基础的。重要的是精确和及时的抗生素治疗直接影响到患者的结果。特别是一旦随着肺炎的确诊，就要用到一次抗生素。研究表明，抗生素治疗首次用药推迟会导致病死率有所上升。抗生素治疗肺炎依据致病微生物和药物的敏感性（表 14.4）[3]。

> **实践提示**
>
> 肺炎是造成孕妇和胎儿发病和病死的主要原因。它也可能增加肺炎并发症的发生，包括机械通气的使用率。细菌性肺炎是妊娠期间最普遍的类型，由于不情愿拍 X 线胸片而导致诊断被延迟。管理方式与非孕妇患者的抗生素疗法相似，但要考虑到对胎儿的影响进行调整[3]。

表14.4

推荐的肺炎抗菌药物[3]

传染类型	更好的处理
社区获得性肺炎	
肺炎链球菌	盘尼西林（PCN）敏感：盘尼西林，阿莫西林，克林霉素，多西环素，泰利霉素（酮酯抗菌药）
支原体	多西环素，大环内酯类
衣原体肺炎	多西环素，大环内酯类
军团菌	阿奇霉素，氟喹诺酮类药物（包括环丙沙星），红霉素（利福平）
流感嗜血杆菌	第二代或三代头孢菌素，卡拉霉素，多西环素，β 内酰胺 /β 内酰胺酶抑制药，复方新诺明，阿奇霉素，泰利霉素
卡塔莫拉菌	第二代或三代头孢菌素，复方新诺明，大内酯类强力霉素，β 内酰胺 /β 内酰胺酶抑制药
脑膜炎奈瑟菌	盘尼西林
链球菌（除肺炎链球菌）厌氧菌	盘尼西林，第一代头孢
敏感金黄色葡萄球菌	克林霉素，β 内酰胺 /β 内酰胺酶抑制药，β 内酰胺加甲硝唑
耐甲氧西林金葡菌	苯唑西林，萘夫西林，头孢唑林，联合使用利福平或庆大霉素万古霉素，利福平或庆大霉素
肺炎克雷伯杆菌及其他肠道杆菌（除外大肠埃希菌）	第三代头孢或头孢吡肟（所有氨基糖苷类抗生素）碳青霉烯类
医院获得性肺炎	
大肠埃希菌	碳青霉烯类，β 内酰胺 /β 内酰胺酶抑制药，头孢吡肟，氧喹诺酮，上述所有药物联合氨基糖苷类抗生素治疗严重患者
铜绿假单胞菌	抗铜绿菌的 β 内酰胺联合氨基糖苷类抗生素，碳青霉烯类联合氨基糖苷类
不动杆菌	氨基糖苷类联合哌拉西林或碳青霉烯类

四、呼吸道流行病

在全球范围内严重的呼吸道感染暴发并迅速传播被称为流行病。它们快速传播及新病毒的突然出现与多数人没有相应的抗体有关系。这些感染的特征是快速传播，在全球同时暴发，疾病的发生常伴随季节性包括夏天那几个月，在所有年龄段有着高发病率，特别是在健康年轻人中也有高发病率，在前后的大暴发中也随之出现多种疾病[14]。

近些年，几个严重的呼吸道感染发展成为流行病，这常与冠状病毒和流感病毒有关。预测流行病之间的间隔时间是困难的，但持续发生是可能的，因此，社区卫生保健系统需要做好准备[34]。

（一）严重急性呼吸系统综合征（SARS）和流感

在 2002—2003 年一种新型冠状病毒在中国暴发并迅速在世界传播。该病传染性极强，据报道有8 000 多例感染，其中有 11% 患者死亡。这种归为严重疾病的传染病被称为 SARS，特征是弥散性肺泡浸润，造成 20% 的患者需要呼吸支持。SARS 的暴发让世界卫生组织迅速做出紧急公共卫生突发事件应对，以期疾病在 10 个月内停止传播[14]。

流感的蔓延发生是有规律的，并与高发病率和病死率相联系。通常年轻人发生率最高，老年群体病死率最高。那些曾有过哮喘或 COPD 经历的人患病率和病死率较高。相反，当流感大范围流行发生时，它也影响着大量年轻人和其他健康人。

流感病毒的特征是它高频率的抗原变化，这也解释了为什么它总与疾病的大范围流行联系在一起。变化主要发生在两种表面糖蛋白，也与抗原漂移或抗原非连续变异变化的程度有关。这种变化导致新病毒在人群中传播，并导致病毒抗体出现，流感盛行[3]。

流感的流行在 20 世纪发现过几次，被认为在人群里传播的病毒最初来自禽类的甲型流感病毒。1918—1919 年流行的西班牙流感造成世界上超过

5 000 万人死亡[4]。

第一次报道关于鸟类流感病毒在人中感染发生在 1997 年的中国香港，有 6 例死亡记录。在 2004—2005 年，发现这种疾病毒性增加，它们的敏感度与高致病的鸟类流感病毒（H5N1）暴发有重要关联[14]。许多患者表现出没有特别症状的发热、咳嗽和呼吸困难。许多患者很快发展成 ARF，需要机械通气及其他支持措施。受影响的大部分人群，约 90% 不到 40 岁，其中 10～19 岁人群的病死率最高[35]。

WHO 宣布的最近一次流感暴发发生在 2009 年，当时，一种新型 H1N1 甲型流感病毒出现在墨西哥和美国。这种病毒包括来自鸟类、人类和猪流感病毒的基因，并感染全球上百万人。患者的典型表现为无特殊类似感冒症状，然而 1/4 的患者都伴随着腹泻和呕吐。这种全球传播的疾病有上百万个案报道，并在 2010 年 3 月造成超过 16 000 人死亡[36]。

在澳大利亚和新西兰社区里 H1N1 流感感染的案例占很大的比例，有 856 人被收入 ICU，是近些年中其他年份甲型流感发生率的 15 倍。0～1 岁的婴儿和 25～64 岁的成年人是高风险人群，其他高危人群包括孕妇，BMI 超过 35 的成年人和澳大利亚新西兰的本地人。ANZICS 调查员起草一份报告以澳大利亚和新西兰经历为基础，帮助北半球的人们更好地应对他们的冬季流感季节[37]。

新型源自猪的流感病毒的发生是没法预期的，受当前知识的限制，无法对未来流行病的发展趋势进行预测。H5N1 快速进化依然为来自禽流感的流行病带来很大威胁。然而进化的方向是不可预期的。因此，预防和管理未来流感流行病应是优先考虑的事，包括国家监督的发展用网络应答更早地发现和控制疾病，准备控制当地的感染速度以及疫苗和抗病毒药剂的进一步发展[36]。

（二）患者管理

1. 流感接种疫苗

每年流感疫苗主要来自现在和最近的病毒株。保护个体免受流感侵扰的成功需要疫苗中所包含的病毒株与传播社区中当前传播的一致性。在低于 65 岁的健康成年人中，通常 70%～90% 的疫苗预防是有效的。而在老年人中疗效差一点。健康护理工作者们是流感疫苗的关键目标团队，至少为更多的医院和健康机构减少许多繁忙的时期，并降低了医院发生流感的风险[24]。

2. 预防隔离和个人防护设施

在流行或大流行的情况下，控制感染的关键方面集中在限制医院的传播机会和保护医务工作者们。感染制度管理指南包括设计和实施合适的隔离程序和推荐适当的个人防护装备。在 SARS 暴发中，许多医护工作人员由于感染病毒而成为患者[14]。

充分使用个人防护装备（PPE）显得尤为重要。在职员管理政府推荐指南，适当个人防护装备、隔离程序的基础上，为个人机构又出台了特殊的感染控制指南，详见第 6 章。

五、急性肺损伤 / 急性呼吸窘迫综合征

急性肺损伤（ALI）是包括各种条件下对肺的物理性损伤的一个专业术语。急性呼吸窘迫综合征（acute respiratory distress syndrome，ARDS）是急性肺损伤的严重形式，源于急性损害的对称且弥散性肺泡损伤，也是在 ICU 观察到的 ALI 的主要形式[3]。

（一）病因学

ARDS 是由于多种损害造成的肺部特征性炎症反应。在美国，每年有大约 20 万患者被确诊为 ARDS，占 ICU 住院人数的 10%～15%，ARDS 通常伴随着临床上的其他疾病，它们对肺的损伤可分为两大类，直接性和间接性损伤（表 14.5）。感染是最常见的导致 ALI/ARDS 的间接原因，通常伴随着严重的创伤和休克。与输血相关的 ALI 并不常见，但可以在 ICU 患者中被观测到。因直接性肺损伤引起的 ARDS 的疾病中最常见的是肺炎，当现存的损伤因素不止一种时，患者罹患 ARDS 的风险也会显著增高[38]。

表 14.5
致急性肺损伤的直接和间接因素

直接肺损伤	间接肺损伤
肺炎	败血症或脓毒症
胃内容物误吸	多重外伤
肺损伤	药物过量
脂肪、羊水、空气栓塞	急性胰腺炎
溺水	输入血制品
吸入性肺损伤（化学性气体或烟雾）	
肺水肿、缺血再灌注	

（二）病理生理学

炎症对于肺泡的损伤来源于炎症介质（局部或全身的释放），导致了肺毛细血管渗透性地改变，从而使液体和蛋白渗透到肺间质中，肺部浸润增加。肺表面活性物质的稀释和丢失导致了肺泡萎陷、肺顺应性的降低，也同时损害了肺部的防御机制，除非提高吸入氧浓度改善低氧血症，否则极易发生肺内分流。ARDS 的进展主要有以下 3 个特征性的过程[39]。

- **水肿期**：包括早期由肺泡损害和肺的浸润性改变所致的低氧血症。这一阶段主要的特点是中性粒细胞迁移至肺泡间隔，释放各种介质，包括蛋白酶、明胶酶 A 和 B，活性氮和氧，这些介质都会损害肺泡。而肺泡巨噬细胞的驻留和释放炎性细胞因子，加大了肺内的炎性反应，这对肺造成了进一步的损害。严重的通气 - 灌注（肺内分流）障碍最终加重了低氧血症。
- **增生期**：肺部浸润消散后的 1～2 周肺内开始出现纤维化和重塑。这个阶段的主要特点是肺通气量减少、肺顺应性下降和肺内通气 - 灌注障碍。在机械通气的患者中，肺顺应性降低导致了进一步的肺不张，而肺泡的损害是通气量的增加和 / 或吸气压力上升所导致的。
- **纤维化期**：为最后的阶段，此时，肺泡已纤维化而呈现了肺气肿样改变。

（三）诊断

第一次描述 ARDS 的明确定义是在 1988 年，ARDS 伴随着 3 个临床表现：组织缺氧、肺顺应性降低和胸部 X 线显示弥散性浸润。Murray 肺损伤评分发展了一种评分方法，它可以明确疾病的存在并量化其严重程度[40]。美欧共识会议对 ARDS 的定义：急性发作的动脉血氧下降（PaO_2/FiO_2 氧合指数<200）；胸部 X 线显示双肺浸润，并无左心房高压和充血性心力衰竭。急性肺损伤用于描述肺损伤的早期阶段（PaO_2/FiO_2<300）[41]。

近期，ARDS 的定义被重新修订[42]，主要包括以下几点：

- 应用 ARDS 严重度分级取代急性肺损伤，基于至少应用 5cmH₂O 的 PEEP 的氧合指数的测量。
- 定义"急性发作"为 7 天内出现临床症状。

- 不再应用肺动脉楔压区分 ARDS 与心源性肺水肿。

（四）临床表现

尚无明确的检查确诊患者是否患了 ARDS。具有危险因素的患者，若出现严重的低氧血症、肺顺应性降低和胸部 X 线上显示弥漫性浸润需考虑为 ARDS。ARDS 经常发生于现有病情进展后的 1～2d，并且其特征会随着快速的病情恶化而表现出来。常见的临床表现包括严重的呼吸困难、干咳、发绀，需要迅速并且逐渐增强的供氧来纠正的低氧血症和持续听诊显示的粗湿啰音[3]。

评估

患有 ARDS 的患者需要通过血气分析、血氧饱和度来持续监测氧合作用和通气水平，并且通过监测二氧化碳分压来评估高碳酸血症的情况，通过对通气压力和通气量的监测来确定额外的肺损伤是否已被控制。由于许多 ARDS 患者需要血管活性药物支持，所以对血流动力学和周围组织灌注量的评估尤为重要，因为通过评估可以确定氧气是否成功运送到细胞。

（五）患者管理

管理的主要原则为在急性呼吸衰竭时治疗诱因并提供支持治疗。急性呼吸窘迫综合征的病死率的持续下降并不仅因为运用了 ARDS 协作组提倡的小潮气量肺保护通气，也与重症治疗的其他进展有关[43]。

其他的策略包括严格出入量管理、充足的营养、呼吸机相关肺炎的预防、深静脉血栓和胃溃疡的预防，镇静药和呼吸机的尽早脱离，物理治疗和康复（与急性肾衰竭的管理相似）。管理包括支持通气、患者体位和药物治疗的共同作用。

1. 通气策略

ARDS 通气的重点是预防难治性低氧血症的出现而不是等其出现后再纠正。小潮气量和足够水平呼吸末正压（PEEP）的应用，同时密切关注液体状态和人机同步，可以维持患者足够的氧合并降低气压伤与医院获得性肺炎的发生[44]。

挽救性疗法的运用是有争议的，因为到目前为止还没有一个对于多中心大样本的针对 ARDS 患者的研究证实其能降低病死率。

但某些疗法经论证可以提高氧合，这对于处于严重低氧血症的患者来说是很重要的。挽救性通气策略的重点是肺泡复张，包括高水平的呼气末正压，运用气道压力释放通气（ARPV）、高频振荡通气（HFOV）和高频冲击通气（HFPC）（见第 15 章）[44,45]。如果低氧血症难以纠正，可考虑体外膜肺氧合。由于没有证据支持某种策略优于其他的，治疗方法的选择常基于设备的可及性和临床专业知识。循证的方法可能会涉及允许性高碳酸血症、允许性低氧血症存在情况下的肺保护性通气（限制容量和压力以及适度的 PEEP）[46]。

2. 俯卧位

ARDS 患者应用俯卧位作为提高氧合的一种方法可追溯到约 30 年前。氧合的改善主要由于俯卧位改善胸壁和肺顺应性引起，使肺通气更同步，通气与血流比例更匹配。调查发现俯卧位作为一种 ARDS 治疗的方法，能够显著改善氧合，但并没有相应改善病死率。于是，俯卧位被推荐用于作为有缺氧致死风险的患者，而不是常规治疗手段[47]。进一步的讨论见于第 15 章。

3. 药物治疗

ARDS 患者的治疗也包括一些非通气策略。运用神经肌肉阻断药（NMBAs）提高人机同步性，特别是运用一些非常规通气模式时。通常能观察到氧合的改善，氧耗的降低，胸壁顺应性的提高。然而神经肌肉阻断剂的使用，也与肌肉病变风险提高有关，所以任何获益都应与已知的风险相权衡[48]。

吸入一氧化氮疗法也可用于提高氧合，通过选择性的扩张肺血管，促进通气/血流比值的改善。尽管缺乏改善 ARDS 最终结局的证据，但吸入一氧化氮的应用还是非常广泛。应在治疗第 1 小时之内监测氧合的改善情况以评估其持续运用[48]。但也有一些组织认为吸入一氧化氮疗法是有害的并不推荐使用[49]，因为缺乏证据证明其能减少病死率[50]。通过肺血管的扩张，吸入环前列腺素也能有类似的效果，但这只作为替代疗法尚处于研究中[51]。

目前也有研究应用一些药物治疗 ARDS 的急性和亚急性渗出期。这些包括针对于损坏的表面活性因子系统（外源性表面活性因子疗法），氧化应激和抗氧化活性（抗氧化药），中性粒细胞聚集和激活，表达和释放炎性介质（皮质类固醇），激动凝血反应

（免疫调节药和他汀类药物），以及微血管损伤和渗出（β2 受体阻滞剂）。低剂量类固醇的运用与 ARDS 患者结局的改善有关，但该方法仍具有争议性且需要研究证实[52-54]。

六、哮喘和慢性阻塞性肺疾病

哮喘指的是气流完全或部分受限的呼吸状况，可自发性或经过药物治疗后可逆[55,56]。COPD 是指气流受限且不完全可逆，尽管部分受限可通过支气管扩张剂缓解，这造成了 COPD 患者在临床治疗上与哮喘、慢支炎及肺气肿患者有所重叠。

有阻塞性肺疾病的患者拥有不止一种呼吸道症状并不少见，虽然主要的临床症状通常象征着潜在病情。然而区别 COPD 和哮喘很重要，因为他们有着不同的管理方式和疾病进程[57-61]。

（一）病理生理学

哮喘病因学尚不明确，目前研究显示其与遗传和环境因素相关。这些因素导致感染，过敏反应，炎症以及气道平滑肌的重塑，并出现喘鸣，呼吸困难以及咳嗽等临床症状。难治性哮喘主要病理生理改变包括气道重塑与持续性空气潴留，导致肺过度充气并产生内源性呼气末正压，肺弹性下降造成患者呼吸频率增快与呼吸做功增加[62]。虽然最初的症状可以出现在任何年纪，但是大部分的患者 6 岁前出现了哮喘症状或阻塞症状。儿童哮喘发生率的升高可能由于意识和病情诊断的不断增强，同时全球范围内的患病率差距在逐渐缩小[63]。

2014 年，国际欧洲呼吸学会/美国胸科协会发布了关于严重哮喘的定义，评估和治疗的新指南，主要针对呼吸专科医生。与之前的指南一样，它们不涉及重症监护中的管理问题。在这方面，澳大利亚哮喘手册和英国胸科协会在他们的建议中更加具体，建议入住 ICU，以减少呼吸功能，氧合和意识水平降低[64]。

与此相反，COPD 是一种可以治疗及预防的对于有害因子产生炎症反应的疾病。炎症导致造成永久的进展型气流受限。吸烟是主要危险因素，也是疾病进展最重要的因素[65,66]。然而，仅有 25% 的吸烟者最终临床确诊为 COPD[67,68]，提示还有其他因素参与，包括环境和职业污染、遗传倾向、气道高反应性和呼吸道感染[69,70]。易感人群的疾病进

展是以上这些因素的协同作用。据估计，全球约有 2 亿 1 000 万人患有 COPD[71]，WHO 预计 2030 年，COPD 将成为第三大死亡原因[72]。

COPD 的气流受限可能是三种不同病理机制的结果。

首先，慢性炎症导致小气道纤维化。其次，肺弹性组织的破坏导致肺弹性回缩力下降与气道塌陷。再次，黏液分泌增加和肺毛细血管渗出增加阻塞气道腔。这些机制导致空气潴留和肺过度充气，从而导致患者呼吸困难和运动受限[73]。

由于低氧血症引起的肺毛细血管收缩造成肺灌注降低。肺通气 / 灌注异常和过度充气导致肺血管阻力增加和呼吸肌疲劳[74]，肺血管阻力增加和低氧血症需要右心更加努力工作，可能导致右心室肥厚、功能障碍和衰竭（肺心病）[75]。对于中度 COPD（即 $FEV1 < 1 000ml$）的患者，右心室肥大的发生率约为 40%[55]。左心室也可由于后负荷增加而受累。因此，肺动脉高压，冠状动脉疾病和心律失常是 COPD[76] 常见的伴随疾病（见第 11 章进一步讨论）。通气和灌注受损导致低氧血症和机械功能障碍，肺功能不良的主要原因是过度充气。

COPD 不仅仅是肺部疾病。COPD 和全身性炎症的关系已被广泛研究，并且炎症被认为是连接疾病和全身临床表现的关键纽带。无论是 COPD 稳定期还是急性加重期间均存在全身性炎症。COPD 患者血液中的白细胞，急性期反应蛋白，细胞因子和肿瘤坏死因子的数量均增加[77]。COPD 与其他脏器功能异常显著相关，包括肾脏功能下降和内分泌失调，营养不良，肌肉萎缩，骨质疏松症和贫血。然而，尚不清楚的是，其他脏器功能受损是肺部疾病的结果，还是 COPD 本身就是一种全身性的疾病[78]。

（二）临床表现

若有哮喘和 COPD，患者可出现哮鸣音，咳嗽和 / 或呼吸困难。病史和体格检查是诊断严重程度的基础。减低或消失的呼吸音、中枢性发绀、不能言语、意识改变、直立体位及出汗提示病危[56]，可出现胸痛或胸闷。低估病情的危重程度与病死率升高有关。最近的澳大利亚和新西兰纵向研究数据显示，因哮喘急性加重而入住 ICU 者逐渐减少，且患者的治疗效果逐渐改善。相反，对 COPD 患者的研究发现，因高碳酸血症性呼吸衰竭入住 ICU 后 12 个月后出现临床结局的恶化[80]。

（三）评估和诊断

与患者沟通能建立信任，通过诚信和有效的干预，可以有效降低低氧血症患者的恐慌和害怕。为那些和呼吸困难患者创造一个平静和诚信的环境很重要。对潜在的病情恶化的患者提前计划，对呼吸道、心脏和神经系统进行连续的检查，为这些患者抉择不同的临床治疗进程至关重要。可能的话，行诊断性检查过程包括峰流速监测、肺量计、放射性检查和血气分析[56]。

COPD 诊断的金标准是肺量计[69,81,82,83]。然而哮喘的诊断没有金标准，肺量计是指特殊的肺功能测试[81]，在澳大利亚呼吸功能测试通常根据标准原则进行[84]。获得的数据，如体温、外周血压、大气压，在某个单位（L 或 L/s）以及预计值的百分比。一氧化碳的肺弥散量（TLCO）可用 Krogh 改良过的单次呼吸设备进行测量[84]。弥散量提示可用于气体交换的面积，在肺气肿中是降低的，但哮喘时可正常[85]。TLCO 可为直接测量值，也可以是不同年龄、性别、身高和体重的预计值的百分比。许多预计值的参考表与人群常模进行对比[85]。哮喘和 COPD 的区别仍然缺乏共识。澳大利亚和新西兰最常用的标准是对支气管扩张药治疗有反应的气道可逆性，若 <15%，提示是 COPD；>15%，则反应是哮喘[70]。

（四）患者管理

目前哮喘的管理是依据哮喘管理计划将急性恶化和呼吸骤停可能性降至最低。许多症状将在急诊处理（进一步讨论见第 23 章）。对于需要通气支持的患者，系列病例表明，患者用无创通气较好，因为机械通气与过度充气和支气管痉挛加重导致的病死率和发病率有关[80]。目前 COPD 的管理提倡院外患者应有一个治疗计划。这对于促进患者意识到他们症状和寻求恰当的治疗有帮助。然而，改善症状的意识并没有降低住院率[86]。COPD 患者及时运用无创通气能降低住院日，减低气管插管的情况，降低病死率[87,88]。对于哮喘和 COPD 的预防、鉴别和管理，已有出版的指南[65]。

药物治疗

氧气和 β 受体兴奋药（沙丁胺醇）的使用是一线治疗方法。吸入沙丁胺醇是推荐的常规治疗，对吸入药物反应不佳患者考虑静脉用药。哮喘的主要治疗药物见表 14.6[60]。

表 14.6
哮喘急性发作的主要药物

药物类型	常用药物	作用	护理要点
受体兴奋药	沙丁胺醇	通过受体使支气管平滑肌松弛	定量吸入器 1～2 喷（100～200mg）4h 1 次和需要时。同时超声雾化和静脉给药
类固醇	氢化可的松	给药后 6～12h 起效 增强气道平滑肌的受体反应性	糖皮质激素通过集中、分布白细胞的作用，以及抑制炎性介质和趋化因子，显著降低炎性反应
	甲泼尼龙	降低炎症反应 降低黏液分泌	合成的肾上腺素类固醇，有着与糖皮质激素类似的作用，但有较弱的水钠潴留作用
黄嘌呤	氨茶碱	支气管扩张药 抑制哮喘的炎性期 刺激延髓的呼吸中枢	可口服或静脉给药。半衰期因年龄、肝功能和甲状腺功能而异。这类药物目前应用频率频率减少

七、气胸

气胸指的是气体从肺部支气管逸出，并逸出至两层胸膜之间的潜在空间里。气胸通常需要处理。如果气体连续漏出超过 5 天则被称之为持续气胸，如果超过 8 天之后再次出现在同一侧称为复发气胸。气胸可自发出现，也可以因其他疾病或外伤继发出现，可威胁生命[89]。

张力性气胸包括明显的进行性的呼吸困难或血流动力学的改变，如果进行减压可迅速被纠正。张力性气胸患者可表现出与哮喘类似的症状，如呼吸困难、喘息、心动过速、呼吸急促、氧饱和度下降、过度扩张、焦躁和吸入气体减少[90]。幸运的是张力性气胸是一种不常见的情况，且患者常诉有胸痛。但现实中的张力性气胸发生率被低估，因为常发生在给予机械通气的患者，这些患者的气胸常被漏诊[91]。

（一）病理生理学

当病变胸膜为单向活瓣时，吸气时气体进入胸膜腔，但是不能在呼吸相被呼出，就形成了张力性气胸，导致同侧胸膜腔压力不断升高，这导致进一步肺萎陷，横膈受压和（纵隔偏移）对侧肺压缩。若不及时引流，随之而来的低氧血症，代谢性酸中毒以及心输出量的下降将会导致患者心功能的下降与死亡。

（二）临床表现

严重的表现能被病史和临床检查（呼吸抑制、发绀、心动过速、气管摆动和胸壁单侧活动）所发现。这些也能通过胸部 X 线的透亮度增加和肺纹理消失发现[92]（胸部 X 线的解读见第 13 章）。

（三）患者管理

胸腔闭式引流的置入可使萎陷的肺复张。这使必要时的机械通气更容易。如果有血胸，负压（20～60mmHg）能加快引流和肺的复张[93]。自发性气胸患者置入胸腔闭式引流装置和简单的气体吸引术在短期和长期临床结局无明显差别。如果伴随有肺的其他疾病，如囊泡性肺纤维化则气胸的治疗缺乏研究数据指导实践。

疼痛的管理，运用氧疗的简易呼吸治疗，无创或有创通气，体位、深呼吸和咳嗽，胸引管的监测，现存气体和积液的引流，对于防止并发症发展，恢复健康至关重要。引流装置的连接需要紧密，且要预防被患者牵拉脱出。对于胸廓造口术的临床实践指南已有数据支持[94]。第 12 章详细讨论了胸腔引管的管理。

药物治疗

胸部外伤患者的疼痛管理可因合并症不同而不同。硬膜外或静脉给阿片类药物是最有效的疼痛管理策略（见表 14.7[95]）。

表 14.7
胸部外伤（气胸）的常用药物

药物类型	常用药物	途径/作用	护理要点
阿片类药物	吗啡	静脉 激动脑内和脊髓中的阿片受体抑制呼吸中枢和咳嗽反射 改变疼痛感受和中枢神经系统对疼痛刺激的建构	镇静作用，伴有呼吸抑制，咳嗽反射减少，心动过缓 组胺的释放可导致脸红，血压升高，恶心和呕吐 降低胃肠道蠕动 可被纳洛酮逆转
	芬太尼	硬膜外和静脉 一种合成的苯基哌啶衍生物 药理作用与吗啡类似，但作用更迅速持续更短暂，且芬太尼有更轻的致人恶心的不良反应	镇静作用，伴有呼吸抑制 可模糊脑损伤患者的临床过程 静脉慢推导致呼吸肌僵化的危险 肾功能和肝功能不全患者使用时应谨慎，因其作用被延迟 呼吸抑制能被纳洛酮抵消，心动过缓能被阿托品抵消
抗生素	头孢菌素（第一代） 24 小时	静脉 通过抑制细菌细胞壁合成而杀菌作用	广谱抗革兰氏阳性和革兰氏阴性菌。对金葡菌有高度活性，包括青霉素耐药菌株

Adapted from Adrales G, Huynh T, Broering B, Sing RF, Miles W, Thomason MH et al. A thoracostomy tube guideline improves management efficiency in trauma patients. J Trauma 2002; 52(2): 210-16, with permission.

八、肺栓塞

深静脉血栓（DVT）和肺栓塞（PE）是静脉血栓形成（VTE）这一疾病过程的两个方面。导致肺栓塞高发生率的确定因素有：活动减少（由于长骨、骨盆和脊柱骨折）和闭合性颅脑损伤（见表 14.8 的危险因素列表[96]）。

大部分肺栓塞来源于下肢，盆腔静脉或下腔静脉。栓塞的 3 个诱发性危险因素是静脉瘀滞，静脉壁损伤和血液高凝状态。临床危险因素包括不能移动、手术、创伤、恶性肿瘤、妊娠或血栓形成倾向。肺栓塞可以没有任何临床影响，也可以是灾难性的，导致猝死。文献中经常可以找到"大面积""次大面积"和"非大面积"等术语，尽管它们含糊不清[98]。来自 PE 的结果由于患者的不同而有很大差异；例如，非大面积肺栓塞可能与 COPD 或充血性心力衰竭患者的并发症相关[99]。二十多年来，国际登记处确认低血压和心搏骤停与急性肺栓塞死亡率增加有关。国际肺栓塞合作登记处报告，急性肺栓塞患者的 90 天死亡率和收缩压 <90mmHg 为 52%，而正常血压患者为 15%[100]。肺栓塞登记处的管理策略和预后报告提出，血流动力学稳定患者的住院死亡率为 8.1%，心源性休克患者为 25%，心肺复苏患者为 65%[101]。已发布多项国际临床实践指南以解决这一重大健康问题[102, 103]。解决医疗，外科和肿瘤患者治疗的风险和益处。

表 14.8
静脉血栓形成的危险因素

基础高凝状态（血栓形成倾向）	继发性高凝状态
抗凝血酶 III 缺乏	活动减少（包括长距离飞行）
C 蛋白缺乏	手术
活性 C 蛋白抵抗（遗传性 V 因子突变）	创伤
高同型半胱氨酸血症	恶性肿瘤
狼疮抗凝物（抗磷脂抗体）	妊娠和产褥期
	肥胖
	吸烟
	口服避孕药
	大静脉和右心置管
	烧伤
	下肢瘫痪患者（如脊髓损伤，卒中）
	心力衰竭

Adapted from National Health and Medical Research Council(NHMRC). Clinical practice guideline for the prevention of venous thromboembolism in patients admitted to Australian hospitals. Melbourne: NHMRC, <https://www.nhmrc. gov. au/_files_nhmrc/publications/attachments/guideline_prevention_venous_thromboembolism. pdf>; 2009 [accessed 09.07.14].

（一）临床表现

在大多数情况下，肺栓塞是深静脉血栓形成的结果，因此临床表现应该一起考虑。静脉血栓栓塞的风险在手术后的前 2 周内最高，并且在术后 2～3 个月内保持高水平。对于有症状的深静脉血栓形成的患者，40%～50% 可能会发展为肺栓塞。肺栓塞发生深静脉血栓形成后 3～7 天，10% 的病例在症状出现后 1 小时内可能致命[102]。

急性肺栓塞的后果主要是血流动力学改变，肺动脉阻塞导致血管活性剂从积聚的血小板释放，随后升高的肺血管阻力和急性肺动脉高压。动脉阻塞导致严重的分流和危及生命的低氧血症。早期识别至关重要，但在 ICU 环境中可能很难。在机械通气患者中，难以中断机械通气、突发低血压，心动过速和缺氧可能是未检测到的 PE 的原因[104]。在 90% 的病例中，如果患者出现呼吸困难（最常见），胸痛，则怀疑肺栓塞疼痛和咯血。也可能存在呼吸急促、发热、心动过速和右心室功能障碍的体征。如果发生了大面积肺栓塞，患者会出现低血压，伴有苍白，皮肤花斑和周围和 / 或中枢性发绀[105]。

（二）评估和诊断

已经开发了几种用于估计肺栓塞概率的临床预测评分工具。两个最有效的是改良井评分系统[106]和修订后的日内瓦评分系统[107]。这些工具基于已知风险因素和临床体征的标准列表：为每个标准分配分数以产生指示临床概率的分数。循证文献支持在进行诊断测试之前使用这些工具的做法。确定 VTE 的检查包括对可疑深静脉血栓进行加压超声，对血浆 D-dimer 水平升高进行病理学检查，对肺栓塞患者进行肺通气血流的同位素扫描、CT 和肺血管造影（螺旋 CT）扫描[96]。

（三）患者管理

目前对肺栓塞的治疗程序根据患者的个人情况进行选择。总的来说，选择包括药物和经皮置入下腔静脉滤器。为预防静脉血栓形成，预防性干预包括水化和取决于需求的早期运动，且早期运动取决于患者入院时的情况需要，像这种干预对于严重急性病症入院的患者并不适用。物理方法进行预防旨在通过外在的压迫减少静脉瘀滞，通常采取的方法包括长及膝或大腿的逐级加压袜和 / 或间歇充气加压和 / 或静脉足底泵。

临床实践指南用以支持循证医学。两个 Cochrane 系统综述确认联合程序能降低深静脉血栓的发生，但对肺栓塞的效果还不清楚。

药物治疗

表 14.9[112] 概述了推荐用于肺栓塞患者的主要

表 14.9
肺栓塞的药物

药物类型	常用药物	途径 / 作用	护理要点
阿片类药物	吗啡	缓解疼痛	见表 14.7
抗凝药	普通肝素	有强酸性的黏多糖硫酸酯，有迅速的抗凝作用 抑制凝血酶和增强天然凝血抑制药作用，如 X（Xa）因子和抗凝血酶Ⅲ，对已形成的血栓无效标准肝素分子重量为 5 000～30 000Da	预防和治疗静脉血栓形成，肺栓塞和弥散性血管内凝血 预防体外血流凝固（如肾透析或血管内置管） 预防动脉血栓（如血管术后、介人放射后或急性心肌梗死溶栓）
	低分子肝素	低分子肝素从 1 000～10 000Da 与蛋白结合较弱，提高生物利用度，减少与血小板的相互作用，剂量反应较广，减少 APTT 的监测	皮下给药
乙酰水杨酸	阿司匹林	预防：抑制血栓素 A_2（血小板兴奋药），预防血栓形成和动脉血管收缩	阿司匹林抗血小板持续 8～10 天（血小板的一般寿命）。手术前 1 周应停用阿司匹林
溶栓	重组纤溶酶原激活药，阿替普酶，尿激酶，链激酶	大面积肺栓塞，用于右心衰竭需立即恢复肺动脉血流的情况	有出血的风险。安全和监测患者的状况是最重要的

Adapted from Pastores SM. Management of venous thromboembolism in the intensive care unit.J Crit Care 2009:24(2):185-9, with permission.

药物。预防性用药降低术后深静脉血栓的风险。对静脉血栓形成进行创新的还是标准的药物治疗的效果仍在研究中，目前只有初步的结论。

九、肺移植

作为提高慢性呼吸疾病患者生命质量的治疗方法之一，移植这种方式既可救命，性价比又高。脑死亡或心脏死亡的患者器官捐献使肺移植得到推广。心脏死亡后的捐献有潜能大幅度提高肺移植所需器官的数量[113,114]。

1985年，全球共报道了13例肺移植案例。接下来，全球的受体稳步增加至每年2 700例。在澳大利亚，从1990年，患者开始接受肺移植手术。肺移植可以是单侧也可以是双侧，决定于患者的病情。在术后，医师需要仔细管理液体平衡，以充分保障呼吸功能而不导致血流动力学的改变或肾功能不全。由于剧烈的疼痛，特别是横向胸壁切口可影响恢复，提供有效镇痛的物理疗法是很重要的。

（一）适应证

对于呼吸系统疾病终末期或肺血管疾病患者进行肺移植的两条普遍公认的标准是不良预后（2年内低于50%的生存率）和不良的生活质量[117]。在生活质量方面，预期的肺移植受者通常不能完成日常生活，可能有氧气依赖以及纽约健康学会功能评级3或4级。因此，大部分需要手术的患者有疲乏、营养不良或营养过剩的风险[119]，因而需要健康管理团队的特殊干预。

（二）描述

肺移植的4个可能的方式，每种术式和相应的护理重点，见表14.10[120]。目前，肺移植主要是两个术式：双侧顺序肺移植和单侧肺移植。双侧顺序肺移植是最常见的肺移植术式，被认为比单侧肺移植有更高的存活率。然而单侧肺移植的优势是可以有两倍的人接受肺移植手术。对于接受单侧肺移植的COPD患者，术后呼吸道管理的复杂性增加，因此有些机构对COPD患者施行双侧顺序肺移植。单侧肺移植也用于特发性肺纤维化患者和其他形式的肺间质病，这些患者在等候移植期间有较高的病死率[120]。

（三）临床表现

对所有术式肺移植受者术后护理和健康管理都

包括与心脏移植术后类似的密切临床监测，关注血流动力学的稳定和改善，呼吸功能和肾功能。医师需要很好的技术来管理这个复杂的过程。缺血再灌注所致的严重异体移植器官功能不全，肺静脉或动脉吻合口狭窄都可导致呼吸功能不全。其他主要的影响呼吸道管理的术后早期并发症包括剧烈疼痛、膈膜功能不全、急性排异和感染。接受单侧肺移植的COPD患者有出现肺动态过度充气的危险，需要独立的肺通气。血流动力学的作用能危害到术后早期来自心脏和呼吸道的问题，肾和胃肠的功能紊乱也是普遍的。长期呼吸道的并发症包括气道吻合问题（狭窄或裂开）运动性能不佳和明显的慢性排斥反应作为细支气管炎综合征[116]。

1. 呼吸功能障碍

前24～48小时的呼吸功能障碍通常由一种以非特异性肺泡损伤、肺部水肿和低氧血症为特征的原发移植功能障碍[121]。原发性移植功能障碍可能与供者器官相关（如损伤、机械通气、误吸、肺炎和低张力），供体冷冻储存导致的缺血以及肺淋巴系统损伤相关[120]。呼吸功能障碍的临床表现从轻度低氧血症伴有胸部X射线浸润到需要高水平通气支持的严重急性呼吸功能障碍，药理学支持和体外膜肺氧合（ECMO）[122]。澳大利亚研究人员展示了原发移植呼吸功能障碍在实施的一份证据——基于术后管理患者呼吸和血流动力状态的指南后，严重程度和发病率的降低[123]。指南指导临床医师最小化管理液体，如果心排血量不足用血管加压素为首选治疗来维持血压，应确保心输出量充足且应用肺保护性通气策略[122,124]，超过72小时的呼吸功能障碍可能由于炎症或一侧膈神经损伤继发膈肌瘫痪。尽管双侧单肺移植通常不进行心肺旁路移植术，对于那些需要手术来心肺旁路移植术的患者，被视为呼吸功能障碍更高的发病率，但是管理原则基本一样。

患者管理

排斥反应的严重程度用动脉血气分析、呼吸功能、患者舒适度、胸部X射线、支气管镜和血液动力肺量计。在血流动力、呼吸和肾功能的管理上，在前12小时保持平衡至关重要，它们的最优组合以肌力收缩（如肾上腺素、去甲肾上腺素）来实现，限制地和明断地使用胶体液在不造成肺超负荷的情况下，确保充分的终末器官灌注。按照一项最近的回顾性分析发现高中心静脉压（>7mmHg）与长期机械通气和高病死率有关，液体管理应该以保持灌注

表14.10
4 种标准的肺移植术式以及常见的适应证

	心 - 肺	双侧顺序肺	单肺	活体大叶性供体
切口	胸骨正中	胸骨横向，即水平线"蛤壳"	胸廓侧切口	胸骨横向，即水平线"蛤壳"
吻合	气管 右心房 大动脉	左和右支气管 "双"左心房 右和左肺动脉	支气管 左心房 肺动脉	大叶支气管至支气管 大叶静脉至上级肺静脉 大叶动脉至主肺动脉
优势	气道血管丰富 所有适应证	接近胸膜腔 无需心脏移植 心肺分流较少	最简单，受者增多	供者增多，"可选择性"
劣势	心脏供体 器官"消耗"	气道并发症 术后疼痛剧烈	气道并发症 储备少	取移植物复杂 供体发病率
常见 适应证	先天性心脏病伴有肺高压 心肺疾病 原发性肺高压	囊性肺纤维化 大泡性肺气肿 原发性肺高压支气管扩张	肺气肿 COPD 肺纤维化 原发性肺高压	囊性肺纤维化 肺纤维化 原发性肺高压
护理要点	受者可能营养不良和虚弱 很少采用，因为需要 3 个器官。如果受者心脏将移至供者，应在单独的房间等候手术（可能出现复杂的情况）	疼痛应着重管理以促进物理治疗和及时康复 术后管理需要仔细优化血流动力学，呼吸和肾功能	在阻塞患者中有肺动态充气过度的风险 复杂的通气问题 术后管理需要仔细优化血流动力学，呼吸和肾功能	复杂的伦理问题

COPD = 慢性阻塞性肺疾病

Adapted from Williams TJ, Snell GI. Lung transplantation. In: Albert RK, Spiro SG, Jett JR, eds. Clinical respiratory medicine. St. Louis: Mosby; 2004, pp 831-45, with permission.

压低于正常为目的。重要的是没有证据表明，肾并发症与这些低灌注压有关。液体复苏应该包括用液体来纠正贫血和预防低血浆蛋白水平[125]。

对于需要术中做心肺旁路移植术的患者，大剂量的收缩素（inotrope）常用来克服短暂的继发的低血容量。而且为了预防与低血容量有关的血液学和末梢灌注损伤，也需要柔和的复温措施来重建正常血容量。缓慢地而不是快速地复温，同时密切监测心脏指数，中心静脉压和肺动脉楔压会使肺水肿的发展最小化。对于那些患有排斥反应伴肺动脉高压的患者，吸入性一氧化氮在降低高肺压和肺内分流有效[126, 127]。持续护理评估平均动脉压、心脏指数、肺动脉压、肺动脉楔压、中心静脉压和尿排出量可指导和评估血流动力学治疗措施。

评估排斥反应的原因和过程，胸部 X 射线照相提供了关于线性替代、气管插管位置、肺部扩展、肺大小、膈肌和纵隔的位置以及气胸、水肿、肺不张的表现的重要信息[128]。由于等渗再灌注损伤的排斥反应在胸片以快速进展性扩展肺泡浸润形势，在更

低的器官更明显[129]，一般会在术后第 1 天出现，但可能一直到术后 72 小时发生。快速进展性肺浸润的表现会通过超声心动，来评估心功能和肺静脉吻合术[129]。超过 72 小时，肺泡和间质浸润可能提示急性排斥或感染过程。这一信息联合其他呼吸和血流动力学数据来提示适当的协作措施。

通常，通气设置和呼吸机撤离应用 pH 而不是二氧化碳水平来指导。允许性高碳酸血症的程度要符合术后预期并逐步解决。给予小潮气量通气对肺功能恢复和患有成人呼吸窘迫综合征的患者的术后长期结果有积极影响[130]。现在建议给予适当通气时，单肺移植和双肺移植接受者要接受相似的设置来防止损伤[131]。单肺移植接受者，吸入性 NO 和经常变换移植患者体位也可影响通气血流灌注比失调。

移植后功能障碍可在患有原发 COPD，通过单腔气管内插管通气的单肺移植接受者中发生，由于气体受限在过度通气的患侧肺发生，例如，肺动态过度充气（图 14.2）。在这种患者中，任何降低移植顺应性的情况都会导致肺动态过度充气（PDH）。护

士应意识到那些潜在患肺动态过度充气的患者并持续监测,因为作为早期症状和代偿反应会很轻易被忽略。肺动态过度充气的初期临床表现通常是一系列显示通气不足的动脉血气分析(高碳酸血症,血氧不足)。然而,这种形式的动脉血气分析值不需要增加呼吸速率、潮气量或呼气末正压,因为这些措施会加剧患肺过度通气的程度,相当于分钟通气应减少。

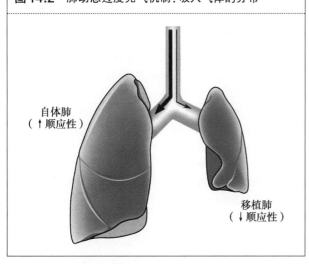

图14.2　肺动态过度充气机制:吸入气体的分布

自体肺
(↑顺应性)

移植肺
(↓顺应性)

肺动态过度充气的其他普遍线索包括心脏压塞时血流动力学的变化、气管偏移、胸片表现为自体肺过度膨胀伴或不伴纵隔移位、听诊移植肺呼吸音减低以及气胸。对左侧单肺移植有慢性阻塞性肺病综合征的患者,肺动态过度充气的早期阶段可以在如图14.3的X线胸片上看到。疾病的管理需要以呼吸机报警和支气管扩张药来尽量减少肺动力性过度膨胀。如果这些失败了,需要有技术的医师来给予麻醉药、插入双腔气管插管、检查每个内腔的位置、带上气管插管支气管镜。确保插管的放置很重要,避免位置的轻微移动和正常移动继发的错位(图14.4双腔气管插管的正确位置)。

单侧肺通气可以确保原肺无PEEP设置以及小潮气量通气(每分钟4次呼吸,每次呼吸100ml潮气量)[132]。移植肺可能需要较高的呼气末正压来提供足够的动脉氧合。呼吸功能的持续评估决定了双腔气管内插管撤离时机、单侧肺通气到单腔气管内插管的时机和标准通气操作。若直到患者心搏骤停才认识到PDH的发生,为了移植肺的选择性通气,单腔气管插管应插入移植后的肺侧支气管,直到患者情况稳定,这时双腔气管插管可以安全插入。

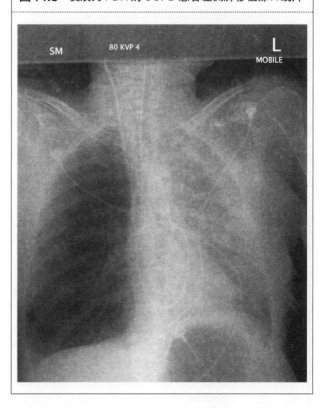

图14.3　发展为PDH的COPD患者左侧肺移植部X线片

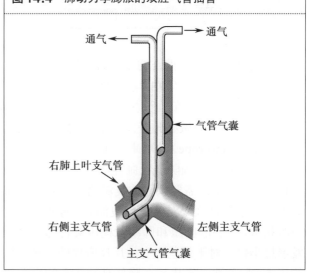

图14.4　肺动力学膨胀的双腔气管插管

通气　　　　　通气

气管气囊

右肺上叶支气管

右侧主支气管　　　　左侧主支气管

主支气管气囊

在危急治疗中,对排斥反应的患者,意识常需经支气管镜(经支气管活检和支气管肺泡灌洗)评估排斥和肺部感染。排斥的证据用免疫抑制法和适当的通气和血流动力学支持。当机械通气时,许多排斥的患者在术后早期不会存在排斥的典型症状,如突发呼吸困难、咳嗽、胸部硬化。在机械通气时的呼吸效果、气体交换、分钟通气的改变可能是唯一症状,提醒护士呼吸功能障碍继发排斥或感染。

肺部感染的典型临床症状包括低热、进展性气胸、痰多、咳嗽、胸片浸润。之前曾提过的低血压、心脏指数降低和机械通气时呼吸参数的变化也可能出现。肺部感染可能通过医院、社区和供者的途径，表现为在受者体内定殖或机会感染常见。无论获得感染的途径如何，所有的感染用特定的抗生素、抗真菌或抗病毒治疗。在肺移植受者中感染巨细胞病毒、肺孢子菌感染的危险比心脏移植者多，所以为两种感染提供预防治疗。医师在预防患者和患者交叉感染中发挥重要作用。在接触不同患者、进行不同程序间认真洗手，尽量减少进出患者护理区域，在降低感染率方面是重要的措施[133]。

2. 疼痛

切口和胸部引流后，所有的肺部移植者会经历严重的疼痛。顺序性双肺移植的患者，由于逆向胸骨切开术（transverse Sternotomy）和 4 个胸部引流管的存在，疼痛会最严重。最低程度的侵入性喉切开而不是侵入性胸骨切开术，对于有阻塞性呼吸疾病的患者，可能会降低受者经历的术后疼痛。理想的情况，所有的肺移植受者应该接受硬脑膜外镇痛；然而，在手术时由于术前抗凝治疗，禁忌插入硬脑膜外导管。在这些情况下，硬脑膜外镇痛应当在术后尽可能适当地建立。从硬脑膜外到口服镇痛药的过渡的失败率，据报道，肺移植受者比其他胸廓切开术受者更高[134]，在我们的试验中，为了进行日常活动和理疗，肺移植受者在术后接受阿片类镇静药 1 个月很普遍。

患者管理

确保患者接受阿片类镇静药规则的疼痛服务咨询，应该成为患者术后管理的完整的组成部分。对乙酰氨基酚在缓解轻度到中度疼痛有益，可能被用作对中度到重度疼痛起中枢作用的镇痛药的辅助药。由于它们对肾和胃肠道功能不利的作用，应该避免使用非甾体抗炎药[135]。

考虑到一些其他的因素，肋间胸部导管的护理措施和那些心脏手术患者的一样。单肺移植术受者有一个肺尖的和一个底部的胸导管，而肺移植有 4 个胸导管：2 个顶端的和 2 个底端的。肺移植和心肺移植患者有一个胸膜空间，所以底部胸管引流的量和持续时间会根据患者的体位而变化。顶端胸导管比底端导管优先移除。一旦引流被认为最少（大约 250ml/d）而且成为浆液性，就会移除底部胸导管[136]。

3. 血流动力学不稳定

像之前提到的，由于维持呼吸功能，所有的肺移植患者都会经历血流动力学的代偿和术后肾损伤。心排血量低的潜在因素在表 14.11 概述。由于心排血量受损，右心室动力学改变，应在术后早期仔细监测肺动脉高压。优先于手术，长期右室后负荷会导致右室增厚、硬化，伴有左室壁限制性运动[137]。

患者管理

在从麻醉到患者觉醒时，氧合的波动和全身及肺部压力会加剧血流动力学的不稳定[138, 139]。甚至在术后几天，当脱离机械通气，通气压下降，前负荷的增加会促发急性肺水肿[138]。相反，如果患者在用呼吸机时低血容量右心室排出阻塞会发生。

这些潜在的事件证明，对术前肺动脉高压的患者，需要在频繁的、急性的、有创的血流动力参数指导下，谨慎摄入液体和进行影响肌力收缩的治疗。

表 14.11

肺移植后前几周心排血量低的可能诱发因素

心血管	肺	其他
低血容量症	单肺移植后张力性膨胀气胸	败血症、炎症（显性或隐性）
出血		
低体温		镇静
急性心肌梗死	肺异基因移植扩大	镇痛（尤其是硬脑膜外）
肺静脉或动脉吻合术阻塞（栓塞、凝血、刺痛、扭转）		输液反应
		过敏
肺栓塞（血栓、空气）		急性排斥（少见）
非特异性左心室功能障碍		
心律失常		
冠状动脉空气栓塞		

Adapted from Birsan T, Kranz A, Mares P, Artemiou O, Taghavi S, Zuckermann A et al. Transient left ventricular failure following bilateral lung transplantation for pulmonary hypertension.J Heart Lung Transpl 1999;18(1):4-9, with permission.

4. 肾和肠道功能紊乱

肝移植受者在术后早期肾功能紊乱的原因和那些心脏受试者相似。然而情况是这样的，大量有糖尿病和术后需要肺"干燥"的患者，由于在术前使用氨基糖苷类和非甾体类药物而混杂于肺受试者。幸运的是应用白介素 -2 受体抗体药物有助于降低用于肾的早期保护的磷酸酶抑制药的剂量，但不包括急性排异反应[140]。

患者管理

肠道功能的常规管理是护理措施的一个重要方

面，包括预防腹泻（见第 19 章），因为患者囊性纤维化手术后需要胰酶补充剂。这些患者在术前总是疲惫不堪的，肠内营养不需要胰酶补充剂，而应在手术后尽快开始，因为这些补充剂不能通过肠内喂养管道供给。囊性纤维化患者的更进一步的具体管理信息是可用的[141]。

5. 心理护理

在手术后早期，皮质类固醇、镇静药、睡眠剥夺和持久的疼痛导致急性脑组织综合征（见第 7 章）情绪需求可以引起抵抗发作，大剂量皮质类固醇应用也可以导致过敏、失眠，严重的沮丧、狂躁或精神病[117]。

尽管肝移植手术为受者提供呼吸短的缓解和增加的活动耐力。许多患者不得不持续护理其他方面的潜在的疾病（如囊性纤维症）因此，仍患有慢性疾病的负担。相反地，一些受者在生命中第一次经历健康，这可以改变家庭和亲戚的动力。在开始的成功后，肺功能退化的情况下，父母和家人经历了毁灭和绝望的感觉。在术前和术后时期，心理疏导服务是必需的[142, 143]。

6. 长期后遗症

肺移植受者的长期后遗症，包括肾损伤、高血压病、恶性肿瘤风险增加和那些心脏移植者相似。关于特发于肺移植的长期并发症，如细支气管炎消除综合征和其他非肺部并发症是可能的[144, 145]。

总结

不论疾病的原发破坏或继发的并发症，呼吸状态的恶化是进入 ICU 的主要原因。谨慎评估、监测对恶化期的反应，对危急监护措施至关重要。针对于保留患者呼吸功能呼吸支持的暂时方法，包括无创通气，在最早期让机械通气适当地脱离时，用更少控制的通气。目前的证据基于支持策略来预防呼吸机相关性肺炎，应用常规护理管理集束化方案。

案例学习

一名 69 岁男性患者因持续咳嗽入院，既往史：酒精滥用史、吸烟史（20 包 / 年）。既往身体健康；5 天前开始出现咳嗽、痰为黄痰。咳嗽伴发热和发冷。少量运动时会出现呼吸困难。患者无体重减轻、盗汗和肺结核病史。他定期看一名全科医生，正在接受高血压、高胆固醇和缺血性心脏病的治疗。目前的用药包括卡托普利 6.25 毫克，每日两次；美托洛尔 50 毫克，每日两次；根据需要应用精氨酸。

患者有轻微的呼吸窘迫，只能用简短的句子说话。他的临床观察结果为：格拉斯哥昏迷评分 15 分，体温 38.5℃，呼吸频率 34 次 /min，心率 110 次 /min，血压 150/80mmHg，SpO_2（室内空气）92%。

在体检时，胸部听诊可闻及湿啰音，右下肺叩诊浊音。采血后结果显示血清电解质值、血细胞比容和血小板计数正常，但他的白细胞计数升高。拍摄胸部 X 线片显示右侧胸腔积液和右侧中下叶肺泡浸润。

采集了血液和咳出的痰液用于革兰氏染色和培养。患者开始使用红霉素和万古霉素。血液培养结果为阴性，但痰液培养为对青霉素敏感链球菌的肺炎，然后对抗生素治疗进行了适当的改变。

患者持续存在呼吸困难，动脉血气分析结果显示：pH 7.29，$PaCO_2$ 55mmHg，HCO_3^- 23mmol /L，PaO_2 47mmHg，SaO_2 86% 该结果证实了低氧血症，患者通过文丘里面罩开始补充氧气 FiO_2 为 50%。

进一步的临床评估显示皮肤苍白、干冷；嘴唇干裂；尿量减少（8 小时排尿一次 150 毫升）；过去 5 天进食饮水减少，血糖 9.0mmol/L。

讨论

　　患者出现下呼吸道感染迹象，包括呼吸频率增加和呼吸困难，低氧饱和度，体温和白细胞计数增加。胸部 X 线检查和体格检查显示右肺中叶和下叶受累。他的既往史包括酒精摄入量多和吸烟。

　　相对于灌注，肺泡浸润将减少通气，这将导致动脉血中氧气含量下降，通过动脉血中的氧饱和度为 92% 得到了证实。肺泡浸润和存在胸腔积液会增加患者的呼吸功，氧分压和血氧饱和度都下降了。患者的动脉血中二氧化碳也增加了，尽管他的呼吸频率显著增加，表明通气灌注不匹配是显著的，并影响到了的二氧化碳清除。

　　考虑到患者有缺血性心脏病和心绞痛病史，动脉血中存在的氧气减少尤其令人担忧。他的心率增加将增加心脏做功和心肌需氧量，可能诱发他心肌缺血。

　　治疗潜在感染对于改善氧合和减少生理压力非常重要，由于患者已经出现败血症迹象，阻止呼吸系统感染传播至血液系统是最重要的。对他明显的败血症的处理将涉及液体管理和其他循证治疗，因此护士必须保持警惕，持续评估患者的反应并避免进展为感染性休克。

问题

　　1. 有几种严重程度评分系统可以在社区获得性肺炎中使用（见框 14.1）来确定患者病情的严重程度并预测他需要的进一步干预和支持。使用案例学习中提供的信息，根据一个或多个评分系统评估该患者的严重程度。

　　2. 解释患者动脉血气分析的结果，并概述在这种情况下可能被视为优先的管理策略。

　　3. 解释该患者的通气 - 灌注不匹配是由于肺泡通气不足、肺内分流、无效腔通气还是这些因素的综合作用。

相 关 研 究

Burns KEA, Meade MO, Premji A, Adhikari NKJ. Non-invasive positive-pressure ventilation as a weaning strategy for intubated adults with respiratory failure. Cochrane Database Syst Rev 2013;12:CD004127

摘要

　　背景：无创正压通气（non-invasive positive-pressure ventilation，NPPV）是一种不需要人工气道的通气支持方式。近来，人们对使用 NPPV 促进早期拔管和减少与延长插管相关的并发症产生了兴趣。

　　目的：我们评估了成人因任何原因（COPD、非 COPD、术后、非手术）导致呼吸衰竭进行有创通气（invasively ventilated，IPPV），早期拔管后立即应用 NPPV 或继续 IPPV 脱机的研究。主要目的是确定无创正压通气（NPPV）策略是否比有创正压通气（IPPV）脱机降低了患者死亡率。次要目标是确定不同脱机策略在脱机失败、VAP、ICU 和住院时间（LOS）、机械通气总持续时间、与脱机相关的机械通气支持持续时间、气管内机械通气时间（ETMV）、不良事件的发生频率（与脱机）和患者生活质量之间的差异。我们计划进行敏感性和亚组分析，以评估：①排除准随机试验对死亡率和 VAP 的影响；②不同原因的呼吸衰竭（COPD 对比混合人群）对死亡率和脱机失败的影响。

　　检索方法：我们检索了 Cochrane（Cochrane 图书馆，2013 年第 5 期），MEDLINE（1966 年 1 月至 2013 年 5 月），EMBASE（1980 年 1 月至 2013 年 5 月），并从四个学术会议，临床试验注册网站和个人资料中进行补充；同时我们联系了作者，以确定比较 NPPV 与常规 IPPV 脱机的试验。

入选标准：随机和准随机试验，比较早期拔管后立即应用 NPPV 与 IPPV 脱机对成人呼吸衰竭的影响。

数据收集和分析：两位综述作者独立评估试验质量，并根据预先指定的标准提取数据。敏感性和亚组分析评估了：①排除准随机试验的影响；②不同原因引起的呼吸衰竭对选定结果的影响。

主要结果：我们共纳入 16 项中高质量的研究，涉及 994 名参与者，其中大多数是慢性阻塞性肺病患者。与 IPPV 脱机相比，NPPV 脱机明显降低了死亡率。完全纳入 COPD 患者的试验（RR 0.36，95% 置信区间（CI 0.24~0.56）与混合人群（RR 0.81，95% CI 0.47~1.40）相比，死亡率的明显降低。NPPV 显著降低了脱机失败率（RR 0.63，95% CI 0.42~0.96）和呼吸机相关性肺炎发生率（RR 0.25，95% CI 0.15~0.43）；缩短 ICU 住院时间（MD −5.59 天，95% CI −7.90~−3.28）和住院时间（MD −6.04 天，95% CI −9.22~−2.87）；通气总时间（MD −5.64 天，95% CI −9.50~−1.77）和气管内机械通气总时间（MD −7.44 天，95% CI −10.34~−4.55）均有显著异质性。NPPV 脱机也显著降低了气管切开（RR 0.19，95% CI 0.08~0.47）和再插管（RR 0.65，95% CI 0.44~0.97）的发生率。NPPV 脱机对与脱机相关的通气时间无影响。排除单一的准随机试验并没有改变这些结果。亚组分析表明，与混合人群相比，只纳入 COPD 患者的试验早期拔管后应用 NPPV 受益更多。

作者的结论：从 16 项以 COPD 患者为主的中到高质量的试验中得出的结论表明，包括 NPPV 在内的脱机策略可以降低死亡率和呼吸机相关性肺炎，而不会增加脱机失败或再插管的风险。

评论

重点：尽量缩短机械通气时间是一个重要的目标，因为 VAP 的风险导致发病率和死亡率的增加。本系统综述的重点是评估使用 NPPV（干预）和 IPPV（对照）对危重症成人脱机对死亡率和 VAP（发生率）的影响。

方法质量：该系统综述的研究方法质量较好。作者报告说，透明的过程使得这些研究在满足 PRISMAchecklist 标准方面表现出了稳健性[146]。研究策略相当全面，但在地理上受到了一定的限制，因为作者搜索了排名前四的美国和欧洲会议的会议记录，寻找未发表的研究。在澳大利亚、亚洲或南美顶级会议上提交的未发表的会议研究摘要可能被遗漏，从而导致潜在的偏倚。纳入研究的选择、数据提取和质量评估由两位作者独立进行；此外，所有的分析都是预先确定的，没有偏离审查方案。这些做法显示了一个可靠的过程，反映了进行审查的高标准。

纳入研究的特点和方法质量：与研究环境（即国家）有关的特点（护士和医生与患者的比例，镇静或呼吸机脱机方案的存在）在综述中描述得较差。这是一个重要的遗漏，因为它最大限度地降低了描述客观临床因素的能力。大多数研究的质量被判定为中等，然而超过 50% 的研究没有报告他们产生和隐藏随机化的方法。这意味着我们无法可靠地确定这些试验中的选择偏倚水平。如果临床医生事先知道随机化方法，无创通气组患者的纳入可能会因为临床医生的风险评估而受到影响。

结果的解释：16 项研究中有 9 项专门研究慢性阻塞性肺病患者，NPPV 序贯通气对这一患者群体的影响在所有结果上（除呼吸机脱机时间和心律失常外）都明显优于 IPPV 脱机。虽然这是非常令人鼓舞的，但由于 NPPV 组和 IPPV 组在脱机方法上的差异，这一结论的效度仍有限。死亡率和 VAP 发生率降低，以及选择和报告持续结果的可变性。变异并不是一种新现象，其他地方也报道过这种问题的严重程度[147]。此外，我们不确定进行这些试验的背景。在考虑是否可以在临床实践中实施和维持这种干预时，了解是否存在特定的 ICU 环境因素（如人员配备、工作量、常规脱机过程、NPPV 的专业知识）是至关重要的[148]。在建议常规使用无创通气辅助脱机之前，作者提出了进一步的研究，目前英国正在进行一项多中心试验[149]。

学习活动

1. 一位患者有严重的急性呼吸窘迫综合征并继发吸入性肺炎。氧浓度是 100% 和氧分压是 60mmHg。体温是 40℃，唯一的药物是抗生素。包括吸引在内的任何活动造成明显降低氧饱和度。应该实施什么其他措施减少这一作用？
2. 你对急性呼吸窘迫综合征的理解是什么？
3. 列出护士安全地照看临时诊断为异常传染疾病的患者所需要的措施。
4. 描述和比较简单的、持续的和复发的气胸的不同。
5. 在工作开始时，你要为患者进行呼吸评估，列举你应该检查的参数。

在线资源

American Association for Respiratory Care, www.aarc.org

ARDS Network, www.ardsnet.org

Asthma Foundation, www.asthmaaustralia.org.au

Australian and New Zealand Society of Respiratory Science, www.anzsrs.org.au

Australian Lung Foundation, www.lungnet.org.au

Become an expert in spirometry, www.spirxpert.com

British Thoracic Society, www.brit-thoracic.org.uk

Centers for Disease Control and Prevention, www.cdc.gov

Critical Care Medicine Tutorials, www.ccmtutorials.com

InFACT, www.infactglobal.org

Lung Health Promotion Centre, The Alfred Hospital, Victoria – resources, www.lunghealth.org

Organ and Tissue Authority: Donate Life Australia, www.donatelife.gov.au/discover/facts-and-statistics

Pneumonia Severity Index Calculator, http://pda.ahrq.gov/clinic/psi/psicalc.asp

Respiratory Care online, www.rcjournal.com

Respiratory Research, http://respiratory-research.com

Thoracic Society of Australia and New Zealand, www.thoracic.org.au

World Health Organization, www.who.int/en

推荐阅读

Fuller J, Fisher A. An update on lung transplantation. Breathe 2013;9(3):189–200.

George E, Guttendorf J. Lung transplant. Crit Care Nurs Clin N Am 2011;23(3):481–503.

Lawrence P, Fulbrook P. The ventilator care bundle and its impact on ventilator-associated pneumonia: a review of the evidence. Nurs Crit Care 2011;16(5):222–34.

Rose L, Nelson S. Issues in weaning from mechanical ventilation: literature review. J Adv Nurs 2006;54(1):73–85.

Shi Z, Xie H, Wang P, Zhang Q, Wu Y, Chen E et al. Oral hygiene care for critically ill patients to prevent ventilator associated pneumonia. Cochrane Database Syst Rev 2013;CD008367.

参考文献

1 Wunsch H, Linde-Zwirble WT, Angus DC, Hartman ME, Milbrandt EB, Kahn JM. The epidemiology of mechanical ventilation use in the United States. Crit Care Med 2010;38(10):1947–53.

2 Gibson GJ, Loddenkemper R, Lundback B, Sibille Y. Respiratory health and disease in Europe: the new European Lung White Book. European Respiratory Society, <http://www.erswhitebook.org/chapters/the-burden-of-lung-disease/>; 2013 [accessed 20.06.14].

3 Mason R, Broaddus V, Martin T, King T, Schraufnagel D, Murray J, Nadel J, eds. Murray and Nadel's textbook of respiratory medicine. 5th ed. Philadelphia: Saunders; 2010.

4 Partridge M. Understanding respiratory medicine: a problem orientated approach. London: Manson Publishing; 2006.

5 West J. Respiratory physiology: the essentials. 9th ed. Baltimore: Lippincott Williams & Wilkins; 2011.

6 Nettina SM, ed. Lippincott manual of nursing practice. 10th ed. Philadelphia: Lippincott, Williams & Wilkins; 2013.

7 Tobin M, Laghi F, Jubran A. Narrative review: ventilator-induced respiratory muscle weakness. Ann Intern Med 2010;153(4):240–5.

8 Yang M, Yan Y, Yin X, Wang BY, Wu T, Li JG et al. Chest physiotherapy for pneumonia in adults. Cochrane Database Syst Rev 2013;(2):CD006338.

9 Morris AC, Hay AW, Swann DG, Everingham K, McCulloch C, McNulty J et al. Reducing ventilator-associated pneumonia in intensive care: impact of implementing a care bundle. Crit Care Med 2011;39:2218–24.

10 Kalanuria AA, Zai W, Mirski M. Ventilator-associated pneumonia in the ICU. Crit Care 2014;18:208.

11 Engels P, Bagshaw S, Meier M, Brindley P. Tracheostomy: from insertion to decannulation. Can J Surgery 2009;52(5):427–33.

12 Wunderink RG. Ventilator-associated complications, ventilator-associated pneumonia, and Newton's third law of mechanics. Am J Resp Crit Care Med 2014;189(8):882-3.

13 Centers for Disease Control. Ventilator-Associated Events, Device-Associated Module. January 2014, <http://www.cdc.gov/nhsn/PDFs/pscManual/10-VAE_FINAL.pdf>; [accessed 21.06.14].

14 Mandell GL, Bennett GE, Dolin R, eds. Principles and practice of infectious diseases. 7th ed. Philadelphia: Churchill Livingstone: 2010.

15 Myint PK, Kwok CS, Majumdar SR, Eurich D, Clarke A, Espana P et al. The International Community-Acquired Pneumonia (CAP) Collaboration Cohort (ICCC) study: rationale, design and description of study cohorts and patients. BMJ Open 2012;2(3). Pii: e001030.

16 Fink M, Abraham E, Vincent JL, Kochanek P, eds. Textbook of critical care. 6th ed. London: Elsevier; 2011.

17 King J, DeWitt M. Cryptococcosis. eMedicine Specialties-Infectious Diseases-Fungal Infections, <http://emedicine.medscape.com/article/215354-overview>; 2014 [accessed 20.06.14].

18 Murdoch D, O'Brien K, Scott J, Karron R, Bhat N, Driscoll A et al. Breathing new life into pneumonia diagnostics. J Clin Micro 2009;47(11):3405–8.

19 Singanayagam A, Chalmers JD, Hill AT. Severity assessment in community-acquired pneumonia: a review. QJM 2009;6:379-88.

20 Chalmers J, Singanayagam A, Akram A, Mandal P, Short P, Choudhury G et al. Severity assessment tools for predicting mortality in hospitalised patients with community-acquired pneumonia: systematic review and meta-analysis. Thorax 2010;65(10):878–83.

21 Charles P, Wolfe R, Whitby M, Fine J, Fuller A, Stirling R et al. SMART-COP: a tool for predicting the need for intensive respiratory or vasopressor support in community acquired pneumonia. Clin Infect Dis 2008;47(3):375–84.

22 Torres A, Ferrer M, Badia J. Treatment guidelines and outcomes of hospital-acquired and ventilator-associated pneumonia. Clin Infect Dis 2010;51(Suppl 1):S48–53.

23 Berton D, Kalil A, Cavalcanti M, Teixeira P. Quantitative versus qualitative cultures of respiratory secretions for clinical outcomes in patients with ventilator-associated pneumonia. Cochrane Database Syst Rev 2011;(4):CD006482.

24 Wip C, Napolitano L. Bundles to prevent ventilator-associated pneumonia: how valuable are they? Current Opin Infect Dis 2009;22(2):159–66.

25 Morris AC, Hay AW, Swann DG, Everingham K, McCulloch C, McNulty J et al. Reducing ventilator-associated pneumonia in intensive care: impact of implementing a care bundle. Crit Care Med 2011;39:2218-24.

26 Esmail R, Duchscherer G, Giesbrecht J, King J, Ritchie P, Zuege D. Prevention of ventilator-associated pneumonia in the Calgary health region: a Canadian success story! Health Care Quarterly 2008;11(SI):129-36.

27 Bekaert M, Timsit JF, Vansteelandt S, Depuydt P, Vesin A, Garrouste-Orgeas M et al. Attributable mortality of ventilator associated pneumonia: a reappraisal using causal analysis. Am J Resp Crit Care Med 2011;184:1133-9.

28 Shi Z, Xie H, Wang P, Zhang Q, Wu Y, Chen E et al. Oral hygiene care for critically ill patients to prevent ventilator associated pneumonia. Cochrane Database Syst Rev 2013;CD008367.

29 Dellinger RP, Levy MM, Rhodes A, Annane D, Gerlach H, Opal S et al. Surviving Sepsis Campaign: International guidelines for management of severe sepsis and septic shock: 2012. Crit Care Med 2013;41:580-637.

30 Daneman N, Sarwar S, Fowler RA, Cuthbertson BH (SuDDICU Canadian Study Group). Effect of selective decontamination on antimicrobial resistance in intensive care units: a systematic review and meta-analysis. Lancet Infect Dis 2013;13(4):328-41.

31 Cuthbertson B, Campbell M, MacLennan G, Duncan EM, Marshall AP, Wells EC et al. Clinical stakeholders' opinions on the use of selective decontamination of the digestive tract in critically ill patients in intensive care units: an international Delphi study. Crit Care 2013;17:R266.

32 Marshall AP, Weisbrodt L, Rose L, Duncan E, Prior M, Todd L et al. Implementing selective digestive tract decontamination in the intensive care unit: a qualitative analysis of nurse-identified considerations. Heart Lung 2014;43(1):13-8.

33 Coppadoro A, Bittner E, Berra L. Novel preventive strategies for ventilator-associated pneumonia. Crit Care 2012;16:210.

34 InFACT Global H1N1 Collaboration. InFACT: a global critical care research response to H1N1. Lancet 2010;375(9708):11-3.

35 Neumann G, Noda T, Kawaoka Y. Emergence and pandemic potential of swine-origin H1N1 influenza virus. Nature 2009;459(7249):931–9.

36 Taubenberger J, Morens D. Influenza: the once and future pandemic. Public Health Report 2010;125(Suppl3):16–26.

37 ANZICS Influenza Investigators. Critical care services and 2009 influenza in Australia and New Zealand. New Eng J Med 2009;361(20):1925–34.

38 Walkey A, Summer R, Ho V, Alkana P. Acute respiratory distress syndrome: epidemiology and management approaches. Clin Epidemiol 2012;4:159-69.

39 Villar J, Blanco J, Anon JM, Santos-Bouza A, Blanch L, Ambrós A et al. The ALIEN study: incidence and outcome of acute respiratory distress

syndrome in the era of lung protective ventilation. Intensive Care Med 2011;37(12):1932–41.

40 Murray J, Matthay M, Luce J, Flick M. An expanded definition of the adult respiratory distress syndrome. Am Rev of Resp Dis 1988;138(3): 720–23.

41 Bernard G, Artigas A, Brigham K, Carlet J, Falke K, Hudson L et al. The American–European Consensus Conference on ARDS. Definitions, mechanisms, relevant outcomes, and clinical trial coordination. Am J Respiratory Crit Care Med 1994;149(3Pt1):818–24.

42 The ARDS Definition TaskForce. Acute respiratory distress syndrome: the Berlin definition. JAMA 2012;307(23):2526-33.

43 Johnson E, Matthay M. Acute lung injury: epidemiology, pathogenesis and treatment. J Aerosol Med Pulm Drug Deliv 2010;23(4):234-52.

44 Donohoe M. Acute respiratory distress syndrome: a clinical review. Pulm Circ 2011;1(2):192-211.

45 Esan A, Hess D, Raoof S, George L, Sessler C. Severe hypoxaemic respiratory failure: part 1: ventilatory strategies. Chest 2010;137(5):1203–16.

46 Ferguson ND, Cook DJ, Guyatt GH, Mehta S, Hand L, Austin P et al for the OSCILLATE Trial Investigators and the Canadian Critical Care Trials Group. High-frequency oscillation in early acute respiratory distress syndrome. N Engl J Med 2013;368:795-805.

47 Guerin C, Reignier J, Richard JC, Beuret P, Gacouin A, Boulain T et al. Prone positioning in severe acute respiratory distress syndrome. N Engl J Med 2013;368:2159-68.

48 Raoof S, Goulet K, Esan A, Hess D, Sessler C. Severe hypoxaemic respiratory failure: part 2: nonventilatory strategies. Chest 2010;137(6): 1437–48.

49 Afshari A, Brok J, Moller A, Wetterslev J. Inhaled nitric oxide for acute respiratory distress syndrome (ARDS) and acute lung injury in children and adults. Cochrane Database Syst Rev 2010;(7):CD002787.

50 Adhikari NK, Dellinger RP, Lundin S, Payen D, Vallet B, Gerlach H et al. Inhaled nitric oxide does not reduce mortality in patients with acute respiratory distress syndrome regardless of severity: systematic review and meta-analysis. Crit Care Med 2014;42(2):404-12.

51 Puri N, Dellinger R. Inhaled nitric oxide and inhaled prostacyclin in acute respiratory distress syndrome: what is the evidence? Crit Care Clin 2011;27(3):561-87.

52 Bosma K, Taneja R, Lewis J. Pharmacotherapy for prevention and treatment of acute respiratory distress syndrome: current and experimental approaches. Drugs 2010;70(10):1255–82.

53 Dushianthan A, Grocott MP, Postle AD, Cusack R. Acute respiratory distress syndrome and acute lung injury. Postgrad Med J 2011;87(1031): 612-22.

54 Boyle A, MacSweeney R, McAuley D. Pharmacological treatments in ARDS; a state-of-the-art update. BMC Med 2013;11:166.

55 National Asthma Council Australia. The Australian asthma handbook. Version 1.0, <http://www.asthmahandbook.org.au/>; 2014 [accessed 10.07.14].

56 Tuxen D, Naughton M. Acute severe asthma. In: Bersten AD, Soni N, eds. Oh's intensive care manual. 7th ed. Oxford: Elsevier; 2014, pp 401-13.

57 American Thoracic Society. Standards for the diagnosis and care of patients with chronic obstructive pulmonary disease. Am J Respir Crit Care Med 1995;152(Supp):S77–120.

58 Abramson M, Crockett AJ, Dabscheck E, Frith PA, George J, Glasgow N et al, on behalf of Lung Foundation Australia and the Thoracic Society of Australia and New Zealand. The COPD-X Plan: Australian and New Zealand guidelines for the management of chronic obstructive pulmonary disease. V2.36, 2013, <http://www.copdx.org.au/home>; 2013 [accessed July 2014].

59 World Health Organization. Bronchial asthma fact sheet No. 206, <http://www.who.int/mediacentre/ factsheets/fs206/en/>; [accessed 09.07.14].

60 McFadden ER Jr. Acute severe asthma. Am J Respir Crit Care Med 2003;168:740–59.

61 Shapiro JM. Intensive care management of status asthmaticus. Chest 2001;120:1439–41.

62 Edwards MR, Bartlett NW, Hussell T, Openshaw P, Johnston SL. The microbiology of asthma. Nat Rev Microbiol 2012; 10:459-71, <http://www.nature.com/nrmicro/journal/v10/n7/pdf/nrmicro2801.pdf>; [accessed 09.07.2014]

63 Stanley D, Tunnicliffe W. Management of life-threatening asthma in adults. Contin Educ Anaesth Crit Care Pain 2008; 8 (3): 95-9.

64 British Thoracic Society. British guideline on the management of asthma, <https://www.brit-thoracic.org.uk/document-library/clinical-information/ asthma/btssign-guideline-on-the-management-of-asthma/>; revised 2012 [accessed 09.07.14].

65 Abramson M, Brown J, Crockett AJ, Dabscheck E, Frith P, George J et al. The COPD-X plan: Australian and New Zealand guidelines for the management of chronic obstructive pulmonary disease, <http://www.copdx.org.au/home>; 2010 [accessed 14.07.14].

66 Diaz-Guzman E, Mannino DM. Epidemiology and prevalence of chronic obstructive pulmonary disease. Clin Chest Med 2014;35:7–16.

67 Lokke A, Lange P, Scharling H, Fabricius P, Vestbo J. Developing COPD: A 25 year follow up study of the general population. Thorax 2006;61:935-9.

68 Tan WC, Seale P, Ip M, Shim YS, Chiang CH, Ng TP et al. Trends in COPD mortality and hospitalizations in countries and regions of Asia-Pacific. Respirology 2009;14(1):90-7.

69 Raherison C, Girodet PO. Epidemiology of COPD. Eur Resp Rev 2009;18(114):213-2.

70 Regional COPD working group. COPD prevalence in 12 Asia-Pacific countries and regions: projections based on the COPD prevalence estimation model. Respirology 2003;8:192–8.

71 Bousquet J, Kiley J, Bateman ED, Viegi G, Cruz A, Khaltaev N et al. Prioritised research agenda for prevention and control of chronic respiratory diseases. Eur Respir J 2010;36(5):995–1001.

72 World Health Organization. Chronic respiratory diseases, COPD, <http://www.who.int/whosis/whostat/ EN_WHS08_Part1.pdf?ua=1>; 2008 [accessed 09.07.14].

73 Barnes PJ, Rennard SI. Pathophysiology of COPD. In: Barnes PJ, Drazen JM, Rennard SI, Thomson NC, eds. Asthma and COPD: basic mechanisms and clinical management. 2nd ed. San Diego: Elsevier; 2009, pp 425-42.

74 Gronkiewicz C, Borkgren-Okonek M. Acute exacerbations of COPD: nursing application of evidenced based guidelines. Crit Care Nurs Q 2004:

27(4):336–52.

75 Hunninghake D. Cardiovascular disease in chronic obstructive pulmonary disease. Proc Am Thorac Soc 2005;2:44–9.

76 Huiart L, Ernst P, Suissa S. Cardiovascular morbidity and mortality in COPD. Chest 2005;128(4):2640–66.

77 Gan WQ, Man SF, Senthilselvan A, Sin DD. Association between chronic obstructive pulmonary disease and systemic inflammation: a systematic review and a meta-analysis. Thorax 2004;59:574-80.

78 Huertas A, Palange P. COPD: a multifactorial systemic disease. Ther Adv Respir Dis 2011;5:217-24.

79 Gibbeson B, Griggs K, Mukherjee M, Sheikh A. Ten years of asthma admissions to adult critical care units in England and Wales. BMJ Open 2013;3:e003420.

80 Funk GC, Bauer P, Burghuber OC, Fazekas A, Hartl S, Hochrieser H et al. Prevalence and prognosis of COPD in critically ill patients between 1998 and 2008. Eur Respir J 2013;41:792–9.

81 Gjevre JA, Hurst TS, Taylor-Gjevre RM, Cockcroft DW. The American Thoracic Society's spirometric criteria alone is inadequate in asthma diagnosis. Can Respir J 2006;13(8):433–7.

82 Pauwels RA, Buist AS, Ma P, Jenkins CR, Hurd SS. Global strategy for the diagnosis, management, and prevention of chronic obstructive pulmonary disease: National Heart, Lung, and Blood Institute and World Health Organization Global Initiative for Chronic Obstructive Lung Disease (GOLD): executive summary. Respir Care 2001;46(8):798–825.

83 Halbert RJ, Isonaka S, George D, Iqbal A. Interpreting COPD prevalence estimates: what is the true burden of disease? Chest 2003;123(5):1684–92.

84 Miller MR, Hankinson J, Brusasco V, Burgos F, Casaburi R, Coates A et al. Standardisation of spirometry. Eur Resp J 2005;26:319-38.

85 Hughes J, Pride N. Lung function tests: physiological principles and clinical applications. London: Saunders; 2000.

86 Williams T, Tuxen D, Scheinkestel C, Czarny D, Bowes G. Risk factors for morbidity in mechanically ventilated patients with acute severe asthma. Am Rev Respir Dis 1992;146(3):607–15.

87 Keenan SP, Sinuff T, Cook DJ, Hill NS. Which patients with acute exacerbations of COPD benefit from noninvasive positive-pressure ventilation? A systematic review. Ann Int Med 2003;138:861–70.

88 Peter JV, Moran JL, Phillips-Hughes J, Warn D. Noninvasive ventilation in acute respiratory failure: a meta-analysis update. Crit Care Med 2002;30:555–62.

89 Matthys H. Spontaneous pneumothorax. Multidisciplinary Respir Med 2011;6:6-7, <http://www.mrmjournal.com/content/6/1/6>; [accessed 05.09.14].

90 Roberts DJ, Leigh-Smith S, Faris PD, Ball CG, Robertson HL, Blackmore C et al. Clinical manifestations of tension pneumothorax: protocol for a systematic review and meta-analysis. Syst Rev 2014;3:3, <http://www.systematicreviewsjournal.com/content/3/1/3>; [accessed 05.09.14].

91 Sharma A, Jindall P. Principles of diagnosis and management of traumatic pneumothorax. J Emerg Trauma Shock 2008;1(1):34–41.

92 Padley SPG. Imaging the chest. In: Berstern N, Soni N, eds. Oh's intensive care manual. 7th ed. Oxford: Elsevier; 2014, pp 445-60.

93 Leigh-Smith S, Christey G. Tension pneumothorax in asthma. Resuscitation 2006;69(3):525–7.

94 Amin R, Noone PG, Ratjen F. Chemical pleurodesis versus surgical intervention for persistent and recurrent pneumothoraces in cystic fibrosis. Cochrane Database Syst Rev 2009;CD007481.

95 Adrales G, Huynh T, Broering B, Sing RF, Miles W, Thomason MH et al. A thoracostomy tube guideline improves management efficiency in trauma patients. J Trauma 2002;52(2):210–16.

96 National Health and Medical Research Council (NHMRC). Clinical practice guideline for the prevention of venous thromboembolism in patients admitted to Australian hospitals. Melbourne: NHMRC, <https://www.nhmrc.gov.au/_files_nhmrc/publications/attachments/guideline_prevention_venous_thromboembolism.pdf>; 2009 [accessed 09.07.14].

97 Geerts W, Cook DJ, Selby R, Etchells E. Venous thromboembolism and its prevention in critical care. J Crit Care 2002;17:95–104.

98 Goldhaber SZ. Thrombolysis for pulmonary embolism. N Engl J Med 2002;347:1131–2.

99 Aujesky D, Obrosky DS, Stone RA, Auble TE, Perrier A, Cornuz J et al. Derivation and validation of a prognostic model for pulmonary embolism. Am J Respir Crit Care Med 2005;172:1041–6.

100 Kucher N, Rossi E, De Rosa M, Goldhaber SZ. Massive pulmonary embolism. Circulation 2006;113:577–82.

101 Kasper W, Konstantinides S, Geibel A, Olschewski M, Heinrich F, Grosser KD et al. Management strategies and determinants of outcome in acute major pulmonary embolism: results of a multicenter registry. J Am Coll Cardiol 1997;30:1165–71.

102 Torbicki A, Perrier A, Konstantinides S, Agnelli G, Galiè N, Pruszczyk P et al. Guidelines on the diagnosis and management of acute pulmonary embolism: the Task Force for the Diagnosis and Management of Acute Pulmonary Embolism of the European Society of Cardiology (ESC). Eur Heart J 2008; 9:2276–315.

103 Kearon C, Kahn SR, Agnelli G, Goldhaber S, Raskob GE, Comerota AJ; American College of Chest Physicians. Antithrombotic therapy for venous thromboembolic disease: American College of Chest Physicians Evidence-Based Clinical Practice Guidelines (8th Edition) [published correction appears in Chest 2008;134:892]. Chest 2008;133(suppl):454S-545S.

104 Cook D, Meade M, Guyatt G, Griffith L, Granton J, Geerts W et al, and the Canadian Critical Care Trials Group. Clinically important deep vein thrombosis in the intensive care unit: a survey of intensivists. Crit Care 2004;8(3):R145–R152.

105 Schuerer D, Whinney E, Robb R, Freeman B, Nash J, Prasad S et al. Evaluation of the applicability, efficacy and safety of a thromboembolic event prophylaxis guideline designed for quality improvement of the traumatically injured patient. Trauma 2005;58(4):731–9.

106 Douma RA, Gibson NS, Gerdes VE, Büller HR, Wells PS, Perrier A et al. Validity and clinical utility of the simplified Wells rule for assessing clinical probability for the exclusion of pulmonary embolism. Thromb Haemost 2009;101(1):197-200.

107 Klok FA, Mos IC, Nijkeuter M, Righini M, Perrier A, Le Gal G et al. Simplification of the revised Geneva score for assessing clinical probability

of pulmonary embolism. Arch Intern Med 2008;168(19):2131-6.

108　Barrera LM, Perel P, Ker K, Cirocchi R, Farinella E, Morales Uribe CH. Thromboprophylaxis for trauma patients. Cochrane Database Syst Rev 2013;Issue 3:Art. No.: CD008303.

109　Young T, Tang H, Hughes R. Vena caval filters for the prevention of pulmonary embolism. Cochrane Database Syst Rev 2010;CD006212.

110　Geerts WH, Bergqvist D, Pineo GF, Heit JA, Samama CM, Lassen MR et al. Prevention of venous thromboembolism. American College of Chest Physicians Evidence-Based Clinical Practice Guidelines (8th Edition). Chest 2008;133:381S-453S.

111　Watson L, Armon M. Thrombolysis for acute deep vein thrombosis. Cochrane Database Syst Rev 2004;CD002783.

112　Pastores SM. Management of venous thromboembolism in the intensive care unit. J Crit Care 2009;24(2):185-9.

113　Cypel M. Favorable outcomes of donation after cardiac death in lung transplantation: a multicentre study. J Heart Lung Transplant 2013;32(4):S15.

114　Levvey BJ, Harkess M, Hopkins P, Chambers D, Merry C, Glanville AR et al. Excellent clinical outcomes from a National Donation-After-Determination-of-Cardiac-Death Lung Transplant Collaborative. Am J Transplant 2012;12(9):2406-13.

115　Snell GI, Levvey BJ, Oto T, McEgan R, Pilcher D, Davies A et al. Early lung transplantation success utilizing controlled donation after cardiac death donors. Am J Transpl 2008;8:1282-9.

116　Lund LH, Edwards LB, Kucheryavaya AY, Dipchand AI, Benden C, Christie JD et al. The Registry of the International Society for Heart and Lung Transplantation: Thirtieth Adult Lung and Heart-Lung Transplant Report – 2013; Focus theme: age. J Heart Lung Transplant 2013;32(10):965-78.

117　Hertz MI, Aurora P, Christie JD, Dobbels F, Edwards LB, Kirk R et al. Scientific registry of the International Society for Heart and Lung Transplantation: Introduction to the 2010 annual reports. J Heart Lung Transpl 2010;29(10):1083–141.

118　Kotloff R, Thabut G. Lung transplantation. Am J Respir Crit Care Med 2011;184(2):159-71.

119　Chamogeorgakis T, Mason DP, Murthy SC, Thuita L, Raymond DP, Pettersson GB et al. Impact of nutritional state on lung transplant outcomes. J Heart Lung Transplant 2013;32(7):693-700.

120　Williams TJ, Snell GI. Lung transplantation. In: Albert RK, Spiro SG, Jett JR, eds. Clinical respiratory medicine. St. Louis: Mosby; 2004, pp 831–45.

121　Keating D, Levvey B, Kotsimbos T, Whitford H, Westall G, Williams T et al. Lung transplantation in pulmonary fibrosis: challenging early outcomes counterbalanced by surprisingly good outcomes beyond 15 years. Transplant Proc 2009;41(1):289–91.

122　de Perrot M, Liu M, Waddell TK, Keshavjee S. Ischemia-reperfusion-induced lung injury. Am J Resp Crit Care Med 2003;167(4):490–51.

123　King RC, Binns OA, Rodriguez F, Kanithanon RC, Daniel TM, Spotnitz WD et al. Reperfusion injury significantly impacts clinical outcome after pulmonary transplantation. Ann of Thor Surg 2000;69(6):1681–5.

124　Currey J, Pilcher DV, Davies A, Scheinkestel C, Botti M, Bailey M et al. Implementation of a management guideline aimed at minimizing the severity of primary graft dysfunction following lung transplantation. J Thor and Card Surg 2010;139(1):154–61.

125　Pilcher DV, Scheinkestel CD, Snell GI, Davey-Quinn A, Bailey MJ, Williams TJ. High central venous pressure is associated with prolonged mechanical ventilation and increased mortality after lung transplantation. J Thor and Card Surg 2005;129(4):918.

126　Snell GI, Klepetko W. Lung transplant perioperative management. ERS monograph on lung transplantation. 2003;26:130–43.

127　Ardehali A, Hughes K, Sadeghi A, Esmailian F, Marelli D, Moriguchi J et al. Inhaled nitric oxide for pulmonary hypertension after heart transplantation. Transplantation 2001;72(4):638–41.

128　Thabut G, Brugiere O, Leseche G, Stern JB, Fradi K, Herve P et al. Preventive effect of inhaled nitric oxide and pentoxifylline on ischemia/reperfusion injury after lung transplantation. Transplantation 2001;71(9):1295–300.

129　Van Breuseghem I, De Wever W, Verschakelen J, Bogaert J. Role of radiology in lung transplantation. JBR-BTR 1999;82(3):91–6.

130　Ward S, Muller NL. Pulmonary complications following lung transplantation. Clin Rad 2000;55(5):332–9.

131　Brower RG, Matthay MA, Morris A, Schoenfeld D, Thompson BT, Wheeler A. Ventilation with lower tidal volumes as compared with traditional tidal volumes for acute lung injury and the acute respiratory distress syndrome. The Acute Respiratory Distress Syndrome Network. New Eng J Med 2000;342(18):1301–8.

132　Weill D, Torres F, Hodges TN, Olmos JJ, Zamora MR. Acute native lung hyperinflation is not associated with poor outcomes after single lung transplant for emphysema. J Heart Lung Transpl 1999;18(11):1080–87.

133　Walsh TR, Guttendorf J, Dummer S, Hardesty RL, Armitage JM, Kormos RL et al. The value of protective isolation procedures in cardiac allograft recipients. Ann of Thor Surg 1989;47(4):539–44.

134　Richard C, Girard F, Ferraro P, Chouinard P, Boudreault D, Ruel M et al. Acute postoperative pain in lung transplant recipients. Ann of Thor Surg 2004;77(6):1951–5.

135　National Health and Medical Research Council (NHMRC). Acute pain management: scientific evidence. Canberra: NHMRC; 1998.

136　Charnock Y, Evans D. Nursing management of chest drains: a systematic review. Aust Crit Care 2001;14(4):156–60.

137　Birsan T, Kranz A, Mares P, Artemiou O, Taghavi S, Zuckermann A et al. Transient left ventricular failure following bilateral lung transplantation for pulmonary hypertension. J Heart Lung Transpl 1999;18(1):4–9.

138　Mendeloff EN, Meyers BF, Sundt TM, Guthrie TJ, Sweet SC, de la Morena M et al. Lung transplantation for pulmonary vascular disease. Ann of Thor Surg 2002;73(1):209–17.

139　Simpson KP, Garrity ER. Perioperative management in lung transplantation. Clin Chest Med 1997;18(2):277–84.

140　Garrity ER Jr, Villanueva J, Bhorade SM, Husain AN, Vigneswaran WT. Low rate of acute lung allograft rejection after the use of daclizumab, an interleukin 2 receptor antibody. Transplantation 2001;71(6):773–7.

141　Egan JJ, Woodcock AA, Webb AK. Management of cystic fibrosis before and after lung transplantation. J Royal Soc of Med 1997;90:47–58.

142　Burker EJ, Evon DM, Sedway JA, Egan T. Appraisal and coping as predictors of psychological distress and self-reported physical disability before lung transplantation. Prog Transpl 2004;14(3):222–32.

143 Collins TJ. Organ and tissue donation: a survey of nurses' knowledge and educational needs in an adult ITU. Intensive Crit Care Nurs 2005;21(4):226–33.

144 Ruiz LG, Garrity ER. Lung transplantation. In: Albert RK, Spiro SG, Jett JR, eds. Clinical respiratory medicine. 3rd ed. Philadelphia: Mosby; 2008, pp 955-76.

145 Kotloff R, Thabut G. Lung transplantation. Am J Resp Crit Care Med 2011;184(2):159-71.

146 PRISMA. Transparent reporting of systematic reviews and meta-analyses, <http://www.prisma-statement.org/>; [accessed 09.07.14].

147 Blackwood B, Clarke M, McAuley DF, McGuigan P, Marshall JC, Rose L. How ventilation outcomes are defined in clinical trials in the intensive care unit. Am J Resp Crit Care Med 2014;189:8, 886-93.

148 Jordan J, Rose L, Noyes J, Dainty KN, Blackwood B. Factors that impact on protocolized weaning from mechanical ventilation in critically ill adults and children: a Cochrane qualitative synthesis (Protocol). Cochrane Database Syst Rev 2012;Issue 5, 16 May.

149 ISRCTN [Internet]. London: Current Controlled Trials, c/o BioMed Central. 2012. Identifier ISRCTN15635197. Protocolised trial of invasive and non-invasive weaning off ventilation (The 'Breathe' study): a pragmatic randomised controlled open multi-centre effectiveness trial, <http://www.controlled-trials.com/ISRCTN15635197>; [accessed 09.07.14].

150 Bagshaw S, Webb S, Delaney A, George C, Pilcher D, Hart G et al. Very old patients admitted to intensive care in Australia and New Zealand: a multi-centre cohort analysis. Crit Care 2009;13(2):R45.

第 15 章

通气和氧合的管理

原著：Louise Rose，Rand Butcher
翻译：王玉英，郭红艳
审校：陈永强

学习目标

阅读完本章，将掌握以下内容：

- 描述氧气治疗相关并发症、管理要点。
- 阐述喉罩、气管内导管、气管切开导管等气道管理策略的护理要点。
- 总结无创通气在生理效应、适应证、监护要点、并发症、模式、设置、连接等方面的新进展。
- 概述呼吸机撤机过程以及目前关于安全有效撤机的证据。
- 讨论顽固性低氧血症患者的通气管理策略。
- 讨论严重气流受限患者的通气管理策略。

引言

氧合和通气支持是重症监护中最常见的两种干预措施。2012—2013 年，澳大利亚和新西兰的 ICU 中大约有 41% 的患者接受了有创机械通气，8% 的患者接受了无创通气（non-invasive ventilation，NIVs）[1]。英国重症患者中接受通气治疗的患者数据与前两个国家接近[2]，而美国报告的数据则波动在 21%～39%[3]。氧合和通气支持技术非常复杂，从最简单的措施例如鼻导管给氧，到有创机械通气、体外支持，都属此范畴。此外，需要注意的是，存在呼吸机相关的术语模糊不清、术语的使用变换不定的情况。重症监护护士必须对氧合和通气的基本原则方面有扎实的理论知识，以利于更好地理解各种呼吸支持设备、监护的要点、风险等方面的知识。

一、氧气治疗

氧气对于需氧细胞代谢和人体生存至关重要，一些细胞如脑细胞，对于缺氧非常敏感。可以参考第 13 章中氧气的运输和消耗、氧合解离曲线、低氧血症、组织缺氧等相关内容，这些内容可以作为氧疗或机械通气的临床决策依据。对于动脉血氧水平显著下降的患者，不论临床诊断为何，都需考虑进行氧疗，尤其对于溺水或意识丧失的患者。

（一）适应证

氧疗的适应证包括：

- 心脏及呼吸骤停；
- Ⅰ型呼吸衰竭；
- Ⅱ型呼吸衰竭；
- 胸痛、伴有低氧血症（SpO_2<93%）的急性冠脉综合征或明确的休克[4]；
- 低血压、低心排血量；
- 代谢需求增加；
- 一氧化碳中毒。

（二）并发症

不论使用何种给氧装置，氧疗过程都有潜在的不良反应。吸入高浓度的氧气能引起氮气缺乏，导致吸入性肺不张。

1. 通气不足和二氧化碳潴留

在一部分慢性阻塞性肺疾病（chronic obstructive pulmonary disease，COPD）患者中，高流量吸氧可能导致肺换气不足、高碳酸血症、CO_2潴留。引起这些生理变化的机制已在第 13 章中阐述。对 COPD 患者实施氧疗或增加给氧浓度时，要密切关注 $PaCO_2$ 水平。尽管 COPD 患者 SpO_2 可能长期处于较低的基础水平（88%～94% vs 非肺部疾病者 96%～100%），但纠正缺氧仍是十分必要的，即使高碳酸血症加重，持续缺氧状态存在时应继续给氧[5,6]。

> **实践提示**
>
> 当处于持续缺氧状态时，不应不给予或停止氧疗，即使高碳酸血症加重。

2. 氧中毒

高浓度给氧可能导致氧中毒。氧中毒的症状包括干咳、胸骨后疼痛、肺顺应性下降、肺间质水肿、肺毛细血管出血。这些症状常被误认为是潜在疾病的表现，尤其对于镇静和机械通气的患者。尽管氧中毒会导致不可逆的肺纤维化，一旦吸入氧浓度（FiO_2）降低，其中某些症状就会消失（详见框 15.1）。对于不同的患者，引起氧中毒的氧浓度和给氧时间有所差异[7]，所以氧疗时在使 $PaCO_2$ 和 SpO_2 维持在目标范围内的前提下，应尽可能降低吸入氧浓度。

框 15.1

氧中毒的症状和体征

中枢神经系统：

- 恶心和呕吐
- 烦躁
- 视觉改变
- 幻觉
- 耳鸣
- 眩晕
- 嗝逆
- 癫痫发作

肺部：

- 干咳
- 胸骨后疼痛
- 呼吸急促
- 肺水肿
- 肺纤维化

二、给氧装置

对于气道完整、有自主呼吸的患者，早期可给予低流量鼻导管吸氧（最高 6L/min）或面罩吸氧（最高 15L/min）。尽管吸氧装置可以调节具体氧流量，但最终达到肺泡的 FiO_2 受以下因素的影响：

- 患者因素：吸气流速、呼吸频率、潮气量、呼吸暂停。
- 给氧装置因素：氧流量、面罩 / 储氧袋容量、通气孔大小、密闭性。

健康成年人的正常吸气流速在 25～35L/min。呼吸衰竭的患者吸气流速一般增加到 50～300L/min。呼吸窘迫患者的典型呼吸特点是高呼吸频率和低潮气量[7,8]，使通过给氧装置提供的 FiO_2 显著降低，影响程度与使用的装置类型有关。

所有的给氧装置都有类似储气袋形式的配件，以维持氧气输送，防止二氧化碳重复吸入。对于面罩吸氧装置来说，面罩本身就可储氧；对于鼻导管而言，储气装置是患者的咽部。对于吸气流量大且潮气量大的患者，储氧袋被完全充盈之前即被迅速吸空，导致空气进入储氧袋，氧气被稀释，吸入氧浓度降低。

不同流速的给氧装置

目前有不同的低流速或可调节流速的给氧

装置,从鼻导管到吸氧面罩再到球囊 - 面罩,特性不一。

1. 低流量鼻导管

传统的低流量鼻导管放置于外鼻孔,给氧流量 3~4L/min。鼻导管给氧给予更高的流量时可能导致呼吸道黏膜干燥而引起患者不适或呼吸道损害。呼吸窘迫患者由于吸气流速需求增加,使氧气稀释,导致吸入肺泡内的氧浓度下降。

2. 高流量鼻导管

高流量鼻导管(high-flow nasal cannulae,HFNC)有较大的分支导管,可以使吸氧流量达到 60L/min,这就使 HFNC 比其他给氧装置吸入的空气量减少[8,9]。HFNC 产生较低呼气末正压水平,这取决于气流速度、气管粗细以及是否闭口呼吸[10],较低的 PEEP 可缓解呼吸急促、降低呼吸做功[11,12]。高气流量能冲刷解剖无效腔中的二氧化碳,防止二氧化碳的重复吸入,从而降低 $PaCO_2$,尽管此观点目前还未得到很好的文献支持[13,14]。患者对 HFNC 系统耐受性良好,但必须配合使用加温湿化器以防呼吸道黏膜干燥[12]。为了减少有创机械通气的使用,HFNC 在临床中广泛应用,但目前仍缺乏其在成年人和儿童(除新生儿)中使用效果的高质量循证依据支持[15,16]。

3. 吸氧面罩

比较宽松的吸氧面罩包括简易面罩(Hudson)、与加温湿化及雾化治疗器连接的气溶胶喷雾面罩,以及气管切开面罩、头罩等。上述这些都是低流量或可调节流量的装置,吸入氧浓度可依患者需求调整。流速≥5L/min 可最大限度减低 CO_2 重复吸入。Hudson 面罩的"尖头形"结构可增加氧气空间[17],但不能维持稳定的吸入氧浓度,可能已被高流量鼻导管取代[18]。

部分重复呼吸和非重复呼吸面罩附带一个储氧袋,确保可输送更高水平的 FiO_2。这两种面罩都配有一个单向阀,阻止呼出的气体进入储氧袋。非重复呼吸面罩配有两个单向阀,防止吸入空气[19]。非重复呼吸面罩在患者需求的流速较低时可输送的最大 FiO_2 是 0.85,当患者每分钟通气量增加时,患者肺泡内 FiO_2 会出现急剧下降,此时非重复呼吸面罩效果不如不带有储氧袋的 Hudson 面罩[8]。

4. 文丘里面罩

文丘里面罩利用 Venturi 效应使气体通过狭窄的侧孔进入,加速气流、增大动能。可通过增大或缩小文丘里面罩的进气孔径调整 FiO_2,最大 FiO_2 可达到 0.6。与其他低流量给氧装置相比,文丘里面罩提供的 FiO_2 受患者呼吸型态和需求的影响更小[8]。

5. 球囊 - 面罩通气

球囊 - 面罩通气装置由一个能自行充气膨胀的球囊、单向阀和面罩构成,可在纯氧状态下辅助通气。附加的呼气末正压(PEEP)阀能改善氧合。手动通气时需患者面部与面罩之间密闭,因此对于单人操作而言难度较大。操作时需一人扣紧面罩、托起患者下颌,另一人挤压球囊。有效的球囊 - 面罩通气是挤压球囊时可看到患者胸廓膨起、氧合改善[20]。球囊 - 面罩通气可能引起胃胀气,增加呕吐和误吸的风险。

> **实践提示**
>
> 使用球囊 - 面罩通气时,建议使用透明面罩,以及时发现患者呕吐。

三、气道支持

口咽部(尤其舌部)肌力丧失,是引起意识丧失患者部分气道阻塞最常见的原因。此时,可通过抬头举颏法或托颌法缓解气道阻塞[21]。如怀疑患者颈椎受伤,禁止使用抬头法或托颌法。托颌法需双手操作[22]。如需要长时间的气道支持,可配合使用口咽通气或鼻咽通气道,这样还有利于使用球囊 - 面罩通气。

(一)口咽通气导管和鼻咽通气导管

Guedel 口咽通气导管有多种型号(中等体型成年人需用 4 号)。口咽通气导管通过患者牙齿放入口腔中,尾端向上朝向硬腭,然后旋转 180°,将患者舌头向前拉、防止后坠。清醒患者对于口咽通气道耐受性差,易引起恶心、呕吐[20]。

鼻咽通气导管(图 15.1)通过患者鼻腔插入口咽部,放置难度较大,需使用大量润滑剂以减少损伤。此类气道不可用于可疑头部损伤的患者。在开放气道的同时,可通过吸痰管吸引清除气道分泌物。

一旦插管成功，鼻咽通气道的耐受性优于口咽通气道。

图15.1 鼻咽通气导管

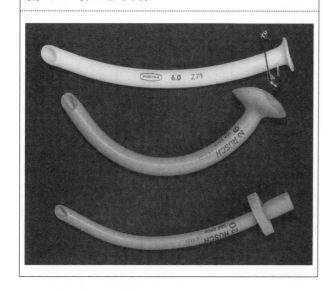

图15.2 喉罩气道

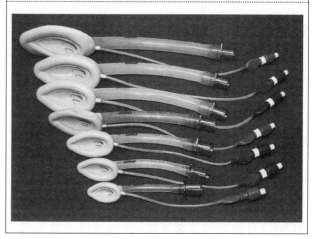

（二）喉罩气道及其置入

经典的喉罩气道（classic laryngeal mask airway, cLMA）（图15.2）经盲插法放入咽部，通过咽部形成的低压封闭喉口。喉罩气道较气管内插管更快、更易置入，有利于气道支持技术经验相对较少的操作者实施。cLMA虽不像气管内插管那样存在严重并发症（如误入食管），但仍存在误吸风险[23]。

气道压较低（<20cmH$_2$O）时，可通过cLMA进行机械通气。cLMA广泛应用于择期全身麻醉术[21]，也可在重症监护中替代球囊-面罩（BMV）通气，或在初次气管插管失败时替代气管内插管[24]。"植入型"LMA最常用于预期插管困难或插管过程困难的患者。植入型喉罩气道有一个手柄，比cLMA更坚硬、更宽，弯度更大，有利于特制的气管内导管通过[23]。

（三）联合导管

在澳大利亚和英国，紧急情况下联合导管的使用较美国更为普遍[21]。联合导管指双腔、双囊的食管-气管联合导管，无论插入食管还是气管都可进行通气。不熟练的操作者可能会感觉正确置入联合导管较置入cLMA更困难[25]。40%的患者会出现包括吸入性肺炎、气胸、气道损伤和出血、食管裂伤或穿孔、纵隔炎等并发症[26]。

（四）气管内导管

气管内插管是气道支持的"金标准"，在患者出现气道水肿，丧失呕吐、咳嗽或吞咽反射时提供气道保护。气管内插管为机械通气和肺内分泌物清除提供了便利[22]。

气管内导管（endotracheal tubes，ETT）有一些设计上的特性，通常由聚氯乙烯制成，内部直径2~10mm（一般成年人型号为7~9mm），最长可达30cm。纵向不透射线的线条可使气管内导管在X线胸片显影，显示气管内导管的位置。1cm为标准的刻度线可以在导管远端显示插入长度，以便测量插管深度、观察导管是否移位[27]。有的导管有远端气囊，有的导管没有。远端气囊充气后可封闭气道，确保正压通气，并防止吸入口咽部分泌物。气囊的轮廓和容积存在差异，但通常都是高容低压的，以在气道内更大的局部表面形成安全压力（图15.3）。将可充气的小气囊与气囊通过气管内导管相连接，在感知到气囊压力变化的同时，小范围内调整气囊压[28]。

在整个气管内导管的塑料材质中嵌入金属线圈增强支撑，就形成了增强型导管，增强型导管有预防导管扭结或堵塞的作用。此类导管在手术室使用频率更高[29]。但此类带金属线圈的导管能被较大的力量咬瘪，并且不可逆，甚至造成气道阻塞。此外，增强型导管还会增加气道损伤的风险，因此在患者转入ICU时应尽早更换为标准的气管内导管。大多数气管内导管有一个"墨菲眼"，即气囊和导管末端之间导管侧边上一个椭圆形的孔，在导管远端开孔出现堵塞时可使用"Murphy眼"进行通气[30]。

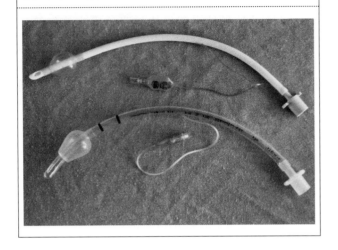

图 15.3 气管内导管

（五）插管前准备

为了完成安全、高效的气管插管，以下方面的准备都十分重要：患者、设备、环境，以及拥有较强急救知识的医务人员。ICU 中，50% 气管插管的患者会出现并发症，28% 的患者会出现严重并发症，包括低氧血症、循环衰竭、心律失常、心搏骤停、导管误插入食管、误吸，甚至死亡[31]。

1. 患者准备

如果条件适宜并且时间允许，应向患者及家属解释插管过程。患者准备包括以下方面：

- 建立可靠的静脉通路，以便快速补液和给药。
- 准确的血压监测（建议动脉内置管监测）。
- 持续监测血氧饱和度和心电图。
- 抽吸鼻胃管内容物（如果留置有鼻胃管）并使鼻胃管处于自然引流状态。
- 摆放仰卧"气道开放"体位。

2. 设备和药物准备

确保所有设备处于完好备用状态，插管前检查所有的设备，包括：

- 供氧设施。
- 负压吸引设施，包括吸引器和 Y 形吸引管。
- 喉镜片及配套的手柄，灯泡功能良好。
- 适宜型号的面罩。
- 连接到氧气的手动通气装置（复苏球）。
- 将充好气的 ETT 气囊浸入无菌溶液中，检查其不漏气、充气均匀。
- 用水基润滑剂润滑导管和气囊（保持无菌状态）。

- 二氧化碳波形监测（紧急状况下常使用化学二氧化碳检测仪）。
- 呼气末呼吸机及管路。
- 床旁放置急救车。
- 手套、眼罩。
- 药物（镇静药和肌松剂）。

> **实践提示**
>
> 插管过程中若出现问题，要知道给谁打求助电话，并在第一时间求助。

（六）插管过程

尽管有人建议使用无创通气，但通常通过球囊 - 面罩（BMV）进行预给氧，可保证患者窒息时或行喉镜检查时血氧饱和度下降程度最低[32]。气管插管过程中通过鼻导管 15L/min 给氧的方式在急诊中应用普遍。到目前为止，尚无足够的证据支持其在危重症患者气管插管应用。ICU 中通常在喉镜辅助下经口置入 ETT。插管困难或经鼻插管时，可使用纤维支气管镜辅助。

1. 经口或经鼻插管

一般建议经口插管，除非有特殊的经鼻插管的适应证。经口插管易于实施，可使用较大内径的导管。虽然经鼻插管 ETT 固定简便，且有益于口腔健康，但也会造成鼻腔结构受损，经鼻插管禁止用于颅骨骨折患者，而且会增加上颌窦炎和呼吸机相关肺炎（ventilator-associated pneumonia，VAP）的风险[33]。

2. 环状软骨压迫法

环状软骨位于甲状软骨下方，是一个闭合的气道环，当环状软骨受到压迫时，可使食管封闭、气道开放。实施环状软骨压迫法时，操作者拇指放置在患者气管的一侧，中指在气管的另一侧，示指直接放在环状软骨上[34]。尽管环状软骨压迫法应用广泛，但其作为一项技术，效果却常被质疑[35]，患者食管与气管的相对位置存在较大的解剖学差异[36]。

3. 向后、向上、向右压迫手法

这种向后、向上、向右按压甲状软骨的手法产生于 20 世纪 90 年代中期，目的是在喉镜检查出现困难时提高可视性。向前推患者下颌，可使患者处于气道开放体位。操作者拇指和中指放在甲状软骨两侧，示指放在甲状软骨顶部，按照向后（脊柱方向）、向上（头部方向）、向右（患者右侧方向）的顺序实施按压。使用肌松剂后更易操作。

4. 气囊管理

气管内导管和气管切开管的气囊可预防咽部分泌物和胃内容物下行到肺部引起气道感染，还可维持气道的密闭性预防机械通气过程中损失潮气量。

5. 导管位置确认

ETT 远端的位置应在隆突上 3～5cm，女性是距门齿 20cm 处，男性距口唇 22cm 处。为防止插入支气管，ETT 前端应固定在口腔的中央或一侧[37]。应在插管后立即判断 ETT 位置；因导管位置可能发生变化，置管后要定时判断 ETT 位置。

通过胸部听诊和观察胸廓起伏判断 ETT 位置的方法并不可靠，因为即使导管误入食管，胸廓也会出现起伏。相反，如果患者肥胖或胸壁僵硬，即使导管位置正确，胸廓也可能不出现起伏。如果导管插入左主支气管可能会听到双侧呼吸音[38]。呼气末 CO_2 测定是确定 ETT 位置的金标准（呼气末 CO_2 监测详细信息见第 13 章）。利用颜色改变监测 CO_2 的一次性耗材廉价且简便易用，但在心肺复苏过程中、或被污染后其准确性变差。无论患者是否存在心搏骤停，呼气末二氧化碳监测都是确定 ETT 位置最可靠的方法[24]。澳大利亚和新西兰危重症医学会将插管过程中持续呼气末 CO_2 监测列为一项最低标准[39]。

> **实践提示**
>
> 拔管时，确保有精通插管技术的人员在场。

（七）气管切开

上呼吸道梗阻的患者可能需要进行气管切开，但气管切开最常用于 ICU 中需要长时间机械通气的患者。与气管插管相比，气管切开的优势包括：喉损伤和声门下狭窄的风险降低；气道阻力和无效腔降低，从而减少呼吸做功，提高撤机成功率[40]；提高患者耐受性，减少镇静药用量。实施气管切开的最佳时机仍存在争议，最佳时机常受到诊断的影响[41]。

1. 气管切开过程

可通过外科技术或经皮扩张技术实施气管切开。对于存在颈部解剖结构异常和严重出血疾病的患者，禁止实施经皮扩张切开术；对于肥胖、颈椎损伤、凝血功能障碍、困难气道或需要高水平通气支持的患者，实施经皮扩张切开术时需非常谨慎[42]。澳大利亚和新西兰经皮扩张切开技术应用更为普遍[42]。

目前有多种不同类型的气管切开导管，具备便于清理呼吸道分泌物、方便患者语言交流、满足患者解剖上的差异等优点。内套管（重复使用或一次性使用）可以预防分泌物聚集在气管切开管上；带孔的套管可允许患者交流，例如 Passy-Muir 阀门等单向阀门，可在放松气囊后允许患者进行语言交流。

2. 气管切开的护理

气管切开护理的目的是避免切口处感染，防止导管阻塞或移位。气管切开处使用生理盐水进行清洁，固定装置至少每 12 小时更换 1 次，为确保安全需双人更换[43]。尼龙搭扣比棉质系带更易更换且更舒适[44]。可将无绒或高吸收性泡沫敷料垫于切口边缘，吸收分泌物。足够的气道湿化和负压吸引可预防管路阻塞（详见本章后面的内容）。使用内套管可避免频繁更换气管切开导管。单腔气管切开导管（无内套管）应至少每 7～10 天更换一次[43]。

（八）气管插管和气管切开的并发症

导管阻塞、移位和误吸是最主要的并发症。ETT 或气管切开导管部分移位比完全脱出危害更大，因为部分移位不易发现，会导致误吸或气体交换受损。导管移位多发生于为患者翻身、患者烦躁、护理人员注意力不集中或休息时[45]。尽管临床常使用身体约束预防导管移位，但大量研究结果表明，自行拔管或装置移位时，患者都处于被约束状态[46-51]。因此，恰当的镇痛和镇静水平是降低自行拔管风险的保障。

气管插管、气管切开期间及置管后即刻出现的并发症包括心血管系统损伤、出血、气管壁损伤、声带损伤、气胸、纵隔气肿、皮下气肿。迟发并发症包括气管狭窄、气管软化、气管食管瘘和感染。正如前文提到的，气囊压越高对于气管的损伤越大[52]。与外科气管切开相比，经皮扩张气管切开伤口感染率更低，出血发生率和死亡率也更低[53]。

四、气管内导管和气管切开导管的管理

（一）气管内吸痰

留置气管内导管或气管切开导管的患者需要进行气管内吸痰，以清除肺内分泌物，避免肺不张、气道阻塞以及气体交换受损[54]。吸痰需在有临床指征时实施，指征包括看到分泌物或听诊痰鸣音、吸气压升高、V_T 降低或呼吸做功增加[55]。流速 - 容积波形中出现锯齿形波也提示需要吸痰[56]。

临床常规是吸痰前给予 1 分钟纯氧，虽然这种做法并没有强有力的证据支持，除非患者出现低氧血症或处于脑血液循环受损状态[57]。对不存在低氧血症的患者，吸痰前应避免预给氧，以免增加氧中毒风险。如果吸痰过程中，氧饱和度下降明显，需将吸入氧浓度调节到 100%。由于手动过度通气存在血流动力学不稳定、肺塌陷以及气压伤的风险，并且缺乏关于其益处的证据支持，因此不推荐使用手动过度通气[58]。同样，气道内滴注盐水存在将病原体冲刷到远端肺组织的风险，也不推荐使用[59]。

1. 方法

吸痰方法包括以下 3 种：

- 开放式吸痰。断开呼吸机管路后，在无菌技术下直接将吸痰管插入 ETT 或气管切开管内，缺点包括 PEEP 消失导致肺泡塌陷，增加感染性病原体传播风险。开放式吸痰时需戴外科口罩和保护性眼罩[60]。
- 半封闭式吸痰。吸痰管通过一个带有自动封闭橡胶塞的螺旋接头插入导管内。
- 密闭式吸痰。内嵌式吸痰装置连接到 ETT/ 气管切开管与呼吸机管路之间，吸痰管被包绕在一个整体的塑料套筒中。和开放式吸痰相比，密闭式吸痰发生肺泡塌陷的程度很低。

就 VAP 发生率和分泌物清除效果而言，上述三种方法并无差异。

吸痰管的直径不应大于气道导管内径的 1/2，计算公式为：吸痰管型号（Fr）=[ETT 型号（mm）-1]×2。为避免损伤，吸痰管应插入到隆突位置后回退 2cm，然后再打开负压吸引器。吸痰时间不应超过 15 秒，持续负压吸引而非间断式吸引。吸引压力尽可能维持在低水平，成年人 <150mmHg，新生儿 <100mmHg[59]。声门下吸引装置与 ETTs 或气管

切开管联合使用有助于预防 VAP，尤其是与其他预防 VAP 的策略如半卧位、正确的气囊管理等同时使用，效果更佳。

2. 不良反应

吸痰的不良反应包括低氧血症、感染性微生物吸入、气道损伤、心动过缓、高血压、颅内压升高。气管内吸痰可引起患者不适，所以只能在出现临床适应证时使用，例如能听诊到痰鸣音、氧饱和度降低、流速 - 容积波形中出现锯齿形波[57, 58]。

（二）气管内导管和气管切开管的固定

ETT 和气管切开管固定的目的是保持插管在正确的位置，预防非计划性拔管或移位，确保顺利实施机械通气，维持皮肤完整性和口腔卫生[61]。ETT 固定的有以下几种方法：

- 将导管系在棉质绳带上，然后环绕在患者的颈部。
- 使用医用黏性胶带将导管贴在患者脸部。
- 不同的管路固定支架产品。

没有文献支持哪一种固定方法更好[62]，每种固定方法都有其优缺点。一项人体模型研究比较了棉质绳带与某公司的气管内导管支架，结果显示使用支架产品后导管移位发生率更低[63]。导管固定需由两名护士共同完成。尽管尚无证据建议最佳的导管固定频率，但一般情况下应至少每天松开并重新固定 1 次，以便观察耳后、嘴角等受压部位的皮肤，同时进行口腔护理[61]。重新固定 ETT 时要调整其在口腔内的位置。

> **实践提示**
>
> 当面部毛发生长时，黏性固定装置可能发生移位。

气囊压力管理

气囊充气后压力应维持在 20～30cmH$_2$O（15～22mmHg）。当气囊压超过气道毛细血管的灌注压（27～40cmH$_2$O/20～30mmHg）时，可能产生气道壁损伤。气囊压 ≤20cmH$_2$O 时，误吸风险增加，VAP 风险增加 2.5 倍[64]。

评估气囊压力的方法有以下 4 种：

- 最小闭合容量试验。
- 最小漏气试验。

- 气囊压测量表。
- 指触法。

在澳大利亚和新西兰，气囊压测量表最常应用[65]，而英国[66]和北美[67]则使用较少。气囊压测量时需将压力计连接到测压球上。气囊压会随头部和身体位置、导管位置、气道压的改变而改变[68,69]。监测气囊压的最佳频率并不确定，但至少应在置管后、转入 ICU 时立即监测，之后每个班次监测一次。最近有研究结果显示，持续气囊压监测有利于降低VAP[70]。尽管气囊压合适时，也可能通过气囊上的纵向皱褶产生微量的误吸[71]。

实施最小闭合容量试验和最小漏气试验时，需采取措施预防误吸，包括半卧位、口腔后部吸引（根据患者耐受程度尽可能往深部插入）、鼻胃管抽吸和放气囊前暂停喂养等。

（三）声门下分泌物吸引管理

气管插管患者口咽部分泌物达到声门部，并在气囊处形成分泌物淤积，慢慢通过气囊上的纵向皱褶渗漏到肺内，增加肺炎发生风险。声门下分泌物吸引是利用内置于 ETT 内侧管壁、开口于气囊上的腔，以持续低压吸引、间歇吸引或冲洗的方式清除声门处分泌物[27]。最近一项系统评价和 Meta 分析结果显示，尽管没有证据证明声门下吸引会影响 ICU 或医院死亡率或通气时间，但声门下吸引可使VAP 发生率降低 48%[72]。

（四）气管内导管和气管切开导管相关紧急情况的管理

1. 导气管断裂或漏气

如果 ETT 或气管切开导管突然被切断，导管或球囊上出现漏气，用 23Fr 或 24Fr 针将气囊重新充气并钳夹导管。如果使用锯齿钳，需在钳子与导管之间垫纱布，避免钳夹造成导气管更严重的损坏。

2. 气囊疝

ETT 气囊疝发生的概率较低，多出现在低压高容气囊中。气囊疝比较隐匿，不易发现，但一旦发生将会造成危及生命的气管阻塞[73]。如果怀疑气囊疝形成（氧饱和度降低、呼吸音消失），应立即放松并再次充盈气囊，检查并确保气囊压在正常范围内。如果上述方法不能解决问题，需更换导管。

3. 气囊持续漏气

气囊漏气可分为气囊完整性受损漏气和气囊结构受损漏气[74]。结构受损漏气通常需要更换导管，尤其当漏气量大、通气无效时。

> **实践提示**
>
> 冒泡声或其他噪声提示气囊持续漏气，V_T 消失或气囊压≥30cmH$_2$O（≥22mmHg）提示气道未封闭。检查 ETT 位置是否发生变化，向其他医疗人员寻求帮助。

（五）拔管

机械通气（见本章后面的内容）后成功撤机需要以评估为基础。拔管前需评估以下内容：是否有足够的气体交换、最低支持程度下呼吸频率和呼吸做功、呼吸肌肌力、咳嗽和自主清除分泌物的能力、血流动力学稳定性、神志[75]。严重的拔管后并发症，如喉痉挛、喘鸣，很难事先预测[76]，所以在拔管前要考虑患者插管时的难易程度，并为紧急再插管做好准备[77]。

五、机械通气

一项最新的关于机械通气的国际研究报告了 23 个国家 349 个 ICU 中 4 968 名患者机械通气的数据，结果显示这些患者使用机械通气时间的中位数为 4 天（四分位数为 2～8 天）[78]，导致其使用机械通气的最主要原因包括术后呼吸衰竭、昏迷、肺炎。这项国际研究未纳入澳大利亚和新西兰的数据。正如前言中所述，2012—2013 年，澳大利亚和新西兰的 ICU 中大约有 41% 的患者接受了有创机械通气，8% 的患者接受了无创通气[1]。患者接受无创通气时间的中位数是 2.5 天。2005 年澳大利亚和新西兰一项在 55 个 ICU 中进行的关于通气和撤机的研究也报道了与国际研究类似的机械通气适应证[79]。

（一）机械通气原理

机械通气指的是使用有创或无创技术进行正压或负压呼吸。使用机械通气的适应证将在下面的内容中进行讨论。表 15.1 列出了一些急性或慢性呼吸衰竭患者中观察到的典型数据，这些数据会对是否使用机械通气的决策产生影响。正压通气是重症

表 15.1

机械通气的生理指标

参数	正常值	ARF	CRF	相关症状或体征
呼吸频率	12～20	≥28	≥30	呼吸困难，辅助呼吸肌活动增加，主动呼气
pH	7.35～7.45	<7.30 没有代偿性变化	7.35～7.40 由于代谢性代偿可能正常	通气不足：$PaCO_2$ 升高，pH 偏酸，头痛，意识不清或其他神志改变，呼吸急促（RR>30 次/min），皮肤潮红
$PaCO_2$	35～45mmHg	>50mmHg 并升高	>50mmHg 并升高	
PaO_2	80～100mmHg	<65mmHg 并下降	<50mmHg 并下降 由于代偿机制 Hb/HCT 升高	氧合不足：PaO_2 和 SpO_2 下降，心动过速，高血压或低血压，呼吸困难，喘息，鼻翼煽动，辅助呼吸肌参与呼吸，焦虑、兴奋并出现神志改变，发绀
HCO_3^-	22～26mmol/L	在正常范围内	如果是慢性高碳酸血症，那么由于代偿机制 HCO_3^->26mmol/L 如果 CRF 是引起氧合低的主要原因，那么 HCO_3^- 将在正常范围内	

ARF=急性呼吸衰竭；CRF=慢性呼吸衰竭；HCT=血细胞比容；RR=呼吸频率

监护中最常使用的通气形式，通气时呼吸机在吸气相利用气动系统将气体输送到肺内。呼气是被动进行的。

1. 呼吸运动方程式

呼吸系统的运动方程是呼吸过程中与压力、容积、流速有关的数学模型。在方程中，需在压力作用下使一定容积的气体进入肺内，气体容积受呼吸系统弹性和阻力特征决定[80]（表 15.2）。

表 15.2

运动方程

公式：	PT（$P_{气道}$+$P_{呼吸肌}$）=V_T/C_R+$V_T/T_I×R$+$PEEP_T$
缩写	PT=总压力：近端气道所产生的压力与呼吸肌所产生的压力之和
	Vt=潮气量
	CR=顺应性
	TI=吸气时间
	R=阻力
	$PEEP_T$=总的呼气末正压：呼气末肺泡压力，并且是呼吸机设置的 PEEP 与任何的内源性 PEEP 之和
注意	V_T/C_R：描述呼吸系统的弹性特征
	V_T/T_I：反映系统的流速
	$V_T/T_I×R$：呼吸系统的阻力

2. 顺应性和弹性

顺应性指肺组织膨胀的难易程度。弹性指肺组织被拉伸后恢复到原来型态的趋势。顺应性被定义为单位压力改变所产生的容积变化，公式是 C=ΔV/ΔP。

肺组织及其周围组织的胸部结构共同决定肺的顺应性。正常机械通气患者肺的顺应性是 35～50ml/cmH_2O[81]。

3. 阻力

阻力指对抗气流的力量。气道阻力受气道（包括人工气道）直径和长度，吸入气流的速度、密度、黏稠度的影响。机械通气期间，支气管痉挛、气道水肿、气管内插管管腔大小、分泌物增多、不恰当的流速设置都可以影响气道阻力。插管患者的正常气道阻力是 6cmH_2O/（L/s）[81]。

（二）呼吸机波形

通过分析呼吸机波形，临床医师可评估人机协调性、呼吸机参数设置的合理性和肺功能。

1. 标量：压力/时间曲线，流速/时间曲线，容积/时间曲线

目前许多呼吸机都能提供完整的图形信息，图

形将压力、流速或容积三者之一作为纵轴（y），以秒为单位的时间作为横轴（x）。观察这些标量可以帮助我们评价人机协调性、患者触发、吸气/呼气时间设置的合理性、是否存在气道塌陷、流速大小是否合理、肺顺应性及气道阻力、管路漏气情况[82, 83]。

（1）压力-时间曲线

这个曲线的型态取决于控制变量（容积或压力）和呼吸类型（控制或自主），以及呼吸由呼吸机触发还是患者自主呼吸[84]。压力-时间曲线反映的是吸气和呼气过程中气道的压力，能评估气道峰压、平

台压、呼气末压、吸气和呼吸时间以及流速是否合适（图15.4）。峰压代表吸气过程中达到的最大压力。平台压是在吸气末屏气测得的数值，代表小气道和肺泡的压力。呼气末压是患者呼气末测得的压力。压力-时间曲线型态取决于控制哪个变量（容积或压力）。在容量控制（图15.4）呼吸模式中，吸气波持续上升直至达到根据 V_T 设置的吸气时峰压。如果在吸气末屏气，就产生平台压。随着患者将气体呼出，气道内压力下降至设定的 PEEP 水平。在压力控制呼吸模式中，吸气波形在吸气之初达到峰

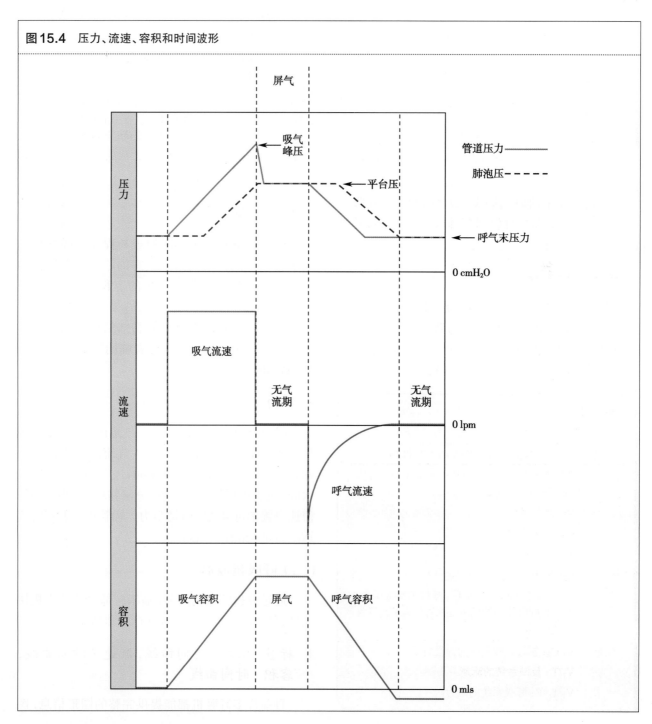

图15.4　压力、流速、容积和时间波形

值并持续,直至达到呼气相。

当解读压力曲线时,必须注意这里的压力指的是管道压,管道压并不总是代表肺泡压。测量肺泡压需在无气流期(屏住 / 停止吸气和呼气)。平台压能比吸气峰压更准确地反映吸气时肺泡压。估计肺泡压有利于评价患者呼吸阻力和顺应性。比较吸气峰压与平台压之间的差异,能反映患者气道阻力。比较平台压和呼气末压力之间的差异,能为评价患者的肺顺应性提供信息。吸气峰压与平台压相差很大,意味着气道阻力很高。平台压升高表示顺应性降低。

在吸气开始时检查压力 - 时间曲线,可识别患者是否有自主吸气触发通气。小的负向偏移代表患者自主吸气。使用压力触发通气时,当压力下降低于基线时就会触发一次呼吸。压力偏移的大小与患者触发呼吸所需力量成正比(图 15.5)。当流速上升超过基线就产生一次流速触发呼吸,尽管这种触发在压力 - 时间曲线上经常伴有一个小的负向偏移。患者吸气触发通气失败的情况也能反映在曲线上,此时在压力波形中,负向偏移没有引起呼吸机相应的反应[85]。可通过压力 - 时间曲线判断流速设置是否合理。如果流速设置过大或上升时间过短,图形上会出现一个尖峰(图 15.5);相反,如果流速不足或上升时间过长,压力波形中吸气波的斜面会偏平甚至倒置[82]。

(2)流速 - 时间曲线

在流速 - 时间曲线中,吸气相在水平轴以上,呼气相在水平轴以下(图 15.6)。在容量控制型呼吸或容积变量中,吸气相流速波形受所选择的流速形态(恒速波、递减波、正弦波)影响,递减流速波形与压力控制呼吸有关。患者触发和切换到自主呼吸的吸气流速波形,受是否有压力支持及呼气敏感性影响[82]。

分析呼气相流速波形有利于发现气道塌陷,评价患者对支气管扩张剂的反应。不存在气道塌陷时,呼气相流速波迅速下降至基线以下,然后在下一次呼吸前逐渐回到零点。不能回到基线水平代表存在气道塌陷,吸入的气体未被完全呼出。气道塌陷可导致内源性或"自主性 PEEP"产生,从而对患者的血流动力学状态产生不良影响,引起人机对抗[86]。气道塌陷可能出现在气流受限型患者当中,例如 COPD 和哮喘患者。气道塌陷的后果包括动态性过度通气、呼吸顺应性下降、呼吸肌疲劳[87]。通过分析呼气相流速波形还可评价支气管扩张剂治疗的效果,如果有效,呼气相波形可回到基线水平[86](图 15.7)。在流速波形中可观察到人机对抗,当呼气相流速出现突然下降或吸气相流速出现突然升高都表明人机对抗[85]。

(3)容积 - 时间曲线

容积 - 时间曲线从功能残气量(基线)开始,随

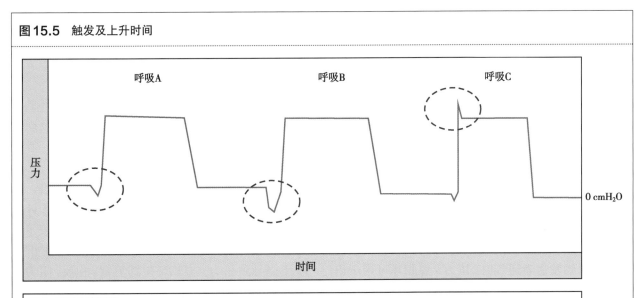

图 15.5　触发及上升时间

呼吸A　　　　　　呼吸B　　　　　　呼吸C

压力

0 cmH₂O

时间

压力–时间曲线说明:
1)每次呼吸前,压力轴的负向倾斜程度代表患者自主呼吸触发吸气所需的压力大小。比较呼吸A与呼吸B的压力下降程度,B呼吸中压力下降幅度更大,代表患者自主呼吸产生的气流更大
2)当设置的压力上升时间过短,曲线也会受到影响。例如呼吸C中压力波形。这种情况有时出现在气道阻力很大的患者身上(如急性重度哮喘)或设置的压力上升时间缩短时。压力骤升是否对患者有影响目前还存在争议,但会触发高压报警,影响通气

图15.6 流速 - 时间曲线

流速波名称	流速波形状	描述
方波	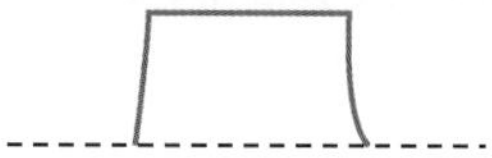	吸气开始时，立即达到峰流速，吸气相持续峰流速，在呼气开始突然停止
		通常是容量控制模式的默认波形
正弦波	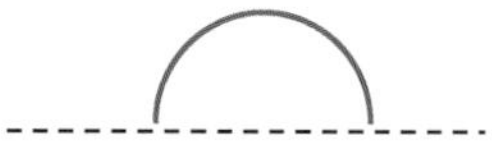	吸气流速逐渐增加至峰流速，然后再逐渐递减到停止
		被认为是模拟自主呼吸的流速模型
		可以增加PIP（吸气峰压）
递增波	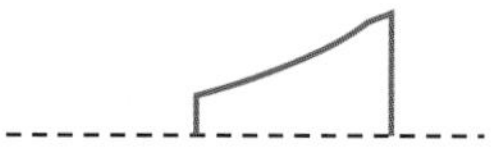	流速呈线性逐渐增加，直至达到设定的峰流速
递减波	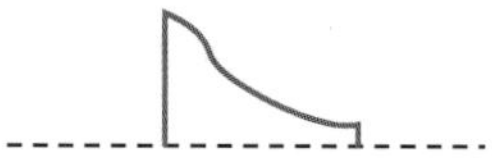	流速在吸气开始时处于峰流速，并在整个吸气相逐渐递减
		当流速降到某一百分数（通常是25%，但呼吸机模式不同，数值有所不同），流速停止，呼吸机切换到呼气。一些新型呼吸机中，终止流速的标准可以调节
		快速的起始流速能提高气道平均压，促进肺泡复张
		当肺泡通气不均匀时，可改善气体分布
		降低无效腔，提高动脉氧分压，降低PIP

着吸气气流达到最大吸气潮气量，然后在呼气时返回基线。容积波形对于发现管路漏气问题十分有帮助（图 15.8），如果呼吸机管路漏气，容积波不能回到基线水平。

2. 环：压力 / 容积、流速 / 容积

目前大多数呼吸机都可以把监测到的压力、流速、容积整合成环状图形，以测量气道阻力、胸壁和肺的顺应性。

（1）压力 - 容积环

把参数 P_{aw} 和 V_T 一一对应标记，并以 P_{aw} 为 x 轴，即可得到压力 - 容积环。对于指令呼吸模式，该环按逆时针方向描记（图 15.9）。自主呼吸（触发和切换）模式时，该环则呈顺时针方向。当极少量气体不足以触发患者通气时，压力 - 容积环可用于识别低位和高位拐点。低位拐点出现在吸气开始时，当 P_{aw} 开始上升引起 V_T 微小的变化。当 P_{aw} 持续上升，V_T 会成指数倍增加，肺泡复张，造成使压力 - 容积环在吸气相曲线斜率出现明显增加。这一点代表肺泡复张，也称为低位拐点，低位拐点可指导 PEEP

的选择[88,89]。吸气相曲线持续上升直至达到吸气峰压和最大 V_T。吸气相曲线上朝向吸气末的弯曲点，称为高位拐点，在这个拐点，微小的容量变化也会造成大幅度的压力上升，容易出现肺过度膨胀[88]。呼气相曲线代表肺的收缩，对于指导 PEEP 设置也有参考价值[90,91]。

患者触发的指令呼吸模式，压力 - 容积环的起始部分出现在 y 轴的左侧，朝顺时针方向，反映了患者的自主呼吸。当呼吸机开始运转，压力 - 容积环移动到 y 轴右侧，并且变为顺时针方向[81]。压力 - 容积环反映了肺与呼吸机之间动态协调性。当协调性下降时，需增加压力以达到所需要的 V_T，压力 - 容积环呈现扁平状[92]。环之间的面积代表了吸气和呼气的阻力，称为"滞后现象"。当阻力增加时，V_T 下降导致压力 - 容积环更矮更宽；相反，阻力下降时，环则更高更宽（图 15.10）[93]。

（2）流速 - 容积环

正压通气时描记的流速 - 容积环中，横轴以上为吸气，横轴以下为呼气。流速 - 容积环对于评价支气管扩张剂效果和检查气道阻力有重要意义。

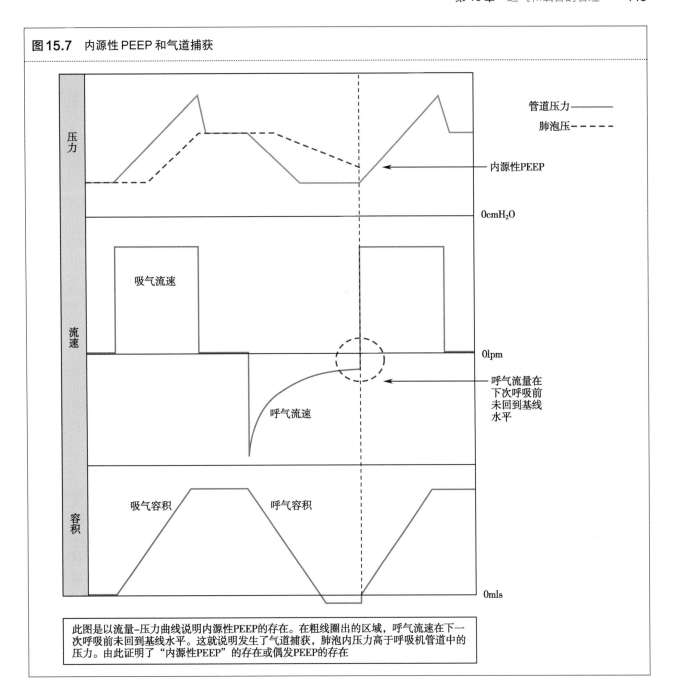

图 15.7 内源性 PEEP 和气道捕获

此图是以流量-压力曲线说明内源性PEEP的存在。在粗线圈出的区域,呼气流速在下一次呼吸前未回到基线水平。这就说明发生了气道捕获,肺泡内压力高于呼吸机管道中的压力。由此证明了"内源性PEEP"的存在或偶发PEEP的存在

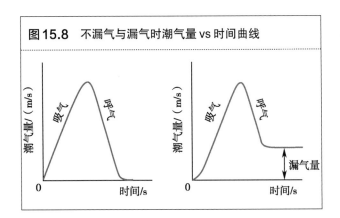

图 15.8 不漏气与漏气时潮气量 vs 时间曲线

(三)呼吸机管路

呼吸机需借助管路将气流传输给患者。为避免气体湿化后产生冷凝水,呼吸机吸气一端或吸气、呼气两端管壁上带有加热装置[94]。过去,为了降低VAP 风险,呼吸机管路更换频繁(48~72 小时)[95]。目前预防 VAP 的指南指出,呼吸机管路更换时间与VAP 发生率并无关系,因此无需常规更换呼吸机管路,只有当管路被污染或损坏时才需要更换[96]。

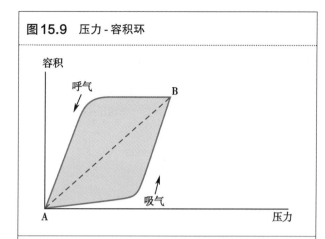

图15.9　压力 - 容积环

Adapted from Dräegerwerk AG & Co. Available from: http://www.draeger.com/sites/assets/Publixhingimages/Products/savina-300/UK/9097421-Fibel-Curves_Loops-en.pdf, p 26, with permission.

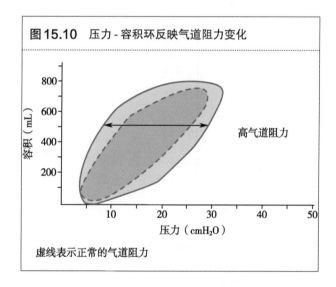

图15.10　压力 - 容积环反映气道阻力变化

虚线表示正常的气道阻力

1. 气道湿化

湿化技术可以对吸入的气体进行加温加湿，有利于维持纤毛作用，促进黏液清除，预防呼吸道黏膜干燥易激及分泌物凝固。气管插管和机械通气过程中，鼻咽部正常的湿化程序被越过，再加上高流量医用氧气吸入，这些改变或影响，都要求我们使用替代性的湿化方法。长时间机械通气后，对于维持呼吸道黏膜的健康和功能而言，最佳方式是吸入加热至接近体核温度、含有饱和水蒸气的气体[97]。

2. 绝对湿度和相对湿度

绝对湿度是指在设定温度下单位体积的气体中含有的水蒸气的量。随着温度升高，绝对湿度增加；机械通气过程中，加热气体可增加其含水量。相对湿度用百分数表示，是气体中实际含有的水蒸气比上最大含水量（绝对湿度 / 最大湿度）。理想的湿化需符合以下要求：

- 吸入气温度为37℃，含有30～43g/m³ 的水分（37℃时支气管内相对湿度是100%）。
- 设定的温度保持恒定。
- 湿化效果和温度不受高流量气流和不同气流型态的影响。
- 湿化装置简便易用。
- 湿化器可用于自主呼吸和机械通气的患者。
- 有预防加热过度、湿化过度、触电的报警功能。
- 气道阻力、顺应性和无效腔不会对自主呼吸模式产生不利影响。
- 不影响吸入气体的无菌状态[98]。
- 可通过温湿交换器或呼吸机管路中的加热湿化罐实现湿化。

3. 湿热交换器

热湿交换器（heat-moisture exchanger，HMEs）能在呼气过程中储留呼出气体的热量和水分，并将其用于吸入气体的加热和湿化。有两种类型的HMEs，即吸湿型和疏水型。吸湿型HMEs利用化学合成的浸渍泡沫或纸质材料吸收水蒸气，实践证明其加热湿化效果优于疏水型HMEs[99]。HMEs处于呼吸机管路中Y形管和气管插管之间，缺点是增加与其内部容量相当的无效腔量[100]。HMEs应每24小时或被分泌物污染时更换一次，通常用于短时间内的湿化。

4. 加热湿化器

加热湿化器通常用于预计机械通气超过24小时的患者。目前加热底座、管路等产品多种多样，需根据其说明书使用。最近一项系统综述和Meta分析比较了HMEs和加热湿化器，两者在人工气道阻塞率、患者死亡率、肺炎或呼吸系统并发症发生率等方面并无差异，但使用HMEs时，$PaCO_2$ 和每分钟通气量会增加、患者体温降低[101]。

六、无创通气

无创通气（non-invasive ventilation，NIV）指呼吸机通过口鼻面罩、鼻罩、全脸面罩或口罩等与患者相连进行正压通气、无需建立有创人工气道的通气方式的统称。NIV 技术包括负压和正压通气，在重症监护中主要应用正压通气方式。

（一）术语

正压无创通气可进一步分为无创正压通气（non-invasive positive pressure ventilation，NIPPV）和持续正压通气（continuous positive airway pressure，CPAP）。NIPPV 提供的是吸气相正压，也被称为吸气正压通气（inspiratory positive airway pressure，IPAP），通常与呼气末正压（PEEP）联合使用。PEEP 也被称为呼气末正压通气（EPAP）。CPAP 并非主动协助吸气，但在吸气相和呼气相提供恒定的气道正压[102]。

术语"气道压双相正"（biphasic/bilevel positive airway pressure，BiPAP）和无创压力支持通气（non-invasive pressure support ventilation，NIPSV），也指的是 NIPPV[103]。缩略词 BiPAP® 被 Respironics（默里维尔）公司注册，Respironics 制造包括 ICU 普遍使用的 BIPAP® 在内的无创呼吸机。欧洲普遍用 NIPSV 代指 NIPPV。

> **实践提示**
>
> 当 ICU 中其他人员使用术语 BiPAP/ BIPAP 时，分清它们指的是无创通气还是有创通气。

（二）生理效益

NIV 可使急性呼吸衰竭患者受益，某种程度上是由于在其吸气时提供正压，减少了呼吸肌做功，从而降低呼吸肌负荷[104]。吸气相给予正压支持可增加跨肺压、膨胀肺组织、增加肺泡通气、降低呼吸肌负荷[105]。增加肺泡通气主要体现在潮气量增加、CO_2 排出增加及酸血症的纠正。高水平的吸气压还可缓解呼吸困难[106]。

对于充血性心力衰竭（congestive heart failure，CHF）患者来说，NIV 的主要生理效益在于，通过 PEEP 增加功能残气量，从而使塌陷的肺泡复张，氧合得到改善[107]。使用正压通气，可增加胸腔内压力，通过降低心室前负荷和左心室后负荷，减少心肌做功和耗氧量，改善心脏功能[107-109]。NIV 还保留了患者语言交流、吞咽、咳嗽及清理呼吸道的能力，降低气管插管相关的风险[110]。

（三）NIV 适应证

NIV 治疗成功与否，与其应用的合理性密切相关[111]。表 15.3 列出了 NIV 的适应证和禁忌证。

表 15.3
NIV 适应证和禁忌证

适应证	
床旁观察	呼吸困难加重；中至重度呼吸急促；呼吸>24 次 /min[阻塞型]；呼吸>30 次 /min[限制型]；出现呼吸做功增加、辅助呼吸肌参与呼吸、胸腹对抗式呼吸等症状
气体交换	急性呼吸衰竭或慢性退变性急性呼吸衰竭（最佳适应证），$PaCO_2$>45mmHg，pH<7.35；低氧血症（慎用），PaO_2/FiO_2<200

禁忌证	
绝对禁忌证	呼吸骤停；不能适合配上面罩
相对禁忌证	身体状态不稳定：低血压休克、未控制的心肌缺血或心律失常、未控制的上消化道出血；烦躁，不能配合；不能保护呼吸道；吞咽功能受损；分泌物过多，经分泌物清理技术不能控制；多脏器衰竭（两种或两种以上）；近期上呼吸道或上消化道手术

$PaCO_2$= 动脉血二氧化碳分压；PaO_2= 动脉血氧分压；PaO_2/FiO_2= 动脉血氧分压和吸入氧浓度之比

1. 急性呼吸衰竭

支持低氧血症呼吸衰竭患者使用 NIV 的证据有限，而且观点并不统一[107]。对于社区获得性肺炎的患者，证据表明 NIV 可降低插管率、ICU 住院时间及 2 个月内死亡率，但仅限于合并 COPD 的亚组[112]。肺炎也被证实是 NIV 失败的危险因素之一[113]。

2. COPD 急性加重和 CHF

有高水平的证据支持 COPD 急性加重和 CHF 患者使用 NIV。3 项 Meta 分析结果证实，与标准药物治疗相比，NIPPV 能够减少 COPD 患者的插管率、住院时间和死亡率[114-116]。意识清晰、中等程度酸血症、呼吸次数<30 次 /min、使用 NIV 治疗 2 小

时内呼吸参数有所改善的 COPD 患者，使用 NIPPV 治疗的效果比较好[104, 117]。

有研究证实，与仅使用标准治疗相比，标准治疗联合 NIV 可降低 CHF 患者插管率和死亡率[118-120]。最近一篇纳入 32 项研究的 Meta 分析结果显示，与标准治疗相比，NIV 能降低 50% 的死亡率和再插管率，且并不增加急性心肌梗死的风险[121]；作者推荐 CPAP 作为 NIV 的首选，因为有诸多强有力的证据证实了其在安全性、降低费用等方面的优势[121]。澳大利亚和国际上的一些调查研究结果也更倾向于推荐 CPAP 作为 CHF 患者首选的无创通气方式。

3. NIV 在撤机中的应用

NIV 可用于撤机过程，以减少有创通气时间，降低相关并发症。可在患者拔除插管后予 NIV 支持，然后过渡到标准氧气治疗[122]。此时应用 NIV，与其在预防高危患者再插管或拔管后呼吸衰竭的作用是不同的[123]。最近一项纳入 16 项研究、994 名患者（多数为 COPD）的 Meta 分析结果表明，拔管后即刻使用 NIV，可降低死亡率、撤机失败率、VAP、气管切开率、再插管率、ICU 住院时间及总住院时间、机械通气总时长[124]。相反，拔管后使用 NIV 在呼吸衰竭方面的益处并不确切。一项更大规模的针对拔管后呼吸衰竭患者使用 NIV 的研究结果显示，患者生存率很低，可能与未及时再插管有关[125]。随后一项 Meta 分析结果指出，NIV 可预防高危患者拔管后呼吸衰竭，但一旦患者出现呼吸衰竭征象，应立即考虑是否需要再插管[106]。

4. 其他适应证

NIV 的其他适应证包括：
- 哮喘[126, 127]。
- 免疫抑制患者肺实质浸润。
- 神经肌肉病（如肌肉萎缩症、侧索硬化性肌萎缩）。
- 肋骨骨折。
- 肥胖及中枢性低通气综合征。
- 姑息治疗[128]。

（四）患者选择

判断患者是否使用 NIV，取决于床旁观察到的症状、体征及气体交换参数的变化，详见表 15.3。

（五）连接装置及设置

实施 NIV 需通过连接装置将患者与呼吸机连接，NIV 使用的呼吸机是一种便携的带有 CPAP 阀的空气压缩或气流发动装置。人机连接方式合理与否，会影响 NIV 的成败。口鼻面罩可将口腔、鼻腔全部覆盖，更适用于急性呼吸衰竭患者[129]。使用鼻罩时患者可说话、进食水，因此鼻罩更适合长期使用 NIV 的患者。口鼻面罩允许的通气压力更高，且较少漏气，舒适性也更高[130]。其他连接装置还有全脸面罩，可封闭整个面部，在脸周形成密闭空间，包住眼、鼻、口；此外还有鼻枕，放置于患者口唇之间的口含嘴，以及可连接到颈托的透明状塑料头盔。这些连接装置可以减少压疮、漏气及不适感，增加患者耐受性[131]。

（六）启动和监测要点

能否成功启动 NIV 取决于患者的配合程度和耐受性。使用前向患者简单介绍整个过程及 NIV 可能的益处，可提高配合程度。提高患者耐受性的措施包括：选择符合患者面部特征的连接装置；从较低压力开始；使用合适的头带将面罩轻轻固定在安全有效的位置；确保头带松紧适宜，既没有较大量的漏气，也不会过紧引起患者不适。一旦开始使用 NIV，就要严密监测患者的呼吸状况、血流动力学稳定性、NIV 治疗效果、患者耐受性及是否有漏气等（详见表 15.4）。治疗开始前和进行 1~2 小时后需监测动脉血气分析数值[132]。治疗开始阶段和稳定阶段，需按 1:1 护患比对患者进行监护，稳定阶段的早期还需不断对患者进行指导，以提高耐受性。

> **实践提示**
>
> 向患者解释治疗过程，确保持续监测，可提高依从性。起始阶段，如果患者感觉不适或出现幽闭恐惧症，允许其短暂摘除面罩。

（七）潜在并发症

需将面罩严密固定以防漏气，但这样会增加鼻梁或耳廓（由头罩的头带引起）压疮的发生率。漏气会对眼结膜产生刺激，高流量干燥气体可导致鼻充血、口唇干燥、胃胀气。NIV 连接装置导致的幽闭恐惧症，还可使患者烦躁，患者与呼吸机之间的协调性下降，从而影响 NIV 效果[104]。其他罕见的严重并发症包括吸入性肺炎、胸内压增高导致的血流动力学不稳定、气胸[105]。

表 15.4	
NIV 监测要点	
监测要点	评估
患者舒适度	是否坐立不安 面罩耐受性 焦虑水平 呼吸困难评分 疼痛评分
意识水平	格拉斯哥评分
呼吸做功	胸壁活动度 辅助呼吸肌活动 呼吸频率
气体交换参数	持续 SpO_2 监测 动脉血气分析（基线、之后 1～2 小时） 患者肤色
血流动力学状态	持续心率监测 间断血压测量
呼吸机参数	面罩周围漏气情况 压力支持充足状况（V_T、pH、$PaCO_2$） 呼气末压力充足状况（SpO_2、PaO_2）

$PaCO_2$= 动脉血二氧化碳分压；PaO_2：动脉血氧分压；SpO_2= 血氧饱和度；V_T= 潮气量

Adapted from Rose L, Gerdtz M. Use of non-invasive ventilation in Australian emergency departments. Int J Nurs Stud 2009; 46(5): 617-23, with permission.

（八）NIV 使用无效指征

在开始的 1～2 小时内，NIV 治疗无效的主要表现为气体交换无改善或恶化，进行性或新发浅快呼吸，血流动力学不稳定加剧[130]。意识水平下降可能是即将出现呼吸停止的征象。

（九）NIV 撤机

目前指南中关于 NIV 撤机的推荐意见很少[133]。多数情况下，撤机过程非常简单[132]。但对于起始阶段较使用高水平 IPAP 和 / 或 EPAP 的患者，撤机时需持续评估呼吸困难程度、胸壁活动、通气和氧合参数等。最近有研究者提出的撤机方法是，在监测耐受性的同时，延长 NIV 时间，达到逐步撤机。

七、有创机械通气

由于药物、疾病或其他原因导致持续呼吸功能不全（低氧血症和 / 或高碳酸血症）的重症患者，可能需要进行气管插管和机械通气支持氧合和通气需求。进行气管插管和机械通气的临床标准，是对患者进行个体化评估，以及患者对改善低氧血症措施的反应。

（一）适应证

气管插管和机械通气的适应证包括：
- 呼吸暂停。
- 气道保护能力丧失，例如吞咽、咳嗽反射消失，格拉斯哥评分降低。
- 呼吸窘迫的临床表现，如呼吸急促[134]、辅助呼吸肌参与呼吸、异常胸壁活动[135]、心动过速和高血压。
- 不能维持满足代谢需求的氧合，例如发绀、吸入氧浓度 >0.5 时 SpO_2<88%。
- 呼吸性酸中毒（例如 pH 急剧下降至 7.25 以下）。
- 术后呼吸衰竭。
- 休克。

机械通气的目的是达到并维持足够的肺内气体交换，最大限度降低肺损伤风险，降低患者呼吸做功，提高患者舒适度。

（二）呼吸机

现代呼吸机应用复杂的程序对气流和压力特征进行灵敏的监测、反映和控制。这些呼吸机对患者的通气需求更加敏感，能在吸气和呼气双相提高人机协调性。机械通气过程中常用的参数设置详见表 15.5。接下来讨论常见的观察和记录参数。

> **框 15.2**
>
> **老年机械通气患者**
> - 接受机械通气的老年人，发生功能障碍的概率高于其他未使用机械通气的住院患者[136]，应在选择治疗方案时告知患者和家属。
> - 在长时间机械通气过程中，衰弱的老年人发生谵妄风险更高[137]。

1. 呼吸机送气阶段

呼吸过程包括吸气相和呼气相两个时相（图 15.11）。压力、流速、容积以及时间是常用的描述或将吸气相分类的四个参数。机械通气分类依据包括：①按触发通气的机制分类（呼吸机或患者）；

表 15.5

呼吸机参数设置

参数	描述
吸入氧浓度（FiO_2）	在吸气相输送给患者气体的含氧分数
潮气量（V_T）	每次呼吸的容积（ml）
设定呼吸次数（f）	由医师决定并设置的呼吸机输送给患者的呼吸次数（bpm）
吸气触发或灵敏度	呼吸机感应患者自主呼吸的机制。可通过压力或流量变化进行测量
吸气压（P_{insp}，P_{high}）	医师设定的吸气过程中的目标压力
吸气时间（T_{insp}）	吸气持续时间（s）
吸呼比（I∶E）	吸气时间和呼气时间的比值
流速（V）	吸气过程中气体流动速度（L/min）
压力支持（PS）	增加患者自主呼吸强度触发呼吸、达到医师设定的压力（cmH_2O）的气流
呼气末正压（PEEP）	运用气道压力支持，使呼气末气道压力大于大气压（cmH_2O）
上升时间	定压呼吸中，从吸气开始达到最大流速的时间
呼气灵敏度	自主呼吸中，一旦流速下降到峰流速设定的百分比，呼吸机即从吸气切换到呼气
分钟通气量（V_E）	通常不直接设定，由设定的 V_T 和 f 设定，等于潮气量乘以每分钟呼吸次数（L/min）
气道压（P_{aw}）	气道近端由呼吸机测得的压力，单位为 cmH_2O
平台压（P_{plat}）	作用于小气道和肺泡的压力，单位为 cmH_2O。平台压不需要设定，可通过吸气末暂停呼吸机进行测量

②按吸气相目标参数（也称为"控制型"或"限制型"）分类；③按从呼气相到吸气相的"循环"参数分类[138]。

2. 压力 vs 容量控制

传统做法中，医师更倾向于容量控制通气（volume control ventilation，VCV），因为容量控制时可直接通过调节呼吸频率和潮气量，控制分钟通气量（V_E）和 CO_2 排出量[139]。容量控制输送的潮气量是恒定的，不受患者自身肺内机制影响。其缺点是，在控制通气时，不能根据患者吸气需求而增加容积或流速，可以导致人机对抗。容量控制的另外一个缺点是不能根据患者肺顺应性和气道阻力的改变来控制气道峰压。平台压升高，可能导致肺泡过度膨胀、气压伤，以及血流动力学受影响，例如静脉回流减少、心排血量降低导致的低血压和组织灌注不足[140]。医师需严密监测通气过程，避免压力损伤。在容量控制模式中，吸气末达到气道峰压，并且持续时间很短；因此，气体分布可能未达到最佳状态，从而产生剪切力[141]。可通过设定减速波形以及在吸气相设置短暂停解决这一个问题。

压力控制通气（pressure controlled ventilation，PCV）可控制吸气峰压和吸气时间。由于缺乏潮气量的保证，并且 V_T 可能因呼吸顺应性和气道阻力

改变发生变化，医师需监测分钟通气量和气体交换情况。与容量控制模式相比，流速和潮气量的变化，意味着患者自主呼吸与机械通气之间的交互作用更明显。压力控制通气的变量及递减波使肺泡更快充盈，气体的分布更加均匀。递减波还可以改善气体交换，减低呼吸做功，预防正常肺泡过度扩张[142-145]。压力控制模式中，吸气初就可达到设定的吸气压，并在整个吸气相保持此压力，这样长时间、恒定的开放压力有利于肺泡复张。

（三）呼吸机参数

1. 吸入氧浓度

给患者供氧时，FiO_2 用小数位来表示，数值范围在 0.21～1.0 之间。空气中氧浓度为 0.21（21%）。通气开始时通常予较高的 FiO_2，但正如前文所述，要警惕氧中毒风险，氧中毒可导致肺毛细血管膜破裂、肺泡壁纤维化[146]。

2. 潮气量

潮气量（V_T）是每次呼吸的容积，用 ml 表示。机械通气时需根据患者理想体重（使用身高和性别特征表获取理想体重，表 15.6）[147]计算潮气量，达

图15.11　呼吸输送阶段

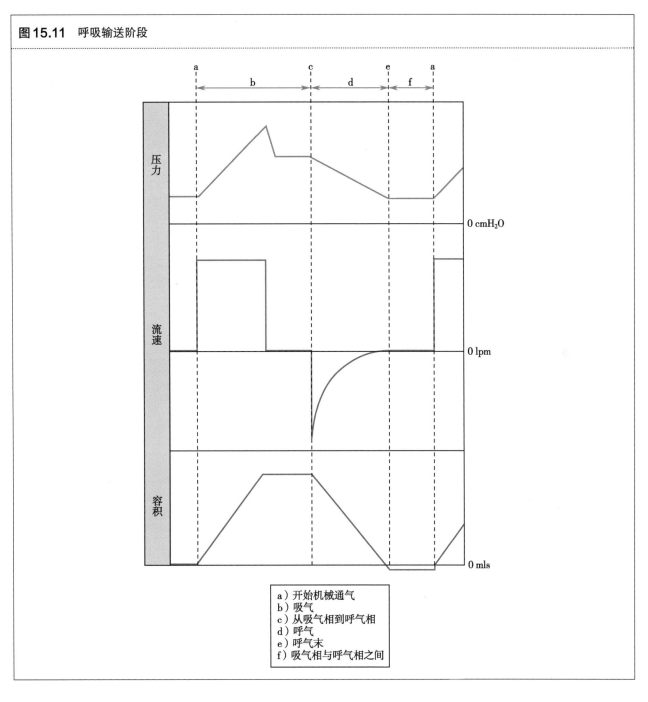

a）开始机械通气
b）吸气
c）从吸气相到呼气相
d）呼气
e）呼气末
f）吸气相与呼气相之间

到6～8ml/kg。有证据强烈推荐对于 ARDS 的患者使用 6ml/kg 的潮气量,可降低死亡率[148, 121]。越来越多的证据建议将 6ml/kg 作为针对没有 ARDS 患者的保护性肺通气目标,以改善临床结局[149-151]。尽管还需进一步临床研究,但临床医师应考虑将 6～8ml/kg 作为所有机械通气患者的通气量目标。

3. 呼吸次数

设置控制通气的频率(f)或呼吸次数(RR)时,需考虑患者自主呼吸情况、预期通气需求以及吸呼比的影响。对于大量使用镇静药的患者,无论是否使用神经肌肉阻滞剂,都需要设定呼吸频率,以保证患者有足够的气体交换,达到氧合需求。可自主呼吸的患者,在使用同步间歇指令通气(synchronized intermittent mandatory ventilation,SIMV)和辅助控制(assist control, A/C)通气模式时,可设置较低的呼吸频率。正常的生理呼吸次数是 12～20 次 /min,存在低氧型呼吸衰竭的患者一般呼吸频次是 20～30 次 /min[152]。

4. 吸气触发

通气模式不同,呼吸机触发形式也不同,分

表 15.6
ARDS 男性和女性预测体重值

PBW 和女性潮气量						身高, cm	PBW 和男性潮气量					
PBW	4ml	5ml	6ml	7ml	8ml	(inch)	PBW	4ml	5ml	6ml	7ml	8ml
31.7	127	159	190	222	254	137(54)	36.2	145	181	217	253	290
34	136	170	204	238	272	140(55)	38.5	154	193	231	270	308
36.3	145	182	218	254	290	142(56)	40.8	163	204	245	286	326
38.6	154	193	232	270	309	145(57)	43.1	172	216	259	302	345
40.9	164	205	245	286	327	147.5(58)	45.4	182	227	272	318	363
43.2	173	216	259	302	346	150(59)	47.7	191	239	286	334	382
45.5	182	228	273	319	364	152.5(60)	50	200	250	300	350	400
47.8	191	239	287	335	382	155(61)	52.3	209	262	314	366	418
50.1	200	251	301	351	401	157.5(62)	54.6	218	273	328	382	437
52.4	210	262	314	367	419	160(63)	56.9	228	285	341	398	455
54.7	219	274	328	383	438	162.5(64)	59.2	237	296	355	414	474
57	228	285	342	399	456	165(65)	61.5	246	308	369	431	492
59.3	237	297	356	415	474	167.5(66)	63.8	255	319	383	447	510
61.6	246	308	370	431	493	170(67)	66.1	264	331	397	463	529
63.9	256	320	383	447	511	172.5(68)	68.4	274	342	410	479	547
66.2	265	331	397	463	530	175(69)	70.7	283	354	424	495	566
68.5	274	343	411	480	548	178(70)	73	292	365	438	511	584
70.8	283	354	425	496	566	180(71)	75.3	301	377	452	527	602
73.1	292	366	439	512	585	183(72)	77.6	310	388	466	543	621
75.4	302	377	452	528	603	185.5(73)	79.9	320	400	479	559	639
77.7	311	389	466	544	622	188(74)	82.2	329	411	493	575	658
80	320	400	480	560	640	190.5(75)	84.5	338	423	507	592	676
82.3	329	412	494	576	658	193(76)	86.8	347	434	521	608	694
84.6	338	423	508	592	677	195.5(77)	89.1	356	446	535	624	713
86.9	348	435	521	608	695	198(78)	91.4	366	457	548	640	731

注: PBW= 预测体重

身高以 cm 为单位时,计算公式为:

女性 =45.5+0.91×(身高 −152.4)

男性 =50+0.91×(身高 −152.3)

Adapted from information courtesy of ARDSnet. Further information available at http://www.ardsnet.org/node/77460.

呼吸机触发和患者触发两种。根据临床需求设定的模式,例如强制式通气(controlled mandatory ventilation,CMV)或没有自主呼吸的 A/C 和 SIMV 模式,呼吸都由呼吸机触发。患者触发呼吸需要呼吸机感应到患者的自主呼吸。现在大多数呼吸机都使用流速触发模式,并且研究证据也表明流速触发比压力触发更灵敏[153]。压力触发需要患者在呼吸机管路中产生足够大负压,使呼吸机感应到患者的自主呼吸,从而开始输送气体。流速触发有时与预设气流(通常 5～10L/min)联合应用,这个气流也被称为偏流速(或基线流速),在呼吸机管路中恒定流动,当患者出现自主吸气时,其流通方向改变,呼吸机能感应到此变化。当流速转变达到临床设定的数值,就能触发一次呼吸[154]。流速触发一般设定在 1～3L/min(1L/min 表示患者自主呼吸强度弱,3L/min 表示患者自主呼吸强度大)。尽管通气技术有了很大进步,但仍有各种研究不断证实,缺少患者触发将导致人机对抗[155]。相反,没有自主呼吸时,"自动触发"由呼吸机完成,然而临床实践中自动触发有时会增加心输出量,例如在脑死亡患者中。

5. 上升时间

对于控制呼吸及自主呼吸的压力支持模式,上升时间表示呼吸机达到设定的吸气压力(P_{insp})的快慢。将上升时间调至最低值,意味着呼吸功能在最短时间内达到目标压力值,在吸气相早期出现快速气流,从而降低呼吸做功,改善人机协调性。对于气道阻力高的患者(例如严重哮喘),短暂的吸气时间可能引起气道震荡,压力波形急剧上升。两者之间的临床相关性还存在争议,但毫无疑问的是,这种情况会产生异常的压力波形,导致呼吸机报警。延长上升时间可以解决这一问题。对于其他患者,延长上升时间可能会导致呼吸做功增加[156]。

6. 吸气时间和吸呼比

每一次指令呼吸的总时间由设置的吸气时间和呼吸频率决定。通常吸气时间为 0.8～1.2 秒。总的呼吸时间包括吸气时间和呼气时间,也可以用吸呼比(I：E)表示。正常自主呼吸时,呼气时间大概是吸气时间的两倍(吸呼比为 1∶2)。气体流速也会影响吸气时间,高流速可使达到目标 V_T 的时间缩短。可通过人为设置 1∶E 产生反比呼吸(1∶1,2∶1,4∶1),以达到增加平均气道压、促进肺泡复张、提高

氧合的目的。在任何通气模式中,延长吸气时间或使用反比呼吸通气,都可能导致人机对抗,增加气压伤的风险[157]。

7. 吸气流速和流速形态

流速指的是气体流动的速度,单位为升／分(L/min),通常流速为 30～60L/min。过高的流速可引起湍流,导致气道峰压增高;过低的流速可引起层流,使吸气时间延长,改善气体分布,降低气道峰压[158]。吸气流速可分为 3 种形态:恒速波或方波、递减波和正弦波(图 15.6)。恒速波指在吸气初即达到峰流速,并且在整个吸气相中保持恒定的气体流速,这样将导致气道峰压增加。递减波时气体流速在吸气初最高,在吸气相逐渐降低。正弦波是生理呼吸的波形。

8. 气道峰压

气道峰压在呼吸周期中随若干指定的压力(例如吸气峰压、呼气末正压)变化而不断变化。气道压(P_{aw})是评价呼吸顺应性和人机协调性的重要指标,并且随 V_T、RR、呼吸机流速模式、动态的顺应性和气道阻力的变化而改变。在压力导向的通气模式中,吸气峰压等于 P_{insp}。而在容积导向的通气模式中,吸气峰压取决于设定的潮气量、肺顺应性和气道阻力。

9. 呼气末正压

PEEP 是指在呼气末施加的压力,可以防止肺泡塌陷。PEEP 可增加肺残气量,所以能促使肺泡复张,从而改善通气血流比,促进肺泡内液体排出[159, 160]。PEEP 最早是由 Ashbaugh 和同事[161]在 20 世纪 60 年代作为治疗 ARDS 患者顽固低氧血症的一项技术提出来的。动物实验结果显示,使用 PEEP 能通过促进肺泡和细支气管复张、避免肺泡周期性开闭而预防呼吸机相关性肺损伤[162-165]。然而 PEEP 只能在肺内塌陷且存在复张可能时才能体现出价值,对于肺实变,PEEP 并无效果[159]。最佳的 PEEP 值仍存在争议。有几项研究表明,低水平的 PEEP 与 ARDS 患者的高死亡率有关[166-169]。两项随机对照研究比较了低潮气量常规 PEEP 通气和低潮气量高 PEEP 通气(进行或不进行额外的复张手法,即 40cmH$_2$O 压力持续 40 分钟)[170, 171],两组患者院内死亡率或 28 天死亡率差异无统计学意义[171]。

10. 压力支持

当患者触发呼吸后,呼吸机输送的气流达到设定的压力支持水平。流速根据患者的需求不断变化。压力支持模式下,能达到的潮气量取决于胸廓和肺的顺应性、气道和呼吸机阻力。压力支持一般设定在 5~20cmH$_2$O。如果顺应性和阻力保持恒定,提高压力支持水平可以增加潮气量,改善气体交换。

11. 呼气敏感度

描述的是在吸气相峰流速衰减的百分数,是自主呼吸过程中呼吸机由吸气切换到呼气的信号。在一些呼吸模式中,呼气敏感度预设为 25%,在其他呼吸机模式中医师可以选择呼气敏感度数值。过早终止呼吸将增加吸气肌负荷,而延迟停止呼吸会增加呼气肌负荷[172]。对于 COPD 患者,降低呼气敏感度可以延长吸气时间,从而增加潮气量,降低呼吸频率,减少气道塌陷[173]。

> **实践提示**
>
> P$_{insp}$ 设置在不同的呼吸机上代表不同的数值。在一些呼吸机上,P$_{insp}$ 等于包括 PEEP 在内的总压力,但在其他呼吸机上 P$_{insp}$ 大于 PEEP。需根据压力 - 时间曲线进行分辨。

(四)呼吸机模式

通气模式描述的是吸气相变量的变化,呼吸机如何在呼吸过程中控制压力、容积、流速;也描述呼吸过程。所有的呼吸模式都有触发、限制和切换等吸气相变量[174]。每一次呼吸都由患者或呼吸机触发(启动)。吸气过程中,呼吸限定在设置的目标压力、容积或流速。每次呼吸过程都不会超过这些目标值。切换变量决定了呼气相的结束,这个变量可以是压力、流速、容积或时间。每次呼吸过程中,输送的气体量可由控制变量描述。共有 5 个控制变量:压力、容积、流速、时间和双重控制(例如压力调节容积控制模式)。呼吸顺序指的是控制和自主呼吸的顺序。自主呼吸指吸气启动(触发)和停止(切换)都由患者完成。自主呼吸可由压力支持辅助,也可在无辅助情况下完成。控制呼吸由呼吸机触发呼吸或切换呼吸[175]。对于完整的呼吸机模式的描述应包括:①控制变量;②呼吸顺序;③目标设置(限制变量)。

(五)常用呼吸机模式

目前呼吸机提供一系列常用的辅助机械通气的模式,详见表 15.7。

1. 控制指令通气

强制式通气(controlled mandatory ventilation,CMV)是一种指令通气,是最早使用也是最基本的一种通气模式[176]。CMV 根据临床专家(Clinician 不一定指医生,也可以指护理专家)设置的频率(次数)输送气流,呼吸机感应不到患者的自主呼吸[81]。容量控制通气(volume controlled ventilation,VCV)需要临床专家选择频率、PEEP,FiO$_2$、潮气量、流速波形、吸气峰流速、吸气时间或吸呼比。压力控制通气(pressure controlled ventilation,PCV)需要临床专家选择呼吸次数、PEEP、FiO$_2$、吸气压(和潮气量相对应),根据呼吸机类型选择吸气时间或吸呼比。吸气峰流速和流速波形由呼吸机控制,保证在设定的吸气时间内达到临床专家设置的吸气压。CMV 模式下不能进行自主呼吸,可能会导致膈肌功能障碍和萎缩,从而导致撤机困难[177]。

2. 辅助控制通气

在辅助控制模式下(assist control,A/C),患者能触发呼吸。但与 SIMV 模式不同,患者触发的每次呼吸都能在呼吸机辅助下达到设置的潮气量(目标容量)或吸气压(目标压力)。无论呼吸由患者触发还是呼吸机触发,所有呼吸切换都由呼吸机完成。患者没有自主呼吸时,A/C 模式与 CMV 模式相似。

3. 同步间歇指令通气(SIMV)

SIMV 模式按照设定的频率输送气流,可以是压力目标控制或者容量目标控制。呼吸机的设置与 VCV 或 PCV 类似。当呼吸机感知到患者自主呼吸,SIMV 模式提供一次通气,从而完成一次患者触发的辅助通气。SIMV 模式利用时间窗提供与患者自主呼吸同步的强制通气[178]。在时间窗以外,呼吸机会对自主呼吸产生压力支持,以辅助患者自主呼吸强度达到预设的水平。

4. 压力支持通气(PSV)

PSV 是一种自主呼吸模式,患者触发和切换所有的呼吸循环。患者触发呼吸机送气后,呼吸机提供高速气流,使气道压很快达到预设的辅助通气压

表 15.7
呼吸机模式

模式	描述	临床意义
控制通气模式（CMV）	所有呼吸均为指令性、非患者触发的呼吸。也被称为容积控制通气（VCV）（容积目标型）和压力控制通气（PCV）（压力目标型）	有自主呼吸的患者需应用镇静剂、神经肌肉阻滞剂 潜在用药不当导致呼吸肌萎缩的风险
辅助控制通气（A/C）	可由呼吸机或患者触发呼吸，但所有切换由呼吸机完成。辅助控制可通过容积目标（AC-VC）或压力目标（AC-PC）输送气体	患者触发横膈活动 若出现呼吸急促，有潜在呼吸性碱中毒的风险
同步间歇指令通气（SIMV）	通过设定的呼吸次数和容积（SIMV-VC）或压力（SIMV-PC）实施指令呼吸。在一个时间窗内，指令呼吸与患者触发的呼吸同步。在指令呼吸之间患者可自主呼吸	减少镇静需求 患者触发横膈活动
压力支持通气（PSV）	所有呼吸由患者触发和切换。呼吸机在吸气相提供压力（压力支持）可增强患者的自主呼吸	减少镇静需求 有利于呼吸机撤机 可通过调节 PS 水平达到需要的潮气量 保持呼吸肌节律，降低呼吸做功
持续气道正压通气（CPAP）	所有呼吸由患者触发、切换。正压应用于整个呼吸周期的吸气相和呼气相	需要完好的呼吸驱动 患者能自主维持足够的潮气量
容量支持通气（VS）	自主呼吸模式，由医师设定目标潮气量，并以最低的吸气压输送	需要完好的呼吸驱动
压力调节容量控制通气（PRVC）	设定制定的频率和目标潮气量，然后呼吸机以最低压力输送	对容量和压力的双重控制能同时保证容量和压力
气道压力释放通气（APRV）	呼吸机循环在两个预设的压力水平之间按照自定义的时间进行切换。经常使用延长吸气时间（4 秒）和缩短呼气时间（8 秒）达到反比呼吸。患者在两个压力水平下均可自主呼吸	减少镇静需求 患者触发横膈活动 促进肺泡复张 是对 ARDS 患者实施极端反比呼吸时可考虑的补救模式
双水平气道正压通气（BIPAP/BILEVEL/Bivent）	与 APRV 类似。呼吸机在两个预设的压力水平之间按照自定义的时间进行切换。患者在两个压力水平下均可自主呼吸。吸气时间通常比呼气时间短，或两者时间相等	减少镇静需求 患者触发横膈活动 促进肺泡复张
每分钟控制通气（MMV）	呼吸机监测患者自主呼吸的分钟通气量，当分钟通气量低于预设目标值时，呼吸机增加指令通气呼吸次数或潮气量，以满足所需的分钟通气量	对于呼吸动力或肌肉神经支配不稳定的患者，如麻醉恢复期和诊断为格林巴利的患者，可保证其分钟通气量
成比例辅助通气（PAV）	依赖设定的流速辅助（开口端阻力）水平和容积辅助（出口端弹性）水平，在吸气相持续提供与患者自主呼吸成比例的正压支持	需要完好的呼吸驱动 高呼吸驱动的患者，呼吸机可能会过度辅助，当患者停止吸气时，呼吸机持续提供支持
成比例辅助通气（PAV+™）	医师仅设置呼吸机做功的百分比。呼吸机通过随机测量每 4～10 次呼吸的顺应性和阻力，评估总的呼吸做功	需要完好的呼吸驱动 降低呼吸做功，改善人机协调性 可作为撤机模式
适应性支持通气（ASV）	根据医师设定的分钟通气量的百分比，自动调整呼吸次数和压力水平	除 PEEP 和 FiO_2 外，自动设置其他所有的呼吸机参数 可作为撤机模式
容积保障压力通气（VAPS）	在吸气相，呼吸机由压力控制或压力支持转换为容量控制	能够维持预设定的最低的潮气量，降低呼吸做功

力水平。不同于 CMV、SIMV 或 A/C，PSV 不需要设置呼吸机通气（强制通气）。PSV 模式常与 PEEP 联合应用，PEEP 能在呼气相维持肺泡部分充盈，促进肺泡复张，改善氧合。

5. 持续气道正压通气（CPAP）

CPAP 模式下，气道压在吸气相和呼气相都保持相同水平的正压。在这种自主呼吸模式下，不同于 PSV 模式，吸气相呼吸机不向患者提供额外的正压支持。由于一些呼吸机模式命名系统的原因，PSV 常被误称为 CPAP。

6. 压力调节容量控制通气（PRVC）

市面上一些混合模式的呼吸机可通过计算公式设定目标潮气量，主要基于患者的呼吸顺应性、气道阻力和自主呼吸状况，在压力控制呼吸模式下调节吸气相压力。此种类型的呼吸机包含压力调节容积控制模式，Servo 300、Servo I（Maquet，Solna，瑞典）以及自动流速 SIMV（Drager，Lubeck，德国）等几款呼吸机都有此模式。启用此种通气模式后，呼吸机在"学习阶段"传输几次气流，估算并建立达到目标潮气量所需的气道压。患者的气道阻力、顺应性、自主呼吸情况会持续影响达到目标潮气量所需的压力和流速。呼吸机不断根据对前一次呼吸的压力/容量计算以及医师设定的目标潮气量，调整吸气相压力。

7. 气道压力释放通气（APRV）

APRV 和 BIPAP（BiPAP 是无创通气，BIPAP 是双水平气道正压呼吸机通气模式，两个英文字，常被人混淆）两种通气模式，通过可允许患者在吸气相呼气的呼吸阀，使自主呼吸不再受通气循环的控制[140, 141, 179, 180]。两种模式都是压力限制的时间切换的通气方式。没有自主呼吸的情况下，这些模式和传统的压力限制时间切换通气类似[181]。在北美，缩写形式的 BiPAP 被 Respironics 无创呼吸机注册（默里维尔）。因此其他呼吸机公司使用了各种品牌名称，例如 BiLevel（Puritan Bennett，Pleasanton，CA，GE Healthcare，Madison，WI）、Bivent（Maquet，Solna，Sweden）、DuoPaP（Hamilton Medical，Rhazuns，Switerland）、PCV+（Drager Medical，Lubeck，Germany）或 BiPhasic（Viasys，Conshocken，PA），都是类似的模式。区分 APRV 和 BIPAP 的标准并不清晰。当以同样的吸呼比使用时，这两种模式没有差异。但 ARPV 更常用于反比呼吸，适用于顽固性低氧血症时改善氧合[182]。

8. 自动管道代偿

在自主呼吸存在时，自动管道代偿（automatic tube compensation，ATC）被激活，它可通过计算气道压力的闭环控制系统来补偿与人工气道阻力有关的呼吸做功[183, 184]。自主吸气时，插管的阻力使人工气道的近端和远端产生压力梯度。近端压力降低，意味着患者需要使用更大的吸气力量（更大的负压），以产生足够的潮气量[185]。更高的流速产生更大的压力梯度和阻力。使用 ATC，需要选择人工气道类型、型号、自动插管补偿百分比。这种模式常用于高呼吸驱动、需吸入较高气流的患者，以降低呼吸做功[186]。

9. 神经调节辅助通气（NAVA）

NAVA 是 Servo-I 呼吸机（Maquet，Solna，瑞典）提供的模式，利用膈肌的电活动控制人机交互作用[187]。通过食管导管测量膈肌电活动，可使人机协调性达到最佳状态，因为膈肌电活动代表了呼吸中枢神经输出的终极电位，是患者吸气触发和呼吸切换的最早信号[188]。通过医师设置辅助比例参数，呼吸机提供的压力与吸气时膈肌电活动成比例[189]。每次呼吸 NAVA 都提供成比例的与呼吸需求同步的辅助通气。尽管关于 NAVA 的临床数据有限[188, 190-192]，但这种模式还是显示出了在提高人机协调上的优势。

八、机械通气患者的管理

（一）顽固性低氧血症的管理

除常规的肺保护性通气外，还需对顽固性低氧血症的患者实施一些其他策略，包括肺复张手法（recruitment maneuvers，RMs）、高频振荡通气（HFOV）、体外膜肺氧合（ECMO）和吸入性一氧化氮（NO）等。

1. 肺复张手法

指简单的运用高水平的 PEEP 提高跨肺压，达到比常规潮气量通气更高的压力水平，目的是使塌陷的肺泡复张，使复张缓慢的肺泡迅速张开，并且预防肺泡过早塌陷，降低剪切力[193-195]。最常用的复张手法是提高 PEEP，使峰压达到 40cmH$_2$O，持续 40 秒，但研究报告的数据是将峰压调到 25～50cmH$_2$O，持续时间也从 20 到 40 秒不等[196]。关于复张手法的最佳压力、持续时间和频率，目前尚无定论[197]。在临床研究中，还没有得到一致的结果[198,199]，最近一篇系统综述指出，尽管 RM 可短暂地改善氧合[196]，但不能降低死亡率。因为潜在肺泡过度膨胀或复张无效的可能，所以很难评价复张手法的有效性[169]。一旦 RM 停止，肺泡可能很快再次塌陷。实施 RM 的过程中，可能会由于增加胸内压和跨肺压，导致静脉回流减少、心排血量减少、心搏骤停、气压伤等严重不良反应[195,200]。

2. 高频振荡通气

HFOV 需要特定的呼吸机，操控以下 4 个参数：平均气道压（cmH$_2$O）、频率（Hz）、吸气时间、振幅或功率（ΔP）[201]。高频振荡通气时，使用的低于无效腔量的潮气量，可以限制肺泡过度膨胀；持续的高呼气末肺内压可预防肺泡周期性塌陷[202,203]。高频振荡通气时极速（300～420 次呼吸 / 分）的高频（3～15Hz）振荡产生压力波，能促进 CO$_2$ 排出[162,204]。利用偏流（新鲜气流的速度）产生的恒定平均气道压改善氧合[204,205]。对于成年患者，建议 HFOV 的起始压力比常规通气的气道峰压高 5cmH$_2$O[206]；起始频率建议 3～10Hz，通常为 5Hz。呼气时间设定为 33%，设置的振幅需能达到有效清除 CO$_2$ 的要求[162]。降低频率、增加振幅可以提高 CO$_2$ 清除率。

HFOV 被认为是挽救伴有常规通气无法纠正的顽固性低氧血症的 ARDS 成年患者的措施[207,208]。最近一项关于 HFVO 的大型多中心随机对照研究因 HFVO 组死亡率增加而被叫停[209]。同时期英国开展的一项研究结果显示，对于接受机械通气的 ARDS 患者而言，HFVO 与常规通气方式相比，在降低 30 天内死亡率上并无效果[210]。

3. 体外膜肺

ECMO 能通过体外氧合器提高机体氧合，同时为肺部的病生理进行充分修复创造条件。ECMO 的适应证包括严重的 ARDS、顽固性休克或移植术的过渡阶段[211]。2009 年，H1N1[212] 暴发期间 ECMO 在救治危重患者方面效果显著[213]，一项随机临床研究结果显示，与常规通气相比，静 - 静脉 ECMO 能改善预后，ECMO 在顽固性呼吸衰竭患者中的使用也日益增多。抗凝引起的出血是 ECMO 的主要风险，其中最严重的是颅内出血[214]。使用股动脉作为通路时，另一个严重的并发症是肢体缺血。

ECMO 包括以下三个主要组成部分：

- 一个动力泵（简单的滚动机或离心驱动泵）。
- 一个膜式氧合器（鼓泡型、膜型或中空纤维型）。
- 一个逆流热交换器，在热交换器中，血液接触充满温热水循环的金属管路。

此外，必备的安全装置包括气泡监测器（可监测动脉中的气体并关闭泵）、动脉滤器（位于热交换器和动脉插管之间，可截取空气血栓和栓子）、压力监测器（位于氧合器的前后，可测量管路中的压力并感应由于血栓、管路或套管阻塞引起的压力升高）、持续静脉氧饱和度与温度监测器。启动 ECMO 时，使用新鲜血液将管路充盈。为保证初始管路内酸碱平衡和血氧含量，将 pH 调整到正常范围（7.35～7.45），确保氧含量充足。ECMO 可通过动脉置管的静脉 - 动脉通路实施。这种方式绕过肺循环，提供心脏支持，满足体循环需求，并以较低的灌注率达到较高的 PaO$_2$。另外一种方式是静脉 - 静脉通路，适用于呼吸衰竭但心功能良好的患者，此时不需要体循环支持，灌注率更高，混合静脉氧分压更高而动脉氧分压降低[214]。

4. 一氧化氮治疗

NO 是一种平滑肌内皮细胞松弛剂。吸入 NO 能有效扩张肺动脉，使肺内分流减少，降低肺动脉张力从而降低右心室后负荷。肺分流是指由于血管的收缩和间质水肿，不能从肺血管床摄取肺泡内气体。吸入 NO 能有效控制肺动脉高压，之前也有人认为其对伴有顽固低氧血症的 ARDS 患者有效果。但最近纳入 14 个 RCT、1 303 名患者的系统综述和 Meta 分析结果显示，吸入 NO 对于死亡率并没有影响，仅仅在最初 24 小时内改善氧合方面差异有统计学意义[215]。

（二）体位管理

重症患者常规体位管理，对于促进肺复张、预防肺不张、维持皮肤完整性（详见第 6 章），都有重要意义。

1. 床头抬高

与半卧位床头抬高 45°相比[219]，仰卧位会增加 VAP 发生率，与口咽部定植物、胃内容物误吸有关[216-218]。指南和预防 VAP 的集束化护理措施，都建议所有机械通气的患者采取半卧位[96,220,221]。然而，近期一项研究质疑了床头抬高 45°的可行性，因为仅有 15% 的观察对象床头抬高达到了 45°[222]；对于仰卧位组和半卧位组，VAP 发生率也没有差异。

床头抬高45°的禁忌证包括：

- 可疑或存在脊柱损伤。
- 颅内高压（抬高45°时）。
- 不稳定的骨盆骨折。
- 被迫俯卧位。
- 使用血流动力学支持设备（IABP、LVAD、ECMO）。
- 置入导管进行CRRT。
- 较大的腹部伤口。
- 股动脉鞘去除后。

其他角度的半卧位也比仰卧位对患者更有益，所以可疑或存在脊柱损伤、骨盆骨折或俯卧位的患者，可以通过倾斜整个病床达到床头抬高。股动脉置管或腹部有较大伤口的患者，通常也能达到25°~30°抬高的体位。

澳大利亚、新西兰及其他国家进行的临床实践审查结果显示，即便将禁忌证等因素考虑在内[223-227]，半卧位床抬高45°的依从性也很低。同样，提高依从性的措施也未奏效，因为患者很难长时间坚持45°床头抬高半卧位[228, 229]。由于早期Drakulovic[219]的研究中不能确定45°半卧位的依从性，以及Niewenhoven[222]的研究（不考虑依从性的问题）结果显示VAP发生率并无差异，需要新的研究来证实，低于45°的角度和严格的45°半卧位相比，效果是否有差别，哪种角度效果更佳。

实践提示

床头抬高的角度很难通过主观判断准确评估。建议使用客观的测量工具，如倾斜计或量角器。

框15.3

机械通气与肥胖症患者

- 由于腹部重量大，肥胖患者发生肺不张的风险更高，胸壁顺应性更差
- 避免俯卧位，因为俯卧位会进一步降低肺容量
- 肥胖患者可能需要更高的气道压，以维持充足的潮气量
- 复张手法能改善肥胖患者的氧合[230]
- 高龄衰弱且合并CHF、缺血性心脏病、COPD的肥胖患者，可能出现撤机困难

2. 侧卧位

对于单侧肺疾病的患者，如果实变或不张的一侧肺受压，可能会出现通气血流比的失调[231]。在实施某些措施（如人工过度通气）时，采取短暂的患侧卧位，对于单侧肺炎或误吸的患者是有益的，因为这种体位可以预防细菌移动、避免酸性胃内容物进入健侧肺[232]。这种方法被称为"预防传播理论"。尽管听起来很合理，但目前还没有强有力的RCT支持其使用。建议将持续的左右侧卧位翻身疗法，用于预防和管理固定体位相关的呼吸系统并发症[233]。最近一项多中心RCT报告，侧卧位能显著降低VAP，缩短机械通气时间和ICU住院时间[234]。持续侧卧位翻身治疗需要特定的病床，使上肢最大能翻到90°。

3. 俯卧位

对于ARDS患者和多脏器衰竭的患者，最初72小时内采用俯卧位[235]，能改善氧合和肺内分流[236]。俯卧位也通过促进支气管分泌物引流、限制远端肺组织定植、减少肺不张、促进肺泡复张，降低VAP发生率；但可能会增加肺内病原菌的扩散，并且增加误吸的风险[237-240]。

俯卧位会引起肺通气和血流的重新分布。由于重力、上层肺组织重量以及肺和胸壁局部结构不匹配等因素作用，往往受压部位肺内压更高，未受压部位较低[241]。由于肺实质水肿和肺泡内液体渗出，上层肺组织的重量会使ARDS加重[242]。肺内压梯度意味着，与受压部位相比，未受压部位跨肺压更高[242]。肺灌注也会由未受压部位到受压部位逐渐增加，达到最佳的通气血流比，改善气体交换。

仰卧位时，背侧胸膜压增加将导致气道塌陷、肺不张、低氧血症[241]。与俯卧位相比，侧卧位时受压部位和非受压部位胸膜腔压力的差异更明显。仰卧位时，心脏和腹腔脏器也会压迫底部，使功能残气量降低；而在俯卧位时，这些组织的重量对肺的压迫增大。

俯卧位是否有益，目前还存在争议。从仰卧位变成俯卧位时，70%~80%的患者氧合得到改善[243]，但所有研究中死亡率都没有得到改善。最近一项系统综述和Meta分析[244]在对纳入的11项随机对照试验进行分析后发现，在ARDS患者中实施保护性肺通气后，死亡率下降，氧合改善。俯卧位

通气的主要并发症是压疮、气管插管阻塞、插管移位的风险增加。

实施俯卧位通气前，需制定详细的计划，内容包括体位改变之前眼部护理和保护、口腔护理、伤口换药、气管内吸痰等。置于俯卧位后，需检查静脉管路、心电监护导联、尿管、胸腔引流、造口袋等位置和固定情况，确保安全[245]。俯卧位通气最多可能需要 5 人同时操作，目前也有专门用于辅助翻身和摆放体位的设备[245]。

（三）机械通气的并发症

机械通气的生理并发症包括机械通气相关肺损伤、院内感染（包括呼吸机相关性肺炎）[178, 246]。机械通气相关肺损伤是由于肺泡过度膨胀、肺泡周期性开闭，引起的肺泡弥散性损伤，使渗透压增加，肺组织水肿，细胞收缩，细胞因子产生[149, 159, 165, 247-249]。VAP 可使 ICU 住院时间大幅度延长，且与 5.8%～

8.5% 的死亡率有关[250-252]。其他机械通气并发症详见表 15.8。不当操作可能引起并发症，使肺泡过度通气，吸气峰压上升导致气胸、皮下气肿，或由于潮气量增加导致肺泡膨胀、水肿[81]。

九、呼吸机撤机

呼吸机撤机一般由医师根据呼吸机支持水平决定，以自主呼吸试验（spontaneous breathing trial，SBT）作为最终决策依据，SBT 包括低水平压力支持和 T 管试验。

（一）目前指南建议

最好的肺保护性通气策略是及时、恰当的撤机。撤机是指从呼吸机支持通气过渡到自主呼吸[253]。2001 年[178]和 2007 年[254]发布的关于呼吸机撤机的指南都强调，撤机过程应避免延误，应对患者自主

表 15.8
机械通气相关并发症

项目	并发症
气压伤	气胸 纵隔气肿 心包积气 间质性肺气肿 皮下气肿
容积伤	剪切力，内皮和上皮细胞损伤，液体潴留和肺水肿，血管周围和肺泡出血，肺泡破裂
生理伤	全身和局部炎症机制激活
通气血流比失调	肺泡过度膨胀导致相邻肺毛细血管受压，引起无效腔通气
心排血量↓	导致低血压，脑灌注压（CPP）↓，肾和肝血流量↓
右心室后负荷↑	胸内压↑导致左心室顺应性和前负荷↓
尿量↓	由于肾小球滤过率↓，钠重吸收↑，肾素 - 血管紧张素 - 醛固酮系统激活
液体潴留	由于肾性因素，以及抗利尿激素↑和心房钠尿肽↓
肝功能受损	由于肝门静脉压力↑，肝门静脉血流↓，肝静脉血流↓
颅内压	由于脑静脉流出率↓
氧中毒	类似 ARDS 的肺实质组织改变
肺栓塞和深静脉血栓	由于活动减少
肠梗阻、腹泻	由于胃动力的改变
消化道出血	由于压力、焦虑、严重疾病，可能引起胃炎和溃疡
ICU 获得性衰弱	与严重疾病、皮质激素和神经肌肉阻滞相关的神经病和肌肉疾病有关
心理问题	危重患者接受机械通气后，在疾病急性发作和复苏阶段可能经历谵妄、焦虑、抑郁、躁动和创伤后应激等

呼吸能力做早期判定和识别，以及对拔管可能性进行系统评估。

（二）撤机预测指标

医师对撤机的主观判断往往不准确，导致撤机时间延长或再插管率增加[255]，两者都与不良结局有关[256-257]。一项以循证为基础的研究评价了 50 种以上评估撤机和拔管可能性的生理指标，大多数指标与撤机结局关系甚微，任何单一指标或指标组合都没有超强的预测性[258]。所有指标中，呼吸频率与潮气量之比（f/V_T）是最准确的[259]。但一项随机研究，涵盖了包括 f/V_T 在内的撤机策略，但结果显示撤机时间并没有缩短，反而延长[260]。目前，共识性指南[254]并不常规推荐撤机预测指标。

（三）撤机策略

探索最佳撤机策略的研究众多，但两篇被引用频率最高研究结果相互冲突。Brochard 研究团队[261]比较了 PSV、T 管试验和 SIMV 三种方法，得出的结论是 PSV 可缩短机械通气时间。Esteban 研究团队[262]则比较了 PSV、T 管试验、逐步降低支持的 SIMV，结果是，每日进行 1 次 T 管试验，拔管时间比 SIMV 快 3 倍，比 PSV 快将近 2 倍。最近一篇系统综述比较了 PSV 和 T 管试验，发现两者之间在撤机成功率上并无差异[263]。众多不一致的结果说明，对于成功撤机而言，重要的不是应用哪种模式，而是合理的、系统性的撤机过程[264]。

1. 自主呼吸试验（SBTs）

SBTs 包含针对拔管前患者呼吸能力的评估[265]，是决定拔管与否的主要决策依据[254]。SBTs 的方法有 T 管试验和低水平压力支持[266]，持续时间至少为 30 分钟[267]。这种撤机方法在澳大利亚和新西兰应用并不普遍[78, 79]。

2. 撤机方案

撤机的实施，可以有多种多样的方案，例如撤机团队、非医师主导的程序化撤机，都有助于及时识别撤机和拔管时机[268-272]。最近在北美四家医院进行的研究发现，联合应用镇静和程序化撤机策略，可使患者比实施常规护理的患者机械通气时间缩短 3 天[273]。一项纳入了 11 个撤机研究、1 971 名患者的系统综述和 Meta 分析结果显示机械通气时间有所缩短[274]；但作者强调，撤机方案的效

果受 ICU 组织特性影响，如特护医师主导型 ICU、高水平医疗团队、结构化查房、合作讨论、高频率医疗评审等，这些都是澳大利亚和新西兰 ICU 的特点[275-276]。

3. 自动撤机

自动化计算机系统可以通过连续监测、实时干预改善机械通气的适应性，从而提高撤机的效率[277]。这样的系统，例如 SmartCare™/PS，每 2～5 分钟监测一次呼吸频率、潮气量和呼吸末二氧化碳浓度 3 个参数，并周期性调整压力支持[277, 278]。SmartCare™/PS 通过监测上述 3 个参数，建立了呼吸状态诊断，根据患者状态改善、降低压力支持，或者维持不变，使患者处于"呼吸的舒适区"[279, 280]。一旦 SmartCare™/PS 将压力支持水平降至最低，就会进入 1 小时的观察阶段。在观察阶段内，对于仍一直处于呼吸舒适区的患者，SmartCare™/PS 会建议"考虑撤机"，表示患者的呼吸状态能够耐受拔管。

最近一项 Meta 分析结果显示，SmartCare™/PS 较其他撤机方案或常规撤机护理，能缩短撤机过程，降低机械通气总时长，减少 ICU 住院时间[281]。

4. 撤机困难患者

国际数据显示，带机≥21 天的患者，占到全部机械通气患者的不到 10%，但却占 ICU 床日数的 40%，使 ICU 费用增加 50%[282, 283]。国家呼吸治疗医疗指导协会指出，机械通气时间延长，应定义为"连续接受机械通气时间≥21 天，且每日通气时间≥6 小时"[254]。延迟撤机的定义是"第一次自主呼吸试验后超过 7 天或进行 3 次及以上自主呼吸试验仍未撤机"[254]。对于撤机困难患者的管理，并没有循证证据表明哪种方法最好。一项针对 COPD 撤机困难患者的研究结果显示，气管切开试验和低水平压力支持两种方法在患者撤机时间、撤机成功率上并没有差异[284]。而近期一项 RCT 结果表明，与压力支持撤机相比，每日渐进式气管切开面罩试验能提高撤机成功[285]。这些患者都受益于个体化、系统性的撤机方案，即渐进式气管切开支持性通气试验，结合早期物理治疗。

实践提示

撤机过程中出现的呼吸急促、潮气量下降等症状，都是患者不耐受拔管的指征。

总结

重症患者的氧疗和机械通气是 ICU 护士的主要护理工作内容。氧疗可以改善患者的有氧代谢，但同时也需考虑其不良反应。多种氧疗装置可以提供低流量或可调整流量的氧气。

强有力的证据支持 COPD、CHF 患者应用无创通气，但对于其他诊断的患者，如肺炎患者，使用时应谨慎。无创通气的成功与否取决于患者的耐受性，其常见并发症包括压疮、结膜刺激、鼻黏膜充血、胃胀气和幽闭恐惧症。

气道支持的途径有口咽通气道、鼻咽通气道、喉罩、气管内插管，经口插管是更好的方式。对于气管插管的患者，护理的要点包括以下几点：

- 监测呼气末 CO_2 压力，以确认气管插管位置。
- 与开放式吸痰相比，密闭式吸痰能减慢肺泡塌陷速度。
- 气囊管理的目标是在确保机械通气正常进行的条件下，预防气道感染。
- 常规气管内吸痰时，不推荐滴入生理盐水。

气管切开的最佳时机，目前尚无定论；但对于撤机困难的患者，应考虑气管切开。

机械通气的目的是促进气体交换，减轻肺损伤，降低呼吸做功，提高患者的舒适度：

- 尽管机械通气能挽救生命，但也要考虑其导致严重生理、心理并发症的风险。
- 机械通气时进行气道湿化，可预防分泌物黏稠、黏液堵塞、气道阻塞。
- 输送气体进入肺组织的压力，取决于肺组织的弹性和阻力。
- 现代呼吸机可以为机械通气提供多种呼吸模式。
- 分析呼吸机波形，能为评价人机协调性、呼吸机设置的合理性及肺功能提供依据。
- 床头抬高 45° 可减少 VAP 发生率，但其依从性很低。
- RMs、HFOV、ECMO 以及俯卧位通气有利于顽固性低氧血症患者的管理。

案例学习

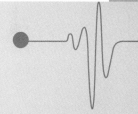

Martha，60 岁，女性，因社区获得性肺炎致急性呼吸衰竭收入 ICU。Martha 体型为病态性、向心型肥胖（190kg），身体质量指数（BMI）为 74.2。她有 COPD 病史，但未使用过类固醇类药物，未监测过是否存在呼吸暂停。

Martha 在急诊室内使用过广谱抗生素。进入 ICU 后，Martha 被安排在隔离病床，因可疑 H1N1 病毒感染，对她采取了飞沫传播隔离措施。予奥司他韦 150mg 每天两次口服。予无创通气，以减少呼吸肌做功，改善气体交换，呼吸机参数为：吸入氧浓度 0.7，PEEP 7cmH$_2$O（EPAP 7cmH$_2$O），PS 5cmH$_2$O（IPAP 12cmH$_2$O）。但之后停止无创通气，因为患者呼吸困难并未缓解，缺氧、高碳酸血症持续存在。置入 7 号口腔 ETT，进行支气管肺泡灌洗，留取细菌、病毒标本并做筛查。同时留取鼻咽部咽拭子。插管后呼吸机模式设置为 A/C，吸入氧浓度 1.0，呼吸速度 16 次/min，P_{insp} 30cmH$_2$O，PEEP 15cmH$_2$O，吸气时间 1.1 秒。初始血气分析结果为：pH 7.07，PaO$_2$ 71mmHg，PaCO$_2$ 71mmHg，HCO$_3^-$ 16.4mmol，BE −9.5，Na$^+$ 123mmol，Cl$^-$ 94mmol，Lac 0.7，SpO$_2$ 94%，PaO$_2$/FiO$_2$（PF）71。动态肺顺应性为 25.6ml/cmH$_2$O，阻力位 8.6cmH$_2$O（L/s）。X 线胸片示双肺渗出，小叶性肺炎。听诊双肺吸气相湿啰音。

护理评估发现下列问题：

- 尽管气囊压显示为 30cmH$_2$O，但可在吸气相闻及明显的漏气音。
- 有以下证据支持肺不张的诊断：进入肺底的气体减少，肺顺应性下降，气体交换减少，X 线胸片示肋膈角闭塞。

　　为解决气囊漏气问题,护理人员在套囊测压仪和导气管之间连接压力监测仪,持续严密监测压力变化。套囊压力并没有随时间推移下降,说明 ETT 套囊完整无漏气。所以并不是 ETT 套囊漏气,而是套囊周围存在漏气点。仔细检查 X 线胸片后,发现 ETT 套囊位置高于声门水平,因此需要复位。

　　为解决肺不张问题,将患者置于高半卧位(床头抬高≥45°)。这一改变立即产生效果,肺顺应性由基线值 25.6 上升至 38.4ml/cmH$_2$O。潮气量也从 300ml 上升至 400ml。由于上述指标改善,FiO$_2$ 调整为 0.7,SpO$_2$ 可维持在 90% 以上。使用 40cmH$_2$O 的复张手法,持续 40 秒,以进一步改善其氧合,效果很好。呼吸机模式调整为 APRV,P$_{insp}$ 为 27cmH$_2$O 持续 6 秒,呼气压力为 5cmH$_2$O 持续 0.4 秒。之后氧合进一步改善(PaO$_2$ 180mmHg,PF 比 225)。

讨论

　　套囊漏气,可能是因为套囊或者导气管出现破损,然而这种情况相对罕见。更常见的原因是 ETT 位置不当。需要注意的是,定时监测套囊压,即使少量的套囊气体减少也会引起压力测压仪内压力增加。但反复测量套囊压,可能引起套囊压随时间下降,被误认为是其他原因引起的套囊容积减小。在套囊测压仪与导气管之间连接压力监测仪可以消除这一问题,并实现持续套囊压监测。这是评估套囊漏气问题的有效策略。在此案例中,谨慎的解决问题,使得患者免受 ETT 再次置管的痛苦及其他不必要的风险。

　　对于肥胖患者,体位管理极其重要。向心型肥胖使横膈上移,导致胸膜正压、继发肺泡塌陷。吸气相末的湿啰音,表示肺泡开放延迟,由于肺泡周期性充气萎缩导致肺损伤的风险增加。胸膜正压使跨肺压降低,这时通常需要使用更高的 PEEP 预防肺泡塌陷。此案例中,将患者置于高半卧位,患者肺内状况得到显著改善,也证实了床头抬高可提高肺顺应性。复张手法的有效性受时间限制,也就是说,复张手法实施之后,肺泡通常还会再次塌陷。APRV 维持较长时间的高压力水平,能促进肺泡复张。此案例中,APRV 与体位管理联合应用,促进了肺复张,改善了氧合,为降低吸入氧浓度创造了条件。在考虑肥胖患者拔管时,拔管前保持高水平的 PEEP,拔管后立即使用 CPAP,能预防肺泡塌陷。

问题

　　1. 在此案例中,Martha 拔管前接受的 PEEP 和压力支持水平相对较低。对于她来说,增大这两个参数可能的益处和坏处是什么?

　　2. 对 COPD 和低 SpO$_2$ 患者实施氧疗的理论基础是什么?

　　3. 阐述为何由仰卧位变为高半卧位时,Martha 的肺顺应性会提高。

相 关 研 究

Guérin C, Reignier J, Richard JC, Beuret P, Gacouin A, Boulain T et al. Prone positioning in severe acute respiratory distress syndrome. N Engl J Med 2013;368(23):2159–68

摘要

　　背景: 既往针对 ARDS 患者的研究都未能证实机械通气期间俯卧位对患者结局的益处。本研究评价了重度 ARDS 患者早期应用俯卧位的效果。

　　方法: 采用多中心、前瞻性、随机对照研究方法,将 466 名重度 ARDS 患者随机分为两组,干预组患者每日接受至少 16 小时的俯卧位,对照组为仰卧位。重度 ARDS 定义为,在吸入氧浓度≥0.6、呼气末正压≥5cmH$_2$O、潮气量接近 6ml/kg(预测体重)时,局部动脉氧分压与 FiO$_2$ 之比低于 150mmHg。主要评价指标是两组患者收住 ICU 28 天内死亡（因任何原因）的比例。

结果：俯卧位组共纳入 237 名患者，其余 229 名患者在仰卧位组。两组患者 28 天内死亡率分别是 16.0% 和 32.8%（$P<0.001$），风险比是 0.39（95% CI 0.25～0.63）。两组患者未校正 90 天内死亡率分别是 23.6% 和 41.0%（$P<0.001$），风险比是 0.44（95% CI 0.29～0.67）。除仰卧位组患者心搏骤停发生率更高外，两组患者并发症发生率并无明显差异。

结论：对于重度 ARDS 患者，早期应用长时间的俯卧位，可降低 28 天内和 90 天内死亡率。

评论

这篇实施过程严谨的 RCT 有一定的证据强度。重度 ARDS 患者（定义为在吸入氧浓度≥0.6、呼气末正压≥5cmH$_2$O、潮气量接近 6ml/kg（预测体重）时，PF 比小于 150mmHg）患者早期（开始实施机械通气的 36 小时之内）即被纳入，以保证干预措施在 ARDS 早期开始应用，而不是作为急救措施。进行随机分组之前的 12～24 小时，对患者进行评估，确保其为重度 ARDS 患者。所有患者都接受标准化的保护性肺通气，以排除不同通气模式的混杂因素。在干预组，所有患者在入组的 1 个小时内开始俯卧位通气，并且连续俯卧位通气时间不少于 16 小时，以保证俯卧位的效果。如将此研究方法在临床中应用，需考虑以下内容：临床机构有丰富的俯卧位通气的经验（大于 5 年）；研究结果发现俯卧位和仰卧位在不良反应发生率上没有差异，但这一结果对于不同层级的临床机构不能通用；此外，此研究中俯卧位通气降低 28 天内死亡率的结果仅适用于重度 ARDS 患者，所以，研究结果并不能代表轻到中度 ARDS 患者的结局。

学习活动

1. 简述无创机械通气时使用的属于 IPAP 与 EPAP 与类似的名词 PEEP、PS 之间的关联。
2. 当使用低流量（可调节流量）的供氧装置时，为什么要重点考虑患者的呼吸速度、潮气量？
3. 提高 PEEP 和复张手法为什么能改善氧合？
4. 简述复张手法潜在的风险，以及如何观察患者恶化的征象。
5. 解释为什么吸入氧浓度从 1.0 降低到 0.8 能提高 SpO$_2$。

在线资源

American Association for Respiratory Care, www.aarc.org/resources

American Thoracic Society, www.thoracic.org/statements

Anaesthesia UK, www.frca.co.uk/default.aspx

Australian and New Zealand Intensive Care Society, www.anzics.com.au

ARDS network, www.ardsnet.org/

Canadian Society of Respiratory Therapists, Respiratory Resource, www.respiratoryresource.ca

College of Intensive Care Medicine of Australia and New Zealand (CICM), www.cicm.org.au

Covidien education resources, www.nellcor.com/educ/OnlineEd.aspx

Critical Care Medicine Tutorials, www.ccmtutorials.com

Department of Anaesthesia and Intensive Care, Chinese University of Hong Kong, http://aic-server4.aic.cuhk.edu.hk/web8

Fisher and Paykel Resource Centre, www.fphcare.com/respiratory-acute-care/resource-library.html

Intensive Care Coordination and Monitoring Unit, http://intensivecare.hsnet.nsw.gov.au

NHS Institute for Innovation and Improvement, www.institute.nhs.uk/safer_care/general/human_factors.html

Thoracic Society of Australia and New Zealand, www.thoracic.org.au

Vent World, www.ventworld.com

扩展阅读

Branson RD, Gomaa D, Rodriquez D Jr. Management of the artificial airway. Respir Care 2014;59(6):974–89.

Canadian Critical Care Trials Group/Canadian Critical Care Society Noninvasive Ventilation Guidelines Group. Clinical practice guidelines for the use of noninvasive positive-pressure ventilation and noninvasive continuous positive airway pressure in the acute care setting. CMAJ 2011;183(3):E195–214.

Chatburn RL, Khatib ME, Mireles-Cabodevila E. A taxonomy for mechanical ventilation: 10 fundamental maxims. Respir Care 2014;59(11):1747–63.

Ferrer M, Sellares J, Torres A. Noninvasive ventilation in withdrawal from mechanical ventilation. Semin Respir Crit Care Med 2014;35(4):507–18.

Jiang JR, Yen SY, Chien JY, Liu HC, Wu YL, Chen CH. Predicting weaning and extubation outcomes in long-term mechanically ventilated patients using the modified Burns Wean Assessment Program scores. Respirol 2014;19(4):576–82.

Suzumura EA, Figueiró M, Normilio-Silva K, Laranjeira L, Oliveira C, Buehler AM et al. Effects of alveolar recruitment maneuvers on clinical outcomes in patients with acute respiratory distress syndrome: a systematic review and meta-analysis. Intensive Care Med 2014;40(9):1227–40.

参考文献

1 Australian and New Zealand Intensive Care Society Centre for Outcome and Resource Evaluation (ANZICS CORE) Annual Report 2012–13. Melbourne: Australian and New Zealand Intensive Care Society; 2014.

2 Shahin J, Harrison D, Rowan K. Is the volume of mechanically ventilated admissions to UK critical care units associated with improved outcomes? Intensive Care Med 2014;40(3):353–60.

3 Wunsch H, Wagner J, Herlim M, Chong D, Kramer A, Halpern S. ICU occupancy and mechanical ventilator use in the United States. Crit Care Med 2013;41(12): 712-9.

4 Chew D, Aroney C, Aylward P, Kelly A, White H, Tideman PA et al. 2011 Addendum to the National Heart Foundation of Australia/ Cardiac Society of Australia and New Zealand Guidelines for the management of acute coronary syndromes (ACS) 2006. Heart Lung Circ 2011;20(8):487-502.

5 Celli B, MacNee W, ATS/ERS Taskforce. Standards for the diagnosis and treatment of patients with COPD: a summary of the ATS/ERS position paper. Eur Respir J 2004;23(6):932-46.

6 Naughton M, Tuxen D. Acute respiratory failure in chronic obstructive pulmonary disease. In: Bersten A, Soni N, eds. Oh's intensive care manual. 6th ed. Philadelphia: Butterworth, Heineman, Elsevier; 2009, pp 343-54.

7 Wagstaff A. Oxygen therapy. In: Bersten A, Soni N, editors. Oh's intensive care manual. 6th ed. Philadelphia: Butterworth, Heineman, Elsevier; 2009, pp 316-26.

8 Wagstaff T, Soni N. Performance of six types of oxygen delivery devices at varying respiratory rates. Anaesthesia 2007;62(5):492-503.

9 Sim M, Dean P, Kinsella J, Black R, Carter R, Hughes M. Performance of oxygen delivery devices when the breathing pattern of respiratory failure is simulated. Anaesthesia 2008;63(9):938-40.

10 Chanques G, Riboulet F, Molinari N, Carr J, Jung B, Prades A et al. Comparison of three high flow oxygen therapy delivery devices: a clinical physiological cross-over study. Minerva Anestesiol 2013;79(12):1344-55.

11 Groves N, Tobin A. High flow nasal oxygen generates positive airway pressures in adult volunteers. Aust Crit Care 2007;20(4):126-31.

12 Kernick J, Magary J. What is the evidence for the use of high flow nasal cannula oxygen in adult patients admitted to critical care units? A systematic review. Aust Crit Care 2010;23(2):53-70.

13 Fisher and Paykel Healthcare New Zealand. Respiratory and acute care, nasal high flow. Auckland: Fisher and Paykel Healthcare New Zealand, <http://www.fphcare.com/rsc/adult-care/nasal-high-flow.html>; 2010 [accessed 26.09.10].

14 Dysart K, Miller T, Wolfson M, Shaffer T. Research in high flow therapy: mechanisms of action. Respir Med 2009;103(10):1400-5.

15 Peters S, Holets S, Gay P. High-flow nasal cannula therapy in do-not-intubate patients with hypoxemic respiratory distress. Respir Care 2013;58(4):597-600.

16 Mayfield S, Jauncey-Cooke J, Hough J, Schibler A, Gibbons K, Bogossian F. High-flow nasal cannula therapy for respiratory support in children. Cochrane Database Syst Rev 2014;3(CD009850).

17 Hnatiuk O, Moores L, Thompson J, Jones M. Delivery of high concentrations of inspired oxygen via tusk mask. Crit Care Med 1998;26(6):1032-5.

18 Peruzzi W, Smith B. Oxygen delivery: tusks versus flow. Crit Care Med 1998;26(6):986.

19 Boumphrey S, Morris E, Kinsella S. 100% Inspired oxygen from a Hudson mask – a realistic goal? Resuscitation 2003;57(1):69-72.

20 Anesthesiology Rotation and Elective. Understanding equipment. Charlottesville: University of Virginia School of Medicine, <http://www.health system.virginia.edu/Internet/Anesthesiology-Elective/airway/equipment.cfm>; 2004 [accessed 17.02.11].

21 Cook T, Hommers C. New airways for resuscitation? Resuscitation 2006;69(3):371-87.

22 Joynt G. Airway management and acute upper-airway obstruction. In: Bersten A, Soni N, eds. Oh's intensive care manual. 6th ed. Philadelphia: Butterworth, Heineman, Elsevier; 2009, pp 327-41.

23 Lavery G, McCloskey B. The difficult airway in adult critical care. Crit Care Med 2008;36(7):2163-73.

24 Nolan JP, Hazinski MF, Billi JE, Boettiger BW, Bossaert L, de Caen AR et al. Part 1: Executive summary: 2010 International consensus on

cardiopulmonary resuscitation and emergency cardiovascular care science with treatment recommendations. Resuscitation 2010;81(1):e1-e25.

25 Wahlen B, Roewer N, Lange M, Kranke P. Tracheal intubation and alternative airway management devices used by healthcare professionals with different level of pre-existing skills: a manikin study. Anaesthesia 2009;64(5):549-54.

26 Vézina M-C, Trépanier C, Nicole P, Lessard M. Complications associated with the Esophageal-Tracheal Combitube® in the pre-hospital setting. Can J Anesth 2007;54(2):124-8.

27 Haas C, Eakin R, Konkle M, Blank R. Endotracheal tubes: old and new. Respir Care 2014;59(6):933-52.

28 Haas CF, Branson RD, Folk LM, Campbell RS, Wise CR, Davis K Jr et al. Patient-determined inspiratory flow during assisted mechanical ventilation. Respir Care 1995;40(7):716-21.

29 Ball J, Platt S. Obstruction of a reinforced oral tracheal tube. Brit J Anaesthesia 2010;105(5):699-700.

30 Davies R. The importance of a Murphy eye. Anaesthesia 2001;56(9):906-24.

31 Jaber S, Amraoui J, Lefrant J-Y, Arich C, Cohendy R, Landreau L. Clinical practice and risk factors for immediate complications of endotracheal intubation in the intensive care unit: a prospective, multiple-center study. Crit Care Med 2006;34(9):2355-61.

32 Weingart S. Preoxygenation, reoxygenation, and delayed sequence intubation in the emergency department. J Emerg Med 2010;40(6):661-7

33 Holzapfel L, Chastang C, Demingeon G, Bohe J, Piralla B, Coupry A. A randomized study assessing the systematic search for maxillary sinusitis in nasotracheally mechanically ventilated patients. Influence of nosocomial maxillary sinusitis on the occurrence of ventilator-associated pneumonia. Am J Resp Crit Care Med 1999;159(3):695-701.

34 Beavers R, Moos D, Cuddeford J. Analysis of the application of cricoid pressure: implications for the clinician. J PeriAnesth Nurs 2009;24(2):92-102.

35 Brisson P, Brisson M. Variable application and misapplication of cricoid pressure. J Trauma 2010;69(5):1182-4.

36 Priebe H. Cricoid pressure: an expert's opinion. Minerva Anesthesiol 2009;75(12):710-4.

37 Sitzwohl C, Langheinrich A, Schober A, Krafft P, Sessler D, Herkner H et al. Endobronchial intubation detected by insertion depth of endotracheal tube, bilateral auscultation, or observation of chest movements: randomised trial. BMJ 2010;341:c5943.

38 Rudraraju P, Eisen L. Confirmation of endotracheal tube position: a narrative review. J Intensive Care Med 2009;24(5):283-92.

39 College of Intensive Care Medicine of Australia and New Zealand (CICM). IC-1 Minimum standards for intensive care units, <http://www.cicm. org.au/policydocs.php>; 2010 [accessed 17.02.11].

40 Mallick A, Bodenham A. Tracheostomy in critically ill patients. Eur J Anaesthesiol 2010;27(8):676–82.

41 De Leyn P, Bedert L, Delcroix M, Depuydt P, Lauwers G, Sokolov Y et al. Tracheotomy: clinical review and guidelines. Eur J Cardiothorac Surg 2007;32(3):412-21.

42 Australian and New Zealand Intensive Care Society. Percutaneous dilatational tracheostomy consensus statement, <http://www.anzics.com.au/ safety-quality?start=2>; 2010 [accessed January 2011].

43 Russell C. Providing the nurse with a guide to tracheostomy care and management. Brit J Nurs 2005;14(8):428-33.

44 Dennis-Rouse M, Davidson J. An evidence-based evaluation of tracheostomy care practices. Crit Care Nurs Q 2008;31(5):150-60.

45 Thomas A, McGrath B. Patient safety incidents associated with airway devices in critical care: a review of reports to the UK National Patient Safety Agency. Anaesthesia 2009;64(4):358–65.

46 Happ MB. Treatment interference in acutely and critically ill adults. Am J Crit Care 1998;7(3):224-35.

47 Curry K, Cobb S, Kutash M, Diggs C. Characteristics associated with unplanned extubations in a surgical intensive care unit. Am J Crit Care 2008;17(1):45-51.

48 Mion LC, Minnick AF, Leipzig R, Catrambone CD, Johnson ME. Patient-initiated device removal in intensive care units: a national prevalence study. Crit Care Med 2007;35(12):2714-20.

49 Birkett KM, Southerland KA, Leslie GD. Reporting unplanned extubation. Intensive Crit Care Nurs 2005;21(2):65-75.

50 Tung A, Tadimeti L, Caruana-Montaldo B, Atkins PM, Mion LC, Palmer RM et al. The relationship of sedation to deliberate self-extubation. J Clin Anesth 2001;13(1):24-9.

51 Atkins PM, Mion LC, Mendelson W, Palmer RM, Slomka J, Franko T. Characteristics and outcomes of patients who self-extubate from ventilatory support: a case-control study. Chest 1997;112(5):1317-23.

52 Engels P, Bagshaw S, Meier M, Brindley P. Tracheostomy: from insertion to decannulation. Can J Surg 2009;52(5):427-33.

53 Delaney A, Bagshaw S, Nalos M. Percutaneous dilatational tracheostomy versus surgical tracheostomy in critically ill patients: a systematic review and meta-analysis. Crit Care 2006;10(2):R55.

54 Fernandez M, Piacentini E, Blanch L, Fernandez R. Changes in lung volume with three systems of endotracheal suctioning with and without pre-oxygenation in patients with mild-to-moderate lung failure. Intensive Care Med 2004;30(12):2210-5.

55 Intensive Care Coordination and Monitoring Unit. Suctioning an adult with a tracheal tube. NSW Health Statewide Guidelines for Intensive Care, <http://intensivecare.hsnet.nsw.gov.au/state-wide-guidelines>; 2007 [accessed January 2011].

56 Overend T, Anderson C, Brooks D, Cicutto L, Keim M, McAuslan D et al. Updating the evidence base for suctioning adult patients: a systematic review. Can Respir J 2009;16(3):e6-17.

57 Chaseling W, Bayliss S-L, Rose K, Armstrong L, Boyle M, Caldwel J et al. Suctioning an adult ICU patient with an artificial airway, version 2. Chatswood, NSW: Agency for Clinical Innovation NSW Government; 2014.

58 Paulus F, Binnekade J, Vroom M, Schultz M. Benefits and risks of manual hyperinflation in intubated and mechanically ventilated intensive care unit patients: a systematic review. Crit Care 2012;16(4):R145.

59 AARC. AARC Clinical Practice Guidelines. Endotracheal suctioning of mechanically ventilated patients with artificial airways. Respir Care 2010;55(6):758-64.

60 National Health and Medical Research Council (NHMRC). Australian Guidelines for the Prevention and Control of Infection in Healthcare. Canberra: NHMRC; 2010.

61 Intensive Care Coordination and Monitoring Unit. Stabilisation of an endotracheal tube for the adult intensive care patient. NSW Health statewide guidelines for intensive care, <http://intensivecare.hsnet.nsw.gov.au/state-wide-guidelines>; 2007 [accessed January 2011].

62 Gardner A, Hughes D, Cook R, Osborne S, Gardner G. Best practice in stabilisation of oral endotracheal tubes: a systematic review. Aust Crit Care 2005;18(4):158-65

63 Murdoch E, Holdgate A. A comparison of tape-tying versus a tube-holding device for securing endotracheal tubes in adults. Anaesth Intensive Care 2007;35(5): 30-5.

64 Rello J, Sonara R, Jubert P, Artigas A, Rue M, Valles J. Pneumonia in intubated patients: role of respiratory airway care. Am J Respir Crit Care Med 1996;154(1):111-5.

65 Rose L, Redl L. Survey of cuff management practices within Australia and New Zealand. Am J Crit Care 2008;17(5):428-35

66 Vyas D, Inweregbu K, Pittard A. Measurement of tracheal tube cuff pressure in critical care. Anaesthesia 2002;57(3):275-7.

67 Sole M, Byers J, Ludy J, Zhang Y, Banta C, Brummel K. A multisite survey of suctioning techniques and airway management practices. Am J Crit Care 2003;12(3):220-30.

68 Sole M, Penoyer D, Su X, Jimenez E, Kalita S, Poalillo E et al. Assessment of endotracheal cuff pressure by continuous monitoring: a pilot study. Am J Crit Care 2009;18(2):133-43

69 Lizy C, Swinnen W, Labeau S, Poelaert J, Vogelaers D, Vandewoude K et al. Cuff pressure of endotracheal tubes after changes in body position in critically ill patients treated with mechanical ventilation. Am J Crit Care 2014;23(1):e1-8

70 Lorente L, Lecuona M, Jiménez A, Lorenzo L, Roca I, Cabrera J et al. Continuous endotracheal tube cuff pressure control system protects against ventilator-associated pneumonia. Crit Care 2014;18(2):R77.

71 Fernandez J, Levine S, Restrepo M. Technologic advances in endotracheal tubes for prevention of ventilator-associated pneumonia. Chest 2012;142(1):231-8.

72 Frost S, Azeem A, Alexandrou E, Tam V, Murphy J, Hunt L et al. Subglottic secretion drainage for preventing ventilator associated pneumonia: a meta-analysis. Aust Crit Care 2013;26(4):180-8.

73 Bitgani M, Madineh H. Intraoperative atelectasis due to endotracheal tube cuff herniation: a case report. Acta Medica Iranica 2012;50(9):652-4.

74 El-Orbany M, Salem M. Endotracheal tube cuff leaks: causes, consequences, and management. Anesth Analg 2013;117:428-34.

75 AARC. AARC clinical practice guideline: removal of the endotracheal tube 2007 revision & update. Respir Care 2007;52(6):81-93.

76 Antonaglia V, Vergolini A, Pascotto S, Bonini P, Renco M, Peratoner A et al. Cuff-leak test predicts the severity of post extubation acute laryngeal lesions: a preliminary study. Eur J Anaesthesiol 2010;27(6):534–41.

77 Cormack R, Lehane J. Difficult tracheal intubation in obstetrics. Anaesthesia 1984;39(11):1105-11.

78 Esteban A, Ferguson N, Meade M, Frutos-Vivar F, Apezteguia C, Brochard L et al. Evolution of mechanical ventilation in response to clinical research. Am J Respir Crit Care Med 2008;177(2):170-7.

79 Rose L, Presneill J, Johnston L, Nelson S, Cade J. Ventilation and weaning practices in Australia and New Zealand. Anaeth Intensive Care 2009;37(1):99-107.

80 Hess D. Ventilator waveforms and the physiology of pressure support ventilation. Respir Care 2005;50(2):166-86.

81 Pilbeam S, Cairo J. Mechanical ventilation: physiological and clinical applications. 4th ed. St Louis: Mosby Elsevier; 2006.

82 Burns S. Working with respiratory waveforms: how to use bedside graphics. AACN Clin Issues 2003;14(2):133-44.

83 Rittner F, Doring M. Curves and loops in mechanical ventilation. Hong Kong: Draeger Medical Asia Pacific.

84 Tobin M. Monitoring of pressure, flow, and volume during mechanical ventilation. Respir Care 1992;37(9):1081-96.

85 Nilsestuen J, Hargett K. Using ventilator graphics to identify patient–ventilator asynchrony. Respir Care 2005;50(2):202-34.

86 Yang S, Yang S. Effects of inspiratory flow waveforms on lung mechanics, gas exchange, and respiratory metabolism in COPD patients during mechanical ventilation. Chest 2002;122(6):2096-104.

87 Blanch L, Bernabé F, Lucangelo U. Measurement of air trapping, intrinsic positive end-expiratory pressure, and dynamic hyperinflation in mechanically ventilated patients. Respir Care 2005;50(1):110-23.

88 Lu Q, Rouby J-J. Measurement of pressure–volume curves in patients on mechanical ventilation: methods and significance. Crit Care 2000;4(2):91–100.

89 Bonetto C, Calo M, Delgado M, Mancebo J. Modes of pressure delivery and patient–ventilator interaction. Respir Care Clin N Am 2005; 11(2):247–63.

90 Maggiore S, Jonson B, Richard J, Jaber S, Lemaire F, Brochard L. Alveolar derecruitment at decremental positive end-expiratory pressure levels in acute lung injury: comparison with the lower inflection point, oxygenation, and compliance. Am J Respir Crit Care Med 2001;164(5):795-801.

91 Hickling K. Best compliance during a decremental, but not incremental, positive end-expiratory pressure trial is related to open-lung positive end-expiratory pressure: a mathematical model of acute respiratory distress syndrome lungs. Am J Respir Crit Care Med 2001;163(1):69-78.

92 Banner MJ, Jaeger MJ, Kirby RR. Components of the work of breathing and implications for monitoring ventilator-dependent patients. Crit Care Med 1994;22(3):515-23.

93 Lucangelo U, Bernabé F, Blanch L. Respiratory mechanics derived from signals in the ventilator circuit. Respir Care 2005;50(1):55-65.

94 Nishida T, Nishimura M, Fujino Y, Mashimo T. Performance of heated humidifiers with a heated wire according to ventilatory settings. J Aerosol Med 2001;14(1):43-51.

95 Branson R. The ventilator circuit and ventilator-associated pneumonia. Respir Care 2005;50(6):774-85.

96 Muscedere J, Dodek P, Keenan S, Fowler R, Cook D, Heyland D. Comprehensive evidence-based clinical practice guidelines for ventilator-associated pneumonia: prevention. J Crit Care 2008;23(1):126-37.

97　Kilgour E, Rankin N, Ryan S, Pack R. Mucociliary function deteriorates in the clinical range of inspired air temperature and humidity. Intensive Care Med 2004;30(7):1491-4.

98　Bersten A. Humidification and inhalation therapy. In: Bersten A, Soni N, Oh T, eds. Oh's intensive care manual. 5th ed. Oxford: Butterworth-Heinemann; 2003.

99　Branson R, Davis K. Evaluation of 21 passive humidifiers according to the ISO 9360 standard: moisture output, dead space, and flow resistance. Respir Care 1996;41:736-43.

100　Iotti G, Olivei M, Braschi A. Mechanical effects of heat-moisture exchangers in ventilated patients. Crit Care 1999;3(5):R77-82.

101　Kelly M, Gillies D, Todd D, Lockwood C. Heated humidification versus heat and moisture exchangers for ventilated adults and children. Cochrane Database Syst Rev 2010;(4):CD004711.

102　Nava S, Hill N. Non-invasive ventilation in acute respiratory failure. Lancet 2009;374(9685):250-9.

103　Rose L, Gerdtz M. Review of non-invasive ventilation in the emergency department: clinical considerations and management priorities. J Clin Nurs 2009;18(23):3216-24.

104　Mehta S, Hill N. Noninvasive ventilation: state of the art. Am J Respir Crit Care Med 2001;163(2):540-77.

105　Hill N. Noninvasive positive pressure ventilation. In: Tobin M, ed. Principles and practice of mechanical ventilation. 2nd ed. New York: McGraw-Hill; 2006.

106　L'Her E, Deye N, Lellouche F, Taille S, Demoule A, Fraticelli A et al. Physiologic effects of noninvasive ventilation during acute lung injury. Am J Respir Crit Care Med 2005;172(9):1112-8.

107　Hill N, Brennan J, Garpestad E, Nava S. Noninvasive ventilation in acute respiratory failure. Crit Care Med 2007;35(10):2402-7.

108　Naughton M, Rahman M, Hara K, Floras J, Bradley T. Effect of continuous positive airway pressure on intrathoracic and left ventricular transmural pressures in patients with congestive heart failure. Circulation 1995;91(6):1725-31.

109　Kaye D, Mansfield D, Naughton MT. Continuous positive airway pressure decreases myocardial oxygen consumption in heart failure. Clin Sci 2004;106(6):599-603.

110　Pladeck T, Hader C, Von Orde A, Rasche K, Wiechmann H. Non-invasive ventilation: comparison of effectiveness, safety, and management of acute heart failure syndromes and acute exacerbations of chronic obstructive pulmonary disease. J Physiol Pharmacol 2007;58(5suppl, Pt2):539-49.

111　Caples S, Gay P. Noninvasive positive pressure ventilation in the intensive care unit: a concise review. Crit Care Med 2005;33(11):2651-8.

112　Confalonieri M, Potena A, Carbone G, Della Porta R, Tolley E, Meduri G. Acute respiratory failure in patients with severe community-acquired pneumonia. Am J Respir Crit Care Med 1999;160(5, Pt 1):1585-91.

113　Antonelli M, Conti G, Moro M, Esquinas A, Gonzalez-Diaz G, Confalonieri M et al. Predictors of failure of noninvasive positive pressure ventilation in patients with acute hypoxemic respiratory failure; a multi-center study. Intensive Care Med 2001;27(11):1718-28.

114　Keenan S, Sinuff T, Cook D, Hill N. Which patients with acute exacerbation of chronic obstructive pulmonary disease benefit from noninvasive positive pressure ventilation? A systematic review of the literature. Ann Int Med 2003;138(11):861-70.

115　Lightowler JV, Wedzicha JA, Elliott MW, Ram FS. Non-invasive positive pressure ventilation to treat respiratory failure resulting from exacerbations of chronic obstructive pulmonary disease: Cochrane systematic review and meta-analysis. BMJ 2003;326(7382):185.

116　Ram FS, Picot J, Lightowler J, Wedzicha JA. Non-invasive positive pressure ventilation for treatment of respiratory failure due to exacerbations of chronic obstructive pulmonary disease. Cochrane Database Syst Rev 2004 (1):CD004104.

117　Confalonieri M, Garuti G, Cattaruzza M, Osborn J, Antonelli M, Conti G et al.. A chart of failure risk for noninvasive ventilation in patients with COPD exacerbation. Eur Respir J 2005;25(2):348-55.

118　Masip J, Roque M, Sanchez B, Ferandez R, Subirana M, Exposito J. Noninvasive ventilation in acute cardiogenic pulmonary edema. JAMA 2005;294(24):3124-30.

119　Peter JV, Moran JL, Phillips-Hughes J, Graham P, Bersten AD. Effect of non-invasive positive pressure ventilation (NIPPV) on mortality in patients with acute cardiogenic pulmonary oedema: a meta-analysis. Lancet 2006;367(9517):1155-63.

120　Winck JC, Azevedo LF, Costa-Pereira A, Antonelli M, Wyatt JC. Efficacy and safety of non-invasive ventilation in the treatment of acute cardiogenic pulmonary edema – a systematic review and meta-analysis. Crit Care 2006;10(2):R69.

121　Vital F, Ladeira M, Atallah A. Non-invasive positive pressure ventilation (CPAP or bilevel NPPV) for cardiogenic pulmonary oedema. Cochrane Database Syst Rev 2013;(5):CD005351.

122　Udwadia Z, Santis G, Steven M, Simonds A. Nasal ventilation to facilitate weaning in patients with chronic respiratory insufficiency. Thorax 1992;47(9):715-8.

123　Agarwal R, Aggarwal A, Gupta D, Jindal S. Role of noninvasive positive-pressure ventilation in postextubation respiratory failure: a meta-analysis. Respir Care 2007;52(11):1472-9.

124　Burns K, Meade MO, Premji A, Adhikari NK. Non-invasive positive pressure ventilation as a weaning strategy for intubated patients with respiratory failure. Cochrane Database Syst Rev 2013(12):CD004127

125　Esteban A, Frutos F, Ferguson ND, Arabi Y, Apezteguia C, González M et al. Noninvasive positive pressure ventilation for respiratory failure after extubation. N Engl J Med 2004;350(24):2452-60.

126　Ram FS, Wellington S, Rowe BH, Wedzicha JA. Non-invasive positive pressure ventilation for treatment of respiratory failure due to severe acute exacerbations of asthma. Cochrane Database Syst Rev 2005(1):CD004360.

127　Pallin M, Naughton M. Noninvasive ventilation in acute asthma. J Crit Care 2014;29(4):586-93.

128　Quill C, Quill T. Palliative use of noninvasive ventilation: navigating murky waters. J Palliat Med 2014;17(6):657-61.

129　Maheshwari V, Paioli D, Rothaar R, Hill N. Utilization of noninvasive ventilation in acute care hospitals: a regional survey. Chest 2006;129(5): 1226-33.

130 Evans TW. International Consensus Conferences in Intensive Care Medicine: Non-invasive positive pressure ventilation in acute respiratory failure. Intensive Care Med 2001;27(1):166-78.

131 Chiumello D. Is the helmet different than the face mask in delivering noninvasive ventilation. Chest 2006;129(6):1402-3.

132 British Thoracic Society Standards of Care Committee. Non-invasive ventilation in acute respiratory failure. Thorax 2002;57(3):192-211.

133 Keenan S, Sinuff T, Burns K, Muscedere J, Kutsogiannis J, Mehta S et al. Clinical practice guidelines for the use of noninvasive positive-pressure ventilation and noninvasive continuous positive airway pressure in the acute care setting. CMAJ 2011;183(3):E195-214.

134 Laghi F, Tobin M. Indications for mechanical ventilation. In: Tobin M, ed. Principles and practice of mechanical ventilation. 2nd ed. New York: McGraw-Hill; 2006.

135 Tobin M, Guenther S, Perez W, Lodato R, Mador M, Allen SJ et al. Konno-Mead analysis of ribcage-abdominal motion during successful and unsuccessful trials of weaning from mechanical ventilation. Am Rev Respir Dis 1987;135(8):1320-8.

136 Barnato A, Albert S, Angus D, Lave J, Degenholtz H. Disability among elderly survivors of mechanical ventilation. Am J Respir Crit Care Med 2011;183(8):1037-42.

137 Vasilevskis E, Han J, Hughes C, Ely E. Epidemiology and risk factors for delirium across hospital settings. Best Pract Res Clin Anaesthesiol 2012;26(3):277-87.

138 Chatburn R, Volsko T, Hazy J, Harris L, Sanders S. Determining the basis for a taxonomy of mechanical ventilation. Respir Care 2012;57(4):514-24.

139 Rose L. Advanced modes of mechanical ventilation: implications for practice. AACN Adv Crit Care 2006;17(2):145-58.

140 Kuhlen R, Rossaint R. The role of spontaneous breathing during mechanical ventilation. Respir Care 2002;47(3):296-303.

141 Habashi N. Other approaches to open-lung ventilation: airway pressure release ventilation. Crit Care Med 2005;33(3Suppl):S228-40.

142 Marik P, Krikorian J. Pressure-controlled ventilation in ARDS: a practical approach. Chest 1997;112(4):1102-6.

143 Esteban A, Alia I, Gordo F, de Pablo R, Suarez J, Gonzalez G et al. Prospective randomized trial comparing pressure-controlled ventilation and volume-controlled ventilation in ARDS. Chest 2000;117(6):1690-6.

144 Campbell R, Davis B. Pressure-controlled versus volume-controlled ventilation: does it matter? Respir Care 2002;47(4):416-26.

145 Brochard L, Pluskwa F, Lemaire F. Improved efficacy of spontaneous breathing with inspiratory pressure support. Am Rev Respir Dis 1987;32(2):1110-6.

146 Davis W, Rennard S, Bitterman P, Crystal R. Pulmonary oxygen toxicity – early reversible changes in human alveolar structures induced by hyperoxia. N Engl J Med 1983;309(15):878-83.

147 Diacon A, Koegelenberg C, Klüsmann K, Bolliger C. Challenges in the estimation of tidal volume settings in critical care units. Intensive Care Med 2006;32(10):1670-1.

148 ARDSnet. Ventilation with lower tidal volumes compared with traditional tidal volumes for acute lung injury and the acute respiratory distress syndrome. N Engl J Med 2000;342(18):1301-8.

149 Gajic O, Saqib I, Mendez J, Adesanya A, Festic E, Caples SM et al. Ventilator-associated lung injury in patients without acute lung injury at the onset of mechanical ventilation. Crit Care Med 2004;32(9):1817-24.

150 Determann R, Royakkers A, Wolthuis E, Vlaar A, Choi G, Paulus F et al. Ventilation with lower tidal volumes as compared with conventional tidal volumes for patients without acute lung injury: a preventive randomized controlled trial. Crit Care Med 2010;14(1):R1.

151 Serpa Neto A, Cardoso S, Manetta J, Pereira V, Espósito D, Pasqualucci Mde O et al. Association between use of lung-protective ventilation with lower tidal volumes and clinical outcomes among patients without acute respiratory distress syndrome: a meta-analysis. JAMA 2012;308(16):1651-9.

152 Holets S, Hubmayr R. Setting the ventilator. In: Tobin M, ed. Principles and practice of mechanical ventilation. 2nd ed. New York: McGraw-Hill; 2006.

153 Goulet R, Hess D, Kacmarek R. Pressure vs flow triggering during pressure support ventilation. Chest 1997;111(6):1649-53.

154 Hill L, Pearl R. Flow triggering, pressure triggering, and autotriggering during mechanical ventilation. Crit Care Med 2000;28(2):579-81.

155 Kondili E, Akoumianaki E, Alexopoulou C, Georgopoulos D. Identifying and relieving asynchrony during mechanical ventilation. Expert Rev Respir Med 2009;3(3):231-43.

156 Chiumello D, Pelosi P, Taccone P, Slutsky A, Gattinoni L. Effect of different inspiratory rise time and cycling off criteria during pressure support ventilation in patients recovering from acute lung injury. Criti Care Med 2003;31(11):2604-10.

157 Amato M, Marini J. Pressure-controlled and inverse-ratio ventilation. In: Tobin M, ed. Principles and practice of mechanical ventilation. 2nd ed. New York: McGraw-Hill; 2006, pp 251-72.

158 Pierce L. Management of the mechanically ventilated patient. 2nd ed. St Louis: Saunders: Elsevier; 2007.

159 Gattinoni L, Caironi P, Carlesso E. How to ventilate patients with acute lung injury and acute respiratory distress syndrome. Curr Opin Crit Care 2005;11(1):69-76.

160 Kallet R. Evidence-based management of acute lung injury and acute respiratory distress syndrome. Respir Care 2004;49(7):793-809.

161 Ashbaugh D, Bigelow D, Petty T, Levine B. Acute respiratory distress in adults. Lancet 1967;2(7511):319-23.

162 Hemmila M, Napolitano LM. Severe respiratory failure: advanced treatment options. Crit Care Med 2006;34(9):S278-S90.

163 Ferguson ND, Frutos-Vivar F, Esteban A, Anzueto A, Alia I, Brower RG et al. Airway pressures, tidal volumes and mortality in patients with acute respiratory distress syndrome. Crit Care Med 2005;33(1):21-30.

164 Muscedere J, Mullen J, Gan K, Slutsky A. Tidal ventilation at low airway pressures can augment lung injury. Am J Respir Crit Care Med 1994;149(5):1327-34.

165 Tremblay L, Valenza F, Ribeiro S, Li J, Slutsky AS. Injurious ventilatory strategies increase cytokines and c-fos m-RNA expression in an

isolated rat lung model. J Clin Invest 1997;99(5):944-52.

166 Amato M, Barbas C, Medeiros D, Magaldi R, Schettino G, Lorenzi-Filho G et al. Effect of a protective-ventilation strategy on mortality in the acute respiratory distress syndrome. N Engl J Med 1998;338(6):347-54.

167 Grasso S, Fanelli V, Cafarelli A, Anaclerio R, Amabile M, Ancona G et al. Effects of high versus low positive end-expiratory pressure in acute respiratory distress syndrome. Am J Respir Crit Care Med 2005;171(9):1002-8.

168 Brower RG, Lanken PN, MacIntyre N, Matthay MA, Morris A, Ancukiewicz M et al. Mechanical ventilation with higher versus lower positive end-expiratory pressures in patients with acute lung injury and acute respiratory distress syndrome. N Engl J Med 2004;351(4):327-36.

169 Suarez-Sipmann F, Bohm S, Tusman G, Pesch T, Thamm O, Reissmann H et al. Use of dynamic compliance for open lung positive end-expiratory pressure titration in an experimental study. Crit Care Med 2007;35(1):214-21.

170 Meade M, Cook D, Guyatt G, Slutsky A, Arabi Y, Cooper DJ et al.. Ventilation strategy using low tidal volumes, recruitment maneuvers, and high positive end-expiratory pressure for acute lung injury and acute respiratory distress syndrome: a randomized controlled trial. JAMA 2008;299(6):637-45.

171 Mercat A, Richard J-CM, Vielle B, Jaber S, Osman D, Diehl JL et al. Positive end-expiratory pressure setting in adults with acute lung injury and acute respiratory distress syndrome: a randomized controlled trial. JAMA 2008;299(6):646-55.

172 Hess D, Kacmarek R. Essentials of mechanical ventilation. 2nd ed. New York: McGraw-Hill; 2002.

173 Chiumello D, Polli F, Tallarini F, Chierichetti M, Motta G, Azzari S et al. Effect of different cycling-off criteria and positive end-expiratory pressure during pressure support ventilation in patients with chronic obstructive pulmonary disease. Crit Care Med 2007;35(11):2547-52.

174 Chatburn R. Classification of ventilator modes: update and proposal for implementation. Respir Care 2007;52(3):301-23.

175 Chatburn R. Understanding mechanical ventilators. Expert Rev Respir Med 2010;4(6):809-19.

176 Chen K, Sternbach G, Fromm R, Varon J. Mechanical ventilation: past and present. J Emerg Med 1998;16(3):435-60.

177 Haitsma J. Diaphragmatic dysfunction in mechanical ventilation. Curr Opin Anaesthesiol 2011;24(2):435-60

178 MacIntyre NR. Evidence-based guidelines for weaning and discontinuing ventilatory support. Chest 2001;120(6):375S-95S.

179 Hormann C, Baum M, Putensen C, Mutz N, Benzer H. Biphasic positive airway pressure (BIPAP) – a new mode of ventilatory support. Eur J Anaesthesiol 1994;11(1):37-42.

180 McCunn M, Habashi NM. Airway pressure release ventilation in the acute respiratory distress syndrome following traumatic injury. Int Anesthesiol Clin 2002;40(3):89-102.

181 Putensen C, Wrigge H. Airway pressure-release ventilation. In: Tobin M, ed. Principles and practice of mechanical ventilation. 2nd ed. New York: McGraw-Hill; 2006.

182 Rose L, Hawkins M. Airway pressure release ventilation and biphasic positive airway pressure: a systematic review of definitional criteria. Intensive Care Med 2008;34(10):1766-73.

183 Mols G, von Ungern-Sternberg B, Rohr E, Haberthur C, Geiger K, Guttman J. Respiratory comfort and breathing pattern during volume proportional assist ventilation and pressure support ventilation: a study on volunteers with artificially reduced compliance. Crit Care Med 2000;28(6):1940-6.

184 Guttmann J, Bernhard H, Mols G, Benzing A, Hofmann P, Haberthür C et al. Respiratory comfort of automatic tube compensation and inspiratory pressure support in conscious humans. Intensive Care Med 1997;23(11):1119-24.

185 Unoki T, Serita A, Grap M. Automatic tube compensation during weaning from mechanical ventilation: evidence and clinical implications. Crit Care Nurse 2008;28(4):34-42.

186 Fabry B, Haberthur C, Zappe D, Guttmann J, Kuhlen R, Stocker R. Breathing pattern and additional work of breathing in spontaneously breathing patients with different ventilatory demands during inspiratory pressure support and automatic tube compensation. Intensive Care Med 1997;23(5):545-52.

187 Branson R, Johannigman J. Innovations in mechanical ventilation. Respir Care 2009;54(7):933-47.

188 Sinderby C, Navalesi P, Beck J, Skrobik Y, Comtois N, Friberg S et al. Neural control of mechanical ventilation in respiratory failure. Nat Med 1999;5(12):1433-6.

189 Brander L, Sinderby C, Lecomte F, Leong-Poi H, Bell D, Beck J et al. Neurally adjusted ventilatory assist decreases ventilator-induced lung injury and non-pulmonary organ dysfunction in rabbits with acute lung injury. Intensive Care Med 2009;35(11):1979-89.

190 Spahija J, de Marchie M, Albert M, Bellemare P, Delisle S, Beck J et al. Patient–ventilator interaction during pressure support ventilation and neurally adjusted ventilatory assist. Crit Care Med 2010;38(2):518-26.

191 Piquilloud L, Vignaux L, Bialais E, Roeseler J, Sottiaux T, Laterre PF et al. Neurally adjusted ventilatory assist improves patient–ventilator interaction. Intensive Care Med 2011;37(2):263-71.

192 Coisel Y, Chanques G, Jung B, Constantin J, Capdevila X, Matecki S et al. Neurally adjusted ventilatory assist in critically ill postoperative patients: a crossover randomized study. Anesthesiol 2010;113(4):925-35.

193 Gattinoni L, Caironi P, Cressoni M, Chiumello D, Ranieri V, Quintel M et al. Lung recruitment in patients with the acute respiratory distress syndrome. N Engl J Med 2006;354(17):1775-86.

194 Hinz J, Moerer O, Neumann P, Dudykevych T, Hellige G, Quintel M. Effect of positive end-expiratory pressure on regional ventilation in patients with acute lung injury evaluated by electrical impedance tomography. Eur J Anaesthesiol 2005;22(11):817-25.

195 Brower R, Morris A, MacIntyre N, Matthay M, Hayden D, Thompson T et al.. Effects of recruitment maneuvers in patients with acute lung injury and acute respiratory distress syndrome ventilated with high positive end-expiratory pressure. Crit Care Med 2003;31(11):2592-7.

196 Hodgson C, Keating J, Holland A, Davies A, Smirneos L, Bradley S. Recruitment manoeuvres for adults with acute lung injury receiving mechanical ventilation. Cochrane Database Syst Rev 2009:CD006667.

197 Fan E, Needham D, Stewart T. Ventilatory management of acute lung injury and acute respiratory distress syndrome. JAMA

2005;294(22):2889-96.

198 ARDSnet. Effects of recruitment maneuvers in patients with acute lung injury and acute respiratory distress syndrome ventilated with high positive end-expiratory pressure. Crit Care Med 2003;31:2592-7.

199 Foti G, Cereda M, Sparacini M, de Marchi L, Villa F, Pesenti A. Effects of periodic lung recruitment maneuvers on gas exchange and respiratory mechanics in mechanically ventilated acute respiratory distress syndrome (ARDS) patients. Intensive Care Med 2000;26(5):501-7.

200 Odenstedt H, Aneman A, Kárason S, Stenqvist O, Lurdin S. Acute hemodynamic changes during lung recruitment in lavage and endotoxin-induced ALI. Intensive Care Med 2005;31(1):112-20.

201 Rose L. Clinical application of ventilation modes: ventilatory strategies for lung protection. Aus Crit Care 2010;23(2):71-80.

202 Mehta S, Grabton J, MacDonald R, Bowman D, Meatte-Martyn A, Bachman T et al. High-frequency oscillatory ventilation in adults: the Toronto experience. Chest 2004;126(2):518-27.

203 Singh J, Stewart T. High-frequency mechanical ventilation principles and practices in the era of lung-protective ventilation strategies. Respir Care Clin N Am 2002;8(2):247-60.

204 Singh J, Stewart T. High-frequency oscillation ventilation in adults with acute respiratory distress syndrome. Curr Opin Crit Care 2003;9(1):28-32.

205 Krishnan J, Brower R. High-frequency ventilation for acute lung injury and ARDS. Chest 2000;118(3):795-807.

206 Mehta S, Lapinsky SE, Hallett DC, Merker D, Groll R, Cooper AB et al. A prospective trial of high frequency oscillatory ventilation in adults with acute respiratory distress syndrome. Crit Care Med 2001;29(7):1360-9.

207 Mehta S, MacDonald R. Implementing and troubleshooting high-frequency oscillatory ventilation in adults in the intensive care unit. Respir Care Clin N Am 2001;7(4):683-95.

208 Higgins J, Estetter B, Holland D, Smith B, Derdak S. High-frequency oscillatory ventilation in adults: respiratory therapy issues. Crit Care Med 2005;33(3(suppl)):S196-S203.

209 Ferguson N, Cook D, Guyatt G, Mehta S, Hand L, Austin P et al. High-frequency oscillation in early acute respiratory distress syndrome. N Engl J Med 2013;368(9):795-805.

210 Young D, Lamb S, Shah S, MacKenzie I, Tunnicliffe W, Lall R et al., OSCAR Study Group. High-frequency oscillation for acute respiratory distress syndrome. N Engl J Med 2013;368(9):806-13.

211 Rossaint R, Slama K, Lewandowski A, Streich R, Henin P, Hopfe T et al. Extracorporeal lung assist with heparin-coated systems. Int J Artificial Organs 1992;15:29–34.

212 Davies A, Jones D, Bailey M, Beca J, Bellomo R, Blackwell N et al. Extracorporeal membrane oxygenation for 2009 influenza A(H1N1) acute respiratory distress syndrome. JAMA 2009;302(17):1888-95.

213 Peek G, Mugford M, Tiruvoipati R, Wilson A, Allen E, Thalanany M et al., CESAR trial collaboration. Efficacy and economic assessment of conventional ventilatory support versus extracorporeal membrane oxygenation for severe adult respiratory failure (CESAR): a multicentre randomised controlled trial. Lancet 2009;374(9698):1351-63.210.

214 Iwahashi H, Yuri K. Development of the oxygenator: past, present, and future. Artificial Organs 2004;7(3):111–20.

215 Afshari A, Brok J, Møller A, Wetterslev J. Inhaled nitric oxide for acute respiratory distress syndrome (ARDS) and acute lung injury in children and adults. Cochrane Database Syst Rev 2010:CD002787.

216 Orozco-Levi M, Torres A, Ferrer M, Piera C, el-Ebiary M, de la Bellacasa JP et al. Semirecumbent position protects from pulmonary aspiration but not completely from gastroesophageal reflux in mechanically ventilated patients. Am J Respir Crit Care 1995;152 (4Pt1):1387-90.

217 Torres A, Serra-Battlles J, Ros E, Piera C, Puig de la Bellacasa J, Cobos A et al. Pulmonary aspiration of gastric contents in patients receiving mechanical ventilation: the effect of body position. Ann Int Med 1992;116(7):540-3.

218 Ibanez J, Penafiel A, Raurich J, Marse P, Jorda R, Mata F. Gastroesophageal reflux in intubated patients receiving enteral nutrition: effect of supine and semirecumbent positions. J Parenter Enteral Nutr 1992;16(5):419-22.

219 Drakulovic M, Torres A, Bauer T, Nicolas J, Nogue S, Ferrer M. Supine body position as a risk factor for nosocomial pneumonia in mechanically ventilated patients: a randomised trial. Lancet 1999;354(9193):1851-8.

220 American Thoracic Society. Guidelines for the management of adults with hospital-acquired, ventilator associated, and healthcare associated pneumonia. Am J Respir Crit Care Med 2005;171(4):388-416.

221 Tablan O, Anderson L, Besser R, Bridges C, Hajjeh R. Guidelines for prevention of health care-associated pneumonia, 2003: recommendations of the CDC and the Healthcare Infection Control Practices Advisory Committee. MMWR Recomm Rep 2004;53(3):1-36.

222 van Nieuwenhoven C, Vandenbroucke-Grauls C, van Tiel F, Joore H, van Schijndel RJ, van der Tweel I et al. Feasibility and effects of the semirecumbent position to prevent ventilator-associated pneumonia: a randomized study. Crit Care Med 2006;34(2):396-402.

223 Evans D. The use of position during critical illness: current practice and review of the literature. Aust Crit Care 1994;7(3):16-21.

224 Reeve B, Cook D. Semirecumbency among mechanically ventilated ICU patients: a multicentre observational study. Clin Intensive Care 1999;10(6):241-4.

225 Heyland D, Cook D, Dodek P. Prevention of ventilator-associated pneumonia: current practice in Canadian intensive care units. J Crit Care 2002;17(3):161-7.

226 Grap M, Munro C, Bryant S, Ashanti B. Predictors of backrest elevation in critical care. Intensive Crit Care Nurs 2003;19(2):68-74.

227 Rose L, Baldwin I, Crawford T, Parke R. A multicenter, observational study of semirecumbent positioning in mechanically ventilated patients. Am J Crit Care 2010;19(6):e100-e8.

228 Helman D, Sherner J, Fitzpatrick T, Callendar M, Shorr A. Effect of standardized orders and provider education on head-of-bed positioning in mechanically ventilated patients. Crit Care Med 2003;31(9):2285-90.

229 Rose L, Baldwin I, Crawford T. The use of bed-dials to maintain recumbent positioning for critically ill mechanically ventilated patients

(The RECUMBENT study): multicentre before and after observational study. Int J Nurs Studies 2010;47(11):1425-31.

230 Sprung J, Whalen F, Comfere T, Bosnjak Z, Bajzer Z, Gajic O et al. Alveolar recruitment and arterial desflurane concentration during bariatric surgery. Anesth Analg 2009;108(1):120-7.

231 Remolina C, Khan A, Santiago T, Edelman N. Positional hypoxemia in unilateral lung disease. N Engl J Med 1981;304(9):523-5.

232 Marini J, Gattinoni L. Propagation prevention: a complementary mechanism for "lung protective" ventilation in acute respiratory distress syndrome. Crit Care Med 2008;36(12):3252-8.

233 Choi S, Nelson L. Kinetic therapy in critically ill patients: combined results based on meta-analysis. J Crit Care 1992;7(1):57-62.

234 Staudinger T, Bojic A, Holzinger U, Meyer B, Rohwer M, Mallner F et al. Continuous lateral rotation therapy to prevent ventilator-associated pneumonia. Crit Care Med 2010;38(2):486-90.

235 Staudinger T, Kofler J, Müllner M, Locker G, Laczika K, Knapp S et al. Comparison of prone positioning and continuous rotation of patients with adult respiratory distress syndrome: results of a pilot study. Crit Care Med 2001;29(1):51-6.

236 Hering R, Wrigge H, Vorwerk R, Brensing K, Schröder S, Zinserling J et al. The effects of prone positioning on intraabdominal pressure and cardiovascular and renal function in patients with acute lung injury. Anesth Analg 2001;92(5):1226-31.

237 Guerin C, Badet M, Rosselli S, Heyer L, Sab J, Langevin B et al. Effects of prone position on alveolar recruitment and oxygenation in acute lung injury. Intensive Care Med 1999;25(11):1222-30.

238 van Kaam A, Lachmann R, Herting E, De Jaegere A, van Iwaarden F, Noorduyn LA et al. Reducing atelectasis attenuates bacterial growth and translocation in experimental pneumonia. Am J Respir Crit Care Med 2004;169(9):1046-53.

239 Gattinoni L, Tognoni G, Pesenti A, Taccone P, Mascheroni D, Labarta V et al. Effect of prone positioning on the survival of patients with acute respiratory failure. N Engl J Med 2001;345(8):568-73.

240 Schortgen F, Bouadma L, Joly-Guillou M, Ricard J, Dreyfuss D, Saumon G. Infectious and inflammatory dissemination are affected by ventilation strategy in rats with unilateral pneumonia. Intensive Care Med 2004;30(4):693-701.

241 Fessler H, Talmor D. Should prone positioning be routinely used for lung protection during mechanical ventilation? Respir Care 2010;55(1):88-99.

242 Pelosi P, Brazzi L, Gattinoni L. Prone position in acute respiratory distress syndrome. Eur Respir J 2002;20(4):1017-28.

243 Gattinoni L, Carlesso E, Taccone P, Polli F, Guérin C, Mancebo J. Prone positioning improves survival in severe ARDS: a pathophysiologic review and individual patient meta-analysis. Minerva Anestesiol 2010;76(6):448-54.

244 Sud S, Friedrich J, Adhikari N, Taccone P, Mancebo J, Polli F et al. Effect of prone positioning during mechanical ventilation on mortality among patients with acute respiratory distress syndrome: a systematic review and meta-analysis. CMAJ 2014;186(10):E381-90.

245 Vollman K. Prone positioning in the patient who has acute respiratory distress syndrome: the art and science. Crit Care Nurs Clin North Am 2004;16(3):319-36.

246 Burns SM, Ryan B, Burns JE. The weaning continuum use of Acute Physiology and Chronic Health Evaluation III, Burns Wean Assessment Program, Therapeutic Intervention Scoring System, and Wean Index scores to establish stages of weaning. Crit Care Med 2000;28(7):2259-67.

247 Gajic O, Lee J, Doerr C, Berrios J, Myers J, Hubmayr R. Ventilator-induced cell wounding and repair in the intact lung. Am J Respir Crit Care Med 2003;167:1057-63.

248 Gajic O, Saqib I, Mendez J, Adesanya A, Festic E, Caples SM et al. Ventilator-associated lung injury in patients without acute lung injury at the onset of mechanical ventilation. Crit Care Med 2004;32(9):1817-24.

249 Ranieri VM, Suter P, Tortorella C, deTullio R, Dayer J, Brienza A et al. Effect of mechanical ventilation on inflammatory mediators in patients with acute respiratory distress syndrome. JAMA 1999;282(1):54-61.

250 Heyland D, Cook D, Griffith L, Keenan S, Brun-Buisson C. The attributable morbidity and mortality of ventilator-associated pneumonia in the critically ill patient Am J Respir Crit Care Med 1999;159(4Pt1):1249-56.

251 Vallés J, Pobo A, García-Esquirol O, Mariscal D, Real J, Fernández R. Excess ICU mortality attributable to ventilator-associated pneumonia: the role of early vs late onset. Intensive Care Med 2007;33(8):1363-8.

252 Muscedere J, Martin C, Heyland D. The impact of ventilator-associated pneumonia on the Canadian health care system. J Crit Care 2008; 23(1):5-10.

253 Mancebo J. Weaning from mechanical ventilation. Eur Respir J 1996;9(9):1923-31.

254 Boles J-M, Bion J, Connors A, Herridge M, Marsh B, Melot C et al. Weaning from mechanical ventilation. Eur Respir J 2007;29(5):1033-56.

255 Stroetz RW, Hubmayr RD. Tidal volume maintenance during weaning with pressure support. Am J Respir Crit Care Med 1995;152(3):1034-40.

256 Epstein SK, Ciubotaru RL, Wong JB. Effect of failed extubation on the outcome of mechanical ventilation. Chest 1997;112(1):186-92.

257 Esteban A, Alia I, Gordo F, Fernandez R, Solsona JF, Vallverdú I et al. Extubation outcome after spontaneous breathing trials with T-tube or pressure support ventilation. The Spanish Lung Failure Collaborative Group. Am J Respir Crit Care Med 1997;156(2Pt1):459-65.

258 Meade M, Guyatt G, Cook D, Griffith L, Sinuff T, Kergl C et al. Predicting success in weaning from mechanical ventilation. Chest 2001;120 (6 Suppl):400S-24S.

259 Yang KL, Tobin MJ. A prospective study of indexes predicting the outcome of trials of weaning from mechanical ventilation. N Engl J Med 1991;324(21):1445-50.

260 Tanios M, Nevins M, Hendra K, Cardinal P, Allan J, Naumova EN et al. A randomized, controlled trial of the role of weaning predictors in clinical decision making. Crit Care Med 2006;34(10):2530-5.

261 Brochard L, Rauss A, Benito S, Conti G, Mancebo J, Rekik N et al. Comparison of three methods of gradual withdrawal from ventilatory support during weaning from mechanical ventilation. Am J Respir Crit Care Med 1994;150(4):896-903.

262 Esteban A, Frutos F, Tobin MJ, Alia I, Solsona JF, Valverdú I et al. A comparison of four methods of weaning patients from mechanical ventilation. Spanish Lung Failure Collaborative Group. N Engl J Med 1995;332(6):345-50.

263 Ladeira M, Vital F, Andriolo R, Andriolo B, Atallah A, Peccin M. Pressure support versus T-tube for weaning from mechanical ventilation in adults. Cochrane Database Syst Rev 2014(5):CD006056.

264 Kollef MH, Horst HM, Prang L, Brock WA. Reducing the duration of mechanical ventilation: three examples of change in the intensive care unit. New Horizons 1998;6(1):52-60.

265 Robertson T, Mann H, Hyzy R, Rogers A, Douglas I, Waxman AB et al. Multicenter implementation of a consensus-developed, evidence-based, spontaneous breathing trial protocol. Crit Care Med 2009;36(10):2753-62.

266 Matic I, Majeric-Kogler V. Comparison of pressure support and T-tube weaning from mechanical ventilation: randomized prospective study. Croat Med J 2004;45(2):162-6.

267 Esteban A, Alia I, Tobin MJ, Gil A, Gordo F, Vallverdú I et al. Effect of spontaneous breathing trial duration on outcome of attempts to discontinue mechanical ventilation. Spanish Lung Failure Collaborative Group. Am J Respir Crit Care Med 1999;159(2):512-8.

268 Hughes MR, Smith CD, Tecklenburg FW, Habib DM, Hulsey TC, Ebeling M. Effects of a weaning protocol on ventilated pediatric intensive care unit (PICU) patients. Topics Health Inform Manage 2001;22(2):35-43.

269 Burns SM, Earven S. Improving outcomes for mechanically ventilated medical intensive care unit patients using advanced practice nurses: a 6 year experience. Crit Care Nurs Clin N Am 2002;14(3):231-43.

270 Marelich GP, Murin S, Battistella F, Inciardi J, Vierra T, Roby M. Protocol weaning of mechanical ventilation in medical and surgical patients by respiratory care practitioners and nurses: effect on weaning time and incidence of ventilator-associated pneumonia. Chest 2000;118(2):459-67.

271 Ely EW, Baker AM, Dunagan DP, Burke HL, Smith AC, Kelly PT et al. Effect on the duration of mechanical ventilation of identifying patients capable of breathing spontaneously. N Engl J Med 1996;335(25):1864-9.

272 Kollef MH, Shapiro SD, Silver P, St John RE, Prentice D, Sauer S et al. A randomized, controlled trial of protocol-directed versus physician-directed weaning from mechanical ventilation. Crit Care Med 1997;25(4):567-74.

273 Girard T, Kress J, Fuchs B, Thomason J, Schweickert W, Pun BT et al. Efficacy and safety of a paired sedation and ventilator weaning protocol for mechanically ventilated patients in intensive care (Awakening and Breathing Controlled trial): a randomised controlled trial. Lancet 2008;371(9607):126-34.

274 Blackwood B, Alderdice F, Burns K, Cardwell C, Lavery G, O'Halloran P. Protocolized versus non-protocolized weaning for reducing the duration of mechanical ventilation in critically ill adult patients. Cochrane Database Syst Rev 2010;5:CD006904.

275 Bellomo R, Stow P, Hart G. Why is there such a difference in outcome between Australian intensive care units and others? Curr Opin Anaesthesiol 2007;20(2):100-5.

276 Rose L, Nelson S, Johnston L, Presneill J. Workforce profile, organisation structure and role responsibility for ventilation and weaning practices in Australia and New Zealand intensive care units. J Clin Nur 2008;17(8):1035-43.

277 Dojat M, Harf A, Touchard D, Laforest M, Lemaire F, Brochard L. Evaluation of a knowledge-based system providing ventilatory management and decision for extubation. Am J Respir Crit Care Med 1996;153(3):997-1004.

278 Rose L, Presneill J, Cade J. Update in computer-driven weaning from mechanical ventilation. Anaesth Intensive Care 2007;35(2):213-21.

279 Dojat M, Brochard L, Lemaire F, Harf A. A knowledge-based system for assisted ventilation of patients in intensive care units. Int J Clin Monit Comput 1992;9(4):239-50.

280 Dojat M, Harf A, Touchard D, Lemaire F, Brochard L. Clinical evaluation of a computer-controlled pressure support mode. Am J Respir Crit Care Med 2000;161(4):1161-6.

281 Rose L, Schultz M, Cardwell C, Jouvet P, McAuley D, Blackwood B. Automated versus non-automated weaning for reducing the duration of mechanical ventilation for critically ill adults and children. Cochrane Database Syst Rev 2014 (6):CD009235.

282 Carson SS. Outcomes of prolonged mechanical ventilation. Curr Opin Crit Care 2006;12(5):405-11.

283 Iregui M, Malen J, Tutleur P, Lynch J, Holtzman M, Kollef M. Determinants of outcome for patients admitted to a long-term ventilator unit. South Med J 2002;95(3):310-7.

284 Vitacca M, Vianello A, Colombo D, Clini E, Porta R, Bianchi L et al. Comparison of two methods for weaning patients with chronic obstructive pulmonary disease requiring mechanical ventilation for more than 15 days. Am J Respir Crit Care Med 2001;164(2):225-30.

285 Jubran A, Grant BJ, Duffner LA, Collins EG, Lanuza DM, Hoffman LA et al. Effect of pressure support vs unassisted breathing through a tracheostomy collar on weaning duration in patients requiring prolonged mechanical ventilation: a randomized trial. JAMA 2013;309(7):671-7.

第 16 章

神经系统的评估和监测

原著：Diane Chamberlain，Leila Kuzmiuk
翻译：张未迟，刘芳
审校：刘方

学习目标

阅读完本章，将掌握以下内容：

● 描述神经系统的解剖及生理。
● 辨别中枢和周围神经系统。
● 掌握神经病学的评估技术。
● 识别正常和异常的体征。
● 阐明决定颅内压变化的相关因素，并能够描述其代偿机制。
● 解释对脑损伤患者进行持续性神经病学评估的重要性及步骤。
● 将神经诊断实验的方法步骤与临床护理实践相结合。

引言

神经系统是身体中重要的控制、调节和信息传递系统，仅占总体重的3%，却是最复杂的器官系统。它是所有精神心理活动的中心，包括思想、学习和记忆，并与内分泌系统及免疫系统一起负责机体内环境稳态的调节和维持。神经系统与内外环境通过感受器保持紧密联系。神经系统疾病在重症监护病房中很常见，它既可以是原发病，也可是重症患者多器官衰竭而产生的并发症。理解基本的神经生理学知识对识别和治疗这些神经系统疾病十分重要。本章节对神经系统的解剖和生理进行了概述，并详述了神经病学的评估。

一、神经解剖学与生理学

汇入机体自身信息系统的所有感觉信息都涉及神经解剖学和生理学。由大脑作为指挥中心组成的中枢和外周神经系统负责身体最基本的活动。神经由纤维束组成，将神经活动传递到包括大脑在内的身体的各个部分。大脑转化神经冲动传递的信息，然后使人能够做出反应。本节将从神经元以及神经传递开始介绍神经系统的主要组成部分，并对中枢神经系统及周围神经系统以及相关的神经病学评估进行讨论。

神经系统组成

中枢神经系统（central nervous system，CNS）由脊髓和脑组成，负责整合、处理及协调感觉信息和运动指令[1]（图 16.1）。

周围神经系统通过信号传递将中枢神经系统与躯体各部分联系起来。人类周围神经系统（peripheral nervous system）是由从脊髓顺次发出的 43 对脊神经和从脑底部发出的 12 对脑神经组成。所有的神经通过多元化的方式分布到身体中的各组织器官。周围神经通过感觉传入纤维将信息传入中枢神经系统，通过传出纤维将中枢神经系统的信息输出。有关中枢神经系统和周围神经系统的生理学内容将在本章详尽叙述。首先，介绍神经元的解剖学和相关生理学知识。

1. 神经元

神经元是神经系统的专化细胞，每一个神经元由树突、细胞体和轴突组成。神经元通过生化反应来接收、处理和传递信息。神经元间的大多数突触接触是轴 - 树突触（兴奋性）[2]或轴 - 体突触（抑制性）。神经元的树突与许多邻近的神经元相连接，并接收来自其他神经元的正电荷或负电荷，随后输入信号被传递至细胞体。细胞体和细胞核最主要的作用就是维持神经元的功能。大多数神经元缺乏中心粒，这是一个重要的细胞器，参与细胞骨架的组成和染色体在有丝分裂期间的运动。因此，典型的中枢神经系统神经元不能分裂，当它们因损伤或疾病而丢失时也不能被替代。神经元的能量来源是葡萄糖，在中枢神经系统神经元中糖的摄取并不依赖于胰岛素[2]。

髓鞘由脂蛋白组成，它包裹神经元并保护轴突，加快从一个节点到另一个节点的神经冲动传递[3]（图 16.2B）。髓鞘并不是连续的，其间的空隙称为郎飞氏结（图 16.2A）。

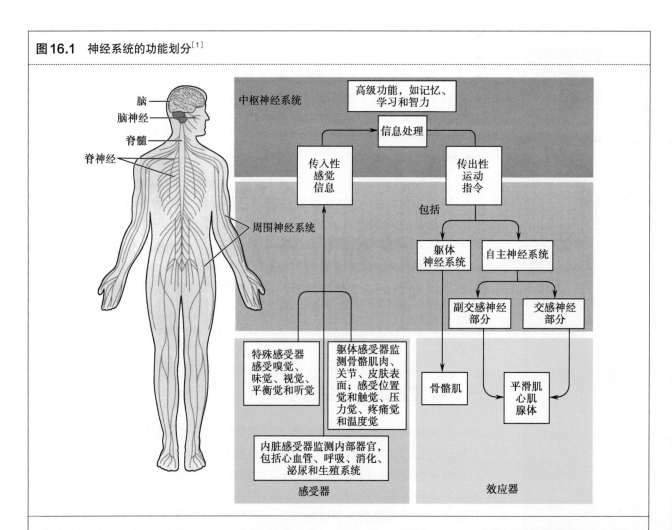

图 16.1 神经系统的功能划分[1]

Adapted from Martini F, Nath J, Bartholomew E. Anatomy and physiology. 9th ed. San Francisco: Pearson Benjamin Cummings; 2011, with permission.

图16.2　传入(A)和传出(B)神经元,展示细胞体、树突和轴突。箭头表示动作电位的传导方向[3]

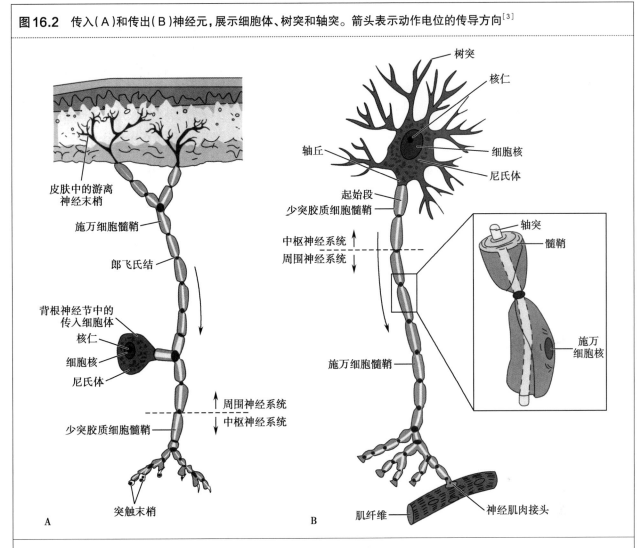

Adapted from Porth C. Pathophysiology concepts of altered health states. 9th ed. Philadelphia: Lippincott, Williams & Wilkins; 2013, with permission.

每个突触小体都包含有线粒体、部分内质网和数千个充满神经递质分子的囊泡,释放在突触的神经递质降解产物在突触小体被重吸收和再装配。突触小体接受在细胞体中合成的持续供应的神经递质、酶及溶酶体[2]。细胞体与突触小体之间的物质运输称为轴浆运输,有些物质运输较慢,每天仅几个毫米,这种运输机制称为"慢轴浆流"。含有神经递质的囊泡移动要快得多,速度为5~10mm/h我们称之为"快轴浆流",可增强突触活动。轴浆运输是双向的,从胞体到突触小体的物质运输称为顺向运输,与此同时,其他物质被运向胞体,称为逆向运输。如果突触小体中出现异常的化学物质,这种逆流会很快将它们传送到胞体内,然后通过调节合适的基因"开"或"关"来改变细胞活性。病毒、致病性

细菌、重金属和毒素是通过逆向流动到达中枢神经系统,导致破伤风、病毒性脑炎和铅中毒。顺向运输障碍可能与一些神经病相关,包括神经重症及神经病[4]。

2. 突触

人脑至少含有1 000亿个神经元,每一个神经元都有能力对其他细胞产生影响[2]。尽管脑中有许多种突触,但主要分为两类:电突触和化学突触。电突触以动作电位的形式使直接、被动的电流在神经元间传递,电流通过连接两个细胞的特异膜通道跨过连接间隙(表16.1)。相反的,化学突触通过神经递质的释放完成细胞间通讯,突触前神经元释放化学递质,通过激活突触后神经元上的特定受体分

表16.1
动作电位的产生（神经组织）

第一步：去极化
- 当膜电位兴奋至 −60mV 时

第二步：触发钠通道和快速去极化
- 电压调节的钠通道开放（钠通道激活）
- 钠离子在电吸引和化学梯度的驱使下涌入细胞
- 跨膜电位从阈值水平 −60mV 变为 +30mV

第三步：复极化：钠通道失活及钾通道激活
- 电压调节的钠通道在 +30mV 关闭（钠通道失活）
- 电压调节的钾通道此时开放，钾离子扩散出细胞
- 复极化开始

第四步：恢复正常通透性
- 电压调节的钠通道在 0.4～1.0ms 内恢复正常功能。这时如果提供一个大于正常的刺激，细胞膜就能够再产生一个动作电位
- 电压调节的钾通道在 −70mV 时开始关闭。因为它们不能同时关闭，钾离子持续减少，大约在 −90mV 时发生短暂的超极化
- 在相对不应期的末期，所有电压调节的通道关闭，细胞膜恢复静息态

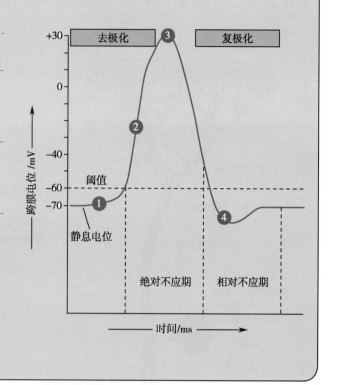

子产生继发电流[5]（图 16.3）。

髓鞘增加传导速度。周围神经脱髓鞘使传导速度减慢，甚至导致传导阻滞。例如，吉兰 - 巴雷综合征，临床表现为无力。因而，慢性脱髓鞘使轴突变得脆弱，而轴突损害是致残的主要原因。髓鞘的再生需要富含髓鞘的少突胶质细胞。髓鞘再生会及时发生，但这与正常发育时期的髓鞘形成机制并不完全相同[5]。

3. 神经递质

神经递质是神经元与其他神经元在一个方向上通信的化学信使。多神经元通路需要单向运输。例如，神经冲动传入或传出脑[2]。神经元通过识别特异性的神经受体进行信息传递。从化学角度分析有以下 4 种神经递质：

- 乙酰胆碱（acetylcholine，ACh）：周围神经系统的主要神经递质，从副交感神经的神经肌肉接头和突触处释放。
- 生物胺：血清素、组胺、儿茶酚胺、多巴胺以及去甲肾上腺素。
- 兴奋性氨基酸：谷氨酸、天冬氨酸；抑制性氨基酸：r- 氨基丁酸（gamma-aminobutyric acid，GABA）、甘氨酸和牛磺酸。

- 神经肽类：已知的超过 50 种，最常见的为氨基酸类神经递质。

在 2009 年，人们发现每个突触中含有不只一种神经递质，称为递质共存。例如，神经肽 Y（neuropeptide Y）和三磷酸腺苷（adenosine triphosphate，ATP）是去甲肾上腺素的共存递质，它们一起释放并通过激活 α 和 β 肾上腺素受体介导其功能，并调节肾血管阻力[6]。同样，受体对控制突触效应有重要作用，神经递质是神经系统、内分泌系统和免疫系统的共同递质。许多神经递质是内分泌激素的类似物。主要的副交感神经递质乙酰胆碱，通过抗炎胆碱能通路与免疫细胞如巨噬细胞相互作用[7]。

4. 神经胶质细胞

神经胶质细胞是神经系统内非神经元类的细胞，但在数量上是神经元的 10～50 倍，被分为大胶质细胞（星形胶质细胞、少突胶质细胞和施万细胞）和小胶质细胞[1]（表 16.2）。它们不仅起到物理支撑作用，还可以修复损伤、调节细胞外间质的离子和化学构成，参与构成血 - 脑屏障和血 - 视网膜屏障，形成神经通路的髓鞘隔离，引导发育过程中的神经元迁移，并与神经元交换代谢物质[8]。中枢神经系

图 16.3 举例,在一个典型的化学突触传递中发生的一系列事件[84]

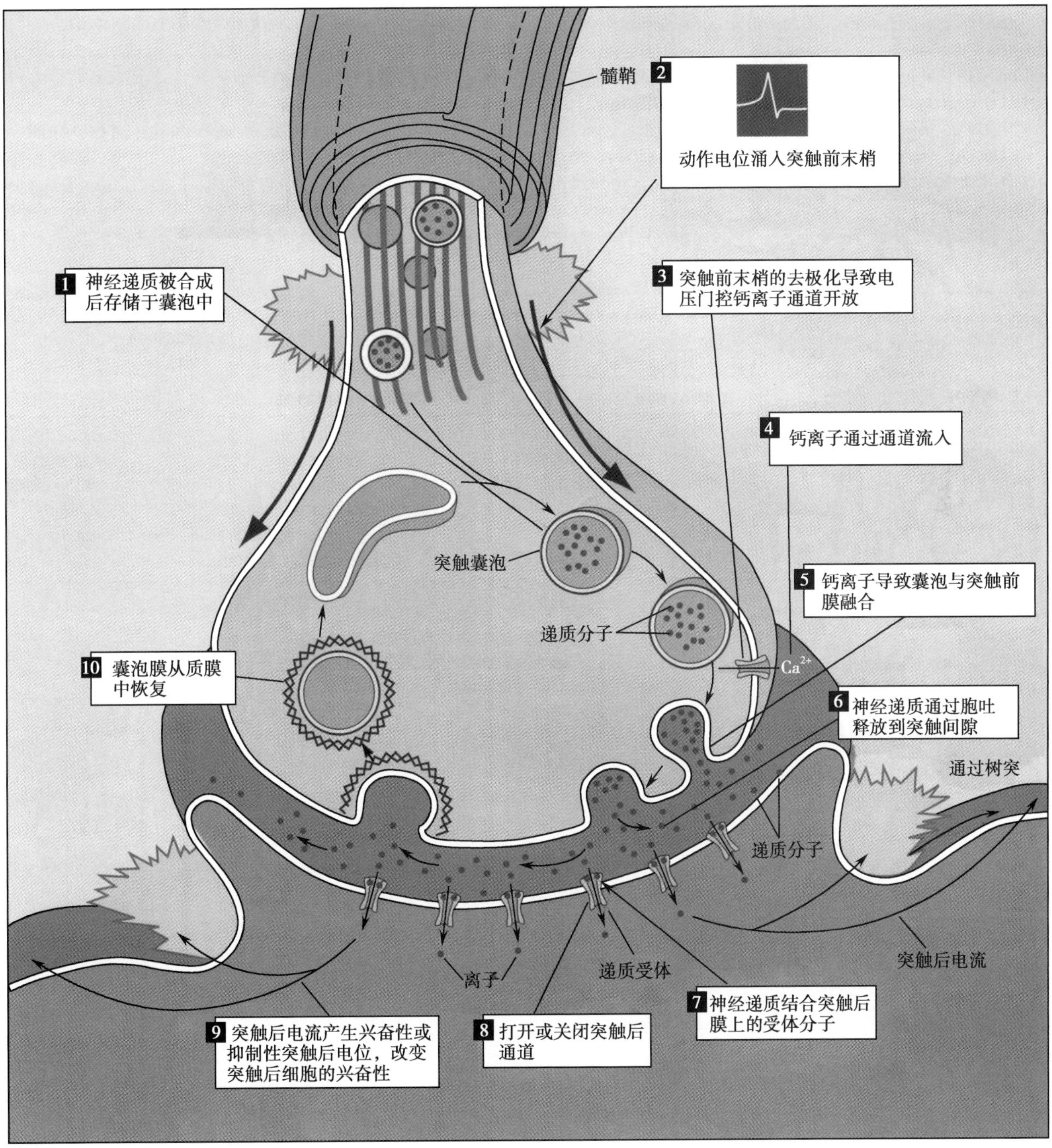

髓鞘

2 动作电位涌入突触前末梢

1 神经递质被合成后存储于囊泡中

3 突触前末梢的去极化导致电压门控钙离子通道开放

4 钙离子通过通道流入

突触囊泡

5 钙离子导致囊泡与突触前膜融合

递质分子

10 囊泡膜从质膜中恢复

Ca²⁺

6 神经递质通过胞吐释放到突触间隙

通过树突

递质分子

突触后电流

离子

递质受体

7 神经递质结合突触后膜上的受体分子

9 突触后电流产生兴奋性或抑制性突触后电位,改变突触后细胞的兴奋性

8 打开或关闭突触后通道

Adapted from Purves D, Augustine G, Hall W, LaMantia A, McNamara J, White L. Neuroscience. 5th ed. New York: Sinauer Associates; 2012, with permission.

统(CNS)有大量的、各种类型的神经胶质细胞,与神经元不同,神经胶质细胞具备永久增殖能力。由于神经胶质细胞的这种增殖再生能力,大多数神经系统的肿瘤是神经胶质细胞起源的肿瘤而非神经元起源的肿瘤[9]。

表 16.2
神经胶质细胞，定位和角色

类型	位置	主要功能
星形胶质细胞 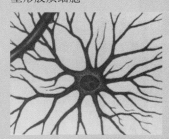	CNS：脑和脊髓中最大及最多的神经胶质细胞	• 星形胶质细胞被认为在信息传递与大脑调节上与神经元同样重要 • 它们调控信息传递、细胞外离子及神经元间的化学环境 • 它们对损伤做出反应并在脑水肿中起重要作用
室管膜细胞 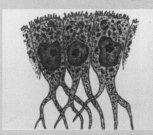	CNS：沿脑室系统和椎管的脊髓中央排列	• 脑脊液的运输和脑的内环境稳态 • 对病原体的吞噬防御 • 为脑组织储存糖原
小胶质细胞 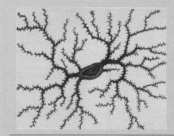	CNS：定位于血-脑屏障后的脑实质	• 游走于外周免疫系统和中枢神经系统之间，防御感染 • 取代受损神经元的突触输入
少突胶质细胞 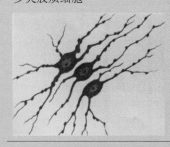	CNS：在脑和脊髓的白质和灰质中，螺旋缠绕轴突，形成多层脂蛋白外壳 PNS：施万细胞是周围神经系统的支持细胞	• 围绕轴突形成髓鞘层 • 少突胶质细胞同时包裹数个轴突 • 施万细胞包裹周围神经轴突 • 与少突胶质细胞不同，单个施万细胞包裹轴突髓鞘的单个节段

CNS= 中枢神经系统；PNS= 周围神经系统

二、中枢神经系统

中枢神经系统由脑和脊髓组成（见图 16.4）[5]，最主要的目的是获取、协调和传播有关躯体及其周围环境的信息。本节将讲解脑和脊髓的解剖和生理。

实践提示

大脑由很重要的三个部分组成：①大脑，有对称的大脑半球；②脑干，包括丘脑、上丘脑、下丘脑、中脑、脑桥和延髓；③小脑。

图16.4　组成中枢神经系统的成分[84]

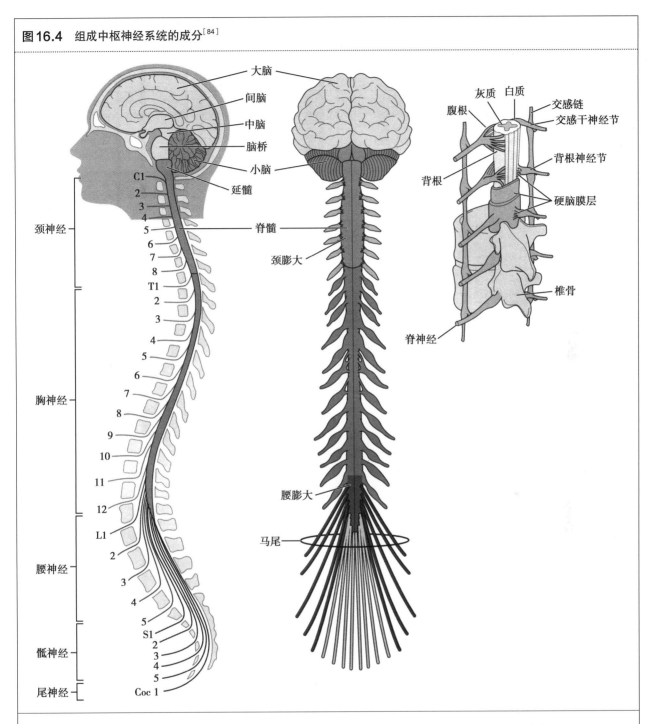

Adapted from Purves D, Augustine G, Hall W, LaMantia A, McNamara J, White L. Neuroscience. 5th ed. New York: Sinauer Associates; 2012, with permission.

（一）大脑

　　大脑分为 3 个区域：前脑、中脑及后脑。详细叙述见表 16.3。前脑由两侧半球组成，覆盖大脑皮层，包括灰质、基底节、神经管及间脑[1]。成熟间脑包括丘脑及下丘脑。中脑结构包括两对背侧突起，即上丘和下丘。延髓、脑桥和中脑组成脑干[1]。后

脑包括延髓橄榄、脑桥及小脑。

　　神经组织代谢率很高，尽管大脑仅占全身体重的 3%，却接受约 15% 的静息心输出量并消耗 20% 的氧[1]。尽管有大量的能量需求，但脑组织既不能储存氧，也不能进行无氧代谢。脑血流或氧供的中断会迅速导致出现临床症状及体征。在缺氧时脑细胞功能持续约 10 秒。葡萄糖是脑唯一的能量来源

表 16.3
脑的组织结构

部分	描述	功能
	前脑部	
大脑	脑的最大及最上的部分。分为两个半球，每个半球又分为额叶、顶叶、颞叶和枕叶	皮层（最外层）是自主思维、记忆、推理和抽象心理功能的区域，这些功能都位于特定的脑叶内
间脑	位于大脑和脑干之间。包括丘脑和下丘脑	丘脑对感觉输入进行分类和重定向；下丘脑控制内脏、自主、内分泌、情感及垂体。包含一些协调副交感神经和交感神经刺激的中枢，还有温度调节、食欲调节、依赖于抗利尿激素（ADH）的水平衡的调节，以及调节某些节律性的精神生物学活动（如睡眠）
脑干	大脑下前方：延髓、脑桥、中脑构成脑干	将大脑及间脑与脊髓连接起来
	中脑部	
中脑	大脑中部下方	有视觉及听觉的反射中枢；连接大脑和低位脑干。包括感觉及运动通路和听觉、视觉反射中枢
基底节或纹状体	大脑半球下中部的灰质。位于侧脑室边缘，接近内囊	在规划与协调运动和姿势中起重要作用。复杂的神经连接将基底节与大脑皮层相连。这些结构的主要作用是阻止不必要的肌肉活动；基底节病变会导致夸张的、不受控制的运动
脑桥	位于小脑前方	连接小脑与脑的其他部分；包括运动和感觉通路；协助调节呼吸；轴突来自小脑、基底节、丘脑和下丘脑；部分脑桥也控制心脏、呼吸和血压。第 V - VIII 对脑神经与脑桥相连
后脑部	包括一部分脑桥、延髓和小脑	
网状激活系统（RAS）	位于脑干中轴的网状结构，即被盖	大脑皮层的活动依赖于特异性感觉传入以及 RAS 的非特异性激活冲动，并对于意识状态的存在、警觉性和觉醒状态至关重要。
延髓	位于脑桥和脊髓之间	延髓包括从脑至脊髓的运动纤维和从脊髓至脑的感觉纤维。大多数纤维在此水平交叉。第 IX - XII 对脑神经与延髓相连，延髓包括控制生命功能如呼吸、心率的中枢
小脑  	位于大脑后部下方。分为两个半球	协调自主运动；维持平衡和肌张力；有兴奋和抑制作用。同时控制精细运动、平衡、位置觉和感觉输入的整合

并可以被完全氧化[10]。大脑可以被视为独特的葡萄糖处理机器，产生水（H_2O）和二氧化碳（CO_2）。葡萄糖也为神经元谷氨酸池的再生提供碳骨架，这一过程是星形胶质细胞与神经元密切协同作用的结果[11]。

1. 大脑皮层

前脑包含大脑皮层和皮层下结构。人脑的 80% 是由皮层构成。大脑皮层的厚度为 2～4mm 不等。它包含接收、整合、存储和传输信息的神经元或灰质的细胞体和树突。大脑皮层也会产生有意识的思考和主动运动。白质位于大脑皮层下方，由有髓鞘的神经纤维组成，皮层参与来自躯体的感觉信息以及运动指令的传送。这些过程在脑的特定区域出现并且能够被映射。在解剖层面中，大脑皮层被分化为几个特定的功能区域：包括初级视觉感觉区（枕叶皮层）、听觉（颞叶皮层）、躯体感觉区（中央后回）及主要运动区（中央前回）[5]（图 16.5）。这些功能区仅仅只构成了大脑皮层表面的一小部分。

剩余皮层的大部分被称为联合皮层，负责处理广泛且复杂的神经信息[12]。联合区域也是长期记忆区域，并控制人类语言学习、谈话交流、音乐、数学、复杂运动技能、抽象思维、象征思维和其他认知功能等。联合区域通过半球内部的联系，连接和整合来自初级感觉和运动区域的信息[5]。顶 - 颞 - 枕联合皮层整合来自视觉、听觉和躯体感觉体验的神经信息。因为额叶前部联合皮层与边缘系统的联系，它在情绪导致的行为协调方面有十分重要的作用。

此外，前额叶皮层接收来自其他关联区域的神经输入，并通过直接输入运动前区来调节目的性行为，运动前区是运动皮层的关联区域。感觉和运动功能受对侧大脑半球皮层结构控制，特定认知功能或这些功能的组成部分主要受一侧脑的支配[12]。

大脑皮层接收并处理来自不同感觉器官的感觉信息，双侧大脑半球分别接收来自对侧躯体的信息。感觉信息由丘脑传递至皮层，这部分皮层被称为初

图 16.5　A. 左侧大脑半球表面的主要解剖标志。拉开外侧沟暴露岛叶。B. 左侧半球通常包含一般理解的区域和语言中枢。每个半球前额叶皮层参与意识和智力。C. 根据大脑皮层区域的组织学分析，Brodmann 总结比较了 47 个区域及其功能

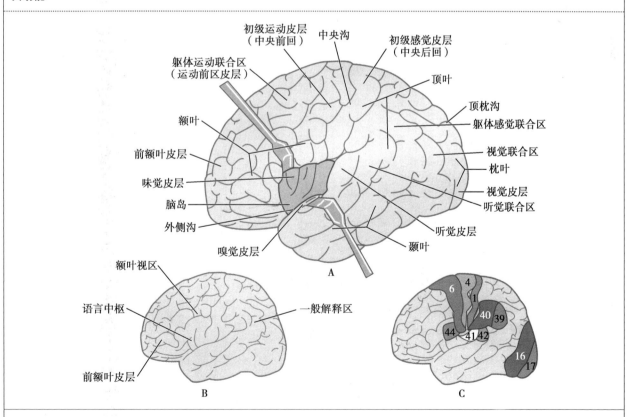

Adapted from Martini F, Nath J, Bartholomew E. Anatomy and physiology. 9th ed. San Francisco: Pearson Benjamin Cummings; 2011, with permission.

级感觉区。感觉信息在感觉通路的不同点交叉,这是因为大脑皮层的对侧支配机制[13]。辨别性触觉系统在延髓交叉,痛觉系统在脊髓交叉。小脑的本体感觉系统负责同侧躯体的平衡与位置,因而不交叉。几乎躯体的每个部分都由初级运动皮层和躯体感觉皮层中的相应区域代表[14]。

人脑模式图显示了躯体不同部分与大脑半球不同区域间的关系[15](图16.6)。右侧代表运动功能,左侧代表感觉功能。精细运动和感觉代表区要比不太精细的运动和感觉代表区占有更大的空间。

2. 基底节和小脑

基底节在运动调节中起重要作用,相关核团病变可以导致运动功能减退、僵硬和运动过度。基底节在运动的起始和运动控制过程中所起的作用不能与皮层和脑干的运动活动分离。运动和其他无意识活动的程序性记忆取决于运动前区皮层、基底节和小脑的完整性[16]。小脑通过向运动皮层提供反馈,通过脑干连接对眼球运动提供重要影响,以及通过脊髓向下投射影响姿势活动,在协调运动中发挥明显的作用。

3. 脑干

脑干由中脑、脑桥及延髓组成[1]。这些结构将大脑及间脑与脊髓连接起来。总的来说,脑干整合前庭、视觉及躯体感觉信息来控制眼球运动,通过

图16.6 躯体感觉和运动功能。请注意我们经常容易错误地认为其感觉和运动功能的重要性与每个区域的面积有关[15]

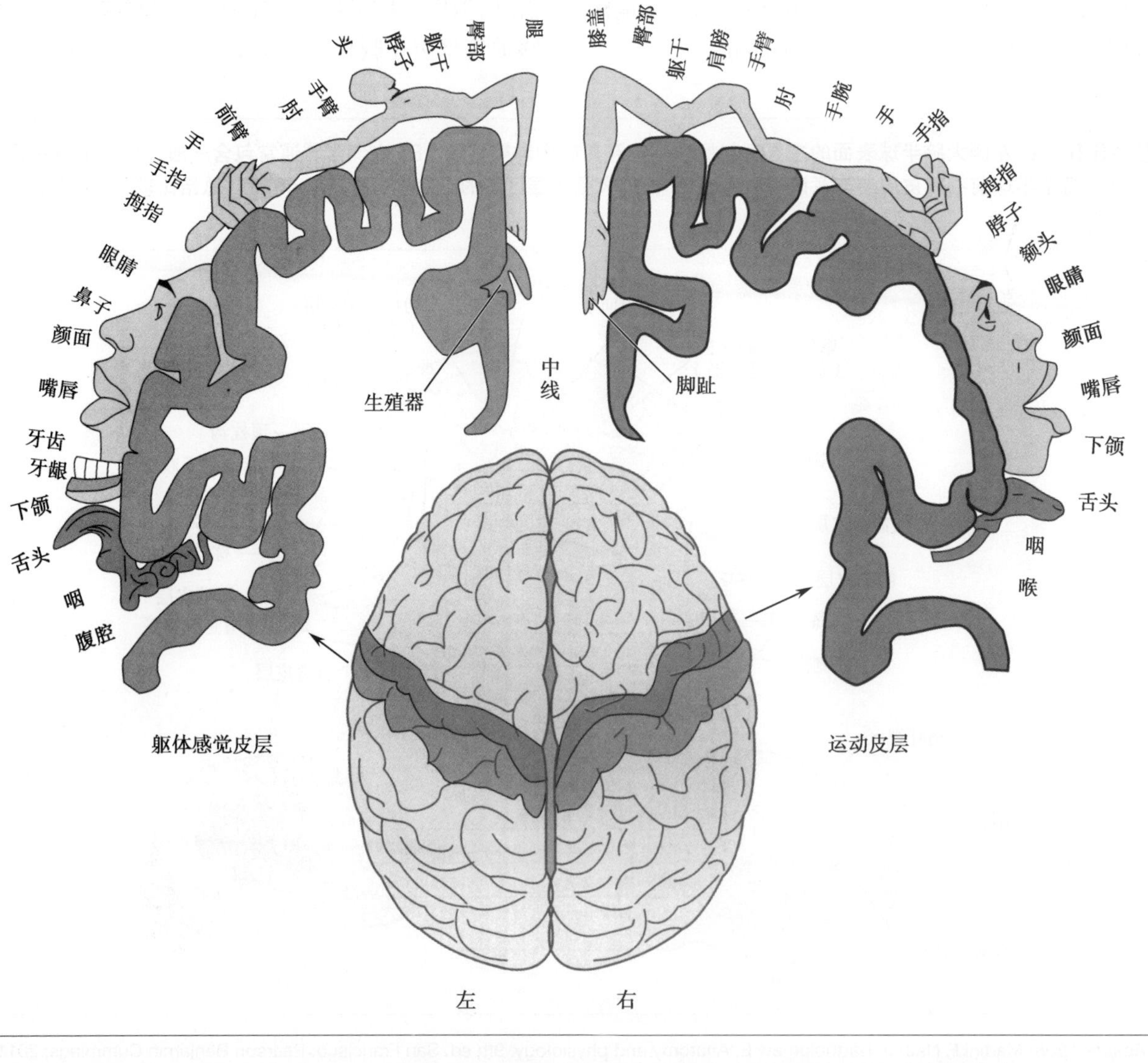

Adapted from Blumenfeld H. Neuroanatomy through clinical cases. New York: Sinauer Associates; 2010, with permission.

投射至脊髓来调整姿势。例如，当头部扭转时，脑干控制双侧眼球同时向相反方向转动，以保持物体成像在视网膜的匹配区域。这是神经系统评估中"玩偶眼"测试的基础，头部快速转动，则双侧眼球同时转向对侧，表明了大部分脑干的完整性[15]。睡眠状态的深度由一组脑干核团通过向脑和脊髓的广泛投射来控制[17]。

中脑，位于大脑半球以下，形成脑干的上半部分。中脑包括网状结构（从大脑皮层收集信息并传递至运动神经元），黑质（调节躯体运动 - 黑质损害会导致帕金森病）以及腹侧被盖区（含有由烟碱型乙酰胆碱受体激活的多巴胺能神经元）[18]。中脑前方的白质在上方的大脑中枢及下方的脑桥、延髓、小脑和脊髓中枢间传导冲动。中脑包含自主反射中枢，用于瞳孔对光调节，可收缩瞳孔及调节晶状体。这些神经纤维汇入动眼神经，因此动眼神经的损伤会导致瞳孔扩大[3]。中脑也包括腹侧被盖区，充满了多巴胺能神经元，并在前脑深处形成突触，这可能与愉快感受有关：安非他命和可卡因可以与多巴胺受体结合，这可能在一定程度上解释了它们的成瘾性质。

延髓位于脑桥和脊髓之间，外观上类似于脊髓肿胀的尖端。锥体束沿延髓的腹侧走行，包含皮质脊髓束纤维。延髓的功能是控制自主神经功能（例如，呼吸和心率），并将神经信息从脑传递至脊髓。声音定位的耳间时间差的处理发生在延髓橄榄核中。控制呼吸的神经元上有结合阿片的 μ 受体，这就是阿片类麻醉镇静药有呼吸抑制作用的原因[5]。涉及这些脑神经的任何重要生命功能或反射的损害都提示延髓的损伤[19]。

脑桥是脑干的一部分，位于延髓和中脑之间。它包含呼吸调整中枢和长吸气中枢，以及连接高位和低位中枢的神经纤维，包括小脑。脑桥似乎起着类似于中继站的作用，将来自大脑皮层各部分的信号传递至小脑，将来自眼、耳和触觉感受器的神经冲动传递至小脑[2]。脑桥也参与调解呼吸反射。表 16.4 包含了对脑神经的描述，包括了神经纤维的种类、功能和起源位置。

4. 下丘脑和边缘系统

下丘脑、扣带回、位于颞叶的杏仁核、海马、隔部以及连接这些区域的神经纤维组成了边缘系统。下丘脑和边缘系统与内环境稳态密切相关，可以调节内分泌激素的分泌和自主神经系统，通过情绪和动机影响行为[1]。下丘脑整合来自前脑、脑干、脊髓和各种内分泌系统的信息。大脑的这一区域还包含一些调节副交感神经和交感神经刺激的中枢，以及调节体温、食欲、抗利尿激素（antidiuretichormone，ADH）调节水平衡和某些节律性精神生物学活动（如睡眠）的调节中枢。从间脑、延髓、丘脑和小前脑区（DMTF）的轴突末梢释放的血清素，会导致网状激活系统（reticular activating system，RAS）失活及 DMTF 的激活。DMTF 激活导致睡眠 4 个阶段的发生[17]。下丘脑包含了大量的神经递质。这些神经递质存在在下丘脑以外神经元的轴突末梢，但大多数还是在下丘脑自身合成的。公认的神经递质包括经典的 Ach、GABA、谷氨酸、血清素、多巴胺和去甲肾上腺素，以及近年来新发现的肽类神经递质[20]。

（二）脑的保护和支持

大脑位于颅腔内，被脑膜、脑脊液和颅骨所覆盖。精致的大脑因为颅骨、脑膜和脑脊液的存在而避免遭受外力打击。此外，脑组织通过血 - 脑屏障与体循环隔离。

> **实践提示**
>
> 第四脑室的开口允许脑脊液流入脑和脊髓周围的蛛网膜下腔。

1. 脑脊液

脑脊液（cerebral spinal fluid，CSF）是由 99% 的水及其他成分组成的血浆超滤液，与脑细胞外液的成分相近[1]。每天分泌的脑脊液约 500ml，但在任何时候脑室系统中都只有约 150ml 的脑脊液，这意味着脑脊液是不断被重吸收的。脑室产生的脑脊液必须通过室间孔、第三脑室、中脑导水管及第四脑室才能从神经管中排出[21]，脑脊液从 3 个开口或孔流入到蛛网膜下腔（图 16.7）[1]。大约 30% 的脑脊液向下进入脊髓周围的蛛网膜下腔，主要在其背面，并向后流动，从其腹面回到颅腔。脑脊液通过压力梯度回流入血液系统。侧卧位时 CSF 的正常压力大约是 10mmHg，正常人可为 5～15mmHg。如果 CSF 压力<3mmHg，蛛网膜颗粒内的通路则会塌陷并停止循环。蛛网膜颗粒的功能类似单向瓣膜，允许 CSF 回流入血液却不允许血液流入蛛网膜下腔。CSF 内的压力表现为正常的颅内压（intracranial pressure，ICP）[3]。

表 16.4
脑神经、定位和功能

脑神经	传导束	功能	起源
Ⅰ 嗅神经	感觉	嗅觉	间脑
Ⅱ 视神经	感觉	视觉	间脑
Ⅲ 动眼神经	副交感	运动眼球和眼睑，缩瞳，调节晶状体	中脑
	运动	提上睑、支配 4 条眼外肌的运动	
Ⅳ 滑车神经	运动	向内下运动眼球（上斜肌）	中脑
Ⅴ 三叉神经	运动	支配咀嚼肌和下颌运动	脑桥
	感觉	角膜、鼻和口腔黏膜及面部皮肤的触觉	
Ⅵ 外展神经	运动	水平外展眼球（外直肌）	脑桥
Ⅶ 面神经	副交感	分泌唾液和流泪	脑桥
	运动	支配前额、眼睑、脸颊、耳、颈的运动，产生面部表情，闭眼	
	感觉	耳廓、外耳道和鼓膜的触觉；舌前 2/3 味觉	
Ⅷ 前庭蜗神经	感觉	前庭支：平衡觉 耳蜗支：听觉	脑桥
Ⅸ 舌咽神经	副交感	分泌唾液	延髓
	运动	吞咽和发声	
	感觉	咽、软腭感觉和舌后 1/3 味觉；刺激引起呕吐反射	
Ⅹ 迷走神经	副交感	支配胸腹内脏的自主活动	延髓
	运动	吞咽和发声 支配心脏、肺和消化道肌肉的不自主活动	
	感觉	外耳道和胸、腹腔内脏的感觉	
Ⅺ 副神经	运动	支配胸锁乳突肌和斜方肌的活动	延髓
Ⅻ 舌下神经	运动	支配舌肌运动	延髓

2. 血-脑-脑脊液屏障

中枢神经系统通过丰富的血管来为细胞提供氧气和营养物质。然而，因为血管内皮细胞和星形胶质细胞共同形成极其紧密的连接，构成了血-脑屏障（blood-brain barrier，BBB），使得许多物质在血液和脑之间不易交换[1]。而一些不带电的脂溶性小分子可以自由通过 BBB。证据表明 BBB 可以维持神经元功能所需的化学环境，保护脑免遭有害物质的损害[22]。血液中有一些能快速进入脑的物质，包括作为重要能量来源的葡萄糖、某些为正常电活动提供适当介质的离子和维持细胞呼吸的氧气。类似乙醇的脂溶性小分子可以通过 BBB。一些水溶性分子通过内皮细胞浆膜上的特殊蛋白进入大脑。不能入脑的分子包括蛋白质、毒素、大多数抗生素和单胺类的神经递质。这些不被需要的分子被主动转运出内皮细胞。当 BBB 被外力、感染和氧化应激破坏后，其通透性发生改变，导致各种化学物质和分子（甚至是细菌）扩散到脑实质中，会导致严重的后果[3]。

3. 脑循环

为了维持脑的活动，必须保持恒定的脑血流供应。脑的动脉血流量约占心输出量的 20%（图 16.8）[5]。正

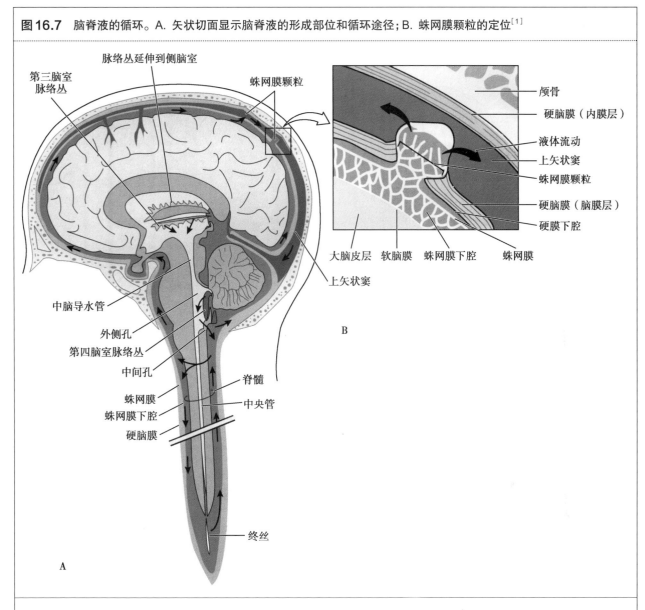

图16.7　脑脊液的循环。A. 矢状切面显示脑脊液的形成部位和循环途径；B. 蛛网膜颗粒的定位[1]

图中标注：

第三脑室脉络丛
脉络丛延伸到侧脑室
蛛网膜颗粒
中脑导水管
外侧孔
第四脑室脉络丛
中间孔
蛛网膜
蛛网膜下腔
硬脑膜
脊髓
中央管
上矢状窦
终丝
A

颅骨
硬脑膜（内膜层）
液体流动
上矢状窦
蛛网膜颗粒
硬脑膜（脑膜层）
硬膜下腔
大脑皮层　软脑膜　蛛网膜下腔　蛛网膜
B

Adapted from Martini F, Nath J, Bartholomew E. Anatomy and physiology. 9th ed. San Francisco: Pearson Benjamin Cummings; 2011, with permission.

常的脑血流量是 750ml/min。在一个较大的血压范围内，脑可通过动脉的舒张或收缩自动调节脑血流量[1]。当动脉血流量减少时，Willis 环可将脑一侧的血流分流到另一侧或者从前循环分流到后循环以发挥脑保护机制作用。这种代偿机制可以延迟患者神经功能的恶化[3]。

脑静脉回流入大静脉窦，然后汇入右侧和左侧颈内静脉（图 16.9）[23]。静脉窦位于硬脑膜的褶皱内。脑的静脉和静脉窦没有静脉瓣，因此静脉血液在重力作用下自由流动[1]。面静脉和头皮静脉可以流入脑静脉窦，因此，感染可以很容易地扩展到硬脑膜静脉窦，然后进入脑。

患者的体位可以阻止或促进脑静脉回流。头部转动和倾斜可以使颈静脉扭曲，减少或阻止来自大脑的静脉血流，这将增加颅腔内的压力。

脑血流量（CBF）是脑灌注压（CPP）除以脑血管阻力（CVR）。CVR 是脑血管产生的阻力，它受大脑自动调节机制的控制。具体而言，血管收缩（和血管痉挛）会增加血管阻力 CVR，血管舒张会降低血管阻力 CVR，并受流入压（收缩期）、流出压（静脉压）、脑血管横断面直径和颅内压（ICP）的影响[1]。脑血管阻力 CVR 与全身血管阻力相似，但是因为脑静脉系统缺乏瓣膜，脑静脉压也会影响 CVR。脑循环的一个重要特点就是具有自动调节能力，即尽管

图 16.8 大脑的主要动脉[84]。A. 腹侧观：方框区域是 Willis 环的放大图；B. 侧面观和 C. 矢状位观：大脑前动脉、大脑中动脉和大脑后动脉；D. 大脑中动脉在额叶处的走行

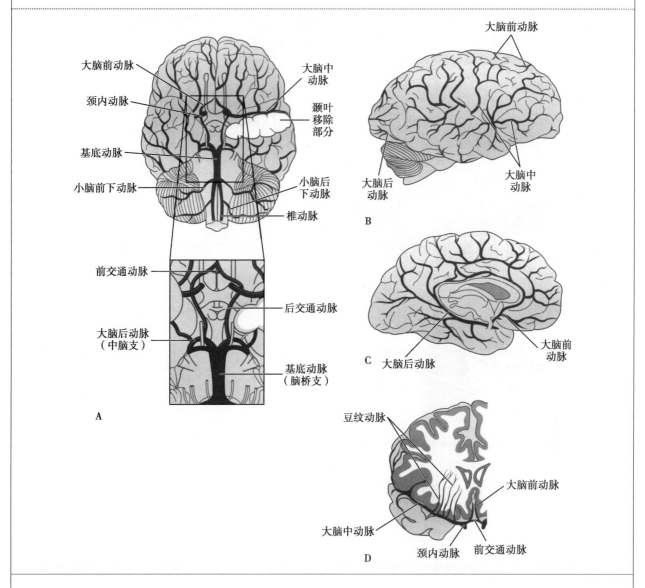

Adapted from Purves D, Augustine G, Hall W, LaMantia A, McNamara J, White L. Neuroscience. 5th ed. New York: Sinauer Associates; 2012, with permission.

灌注压力变化仍能维持恒定的脑血流量（表 16.5），这对于保护大脑免受低血压期间的脑缺血和高血压期间的脑出血都非常重要。

CBF 受外在和内在的因素影响[1]，外在的因素包括收缩压、心输出量、血液黏度和血管张力，机体会随着血流变化对这些需求做出反应。有氧代谢非常依赖于氧，以便处理葡萄糖提供给脑正常的能量需求，但脑并不能储存能量。因此，如果没有恒定的氧气和能量的来源供给，那些来自 CBF 的供给将会在 3 分钟内耗竭。内在的因素包括 $PaCO_2$（pH）、PaO_2 和 ICP。随着 $PaCO_2$ 的增高（高碳酸血症）[1]或

pH 的降低（酸中毒）和 PaO_2 的降低（缺氧），脑血管会舒张，导致 CBF 的增加。血管收缩时，当 $PaCO_2$ 降低或高 pH，局部 PaO_2 增高时，脑血管会收缩，从而减少 CBF。除此之外，内在因素会通过改变代谢机制而改变外在因素，这些变化会导致 CBF 的改变。例如，有氧代谢变为无氧代谢后，乳酸、丙酮酸和碳酸等其他终末产物增加，导致局部的酸中毒。这些终末产物导致 pH 的增高和 CBF 的增加。其他也会影响 CBF 的因素包括：药物（麻醉药和一些抗高血压药物）、快速眼动睡眠、觉醒、疼痛、癫痫发作、体温升高和脑外伤。

图16.9 脑静脉回流[23]

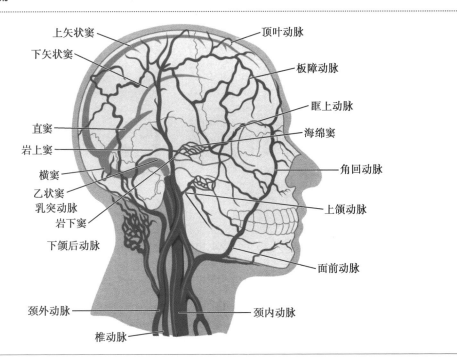

上矢状窦
下矢状窦
直窦
岩上窦
横窦
乙状窦
乳突动脉
岩下窦
下颌后动脉
颈外动脉

顶叶动脉
板障动脉
眶上动脉
海绵窦
角回动脉
上颌动脉
面前动脉
颈内动脉
椎动脉

Adapted from Martini F, Nath J, Bartholomew E. Anatomy and physiology. 9th ed. San Francisco: Pearson Benjamin Cummings; 2011, with permission.

表16.5

当不同的参数变化伴有（或不伴有）完整的自动调节机制时，脑血管和代谢的参数变化

初始降低的变量	CBF	CBV（ICP）	AVDO₂
CMRO₂ 脑氧代谢率	↑	↓	—
CPP（自动调节机制完整）	—	↑	—
CPP（自动调节机制缺陷）	↓	↓	↑
血液黏度（自动调节机制完整）	—	↓	—
血液黏度（自动调节机制缺陷）	↑	—	↓
PaCO₂	↓	↓	↑
传导血管直径（由于缺血造成的痉挛）	↓	↑	↓

CBF=脑血流量；CBV=脑血容量；ICP=颅内压；AVDO₂=动静脉血氧饱和度的差异；CMRO₂=脑氧代谢率；CPP=脑灌注压；PaCO₂=动脉血 CO_2 分压；↑=升高；↓=下降；—=无变化

（三）脊髓

脊髓是连接周围神经系统和脑的结构。脊髓由小块不规则形状的灰质（无髓鞘的组织）和外部环绕的大块白质（有髓鞘的轴突）组成。内部的灰质分层排列，贯穿于脊髓的各节段，呈柱状排列，位于腹侧和背侧的两边（图16.10）[1]。

脊髓是神经系统感觉和运动部分的基本组成结构。脊髓的第一个主要功能是将感觉冲动沿着上行传导束传入大脑，并将运动冲动沿下行传导束传出大脑[24]。脊髓的第二个主要功能是完成和调节脊反射，收到感觉冲动可以引起身体的任一部位做出反应，或者该信号会被记忆存储，在将来某个时刻被使用。在神经系统的运动分区内，脊髓有助于控制各种身体活动，包括骨骼肌运动、平滑肌运动和内分泌腺和外分泌腺的分泌。

除了面部和头皮，来自整个皮肤的感觉神经元通过脊神经将信息传递到脊髓。单个脊神经支配不同区域的皮肤[19]（图16.11）[25]。

这些区域中每一个部分被称作一个皮节，指定皮节的感觉由相应的脊神经支配，这将有助于对脊神经或脊神经节段的损伤进行定位。在某些区域，皮节的范围不是绝对的，某些皮节可与邻近区域共享神经支配。因此，有时需要将数个相邻的皮节一起麻醉，从而获得成功的麻醉效果。

图16.10　脊髓和脊膜。A. 脊髓后视图，展示脑膜层，表浅标志以及灰质和白质的分布；B. 脊髓和脊膜横断面图，描述脊神经的分布[1]

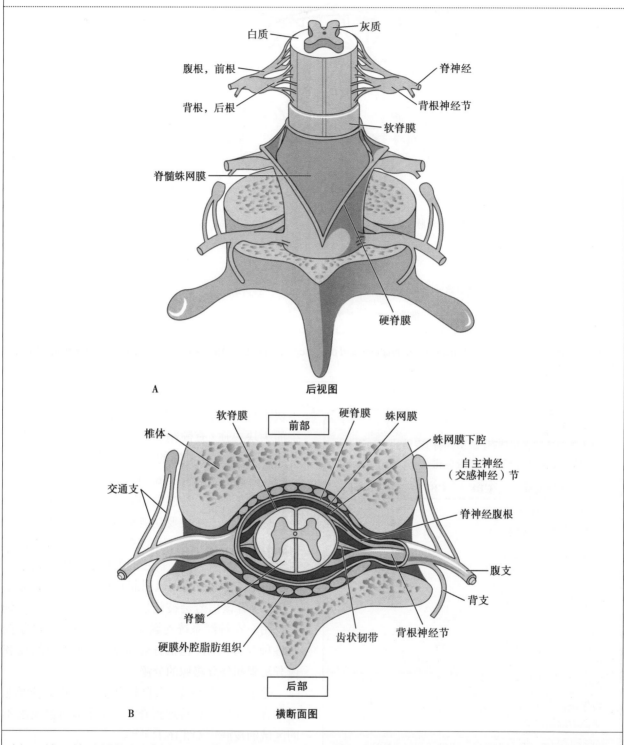

A　　　后视图

B　　　横断面图

Adapted from Martini F, Nath J, Bartholomew E. Anatomy and physiology. 9th ed. San Francisco: Pearson Benjamin Cummings; 2011, with permission.

　　脊髓血液供应来自椎动脉和脊髓根动脉的分支[19]。中胸段大概在 T4～T8 的位置，位于腰和椎动脉供应之间，是灌注相对较少的脆弱区域。该区域在低血压、胸科手术或其他疾病的影响下最易发生梗死，导致主动脉压降低并可能导致缺血性的脊髓损伤和造成毁灭性后果[19]。

图 16.11　皮节分布[25]。A. 前面观；B. 后面观

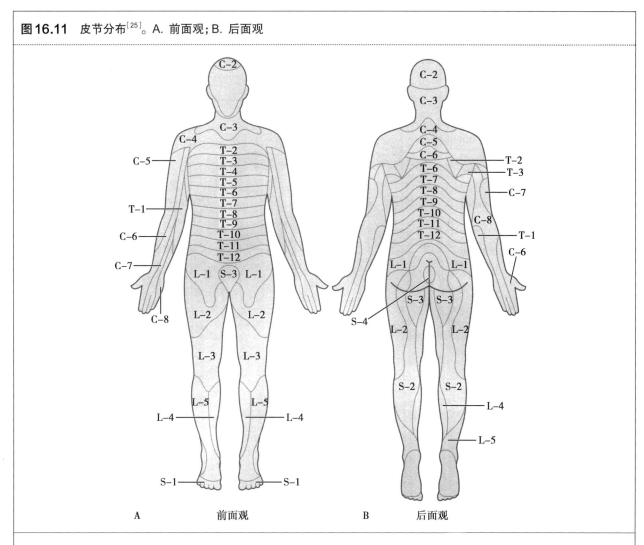

A　前面观　　B　后面观

Adapted from Cohen B, Taylor J. Memmler's human body in health and disease. 12th ed. Philadelphia: Lippincott, Williams & Wilkins; 2012, with permission.

三、周围神经系统

　　周围神经系统（peripheral nervous system，PNS）包括 12 对脑神经和 31 对脊神经及所有脊髓和脑干周围的神经结构。之前在脑干的作用中已经介绍了脑神经。周围神经由运动和感觉两部分组成，前者自脊髓前角运动神经元胞体传至轴突，经过前根，最终形成周围神经。运动神经末梢连同肌肉终板和两者之间的突触，形成神经肌肉接头。感觉神经的周围支轴突，起始于皮肤深部结构、肌肉、肌腱的感受器，通过周围神经到达脊髓背根神经节的胞体。中枢支通过背根到达脊髓后角，所有的运动指令无论是反射性的还是自主性的，最终都要通过下运动神经元传至肌肉。

（一）运动控制

　　运动可以分为 3 类：自主运动、节律性运动和反射。最高级的运动是自主运动，它允许意愿的表达和对环境做出目的性反应（如阅读、说话、计算）[1]，这些有目的性的活动，可以学习并通过实践提高。节律性的运动起始和终止是自主活动，但节律本身并不受意识的控制（例如：咀嚼、行走、跑步）。反射是简单刻板的不受意识控制的反应（例如：深部腱反射、肢体遇热时的快速躲避反射）。运动控制由不同等级但又平行的模式完成，涉及大脑皮层、脑干和脊髓。基底节和小脑通过丘脑来调节运动[1]。

（二）感觉控制

　　躯体感觉系统主要由两部分组成，觉察机械刺

激的子系统（轻触觉、振动觉、压力觉、皮肤张力觉）和用于感受疼痛刺激和温度觉刺激的子系统[1]，这些子系统一起提供识别物体形状和质地的能力，实时监测作用于身体内在和外在的力量，并监测潜在的有害环境。外在刺激的感觉信息处理是通过启动不同的皮肤和皮下感受器，并将信息传至中枢神经系统。由中枢神经系统对刺激做出解释并最终给予反应。位于肌肉、关节和其他深部结构的感受器监测肌肉骨骼的物理作用力，它们被称作本体感受器。感觉信息通过平行的上行传导纤维经脊髓、脑干、丘脑至顶叶中央后回的初级躯体感觉皮层[1]。初级躯体感觉皮层再投射至更高级的顶叶联合皮层，然后再返回到处理感觉信息的皮层下结构。

（三）自主神经系统

自主神经系统（autonomic nervous system）包括交感神经、副交感神经和肠神经三个主要部分。在很大程度上它是一个非自主的系统（不受个体意愿支配的）并且是传出系统的一部分，如图 16.1 所示。能使机体对外在事件做出快速反应（交感神经系统的"战斗或逃跑"反应），并调节内部活动（副交感神经和肠神经调节血压、体温、气道和呼吸、泌尿功能、消化功能）[1]。虽然调节躯体运动的中枢为额叶的初级和次级运动皮层以及各种相关的脑干核团，但控制内脏运动系统的中枢主要位于下丘脑及它在脑干被盖和脊髓中控制的复杂环路[1]。内脏运动系统的状态由从中枢下行至脑干和脊髓的节前神经元通路调节，这也决定了自主神经节中初级内脏运动神经元的活动状态。大多数交感神经节后神经元通过释放肾上腺素或去甲肾上腺素作用于相应受体[1]，该系统因为被肾上腺素激活又被称作肾上腺素能系统。在临床实践中，特别重要的几个器官系统的自主调节如图 16.12 所示[15]。

四、神经系统评估与监测

本节将涉及有关脑血流动力学和评估的相关内容。评估的目的是确定神经损伤程度、识别病情的变化和预测即将发生的恶化。作为多模态监测的一部分，协助维持脑灌注。

查体

神经系统查体应在接触患者时开始，并通过初步检查及评估生命体征以确定治疗的优先顺序。为了能够较为全面地了解病史，应做好与家属的沟通。沟通内容应包括基础状态、治疗、用药以及之前是否出现过晕厥和癫痫。

首次查体包括意识水平、行为、记忆、注意力的集中、抽象思维与判断。检查的有些项目不适用于重症患者，因此，对于重症患者有些检查是可以不做的。但是，医师应该了解各项检查对诊断的意义，以及对患者的治疗决策会产生何种影响。在交接班时，应与责任护士一起确认患者的状态。根据患者对检查的配合程度，调整评估技术，这对于选择评估内容及方式是非常重要的。例如，插管的清醒患者可以用手势或手写回答问题替代语言回答，当患者长时间频繁接受神经检查时（包括觉醒、瞳孔和运动反应），很容易导致其出现睡眠紊乱和感觉过度，这些将影响评估的准确性。因此，应充分考虑需要评估和休息的优先次序，由于神经损伤需要休息和睡眠以帮助恢复，所以需要给予患者促进休息的计划。

> **实践提示**
>
> 意识水平和心理状态的评估是神经检查中最重要的部分。两者的变化通常是中枢神经系统功能出现障碍的第一个线索。

1. 意识状态

觉醒及意识是神志状态的基本组成内容并且应被反复评估和记录以进行趋势分析。病情的恶化首先表现为意识状态的变化。

（1）觉醒程度评估

觉醒程度的评估集中在对各种刺激的反应能力，可以通过 AVPU 量表：清醒（awake，A）、言语（verbal，V）、疼痛（pain，P）和无反应（unresponsive，U），或诸如定向障碍、昏睡或迟钝的术语来描述。高级创伤生命支持的课程中建议[26]，在初始复苏期间基于对刺激的反应进行 AVPU 评估：清醒、言语、疼痛和无反应，观察患者的反应（言语或动作）。如果对声音或轻触没有反应，应采用疼痛刺激来评估神经系统状态。应首先选用中枢性疼痛，但应视患者使用胸骨摩擦、眶上的按压（最少使用）、掐斜方肌（常用）或掐腋下附近的上臂皮肤产生中枢性疼痛。抓握反射并不能很好地检测患者的肌力，如果患者对语言刺激无反应，但可有目的地进行自主运动（如抓握床单、拉动管子），则患者正在进行定位。但如果观察到患者有自主定位运动，则不需要再进

图 16.12　自主神经系统的交感神经和副交感神经分布。交感神经输出（左）源于胸腰脊髓节段及椎旁和椎前神经节的突触。副交感神经输出（右）源于颅骶区及在效应器官内或附近的神经节突触[15]

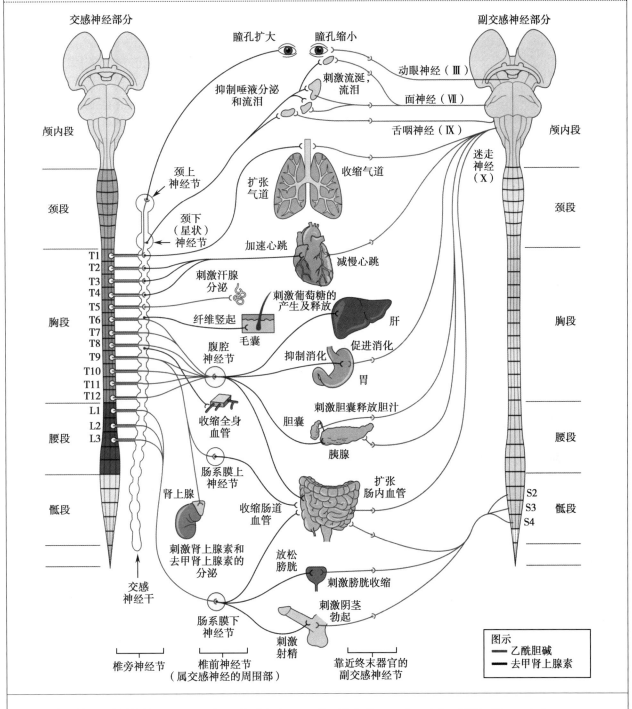

交感神经部分

副交感神经部分

瞳孔扩大　瞳孔缩小

动眼神经（Ⅲ）

抑制唾液分泌和流泪

刺激流涎，流泪

面神经（Ⅶ）

舌咽神经（Ⅸ）

迷走神经（Ⅹ）

颅内段

颅内段

颈上神经节

扩张气道　收缩气道

颈下（星状）神经节

颈段

颈段

加速心跳　减慢心跳

T1
T2
T3
T4
T5
T6
T7
T8
T9
T10
T11
T12
L1
L2
L3

胸段

腰段

骶段

刺激汗腺分泌

刺激葡萄糖的产生及释放

纤维竖起

毛囊

肝

腹腔神经节

抑制消化　促进消化

胃

刺激胆囊释放胆汁

胆囊

胰腺

收缩全身血管

肠系膜上神经节

扩张肠内血管

胸段

腰段

S2
S3
S4

骶段

肾上腺

收缩肠道血管

刺激肾上腺素和去甲肾上腺素的分泌

放松膀胱

刺激膀胱收缩

刺激阴茎勃起

交感神经干

肠系膜下神经节

刺激射精

椎旁神经节　椎前神经节（属交感神经的周围部）　靠近终末器官的副交感神经节

图示
━━　乙酰胆碱
━━　去甲肾上腺素

Adapted from Blumenfeld H. Neuroanatomy through clinical cases. New York: Sinauer Associates; 2010, with permission.

行疼痛刺激，但应注意肢体运动时的对称性。有目的和意识的定位运动是为了躲避刺激。躲避就是较小的逃离有害刺激的运动，异常屈曲不同于躲避的特点是屈曲僵硬并且表现出肢体异常运动，异常的伸展是指肢体僵硬外展的动作。

实践提示

当患者在被呼唤名字时睁开眼睛，这就证明他们的网状激活中心（脑干）功能完整。但并不能确定他们是否是清醒或有意识的。

意识是大脑皮层与网状激活系统（觉醒）一起工作，并且患者可以与其环境进行互动和解读。

（2）意识的评估

如果患者有意识可以使用格拉斯哥昏迷量表（glasgow coma scale，GCS）来评估患者意识水平。蒂斯代尔（Teasdale）和詹尼特（Jennett）[27]设计了 GCS 评分，目的在于建立一个客观的、可量化的方法来描述脑损伤患者的预后。该评估法包括 3 个独立分量表，睁眼运动、肢体运动和言语反应（见表 16.6）。起初 GCS 评分是以 3 个独立分量表各自打分后得出。目前，GCS 的评估则将 3 个分量表的得分相加。所以，可以在评估时分别列出 3 个分量表的得分，然后再利用相加后的 GCS 的总分给出更准确的评估结果。

GCS 的优势在于它随着时间可以进行快速连续的评估和比较，并对基本的神经功能进行分类。然而，GCS 也有几个公认的缺点，包括对生存的预测结果不佳，评估者之间的可靠性差，院前和医院环境中使用不一致。如果患者正在接受麻醉剂或镇静治疗应避免伤害性刺激，则 GCS 的准确性将受到影响。此外，GCS 评分不能准确的评估闭锁综合征，即患者具有神经意识可以唤醒但不能作出反应。而且，语言使用的能力或先前已存在交流障碍也会影响评估的准确性。

全面无反应性量表（the Full Outline of Unresponsiveness，FOUR）是创伤性脑损伤（traumatic brain injury，TBI）患者预后的准确预测指标。它易于学习、记忆和实施，FOUR 相比 GCS 来说有一些优势，例如，它所有的组成部分都可以在插管患者中进行评级，且所有组成部分的所占比重相等，并允许检查者定位病变和诊断闭锁状态[28]。FOUR 需评估四个变量：睁眼反应、运动反应、脑干反射和呼吸模式。评估呼吸时：①自主呼吸以及呼吸是否规则；②潮式呼吸；③气管插管患者，但自主呼吸频率大于呼吸机设置；④无自主呼吸。如果这四项的评估得分均为 0 分，则建议为患者进行脑死亡的评估[29]。

表 16.6
格拉斯哥评分

格拉斯哥昏迷量表的评分分值在 3 分到 15 分之间，3 分视为意识最差，15 分为意识状态最佳，它包括 3 个参数：最佳的睁眼反应，最佳的言语反应，最佳的运动反应。这些参数的定义如下及评估分值如下：

GCS 成人昏迷量表	儿童昏迷量表
最佳的睁眼反应 4 分	最佳的睁眼反应 4 分
1 分：不睁眼	1 分：不睁眼
2 分：刺痛睁眼	2 分：刺痛睁眼
3 分：言语呼唤睁眼	3 分：言语呼唤睁眼
4 分：自主睁眼	4 分：自主睁眼
最佳的言语反应 5 分	最佳言语反应 5 分
1 分：不发音	1 分：不发音
2 分：只能出声	2 分：偶尔呜咽和（或者）呻吟
3 分：不恰当的言语	3 分：不适当的哭
4 分：可应答，但有答非所问的情形，定向能力障碍，有答错情况	4 分：比平常较少的出现和 / 或烦躁哭泣
5 分：说话有条理，定向正确	5 分：喋喋不休：发出咕咕声：单词或句子
最佳的运动反应 6 分	最佳的运动反应 6 分
1 分：无任何反应	1 分：疼痛刺激下无运动
2 分：对疼痛刺激有反应肢体会伸直：呈"去脑强直"姿势	2 分：对疼痛刺激肢体异常伸展（去脑状态）
3 分：对疼痛刺激有反应：肢体会弯曲：呈"去皮层强直"姿势	3 分：对疼痛刺激肢体异常屈曲（去皮层状态）
4 分：对疼痛刺激有反应肢体会回缩	4 分：对疼痛刺激躲避
5 分：给予刺激时可定位出疼痛位置：予疼痛刺激时，患者能移动肢体尝试去除刺激。疼痛刺激以压眶上神经为金标准	5 分：对疼痛刺激可以定位
6 分：可依指令动作，按指令完成 2 次不同的动作	6 分：服从命令或执行正常自主运动

FOUR 的评估管理提供了一些优于 GCS 的具体优点[28]，通过增加眼动追踪测试来填补 GCS 的睁眼内容，从而纳入了中脑和脑桥的功能。它允许传入语言处理的测试并且无论是气管插管、失语症、不能发声或是声带损伤的患者都可以进行测试。同时，FOUR 将手势融入到 GCS 的运动检查分项中，其内容大部分与 GCS 相似，不同之处在于对疼痛刺激后的屈伸运动没有太多区别。通过瞳孔、角膜和咳嗽反射对脑干反射的特异性检查，使临床医生能够进一步定位损伤部位并追踪脑损伤的进展，特别是通过双侧瞳孔不等大（单侧瞳孔散大固定）识别脑疝的危险[29]。

（3）眼睛和瞳孔的评估

瞳孔反应，包括瞳孔大小及对光反应，是重要的神经功能观察，并将颅脑疾病定位于大脑的特定区域。当光照射到眼睛而引起瞳孔立即收缩，被称为直接对光反射，移开光照则瞳孔迅速扩大。光照进一侧眼睛时可引起对侧瞳孔缩小（同感光反应）称为间接对光反射[30]。

进行瞳孔观察时需要考虑的其他要点包括[31]：

- 出现针尖样无反应性的瞳孔与阿片类药物过量有关的。
- 瞳孔无反应性也可能与局部损伤有关。
- 阿托品类药物可能导致瞳孔散大。
- 一侧瞳孔散大或固定可能预示着颅内病变扩大或发展，该病灶压迫了同侧动眼神经而引起瞳孔的改变。
- 瞳孔对光反应迟钝可能与瞳孔固定难以区分，该体征可能是颅内病变扩大和颅内压增高的早期病灶信号。若原先对光反应灵敏的眼球突然出现对光反射迟钝应立即报告。

对瞳孔功能的观察由以下 3 点组成：①评估瞳孔大小与形状；②评估瞳孔对光反应性；③评估眼球运动。代谢紊乱很少造成瞳孔的改变，所以瞳孔的异常表现常由神经系统病变引起[32]。不规则大小的瞳孔对某些人来说是正常的，眼假体很常见，所以发现和记录这些现象很重要，可作为日后辨别的参考。

实践提示

局部运动是有目的，有意图的运动，目的是要去除有害的刺激。躲避是一种更小的运动，用来远离有害的刺激。

（4）眼睛和眼睑运动

昏迷患者不会自主睁眼，双侧丘脑损伤的患者，可能有正常的意识，但睁眼失用症可能会被误认为是昏迷状态（即非麻痹性运动异常的特点是在眼睑闭合后难以再次抬起）。如果患者的眼睛是闭合的，临床医师应该轻轻抬起并松开其眼睑。敏锐的眼睑开闭提示脑桥完好。如果脑桥受损则出现一侧或双侧眼睑闭合缓慢或根本无法闭合。如果患者的额叶和脑干功能完整，则睁眼时双侧眼球向前并处于同一水平。如果患者有意识，则睁眼后可向刺激点注视。眼球偏斜提示单侧脑或者脑干的损伤。若眼球横向偏斜，缓慢转动头部观察眼球能否通过中线到达对侧。如果出现自发、缓慢和随意运动（通常是横向）被称为徘徊样眼球运动，则提示脑干动眼控制是完好的，但意识明显受损[33]。

（5）肢体运动

对患者进行肢体和身体运动（或运动反应）的评估，提供了与意识水平降低的患者相关且有价值的信息[34]。临床医师需要观察患者的自主运动、肌张力和对触觉刺激的反应。当涉及大脑半球和脑干时，可以看到去皮层强直（屈曲）反应。其表现为上肢和肩内收，肘部屈曲以及当下肢强直时腕关节内旋和屈曲。就 GCS 运动反应评分而言，屈肌收缩（去皮层强直）得分（4/6）比痉挛性屈肌运动（去大脑强直）（3/6）分高。去大脑强直（伸肌）见于严重代谢紊乱或脑干上部病变，其特征表现为手臂伸展和内旋下肢伸展，患者可能有不对称反应，这样的姿势可能是患者自发的或是受到刺激后。

首先通过弯曲肢体来评估肌张力并注意肌张力的增加或消失[33]。如果未触及任何肌张力，将患者手部抬高距离床面 30cm 然后松手使其自然下降，此过程中避免肢体受伤。所有四肢都需要重复测试，通常意识水平越低，肢体越松弛。不对称检查可能预示着患者对侧大脑半球或脑干受损。

下一项评估为外周反射反应即对外周触觉刺激的一种反应，通常会引起反射反应，而不是一种中枢或大脑的反应。测试中给予患者渐进性刺激的模式十分重要，如果患者对光照或压力刺激无反应，临床医师可以使用最小有效的伤害性刺激，每一侧肢体均需分别评估。最常用的一种伤害性刺激为用力按压患者甲床而引起一种外周反射。三屈反应是肢体以手腕 - 肘 - 肩或踝 - 膝 - 臀的直线屈曲。这种反应被认为是脊髓反射，大脑并不参与。三屈反应常见于严重神经损伤的患者，而少见于脑死亡的患者。并且需要仔细鉴别是大脑还是脊髓介导的反射。如果患者对外周伤害性刺激有反应，则提示有较高的脑功能[35]。

如果通过胸骨摩擦，掐捏斜方肌或按压眶上神经及伤害性刺激患者出现肢体移动，则表明大脑参与运动而不是脊髓反射[36]。应注意鉴别运动活动为正常、去皮层（屈肌：收缩或痉挛）或去大脑（伸肌）并相应记录。应该考虑使用掐捏斜方肌作为伤害性刺激的首选，因为无论是摩擦胸骨还是按压眶上神经都容易对患者造成创伤。而对于那些应用机械通气患者，气管内吸痰就是一种对中枢有害的刺激方式，但刺激方式的选择需要保持一致。

> **实践提示**
>
> 　在气管插管患者中可以在进行吸痰时测试咳嗽能力，并意味着迷走神经功能完好。

（6）面纹对称

面部对称性往往很难在例如水肿、留置气管导管和带有鼻饲管的重症患者中观察到。不对称性反应提示第 7 对脑神经受累。完全性半面部肌肉受累常见于外周功能障碍（贝尔氏麻痹症）。上部（前额）皱纹消失，则说明脑桥或延髓（中枢性）损伤。在评估瞳孔反应前最好避免压眶测试，因为这种伤害性刺激可能引起瞳孔反应性的改变（这也就是不建议使用眶上施压方法的一个原因）。

（7）角膜反射

角膜反射是通过保持患者双眼睁开并轻微刺激角膜来评估[37]。刺激会导致反射性眨眼，在下眼睑最容易看到。最常使用的技术是用一缕棉花轻扫角膜下方。另一种伤害性较小的方法是向角膜滴注等张眼药水或含盐冲洗剂。这种反射有赖于第 5 对脑神经的感觉和第 7 对脑神经的运动反应。角膜反射消失预示着脑干下平面损伤，但这种反射也有可能因外伤、手术或长时间佩戴隐形眼镜而消失。

（8）咽反射

咽反射受第 9 对和第 10 对脑神经支配[38]。咽反射由压舌板或吸引管轻触软腭所引起。临床医师需要注意测试中应避免气管插管的过度移位引起咽反射而导致患者出现非计划拔管的发生。正常的咽反射是对称且使软腭有力的收缩。咳嗽反射常只用于有气管插管的患者，咳嗽反射是将吸痰管轻放入导管内，并引起患者咳嗽，这项反射消失预示着脑干下平面受损[39]。

> **实践提示**
>
> 　在第三脑神经受压时（如脑水肿和脑疝时），可以出现瞳孔反应迟缓。

2. 创伤后遗忘评分

创伤后遗忘（post-traumatic amnesia，PTA）是脑损伤后的一种疾病，归属于创伤性谵妄，甚至可能出现在 GCS 评分为 15 分的患者中[40]。脑损伤后谵妄的发生率很高，尤其常常见于严重损伤和意识障碍的患者中（谵妄在第 7 章中有详细讨论）。然而，创伤后谵妄往往在文献中被称为创伤后遗忘症。PTA 则被定义为是指从受伤时起到全意识恢复和持续记忆恢复所经过的时间[41]。这是脑外伤开始恢复的起始阶段，以进行性（新记忆的形成）和逆行性（受伤前记忆）遗忘、定向力障碍和快速遗忘为特征。短暂的创伤后遗忘可以在轻微脑震荡后发生，也可以是任何脑损伤的唯一临床症状。PTA 评分十分重要因其可以评估损伤的严重程度，并提示临床医师如何进一步监测和调查，如表 16.7 所述。患者通常直接从昏迷转为谵妄状态，而不会刻意经过一个明确的变换阶段，因此使用工具测量 PTA 可用于评估患者处于谵妄状态的实际状况。PTA 的持续时间不固定，从几分钟到几个月不等。虽然 PTA 的初期很好识别，但确定其终点则十分困难且复杂[42]。

表 16.7
利用 PTA（创伤后遗忘）量表评估脑损伤的程度

PTA 分阶	严重程度
1～4 小时	轻度脑损伤
小于或等于 1 天	中度脑损伤
2～7 天	严重脑损伤
1～4 周	非常严重的脑损伤
1～6 个月	极度严重的脑损伤
大于 6 个月	慢性失忆状态

PTA 的持续时间是 TBI 后认知功能缺损程度的最佳指标。评估 PTA 最常用的两种方法是加尔维斯顿定向和失忆症测试（Galvseton Orientation and Amnesia Test，GOAT）和韦斯特米德 PTA 量表（Westmead PTA scale）[43]。GOAT 量表中有十个问题，评估时间和空间方向、记录回忆和记忆。该测试由十个条目组成，包括对受伤前后所发生事件的

回忆，以及关于方位定向的问题。满分 100 分，若得分≥75 分，则可提示 PTA 发生的终止。在韦斯特米德 PTA 量表中有四张图片，其中一张是检查者的面孔和名字，次日让患者回忆这些图片的内容。患有严重 PTA 的患者将难以完成这样的短期记忆任务。虽然患者的 GCS 评分高达 15 分，但中度或者重度的 PTA 可能会被没有经验的临床医师忽略，因为他们没有注意到二次脑损伤。PTA 持续的时间与弥漫性轴索损伤的程度和功能性结果有关。一项研究发现，PTA 持续时间少于 2 周的患者中有 80% 恢复良好。PTA 持续时间在 4～6 周之间的能恢复的人数占 46%[44]。某个人如果在连续 3 天的测试中都达到良好的分数，那么他有可能已经度过了创伤后遗忘期。

3. 脑损伤的评估

对于重症病房内重症的脑损伤患者最初的管理目的是维持脑灌注和氧合[45]。对于外伤所致的原发性脑损伤则无法逆转，而继发性损伤可能是很细微的，甚至无法利用常规的生理监测系统发现。重症监护室内对中枢神经系统的持续监测主要有 3 个目的[46]：

- 确定原发性损伤的严重程度。
- 及时发现继发性损伤，采取适当的干预措施。
- 监测治疗干预措施以提供反馈。

虽然诸如 CT 或功能 MRI 可以提供重要信息，但这些信息既不是连续的也不能在床旁进行。除脉搏血氧饱和度、温度、呼气末二氧化碳和尿量外，还应包括持续侵入性动脉血压监测，并作为脑损伤者常规监测的一部分。特别指出还要加上对中枢神经系统的监测技术，最常用和最简便的评估的工具是 GCS 评分。监测大脑的具体方法反映在颅内压、脑氧合与代谢的变化（脑氧饱和度），包括颈静脉血氧饱和度、近红外光谱、脑组织监测、脑血流动力学（经颅多普勒）和脑电活动监测（脑电图 EEG）。

4. 脑成像技术

（1）CT

CT 是急性脑损伤患者初步评估中主要的神经影像学技术。它可以利用不同脑组织对 X 射线的吸收率不同而呈现出一张数字化的图形，表 16.8 大致总结了所挑选的组织在 CT 成像上白色至黑色的强度。CT 的优点有：①快速，这对于那些神经系统急症患者尤为重要；②可以清楚地显示急性与亚急

性期脑内与脑膜出血；③比 MRI 经济便宜。而缺点包括：①无法清楚地显示急性或亚急性期梗塞、缺血或脑水肿，只能显示损伤；②无法 MRI 一样清楚的区分白质和灰质[47]；③使患者接触电离辐射。尽管有上述这些缺点，但它还是最普遍的神经成像技术[48]。

表 16.8 大脑及其相关结构在 CT 的呈现	
结构，流体，空间	**呈现的灰白范围**
骨头，急性出血	非常白
增强肿瘤	非常白
亚急性出血	浅灰色
肌肉	浅灰色
灰质	浅灰色
白质	中灰色
脑脊液	中灰至黑色
空气，脂肪	黑色

（2）MRI

身体组织中含有大量的质子（氢原子核），其功能类似于微小的旋转磁铁。通常情况下，因为原子周围相关电子的存在，产生不断波动的磁场，使得这些质子进行随机排列。然而，当被放置在超导磁场中时，质子的磁矩将倾向于沿着该外场的方向排列。MRI 磁共振成像利用质子的这种特点来生成脑和身体的图像。MRI 的优点：①通过操纵它可视大脑里各种各样的异常状况；②它能显示大脑在正常和异常状态下的细节变化[49]。MRI 的缺点为：①它不能详细显示急性期或亚急性期脑出血；②因其所耗时间和其检查时需要的封闭环境而不适合神经系统紧急情况；③相比于 CT 检查它所花费用更大；④检查过程噪音大；⑤由于磁场的存在要求检查是携带的有关生命支持和监测的仪器必须是无磁性的[50]。

（3）fMRI

功能磁共振成像（functional Magnetic resonance imaging, fMRI）与 MRI 相似，但是将脱氧血红蛋白作为内源性对比并成为功能性 MRI 成像的磁信号源。它可以准确地确定大脑的哪个部分正在处理诸如思考、言语、运动、感觉等功能；帮助评估中风、创伤或退化性疾病对大脑功能的影响。监测脑肿瘤的生长；并为大脑手术或放射治疗计划提供指导[51]。

（4）脑血管造影术

脑血管造影涉及向脑血管动脉内注入造影剂，

或注入用于治疗涉及大脑动脉循环的疾病的药物。在指导手术准确性的益处上，这项检查优于非侵入性 CT 或 MRI。例如，无需外科手术干预即可准确诊断和修复颅内动脉瘤和动静脉畸形[52]。

（5）脑灌注成像技术

已经开发并应用了很多成像技术来评估脑血流动力学、脑灌注和脑血流。评估脑血流动力学的主要成像技术有正电子发射断层扫描（positron emission tomography，PET）、单光子发射计算机断层（single photon emission computed tomography，SPECT）、氙增强计算机断层扫描（xenon-enhanced computed tomography，XeCT）、动态灌注计算机断层扫描（perfusion computed tomography，PCT）、MRI 动态磁敏度对比（dynamic susceptibility contrast，DSC）和动脉自旋标记（arterial spin labelling，ASL）。所有这些技术都以 CBF 或 CBV 等参数的形式提供了有关脑血流动力学的类似信息[53]。它们使用不同的示踪剂并具有不同的技术要求。其中一些可以在床旁操作，而另一些则不可以（见表 16.9）。数据采集和数据处理所需的时间因技术而异，脑灌注成像技术在定量精确性、大脑覆盖率和空间分辨率方面上也存在差异[54]。

实践提示

　　颅骨是一个坚硬的、密闭的空间，包含固定体积的脑实质，脑脊液和血管内血液，它们在颅骨内所产生的压力即是颅内压（ICP）。脑组织占该体积的 80%，而血液和脑脊液各占约 10%。这三部分中的任何一部分体积增加必须以其他部分体积减小为代价（Monro-kellie 假说）。

（6）颅内压监测技术

有创性颅内压监测常用于严重脑损伤或神经外科手术术后患者。正常颅内压（intracranial pressure，ICP）随着年龄、体位和临床状态而变化。对于仰卧位的成年人，正常 ICP 为 7～15mmHg，儿童为 3～7mmHg，婴儿为 1.5～6mmHg。虽然颅内高压的定义取决于具体的病理状态和年龄，但一般认为 ICP 超过 15mmHg 则为异常。颅内 ICP 升高会造成 CPP 和 CBF 严重降低，并导致继发性缺血性脑损伤。许多研究表明 ICP 增高，特别是长时间的高 ICP，会造成预后不良[55]。ICP 并不是一个固定数值，它会随动脉搏动、呼吸、咳嗽和紧张而变化。颅内各个组成部分都有固定的体积，并且因为主要是液体而无法被压缩。利用特殊的临床技术或 CT 检查并不能准确评估颅内压，必须进行实际测量。对于颅内压监测的不同方法已有描述，但是主要用于临床实践的有两种，脑室内置入导管和脑实质内置入光纤传感器。传感器的参考点为 Monro 孔（连接侧脑室和第 3 脑室的导管与耳中部对齐），但在临床操作中常以外耳道为标准。

多年来脑室切开术是相对准确的、经济和可靠的监测颅内压的方法（尽管现在脑实质内光纤系统在准确性方面与之相似），而且若放置时间<72 小时则感染风险低[56]。脑室切开术导管既是外部引流系统的一部分，又是传感器。导管预先放置在不含防腐剂的盐水中，传感器根据已知压力易于校正或调零。保留脑室内导管的优点是可以通过引流脑脊液来有效降低颅内压，也可以作为灌注给药的一种途径。可以对引流出的脑脊液进行一系列实验室检测，并测定其容量与压力的关系。脑室切开术的缺点是存在感染的风险且高于其他颅内压监测技术[57]。

表 16.9

用于评估脑结构血流动力学的各种成像技术的比较

成像技术	床边使用	空间分辨率	时间分辨率	使用范围	交流及解释
长程脑电图	非常适宜	好	非常适宜	非常适宜	欠佳
诱发电位	良好	尚可	尚可	尚可	欠佳
经颅多普勒	良好	尚可	尚可	尚可	欠佳
mRI	欠佳	非常好	欠佳	良好	尚可
功能 mRI	欠佳	非常好	良好	欠佳	欠佳
CT	欠佳	非常好	欠佳	良好	尚可
氙气 CT	欠佳	良好	欠佳	尚可	欠佳
ICP 监测	非常适宜	欠佳	良好	尚可	良好

CT= 计算机断层扫描；ICP= 颅内压；MRI= 磁共振成像

此外，导管可能会被血液或脱落的细碎组织堵塞，影响脑脊液引流或颅内压的监测。此外，如果脑水肿较为严重，那么定位侧脑室实施脑室切开术导管置入将会很困难。需要注意的是，如果引流过多脑脊液，则有可能发生出血或脑室塌陷[58]。基于这点，许多临床医师在进行脑室切开术实施引流时都会根据引流量实时调节引流瓶的高低，在 ICP 高于 15～20mmHg 时引流脑脊液。此外，可以利用重力和三通开关设置每小时脑室引流脑脊液 5～10ml 来用于阻止脑脊液引流过快。利用脑室切开术可以引流患者脑脊液控制颅内压，同时预防继发性损伤来挽救生命[59]。

　　常规 ICP 监测作为一种用于对严重脑损伤患者强制的监测技术手段而被普遍接受，并且是脑创伤基金会（Brain Trauma Foundation）提出的指南建议。但其在改善严重 TBI 预后方面的效果存在争议[60]。一篇关于 TBI 神经护理和预后的回顾性文献表明：ICP 或 CPP 引导的治疗方案可能有益于严重颅脑损伤患者，包括那些在没有占位效应下出现 ICP 升高的患者以及需要复杂干预的患者[61]。

5. 脉冲波形

　　解释脑监测装置产生的波形对于颅内适应能力的临床评估（大脑补偿颅内体积升高而不提高 ICP 的能力）[62]非常重要。每个心搏周期脑组织压力和颅内压升高，所以，ICP 波形是一种被修改的动脉压力波形（图 16.13）。心脏波通过脉络丛到达颅内循环，并且类似于动脉导管传输的波形，尽管振幅较低。

　　在颅内压波形中可以看到有3个明显的波峰[63]：
- P1，冲击波，当压力从脉络丛传到心室时，该波峰很尖锐并反映了心脏搏动。
- P2，潮汐波，该波峰很多变，反映了脑组织的顺应性。当顺应性降低时振幅增大。
- P3，重搏切迹，由于主动脉瓣关闭引起，该波峰升高可能预示着全脑的低灌注[64]。

　　持续观察波形改变十分重要，因为压力或波形的改变通常需要立即关注。在脑损伤和蛛网膜下腔出血急性期，监测 ICP 与治疗息息相关，密切观察 ICP 的趋势和波形的细节是非常重要的。视觉观察到 ICP 波形波幅升高、P2 上升、波形变圆等均提示了颅内适应能力下降和颅内动态改变的非特异性信息[65]。

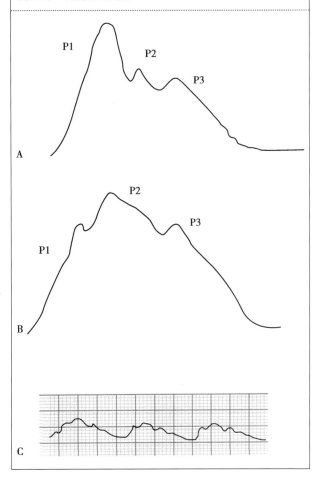

图 16.13　颅内压波形。A. 描绘了顺应性系统的情况；B. 是非顺应性系统记录的高压波，其中 P2 超过 P1 的波形水平，因为脑顺应性显著降低；C. 较低轨迹是一个来自患者监测系统的 ICP 波形的示例，如文中所示可以鉴别三种不同的组成部分

6. 脑灌注的评估

　　脑灌注压（CPP）由平均动脉压（MAP）减去颅内压（ICP）计算而得出，它可以提示脑血流在血管内压力梯度。

$$CPP=MAP-ICP$$

　　CPP 是压力指示值可以评估氧和代谢物的运输，没有证据表明最佳 CPP 水平。不过在成年人中 70～80mmHg 可能是临界阈值，特别是那些压力不稳定的人（如颅内压与平均动脉压变化相反）。较高的 CPP 与肺水和呼吸窘迫综合征增加有关。此外，随着 CPP 每降低 10mmHg 病死率可能会升高 20%。在那些使 CPP 维持在 70mmHg 的研究中，严重脑损伤患者的病死率可以降低 35%[66]。尽管缺乏明确的数据，如来自随机对照试验和意向治疗临床试验[67]，但脑创伤基金会（Brain Trauma Foundation）

推荐将 CPP 维持在 50～70mmHg。指南推荐儿童 CPP>40mmHg[68-69]。利用脑氧合监测联合压力监测对于脑损伤患者预后更有利，并成为脑损伤多模式评估的一部分。

7. 脑氧合评估

影响脑氧合的三个主要因素是脑血流量、动脉氧含量和脑耗氧代谢率。在临床实践中，对于大多数危重症患者来说，进行动脉血氧的监测是常规的。脑耗氧代谢率的测量并不常见，因为操作较为繁琐。因此，在临床实践中的主要监测策略依赖于脑血流量及其替代物的测量。本节将概述这些模式。

（1）颈静脉血氧饱和度监测

颈静脉置管用于推导基于氧的变量，它有助于评估颈内静脉血氧饱和度（$SjvO_2$）、脑氧摄取率（CEO_2）和动静脉氧饱和度差异（$AVDO_2$）[70]。所有这些监测指标可以用于判断脑代谢和脑血流的变化，导管可以实时监测并产生这些可以反映脑氧供需平衡的数据。

导管放置在右侧颈静脉，因为右侧的颈静脉比左侧颈静脉宽大一些，并能提供更能代表整体脑功能的数据。导管尖端应置于颈静脉球中。

脑氧输送正常需要消耗 35%～40% 的有效氧，正常的 $SjvO_2$ 为 60%～65%。$SjvO_2$ 的变化反映了脑组织代谢率和脑血流的改变。然而，由于它是一种整体评估手段，其无法预测局部缺血。高 $SjvO_2$ 提示脑血流增加、氧耗减少和过度通气。低 $SjvO_2$ 提示脑灌注减少，当低于 40% 时意味着全脑缺血[71]。然而，当我们进一步讨论这些监测指标的意义时需要注意：因为高 $SjvO_2$ 也可能意味动静脉分流增加，这可能继发于血管收缩、脑血流分配不均或类似于脑死亡的脑耗氧减少。因为 $SjvO_2$ 监测是脑氧合的整体测量[72]，并不能监测到小面积局部缺血，除非这些区域足以影响全脑饱和度。进行 $SjvO_2$ 监测需要注意，例如：经常校准以保证监测值准确；观察导管是否有移位而降低了监测结果的准确度，必要时可以使用一些医疗干预措施将导管重新复位；患者的体位也会影响监测结果的准确度，最理想的患者体位为仰卧位，头部抬高 10°～15° 并将头部置于正中位；当注意到数值发生异常时，排除测量误差是很重要的；已有一些相关的护理常规来指导护士护理需要进行 $SjvO_2$ 监测的患者[73]。

（2）部分脑组织氧合监测

单独的颅内压变化并不能准确描述脑组织的脑血流量不足或脑氧合不足。尽管我们监测了颅内压，在脑损伤后第 1 个 24 小时内常观察到持续性脑组织低氧血症。监测脑组织中的氧分压（$PbtO_2$）可以收集到比颅内压更准确和及时的有关脑组织氧供和氧耗的信息[74]。任何组织如果氧饱和度低于 10mmHg 持续 10 分钟以上，那么该组织极有可能发生坏死。正常脑氧水平（$PbtO_2$ 在 20～25mmHg 之间）与患者的预后密切相关，若数值低于 20mmHg 的则具有更高的不良预后风险[71]。

无论 ICP 如何，脑组织氧合会随着脑血流的降低而降低至缺血阈值 18ml/（100g•min）以下。ICP 可能会对这些变化作出反应，但常发生于几个小时以后，那时已经发生了不可逆的损伤。脑代谢率的改变也可以改变脑组织氧合水平。通过减少噪声和 / 或分散注意力来减少患者的能量能耗，并增加蛋白质的热量摄入，以补充其在应激状态下的能量消耗，可以改善组织氧合[73]。

（3）微透析

脑微透析是将一种导管放置在大脑额叶部，是一种研究脑组织损伤代谢状态的技术，并且也是多模式监测的一部分。微透析探头被插入脑组织内，细胞外液物质围绕在导管顶端的半透膜。在组织代谢和血流灌注平衡后，可以分析透析液的能量代谢产物的浓度（葡萄糖、乳酸、丙酮酸盐）作为监测缺氧和缺血的指标。此外，也可以监测到组织间隙中的甘油成分，它是脂肪分解和 / 或细胞膜损伤的参数[75]。理论上，微透析导管的作用类似于毛细血管。建议利用微透析检查提供组织中发生的各种生化改变，因为它可以最先监测到物质在全身血液中的变化[76]。这些分子穿过导管的膜部分进行细胞膜扩散并与灌注液平衡，灌注液以很低的流速通过探针，周围环境中基质浓度的变化通过随后透析液变化反映出来[77]。相较于将一种仪器置入组织中，微透析可以从血液中提取物质后直接在床旁进行分析，或者送进实验室进行化验和检查。

8. 非侵入性评估技术

大多数侵入性测量脑血流和氧合的方法都可能与并发症有关。因此，许多轻度或中度的 TBI 患者没有使用这些监测技术。患者可以从非侵入性方法中获益，这些方法可以检测脑缺氧和缺血可能导致预后不良的情况,这些细节将在这一节中详细叙述。

(1)经颅多普勒

经颅多普勒(transcranial Doppler,TCD)超声已被证明是一种安全、可靠且相对便宜的评估技术。它用于测量脑血管血流流速、评估脑血液循环和血流动力学。使用手持式换能器引导颅骨底部的血管形成超声脉冲。通过改变换能器的位置、角度和仪器探测深度可以评估颈动脉、基底动脉和椎动脉的血液流速。颅骨中最常见的窗口部位包括眼眶、颞骨和枕下区。TCD 可以评估收缩压、舒张压和大脑中动脉(MCA)平均流速并将其生成一个数值,称为搏动指数(PI)。PI 的变化可用于识别患者自动调节的阈值或脑灌注压力的断点。在蛛网膜下腔出血(SAH)和 TBI 中,这可能是由于血管痉挛或受损的自动调节或颅内异常的顺应性所致。TCD 是一种简单的、便携的、非侵入性的工具,非常适合动态监测,可用于床旁检测脑损伤患者 CBF 的相对变化[78]。

(2)长程脑电图监测

脑电图(electroencephalography,EEG)是通过头颅感受器记录脑神经元电活动的一种技术。长程脑电图监测(continuous EEG,cEEG)具有连续和非侵入性的优点,并且能在可逆阶段发现脑组织的潜在的生理改变,这将有助于在永久性脑损伤发生前给予治疗。数字化 EEG 技术使在 ICU 的患者能够实现 cEEG 的监测[79]。目前,cEEG 主要用于诊断非惊厥癫痫持续状态,监测和指导癫痫持续状态的治疗,以及检测蛛网膜下腔出血患者因血管痉挛而引起的延迟性脑缺血。其他应用包括在急性卒中患者中施用组织纤溶酶原激活剂后监测再灌注和检测颅内高压。临床上未被识别但脑电图上提示癫痫发作和周期性癫痫样放电的患者,已经是司空见惯了,并且与来自不同病因的严重脑损伤患者的预后不良相关,包括 TBI、缺血性和出血性中风以及 CNS

感染[80]。

当脑血流降至 20～30ml/(100g•min)时,EEG 基本显示异常(抑制)。低灌注的程度越小则异常显示越细微。包括起初 β 活动消失,减慢到 θ 范围,最终到 δ 范围。脑组织不可逆的损伤发生在脑血流大约为[81]10～12ml/(100g•min)。因此,EEG 对缺血的敏感度保证了它能及时探测到脑灌注不足的危险。定量脑电图(quantitative EEG)参数随时间的变化可触发远程阅读,适用于神经检查、成像研究和早期治疗。微小的 EEG 变化可能难以单独解释,但结合其他多模监测的手段则更有利于理解和解释,这些技术包括微透析、脑组织氧和脑灌注压等。

(3)近红外光谱技术

近红外光谱(near-infraredspectroscopy,NIRS)是一种非侵入性的检查方法,通过利用通过颅骨传输的红外光束来监测脑氧合及脱氧血红蛋白的连续趋势。含氧和脱氧血红蛋白部分具有不同的吸收光谱,并且脑氧合的血流动力学状态可以通过它们对近红外光谱技术的相对吸收来确定。NIRS 通过放置于头皮上的光极、光传输和检测装置,使用反射光谱法来检测大脑皮层。正常饱和度为 70%。因为 NIRS 通过无创检测了一定区域内动脉、静脉和毛细血管,所得到的饱和度代表这三个区的局部组织氧合(regional tissue oxygenation,rSO$_2$),并可以用于识别大脑皮层中的组织缺氧和缺血。

NIRS 在临床和床旁使用中被潜在的误差来源所限制,包括脑外循环(如头皮)、外部光源、蛛网膜下腔或硬膜下血肿引起的血管外血液出现的干扰信号[82]。在最近一项关于蛛网膜下腔出血患者的研究中,血管造影脑血管痉挛的发生与同侧 NIRS 信号减弱趋势密切相关[83]。此外,痉挛程度(尤其是血管直径减少超过 75%)与同侧 NIRS 信号明显减少相关。以上证明了此技术可以为脑内缺血进行实时检测。

总结

本章节对重症患者神经系统评估及其相关的解剖学和生理学进行了概述。描述了临床评估的优先级,成像技术和评估,包括颅内压、脑灌注压和部分脑组织氧合监测、长程脑电图、经颅多普勒超声和脑灌注成像等。研究小插图报告了高渗盐水降低颅内压的有效性的系统评价和荟萃分析。临床病例证实了不稳定的创伤性脑损伤患者的神经系统评估优先级。在该患者的护理背景下描述了临床上的非侵入性和侵入性评估技术。

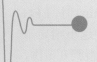

案例学习

　　4月26日，一名68岁的男性Jonathan在屋顶上清理排水槽的树叶时不慎跌落至排水沟。一段时间后，Jonathan的妻子发现他躺在地上，Jonathan当时没有意识，妻子立刻拨打了急救电话。急救人员赶到现场后评估Jonathan的意识状态，GCS评分为13分、重复言语、空间和时间的定位性变差。Jonathan的双侧瞳孔为3mm，等大等圆，光反应存在。救护人员发现Jonathan枕部的头皮血肿和挫伤。呼吸节律规则，但幅度减小。未见明显的运动、神经、腹部和胸部损伤。

　　急救人员立即开放静脉通路，给予昂丹司琼4mg，以及面罩吸氧8L/min。通过救援直升机护送Jonathan前往最近的创伤三级中心。

急诊科

　　救援队30分钟后到达急诊室且不需要分诊，在创伤中心的复苏区，医生为Jonathan进行查体，创伤小组进行了初级和次级诊查。Jonathan的生命体征汇报如下：心率68次/min，呼吸16次/min，血压166/78mmHg，SpO₂ 97%，体温35.3℃，GCS评分13分。

初级诊查

　　Jonathan的初步查体可见如下问题：

- 气道：清除了上呼吸道的分泌物。颈椎：状态未知，费城（Philadelphia）颈托固定。
- 呼吸：给予吸氧6L/min时自主呼吸20次/min。吸气量相等，双侧胸廓幅度降低，未见气管移位。
- 循环：短暂的心动过缓、高血压和血容量正常；触诊脉搏存在、身体皮肤温暖且灌注良好呈现粉红色、外周肢端皮温寒凉且苍白；毛细血管再充盈时间>4秒。
- 失能性评估：清醒但焦虑糊涂，GCS评分13分；双侧瞳孔等大等圆直径4mm，可见光反应。利用可移动的断层扫描机进行胸部和骨盆的X线检查。

次级诊查

　　再次评估揭示了以下细节：

- 头部：枕后部存在大血肿。CT显示广泛的急性硬膜下和蛛网膜下腔出血，伴枕部和基底颅骨骨折入颈动脉管。基底池中度消失。
- 面部：未见水肿、鼻溢和耳漏。
- 颈部：费城颈托固定；颈部周围未见明显的撕裂伤；未见气管移位的迹象；颈椎CT未见骨质损伤，脊柱欠清晰。
- 胸腹部：腹部正常未见膨胀。予留置尿管后可见血尿。
- 骨盆：双侧瘀青未见明显畸形。
- 背部：侧面明显的瘀青，但未见撕裂伤。CT显示右肾周围血肿；存在直肠张力。
- 上肢：X线提示右侧桡骨和尺骨骨折，撕裂伤和挫伤；脉搏存在。
- 下肢：脉搏存在，未见明显异常。

急诊手术

　　Jonathan的GCS评分下降至9分，医生为他实施了气管插管。进行脑部CT的复查，发现了左侧硬膜下的出血以及新发的左额叶血肿的扩大。因此，医生在30分钟内将Jonathan转移到手术室，准备为其进行去骨瓣减压术，清除Jonathan硬膜下和额叶的出血，并留置脑室外引流管（EVD）。EVD 插入失败，留作硬膜下监控器。插入 Jackson Prutt 引流管，术中引流 500ml。术后，Jonathan 前往 ICU 进行进一步治疗（表 16.10）。

表 16.10

Jonathan 入院第 1～6 天的临床指标和评估概述

参数	入院当日					
	1	2	3	4	5	6
瞳孔（mm）						
左	3+	2S	2S	3+	3+	3+
右	3+	2S	2S	3+	3+	3+
GCS 评分	3T (E1V1（T) M1)	3T (E1V1（T) M1)	3T (E1V1（T) M1)	3T (E1V1（T) M1)	4T (E2V1（T) M1)	5T (E2V1（T) M3)
24 小时脑脊液引流量（ml/24h）	无	26	38	30	25	18*
颅内压（mmHg）	6～25	9～21	16～25	12～26	12～22	11～18
镇静输液	吗啡咪达唑仑	芬太尼咪达唑仑	芬太尼/咪达唑仑、丙泊酚	芬太尼/咪达唑仑、丙泊酚	芬太尼/咪达唑仑、丙泊酚	芬太尼/咪达唑仑、丙泊酚
肌松剂	间断给予维库溴铵	间断给予维库溴铵	间断给予维库溴铵	间断给予维库溴铵	间断给予维库溴铵	
去甲肾上腺素（μg/min）1mg=1 000mcg	5～18	5～20	2～13	3～10	3～6	无
心率（次/min）	60～108	58～80	57～88	58～95	60～90	58～88
平均动脉压（mmHg）	65～100	75～92	72～88	85～98	85～98	78～92
脑灌注压（mmHg）	59～92	64～79	61～72	60～78	62～81	63～90*

CPP= 脑灌注压；CSF= 脑脊液；GCS= 格拉斯哥昏迷评分；ICP= 颅内压；MAP= 平均动脉压；E= 睁眼反应；V= 言语反应（T= 气管插管）；M= 运动；*=ICP 去除脑室外引流管

重症监护病房的管理

第 1 天

抵达 ICU 后，Jonathan 的病情危重。生命体征显示：心率 115 次/min；气管插管连接呼吸机辅助呼吸，呼吸频率 22 次/min，潮气量 500ml，氧浓度 40%，PEEP 8cmH$_2$O；在去甲肾上腺素持续泵入的情况下，血压 132/85mmHg（平均动脉压 100mmHg），脑灌注压 65mmHg；动脉血氧饱和度 98%；双侧瞳孔直径为 3mm，光反应迟钝；他处于镇静状态，GCS 评分为 3T〔睁眼反应 1 分，言语反应 1 分（T= 气管插管），运动反应 1 分〕。硬膜下的监测仪器显示所测得的 ICP 为 8mmHg。目前，Jonathan 需要维库溴铵的间断泵入从而使其能够保持镇静状态。去甲肾上腺素和高渗盐水控制他的颅内压和脑灌注压。静脉输入 0.9% 生理盐水作为维持液。这种情况下，医生们仅在气管插管吸痰时为 Jonathan 进行疼痛的刺激检查。

第 2～7 天

Jonathan 主要的临床生命征参数及评估结果见表 16.10。他的病情依旧不稳定，于第 2 天再次前往手术室插入脑室引流管并建立脑室外引流装置。他的 ICP 和 CPP 不稳定，对镇静和间歇性肌松剂的需求增加。通过注射大量高渗盐水使 EVD 引流量增加（24 小时内 38ml）。Jonathan 出现了高钠血症的情况，Na^+ 在 144～154mmol/L 之间（正常范围 136～144mmol/L），遵医嘱自胃管注入白水 300ml。

重复 CT 检查确定无明显改变，脑室消失但未见压缩。病情稳定后的第 5 天，为了神经学评估，Jonathan 使用的镇静药和去甲肾上腺素的剂量减少。他的 GCS 评分升至 5 分（睁眼反应 2 分，言语 1 分[T]，运动反应 3 分），疼痛刺激时能出现屈曲动作，这种状态持续维持稳定直到第 7 天。尽管 GCS 评分上升了，但由于气管插管，所以无法评估言语功能。在第 6 天，拔除 EVD，Jonathan 在镇静及机械通气的维持下正在慢慢恢复。

问题

1. 阐述以下因素是否会增加或者降低脑血流：a）二氧化碳分压 $PaCO_2$ 为 30mmHg；b）氧分压 PaO_2 为 45mmHg；c）平均动脉压 MAP 降低；d）颅内压 ICP 增高；e）动脉血 pH 为 7。
2. 解释瞳孔扩大和无对光反应的生理机制。

相 关 研 究

Lazaridis C, Neyens R, Bodle J, DeSantis S. High-osmolarity saline in neurocritical care: systematic review and meta-analysis. Crit Care Med 2013;41(5):1353–60

摘要

背景与目的：颅内高压和脑水肿是继发性脑损伤和神经系统预后不良的已知因素。超高渗透压的小剂量溶液，如浓度为 23.4% 的生理盐水，已被用于治疗颅内高压危象，并作为预防或逆转急性脑组织移位的措施。我们对应用浓度为 23.4% 生理盐水的神经重症患者进行了系统的文献回顾，并对 23.4% 的生理盐水对颅内压降低的影响进行了荟萃分析。

设计：我们检索了计算机数据库、参考文献列表和个人文件，以确定应用 23.4% 的生理盐水用于治疗神经重症患者的所有临床研究。没有直接涉及到对脑血流动力学的影响或没有直接涉及对临床或影像学显示颅内高压和 / 或脑肿胀治疗的研究被排除。

方法和主要结果：我们纳入了 11 篇符合标准的临床研究。进行荟萃分析以评估颅内压下降百分比和 95% 可信区间，从基线到 60 分钟或六个研究中的最低点来获取这些信息。固定效应荟萃分析结果，应用 23.4% 生理盐水后，从基线到 60 分钟或最低点颅内压下降百分比为 55.6%。（SE 5.90；95% 可信区间，43.99～67.12；$P<0.0001$）。

结论：高度浓度盐水如 23.4%，提供小剂量，成本低，对高颅内压至少降低 50% 以上。鉴于正在治疗的潜在的灾难性事件，报告的副作用总体上是次要的。仍然需要高质量的数据来定义最合适的渗透治疗剂、最佳剂量、最安全和最有效的给药方式，并进一步阐明 23.4% 生理盐水和渗透疗法的作用机制。

评价

从这篇综述可以看出，在广泛范围的急性脑损伤综合征中，23.4% 高渗盐水（HTS）与甘露醇（在大多数情况下）相比，在 60 分钟或最低点时，23.4% 高渗盐水（HTS）的 ICP 降低更多。虽然在系统综述中包含了 11 项研究，但在荟萃分析中只使用了 6 项。只有当研究在干预措施和结果方面的研究相似时，才应该使用荟萃分析，因此，不包括所有研究似乎是合理的。然而，作者承认，他们在 meta 分析中所做的一些研究，对生理盐水的剂量有不同的干预。这一事实可能会使结果失去意义。在进行荟萃分析之前,重要的是评估研究的相似程度(即同质性),以确定从这些研究汇总数据是否合理。如果研究是非常不同的,所收集的数据也是不合适的。有几个统计测试可以确定研究的"异质性"程度,但是本研究中使用的 Cochran's Q 有一些局限性。鉴于研究数量较小,可能会有更合适的测试,例如 I^2 统计数据。就系统综述的过程而言,没有一个优先的研究问题以草案的形式,发表在如 PROSPERO(http://www.crd.york ac.uk/PROSPERO/)这样的可公开访问的网站上。灰色文献不在搜索策略中而导致缺失不可访问的论文,这是系统评价过程中的一般错误。该流程图并没有遵照系统评价和荟萃分析指南中的首选报告项目(可参考 htto:∥ www.prisma-statement.org),而且没有评价每一篇文献的质量。至于其研究结果,ICP 下降百分比的提高不能提高以患者为导向的预后,如症状、发病率、生活质量及死亡率。此外,在许多研究中,没有进行等摩尔高渗比较,因此难以得出关于 HTS 功效的可靠结论。然而,结果是支持使用高渗盐水。ICP 减少与高渗盐水具有显著相关性,但也有局限性。

学习活动

前 3 个活动与相关研究有关:

1. 高渗盐水治疗时产生的副作用和并发症是什么?
2. 讨论 23.4% 的高渗盐水对于降低颅内压的生理效应。
3. 降低细胞外钾离子浓度对神经元跨膜电位有何影响?
4. 哪种脑结构可以协调内分泌和神经系统活动?
5. 大脑中的哪一部分控制心脏中枢、血管收缩中枢和呼吸节律?
6. GCS 评分可以为我们提供什么信息? 它能预测什么?
7. 在运动反应测试中,对中指趾甲床施加有害刺激,无意识的患者会出现腕、臂和肩部的屈曲反应,解释这种反射在中枢或外周反应上的意义。
8. 什么是 ICP 升高的病理生理学基础? ICP 在波形上是如何显示的?
9. 蛛网膜下腔出血的患者不能记起出血之前的事情,这是什么类型的遗忘(症)?

在线资源

Adult Neurological Observation Chart: Education Package, www.aci.health.nsw.gov.au/__data/assets/pdf_file/0018/201753/AdultChartEdPackage.pdf

American Association of Neuroscience Nurses (AANN), www.aann.org

Australasian Neuroscience Nurses' Association, www.anna.asn.au

Brain Explorer, www.brainexplorer.org

Brain Injury Association of America, www.biausa.org

FOUR score for Neuro Assessments, http://w3.rn.com/News/clinical_insights_details.aspx?Id=29828

GCS Part 1, www.youtube.com/watch?v=T93Ah9Zkurl&feature=player_detailpage

GCS Part 2, www.youtube.com/watch?v=_jTTPjZ_ruE&feature=player_detailpage

Neurocritical Care Society, www.neurocriticalcare.org

Neurological Exam, www.neuroexam.com/neuroexam

Neurological Foundation of New Zealand, www.neurological.org.nz

Neuroscience tutorials, http://thalamus.wustl.edu/course

Official Journal of the American Academy of Neurology (AAN), http://neurology.org

Physical Examination and Neurological Assessment, www.neurologyexam.com

Post-traumatic amnesia protocol, www.psy.mq.edu.au/pta

Rural Neurotrauma Assessment, www.racs.edu.au/media/16138/PUB_090824_-_Neurotrauma_(Standard_Version).pdf

Society for Neuroscience, http://web.sfn.org

The Brain Trauma Foundation, www.braintrauma.org

World Health Organization Neurotrauma, www.who.int/violence_injury_prevention/road_traffic/activities/neurotrauma/en

扩展阅读

Allen BB, Chiu YL, Gerber LM, Ghajar J, Greenfield JP. Age-specific cerebral perfusion pressure thresholds and survival in children and adolescents with severe traumatic brain injury. Pediatr Crit Care Med 2014;15(1):62–70.

Crossley S, Reid J, McLatchie R, Hayton J, Clark C, MacDougall M et al. A systematic review of therapeutic hypothermia for adult patients following traumatic brain injury. Crit Care 2014;18(2):R75.

Kumar R, Singhi S, Singhi P, Jayashree M, Bansal A, Bhatti A. Randomized controlled trial comparing cerebral perfusion pressure-targeted therapy versus intracranial pressure-targeted therapy for raised intracranial pressure due to acute CNS infections in children. Crit Care Med 2014;42(8):1775–87.

Lazaridis C, Neyens R, Bodle J, Desantis SM. High-osmolarity saline in neurocritical care: systematic review and meta-analysis. Crit Care Med 2013;41(5):1353–60.

Le Roux P, Menon D, Citerio G, Vespa P, Bader M, Brophy G et al. Consensus summary statement of the International Multidisciplinary Consensus Conference on Multimodality Monitoring in Neurocritical Care. Intensive Care Med 2014; 40(9):1189–209.

Manno EM. Update on intracerebral hemorrhage. CONTINUUM Lifelong Learning in Neurology 2012;18(3):598–610.

Sharshar T, Citerio G, Andrews PD, Chieregato A, Latronico N, Menon D et al. Neurological examination of critically ill patients: a pragmatic approach. Report of an ESICM expert panel. Intensive Care Med 2014;40(4):484–95.

参考文献

1 Martini F, Nath J, Bartholomew E. Anatomy and physiology. 9th ed. San Francisco: Pearson Benjamin Cummings; 2011.

2 Guyton A, Hall J. Textbook of medical physiology. 12th ed. Philadelphia: Elsevier Saunders; 2010.

3 Porth C. Pathophysiology concepts of altered health states. 9th ed. Philadelphia: Lippincott, Williams & Wilkins; 2013.

4 Perlson E, Maday S, Fu MM, Moughamian AJ, Holzbaur EL. Retrograde axonal transport: pathways to cell death? Trends Neuroscience 2010; 33(7):335–44.

5 Purves D, Augustine G, Hall W, LaMantia A, McNamara J, White L. Neuroscience. 5th ed. New York: Sinauer Associates; 2012.

6 Byku M, Macarthur H, Westfall TC. Inhibitory effects of angiotensin-(1–7) on the nerve stimulation-induced release of norepinephrine and neuropeptide Y from the mesenteric arterial bed. Am J Physiol Heart Circ Physiol 2010;298(2):457–65.

7 Rosas-Ballina M, Tracey KJ. Cholinergic control of inflammation. J Intern Med 2009;265(6):663–79.

8 Parkhurst C, Gan W. Microglia dynamics and function in the CNS. Curr Opin Neurobiol 2010;20(4):474–80.

9 Graeber MB, Streit WJ. Microglia: biology and pathology. Acta Neuropathol 2010;119(1):89–105.

10 Dziedzic T, Metz I, Dallenga T, König FB, Müller S, Stadelmann C et al. Wallerian degeneration: a major component of early axonal pathology in multiple sclerosis. Brain Pathol 2010;20(5):976–85.

11 Hoffman-Kim D, Mitchel JA, Bellamkonda RV. Topography, cell response, and nerve regeneration. Annu Rev Biomed Eng 2010;15(12):203–31.

12 Tavor I, Yablonski M, Mezer A, Rom S, Assaf Y, Yovel G. Separate parts of occipito-temporal white matter fibers are associated with recognition of faces and places. Neuroimage 2014;86:123-30.

13 Willems RM, Toni I, Hagoort P, Casasanto D. Neural dissociations between action verb understanding and motor imagery. J Cogn Neurosci 2010;22(10):2387–400.

14 Guillery RW. Anatomical pathways that link perception and action. Prog Brain Res 2005;149(28):235–56.

15 Blumenfeld H. Neuroanatomy through clinical cases. New York: Sinauer Associates; 2010.

16 Elliott D, Khan MA. Vision and goal-directed movement: neurobehavioral perspectives. Champaign, IL: Human Kinetics; 2010.

17 Szymusiak R. Hypothalamic versus neocortical control of sleep. Curr Opin Pulm Med 2010;16(6):530–35.

18 Bostan AC, Strick PL. The cerebellum and basal ganglia are interconnected. Neuropsychol Rev 2010;20(3):261–70.

19 Strominger N, Demarest R, Laemle L. Brainstem: medulla, pons, and midbrain. In: Noback's human nervous system. 7th ed. New York: Humana Press; 2012, pp 217-238.

20 Ley S, Weigert A, Brüne B. Neuromediators in inflammation – a macrophage/nerve connection. Immunobiology 2010;215(9–10):674–84.

21 Veening JG, Barendregt HP. The regulation of brain states by neuroactive substances distributed via the cerebrospinal fluid; a review. Cerebrospinal Fluid Res 2010;6(7):1.

22 Abbott NJ, Patabendige AA, Dolman DE, Yusof SR, Begley DJ. Structure and function of the blood–brain barrier. Neurobiol Dis 2010;37(1):13–25.

23 Urden L, Stacy K, Lough M. Thelan's critical care nursing, diagnosis and management. 7th ed. Philadelphia: Mosby Elsevier; 2014.

24 Varma AK, Das A, Wallace IV G, Barry J, Vertegel AA, Ray SK et al. Spinal cord injury: a review of current therapy, future treatments, and basic science frontiers. Neurochem Res 2013;38(5):895-905.

25 Cohen B, Taylor J. Memmler's human body in health and disease. 12th ed. Philadelphia: Lippincott, Williams & Wilkins; 2012.

26 Deakin CD, Nolan JP, Soar J, Sunde K, Koster RW, Smith GB et al. European Resuscitation Council Guidelines for Resuscitation 2010. Section 4. Adult advanced life support. Resuscitation 2010;81(10):1305–52.

27 Teasdale G, Jennett B. Assessment of coma and impaired consciousness. A practical scale. Lancet 1974;2(7872):81–4.

28 Johnson VD, Whitcomb J. Neuro/trauma intensive care unit nurses' perception of the use of the full outline of unresponsiveness score versus the Glasgow Coma Scale when assessing the neurological status of intensive care unit patients. Dimens Crit Care Nurs 2013;32(4):180-3.

29 Chen B, Grothe C, Schaller K. Validation of a new neurological score (FOUR score) in the assessment of neurosurgical patients with severely impaired consciousness. Acta Neurochir 2013;155(11):2133-9.

30 Zuercher M, Ummenhofer W, Baltussen A, Walder B. The use of Glasgow Coma Scale in injury assessment: a critical review. Brain Injury 2009;23(5):371–84.

31 Oddo M, Villa F, Citerio G. Brain multimodality monitoring: an update. Curr Opin Crit Care 2012;18(2):111-8.

32 Jevon P. Neurological assessment part 2 – pupillary assessment. Nurs Times 2008;104(28):26–7.

33 Bajekal R. Eye signs in anaesthesia and intensive care medicine. Anaesthes Intens Care Med 2014;15(1):37-9.

34 Kung W, Tsai S, Chiu W, Hung K, Wang SP, Lin JW et al. Correlation between Glasgow Coma Score components and survival in patients with traumatic brain injury. Injury 2011;42 (9):940-4.

35 Healey C, Osler TM, Rogers FB, Healey MA, Glance LG, Kilgo PD et al. Improving the Glasgow Coma Scale score: motor score alone is a better predictor. J Trauma 2003;54(4):671–8.

36 Seel RT, Sherer M, Whyte J, Katz DI, Giacino JT, Rosenbaum AM et al. Assessment scales for disorders of consciousness: evidence-based recommendations for clinical practice and research. Arch Phys Med Rehabil 2010;91(12):1795–813.

37 Pullen RL Jr. Testing the corneal reflex. Nursing 2005;35(11):68.

38 Lang IM. Brain stem control of the phases of swallowing. Dysphagia 2009;24(3):333–48.

39 Widdicombe JG, Addington WR. Cough in patients after stroke. Eur Respir J 2011;37(1):218.

40 Kosch Y, Browne S, King C, Fitzgerald J, Cameron I. Post-traumatic amnesia and its relationship to the functional outcome of people with severe traumatic brain injury. Brain Injury 2010;24(3):479–85.

41 Tate RL, Pfaff A, Baguley IJ, Marosszeky JE, Gurka JA, Hodgkinson AE et al. A multicentre, randomised trial examining the effect of test procedures measuring emergence from post-traumatic amnesia. J Neurol Neurosurg Psych 2006;77:841–9.

42 Sherer M, Struchen MA, Yablon SA, Wang Y, Nick TG. Comparison of indices of traumatic brain injury severity: Glasgow Coma Scale, length of coma and post-traumatic amnesia. J Neurol Neurosurg Psych 2008;79(6):678–85.

43 Marshman L, Jakabek D, Hennessy M, Quirk F, Guazzo EP. Post-traumatic amnesia. J Clin Neurosci 2013;20(11):1475-81.

44 Formisano R, Carlesimo GA, Sabbadini M, Loasses A, Penta F, Vinicola V et al. Clinical predictors and neuropsychological outcome in severe traumatic brain injury patients. Acta Neurochir 2004;146(5):457–62.

45 Chestnut RM, Marshall SB, Piek J, Blunt BA, Klauber MR, Marshall LF. Early and late systemic hypotension as a frequent and fundamental source of cerebral ischemia following severe brain injury in the Traumatic Coma Data Bank. Acta Neurochir (Wien) 1993;59(Suppl):121–5.

46 Bhatia A, Gupta AK. Neuromonitoring in the intensive care unit. I. Intracranial pressure and cerebral blood flow monitoring. Intensive Care Med 2007;33(7):1263–71.

47 Bremmer R, De Jong BM, Wagemakers M, Regtien JG, Van Der Naalt J. The course of intracranial pressure in traumatic brain injury: relation with outcome and CT-characteristics. Neurocritical Care 2010;12(3):362–8.

48 Downer JJ, Pretorius PM. Symmetry in computed tomography of the brain: the pitfalls. Clin Radiol 2009;64(3):298–306.

49 Hillary FG, Biswal BB. Automated detection and quantification of brain lesions in acute traumatic brain injury using MRI. Brain Imaging Behavior 2009;3(2):111–22.

50 Mannion RJ, Cross J, Bradley P, Coles JP, Chatfield D, Carpenter A et al. Mechanism-based MRI classification of traumatic brainstem injury and its relationship to outcome. J Neurotrauma 2007;24(1):128–35.

51 Leitch JK, Figley CR, Stroman PW. Applying functional MRI to the spinal cord and brainstem. Magn Reson Imaging 2010;28(8):1225–33.

52 Greenberg ED, Gold R, Reichman M, John M, Ivanidze J, Edwards AM et al. Diagnostic accuracy of CT angiography and CT perfusion for cerebral vasospasm: a meta-analysis. Am J Neuroradiol 2010;31(10):1853–60.

53 Vespa PM. Imaging and decision-making in neurocritical care. Neurol Clin 2014;32(1):211-24.

54 Kannan S, Balakrishnan B, Muzik O, Romero R, Chugani D. Positron emission tomography imaging of neuroinflammation. J Child Neurol 2009;24(9):1190–9.

55 Vik A, Nag T, Fredriksli OA, Skandsen T, Moen KG, Schirmer-Mikalsen K et al. Relationship of "dose" of intracranial hypertension to outcome in severe traumatic brain injury. J Neurosurg 2008;109(4):678–84.

56 Koskinen LO, Olivecrona M. Clinical experience with the intraparenchymal intracranial pressure monitoring Codman MicroSensor system. Neurosurgery 2005;56(4):693–8.

57 Harrop JS, Sharan AD, Ratliff J, Prasad S, Jabbour P, Evans JJ et al. Impact of a standardized protocol and antibiotic-impregnated catheters on ventriculostomy infection rates in cerebrovascular patients. Neurosurgery 2010;67(1):187–91.

58 Adelson PD, Bratton SL, Carney NA, Chesnut RM, du Coudray HE, Goldstein B et al. Guidelines for the acute medical management of severe traumatic brain injury in infants, children, and adolescents. Chapter 7, Intracranial pressure monitoring technology. Pediatr Crit Care Med 2003;4(3 Suppl):S28-30.

59 Hoffmann J, Goadsby PJ. Update on intracranial hypertension and hypotension. Curr Opin Neurol 2013;26(3):240-7.

60 Brain Trauma Foundation. Guidelines for the management of severe traumatic brain injury. VIII. Intracranial pressure thresholds. J Neurotrauma 2007;24(Supp 1):S55–8.

61 Tzeng Y, Ainslie P. Blood pressure regulation. IX: Cerebral autoregulation under blood pressure challenges. Eur J Appl Physiol 2014;114(3):545-59.

62 Di Ieva A, Schmitz E, Cusimano M. Analysis of intracranial pressure: past, present, and future. Neuroscientist 2013;19(6):592-603.

63 Kasprowicz M, Asgari S, Bergsneider M, Czosnyka M, Hamilton R, Hu X. Pattern recognition of overnight intracranial pressure slow waves using morphological features of intracranial pressure pulse. J Neurosci Methods 2010;190(2):310–8.

64 Hu X, Glenn T, Scalzo F, Bergsneider M, Sarkiss C, Martin N et al. Intracranial pressure pulse morphological features improved detection of decreased cerebral blood flow. Physiol Meas 2010;31(5):679–95.

65 Howells T, Elf K, Jones PA, Ronne-Engstrom E, Piper I, Nilsson P et al. Pressure reactivity as a guide in the treatment of cerebral perfusion pressure in patients with brain trauma. J Neurosurg 2005;102(2):311–7.

66 Johnston AJ, Steiner LA, Coles JP, Chatfield DA, Fryer TD, Smielewski P et al. Effect of cerebral perfusion pressure augmentation on regional oxygenation and metabolism after head injury. Crit Care Med 2005;33:189–95.

67 Brain Trauma Foundation Guidelines IX. Cerebral perfusion thresholds. J Neurotrauma 2007;24(Supp 1):S59–64.

68 Brain Trauma Foundation Guidelines, Ch 5. Cerebral perfusion pressure thresholds: Guidelines for the acute medical management of severe traumatic brain injury in infants, children, and adolescents. Paediat Crit Care Med 2012;13(1):S1–82.

69 Ragan D, McKinstry R, Benzinger T, Leonard J, Pineda J. Udomphorn Y et al. Alterations in cerebral oxygen metabolism after traumatic brain injury in children. J Cereb Blood Flow Metab 2013;33(1):48-52.

70 Chieregato A, Calzolari F, Trasforini G, Targa L, Latronico N. Normal jugular bulb oxygen saturation. J Neurol Neurosurg Psych 2003;74(6):784–6.

71 Bratton SL, Chestnut RM, Ghajar J, McConnell Hammond FF, Harris OA, Hartl R et al. Guidelines for the management of severe traumatic brain injury. X. Brain oxygen monitoring and thresholds. J Neurotrauma 2007;24(S1):S65–70.

72 Rabinstein AA. Elucidating the value of continuous brain oxygen monitoring. Neurocritical Care 2010;12(1):144–5.

73 Leal-Noval SR, Cayuela A, Arellano-Orden V, Marín-Caballos A, Padilla V, Ferrándiz-Millón C et al. Invasive and noninvasive assessment of cerebral oxygenation in patients with severe traumatic brain injury. Intensive Care Med 2010;36(8):1309–17.

74 Maloney-Wilensky E, Gracias V, Itkin A, Hoffman K, Bloom S, Yang W et al. Brain tissue oxygen and outcome after severe traumatic brain injury: a systematic review. Crit Care Med 2009;37(6):2057–63.

75 Kawai N, Kawakita K, Yano T, Tamiya T, Abe Y, Kuroda Y. Use of intracerebral microdialysis in severe traumatic brain injury. Neurol Surg 2010;38(9):795–809.

76 Chefer VI, Thompson AC, Zapata A, Shippenberg TS. Overview of brain microdialysis. Curr Prot in Neuroscience 2009;7.1.1–7.1.28.

77 Uehara T, Sumiyoshi T, Itoh H, Kurata K. Lactate production and neurotransmitters; evidence from microdialysis studies. Pharm Bio Behav 2008;90(2):273–81.

78 Bouzat, P, Francony G, Fauvage B, Payen J. Transcranial Doppler pulsatility index for initial management of brain-injured patients. Neurosurgery 2010;67(6):E1863–4.

79 White DM, Van Cott AC. EEG artifacts in the intensive care unit setting. Am J Elect Tech 2010;50(1):8–25.

80 Kurtz P, Hanafy KA, Claassen J. Continuous EEG monitoring: is it ready for prime time? Curr Opin Crit Care 2009;15(2):99–109.

81 Guérit J. Neurophysiological testing in neurocritical care. Curr Opin Crit Care 2010;16(2):98–104.

82 Murkin JM, Arango M. Near-infrared spectroscopy as an index of brain and tissue oxygenation. Br J Anaesth 2009;103 (Suppl 1):i3–13.

83 Bhatia R, Hampton T, Malde S, Kandala NB, Muammar M, Deasy N et al The application of near-infrared oximetry to cerebral monitoring during aneurysm embolization: a comparison with intraprocedural angiography. J Neurosurg Anesthesiol 2007;19:97–104.

84 Purves D, Augustine G, Hall W, LaMantia A, McNamara J, White L. Neuroscience. 5th ed. New York: Sinauer Associates; 2012.

第 17 章

神经系统的异常和管理

原著：Diane Chamberlain, Elaine McGloin

翻译：张未迟，刘芳

审校：刘方

学习目标

阅读完本章，将掌握以下内容：

- 区分脑缺氧与缺血，局灶性缺血与全脑缺血。
- 区分原发性脑损伤和继发性脑损伤。
- 将进行的神经诊断评估与护理临床实践相结合。
- 讨论对脑损伤患者进行治疗和护理的依据。

引言

我们在重症监护领域会遇到许多问题与严重的神经功能障碍相关，而大多数问题都与重症疾病相关或至少有明确的关系，一些其他不常见的问题就不在本章中专门讨论了。常见的问题是急性神经系统并发症的发生常常被原发疾病的影响所掩盖。例如，代谢性脑病会延误我们对脑出血的识别或治疗，以及为了保证机械通气的同步性使用镇静药。然而，神经系统的异常通常是因为卒中、脑和脊髓损伤、癫痫持续状态等疾病的急性方面的问题来明确的。本章主要讨论了构成神经系统异常的概念以及当前的管理技术和方式。

一、神经功能障碍

本节讨论神经功能障碍的概念，包括意识水平、运动和感觉功能、脑代谢及脑灌注。

（一）意识的异常

在危重疾病中，意识障碍通常是严重疾病病理过程中的第一个迹象。意识被定义为对自我和环境的认识，这需要觉醒和觉察。意识障碍的范围可以从轻微的意识不清到最严重的昏迷。

1. 认知异常和昏迷

昏迷是一种无反应性的状态，患者看起来像是睡着了，却不能通过言语刺激和身体刺激来唤醒而产生任何有意义的反应。因此，昏迷的诊断意味着既没有觉醒也没有意识内容[1]。昏迷被认为是具有多种原因、不同程度、多个管理方式的症状。昏睡是一种无意识的状态，患者可以被唤醒，对言语和身体刺激产生部分反应。嗜睡是无意识状态中的一种，但患者可以被完全唤醒。

虽然造成意识障碍有许多原因，脑部病变的主要部位是双侧大脑皮质或脑干网状激活系统。双侧皮质疾病最常见的原因是缺氧、代谢紊乱、身体伤害、毒素、抽搐后昏迷和感染[2]，网状激活系统通过持续刺激皮质维持清醒状态，这其中任何一部分的中断都可能会导致意识障碍，网状激活系统可以受到以下3个主要方面的影响：幕上压力、幕下压力和颅内脑干病变。幕上和幕下病变通过压力使脑组织扩大和组织移位，影响脑干的病变会直接损害网状激活系统。

实践提示

发现意识丧失的人，首要管理原则是开放气道和保持循环来帮助患者维持生命力。

新发的意识模糊、严重淡漠、昏睡或昏迷意味着大脑半球、间脑和/或上脑干的功能障碍[3]。幕上结构的局灶性病变可能损伤两个半球，或者可能产生肿胀而压迫间脑激活系统和中脑，可导致小脑幕切迹疝和脑干损伤。原发性幕下（脑干或小脑）病变可压缩或直接损伤网状结构，位于中脑桥水平和（通过上行压力）间脑之间的任何位置。代谢性或感染性疾病可通过改变血液成分或存在直接毒素而抑制大脑功能。意识障碍也可能是由于血流量减少（如晕厥或严重心力衰竭）或脑电活动的变化（例如癫痫）。脑震荡、抗焦虑药物和麻醉药可影响意识，但不会造成大脑结构的异常。

大脑中的神经元、神经胶质细胞和特殊的脑内内皮细胞的许多酶促反应必须通过产生能量的三磷酸腺苷水解成二磷酸腺苷和无机磷酸盐来催化。如果没有可以恒定和大量供应的三磷酸腺苷的组织，那么就会出现细胞合成减慢或停止，神经元功能下降或停止，甚至造成细胞结构迅速瓦解[4]。大脑完全依赖其自身细胞的糖酵解和呼吸过程来提供能量需求。即便是短时间血流，以及氧气和葡萄糖供应中断，都会使组织的活力受到威胁。

2. 癫痫

癫痫的发作很难被抑制，它是一组神经元突然释放离子而造成的痫样活动[5]。大多数在ICU的癫痫患者之前并没有癫痫病史，并且他们将来发生癫痫的可能通常取决于诱因而不是他们所经历的癫痫发作的频次和强度。然而，由于癫痫发作对神经元和神经系统有损害，在病重期间对其快速的诊断和抑制是非常有必要的。

癫痫发作的分类取决于它们发作的形式：①部分或局灶性癫痫发作；②涉及两个大脑半球的全身或全身癫痫发作；③继发于全身性发作的部分性发作。患者可能在部分性癫痫发作期间存在意识，而在全身性癫痫发作期间则不然。由于部分性癫痫发作可能并不总是发展为强直—阵挛性运动或意识异常，因此部分性发作是神经病学中最难以捉摸的诊断之一，并且经常被误诊。部分性癫痫发作患者病史中最有用的一点是癫痫前期事件，即先兆。患者每次都会将先兆描述为几乎相同的感觉。

癫痫发作可促使患者入住ICU（因为癫痫持续状态）或发展为另一种疾病的并发症[6]。癫痫的发作可归因于血管、感染、肿瘤、创伤、退行性、代谢、毒性或特发性原因。影响创伤后癫痫发展的因素包括创伤后早期癫痫发作、颅骨骨折、颅内血肿、穿透硬脑膜、局灶性神经功能缺损与创伤后失忆症（PTA）伴随超过24小时的颅骨骨折或血肿。危重症患者癫痫发作最常见的原因是药物效应；代谢、传染性或有毒性疾病；或颅内肿块，尽管它们可能是由于外伤或肿瘤造成的[7]。产生癫痫发作的病症往往会增加神经元兴奋或损害神经元抑制。一些全身性疾病（如非酮症性高血糖）可能会产生部分或局灶性癫痫发作。

（二）运动和感觉功能的异常

运动和感觉功能的异常包括骨骼肌无力和麻痹。它们来自自主运动和感觉通路中的病变、包括皮质脊髓和皮质延髓束的上运动和感觉神经元，或中枢神经系统（CNS）的下运动和感觉神经元，通过周围神经传递到肌肉和感觉受体。

肌张力是肌肉运动的必要的组成部分，是肌梭（肌牵张）系统和锥体外系的功能，锥体外系通过多突触通路监测和缓冲对下运动神经元的输入[8]。上运动神经元病变产生痉挛性瘫痪，下运动神经元病变产生弛缓性瘫痪。在中风时常出现皮质脊髓束、皮质延髓和脊髓丘脑束的上运动和感觉神经元的损伤[9]。多发性神经病变涉及多个周围神经，产生对称的感觉、运动和混合的运动感觉障碍。

- 皮质脊髓束和皮质延髓束的病变主要导致远端自主运动无力或完全瘫痪，Babinski 征（通过轻划足部外缘从足跟到小趾根部，随即大脚趾背屈和其他足趾呈扇形屈曲）并且经常处于痉挛状态（肌张力增加和夸张的深腱反射）。
- 基底神经节的障碍（锥体外系障碍）不会导致无力或反射异常。它们的特点是不自主运动（运动障碍）造成运动增加（运动功能亢进）或运动减少（运动功能减退）及肌张力和姿势的改变。
- 小脑疾病导致运动的幅度、频率和力量异常，肌力受到的影响最少。

自主神经功能障碍

自主神经系统（ANS）或自主神经反射异常的功能障碍是由 ANS 的交感或副交感神经部分功能异常或失衡引起的症状，例如：①心率加快（>120 次 /min）或减慢（<50 次 /min）；②呼吸频率增加（>24 次 /min）；③体温升高（>38.5℃）；④收缩压升高（>160mmHg）或降低（<85mmHg）；⑤肌张力增高；⑥去大脑（过伸或屈曲）姿态；⑦大汗明显。例如，在脊髓损伤中，有害刺激的存在可以从外周传递到脊髓并激活功能失调的交感神经反应。

在中枢神经系统（CNS）、周围神经系统（交感神经和副交感神经的分支）、内分泌系统和免疫系统之间存在许多相互作用，因此，ANS 功能障碍与这种复杂的三联征有关[10]。自主神经功能障碍的范围从交感神经 - 副交感神经平衡的异常到脊髓损伤中几乎完全停止的活动。ANS 控制器官功能，其自主神经功能障碍与整个器官的异常和衰竭相关。免疫系统通过 ANS 与神经系统相连接，许多患者感染、全身炎症反应和多器官衰竭表现出自主神经功能障碍。自主神经功能障碍可以通过测量时间心率的异常以及不同的光谱频率来评估其心率变异度，该方法正在作为神经学评估技术进行研究[11]。

（三）脑代谢和灌注的异常

在发生损伤时，神经元细胞的死亡常发生在高氧和低氧状态。脑代谢和脑灌注受到多种损伤过程以及缺血和线粒体功能障碍生化模式的损害，这是造成继发性脑损伤的基础[12]。

1. 脑缺血和线粒体功能障碍

脑缺血是输送氧气不充足，细胞内二氧化碳的量排出不充分且细胞内的乳酸的产生增加。缺血可能是由于大脑处于过度活跃状态时营养利用率的增加，与脑或全身并发症和 / 或需求与传递不匹配相关的传输减少[13]。缺血性级联如图 17.1 所示。炎症伴随氧化应激、兴奋性中毒以及离子稳态失效，包括影响钙、钠和钾的稳态以及能量的衰竭，这些是缺血性脑损伤关键的病理变化。脑缺血脑中存在着显著的炎症反应，并且也可引起外周免疫系统的显著变化[14]。当脑血流（CBF）下降至正常的 40% 出现 EEG 慢波。当 CBF 低于 10ml/（100g•min）（20%）时，离子泵功能失效，导致膜去极化[15]。脑缺血和再灌注损伤导致生理性事件的级联，称为继发性脑损伤[16]。

线粒体功能障碍发生在脑损伤的继发阶段，并且经常与脑再灌注后的正常氧合水平相关。线粒体对高浓度的游离谷氨酸敏感，游离谷氨酸敏感是损伤和再灌注的产物。游离钙和一氧化二氮促进活性

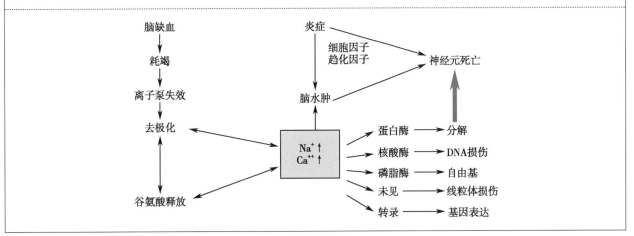

图 17.1　缺血级联。在脑缺血中，能量衰竭导致神经元膜去极化，并且诸如谷氨酸的兴奋性神经递质一起被释放。随即，发生明显的钙离子流入神经元，这引起酶促过程导致不可逆的神经元损伤。炎症也是缺血性损伤发展的促成因素

氧的过量产生和线粒体膜透性。随后脱氧核糖核酸和蛋白的降解导致神经元细胞死亡[17]。

2. 脑水肿

脑水肿定义为大脑内水分的增加。大脑很容易受到水肿的伤害，由于其受空间和扩张的限制。在中枢神经系统内没有淋巴通路能够将积聚的液体排出。Monro-Kellie 假说认为颅骨内有 80% 是脑组织，以及 10% 的脑脊液（CSF）和 10% 的血液。由于颅内容积不可压缩，因此一旦其中一部分体积增大而没有另外一种颅内容物体积相应的减少，则会引起颅内压力增高[18]。脑损伤后，离子梯度的异常，导致从细胞毒性（细胞）水肿到离子性水肿，最终导致血管原性水肿。局部缺血导致钠 - 钾泵停止原发性主动转运，因此，协同转运蛋白（二级主动转运）和被动转运蛋白（通过离子通道）试图维持细胞代谢过程[19]。通过这样，神经元和神经胶质细胞积聚活性溶质，导致细胞的肿胀，最终导致液体进入细胞外。细胞毒性水肿形成的基础是钠在细胞内的积累。最终，导致内皮细胞和神经胶质细胞功能障碍，损害了维持血 - 脑屏障完整性的能力，从而导致血管源性水肿。将水肿状态描绘为"细胞毒性"或者"血管性"的这种分类惯例正在逐渐消失，有助于对脑损伤状态下形成水肿的病理生理过程进一步了解。

（1）细胞毒性水肿

细胞肿胀通常是灰质中的星形胶质细胞，通常见于心搏骤停或轻微脑损伤引起的脑缺血后[19]。血脑屏障（BBB）是完整的，毛细血管通透性没有受到损害。细胞毒性水肿也称为细胞内水肿，其原因是缺氧和缺血，它通常不具有临床意义且在早期阶段是可逆的。

（2）血管源性水肿

血管源性水肿，有时也称为细胞外水肿，涉及毛细血管通透性增加，并被称为"BBB 破坏"[20]。脑组织含水量上升伴有细胞外水肿通常非常显著，因为毛细血管通透性增加，液体中通常含有丰富的蛋白质，导致水肿和脑缺血的蔓延。这可能会导致细胞毒性水肿，加剧星形胶质细胞和神经元的逐渐分解[19]。虽然水肿的分类有利于制定具体的治疗方法，但细胞毒性和血管性水肿常同时发生。事实上，每一项措施都可能诱发其他问题的发生。最终，这些变化可导致颅内压升高（ICP）和脑疝。

（3）间质性水肿

当脑室内的压力高于室管膜细胞将脑脊液限制在脑室内时，脑积水会导致间质性水肿。室管膜层破裂使脑脊液进入细胞外的空间，最常见的是脑室周围白质。引起间质性水肿的各种原因包括：肿瘤块阻塞、脑膜炎、蛛网膜下腔出血和正常压力性脑水肿[21]。

3. 脑积水

脑积水是脑室之间脑脊液生成和脑脊液引流不平衡的结果。当连接脑室的一个或多个通道被阻塞时，最常发生吸收减少，这阻止了脑脊液流动到颅骨内蛛网膜下腔的引流部位[21]，这种类型的脑积水被称为"非交通性"脑积水。吸收率的降低，称为"交通性脑积水"，可能是由于吸收组织的损伤引起的。这两种类型的脑积水都会导致大脑中的脑脊液压力升高。第三类型的脑积水——"正常压力脑积水"，特点是可见脑室扩大但脑脊液压力没有明显上升，这种类型常见于老年人，其症状主要表现为认知功能减退、步态紊乱和尿失禁。

引起脑积水的原因可能是先天性脑缺陷、脑室或蛛网膜下腔出血、中枢神经系统感染（梅毒、疱疹、脑膜炎、脑炎或腮腺炎）或肿瘤。婴儿脑积水最常见的表现是烦躁不安，如果不及时治疗，可能会导致嗜睡。颅骨间软点—囟门的隆起，也可能是早期征兆。婴儿脑积水会造成颅骨融合缓慢并导致颅骨扩张，正常压力脑积水的症状包括痴呆、步态异常和尿失禁[22]。治疗方法包括短期的脑脊液脑室切开术引流或对慢性疾病患者进行外科分流术。但这两种方法都易发生堵塞和感染。

4. 高颅压

颅内压（ICP）是指来自大脑颅骨和血 - 脑屏障（BBB）的范围内的组织所产生的压力。ICP 会诱发补偿机制及脉冲振幅发生变化，如图 17.2 所示[23]。正常 ICP 为 $0 \sim 10$ mmHg，持续压力 >15 mmHg 称为颅内高压，对脑血流（CBF）有影响[24]。当 ICP >20 mmHg 时出现局灶性缺血和 CBF 减少，全脑缺血时 ICP >50 mmHg。ICP 的波形可反映出有关颅内病理生理学有价值性的信息。CBF 的自动调节和脑脊髓系统的顺应性都反映在 ICP 波形中[25]。ICP 的波形分析在第 16 章中有所描述。

最初，颅内顺应性可以补偿由于自动调节引起的颅内容量的增加。在体积缓慢持续增加的过程中 ICP 也会上升至平台水平，此时 CSF 吸收水平

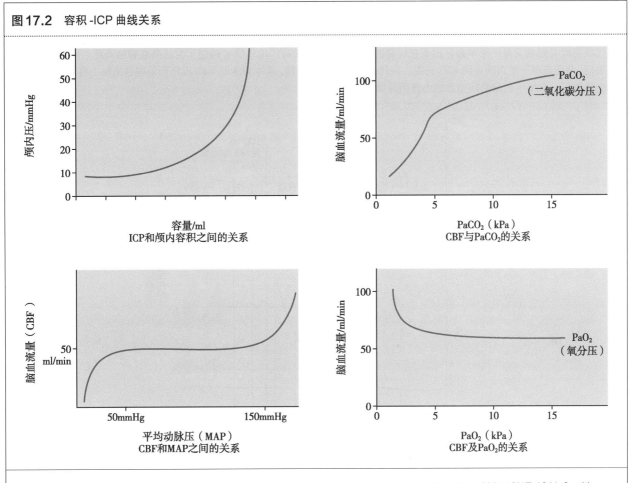

图17.2　容积-ICP 曲线关系

ICP和颅内容积之间的关系

CBF与PaCO₂的关系

CBF和MAP之间的关系

CBF及PaO₂的关系

Adapted from McLeod A. Traumatic injuries to the head and spine, 2: nursing considerations. Br J Nurs 2004;13(17):1041–9, with permission.

的增加与体积增加保持同步，并有足够的代偿空间（图 17.3）[26]。间歇性扩张首先导致 ICP 短暂性上升。当足够的脑脊液被吸收 ICP 就会降至正常。ICP 最终上升到动脉压的水平，动脉压上升伴随着心动过缓或心律失常，称为库欣反应。这伴随着软脑膜小动脉扩张和一些静脉血流的减慢，随后搏动性静脉血流也会减慢。

与 ICP 升高相关的呼吸变化取决于脑干是否受到牵连。当中脑受累时会导致潮式呼吸；当涉及中脑和脑桥时，会出现过度通气；有快速而浅的呼吸说明延髓上部受累，而在最后阶段会出现共济失调性呼吸（图 17.4）[27]。

通常情况下，由于 ICP 升高对下丘脑，髓质或颈髓的影响，可能由于交感神经活动增加而发生神经源性肺水肿。颅内压增高分为急性或慢性。急性原因包括脑外伤、缺血性损伤和颅内出血，感染如脑炎或脑膜炎也可能导致颅内压增高。慢性的原因包括许多颅内肿瘤，如室管膜瘤，或硬脑膜下出血。

随着 ICP 的不断上升，脑组织受到挤压变得扭曲，从而导致脑疝和额外的脑血管损伤[28]。

二、神经治疗管理

这部分我们将探讨脑灌注、氧合和评估。评估是客观的识别，随后启动相应策略，从而阻止继发损伤和缺血的发生。在治疗管理方面将对颅内压监测的事项进行讨论。

（一）对于脑灌注和氧合的优化

颅内压增高和脑缺血是 ICU 中可预期、监测和治疗的两个重要的继发性损伤的过程。这适用于包括创伤在内的所有脑损伤病因。本节讨论的神经保护作用的方式，包括颅高压、血管痉挛和脑缺血的管理。表 17.1 描述了在预防继发性损伤和促进脑灌注中的护理干预措施。重要的是，护理管理的目标是基于已发布的指南，旨在通过各种措施优化脑灌注和代谢。

图 **17.3** 在一个简单的模型中,颅内压脉冲振幅(ICP)(沿右侧面板的 y 轴表示)是由压力 - 容积曲线转换的脑血容量(沿 x 轴表示)的脉动变化引起的。这条曲线有三个区域:平台区,可以看出具有良好的代偿空间;指数区,已经显现较差的代偿空间);然后又是一个平台区出现在极高的 ICP 时(高于"临界"ICP 值),描述了常规脑血管的紊乱。ICP 的脉冲幅度很低,并且与第一区内的平均 ICP 无关。在代偿空间较差的区间,脉冲幅度随平均 ICP 而呈线性增加。在第三区,脉冲幅度随着 ICR RAP= 代偿空间指数的上升而开始下降

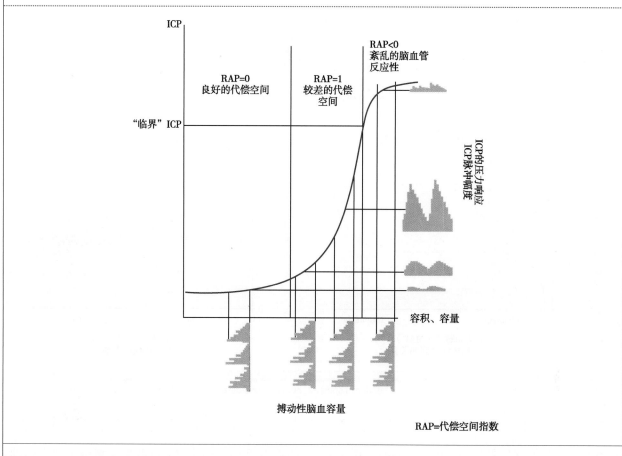

Adapted from Czosnyka M, Pickard J. Monitoring and interpretation of intracranial pressure. J Neurol Neurosurg Psychiat 2004;75(6): 813–21, with permission.

图 **17.4** 脑干损伤可能导致的各种呼吸异常模式[27]

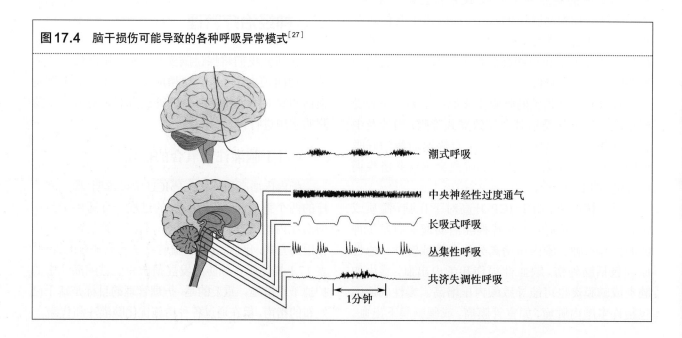

表 17.1

促进急性脑损伤患者脑灌注的护理干预

目的	目标	干预
维持氧合	SaO_2 98%，PaO_2 100mmHg，PaO_2/FiO_2 比率 >350 $PbtO_2$>20	• 保持呼吸道通畅 • 在初始复苏阶段使用 100% 氧气 • 格拉斯哥昏迷量表评分小于 8 分或膈肌呼吸功能不全时尽快插管 • 获取动脉血气和熟练操控设定 FiO_2 以满足参数目标 • 根据患者的需要吸痰 • 考虑动力学疗法，例如给予轴线翻身／扣击治疗床。给予频繁的声门下吸痰，并保持床头抬高 30 度或以上，从而以预防 VAP 的发生 • 恢复阶段：评估上呼吸道的情况和反射（防止误吸），是否有痰液潴留和肺不张
维持 $PaCO_2$	$PaCO_2$ 35～40mmHg	• ABG 评估 • 调整呼吸机参数，以获得 $PaCO_2$ 35～40mmHg • 为患者确保最佳的 $PaCO_2$：$PaCO_2$ 的操作过程中观察 $PbtO_2$ 和 ICP • 持续监测呼气末 CO_2 • 通气不足的观察
维持平均动脉压（MAP）	MAP 90mmHg	• 保持液体平衡 • 遵医嘱给予静脉注射以维持 CVP 和 PCWP 参数 • 使用去甲肾上腺素优化 MAP • 观察 $PbtO_2$ 对镇静引起的低血压的影响 • 输注血细胞比容为 33% 或血红蛋白含量 80～100g/L • 卒中：血栓，栓塞和脑出血，MAP 90～120mmHg 并适度降低，CPP≥60mmHg
维持脑灌注压 50～70mmHg	CPP 50～70mmHg	• 有效降低 ICP，同时保持或提高 CPP • 保持身体与颈位置径直，无膝盖抬高，以维持静脉流出 • 确保颈托和气管导管寸带松紧适宜，特别是在脖子后面 • 如果患者进行了脑室引流术，遵医嘱进行引流
保持颅内压（ICP）<20mmHg	ICP<20mmHg	• 抬高床头至心脏水平以上，以获得最佳 ICP 和 CPP 水平，监测 ICP，CPP 和 $PbtO_2$ • 使用异丙酚、吗啡、芬太尼和／或劳拉西泮／咪达唑仑镇静 • 静脉注射高渗盐水或甘露醇处方在 0.25～1.0g/kg，对 ICP 维持在低于 20mmHg（观察血清渗透压，考虑保持>320mOsmol/kg） • 如果体位、低温、镇静及甘露醇不能解决 ICP 增高的问题，请考虑肌松剂 • 采用降温措施以维持大脑的温度在 36～37℃，但需防止寒战（增加脑代谢） • 必要时，准备开颅手术
保持环境适宜／减少刺激	SjO_2 50%～75% $PbtO_2$>20	集中给予必要的干预措施，以便患者休息 • 减少访视 • 尽量减低噪音和照明 • 如果 ICP 不稳定，避免刺激和优先考虑干预措施 • 遵医嘱给予镇静
维持脑血流量（CBF）	$PbtO_2$<20	• 将 CPP 优化至规定的水平（60～70mmHg） • 根据指标提示优化 $PaCO_2$ 以增加 CBF • 给予最佳化的镇静并考虑肌松剂 • 如果上述措施都没有成功，考虑给予巴比妥类药物 • PaO_2/FiO_2>350mmHg • 维持 CVP 为 5～10mmHg，并保持 PCWP 在 10～15mmHg • 按规定给予生理盐水和／或胶体液，以保持指标稳定 • 输注红细胞比容为 33% 或血红蛋白含量 80～100g/L（纠正凝血功能障碍的处方） • 密切留意患者生命体征和有无神经源性肺水肿的症状，尤其是有心脏病史的患者 • 大脑温度的维持在 36～37℃，必要时采用主动降温 • 经颅多普勒超声影像检查有无血管痉挛 • 非外伤性蛛网膜下腔出血，可以静脉给予尼莫地平以防止血管痉挛，考虑 HH 疗法的组成成分 • 缺血性中风，在发生后 3 小时内给予 tPA • ICH，防止再出血：给予处方止血药，控制高血压
保持营养		• 确保早期肠内喂养 • 经口肠内喂养管（TBI 患者不适宜给予鼻胃管） • 营养师会诊以确保患者代谢需求根据营养师的推荐补给代谢需求

ABG= 动脉血气；Asha= 动脉瘤性蛛网膜下腔出血；CBF= 脑血流；CPP= 脑灌注压；CVP= 中心静脉压；FiO_2= 氧气吸入指数；HH= 高血容量性高血压；ICH= 脑出血；ICP= 颅内压；IV= 静脉注射；MAP= 平均动脉压；$PaCO_2$= 二氧化碳分压；PaO_2= 氧分压；$PbtO_2$= 脑组织氧合；PCWP= 肺毛细血管楔压；SAO_2= 动脉血氧分压；SjO_2= 颈静脉血氧分压；TBI= 脑外伤；TPA= 组织纤溶酶原激活剂；VAP= 呼吸机相关性肺炎

（二）脑氧合和灌注的管理

脑损伤患者的脑功能监测主要集中在预防脑部继发性损伤。目前有 4 种技术可以用来评估脑氧合：颈内静脉血氧饱和度、正电子发射断层扫描、近红外光谱及脑组织氧合监测（PbtO$_2$）[29]。脑氧监测可用于可能发生继发性脑损伤的各种临床情况，并且一些研究还提示 PbtO$_2$ 的监测可以弥补 ICP 监测的不足。脑缺氧的发作是常见的，即便当 ICP 和脑灌注压（CPP）是正常的时候也会发生[30]，强调了多模态监测的潜在价值，它集成了来自几个生理监测器的数据。脑氧监测可用于各种临床情况，其中观察到 PbtO$_2$ 与脑灌注的几种驱动因素之间存在着密切的关系，例如平均动脉压、脑灌注压和呼气末二氧化碳分压[31]。这一监测可以帮助临床医生更好地了解急性损伤后大脑复杂的病理生理学，评估自动调节并确定最佳的生理指标和治疗干预的效用。在这些氧合监测中的选择主要集中在局部或整体监测的适当性，以及监测器相对于损伤位置和监测的间歇性或连续性。

颈静脉血氧饱和度（jugular venous oxygen saturation，SjO$_2$）反映全脑氧代谢，但在技术上是很难获得可重复的结果。脑组织氧合值<20mmHg 是基于脑创伤基金会（BTF）指南的干预目标，但这是基于较低质量的证据[32]。可以通过提高 FiO$_2$/PaO$_2$ 比率和降低氧气的脑代谢需求（CMRO$_2$），也可以增加 PbtO$_2$，主动降温控制脑温，适当的镇静和充足的营养摄取来控制代谢率。额外的干预措施还有：输液、输血和正性肌力支持，既可以改善心输出量也可用于增加氧气的输送[33]。

脑微透析已经广泛用于创伤性的脑损伤，测量浓度可反映脑损伤后的大脑中的生化变化[33]。脑微透析的测量集中在 3 种代谢产物上（葡萄糖、乳酸、丙酮酸）和神经递质（乙酰胆碱、多巴胺、谷氨酸）和某些离子（Ca^{2+}、K$^+$、Na$^+$）。重度的 TBI 患者脑微透析血糖水平降低，呈现持续低浓度（<0.66mmol/L），这与预后不良密切相关。类似地，减少的脑微透析后血糖的降低，包括与强化胰岛素治疗相关的葡萄糖，与动脉瘤性蛛网膜下腔出血（SAH）的死亡率相关。在 TBI 和 SAH 后的严重缺氧或缺血时均可观察到非常低水平的葡萄糖。然而，脑微透析中葡萄糖浓度的决定因素是复杂的，并且在一些患者中，脑微透析葡萄糖的减少可能是由于葡萄糖消耗的增加，而并不是葡萄糖和氧供的减少。

实践提示

脑灌注压（CPP）＝平均动脉压（MAP）－颅内压（ICP）。因此，如果 ICP 增加（在中、重度 TBI 中常见），则必须增加 MAP 以维持 CPP。

1. 颅内高压的管理

ICP 升高可通过消除肿块和 / 或增加可用于扩展受伤组织的体积来治疗。这可以减少其他可用的颅内液量来实现：

- 脑脊液由脑室引流（如前所述）。
- 过度通气、渗透性利尿治疗或低温来降低脑血容量。
- 渗透性利尿治疗脑组织含水量。
- 去除肿胀和不可逆的大脑损伤。
- 通过开颅减压增加颅骨容积。

将这些概念应用于以下治疗策略对于颅内高压的管理是重要的[34]。

实践提示

脑损伤时，将患者的头部置于 45°，这样能最大限度的平衡脑灌注并且将脑水肿控制在最低程度。

（1）过度换气

过度通气会降低 PaCO$_2$，并会因碱中毒引起血管收缩而降低 ICP，但它也降低了脑血流量（CBF）[35]。随着 ICP 的下降；脑血容量也会下降，过度通气会使流向大脑低灌注区的血液减少。因此，通常 PaCO$_2$ 应保持在约 35mmHg 的低正常范围内。过度换气应当仅用于其他方法难以治疗的 ICP 升高且脑组织氧合处于正常的范围内[36]。脑外伤指南建议对于其他方法难以治疗的处于非急性期（24～48 小时）的 ICP 升高，过度换气疗法仅在短时间内和没有神经功能恶化时使用[32]。

（2）渗透疗法

甘露醇或高渗盐水的快速给药，产生了有效的抗水肿作用，主要作用于具有完整的血 - 脑屏障未受损的大脑区域。该治疗引起水从间质和细胞外间隙进入血管内，从而提高了颅内顺应性或弹性。除了引起大脑"脱水"外，渗透剂还可以发挥有益的非渗透性大脑效应，如增加 CBF（通过降低血液黏度从而提高氧输送）、自由基清除并减少脑脊液形成和提高脑脊液重吸收[37]。

静脉注射高渗盐水比常规复苏液体更有效地增加脑灌注，减少脑肿胀和炎症。高渗液就好比 20% 甘露醇在急性脑水肿输入时起到的作用，可维持血流动力学的状态。然而，与高渗液相比，甘露醇诱发利尿，对于此作用甘露醇的使用禁忌也随之出现，像创伤性脑损伤和低血容量的患者则可能出现血管内容量损耗从而减少脑灌注[38]。一项系统评价发现，无论是快速静推还是持续输入高渗盐水都能比甘露醇更有效的降低 ICP 升高的发生率[39]。

美国脑外伤基金会（Brain Trauma Foundation，BTF）建议降低 ICP 的治疗应在 ICP>20mmHg 时开始。建议使用高渗盐水治疗而不是甘露醇，它增加了血容量、升高血压和维持脑灌注。而甘露醇有利尿、降低血压的可能性以及脑灌注压下降的不良后果。目前 BTF 指南表明并有相当好的质量证据存在，以避免低血压（收缩压<90mmHg）。BTF 提出甘露醇作为颅内高压的主要治疗方法，但高渗盐水是指南制定以来的首选方案。

（3）体温正常

高热发生在多达 40% 的缺血性卒中和颅内出血的患者中，40%～70% 的患者有严重的创伤性脑损伤或动脉瘤性蛛网膜下腔出血。高热是缺血性和出血性卒中后发病率和病死率增加的独立危险因素，并且在蛛网膜下腔出血和创伤性脑损伤患者中，体温升高与颅内压升高有相关性[40]。温度高于正常 1～2℃会加重缺血性神经元损伤和加重脑水肿[41]。在缺血性损伤期间，亚低温保护多种组织免受损伤。可使用对乙酰氨基酚、降温毯、冰袋、蒸发冷却和冷却新技术用于维持正常体温。复温过程中患者可能出现充血（血流增加）从而导致急性脑肿胀和反跳性颅内高压[42]。

体温维持在 35℃为最佳[43]，当大脑温度低于 37℃时颅内压下降明显。但温度低于 35℃时也没有观察到有任何差异。脑灌注压力峰值 35～36℃，随着温度进一步下降而降低[44]。温度低于 35℃，氧输送和氧消耗均减少。心脏输出量随着体温过低而逐渐降低[45]。因此，降温至 35℃可以降低颅内高压并维持足够的 CPP，而无相关的心功能不全或缺氧的症状[46]。当温度从 34℃降低到 31℃时，静脉输液的液体量和正性肌力药物的应用需求量将会增加，尽管有这种干预平均动脉压仍然会降低。体温 31℃时，血钾、白细胞计数和血小板计数出现明显减少[47]。因此，亚低温时体温保持在 35℃可能是最佳的。

（4）皮质类固醇

过度的炎症与多种神经疾病（包括脑缺血）中发生的进行性神经变性有关。糖皮质激素的功效在改善与脑肿瘤相关的水肿和改善细菌性脑膜炎患者亚组的结果方面已得到很好的证实。尽管实验结果令人欣喜，但糖皮质激素在缺血性卒中、动脉瘤性蛛网膜下腔出血、颅内出血和创伤性脑损伤的临床试验尚未显示出明确的治疗效果。而且，皮质类固醇随机对照临床研究（Corticosteroid Randomisation after Significant Head Injury，CRASH）试验证明，治疗组死亡风险高于对照组（26% 和 22%；P<0.000 1）[48]。因此，高剂量的类固醇治疗不适用于治疗重型颅脑损伤。对于严重外伤性脑损伤中脑垂体前叶功能不全的患者仍未得到认可，特别是在老年人或弥漫性轴索损伤以及颅底骨折的患者中，在这些情况下可以给予生理需要量的氢化可的松和激素是有指征的并要按时随访。

（5）巴比妥类药物和镇静药

BTF 指南指出，在血流动力学可挽救的 TBI 患者中，可考虑使用大剂量巴比妥类药物和手术治疗顽固性颅内高压[49]。巴比妥类药物对于是否可以预防性治疗 ICP 尚未得到证实。巴比妥类药物通过改变血管张力，抑制代谢和抑制自由基介导的脂质过氧化而发挥脑保护和降低 ICP 的作用。巴比妥类药物可有效降低脑血流和局部代谢需要，较低的代谢需求可降低脑血流和脑容量，这在 ICP 和全脑灌注中起到有益的效果。TBI 指南推荐应用巴比妥类药物包含在"麻醉药、镇痛药和镇静药"的标题下，巴比妥类药物有利于减少疼痛或有害刺激及情绪激动，从而减轻它们导致的 ICP 升高。因此，建议控制 ICP 可适量使用异丙酚，但这并不能改善死亡率或患病后 6 个月的预后结果[49]。

（6）手术干预

欧洲 TBI 指南建议在损伤后的前 4 小时内考虑手术治疗大面积颅内病变。在大面积病变清除后使用单侧颅骨切除术，例如急性硬膜下血肿或创伤性脑内血肿，这是较为公认的做法。对于引起占位效应的复合凹陷性颅骨骨折，也建议进行手术[50]。CT 扫描定义占位效应为第四脑室的变形、错位或闭塞；可见基底池压缩或丢失，或存在阻塞性脑积水。

自 1977 年以来，对于难治性颅内高压进行去骨瓣减压术，TBI 和缺血性脑卒中患者的 ICP 均显著降低[50, 51]。2011 年，一项名为 DECRA 是关于早期行去骨瓣减压术治疗重度 TBI 患者的多中心试验研究报道显示，在患有严重弥漫性创伤性脑损伤和难治性颅内高压的成人患者中，早期行额颞顶部去骨瓣减压术可降低颅内压，同时缩短 ICU 的住院时间。但是在 6 个月和 12 个月时，这一结果与更多的不利结果相关[52]。这一发现引起了大家对行去骨瓣减压术的技术、时机和选择的争议。随机评估颅骨切除术治疗不可控的颅内压升高（RESCUEicp）试验[53]是一项持续的颅骨减压切除术的随机试验。与 DECRA 试验相比，该试验对于颅骨减压切除术具有更高的颅内压阈值，包括了具有肿块病变及单侧或双侧的颅骨减压切除术的患者。

2. 预防迟发性脑缺血与脑血管痉挛

迟发性脑缺血被定义为局灶性神经功能缺损（如偏瘫、失语症失用症、偏盲或忽视）的发生或格拉斯哥昏迷评分（GCS）至少减少 2 分[总分或其中一项（睁眼、任意一侧的肢体运动以及言语）]，这应该持续至少 1 小时，并且不是在动脉瘤闭塞后立即出现，并且不能通过临床评估、脑 CT 或 MRI 扫描，以及适当的实验室研究而归因于其他原因[54]。大约 30% 的患者在最初的出血后存活，大部分是在aSAH（动脉瘤性蛛网膜下腔出血）后的第 4 天和第 10 天之间出现。已知的临床症状有意识水平的降低和诸如失语症和偏瘫的局灶性体征，可能是可逆的或以其他方式进展成脑梗死，导致不良的后果甚至死亡。临床中，迟发性脑缺血的临床恶化是排除其他原因（如感染、低血压、低钠血症等）后的诊断，尤其是对于那些昏迷和实施镇静治疗的患者诊断难度较大[55]。后者是在世界神经外科学会联合会中高等级（4～5 级）的患者，约占动脉瘤破裂患者的40%～70%[56]。早期的脑损伤和细胞死亡、血 - 脑屏障破坏和炎症级联反应、小血管痉挛、微血栓形成、皮质扩散去极化和脑的自动调节失衡都与迟发性脑缺血的病理生理机制有关。

脑血管痉挛是一种自限性血管病变，在 aSAH 和 / 或 TBI 后 4～21 天发生（见图 17.6）。氧合血红蛋白是血红蛋白（Hb）分解的产物，可能引发血管收缩，导致平滑肌增殖，胶原重塑和血管壁的细胞浸润，由此产生的血管狭窄可导致迟发性脑缺血。由血红蛋白和血红蛋白结合细胞引起的初始促炎作用引发炎症级联和皮质扩散去极化，其涉及细胞因子、白细胞和细胞黏附分子的增加，其特征在于炎症过程。这些症状不具有明显的局灶性，并在几小时内

逐渐发展，则提示进展为全脑的疾病过程。aSAH患者出现脑血管痉挛，其中约有 1/3 患者出现症状性血管痉挛，这与缺血的神经系统体征和症状有关。TBI 后脑血管痉挛发生在大约 10%～15% 的患者中。

钙拮抗剂如尼莫地平，对于伴有血管痉挛的TBI 蛛网膜下腔出血尚无效。研究表明，钙离子拮抗药可阻止 TBI 后神经再生。尼莫地平已经被证明在治疗 aSAH 血管痉挛方面有效，并且是现在唯一存在高质量证据的药物，它可以减少 40% 的延迟性缺血和不良结局的发生，但不能改善血管痉挛。TBI 患者对尼莫地平的初步研究表明结果无差异，Cochrane 系统评价支持这一结论[57]。

在 aSAH（动脉瘤性蛛网膜下腔出血）治疗中，过去的"Triple-H"（高血容量，高血压，血液稀释）疗法旨在增加脑灌注，尽管它广泛用于脑血管痉挛的治疗，但没有随机对照试验来支持干预。虽然没有显示出对于脑血管痉挛、脑血流或临床结果的益处，但临床研究显示，高血容量易导致肺水肿，也会导致血液稀释，并伴随着动脉氧及氧携带能力的降低。在 aSAH 后出现的贫血与更糟糕的结果有关。这些研究实现了"Triple-H"治疗和稀释血液从高血容量到等血容量的改变。这些变化以及建立的高血压治疗方法是神经临床护理学会 aSAH 指南中推荐的临床实践中的主要含义[58]。

在治疗 aSAH 时，在发生迟发性脑缺血前，应考虑有血管痉挛相关缺血风险的患者的血管内治疗。关于这些干预的文献仅限于少数前瞻性研究。在没有血管造影动脉狭窄的情况下进行的预防性血管成形术，增加了患者血管破裂和死亡的风险，而结果没有明显的益处。因此，在神经临床护理协会 aSHA指南中不推荐给予常规预防性脑血管成形术。

三、中枢神经系统疾病

中枢神经系统疾病包括创伤、感染或免疫病症引起的脑和 / 或脊髓损伤。以下将讨论这些疾病的病理生理学和病因，包括这些疾病的管理。

（一）创伤性脑损伤

头部损伤是一个广义的分类，包括头皮、颅骨或大脑损伤。创伤性脑损伤（traumatic brain injury，TBI）是头部损伤中最严重的形式。TBI 的严重程度的范围很广，从脑震荡到昏迷后无反应。全球范

围内的 TBI 的发病率在不断上升，各国之前存在很大差异[59]。在美国，2010 年，TBI 相关的住院率是每 10 万人中有 90 人，以及每 10 万人中有 715 人因 TBI 前往急诊科就诊[60]。对来自 23 个欧洲国家的研究进行的系统评价报告分析，总体的 TBI 发病率为每 10 万人中有 150～300 人[61]。这与 2004 年 5 月收集的澳大利亚发病率相当，每 10 万人口中约有 150 人发病[62, 63]。全球文献的评论者一致认为，在中低收入国家中，TBI 的发病率最高[59, 64]。在所有地区所有年龄组中男性 TBI 的发生率较高[61, 65, 66]，15～25 岁年龄组的发病率最高。老年人口（超过 65 岁的）的发病率在增加，而且患病风险最高[65, 66]。在幼年（0～4 岁）时，TBI 发病率在过去十年中显著下降。长期的 TBI 随访收集的数据有限，但躯体的疾病、残疾和心理问题是常见的，据统计，在美国和欧盟中大概有 1 300 万人因为 TBI 而导致躯体上相关的残疾[59]。澳大利亚和新西兰对于 TBI 的流行病学调查发现[67]，平均发病年龄为 41.6 岁，其中 74% 为男性，61% 为机动车创伤，老年跌倒占 24%，以及患有严重 TBI（GCS 评分≤8 分）的占 57%。所有患者的 12 个月死亡率为 26%，其中重度 TBI 患者占 35%。

1. TBI 的病因

跌倒是 TBI 在所有分组中的首要原因（35.2%），其次是机动车碰撞及交通事故（17.3%），被物体撞击（16.5%），以及攻击（10%）[64, 68]。然而，TBI 导致死亡的原因略有不同，在所有的伤害原因中，道路交通事故导致 TBI 患者死亡人数最多（31.6%）。另一个例子，头部枪击伤的致死率为 90%，因此，枪伤是 TBI 死亡率高于总体发病率[69]。运动事故和跌倒占轻度伤害的比例更高。4 岁以下的婴儿和幼儿、年龄在 15～19 岁之间的青少年和 65 岁以上的成年人是 TBI 风险最高的年龄组[70]。这些分布已经被大多数种族和种族群体以及进行全球范围内的 TBI 研究证实[64]。大多数研究发现，有年龄特异性且发病率最高的是年轻人。这个年龄组发病率的损伤显著，在年轻人受伤的情况下，存在潜在的寿命减少和生产力的损失。对于所研究的各个年龄组而言，男性比女性更容易遭受 TBI。在年轻人中男性患 TBI 可能性是女性的 7 倍。有色人种和社会经济较低阶层的人 TBI 的患病率也比其余人高出 30%～50%。TBI 的患病原因中有 50% 涉及酒精，因为醉酒的司机或是行人，增加了自杀、跌倒或暴力的风险[64, 67]。

能量向脑组织的转移实际上会导致脑损伤，并且是损伤严重程度的重要决定因素。在过去的 10 年中，引进了更安全的汽车设计、安全气囊和其他道路交通措施（例如对危险的路口重新设计、加强对驾驶员的教育活动、随机酒驾测试和降低车速限制），减少了道路交通死亡人数。在过去的几十年中，改进医疗水平，尤其对于神经外科和重症监护，使那些以前被视为受到致命伤害的患者得以生存[66, 67]。

2. TBI 的病理生理学

创伤性脑损伤（TBI）是一种异质性病理生理过程（图 17.5）。在 TBI 中对头部造成的损伤力的机制在脑内产生弥漫性和局灶性病变的复杂损伤状态[71]。造成的损伤可以是直接（主要）的或继发性的。继发性损伤由于受伤后几天脑内自动调节功能紊乱和其他病理生理变化引起的。对于颅内、脑硬膜下或硬膜外出血进行紧急神经外科手术可以减轻继发性损伤的程度。头皮的病变可导致大量出血，并导致低血容量性休克和脑部缺血。脑水肿、出血和生化反应是对损伤、感染和 ICP 增高这些最常见的生理反应均可引起继发性损伤。组织缺氧也是主要问题，并且在损伤后出现气道阻塞导致继发性损伤。由于直接（原发）血管异常或损伤，CBF 不良会导致脑组织缺血最终造成神经细胞死亡[72]。在体温、血流动力学和肺部状态的系统性变化也可能导致继发性脑损伤（图 17.6）。在中度至重度，偶尔轻微的伤害中，CBF 在最初的 2～3 天内发生异常，随后为反弹充血阶段（第 4～7 天），导致脑血管的不可预测性和血管痉挛的不稳定状态（第 8～14 天）[73]。超过 30% 的 TBI 患者患有自主神经功能障碍，其特征是心率加快、呼吸频率加快、体温升高、血压升高、肌张力降低、去皮质或去大脑强直状态和大汗的发生[74]。缺乏对这些过程的洞察和实施支持性疗法的早期干预，则会导致严重的继发性损伤。

（1）局灶性损伤

由于颅骨的解剖结构，局灶性损伤最常见于额叶和颞叶，但也可以发生在任何地方。磕碰等意外或者局部打击头部或头部用力与另一个物品接触，其部位通常是表浅的，可通过冲击和对冲机制产生挫伤性出血[75]。脑部挫伤在 CT 扫描中很容易识别，但在第 1 天扫描时可能不明显，仅在第 2 天或第

图 17.5 创伤性脑损伤的病理生理表现

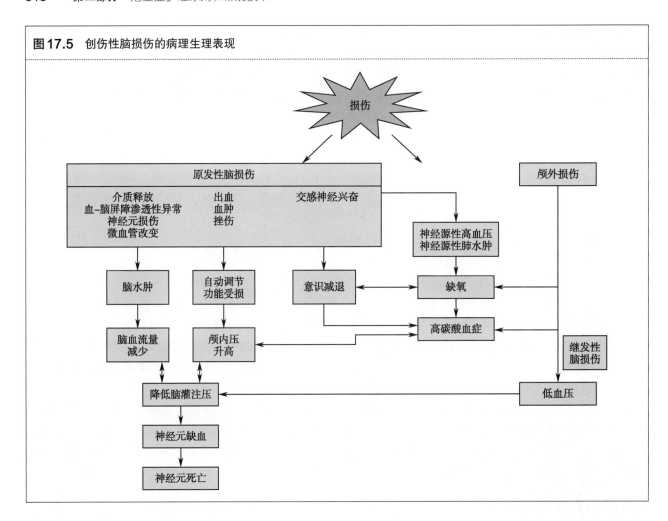

图 17.6 随着时间的推移创伤性脑损伤后脑血流和颅内压（ICP）的变化。A. 细胞毒性水肿；B. 血管性水肿；C. 脑血流量。CPP = 脑灌注压；MAP = 平均动脉压

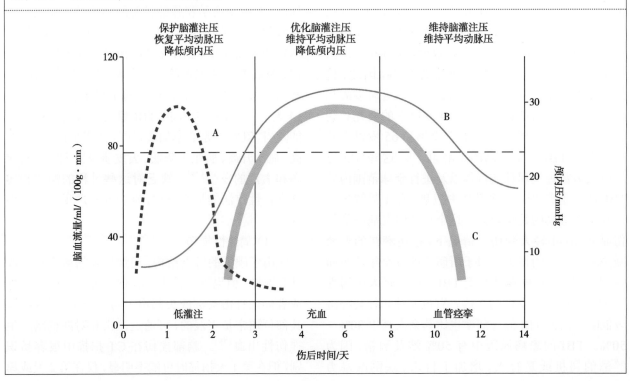

3 天可见。深部脑内出血可由局灶性或弥漫性动脉损伤引起。

（2）弥漫性损伤

弥漫性（轴突）损伤是指轴突和支持神经胶质损伤，这有可能伤害到血管引起瘀斑出血，造成颅内血肿和脑肿胀[75]。弥漫性损伤是由于震动、剪切力和惯性效应。机械损伤的小静脉作为血 - 脑屏障的一部分也可以引发出血性挫伤的形成。血管的损伤可能增加神经脆性，导致创伤后灌注不足和潜在神经毒性血源性物质的外渗。即使是轻微的弥散性脑损伤也会造成意识的异常，昏迷的程度和持续时间是评估弥漫性损害严重程度的最佳指标。绝大多数患者是没有任何 CT 证据支持诊断的。其他临床指标包括急速或强力的伤害，缺乏清醒的时间和逆行及顺行性遗忘。图 17.7 对比 CT 扫描与血肿形成和弥漫性轴索损伤（diffuse axonal injury，DAI）。

图 17.7　硬膜外血肿和轻微的硬膜下血肿（左）、硬膜下血肿（左边第二张）、弥漫性轴索损伤（左边第三张）和复合损伤（右）

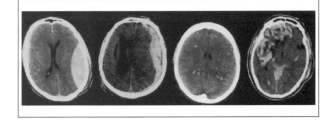

（3）轻度创伤性脑损伤（TBI）

轻度 TBI 往往表现为多发伤或运动损伤的一部分，其他外周伤可以忽略。如呕吐、头晕、面部和颅骨骨折等危险因素，包括脑脊液从鼻部或耳朵漏出，这些都被归类为需要进一步监测的内容。建议常规头部 CT 和创伤后遗忘症评估，以排除肿块和弥漫性轴索损伤。轻度 TBI 急性期的诊断和治疗像中重度 TBI 一样对功能保护和康复至关重要[76]。

（4）颅骨骨折

在 TBI 后约三分之二的患者 CT 扫描中存在颅骨骨折。颅骨骨折可以是线性的，凹陷性的或者是粉碎性的，并且可累及颅顶或颅底。凹陷性骨折的骨碎片可能会导致硬脑膜的损伤造成脑脊液漏出[73]。基底颅骨骨折包括筛状板、额骨、蝶骨、颞骨和枕骨骨折。基底颅骨骨折的临床症状可能包括脑脊液耳漏或鼻漏、中耳鼓室内有积血或血液存在、耳后瘀斑、眼眶周围瘀斑，并会波及脑神经第Ⅶ对（面神经，造成面部瘫痪）、第Ⅷ对（听神经，造成失聪）、嗅神经（丧失嗅觉）、视神经（视力下降）和第Ⅵ对（造成复视的出现）。

3. 患者管理

降低发病率和病死率的关键是监测和预防继发性损伤（见表 17.1）[73]。干预措施的目标是保持足够的 CBF，并最大限度地降低大脑的氧耗，以防止局部缺血的发生。在对 TBI 重症患者使用生理盐水的事后分析中，用白蛋白进行液体复苏与使用生理盐水复苏相比具有更高的死亡率[77]。干预措施是为了防止脑缺血，主要措施是维持足够的脑血流和降低氧耗。预测和预防全身并发症也是至关重要的。评估对于确定护理重点至关重要，在第 16 章中已讨论。

神经受损、活动受限、机械通气患者护理管理的护理要点见表 17.2 中的描述，并且是当前指南[32]（表 17.3）对临床实践的调整。在所有的多发创伤性脑损伤的患者中，残疾和暴露 / 环境控制评估包括进一步完善 CT 扫描的检查。TBI 的管理应该包括给予预防脊柱损伤的措施直到明确排除脊髓损伤。

（二）脊髓损伤

2014 份报告总结了外伤性脊髓损伤（SCH）的流行病学，估算全球发病率为每百万人口中 23 例[78, 79]。将其转化为每年的 180 000 个案例，交通事故是发达国家创伤性脊髓损伤的主要原因，占病例的三分之一到二分之一[80]。跌倒是第二常见的外伤性损伤的原因，尤其是老年人的发病率在增加。在发展中国家，外伤性脊髓损伤最常见的原因是在家庭或工作场所的跌倒，发生率为 63%[79]。暴力相关的创伤在武装冲突或武器供应量高的地区发生比例较高。与休闲伤害相关最常发生在单板滑雪、橄榄球和潜水事故中。对来自世界各地的 13 项研究进行的系统评价表明，在大多数地区，年轻人（15～29 岁）的创伤性脊髓损伤的发病率最高，而在年龄较大的组群中，发病率随着年龄的增长稳步增加。在所有地区的案例中，男性的比例居多[81, 82]。

在患病的 SCI 患者中 51% 导致完全四肢瘫痪（胳膊、下肢、躯干和骨盆器官功能丧失）。脊髓损伤的主要危险因素包括年龄、性别、酒精和药物的使用。最经常受累的是 SCI 椎骨第 5、第 6 和第 7 的颈椎（颈部），第 12 胸椎和第 1 腰椎[83]。这些脊椎骨是

表 17.2

活动受限、机械通气以及神经功能受损患者的护理

护理领域	护理目标	干预措施
通气和氧合	<ul><li>气道通畅</li><li>动脉 pH, PaO_2, $PbtO_2$. SaO_2 在正常范围内</li><li>$PaCO_2$ 和 $ETCO_2$ 在正常范围内</li><li>肺部听诊清楚</li><li>没有肺不张或误吸的证据</li><li>胸部 X 线片无病理改变</li></ul>	<ul><li>评估通气参数：确保插管位置及通畅</li><li>评估双侧胸部的运动：检测气道有无阻塞或插管漏气；在吸气时听诊</li><li>评估胸部 X 线</li><li>给予足够的镇静和通气来维持 $PbtO_2$, ICP, CPP</li><li>仅在必要时给予吸痰：先给 100% 氧气吸入；避免长时间吸引刺激；专业的技术</li><li>避免因 PEEP 引起 ICP 并发症的发生</li><li>适合的体位避免误吸</li><li>提供细致的口腔护理</li></ul>
移动/安全	<ul><li>不影响脑血流</li><li>$PbtO_2$-ICP-CPP 的参数保持最小的瞬态变化，并在护理干预后 5 分钟内恢复到所需参数</li><li>保持患者体表完整并且避免感染：皮肤、黏膜、角膜、伤口和留置管路</li><li>避免由于卧床造成的并发症：深静脉血栓的形成，肺炎，肌肉力量减退</li><li>患者安全包括：院内感染，继发性脑损伤，自我伤害</li><li>根据患者的需要完善营养的供给</li><li>痊愈且无特别事件</li></ul>	<ul><li>维持血流动力学的稳定，脑缺血和颅内高血压的控制</li><li>集中护理；有效的干预</li><li>减压床垫：允许最小位置变化以达到对体表的保护，最少的脑氧消耗，可以使用抗血栓压力泵促进下肢静脉回流</li><li>保持卫生：评估体表、角膜、黏膜</li><li>做好对侵入性装置及伤口控制感染的干预措施</li><li>实施预见性护理计划</li><li>做好与其他工作人员的沟通</li><li>遵循机构政策，根据评估和医嘱给予患者镇静药或身体约束</li></ul>
心理/家庭	<ul><li>获得家人和重要成员的支持</li><li>患者心理健康的复健</li><li>患者感到安全</li></ul>	<ul><li>参与并协调其他卫生专业人员提供信息和服务</li><li>为患者提供优质、知情和包容性的护理，提高患者和家人的信心，即护士站在患者的角度来倡导和指导</li><li>确保心理评估，并对谵妄和创伤后应激进行处方治疗</li><li>护理干预计划制订时应允许患者休息并有利于患者恢复</li><li>协调管理康复计划</li></ul>

CPP=脑灌注压；$ETCO_2$=呼气末二氧化碳分压；ICP=颅内压；$PaCO_2$=二氧化碳分压；PaO_2=氧分压；$PbtO_2$=脑组织氧和；PEEP=呼气末正压；SaO_2=动脉血氧分压

表 17.3

源自脑外伤基金会指南中摘取的重型颅脑损伤的管理

项目	一级	二级	三级
血压和氧合	无	监控血压防止低血压（收缩压<90mmHg）发生	监测氧合并避免缺氧（PaO_2<60mmHg 或氧饱和度<90%）
高渗疗法	无	甘露醇是能有效控制（降低）颅内压的，计量应以人体体重计算，控制在 0.25gm/kg～1g/kg 同时避免动脉低血压（收缩压<90mmHg）的发生。高渗盐水治疗创伤性颅内高压的使用、给药的方法和浓度的证据是有限的	在 ICP 监测之前应限制患者使用甘露醇，这些患者有脑疝或进行性神经系统恶化的迹象，不能归因于颅外原因
预防性低温	数据不足	数据不足	预防性低温与死亡率降低无明显相关性 预防性低温与较高的格拉斯哥预后量表评分显著相关

续表

项目	一级	二级	三级
感染的预防	数据不足	临床插管使用的围术期抗生素药物可降低肺炎的发病率，但不会缩短住院时间或降低死亡率 早期气管切开术，减少机械通气的天数	不推荐常规给予留置脑室管或预防性抗生素用于脑室导管放置以减少感染 对适合的患者早期拔管，未增加肺炎风险
深静脉血栓的预防	数据不足	数据不足	使用弹力袜或间歇充气加压装置直至下肢静脉血流正常。给予低分子肝素或普通肝素的联合应用。有增加颅内出血的风险。
ICP 监测适应证	数据不足	ICP 的监测适用于 GCS 评分在 3～8 分的患者和 CT 检查异常的患者	常规 CT 适用于以下两个或更多的情况： ● 年龄在 40 岁以上 ● 运动姿态 ● 血压<90mmHg ● GCS 评分 9～15 分或 CT 检查异常的
ICP 监测技术	数据不足	数据不足	数据不足 脑室导管 ICP 监测的数据是可靠的且成本较低，只需要导管与 ICP 套装组（外部的检测仪），在使用中可以进行重新校准 脑实质 ICP 监测无法重新校准，漂移可以忽略不计
ICP 治疗阈值	数据不足	ICP 在 20mmHg 以上应给予干预	应结合 ICP 值、临床症状及脑 CT 来确定治疗的需要
脑灌注	数据不足	由于存在 ARDS 风险，积极尝试使用液体和加压器将 CPP 维持在 70mmHg 以上	避免 CPP<50mmHg 目标 CPP 数值在 50～70mmHg 之间 具有完整压力自动调节的患者耐受更高的 CPP 值 包括血流，氧合或代谢在内的脑参数的辅助监测有助于 CPP 管理
大脑氧含量的监测及阈值	数据不足	数据不足	避免颈静脉氧合（<50%）或脑组织氧张力（<15mmHg）
麻醉药、镇痛药及镇静剂	数据不足	管理疼痛和焦虑 高剂量巴比妥酸盐可用于对其他 ICP 治疗无效的血流动力学稳定的患者 异丙酚对 ICP 的控制，异丙酚可以显著增加发病率	不建议
营养	数据不足	伤后 7 天的营养供给	不建议
癫痫预防	数据不足	不推荐使用苯妥英钠或丙戊酸钠预防创伤后的癫痫发作 抗惊厥药物被证明可减少创伤后早期的癫痫发病率	不建议
过度换气	数据不足	不推荐预防性的给予过度通气（$PaCO_2$ <25mmHg）	使用过度通气可短时降低升高的 ICP 在伤后的第一个 24 小时脑供血流量急剧减少时避免使用过度换气 使用过度换气时应密切监测氧气输送指标 SjO_2 或 $PbrO_2$
类固醇	不推荐	不建议	不建议

ARDS= 急性呼吸窘迫综合征；CBF= 脑血流；CPP= 脑灌注压；CT= 计算机断层扫描；GCS= 格拉斯哥昏迷评分；ICP= 颅内压；$PaCO_2$= 二氧化碳分压；PaO_2= 氧分压；$PbrO_2$= 脑组织氧合；SBP= 收缩压；SjO_2= 颈静脉氧分压

最容易受到损伤的,因为在这些部位的脊柱有较大的活动范围,脊髓损伤的程度从短暂的脑震荡(可以完全恢复)到脊髓实质的挫伤、撕裂伤和挤压伤(单独或联合)脊髓全横断的损伤程度(这造成患者损伤平面以下的瘫痪)。

1. 损伤机制

钝性损伤和穿透性损伤都可能导致颈椎损伤。但实际上无论是否有旋转力和轴向负荷,加速和减速的机制都是不同的[78]。我们可举一个因潜水造成损伤的例子,通过直接荷载引起头部和颈椎损伤,颈椎损伤会因为下列机制的联合作用而产生。

- 屈曲过度:这些损伤通常是由于强有力的减速引起,常见于正面机动车碰撞或是因为潜水事故造成患者持续性创伤,颈部是最常受累的区域,尤其是在C5~C6水平。
- 垂直压缩或轴向负荷:通常发生在人从高处跌落或跳跃后脚或臀部着地时。脊柱被压缩造成骨折,导致脊髓损伤。
- 过度伸展:这是损伤的最常见的类型。过伸损伤可能由跌倒、机动车追尾碰撞或头部撞击(例如在拳击比赛中)引起。头部和颈部的过度伸展可能导致脊髓的挫伤和缺血而没有脊柱损伤。鞭打伤是过度伸展的结果,伴有C2椎弓根骨折的剧烈过度伸展和C2向C3的向前运动产生"Hangman骨折"。
- 延伸-旋转:旋转损伤是由引起头部和颈部极度扭曲或侧向屈曲的力引起的。还可能出现椎骨骨折或脱位。相对于脊髓宽度,胸段中的椎管较窄,因此,当发生椎骨移位时,更可能损坏脊髓。直到10岁,由于韧带松弛,脊柱的生理活动性增加,这提供了一些针对急性脊髓损伤的保护。老年患者由于骨质疏松和椎管狭窄以至于脊髓损伤发生的风险更高。

2. 脊髓损伤的分类

脊髓损伤(spinal cord injury,SCI)大致可以分为完全性损伤和不完全性损伤[78]。在脊髓休克缓解之前完全性脊髓损伤的诊断无法进行决议。有四种不完全的SCI综合征如下:

- 前索综合征:在脊柱的前部分的运动和感觉通路损伤,从而使患者能够保留粗略感觉,但运动和细小的感觉消失在脊髓的后部分。临床上患者通常具有损伤水平(皮质脊髓束)以下完全

运动麻痹并失去疼痛、温度和触觉(脊髓丘脑束)的感受,保留轻触觉、本体觉和位置感。前索综合征是所有不完全综合征预后中最差的。
- 后索综合征:通常是由于颈椎过伸造成的受伤并不常见。患者失去了受伤水平以下的位置感、轻触和振动的感觉。
- 中央脊髓综合征:颈髓中央受损,手臂无力、瘫痪和感觉障碍而下肢无碍。颈椎过伸通常是损伤的机制,并且对供给手臂的颈部管道的损害最大。临床上,患者可能会出现手臂的瘫痪,但下肢或膀胱无碍。
- 脊髓半切综合征(Brown-Sequard syndrome):这涉及损伤到脊髓的左侧或右侧,失去运动在损伤侧的水平以下,但是疼痛和温度感觉消失在与损伤相反的一侧。临床表现是患者在病变水平上对脊髓同侧的疼痛,温度和触觉的皮肤感觉增加或减少的表现。在同一侧的病变水平以下,存在完全的运动麻痹。在患者的对侧病变水平以下,由于脊髓丘脑束进入脊髓后不久会进行交叉,会有疼痛、温度和触觉的损失。

3. 病理生理学

SCI可分为两大类:原发性损伤和继发性损伤。原发性损伤是最初的伤害或外伤造成的结果,并且通常是永久性的。原发性损伤主要累及脊髓的中央灰质。继发性损伤通常是由于挫伤或撕裂造成的损伤,其中的神经纤维开始肿胀和分解,继发神经损伤的机制包括缺血、缺氧和水肿,细胞和分子炎症损伤与细胞死亡。缺血是最显著的脊髓损伤后症状,可能在损伤后2小时内发生,并且由于脊髓微循环自动调节的丧失而加剧[84]。这将减少血流量,继发出现低血压或血管源性脊髓休克。水肿发生在受伤的部位并扩散到邻近区域。由于气道通气不足会出现缺氧的症状,通常不进入脊髓的免疫细胞在脊髓损伤后吞噬该区域并释放调节性化学物质,其中一些对脊髓有害。高活性氧化剂(自由基)产生,破坏细胞膜和钠-钾泵[85]。

自由基的产生及活性氧和氮的生成或脂质过氧化导致血管收缩,增加血管内皮细胞通透性,增加血小板的活化。以上的连锁反应造成局部缺血、缺氧、水肿和出血性病变,这会继发对髓鞘和轴突的破坏。脊髓血流量的自动调节功能在患者病变严重或存在大量水肿形成的患者中受到损害。这些继发反应被认为是脊髓在损伤平面退化的主要原因,现

在被认为在损伤后 4～6 小时是可逆的。因此，如果脊髓没有遭受不可逆的损害，早期干预是有必要的，它可以防止局部损害发展成完全性损伤及永久损坏[85]。

脊髓休克发生于生理或解剖横断或脊髓近横断，它在脊髓损伤后立即或几小时内发生，并且是由于大脑高级中心冲动突然停止引起的[86]。其特征是在损伤水平以下丧失运动、感觉、反射和自主神经功能，导致弛缓性麻痹，也会发生肠和膀胱功能丧失。此外，身体的控温能力丧失（如体温过低），患者的体温趋向于与外界环境的温度相平衡。

神经源性脊髓休克的发生是由于中到高度的颈部损伤，并且是交感神经血管去神经支配和外周血管舒张的结果。发生脊髓血管自动调节的损伤，导致血液流向脊髓，这取决于收缩压。神经源性脊髓休克的体征和症状包括低血压、严重心动过缓、在损伤水平以下丧失排汗能力。在神经源性休克中发生与脊髓休克中交感神经传导的破坏有关的相同临床发现[78]。

4. 脊髓损伤全身效应

创伤性损害导致脊髓损伤与中枢和外周交感神经张力的直接刺激有关。最初，增加的交感神经活动会引起全身动脉血压升高从而诱导心律失常。在脊髓休克丧失神经元传导的阶段，交感神经兴奋全身血管阻力降低，动脉低血压和静脉汇集的减少。除此之外，T5 水平以上的病变还存在严重的心动过缓和心脏功能障碍，心输出量的减少加上全身性低血压进一步加重了自身调节缺陷组织中的脊髓缺血[85]。

脊髓损伤可能导致呼吸衰竭。呼吸系统并发症的严重程度与损伤部位水平位置有关。受伤部位在 C4～C5 水平以上可导致膈肌完全麻痹、潮气量下降和连续缺氧。病变部位在 C6 位置以下，膈膜的功能尚存，并且由于瘫痪的肋间和腹部肌肉组织而导致不完全的呼吸衰竭。因此，出现动脉缺氧和高碳酸血症，这两者易造成神经元和神经胶质酸中毒、水肿和神经兴奋[86]。

5. 患者管理

对所有颈部疼痛、感觉和运动障碍、意识障碍、中毒、脊椎炎或类风湿关节炎、所有重大创伤、多发伤、头部损伤和面部骨折的患者，都应怀疑脊髓损伤。入院之前，如脊髓损伤被怀疑或不能排除，必须将患者安置在脊柱板上，使用坚硬的颈托将头部和颈部固定在中立位置，以减少重复的机械损害加剧神经功能恶化的风险。脊髓损伤患者很容易受到压力造成的损伤（见第 6 章），当给予坚硬表面用于固定时必须加以考虑时间。颈部的固定不应影响气道的通畅，必须避免呼吸功能不全[82]。

（1）复苏治疗

复苏初始治疗的目的是减轻脊髓压力和逆转神经源性休克及呼吸衰竭。脊髓性休克与全身血管阻力降低、动脉低血压、静脉汇集、严重心动过缓和心肌收缩力减弱有关。因此，神经源性休克的治疗包括使用晶体溶液进行补液，以维持动脉血压、循环量、肾功能和组织氧合。下肢压缩有助于静脉回流。应避免游离的水注入因为会降低血浆渗透性和加剧脊髓水肿。可施用阿托品以逆转心动过缓并增加心输出量。在校正血管内容量状态之前施用血管加压剂（如去甲肾上腺素）可能会使全身血管阻力增加（左心室后负荷）并进一步损害心肌收缩性。因此，应首先谨慎地进行液体量补充，然后给予血管升压药治疗急性颈髓损伤后出现的动脉低血压和心输出量的减少[8]。

急性颈椎 SCI 患者主要的早期死因是呼吸衰竭。昏迷的患者、休克期间、其他重大相关损伤的患者以及心血管和呼吸窘迫期间，可能预示着需要进行气管插管。在有意识的患者中以下指征可能需要插管：最大呼气量低于 +20cmH$_2$O，最大吸气力量低于 −20cmH$_2$O，肺活量低于 1 000ml 提示存在肺不张、肺挫伤和肺浸润[85]。

（2）检查和复位

在对患者进行初步评估以后，详细的 CT 检查诊断可以确诊脊髓的损伤和压迫。颈椎骨折主要发生在 C2 水平以及 C6 或 C7 水平。不幸的是，20%～30% 的骨折会在 X 线的结果中漏诊。目前的数据和美国放射学会公布的指导意见中建议，首次颈椎外伤的筛查应使用多排螺旋 CT 作为疑似颈部创伤的初步筛查，而不是 X 线片。颈椎脊髓造影、高分辨率 CT 或 MRI 等特定的放射学程序将识别骨折、骨碎片的位置和脊髓挫伤[83]。在患有脱位的颈椎骨折的患者中，可以通过手动施加牵引力，或在放射控制下使用 halo 固定架或 Gardner-Wells 牵引系统来实现减压和解剖学骨复位。如果通过解剖学骨复位和牵引力不能使脊髓减压，则需要外科手术来移除病变。外科手术干预的时机仍存在争议，虽然所有神经系统状况恶化的患者都应进行紧急手术减压或内固定,但一些医疗中心倾向于推迟神经功能缺陷稳定的脊髓损伤患者的手术治疗[87]。

6. 神经保护和再生

一些强有力的实验和临床证据表明低温治疗对急性脊髓损伤可能是有益的[88]。大多数神经保护制剂在临床中还未完全起效,这归因于针对复杂的分子机制只通过阻断一条分子路径的方式。人们对再生产生了新的兴趣,这种再生涉及干细胞移植或旨在优化自发的轴突生长和髓鞘形成的类似修复方法。在一些国家由于对干细胞研究方面的立法有限制,所以这项研究在一些国家目前仍然处于起步阶段。

7. 协同管理

急性颈髓损伤需要 ICU 的监护,观察和支持通气、置入鼻胃管以减少腹胀和误吸的风险,以及留置导尿管和保暖治疗。

- 气管切开术的适应证是高颈椎损伤和缺血,有时仅在早期水肿消退时才给予。
- 脊柱复位和固定措施的给予需要由经验丰富的临床医师利用颈部支撑进行仔细地定位。
- 肩部和腰部支撑枕和减压床垫的设计必须能起到脊椎固定的作用。并可以适当倾斜以利于通风。
- 细致的皮肤护理和肠道护理表现在对自主神经反射异常(即从肠道到脊髓强烈的感觉输入,引起大量的反射交感神经紊乱)和自主神经功能紊乱的患者常规给予大便软化剂和刺激蠕动剂的干预是有必要的。
- 无论是经口还是经肠内,早期营养喂养都是至关重要的。但必须做好防误吸的措施。补充具有高能量蛋白质液体,其具备相匹配的分解代谢状态以帮助恢复(详见第 19 章)。
- 高血糖与增加炎症体征相关联,血糖应控制在 <10mmol/L,同时应避免低血糖的发生[89]。
- 脊髓损伤患者的镇痛和镇静的概念是基于维持代谢和脊髓血流之间的耦合。同时实现镇静和镇痛以及给予舒适的状态。这个概念包括维持正常的全身灌注压、正常的氧合及正常血碳酸。
- 心理和同理心的支持是必不可少的,适当的转移悲伤和压力是至关重要的。急性期时就应给予康复咨询并制定康复规划,以便为家庭单元

提供未来的重点和希望。

参见在线有关特殊脊髓损伤相关的指南

(三)脑血管疾病

脑血管疾病包括脑血管病和脑血管意外(脑卒中)。卒中(血管源性急性脑损伤)可能是缺血性或出血性的,被定义为对大脑任何部分的血液供应中断,导致脑组织受损。

1. 脑卒中

据世界卫生组织(WHO)统计,每 10 人中就有一例死于卒中。因此,卒中是发达国家的第三大死亡原因,仅次于冠心病和癌症[89]。全世界每年有 1 500 万人卒中,其中三分之一死亡,导致另三分之一成为永久残疾。美国卒中的病患率为 700 万(3.0%)[90]。中国与非洲和南美洲部分地区是在死亡率最高的国家行列中(占中国所有死亡人数的 19.9%)。欧洲卒中发病率分别为每 10 万人中男性有 101.1~239.3 人及每 10 万人中女性有 67~158.7 人[91]。卒中是澳大利亚和新西兰的主要脑血管疾病,仍然是导致死亡的第三大原因。在澳大利亚,每年大约有 40 000 人在送往医院后被诊断为卒中[92]。男性患病率高于女性,将近 60% 的卒中患者年龄在 65 岁以上,55 岁以下的占 18%。卒中可以分为两大类:缺血性脑卒中(85%),可见明显的血管闭塞和低灌注的发生;出血性脑卒中(15%),可见额外异常的血液在大脑中。虽然这两种卒中有一些相似之处,但病因、病理生理、医疗管理、手术方案和护理方案均存在不同。

(1)病因

高血压是卒中的主要危险因素,其他危险因素包括糖尿病、心脏病、既往脑血管疾病(短暂性脑缺血发作、卒中、心肌梗死)、年龄、性别、血脂紊乱、过量的乙醇摄入、血细胞比容升高、纤维蛋白原升高和吸烟。脑动脉硬化容易造成缺血性和出血性卒中,吸烟是动脉瘤性蛛网膜下腔出血最大的危险因素。心房纤颤、心内膜炎和含有补充雌激素的药物是栓塞性卒中的危险因素。大约在 10% 的病例发生癫痫,通常出现在最初的 24 小时内,而且相对于全身性发作更可能出现的是局灶性发作。卒中后 24 小时内癫痫的发生率与 30 天内较高的死亡率相关,这可能是严重神经元损伤的反应表现[93]。

(2)缺血性卒中

缺血性卒中会损害大脑的血流量和能量供应,

从而导致细胞死亡。梗死在最严重的局部缺血（称为缺血半暗带）区域迅速发生，并且以周围缺氧组织为中心扩散，从中心到外周。急性缺血性脑卒中的治疗策略基于阻止半影区转变为梗死的概念，从而限制了最终的梗死面积并改善了神经功能的预后。缺血性卒中可进一步分类为大脑中动脉闭塞、急性基底动脉闭塞和小脑梗死[94]。

> **实践提示**
>
> 　　为了积极的治疗缺血性卒中，明确发病时间是非常重要的。特别是，患者如果是在睡眠中醒来出现了卒中的症状，那必须假定其发病的时间是他们准备去睡觉的时间。

　　缺血性卒中的管理包含 4 个主要目标：恢复脑血流（再灌注），预防复发性血栓形成，神经保护和支持治疗。临床管理的每一项措施必须按照时间安排果断地实施。

　　对于符合条件的患者，静脉注射组织纤溶酶原激活剂，剂量为 0.9mg/kg（最大剂量 90mg），初始给药为总剂量的 10%，剩余的药物在 60 分钟内注入，在发病后的 4.5 小时内开始给予治疗[95]。该推荐在长期预后方面有相对较高的价值，但在急性脑卒中期间降低脑出血风险方面价值相对较低[96]。表 17.4 中显示了其分类和治疗策略。

表 17.4
缺血性脑卒中的类型和治疗选择

分类	治疗方案
大脑中动脉闭塞	给予静脉或动脉内组织纤溶酶原激活物（tPA） 排除标准：卒中发病时间>3 小时，CT 扫描早期梗死范围广泛 耐受自主保护性高血压对缺血半暗带的灌注
急性基底动脉闭塞	静脉注射肝素抗凝 发病后 12 小时内溶栓
小脑梗死	可能难以识别，因为脑干和小脑的体征演变较为缓慢 给予阿司匹林和抗高血压药物，并给予常规性的脑水肿治疗策略

（3）脑出血

　　脑出血（intracerebral haemorrhage，ICH）占所有中风的 10%～15%，发病率为每年每 10 万人中有 24.6 人，与使用抗凝药物、抗血小板药物和人口老龄化有关的发病率在增加[97]。尽管如此，ICH 仍然是一种没有明确治疗的卒中类型，并导致显著的发病率和死亡率[98]。患者通常在 ICU 的停留时间很长，多达一半的患者在 30 天内死亡，那些幸存下来的人从长远来看有很高的致残率。进入 ICU 后的目标是对于急性 ICH 的患者应根据需要密切监测神经系统及血流动力学状况，以及做好血肿扩大、脑水肿、脑积水或气道的早期恶化风险的护理。许多脑出血患者的病情会在症状出现数小时内继续进展恶化[99]。

　　正如所有的危重症应急管理，对于气道、呼吸和循环的初步评估是至关重要的。在通过神经影像学诊断脑出血之前，其气道和血流动力学管理与其他类型卒中的管理相似。由于许多 ICH 患者反应迟钝或处于昏迷状态，气道管理（特别是需要气管插管进行气道保护的患者）应从早期治疗阶段干预。一旦患者被诊断 ICH 后，应立即考虑：①急性期血压升高的控制；②纠正凝血功能障碍；③必要时联系外科行紧急血肿清除术。

　　无论是否存在高血压病史，有超过 90% 的患者在急性期可见血压升高超过 160/100mmHg。目前尚不清楚这种反应是否具有适应性（维持血肿周围缺血半影灌注）或存在潜在伤害（导致再出血、血肿周围肿胀扩张或者两者兼顾）[100]。基于目前不完全的证据，美国心脏协会／美国卒中协会指南建议，收缩压（SBP）>200mmHg 或平均动脉压（MAP）>150mmHg 的患者，应给予连续的静脉输注以降低血压，并应每 5 分钟监测血压一次。对于 ICP 可能升高的患者，收缩压>180mmHg 或平均动脉压>130mmHg，建议其在保证脑灌注压在≥60mmHg 的同时降低血压。如果没有 ICP 升高的证据，适度的降低血压（平均动脉压 110mmHg 或目标血压 160/90mmHg）并建议每隔 15 分钟测量一次[101]。

　　抗血栓药物是 ICH 发生的危险因素，也是造成 ICH 发生时血肿扩大的危险因素。由于广泛的使用血栓药物包括华法林、肝素，抗血小板剂如氯吡格雷和阿司匹林，以及一些新兴的药物如达比加群和利伐沙班，逆转凝血障碍的具体风险和干预措施各不相同。此外，如肝病或血液系统的恶性肿瘤，其对抗凝血障碍的具体风险和干预措施各不相同[102]。ICH 后发生的大多数脑肿胀及脑损伤是由于凝血酶和其他凝血终产物引起的炎症结果。主要表现为以中枢性高热、过度通气、高血糖、心动过速或心动过缓等自主神经功能的异常。入院时的高血糖与 ICH 患者的早期死亡率和不良预后相关[103]。

（4）蛛网膜下腔出血

动脉瘤性蛛网膜下腔出血（aSAH）收入 ICU 的标准为 Hunt-Hess 严重评分量表第Ⅲ级（见表17.5）或世界神经外科学会联合会（World Federation of Neurosurgical Societies，WFNS）分级量表第 4 级别。这种严重程度更有可能导致全身并发症和临床恶化[104]。复苏的目的是通过足够的动脉压来维持脑灌注压（通常使用正性肌力药产生相对的高血压，尽管通常存在反应性高血压），从而确保有效的血液稀释并产生相对多的血容量[105]。

表 17.5
aSAH 患者的 Hunt-Hess 评分

分级	描述
0	无症状
Ⅰ	无症状或轻微的头痛，具有轻微的颈项强直
Ⅱ	中度至重度头痛，颈项强直，除脑神经缺损外没有神经功能缺损
Ⅲ	嗜睡、意识模糊或轻度局灶性缺损（例如偏瘫），或这些发现的组合
Ⅳ	昏迷，中重度的神经功能缺损，可能早期去大脑僵硬和植物性紊乱
Ⅴ	深昏迷，去大脑强直，濒死状态

有 30%～50% 的患者发生低血容量，也有 30% 的患者出现低钠血症。在 aSAH 发生后前 6 天内，大约有 >10% 的血浆容量减少，从而增加发生血管痉挛及迟发性脑缺血的风险[106]。在发生 aSAH 后女性患者的血容量比男性下降更多。由于"第三空间"的损失，无法鉴别的不显性失水还是失血导致液体容量下降以及电解质紊乱所致容量不足[107]。

实践提示

发热是 aSAH 患者常见的并发症，通常与神经系统恶化有关。

在急性期，其他方面的干预包括适当的镇痛、控制癫痫发作、并给予尼莫地平治疗，以防迟发性脑缺血和血管痉挛的治疗。通常，血管痉挛在最初出血后 4～21 天出现，此时凝块发生了溶解，增加再出血的几率。据说，早期开放性手术进行夹闭或包裹以及动脉栓塞术可防止再出血，并可以清除主要的脑动脉周围及基底池周围的血液从而可以防止

血管痉挛（参见上文关于预防迟发性脑缺血和脑血管痉挛的部分）[108]。继发于 aSAH 的急性脑积水的治疗通常通过脑室外引流（EVD）进行的，并且与神经学预后的改善相关。在 aSAH 中可行经脑室造口术从而对 CSF 进行 ICP 监测以及引流是 sSAH 治疗的指征[109]。

由于蛛网膜下腔出血时血红蛋白的存在激活了交感神经导致儿茶酚胺水平升高。其特点是下丘脑介导的异常，包括导致心脏和肺部并发症（神经源性水肿）的交感神经和副交感神经活动增加[110]。表现包括：心电图异常、心律失常、心肌收缩力受损、肌钙蛋白水平升高和心肌坏死。心脏和肺部并发症与 aSAH 后迟发性脑缺血和预后不良有关。由于心功能是保证足够 CBF 的决定因素之一，因此应尽早识别这些异常且给予积极干预。

低钠血症的发生是由于交感神经系统激活引起的心房钠尿肽因子的异常而造成的。抗利尿激素分泌不当的综合征是 aSAH 患者的低钠血症的主要原因，脑性盐耗综合征也是如此。然而，对这两种机制仍存在相对较大的误解[109]。

2. 脑静脉血栓形成

与动脉源的脑梗死相比，脑静脉梗死不太常见。有报告提示静脉卒中与动脉卒中的比率为 1∶62.5。对于脑静脉血栓形成的识别尤其重要，因为人们普遍认为早期抗凝治疗可有良好的临床疗效[111]。磁共振和 CT 血管成像使得确诊更简便。与此同时，密切监测患者仍是至关重要的，因为后期可能会发生各种病情的恶化。

3. 患者管理

急性缺血性和出血性卒中患者的预期结果包括预防继发性损伤，预防呼吸系统和气道并发症，以及维持血流动力学的稳定。及时评估和干预缺血性卒中的管理是至关重要的，特别是利用药理学来干预和预防脑出血方面[104]。

心房颤动和深静脉血栓（DVT）形成的预防（在缺血性卒中）需要使用抗凝药物控制。在出血性卒中，预防深静脉血栓使用抗血栓压力装置和弹力袜，因为抗凝药物的使用是再出血的危险因素[102]。维持肠道和膀胱功能以及预防体表并发症、营养不良、癫痫发作、加重神经功能缺损是重要目标。实施预防措施，从而为患者提供一个非刺激性的环境，防止 ICP 的上升和再出血。

在有效沟通和疼痛管理方面,需要评估感觉知觉和运动改变。为患者和重要的亲属提供康复和心理支持,并将其纳入急性护理阶段,以实现平稳过渡[104]。

(四)感染和炎症

在 ICU 中,中枢神经系统感染主要分为影响脑膜的(脑膜炎)和影响大脑实质(脑炎)的。他们病原学上可能是病毒或细菌,还有许多致病因素可能会产生类似于病毒性脑炎的脑病。最近有出国经历的患者必须特别警惕非病毒感染的脑病,例如脑型疟疾,如果治疗不及时可能会迅速致命。许多代谢障碍的病症,包括肝肾衰竭和糖尿病并发症,也可能会引起脑水肿的表现而易引起混淆。必须始终关注是否存在酒精和药物摄入的可能作用。

1. 脑膜炎

脑膜炎是脑膜的软脑膜和蛛网膜层的炎症。急性的社区获得性脑膜炎可以在数小时至数天内发展,通常是病毒或细菌。病毒性脑膜炎通常具有良好的预后,而细菌性脑膜炎则与发病率和死亡率显著相关。因此及时识别和区分两种脑炎至关重要[112]。有研究提示,急性社区获得性脑膜炎的死亡率和发病率均显著降低,尤其是在高收入国家,可能是因为疫苗接种和更好的抗菌药物及辅助治疗,但这种疾病治疗仍需要很高的费用。细菌性脑膜炎的发病率从几十年前每 10 万中 3~5 人下降到近些年每 10 万人中 1.3~2 人[112]。

由脑膜炎奈瑟菌引起的疾病的发病率仍然是澳大利亚和新西兰公共卫生关注的问题。在 2004 年投入公共资金资助疫苗项目,选择性接种结合 C 血清群的脑膜炎球菌疫苗,这一举措显著减少了脑膜炎球菌病的患病例数[113]。1995 年在澳大利亚实施了抗生素的治疗措施,接受抗生素治疗的患者病死率降低。脑膜炎的发病可见季节性,每年六月份开始上升,春末到达患病高峰期[114]。4 岁以下的儿童是脑膜炎球菌病发病率最高的人群(在青少年和年轻成人中可见患脑膜炎的第二高峰),在 2009 年的 H1N1 流行期间,有几例与 H1N1 流感相关的脑膜炎的病例。在表 17.6 中可见急性脑膜炎和脑炎的脑脊液情况,在表 17.7 中罗列了脑膜炎的分类、治疗和临床表现。

脑膜炎的并发症根据病因学的不同、开始治疗前症状的持续时间、患者年龄和患者的免疫状态而有所不同[114]。暂时性的问题包括血流动力学不稳定的和弥散性血管内凝血病的发生,特别是在脑膜炎球菌感染、抗利尿激素分泌失调综合征(SIADH)或其他下丘脑垂体轴(如尿崩症)的失调以及 ICP 的急剧上升等临床变化。

> **实践提示**
>
> 由于血 - 脑屏障的渗透性差,大多数抗微生物药物的 CSF 浓度显著低于血清中的浓度。因此,治疗脑膜炎的剂量通畅高于常规用量。

局灶性神经系统体征可能在脑膜炎的早期阶段发生,在后期发生也是很常见的,硬脑膜下积脓、脑肿胀及急性脑积水的发展可能需要手术干预。细菌性脑膜炎与菌血症可导致脓毒性休克、急性呼吸窘迫综合征的明显全身性炎症反应。

表17.6
急性脑膜炎和脑炎脑脊液的典型特征

检查项目	参考范围	脑膜炎 细菌	脑膜炎 病毒	脑炎 细菌 / 病毒
开放压力	<30mmH$_2$O	上升	正常	上升
白细胞数				
总菌数	<5×10^6 个 /L	明显上升	适度上升	适度上升
差别	淋巴细胞(60%~70%),单核细胞(30%~50%),没有中性粒细胞及红细胞	大部分中性粒细胞	大部分淋巴细胞	大部分淋巴细胞
葡萄糖浓度	2.8~4.4mmol/L	偏低	正常	正常
脑脊液:血清葡萄糖比例	>60%	偏低	正常	正常
蛋白质浓度	<0.45g/L	上升	正常或略高	正常或略高

表 17.7

急性脑膜炎分类

急性脑膜炎	细菌性传染病	病毒
病因	脑膜炎奈瑟菌 ● 血清型 A，B，C：90% 侵入性菌株 ● 血清型 B：导致患病的大多数 ● 血清型 A：传染病和原发病 B 型流感嗜血杆菌 肺炎链球菌 单核细胞增多性李氏菌	肠道病毒：85%～95% 例 单纯疱疹病毒 1 和 2 水痘带状疱疹 巨细胞病毒 Epstein-Barr 病毒 HIV 感染可表现为无菌性脑膜炎 脑脊髓炎感染后：可能在多种病毒感染后发生，通常为呼吸道感染 新型隐球菌 真菌群
病理生理学	快速识别和诊断脑膜炎是必要的 疾病发展快速且不易被识别 定植于黏膜表面（鼻咽） 特定抗体防御 细菌侵入脑膜：炎症反应，击穿血 - 脑屏障，脑水肿，颅内高血压 血管炎，血管痉挛和血栓形成	身体体征不明显，疾病没有细菌性脑膜炎那么严重和持久 呼吸道和胃肠道表面的病毒感染 病毒复制在扁桃体或肠道淋巴管病毒血症中，通过血源性传播到中枢神经系统 脑膜的炎症，血 - 脑屏障的破坏，脑水肿，血管炎和痉挛
临床表现和进展	败血症的表现：头痛、发热、畏光、呕吐、颈项强直、精神状态异常 脑膜炎双球菌血症的特点是突然出现高热（有瘀点或紫癜性皮疹） 进展为暴发性紫癜与低血压、急性肾上腺出血综合征和多器官功能衰竭快速发作有关 凯尔尼格征（Kernig 征） 布鲁津斯基征（Brudzinski 征） 几天后发生罕见的脑神经麻痹（Ⅲ，Ⅳ，Ⅵ，Ⅶ） 10%～20% 病例有局灶性神经系统症状 30% 病例出现癫痫发作 颅高压的表现：昏迷，呼吸状态的异常 在脑疝或脑死亡之前出现高血压和心动过缓，导致不可逆的感染性休克	呈现出非特异性症状，病毒性的呼吸道疾病，腹泻，发热，头疼，畏光，呕吐，厌食，皮疹，咳嗽和肌肉痛 多发于夏天或深秋季节 肠道病毒，胸膜痛，胸痛，手足口病 单纯疱疹病毒 -2：急性生殖器疱疹
治疗	如果疑似脑膜炎球菌感染，降低死亡率最好办法就是立即给予干预，静脉注射头孢曲松钠 2g 每 12 小时，或静脉注射头孢噻肟 2g 每 6 小时或立即临时给予 在进行全面调查并进行详细检查后，需要对抗生素的剂量，时间和类型进行修改 给予地塞米松：需要与抗生素同时使用，如果在抗生素后给予，神经改善的效果会降低减少 降低血 - 脑屏障的通透性 支持治疗和复苏 颅高压的管理 / 颅内缺血	给予静脉注射阿昔洛韦 地塞米松：可能会减少血 - 脑屏障的通透性 支持治疗和复苏 颅高压的管理 / 颅内缺血

2. 脑炎

脑炎意味着大脑内物质（实质内）的炎症，它可能是与脑膜（脑膜脑炎）或脊髓（脑脊髓炎）的炎症共存。脑炎可能是轻度且具有自限性的，并且也是可能会产生破坏性的疾病。

单纯性疱疹病毒脑炎是世界上最常见的散发性病毒性脑炎，每年的发病率在 250 000～500 000 之间[115]。这是澳大利亚非季节性脑炎最常见的原因。如果不进行治疗，单纯疱疹病毒性脑炎的致命率高达 80%，并且 50% 的幸存者伴有长期后遗症[116]。

- 在没有特别的危险因素影响下，其他常见的原因是肠道病毒、流感病毒和肺炎支原体。然而，脑炎的病原体可以受到地域、旅行和动物接触传播以及疫苗接种的显著影响。
- Murray Valley 脑炎在区域性降雨高的时候引起脑炎的季节性流行。在澳大利亚由虫媒传播的脑炎是最常见的。
- 2005 年以来，日本乙型脑炎病毒的分布已经通过托雷斯海峡群岛（Torres Strait Islands）传播到澳大利亚[117]，它会导致临床上类似于默里瓦利脑炎的疾病。此外，在澳大利亚，两个新的脑炎病毒最近被人们发现，它们是 Hendra 病毒和澳大利亚蝙蝠狂犬病病毒（Australian bat lyssavirus），这些都提示我们应考虑是否有动物接触史。若没有接触史，那么是否存在其他的致病菌。
- 结核分枝杆菌、酵母新型隐球菌和苍白密螺旋体（梅毒）也会导致脑实质病变，但通常在这种情况下只会导致慢性或亚急性脑膜炎。

在大多数脑炎病例中，可致病的生物体通过鼻咽上皮细胞和嗅觉神经系统进入大脑。虫媒毒从已感染动物通过叮咬传播给人类[117]。细胞因子风暴导致神经细胞损伤以及星形胶质细胞的凋亡。血脑屏障的破坏导致感染性休克、弥散性血管内凝血和多器官功能衰竭。脑炎可能会伴有进行性头痛、发热和认知状态异常（行为改变、言语障碍、意识模糊）或意识障碍。局灶性神经体征（麻痹）或癫痫发作（局灶性或全身性）也可发生。上运动征（过度反射和跖伸肌反射）也会经常出现。若累及脊髓，则可能出现迟缓性麻痹和膀胱症状[118]。可能会出现一些运动相关的障碍或抗利尿激素分泌不当。诊断脑炎最敏感的成像技术是 MRI，在 HSV 脑炎中最初 CT 扫描看起来是正常的，但 MRI 通常能显示出颞叶和丘脑的异常[119]。脑脊液检查有助于鉴别诊断（见表 17.6）。脑电图对此是不敏感的，但如果它显示出具有特征性的特征（例如显示横向周期性的尖波和慢波模式），也会有所帮助。

3. 患者管理

神经功能紊乱常与循环功能不全、呼吸受损、代谢紊乱和癫痫发作并存，保护患者免受继发性 ICP 升高和癫痫发作的伤害是至关重要的。需要预防卧床的并发症，如压疮和肺炎。在给予抗生素治疗满 24 小时之前，对患者进行飞沫感染的控制及预防是很重要的（口腔及鼻腔分泌物被认为是有传染性的）。在线资源中涉及有关特异脑膜炎相关感染控制的规章制度。

脑炎患者在入住 ICU 后需要维持通气、保护气道并管理并发症，如脑水肿。急性病毒性脑炎要做好气道、通气、镇静、癫痫发作、血流动力学以及液体和营养支持的护理。脑炎临床恶化通常是由于严重的脑水肿伴有间脑疝或全身的并发症造成，包括全身性脓毒血症和多器官功能衰竭的结果。在急性脑炎期使用颅内压监测仍然是有争议的，但如果出现了意识水平迅速下降以及影像学提示 ICP 升高时应考虑给予监测。可能需要长期的镇静。在一侧颞叶迅速肿胀的情况下，开颅减压术可能会成功，否则很可能会导致不良的结果[119]。

（五）神经肌肉的异常

大多数肌肉无力可以在入住 ICU 的几种疾病中或患者复杂疾病的病程上表现，可能涉及运动神经元疾病、神经肌肉接头疾病、外周神经传导和肌肉收缩，这些障碍可表现为吉兰-巴雷综合征、重症肌无力以及危重病多发性神经病和肌病。

1. 吉兰-巴雷综合征

吉兰-巴雷综合征（Guillain-Barre syndrome, GBS）是一种免疫介导的疾病，由自身免疫抗体和/或炎症细胞引起，并与周围神经和根部的表位交叉反应，导致脱髓鞘或轴突损伤或两者兼具，自身免疫对周围神经髓鞘造成损伤。估算 GBS 发病率从每年每 10 万人中的 0.8 例上升至 1.9 例，男性较多，随年龄增长而增加[120]。在澳大利亚，吉兰-巴雷综合征平均发病率约为每 10 万人中 1.5 例，且男性略高于女性[120]。在所有患者中，85% 的患者恢复，且遗留的症状非常轻微；严重的遗留缺陷发生率为

10%。残疾缺陷最有可能发生在疾病快速发展的患者中，需要机械通气或者 60 岁以上的患者。由于呼吸衰竭、自主神经功能障碍、败血症或肺栓塞造成了 3%～8% 的病死率[121]。

（1）病因

GBS 的诊断是由白蛋白细胞解离（CSF 蛋白升高而不伴有 CSF 细胞增多症）的发现，以及提示急性（通常是脱髓鞘）神经病变的神经生理学发现所证实。这些异常可能不会出现在疾病的早期阶段[120]。GBS 分为两种形式，脱髓鞘为常见的一种，其特征在于脱髓鞘和周围神经及根的炎性浸润。在轴突形式中神经呈 wallerian 变性（神经纤维从其细胞体切断后的脂肪变性），没有炎症。轴突和脱髓鞘的形式之间的区别主要是依赖于电生理学方法。GBS 与之前的感染密切相关，这表明了该综合征具有免疫基础。最常见的感染是由于空肠杆菌、巨细胞和 Epstein-Barr（EB）病毒。

（2）病理生理学

GBS 是细胞介导的免疫攻击周围神经髓鞘蛋白的结果。施万细胞不受影响，可在疾病的恢复阶段进行髓鞘的再生。随着自身免疫的侵袭，有大量巨噬细胞和其他免疫介导药物涌入攻击髓鞘，引起炎症和破坏，使轴突无法支持神经传导。这种脱髓鞘可能是离散或扩散型的，可以从脊髓中的起源到神经肌肉接头的任何部位，影响周围神经及其根部。GBS 的肌肉无力是由于受影响的运动神经中的传导阻滞和伴随 / 或原发性轴索损伤引起的。疼痛和感觉异常是感觉神经受累的临床相关表现。

（3）临床表现

GBS 病情发展非常迅速，并且 20% 的病例造成患者完全瘫痪，需要长期强化治疗与机械通气。GBS 的治疗窗短，目前最佳的治疗方法是利用血浆置换或免疫球蛋白治疗，但其缺乏免疫学特异性，只能使疾病的严重程度减半[120]。GBS 有三个阶段：急性期、平台期和恢复期。每个阶段从几天持续到数周，其恢复可以是几个月甚至几年。患者呈现出以下表现：

- 对称性无力、反射减弱以及进展性运动无力；在过去几周内的既往病毒性感染史提示了诊断。
- 评估肺活量和吸气力量的异常，与即将发生的神经肌肉呼吸衰竭有关。

入住 ICU 的适应证包括以下内容：通气功能不全，严重的延髓无力造成呼吸困难、自主神经紊乱或共存的一般医学因素[122]，以及通常是多种因素的组合。大约 30% 的患者出现需要机械通气的呼吸衰竭。

实践提示

患有 GBS 时，肺活量小于 20ml/kg 是呼吸疲劳的标志，早期建立人工气道可以为早期拔管和更好的预后打下良好的基础。

通气功能衰竭尽管主要是由于吸气肌肉无力，但是腹部和辅助呼吸的肌肉无力、气道分泌物潴留导致误吸和肺不张都是促成因素。相关的延髓无力和自主神经不稳定增强了对保持气道畅通和机械通气的需求。

GBS 的急性轴索形式——急性运动和感觉轴索性神经病，通常表现为几小时内快速进展的肌肉麻痹和需要气管插管及机械通气的呼吸衰竭。$PaCO_2$ 可能在插管前一直保持不变，目前强调不要仅依靠动脉血气分析来决定插管的重要性。

最近有关疼痛感觉的临床观察显示，从急性期到康复期都可观察到从轻微到严重的疼痛。GBS 的幸存者中往往伴随着慢性疼痛[123]。

可能存在身体所有随意肌的完全瘫痪，包括颅肌肉组织、眼肌及瞳孔。长期瘫痪很可能不会完全康复，长期的通气支持也是必要的。Walgaard 和同事发现，存在疾病进展迅速、延髓功能障碍、双侧面瘫或自主神经功能障碍的 GBS 患者则更需要机械通气[124]。行气管插管的患者通常在 2 周之内行气管切开术，机械通气以支持模式进行，给予最小剂量但充足的镇静和镇痛管理。

（4）患者管理

通过运动和感觉神经学评估神经肌肉无力对于 GBS 患者的急性护理和康复至关重要：

- 全面的呼吸评估（患者整体的舒适度、呼吸频率和深度、肺活量、辅助肌的使用、是否出现反常呼吸和上呼吸道反射的完整性），动脉血气分析数据和胸部 X 线可用于确定在急性期（插管和机械通气）和康复（撤机）阶段呼吸肌的疲劳程度。长期机械通气会增加呼吸机相关性肺炎（VAP）的风险，所以对于预防 VAP 的常规监测是至关重要的。
- 心血管评估很重要，因为严重的快速心律失常和缓慢性心律失常以及自主神经紊乱引起的血压波动不稳定的现象是很普遍的。在疲劳时、睡眠时以及脱水的状态下此现象很常见。通常，自主神经功能紊乱在院内感染的早期阶段是最严重的表现[125]。

● 脑神经评估及感觉和肌肉力量的评估有助于控制疾病进展、严重程度和康复，并可以确定有无误吸的风险。在髓鞘变化期间，疼痛（尤其是神经性疼痛）在 GBS 中尤为常见，并且可能难以干预[126]。患者评估包括各方面问题，如长期卧床、气管插管、机械通气和神经肌肉障碍。

当护理一个患有神经肌肉障碍的患者时，一套完整的护理计划在连续性的护理活动中至关重要。这里应包括患者和家属，特别是在漫长的康复阶段，有规律的睡眠、良好的营养支持和预防并发症是有重要意义的（包括院内感染、深静脉血栓形成、皮肤和肌肉萎缩、足够的营养摄入以及对便秘的干预等）。

● 气管内和咽部吸痰要求很高（上呼吸道反射减弱），痰液堵塞和潴留时需要频繁的体位引流和物理疗法。

● 例行日常缓慢的运动作为一个计划的一部分可以灵活地给予，从而改善健康状态和肌肉力量。

● 应避免出现疲劳，因为自主神经功能紊乱、传入神经性疼痛综合征、肌肉疼痛和抑郁症可能会加剧恶化。

● 吸痰、咳嗽、膀胱膨隆、便秘和 Valsalva 动作（咽鼓管充气检查法）也会加重自主神经功能紊乱的不稳定性。

● 按摩、热敷和冰袋冷敷治疗有助于为提升患者舒适度及控制疼痛。

● 患者的周围环境应保持舒适和整洁尤其是在漫长的恢复阶段。

● 需要改进对患者和家属的沟通技巧，防止疲劳和缓解沮丧情绪。

耐心、宽容、同理心、幽默和家庭参与有助于患者心理的适应力和恢复。

在急性期，通过初级和院内护理人员之间的有效沟通，提供准确的诊断和及时的通气支持。那些需要机械通气的患者通常表现为快速进行性肌肉无力和疲劳。

静脉注射免疫球蛋白的副作用包括低热、寒战、肌肉疼痛、出汗、体液失衡、中性粒细胞减少、恶心和头痛，有时还会出现急性肾小管坏死。操作时应遵守输血规章制度。血浆置换应由输血专科护士与患者责任护士合作进行。对于病情极为严重的患者，通过多学科病例管理，渡过急性期反应期。应

在恢复阶段和治疗过程中的信息要提供给患者和家属，双方充分协商沟通使患者得以有效的治疗和更快地恢复。

2. 重症肌无力

重症肌无力是一种自身免疫性疾病，由机体产生抗神经肌肉接头突触后膜的烟碱乙酰胆碱受体的自身抗体引起。它的特点是随意肌肉的无力和易疲劳，发病高峰在 30 岁和 60 岁。重症肌无力在西方国家的患病率为 14.2/100 000[127]，且近 10 年来患病率一直持稳步上升趋势，这可能是由于死亡率降低、生存期延长和诊断率提高。进展性呼吸衰竭和进行性延髓无力导致气道保护功能失败以及严重的肢体和躯干的无力从而引起瘫痪，或者出现重症肌无力危象，这些状态的患者都可能进入 ICU 进行治疗。

（1）病因

当重症肌无力患者的病情发展到必须给予气管插管来进行通气支持或气道保护时，说明发生了肌无力危象。在患病过程中，通常在诊断后的 2～3 年内 12%～16% 的重症肌无力患者会出现肌无力危象。这种情况最有可能发生的患者包括既往病史发生肌无力危象、口咽无力或胸腺瘤的患者中。可能的诱因包括感染、误吸、身体和精神压力及药物变化[128]。许多数抗生素具有触发效应，医生应慎重使用。重症肌无力危象患者住院时间的中位数为 1 个月。大约在住院一半的时间都在 ICU 进行气管插管治疗。大约 25% 的患者在住院后第 7 天拔管，50% 的患者在住院第 13 天拔管，75% 的患者在住院第 31 天拔管。肌无力危象住院期间的死亡率从 20 世纪 60 年代初近 50% 下降到 3%～10% 之间。在过去的 30 年中维持稳定水平，死亡率的下降反映了护理人员对于这些患者重症监护评估和管理的改进[129]。

（2）病理生理学

在重症肌无力中，神经肌肉接头的结构变化和乙酰胆碱受体转换的动态变化破坏了神经肌肉传导的安全性和有效性。在所有的重症肌无力患者中，80%～85% 的患者在血浆的免疫球蛋白 G 部分中发现了可识别和可量化的抗体，这种抗体负责阻断受体对神经肌肉接头处乙酰胆碱的作用[128]。因此，成功的神经肌肉传递受到乙酰胆碱释放和其他触发因素（如上所述）的微小和微妙变化的显著影响，并且这导致重复刺激和特征性疲劳肌肉无力的传递减

少。重症肌无力的药理学治疗包括使用抗胆碱酯酶（吡啶斯的明）、类固醇、硫唑嘌呤和环磷酰胺。胸腺切除术减少了导致乙酰胆碱阻断的抗体产生，这种手术通常在疾病的早期阶段实施[129]。血浆置换和静脉输注免疫球蛋白用于肌无力危象的短期治疗，尤其适用于预防呼吸衰竭或有助于拔管脱机的成功。

（3）临床表现

在重症肌无力危象中，会出现肺活量下降、咳嗽、喘息明显、肺不张和低氧血症[130]。最终出现疲劳、高碳酸血症和通气塌陷等表现。通常，叠加的肺部感染导致发病率和死亡率增加。应仔细评估患者，注意有无触发因素，注意最近的发热、寒战、咳嗽、胸痛、吞咽困难、液体鼻腔反流和排尿困难。详细的病史记录应注意有无任何创伤、手术史和药物使用。一般评估包括生命体征、耳鼻喉的检查、胸部听诊和腹部检查。重症肌无力危象治疗中除支持性护理和去除触发因素以外，还包括对根本的重症肌无力的治疗。在 ICU 中为患者提供护理的团队还应包括经验丰富的神经科医生。危象期间的治疗选择包括：使用乙酰胆碱酯酶抑制剂、血浆置换、静脉输注免疫球蛋白和免疫抑制剂，包括类固醇等[131]。

（4）患者管理

患者出现肌无力危象时，主管护士应仔细准确的评估造成此现象是否有一些触发因素，并将其纳入病史，包括感染和一些处方药物的使用，这些药物的应用会加剧乙酰胆碱受体的阻断，重症肌无力患者通气需求量过多。当对于用药医嘱或所用药物存有疑义时，为了保证患者安全，责任护士应予确认后方可使用[128]。

- 呼吸系统和心血管的评估包括上气道和下气道的肌肉无力。ABGs 是气管插管和通气不良的标志，因为这些数值体现了失代偿周期的后期变化。对存在神经肌肉无力和缺氧的表现患者中，能够识别的这些的疲劳表现（不能说话、肺不张、潮气量低于 1L、肩膀和手臂无力）是非常重要的[130]。
- 无创通气有时难以实施，因潜在的上呼吸道无力可能引起误吸。但是，应对面罩、吞咽和咳嗽反射仔细评估，以防止气管插管[129]。
- 应避免神经肌肉阻滞（残留的长期麻痹）。紧急情况下使用声门下局部麻醉喷雾后行气管插管接机械辅助通气。
- 小口径十二指肠管的放置可减少误吸的危险。

并且相比常规鼻胃管能让患者更为舒适。

- 气管切开术一般是不需要的，因为插管的持续时间通常不超过 2 周。
- 心脏评估需要评估包括对由于自主神经功能障碍引起的心房和心室起源的心律失常的评估[128]，这些可能是潜在的，并且可以通过电解质的细微的改变而激发。
- 神经肌肉异常的患者的护理通常涉及长期卧床、气管插管和机械通气的需求。

重症肌无力患者与 GBS 患者的护理需求类似（参照 GBS 患者的管理）。锻炼、护理内容及时机非常重要。护理的灵活性很重要，因为体力状态每小时都在变化[130]。尽管重症肌无力比 GBS 恢复时间短，但重症肌无力患者的拔管脱机和恢复仍然是一个缓慢的过程，不鼓励冲动拔管[131]。治疗方案应根据个人情况量身制定，做出最佳的临床判断。

3. 癫痫持续状态

癫痫持续状态（status epilepticus，SE）被普遍定义为持久的不能自发停止的痫性发作。传统的 SE 定义是癫痫发作持续 30 分钟以上（现已更新，因为仅 5 分钟就可以使神经系统异常）或 2 次及以上的癫痫发作之间意识没有完全的恢复[132]。SE 的类型与痫性发作类型一样多。痉挛性 SE 和非痉挛性 SE 之间的区别取决于临床观察和对几种 SE 类型的明确理解。根据所研究的人群和使用的定义，SE 总体发病率的估值是每年每 10 万人中 10～60 人不等[133]。SE 超过一半的病例是急性症状，应重视强调在管理中对急症识别的重要性。感染发热是 SE 的主要病因，占病例总数的 52%，而成人低抗癫痫药血浓度水平、脑血管意外、缺氧、代谢异常和乙醇摄入是造成急性发作的主要原因。癫痫持续状态的病死率约为 20%，大部分患者死于基础病及并发症，而不是癫痫持续状态本身。SE 可导致永久性的神经功能丧失和智力减退，尤其是在幼儿中；随着癫痫持续状态发作持续时间的延长，发病风险大大增加。SE 在重症监护分为两大类：一类是因为无法控制的 SE（难治性 SE）而转入 ICU，还有一类是由于其他原因入住 ICU 且 SE 是另外发现的伴随疾病[134]。

（1）病理生理学

从细胞水平分析，正常抑制途径的失败是造成癫痫持续状态的原因，主要由通过 γ- 氨基丁酸 A 受体起作用的 γ- 氨基丁酸介导。这种抑制性驱动的丧失允许激活反馈回路的激活，导致大量神经元的重复、同步发射。随着癫痫活动的继续，γ-氨基蝶呤抑制张力进一步下降，抵消神经元兴奋功能，主要由谷氨酸介导的持续兴奋性传入导致神经元细胞死亡[134]。

（2）临床表现

痉挛性 SE 是需要紧急处理的情况，长期的痉挛发作最初的结果是血浆儿茶酚胺的大量释放，从而导致心率增快、血压和血浆葡萄糖升高。在这个阶段，经常会出现心律失常，并且可能是致命的。脑血流量大大增加，因此维持了向活跃的脑组织输送葡萄糖。如果没有及时给予复苏治疗和控制癫痫发作，随着癫痫发作的持续，体温会超过 40℃ 且乳酸性酸中毒和呼吸性酸中毒会不断加剧[135]。

随后，SE 则进入第二阶段，此时大脑和全身的保护措施逐步失效。这一阶段的主要特点是：血压下降，丧失脑自动调节功能，导致脑血流量依赖体循环血压。由于糖原存储的耗尽和神经源性胰岛素分泌增加导致低血糖。颅内压会在癫痫持续状态中急剧上升。体循环低血压和颅内高压的联合作用可能导致脑循环受损和脑水肿。当怀疑颅内压升高时，建议在长期严重 SE 中进行颅内压监测。可能发生的其他并发症包括横纹肌溶解导致急性肾小管坏死、高钾血症和低钠血症[135]。

（3）患者管理

对于护理 SE 患者，应考虑以下内容。

1）复苏

SE 的干预需要控制癫痫的发作并根据其原因进行调查。发作中的患者，保持有效通气往往是很困难的。因此，首要治疗包括基本的生命支持，其次给予静脉注射异丙酚、咪达唑仑或在难治性病例中给予苯妥英钠。尽管有以上药物的干预，但仍需要神经肌肉阻滞以帮助继续具有强直 - 阵挛性癫痫发作活动的患者进行气管插管。罗库溴铵（1ml/kg）是一种短效非去极化的肌松剂，它没有明显的血流动力学效应不会增加颅内压，可作为首选。琥珀胆碱应尽可能地避免应用，患者会因为发生横纹肌溶解导致高钾血症。应避免长时间的神经阻滞，因为它抑制了运动反射，掩盖了异常神经元的放电活动[131]。一旦控制了癫痫发作，给予气管插管和机械通气可以保护呼吸道和纠正酸中毒。在已经确保气道安全的患者中，在紧急情况下可以给予患者静脉注射异丙酚、咪达唑仑或苯妥英钠是治疗癫痫发作指征[132]。

2）具体的 SE 后患者的评估

癫痫发作后患者仍需保持气管插管给予机械通气和镇静，镇静中的患者神经系统的评估有限。由于药物的使用通常使其瞳孔对光的反射是迟钝的。ICU 的常规监测至关重要，CT 和 MRI 可以排除占位性病变。应通过床边监测血糖水平。血液检查包括电解质、镁、磷、钙、肝肾功能、血细胞比容、白细胞计数、血小板计数、抗癫痫药物的血药浓度，以及毒性药品特别是水杨酸盐和乙醇的检测。

脑电图监测在 ICU 治疗难治性 SE 时是必不可少的。因为患者可能会出现因为药物所致的昏迷，几乎没有表象的痫性发作，但仍可通过持续的脑电图记录描述癫痫活动。此外，无论是否有镇静药和麻痹类药的影响，连续的脑电图记录都能显示出全身性痉挛性癫痫持续状态发作的迹象。这只能通过脑电图监测，并可表现为脑电图双侧的发作放电。然后可以根据脑电图给予更深的镇静药物和麻醉剂[136]。

3）药理学管理

因为只有小部分癫痫可发展成为 SE，所以在发作初始判定癫痫发作成为 SE 的几率很小，随着发作持续时间的增加。药物治疗的目标是能够实现快速且安全的终止发作，防止其复发，而不会对心血管和呼吸系统造成不良影响，同时保持其意识水平的稳定。地西泮、劳拉西泮、咪达唑仑、苯妥英钠和苯巴比妥钠都可作为终止 SE 发作的临床一线治疗用药[102]。苯妥英钠抗癫痫的机制是复杂的，然而，它的主要作用是阻止电压特异性，依赖于使用的钠通道。一旦 SE 得以控制，应重点关注如何防止其复发。对于患者的最佳方案将取决于癫痫发作的原因和既往抗癫痫的用药史。在酒精戒断过程中发生 SE 的患者，一旦完成戒断治疗，则不需要再进行抗癫痫治疗。相反，那些新发病的、有持续诱发癫痫发作的刺激因素（如脑炎或创伤）的患者可能需要高剂量的抗癫痫药物来控制癫痫的发作。

总结

本章探讨了神经系统异常和管理的描述及应用。首先介绍了神经功能障碍,特别是意识障碍的病理生理异常、运动和感觉功能的异常以及脑灌注的代谢和异常。在介绍这些情况的治疗和管理之前,探讨了脑水肿与颅内压的关系,颅内高压与脑灌注和代谢的关系,迟发性脑血管缺血和血管痉挛通常见于脑损伤患者中,但更具体地说,是动脉瘤性蛛网膜下腔出血。中枢神经系统疾病包括创伤性脑损伤和脊髓损伤,其病因学、临床病理生理学以及相关管理。脑血管疾病主要集中在缺血性卒中、脑出血和动脉瘤性蛛网膜下腔出血。研究小组报告了一项关于中国人口普遍存在的缺血性卒中患者降低血压的随机对照试验。感染和炎症方面包括脑膜炎和脑炎等,以及神经肌肉的异常包括吉兰-巴雷综合征、重症肌无力危象和癫痫持续状态。学习活动以创伤性脑损伤病例为例。

案例学习

Luke,男性,25岁。于周五的晚上在酒吧外面和另一个人发生了口角。毫无征兆的,他的头部被一拳击中。Luke身体向后,倒在了水泥路面上。由于突如其来的撞击,Luke没有时间反应并用他的双手护住头部。大约过了10分钟,人们才发现躺在地上的Luke没有意识了。

人们拨打急救电话,大约在6分钟以后救护车到达事发现场。为Luke进行初步评估GCS为7分:睁眼反应=2,言语反应=2,运动反应=3。为其进行四肢检查:疼痛(刺激)肢体两侧,左侧异常屈曲,右侧伸展。他的生命体征:心率85次/min,规则;呼吸12次/min,有规律;血压为135/89mmHg。给予其佩戴颈托,并应用防止脊柱损伤的针对性措施。急救员再次评估Luke的状态,他的GCS下降至4分(睁眼反应=1,言语反应=1,运动反应=2)。Luke的双侧瞳孔不等大,左侧光反应消失,直径为6mm,右侧光反应灵敏,直径为3mm。同时,Luke的呼吸频率下降至8次/min,血压上升到168/98mmHg。救护人员立即在Luke肘窝处建立静脉通路输入甘露醇100ml。给予气管插管术(选用7.5号的插管进行)后行简易呼吸器辅助通气。并将其快速转运至约500米远的大型三级医院治疗。Luke从拨打急救电话到被送进医院急诊室治疗总共耗时37分钟。到达急诊室后,为Luke实施机械通气。他的生命体征改善不显著,GCS评分仍是4分。医生们为Luke安排了创伤后的全面检查,包括头部和颈椎的CT扫描。头部的CT扫描显示急性左侧硬膜外血肿,深部位于颞叶的13mm处,左侧脑室消失,中线向右侧移位3mm。颈椎CT检查未见异常。Luke被立即转移至手术室行左侧颅骨切开术和硬膜外血肿的清除术。EVD导管插入右侧脑室。术中可见脑组织肿胀明显,以至于手术结束时骨瓣无法替换。神经外科医生规定ICP要控制在20mmHg以下,CPP要大于65mmHg。Luke被转送至ICU中治疗。

重症护理

Luke在ICU仍予呼吸机辅助呼吸、监护仪使用,以及持续的$ETCO_2$监测。此时他的ICP升至28mmHg,开放EVD系统用来引流脑脊液。护士保持Luke头高正中位同时避免脊柱损伤。给予丙泊酚及芬太尼静脉输注。Luke在入住ICU时的生命体征为:GCS评分3分,左侧瞳孔固定、扩张,直径为6mm,无光反应;右侧瞳孔直径为3mm,光反应迟钝。核心体温37.9℃;心率62次/min,窦性心律;血压117/54mmHg,MAP69mmHg。去甲肾上腺素以0.567mcg/(kg·min)静脉泵入,维持CPP在65mmHg以上。

Luke的核心体温被控制在35℃至36℃之间,为了预防寒战的发生,静脉给予肌松剂

（cisaturcurium）输注。由于他的 $PaCO_2$ 为 43mmHg，呼吸机的呼吸频率调整至 16 次 /min。这些干预后，Luke 的 ICP 降至 19mmHg。

Luke 的父母来了，医院安排他们与神经外科医生和重症监护专家进行了沟通。会议上专家们认为由于损伤性质所致 Luke 的预后将会很差。此外，瞳孔的变化，生命体征的变化以及在手术结束时，他的大脑无搏动的表现均是提示预后非常差的指标。

第二天

接下来的 24 小时里，Luke 的状态仍然是危重的。医生们再次为他进行了 CT 扫描，结果显示脑干及脑桥内出现出血点。他仍然处于药物镇静状态，继续进行神经肌肉阻滞。Luke 的 ICP 持续波动在 17～26mmHg 之间。医生们用丙泊酚及芬太尼持续注射来治疗 ICP 的升高，有一次当 ICP 升高时，Luke 的心率下降至 48 次 /min，并且医生们注意到出现了库欣三联征反应。尽管去甲肾上腺素的输注速度设置为 0ml/h，Luke 的收缩压仍上升至 187mmHg，对症给予甘露醇 100ml 输注。通过静脉推注高剂量的去甲肾上腺素来维持 CPP 大于 65mmHg。EVD 装置最初设置在 15cmH₂O 且开放引流，但随着 ICP 的升高，高度降至 10cmH₂O，这是为了能够引流更多的脑脊液以降低颅内的压力和容积。调整呼吸机的数据来维持 $PaCO_2$ 在 35～40mmHg 之间。给予亚低温治疗，将核心温度控制在 35℃～36℃之间，心率波动在 63～72 次 /min 之间，以及 CVP 波动在 6～13mmHg 之间。

Luke 静脉输入的液体包括 0.9% 生理盐水、异丙酚、芬太尼、肌松剂（cisaturcurium）和去甲肾上腺素。由于去甲肾上腺素的需求增加、尿量增多以及较低的 CVP，所以两次给予 250ml 晶体溶液静脉输入。通过鼻胃管为 Luke 进行肠内喂养。Luke 每小时的尿量波动在 40～195ml 之间。鉴于 Luke 目前的情况比较危重，他的父母，兄弟姐妹及一些要好的朋友无论昼夜都守护在医院，护理和医疗团队定期向他们介绍 Luke 最新的疾病进展及状况。

第三天

在 04：26 分 Luke 的 ICP 突然上升至 31mmHg，他的核心温度和 $PaCO_2$ 都在目标范围内。Luke 的心率最初上升至 145 次 /min，然后减慢到 39 次 /min 并且他的血压上升到 194mmHg。在这期间，他右侧的瞳孔直径为 5mm，并且对光反应消失。立即给予甘露醇 100ml 静脉输注，并将 EVD 高度降至 5cm。在接下来的 20 分钟里 Luke 的 ICP 降至 22mmHg。尽管如此，Luke 仍然存在心动过缓（心率 48 次 /min）将去甲肾上腺素的泵入速度调整至 1.11mcg/（kg•min）（1mg=1 000mcg）。不久，Luke 的每小时尿量增加到 480ml，这归结于甘露醇的脱水作用，在随后的一个小时里 Luke 的每小时尿量增加到 680ml，医生将他的血清和尿液渗透压送至实验室进行检查，结果考虑为尿崩症，立即给予液体推注以抵抗液体过多的流失，并静脉注射 1mcg 去氨加压素，改善上述症状。

那天中午，神经外科医生和重症监护人员要求会见 Luke 的家属，床边负责看护的责任护士也参加了会见。Luke 的家属们被告知 Luke 已经表现出严重的脑损伤甚至脑死亡的迹象。医生们建议减少镇静药物造成的神经阻滞，以便于当 Luke 的 ICP 降至 20mmHg 以下时允许医疗团队为其进行神经评估，并进行脑神经测试。尽管这次会议使家属们的精神几近崩溃，但这使他们完全了解了 Luke 的病情及其发展。在那天下午，停止使用镇静药物以及神经肌肉阻滞剂，ICP 没有因此而上升。夜间，在去甲肾上腺素、补液以及去氨加压素的维持下血流动力学数据维持在可以接受的范围内，家人们陪伴着他。次日，医生们为 Luke 进行了脑死亡测试，结果显示为脑死亡。医疗小组和护理小组与家人会面告知 Luke 已经死亡。与此同时，家人提出了器官捐献的想法，因为他们在前一夜已经讨论了这个话题，他们认为 Luke 有意愿捐献自己的器官。家人们与负责器官捐献的协调员沟通后便开始办理器官捐献的相关事宜。Luke 的家人表示，他们在捐献 Luke 器官这件事中获得了安慰，因为这能够改善他人的生活。

问题

1. 左侧大脑损伤，你会在患者身上看到什么异常表现？可能会遇到的潜在沟通问题及其原因。

2. 通过阅读病例研究，解释为什么瞳孔功能障碍是同侧的，而肢体运动障碍是对侧的？

3. 颅骨基底骨折的临床征象是什么？

4. 解释人体自身用来控制颅内压的代偿机制？

5. 解释对于脑损伤患者控制好其 $PaCO_2$ 的前提是什么？

相关研究[137]

He J, Zhang Y, Xu T, Zhao Q, Wang D, Chen CS et al; CATIS Investigators. Effects of immediate blood pressure reduction on death and major disability in patients with acute ischemic stroke: the CATIS randomized clinical trial. JAMA 2014;311(5):479-89

重点：尽管已证实降低血压有利于卒中的初级预防和二级预防，但是对于急性缺血性卒中患者的抗高血压治疗的效果尚不确定。

目的：评估急性缺血性卒中患者快速降压是否会减少第 14 天或出院对的死亡和严重致残。

设计、设置和参与者：中国急性缺血性脑卒中抗高血压试验（CATIS）是一项单盲，终点双盲的随机临床试验，自 2009 年 8 月至 2013 年 5 月在中国 26 所医院收治的 4 071 例在 48 小时内伴有收缩压升高的非血栓性脑缺血性卒中患者。

干预：患者（n=2 038）被随机分配接受抗高血压治疗（在随机分配后 24h 内，降压目标为降低 10%～25% 的收缩压，7 天内降压目标为血压低于 140/90mm Hg，并在住院期间维持这一水平）。而对照组患者（n=2 033）住院期间不经任何抗高血压治疗。

主要结果和测量：患者在 14 天或出院时的死亡率和严重残疾（改良 Rankin 量表分≥3）的组合。

结果：在随机化分组 24 小时内，实验组：经过抗高血压治疗后，平均收缩压从 166.7mm Hg 降至 144.7mm Hg（降幅为 12.7%）；对照组：不经抗高血压治疗，平均收缩压从 165.6mm Hg 降至 152.9mm Hg（降幅为 7.2%）[差值为 -5.5%（95%CI，-4.9～-6.1%）；绝对差值为 -9.1mmHg（95%CI，-10.2～-8.1）；$P<0.001$]。在随机化分组 7 天时，实验组平均收缩压为 137.3mm Hg；对照组为 146.5mm Hg[差异为 -9.3mmHg（95%CI，-10.1～-8.4）；$P<0.001$]。

在 14 天或出院时，治疗组之间的初级结果没有差异[683 例（抗高血压治疗）与 681 例（对照）；比值比 1.00（95%CI，0.88～1.14）；$P=0.98$]。在随机化分组 3 个月后随访，综合患者死亡率和严重残疾的次级结果，两组间无差异[500 例（抗高血压治疗）与 502 例（对照）；比值比 0.99（95%CI，0.86～1.15），$P=0.93$]。

结论与相关性：在急性缺血性卒中患者中，与不使用高血压药物相比，使用抗高血压药物降低血压并未降低 14 天或出院时死亡和严重残疾的可能性。

评价

这是第一个具有充分统计学数据支持的随机试验，用于检测早期降低血压对急性缺血性卒中患者不良临床结果的影响。卒中护理中未解决的主要问题之一就是如何控制缺血性脑卒中患者的早期血压升高。尽管样本量大，但与没有给予抗高血压药物相比，使用抗高血压药物降低血压并未降低 14 天或出院时死亡和严重残疾的可能性。

这篇研究反映的是中国人口和临床实践的结果，与白色人种群相比，中国人卒中发病率有较高的年龄分布特征，卒中发病的平均年龄更低，以及较高比例的出血性卒中[138]。与典型的西方卒中患者相比，记录的患者更年轻，更多的吸烟患者，并且经常性地接受急性抗凝治疗。

CATIS 的设计和实现有一些局限性。在非盲的干预试验中，研究人员和参与者都知道正在进行哪种治疗，结果评估容易受到评估者的偏见，可能影响试验结果。纳入试验的患者卒中严重程度较轻，国立卫生研究院卒中分级标准中位数为 4。因为良好的结果预期率很高，这种卒中严重程度与临床实践中缺血性脑卒中的平均严重程度相当，但与其他临床试验相比，严重程度要低。结果，对照组中三分之二的患者达到了初级结果（存活且没有残疾的），减少了干预后呈现良好预后的几率。同样，因为不同的降压要求，基线时静脉溶栓治疗的患者被排除，也排除另一组更严重的患者。早期缺血性卒中血压管理中尚未解决的问题涉及急性期，卒中发作后的最初几个小时内，当仍有缺血半暗带时，血压的管理在改善预后中起到重要作用。

学习活动

1. 临床中，可能会发生什么类型的脑水肿？
2. 用于减少动脉瘤破裂夹闭后血管痉挛的主要治疗管理策略是什么？
3. 一名儿童被带到急诊室，昏睡、发烧、颈项强直；a）最初腰椎穿刺的哪些发现表明细菌与病毒性脑膜炎？b）在细菌性脑膜炎的情况下，最有可能的生物体是什么？
4. 患者大约在 2 小时前出现缺血性卒中的症状，并在 30 分钟内进行了一次 CT 的检查。你知道 tPA 的给予必须在出现症状的 3 小时之内。你会采取什么行动？你采取这些行动的理由是什么？

在线资源

Academy Spinal Cord Injury Nurses (ASCIP), www.academyscipro.org

Australian Institute of Health and Welfare publication: Stroke and its management in Australia: an update, www.aihw.gov.au/publication-detail/?id=60129543613

Brain Injury Association of America, www.biausa.org

Brain Trauma Foundation, www.braintrauma.org

Centers for Disease Control: Traumatic Brain Injury, www.cdc.gov/traumaticbraininjury

Cervical collars, www.youtube.com/watch?v=cYxnp6ml8mE

Cervical traction, www.alfredhealth.org.au/Assets/Files/SpinalClearanceManagementProtocol_External.pdf

CSF drainage and ICP monitoring system, www.youtube.com/watch?v=MPpH8MnXhb8&list=PLH9gpVKlHL6p09M1Pz8UpoqggfwLsfxzA

Ethical guidelines for the care of people in post-coma unresponsiveness, www.nhmrc.gov.au/_files_nhmrc/file/publications/synopses/e81.pdf

External ventricular drain, www.aann.org/uploads/AANN11_ICPEVDnew.pdf

Hypertonic Saline Protocol, https://ambulance.qld.gov.au/docs/cpm_dtp_combined_040514_b.pdf

Meningitis, http://netsvic.org.au/clinicalguide/cpg.cfm?doc_id=5179

Model of Stroke Care Western Australia, www.healthnetworks.health.wa.gov.au/modelsofcare/docs/Stroke_Model_of_Care.pdf

National Resource Centre for Traumatic Brain Injury, www.brainlink.org.au

National Stroke Foundation of Australia publication, www.strokefoundation.com.au

Sports injuries: head and spine, www.injuryupdate.com.au/injury-head-neck-spinal.php

Stroke Management Guidelines, http://strokefoundation.com.au/site/media/clinical_guidelines_stroke_managment_2010_

interactive.pdf

Stroke Thrombolytic Protocol, www.health.wa.gov.au/circularsNew/attachments/556.pdf

Traumatic Brain Injury National Data Centre, www.tbindc.org

World Health Organization Neurological Disorders, www.who.int/mental_health/.../neurological_disorders_report_web.pdf

扩展阅读

Anaesth Intensive Care Med 2014;15(4):141–208. Special edition on neurosurgical anaesthesia and physiology, <http://www.sciencedirect.com/science/journal/14720299/15/4>; [accessed 11.14].

Crit Care Clin 2014;30(4):657–842. Special edition on neurocritical care, <http://www.sciencedirect.com/science/ journal/07490704/30/4>; [accessed 11.14].

Gibson CL. Cerebral ischemic stroke: is gender important? J Cereb Blood Flow Metab 2013;33(9):1355–61. Open Access, <http://www.nature.com/jcbfm/journal/v33/n9/full/jcbfm2013102a.html>; [accessed 11.14].

Schweizer S, Meisel A, Marschenz S. Epigenetic mechanisms in cerebral ischemia. J Cereb Blood Flow Metab 2013; 33(9):1335–46. Open Access, <http://www.nature.com/jcbfm/journal/v33/n9/full/jcbfm201393a.html>; [accessed 11.14].

参考文献

1 Cavanna AE, Shah S, Eddy CM, Williams A, Rickards H. Consciousness: a neurological perspective. Behav Neurol 2011;24(1):107–16.

2 Duffau H. Does post-lesional subcortical plasticity exist in the human brain? Neurosci Res 2009;65(2):131–5.

3 Cavanna AE, Cavanna SL, Servo S, Monaco F. The neural correlates of impaired consciousness in coma and unresponsive states. Discov Med 2010;9(48):431–8.

4 Strosznajder RP, Czubowicz K, Jesko H, Strosznajder JB. Poly(ADP-ribose) metabolism in brain and its role in ischemia pathology. Mol Neurobiol 2010;41(2–3):187–96.

5 Huff JS, Fountain NB. Pathophysiology and definitions of seizures and status epilepticus. Emerg Med Clin North Am 2011;29(1):1-13.

6 Varelas PN, Spanaki MV, Mirski MA. Status epilepticus: an update. Curr Neurol Neurosci Rep 2013;13(7):357.

7 Veening JG, Barendregt HP. The regulation of brain states by neuroactive substances distributed via the cerebrospinal fluid; a review. Cerebrospinal Fluid Res 2010;6(7):1.

8 Winhammar J, Rowe D, Henderson R, Kiernan M. Assessment of disease progression in motor neuron disease. Lancet Neurol 2005;4(4):229–38.

9 Di Pino G, Pellegrino G, Assenza G, Capone F, Ferreri F, Formica D. Modulation of brain plasticity in stroke: a novel model for neurorehabilitation. Nat Rev Neurol 2014;10(10):597-608.

10 Silverman MN, Heim CM, Nater UM, Marques AH, Sternberg EM. Neuroendocrine and immune contributors to fatigue. PM&R 2010;2(5):338-46.

11 Thayer JF, Ahs F, Fredrikson M, Sollers JJ 3rd, Wager TD. A meta-analysis of heart rate variability and neuroimaging studies: implications for heart rate variability as a marker of stress and health. Neurosci Biobehav Rev 2012;36(2):747-56.

12 Bulstrode H, Nicoll JAR, Hudson G, Chinnery PF, Di Pietro V, Belli A. Mitochondrial DNA and traumatic brain injury. Ann Neurol 2014;75(2):186-95.

13 Trendelenburg G. Molecular regulation of cell fate in cerebral ischemia: role of the inflammasome and connected pathways. J Cereb Blood Flow Metab 2014; advance online publication, September 17, 2014; doi:10.1038/jcbfm.2014.159.

14 Kumar VSS, Gopalakrishnan A, Naziroğlu M, Rajanikant GK. Calcium ion – the key player in cerebral ischemia. Curr Med Chem 2014;21(18):2065-75.

15 Smith CJ, Lawrence CB, Rodriguez-Grande B, Kovacs KJ, Pradillo JM, Denes A. The immune system in stroke: clinical challenges and their translation to experimental research. J Neuroimmune Pharmacol 2013;8(4):867–87.

16 Bhattarai S, Ning Z, Tuerxun T. EEG and SPECT changes in acute ischemic stroke. J Neurol Neurophysiol 2014;5:190.

17 Giacino JT, Fins JJ, Laureys S, Schiff ND. Disorders of consciousness after acquired brain injury: the state of the science. Nature Reviews Neurology 2014;10(2):99-114.

18 Partington T, Farmery A. Intracranial pressure and cerebral blood flow. Anaesthesia & Intensive Care Medicine 2014;15(4):189-94.

19 Iffland P, II, Grant G, Janigro D. Mechanisms of cerebral edema leading to early seizures after traumatic brain injury. In: Lo EH, Lok J, Ning M, Whalen MJ, eds. Vascular mechanisms in CNS trauma. Springer Series in Translational Stroke Research 5. New York: Springer; 2014, pp 29-45.

20 Strbian D, Durukan A, Pitkonen M, Marinkovic I, Tatlisumak E, Pedrono E et al. The blood–brain barrier is continuously open for several weeks following transient focal cerebral ischemia. Neuroscience 2008;153(1):175–81.

21 Fukuda AM, Badaut J. Aquaporin 4: a player in cerebral edema and neuroinflammation. J Neuroinflammation 2012;9:279.

22 Kiefer M, Unterberg A. The differential diagnosis and treatment of normal-pressure hydrocephalus. Dtsch Arztebl Int 2012;109(1-2):15–26.

23 McLeod A. Traumatic injuries to the head and spine, 2: nursing considerations. Br J Nurs 2004;13(17):1041–9.

24 Cummings BM, Yager PH, Murphy SA, Kalish B, Bhupali C, Bell R et al. Managing edema and intracranial pressure in the intensive care unit. In: Lo EH, Lok J, Ning MM, Whalen MJ, eds. Vascular mechanisms in CNS trauma. New York: Springer; 2014, pp 363-78.

25 Di Ieva A, Schmitz EM, Cusimano MD. Analysis of intracranial pressure: past, present, and future. Neuroscientist 2013;19(6):592-603.

26 Czosnyka M, Pickard J. Monitoring and interpretation of intracranial pressure. J Neurol Neurosurg Psychiat 2004;75(6):813–21.

27 Porth C, Martin G. Essentials of pathophysiology: concepts of altered health states. 3rd ed. Philadelphia: Lippincott, Williams & Wilkins; 2011.

28 Latronico N. The relationship between the intracranial pressure–volume index and cerebral autoregulation. Appl Physiol Intensive Care Med 1:

Physiological Notes-Technical Notes-Seminal Studies in Intensive Care. 2013;1:153.

29 Martini RP, Deem S, Treggiari MM. Targeting brain tissue oxygenation in traumatic brain injury. Respir Care 2013;58(1):162-72.

30 Oddo M, Levine JM, Mackenzie L, Frangos S, Feihl F, Kasner SE et al. Brain hypoxia is associated with short-term outcome after severe traumatic brain injury independently of intracranial hypertension and low cerebral perfusion pressure. Neurosurgery 2011;69(5):1037-45.

31 Jaeger M, Dengl M, Meixensberger J, Schuhmann MU. Effects of cerebrovascular pressure reactivity-guided optimization of cerebral perfusion pressure on brain tissue oxygenation after traumatic brain injury. Crit Care Med 2010;38(5):1343–7.

32 Brain Trauma Foundation, American Association of Neurological Surgeons, Joint Section on Neurotrauma and Critical Care. Guidelines for management of severe head injury. New York: Brain Trauma Foundation; 2007.

33 Le Roux P. Physiological monitoring of the severe traumatic brain injury patient in the intensive care unit. Curr Neurol Neurosci Rep 2013;13(3):1-16.

34 Stocchetti N, Maas AI. Traumatic intracranial hypertension. N Engl J Med 2014;370(22):2121-30.

35 Curley G, Kavanagh BP, Laffey JG. Hypocapnia and the injured brain: more harm than benefit. Crit Care Med 2010;38(5): 1348–59.

36 Fletcher JJ, Bergman K, Blostein PA, Kramer AH. Fluid balance, complications, and brain tissue oxygen tension monitoring following severe traumatic brain injury. Neurocrit Care 2010;13(1):47–56.

37 Kheirbek T, Pascual J. Hypertonic saline for the rreatment of intracranial hypertension. Curr Neurol Neurosci Rep 2014;14(9):1-6.

38 Diringer MN, Scalfani MT, Zazulia AR, Videen TO, Dhar R, Powers WJ. Effect of mannitol on cerebral blood volume in patients with head injury. Neurosurgery 2012;70(5):1215-8.

39 Mortazavi MM, Romeo AK, Deep A, Griessenauer CJ, Shoja M, Tubbs RS et al. Hypertonic saline for treating raised intracranial pressure: literature review with meta-analysis: a review. J Neurosurg 2012;116(1):210-21.

40 Dietrich WD, Bramlett HM. The evidence for hypothermia as a neuroprotectant in traumatic brain injury. Neurotherapeutics 2010;7(1):43–50.

41 Yenari MA, Colbourne F, Hemmen TM, Han HS, Krieger D. Therapeutic hypothermia in stroke. Stroke Res Treat 2011;2011:157969. doi: 10.4061/2011/157969.

42 Povlishock JT, Wei EP. Posthypothermic rewarming considerations following traumatic brain injury. J Neurotrauma 2009;26(3):333–40.

43 Dietrich WD, Bramlett H. Vascular actions of hypothermia in brain trauma. In: Lo EH, Lok J, Ning MM, Whalen MJ, eds. Vascular mechanisms in CNS trauma. Springer Series in Translational Stroke Research 5. New York: Springer; 2014, pp 223-35.

44 Zhao Q-J, Zhang X-G, Wang L-X. Mild hypothermia therapy reduces blood glucose and lactate and improves neurologic outcomes in patients with severe traumatic brain injury. J Crit Care 2011;26(3):311-5.

45 Akbari Y, Mulder M, Razmara A, Geocadin R. Cool down the inflammation: hypothermia as a therapeutic strategy for acute brain injuries. In: Chen J, Hu X, Stenzel-Poore M, Zhang JH, eds. Immunological mechanisms and therapies in brain injuries and stroke. Springer Series in Translational Stroke Research 6. New York: Springer; 2014, pp 349–75.

46 Saxena M, Andrews PJ, Cheng A, Deol K, Hammond N. Modest cooling therapies (35°C to 37.5°C) for traumatic brain injury. Cochrane Database Syst Rev 2014;8:CD006811.

47 Marion DW, Regasa LE. Revisiting therapeutic hypothermia for severe traumatic brain injury… again. Crit Care 2014;18(3):160.

48 Lauzier F, Turgeon AF, Boutin A, Shemilt M, Côté I, Lachance O et al. Clinical outcomes, predictors, and prevalence of anterior pituitary disorders following traumatic brain injury: a systematic review. Crit Care Med 2014;42(3):712-21

49 Brain Trauma Foundation. Anesthetics, analgesics, and sedatives. J Neurotrauma 2007;24(Supp 1):S71–76.

50 Li LM, Timofeev I, Czosnyka M, Hutchinson PJ. Review article: the surgical approach to the management of increased intracranial pressure after traumatic brain injury. Anesth Analg 2010;111(3):736–48.

51 Vibbert M, Mayer SA. Early decompressive hemicraniectomy following malignant ischemic stroke: the crucial role of timing. Curr Neurol Neurosci Rep 2010;10(1):1–3.

52 Cooper JD, Rosenfeld JV, Murray L, Arabi YM, Davies AR, D'Urso P et al. Decompressive craniectomy in diffuse traumatic brain injury. N Engl J Med 2011;364(16):1493–502.

53 Bohman L-E, Schuster JM. Decompressive craniectomy for management of traumatic brain injury: an update. Curr Neurol Neurosci Rep 2013;13(11):1-8.

54 de Rooij NK, Rinkel GJ, Dankbaar JW, Frijns CJ. Delayed cerebral ischemia after subarachnoid hemorrhage: a systematic review of clinical, laboratory, and radiological predictors. Stroke 2013;44(1):43-54

55 Brathwaite S, Macdonald RL. Current management of delayed cerebral ischemia: update from results of recent clinical trials. Transl Stroke Res 2014;5(2):207-26

56 Sarrafzadeh AS, Vajkoczy P, Bijlenga P, Schaller K. Monitoring in neurointensive care – the challenge to detect delayed cerebral ischemia in high grade aSAH. Frontiers in Neurology 2014;5:34 Published online Jul 21, 2014.

57 Dorhout Mees SM, Rinkel GJ, Feigin VL, Algra A, van den Bergh WM, Vermeulen M et al. Calcium antagonists for aneurysmal subarachnoid haemorrhage. Cochrane Database Syst Rev 2007;3:CD000277.pub3.

58 Diringer MN, Bleck TP, Claude Hemphill J 3rd, Menon D, Shutter L, Vespa P et al. Neurocritical Care Society. Critical care management of patients following aneurysmal subarachnoid hemorrhage: recommendations from the Neurocritical Care Society's Multidisciplinary Consensus Conference. Neurocritical Care 2011;15:211–40.

59 Roozenbeek B, Maas AIR, Menon DK. Changing patterns in the epidemiology of traumatic brain injury. Nat Rev Neurol 2013;9(4):231–6.

60 National Center for Injury Prevention and Control. Rates of TBI-related emergency department visits, hospitalizations, and deaths – United States, 2001–2010. Atlanta: Centers for Disease Control and Prevention; 2014.

61 Tagliaferri F, Compagnone C, Korsic M, Servadei F, Kraus J. A systematic review of brain injury epidemiology in Europe. Acta Neurochir (Wien) 2006;148(3):255-68.

62 Australian Institute of Health and Welfare (AIHW). Australian hospital statistics 2008–09. Health Services Series no. 34. AIHW cat. no. HSE 37. Canberra: AIHW; 2010.

63 Helps Y, Henley G, Harrison JE. Hospital separations due to traumatic brain injury, Australia 2004–05. Injury research and statistics series

number 45. Cat no. INJCAT 116. Adelaide: AIHW; 2008.

64　Corrigan JD, Selassie AW, Orman JA. The epidemiology of traumatic brain injury. J Head Trauma Rehabil 2010;25(2):72-80.

65　National Center for Injury Prevention and Control. Rates of TBI-related hospitalizations by sex – United States, 2001–2010. Atlanta: Centers for Disease Control and Prevention; 2014.

66　Rance L. Disability in Australia: acquired brain injury. Cat. no. AUS 96. Canberra: AIHW; 2007.

67　Myburgh JA, Cooper DJ, Finfer SR, Venkatesh B, Jones D, Higgins A et al. Epidemiology and 12-month outcomes from traumatic brain injury in Australia and New Zealand. J Trauma-Injury Infect Crit Care 2008;64(4):854–62.

68　National Center for Injury Prevention and Control. Rates of TBI-related hospitalizations by age group – United States, 2001–2010 [online]. Atlanta: Centers for Disease Control and Prevention; 2014.

69　Luukinen H, Viramo P, Herala M, Kervinen K, Kesaniemi YA, Savola O et al. Fall-related brain injuries and the risk of dementia in elderly people: a population-based study. Eur J Neurol 2005;12(2):86–92.

70　Namjoshi DR, Good C, Cheng WH, Panenka W, Richards D, Cripton PA et al. Towards clinical management of traumatic brain injury: a review of models and mechanisms from a biomechanical perspective. Dis Model Mech 2013;6(6):1325-38.

71　Soustiel JF, Sviri GE, Mahamid E, Shik V, Abeshaus S, Zaaroor M. Cerebral blood flow and metabolism following decompressive craniectomy for control of increased intracranial pressure. Neurosurgery 2010;67(1):65–72.

72　Badruddin A, Taqi MA, Abraham MG, Dani D, Zaidat OO. Neurocritical care of a reperfused brain. Curr Neurol Neurosci 2011;11(1):104–10.

73　Choi HA, Jeon S-B, Samuel S, Allison T, Lee K. Paroxysmal sympathetic hyperactivity after acute brain injury. Curr Neurol Neurosci Rep 2013;13(8):1-10.

74　Zakharova N, Kornienko V, Potapov A, Pronin I. Mapping of cerebral blood flow in focal and diffuse brain injury. In: Zakharova N, Kornienko V, Potapov A, Pronin I. Neuroimaging of traumatic brain injury. Switzerland: Springer International Publishing; 2014, pp 107-23.

75　Rabinowitz AR, Li X, Levin HS. Sport and nonsport etiologies of mild traumatic brain injury: similarities and differences. Annu Rev Psychol 2014;65:301-31.

76　SAFE Study Investigators; Australian and New Zealand Intensive Care Society Clinical Trials Group; Australian Red Cross Blood Service; George Institute for International Health, Myburgh J, Cooper DJ, Finfer S, Bellomo R, Norton R et al. Saline or albumin for fluid resuscitation in patients with traumatic brain injury. N Engl J Med 2007;357(9):874–84.

77　Kirshblum SC, Biering-Sorensen F, Betz R, Burns S, Donovan W, Graves DE et al. International standards for neurological classification of spinal cord injury: cases with classification challenges. J Spinal Cord Med 2014;37(2):120-7.

78　Lee BB, Cripps RA, Fitzharris M, Wing PC. The global map for traumatic spinal cord injury epidemiology; update 2011, global incidence rate. Spinal Cord 2014;52(2):110-6.

79　Wilson JR, Cho N, Fehlings MG. Acute traumatic spinal cord injury: epidemiology, evaluation, and management. In: Patel VV, Patel AP, Harrop JS, Burger E, eds. Spine surgery basics. Berlin: Springer-Verlag; 2014, pp 399-409.

80　Jazayeri SB, Beygi S, Shokraneh F, Hagen EM, Rahimi-Movaghar V. Incidence of traumatic spinal cord injury worldwide: a systematic review. Eur Spine J 2014:1-14.

81　Norton L. Spinal cord injury, Australia 2007–08. Injury research and statistics series no. 52. Cat. no. INJCAT 128. Canberra: Australian Institute of Health and Welfare; 2010.

82　Silva NA, Sousa N, Reis RL, Salgado AJ. From basics to clinical: A comprehensive review on spinal cord injury. Prog Neurobiol 2014;114: 25-57.

83　Gupta R, Bathen ME, Smith JS, Levi AD, Bhatia NN, Steward OJ. Advances in the management of spinal cord injury. Am Acad Orthop Surg 2010; 18(4): 210–22.

84　Evans LT, Lollis SS, Ball PA. Management of acute spinal cord injury in the neurocritical care unit. Neurosurg Clin N Am 2013; 24(3):339-47.

85　Lo V, Esquenazi Y, Han MK, Lee K. Critical care management of patients with acute spinal cord injury. J Neurosurg Sci 2013; 57(4):281-92.

86　Pimentel L, Diegelmann L. Evaluation and management of acute cervical spine trauma. Emerg Med Clin North Am 2010; 28(4): 719–38.

87　Plemel JR, Yong VW, Stirling DP. Immune modulatory therapies for spinal cord injury–Past, present and future. Exp Neurol 2014;258:91-104.

88　Godoy DA, Di Napoli M, Rabinstein AA. Treating hyperglycemia in neurocritical patients: benefits and perils. Neurocrit Care 2010; 13(3): 425–38.

89　Kim AS, Johnston SC. Global variation in the relative burden of stroke and ischemic heart disease. Circulation 2011; 124(3):314-23.

90　Finegold JA, Asaria P, Francis DP. The global burden of ischemic heart disease in 1990 and 2010: the Global Burden of Disease 2010 study. Int J Cardiol 2013 30;168(2):934-45.

91　EROS Investigators. Incidence of stroke in Europe at the beginning of the 21st century. Stroke 2009;40:1557-1563.

92　Australian Institute of Health and Welfare 2013. Stroke and its management in Australia: an update. Cardiovascular disease series no. 37. Cat. no. CVD 61. Canberra: AIHW.

93　Chung JM. Seizures in the acute stroke setting. Neurol Res 2014;36(5):403-6.

94　Jauch EC, Saver JL, Adams HP, Bruno A, Demaerschalk BM, Khatri P. Guidelines for the early management of patients with acute ischemic stroke, a guideline for healthcare professionals from the American Heart Association/American Stroke Association. Stroke 2013;44(3):870-947.

95　Saver JL, Fonarow GC, Smith EE, Reeves MJ, Grau-Sepulveda MV, Pan W et al. Time to treatment with intravenous tissue plasminogen activator and outcome from acute ischemic stroke. JAMA 2013;309(23):2480-8.

96　Ciccone A, Valvassori L, Nichelatti M, Sgoifo A, Ponzio M, Sterzi R. Endovascular treatment for acute ischemic stroke. N Engl J Med 2013;368(10):904-13.

97　Van Asch CJ, Luitse MJ, Rinkel GJ, van der Tweel I, Algra A, Klijn CJ. Incidence, case fatality, and functional outcome of intracerebral haemorrhage over time, according to age, sex, and ethnic origin: a systematic review and meta-analysis. Lancet Neurol 2010;9:167–176.

98　Maas MB, Rosenberg NF, Kosteva AR, Bauer RM, Guth JC, Liotta EM. Surveillance neuroimaging and neurologic examinations affect care for intracerebral hemorrhage. Neurology 2013;81(2):107-12.

99　Langhorne P, Fearon P, Ronning OM, Kaste M, Palomaki H, Vemmos K. Stroke unit care benefits patients with intracerebral hemorrhage:

systematic review and meta-analysis. Stroke 2013;44(11):3044-9.

100 Zhou Y, Wang Y, Wang J, Anne Stetler R, Yang Q-W. Inflammation in intracerebral hemorrhage: from mechanisms to clinical translation. Prog Neurobiol 2014;115:25-44.

101 Morgenstern LB, Hemphill JC, Anderson C, Becker K, Broderick JP, Connolly ES. Guidelines for the management of spontaneous intracerebral hemorrhage: a guideline for healthcare professionals from the American Heart Association/American Stroke Association. Stroke 2010;41(9):2108-29.

102 Steiner T, Al-Shahi Salman R, Beer R, Christensen H, Cordonnier C, Csiba L et al. European Stroke Organisation guidelines for the management of spontaneous intracerebral hemorrhage. Int J Stroke 2014;9(7):840-55.

103 Tan X, He J, Li L, Yang G, Liu H, Tang S et al. Early hyperglycaemia and the early-term death in patients with spontaneous intracerebral haemorrhage: a meta-analysis. Internal Med J 2014;44(3):254-60.

104 Helbok R, Kurtz P, Vibbert M, Schmidt MJ, Fernandez L, Lantigua H et al. Early neurological deterioration after subarachnoid haemorrhage: risk factors and impact on outcome. J Neurol Neurosurg Psychiatry 2013;84(3):266-70.

105 Connolly ES, Rabinstein AA, Carhuapoma JR, Derdeyn CP, Dion J, Higashida RT et al; American Heart Association Stroke Council; Council on Cardiovascular Radiology and Intervention; Council on Cardiovascular Nursing; Council on Cardiovascular Surgery and Anesthesia; Council on Clinical Cardiology. Guidelines for the management of aneurysmal subarachnoid hemorrhage: a guideline for healthcare professionals from the American Heart Association/American Stroke Association. Stroke 2012;43(6):1711-37.

106 Tagami T, Kuwamoto K, Watanabe A, Unemoto K, Yokobori S, Matsumoto G. Effect of Triple-h prophylaxis on global end-diastolic volume and clinical outcomes in patients with aneurysmal subarachnoid hemorrhage. Neurocrit Care 2014;21(3):462-9.

107 Hamdan A, Barnes J, Mitchell P. Subarachnoid hemorrhage and the female sex: analysis of risk factors, aneurysm characteristics, and outcomes. J Neurosurg 2014;121(6):1367-73.

108 Sandström N, Yan B, Dowling R, Laidlaw J, Mitchell P. Comparison of microsurgery and endovascular treatment on clinical outcome following poor-grade subarachnoid hemorrhage. J Clin Neurosci 2013;20(9):1213-8.

109 Wang X, Chen J-X, Mao Q, Liu Y-H, You C. Relationship between intracranial pressure and aneurysmal subarachnoid hemorrhage grades. J Neurol Sci 2014;346(1-2):284-7.

110 Moussouttas M, Lai EW, Huynh TT, James J, Stocks-Dietz C, Dombrowski K. Association between acute sympathetic response, early onset vasospasm, and delayed vasospasm following spontaneous subarachnoid hemorrhage. J Clin Neurosci 2014;21(2):256-62.

111 Einhaupl K, Stam J, Bousser MG, De Bruijn SF, Ferro JM, Martinelli I et al. EFNS guideline on the treatment of cerebral venous and sinus thrombosis in adult patients. Eur J Neurol 2010;17(10):1229-35.

112 Kasanmoentalib ES, Brouwer MC, van de Beek D. Update on bacterial meningitis: epidemiology, trials and genetic association studies. Curr Opin Neurol 2013;26(3):282-8.

113 Communicable Diseases Network Australia, Meningococcal Disease Sub-Committee. Guidelines for the early clinical and public health management of meningococcal disease in Australia 2007, <http://www.health.gov.au/internet/main/ publishing.nsf/Content/4DFF673115 F66413CA257BF00020630F/$File/meningococcal-guidelines.pdf>; [accessed 10.14].

114 Markey PG, Davis JS, Harnett GB, Williams SH, Speers DJ. Meningitis and a febrile vomiting illness caused by echovirus type 4, Northern Territory, Australia. Emerg Infect Dis 2010;16(1):63–8.

115 Kennedy PG, Steiner I. Recent issues in herpes simplex encephalitis. J Neurovirol 2013;19(4):346-50.

116 Huppatz C, Durrheim DN, Levi C, Dalton C, Williams D, Clements MS et al. Etiology of encephalitis in Australia, 1990–2007. Emerg Infect Dis 2009;15(9):1359–65.

117 Hills SL, Weber IB, Fischer M. Japanese encephalitis. CDC Health Information for International Travel 2014: The Yellow Book. 2013;60(33):212.

118 Middleton D, Pallister J, Klein R, Feng Y-R, Haining J, Arkinstall R. Hendra virus vaccine, a one health approach to protecting horse, human, and environmental health. Emerg Infect Dis 2014;20(3):372.

119 Rozenberg F. Acute viral encephalitis. Handb Clin Neurol 2013;112:1171–81.

120 Vellozzi C, Iqbal S, Stewart B, Tokars J, DeStefano F. Cumulative risk of Guillain–Barré syndrome among vaccinated and unvaccinated populations during the 2009 H1N1 influenza pandemic. Am J Public Health 2014;104(4):696-701.

121 Hughes RAC, Swan AV, van Doorn PA. Intravenous immunoglobulin for Guillain–Barré syndrome. Cochrane Database Syst Rev 2012;7:CD002063.

122 Bhagat H, Dash HH, Chauhan RS, Khanna P, Bithal PK. Intensive care management of Guillain–Barré syndrome: a retrospective outcome study and review of literature. Journal of Neuroanaesthesiology and Critical Care 2014;1(3):188.

123 Ruts L, Drenthen J, Jongen JLM, Hop WCJ, Visser GH, Jacobs BC et al. Pain in Guillain–Barré syndrome: a long-term follow-up study. Neurology 2010;75(16):1439–47.

124 Walgaard C, Lingsma HF, Ruts L, Drenthen J, van Koningsveld R, Garssen MJ et al. Prediction of respiratory insufficiency in Guillain–Barré syndrome. Ann Neurol 2010;67(6):781–7.

125 Yuki N, Hartung H-P. Guillain–Barré syndrome. N Engl J Med 2012;366(24):2294-304.

126 van den Berg B, Walgaard C, Drenthen J, Fokke C, Jacobs BC, van Doorn PA. Guillain–Barré syndrome: pathogenesis, diagnosis, treatment and prognosis. Nature Rev Neurol 2014;10(8):469-82.

127 Hohlfeld R, Wekerle H, Marx A. The immunopathogenesis of myasthenia gravis. Myasthenia Gravis and Myasthenic Disorders 2012;81:60.

128 Sakaguchi H, Yamashita S, Hirano T, Nakajima M, Kimura E, Maeda Y et al. Myasthenic crisis patients who require intensive care unit management. Muscle Nerve 2012;46(3):440-2.

129 Bhagat H, Grover V, Jangra K. What is optimal in patients with myasthenic crisis: invasive or non-invasive ventilation? J Neuroanaesth Crit Care 2014;1(2):116.

130 Elsais A, Wyller VB, Loge JH, Kerty E. Fatigue in myasthenia gravis: is it more than muscular weakness? BMC Neurol 2013;13(1):132.

131 Cabrera Serrano M, Rabinstein A. Usefulness of pulmonary function tests and blood gases in acute neuromuscular respiratory failure. Eur J Neurol 2012;19(3):452-6.

132 Huff JS, Fountain NB. Pathophysiology and definitions of seizures and status epilepticus. Emerg Med Clin North Am 2011;29(1):1–13.

133 Neligan A, Sander JW. Epidemiology of seizures and epilepsy. Epilepsy 2013:28-32.

134 Hocker S, Wijdicks EF, Rabinstein AA. Refractory status epilepticus: new insights in presentation, treatment, and outcome. Neurol Res 2013;35(2):163-8.

135 Fernandez A, Claassen J. Refractory status epilepticus. Curr Opin Crit Care 2012;18(2):127-31.

136 Claassen J, Taccone FS, Horn P, Holtkamp M, Stocchetti N, Oddo M. Recommendations on the use of EEG monitoring in critically ill patients: consensus statement from the neurointensive care section of the ESICM. Intensive Care Med 2013;39(8):1337-51.

137 He J, Zhang Y, Xu T, Zhao Q, Wang D, Chen CS et al; CATIS Investigators. Effects of immediate blood pressure reduction on death and major disability in patients with acute ischemic stroke: the CATIS randomized clinical trial. JAMA 2014 5;311(5):479-89.

138 Yong H, Foody J, Linong J, Dong Z, Wang Y, Ma L. A systematic literature review of risk factors for stroke in China. Cardiol Rev 2013;21(2):77-93.

第18章

肾脏功能支持

原著：Ian Baldwin，Gavin Leslie
翻译：张雪静，唐静，马文良
审校：刘方

学习目标

阅读完本章，将掌握以下内容：
- 总结尿产生的生理过程。
- 阐述在危重成年患者中肾衰竭的可能原因。
- 急慢性肾衰竭的不同。
- 肾衰竭的主要治疗措施。
- 了解透析的历史发展。
- 重症患者中肾脏替代治疗的指征。
- 了解危重患者持续肾脏替代治疗中与护理措施相关的原则和挑战。

引言

　　肾功能的急剧恶化，包括含氮废物的蓄积，或者急性肾衰竭（acute renal failure，ARF），是危重疾病常见的临床表现，也经常和其他器官的衰竭相关。急性肾衰竭是一种多病因的综合征，包括肾小球肾炎、肾前性的氮质血症，尿路梗阻和血管炎。急性肾小管坏死（acute tubular necrosis，ATN）是过去通常形容肾功能恶化的术语，反映了肾毒性或缺血性因素下不同的肾功能损害的病理变化。然而，引起肾功能恶化的不仅是缺血或者坏死，衰竭的程度需要分级。因此建立了一个新的、一致的定义和分级系统[1]。它确定了 ARF 严重程度的分级，包含了急性肾损伤（acute kidney injury，AKI）的概念，像其他器官对机体一样，器官功能从小的可逆的变化到整体的不可逆的严重衰竭[2]。

　　急性肾衰竭被定义为肾功能急性的衰退（几小时到几天内），可以通过检测肾功能的常用生物标记物来诊断，包括血尿素氮、血肌酐，以及电解质失衡[4, 5]、水钠潴留。一般来说，对于重症患者的急性肾衰竭，如果严重酸碱失衡、电解质失衡（高钾血症）或者水负荷过重没有被及时地发现和处理，可能危及生命。

　　相对较好的肾功能生物标记物是血肌酐[3]。血肌酐水平的升高是有争议的，然而有血肌酐基线水平成倍的上升和血肌酐水平高于 200µmol/L 以上通常被认为是 ARF。尿量也是诊断 ARF 严重程度的重要因素，成年人尿量少于 0.5ml/（kg•h）或者未成年人少于 1ml/（kg•h）也被称为少尿型肾衰竭，少尿型

ARF 患者预后更差[6]。

据报道，重症患者有超过 60% 发生急性肾衰竭，比普通住院患者 5% 的发病率高得多[7,8]。在重症患者中，ARF 经常是多器官功能障碍中的一个表现，病因与脓毒症、创伤、肺炎和心血管疾病相关（见第 22 章）。重症患者中 ARF 死亡率很高，需要肾脏替代治疗（renal replacement therapy，RRT）的患者比不需要的预后更差[9]。

一、相关的解剖和生理学

泌尿系统有很多功能，包括代谢、维持水电解质平衡、清除代谢废物，直接的作用在于维持血压的平稳、酸碱和电解质的平衡。在重症医学中，对肾脏系统的液体调节，对血压、酸碱及电解质的平衡的评估是必要的。

对细胞外液和电解质的管理和维持原则上主要通过滤过和重吸收的过程。肾脏每分钟吸收接近 25% 的心输出量，通过肾小球滤过接近 180L/d 的原尿。然而，肾小管重吸收 178.5L/d 的原尿，这样机体每天摄入至少 1.5L 液体来达到液体平衡。通过滤过和重吸收，代谢废物、电解质和其他废物（包括许多药品）也被排除和达到平衡。同其他器官一样，肾脏完成日常调节水电解质平衡功能的任务也需要必要的血压维持和氧的供应[10]。

（一）肾脏的解剖、肾单位和尿路系统

肾脏系统的解剖包括两个肾脏、输尿管、膀胱和尿道（图 18.1）。输尿管、膀胱和尿道收集及暂时存储来自每个肾单位产生的尿。肾脏是泌尿系统的主要器官，特别是重症患者中，因此将从解剖和生理更详细地描述肾脏。肾脏位于腹膜后间隙的后壁腹腔，位于肋骨、肌肉、脂肪、肌腱之间，被肾小囊包裹。每个成年人肾重约 140g。肾单位是由一个肾小囊、肾小球和肾小管组成（图 18.2）。由入球小动脉、出球小动脉紧密交织在一起称为肾小管周围毛细血管网。

（二）尿的产生、肾小球滤过率的评估和肾单位的滤过与重吸收

尿的产生包括三个步骤，均在肾单位完成：肾小球的滤过、肾小管的重吸收和肾小管再分泌。如之前提到的，尿液的产生高度依赖传递到肾小球的血压（图 18.3）。这与尿产生的第一步（肾小球的滤过）相关。在正常情况下肾小球滤过率（glomerular filtration rate，GFR）大概 125L/min。入球小动脉和出球小动脉的直径变化有助于调节肾脏血流，但不能抵消平均动脉压的大的变化，因此，一天内滤过率可能有明显的变化[11]。

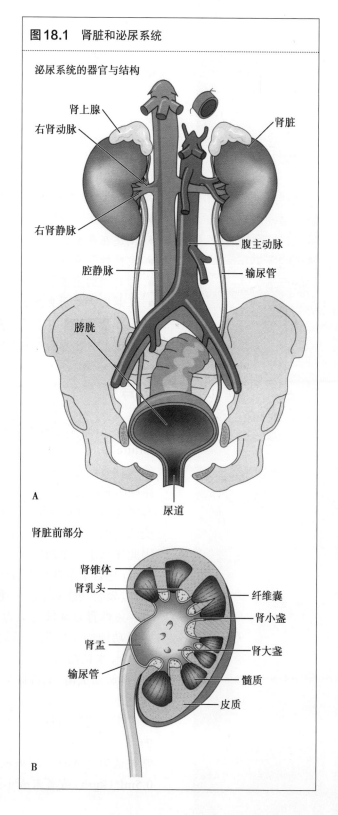

图 18.1　肾脏和泌尿系统

泌尿系统的器官与结构

肾上腺
右肾动脉
右肾静脉
腔静脉
膀胱

肾脏
腹主动脉
输尿管

A

尿道

肾脏前部分

肾锥体
肾乳头
肾盂
输尿管

纤维囊
肾小盏
肾大盏
髓质
皮质

B

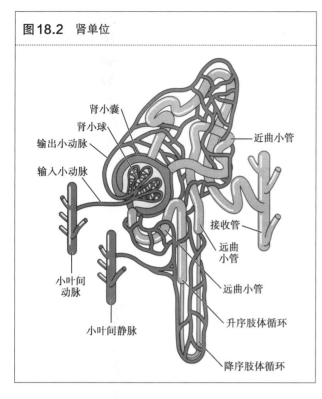

图18.2　肾单位

肾小囊
肾小球
输出小动脉
输入小动脉
近曲小管
小叶间动脉
接收管
远曲小管
远曲小管
小叶间静脉
升序肢体循环
降序肢体循环

经肾小球滤过的原尿流经肾小管时，肾小管小管上皮细胞将小管液中的水分和某些溶质，部分或完全的转运到血液中的过程叫做重吸收。正常成人 99% 的原尿被肾小管重吸收。重吸收是有选择性的，原尿中葡萄糖、氨基酸和少量蛋白质被肾小管全部重吸收，水和电解质被大部分重吸收[11]。

细胞外液血钠含量和血压一起在维持液体平衡方面起到重要作用，因为它是肾小球滤过液主要的电解质成分。人体的钠离子摄入和丢失是平衡的，如果钠离子丢失过多可能导致液体丢失，摄入过多可能导致液体积聚。如果血钠平衡被打破，其他的代偿措施比如通过升高血压维持液体平衡。随着血压的升高，通过产生更多肾小球滤过的方式血钠被排出。通过这种方式，水钠平衡紧紧联系起来[11]。

（三）肾脏的激素和神经调节功能

肾脏的各种反馈机制精确协助体液电解质平衡。这些措施包括交感神经系统反应、分泌血管紧

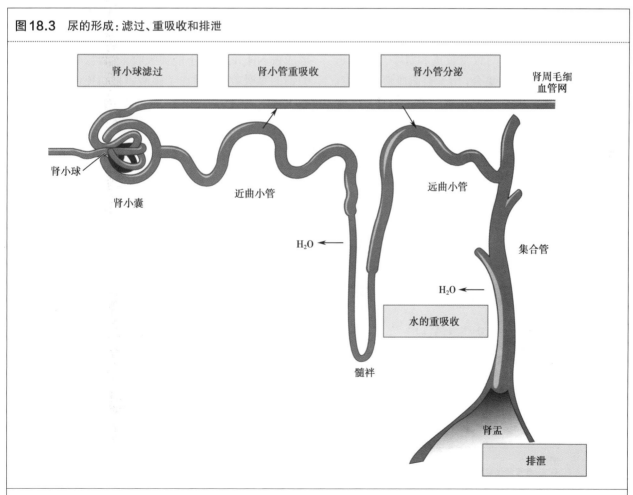

图18.3　尿的形成：滤过、重吸收和排泄

| 肾小球滤过 | 肾小管重吸收 | 肾小管分泌 |

肾周毛细血管网

肾小球
肾小囊
近曲小管
远曲小管
集合管
H_2O
H_2O
水的重吸收
髓袢
肾盂
排泄

张素Ⅱ、醛固酮、抗利尿激素和心钠素等。所有这些机制在同步工作，确保人体水钠平衡。

1. 交感神经系统

通过低血压产生交感神经系统（sympathetic nervous system，SNS）的刺激，如果动脉压下降，交感神经兴奋而收缩入球小动脉，从而抑制肾脏血流量和血压来调节肾小球滤过率。交感神经也可调节水钠平衡和肾素的释放[11]。

2. 抗利尿激素

下丘脑渗透压感受器调节垂体分泌抗利尿激素（ADH），并降低肾脏的尿量产生。通过增强肾脏浓缩尿液的能力，确保了排泄代谢废物和电解质的功能，同时继续限制体液丢失。ADH在尿量的持续产生和体液的调节作用上必不可少。

3. 肾素-血管紧张素-醛固酮系统

肾素-血管紧张素-醛固酮系统（renin-angiotensin-aldosterone system，RAAS）是人体内重要的体液调节系统（图18.4）。肾素从肾小球旁装置产生并释放，该装置是远端小管的致密黄斑和肾小球旁邻近的传入小动脉中细胞的集合，用于监测血液钠浓度。当释放时，肾素可以刺激血管紧张素Ⅰ从血管紧张

肽原的激活。通过辅酶A，血管紧张素Ⅰ转换成血管紧张素Ⅱ，这是一种有效的血管收缩剂，可以刺激重吸收钠和水。血管收缩剂也影响血压升高和肾小球的血流，进一步抑制肾素释放（负反馈机制）。这种反应对于在血压下降时维持体液平衡，或在血压上升时促进体液排泄至关重要。它还能通过减少血管紧张素形成，促进排钠，维持钠平衡[11]。

4. 心房利钠肽

心房利钠肽（atrial natriuretic peptide，ANP）是循环血量增加引起心房扩张时由心房释放的激素。因此ANP经常被描述成与RAAS系统有拮抗作用。利钠肽和相关的利尿剂，作用效果温和且有自限性，作为对GFR轻微上升和钠重吸收减少的补偿。当血压下降时，GFR的下降代偿了ANP的影响，确保没有多余的水钠丢失[11]。

5. 酸碱和电解质平衡的调控

肾脏通过H^+和HCO_3^-离子排出的调控来帮助机体维持酸碱度（acid-alkaline logarithmic scale，PH）的稳定（图18.5）。酸中毒时H^+在肾小管结合NH_3^+，形成铵NH_4^+，NH_4^+不能被吸收。而且，H^+排泄增加的钠的重吸收，这增加了碳酸氢根（HCO_3^-）。反之，碱中毒时氢离子的重吸收增加[11]。

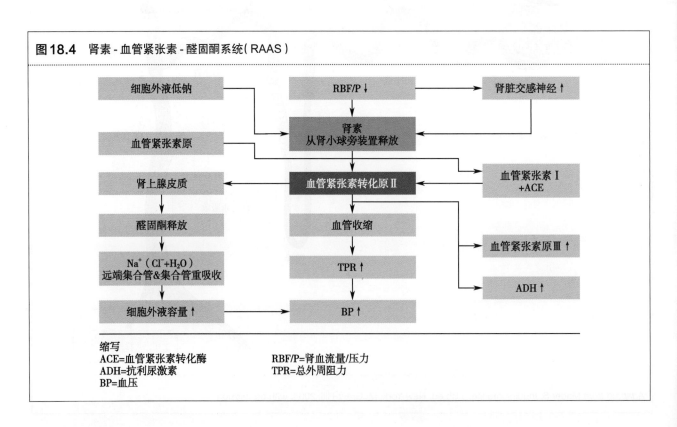

图18.4　肾素-血管紧张素-醛固酮系统（RAAS）

缩写
ACE=血管紧张素转化酶
ADH=抗利尿激素
BP=血压
RBF/P=肾血流量/压力
TPR=总外周阻力

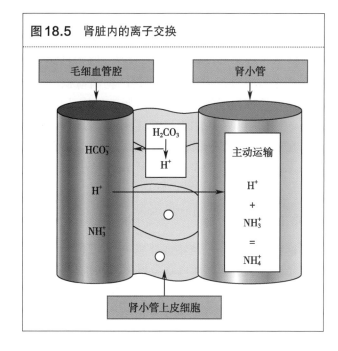

图 18.5 肾脏内的离子交换

6. 肾脏的内分泌功能

肾脏作为内分泌器官有两个维持自身稳态的功能。尽管对急性疾病都没有有效作用，慢性肾功能不全的患者需要补充肾脏内分泌功能的缺失。促红细胞生成素对红细胞的产生有重要的刺激作用，由肾脏分泌并与动脉血氧水平相关。骨化三醇促进内脏对钙元素的吸收，也促进骨对钙的吸收和肾脏对钙的重吸收。肾脏同时也促进维生素 D 转化为活性状态，对机体钙水平的平衡是必要的[11]。

二、肾脏衰竭的病理生理学和分类

肾脏的病理生理学和肾衰竭疾病的分类在某种程度上影响着肾单位的结构和功能。如果疾病未经治疗，可能导致肾脏功能完全丧失，但取决于在疾病发生时发生的肾损害或"损伤"的数量，以及患者是否曾经有过导致未发现的肾损害的疾病[12]。通过关注导致肾损伤的单独或者复合的因素，可以避免更严重肾功能损害的发生。这个概念是在 ATN（在后面的章节中更清楚地描述）和 AKI，包括 RIFLE 标准（图 18.6）[1, 2]。急性肾衰竭的常规分类基于其致病机制：[5, 13]

- 肾前性
- 肾性（固有）
- 肾后性

然而，不论致病的机制如何，只要肾脏功能进展到衰竭的程度，肾脏替代治疗都同样适用。

在评估重症患者是否有急性肾损伤时，根据推荐意见，必须考虑患者是否存在腹腔高压。因为多达一半的机械通气患者可能存在这个问题，应该考虑使用一些方法去改善腹腔压力，从而改善肾脏动

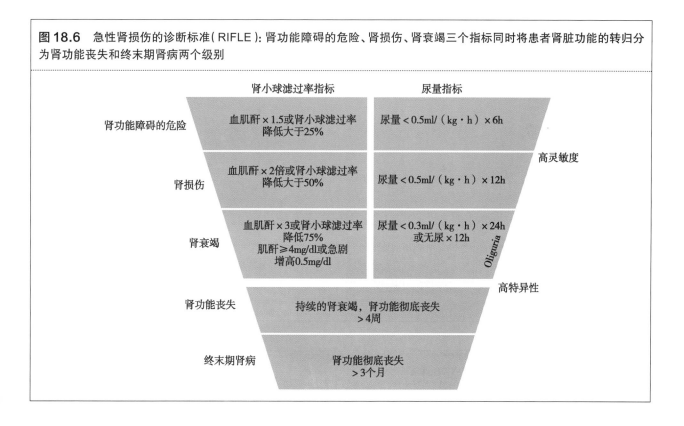

图 18.6 急性肾损伤的诊断标准（RIFLE）：肾功能障碍的危险、肾损伤、肾衰竭三个指标同时将患者肾脏功能的转归分为肾功能丧失和终末期肾病两个级别

	肾小球滤过率指标	尿量指标	
肾功能障碍的危险	血肌酐×1.5或肾小球滤过率降低大于25%	尿量 < 0.5ml/（kg·h）×6h	
肾损伤	血肌酐×2倍或肾小球滤过率降低大于50%	尿量 < 0.5ml/（kg·h）×12h	高灵敏度
肾衰竭	血肌酐×3或肾小球滤过率降低75% 肌酐≥4mg/dl或急剧增高0.5mg/dl	尿量 < 0.3ml/（kg·h）×24h 或无尿×12h	Oliguria
肾功能丧失	持续的肾衰竭，肾功能彻底丧失 >4周		高特异性
终末期肾病	肾功能彻底丧失 >3个月		

脉的灌注压力和静脉的回流压力，最终达到改善肾脏功能的目的。腹腔高压同时也会影响患者血流动力学参数和心血管功能，从而使液体复苏时评估液体需求和液体反应性更加困难[15]。关于腹腔高压更多详细的讨论参见第20章。

（一）肾前性原因

肾前性的因素影响血液灌注（供应）于肾脏，如低血容量、心功能衰竭或低血压/休克时，可引起急性肾衰竭。肾脏血流减少时，滤过率会降低，尿液产生减少，废物积聚。这种状态可以通过恢复血容量和血压而逆转。在短期内（1～2小时），肾单位在结构上保持正常，并通过限制尿液的丢失，同时集中排泄废物而做出反应。肾脏的生理过程结合了对下丘脑的神经内分泌控制和交感神经反应，进而调节抗利尿激素分泌和肾素-血管紧张素-醛固酮系统的刺激（图18.7）。这一过程受到预先存在疾病及相关因素（如糖尿病）及全身感染的影响。

（二）肾性（固有）原因

感染性或炎性疾病、中毒性药物/肾毒性药物、脓毒症全身炎性反应中有毒代谢产物的蓄积、血管阻塞性血栓或栓子等原因可导致肾脏结构及功能的损伤，在鉴别这种类型的ARF，提出排除过程，即肾衰竭在充分灌注后仍持续存在，或在没有低容量时，尿路无梗阻。这种类型的急性肾衰竭常见原因为肾小球肾炎、肾毒性和慢性血管功能不全。

1. 肾小球肾炎

这种情况是由于感染或非感染性炎性过程中损坏肾小球膜，或全身性自身免疫性疾病的攻击肾小球膜。无论哪种原因导致肾小球膜完整性的破坏，允许较大的血液成分如血浆蛋白和白细胞穿过肾小球基底膜，这会导致血浆蛋白的丢失、肾小管的堵塞以及肾单位功能的破坏，肾单位无法工作。治疗的基础是治疗病因，如感染及自身免疫性炎症疾病。

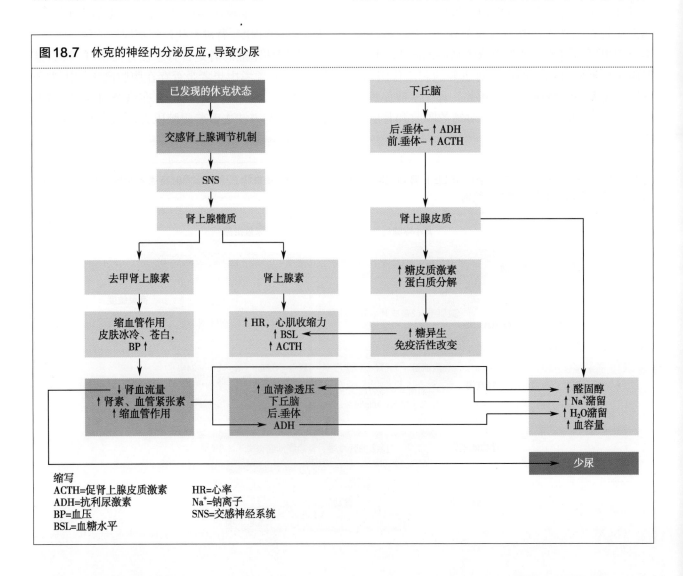

图18.7　休克的神经内分泌反应，导致少尿

缩写
ACTH=促肾上腺皮质激素　　HR=心率
ADH=抗利尿激素　　　　　　Na⁺=钠离子
BP=血压　　　　　　　　　　SNS=交感神经系统
BSL=血糖水平

2. 肾毒性

由于在重症监护广泛使用的药物(如抗生素、抗炎药、抗癌药物、不透射线的染料)存在肾损害的可能性,在严重疾病或者创伤后,体内也有大量肾毒性物质释放,被称为横纹肌溶解(见第 23 章)[6, 13],会引起大量组织细胞和血细胞破坏的手术也可能引起这种情况[18]。由于这些药物可能往往同时给予,形成累积效应,以及间断的肾脏低灌注,可能会导致肾实质性 ARF 的发展。

3. 血管性疾病

在重症监护病房(intensive care unit, ICU)中,三分之一的 ARF 患者患有慢性肾功能障碍[19]。这种慢性功能障碍可能在病情严重之前未被诊断,可能与"糖尿病、老龄化和 / 或长期高血压"有关。这些因素造成大血管和微血管的血流减少从而降低肾小球滤过,影响重吸收,在糖尿病患者中表现更为明显。糖尿病患者更容易发生需要医疗护理的 ARF,这种程度的肾功能损害对年轻、健康的患者而言是微不足道的。因为糖尿病患者缺乏肾功能储备,任何危险性的事件如低血压或肾毒性药物都可能造成急性肾衰竭[13]。

(三)肾后性

尿路梗阻是主要的肾后性原因,在重症监护室 / 病房是相对少见的,因为它很少与急性发作肾衰竭有关[13]。梗阻多见于日常生活和泌尿系统疾病,如男性的前列腺问题,泌尿系肿瘤和结石的形成。

(四)急性肾小管损伤和急性肾损伤

内源性肾病(ARF)通常与肾组织病理检查的典型变化有关,这个病理改变叫做 ATN。它可以解释许多患者发生的肾脏突然衰竭到无功能(无尿和无废物排泄)的原因,但过一段时间经过人工支持后,可以恢复正常功能[20]。这是一个有争议的话题,主要研究者警告人们不要广泛使用 ATN 解释肾脏功能的病理生理学变化[3, 5]。现在的观点推荐肾脏衰竭更可能是功能性改变而不是结构性改变,更有可能通过能量产生的不平衡来解释,这种不平衡不足以在细胞水平上支持肾功能[5, 21]。

ATN 描述的肾小管损伤可能涵盖了新陈代谢的改变到细胞结构的完全溶解,肾小管细胞从肾小管基底膜脱落[22]。大多数 ICU 患者的 AKI 可能是多因素的结果,但可能涉及一个以上的机制,并不总是缺血性或者坏死性[16]。在重症疾病中,最常见的引起 ARF 的原因包括肾毒性药物的使用和长时间的低灌注或缺血[22]。这种类型的 ATN 可能通过感染、输血、肾毒性药物、或者合并心衰及心脏手术而加重。当然最开始的原因也可能是代谢异常或全身感染。

重症监护病房中 30% 的急性肾衰竭源于 ATN,这些患者的病因往往不易被辨识且合并多种合并症,如糖尿病、老龄、应注意是否曾应用不透射线的染料、强效和神经毒性药物,以及在潜在感染的炎症期是否曾行大手术。这一章节介绍重症疾病和急性肾衰竭,由于对病因的调整及治疗依赖于人工肾脏支持,患者的病死率可根据不同的诊断标准及治疗手段浮动于 28%~90%[4, 23]。

这一类型的肾脏功能受损尤其重要,由于急性肾小管坏死突然出现并造成急速的正常肾功能恶化,是任何严重疾病并造成其他机体器官衰竭的典型表现[4]。由于这种功能衰竭是由肾脏全部或局部的血流减少所致[24],因此往往体现在肾髓质及对血流减少敏感的周边区域。诸多因素均可导致这种肾脏血流减少,但常见原因为休克及其造成的低血压(见图 18.7)。管型细胞由于缺血而受损,导致肾单位基底膜的细胞脱落。这些脱落细胞最先是极性的丧失,之后细胞死亡。在肾小管基底膜上呈"斑块"状堆积[22]。另外一些细胞由于细胞凋亡机制(细胞自行死亡)在死亡前自行裂解(见第 22 章)。这一反应通过危急阶段一些个体细胞的"自我牺牲"而达到脏器自救。这种保护性反应通过一些肾小管的细胞死亡而减少了氧消耗,而其他细胞则为了修复而分化和 / 或复制,以此保证了一部分正常肾功能得以维持。

在此期间,细胞"残骸"堆积在肾小管,造成肾小管堵塞,而当液体流经这些堆积在肾小管基底膜上的"斑片"时造成回流。炎症反应因为细胞黏附因子和白细胞趋化因子的释放而被激活[25],而这可在急性期加重血管收缩和缺血[26]。回流作用和静止的肾小管液体导致形成浓缩,通过弥散作用,血液中的废物如尿素、肌酐及其他毒性物质的水平升高[25]。由于尿液流动的阻断,其毒性作用由于尿素、肌酐、钾离子和不明确的毒物等废物的堆积而出现升高。这是和 ATN 病理相关的 ARF 的临床表现,而现在我们更推荐应用急性肾功能损伤 AKI 来更好的描述疾病前期的整体表现,AKI 由不同原因导致,并可根据患者血清肌酐及尿量来对其严重程度而分级[1, 2]。

一些学者倾向于用"ATN"来描述 ARF,将 ATN 视为 ARF 急性期的一个替代[11],是由于更关注肾小管受损的病理生理机制,并认为该损伤是各种病因最终的结果。而最近,随着应用 ARF 描述疾病严重程度这一共识的统一,急性肾功能损害(AKI)如今被应用于反映其病理生理以及各种病因的结果,一些文章将两者混淆,如今我们可根据功能障碍是否能够恢复、对肾功能损伤的不可逆性而进行区分[1-3]。

肾脏是机体维持生命所必需的人体器官。肾脏与其他机体脏器间存在密切的联系,大脑、心脏、肝脏和肺脏依赖于"清洁"的血液而维持功能。ARF 患者的血液中毒性物质堆积造成器官功能障碍[27, 28],目前尚有大量上述脏器之间的关系有待研究[29]。

三、急性肾衰竭:分级和管理的临床和诊断指标

(一)临床评估

临床上对潜在肾衰竭患者的评估涉及很多的检查;然而其中的大部分不被应用于评估重症患者。临床病史对于鉴别已存在的肾脏疾病和分类,或对已明确的造成肾功能障碍的诸多因素尤为重要。由于 ICU 中的大部分肾脏功能不全的患者均合并肾前性功能不全和 ATN,因此用于检测肾功能的核心评估指标为尿量、血肌酐和尿素水平,以及其他全身性血流动力学指标包括心率、中心静脉压、血压和肺毛细血管楔压。这些指标对重症患者至关重要,其改变提供了诊断性依据。其他相关评估包括液体和电解质平衡将在第 9 章和 21 章描述。

1. 尿毒症的并发症

尿毒症的并发症受尿素的升高和因患者而异的影响。如果血清尿素氮升高很快,大于 20mmol/L 凝血可能受影响,皮疹和瘙痒可能发生。如果血浓度持续上升,神经功能会受影响,意识水平会有变化。在一些病例中高尿素氮水平会导致脑病[30]。

2. 心血管系统改变

心血管的改变可以作为急性肾损伤[31]的结果,既可以是直接作用于心肌,也可以是由于液体累积以及电解质紊乱。最令人担心的是液体过负荷,因

为危重患者抢救时的液体复苏和提供能量的肠内或肠外营养[32]未能及时排出。可能出现未能良好控制的心衰或肺水肿加重。电解质紊乱在严重 AKI 中经常出现,最需要关注的是高钾血症,可能会诱发严重的心律失常,随着钾离子水平升高,心电周期变得顿抑,最终可能出现无脉电活动。更多细节请参考第 11 章。

3. 呼吸系统改变

正如之前提到的,静水压力增加、肺间质液体转移障碍、肺泡毛细血管屏障受损导致肺水肿,肺换气功能受损。因为肾脏损伤和相关的严重疾病导致的代谢性酸中毒,呼吸频率也可能增加。

4. 血液系统改变

和 AKI 相关的主要血液系统改变是升高的尿素氮水平带来的抗凝作用。同时肾脏产生 90% 以上的促红细胞生成素[12],急性的 AKI 不导致贫血,更常见的贫血原因是出血相关的外伤、手术甚至医源性失血。

5. 神经系统改变

中枢神经系统的功能变化主要和尿素氮的升高、水钠平衡的破坏有关。严重时,患者可能出现意识和反应的丧失。

(二)诊断

在 AKI 的早期,根据患者的临床表现及病史相关的症状而对其进行明确诊断。肾脏疾病的既往病史涉及泌尿系感染、糖尿病、心功能衰竭,而系统性炎症反应往往有较高的相关性[12]。而手术及合并休克的危及生命的疾病等现病史,也和尿量水平下降存在良好的相关性。

重症监护室护士每小时测量患者尿量,他们很容易就能识别出肾功能障碍即将发生的关键迹象/情况,在不存在尿路梗阻的情况下,少尿应该被迅速处理,因为其提示了肾脏灌注的不足并且由于肾脏为了维持尿量的持续调节作用存在因而此时在一定意义上提示了观察的滞后性。持续少尿或无尿合并血清肌酐水平升高定义了肾衰竭。这一系列事件可被由专家集中讨论确定。"RIFLE"诊断标准——风险、损伤、衰竭和结果性诊断肾功能缺失和疾病终末阶段——提供了一个应用日趋广泛的对 AKI 的诊断及分类方法[3]。

（三）诊断共识：RIFLE 诊断标准

RIFLE 诊断标准详见图 18.6，应用肌酐水平升高和尿量的下降作为持续性肾脏功能衰竭的高度敏感性及特异性指征。这是一个非常有实用价值的分类系统，以分级肾功能的丧失，反映了在肾衰发生前对肾脏的损害阶段。在该诊断标准出现之前，肾脏功能衰竭之前出现的微小但颇为重要的肾脏功能丢失往往不能得到充分的重视[1]。这个方法提供了一个对肾脏功能缺失的统一标准，由此临床医师在对比患者和 / 或临床试验结果时便有了统一的"语言"，因而对临床实践及研究具有很大意义。由示意图的形状可知相较定义底层的部分，即数量虽少但须满足严格的条件（高特异性）而言更多患者可出现 ARF 相关肾脏"损伤"的症状并被视为"风险"（高敏感性）。

为了在本文中更好的理解 RIFLE 诊断标准，下列讨论有助于理解图表 18.6。在医院内，若患者的尿量小于 0.5ml/（kg•h）并持续 6 小时则应考虑存在肾脏损伤的风险。在这种情况时其血清肌酐水平则相应升高，提示了同时存在的肾小球滤过率的降低。降低肾脏风险有赖于一些基本措施如增加液体摄入并持续密切监测尿量，同时为了避免继续恶化应复查患者应用药物情况、血流动力学状态和其他可能出现的肾脏损伤原因。

当患者尿量进一步下降或较初次发现时略有恶化，合并尿量小于 0.5ml/（kg•h）或血清肌酐升高至正常两倍时，往往出现肾脏损伤，而该临床改变对正在出现的肾脏损伤具有高度敏感性。在这个阶段上述措施应准确实施并需要更多针对病因的调查。通过严密监测、血流动力学支持和液体管理，大部分患者不会进展至持续性肾脏衰竭。

临床进一步进展则为少尿，或尿量少于 0.5ml/（kg•h）持续 24 小时或无尿持续 12 小时。肌酐水平升高在此时为正常水平的 3 倍，并且尿量可少至无尿，此时应用该诊断标准应定义为肾功能"衰竭"水平。在该阶段，应考虑应用肾脏替代治疗，如果必要的话应将患者转入 ICU 继续接受治疗。推荐应用持续性治疗，或是持续性肾脏替代治疗（continuous renal replacement therapy，CRRT）。该名称更多的是针对于常见于 ICU 中应用的治疗模式。肾脏替代治疗指任何能够替代肾脏功能的方式，包括间歇性血液透析（intermittent haemodialysis，IHD）和腹膜透析（peritoneal dialysis，PD）。应当明确的是，在急性疾病进程中，很多患者从肾功能障碍发展至肾脏功能衰竭的进程十分迅速，并且往往在肾脏功能恶化至衰竭状态时仍不清楚确切病因。抽取血样测量血清肌酐水平和置入尿管测量患者尿量水平的时机也影响着诊断。往往在病程进展至衰竭阶段才做出诊断，而缺乏辨识 RIFLE 指南提出的风险及损伤阶段。对于一个重症疾病，血清肌酐水平、尿素、pH 和钾离子在 ICU 中可以规律获得，并可根据 RIFLE 标准来以此做出诊断。至少每天一次检测上述指标对于明确诊断和检测治疗对于 ICU 中接受 CRRT 的患者十分必要。而护士应知道上述生物标记物的正常实验结果以帮助理解肾脏功能衰竭及疾病管理。

往往患者已明确出现肾脏功能衰竭，出现无尿及尿毒症，或满足 RIFLE 诊断标准时才接受 CRRT 治疗。然而，对于可预见性出现肾脏功能衰竭并作为治疗手段来避免肾脏功能继续恶化或功能性肾脏恶化出现的合并症，对于一些患者则推荐早期应用 CRRT。

> **实践提示**
>
> 尿量减少是急性肾损伤重要的表现，然而，检查是否有尿管梗阻也很重要。有时没有尿管，但是做膀胱超声时也能发现一个充盈的膀胱。

四、急性肾损伤患者的管理

（一）减少肾脏的进一步损伤

明确诊断之后，接下来的管理以清除或限制任何可加重 ARF 病程恶化的因素为主。进一步的干预和检查应与病史和疾病表现相关。应做好以下几方面[13]：

- 进一步的血管内液体复苏（尽管处于少尿 - 无尿阶段）并通过应用正性肌力药物 / 血管收缩药物恢复患者血压
- 检查并明确是否存在泌尿系统堵塞，如果有应及时去除
- 避免对比 - 增强性放射学检查（避免影像放射增强剂的应用）
- 停止或限制任何肾脏毒性药物的使用，应用替代性、肾脏毒性较小的抗生素治疗感染

对于进展期 ARF 患者的初始治疗策略仍较保守，通过谨慎的液体管理（直到初始的液体复苏满足充分的循环容量）和血流动力学以尽可能地增加

尿量,抽取血液样本以监测尿素和电解质的改变,并限制或调整可能加重尿素和电解质累积的药物(如肠内或静脉营养)。

尽管完成上述努力,ARF 患者仍可出现危及生命的生化异常,如出现严重酸中毒和高钾血症(pH<7.1 和血钾离子>6.5mmol/L)则需要马上开始治疗,并可视为开始肾脏替代治疗的指征。尽管此时可能尚未出现血清肌酐值的升高、少尿或液体过负荷[33]。

(二)液体平衡

由于少尿和无尿是肾功能障碍关键的诊断和临床标志,减少液体摄入是必要的,以阻止血管超负荷和组织水肿,直到肾脏功能开始恢复或者肾脏替代治疗开始。减少或限制液体摄入对重症患者来说是个挑战,因为 24 小时内摄入 3L 液体对重症患者来说并不少见[34]。这种液体管理下需要 125ml/h 的尿量来维持平衡,而不考虑其他非显性丢失。可以采取一些策略来限制液体,如减少药物稀释。药剂师可以协助准备和传送药物。口服液体需要被限制,使用流程图监控,目的是达到规定的限制量。营养治疗对改善患者预后很重要,但也可能增加液体摄入量,肠内营养是最合适的重症患者喂养方法,标准的肠内营养需要每天 1.5L 的液体摄入量[35],营养对于 ARF 的患者很重要,因为受损的肾脏细胞需要生长和修复以及蛋白消耗[36]。热量密集的肠内营养方案(2kcal/ml)是推荐的限制液体的策略(参见第 19 章)。液体平衡表和一个清晰的关于每日最大液体摄入量的理解在这个阶段对于管理 AKI 十分重要。每日最大摄入 1.5L 是成年病患者的常见目标。没有办法做到很好的液体平衡,很有可能是因为营养支持的需要,这也经常是 CRRT 启动的原因之一[37]。

(三)电解质平衡

控制血清电解质,尤其是钾离子,对患者的稳定十分必要,因为过高或者过低的钾离子都可能导致危及生命的心律失常[38]。然而,磷、钙和钠也可能异常,可能需要减少、补充或者控制血清浓度避免中毒,如低钠血症可能导致精神状态的改变、意识受损,甚至癫痫发作[39]。

(四)酸碱平衡

酸碱平衡的控制是健康肾脏的另一个功能,而肾衰时,由于未排除的酸的积聚将导致代谢性酸中毒加重[39]。患者可以观察到增加的分钟通气量,这表明代偿酸中毒。这需要额外的能量和热量消耗,也是 RRT 的另一个指征,通过碳酸氢盐液体来控制酸中毒[39]。

(五)药物治疗和药代动力学改变

由于清除和分布容积的改变,临床管理 ARF 的患者,药物治疗方案需要改进。药物在人体中通过肝脏和其他器官的代谢形成水溶性的形式出现在尿中排出体外。因此,修改剂量(减量或给药频率)和监测血药浓度可以用来防止进一步的肾脏损害同时确保必要的临床疗效[40]。

氨基糖苷类是一组对于 AKI 患者来说需要特别调整和监测的抗生素[40],如果可以的话应避免使用或换用其他肾毒性小的抗生素。其他需要 ICU 注意的药物包括麻醉药物、组胺受体拮抗剂和 β 受体阻滞剂。

如果保守治疗失败,ARF 患者需要 CRRT,这使得血液药物浓度控制、减少毒素蓄积、清除液体和足够的营养支持得到了保证。启动 RRT 的适应证列在了提示框 18.1。一个适应证足以启动 RRT,两个及以上需要紧急启动。早期启动 RRT 被提倡,并被认为能迅速恢复肾脏。

框 18.1

成人重症缓则的推荐肾脏替代治疗开始指征[14]

- 少尿(尿量<200ml/12h)
- 无尿 / 严重少尿(尿量<50ml/12h)
- 高钾血症(K$^+$>6.5mmol/L)
- 严重酸中毒(pH<7.1)
- 氮质血症(尿素氮>30mmol/L)
- 临床明确的器官水肿(如肺)
- 尿毒症性脑病
- 尿毒症性胸膜炎
- 尿毒症性神经系统异常
- 严重血钠水平异常(Na$^+$>160mmol/L 或<115mmol/L)
- 高热
- 药物使用过量

五、肾脏透析

人体肾脏尽管有其复杂的生理功能,但其大部分功能可由一系列管理工程替代,其中包括人工

RRT，通过该治疗手段可延长个体生命。对于合并 ARF 的重症患者，这项工程主要集中于 RRT，而不是肾脏的内分泌功能。简要回顾与现代的发展相关联的 ICU 内透析和 RRT 的历史有助于理解一般的关键概念和方法，包括 PD。

（一）历史

透析作为描述 RRT 的代名词指废物通过膜的弥散作用而达到血液净化作用[41]。表 18.1 列举了透析发展中的重要历史事件。Kolff 转鼓式人工肾，作为最早出现的 RRT 设备（图 18.8），应用纤维素管缠绕一个木制骨架形成一个大型鼓状笼架构。纤维素醋酸盐（材质类似于"黏带"）管十分牢固，承受压力下并不出现爆裂且稳定性良好。缠绕有可经血流的纤维素管的鼓式结构浸于盛有弱盐水的容器中，当血液流经时，旋转的纤维素管可将废物通过弥散作用而交换。这种方式及机器本身作为如今应用现代化及先进透析膜的透析治疗中的核心组成部分拥有跨时代的意义。然而，这个系统得以安全使用的一个主要障碍为流经管路和膜时需要大量的血液。

体外管路中储存了大量血液这一障碍成为了日后发展的核心。发展目标为寻找一种滤过膜较 Kolff 相比可提供较大滤过面积供溶质交换同时需要较少血流量。为此，于 20 世纪 60 年代发明了至今尚为应用的空心 - 纤维滤过膜结构。自此透析技术得以显著发展，新型纤维膜应用多聚 - 聚砜及其他人工合成化学结构得以更好地模拟肾单位肾小球功能并能够转移废物和水，即一个有效的"人工肾"[42]。

表 18.1

透析发展史中的重要历史事件

时间及发明者	描述
1854 年：Thomas Graham，苏格兰化学家	第一次应用"透析"来描述通过牛膀胱的溶质转移，并关注于可移除溶质的膜的成分
20 世纪 20 年代：George Haas，德国医生	成功施行第一次人体透析，为 6 个患者完成了 6 次治疗。尽管 Haas 没有进一步完善，但仍被认为是透析的先行者
20 世纪 20—30 年代	人造高分子化学为醋酸纤维素膜提供了发展，构成了日后透析治疗发展的组成成分
20 世纪 40 年代：Willem Kolff，荷兰医师	发明了抗凝剂肝素，保证了第二次世界大战期间透析的发展，制造了 Kolff 转鼓式人工肾
20 世纪 40—50 年代：Kolff 和 Allis-Chalmers，美国	更新了 Kolff 转鼓式人工肾，并完成了更为先进的设备
20 世纪 50 年代：Fredrik Kill，挪威	发明了一种应用一种新型纤维素的并行盘状透析机，铜纺结构。该机器依赖一个泵将血液泵出流经膜并回流至体内
20 世纪 50—60 年代	透析开始被广泛应用于肾脏功能衰竭患者
20 世纪 60 年代：Richard Stewart 和 Dow 美国化学家	发明空心 - 纤维膜透析机应用一个由醋酸纤维素膜束组成的滤过膜，其中 11 000 根纤维提供了 $1m^2$ 的表面积
20 世纪 70 年代	Kramer 首次应用 CAVH 循环为尿毒症患者减轻水肿
20 世纪 80 年代	首次持续治疗应用血泵和 IV 泵来控制并维持液体循环：澳大利亚和新西兰首先应用该方法
20 世纪 90 年代	更多新型仪器被应用于其他治疗目的；GambroPrisma，Baxter BM 11+14 提供了泵控制治疗，可人工调整液体平衡。卡带式循环、人工启动；新型滤过膜
2000 年	更多治疗目的的驱动新型仪器，通过 Hygieia-Kimal 仪器可直接测量废液和置换液。介绍高通量液体交换率应用于脓毒症治疗。介绍 ICU 中应用"杂交"透析机：SLEDD 和 SLEDDf
2010 年	多种 CRRT 治疗机器；更为先进的图形界面及智能报警机制。废物排除系统。高流量、输送滤过膜

CAVH= 持续动脉静脉血液滤过；CRRT= 连续性肾脏替代治疗；SLEDD= 持续低效率的日常透析；SLEDDf= 持续低效率的每日透析

图18.8　KLOFF 透析机

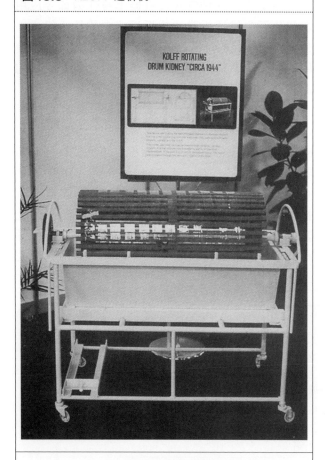

Reproduced from Thomas N. Haemodialysis. In: Thomas N, ed. Renal nursing. 2nd ed. London: Baillière Tindall; 2002.

　　现在将这种体外循环管路（extracorporeal circuit，EC）、血泵和滤过膜（或人工肾或透析机）的组合，加上护理管理的协助视为血液透析治疗。其主要组成部分在本质上与 20 世纪 60 年代首次应用时相同，而其核心滤过膜则被更新换代。在过去的 50 年中，工业和科学发展，尤其是塑料制模业和电子业的发展成就了当前透析技术的安全性、高效性，使得该技术为急慢性肾衰患者维持了生命[43, 44]。

　　这些科技 / 科学技术应用的关键在于护士，他们在透析运行的安全及效率中做了很多的工作[45]。护理透析患者需要专业的知识及相关技能，这就需要护士从门诊到 ICU 将患者管理的整体观念与肾脏衰竭患者的特殊需求结合起来，包括进一步最适合重症患者透析的合作方法[46-48]。

（二）透析护理的发展

　　诸多医疗的发展，包括复苏和休克的治疗，以及越来越多的患者接受重大手术或遭受创伤，带来了重症护理操作的发展及挑战。过去可能死于急性疾病的患者如今可得到存活，但可能发展成 ARF，或出现原发疾病的继发性脏器功能衰竭，表现为心脏或其他主要脏器。ARF 的病因及流行病学随之而改变。

　　历史上，ARF 患者在 ICU 中接受腹膜透析治疗，并不需要专业护士及医师。这项简单的技术通过向腹腔中输注透析液而清除废物，允许腹腔内的液体与回吸收至循环系统之前的液体进行弥散和渗透[49]。这项操作可由 ICU 护士和医师来完成，但并不能充分清除废物和过多的容量，与感染相关并且限制呼吸功能并加重葡萄糖不耐性[16, 49]。

　　1977 年，德国一位 ICU 医生 Peter kramer 受腹膜透析的限制性与召集护士及相关机器的过分耗时，而发明了一项通过在股动脉内植入一根导管而使血液流出并经滤过膜由股静脉回流的新技术。当血液流经滤过膜时，血浆中的水将被清除。这项技术被称为持续动脉静脉血液滤过（continuous arteriovenous haemofiltration，CAVH）。之后则被更名为缓慢持续性超滤（slow continuous ultrafiltration，SCUF），这项技术清除血浆中水分的同时通过以 200～600ml/h 的流速流经滤过膜时形成的被动排水系统而带走废物（溶质的对流作用）[50]。在治疗了 12 名 ICU 患者之后，Kramer 报告了这项技术的潜在治疗作用，尽管对于许多出现的 ARF 的重症患者而言，这种水平的超滤及废物清除作用不能完全满足其治疗需求。这标志着在 ICU 中由 ICU 护士和医生共同管理持续性 RRT 应用于 ARF 患者的开始。

（三）肾脏替代治疗的改进

　　尽管 Kramer 发明的 CAVH 可以清除体内过多的液体及一部分废物，但一个透析血泵可以完成更多的有效操作而使 ICU 中的 ARF 患者得到治疗益处。两个德国团队介绍了旋转血泵可以产生压力及稳定的血流，而这可满足对动脉搏动及流动的需要。这种方法，即持续静脉 - 静脉血液滤过（continuous venovenous hemofiltration，CVVH），可以以稳定的速度完成泵血并完成 100ml/h 的超滤量。这种治疗可以清除大量的血浆水分，当持续以相似于平衡血浆水分替代的置换量进行时，可达到高强度透析治疗相似的废物清除率，保证循环系统稳定，进一步修改。电路和过滤设置，在治疗中加入复杂的组件，通过血液滤过器实现透析液在膜纤维之间与血液流动相反方向的流动。这被称为连续静脉静脉血液透析滤过（continuous venovenous haemofdiafiltration, CVVHDf）[51]。

（四）腹膜透析原理

对于肾功能不全的患者，腹膜透析通过简单的渗透和扩散的物理过程实现充分的液体和毒素去除，维持平衡的目的。不同于体外循环的肾脏替代治疗，腹膜透析把腹膜作为滤过和扩散膜。腹膜有循环的直通路径，对电解质和代谢产物具有高通透性，可以达到肾脏替代治疗的目标[52]。

通过腹腔灌注由电解质和葡萄糖组成的等渗成分的透析液，使其在腹腔中停留足够的时间，形成以腹膜介导的血液和透析液之间的渗透梯度，排出透析液时，体内多余的水和代谢产物就可以清除。通过重复循环这个简单的过程，在 30～60 分钟内注入 1～3L 的透析液，就可以实现 AKI 患者的水电解质平衡[53,54]。如果持续多日重复进行的话，腹膜透析是一种温和但有效的透析，而且可以给予伴有或不伴有药物和饮食限制的 AKI 患者肾功能恢复缓冲时间，使他们在肾功能恢复期间达到液体和代谢的平衡。

腹膜透析液的配方和组合详见表 18.2。溶液中渗透成分的浓度变化（通常葡萄糖用百分比表示）会随着透析的频率和时间增加或降低液体清除的速度。同样的，透析液中的电解质的浓度将决定血液循环中电解质的清除速度，例如钾进入循环或清除。

表 18.2
腹膜透析常见置换液配方

	Baxter	Fersenius
容量（ml）	2 000	2 000
葡萄糖	2.5%	2.3%
钠（mmol/L）	132	134
钙（mmol/L）	1.25	1.25
镁（mmol/L）	0.25	0.5
乳酸	40	35
葡萄糖（g）	25	25
渗透压（mOsm/kg）	395	399

维持透析液的酸碱平衡也是很必要的，最初醋酸被加入透析液中来解决肾衰竭患者的酸中毒，现在更多地使用了乳酸，透析液中这两种成分是稳定的，在腹膜透析的过程中，将经由肝脏代谢，同时不

会导致过量的氢离子堆积。然而，危重患者通常有肝功能受损，限制这些成分在抑制酸中毒方面的功效。碳酸氢根离子可以作为优先的酸缓冲剂，但是溶液中的不稳定性和较高的生产成本限制了它的使用。

（五）腹膜透析的管理

腹膜透析的管理，除了透析管的插入和处方剂量，很大程度是护理的工作。当条件受限制（设备、电力和液体）或者 CRRT 不可用时，患有 AKI 的重症患者可以考虑腹膜透析。腹膜透析的透析频率主要取决于患者中经常出现的高代谢状态。主要的护理包括套管的护理、透析液成分的配置和透析液进入及流出腹腔的循环。频繁的血液检测是确定和影响腹膜透析治疗的关键。腹膜透析的常见问题包括：

- 因为加温液体灌注不足导致的热量丢失
- 腹内压升高，影响呼吸和肠道功能
- 插透析管或者治疗过程中的感染，以及透析液的污染

1. 管路的护理

软质聚氨酸酯套管是腹膜透析管的首选，对患者来说更舒适，不易造成腹腔穿孔，易于管理[53,54]。套管穿透腹壁并漂浮在腹腔（图 18.9），提供了感染的途径。对于急性插管过程中具体护理方式的研究是有限的。透析管的护理应该按照血管置管同样的护理原则。护理需要确保透析管通畅以保证流量和治疗的效果。挪动患者位置时应该注意管路位置[55]。

单腔透析管可被用于透析液的冲入，也可用于冲出。双腔透析管可以同时用来冲入和冲出，如同两根透析管[54]。透析管插入过程中可能会导致创伤，因为纤维的集聚，之后可能会产生结缔组织。肝素封管被建议用于预防管路的血栓和堵塞，如果使用肝素，必须后续监测是否有腹腔内出血。

2. 液体的选择

透析液的选择基于有特定的治疗目标。通过增加葡萄糖浓度来增加透析过程中的渗透梯度和液体清除。这些透析液可以通过腹膜被吸收入血，所以常规监测患者血糖浓度十分必要，特别是糖尿病患者。当透析液中增加、减少或停止糖负荷的时候，更要仔细评估血糖以防止系统性影响[55]。

图 18.9 PD 导管举例

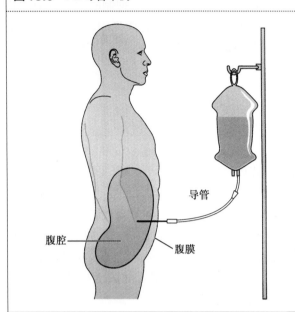

Adapted from National Kidney and Urologic Diseases Information Clearinghouse website, http://kidney.niddk.nih. gov/KUDiseases/pubs/peritoneal/index.aspx, with permission.

花费,在非发达国家,它可能是肾脏替代治疗的首要选项。在灾区存在多发创伤导致的 AKI 患者时,腹膜透析可以作为一种拯救生命的措施在更专业的医疗支持到来前。

图 18.10 PD 通路举例

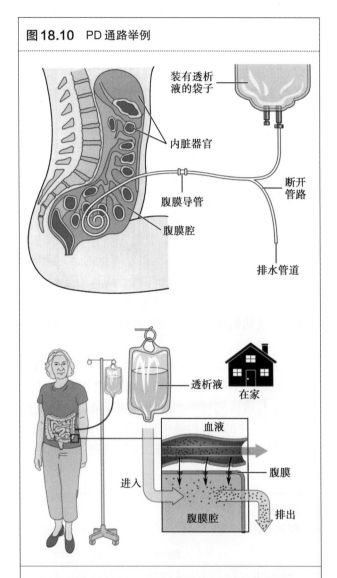

Adapted from National Kidney and Urologic Diseases Information Clearinghouse website, http://kidney.niddk.nih.gov/KUDiseases/pubs/peritoneal/index.aspx, with permission.

血钾在透析液中可以没有,以便于从血循环中清除,正如正常的肾功能一样。如果血钾水平正常,透析液中可以添加适量的钾防止继续丢失。氢离子缓冲也十分必要,必要的话可以使用碳酸氢根离子来确保酸碱平衡。腹膜的性质和以晶体液为基础的透析液意味着明显的蛋白质丢失,可以通过流出液估计。可能需要额外的蛋白质补充,以解决低蛋白血症的问题。

所有这些添加的处方要求有合适的剂量,以确保机体处于稳态。如果配置透析液,建议咨询药师。预配方有助于确定正确的处方剂量以及保持透析液稳定。

3. 通路的设计与管理

腹膜透析的通路设置有简单和复杂之分(图 18.10)。通过闭合的管路,机器可以提供 24 小时多袋透析液的循环,使用机器来进行腹膜透析节省了护士的时间,同时确保管路的闭合,减少了感染的风险。当然,使用机器循环管路更加复杂,需要更多动力源,这是腹膜透析的两个缺点。

现代的腹膜透析为 AKI 患者提供了一种现实的替代疗法,尽管它有很多限制,腹膜透析作为一种替代治疗可能被低估了。特殊情况下,腹膜透析也可以用于儿科患者。由于其操作简单以及较低的

(六)肾脏替代治疗方法

IHD 和 CRRT 均需要一个可以将血和液体泵出的机器;检测疗效的压力和流量装置;管路及滤器膜组成的体外循环系统(EC)(患者的体外通路);及连接患者循环及体外循环的导管(见图 18.11)。这个导管可将血液流出并回流至体内(作为"通路")。这种通路可由不同技术完成:

- 通过皮肤穿刺建立临时性导管,从动脉将血液引

流出并经过静脉回流至体内动静脉（arteriovenous, AV）通路

- 将动脉和静脉（通常在前臂）连接起来的外科手术，使用一根大血管用针连接以引出和返回血液（AV 瘘管）
- 在大静脉处置入一双腔导管分别进行引流及回流（静脉 - 静脉通路导管）

对于急性肾衰并已预期建立临时性治疗时推荐应用双腔导管[56, 57]。

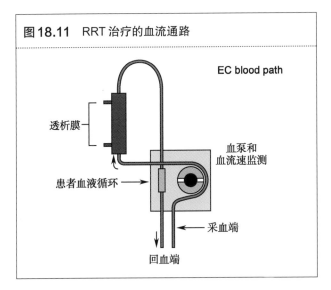

图 18.11　RRT 治疗的血流通路

EC blood path

透析膜

血泵和血流速监测

患者血液循环

采血端

回血端

（七）血液透析、血液滤过和血液透析滤过

实施 RRT 有多种方法。血液透析、血液滤过和血液透析滤过是对 ARF 患者实行人工肾脏替代治疗最为常用的三种办法。这三种方式的基础血流通路和循环方式可见示意图 18.11，并有必要复习一下这三种不同的循环通路以及从何处添加 RRT 置换液等问题，并对其进行一个基本理解。

对这三种设计而言，体外管路是其共同组成部分。三者的不同在于溶质（尿素、肌酐和其他废物）和溶液（血浆的水分）在通过滤器膜（人工肾）时是如何被清除的，及治疗的连续或间断性。这些由透析液与血液混合或暴露于血液、血液及液体的流速

及方向、如何排出废液并达到负平衡而决定的。液体及溶质交换的三种物理学机制为对流、弥散和超滤。表 18.3 列举了有关描述治疗时机、治疗的液体通路和溶质清除模式的相关缩写。

1. 对流

对流是指溶解的溶质在流经透析膜时随着血浆水分的滤过而完成清除的过程。对流一词来源于拉丁文 *conveherer*，意思是"伴随着清除或带走"[58]。该过程与肾脏肾小球的生理功能十分类似，随着血浆水分通过肾小管流经鲍曼囊时得到滤过。在 RRT 中，溶解的废物随着血浆中的水分而被清除；缺失的血浆水分则通过批量生产的人工血浆水分进行等量或少量的补充，以获得理想的液体平衡状态。这种血液清洁（净化）过程通常被认定为血液滤过。当在 ICU 中持续性应用血液滤过时，即可充分替代肾脏的必要功能，尤其在有效的液体平衡方面[33, 59]。图 18.12 示意了持续静脉 - 静脉血液滤过的循环及装置。

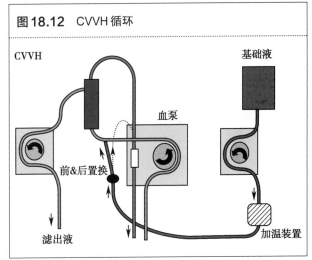

图 18.12　CVVH 循环

CVVH

基础液

血泵

前&后置换

滤出液

加温装置

2. 弥散

弥散指溶质在通过半透膜表面时从高浓度区域转移至相对低浓度区域的物理运动。因此，溶质的

表 18.3		
肾脏替代治疗的相关缩写		
治疗时机	通路	溶质清除的机制
I= 间断（intermittent）	A= 动脉（artery）	H（或 HF）= 血液滤过（haemofiltrationn）——对流
C= 持续（continuous）	V= 静脉（vein）	D（或 HD）= 血液透析（haemodialysis）——透析
S= 缓慢（slow）	AV= 动静脉（artery-vein）	HDF= 血液透析滤过（haemofiltration）——弥散和对流
	VV= 静脉静脉（vein-vein）	UF= 超滤（ultrafiltration）——血浆液体清除

转移依赖于浓度梯度[60]。因此较高的浓度梯度可获得更好的弥散清除率。当血液流经透析膜时，反映了正常血液生化水平的透析液体在透析膜的另一侧与血液相遇。随着透析膜两侧溶质的交换作用，弥散清除作用持续存在。随着"脏的"或是含有废物的血液经过透析膜，而"清洁的"新鲜透析液实时更新，这一过程便完成了有效的废物清除作用。这两种介质通常设定为对流或反向流动，以模拟肾脏正常肾单位的功能[61]。

弥散清除技术其强度和效率随着加快血液和透析液的流速而得以提高。这两个血流需要彼此维持稳定，为了达到弥散清除的效率，应保证透析液相等或略超过血流。间断透析治疗的常规设置血流和透析液流速为300ml/min。更快的血流速往往不能得到更好的效果除非透析液流速也随之提高，而当血液和透析液达到平衡状态时将不能再清除更多的废物。单独应用弥散来清除废物的方式被称为透析；当应用于血液时则被称为血液透析（haemodialysis，HD）。当间断应用时，即经常被应用于慢性肾衰竭患者的RRT治疗即称为IHD[62]。图18.13示意了IHD的循环设置。

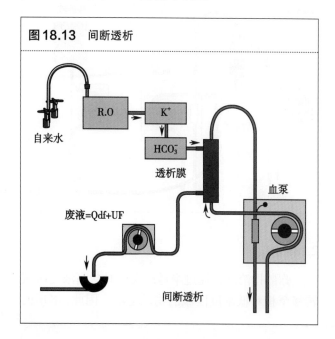

图18.13 间断透析

3. 超滤

超滤是一个通过血浆水分离开血液而达到体液或水分减少的过程[61]。透析护士通过测量患者治疗前后的体重而测量体液的减少量。这个方法最初被应用于维持液体平衡，即肾脏功能中非常重要的一项。该方法和对流作用清除溶质的唯一区别在

于清除的液体不被补充，因此不能被认为是一个充分的溶质管理方法。由于超滤可能会引起低血压，因而在不能进行液体替换时，应避免应用大剂量超滤。因此经常在透析期间间断应用小剂量超滤（如250ml/h持续4小时）。

RRT的不同模式及对于血流和液体的不同外科操作方法可获得不同的疗效。临床上可以将对流和弥散作用合并使用，即血液透析滤过（CVVHDf）[62]。弥散成分的增加（如提高CVVHDF的每日流量）可相应提高小分子物质的清除效率，如通过缓冲液钾离子和氢离子的交换。这一效果也可通过提高滤过液体流速（对流清除）而达到，并可增加大分子的清除效果，如合并严重感染和系统性炎症反应的脓毒症患者。图18.14示意了CVVHDf的循环及设备。

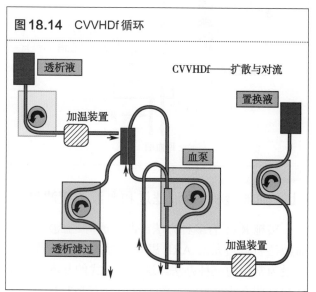

图18.14 CVVHDf循环

CVVHDf——扩散与对流

（八）CRRT的主要循环组成

为了准确适用及对RRT不同模式的"障碍排除"，护士必须对循环组成及其功能有明确的理解。

1. 滤过膜

滤器或血液滤过器是RRT系统中的首要功能组成部分，承担了血液与血浆水分的分离作用和/或完成通过膜时弥散而形成的溶质交换作用。滤器是由一个内含纵向排列的人造多聚内芯的塑料箱组成。关于滤器的一个示意图可见于图18.15。这些纤维是中空的，并伴随其长度有尺寸为15 000～30 000Da的小孔。这保证了血浆水分的通过，并携带溶解于其中的废物离开血液（多数分子大小<20 000Da），而较大的血浆蛋白和血细胞（至少60～70 000Da）则被

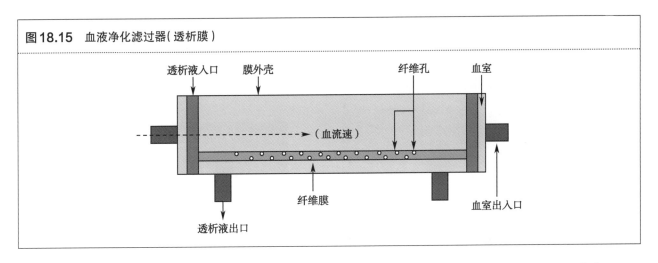

图 18.15　血液净化滤过器（透析膜）

透析液入口　膜外壳　　　　　纤维孔　血室

（血流速）

纤维膜　　　　　　　　血室出入口

透析液出口

留下。在该方法中与血液分离的血浆水分经过出口端和泵而被带离滤器，并可作为废物放置收集瓶或袋中，这种溶质的对流清除作用与正常肾脏滤过产生尿液类似。血浆水分的丢失则通过商品化血浆水分替代物来等量补充，这一过程可于滤器前、滤器后或同时进行。血浆水分替代物不含有代谢废物，通过持续补充，达到血液净化[63]。

横断面视图显示纵向合成纤维表达了血液出入塑料框外结构。在 CVVH 提供对流导数过程中，血浆水通过边上的超滤端口移动。在 CVVHDf 中，血液可以通过跨膜纤维暴露在流体中，因此可以实现扩散清除。

滤器膜可由不同材质构成：AN69（丙烯腈/钠甲基磺酸盐），PAN（聚丙烯腈）或 PA（聚酰胺）和聚砜[63]；然而，上述材料提供了相似的人工肾脏替代效果而实际选择则有赖于临床医师的喜好[46]。滤器应用于持续治疗模式中的最重要特征为：在低血流速度和循环压力时可提供高血浆水分清除率；对于在重症疾病中经常遇见的中等分子物质（500～15 000Da，如炎性因子）的高度通透性。

2. 血管通路

如上文所提，为了实现 CRRT 需要建立一个体外血流通路。对于重症患者而言，经常是在中心静脉处置入导管以建立静脉循环作为血管通路。血液从同一静脉流出并回流——即通过双腔导管建立的静脉 - 静脉通路（VV）。同样的操作通过动脉建立血管通路而从静脉回流至患者体内则称为动脉 - 静脉通路（AV）[57, 64]。由于患者动脉血压可以提供血液在体外管路中的驱动力，因此这个系统并不需要机械血泵。静脉 - 静脉血液滤过仅依赖一个静脉穿刺、由血泵提供的稳定的血流驱动力、并在出现感染或穿刺困难时可更换穿刺部位等优势[57]。尽管建立动静脉 - 驱动通路更为简单，且无需复杂的血泵系统和压力感受器等优势，但该方法被怀疑可引起重症患者动脉压降低而静脉压升高等循环问题。

应用于静脉 - 静脉通路的双腔导管其内径为 1.5～3mm，而当以其推荐方式应用时，导管末端可以在患者的静脉中有效地进行分隔从而避免已经过滤过作用的血液和未经滤过的血液形成混合[64]。这保证了经过滤过作用的血液并不是简单的通过人工肾脏流回体内，否则将有少量的废物清除作用被浪费掉，示意图见图 18.16A。导管需要足够细以置入静脉，而同时对于成人 CRRT 循环而言应保证能够提供至少 200ml/min 的血流速。导管的管腔纵切面提示了其可以存在不同的排列方式（图 18.16B）。目前尚无证据表明哪种方式更具优势，但中心的直径越大，患者在 CRRT 治疗中越不易出现管路阻塞。在导管置入于静脉后，血流往往是充足的，而后由于不同护理操作及患者活动等因素可造成管路阻塞从而表现为血流减少，并伴随着低压力静脉系统的出现[65]。

穿刺的位置可能会受到护理措施的影响。穿刺部位经常选用锁骨下和股静脉，以及颈内静脉[64]。有趣的是，锁骨下更易于穿刺和固定、持续观察且患者感觉较舒适，但更易在血流稳定性上出现问题。治疗性和自发性的咳嗽及呼吸加上患者的直立体位均可引起胸腔内压力改变，而隐藏锁骨下穿刺导管部位的血流。尽管股静脉穿刺并不产生上述问题，但由于腹股沟和髋关节的活动而引起相应的血流问题[65]。

患者在床上的位置影响导管的流动性能，自发的运动以及特定体位的活动已经成为重症护理中预防压疮的一部分，与血管壁的接触以及由于患者体位变化而导致的导管的弯曲可导致导管出口端以及入口端的堵塞。这些因素可引起体外循环管路血流

图18.16 A. CRRT 的血管通路；B. CRRT 双腔导管剖面图

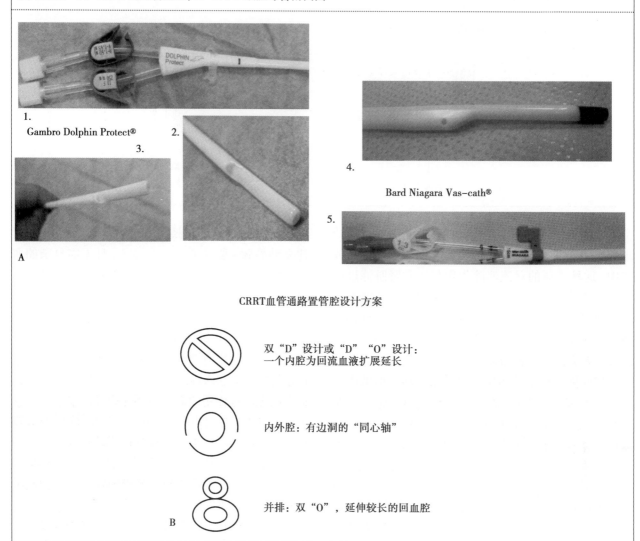

A

Gambro Dolphin Protect®

Bard Niagara Vas-cath®

CRRT血管通路置管腔设计方案

双"D"设计或"D""O"设计：
一个内腔为回流血液扩展延长

内外腔：有边洞的"同心轴"

并排：双"O"，延伸较长的回血腔

B

速的降低[65, 66]，并且这些因素可以在多普勒血流探头上显示出来。

3. 血泵

　　在静脉 - 静脉模式中，泵作为患者血流通过体外管路与机体相连的一个重要组成成分（图 18.17），可推动管路中的血液以蠕动方式（通过对管路的挤压），挤压管路中的血压但并不与血液直接接触。血泵以某种速度带动未经滤过的新鲜血液流向滤器，使其清除代谢产物。

　　血泵是一金属装置，其中心为一个逆时针旋转轴并驱动着两个转轮。血流管路在刚性装置中静止不动，并由转轮的外表面通过转轮的 180° 旋转作用而受到挤压。这意味着两个转轮中的一个持续挤压管路，将血液向前推动。这挤压作用并不是完全连续的，期间有一短暂间隙（<0.5 秒）用以管路重置新鲜的血液而并未进行挤压。被挤压的管路在转轮后重新扩张并通过体外管路而充满新鲜血液。

4. 静脉回流排气装置

　　该装置为一个小型垂直位的收集槽，通过使通过其中的血液中的气体达到其顶端而阻止体外通路中的气泡进入患者的循环系统（图 18.18）。静脉压通常是通过一个与该收集槽顶端相连的管路测得，且额外的液体可由一个二级管路通过该装置而补

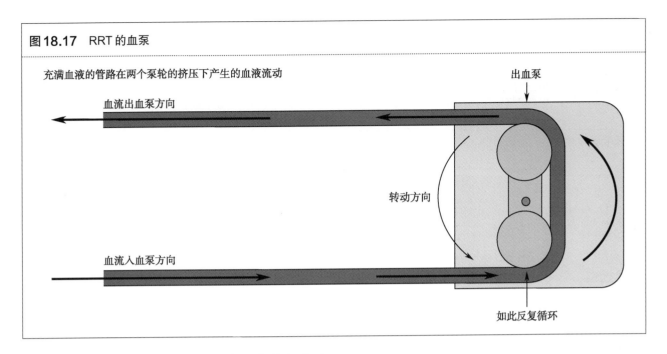

图 18.17　RRT 的血泵

充满血液的管路在两个泵轮的挤压下产生的血液流动

血流出血泵方向

血流入血泵方向

出血泵

转动方向

如此反复循环

充。为了避免超过压力监测线，该装置中的血液平面位置必须低于顶端。推荐调整血液平面接近满水平但应允许对灌注的血液进行视觉观察以保证其中已排除气泡[67]。由于在该装置中存在气 - 血接触，这作为静脉装置中潜在的凝血激活源头，甚至可导致循环失败[46, 66, 67]。

当应用后稀释法通过该排气装置补充置换液体时可形成一个血浆液体层从而抬高血液层面，由此可能阻止该表面血液中气泡的产生并避免气体与血液的接触[68]。

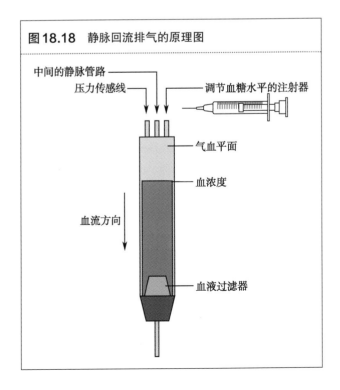

图 18.18　静脉回流排气的原理图

中间的静脉管路

压力传感线

调节血糖水平的注射器

气血平面

血浓度

血流方向

血液过滤器

5. 抗凝

几种不同药物被应用于组织体外管路中血液的抗凝；肝素、前列环素及枸橼酸钠经常被单独或作为组合使用（表 18.4）[69-71]。多种凝血机制在血液与塑料管路及滤器的多聚纤维膜接触时被激活。这是血液系统在接触非生物表面时的一种正常生理机制。使用抗凝药物旨在推迟体外血凝块的形成，特别是在滤器中多层叠加的纤维膜中。由于钙离子、血小板和凝血酶在血凝块形成中至关重要[66]，这些药物便以其中的一个或多个作为靶点。由于当血液从体外管路回流至机体时可能造成出血，因此这些靶向作用不能太过强烈[66]。

肝素以其价格低廉、广泛适用并可被鱼精蛋白中和其作用等优势而被经常应用[69]。尽管目前对于持续肾脏替代治疗中具体在哪个部位加入抗凝药物尚存争议，但临床常在血液流经滤器前在管路中加入肝素[72, 73]。通常在循环装置连接前通过该通路本身或静脉通路给予负荷剂量。维持剂量[5～15U/(kg•h)]可通过相关实验室检查及视觉观察体外管路中的血凝块来进行调整，特别应注意静脉排气装置。

枸橼酸是除肝素外另一个常被应用于肾脏替代治疗的抗凝药物。枸橼酸缓冲患者的 pH 并通过螯合钙离子来降低患者血清离子钙水平。对于抗凝而言，枸橼酸的剂量及给药频率应以维持肾脏替代治疗患者的血离子钙水平下降速度低于 0.3mmol/L 为目标[74, 75]。由于血离子钙是凝血系统形成稳定血凝

表18.4
CRRT中常用的抗凝药物

药物	优点	缺点
肝素	价格低廉、应用广泛、其效果容易被药物拮抗、监测简单、半衰期短	过敏反应、肝素诱导血小板减少症、系统性出血风险较高
低分子肝素	价格适中、应用日趋广泛、不易出现过敏反应	监测困难、不易被拮抗、半衰期长、不同类型低分子肝素的应用剂量不同
前列环素	作用短暂、有抑制血小板活性的生理作用、不加重其他药物的作用	价格昂贵、不能对其作用进行监测、治疗效果的浓度窗较窄故易引起低血压、个别患者对血流动力学影响敏感、溶液状态不稳定
枸橼酸盐	对体外管路的局限性抗凝作用、"局部抗凝"、可延长管路使用时间	持续分解代谢须给药充足（须严密监测血离子钙水平）须在体外管路中补充给药并添加置换液
无抗凝（生理盐水冲洗）	无副作用、不加重凝血系统不稳定及肝衰竭患者的风险	管路应用时间短暂、消耗凝血成分、生理盐水冲洗时可面临液体过负荷风险、尚无证据表明该方法存在任何优点

块过程中不可或缺的一部分，因此可通过结合或螯合血离子钙而达到抗凝效果[75]。与肝素的给药方式相似，向CRRT循环通路中持续输注枸橼酸。澳大利亚的一项新型模式将枸橼酸作为肾脏替代治疗置换液的添加药物。当体外循环通路中的血液回流至机体循环时与机体系统血液混合而血钙水平恢复至正常；未与钙离子结合的游离枸橼酸被肝脏代谢产生二氧化碳和碳酸氢盐作为必要的缓冲[74, 75]。一部分与枸橼酸结合的钙离子随着废液而丢失，因此，需要间断输注钙以维持正常的血钙水平（1.0～1.3mmol/L）[74]。通过该方法，体外循环通路中的血液被抗凝，而机体中的血液则被恢复至正常状态（也被称为"局部"抗凝），因此，该抗凝方法较肝素更为安全，并可在机体凝血机制尚未成熟的时候应用于体外自主抗凝[76, 77]。由于枸橼酸抗凝的复杂生理机制，一系列不同的操作流程被应用于临床[78]。并不是所有方式均被应用在同一监护室中，实际上往往是临床医生根据自身科室经验自行调整给药方式。近期的一些综述提供了各项抗凝方式的汇总[79]。

正常凝血时间是一项在实验室条件下测量血液凝固所需时间的实验室检查，被推荐用于调整CRRT中抗凝药物的治疗剂量。对于不同抗凝药物而言，其作用于凝血瀑布的靶点不同因此应选择不同的实验室检查对其进行监测。无论应用任何一种抗凝药物时，应衡量其抗凝效应及随之而来的出血风险。出血风险在不同患者身上表现不同，与疾病本身、合并肝功能衰竭及应用其他抗凝药物如活化蛋白C相关。

6. 液体及液体平衡

任何肾脏替代治疗的一个重要组成是在血液滤过时通过对置换液的管理而达到某种溶质的减少（表18.5）。在透析治疗中也应用同样的生理平衡液。对以高钾血症为肾脏替代治疗适应证的患者应用低钾置换液既可快速清除血钾。为了避免低钾血症的出现，应在置换液之后补充钾离子。澳大利亚及新西兰存在商品化成品置换液，根据缓冲酸的不同分为两种：乳酸及碳酸氢盐（图18.19）。由于乳酸可通过心血管抑制作用而影响心脏功能，并造成难以解释的血乳酸水平增高，一些小型研究对比了乳酸和碳酸盐缓冲液的应用情况。由于循环功能不全和肝功能衰竭的患者体内乳酸的累积提示了肝脏代谢乳酸为二氧化碳的作用不充分并形成酸中毒，因此在一些机构中，避免上述患者应用乳酸置换液。尽管在危重患者中碳酸氢盐较乳酸盐置换液具有一些优势，但由于其价格昂贵，临床医师往往预测患者可能出现乳酸堆积或在乳酸水平升高之后才会选择碳酸氢盐置换液。

价格昂贵、重置碳酸氢盐置换液及人工灌装大剂量置换袋等问题，催生了人们对床旁通过水泵制造"在线"置换液的浓厚兴趣。该操作流程可使治疗变得经济实惠、且不需要护士更换置换液，尽管需要一个复杂而昂贵的可逆渗透装置，但该装置的前期投入可被其大量在线生产的置换液而带来的利益所抵消。因为上述原因这种装置可以在某些中心中应用，并在ICU日常透析模式以及扩展透析模式中作为一种治疗的选择。

肾脏替代治疗中一项重要的护理职责便是维持

表18.5

血浆和常用 CRRT 液体的生化对比

	血浆	盐溶液	Baxter 置换液	Gambro 置换液	Baxter 血滤枸橼酸液
钠（mmol/L）	136～145	150	140	140	152
氯（mmol/L）	98～107	150	113.5	109.5	99
钾（mmol/L）	3.5～5.1	0	4.0 或 2.0	4.0 或 2.0	5
碳酸氢根（mmol/L）	22～29	0	35	32	0
钙	2.15～2.55	0	1.75	1.75	0
镁	0.66～1.07	0	0.5	0.5	0
枸橼酸	0	0	0	0	90
乳酸	0.5～2.2	0	0	3.0	0.0
pH 值	7.35～7.45	4.0～7.0	7.4	7.0～8.5	5～6.5
渗透压	280～300	300	300.3	287	270

ᵃAdult ranges reproduced with permission from: plasmahttp://www.austinpathology.org.au/test-directory.

图18.19　双室碳酸氢盐置换液

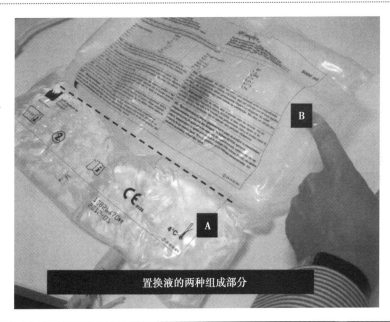

碳酸氢盐CRRT液体
主袋：碳酸氢盐–B
小包：电解质–A

钾离子0mmol/L或
钾离子4mmol/L

无葡萄糖

置换液的两种组成部分

液体平衡。现在大部分机器均可提供肾脏替代治疗的模式选择界面，包括自动液体平衡系统。可根据责任护士提供的入量而定液体处方。由于每小时内可交换大量液体（25～35ml/Kg），机器默认设置为零平衡，即全部输入液体无论是透析液或是置换液均被置换或平衡掉。由于机器不能直接从患者给予或减少液体，因此应建立液体维持制度。该制度也是基于入量和出量平衡建立的。举例说明（如图18.20），如果患者的输液量较丢失量多，如急性肾衰竭患者便需要 CRRT 来去除额外的液体，因此给予较少的置换液或是产生更多的废液。

忽略液体置换评估的准确性，对液体平衡状态的评估应优先于治疗本身，应至少每日两次对患者液体状态进行评估。患者微小的体温改变、液体推注、腹泻及多变的喂养吸收均可造成常规液体维持以外的液体丢失。随着治疗时间的推移，这种液体丢失累积可造成机体液体减少甚至出现脱水[86]。正常体重患者可通过对该状态的评估而获得补充。尽管置换液为平衡液，但仍可出现电解质水平失衡。应注意常规评估液体及电解质情况，特别是钾、钠和镁。

图18.20　床旁液体平衡计算图

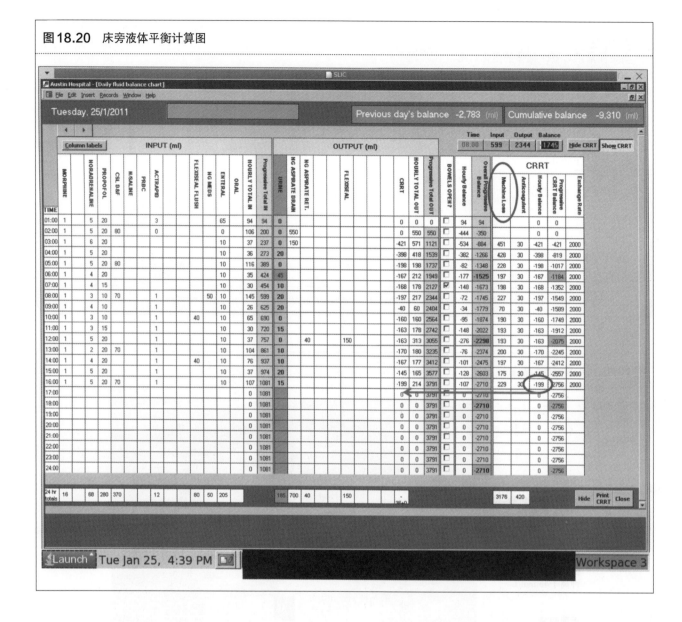

实践提示

在 CRRT 期间，液体量的排除是由医生规定的，护士需要计算每小时的液体平衡。如果治疗时间过长，还需要分时间段几次进行计算。

（九）患者的管理

护理的流程以前专注于 CRRT 的机器的启动、患者准备和系统的使用，因为这是护士学习操作 - 机器 - 患者的必要的培训途径[87]。现在的 CRRT 机器高度自动化，具有先进的软件、管路图示和文字提示，提供了连续分步的启动、患者连接管路和报警的处理步骤。使得床旁的文件显得多余，护士往往不需要任何纸质说明书或者屏幕上的图片就可以完成 CRRT 机器的准备。然而，临床知识、技能和管理危重患者的责任不应被低估。世界范围内 CRRT 时护士和患者的比例通常为 1:1，说明尽管机器高度自动化，仍需要关注患者[88]。在 ICU 看护 CRRT 患者和在透析室看护 3～4 名在不同时间进行的慢性肾衰竭患者的透析治疗是不同的。在 ICU 的患者通常是多脏器功能衰竭状态，气管插管需要机械通气，需要血管活性药物，肠内喂养，许多需要静脉注射很多药物及在有无镇静药物时神经系统的下降。这需要综合的护理技术。除了全面的护理还包括对长期卧床昏迷患者的所有护理。

正确的监测机器功能，确保可靠的血流速，当置换液袋空或废液袋满及时的换袋，调整和持续地监测稳定的抗凝，监测机体代谢稳定的参数包括电解质、酸碱及体温代表了 ICU 护理需要的技能[57, 68]。

对于 ICU 护士来说，机器和管路的准备、连接以及必要时的停止、断开也是更进一步的技能和知识。这些因素的考虑表明了为什么护士特别注意这项新的治疗什么时候开始、什么时候稳定以及尽可能持续的运行。治疗的目的在于确保溶质、酸碱和液体平衡在掌握之中。ICU 中的医生和护士关键的共同使命就是确保治疗是连续的，因为频繁的停止和重启工作量很大，也可能引起患者的不稳定[89]。

表 18.6 提供了床旁使用的关键的护理操作及干预措施的总结，以作为 ICU 中 CRRT 使用相关护理知识和技能的参考。这条信息同样对于任何的 CRRT 机器来说都是通用的，但不包含详细的抗凝方案。CRRT 的使用技术通常占主导地位，并且与机器的设置、管路连接及袋子管理相比更被重视。为了使实践更安全，可以快速参考"一页"列表来进行检查或补充（图 18.21）。

表 18.6
解决问题的指导：CRRT 主要护理实践和护理措施

护理方面	潜在问题	核心护理操作
治疗前患者及仪器 / 设备的准备	1. 仪器报警和操作失败在开始治疗时 2. 夹杂空气 3. 液体设置错误 4. 液体 / 电解质不恰当 5. 机器与患者距离太远或机器放置在工作人员视野之外	1. 仪器检测和 / 或完善检查 2. 复查循环管路的所有线路连接 3. 交叉检查设置 4. 复查液体，如所需的额外液体 5. 根据导管进入的部位来固定机器：股静脉放在足部，锁骨下静脉放在床边，颈静脉放在床头，屏幕对着工作人员的办公桌或电脑 推荐：有自己的预启动检查流程（纸质文档列表）
系统连接及起始治疗	1. 管路连接受阻 / 失败 2. 低血压	1. 预连接并检测液体回流（静脉）管路和流出（动脉）管路 2. 建立循环管路并通过管理给予基础液体 a. 应用血管活性药物维持血压 b. 缓慢开始血泵并小幅提高速度直至血液压充满管路 推荐：两名护士完成管路建立。在循环管路被血液充满且按照处方速度进行后再开始液体置换或清除。
使用中出现的问题，尤其是液体平衡	1. 压力过低："动脉报警" 2. 压力过高："静脉报警" 3. 高 TMP 报警 4. 空气检测报警 5. 低体温 6. 液体平衡错误 7. 电解质失平衡	1. 维持管路成直线，避免打结 2. 在通路和循环线路之间避免设置过多的连接或开关 3. 血泵速度>150ml/min 4. 确保静脉槽中充满并高过空气检测器，移除气泡 5. 设置温度为 37℃ 6. 应用表格计算包括抗凝药物在内的所有液体 7. 常在治疗 24～48 小时候须补充钾；一些患者尽管为进行肾功能不全仍表现为低钾 推荐：每小时进行监测并重新计算液体平衡，特别是重症患者和较生疏的医师
抗凝的监测和调整	1. 管路中过早出现血凝块	1. 在开始治疗的 6 小时后和之后的每天应检查并检测抗凝治疗效果 a. 维持充分的治疗剂量 b. 应用预稀释 c. 应用血泵速度超过 150ml/min d. 应用大孔径管路并维持其不被堵塞 e. 维持血泵操作：停顿不超过 30s 推荐：如果频繁出现问题，在应用大剂量抗凝药物之前应检查血流是否堵塞；如出现堵塞则需要更换管路
通路护理	1. 管路移动 2. 管路感染 3. 管路堵塞	1. 确保管路固定在位 2. 确保无菌操作；监测感染源 3. 当超过 4 小时不应用时应用肝素封管 推荐：应用灵活连接管路，避免出现堵塞
生命体征监测	1. 心动过速、低血压、发热	1. 每小时监测生命体征，考虑应用 CRRT 带来的相关变化；如低 CVP 与液体丢失有关 推荐：CRRT 治疗中应每 2～4 小时记录 CVP；CVP 可作为每日容量控制指标

续表

护理方面	潜在问题	核心护理操作
滤器功能评估	1. 滤器突然出现血凝块致血液不能回流 2. 溶质清除不足	1. 如果跨膜压（TMP）或滤前压（P-IN）>250mmHg，应考虑通过向管路中灌注生理盐水来回流血液并终止治疗。 a. 观察静脉壶血栓形成情况。如果静脉压过高，>150mmHg，考虑选择性地回血治疗 2. 监测患者尿酸及肌酐水平；应下降或呈稳定水平 推荐：静脉槽中的血液流动是可视的；为监测血凝形成，可通过降低血液平面和／或通过给予少量生理盐水（100ml）
治疗中断和体外管路的断连	1. 管路阻塞／血凝 2. 非故意血流流失 3. 感染风险	1. 在停用时间超过4小时时应用肝素封管。应用1 000IU/ml 并根据不同仪器来补充容量 2. 出现血凝块之前终止治疗，回流患者血液 3. 无菌操作 推荐：其管路不能作为其他用途
程序性暂停	1. 暂停前维持循环 2. 感染 3. 疏忽性液体管理	1. 清除循环管路中储存的过多液体，维持血泵中生理盐水冲洗 2. 管路应用超过24小时或超过6小时重新应用时应考虑更换管路 3. 重新启动后，液体转移导致的过多液体丢失应重置RRT治疗方案 推荐：暂时性停用时应给予5 000IU肝素于管路中，并在连接前应用200～300ml生理盐水进行冲洗；对该程序应添加标记

CRRT=continuous renal replacement therapy; CVP =central venous pressure; MAP=mean arterial pressure; TMP=trans-membrane pressure.

图18.21　澳大利亚墨尔本奥斯汀健康中心 CRRT 查核表

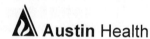

Shift check list CRRT as CVVH：Infomed HF 440

检查	原理
与患者相关的机器的防治位置–血管线路不要太紧–（过度）拉伸	患者的移动可能会导致血管部位与固定胶带的过度牵拉
及时停止	机器可以随时停止避免不必要的移动以及危险发生
液体：核对钾离子，两个袋子在同一高度，都用两个夹子钳住	液体应该以同等速度排空，减少与混合，若悬挂在不同高度，称的警报将会响起
废液瓶稳定悬挂，准备好废水泵软管，盘绕在机器支架上	废液瓶的重量应>16kg。应该悬挂稳定，避免警报响起。软管准备好防止滴水
静脉腔充满并检查有无血凝块	为防止漏水应慢慢调整这个数值，腔内充满气体/空气并且当使用碳酸氢盐液体时，允许液位的下降
Luer注射器（10ml），三通，注射器头端与阀盖（红色）对齐–用于调整腔室	Luer注射器应用期间不充满/完全排空，如果三通不小心同时打开两个腔室，红色阀盖会阻断静脉血腔与血滤通路
屏幕设置与警报	
血流速度	标准是200ml/min
超滤速度	CVVH是200ml/h
前稀释比率	CVVH时50:50（枸橼酸70%的用量）
重量减少/液体减少比率ml/h	检查目标–目标脱水量
下一种干预（h:min）	换带或液体空的实践
温度设置	目标温度37℃，根据患者需要进行调整
静脉+10~+150mmhg（受血流速度与管内堵塞的情况，进入管路–蓝色管腔）	这个压力是相对积极，在循环管路中测量，50~100 mmHg
动脉压力–150~10mmHg（受血流速影响，进入管时红色管腔）	这个压力相对消极，在出口段测量的压力–50~100mmHg
跨膜压力（pin+pv）/2–puf	表明透析膜的凝血/堵塞，最初200mmHg，当超过250mmHg，操作应该停止
抗凝和处方	核查药物及处方的准确性

（十）持续肾脏替代治疗仪器

目前 ICU 中有多种仪器应用于持续肾脏替代治疗。识别 ICU 中应用的仪器是护士经常面对的一个问题,尽管近期一些文章提供了不同仪器的对比,但对于指导选择仪器方面的指南仍然是相对空白[90,91]。表 18.7 列举了常用仪器的区别,图 18.22 和图 18.23 两种仪器使用的主要技术差异。

图18.23　AquariusV4 血液净化机

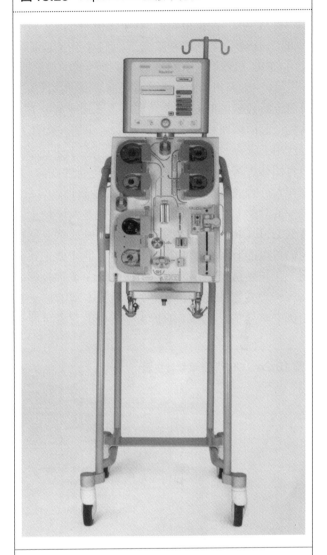

Image courtesy of Nikkiso, Sydney, Australia.

图18.22　Prismaflex 血液净化机

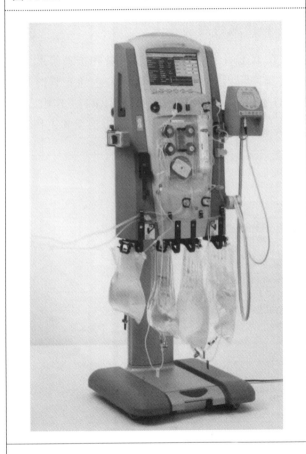

Courtesy Gambro Australia

表18.7
仪器设计和系统方法的区别

仪器类型	废液收集	滤过膜	循环管路	压力监控	初始准备
A	一个 5L 收集袋,充满后需更换	AN69,特定适用,不可更换	整套,多用途,适用所有模式	压力传感器置于管路中	全自动
B	1～4 个收集袋或 20L 收集瓶直接由泵排出,无需手动操作	不固定,可选择其他滤过膜	管路分断需连接,适用特定模式	压力传感器为独立线路	部分自动

（十一）CRRT 的教学和训练

自从 1980 年到 20 世纪 90 年代初期 CRRT 被引入 ICU，医学公司开展和扩大了他们对于 ICU 护士使用 CRRT 机器以及 AKI 患者的护理等教学和培训。在医院，一台新机器的引入或者之前从没进行过人工肾脏支持经验的 ICU 可能开展小组形式或整个 ICU 队列一起的培训和教学。更常见的情况是，CRRT 已经应用于床旁多年，教育或培训的重点在于建立小的教育团体去培训新的程序以及方法，更新的观念，新工作人员的培训以及与研究方面的专业培训。

成功的 CRRT 教育和培训的关键是发展护士管理 ICU 中 CRRT 的临床经验，然后鼓励这些专家在他们可以的时候去指导其他人。这可能需要正式分配一位护士这个角色，例如一个 ICU 中负责教学的临床护理专家的角色，或者安排经验丰富的护士在轮班中教导学习 CRRT 的护士。这些教育者可能已经负责了 ICU 多方面的教学，但是不管有没有专门的教学角色，在 7/24 背景下的 ICU，定义一小组的护士作为 CRRT 的冠军，来教育和支持其他人进行 CRRT 训练是一种常见和成功的做法[47, 87, 88]。

图 18.24 为本地教学和培训活动提供了一系列的教育主题建议。这些活动可以按顺序安排在数周内进行，以便于临床与模拟操作更加有力的结合[46, 88]。有报告指出，将模拟教学加入到 CRRT 的教育计划里，可以改善 CRRT 滤器使用寿命，可以提高患者疗效降低治疗成本[92]。

图 18.25 显示的是 CRRT 的模拟治疗。

质量和措施的成功

在 ICU 中维持 CRRT 的质量和护理经验和使用的频率以及使用者的人数有关。当有长时期的 CRRT 使用，或者 ICU 有大量的 CRRT 工作组成员，确保了能力胜任挑战。正常的能力检查和工作组评

图 18.24　CRRT 建议教育主题

教育主题	主要内容
急性肾衰竭和重症疾病	肾脏生理学、急性肾损伤的诊断、定义、icu 护理，休克，脓毒症
溶剂和溶质清除方式	扩散与合成；基础化学知识；人工肾脏的组成
CRRT 的技术相关	命名法；不同模式的连接及设置的关键步骤
液体与液体平衡	液体，液体组成及其添加成分、处方和管理图表、关键术语
抗凝	抗凝的生理学，不同药物及不同抗凝方法，抗凝的监控
机器以及体外循环管路	实践：关键设备的设计、传感器及警报装置，电路组装，启动与准备
患者护理	电路与机器和患者的拦截，治疗期间的管理，常见问题的检测，治疗的停止

图 18.25　CRRT 模拟演示

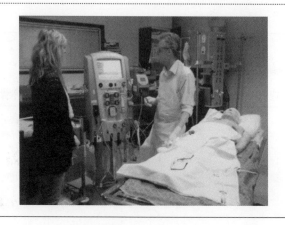

CRRT模拟

- 应用一个娃娃模拟患者
- 将食品染料添加到生理盐水中作为红色的血液
- 将一根导管插入袋子中，并用缆绳扎紧密封
- 将袋子放在可以看到通路的玩偶上，如股骨部位
- 准备一个未消毒或者旧的回路
- 展示或者模拟程序
- Prismalflex 在此图展示

估可以根据任务资源的分配而定[88]，但是如果几个患者频繁使用 CRRT 治疗，这样的检查可能不能反映出能力的问题。当进行 CRRT 时，最有用的质量评价方法可能是滤器寿命（如图 18.26）。这个差别经常用来比较不同抗凝方式的差异，但也是管路和血流的可靠性、机器功能及使用者能力评估的有效方法[93]。管路或滤器寿命在文献中差异很大，尽管缺少一个清晰的临床定义，发表的数据表明滤器寿命的中位数是 21 小时[94, 95]。4～6 小时这种很短的滤器寿命反映出了临床问题，在下次治疗前进行专业的回顾反思很必要。

（十二）特殊的情况

1. 儿科：婴儿及 3～30kg 体重的儿童

　　婴儿和小儿的透析及血滤应用是个特殊的领域，许多成人 CRRT 的应用，只适用于大于 15kg 的患者[96]。这组患者，由于身高和体重，主要的不同点包括：①使用更小的滤器膜和更小的管路，减少循环容量的影响；②根据体重选择更细的血滤管，首选股静脉；③血流率设置在 3～5ml/（kg•min），根据 2L/（1.73m^2•h）模式设置；④注意预防低体温，这在婴儿和幼儿中很常见[97]。抗凝方式和成人相同，但注意婴幼儿减少药物剂量[97]。

2. 体外膜肺氧合

　　体外膜肺氧合（extracorporeal membrane oxygenation, ECMO）越来越多地应用于呼吸衰竭导致的难治性低氧血症或者右心衰竭和心肺联合衰竭患者[98]。这些重症患者经常有 AKI 并且需要 CRRT[98]。连接 CRRT 和 ECMO 的管路是比较简便和必要的，因为其他的血管路径可能需要放置其他的管路。在任何情况，ECMO 的高血流速允许 CRRT 管路接在任意位置。唯一的限制因素是 ECMO 的高血流速不同于 CRRT 从静脉端引血的低血流速。一些 ECMO 机器软件提供了一个选择压力的选项，没有这个功能的可能需要报警或者其他设置来确保从 ECMO 流入 CRRT 的血流压力。通常由体外循环师或麻醉医师负责 ECMO 管路的抗凝，这种抗凝程度对 CRRT 来说是足够的[99]。

3. 手术室

　　某些情况下手术室需要用到 CRRT。这和有 AKI 的危重患者长时间手术或者像肝移植等特殊手术相关。手术麻醉团队和 ICU 的工作关系以及 ICU 的人员配置将影响如何实现这一点。这一方面的文献很少，然后，小型回顾性研究数据表明手术室实行 CRRT 是可以实现和安全的[100, 101]。

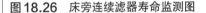

图 18.26　床旁连续滤器寿命监测图

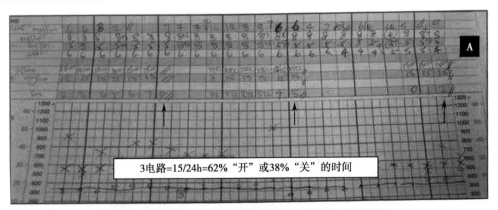

3电路=15/24h=62%"开"或38%"关"的时间

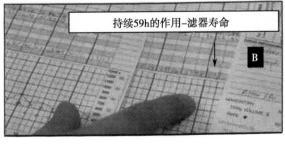

持续59h的作用–滤器寿命

六、总结

本章对肾脏重要的生理功能进行了复习，肾脏衰竭的背景被定义为一次损伤，或者叫急性肾损伤。讨论了在考虑人工支持或RRT之前的AKI患者的管理，包括AKI患者继发损伤的预防、水电解质平衡以及营养和药物等因素。现在建立了AKI的诊断及分级标准，提示了何时该启动人工肾脏支持来替代肾脏功能。这种支持不单包括透析，还包括腹膜透析以及CRRT。透析的历史上，护士扮演了推进这种治疗的重要角色，当进入重症护理领域，需要更多的知识和技能。CRRT机器和管路有助于理解准备、连接到患者以及运行过程中的报警。CRRT主要的失败原因是体外管路的血栓形成，抗凝是关键的预防措施。ICU中CRRT的教学和质量评价是很重要的一个环节。最后，简短地介绍了CRRT在儿科、手术室及ECMO等特殊情况下的使用。

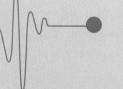

案例学习

S女士46岁，在使用过量的扑热息痛和酒精后从当地医院转入ICU。既往病史不明确，但她是个酗酒者，而且近期离婚后饮酒量增多。

目前使用的药物有泮托拉唑和阿托伐他汀。S女士近几天患有重感冒，自诉每4～6小时服用1～2g的扑热息痛，然而，她似乎在某个很短的时间内摄入了近20g扑热息痛，显示自杀未遂。

到达ICU后对她进行了气管插管、呼吸机支持，她无意识，使用了丙泊酚镇静，插管前她的格拉斯哥昏迷评分（Glasgow Coma Score, GCS）评分是7分，建立了心电和血压监测，插入了中心静脉管、胃管和尿管，到ICU时发现少尿。脑计算机断层扫描术（computerized tomography, CT）显示脑水肿。她的天冬氨酸转移酶（aspartate aminotransferase, AST）和丙氨酸氨基转移酶（alanine amino transferase, ALT）水平是升高的，初步诊断对乙酰氨基酚过量导致的肝功能衰竭。她的血液监测如下（括号内为正常值范围）：

- pH 7.32（7.35～7.45）
- 血钾 5.9mmol/L（3.5～5mmol/L）
- 乳酸 4.8mmol/L（0.5～1.6mmol/L）
- INR 5.2（0.9～1.2）
- 血氨 83mmol/L（20～65mmol/L）
- 动脉碳酸氢根 14mmol/L（18～23mmol/L）
- 白细胞 $20.4×10^4/L$（$3.5×10^9$～$9×10^9/L$）
- 尿素氮 5.9mmol/L（3～7mmol/L）
- 血肌酐 165mmol/L（60～90mmol/L）
- 对乙酰氨基酚水平 220mmol/L（慢性酒精成瘾人群中如果大于100mmol/L表明中毒）

她无意识且气管插管，呼吸机支持，MV为10.8L/min，吸氧浓度60%。心率112次/min，窦性心律，血压是95/45mmHg，，去甲肾上腺素18μg/min，她轻度发热（37.8℃），伴外周末梢凉，过去6小时尿量20ml。体重大约80kg。

治疗

关键的主要治疗是提供1.5L4%的蛋白胶体液做容量复苏。评估胸部X线和开始抗生素治疗，遵循ICU的H治疗原则：低体温（主动降温），高钠血症（通常输注高渗盐水），血液透析滤过4L/h，过度通气和床头抬高。输注N-乙酰半胱氨酸来保护对乙酰氨基酚过量后的肝功能。

　　入 ICU 2 小时候后插入一根股静脉血滤管作为血液透析滤过的通路，来处理 AKI 和无尿性急性肾衰竭，患者的血生化（升高的血钾肌酐和尿素氮）以及进行性加重的代谢性酸中毒（升高的血氨、乳酸以及 pH 小于 7.35）尤其是血氨升高相关的神经毒性显示了做 RRT 的必要。其他肾脏替代治疗的好处包括清除对乙酰氨基酚的代谢产物，实现为了治疗脑水肿而脱水达到液体负平衡。

　　血液透析滤过提供了所有溶质和毒素进行对流和扩散的组合清除方式，然而，有些医生可能只使用血液滤过也就是 CVVH，用单纯对流的原理去清除溶质。治疗的剂量和强度由每小时透析液的升数决定，这和患者体重相关，通过血浆等离子置换液和透析液的组合来实现。在这个病例中，50ml/（kg·h）对体重 80kg 的患者来说是合适的（4L/h）。这被认为是高剂量治疗，在这种中毒状态达到稳定之前，是首选的治疗方法。通过液体清除来实现液体丢失，滤出液可能超过 4L/h。

　　该患者不用抗凝措施，因为国际标准化比值（international normalized ratio，INR）升高。如果有任何胃肠道出血的发生，将加重进入肝脏的毒素负荷，尤其是血氨。当酸中毒存在时，尤其是肝功能受损的情况下，碳酸氢根缓冲液是首选的。直到血钾水平下降前不应该加钾。该治疗还可以提供机体的降温。

　　在 24 小时内 S 女士开始稳定，开始苏醒，伴有肢体运动和睁眼，出现自主呼吸。去甲肾上腺素的剂量是 4μg/min，血氨水平是 62mmol/L，其他生化指标正常化。RRT 处方剂量变为 3L/h，无抗凝状态下管路运行良好。这段时间缓慢实现了液体负平衡，脱水的设置调到了平衡，只考虑脱出输入的液体量，这被设置在 100ml/h，避免额外的液体清除或者也提过负荷。

　　S 女士继续改善，4 天后停止了 RRT。她每小时尿量大于 60ml/h，有正常的酸碱平衡、生化指标和低血氨水平。在解决肺部感染之后，第五天 S 女士拔掉了气管插管。她的轻度发热消失了（35.5℃），RRT 机械的液体加热装置设置到了 36℃。RRT 的管路暂时留置，以备再次需要，但是她的全面康复看起来很有希望。

问题

1. 结合 RLFLE 标准和 S 女士收入 ICU 时的状态以及她持续进行的 CRRT，她处于 RIFLE 标准的哪个阶段？

2. 回顾你们 ICU 的 10 位接受 CRRT 治疗的患者，观察他们在开始 CRRT 前处于 RIFLE 的哪个阶段，这可能更好地有助于你理解 AKI、诊断及 CRRT 的适应证。

3. 从这个病例关于 S 女士的描述中，放置了股静脉血滤管做 CRRT。这通常是因为颈内静脉或者锁骨下静脉有中心静脉管。回顾你们 ICU 的 CRRT 通路，是否有偏好？（股静脉、颈内静脉、锁骨下静脉）不同血管通路的使用是否和管路寿命有关系？你可能需要查阅文献，或者查看附加阅读中的重要文献。

相 关 研 究

RENAL Replacement Therapy Study Investigators. Bellomo R, Cass A, Cole L, Finfer S, Gallagher M, Lo S et al. Intensity of continuous renal-replacement therapy in critically ill patients. N Engl J Med 2009;361:1627–38

摘要

　　背景：CRRT 治疗的最优剂量仍不明确，我们设计了一项多中心随机试验，来比较对于伴有 AKI 的危重患者，在两种不同强度治疗下对于 90 天病死率的影响。

方法：我们将患有 AKI 的危重患者，用 CVVH 的模式进行 CRRT 治疗，随机分为了高剂量组[40ml/(kg·h)]和低剂量组[25ml/(kg·h)]，主要终点为分组后 90 天死亡率。

结果：1 508 例入组患者，747 例随机进入高剂量组，761 例进入低剂量组，进行 CVVH 治疗。可以得到 1 464 例患者的主要终点数据(97.1%)：其中高剂量组 721 例，低剂量组 743 例。这两组患者有着相同的基线水平，接受治疗的平均时间为 6.3 天和 5.9 天($P=0.035$)。分组后 90 天，高剂量组 322 例死亡，低剂量组 332 例死亡，各组均为 44.7% 死亡率(OR, 1.00; 95% 置信区间 0.81~1.23, $P=0.99$)。在 90 天，6.8% 的高剂量组存活者(27/399)与 4.4% 的低剂量存活者(18/441)仍在接受 CRRT 治疗(OR, 1.59; 95% 置信区间 0.86~2.92, $P=0.14$)。低磷酸血症在高剂量组中较低剂量组更常见(65% vs 54%, $P<0.01$)。

结论：患有 AKI 的危重患者，使用高剂量的 CRRT 不能减少 90 天病死率。

评论

这项精细的研究作为一项前瞻性随机对照实验(randomised controlled trial, RCT)研究，在澳大利亚和新西兰的 35 家 ICU 持续了 3 年多的时间，试图找出患有严重 AKI 的危重患者进行 CRRT 的最佳剂量。参加的患者被随机分为了高剂量组 40ml/(kg·h) 或者低剂量组 25ml/(kg·h)，主要的研究终点是入组 90 天后的病死率，其他结局指标，包括 ICU 时间、住院时间、肾脏功能的恢复和其他器官系统的恶化。

这项研究的进行是由于临床中究竟选用何种剂量进行 CRRT 可能会影响患者预后这个问题驱动的。这个问题在之前一些研究中也被提到，较高的剂量可能是有益的，益处超过了高剂量带来的风险。这些风险包括低温、电解质紊乱、营养成分丢失、药物浓度丢失和额外的花费。CRRT 的治疗剂量本质上和慢性肾衰竭的 IHD 疗法不同，治疗的背景和方法需要更专业。

RENAL 研究纳入了 1 508 例实行 CVVH 模式的标准 CRRT 治疗的患者。预定的样本量大小得到满足，患者被随机分配到不同剂量的治疗组中，虽然只留下了 1 464 名患者进行最后的数据分析。两组患者在基线特征上相似，都是重症患者，近四分之三的患者行机械通气，接近一半的比例有严重脓毒症。在剂量交互方面，如同预期一样，高剂量组的患者在治疗过程中的肌酐和尿素水平更低，但使用了更多的通路。

在主要研究终点 90 天病死率方面，两组患者的死亡比例相同(44.7%)，没有病死率的统计学差异，绝大多数幸存者在 90 天时肾脏功能得到恢复。在这两组中，严重的治疗相关的并发症都很低，唯一值得称道的差异是低磷血症，高剂量组的 65% 对比低剂量组的 54%，如同预期一样。这项研究采用澳大利亚和新西兰最常见的模式进行，使用后稀释的方法补充置换液而不是采用前稀释的方法。两组均未提供规定处方剂量的交付和中断的数据，从许多研究来看，持续的 RRT 其实是不连续的。

虽然在本研究中增加治疗剂量并没有带来生存率的改善，并不意味着剂量就不重要。本研究的结果是一致的，且比世界上其他很多研究结果要好，所以它得出的最低剂量，大约 25ml/(kg·h)，在严重 AKI 患者中取得较好的生存率是必需的。值得注意的是，如果要确保达到规定的剂量，治疗的连续性很重要。本研究倾向于把肾脏功能相关的代谢产物的清除率作为治疗效能的量度，但它同样强调的是，在维持少尿型肾衰竭的患者时，良好的液体平衡是关键。

学习活动

1. 回顾你 ICU 中患者进行 CRRT 的血肌酐及尿量。他们到达了 RIFLE 哪个阶段？
2. 回顾 CRRT 患者的处方药物，利用可查的信息查询在肾衰竭情况下的清除率。患者的处方剂量是否需要调整？
3. 回顾 ICU 中的滤器寿命，并和 CRRT 相关的大规模多中心研究的数据进行比较，你的 ICU 比较数据如何？

在线资源

Acute Dialysis Quality Initiative, www.ADQI.org

Continuous renal replacement therapies, www.CRRTonline.com

Pediatric continuous renal replacement therapy, www.pcrrt.com

扩展阅读

Dunn W, Shyamala S. Filter lifespan in critically ill adults receiving continuous renal replacement therapy: the effect of patient and treatment-related variables. Crit Care Resusc 2014;16(3):225–31.

Legrand M, Darmon M, Joannidis M, Payen D. Management of renal replacement therapy in ICU patients: an international survey. Intensive Care Med 2013;39:101–8.

参考文献

1 Kellum JA, Bellomo R, Ronco C. Definition and classification of acute kidney injury. Nephron Clin Prac 2008;109:c182–7.

2 Kellum JA, Bellomo R, Ronco C. The concept of acute kidney injury and the RIFLE criteria. In: Ronco C, Bellomo R, Kellum J, eds. Contributions to nephrology. Vol 156. Basel: Karger; 2007, pp 10–6.

3 Kidney Disease: Improving Global Outcomes (KDIGO) Acute Kidney Injury Work Group. KDIGO clinical practice guideline for acute kidney injury. Kidney Inter Suppl 2012;2:1–138.

4 Esson ML, Schrier RW. Diagnosis and treatment of acute tubular necrosis. Ann Intern Med 2002;137:744–52.

5 Bellomo R, Kellum JA, Ronco C. Acute kidney injury. Lancet 2012;380: 756-66.

6 Myers BD, Moran SM. Haemodynamically mediated acute renal failure. N Engl J Med 1986;314:97–105.

7 Bellomo R, Mehta R. Acute renal replacement in the intensive care unit: now and tomorrow. New Horizons 2005;3(4):760–7.

8 Hoste EA, Clermont G, Kersten A, Venkataraman R, Angus DC, De Bacquer D et al. RIFLE criteria for acute kidney injury are associated with hospital mortality in critically ill patients: a cohort analysis. Crit Care 2006;10:R73.

9 Silvester W, Bellomo R, Cole L. Epidemiology, management, and outcome of severe acute renal failure of critical illness in Australia. Crit Care Med 2001;29:1910–5.

10 Gray's anatomy of the human body: the Bartleby.com edition, <http://www.bartleby.com/107/253.html>; [accessed 08.14].

11 Unit V: The kidneys and body fluids. In: Guyton AC, Hall JE, eds. Textbook of medical physiology. 11th ed. Philadelphia: WB Saunders; 2006.

12 Endre ZH. Acute renal failure. In: Whitworth JA, Lawrence JR, Kincaid-Smith P, eds. Textbook of renal disease. 2nd ed. Edinburgh: Churchill Livingstone; 1994.

13 Bellomo R. Acute renal failure. In: Bersten A, Soni N, eds. Oh's intensive care manual. 6th ed. Elsevier: Butterworth-Heinemann; 2009.

14 Chalkias A, Xanthos T. Acute kidney injury (Letter). Lancet 2012;380:1904.

15 Hendenstierna G, Larsson A. Influence of abdominal pressure on respiratory and abdominal organ function. Curr Opin Crit Care 2012;18:80-5.

16 Bellomo R. Renal replacement therapy. In: Bersten A, Soni N, eds. Oh's intensive care manual. 6th ed. Elsevier: Butterworth-Heinemann; 2009.

17 Cumming AD. Acute renal failure: definitions and diagnosis. In: Ronco C, Bellomo R, eds. Critical care nephrology. Dordrecht: Kluwer Academic; 1998.

18 Iaina A, Peer G. Post surgery/polytrauma and acute renal failure. In: Ronco C, Bellomo R, eds. Critical care nephrology. Dordrecht: Kluwer Academic; 1998.

19 Endre ZH. Post cardiac surgery acute renal failure in the 1990s. Aust J Med 1997;25:278–9.

20 Cole L, Bellomo R, Silvester W, Reeves JH. A prospective, multicenter study of the epidemiology, management and outcome of severe acute renal failure in a 'closed' ICU system. Am J Respir Crit Care Med 2000;162:191–6.

21 Rudiger A, Singer M. Acute kidney injury (Letter). Lancet 2012;380:1904.

22 Sheridan A, Bonventre J. Pathophysiology of ischaemic acute renal failure. Contrib Nephrol 2001;132:7–21.

23 Consentino F, Chaff C, Piedmonte M. Risk factors influencing survival in ICU acute renal failure. Nephrol Dial Transplant 1994;9:179–82.

24 Schiffle H, Lang SM, Fischer R. Daily hemodialysis and the outcome of acute renal failure. N Engl J Med 2002;346:305–10.

25 Bonventre JV. Pathophysiology of ischemic acute renal failure. Inflammation, lung-kidney cross talk, and biomarkers. Contrib Nephrol 2004;144:19–30.

26 Bonventre JV. Dedifferentiation and proliferation of surviving epithelial cells in acute renal failure. J Am Soc Nephrol 2003;14(Suppl 1):S55–61.

27 Sheridan AM, Bonventre JV. Cell biology and molecular mechanisms of injury in ischaemic acute renal failure. Curr Opin Nephrol 2000;9(4):427–34.

28 Kellum JA, Hoste EA. Acute renal failure in the critically ill: impact on morbidity and mortality. Contrib Nephrol 2004;144:1–11.

29 Chun C-C, Landon KS, Rabb H. Mechanisms underlying combined acute renal failure and acute lung injury in the intensive care unit. Contrib Nephrol 2004;144:53–62.

30 Seifter JL, Samuels MA. Uremic encephalopathy and other brain disorders associated with renal failure. Semin Neurol 2011;31(2):139-43.

31 Gams ME, Rabbs H. The distal organ effect of acute kidney injury. Kidney Int 2012;81:942–48; doi:10.1038/ki.2011.241.

32 Schrier RW. Fluid administration in critically ill patients with acute kidney injury. Clin J Am Soc Nephrol 2010;5(4):733-9.

33 Bellomo R, Ronco C, Kellum J, Mehta R, Palevsky P; ADQI working group. Acute renal failure: definition, outcome measures, animal models, fluid therapy and information technology needs: the Second International Consensus Conference of the Acute Dialysis Quality Initiative (ADQI) Group. Crit Care 2004;8(4):R204–12.

34 Finfer S, Norton R, Bellomo R, Boyce N, French J, Myburgh J, on behalf of the SAFE Study Investigators. The SAFE study: saline versus albumin for fluid resuscitation in the critically ill patient. Vox Sang 2004;87(Suppl 2):S123–S31.

35 The RENAL Replacement Therapy Study Investigators. An observational study for fluid balance and patient outcomes in the randomized evaluation of normal vs. augmented level of replacement therapy trial. Crit Care Med 2012;40:1753-60.

36 Peake SL, Chapman MJ, Davies AR, Moran JL, O'Connor S, Ridley E et al; George Institute for Global Health; Australian and New Zealand Intensive Care Society Clinical Trials Group. Enteral nutrition in Australian and New Zealand intensive care units: a point-prevalence study of prescription practices. Crit Care Resusc 2012;14(2):148-53.

37 Fiaccadori E, Cremaschi E, Regolisti G. Semin Dial Nutritional assessment and delivery in renal replacement therapy patients. 2011;24(2):169-75.

38 Bellomo R, Ronco C. Indications and criteria for initiating renal replacement therapy in the intensive care unit. Kidney Int 1998;53:S66, pp. s106–9.

39 Ostermann M, Dickie H, Tovey L, Treacher D. Management of sodium disorders during continuous haemofiltration. Crit Care 2010;14:418.

40 Choi G, Gomersall CD, Tain Q, Joynt GM, Freebairn RC, Lipman J. Principles of antibacterial dosing in continuous real replacement therapy. Crit Care Med 2009;37:2268–82.

41 Medline Plus. Online Medical Dictionary, <http://www.nim.nih.gov/medlineplus/mplusdictionary.html>; [accessed 12.15].

42 Vienken J, Diamantoglou M, Henne W, Nederlof B. Artificial dialysis membranes: from concept to large scale production. Am J Nephrol 1999; 19:355–62.

43 Cameron JS. Practical haemodialysis began with cellophane and heparin: the crucial role of William Thalhimer (1884–1961). Nephrol Dial Transplantat 2000;15:1086–91.

44 Ronco C, La Greca G. The role of technology in hemodialysis. Contrib Nephrol 2002;137:1–12.

45 Coleman B, Merrill JP. The artificial kidney. Am J Nurs 1952;52(3):327–9.

46 Baldwin I, Elderkin T. Continuous hemofiltration: nursing perspectives in critical care. New Horizons 1995;3(4):738–47.

47 Martin R, Jurschak J. Nursing management of continuous renal replacement therapy. Semin Dial 1996;9(2):192–9.

48 Mehta R, Martin R. Initiating and implementing a continuous renal replacement therapy program. Semin Dial 1996;9(2):80–7.

49 Wild J. Peritoneal dialysis. In: Thomas N, ed. Renal nursing. 2nd ed. London: Baillière Tindall; 2002.

50 Kramer P, Wigger W, Rieger J, Matthaei D, Scheler F. Arteriovenous haemofiltration: a new and simple method for treatment of overhydrated patients resistant to diuretics. Klin Wochenschr 1977;55:1121–2.

51 Ronco C, Brendolan A, Bellomo R. Current technology for continuous renal replacement therapies. In: Ronco C, Bellomo R, eds. Critical care nephrology. Dordrecht: Kluwer Academic; 1998.

52 Teschner M, Heidland A. George Ganter – a pioneer of peritoneal dialysis and his tragic and academic demise at the hands of the Nazi regime. J Nephrol 2004;17(Suppl 3):457-60.

53 Burdmann E, Chakravarthi R. Peritoneal dialysis in acute kidney injury: lessons learned and applied. Semin Dial 2011;24:149-56.

54 Lamiere N. Principles of peritoneal dialysis and its application in acute renal failure. In: Ronco C, Bellomo R (eds). Critical care nephrology. Dordrecht: Kluwer Academic; 1998, pp 1357-71.

55 Goel S, Saran R, Nolph KD. Indications, contraindications and complications of peritoneal dialysis in the critically ill. In: Ronco C, Bellomo R (eds). Critical care nephrology. Dordrecht: Kluwer Academic; 1998, pp 1373-81.

56 Baldwin I, Fealy N. Nursing for renal replacement therapies in the intensive care unit: historical, educational, and protocol review. Blood Purification 2009;27:174–81.

57 Davenport A, Mehta S. The acute dialysis quality initiative – Part VI: access and anticoagulation in CRRT. Adv Renal Replace Ther 2002;9(4):273–81.

58 Ofsthun NJ, Colton CK, Lysaght MJ. Determinants of fluid and solute removal rates during hemofiltration. In: Henderson LW, Quellhorst G, Baldamus CA, Lysaght MJ, eds. Hemofiltration. Berlin: Springer-Verlag; 1986.

59 Baldwin I and Fealy N. Clinical nursing for the application of renal replacement therapies in the intensive vare unit. Semin Dial 2009;22(2):189–93.

60 Thomas N. Haemodialysis. In: Thomas N, ed. Renal nursing. 2nd ed. London: Baillière Tindall; 2002.

61 Ronco C, Bellomo R. Basic mechanisms and definitions for continuous renal replacement therapies. Int J Artificial Organs 1996;19:95–9.

62 Bellomo R, Ronco C, Mehta R. Technique of continuous renal replacement therapy: nomenclature for continuous renal replacement therapies. Am J Kidney Dis 1996;28(5 Supp 3):s2–7.

63 Relton S, Greenberg A, Palevsky P. Dialysate and blood flow dependence of diffusive solute clearance during CVVHD. ASAIO J 1992;38(3):M691–6.

64 Kox WJ, Rohr U, Wauer H. Practical aspects of renal replacement therapy. Int J Artificial Organs 1996;19(2):100–5.

65 Baldwin I, Bellomo R, Koch B. A technique for the monitoring of blood flow during continuous hemofiltration. Intens Care Med 2002;28:1361–4.

66 Webb AR, Mythen MG, Jacobsen D, Mackie IJ. Maintaining blood flow in the extracorporeal circuit: haemostasis and anticoagulation. Intens Care Med 1995;21:84–93.

67 Dirkes S. How to use the new CVVH renal replacement systems. Am J Nurs 1994;94:67–73.

68 Baldwin I. Factors affecting circuit patency and filter life. In: C Ronco, Bellomo R, Kellum J, eds. Contributions to nephrology, Vol 156. Basel: Karger; 2007, pp 178–84.

69 Gretz N, Quintel M, Ragaller M, Odenwalder W, Bender HJ, Rohmeiss SM. Low-dose heparinization for anticoagulation in intensive care patients on continuous hemofiltration. Contrib Nephrol 1995;116:130–5.

70 Langeneker SA, Felfernig M, Werba A, Meuller CM, Chiari A, Zinpfer M. Anticoagulation with prostacyclin and heparin during continuous

venovenous hemofiltration. Crit Care Med 1994;22(11):1774–81.

71 Cassina T, Mauri R, Engeler A, Giannini O. Continuous veno-venous haemofiltration with regional citrate anticoagulation: a four year single center experience. Int J Artificial Organs 2008;31(11):937–43.

72 Baldwin I, Tan HK, Bridge N, Bellomo R. Possible strategies to prolong circuit life during hemofiltration: three controlled studies. Renal Failure 2002;24(6):839–48.

73 Leslie G, Jacobs I, Clarke G. Proximally delivered high volume heparin does not improve circuit life in continuous venovenous haemodiafiltration (CVVHD). Intensive Care Med 1996;22:1261–4.

74 Monchi M, Berghmans D, Ledoux D, Canivet JL, Dubois B, Damas P. Citrate vs. heparin for anticoagulation in continuous venovenous hemofiltration: a prospective randomized study. Intensive Care Med 2004;30(7):260–5.

75 Tolwani A, Campbell R, Schenk M, Allon M, Warnock D. Simplified citrate anticoagulation for continuous renal replacement therapy. Kidney Int 2001;60(1):370–4.

76 Naka T, Egi M, Bellomo R, Cole L, French C, Botha J et al. Commercial low citrate anticoagulation haemofiltration in high risk patients with frequent filter clotting. Anaesth Intensive Care 2005;33(5):601–8.

77 Mehta R, McDonald B, Aguilar M, Ward D. Regional citrate anticoagulation in continuous arteriovenous hemodialysis in critically ill patients. Kidney Int 1990;38:976–81.

78 Davies H, Morgan D, Leslie GD. A regional citrate anticoagulation protocol for pre-dilutional CVVHDf: the 'Alabama concept'. Aust Crit Care 2008;21(3):154–6.

79 Tolwani AJ, Wille K. Anticoagulation for continuous renal replacement therapy. Semin Dial 2009;22(2):141–5.

80 Aucella F, Di Paolo S, Gesualdo L. Dialysate and fluid composition for CRRT. Contrib Nephrol 2007;156:287–96.

81 Davenport A. Replacement and dialysate fluids for patients with acute renal failure treated by continuous veno-venous haemofiltration and/or haemodiafiltration. Contrib Nephrol 2004;144:317–28.

82 Baldwin I, Bellomo R. Sustained low efficiency dialysis in the ICU. Int J Intensive Care 2002;Winter:177–87.

83 Ronco C, Ricci Z, Bellomo R, Baldwin I, Kellum J. Management of fluid balance in CRRT: a technical approach. Int J Artif Organs 2005;28(8):765-76.

84 Barletta JF, Barletta G-M, Brophy PD, Maxvold NJ, Hackbarth RM, Bunchman TE. Medication errors and patient complications with continuous renal replacement therapy. Pediatr Nephrol 2006;21(6):842-5.

85 Sutherland SM, Zappitelli M, Alexander SR, Chua AN, Brophy PD, Bunchman TE et al. Fluid overload and mortality in children receiving continuous renal replacement therapy: the prospective pediatric continuous renal replacement therapy registry. Am J Kidney Dis 2010;55: 316-25.

86 Bouchard J, Soroko SB, Chertow GM, Himmelfarb J, Ikizler TA, Paganini E et al, and the PICARD group. Fluid accumulation, survival and recovery of kidney function in critically ill patients with acute kidney injury. Kidney Int 2009;76:422-7.

87 Baldwin I. Training management and credentialling for CRRT in critical care. Am J Kidney Dis 1997;30(5):S112–6.

88 Graham P, Lischer E. Nursing issues in renal replacement therapy: organization, manpower assessment, competency evaluation and quality improvement processes. Semin Dial 2011;24(2):183-7.

89 Fealy N, Baldwin I, Bellomo R. The effect of circuit down time on uraemic control during continuous veno-venous haemofiltration. Crit Care Resusc 2002;4:266–70.

90 Cruz D, Bobek I, Lentini P, Soni S, Chionh CY, Ronco C. Machines for continuous renal replacement therapy. Semin Dial 2009;22(2):123–32.

91 Ronco C. Machines used for continuous renal replacement therapy. In: Kellum J, Bellomo R, Ronco C, eds. Continuous renal replacement therapy. New York: Oxford University Press; 2010.

92 Mottes T, Owens T, Niedner M, Juno JS, Thomas P, Heung M. Improving delivery of continuous renal replacement therapy: impact of a simulation-based educational intervention. Pediatr Crit Care Med 2013;14(8):747-54.

93 Boyle M, Baldwin I. Understanding the continuous renal replacement therapy circuit for acute renal failure support; a quality issue in the intensive care unit. AACN 2010;21(4):365-75.

94 RENAL Replacement Therapy Investigators. Intensity of renal support in critically ill patients with acute kidney injury. N Engl J Med 2009;361(17):1627-38.

95 VA/NIH Acute Renal Failure Trail Network. Intensity of renal support in critically ill patients with acute kidney injury. N Engl J Med 2008;359(1):7-20.

96 Ronco C, Garzotto F, Ricci Z. CA.R.PE.DI.E.M. (cardio-renal pediatric dialysis emergency machine): evolution of continuous renal replacement therapies in infants. A personal journey. Pediatr Nephrol 2012;27:1203-11.

97 Askenazi DJ, Goldstein SL, Koralkar R, Fortenberry J, Baum M, Hackbarth R et al. Continuous renal replacement therapy for children ≤10 kg: a report from the prospective pediatric continuous renal replacement therapy registry. J Pediatric 2013;162(3):587-92.e3.

98 Combesa A, Bacchettab M, Brodieb D, Müllerc T, Pellegrino V. Extracorporeal membrane oxygenation for respiratory failure in adults. Curr Opin Crit Care 2012;18(1):99–104.

99 Combes A, Brodie D, Bartlett R, Brochard L, Brower R, Conrad S et al. Position paper for the Organization of Extracorporeal Membrane Oxygenation Programs for Acute Respiratory Failure in Adult Patients. Am J Respir Crit Care Med 2014;190(5):488-96. doi: 10.1164/rccm.201404-0630CP.

100 Parmar A, Bigam D, Meeberg G, Cave D, Townsend DR, Gibney RT et al. An evaluation of intraoperative renal support during liver transplantation: a matched cohort study. Blood Purification 2011;32(3):238-48.

101 Douthitt L, Bezinover D, Uemura T, Kadry Z, Shah RA, Ghahramani N et al. Perioperative use of continuous renal replacement therapy for orthotopic liver transplantation. Transplant Proc 2012;44(5):1314-7.

第 19 章

营养评估和营养治疗

原著: Andrea Marshall, Teresa Williams
翻译: 刘芳, 张未迟
审校: 刘方

学习目标

阅读完本章, 将掌握以下内容:
- 描述危重症患者新陈代谢的变化。
- 描述营养不良的危害及其对危重患者康复的影响。
- 合理选择营养评估工具及评估手段, 以确定危重患者的营养需求。
- 应用相关理论知识, 判断危重患者的营养需求, 合理评估危重患者营养不良的潜在风险。
- 针对某一具体临床情境合理选择营养支持方案。
- 评判性分析血糖控制对危重患者的重要作用。

关键词

- - - - - - - - - -

合成代谢
分解代谢
肠内营养
血糖控制
高代谢
全肠外营养

引言

危重患者由于某一时期经口进食困难或无法进食, 通常伴随有新陈代谢的增加。在这一时期, 患者如果不能获得足够的营养供给, 就会导致其出现累积性的能量缺乏、肌肉萎缩和净体重下降, 最终会产生一系列不良后果。优化危重患者的蛋白质和能量摄入非常重要, 因为不充分的营养支持会导致全身性营养不足, 进而增加发病率和死亡率。尽管一些患者可能需要肠外营养 (parenteral nutrition, PN) 或肠内和肠外营养的组合治疗, 但肠内营养 (enteral nutrition, EN) 仍然是危重患者营养支持治疗的首选手段。

作为多学科团队合作的一员, 护士在帮助患者获得最佳营养状态中扮演重要角色, 同时他们还负责监测患者营养治疗目标的实现, 并为其实施最佳的营养摄入方案。本章首先对人体新陈代谢的过程和营养不良的后果进行概述, 接下来讨论营养评定以及营养支持治疗, 并重点介绍肠内营养的具体方法。此外, 本章还对特定疾病状态下的营养支持予以介绍。最后, 我们还讨论了血糖控制在危重患者中的重要性。

一、物质代谢

为了确保正常的躯体和细胞功能, 人体需要摄入适当的能量。而这些能量来源于营养素代谢, 包括碳水化合物、蛋白质和脂质。人体消化食物后, 碳水化合物就会分解，并以糖原的形式储存在肝脏和肌肉中；脂质则储存在脂肪组织中，作为长期的能量储备。然而蛋白质和氨基酸却不能够在人体内储存且降低蛋白质的摄入会导致机体内蛋白质分解代谢[1]。

食物在人体内经过代谢转化为能量需要三个阶段。第一阶段是通过消化吸收，将蛋白质、碳水化合物、脂质等分解为分子量更小的氨基酸、单糖和脂肪酸。第二阶段是这些小分子物质在细胞内的进一步代谢，这一阶段最重要的内容就是糖酵解，即一分子的葡萄糖分裂为两分子的腺苷三磷酸。在物

质代谢的第三阶段，绝大部分腺苷三磷酸会通过柠檬酸循环和氧化磷酸化的过程产生[1]（图 19.1）。

危重疾病对物质代谢的影响

伴随着疾病危重程度而产生的应激和损伤会触发患者下丘脑、交感神经系统和肾上腺髓质的功能，进而导致患者出现高分解代谢[2]。白介素 -1、白介素 -6 和肿瘤坏死因子 α 等细胞因子的释放增多，反调节激素如儿茶酚胺、皮质醇、胰高血糖素和生长激素等会使得分解代谢增强，并降低胰岛素的合成

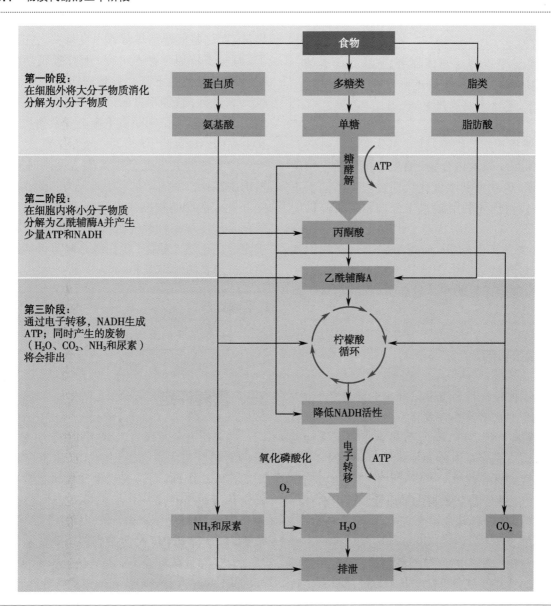

图 19.1　物质代谢的三个阶段

Adapted from McCance KL, Huether SE, Brashers VL, Rote NS, eds. Pathophysiology: The biologic basis for disease in adults and children. 6th ed. Maryland Heights, MI: Mosby Elsevier; 2010, Figure 1-22, p 24, with permission.

代谢作用[3]。正是由于这种合成代谢与分解代谢的不平衡，最终使得患者出现高分解代谢。为了补偿这种代谢调节的异常，神经内分泌系统刺激增强，进而导致人体内现存营养物质的动员和消耗增加，如糖原和蛋白质等。随着代谢速率的增加，危重患者的营养需求也随之增高，主要体现在体内剩余能量和氧气的消耗增加，这一消耗在某些危重患者中可高达 50%[4]。人体内能量储备的消耗是由于蛋白质、碳水化合物和脂质代谢的异常。除了代谢需求的增加，危重患者通常还伴随有营养摄入的下降。由于应激水平、疾病严重程度、损伤类型、器官功能不全和营养状态等的变化，患者的代谢和营养状态也会发生改变[4]。

> **实践提示**
>
> 在危重患者的疾病进程中，代谢速率具有波动性且不同患者的代谢速率亦不尽相同。通常情况下，患者疾病越严重，代谢速率越高。

为了维持正常的细胞功能，机体需要 6 种营养素的充足供给：碳水化合物、脂质和蛋白质提供能量，维生素、矿物质和水催化代谢过程。不同于正常的物质代谢优先利用碳水化合物和脂质提供能量，危重患者的高代谢状态会消耗更大比例的脂质和蛋白质去产生能量，而对于碳水化合物的消耗比例相对降低[5]。由于糖异生和急性期蛋白的合成增加，危重患者的净体重会下降，并出现负氮平衡。

二、营养不良

营养不良是危重患者非常严重的问题之一，大约 50% 的危重患者都伴有营养不良[6]。在危重患者中，营养不良持续存在，会导致患者出现无炎症性慢性饥饿或产生轻至中度的炎症反应。同时，由于突发和急性疾病导致的炎症反应也会引起患者出现营养不良[7]。由于患病人群的异质性和应用多重标准判断营养不良，确定危重患者的营养不良状态具有一定的挑战性[8]。

除了与疾病相关的营养不良之外，危重患者还存在有医源性或医院获得性营养不良的风险。导致医院获得性营养不良的因素众多，这些因素通常与营养治疗处方和营养供给有关，突出强调了准确评估营养需求和确保营养供给的重要性。患者的临床

表现也会对营养充足性产生影响，具体体现在手术患者的营养摄入量低于普通内科患者[9]。

> **实践提示**
>
> 危重患者，尤其是高龄患者，可能在入住 ICU 时即存在营养不良，因此获取患者入院前的营养状态能够帮助指导营养治疗。

营养不良的结局

当不能及时获得充足的营养支持时，人体的能量和蛋白质消耗就会产生，从而对患者结局产生不利影响[10]。危重患者需要足够的营养来避免肌肉萎缩、呼吸系统和胃肠道功能障碍以及免疫功能的异常，而这些问题都与营养不良有关。在危重状态下，呼吸支持通常必不可少，而呼吸肌功能减弱和呼吸驱动能力的下降会导致呼吸机插管天数的延长[11]。此外，营养不良的危重患者会出现感染率的增加。净体重下降和负氮平衡会导致伤口愈合迟缓和更高的感染风险[12]。

以上这些并发症会导致患者住院时间、费用、发病率和死亡率的增加[13]，而人为的营养支持对这些并发症的影响程度尚不清楚[14]。不同患者的疾病危重程度和高分解代谢状态不同，而且往往很难确定。出于这个原因，我们有必要尽可能准确地评估每位患者的营养需求。

> **实践提示**
>
> 营养不良的患者更容易发生感染。

三、营养评定

并非所有危重患者都有相同的营养需求[15,16]，蛋白质和能量需求会受到疾病严重程度和疾病类型的影响。因此，每位患者都需要进行营养评定以确定其最适当的营养治疗方案。在评定过程中，应结合患者既往史、临床诊断、体格检查、人体测量数据、实验室检查、饮食评估和功能状态等综合判断[17,18]。急性或慢性炎症是导致营养不良发生的重要因素，同时也会影响营养治疗的有效性[17]。

由于危重患者病情不一，其能量消耗从每日 22～34kcal/kg 不等[2]。因此，合理评定哪些患者处于最大的营养不良风险是非常重要的。现有的住院

患者营养筛查工具在日常临床实践中并不经常被使用[19]。最近，基于营养不良的定义，研究者开发出一种新的评估工具——危重患者营养风险评分（the Nutritional Risk in the Critically Ill Score，NUTRIC）[20]，其中包含炎症相关内容[7]。NUTRIC 的主要内容包括急性与慢性饥饿、急性与慢性炎症、年龄及疾病严重程度等。为了验证工具的有效性，在一项涉及 597 名危重患者的多中心观察性研究中，研究者采集了 NUTRIC 中的各项指标数据。结果显示，除体质指数（BMI）外，单因素分析中其他指标与死亡率和机械通气天数均具有统计学相关性（表 19.1），但在最终的模型拟合中，经口进食、近期体重下降、C 反应蛋白和降钙素原并未被进入模型。虽然白介素 -6 对于模型优化起到了一定作用，但并不具有临床和统计学意义，因此，在不常规采集白介素 -6 的医疗机构，它亦可不计算在模型得分中。最终的 NUTRIC 评分共包括 6 项变量（见表 19.1），能够评估危重患者的营养风险，且相关数据显示，NUTRIC 得分越低，患者的临床结局越差[20]。在未来研究中，需要不断完善这一工具或其他评估工具，在此基础上识别危重患者的营养风险，这样我们就能明确哪些患者最有可能从营养治疗中受益。

表19.1

危重患者营养风险评分（NUTRIC）[20]的概念模型和指标变量

概念	变量	是否与最终模型得分相关
急性饥饿	过去 1 周经口进食量下降	否
	从其他病房转入 ICU	是
慢性饥饿	过去 6 个月体重下降	否
	BMI<20	否
急性炎症	白介素 -6	是
	降钙素原	否
	C 反应蛋白	否
慢性炎症	合并症	是
疾病严重程度	年龄	是
	APACHE II 评分	是
	SOFA 评分	是

APACHE= 急性生理与慢性健康状况评分；BMI= 体质指数；SOFA= 序贯器官衰竭评分

确定营养需求

能量需求的确定在很大程度上依赖于能量消耗，同时受患者活动、疾病阶段、损伤类型和既往营养状态的影响[4]。在开具能量摄入处方时，首先需要考虑的因素就是静息能量消耗（resting energy expenditure，REE），因为它是住院患者总体能量消耗的绝大部分[21]。REE 的确定可通过间接量热法直接测量或多种不同的预测公式估计。虽然尚未有随机对照研究比较直接测量（使用间接量热法）和预测估计两种方法确定能量消耗对患者结局的影响，但近期的两项观察性研究数据显示，我们需要监测能量消耗的变化，并对营养摄入进行相应调整[22, 23]。目前，这两种方法都在重症监护病房中使用，并且各自具有其优势和局限性。

> **实践提示**
>
> 　　对于严重营养不良的患者，提高其营养支持可能导致再喂养综合征发生。其表现主要为电解质紊乱等代谢异常，尤其是低磷酸血症。

1. 间接量热法

间接量热法是确定危重患者能量消耗的"金标准"和最精确的手段[21, 24]。尽管如此，由于设备昂贵和资源限制，该方法并不经常被使用[25]。通过间接量热法，可以测定人体消耗掉的氧气量和生成的二氧化碳量，进而计算出人体的能量消耗[26]。这一测量方法的准确性会受到诸多因素的影响，包括仪器性能[27]、环境温度[21]和可能发生在量热计、气管内导管或胸腔引流管的体积泄漏[24]。患者相关因素也会影响 REE 的测量，如体力活动、食物消耗和疼痛等生理应激。为了获得最准确的 REE 测量结果，建议在患者情况稳定时进行测量[28]，即在至少 5 分钟以内，氧气消耗量和二氧化碳生成量的变异系数不超过 10%[29]。近年来，人们逐渐认识到代谢平衡并没有统一的定义，因此在临床实践和相关研究中，对于如何确定患者的稳定状态有诸多不同意见[29]。关于间接量热法应用方面更详细的讨论已在其他地方发表[26, 28]。

2. 预测公式

由于间接量热法在许多重症监护病房尚未开展应用，所以利用不同的预测公式来评估能量消耗仍是目前比较常用的方法（表 19.2）。许多预测公式都是基于健康人群的能量需求并加以调整，以衡量新增加的应激或损伤[30]。与间接量热法相比，预测公式在测量 REE 时的精准度较差；但一些预测公式在危重患者中的应用效果要优于另外一些预测公式。有些方程只使用静态变量（如身高、体重、年龄和性别）来预测 REE，而另一些方程则使用较多的动态变量（如体温、每分钟通气量、心率）来解释在危重患者的代谢变化[31]。

表 19.2
用于评估危重患者能量消耗的预测公式

美国胸科医师学会	25× 体重 如果 BMI 在 16～25kg/m²，使用实际体重 如果 BMI>25kg/m²，使用理想体重 如果 BMI<16kg/m²，在前 7×10 天使用实际体重，然后使用理想体重
Harris-Benedict 方程	男性：66.473 0+（13.751 6× 体重）+（5.003 3× 身高）-（6.755× 年龄） 女性：655.095 5+（9.563 4× 体重）+（1.849 6× 身高）-（4.675 6× 年龄）
Ireton-Jones 1992 方程	1.925-（10× 年龄）+（5× 体重）+（281 仅适合男性）+（292 创伤状态下）+（851 烧伤状态下）
Ireton-Jones 1997 方程	（5× 体重）-（11× 年龄）+（244 仅适合男性）+（239 创伤状态下）+（840 烧伤状态下）+1 784
Penn State 1998	（1.1×Harris-Benedict 方程的值）+（140× 达峰时间）+（32×VE）-5 340
Penn State 2003	（0.85×Harris-Benedict 方程的值）+（175× 达峰时间）+（33×VE）-6 433
Swinamer 1990	（945× 身体表面积）-（6.4× 年龄）-（108× 体温）+（24.2× 呼吸速率）+（817×V_T）-4 349

BMI= 体质指数

Adapted from Walker RN, Heuberger RA. Predictive equations for energy needs for the critically ill. Respir Care 2009; 54(4): 509-21, with permission.

为了验证预测公式在危重患者中使用的精准度，研究者开展了一系列工作。其中最大规模的一项研究是在 202 名机械通气患者中比较了预测模型与间接量热法测量出能量消耗的差异[32]。在这一研究中，研究者以 10% 的测量变异系数为标准，分别对 17 个预测公式的准确性评估，结果显示除了在老年肥胖患者中精准度下降到 53% 以外，

Penn State 方程的精准度最高（67%）[32]。精准度在 50% 以下的预测公式是 Harris-Benedict 方程（34%）和美国胸科医师学会方程（35%），在调整体重（美国胸科医师学会方程 46%）或活动因素（Harris-Benedict 方程 46%）后，这些方程的精准度仍不超过 50%[32]。

虽然大多数预测公式在预测危重患者能量消耗时都有可能出现预测结果偏低，但也有报道指出，预测公式的使用会导致能量消耗的评估结果差异过大，从而导致过度喂养和喂养不足。这些方程预测能量消耗的精确程度也受到了诸如体质指数[32]、性别[25]和年龄[33]等因素的影响。

总之，虽然预测公式不能够像间接量热法那样精确地测定能量消耗，但在缺乏间接量热法这一技术的情况下，它们可以为营养处方的开具提供一些指导。

四、营养支持

危重患者的营养支持旨在预防、发现和纠正营养不良，优化患者的代谢状态，降低发病率，促进康复。在患者营养充分的情况中，其对应激的代谢反应下降、细胞氧化损伤降低、免疫系统的反应减慢[34, 35]。对于不能够经口摄入食物和液体的患者而言，肠内营养是首选的营养支持手段。单独使用肠外营养或肠外联合肠内营养亦可用于完全不能经口进食者[36, 37]。

（一）肠内营养

除了为身体提供营养供给外，肠内营养还有其他益处[38]。任何经肠道的营养支持都是有益的。肠内营养增加胃黏膜血流量，刺激生成刷状缘肽酶，维持上皮细胞紧密连接，并提供肠源性黏膜免疫[35]。肠内营养的主要作用是：保持肠道上皮[39]、黏膜数量和微绒毛高度[40]；防止细菌易位；并对与肠道相关的淋巴组织产生积极作用，这些淋巴组织是人体黏膜免疫的主要来源[41]。当为患者提供肠内营养时，其脓毒症的并发症会减少[42, 43]。早期肠内营养的重要目标是刺激和改善胃肠道免疫功能[44]。

1. 早期或延迟肠内营养

虽然现有研究和实践中推荐开展早期肠内营养（48 小时内）[36, 45]，但对于"早期"的定义尚未建立，

研究结果也并不一致。有系统评价显示早期肠内营养会导致患者死亡率下降[46,47]。然而，对系统评价纳入的原始研究进行分析后发现，这些研究的方法学质量存在问题，且研究的异质性高，从而造成结果的解释困难。其他研究[48,49]也发现了肠内营养的益处，但总体而言，仍需要对危重患者肠内营养时机比较的大样本、高质量的随机对照试验的证据，从而明确肠内营养开始的最佳时机[50,51]。

2. 危重患者的低热量摄入

很多接受肠内营养治疗的住院患者，其营养需求并未得到满足[52]。在危重患者疾病严重的最初几天是否应给予低热量喂养是存在争议的[53]。在一些观察性研究中[10,13,54,55]，减少能量和蛋白质的供给会导致患者结局更差。然而，观察性研究可能会受到包括疾病严重程度在内的诸多混杂因素的影响，如那些病情较轻、能够更好耐受肠内营养的患者更有可能得到充分的喂养和更好的结局[34]。在最近一项随机对照研究（EDEN 研究）中，分别对 1 000名需要行机械通气的急性肺损伤患者在入住 ICU 前6 天进行充足营养喂养和全肠内营养（营养需求未得到充分满足）[56]，结果显示，充足营养喂养并不能够改善患者无需机械通气的天数、60 天死亡率和感染性并发症，也不能够对患者的生理和认知功能产生积极影响[56,57]。此外，参与该项研究的患者年龄相对较小（平均 52 岁）且处于中度肥胖（BMI 30）[56]。而中度肥胖可能对危重患者起到保护作用——即"肥胖悖论"[58]。因此，EDEN 的研究结果可能并不适用于所有危重患者，尤其对于是那些营养不良或严重肥胖者。此外，EDEN 研究结果与 Arabi 等[59]的结果相似，在 Arabi 等开展的随机对照研究中，证实了允许性摄入不足与充足营养喂养对患者结局的影响是相同的。尽管有这些结果，由于缺乏高质量的研究来支持充足营养喂养，目前基于证据的指南中并不建议使用这种方法[36]。

在大多数情况下，低热量喂养是完全没有必要且可以避免的[60,61]。导致非故意低热量喂养的原因包括人员短缺、营养物质/相关设施缺乏、医护人员对喂养不重视、临床评估不准确、喂养管路堵塞和喂养处方的变化等[62,63]。在具体喂养过程中存在的问题，如对营养评估程序或操作的选择性中断会使得危重患者的实际喂养量只有处方喂养量的 76%[64]。在机械通气患者中也发现有类似的现象[65]，超过36% 的机械通气患者接受不到 90% 热量要求的营养

支持。

"肠道应该休息"这一概念是有问题的，因为肠道功能并不受饥饿的限制。饥饿实际上会减缓内脏的血液流动。Marik[34]把肠道休息比作通过使心跳停止而让心脏休息！肠内营养，特别是液体和蛋白质含量丰富的肠内营养制剂，对胃肠黏膜的肠脑免疫轴起到抗炎作用[34,66]。通过肠内营养，胃肠功能紊乱的现象会有所改善[34]。

尽管血管加压治疗对胃肠耐受和患者结局影响方面的证据等级较弱且并不一致[67]，但仍有研究显示患者在接受血管加压治疗时可同时接受肠内营养[34,36]。危重患者的脏器血液灌注减少，但肠内营养能够通过改善肠道血流而使肠道在血管加压治疗中吸收营养物质[68,69]。然而，在脓毒症和休克患者中使用血管加压治疗，既有可能改善脏器血液灌注，也有可能使之减少。Mentec 等[70]的研究显示接受血管加压治疗的患者实施肠内营养时其胃肠不耐受程度更高，而其他研究则显示这一人群可耐受肠内营养[71,72]。Khalid 等[68]研究结果发现，在接受血管加压治疗的患者中，早期相对于延迟肠内营养更能够改善患者结局。

一般来讲，患者肠鸣音消失、发生术后肠梗阻[34,35]或在胃肠道手术后，都不应实施肠内营养。而与延迟肠内营养或肠外营养相比，对肠道手术的患者实施早期肠内营养发生各类泄露（胃肠道穿孔等）的风险较低[34]。此外，研究还限时胃肠道手术后开展早期肠内营养可以显著降低感染风险，减少住院时间[73,74]。

实践提示

护士应定期评估实现每日营养目标的障碍，并与多学科团队合作，以确保患者得到最优的营养摄入。

---

3. 肠内营养方案

研究显示，肠内营养方案能够提高肠内营养喂养水平[64]，同时改善临床结局[75,76]。由于缺乏肠内营养管理方面的高质量研究和强有力的证据，不同单位和机构间的肠内营养方案不尽相同[37,77]，主要以日常经验为主，且很少被质疑[78]。此外，相关指南在实施和可持续应用方面受到临床医生偏好、患者情况、临床具体情境和指南内容等多种因素的影响[79,80]。

（二）肠内营养的管理

1. 肠内营养路径

在危重患者肠内营养的早期阶段，最常使用宽孔鼻胃管或口胃管。当患者预计需要行长期肠内营养治疗（时间在 1 个月以上）或存在胃不耐受等情况时，可使用胃造口术、十二指肠造口术或空肠造口术等导管置入技术[81]。

当患者存在胃肠不耐受时，可使用幽门后喂养[82]，但并未有研究有显示其优于胃肠喂养[83, 84]。一项在 17 个多学科 ICU 中开展的随机对照试验[83]表明，对于已经行鼻胃管肠内营养治疗且胃内残余量不断增多的成年机械通气患者而言，早期鼻肠管喂养能够改善此类人群的结局。这两种肠内营养治疗方法对患者目标能量达标率和呼吸机相关肺炎发生率并无显著差别。研究人员建议不应该在这些患者中常规放置鼻肠管，可以考虑为患者放置胃管来抽吸胃内容物。

对于一些危重患者而言，当使用肠道喂养时，胃内分泌物可能就会增加[85]。目前可使用一种双腔管来解决这一问题，这种双腔管的一腔用于对胃内容物的抽吸和减压，另一腔同时用于空肠喂养，但这些管路在临床中并没有被广泛应用[86]。

2. 肠内营养管的位置评估

正确放置肠内营养管对保证充足营养、避免不良事件起到至关重要的作用。由于危重患者通常伴

图 19.2　鼻胃管的正确位置[92]

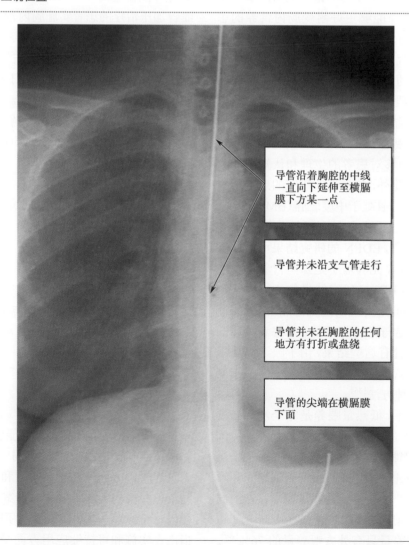

导管沿着胸腔的中线一直向下延伸至横膈膜下方某一点

导管并未沿支气管走行

导管并未在胸腔的任何地方有打折或盘绕

导管的尖端在横膈膜下面

随咳嗽反射减弱，感觉异常并接受镇静和麻醉药物治疗，在该类人群中正确置入肠内营养管是很有挑战性的[87,88]。其中非常严重的并发症之一即是将导管错误地置入支气管中[89]。此外，既往研究中还报告了管饲过量、气胸、肺炎、水气胸、支气管胸膜瘘、脓胸和肺出血等并发症[90]。导管位置通常需要借助 X 线射像技术来确认（图 19.2）。然而，借助 X 线来评估鼻胃管位置并不能防止在插管过程中插管位置的不正确。其他可靠性较低的确定导管位置的方法包括利用 pH，观察胃内抽出物的颜色、听诊是否有气过水声以及其他新出现的方法，如二氧化碳图[87,97]。

由于听诊的不可靠性，它不应作为确定胃管位置的唯一手段，但在临床实践中，通过听诊气过水声来判断胃管放置位置的方法仍被普遍应用。除此之外，其他方法的局限性分别介绍如下：

- 在持续肠内喂养的危重患者中，鼻胃管抽出物并不因鼻胃管位置的变化而出现颜色、性状上的改变；因此，这种方法不应该被使用[93]。
- 胃分泌物 pH 分析的方法并不可靠。pH 为 0～5 可用于判断肠内营养时胃管的位置，但这种技术对于接受组胺 -2 受体拮抗剂或质子泵抑制剂的患者来说可能是有误差的。如果抽出的液体 pH 较低，我们可以认为它来源于胃，但受感染的胸膜腔积液 pH 也可以是酸性的[94]；因此单纯依靠 pH 判断胃管放置也不推荐。
- 使用呼气末二氧化碳监测器描记的二氧化碳图可评估肠内营养管的放置位置，在该方法中，呼吸循环的整个过程是通过一个二氧化碳描记图来反映的，该图形可显示二氧化碳量的变化[95]。虽然这种方法并未在临床中常规使用，但越来越多的证据表明，它可能有助于评估机械通气患者的鼻胃管放置位置[96]。我们需要认识到，这项技术并不能够区分管路是在食管、胃或肠道，这一点是很重要的。
- 测定肠内营养管中胃蛋白酶和胰蛋白酶的浓度亦可作为判断导管放置位置的一种方法；但是，目前尚缺乏在床旁测定胃蛋白酶和胰蛋白酶的手段[97]。

对肠内营养的管路位置进行持续动态评估是非常重要的，因为管路可能会在最初放置的位置上产生移动。对经鼻肠内营养管的鼻端开口进行标记，测量从鼻孔伸展出的管路长度将有助于发现管路位置的变动。射线显影管本身具有标记物，能够准确测量和记录管路位置。它们应该与先前描述的评估方法一起使用。

在没有 X 射线显影的情况下，应综合使用多种方法来验证管路位置。Metheny 等[93]发现测量：①从插入点延伸出的管路长度；②从管路中抽出的抽出物的量；③抽出物的性状；④抽出物的 pH 能够正确区分持续肠内营养管路放置位置是在胃部还是肠道，其预测准确性为 81%。

> **实践提示**
>
> 使用 X 线显影技术是判断肠内营养管位置的金标准。当这种方法不可用时，应综合使用多种方法来判断管路位置。

3. 喂养方案

成功放置肠内营养管之后，我们就可以开始对肠内营养实施形式进行管理，管理方法多样，包括定时推注、间断和连续肠内营养（表 19.3）。其中，定时推注在重症监护病房中很少被使用。而对于间断喂养亦或是连续喂养更有益处，目前并不是很清楚[98]。针对间断肠内营养，文献主要集中在对肠内营养液数量和质量的研究上，缺乏证实间断肠内营养是否会增加患者误吸风险的内容，而这一点又是人们非常关注的。由于缺乏关于喂养方案的一致性证据，临床决策的制定主要基于个体化的患者评估和临床医师的判断。

表 19.3
肠内营养的喂养方式[98]

方法	说明
定时推注	<ul><li>在短时间内将大量营养液通过管路输入到胃内（>100ml）</li><li>与多种并发症有关，如误吸和呕吐</li></ul>
间断肠内营养	<ul><li>每日数次，每次输注数小时（例如，以 150ml/h 的速度输注 3 小时，每日 3 次），或每日输注较长时期（12～16 小时），之后休息 8～12 小时</li><li>允许胃酸过多从而限制细菌过度生长</li><li>需要更高的输注速度来满足患者热量需求</li></ul>
连续肠内营养	<ul><li>在 24 小时内连续输注少量的配方营养液</li><li>可使热量需求更容易满足</li><li>持续稀释胃酸，可能会导致细菌过度生长</li></ul>

4. 启动肠内营养

目前,针对肠内营养开始时的适当速度,人们仍存在争议,且并没有实证数据支持这一决策的制定。肠内营养通常以 30ml/h 开始,但其范围可能从 10 到 100ml/h 不等。对于如何加快肠内营养的喂养速度,目前也是有多种方法,但我们确实应该采用一些策略来满足患者的日常热量需求。当患者之前经历长时间的饥饿或完全肠外营养时,我们在实施肠内营养时可能就会比较保守,因为此时患者再喂养综合征的风险增加[99]。虽然再喂养综合征并不常见,但它与体液和电解质水平的严重紊乱(特别是低磷血症、低镁血症和低钾血症)密切相关,并会导致患者发病率和死亡率增加[100]。

5. 肠内营养并发症的管理

一旦建立肠内营养,评估喂养不耐受等并发症是至关重要的,因为它会导致患者出现胃胀、呕吐、腹泻和胃内残余量的增加[101]。除此之外,吸入性肺炎、高血糖、高碳酸血症、电解质失衡和肠内营养液污染也是肠内营养的并发症,应进行监测和干预,以尽量减少它们的发生。

危重患者表现出胃残余量增加的原因多种多样,包括喂养不耐受[102]和胃肠蠕动减慢[103]。尽管在导致患者出现胃残留增多的原因和相关干预方案的认识上仍然存在争议,但是通过测量胃残余量来监测患者肠内营养的耐受一直被视为护理管理方面的重要内容[104]。高的胃残余量并不一定会导致患者误吸,而低的胃残余量也不意味着患者一定不会发生误吸。已有研究[105, 106]表明低的和高的胃残余量对发生吸入性肺炎的风险并无显著差异。因此,我们认为测量胃残余量是准确的和有用的,但胃残余量的多少与临床或放射学的腹部结果并不相关[107]。

除了胃肠功能外,还有其他重要的因素与胃残余量的测量准确性有关,如肠内营养管管径、管路位置、管路类型和患者的体位[34]。在临床实践中,判断胃残余量是否过多的标准不一。因为没有足够的数据指出某一特定的胃残余量阈值,加拿大临床指南推荐 250～500ml 作为阈值范围[36]。胃残余量抽出后,其内容物要么回输,要么弃去。弃去胃内抽吸物的证据较弱[108],而继续肠内喂养至胃残余量最多可达 250ml 或抽出胃残余量可能是更容易接受的做法[36]。当胃残余量超过可接受的规定阈值时,

肠内喂养被中断;但是,目前并没有数据支持这种做法。由于胃残余量的影响而停止喂养的做法值得怀疑,尤其是在平衡的肠内饮食本身就有促进胃肠蠕动的效果的情况下[109, 110]。

> **实践提示**
>
> 在确定喂养不耐受时,在没有体格检查或影像学检查的情况下,单纯的胃残余量并不应停止肠内营养。持续的肠内营养已被证明是有益的。

> **实践提示**
>
> 当评价胃残余量与肠内营养喂养速率的关系时,记得要考虑持续产生的胃分泌物,因为它最多可达 2 500ml/d。

腹泻是肠内营养患者的另一种并发症[111],也是减少或中断肠内营养的常见原因[112]。腹泻会导致患者出现体液和电解质紊乱,给患者(及其护理)造成困扰,并增加患者照护的费用[113]。不幸的是,腹泻的定义存在一定的争议性,因为它是依赖于护理学解释的一种主观评估,而不是对粪便量的定量评估[114]。肠内营养不应被认为是引起腹泻的主要原因。接受肠内营养的患者其腹泻原因有很多种,且经常同时出现,包括:

- 潜在疾病[115]
- 包括抗生素在内的各种药物的副作用,含药物毒性和对肠道菌群的破坏[3]
- 低蛋白血症[116]
- 使用组胺 -2- 受体拮抗剂[117]
- 肠内营养液污染[118]

目前基于证据的营养指南建议对危重患者应考虑使用益生菌[36]。人乳铁蛋白和益生菌衍生物可能有助于减少肠内营养患者腹泻的发生率,但这一观点还需要更多的研究支持[119]。根据一项多中心、随机双盲安慰剂对照研究[120]报道,使用益生菌(鲍氏酵母菌)能够限制腹泻的产生,但目前的研究结果并不一致。在另外一项随机双盲对照研究中,对 167 名机械通气时间超过 48 小时的成年及机械通气患者通过肠内营养的方式分别给予益生菌或安慰剂,结果发现,直到患者脱机,两组间在腹泻的发生上均无差别[121]。进一步亚组分析显示在益生菌组的重度脓毒症患者 28 天死亡率明显下降;然而,

对于非重度脓毒症患者,益生菌组的死亡率反而更高[121]。

研究发现,市面上常见的肠内营养配方如可发酵的低聚糖、双糖、单糖和多元醇等可减少肠内营养患者发生腹泻的可能性[122]。未来我们需要开展随机对照研究,以评价可发酵低聚糖、双糖、单糖、多元醇和其他益生菌对重症患者肠道营养相关腹泻的影响[115,123]。

> **实践提示**
>
> 护士可能会在危重患者出现腹泻的情况下试图对其停止肠内营养,但并没有证据支持这一结果。唯一的例外可能是出现了严重的体液和/或电解质不平衡。

肠内营养液为微生物生长提供了良好的培养基,肠内营养液的细菌污染是很常见的[124]。因此,制定感染控制流程是很重要的。限制肠内营养液细菌污染的策略包括:

- 精心准备肠内营养液和相关设备[125]
- 使用商业化的配方优于原来的手工配制[126]
- 使用密闭的喂养系统[37]
- 限制开启的肠内营养液在室温下的保存和输注时间[127]
- 严格执行手卫生,限制床边肠内营养袋的使用和输送系统的操作[124]

(1)预防肺误吸

肺误吸和医院获得性肺炎是肠内营养的重要并发症之一。在临床上,误吸是否发生很难确认,即使是有经验的临床医师。尽管目前的研究中尚未显示,但高的胃残余量可能是导致肺误吸的潜在因素[105]。口咽分泌物可导致医院获得性肺炎,而声门下吸引则能够改善患者结局[128]。改善胃排空的护理措施包括将患者床头抬高30°~45°(除非有禁忌证),因为这样胃食管反流的可能性会被降低[129,130];然而,这项建议是基于质量较弱的证据。一项单中心小样本的随机对照研究(47例患者)显示,与仰卧位相比,实施半卧位(45°)的39例插管患者可疑呼吸机相关性肺炎的发生率较低。这项研究在中期分析时发现床头抬高45°具有治疗效果后即被终止。更早的两项研究[132,133]也有类似的结果。基于这一质量相对较弱的证据,将床头抬高至30°~45°成为了照护的标准[134,135]。

最近,两项随机对照研究[136,137]和一项观察性研究[138]并不支持这些结果。在其中一项随机对照研究中,221名患者的结局并没有发现任何差异,包括呼吸机相关性肺炎的风险也没有增加[136]。一篇包含3项研究[131,136,137]的系统评价分析了半卧位对机械通气患者的影响,其结果是建立基于共识的临床实践指南的基础[139]。专家小组建议,在没有风险或与其他护理措施、医疗干预以及患者意愿相冲突情况下,机械通气患者的床头应抬高至20°到45°之间,最好≥30°。Marik[34]建议,在危重患者中使用半卧位的临床决策需要不断被评估,因为目前支持这种做法的证据并不充分,而利弊之间的权衡也未可知。在护理患者时,将其置于45°的半卧位是很困难的,因为患者经常会滑下来,而且这一体位也会让患者感到很不舒服。有些实验模型还指出,半卧位可能会增加进入肺部的黏液量,从而加大细菌感染和肺炎发生的风险[140]。在更多的证据出现以指导临床实践决策之前,患者体位还是应该由临床医师判断决定。

胃动力药,如红霉素和甲氧氯普胺等,可以改善胃排空和喂养耐受,避免胃食管反流和肺误吸[141]。然而,这些胃动力药也会产生一些不良反应。红霉素的使用与细菌耐药性的发生有关,而甲氧氯普胺与许多全身不良反应有关。在接受肠内营养治疗的患者中,红霉素相比甲氧氯普胺治疗胃肠不耐受更有效。而红霉素和甲氧氯普胺联合治疗在改善肠内营养治疗方面又比单一应用红霉素更有效[142,143]。

(2)评估肺误吸

尽管有预防手段,但某些患者中仍可能出现肺误吸,因此准确的评估是至关重要的。常用的在患者床旁即可评估是否发生胃内容物/肠内营养液误吸的方法有以下几种:

- 染色液法以往通常用于评估肠内营养液的误吸,但出于安全考虑,不建议常规使用该方法。这种方法的有效性值得怀疑,因为蓝色染料的标准化程度较低,而且在检测轻微误吸时的灵敏度较差[144]。有报道称,蓝色染料的吸收会导致皮肤、尿液、血清和器官的变色以及顽固性低血压和严重酸中毒,表明患者出现了线粒体毒素中毒[146]。这些安全问题外加产生的利益最小化,使得研究者和专家建议弃用在肠内营养液中使用蓝色染料的做法[145,147]。
- 测量气管和支气管内分泌物中葡萄糖的含量是另一种检测肺误吸的方法[148]。因为这些分泌物中的葡萄糖含量一般<5mg/dl,因此较高的

葡萄糖含量可能意味着患者吸入了葡萄糖丰富的肠内营养液。肠内营养液浓度不同会影响这种方法的敏感性，葡萄糖浓度低的营养液应用该方法相对更难检测。此外，未接受肠内营养治疗的患者也可能在吸入物中检测到葡萄糖[149]。进一步来讲，当患者存在出血时，吸入物中的血糖浓度会>20mg/dl，从而混淆检测结果；因此，呼吸道中的任何出血都可能导致假阳性结果。这些发现促使人们一致认为对呼吸分泌物中的葡萄糖进行监测的方法也应该弃用[147]。

- 对气管支气管分泌物中胃蛋白酶的测定已经被应用于一项动物实验中，该实验表明胃蛋白酶作为胃液的组成部分，可能有助于确定肺误吸[150]。未来有必要对接受肠内营养的急性危重患者进行进一步调查。
- 电磁管放置技术能够利用电磁能监测胃管插入位置并在监测屏幕上显示。胃管内的探针传送电磁信号，接收器可在患者的上腹部检测到这一信号。Metheny 和 Meert[151]回顾了 2007 到 2012 年电磁管放置技术的相关研究，发现这一方法仍存在很大的发生错误的空间，因此推荐通过 X 线来确认管路放置的位置。

实践提示

在重症监护病房中，患者床头抬高是很常见的；然而，我们还需要更多的证据来证明这种做法可以防止肺部误吸。

（三）肠外营养

由于肠内营养更符合人类正常生理情况下的进食功能，并且会减少患者感染和代谢并发症的发生，因此它是营养支持的首选方法。作为一种营养治疗的手段，肠内营养较肠外营养花费更低，而危重患者的肠外营养治疗仍存在诸多争议。肠外营养不经过胃肠道系统，从而使得激素和营养素无法发挥其在调节肠道功能、代谢途径和肝功能方面的重要作用[34]。此外，由于肠外营养制剂中所含的高浓度普通糖和脂肪粒需经静脉注入，患者会出现代谢、免疫、内分泌和感染性并发症[152]。Grau 等[153]发现肠外营养与肝功能障碍的发生显著相关，而早期肠内营养则可发挥保护性作用。肠外营养破坏了体液和细胞免疫防御屏障，且它与自由基生成增加显著相

关，这会对危重患者产生很大危害[34]。

关于肠外营养对危重患者的益处，现有研究结果并不一致。一项系统评价显示，与未实施营养治疗的危重患者相比，实施了肠外营养治疗的患者死亡风险增加了 2 倍[154]。1 项回顾性队列研究对在遭受钝器伤 7 天内的危重患者进行了分组比较，其中一组患者接受肠外营养治疗，而另一组则未接受，这些危重患者都能够耐受至少部分肠内营养，而早期开展肠外营养管理增加了感染性疾病的发病率，并且导致更差的临床结局[155]。对于不能实施早期肠内营养或患者的营养目标难以实现时，在肠内营养的基础上辅以肠外营养已成为一种日益增长的趋势[156]。4 项研究探索了辅助肠外营养的效果，发现其并没有改善患者结局[42, 157-159]，且没有一项研究能证明使用肠外营养对危重患者有明显的益处[34]。由于在危重患者中使用肠外营养的数据存在数量和质量上的不足，这意味着肠外营养在目前基于证据的营养指南中不被推荐[36, 160, 161]。

对于那些不能耐受充足肠内营养的患者，由于相关数据缺乏，临床医师不得不依据个体实际情况权衡启动肠外营养的安全性和益处[36]。美国肠外营养和肠内营养学会和重症医学协会的临床指南[160]建议除非存在严重营养不良，在患者 1 周后启动肠外营养，欧洲肠内和肠外营养学会指南[161]则建议如果单纯肠内营养不足的话，在患者入住 ICU 2～3 天后，在肠内营养基础上实施肠外营养作为补充。

肠外营养制剂含有碳水化合物、脂质、蛋白质、电解质、维生素和微量元素。无论是补充还是全肠外营养，都会提供每日基本的营养素和矿物质需求。肠外营养的组成成分见表 19.4。在肠外营养制剂中添加维生素和微量元素是非常必要的，尤其是水溶性维生素和微量元素在人体内会被迅速消耗（表 19.5）[162]。标准化的肠外营养配方虽然在提供热量需求方面与定制的肠外营养一样有效，但却不太容易达到估计的蛋白质需求，并被认为与低钠血症有关[163]。葡萄糖是肠外营养制剂中的主要能量来源。虽然在肠外营养液的配制过程中可使用浓度为 10%～70% 的葡萄糖，但最终的肠外营养液浓度不应超过 35%。高浓度的肠外营养液会导致血栓形成，因此肠外营养通常经中心静脉导管注入。这类导管的置入、日常护理和更换与其他中心静脉导管类似。肠外营养应使用专用的中心静脉导管，或多腔导管中的某一腔[164]。应避免对导管和置管部位进行频繁的操作，以尽量减少导管感染。当肠外营

表19.4
肠外营养制剂的组成成分

成分	推荐意见	推荐等级*
碳水化合物	碳水化合物的最低需求量大约为每天2g/kg的葡萄糖	B
	高血糖(葡萄糖浓度>10mmol/L)会导致危重患者死亡,应该避免,以防出现感染性并发症	B
	报道显示,对于ICU患者而言,当血糖水平维持在4.5~6.1mmol/L之间时,既会出现死亡率降低,也会出现死亡率升高。因此目前针对这一问题尚无明确的推荐意见	C
	在接受严格治疗的患者中,严重低血糖的发生率更高	A
脂质	脂质是肠外营养中不可或缺的组成成分,它能够提供热量,并确保长期在ICU住院的患者的必需脂肪酸的供应	B
	静脉输注脂肪乳剂(LCT,MCT或混合乳剂)可以在12~24小时内使其安全滴数从0.7g/kg增加至1.5g/kg	B
	标准使用混合LCT/MCT脂肪乳剂的耐受情况有充分的文献记载。一些研究表明,混合脂肪乳剂较单独使用大豆LCT具有独特的临床优势,但这还需要前瞻性对照试验的证实	C
	危重患者对使用橄榄油的肠外营养具有很好的耐受性	B
	在脂肪乳剂中添加EPA和DHA已被证实对细胞膜和炎症过程有显著影响。鱼油含量丰富的脂质乳剂可能会缩短危重患者的住院时间	B
氨基酸	当实施肠外营养时,应在提高充足能量的同时,添加大约1.3~1.5g/(kg理想体重·d)的复合氨基酸	B
	当在ICU患者中实施肠外营养时,氨基酸溶液中应包含0.2~0.4g/(kg·d)的L-谷氨酰胺[如0.3~0.6g/(kg·d)的丙氨酰谷氨酰胺双肽]	A
微量元素	所有的肠外营养处方均应包括每日剂量的复合维生素和微量元素	C

* 推荐等级基于证据质量的高低,其中A代表证据质量高,B代表中等,C代表证据质量低而D代表证据质量非常低(参考自Guyatt GH, Oxman AD, Vist GE, Kunz R, Falck-Ytter Y, Alonso-Coello P et al. Grade: an emerging consensus on rating quality of evidence and strength of recommendations. BMJ 2008; 336: 924-6)

DHA=二十二碳六烯酸;EPA=二十碳五烯酸;LCT=长链甘油三酯;MCT=中链甘油三酯

Adapted from Singer P, Berger MM, Van den Berghe G, Biolo G, Calder P, Forbes A et al. ESPEN Guidelines on Parenteral Nutrition: intensive care. Clin Nutr 2009; 28(4): 387-400, with permission.

养液浓度为10%~12%时[165],可考虑经外周静脉输注,但这种情况通常不会发生在危重症患者中,因为危重患者需要大量的肠外营养来满足机体的热量需求[166]。

表19.5
TPN中的微量元素[162]

微量元素	作用
锌	创伤修复
铁	合成血红蛋白
铜	参与红细胞成熟和脂质代谢
锰	参与钙磷代谢
钴	维生素B$_{12}$的重要组成部分
碘	合成甲状腺素
铬	葡萄糖利用率

实践提示

肠外营养液的葡萄糖浓度很高,因此需要在预防导管相关性感染方面保持警惕。

我们有必要常规监测患者的体液平衡、葡萄糖、生化指标、全血细胞计数、甘油三酯、微量元素和维生素。此外,还需评估患者是否出现与肠外营养相关并发症的迹象(表19.6)。

(四)向经口进食过渡

患者病情、ICU住院时间和患者的吞咽能力均会影响到经口进食的开始时机和发展速度。准确评定ICU患者的吞咽障碍对确定经口进食的安全性和类型至关重要。发生于ICU患者拔管后的吞咽困难通常是一种ICU获得性障碍[167],尽管也有可能是

表 19.6
与全肠外营养相关的短期代谢性并发症

并发症	原因	监测与治疗
高渗性昏迷	当快速注入高渗溶液时会急剧发生。输液会引起严重的渗透性利尿，导致电解质失衡、脱水和中枢神经系统功能失调	每日采集血标本，准确测量体液平衡、参考血标本结果 降低输液速度，纠正电解质失衡
电解质失衡	血清电解质异常，特别是钠、钾、尿素和肌酐，在全肠外营养治疗的早期即可发生。电解质失衡可能是由于患者的潜在健康和治疗状况引起的；其需求因患者的个体需要而异。可由于静脉输液不足或过度导致	在治疗早期每天采集血标本检测其是否异常 根据需要更换液体，在稳定期可能需要额外增加静脉输液量
高糖血症	危重患者可由于促肾上腺皮质激素和肾上腺素的分泌而产生胰岛素抵抗。这会促进糖原分泌，从而抑制胰岛素对高糖血症的反应	在治疗开始后或需要时，每 4 小时监测患者的血糖 每天检测尿液中的葡萄糖和酮体 为维持血糖水平在合理范围内，可能需要对患者进行胰岛素注射
反弹性低血糖	可发生于全肠外营养中断的情况下，因为长期静脉营养治疗后可能会发生胰岛功能亢进。血清胰岛素伴随着输液不断增加，因此突然停止输液会导致低血糖	在停止静脉输液的最后 1 小时内，应逐渐减小葡萄糖的输液速度。一些患者在停止全肠外营养后可以接受 10% 的葡萄糖溶液（以防出现反弹性低血糖）
低磷酸血症	大量输注葡萄糖会使得胰岛素持续释放，刺激合成代谢，导致磷迅速流入肌肉细胞，发生低磷酸血症。易发生低磷酸血症的最大风险人群是过度喂养的营养不良患者。患有高糖血症、在全肠外营养期间需要胰岛素治疗或者有酗酒史、存在慢性体重降低的患者在治疗早期可能需要额外补充磷酸盐	每天监测磷酸盐水平 低磷酸血症通常在肠外营养 24～48 小时后出现 减少碳水化合物过度摄入并补充磷酸盐
脂质清除	在许多组织的毛细血管上皮细胞中发现脂肪酶分解脂质至血液中。当脂质输注超过患者脂质清除能力时，脂肪超载综合征就会发生，从而导致毛细血管中的脂质沉积	应在首次输注肠外营养液后（6 小时内）进行血标本采集，以观察血液中的脂质含量
输注脂质的副作用	一些患者在输注脂质混合肠外营养制剂期间或之后会出现一些不适症状。具体原因尚不清楚。患者可能会主诉头痛、恶心或呕吐等，通常感觉很不舒适	当症状较轻时，如果患者可以耐受，不含蛋白质和能量的全肠外营养制剂可以以葡萄糖的形式输注，然而，这一疗法必须包含一些脂质来防止脂肪酸缺乏的发生
过敏性休克	这是一种罕见的并发症，可发生于输注脂质后	可能需要注射肾上腺素和 / 或类固醇，并根据需要提供支持性治疗
葡萄糖耐受不良	以葡萄糖为主要热量来源的全肠外营养会使得氧气消耗和二氧化碳生成增加。高浓度二氧化碳产生的负荷会进一步增加易感人群的呼吸困难程度，特别是那些需要机械通气的患者	观察患者是否有呼吸困难的征象 以葡萄糖脂质混合物的形式提供非蛋白质卡路里，减慢输液起始速度
肝功能	肝功能损害亦可能与全肠外营养有关。可归因于伴有中度肝肿大的肝狭窄；患者也可能出现黄疸。在停止肠外营养治疗后，肝功能检查通常恢复正常；然而，新生儿全肠外营养会导致严重的肝功能损害	每周两次监测肝功能检查 导致患者出现肝功能损害的原因有很多。当患者能量摄入过多或使用以葡萄糖为主的治疗方案时，一段时间后似乎更容易出现肝功能损害问题

某种未明确诊断的吞咽疾病。急性呼吸衰竭患者拔管后是否会存在吞咽障碍是未知的。处于康复阶段的危重患者其吞咽困难的患病率约在 3% 到 62% 之间[168]。以下 6 种情况可能会导致 ICU 患者出现吞咽障碍。气管内插管和气管切开可引起直接创伤、局灶性溃疡和炎症[167]。神经肌病导致的肌无力也会引起拔管后吞咽困难[169]。引起吞咽障碍的第三种情况是口咽和喉头感觉障碍。其中，感觉障碍可由危重患者多发性神经病或局部水肿引起[170]。此外，由于 ICU 获得性谵妄、潜在的严重疾病或镇静药物的作用，引发感觉中枢受损，进而会导致患者出现吞咽障碍[171]。最后，当危重患者出现胃食管反流时，亦会出现吞咽障碍，且在拔管后短时间内引起胃食管反流的某些病理生理过程可能还会继续，从而使吞咽障碍持续存在[167]。

由于在潜在的呼吸困难和呼吸短促患者中会出现呼吸和吞咽的不同步，此时也可能会发生吞咽障碍。针对增加了无中风或神经肌肉疾病的清醒拔管患者发生吞咽障碍风险的影响因素的研究，目前并未取得更好的进展。在一些流行病学研究中报道了拔管后吞咽困难的独特性危险因素[168, 172, 173]。在一项纳入 84 例老年患者队列研究中，较低的入院前功能状态与拔管后吞咽困难有着独立的联系，但对于年龄、插管时间、糖尿病、肾衰竭、术后肺部并发症和气管切开等是否是拔管后吞咽困难的潜在危险因素，目前的证据结果并不一致[174]。不同研究间的比较受到患者选择偏倚、研究人群的一致性和不同诊断标准的限制。

评估拔管后吞咽困难最常用的诊断试验是由语言病理学家进行床旁吞咽评估。虽然这种检查方法的构成内容并不统一，且因操作者的不同而存在差异，但通常情况下患者通常会经历一次访谈，并由操作者对他们的口腔进行结构和功能评估，同时利用不同质地的食物和液体对患者吞咽功能进行评估。床旁吞咽评估一直被批评为敏感性低以及缺乏评定者内部和评定者间的一致性[175]。虽然并没有与金标准进行对比验证，但一项包含自我感知吸入风险和相关饮食建议的七级评分量表经常被用来评估吞咽困难的严重程度[176]。还需要其他的检查以协助诊断拔管后吞咽困难。一种利用视频透视的吞咽评估方法，通常被称为改良的钡剂吞咽，对评估患者误吸具有高度敏感性和针对性[168]。另一项用于评估后拔管吞咽困难的金标准是纤维光学内镜下的吞咽试验。

当患者取消营养支持治疗后，可缓慢过渡到经口进食。对于住院时间较长的患者，特别是那些存在 ICU 获得性衰弱的患者，从取消肠内或肠外营养到经口进食的具体试验方法可以是日间实施经口进食，夜间补充（肠内或肠外）营养支持。

> **实践提示**
>
> 长时间插管的患者有发生吞咽困难的危险。在开始经口进食之前，有必要进行吞咽功能的筛查和评估。应采取措施确保及时开展吞咽评估，以保证营养摄入不会受到负面影响。

五、特殊临床情境下的营养

并非所有危重患者都具有相同的营养需求。年龄、疾病严重程度、体质指数和特异性临床表现都分别对患者的营养需求产生影响，进而影响其营养治疗手段[177]。无论患者临床表现如何，其营养治疗的一般方法都比较相似，例如喂养时机和喂养路径以及用于监测营养状况和营养耐受性的技术等。然而，每位患者都应该进行个体化评估，从而制定针对性的营养治疗方案。以下是针对某些特定临床表现下的一般性的营养建议，可以作为一些患病群体选择最佳营养的指南。

（一）肥胖

随着肥胖人口比例的增加，ICU 肥胖患者的数量也随之增长。肥胖患者与正常人群的主要区别在于体内脂肪的累积。肌肉质量也会随着体重增加而增加[178]。然而，并非所有肥胖患者都会一致出现肌肉质量增加，那些严重活动受限、高龄或患有慢性疾病的人，反而可能会失去骨骼肌质量的下降[179]。

由于大多数能量消耗预测公式都是基于体重的，因此有必要将患者体重调整到理想状态，以避免过度喂养[180]。重要的是我们要认识到，虽然体重不断增加，但能量消耗并不会增加到同样的程度[181]。当 BMI>40 时，能量消耗仅增加 14%，低于 BMI<30 或在 30~40 之间的患者，这些患者能量消耗大约增加 25%。

了解肥胖对能量消耗的影响可以帮助指导营养处方。对于病情危重的肥胖患者，人们已经注意到低热量喂养策略能够用来改善患者预后[182]。这是基于以下前提，即在对肥胖患者进行低热量喂养期间，氮平衡不会被破坏[183]，与此同时，由于能量消耗难以被准确评定，所以出现过量喂养的可能性更大。过量喂养会增加二氧化碳的生成量，从而增加呼吸机负荷，这对病情危重的肥胖患者来说益处不大[184]。尽管从生理上来讲存在这些因素，但目前仍缺乏证据表明低热量喂养对危重患者有益。

> **实践提示**
>
> 　　在病情危重的肥胖患者中，有效监测营养治疗是至关重要的，这样可以避免患者出现高血糖、血脂异常、高碳酸血症、液体负荷过重和肝狭窄等并发症。

蛋白质需求是病情危重的肥胖患者另一个重要考虑因素。当病情危重时，蛋白质的需求通常会增加[185]，大多数建议是每天 1.2～1.5g/kg 蛋白质，而在理想体重状态下，建议蛋白质摄入量最高可以达到每天 2.2g/kg[45]。最近一项关于重症疾病患者蛋白质供应的系统评价强调了这一领域研究在数量和质量上的限制，但建议每天提供 2.0～2.5g 蛋白质/kg 是最恰当的[185]。对于病情严重的肥胖患者，蛋白质处方的设置应以理想体重为基础，在此基础上根据体重的增加情况调整蛋白质的量[45]。至于其他营养素，如精氨酸、谷氨酰胺和亮氨酸，对病情危重的肥胖患者是否有益目前尚不清楚[186]。

> **实践提示**
>
> 　　肥胖的危重患者由于腹内压增高抑制胃排空，可能会造成患者胃残余量增加。

（二）脓毒症

在全球范围内，脓毒症的发病率仍在升高，尽管近年来死亡率有所改善，但仍处于较高范围[187, 188]。脓毒症会导致细胞因子介导的炎症反应急剧出现，主要表现为全身性炎症、血管扩张、白细胞堆积和毛细血管通透性增加[189]。

很少有文献专门针对脓毒症患者的营养需求进行报道[190]；但大量随机试验和大样本的观察性研究表明，提供最优的肠内营养治疗对不同疾病表现的危重患者都是有益的[36]。拯救脓毒症指南在最新的推荐意见中指出，在入住 ICU 的前 7 天，应避免使用充分热量喂养，建议选择低剂量肠内营养方式[191]。在脓毒症和休克患者中实施肠内营养并不存在任何禁忌证；但建议在启动肠内营养之前进行初始复苏[192]。对于实施营养支持的方法目前并不明确，因为使用不同方法和不同患病群体的研究往往产生相互矛盾的结果，无法形成统一的结论[193]。

（三）肾衰竭

肾衰竭的重症患者代谢模式和营养需求呈现多样化，因此在评定这类人群的营养需求和营养治疗目标时存在一定的挑战性。我们尚不清楚急性肾损伤患者的最佳营养需求，且其评估非常复杂，因为不仅要考虑到有体液平衡和体重变化[194]，还要考虑潜在疾病、肾脏替代疗法的种类和强度等[195]。对于需要肾脏替代治疗的危重患者，其体内会额外损失葡萄糖、氨基酸、蛋白质、微量元素和分子量较低的水溶性维生素[196]。高效肾脏替代治疗如连续静脉 - 静脉血液过滤或长期间歇治疗策略如持续低效透析的使用均会造成以上营养物质的丢失[197]。

虽然每位患者都需要进行营养评估和个体化的营养处方，但总体还是建议肾衰竭患者每天摄入 25～30kcal/kg 的热量[198]。由于急性肾损伤患者经常出现蛋白质分解代谢和持续的负氮平衡[198]，补充蛋白质以防止肌肉萎缩是非常重要的。对于可能需要肾脏替代治疗的急性肾损伤患者，其最佳的蛋白质和氨基酸摄入量经常引起激烈争论。建议其摄入量为 1.4g/（kg•d）[195]到 2.5g/（kg•d）[199]。除了补充蛋白质和热量，使用具有抗炎作用的药物营养素，如谷氨酰胺和 ω-3 脂肪酸，可以防止肾功能进一步恶化并帮助改善急性肾损伤患者的肾功能，但目前还没有充分的数据证明这种方法确实能够改善急性肾损伤患者的预后[191]。

（四）胰腺炎

重症急性胰腺炎是一种具有高发病率和死亡率的疾病[200]。尽管重症急性胰腺炎的临床表现各不相同，但它会引起局部和全身性并发症，导致分解代谢增加和高代谢状态。

按照惯例，胰腺炎患者都是禁食状态，需要肠外营养支持[201]，其目的是使胰腺得到休息[34]。目前鼓励在胰腺炎患者中使用早期肠内营养物质，因为它已被证实能够降低发病率和死亡率[202]。与肠外营养相比，肠内营养显著降低了感染、住院时间、器官衰竭、手术干预和死亡率[203]。而在研究中也显示早期（48 小时内）肠内营养相比肠外营养更有益[204]。尽管基于证据的指南有明确建议，但这些建议的依从性较差[205]，反映了证据与临床实践需进行进一步融合。

与其他疾病的营养治疗不同，对于重症胰腺炎患者营养治疗的建议非常明确，不同专业机构的建议均是一致的[206]。表 19.7 对这些建议的关键点进行了总结。除了经肠外给予谷氨酰胺之外[200]，还没有数据支持使用药物营养素[207]。

（五）创伤和手术

对创伤患者的营养建议通常与所有其他危重患者的营养建议相同。与其他不同疾病危重患者的数据类似，早期肠内营养已被证实能够降低创伤患者死亡率[46]。虽然对于那些需要长期营养支持的患者来说可能需要小肠内营养喂养，但鼻饲喂养对大多数创伤患者都是合适的[208]。

外科手术的危重患者医院获得性营养不良的风险最高，因此需要特别注意此类人群[9]。长期的经口进食不足与较高的死亡率有关，即使是那些在手术时营养状态良好的患者，如果他们超过 7 天不能经口进食，就需要予以营养支持[208]。

术后患者可能会在手术后继续少量营养或不接受营养治疗。术后肠梗阻作为一个很常见的问题，通常是由于一些临床医生不为患者提供肠内营养治疗。取而代之的是，胃肠减压一直进行中，而患者仅被给予静脉输液。但是，对肠道蠕动的研究表明，小肠在剖腹手术后几小时内就会恢复蠕动[34]。因此，没有必要中断术后患者的营养摄入，即使是对那些接受胃肠道手术的患者。一项对包括 1 240 名患者在内 15 项研究的 meta 分析证实，术后早期营养会显著减少并发症，而且没有证据表明会出现临床医生普遍关注的负面结果，包括吻合口

表 19.7
急性重症胰腺炎患者的营养治疗建议[206]

推荐意见	证据等级
胰腺炎患者有营养风险，应该进行营养筛查	B
对于轻到中度的胰腺炎患者，建议在 3～4 天内逐步提高饮食，使用止痛剂、静脉液体和其他非经口的营养摄入方式	C
除非出现并发症，轻度到中度的胰腺炎一般不需要营养治疗	A
无论疾病的严重程度如何，如果预计不能经口进食的持续时间大于 5～7 天，那么患者都应该考虑使用营养治疗	B
对于轻到中度的胰腺炎患者，当患者持续 5～7 天不能经口进食时，就需要营养治疗	B
重症胰腺炎患者需要开展早期营养治疗	A
营养治疗对出现手术后并发症的患者很有用	B
肠内营养通常比肠外营养更具优势，至少在条件允许的情况下，首先要启动肠内营养	A
肠内营养可用于出现胰腺并发症的情况下，如瘘管、腹水和假性囊肿	C
连续肠内营养输注比连续肠外营养或间断营养治疗更受欢迎	B
鼻胃管可用于肠内营养的输注。并不总需要行幽门后置管	B
对于肠内营养，可考虑使用一种小的短肽型中链甘油三酯配方来提高患者耐受性	B
如果营养疗法被指出，当肠内营养存在禁忌证或不能被很好地耐受时，可使用肠外营养	A
只要患者甘油三酯的基线水平低于 400mg/dl（4.4mmol/L），并且没有高脂血症的病史，静脉注射脂肪乳剂通常是安全且可耐受的	B
葡萄糖是首选的碳水化合物来源，葡萄糖代谢控制尽可能接近正常人的水平	C
考虑使用谷氨酰胺（0.30g/kg 丙氨酰 - 谷氨酰胺双肽）	C
胰腺炎患者的肠外营养并无特殊并发症，要避免过度营养	C

证据等级：

A：指南声明与众多高质量研究报告中的共识相一致

B：指南声明来源于与低质量 / 中等质量的证据，或者声明在不同研究中具有不一致性（至少有一项研究报告存在分歧）

C：指南声明来源于高质量的研究证据，但只有单一研究报告，研究数量较少（目前不存在共识）

裂开[73]。

由于对小肠功能障碍的担忧,腹腔室隔综合征患者通常会撤除肠内营养[34]。然而,有研究显示早期肠内营养在这些情况下是可行的,并能够改善患者结局[209, 210]。

现存的营养不良可能是外科患者的一个重要问题,因为它与并发症发生率、延迟恢复和较长 ICU 和住院时间有关[208]。通常需要通过肠内营养的方式对这一人群进行预先处置。

(六)烧伤

重度烧伤后不久会出现高代谢状态,尤其是高分解代谢[211]。烧伤也会导致骨骼肌损害[212]。重度烧伤后的高代谢和高分解代谢状态会导致患者出现严重的热量不足和体重下降,进而可能导致免疫功能障碍、伤口愈合减慢、严重感染和死亡[211]。全面的营养评估对于严重烧伤患者非常重要,它可为营养治疗策略提供参考(表 19.8)。评估热量需求是很有挑战性的,因为对所有的危重患者来说,间接量热法是确定静息能量消耗的首选方法。当设备缺乏而间接量热法不可用时,可以使用专门针对烧伤患者的预测公式。目前已有多种营养配方专门用于烧伤患者的管理,以减少患者高代谢反应,这些配方可导致对患者需求的过高估计[213]。在用于烧伤的预测公式中,Toronto 公式最为复杂,很可能不适用于繁杂的临床情境之中(表 19.9)。

表 19.8
重度烧伤患者的综合营养评定[211]

既往史和体格检查	现存的营养不良
	吸收障碍
	麻痹性肠梗死
	重度休克
	弥漫性腹膜炎
实验室测量	血清白蛋白和前白蛋白
	氮平衡
	免疫功能的检测
临床检查	人体测量
	出入量
代谢评估	间接量热法

早期和积极的营养治疗联合其他干预方式对改善患者结局是有必要的[214]。早期肠内营养,即烧伤后 24 小时之内提供营养支持,被推荐用于重度烧伤的患者,它能帮助调节患者的高代谢反应[215]。除了

降低患者的高代谢反应,早期和连续肠内营养还有其他益处:降低患者血液循环中儿茶酚胺、皮质醇和胰高血糖素的水平[216];保持肠黏膜血流量和黏膜完整性;改善肠道蠕动[211]。烧伤患者可能需要补充大量蛋白质,建议以 1.5~3.0g/kg 的理想体重供给[213]。特殊微量营养素的供给可提高免疫功能,进而对脓毒症的发病率和死亡率产生积极影响[217]。此外,很多研究还对烧伤患者营养支持中药物营养素进行了报道[218],但它们的益处尚未得到明确证实[219, 220]。

表 19.9
用于估计烧伤患者热量需求的预测公式[211]

年龄	命名	公式
0~1	Galveston(婴儿版)	2 100kcal/m² 体表面积 + 1 000kcal/m² 烧伤面积
1~11	Galveston(修订版)	1 800kcal/m² 体表面积 + 1 300kcal/m² 烧伤面积
12~16	Galveston(青少年版)	1 500kcal/m² 体表面积 + 1 500kcal/m² 烧伤面积
16~59	Curreri 公式	25kcal/kg× 体重(kg)+ 40kcal× 烧伤面积占体表总面积的比例
	Toronto 公式	−4 343+(10.5× 烧伤面积占体表总面积的比例)+(0.23× 前一日总体能量摄入量)+[0.84×Harris-Benedict 估计值)+(114× 前一日平均核心体温(℃)]+(4.5× 预测烧伤后时间)
≥60	Curreri 公式	20kcal/kg× 体重(kg)+ 65kcal× 烧伤面积占体表总面积的比例

Reproduced from Rodriguez NA, Jeschke MG, Williams FN, Kamolz LP, Herndon DN. Nutrition in burns: Galveston contributions. JPEN J Parenter Enteral Nutr 2011; 35(6): 704-14, Table 1, with permission.

六、危重症血糖控制

高血糖和胰岛素抵抗增加是机体应激反应的特点,是机体在危重疾病状态下交感神经、肾上腺

和下丘脑 - 垂体 - 肾上腺轴的一系列激活反应[221]。高血糖被认为是一种对机体有利的压力适应性反应,它能够为参与到"战斗或逃避"反应的器官提供能量基本物质[222]。虽然现有研究结果并不一致,但确实有证据表明高糖血症与高死亡率和发病率有关[233-237]。

与危重患者高糖血症相关的生理过程以及生成有效信息所需研究的复杂性使得与血糖控制相关的临床决策面临挑战。尽管如此,严格血糖控制的概念仍然是被接受的,但是对于血糖水平可接受范围的"金标准"是不存在的[223,228,229]。多项荟萃分析由于其原始研究的结果各不相同并没有提供关于血糖控制问题的明确解决方案,Griesdale 等[230]的研究发现强化胰岛素治疗对外科重症监护病房的患者有利,而 Friedrich 等[231]的研究则无法证实强化胰岛素治疗对外科手术患者是有益的。这些不一致的结果甚至来自于那些看起来使用相同方法的研究,从而进一步引起关于严格血糖控制的辩论,在这其中,一些专家要求要谨慎实施严格血糖控制,另一些专家则将严格血糖控制视为临床实践的质量指标[232]。这些研究的差异性被归结为受多种因素的影响,包括血糖目标范围设置的差异、血糖测量方法、一些研究难以将干预组和对照组完全分开、治疗的依从性以及使用不同营养策略[233]。

根据 NICE-SUGAR 研究协议[233],胰岛素通常维持血糖水平上限值为 10.0mmol/L(180mg/dl)或更低,但在其他研究中,胰岛素治疗的血糖目标值并不一致,有研究报道血糖目标值≤6.1mmol/L 或≤8.3mmol/L[230]。针对住院患者血糖控制的几项共识声明已经发表[234-237],其中包括应设定血糖阈值下限,防止患者出现低血糖,同时还建议避免出现高血糖、低血糖和血糖水平的大幅波动。一些研究数据显示,强化胰岛素治疗会增加患者低血糖的发生风险,而且当这种治疗方法用于危重患者时,并不会给总体死亡率带来有利影响[230]。

胰岛素输注可用于控制高血糖,而护士在对这些患者的管理中起着不可或缺的作用。加拿大临床指南建议每 1～2 小时监测血糖值,直到血糖值和胰岛素输注速度变得稳定,然后改为每 4 小时监测一次[36]。对于减少或停止肠内营养的患者而言,胰岛素持续输注时需要更加频繁的血糖监测,因为此类患者有发生低血糖的风险[229]。一些研究显示,随着时间的推移,血糖水平的变化是死亡率的一个重要决定因素[238,239],但与非糖尿病患者相比,糖尿病患者的死亡率更高[238,240]。

通过静脉给予胰岛素治疗进行严格的血糖控制有助于快速改变血糖水平;因此需要严格的血糖监测。一些患者血糖测量需要的时间和频率可能会影响护理措施的提供,而无法按要求进行监测可能就会导致低血糖难以被发现。另一个可能导致低血糖难以被检测出的重要因素是护理危重患者的护士过于疲劳。Louie 等[241]报告了一项单中心研究的结果,该研究发现床旁护士工作量的增加与患者低血糖发生率增加有关。

血糖测定的正确性也是一个重要的考虑因素。正规的实验室检查被认为是血糖测定的"金标准",但是在重症监护室中,经常每隔一段时间对某一时间点的血糖进行监测。血糖可从动脉、静脉和毛细血管中取样测量[191]。使用毛细血管检测血糖可能会存在一些问题,尤其是对那些低灌注的患者来说。建议对使用毛细血管进行血糖检测的结果进行谨慎的解释,因为这些结果可能不能准确地评估动脉血或血浆葡萄糖水平[36]。

非常明确的一点是我们应该避免高血糖。然而,目前发表研究结果的不一致性表明在危重患者这一群体中很难达成某一特定的血糖水平[233]。血糖水平的最佳目标值尚未可知,可能会由于患者的临床表现而不同[191]。

总结

由于代谢需求增加和营养支持的实施上存在困难,重症患者的营养不良风险增加。重症护士在确保患者充分营养支持方面发挥着关键作用,并且在协调多学科合作以优化营养治疗方面处于核心地位。危重患者最佳营养支持是在准确评估患者营养需求和开具与患者需求高度匹配的营养处方的前提下来实现的。将开具的营养处方提供给患者是护士的职责,在这一过程中应注意尽量减少营养治疗的中断。在危重患者康复期间,当患者恢复经口进食,营养风险会因为影响患者进食能力的因素而增加。对那些有吞咽障碍风险的患者来说,评估他们是否能够安全地重新开始经口进食是很有必要的。对营养需求的关注应该从进入ICU 开始,并延续到 ICU 和出院之后。

案例学习

在普通病房病情恶化之后，Peter 被送进了 ICU。他最初以急性腹痛收治入院，怀疑是由胰腺炎引起的。他患有病态肥胖症，有高血压病史，住院前一个人生活。

到达 ICU 时，患者出现心动过速、气促和低血压。医护人员对他进行了气管插管和机械通气，同时给予适量的去甲肾上腺素和加压素来纠正低血压。患者之后出现急性肾损伤，肌酐 177mmol/L，同时合并代谢性酸中毒，需要进行持续肾脏替代治疗。他的胆红素水平在入 ICU 前升高至 24mmol/L。

到达 ICU 后，医护人员还为 Peter 插入鼻胃管，并开始给予 10ml/h 的肠内营养支持，肠内营养液浓度为 2kcal/ml。在 Peter 入 ICU 的第一个 24 小时内，除了给予肠内营养，它还被给予 40ml/h 的标准全肠外营养。在 ICU 的第 2 天，肠内营养速度提高至 37ml/h，不再实施肠外营养。Peter 很好地耐受了肠内营养，几乎很少有鼻胃管抽出物。

在接下来的 16 天里，患者继续进行透析治疗。为了保证正常的机械通气，Peter 在第 7 天行气管切开。并在被转移到普通病房的前两天拔除了体内的导管。

讨论

由于现存的营养不良或因营养摄入减少而无法满足患者不断增加的能量消耗，危重患者的营养需求通常会增加。在这个案例当中，有许多与营养状况和营养支持相关的关键问题，它们包括：现存的肥胖、低血压和需要血管加压素治疗的休克，以及胰腺炎和肾衰竭。

肥胖： 准确评定危重患者的营养需求是很有挑战性的，尤其是对于肥胖的危重患者。虽然肥胖患者确实积累了更多的脂肪，相对应的，由于体重增加，他们的肌肉质量也会增加。大多数 ICU 没有代谢车来测量能量消耗，因此只能使用预测公式来估计患者的热量需求。大多数公式都是基于体重的；因此，需要进行相应调整，以便在方程式中使用理想体重，否则可能会导致过度喂养。一些临床医生认为，在肥胖的重症患者中，低热量喂养是最好的，因为过度喂养会导致二氧化碳生成增加和呼吸做功增加，这对肥胖患者来说极具挑战性。然而，目前尚缺乏证据支持在肥胖的危重患者中使用这种方法（低热量喂养）。在这个案例中，基于 Peter 的理想体重，他被以目标速度进行喂养。对 Peter 能量消耗的估计可能导致其出现过度喂养或喂养不足。如果可以，使用间接量热法能够帮助医护人员更精确地测量能量消耗和热量需求。

低血压： 低血压和使用血管加压素可以减少内脏的灌注，有时被认为是肠内营养的禁忌证。肠内营养已经被证明可以促进肠道的血液流动，这使得肠道能够在血管加压治疗中吸收营养。由于现有研究数量有限且结果存在不一致性，目前还没有足够的证据表明是否应该在肠内营养期间继续或取消血管加压治疗。需要个体化的患者评估来指导这一领域的临床实践。在这个病例中，尽管患者进行了血管加压治疗，但患者并没有表现出任何对肠内营养不耐受的迹象。

胰腺炎： 人们普遍认为胰腺炎患者不应该经口进食。在这种情况下，营养通常是通过肠道外的途径提供的，其目的是让肠道休息。最近的一些研究显示，即使是急性重症胰腺炎的患者，也应该为其提供肠内营养，并且可以显著降低患者的发病率和死亡率。在这个案例中，患者在入住 ICU 时即开始肠内营养，但其起始速度较低（即使是集中肠内营养制剂），这不太可能解决代谢需求，所以需要在肠内营养的基础上补充肠外营养。在入科 24 小时内，患者能够接受单纯的肠内营养治疗，这就出现了一个问题需要我们思考，即是否可以在一开始就不使用肠外营养。

肾衰竭： 肾衰竭患者的最佳营养需求尚不明确，对营养需求的评估因体液平衡紊乱和体重的变化而变得复杂。在本案例中，在确定患者的营养摄入量时，不使用其实际体重，这就会避免体液平衡紊乱对临床决策的影响。但我们需要考虑由于肾脏替代治疗而导致的葡萄糖、氨基酸、蛋白质、微量元素和维生素的流失，这一点是非常重要的。另外还需要考虑一点是需要提供充足的蛋白质，因为在肾衰竭患者中会发生蛋白质分解代谢和持续存在的负氮平衡。对肾衰竭患者的蛋白质摄入量目前的推荐意见不尽相同，总体在 1.4g/（kg·d）到 2.5g/（kg·d）。

问题

1. 在入院时，你会向 Peter 的家属询问什么信息来帮助你评估 Peter 是否在入院前就有营养的风险？

2. 在本案例中，患者患有胰腺炎和病态肥胖。请讨论这两个因素如何影响患者肠内营养的耐受性。

3. 在 Peter 恢复的过程中，他被实施了气管切开术，并最终成功拔管。请讨论气管切开对 Peter 从 ICU 出院后的营养摄入和疾病恢复的影响。

相 关 研 究

Needham D, Dinglas VD, Morris PE, Jackson JC, Hough CL, Mendez-Tellez PA et al, for the HIH NHLBI ARDS Network. Physical and cognitive performance of patients with acute lung injury 1 year after initial trophic versus full enteral feeding: EDEN Trial Follow-up. Am J Respir Crit Care Med 2013;188(5):567-76

原理： 我们假设为 ICU 急性肺损伤患者提供两种不同的蛋白质／热量营养策略可能会影响患者长期的生理和认知表现。

目的： 评估患者发生急性肺损伤后 6 个月和 12 个月的生理和认知表现以及在机械通气前 6 天内营养性肠内营养与充分肠内营养对 6 分钟步行距离、认知障碍和其他次要结局指标的影响。

方法： 一项来自 ARDS 网络 EDEN 试验的前瞻性纵向辅助研究对 12 个中心中 5 个中心的 174 名幸存者进行了评估。使用盲法对患者进行评估，内容包括患者手臂人体测量学、力量、肺功能、6 分钟步行距离和认知状态（执行功能、语言、记忆、口头推理／概念形成和注意力等）。

测量指标和主要结果： 在 6 个月和 12 个月，患者 6 分钟步行距离的平均百分比分别为 64%（22%）和 66%（25%）（组间评定差异 $P=0.011$），幸存者认知障碍发生率分别为 36% 和 25%（$P=0.001$）。在 6 到 12 个月的时间里，患者的次要结局指标表现低于预期值。在随机分组后最初 6 天内，营养性肠内营养和充分肠内营养对 6 分钟步行距离百分比、认知障碍发生率和所有次要结局指标均无显著影响。

结论： 在 6 个月和 12 个月时，EDEN 试验存活者的生理和认知表现低于预期值，但它们确实会随着时间的推移有所改善。在随机分组后最初 6 天内，营养性肠内营养和充分肠内营养对患者生理和认知能力的影响并无差异。

评论

该 EDEN 随访研究显示急性肺损伤患者 1 年后的生理和认知表现并无任何差异。研究样容量较小，因此可能由于患者数量不足而难以证明统计学上的差异。然而，这项研究的结果与通过电话调查评估的 525 名急性肺损伤患者的报告结局一致，这些患者来自于 12 个 EDEN 研究中心中的 11 个研究中心[242]。它们也与其他对急性肺损伤幸存者的随访研究的结果一致[243-245]。该项多中心研究是在美国进行的。多中心研究可以提供更大的样本量，并提高结果的解释性。但是，如果研究是在不同的卫生保健环境中进行，那么其临床实践推广性就会受到一定的影响。

该项研究进行了一系列的生理和认知测试，并证实急性肺损伤幸存者在生理和认知表现的多个方面表现出相应损伤。这种损伤可能在急性肺损伤发生之前就已经存在了，但是 Needham 等[57]认为这一患者群体相对年轻，93% 的人在入院前不需任何帮助就可独立生活。

纵向研究设计适用于随着时间的推移对患者进行随访的研究，但失访可能会成为一个问题[246]。在这个随访性研究中，来自 12 个 EDEN 研究医院的 50% 的患者被纳入；其中 20% 的人在出院前发生死亡，6% 在出院后随访前死亡，24% 的人符合排除标准被排除在外[57]。该研究为了最大限度地减少失访，使用了多种方法，包括对那些无法赴研究诊所的人进行家庭或医疗机构内的访问[247, 248]。此外，如果这种个人访问无法实施，研究者还会通过电话完成这种规范的认知功能测试[249]。为了提高数据收集的一致性，本研究中的研究人员还会就身体和认知性能测试进行专门的个人培训和年度个人质量保证评估。此外，在不常规评定谵妄的研究场所，工作人员也需要对患者进行标准可靠的每日镇静和谵妄评估。通过事先的亚组分析，避免了事后分析及其存在的偏倚。

重症疾病患者出现长期后遗症是很常见的。这项研究并没有发现那些最初接受了营养性肠内营养的患者与那些接受完全肠内营养的患者结局有什么不同。该研究中的患者有急性肺损伤，他们相对年轻且营养良好，这项研究（和 EDEN 研究）的结果是否适用于年龄更大、营养不良的患者，我们还不得而知。研究者承认在变化的临床实践中解释这项研究结果时应慎重考虑，因为还没有其他随机对照试验研究了这种喂养策略对患者结局的影响，而且我们对重症疾病中合成代谢和分解代谢过程及其对患者长期功能状态的影响的认识是有限的。未来还需要进一步的研究。

学习活动

1. 检查你的患者病情记录并计算他们前一日的能量摄入量。一旦你计算出这个数字，将其与患者实际处方中开具的摄入量进行比较。如果处方中没有达到患者每日总热量，考虑哪些因素可能导致了这一现象，以及这些因素在未来如何被克服。
2. 有哪些方法可以用来减少实施肠内营养的危重患者发生吸入性肺炎的风险？
3. 实施胃肠道手术的危重患者是否应该在手术后不接受肠内营养？
4. 严格的血糖控制会增加低糖血症的发生率和严重程度。考虑哪些因素可能导致血糖水平的大幅波动。

在线资源

American Society for Parenteral and Enteral Nutrition, www.nutritioncare.org
Australasian Society for Parenteral and Enteral Nutrition, www.auspen.org.au
Critical Care Nutrition, www.criticalcarenutrition.com
The European Society for Clinical Nutrition and Metabolism, www.espen.org

扩展阅读

Canada T, Crill C, Guenter P, eds. A.S.P.E.N. Parenteral nutrition handbook. Maryland: The American Society for Parenteral and Enteral Nutrition; 2009.

Farber P, Siervo M. Nutrition in critical care. Cambridge: Cambridge University Press; 2014.

Merritt R, ed. The A.S.P.E.N. Nutrition support practice manual. 2nd ed. Maryland: The American Society for Parenteral and Enteral Nutrition; 2005.

Singer P. Nutrition in intensive care medicine: Beyond physiology. In: Koletzko B. World review of nutrition and dietetics, Vol 105. Basel: Karger; 2013.

参考文献

1 McCance KL. Cellular biology. In: McCance KL, Huether SE, Brashers VL, Rote NS, eds. Pathophysiology: The biologic basis for disease in adults and children. 6th ed. Maryland Heights, MI: Mosby Elsevier; 2010, pp 1–45.

2 Singer P. From mitochondrial disturbances to energy requirements. In: Singer P, ed. Nutrition in intensive care medicine: Beyond physiology. World Rev Nutr Diet 105. Basel, Switzerland: Karger; 2013, pp 1–11.

3 Btaiche IF, Chan LN, Pleva M, Kraft MD. Critical illness, gastrointestinal complications, and medication therapy during enteral feeding in critically ill adult patients. Nutr Clin Pract 2010;25(1):32–49.

4 Fontaine E, Muller MJ. Adaptive alterations in metabolism: practical consequences on energy requirements in the severely ill patient. Curr Opin Clin Nutr Metab Care 2011;14(2):171–5.

5 Cartwright MM. The metabolic response to stress: a case of complex nutrition support management. Crit Care Nurs Clin North Am 2004;16(4):467-87.

6 Sriram K, Mizock BA. Critical care nutrition: are the skeletons still in the closet? Crit Care Med 2010;38(2):690-1.

7 Jensen GL, Mirtallo J, Compher C, Dhaliwal R, Forbes A, Grijalba RF et al. Adult starvation and disease-related malnutrition: a proposal for etiology-based diagnosis in the clinical practice setting from the International Consensus Guideline Committee. JPEN J Parenter Enteral Nutr 2010;34(2):156-9.

8 Jensen GL, Bistrian B, Roubenoff R, Heimburger DC. Malnutrition syndromes: a conundrum vs continuum. JPEN J Parenter Enteral Nutr 2009;33(6):710-6.

9 Drover JW, Cahill NE, Kutsogiannis J, Pagliarello G, Wischmeyer P, Wang M et al. Nutrition therapy for the critically ill surgical patient: we need to do better! JPEN J Parenter Enteral Nutr 2010;34(6):644-52.

10 Weijs PJ, Stapel SN, de Groot SD, Driessen RH, de Jong E, Girbes AR et al. Optimal protein and energy nutrition decreases mortality in mechanically ventilated, critically ill patients: a prospective observational cohort study. JPEN J Parenter Enteral Nutr 2012;36(1):60-8.

11 de Souza Menezes F, Leite HP, Kochogueira PC. Malnutrition as an independent predictor of clinical outcome in critically ill children. Nutrition 2012;28(3):267-70.

12 Marik PE, Zaloga GP. Immunonutrition in high-risk surgical patients: a systematic review and analysis of the literature. JPEN J Parenter Enteral Nutr 2010;34(4):378-86.

13 Alberda C, Gramlich L, Jones N, Jeejeebhoy K, Day AG, Dhaliwal R et al. The relationship between nutritional intake and clinical outcomes in critically ill patients: results of an international multicenter observational study. Intensive Care Med 2009;35(10):1728-37.

14 Schetz M, Casaer MP, Van den Berghe G. Does artificial nutrition improve outcome of critical illness? Crit Care 2013;17(1):302.

15 Wischmeyer PE. Malnutrition in the acutely ill patient: is it more than just protein and energy? S Afr J Clin Nutr 2011;24(3):S1-27.

16 Heyland DK, Cahill N, Day AG. Optimal amount of calories for critically ill patients: depends on how you slice the cake! Crit Care Med 2011;39(12):2619-26.

17 Jensen GL, Wheeler D. A new approach to defining and diagnosing malnutrition in adult critical illness. Curr Opin Crit Care 2012;18(2):206-11.

18 White JV, Guenter P, Jensen G, Malone A, Schofield M; Academy of Nutrition and Dietetics Malnutritiion Work Group; A.S.P.E.N. Malnutrition Task Force; A.S.P.E.N. Board of Directors. Consensus statement of the Academy of Nutrition and Dietetics/American Society for Parenteral and Enteral Nutrition: characteristics recommended for the identification and documentation of adult malnutrition (undernutrition). J Acad Nutr Diet 2012;112(5):730-8.

19 van Bokhorst-de van der Schueren MA, Guaitoli PR, Jansma EP, de Vet HC. Nutrition screening tools: does one size fit all? A systematic review of screening tools for the hospital setting. Clin Nutr 2014;33(1):39-58.

20 Heyland DK, Dhaliwal R, Jiang X, Day AG. Identifying critically ill patients who benefit the most from nutrition therapy: the development and initial validation of a novel risk assessment tool. Crit Care 2011;15(6):R268.

21 Schoeller DA. Making indirect calorimetry a gold standard for predicting energy requirements for institutionalized patients. J Am Diet Assoc 2007;107(3):390-2.

22 Dvir D, Cohen J, Singer P. Computerized energy targeting adapted to the clinical conditions balance and complications in critically ill patients: an observational study. Clin Nutr 2003;25:37-44.

23 Singer P, Anbar R, Cohen J, Shapiro H, Shalita-Chesner M, Lev S et al. The tight calorie control study (TICACOS): a prospective, randomized, controlled pilot study of nutritional support in critically ill patients. Intensive Care Med 2011;37(4):601-9.

24 McClave SA, Martindale RG, Kiraly L. The use of indirect calorimetry in the intensive care unit. Curr Opin Clin Nutr Metab Care 2013;16(2):202-8.

25 Kross EK, Sena M, Schmidt K, Stapleton RD. A comparison of predictive equations of energy expenditure and measured energy expenditure in critically ill patients. J Crit Care 2012;27(3):321 e5-12.

26 Haugen HA, Chan LN, Li F. Indirect calorimetry: a practical guide for clinicians. Nutr Clin Pract 2007;22(4):377-88.

27 Sundstrom M, Tjader I, Rooyackers O, Wernerman J. Indirect calorimetry in mechanically ventilated patients. A systematic comparison of three instruments. Clin Nutr 2013;32(1):118-21.

28 Compher C, Frankenfield D, Keim N, Roth-Yousey L, Evidence Analysis Working Group. Best practice methods to apply to measurement of resting metabolic rate in adults: a systematic review. J Am Diet Assoc 2006;106(6):881-903.

29 McClave SA, Spain DA, Skolnick JL, Lowen CC, Kieber MJ, Wickerham PS et al. Achievement of steady state optimizes results when performing indirect calorimetry. JPEN J Parenter Enteral Nutr 2003;27(1):16-20.

30 Walker RN, Heuberger RA. Predictive equations for energy needs for the critically ill. Respir Care 2009;54(4):509-21.

31 Cooney RN, Frankenfield DC. Determining energy needs in critically ill patients: equations or indirect calorimeters. Curr Opin Crit Care 2012;18(2):174-7.

32 Frankenfield DC, Coleman A, Alam S, Cooney RN. Analysis of estimation methods for resting metabolic rate in critically ill adults. JPEN J Parenter Enteral Nutr 2009;33(1):27-36.

33 Siervo M, Bertoli S, Battezzati A, Wells JC, Lara J, Ferraris C et al. Accuracy of predictive equations for the measurement of resting energy expenditure in older subjects. Clin Nutr 2014;33(4):613-9.

34 Marik PE. Enteral nutrition in the critically ill: myths and misconceptions. Crit Care Med 2014;42(4):962-9.

35 Hermsen JL, Sano Y, Kudsk KA. Food fight! Parenteral nutrition, enteral stimulation and gut-derived mucosal immunity. Langenbecks Arch Surg 2009;394(1):17-30.

36 Dhaliwal R, Cahill N, Lemieux M, Heyland DK. The Canadian critical care nutrition guidelines in 2013: an update on current recommendations and implementation strategies. Nutr Clin Pract 2014;29(1):29-43.

37 Bankhead R, Boullata J, Brantley S, Corkins M, Guenter P, Krenitsky J et al. Enteral nutrition practice recommendations. JPEN J Parenter Enteral Nutr 2009;33(2):122-67.

38 McClave SA, Heyland DK. The physiologic response and associated clinical benefits from provision of early enteral nutrition. Nutr Clin Pract 2009;24(3):305-15.

39 Hadfield RJ, Sinclair DG, Houldsworth PE, Evans TW. Effects of enteral and parenteral nutrition on gut mucosal permeability in the critically ill. Am J Respir Crit Care Med 1995;152(5 Pt 1):1545-8.

40 Hernandez G, Velasco N, Wainstein C, Castillo L, Bugedo G, Maiz A et al. Gut mucosal atrophy after a short enteral fasting period in critically ill patients. J Crit Care 1999;14(2):73-7.

41 McClure RJ, Newell SJ. Randomised controlled study of clinical outcome following trophic feeding. Arch Dis Child Fetal Neonatal Ed 2000;82(1):F29-33.

42 Heidegger CP, Berger MM, Graf S, Zingg W, Darmon P, Costanza MC et al. Optimisation of energy provision with supplemental parenteral nutrition in critically ill patients: a randomised controlled clinical trial. Lancet 2013;381(9864):385-93.

43 Marik P, Hooper M. Supplemental parenteral nutrition in critically ill patients. Lancet 2013;381(9879):1716.

44 Kudsk KA. Beneficial effect of enteral feeding. Gastrointest Endosc Clin N Am 2007;17(4):647-62.

45 McClave SA, Martindale RG, Vanek VW, McCarthy M, Roberts P, Taylor B et al. Guidelines for the provision and assessment of nutrition support therapy in the adult critically ill patient: Society of Critical Care Medicine (SCCM) and American Society for Parenteral and Enteral Nutrition (A.S.P.E.N.). JPEN J Parenter Enteral Nutr 2009;33(3):277-316.

46 Doig GS, Heighes PT, Simpson F, Sweetman EA. Early enteral nutrition reduces mortality in trauma patients requiring intensive care: a meta-analysis of randomised controlled trials. Injury 2011;42(1):50-6.

47 Doig GS, Heighes PT, Simpson F, Sweetman EA, Davies AR. Early enteral nutrition, provided within 24 h of injury or intensive care unit admission, significantly reduces mortality in critically ill patients: a meta-analysis of randomised controlled trials. Intensive Care Med 2009;35(12):2018-27.

48 van Schijndel RJS, Weijs PJ, Koopmans RH, Sauerwein HP, Beishuizen A, Girbes AR. Optimal nutrition during the period of mechanical ventilation decreases mortality in critically ill, long-term acute female patients: a prospective observational cohort study. Critical Care 2009;13(4):R132.

49 Ibrahim EH, Mehringer L, Prentice D, Sherman G, Schaiff R, Fraser V et al. Early versus late enteral feeding of mechanically ventilated patients: results of a clinical trial. JPEN J Parenter Enteral Nutr 2002;26(3):174-81.

50 Casaer MP, Van den Berghe G. Nutrition in the acute phase of critical illness. N Engl J Med 2014;370(25):2450-1.

51 Heighes PT, Doig GS, Sweetman EA, Simpson F. An overview of evidence from systematic reviews evaluating early enteral nutrition in critically ill patients: more convincing evidence is needed. Anaesth Intensive Care 2010;38(1):167-74.

52 Engel JM, Muhling J, Junger A, Menges T, Karcher B, Hempelmann G. Enteral nutrition practice in a surgical intensive care unit: what proportion of energy expenditure is delivered enterally? Clin Nutr 2003;22(2):187-92.

53 Berger MM, Chiolero RL. Hypocaloric feeding: pros and cons. Curr Opin Crit Care 2007;13(2):180-6.

54 Allingstrup MJ, Esmailzadeh N, Wilkens Knudsen A, Espersen K, Hartvig Jensen T, Wiis J et al. Provision of protein and energy in relation to measured requirements in intensive care patients. Clin Nutr 2012;31(4):462-8.

55 Faisy C, Llerena MC, Savalle M, Mainardi J-L, Fagon J-Y. Early ICU energy deficit is a risk factor for *Staphylococcus aureus* ventilator-associated pneumonia. Chest 2011;140(5):1254-60.

56 The National Heart Lung and Blood Institute. Initial trophic vs full enteral feeding in patients with acute lung injury: the EDEN randomized trial. JAMA 2012;307(8):795.

57 Needham DM, Dinglas VD, Morris PE, Jackson JC, Hough CL, Mendez-Tellez PA et al. Physical and cognitive performance of patients with acute lung injury 1 year after initial trophic versus full enteral feeding. EDEN trial follow-up. Am J Respir Crit Care Med 2013;188(5):567-76.

58 Marik PE. The paradoxical effect of obesity on outcome in critically ill patients. Crit Care Med 2006;34(4):1251-3.

59 Arabi YM, Tamim HM, Dhar GS, Al-Dawood A, Al-Sultan M, Sakkijha MH et al. Permissive underfeeding and intensive insulin therapy in critically ill patients: a randomized controlled trial. Am J Clin Nutr 2011;93(3):569-77.

60 Marshall AP, Cahill NE, Gramlich L, MacDonald G, Alberda C, Heyland DK. Optimizing nutrition in intensive care units: empowering critical care nurses to be effective agents of change. Am J Crit Care 2012;21(3):186-94.

61 O'Meara D, Mireles-Cabodevila E, Frame F, Hummell AC, Hammel J, Dweik RA et al. Evaluation of delivery of enteral nutrition in critically ill patients receiving mechanical ventilation. Am J Crit Care 2008;17(1):53-61.

62 Cahill NE, Day AG, Cook D, Heyland DK, Canadian Critical Care Trials G. Development and psychometric properties of a questionnaire to assess barriers to feeding critically ill patients. Implement Sci 2013;8:140.

63 Williams TA, Leslie GD, Leen T, Mills L, Dobb GJ. Reducing interruptions to continuous enteral nutrition in the intensive care unit: a comparative study. J Clin Nurs 2013;22(19-20):2838-48.

64 Adam S, Batson S. A study of problems associated with the delivery of enteral feed in critically ill patients in five ICUs in the UK. Intensive Care Med 1997;23(3):261-6.

65 McClave SA, Lowen CC, Kleber MJ, Nicholson JF, Jimmerson SC, McConnell JW et al. Are patients fed appropriately according to their caloric requirements? JPEN J Parenter Enteral Nutr 1998;22(6):375-81.

66 Lubbers T, de Haan JJ, Luyer MD, Verbaeys I, Hadfoune M, Dejong CH et al. Cholecystokinin/cholecystokinin-1 receptor-mediated peripheral activation of the afferent vagus by enteral nutrients attenuates inflammation in rats. Ann Surg 2010;252(2):376-82.

67 Allen JM. Vasoactive substances and their effects on nutrition in the critically ill patient. Nutr Clin Pract 2012;27(3):335-9.

68 Khalid I, Doshi P, DiGiovine B. Early enteral nutrition and outcomes of critically ill patients treated with vasopressors and mechanical ventilation. Am J Crit Care 2010;19(3):261-8.

69 Berger MM, Berger-Gryllaki M, Wiesel PH, Revelly JP, Hurni M, Cayeux C et al. Intestinal absorption in patients after cardiac surgery. Crit Care Med 2000;28(7):2217-23.

70 Mentec H, Dupont H, Bocchetti M, Cani P, Ponche F, Bleichner G. Upper digestive intolerance during enteral nutrition in critically ill patients: frequency, risk factors, and complications. Crit Care Med 2001;29(10):1955-61.

71 Seguin P, Laviolle B, Guinet P, Morel I, Malledant Y, Bellissant E. Dopexamine and norepinephrine versus epinephrine on gastric perfusion in patients with septic shock: a randomized study [NCT00134212]. Crit Care 2006;10(1):R32.

72 McClave SA, Chang WK. Feeding the hypotensive patient: does enteral feeding precipitate or protect against ischemic bowel? Nutr Clin Pract 2003;18(4):279-84.

73 Osland E, Yunus RM, Khan S, Memon MA. Early versus traditional postoperative feeding in patients undergoing resectional gastrointestinal surgery: a meta-analysis. JPEN J Parenter Enteral Nutr 2011;35(4):473-87.

74 Barlow R, Price P, Reid TD, Hunt S, Clark GW, Havard TJ et al. Prospective multicentre randomised controlled trial of early enteral nutrition for patients undergoing major upper gastrointestinal surgical resection. Clin Nutr 2011;30(5):560-6.

75 Doig GS, Simpson F, Finfer S, Delaney A, Davies AR, Mitchell I et al. Effect of evidence-based feeding guidelines on mortality of critically ill adults: a cluster randomized controlled trial. JAMA 2008;300(23):2731-41.

76 Heyland DK, Dhaliwal R, Day A, Jain M, Drover J. Validation of the Canadian clinical practice guidelines for nutrition support in mechanically ventilated, critically ill adult patients: results of a prospective observational study. Crit Care Med 2004;32(11):2260-6.

77 Kreymann KG, Berger MM, Deutz NE, Hiesmayr M, Jolliet P, Kazandjiev G et al. ESPEN Guidelines on Enteral Nutrition: intensive care. Clin Nutr 2006;25(2):210-23.

78 Marshall A, West S. Nutritional intake in the critically ill: improving practice through research. Aust Crit Care 2004;17(1):6-8, 10-5.

79 Cahill NE, Murch L, Cook D, Heyland DK, Canadian Critical Care Trials G. Improving the provision of enteral nutrition in the intensive care unit: a description of a multifaceted intervention tailored to overcome local barriers. Nutr Clin Pract 2014;29(1):110-7.

80 Jones NE, Suurdt J, Ouelette-Kuntz H, Heyland DK. Implementation of the Canadian Clinical Practice Guidelines for Nutrition Support: a multiple case study of barriers and enablers. Nutr Clin Pract 2007;22(4):449-57.

81 Levy H. Nasogastric and nasoenteric feeding tubes. Gastrointest Endosc Clin N Am 1998;8(3):529-49.

82 Berger MM, Soguel L. Feed the ICU patient 'gastric' first, and go post-pyloric only in case of failure. Crit Care 2010;14(1):123.

83 Davies AR, Morrison SS, Bailey MJ, Bellomo R, Cooper DJ, Doig GS et al. A multicenter, randomized controlled trial comparing early nasojejunal with nasogastric nutrition in critical illness. Crit Care Med 2012;40(8):2342-8.

84 White H, Sosnowski K, Tran K, Reeves A, Jones M. A randomised controlled comparison of early post-pyloric versus early gastric feeding to meet nutritional targets in ventilated intensive care patients. Crit Care 2009;13(6):R187.

85 Chendrasekhar A. Jejunal feeding in the absence of reflux increases nasogastric output in critically ill trauma patients. Am Surg 1996;62(11):887-8.

86 Gentilello LM, Cortes V, Castro M, Byers PM. Enteral nutrition with simultaneous gastric decompression in critically ill patients. Crit Care Med 1993;21(3):392-5.

87 Metheny NA, Meert KL, Clouse RE. Complications related to feeding tube placement. Curr Opin Gastroenterol 2007;23(2):178-82.

88 Booker KJ, Niedringhaus L, Eden B, Arnold JS. Comparison of 2 methods of managing gastric residual volumes from feeding tubes. Am J Crit Care 2000;9(5):318-24.

89 Metheny NA. Preventing respiratory complications of tube feedings: evidence-based practice. Am J Crit Care 2006;15(4):360-9.

90 Burns SM, Carpenter R, Blevins C, Bragg S, Marshall M, Browne L et al. Detection of inadvertent airway intubation during gastric tube insertion: capnography versus a colorimetric carbon dioxide detector. Am J Crit Care 2006;15(2):188-95.

91 Metheny NA, Davis-Jackson J, Stewart BJ. Effectiveness of an aspiration risk-reduction protocol. Nurs Res 2010;59(1):18-25.

92 Patient Safety Authority. Confirming feeding tube placement: old habits die hard. PA PSRA Patient Saf Advis 2006;3(4):23-30.

93 Metheny NA, Schnelker R, McGinnis J, Zimmerman G, Duke C, Merritt B et al. Indicators of tubesite during feedings. J Neurosci Nurs 2005; 37(6):320-5.

94 Gharib AM, Stern EJ, Sherbin VL, Rohrmann CA. Nasogastric and feeding tubes. The importance of proper placement. Postgrad Med 1996;99(5):165-8, 74-6.

95 Elpern EH, Killeen K, Talla E, Perez G, Gurka D. Capnometry and air insufflation for assessing initial placement of gastric tubes. Am J Crit Care 2007;16(6):544-9.

96 Chau JP, Lo SH, Thompson DR, Fernandez R, Griffiths R. Use of end-tidal carbon dioxide detection to determine correct placement of nasogastric tube: A meta-analysis. Int J Nurs Stud 2011;48(4):513-21.

97 Metheny NA, Stewart BJ, Smith L, Yan H, Diebold M, Clouse RE. pH and concentrations of pepsin and trypsin in feeding tube aspirates as predictors of tube placement. JPEN J Parenter Enteral Nutr 1997;21(5):279-85.

98 Aguilera-Martinez R, Ramis-Ortega E, Carratalá-Munuera C, Fernández-Medina JM, Saiz-Vinuesa MD, Barrado-Narvión J. Effectiveness

of continuous enteral nutrition versus intermittent enteral nutrition in intensive care patients: a systematic review. JBI Database Syst Rev Implement Rep 2014;12(1):281-317.

99 Khan LU, Ahmed J, Khan S, Macfie J. Refeeding syndrome: a literature review. Gastroenterol Res Pract 2011;2011 pii: 410971. doi: 10.1155/2011/410971.

100 Owers EL, Reeves AI, Ko SY, Ellis AK, Huxtable SL, Noble SA et al. Rates of adult acute inpatients documented as at risk of refeeding syndrome by dietitians. Clin Nutr 2015;34(1):134-9.

101 Blaser AR, Starkopf J, Kirsimagi U, Deane AM. Definition, prevalence, and outcome of feeding intolerance in intensive care: a systematic review and meta-analysis. Acta Anaesthesiol Scand 2014;58(8):914-22.

102 DeLegge MH. Managing gastric residual volumes in the critically ill patient: an update. Curr Opin Clin Nutr Metab Care 2011;14(2):193-6.

103 Deane A, Chapman MJ, Fraser RJ, Bryant LK, Burgstad C, Nguyen NQ. Mechanisms underlying feed intolerance in the critically ill: implications for treatment. World J Gastroenterol 2007;13(29):3909-17.

104 Dhaliwal R, Madden SM, Cahill N, Jeejeebhoy K, Kutsogiannis J, Muscedere J et al. Guidelines, guidelines, guidelines: what are we to do with all of these North American guidelines? JPEN J Parenter Enteral Nutr 2010;34(6):625-43.

105 McClave SA, Lukan JK, Stefater JA, Lowen CC, Looney SW, Matheson PJ et al. Poor validity of residual volumes as a marker for risk of aspiration in critically ill patients. Crit Care Med 2005;33(2):324-30.

106 Reignier J, Mercier E, Le Gouge A, Boulain T, Desachy A, Bellec F et al. Effect of not monitoring residual gastric volume on risk of ventilator-associated pneumonia in adults receiving mechanical ventilation and early enteral feeding: a randomized controlled trial. JAMA 2013;309(3):249-56.

107 Landzinski J, Kiser TH, Fish DN, Wischmeyer PE, MacLaren R. Gastric motility function in critically ill patients tolerant vs intolerant to gastric nutrition. JPEN J Parenter Enteral Nutr 2008;32(1):45-50.

108 Juve-Udina ME, Valls-Miro C, Carreno-Granero A, Martinez-Estalella G, Monterde-Prat D, Domingo-Felici CM et al. To return or to discard? Randomised trial on gastric residual volume management. Intensive Crit Care Nurs 2009;25(5):258-67.

109 Metheny NA, Schallom ME, Edwards SJ. Effect of gastrointestinal motility and feeding tube site on aspiration risk in critically ill patients: a review. Heart Lung 2004;33(3):131-45.

110 Kesek DR, Akerlind L, Karlsson T. Early enteral nutrition in the cardiothoracic intensive care unit. Clin Nutr 2002;21(4):303-7.

111 Bishop S, Young H, Goldsmith D, Buldock D, Chin M, Bellomo R. Bowel motions in critically ill patients: a pilot observational study. Crit Care Resusc 2010;12(3):182-5.

112 Jack L, Coyer F, Courtney M, Venkatesh B. Diarrhoea risk factors in enterally tube fed critically ill patients: a retrospective audit. Intensive Crit Care Nurs 2010;26(6):327-34.

113 Bowling TE, Silk DB. Enteral feeding – problems and solutions. Eur J Clin Nutr 1994;48(6):379-85.

114 Guenter PA, Sweed MR. A valid and reliable tool to quantify stool output in tube-fed patients. JPEN J Parenter Enteral Nutr 1998;22(3):147-51.

115 Chang SJ, Huang HH. Diarrhea in enterally fed patients: blame the diet? Curr Opin Clin Nutr Metab Care 2013;16(5):588-94.

116 Tan M, Zhu JC, Yin HH. Enteral nutrition in patients with severe traumatic brain injury: reasons for intolerance and medical management. Br J Neurosurg 2011;25(1):2-8.

117 Buendgens L, Bruensing J, Matthes M, Duckers H, Luedde T, Trautwein C et al. Administration of proton pump inhibitors in critically ill medical patients is associated with increased risk of developing *Clostridium difficile*-associated diarrhea. J Crit Care 2014;29(4):696 e11-5.

118 Guenter P. Safe practices for enteral nutrition in critically ill patients. Crit Care Nurs Clin North Am 2010;22(2):197-208.

119 Barrett JS, Shepherd SJ, Gibson PR. Strategies to manage gastrointestinal symptoms complicating enteral feeding. JPEN J Parenter Enteral Nutr 2009;33(1):21-6.

120 Bleichner G, Blehaut H, Mentec H, Moyse D. *Saccharomyces boulardii* prevents diarrhea in critically ill tube-fed patients. A multicenter, randomized, double-blind placebo-controlled trial. Intensive Care Med 1997;23(5):517-23.

121 Barraud D, Blard C, Hein F, Marcon O, Cravoisy A, Nace L et al. Probiotics in the critically ill patient: a double blind, randomized, placebo-controlled trial. Intensive Care Med 2010;36(9):1540-7.

122 Halmos EP, Muir JG, Barrett JS, Deng M, Shepherd SJ, Gibson PR. Diarrhoea during enteral nutrition is predicted by the poorly absorbed short-chain carbohydrate (FODMAP) content of the formula. Aliment Pharmacol Ther 2010;32(7):925-33.

123 Ochoa TJ, Chea-Woo E, Baiocchi N, Pecho I, Campos M, Prada A et al. Randomized double-blind controlled trial of bovine lactoferrin for prevention of diarrhea in children. J Pediatr 2013;162(2):349-56.

124 Roy S, Rigal M, Doit C, Fontan JE, Machinot S, Bingen E et al. Bacterial contamination of enteral nutrition in a paediatric hospital. J Hosp Infect 2005;59(4):311-6.

125 Patchell CJ, Anderton A, Holden C, MacDonald A, George RH, Booth IW. Reducing bacterial contamination of enteral feeds. Arch Dis Child 1998;78(2):166-8.

126 Mathus-Vliegen EM, Bredius MW, Binnekade JM. Analysis of sites of bacterial contamination in an enteral feeding system. JPEN J Parenter Enteral Nutr 2006;30(6):519-25.

127 Neely AN, Mayes T, Gardner J, Kagan RJ, Gottschlich MM. A microbiologic study of enteral feeding hang time in a burn hospital: can feeding costs be reduced without compromising patient safety? Nutr Clin Pract 2006;21(6):610-6.

128 Muscedere J, Rewa O, McKechnie K, Jiang X, Laporta D, Heyland DK. Subglottic secretion drainage for the prevention of ventilator-associated pneumonia: a systematic review and meta-analysis. Crit Care Med 2011;39(8):1985-91.

129 Metheny NA, Frantz RA. Head-of-bed elevation in critically ill patients: a review. Crit Care Nurse 2013;33(3):53-66; quiz 7.

130 Schallom M, Orr J, Metheny N, Pierce J. Gastroesophageal reflux in critically ill patients. Dimens Crit Care Nurs 2013;32(2):69-77.

131 Drakulovic MB, Torres A, Bauer TT, Nicolas JM, Nogue S, Ferrer M. Supine body position as a risk factor for nosocomial pneumonia in mechanically ventilated patients: a randomised trial. Lancet 1999;354(9193):1851-8.

132 Ibanez J, Penafiel A, Raurich JM, Marse P, Jorda R, Mata F. Gastroesophageal reflux in intubated patients receiving enteral nutrition: effect of supine and semirecumbent positions. JPEN J Parenter Enteral Nutr 1992;16(5):419-22.

133 Torres A, Serra-Batlles J, Ros E, Piera C, Puig de la Bellacasa J, Cobos A et al. Pulmonary aspiration of gastric contents in patients receiving mechanical ventilation: the effect of body position. Ann Intern Med 1992;116(7):540-3.

134 Tablan OC, Anderson LJ, Besser R, Bridges C, Hajjeh R, CDC, et al. Guidelines for preventing health-care-associated pneumonia, 2003: recommendations of CDC and the Healthcare Infection Control Practices Advisory Committee. MMWR Recomm Rep 2004;53(RR-3):1-36.

135 Institute of Health Care Improvement. Implement the IHI Ventilator Bundle, <http://www.ihi.org/resources/Pages/Changes/Implementthe VentilatorBundle.aspx>; [accessed 11.11].

136 van Nieuwenhoven CA, Vandenbroucke-Grauls C, van Tiel FH, Joore HC, van Schijndel RJS, van der Tweel I et al. Feasibility and effects of the semirecumbent position to prevent ventilator-associated pneumonia: a randomized study. Crit Care Med 2006;34(2):396-402.

137 Keeley L. Reducing the risk of ventilator-acquired pneumonia through head of bed elevation. Nurs Crit Care 2007;12(6):287-94.

138 Grap MJ, Munro CL, Hummel RS, 3rd, Elswick RK, Jr., McKinney JL, Sessler CN. Effect of backrest elevation on the development of ventilator-associated pneumonia. Am J Crit Care 2005;14(4):325-32; quiz 33.

139 Niël-Weise BS, Gastmeier P, Kola A, Vonberg RP, Wille JC, van den Broek PJ. An evidence-based recommendation on bed head elevation for mechanically ventilated patients. Crit Care 2011;15(2):R111.

140 Bassi GL, Zanella A, Cressoni M, Stylianou M, Kolobow T. Following tracheal intubation, mucus flow is reversed in the semirecumbent position: possible role in the pathogenesis of ventilator–associated pneumonia. Crit Care Med 2008;36(2):518-25.

141 Aderinto-Adike AO, Quigley EM. Gastrointestinal motility problems in critical care: a clinical perspective. J Dig Dis 2014;15(7):335-44.

142 Ridley EJ, Davies AR. Practicalities of nutrition support in the intensive care unit: the usefulness of gastric residual volume and prokinetic agents with enteral nutrition. Nutrition 2011;27(5):509-12.

143 Nguyen NQ, Chapman MJ, Fraser RJ, Bryant LK, Holloway RH. Erythromycin is more effective than metoclopramide in the treatment of feed intolerance in critical illness. Crit Care Med 2007;35(2):483-9.

144 Metheny NA, Dahms TE, Stewart BJ, Stone KS, Edwards SJ, Defer JE et al. Efficacy of dye-stained enteral formula in detecting pulmonary aspiration. Chest 2002;122(1):276-81.

145 Maloney JP, Ryan TA, Brasel KJ, Binion DG, Johnson DR, Halbower AC et al. Food dye use in enteral feedings: a review and a call for a moratorium. Nutr Clin Pract 2002;17(3):169-81.

146 Clay AS, Behnia M, Brown KK. Mitochondrial disease: a pulmonary and critical-care medicine perspective. Chest 2001;120(2):634-48.

147 McClave SA, DeMeo MT, DeLegge MH, DiSario JA, Heyland DK, Maloney JP et al. North American Summit on Aspiration in the Critically Ill Patient: consensus statement. JPEN J Parenter Enteral Nutr 2002;26(6 Suppl):S80-5.

148 Metheny NA, St John RE, Clouse RE. Measurement of glucose in tracheobronchial secretions to detect aspiration of enteral feedings. Heart Lung 1998;27(5):285-92.

149 Metheny NA, Clouse RE. Bedside methods for detecting aspiration in tube-fed patients. Chest 1997;111(3):724-31.

150 Metheny NA, Dahms TE, Chang YH, Stewart BJ, Frank PA, Clouse RE. Detection of pepsin in tracheal secretions after forced small-volume aspirations of gastric juice. JPEN J Parenter Enteral Nutr 2004;28(2):79-84.

151 Metheny NA, Meert KL. Effectiveness of an electromagnetic feeding tube placement device in detecting inadvertent respiratory placement. Am J Crit Care 2014;23(3):240-7; quiz 8.

152 Marik PE, Flemmer M, Harrison W. The risk of catheter-related bloodstream infection with femoral venous catheters as compared to subclavian and internal jugular venous catheters: a systematic review of the literature and meta-analysis. Crit Care Med 2012;40(8):2479-85.

153 Grau T, Bonet A, Rubio M, Mateo D, Farre M, Acosta JA et al. Liver dysfunction associated with artificial nutrition in critically ill patients. Crit Care 2007;11(1):R10.

154 Heyland DK, MacDonald S, Keefe L, Drover JW. Total parenteral nutrition in the critically ill patient: a meta-analysis. JAMA 1998;280(23):2013-9.

155 Sena MJ, Utter GH, Cuschieri J, Maier RV, Tompkins RG, Harbrecht BG et al. Early supplemental parenteral nutrition is associated with increased infectious complications in critically ill trauma patients. J Am Coll Surg 2008;207(4):459-67.

156 Heidegger CP, Romand JA, Treggiari MM, Pichard C. Is it now time to promote mixed enteral and parenteral nutrition for the critically ill patient? Intensive Care Med 2007;33(6):963-9.

157 Doig GS, Simpson F, Sweetman EA, Finfer SR, Cooper DJ, Heighes PT et al. Early parenteral nutrition in critically ill patients with short-term relative contraindications to early enteral nutrition: a randomized controlled trial. JAMA 2013;309(20):2130-8.

158 Casaer MP, Mesotten D, Hermans G, Wouters PJ, Schetz M, Meyfroidt G et al. Early versus late parenteral nutrition in critically ill adults. N Engl J Med 2011;365(6):506-17.

159 Casaer MP, Wilmer A, Van den Berghe G. Supplemental parenteral nutrition in critically ill patients. Lancet 2013;381(9879):1715.

160 Martindale RG, McClave SA, Vanek VW, McCarthy M, Roberts P, Taylor B et al. Guidelines for the provision and assessment of nutrition support therapy in the adult critically ill patient: Society of Critical Care Medicine and American Society for Parenteral and Enteral Nutrition: Executive Summary. Crit Care Med 2009;37(5):1757-61.

161 Singer P, Berger MM, Van den Berghe G, Biolo G, Calder P, Forbes A et al. ESPEN Guidelines on Parenteral Nutrition: intensive care. Clin Nutr 2009;28(4):387-400.

162 Strachan S. Trace elements. Curr Anaesthesia Crit Care 2010;21(1):44-8.

163 Blanchette LM, Huiras P, Papadopoulos S. Standardized versus custom parenteral nutrition: impact on clinical and cost-related outcomes. Am J Health Syst Pharm 2014;71(2):114-21.

164 Mirtallo J, Canada T, Johnson D, Kumpf V, Petersen C, Sacks G et al. Safe practices for parenteral nutrition. JPEN J Parenter Enteral Nutr 2004;28(6):S39-70.

165 Worthington PH, Gilbert KA. Parenteral nutrition: risks, complications, and management. J Infus Nurs 2012;35(1):52-64.

166 Ziegler TR. Parenteral nutrition in the critically ill patient. N Engl J Med 2009;361(11):1088-97.

167 Macht M, Wimbish T, Bodine C, Moss M. ICU-acquired swallowing disorders. Crit Care Med 2013;41(10):2396-405.

168 Skoretz SA, Flowers HL, Martino R. The incidence of dysphagia following endotracheal intubation: a systematic review. Chest 2010;137(3):665-73.

169 Goldsmith T. Evaluation and treatment of swallowing disorders following endotracheal intubation and tracheostomy. Int Anesthesiol Clin 2000; 38(3):219-42.

170 Hermans G, De Jonghe B, Bruyninckx F, Van den Berghe G. Clinical review: critical illness polyneuropathy and myopathy. Crit Care 2008;12(6):238.

171 Leder SB, Suiter DM, Lisitano Warner H. Answering orientation questions and following single-step verbal commands: effect on aspiration status. Dysphagia 2009;24(3):290-5.

172 Rousou JA, Tighe DA, Garb JL, Krasner H, Engelman RM, Flack JE, 3rd et al. Risk of dysphagia after transesophageal echocardiography during cardiac operations. Ann Thorac Surg 2000;69(2):486-9; discussion 9-90.

173 Hogue CW, Jr, Lappas GD, Creswell LL, Ferguson TB, Jr, Sample M, Pugh D et al. Swallowing dysfunction after cardiac operations. Associated adverse outcomes and risk factors including intraoperative transesophageal echocardiography. J Thorac Cardiovasc Surg 1995;110(2):517-22.

174 Romero CM, Marambio A, Larrondo J, Walker K, Lira MT, Tobar E et al. Swallowing dysfunction in nonneurologic critically ill patients who require percutaneous dilatational tracheostomy. Chest 2010;137(6):1278-82.

175 Ramsey DJ, Smithard DG, Kalra L. Early assessments of dysphagia and aspiration risk in acute stroke patients. Stroke 2003;34(5):1252-7.

176 Mullen R. Evidence for whom?: ASHA's National Outcomes Measurement System. J Commun Disord 2004;37(5):413-7.

177 Magnuson B, Peppard A, Auer Flomenhoft D. Hypocaloric considerations in patients with potentially hypometabolic disease states. Nutr Clin Pract 2011;26(3):253-60.

178 Muller MJ, Bosy-Westphal A, Kutzner D, Heller M. Metabolically active components of fat-free mass and resting energy expenditure in humans: recent lessons from imaging technologies. Obes Rev 2002;3(2):113-22.

179 Gallagher D, DeLegge M. Body composition (sarcopenia) in obese patients: implications for care in the intensive care unit. JPEN J Parenter Enteral Nutr 2011;35(5 Suppl):21S-8S.

180 Frankenfield DC. Obesity. In: Singer P, ed. Nutrition in intensive care medicine: Beyond physiology. Basel: Switzerland; 2013.

181 Frankenfield DC, Ashcraft CM. Estimating energy needs in nutrition support patients. JPEN J Parenter Enteral Nutr 2011;35(5):563-70.

182 McClave SA, Kushner R, Van Way CW, 3rd, Cave M, DeLegge M, Dibaise J et al. Nutrition therapy of the severely obese, critically ill patient: summation of conclusions and recommendations. JPEN J Parenter Enteral Nutr 2011;35(5 Suppl):88S-96S.

183 Frankenfield DC, Smith JS, Cooney RN. Accelerated nitrogen loss after traumatic injury is not attenuated by achievement of energy balance. JPEN J Parenter Enteral Nutr 1997;21(6):324-9.

184 Porhomayon J, Papadakos P, Singh A, Nader ND. Alteration in respiratory physiology in obesity for anesthesia-critical care physician. HSR Proc Intensive Care Cardiovasc Anesth 2011;3(2):109-18.

185 Hoffer LJ, Bistrian BR. Appropriate protein provision in critical illness: a systematic and narrative review. Am J Clin Nutr 2012;96(3):591-600.

186 Martindale RG, DeLegge M, McClave S, Monroe C, Smith V, Kiraly L. Nutrition delivery for obese ICU patients: delivery issues, lack of guidelines, and missed opportunities. JPEN J Parenter Enteral Nutr 2011;35(5 Suppl):80S-7S.

187 Kaukonen KM, Bailey M, Suzuki S, Pilcher D, Bellomo R. Mortality related to severe sepsis and septic shock among critically ill patients in Australia and New Zealand, 2000–2012. JAMA 2014;311(13):1308-16.

188 Levy MM, Dellinger RP, Townsend SR, Linde-Zwirble WT, Marshall JC, Bion J et al. The Surviving Sepsis Campaign: results of an international guideline-based performance improvement program targeting severe sepsis. Crit Care Med 2010;38(2):367-74.

189 Cinel I, Dellinger RP. Advances in pathogenesis and management of sepsis. Curr Opin Infect Dis 2007;20(4):345-52.

190 Aitken LM, Williams G, Harvey M, Blot S, Kleinpell R, Labeau S et al. Nursing considerations to complement the Surviving Sepsis Campaign guidelines. Crit Care Med 2011;39(7):1800-18.

191 Dellinger RP, Levy MM, Rhodes A, Annane D, Gerlach H, Opal SM et al. Surviving sepsis campaign: international guidelines for management of severe sepsis and septic shock: 2012. Crit Care Med 2013;41(2):580-637.

192 Cohen J, Chin WDN. Nutrition and sepsis. In: Singer P, ed. Nutrition in intensive care medicine: Beyond physiology. Basel, Switzerland: Karger; 2013.

193 Elke G, Heyland DK. Enteral nutrition in critically ill septic patients – less or more? JPEN J Parenter Enteral Nutr 2014 Apr 21.

194 Fiaccadori E, Regolisti G, Maggiore U. Specialized nutritional support interventions in critically ill patients on renal replacement therapy. Curr Opin Clin Nutr Metab Care 2013;16(2):217-24.

195 Druml W. The renal failure patient. In: Singer P, ed. Nutrition in intensive care medicine: Beyond physiology. Basel, Switzerland: Karger; 2013, pp 126-35.

196 Wiesen P, Van Overmeire L, Delanaye P, Dubois B, Preiser JC. Nutrition disorders during acute renal failure and renal replacement therapy. JPEN J Parenter Enteral Nutr 2011;35(2):217-22.

197 Cano NJ, Aparicio M, Brunori G, Carrero JJ, Cianciaruso B, Fiaccadori E et al. ESPEN guidelines on parenteral nutrition: adult renal failure. Clin Nutr 2009;28(4):401-14.

198 Fiaccadori E, Cremaschi E, Regolisti G. Nutritional assessment and delivery in renal replacement therapy patients. Semin Dial 2011;24(2): 169-75.

199 Lopez Martinez J, Sanchez-Izquierdo Riera JA, Jimenez Jimenez FJ, Metabolism, Nutrition Working Group of the Spanish Society of Intensive Care M, Coronary u. Guidelines for specialized nutritional and metabolic support in the critically-ill patient: update. Consensus SEMICYUC-SENPE: acute renal failure. Nutr Hosp 2011;26 Suppl 2:21-6.

200 Bordeje Laguna L, Lorencio Cardenas C, Acosta Escribano J, Metabolism, Nutrition Working Group of the Spanish Society of Intensive Care M, Coronary u. Guidelines for specialized nutritional and metabolic support in the critically-ill patient: update. Consensus SEMICYUC-SENPE: severe acute pancreatitis. Nutr Hosp 2011;26 Suppl 2:32-6.

201 Andersson R, Sward A, Tingstedt B, Akerberg D. Treatment of acute pancreatitis: focus on medical care. Drugs 2009;69(5):505-14.

202 McClave SA, Chang WK, Dhaliwal R, Heyland DK. Nutrition support in acute pancreatitis: a systematic review of the literature. JPEN J Parenter Enteral Nutr 2006;30(2):143-56.

203 Jafri NS, Mahid SS, Gopathi SK, Hornung CA, Galandiuk S, McClave SA. Enteral nutrition is superior to parenteral nutrition in severe acute pancreatitis: a systematic review and meta-analysis. Gastro 2008;A 141.

204 Petrov MS, Loveday BP, Pylypchuk RD, McIlroy K, Phillips AR, Windsor JA. Systematic review and meta-analysis of enteral nutrition formulations in acute pancreatitis. Br J Surg 2009;96(11):1243-52.

205 Davies AR, Morrison SS, Ridley EJ, Bailey M, Banks MD, Cooper DJ et al. Nutritional therapy in patients with acute pancreatitis requiring critical care unit management: a prospective observational study in Australia and New Zealand. Crit Care Med 2011;39(3):462-8.

206 Mirtallo JM, Forbes A, McClave SA, Jensen GL, Waitzberg DL, Davies AR et al. International consensus guidelines for nutrition therapy in pancreatitis. JPEN J Parenter Enteral Nutr 2012;36(3):284-91.

207 Al Samaraee A, McCallum IJ, Coyne PE, Seymour K. Nutritional strategies in severe acute pancreatitis: a systematic review of the evidence. Surgeon 2010;8(2):105-10.

208 Weimann A. The surgical/trauma patient. In: Singer P, ed. Nutrition in intensive care medicine: Beyond physiology. Basel, Switzerland: Karger; 2013, pp 106-15.

209 Tsuei BJ, Magnuson B, Swintosky M, Flynn J, Boulanger BR, Ochoa JB et al. Enteral nutrition in patients with an open peritoneal cavity. Nutr Clin Pract 2003;18(3):253-8.

210 Moore EE, Jones TN. Benefits of immediate jejunostomy feeding after major abdominal trauma – a prospective, randomized study. J Trauma 1986;26(10):874-81.

211 Rodriguez NA, Jeschke MG, Williams FN, Kamolz LP, Herndon DN. Nutrition in burns: Galveston contributions. JPEN J Parenter Enteral Nutr 2011;35(6):704-14.

212 Garcia de Lorenzo y Mateos A, Ortiz Leyba C, Sanchez SM, Metabolism, Nutrition Working Group of the Spanish Society of Intensive Care M, Coronary u. Guidelines for specialized nutritional and metabolic support in the critically-ill patient: update. Consensus SEMICYUC-SENPE: critically-ill burnt patient. Nutr Hosp 2011;26 Suppl 2:59-62.

213 NSW Statewide Burn Injury Service. Clinical practice guidelines: nutrition burn patient management. 2nd ed. Chatswood, NSW: Agency for Clinical Innovation; 2011.

214 Latenser BA. Critical care of the burn patient: the first 48 hours. Crit Care Med 2009;37(10):2819-26.

215 Dominioni L, Trocki O, Fang CH, Mochizuki H, Ray MB, Ogle CK et al. Enteral feeding in burn hypermetabolism: nutritional and metabolic effects of different levels of calorie and protein intake. JPEN J Parenter Enteral Nutr 1985;9(3):269-79.

216 McDonald WS, Sharp CW, Jr., Deitch EA. Immediate enteral feeding in burn patients is safe and effective. Ann Surg 1991;213(2):177-83.

217 Jacobs DG, Jacobs DO, Kudsk KA, Moore FA, Oswanski MF, Poole GV et al. Practice management guidelines for nutritional support of the trauma patient. J Trauma 2004;57(3):660-78; discussion 79.

218 Heyland D, Dhaliwal R. Immunonutrition in the critically ill: from old approaches to new paradigms. Intensive Care Med 2005;31(4):501-3.

219 Levy J, Turkish A. Protective nutrients. Curr Opin Gastroenterol 2002;18(6):717-22.

220 Hayashi N, Tashiro T, Yamamori H, Takagi K, Morishima Y, Otsubo Y et al. Effect of intravenous omega-6 and omega-3 fat emulsions on nitrogen retention and protein kinetics in burned rats. Nutrition 1999;15(2):135-9.

221 Van Cromphaut SJ. Hyperglycaemia as part of the stress response: the underlying mechanisms. Best Pract Res Clin Anaesthesiol 2009;23(4):375-86.

222 Robinson LE, van Soeren MH. Insulin resistance and hyperglycemia in critical illness: role of insulin in glycemic control. AACN Clin Issues 2004;15(1):45-62.

223 Investigators N-SS, Finfer S, Chittock DR, Su SY, Blair D, Foster D et al. Intensive versus conventional glucose control in critically ill patients. N Engl J Med 2009;360(13):1283-97.

224 Arabi YM, Dabbagh OC, Tamim HM, Al-Shimemeri AA, Memish ZA, Haddad SH et al. Intensive versus conventional insulin therapy: a randomized controlled trial in medical and surgical critically ill patients. Crit Care Med 2008;36(12):3190-7.

225 De La Rosa Gdel C, Donado JH, Restrepo AH, Quintero AM, Gonzalez LG, Saldarriaga NE et al. Strict glycaemic control in patients hospitalised in a mixed medical and surgical intensive care unit: a randomised clinical trial. Crit Care 2008;12(5):R120.

226 Capes SE, Hunt D, Malmberg K, Gerstein HC. Stress hyperglycaemia and increased risk of death after myocardial infarction in patients with and without diabetes: a systematic overview. Lancet 2000;355(9206):773-8.

227 Weir CJ, Murray GD, Dyker AG, Lees KR. Is hyperglycaemia an independent predictor of poor outcome after acute stroke? Results of a long-term follow up study. BMJ 1997;314(7090):1303-6.

228 Investigators CS, Annane D, Cariou A, Maxime V, Azoulay E, D'Honneur G et al. Corticosteroid treatment and intensive insulin therapy for septic shock in adults: a randomized controlled trial. JAMA 2010;303(4):341-8.

229 Preiser JC, Devos P, Ruiz-Santana S, Melot C, Annane D, Groeneveld J et al. A prospective randomised multi-centre controlled trial on tight glucose control by intensive insulin therapy in adult intensive care units: the Glucontrol study. Intensive Care Med 2009;35(10):1738-48.

230 Griesdale DE, de Souza RJ, van Dam RM, Heyland DK, Cook DJ, Malhotra A et al. Intensive insulin therapy and mortality among critically ill patients: a meta-analysis including NICE-SUGAR study data. CMAJ 2009;180(8):821-7.

231 Friedrich JO, Chant C, Adhikari NK. Does intensive insulin therapy really reduce mortality in critically ill surgical patients? A reanalysis of meta-analytic data. Crit Care 2010;14(5):324.

232 Padkin A. How to weigh the current evidence for clinical practice. Best Pract Res Clin Anaesthesiol 2009;23(4):487-96.

233 Mesotten D, Van den Berghe G. Clinical benefits of tight glycaemic control: focus on the intensive care unit. Best Pract Res Clin Anaesthesiol 2009;23(4):421-9.

234 Jacobi J, Bircher N, Krinsley J, Agus M, Braithwaite SS, Deutschman C et al. Guidelines for the use of an insulin infusion for the management of hyperglycemia in critically ill patients. Crit Care Med 2012;40(12):3251-76.

235 Peberdy MA, Callaway CW, Neumar RW, Geocadin RG, Zimmerman JL, Donnino M et al. Part 9: post-cardiac arrest care: 2010 American Heart Association Guidelines for Cardiopulmonary Resuscitation and Emergency Cardiovascular Care. Circulation 2010;122(18 Suppl 3):S768-86.

236 Qaseem A, Humphrey LL, Chou R, Snow V, Shekelle P, Clinical Guidelines Committee of the American College of Physicians. Use of intensive insulin therapy for the management of glycemic control in hospitalized patients: a clinical practice guideline from the American College of Physicians. Ann Intern Med 2011;154(4):260-7.

237 Moghissi ES, Korytkowski MT, DiNardo M, Einhorn D, Hellman R, Hirsch IB et al. American Association of Clinical Endocrinologists and American Diabetes Association consensus statement on inpatient glycemic control. Diabetes Care 2009;32(6):1119-31.

238 Egi M, Bellomo R, Stachowski E, French CJ, Hart GK, Hegarty C et al. Blood glucose concentration and outcome of critical illness: the impact of diabetes. Crit Care Med 2008;36(8):2249-55.

239 Mackenzie IM, Whitehouse T, Nightingale PG. The metrics of glycaemic control in critical care. Intensive Care Med 2011;37(3):435-43.

240 Krinsley JS. Glycemic variability: a strong independent predictor of mortality in critically ill patients. Crit Care Med 2008;36(11):3008-13.

241 Louie K, Cheema R, Dodek P, Wong H, Wilmer A, Grubisic M et al. Intensive nursing work schedules and the risk of hypoglycaemia in critically ill patients who are receiving intravenous insulin. Qual Saf Health Care 2010;19(6):e42.

242 Needham DM, Dinglas VD, Bienvenu OJ, Colantuoni E, Wozniak AW, Rice TW et al. One year outcomes in patients with acute lung injury randomised to initial trophic or full enteral feeding: prospective follow-up of EDEN randomised trial. BMJ 2013;346:f1532.

243 Carlson CG, Huang DT. The Adult Respiratory Distress Syndrome Cognitive Outcomes Study: long-term neuropsychological function in survivors of acute lung injury. Crit Care 2013;17(3):317.

244 Mikkelsen ME, Christie JD, Lanken PN, Biester RC, Thompson BT, Bellamy SL et al. The adult respiratory distress syndrome cognitive outcomes study: long-term neuropsychological function in survivors of acute lung injury. Am J Respir Crit Care Med 2012;185(12):1307-15.

245 Bienvenu OJ, Colantuoni E, Mendez-Tellez PA, Dinglas VD, Shanholtz C, Husain N et al. Depressive symptoms and impaired physical function after acute lung injury: a 2-year longitudinal study. Am J Respir Crit Care Med 2012;185(5):517-24.

246 Williams TA, Leslie GD. Challenges and possible solutions for long-term follow-up of patients surviving critical illness. Aust Crit Care 2011;24(3):175-85.

247 Robinson KA, Dennison CR, Wayman DM, Pronovost PJ, Needham DM. Systematic review identifies number of strategies important for retaining study participants. J Clin Epidemiol 2007;60(8):757-65.

248 Tansey CM, Matte AL, Needham D, Herridge MS. Review of retention strategies in longitudinal studies and application to follow-up of ICU survivors. Intensive Care Med 2007;33(12):2051-7.

249 Christie JD, Biester RC, Taichman DB, Shull WH, Jr., Hansen-Flaschen J, Shea JA et al. Formation and validation of a telephone battery to assess cognitive function in acute respiratory distress syndrome survivors. J Crit Care 2006;21(2):125-32.

250 Iwashyna TJ. Trajectories of recovery and dysfunction after acute illness, with implications for clinical trial design. Am J Respir Crit Care Med 2012;186(4):302-4.

251 Batt J, dos Santos CC, Cameron JI, Herridge MS. Intensive care unit-acquired weakness: clinical phenotypes and molecular mechanisms. Am J Respir Crit Care Med 2013;187(3):238-46.

第 20 章

胃肠、代谢和肝改变

原著：Andrea Marshall，Christopher Gordon

翻译：梅茵，马萌

审校：刘方

学习目标

阅读完本章，将掌握以下内容：

- 描述与危重症相关的胃肠生理与代谢改变。
- 识别发生应激性溃疡的高危患者，并进行合理的预防治疗。
- 识别发生腹内压增高和腹腔间隔室综合征的高危患者，提出降低腹腔内压的处理策略。
- 描述糖尿病酮症酸中毒的生理变化，提出合理的评估与治疗策略。
- 探讨危重症对肝功能的影响，评估肝功能障碍的后果。
- 描述肝衰竭的治疗，包括肝支持治疗和肝移植。

引言

在危重症期间，患者的代谢和/或内分泌功能经常受到影响。前一章概述了危重症期间的代谢变化以及胃肠系统在营养方面的作用。胃肠系统也涉及许多其他重要的功能，包括免疫和保护。

有效的胃肠功能需要充足的血液供应，以保证细胞水平的氧和营养物质供应。然而，在危重症中内脏循环可能会受到损害，且没有明显临床征象。局部缺血和缺氧则会影响正常的代谢和内分泌功能。

本章讨论了胃肠生理对危重症的影响，包括应激性黏膜病变和腹内压增高的发生等胃肠功能障碍。本章的主要内容是包括肝移植在内的肝功能障碍的评估与处理，还概述了糖尿病酮症酸中毒的评估和处理。

一、胃肠生理

如第 19 章所述，胃肠道的主要功能是消化和吸收营养物质，如碳水化合物、氨基酸、矿物质和水，另一个重要功能是免疫。这种免疫功能部分是指在胃肠道和血液供应之间建立的屏障。胃肠系统通过许多不同的机制防止物质（除外营养素、水和电解质）进入体循环，如表 20.1 所列。在危重症情况下，可能由于胃肠低灌注，导致在细胞层面氧气和营养的供应减少，进一步使胃肠道的保护功能降低。

危重症的正常胃肠生理的改变

在危重症期间，胃肠生理会发生很多变化。对营养的消化和吸收功能可能改变，比如对葡萄糖的吸收[7, 8]，同时，胃酸的分泌也会改变，通常认为是增加的。但有证据表明，许多危重症患者胃酸分泌并不高[9]，甚至一些危重症患者即使未应用抑制胃酸的药物，胃液 pH 反而升高[10]。危重症期间小肠吸收营养的能力也会受损[11]，尽管大多数危重患者看起来能够耐受肠内营养，使吸收受损的临床意义还不清楚。

在危重症中正常胃肠生理的一些改变与该区域缺血、缺氧和高代谢需求相关[12]。以往对危重症时胃肠功能障碍相关症状的描述有：缺血所致的胃肠道出血、机械性肠梗阻和胰腺炎[13, 14]。然而，因为可能存在隐性缺血，所以人们对危重症中胃肠缺血的预防和早期识别高度重视，以期使缺血相关功能障碍降低到最小化。

1. 胃肠黏膜低灌注

胃肠道系统尤其容易受到局部血流和氧供的影响，由于胃肠道比其他部位所需的氧供更高，内脏血管收缩的比例也比其他血管床高，而且绒毛内血管之间的逆向氧交换进一步降低了局部的氧供[4]。

在休克状态下，胃肠道黏膜首先发生因血管收缩引起血流量减少。成功复苏之后，该区域的血流最后恢复[15]。在休克状态下，胃肠系统尝试通过增加从血液中氧气的提取量来维持足够的细胞氧合。增加的氧气提取可能防止在氧供减少情况下组织氧合受到严重损害[16]。

实践提示

记住，对动脉血压、心率和尿量的评估可以提供关于整个身体的血流动力学和氧合状态的信息。但即便常规的临床评估结果是正常的，局部灌注和氧合也可能是减少的。

在缺血缺氧时，氧自由基作为厌氧代谢产物生成。随着胃肠道的成功复苏，血流和氧供恢复，但氧自由基释放，导致微血管和黏膜改变，典型的肠黏膜缺血和再灌注[17]。

2. 胃肠低灌注的后果

胃肠灌注不足的后果是严重的，包括对病原体物理屏障的破坏，细菌过度生长的化学控制中断，蠕动减少，以及胃肠相关淋巴组织的免疫活动减少。在健康个体，所有这些机制都能有效地控制细菌在胃肠道内。但在危重症中，氧供减少导致细胞功能下降，表 20.1 所述的各种保护机制失效。结果，细菌繁殖，并可能从胃肠道迁移到系统循环[17]。胃肠灌注的改变也会影响到肝灌注、氧合和功能。在大约 50% 的

表20.1
胃肠系统的保护机制及危重症的影响

机制	作用
运动性	推动细菌通过胃肠道。在危重症中，由于肠神经损伤和平滑肌功能改变，炎症（由细胞因子和一氧化氮介导的）、肠道损伤、低灌注、药物（阿片类药物、多巴胺）、电解质紊乱、高血糖、脓毒症和颅内压增高等，胃肠道运动性可能改变[1]
盐酸分泌	使胃液酸度降低，破坏细菌。胃内的壁细胞产生盐酸，保持胃内的相对酸性环境（pH 接近 4.0）。酸性的 pH 有杀菌和抑菌性能[2]，从而限制细菌在胃内过度生长
碳酸氢盐	碳酸氢根离子与氢离子结合形成水和二氧化碳，防止氢离子（酸性）损伤十二指肠壁[6]
胆盐	胆盐通过分解内毒素的脂多糖去除胃肠道革兰氏阴性杆菌的毒性，从而保护机体免受细菌侵害。胆盐到次级胆汁酸的去联合过程抑制了病原体的增殖，并可能破坏它们的细胞壁[3]
黏液分泌	防止细菌附着在胃肠道管壁上。黏液细胞分泌大量非常厚的碱性黏液（在胃中将近 1mm 厚）。黏液中的糖蛋白能防止细菌附着和定殖在黏膜壁上[4]
上皮细胞脱落	限制细菌黏附。整个胃肠道的黏膜内层由上皮细胞组成，为阻止细菌入侵创造了物理屏障。这些细胞大约每 3～5 天就会被替换[4]，从而限制细菌的繁殖
密闭带（上皮片内每个细胞周围的紧密连接）	上皮细胞之间的连接对微生物提供了屏障。中间连接（黏附带）主要作用于细胞 - 细胞黏附，而紧密连接（密闭带）限制细菌移动和毒素穿过肠壁[5]
肠道相关淋巴组织	防止细菌入侵的保护是由肠道相关淋巴组织提供的，通过细胞介导和体液介导的免疫反应[4]
Kupffer 细胞	肝脏和脾脏的 Kupffer 细胞提供了一种抗病原体的后备防御机制，防止病原体穿过胃肠壁屏障进入体循环

危重症患者中发生缺血性肝炎或"休克肝"，表现为黄疸、肝功能检验的升高或明显的肝功能障碍[18]。缺血性肝炎在脓毒症患者中表现为血清转氨酶和胆红素水平的轻微升高，急性升高及之后的血流动力学休克。缺血性肝损伤对发病率和死亡率有影响，但却被诊断不足，可能是因为临床症状在低灌注后很长时间才会显现出来。导致缺血性肝炎的生理变化包括门静脉和动脉血液供应变化以及肝微循环变化。肝脏受损的程度与低灌注的程度和持续时间直接相关，缺氧和再灌注损伤都会破坏肝细胞和血管内皮[18]。

二、应激相关黏膜损伤

报道的应激相关黏膜损伤的发生率因终点的定义、终点测评的困难和患者群体的异质性而不同和变得复杂[19, 20]。据估计，约74%～100%的危重患者在进入重症监护病房（ICU）的第一天就有与应激

相关黏膜糜烂和内镜下上皮出血的证据[20]。以隐性出血（血红蛋白水平下降或大便潜血试验阳性）作为终点，报道估计15%～50%的危重患者有应激相关黏膜损伤[21]。当以描述临床明显出血的呕血或鼻胃灌洗液为鲜红血液阳性作为终点时，报告的发生率减少到25%或更少[19, 22]。临床上严重出血的发生率，即出血导致低血压、心动过速和血红蛋白水平下降需要输血，估计约3%～4%[23]。随着时间的推移，应激相关黏膜损伤的发生率持续下降，很大程度上由于危重患者管理的全面进步和改善，尤其是最优的复苏和有目标的营养治疗[24]。

影响应激相关黏膜损伤发生的因素包括内脏低灌注，由于可能影响黏膜缺血和再灌注损伤[25]。黏液 - 碳酸氢盐凝胶层[26]和低前列腺素水平损害黏液的补充，一氧化氮合成增加促进再灌注损伤和细胞死亡[27]。表20.2详细说明了保护机制和促进损伤的因素。

表 20.2
导致应激相关黏膜疾病的因素[206]

因素	机制	作用
保护机制	黏膜前列腺素	通过刺激血液循环、产生黏液和碳酸氢盐的产生来保护黏膜[28]，刺激上皮细胞生长和修复
	黏膜碳酸氢盐屏障	对酸和胃蛋白酶形成物理屏障，防止上皮细胞损伤[29]
	上皮恢复和再生	上皮细胞迅速再生，但过程是高代谢的，可能被生理应激损害[29]
	黏膜血流	黏膜血流有助于去除黏膜中的酸，为黏膜上皮细胞提供碳酸氢盐和氧气[30]
	细胞膜和紧密连接	黏膜上皮细胞之间的紧密连接阻止了氢离子的反向扩散[31]
促进损伤因素	酸	酸是与应激相关黏膜损伤的发病机制中的一个关键问题，但并不是所有的危重患者都过分泌胃酸。然而，少量的酸仍会引起损伤，而对酸分泌的预防也导致损伤减少[32]
	胃蛋白酶	可能直接伤害黏膜[33] 促进凝血块的裂解[22]
	黏膜低灌注	黏膜血流减少导致氧气和养分供应减少，使上皮细胞易受损害[31] 导致黏膜酸碱失衡 导致自由基形成
	再灌注损伤	导致血管扩张和充血的一氧化氮在低灌注时被释放，导致细胞损害损伤因子的增加
	黏膜内酸碱平衡	黏液层保护上皮细胞，使碳酸氢根离子中和酸，因此碳酸氢盐分泌减少导致黏膜内酸过多和局部损伤[29]
	系统性酸中毒	导致黏膜内酸度增加[30]
	氧自由基	由组织缺氧产生，游离氧自由基对黏膜造成氧化损伤[34]
	胆汁盐	胆汁盐从十二指肠反流入胃，可能在应激相关损害中起作用，尽管确切的机制尚不确定[35]
	幽门螺杆菌	幽门螺杆菌在危重患者中引起应激性黏膜疾病的作用存在争议[36, 37]

Reproduced with permission from Marshall AP. The gut in critical illness. In: Carlson K, ed. AACN Advanced critical care nursing. Philadelphia: Elsevier; 2009, Table 29-3.

（一）应激相关黏膜损伤的危险因素

许多危险因素与应激相关黏膜损伤的发生有关，包括需要至少 48 小时的机械通气的呼吸衰竭和凝血病[38]、急性肝衰竭、低血压、慢性肾衰竭、鼻胃管长时置放、酒精滥用、脓毒血症和血清抗幽门螺杆菌免疫球蛋白 A 浓度升高等[39]。

尽管报告显示明显的胃肠道出血的发生率在 0.6%～4% 之间[40, 41]，但当这种情况发生时死亡率接近 50%[42]。因此，应激性溃疡的预防非常必要，尤其是对于那些高危患者。

（二）预防应激相关黏膜损伤

应激相关黏膜损伤的预防通常是危重患者照顾的一部分，虽然这种治疗应用于那些未被确认为有发生应激相关黏膜损伤风险的患者时所额外获益的证据在数量和质量上都是有限的[43, 44]。此外，预防应激性溃疡对死亡率和重症监护时间的积极影响也还未被证实[45]。

大多数危重患者在危重症期间接受某种形式的应激性溃疡预防是常见的，可能来源于受影响人群的推荐，如败血症存活运动研究[46]。随着临床大量出血风险的降低，考虑是否总是需要预防应激性溃疡也很重要，特别是考虑到药物治疗不是无风险的，并且与经济结果相关[47, 48]。有多种多样的药物策略可用于预防应激性溃疡，最常见的是 H₂ 受体拮抗剂（H₂RAs）和质子泵抑制剂（PPIs）被作为一线治疗[20]，两种药物都不合适时也可使用硫糖铝[49]。

1. 组胺 -2 受体拮抗剂（H₂RAs）

H₂RAs 通过与壁细胞基底膜上的组胺 -2 受体结合抑制胃酸的产生[20]。然而，胃酸分泌也可能是通过刺激胃壁细胞乙酰胆碱或胃泌素受体而产生的[50]；因此，当使用 H₂RAs 时，不会完全阻断胃酸的产生。H₂RAs 的进一步局限性在于，应用 72 小时内便可发生快速抗药反应[20]和耐受[51, 52]。尽管如此，这种预防应激相关黏膜疾病的药物方案在危重症管理中仍然很常见[53]。应用 H₂RAs 后胃酸度下降对从预防应激相关黏膜疾病的角度看是有益的，但胃 pH 的变化可以导致胃内细菌过度繁殖，微量误吸，导致医院内感染肺炎的发病率增加[54]，尽管有一些研究并不支持这一观点[55]。

2. 质子泵抑制剂（PPIs）

与 H₂RAs 相比，PPIs 增加胃内 pH 的作用更强。这些药物不可逆地与质子泵相结合，有效阻断了壁细胞负责胃酸分泌的所有三种受体[56, 57]。PPIs 还能限制迷走神经介导的胃酸分泌[58]。

与 H₂RAs 相比，PPIs 在减少临床重大出血方面更加有效，且不会增加医院感染肺炎的风险[41]。然而临床评价 PPIs 的有效性在某种程度上是受限的；很少有研究专门研究对应激相关黏膜疾病进行预防性应用 PPIs，很多也有方法学上的限制性[55]。PPIs 提高胃液 pH 高于 4 的能力与 H₂RAs 相当，即足以预防应激性溃疡的水平；而同应用 H₂RAs 不同，PPIs 的应用与耐受的发生不相关[20]。PPIs 也更有可能维持 pH 大于 6，可能对具有消化性溃疡再出血高风险的患者的凝血维持是必要的[57]。然而，PPIs 的应用与发生难辨梭菌相关腹泻的风险增加有关[59]。

可应用于静脉的 PPIs 包括奥美拉唑、埃索美拉唑和泮托拉唑。奥美拉唑与药物的发生相互作用的可能性最高，因其干扰一些重症管理中常用的一些药物的代谢，包括环孢霉素、安地西泮、苯妥英和华法林[27]。泮托拉唑发生药物相互作用的可能性最低[58]。

> **实践提示**
>
> 应激性溃疡的预防用药在危重症中仍是经常使用的。组胺 -2 受体拮抗剂，如雷尼替丁，能有效减少临床重大出血，但患者在开始应用这些药物 72 小时内就能产生耐药性。

3. 硫糖铝

硫糖铝通过多种机制提供保护，防止发生应激相关黏膜疾病。硫糖铝在胃上皮细胞表面提供保护性屏障，刺激黏液和碳酸氢盐分泌，刺激上皮细胞更新，改善黏膜血流，促进前列腺素释放[21]。口服或通过鼻胃管的硫糖铝能够被很好地耐受，但是在减少临床重大出血上其有效性似乎低于 H₂RAs[20]。先前比较硫糖铝和雷尼替丁的研究报告也表明接受硫糖铝治疗的患者肺炎的发生率降低；然而，随后的证据等级 I 级的随机对照试验并不支持这些结果[32]。

4. 肠内营养

认为肠内营养在应激性溃疡预防中发挥作用，因为它可以缓冲胃酸，增加胃内 pH[20]，改善胃黏膜血流[60],促进前列腺素和黏液等保护性物质的释放[61]。在危重患者中,应用肠内营养比应用 H_2RAs 或 PPIs 能更有效地增加胃内 pH[62]。在最近的一项系统综述中,应用 H_2RAs 能够减少胃肠道出血的风险(比值比 0.47;95% 置信区间,0.29~0.76),但这只是未接受肠内营养的患者群中观察到的结果[63],因此,对于接受肠内营养的患者应激性溃疡预防用药可能不是必要的。设计良好的验证肠内营养在应激性溃疡预防中作用的前瞻性研究的缺乏,阻止了这种疗法作为唯一的治疗方式。

三、腹腔内高压和腹腔间隔室综合征

近年来对腹腔内高压(intraperitoneal high pressure,IAH)和腹腔间隔室综合征的关注越来越多,这一领域的临床研究也越来越多。在所有加强监护患者中,有近一半的患者发生 IAH,并与严重的并发症发生率和死亡率相关。IAH 的发生并不限于外科患者或腹部损伤患者,而是一种对没有腹部疾病的医疗患者也需要考虑到的重要情况。

(一)病因学

IAH 和腹腔间隔室综合征可以发生在各种各样的患者群体[64]。与 IAH 相关的因素包括体重指数、液体复苏、多次输血、败血症相关器官衰竭总评分和呼吸、肾和凝血败血症相关器官衰竭亚组评分。然而,只有输血和液体复苏速度与 IAH 有显著相关性[65]。有许多不同的发生 IAH 危险因素、大量的晶体复苏、呼吸状态和低血压都与 IAH 和腹腔间隔室综合征有关[66]。对于危重患者更特殊的危险因素包括肥胖、败血症、腹部手术和肠梗阻。腹腔间隔室综合征可能是致命的。因此,所有临床医生都有必要意识到高危患者的潜在生理变化、评估与管理。

> **实践提示**
> 肥胖危重患者发生腹内高压和腹腔间隔室综合征的风险较高,并可能从腹内压监测中获益。

(二)病理生理学

腹腔内压力(IAP)增加是由于腹腔内解剖空间受限、压力增加所致[64]。当 IAP 在这个封闭的解剖空间内增加时,血流可能减少,组织生存力受到威胁[67]。

这种压力的增加可能是由于腹腔内出血、腹膜炎、腹水或充气扩张的肠管引起的。临床资料表明 IAP 的增加会导致重要器官功能的生理改变[68]。早期发现 IAP 增加是很困难的,它是腹腔压力的持续增加或者形成腹内高压影响到局部血流量和损害组织灌注,促进了多器官衰竭的发生[69]。病理生理性改变是腹腔内压力增加的直接结果,导致血管压缩、器官直接受压和纵隔上抬[70],进而不当地提高心脏内压力。表 20.3 总结了腹腔间隔室综合征的生理变化。

正常腹内压

在自发性呼吸患者中,IAP 通常是等于或低于大气压的。然而,机械通气在吸气终末导致 IAP 增加。腹部手术后,IAP 可能略有增加。在评估 IAP 时必须考虑患者的临床情况。表 20.4 列出了最新的 IAP 评分系统[79]。

由于 IAP 在患者之间是各不相同的,因此建议将平均动脉压力减去 IAP 来计算腹腔灌注压。似乎腹腔灌注压的计算可能是一个更有临床意义的复苏终点,而且在统计学上比平均动脉压或 IAP 更能预测 IAH 患者的生存率[80];然而,在这一领域还需要设计良好的进一步研究。

(三)腹腔内压力的测量

腹部的临床评估并不是发现 IAP 增加的一种灵敏或准确的技术[81]。膀胱内的压力测量结果被证实接近 IAP[82],是测量腹内压力的推荐标准方法[79]。不过,这种测量方法受到测量技术的影响。例如,系统中的气泡和传感器位置的变化可能会影响压力的测量,可以注意到测量的 IAP 变化很大[83]。用于膀胱准备的液体量也不一致;可能会导致对 IAP 的过高估计[84,85]。

在文献中有多种测量 IAP 的技术[86,87],直接腹腔导管测量是最理想的,但不是最实用的。当患者表现出一种或多种危险因素时,应进行 IAP 的测量,而经膀胱技术是由世界腹腔间隔室综合征学会所推荐的测量技术[79]。其他方法的可靠性,如胃内测量,在临床实践中没有得到证实[88]。IAP 的持续监测变得越来越普遍[89]。

> **实践提示**
> 经膀胱技术是测量腹腔内压力的最常用方法,应注意给予持续和准确的测量以追踪趋势。

表 20.3
与腹腔间隔室综合征有关的生理变化

系统	生理作用
呼吸	膈肌向头侧偏移导致肺和胸壁顺应性下降[71]
	吸气压力峰值增加[64]
	功能残余量和肺活量减少,导致通气/灌注不匹配
	可能导致缺氧和高碳酸血症,需要机械通气
	肺血管阻力增加[72]
心血管	下腔静脉和门静脉受压导致静脉回流减少
	左心室顺应性下降[68]
	人为增加右心房压力和肺动脉楔压[73]
	心脏指数下降[74]
	动脉血管收缩导致全身血管阻力增加,腹内压(IAP)增加[72]
肾	少尿(IAP 15~20mmHg)[75]
	无尿(IPA>30mmHg)
	可能是心输出量减少、肾血管受压、肾脏血管阻力增加或肾髓质血流再分布的结果[71]
胃肠	内脏灌注减少和组织缺氧
	胃肠道黏膜酸中毒加重[76]
	肝血流量减少[64]
	正常肠黏膜屏障功能异常可能允许细菌移位[72]
	减少腹壁血流[68]
	食管静脉曲张压力增加导致出血[77]
神经	静脉回流受损导致颅内压增高[78]

Reproduced with permission from Marshall AP. The gut in critical illness. In: Carlson K, ed. AACN Advanced critical care nursing. Philadelphia: Elsevier; 2009, Table 29-4.

表 20.4
腹内高压分级系统[79]

分级	膀胱压力(mmHg)
I	12~15
II	16~20
III	21~25
IV	>25

Adapted from Kirkpatrick AW, Roberts DJ, DE Waele J, Jaeschke R, Malbrain ML, De Keulenaer B et al. Intra-abdominal hypertension and the abdominal compartment syndrome: updated consensus definitions and clinical practice guidelines from the World Society of the Abdominal Compartment Syndrome. Intensive Care Med 2013; 39(7): 1190-206, with permission.

表 20.5
腹腔内压力(IAP)测量的关键原则

建议	
测量方法	● IAP 应该用 mmHg 作为测量单位
	● 测量应在呼气末时记录
	● 传感器应在髂嵴水平腋中线位置校零[90]
	● 生理盐水灌注 60 秒后决定测量,使膀胱逼尿肌放松[91]
灌输量	● 成人最多可使用 25ml 灭菌生理盐水
	● 儿童灌输量应该是 3ml/kg[92]
患者体位	● 如果允许,应该用仰卧位来测量 IAP[90]
	● 当床头抬高超过 20°时,IAP 显著升高
	● 如果需要抬高床头,请考虑在测量 IAP 时采用反 Trendelenberg 体位,以尽量减少胸部对腹部的压迫

IAP 的测量应该是准确和可重复的。现在有许多用于帮助测量 IAP 的商业设备,然而并不需要这些设备,并且测量系统可以很容易地从大多数重症监护病房正常配备的器材中产生。IAP 测量技术的步骤可能各不相同,然而,执行测量的关键原则见表 20.5 所列。

(四)腹内高压和腹腔间隔室综合征的处理

监测 IAH 和腹腔间隔室综合征的发生需要密切观察患者,确定潜在的危险因素和相关的生理参数的变化。对于那些高危患者，需要对 IAP 进行密切监测，并提前制定措施。例如，可能会作出决定延迟关腹或使用替代方法覆盖腹部内容物。对于非手术患者，最优化复苏可能对预防 IAH 是重要的；并避免过度复苏。对 IAH 或腹腔间隔室综合征患者的治疗方法取决于他们的临床表现。世界腹腔间隔室综合征学会提出了基于循证医学的处理流程，对指导临床治疗有用（图 20.1 和图 20.2）。

图 20.1　腹腔内高压和腹腔间隔室综合征的处理流程

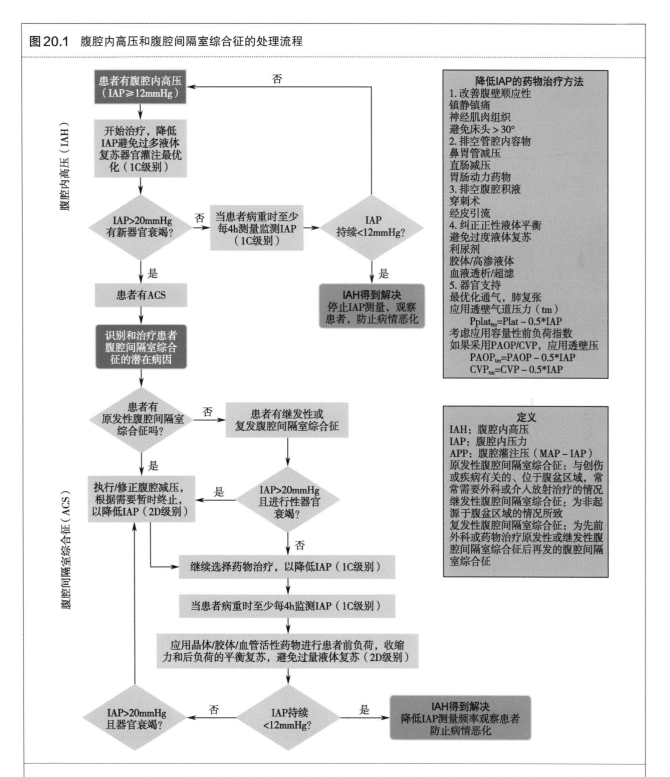

Reproduced with permission from Kirkpatrick AW, Roberts DJ, De Waele J, Jaeschke R, Malbrain ML, De Keulenaer B et al. Intra-abdominal hypertension and the abdominal compartment syndrome: updated consensus definitions and clinical practice guidelines from the World Society of the Abdominal Compartment Syndrome. Intensive Care Med 2013;39(7):1190–206, Figure 1.

图20.2 腹腔内高压和腹腔间隔室综合征的医疗处理流程

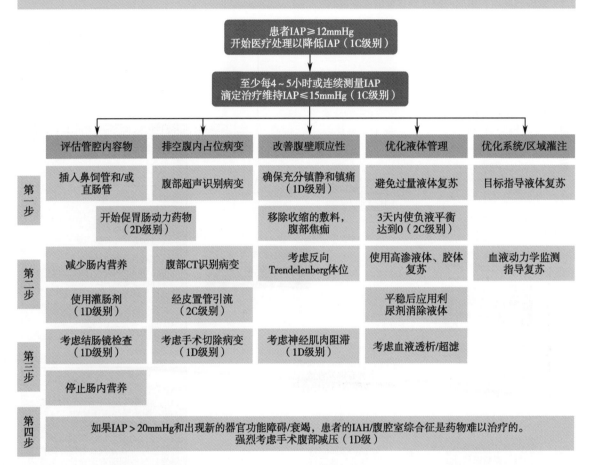

IAH/ACS医疗处理流程

- 以下所列的医疗处理策略的选择(和成功)与患者的IAH/腹腔间隔室综合征的病因及患者的临床情况密切相关。在对任何患者个体实施这些干预措施之前,应始终考虑每一种干预的适当性
- 在患者腹腔内压(IAP)降低之前,这些干预措施应采取循序渐进的方法
- 如果对某一干预措施没有反应,治疗应该升级到流程的下一步

患者IAP≥12mmHg
开始医疗处理以降低IAP(1C级别)

至少每4~5小时或连续测量IAP
滴定治疗维持IAP≤15mmHg(1C级别)

评估管腔内容物	排空腹内占位病变	改善腹壁顺应性	优化液体管理	优化系统/区域灌注
第一步 插入鼻饲管和/或直肠管	腹部超声识别病变	确保充分镇静和镇痛(1D级别)	避免过量液体复苏	目标指导液体复苏
开始促胃肠动力药物(2D级别)		移除收缩的敷料,腹部焦痂	3天内使负液平衡达到0(2C级别)	
第二步 减少肠内营养	腹部CT识别病变	考虑反向Trendelenberg体位	使用高渗液体、胶体复苏	血液动力学监测指导复苏
使用灌肠剂(1D级别)	经皮置管引流(2C级别)		平稳后应用利尿剂消除液体	
第三步 考虑结肠镜检查(1D级别)	考虑手术切除病变(1D级别)	考虑神经肌肉阻滞(1D级别)	考虑血液透析/超滤	
停止肠内营养				

第四步 如果IAP>20mmHg和出现新的器官功能障碍/衰竭,患者的IAH/腹腔室综合征是药物难以治疗的。强烈考虑手术腹部减压(1D级)

四、糖尿病的危重患者

糖尿病是全世界发病率和死亡率的主要原因之一[93]。全球糖尿病患病率呈上升趋势,且呈全球化趋势[94]。发生率的增加原因包括以下情况——肥胖、身体少活动、人群衰老、糖尿病的更好检测和受影响个体生存时间延长等[95]。在世界范围内,确诊糖尿病的患病率持续上升,在成人和青年中都是如此[96]。据报道,2013年全球有3.82亿人患有糖尿病,到2035年,这个数字预计将增加到5.92亿[97]。

令人担忧的是,很多年来未诊断的糖尿病也在持续增加,特别是在发展中国家[98]。

(一)糖尿病病因学

是一种代谢紊乱,其特征是葡萄糖不耐受。糖尿病不是一种单一疾病,而是一组异质性疾病,其葡萄糖紊乱的病因是多因素的。持续血糖控制不佳最终会导致终末器官损害的发生。从长远来看,糖尿病与增加的发病率和死亡率有关,但糖尿病的急性并发症,如糖尿病酮症酸中毒和高渗性高血糖状态,可能需要在重症监护病房进行治疗。

（二）糖尿病急性并发症

糖尿病酮症酸中毒（DKA）和高渗性高血糖状态（HHS）是胰岛素缺乏出现的两个极端[99]。DKA是一种由相对或绝对胰岛素缺乏引起的代谢紊乱，其特征为高血糖（>11.1mmol/L）、代谢性酸中毒（pH<7.3）和酮症（血酮体升高或酮尿）[100]。在胰岛素和非胰岛素依赖型糖尿病中，DKA通常是由感染或漏注射胰岛素（或剂量不足）引起的[101]。它们也可是新发性糖尿病的首次表现的原因。此外，DKA在2型糖尿病患者中也越来越多地被发现[102]。

HHS在老年2型糖尿病患者中更常见，其特征是高血糖和极度脱水的病理后果。与DKA中胰岛素不足不同，HHS中胰岛素分泌仍然存在，所以不具有脂类分解和酮症酸中毒的特征。虽然DKA和HHS被认为是分开存在的，但DKA和HHS可能在三分之一的病例中共存，尤其是在老年患者中[103]。

虽然它们通常被认为是两个不同的状态，但它们可以同时存在[104]。DKA通常会更快地出现，而HHS的发生更加隐蔽。这两种并发症都具有多尿、多饮和体重减轻的特点。DKA患者也会出现恶心和呕吐[105]。DKA与HHS的比较见表20.6。

表20.6
DKA和HHS的表现和低电解质的对比[105]

表现	DKA	HHS
前驱疾病	天	周
昏迷	++	+++
血糖	++	+++
酮体	+++	0或+
酸血症	+++	0或+
阴离子间隙	++	0或+
渗透压	++	+++
典型缺乏		
总水量（L）	6	9
水（ml/kg）	100	100~200
Na^+（mmol/kg）	7~10	5~13
Cl^-（mmol/kg）	3~5	5~15
K^+（mmol/kg）	3~5	4~6
PO_4（mmol/kg）	5~7	3~7
Mg^{2+}（mmol/kg）	0.5~1.0	0.5~1.0
Ca^{2+}（mmol/kg）	0.5~1.0	0.5~1.0

Adapted with permission from Keays RT. Diabetic emergencies. In: Bersten AD, Soni N, eds. Oh's intensive care manual. 6th ed. Philadelphia: Elsevier; 2009, pp 613-20.

1. 病理生理学

在DKA中所见的代谢情况与禁食状态相似，表现为在胰岛素敏感的组织（脂肪、肝脏、肌肉）中，底物利用从葡萄糖转变为脂肪。大脑是对胰岛素不敏感的，需要持续的葡萄糖供应来支持新陈代谢，即使是在禁食状态或DKA[106]。

胰岛素的产生（或使用）不足以满足代谢的需要（或因感染、创伤或手术应激而引起的代谢需求的增加）与反调节激素胰高血糖素、儿茶酚胺和皮质醇的分泌增多有关[107]。反调节激素的作用如框20.1。

框20.1
反调节激素对DKA的作用[108, 109]

- 儿茶酚胺
  - 促进脂多糖的产生，生产FFA和甘油；FFA和甘油作为糖异生的前体
- 胰高血糖素
  - 刺激糖异生
- 皮质醇
  - 促进脂类分解
  - 促进蛋白质分解和氨基酸的释放
  - 促进肝脏糖异生

DKA = 糖尿病酮症酸中毒；FFA = 游离脂肪酸

高血糖是由于糖异生增加（葡萄糖产生自前体如氨基酸而非碳水化合物），糖原储存转化为葡萄糖（糖原分解）和胰岛素不足导致葡萄糖摄取减少等导致的[107]。游离脂肪酸和甘油是由甘油三酯的分解产生的，其结果是增加了儿茶酚的分泌[107]。自由脂肪酸的代谢导致酮体或酮酸（丙酮，β-羟基丁酸，乙酸乙酯）的蓄积[107]。这些代偿性机制最终与DKA的病理生理效应相关（表20.7）。DKA的病理生理学见图20.3。

2. 糖尿病酮症酸中毒和高渗性高血糖状态的治疗

DKA的治疗包括水化和补充电解质、胰岛素治疗、酸中毒纠正和诱发因素的处理[106, 112]。尽管历史上DKA治疗的方法多种多样，证据表明标准化的方法对患者的结果有积极的影响[113, 114]。

HHS的治疗与DKA相似，包括：呼吸支持，补

表 20.7
糖尿病酮症酸中毒（DKA）的病理作用

机制	作用
细胞脱水和血管内容量减少	• 高血糖会增加细胞外液的渗透压，导致水从细胞内脱出 • 渗透性利尿是由尿液中葡萄糖的强制性排泄引起的 • 渗透性利尿导致全身水分减少和严重脱水
代谢性酸中毒	• 酮酸在生理 pH 下完全解离（强酸）。由于完全解离，乙酰乙酸和 β- 羟基丁酸是强离子[108] • 代谢性酸中毒的原因是细胞外（和细胞内）对游离 H^+ 的缓冲，导致碳酸氢盐的减少。或者，酸中毒的原因可以解释为强阴离子（乙酰乙酸和 β- 羟基丁酸）的积累，从而减少了强离子的差异，导致从血浆中解离的 H^+ 增加，从而导致代谢性酸中毒[110, 111] • 酮体的存在使阴离子间隙、强离子间隙和碱剩余间隙变宽。这些"间隙"可以用来评估酮症的程度。随着酮症的消退，与钠水平相关的高氯引起的酸中毒很常见，很可能是在初期复苏过程中使用生理盐水引起的，特别是在肾功能下降的情况下，排泄氯化物的能力降低
电解质失衡	• 渗透性利尿导致钾、磷、镁离子的丢失 • 随着渗透导致的水转移，钾从细胞内转移到细胞外间隙，使全身钾流失显著。酸中毒和胰岛素缺乏加重钾的转移。钾流失的最后途径是通过尿液[108]

图 20.3　糖尿病酮症酸中毒的病理生理学

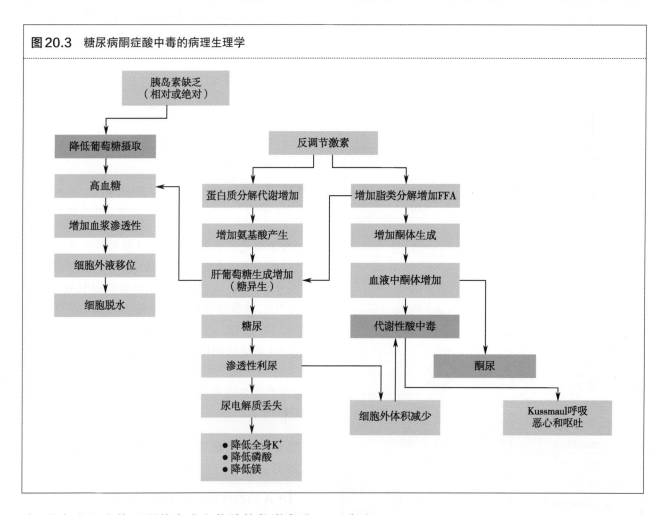

液，胰岛素治疗终止酮体生成和伴随的代谢紊乱，补充电解质，纠正酸中毒（有 DKA），监测和预防低血糖、低钾血症、高血糖和体液超负荷等并发症，患者教育和支持等[100, 115, 116]。血糖水平的评估至关重要。

治疗的有效性通常通过酸中毒的解决和高血糖的控制来评估。规律检测动脉血气、血糖和电解质（尤其是钾）是至关重要的，直到血糖稳定、酮症和酸中毒得到解决[105]。考虑到现在收入 ICU 的 DKA 和 HHS 患者较少，理解这些患者的治疗是至关重要的，也已经形成方案以指导实践[115, 116]。

血液酮（β- 羟基丁酸酯）现在可以使用床旁手持式监测器从指血来轻松测量。有人建议，除了常规的血糖监测外，血酮监测还可以参考酮进行胰岛素滴定[117]。表 20.8 列出了 DKA 和 HHS 治疗的概况。

五、肝功能不全

肝脏负责大量的代谢功能。它在控制代谢途径，参与消化和免疫保护、解毒化学品和清除毒素和药物中起着重要的作用。这意味着正常肝功能的改变会有广泛的后果，从代谢过程中的改变（如葡萄糖稳态）、产生凝血因子障碍（可致严重出血），到其他器官效应如脑、肺、肾脏损害和损伤。因此，肝脏功能障碍在很大程度上可影响危重患者对护理的需求。

（一）相关解剖生理学

肝脏是最大的内脏器官，成人约 1 200～1 600g。它接收大约 25% 的总心输出量，通过由肝动脉和门静脉组成的双重血管供应肝脏。全肝约 75% 血流量起源于门静脉，其余 25% 来自肝动脉。解剖学上肝脏由 4 部分组成：主要有左、右叶和小尾叶和方形叶。右叶比左叶大。在功能上，肝脏被分为 8 个部分，每个部分都有其供血和胆道引流。肝小叶或肝腺泡是由单层或双层的肝细胞组成的小单元，它们排列成板状，中间穿插着毛细血管（血窦），从门静脉和肝动脉接收血液。为保护全身循环，从肠道吸收毒素，肝血窦内排列成巨噬细胞，被称为 Kupffer 细胞，然后，肝静脉将流出的血液从肝脏流进全身循环。

肝脏负责胆汁的合成和排泄系统（用于肠内脂质的分解和吸收）。胆汁盐是由肝细胞中的多种酶反应形成的。胆汁从肝细胞引流到胆管，然后进入胆总管，然后通过胆总管进入胆囊[118]。

肝脏的循环结构及其丰富的血管结构使它能够发挥碳水化合物、脂肪和蛋白质代谢的重要功能，帮助胆汁消化、生产、结合和消除胆红素；免疫和炎性反应，糖原储存，毒素和药物的解毒。当肾脏负责清除体内的水溶性毒素时，肝脏清除蛋白质（相当大的白蛋白）- 结合毒素，并将其排泄到胃肠道中以消除，或以水溶性形式重新吸收以用于随后的肾脏排泄[118]。

（二）肝细胞损伤机制

肝细胞损伤和死亡也可作为细胞损伤的直接结

表 20.8
DKA 和 HHS 的治疗[105, 106]

问题	治疗考虑
脱水和钠丢失	● 最初给予静脉输液以恢复血管内容量。可以使用等渗液体如生理盐水或胶体溶液。使用含钠溶液以代替渗透性利尿引起的钠丢失 ● 使用基本的临床评估，如心率、血压、尿量（考虑持续渗透性利尿的可能性）或介入式血流动力学监测来评估容积状态 ● 初期液体复苏后加入低渗溶液纠正全身缺水 ● 适当的复苏和补液可减少反调节激素的影响
胰岛素治疗	● 通常通过持续输液应用可溶性胰岛素以允许快速滴定剂量 ● 应定期检测血糖水平和血生化 ● 注意防止血糖水平变化过快，因为这会导致细胞外液渗透压迅速降低。这种迅速降低会导致液体从细胞外液到细胞内液转移，这可能导致脑水肿 ● 胰岛素治疗有低血糖的风险。低血糖水平使交感神经激活，导致出汗，震颤，心动过速和焦虑。低血糖也会抑制脑中枢神经系统，使意识水平降低并可能适应。血糖低于 2mmol/L 是严重低血糖，需要急救，用 50ml 的 50% 的葡萄糖治疗
电解质	● 需要静脉补钾 ● 开始胰岛素治疗和一定程度的补液，会导致血钾水平的迅速下降。胰岛素通过介导钾进入细胞内而降低血浆钾 ● 可能需要磷酸盐和镁的替代治疗

果,导致细胞坏死,或作为细胞应激和启动细胞凋亡通路的直接结果,导致程序性细胞死亡。或触发细胞凋亡通路的主要因素是缺氧引起的缺血和再灌注;由酒精或药物摄入引起的活性氧代谢物;胆汁淤积引起胆汁酸的积累和炎性细胞因子如肿瘤坏死因子α(TNF-α)[119]。凋亡途径导致细胞结构从内向外的解构,而坏死则导致细胞破裂和细胞内容物的释放。虽然这些过程可能同时发生,但认为凋亡途径是防止细胞坏死引起的炎症反应的一种方式。炎症反应的激活导致继发性肝细胞损伤,并导致肝衰竭等多器官功能障碍[119, 120]。

病毒性肝炎肝细胞损伤的程度和时间取决于免疫应答。如果没有清除病毒,感染细胞的免疫识别和破坏可能导致病毒清除或持续的炎症反应,引起细胞死亡和纤维化。这一过程可能在20~40年内进展为肝硬化和肝细胞癌[121]。慢性过量饮酒也会导致肝功能较慢损伤的慢性病程,最终导致肝硬化、肝衰竭或肝细胞癌[122]。

肝细胞也可能受到药物或其代谢物的毒性作用,如对乙酰氨基酚过量,或治疗剂量的药物,如非甾体抗炎药、苯妥英钠或抗疟药。摄入毒蘑菇(如毒鹅膏菌)中毒以及娱乐性药物的使用,如摇头丸和安非他明可能导致肝细胞死亡和肝衰竭[123-125]。胆道系统疾病如原发性胆汁性肝硬化和原发性硬化胆管炎也导致肝功能不全和肝衰竭[126, 127]。

肝脏具有显著的再生能力,在损伤和坏死之后,肝细胞迅速在存活细胞周围再生,恢复丢失组织的区域维持肝再生过程中的稳态[128, 129]。然而,随着慢性损伤,发生纤维化或瘢痕形成,导致功能架构和细胞质量的丢失,最终肝硬化。肝硬化结果是破坏正常的肝血管,增加血流阻力和压力,肝血流进入门静脉循环,静脉系统扩张导致肝静脉曲张形成[130]。

肝细胞损伤也可能在这种情况下发生,肝坏死的临界值改变,导致维持肝脏代谢、合成和清除功能的丢失从而导致死亡。肝细胞损伤也可能发生的更慢,引起慢性肝损伤[131]。

(三)病毒性肝炎的流行病学

在世界范围内,乙型肝炎和丙型肝炎的发病数是3.9亿人[121, 132-135]。这导致了一个高肝炎死亡率,近年来计算,每年全球有130万人死亡[136, 137]。在澳大利亚、新西兰,慢性乙型肝炎和丙型肝炎病毒感染是肝功能异常的主要原因,这可能导致肝硬化

和肝癌。澳大利亚和新西兰乙型肝炎患病率普遍较低,最新诊断感染相关的主要是,近期注射吸毒史的人[138]。2013年在澳大利亚,大约23万的人生活在慢性丙型肝炎感染中,中度至重度肝病患者有58 000人[138]。然而,应该注意的是,大约25%的丙型肝炎病毒感染者已经清除了病毒,并没有慢性感染。而且,由于新疗法,许多患者可以治愈丙型肝炎病毒;然而,缺乏抗病毒治疗可能会限制能够成功得到治疗的人数,减少新的感染是卫生组织的一个主要焦点[139]。

(四)肝功能障碍/缺乏

肝功能不全可以是急性或慢性。慢性的肝病通常与肝硬化有关,从病毒(乙型和丙型)、药物(酒精)代谢(Wilson病)或自身免疫性(原发性胆汁性肝硬化)发展而来。急性肝衰竭(ALF)并不常见,与快速肝功能异常有关,可导致黄疸、肝性脑病及凝血功能障碍[140]。急性肝衰竭没有明确的定义,提出几条与急性肝衰竭有关的,包括急性肝衰竭与暴发性肝衰竭。从历史上看,暴发性肝衰竭被用于急性肝衰竭的快速发作的诊断,即8周内肝性脑病的诊断,并且没有预先存在的肝脏疾病[141]。但是,这是有问题的,因为确定黄疸和脑病是很困难的并且容易混淆,如INR。也有人提出用超急性、急性和亚急性肝衰竭取而代之[142],超急性指黄疸发作7天以内发展脑病的,急性指黄疸8~28天内出现脑病,亚急性肝衰竭指脑病发生在黄疸发病的5~12周内[142]。进一步提出急性与亚急性肝衰竭应被使用[143];然而,这些术语并没有完全被临床所应用。

无原发性肝病的急性肝衰竭,可能是药物反应引起的,毒素或病毒感染,或对炎症介质释放引起组织损伤反应的影响。肝衰竭也可能是因为慢性肝病急性失代偿,被称为急加慢性肝衰竭(AoCLF),或作为慢性肝衰竭终末期失代偿,AoCLF可以由细菌或病毒感染,出血或中毒,引起同一临床综合征ALF[140]。

慢性肝病晚期失代偿是不可逆的退化,残余功能不足以维持稳态,肝移植是唯一可行的治疗方法。然而,在AoCLF中,如果诱因能够得到治疗,剩余肝细胞群的功能可能足以维持肝内稳态。

肝功能异常也是危重疾病的一种常见的结果,可能是由于灌注不足导致缺血性损伤或由于脓毒症的炎症反应。考虑到危重患者接受的药物数量,应始终考虑药物反应和毒性导致肝损伤的可能性。

（五）肝衰竭的后果

肝衰竭的后果表现为肝性脑病（hepatic enceph-alopathy，HE）、肝肾综合征、食管胃底静脉曲张、腹水、呼吸困难、血流动力学不稳定性、易感染性、凝血病和代谢紊乱等综合征[140]。

1. 肝性脑病

肝性脑病是一种可逆的神经精神性疾病，由肝脏疾病相关的代谢功能障碍引起的并发症[144]。肝衰竭的脑损害可能表现为改变的睡眠 - 觉醒周期，轻度的意识模糊、定向力障碍、扑翼样震颤和昏迷。AoCLF 患者可能发展为轻度脑水肿，而 ALF 的不同特征是脑水肿和颅内压升高的死亡风险[145]。

肝性脑病的确切发病机制尚不清楚，尽管升高的氨水平由于肝氨循环的衰竭而导致，被认为是发病机制的中心。升高的氨水平破坏了血 - 脑屏障，导致脑水肿的发生。氨水平也似乎与中断神经传递有关，导致脑功能下降[145, 146]。此外，活性氧化物引起氧化应激和炎性细胞因子释放已被提出；然而，确切的病理生理机制尚未完全阐明[147]。

肝性脑病通常根据西汉文标准[148]，分为四级，根据临床症状和体征的严重程度（表 20.9）。虽然在临床实践中，西汉文标准敏感性差，没有内在的度量标准。例如，在Ⅲ～Ⅳ级脑病患者中，格拉斯哥昏迷量表（Glasgow coma scale，GCS）可能是神经评估的更敏感工具[145]。因此，已经提出了其他分级标准，但仍有待于大型临床试验验证[149, 150]。

表 20.9
西汉文肝性脑病分期[148]

等级	特征
Ⅰ	意识淡漠
	欣快或焦虑
	缩短注意广度
	简单测试的性能受损，例如加法
Ⅱ	嗜睡或冷漠
	微妙的个性变化
	不适当行为
Ⅲ	嗜睡到半昏迷，但对语言刺激反应迟钝
	意识模糊
	严重到定向障碍
Ⅳ	昏迷：对语言或疼痛刺激没有反应

2. 肝肾综合征

肝肾综合征（hepatorenal syndrome，HRS）是指严重肝病（急性或急性）患者的肾衰竭，在没有任何其他可识别的原因的情况下肾功能障碍。快速发展的 HRS 在 ALF 或 AoCLF 中被称为 1 型 HRS，而2 型 HRS 是缓慢发展的，通常与利尿剂抵抗性腹水有关[151]。

HRS 的病理生理特征似乎是通过受损肝脏的炎症反应引起的，导致一氧化氮生成的增加，而引起内脏血管扩张[152, 153]。内脏血管扩张的结果是循环血容量的再分配和降低平均动脉压。灌注压降低的结果是增强交感神经系统反应和局部肾脏自主调节反应。这些影响的最终结果是肾血流减少和肾素 - 血管紧张素 - 醛固酮系统活性增加，导致钠（醛固酮）与水潴留（精氨酸加压素；参见第 18 章）。

> **实践提示**
>
> 避免使用乳酸或柠檬酸缓冲置换 / 透析液用于肝脏功能障碍患者的肾脏替代治疗，因为他们将无法代谢乳酸或柠檬酸盐，并会增加代谢性酸中毒。

3. 静脉曲张和静脉曲张出血

静脉曲张破裂出血的发生源自门静脉高压症。这体现在血液从高压（即硬化肝脏）的区域流向较低的压力（即侧支循环，包括食管、脾脏、肠胃、静脉）引起细小、薄壁的血管膨胀和扩张，形成易受胃液分泌损伤的静脉曲张，导致破裂和出血[154]。静脉曲张出血是急性失代偿的主要原因和进入 ICU 的原因。这是一个急性临床事件，以严重胃肠道出血为特征，表现为呕血，有 / 无黑便，血流动力学不稳定性（心动过速和低血压）[155]。

> **实践提示**
>
> 在插入鼻胃管或口胃管，或吸痰之前，应仔细考虑凝血状态和静脉曲张的损伤风险。外伤可导致鼻出血，大量出血或静脉曲张出血。

4. 腹水

腹水通常存在于慢性肝病患者中。在 ICU 设置中，当腹部压力升高时，由于静脉回流减少和肾功能受损,导致心输出量降低。膈肌的压力导致肺容积的减少,导致呼吸功增加和氧合受损。

5. 呼吸功能受损

肝衰竭患者可能有较差的氧交换,不稳定的 GCS 需要气管插管以保护呼吸道和治疗肝肺综合征。肝肺综合征在 15%~20% 的肝硬化患者中被发现[156]。被定义为肺微血管扩张导致氧合受损,一般认为血管生成的血管扩张剂,特别是一氧化氮,是肝肺综合征中肝小管扩张的基础。还推测,触发肝肺综合征的机制与导致肝衰竭的高动力循环(低全身血管阻力和高心输出量)的机制相同[156]。其他因素,如胸腔积液或严重腹水,可能会影响通气。

6. 血流动力学不稳定性、感染易感性、凝血障碍和代谢紊乱

高动力,低血管阻力的状态,类似于脓毒血症,可见于肝功能不全。这可能是由于从受损肝细胞的炎症反应中产生血管扩张物质(一氧化氮)[157]。脓毒血症也可能是肝功能不全的并发症,因为肝脏不能产生急性时相反应蛋白和受损的 Kupffer 细胞[158]。

肝细胞损伤导致止血的大部分凝血因子的产生减少。因此,出血的危险性升高[159]。代谢功能的紊乱和合成功能的衰竭可以表现为不稳定的血糖水平。

> **实践提示**
>
> ALF 或 AoCLF 患者有低血糖的风险,血糖水平应常规测量。

(六) 患者管理

ALF 患者的早期症状是乏力、食欲缺乏、疲劳、恶心、黄疸、瘀伤、出血、炎症/扩大肝脏、可能上腹部和右上腹疼痛,伴有肝功能异常,由于脑水肿和高血糖或低血糖水平引起 GCS 波动[140]。波动的血糖水平可能需要密切监测,至少每 4 小时;患者可能需要胰岛素输注或 10%~50% 葡萄糖输注以维持血糖正常。如果怀疑有急性肝衰竭,建议选择入住 ICU,以监测病情有无进一步恶化,并提供支持性的管理和气道保护。AoCLF 患者具有相似的症状,但也会表现出其他特征。肝硬化和门静脉高压常导致食管和胃静脉曲张、腹水、肝肾和肝肺综合征、营养不良、骨疾病、脓毒血症、肝掌、蜘蛛痣和男性的女性

化[122]。如果怀疑肝衰竭,则调查肝毒性物质摄取,如扑热息痛、类固醇和乙醇、口服或静脉毒品使用以及任何可能使患者暴露于病毒感染的近期旅行都是必需的。

1. 神经学方面

脑水肿发生在 80% 的 IV 级脑病患者中,是脑疝导致死亡的主要原因[160]。脑水肿和颅内压升高由 ALF 引起的,治疗上主要是同急性颅脑损伤患者(见第 17 章)。

2. 肝功能评价

ALF 患者需要仔细地病史采集,以确定肝损伤的原因。已知的慢性肝病(如肝掌、蜘蛛痣和腹水)的征象可能不存在。生物化学和血液学检查确定肝细胞损伤是否发生在肝合成和清除功能中,可用白蛋白水平和凝血酶原时间和胆红素水平分别评估[161]。这些措施已被纳入评分系统以确定肝脏疾病。肝移植可移植性的功能和预后信息(终末期肝病模型,见本章后文"肝移植"一节)[162]。肝功能试验值和适应证列于表 20.10。

3. 治疗

ALF 或 AoCLF 治疗通常涉及对肝衰竭后果的支持和治疗,如脓毒症、脑病、肾衰竭和凝血病(表 20.11)。治疗通常是针对支持治疗,取决于表现的严重程度,然而肝移植是根据选择标准在急性肝衰竭和几种不同的肝支持系统已被试用没有长期生存效益[164]。

4. 食管球囊填塞与经颈静脉肝内门体支架/分流术

市场上有两种类型的气囊填塞装置:森斯塔肯 - 布莱克默管和林顿管。森斯塔肯 - 布莱克默是一种具有食管和胃球囊的四腔管,以及食管和胃入口。该管的好处是,直接压力可以应用到胃和食管静脉曲张球囊充气和牵引[166]。林顿管有一个管腔膨胀的梨形胃球囊和两个额外的管腔食管和胃引流。

在插入(口腔或鼻腔)之前,球囊被润滑,检查泄漏,并估计到贲门食管交界处的距离(鼻子到耳朵,然后到剑突)。一旦插入,胃球囊充气 50ml 空气,拉回来,直到感觉阻力。位置(放在压迫的贲门食管交界处)通过 X 线证实。然后,胃气囊根据说

表 20.10
肝功能试验[163]

验血	正常值	描述
丙氨酸氨基转移酶（ALT） 天冬氨酸转移酶（AST）	ALT：<35U/L AST：<40U/L	• ALT 和 AST 是指示肝细胞损伤的酶，它们在肝细胞中产生，当肝细胞受损时，它们会漏到体循环中 • ALT 是肝脏炎症的特异性指标 • 在急性肝损伤中，ALT 和 AST 可能升高至 100U/L 甚至 1 000U/L • 在慢性肝炎中，如肝炎或肝硬化，可能有轻度至中度的升高（100～300U/L） • ALT 和 AST 常用于慢性肝炎病程的测定及治疗的反应
碱性磷酸酶（ALP） γ- 谷氨酰转肽酶（GGT）	ALP：25～100U/L GGT：男性<50U/L； 女性<30U/L	• 这些酶表明胆道系统受到阻碍 • 它们产于肝脏，或在肝外较大的胆管内 • GGT 作为补充试验，以确保 ALP 的上升确实来自肝脏或胆道树 • GGT 升高但 ALP 正常可能表明由乙醇或药物引起的肝酶改变，没有肝损伤 • ALP 和 GGT 通常用于测量胆道梗阻，由于胆结石、肿瘤阻塞胆总管、胆管树损伤、酒精性肝病或药物性肝炎
胆红素	<20mmol/L	从红细胞的分解产生。因此胆红素是蛋白质结合的，并以非共价形式在血液中循环。肝脏将胆红素加工成水溶性结合形式，在尿液和粪便中排泄 • 肝损伤或胆汁淤积导致胆红素水平升高 • 升高的未结合胆红素没有伴随的结合胆红素升高与红细胞破坏（溶血）一致 • 升高胆红素水平导致黄疸 • 在慢性肝病的情况下，胆红素水平通常保持正常，直到发生重大损害和肝硬化进展 • 在急性肝衰竭（ALF）的情况下，胆红素水平常迅速上升，并导致显著黄疸；上升的程度表明疾病的严重程度
白蛋白	32<45g/L	• 白蛋白是由肝脏形成的主要蛋白质；它提供了肝脏合成功能的指标（即肝病中白蛋白水平降低）

明书的指示充气，并使用附着在绳索上的重量（500 或 1 000ml 液体袋）施加牵引力；牵引是通过滑轮和固定在床尾的静脉输液架实施。对患者的护理包括：

- 提供舒适的安静环境
- 抬高床头 30° 促进胃排空和防止误吸
- 确保胃、食管端引流通畅，定时监测引流的类型和量
- 定期（4 次 /24 小时）检查管路的位置和检查鼻孔 / 嘴唇部位的位置，以确保维持适当的牵引[166]

一般三腔二囊管压迫 24～48 小时，然后去除牵引，球囊放气，以评估进一步活动出血现象。如果患者稳定，则可以进行内镜检查。如果持续出血，那么球囊充气并重新牵引[166]。

一旦患者稳定，经颈静脉肝内门腔静脉内支架 / 分流术，又叫做 TIPS，可考虑用来控制静脉曲张出血。TIPS 通过一种可扩展的金属支架来给门静脉系统减压[167]。

5. 体外肝脏支持

体外肝脏支持疗法的目的是为肝脏恢复提供时间或提供支持，直到肝脏移植成为可能[149,168,169]。体外肝脏支持疗法有两种主要类型，即人工和生物人工装置。人工装置是一个无细胞系统，结合透析主要用于白蛋白和血浆的交换[170]。这些系统的目的是减少毒素，且已被证实可减少胆红素和改善肝性脑病[171-173]。相反，生物人工肝体外支持装置是利用猪肝细胞或人肝胚细胞瘤细胞系来暂时维持肝功能的生物系统；然而，这些设备的构造和使用是复杂的，而且仅限于专科医疗中心。提取活的肝细胞并

表 20.11
肝衰竭并发症的治疗

病情	治疗
肝性脑病	• 治疗通常围绕一般的支持治疗，直到肝功能恢复或进行肝移植[145, 146] • 脑水肿和颅内压升高为急性颅脑损伤（见第 17 章） • 通过预防或控制上消化道出血和胃肠道摄入不可吸收的二糖如乳果糖或乳糖醇来减少产生和吸收氨，以除去由饮食摄入或出血产生的蛋白质[165]
肝肾综合征（HRS）	• 肝移植是肝硬化患者 1 型 HRS 的首选治疗方法 • 如果移植有禁忌证或被延迟，血管收缩剂（例如，特利加压素）可有效地收缩扩张的内脏动脉床，从而改善肾灌注压和肾功能。血管收缩剂可与静脉白蛋白结合以增加血管内容量[152, 153]
静脉曲张出血	一个成功的结果，如在所有的消化道出血的情况下，取决于即刻复苏，血流动力学支持和纠正凝血功能障碍，最好是在重症监护下。 • 患者插管用于气道保护 • 插入、优选大、宽口径套管用于快速液体复苏的充分静脉通路 • 用初始容量扩充和血液制品纠正血流动力学的不稳定性 • 出血的来源是通过内窥镜识别的，静脉曲张是带状的／结扎的（放置在静脉曲张周围的乳胶带来压迫血管），或硬化治疗或电热疗法（用于烧灼出血血管） • 特利加压素和奥曲肽输注可用于降低门静脉循环压力 • 如果出血不可控制，则插入气囊填塞装置
腹水	盐和水的限制，以及利尿剂治疗是用于控制腹水的方法，在终末期肝衰竭的初步阶段；然而，在重症监护设置这些措施是不切实际的，通常是不成功的。 • 穿刺术在减少腹水方面非常有效，是一种简单的去除液体的方法，有助于诊断 • 当 INR 大于 2.5 或血小板计数明显降低时，应考虑纠正凝血或血小板减少 • 穿刺术有助于确定腹水的原因（腹水白蛋白梯度，腹水细胞学，显微镜检查和培养抗酸杆菌，乳糜腹水），和建立或排除腹水患者（腹水白细胞和中性粒细胞计数、培养）的原发性或继发性腹膜炎 • 数升腹水通常被去除，体积用 Ⅳ 浓缩白蛋白代替，以防止液体移位和低血压 • 穿刺术中仔细监测平均动脉压、中心静脉压、心率和尿量

将其与体外回路接口的生物反应器结合仍然存在挑战，从而限制了它们的使用[168,170]。

尽管进行了大量研究，但由于缺乏关于何时开始和应选择哪种类型的患者的临床指南，体外肝脏支持疗法的临床使用一直很困难，并且例如流量和治疗持续时间的技术相关因素尚未阐明[149,169,171]。很多情况下，当发生不可逆的肝损伤时，对于严重的 ALF 的明确治疗是肝移植[161]；然而，在肝移植之前体外肝脏支持系统可以提供足够的肝脏支持[169]。迄今为止，有证据表明使用体外肝脏支持可能会降低 ALF 的死亡率，但随机对照试验的数量和规模限制了临床疗效[172]。在患有 AoCLE 的患者中，几乎没有证据支持应用这些肝脏支持系统[169]。

六、肝移植

对于急性和慢性终末期肝衰竭的患者，当其他支持性重症治疗用尽时，肝移植是最终的治疗方法[164,174]。在过去 20 年，肝移植术后存活率有所提高，这与移植前和术后更好的治疗以及术中手术的改进和管理有关[175]。这也减少了在重症监护的时间和总的住院时间。所有接受肝移植患者在 1 年和 5 年时的生存率超过 80%[176,177]，儿童的生存率比成人更高[176]。在所有肝移植中，急性肝衰竭患者在美国占 7%，欧洲占 8%，但他们的存活率较低（在 5 年时 68%）[175]。

（一）移植指征

肝移植的指征是已经用尽替代疗法的严重肝病患者。分类包括急性肝衰竭，终末期肝病，代谢性肝病和原发性肝癌[178]。时机和患者选择至关重要，因为这有助于移植的成功。对于任何疾病的再移植仅在具有可接受的预计存活的患者中才被考虑[179]。

（二）移植禁忌证

在接受高剂量免疫抑制治疗的肝外恶性肿瘤和

未控制的系统感染的患者不适合移植。此外，社会基础薄弱的酒精肝患者和社会支持不足或缺乏的患者，因为不遵守免疫抑制治疗的风险增加，所以是相对禁忌的[180]。

（三）受体选择

肝移植的受体选择是至关重要的，因为它会影响死亡率，尤其是确诊 ALF 的患者。有多种预后指标和选择评分系统，包括 Kings College、Clichy、Child-Turcotte-Pugh 和终末期肝病（MELD）分类系统模型[161]。尽管存在不同的评分系统，但大多数纳入了肝性脑病的严重程度和凝血功能。在澳大利亚和新西兰，MELD 和小儿终末期肝病（PELD）的评分系统被用来评估肝移植的受体资格[180, 181]。MELD 评分是包括胆红素，肌酐和国际标准化比值（INR）的数学模型，其最初被设计用于预测 TIPS 后的存活率[182]。MELD 和 FELD 评分能很好地预测死亡率，尤其在 ALF 中（图 20.4）[162, 181]。

一旦需要移植，对患者供体肝脏的选择取决于捐献者和受体的血型；供体的大小和受体的大小；供体肝脏的分离适合性；疾病的严重程度；供体功能状态与肝病严重程度的匹配；供体和受体的乙肝和丙肝检测结果。大量的检查和会诊是肝移植过程的一部分。如果需要，临床会诊涉及肝病专家、临床护理顾问、社会工作者、营养师、精神病学家、心理学家以及药物和酒精专业人员。

（四）外科技术

1. 原位肝移植

原位肝移植是整肝移植替代患病肝脏。它是在 20 世纪 60 年代开创的，并且由于手术本身技术方面和手术过程中血流动力学稳定性的提高而得到了显著改善[183]。

原位肝移植的两项主要技术：门静脉旁路和背驮式技术。门静脉旁路发生在应用内部临时性腔静脉分流或外部静脉 - 静脉旁路的地方[184]。在背驮式技术中，受体的下腔静脉（IVC）被保留，供体的 IVC 被搭载到受体的 IVC 上。这项技术的优势包括无肝期血流动力学的稳定性，减少手术时间和降低血液制品使用，住院时间缩短[185]。

2. 分肝移植

移植等候名单上越来越多的人与可用的捐献者肝脏短缺之间的差距导致了一些创新策略。当供体器官分给两个受体时应用分肝移植，较大的右叶分给成人，较小的左叶给儿童[186]。由于胆漏和吻合口狭窄，分肝移植并发症的发生率高于全肝移植。这项技术显著减少了等待肝移植的儿童的数量，尽管对成人等候名单有很小的影响[186]。

3. 成人活体肝移植

活体肝移植是儿童终末期肝病患者的一种选择[187]。这项技术包括从活体供体，通常是从受体的父母移除左叶，然后移植到孩子身上。这是一个相对简单的程序，对捐献者风险小[187, 188]。

（五）术后管理

1. 初期管理和护理

和所有外科危重患者一样，返回重症监护的肝移植患者的术后初期护理包括稳定，正压通气的管理，血流动力学的持续监测和体格评估。患者术后高血压是常见的，收缩压高于 160mmHg，平均动脉

图 20.4　终末期肝病（MELD/FELD）计算模型

MELD
$(3.78 \times \log_e [$ 血清胆红素* $]) + 11.20 [\log_e INR] + 9.57 [\log_e$ 血清肌酸酐* $]$
$+ 6.43$（肝病病因学常数）

PELD
$(0.436 \times$ 年龄$^\dagger) - (0.687 \times \log[$ 白蛋白$^\#]) + (0.480 \times \log[$ 胆红素* $])$
$+ (1.857 \times \log[INR]) + (0.667 \times$ 生长异常$^\ddagger)$

* 单位为 mg/dl
\# 单位为 g/dl
† 年龄<1 岁=1；其他=0
‡ 值>偏离常模的2个标准差=1；其他=0

压为110mmHg。由于有中风的风险，需要积极治疗，这是由血小板计数低和凝血异常所致。一旦疼痛控制并将其排除为导致高血压的原因，则考虑应用可乐定或肼苯哒嗪。少尿通常与术中液体流失和转移有关。

一旦达到初期稳定，治疗随着临床进展进行。通常肝移植术后患者的重症护理不超过24～48小时，一旦生理系统稳定，则可以转到病房。在术后7～10天或者临床需要时可考虑做腹部CT扫描。

所有肝移植患者的术后初期护理都相似。患者术前状况和肝衰竭的严重程度会影响病情进展、稳定性和从重症监护转出的情况。肝衰竭患者特有的病理生理学将对凝血、心肺、神经、血流动力学和代谢功能产生不同的影响[140,161,189]。

（1）失血和凝血障碍

术中和术后的主要风险是由于多种因素引起的大量失血。手术过程包括主要动脉和静脉的吻合，在术中和术后吻合口瘘时使患者容易出血和低血容量[190]。患者可能因肝脏合成功能障碍而导致凝血障碍，导致凝血因子合成失败[191]。用新鲜冷冻血浆、血小板、冷冻沉淀物和凝血因子Ⅶa等血液制品纠正凝血障碍，可以控制轻微的术后出血，但如果持续出血，可能需要剖腹探查术。相反，由于潜在的血管并发症如肝动脉血栓形成，过度纠正凝血障碍是不可取的。需要仔细监测来识别和管理低血压、心动过速、渗血过多、血红蛋白下降、腹部肿胀和手术部位渗出。血小板减少是一种常见的术后问题，血小板计数在移植后的第一周经常下降。如果血小板计数低，可能需要输注血小板，尤其在拔除引流管、管路、套管和鞘管之前。

（2）心血管系统

术后早期血流动力学不稳定可能是由于低血容量或出血所致。治疗包括输注液体以增加前负荷，可能需要应用正性肌力药。患者可能表现为高动力学特征，包括心输出量高、全身血管阻力低和平均动脉压低[192]，尽管这通常在移植后1周逆转。

（3）神经系统

既往肝性脑病的患者最常见神经系统并发症。在ALF患者中，颅内压升高的脑水肿是常见的，并且在肝移植后，脑水肿可能需要长达48小时才能消退。因此，继续术前的降颅压措施是必要的。包括抬高床头30°；确保头、颈和身体在一条直线上；保证气道内膜使其不收缩，保证血液回流和防止脑充血；减少神经刺激；并且防止在活动时间颅内压刺激性增高（见第17章）[192,193]。

（4）呼吸系统

和肝脏疾病有关的既往肺部并发症会影响术后恢复，在撤除通气保证充分氧合时要考虑。移植后的患者经常出现双肺基底部塌陷和实变（盘状肺不张）和卧位性感染，类似于其他经历了复杂外科手术后的危重患者[194]。建议刺激性肺量测定，胸部理疗，早期活动和适当的疼痛缓解，早期拔管能最有效地减少肺部并发症[194,195]。

（5）胃肠道

终末期肝病患者常有营养不良和骨病，这可能会影响术后管理。液体超负荷和腹水通常会掩盖营养不良的迹象。早期营养在术后时期是必不可少的，肠内营养可以补充热量需求（见第19章）。如果热量摄入不足，和营养师协商进行肠内补充。很少需要完全肠外营养[196]。

（6）肾脏

肾功能障碍是一个重要的移植后问题[197]。危险因素包括既往存在的肾脏疾病或肝肾综合征，术中低血压，大量输注血液制品，肾毒性药物如环孢素和他克莫司，脓毒血症和移植物功能障碍[189]。肝肾综合征在移植后是可逆的。接受肾脏支持的患者，如连续性肾脏替代治疗，通常需要在术后持续一段时间的肾支持，直到肾功能明显恢复（见18章）。

2. 移植物功能障碍与排斥反应

急性移植排斥是移植早期最具挑战性的障碍，但随着目前免疫抑制疗法的发展，可避免急性排斥反应，从而提高移植的成功率[198]。免疫抑制治疗随着新药的使用而改善，患者最常使用他克莫司或环孢素联合类固醇[199,200]。

异体移植功能障碍在移植后48小时内出现，表现为不同程度的昏迷、肾衰竭、凝血功能恶化、胆汁分泌不良、肝酶（AST，ALT）升高和严重酸中毒。恶化移植物功能障碍的原因并不总是已知的；可能的原因是在供体手术过程之前或期间对肝的损伤，缺血再灌注损伤或移植物血管狭窄。急性排斥反应普遍出现在移植后第二周，一般怀疑肝酶升高，胆汁质量下降（只有T管存在时），偶有发热和心动过速。

移植后第一周功能衰竭被定义为原发性移植物无功能。表现为未能恢复意识、转氨酶持续升高、凝血障碍加重、酸中毒和胆汁生成不良。原因包括大量出血性坏死，局部缺血再灌注损伤和肝动脉血栓形成。

3. 晚期并发症的处理

危重肝移植再入院并不少见。因素包括：因感染或液体超负荷引起的心肺功能障碍，塌陷和实变引起的呼吸衰竭，呼吸急促，受体年龄，术前肝功能，胆红素，术中输注血制品的量，移植物功能障碍，严重脓毒血症和术后手术并发症如出血和胆管吻合口瘘[201]。术中及术后并发症、肾衰竭、晚期肝病和营养不良均会影响预后[202]。

总结

在严重疾病期间胃肠系统可能显著受损。胃肠系统的改变也会导致严重的疾病。胃肠系统不仅涉及胃肠道，还有支持消化的器官，包括胰腺和肝脏。在危重病期间由于肠道和其他腹腔器官的血流重新分布，胃肠系统会被破坏，正常的胃肠道生理状态发生改变。具体地说，胃肠系统处于低灌注并且使负责消化，吸收，免疫和保护的正常生理过程受损。

危重患者在临床上存在发生应激相关性黏膜疾病的风险，虽然临床上与其相关的重要的出血事件发生率较低。然而，对于危重患者，特别是对于高危患者，需要常规进行应激性溃疡预防措施。在危重患者中也有发生 IAH 的风险，约有一半的 ICU 患者 IAP 增加。认识到 IAH 发展的潜在风险因素是至关重要的，以便在必要的时候开始监测并开始治疗。

危重症疾病导致机体无法有效利用葡萄糖进行能量生成。由于全世界越来越多糖尿病患者，当这类人群发生疾病时，会导致血糖显著改变并导致 DKA 或 HHS 的发生。由于随之而来的明显生理紊乱，这些患者通常需要被送入重症监护区进行密切监测和治疗直至其稳定。

肝功能不全是由肝细胞损伤和死亡引发的，其可能是通过直接损伤或细胞应激导致的。这可以通过几种途径介导，例如代谢紊乱，局部缺血，炎症过程或来自药物和酒精摄入的活性氧代谢物。急性肝功能衰竭可以是急性或者慢性肝功能障碍进展所致。在澳大利亚和新西兰，由于乙型肝炎和丙型肝炎的高发率易使个体在发生慢性肝功能障碍基础上，导致急性肝功能失代偿。虽然急性肝功能衰竭并不常见，但发生的患者往往病情危重。此外，肝衰竭引起机体其他系统的主要紊乱，常常导致凝血障碍、脑水肿（肝性脑病）、脓毒症、肾衰竭和代谢紊乱。治疗通常针对多器官功能的支持，因为体外肝脏支持疗法在急性期并不足以维持肝脏的功能。

在支持性多器官治疗不可持续的情况下，肝移植仍是急、慢性肝衰竭患者的最终治疗选择。既往存在的肝功能不全和肝移植手术可导致术后出血和凝血障碍的高风险。需要仔细的血液管理来控制术后出血。临床医生必须确保患者接受适当的血流动力学管理来维持高动力状态，并实施避免颅内压升高的措施。

案例学习

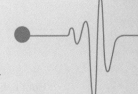

56 岁，女性，因黄疸、精神错乱由急诊转入 ICU。既往有酗酒史。因肾衰竭、低钠血症、低钾血症、心动过速和呼吸急促伴消瘦脱水由急诊入院。在急诊室她接受了维生素 B_1 300mg，氟氯西林 2g，庆大霉素 320mg，头孢曲松 1g，阿昔洛韦 400mg 和维生素 K 1mg。她还接受了 2L 生理盐水进行液体复苏等治疗。

入住 ICU 后患者变得非常激动。给予镇静和插管，留置中心置管、动脉置管和鼻胃管，通过鼻胃管以 20ml/h 的速度进行肠内营养。诊断为急性肝炎，腹部超声显示肝大。机械通气 3 天，并成功恢复自主呼吸并拔管。ICU 的实验室检查显示弥散性血管内凝血（disseminated intravascular coagulation, DIC），INR 升到 2.2，在第 4 天降到 1.5。拔管后经口摄入不足，为了避免脱水，在需要肠外营养的情况下保留中心置管。

拔管后第二天患者病情恶化并出现肝性脑病迹象。患者非常激动和焦虑。无法吞咽，咳嗽很厉害。诊断为 Korsacoff 脑病。由于误吸而出现了左侧肺炎。与家属协商,开始限制治疗并进行姑息治疗。患者病情继续恶化,24 小时内死亡。

讨论

　　酗酒导致全球每年约有 250 万人死亡,虽然它与许多疾病有关,但死亡率通常与酒精性肝病有关。酒精性肝病的发展取决于剂量,对于每天摄入超过 30g 酒精(一个标准饮酒单位含有约 14g 酒精)的男性和女性来说,发生该疾病的风险增加。然而,由于女性代谢乙醇的方式不同,因此女性发生酒精性肝病的风险增加[203]。

　　酒精性肝病的范围包括酒精性脂肪肝,酒精性肝炎和酒精性肝硬化。酒精性脂肪变性的特征在于肝细胞中的微泡状和巨泡状脂肪堆积,戒酒后通常是可逆的。患者可能肝酶升高,INR 和白蛋白水平趋于正常。酒精性肝炎是一种伴有中性粒细胞浸润的炎症过程。临床表现类似于本病例研究中观察到的,包括黄疸、发热、无意的体重减轻、营养不良和肝脏肿大。肝酶通常适度升高。可能存在腹水和肝性脑病。

　　营养不良在酒精性肝病中很常见,并且可能会对重症患者的愈后产生负面影响(见第 19 章)。该患者在入院时消瘦,表明长时间营养不良。尽管早期营养支持很重要,当存在长期营养不良时,应慢慢开始肠内营养,以避免再喂养综合征。再喂养综合征与液体和电解质水平的严重紊乱有关,这可能导致显著的发病率和死亡率。在开始肠内营养期间,应该密切监测该患者是否有低磷血症,低镁血症和低钾血症的迹象。在这个病例研究中,患者在入住 ICU 时开始鼻饲,但只有 20ml/h,这不能满足她的营养需求。增加肠外营养支持治疗可与肠内营养同时实施,以使营养摄入与需求相匹配。

　　在 ICU 入院期间,患者伴有 DIC。DIC 的主要特征是微循环中的血管内凝血,这可能导致多器官衰竭。血小板和凝血因子也被耗尽,这些不能迅速被肝脏和骨髓替代。因此,微血管内凝块形成,然而在需要的地方无法形成凝血块,从而导致出血。

　　随着患者病情继续恶化,家属决定限制治疗。

问题

　　1. 对这个患者具体到 DIC 的诊断,希望做什么管理?

　　2. 拔管后,所有重症患者都有营养摄入降低的风险。在这个案例研究中,什么样的策略可能有助于确保充足的营养?

　　3. 描述肝性脑病患者的护理管理。

相 关 研 究

Hunt L, Frost SA, Hillman K, Newton PJ, Davidson PM. Management of intra-abdominal hypertension and abdominal compartment syndrome: a review. J Trauma Manag Outcomes 2014;8(1):2

　　重症监护病房(ICU)的患者有发生腹内高压(IAH)和腹腔室隔综合征(ACS)的危险。

　　目的:本评价旨在确定 IAH 和 ACS,确定 IAH 和 ACS 的病因和表现,确定 IAP 测量技术,确定当前的管理并讨论 IAH 和 ACS 对护理实践的影响。电子数据库的搜索由卫生图书管理员监督。从 1996 年至 2011 年 1 月,使用 MeSH 和关键词,包括但不限于腹腔室隔综合征、腹腔内高压、成人腹内压,在护理与联合卫生文献累积索引,联机医学文献分析和检索系统,医学文摘资料库和万维网上检索。三个作者使用严格的评价工具对符合搜索标准的文章进行审查。从检索的文献得出的数据如下:①腹内高压的病因;②测量腹内压的策略;③腹腔室隔综合征的表现;④护理评估、观察和干预的重要性。腹内压(IAP)和腹腔室隔综合征(ACS)有可能改变器官灌注并危及器官功能。

评论

这个综合性综述提供了关于 IAH 和腹腔室隔综合征的文献汇总，包括测量技术，提出的对护理实践影响的讨论超越了其他综述[79, 204]。该方法对搜索的数据库和搜索中用的关键词进行了描述。然而，所使用的搜索术语没有以允许复制搜索的方式描述，因为搜索术语已经被组合，并且它们所应用的数据库不清楚。省略医学主题词（MeSH）可能会导致一些相关论文在搜索结果中被忽略。通过手动搜索相关参考列表以增加出版物来加强搜索，然而通过这种方法并没有获得进一步的出版物。

总共检索了 514 篇文章，尽管从流程图中不清楚哪些数据库检出了最多的结果。根据流程图排除了 374 篇论文。还不清楚这些论文中有多少是重复的。提供的论文排除的理由令人困惑。具体地说，他们把论文排除在外，因为它们不是"文化相关的"，是"ICU 实践文化"或"其他学科实践文化"，这是令人困惑的，很难看出这些排除标准是如何与论文的既定目标相关的。

虽然作者指出，符合本综述目的的论文被纳入，纳入／排除标准没有明确表述，因此决策路径尚不清楚。虽然回顾参考文献列表表明意见部分和／或讨论部分已经包括在内，但是是否包括所有手稿类型或那些仅基于初步研究的类型并没说明。文中的图 1 概述了研究选择过程的流程图，并指出共包含了 53 篇论文。本综述所包含论文的数据根据关键领域总结包括：诊断 IAH；IAH 病因学；IAP 测量；腹腔室隔综合征的定义；IAP 监测的指征；对护理实践的影响。

作为总结性论文，此综合性综述提供了 IAH 和腹腔室隔综合征的广泛概述，并包括护理实践的重要方面。本文强调的护理实践的方面包括监测 IAH 或腹腔室隔综合征、评估器官功能、疼痛管理、生命体征、下肢灌注和伤口引流评估。

虽然不是一项系统评价，但通过遵循系统评价和 Meta 分析（PRISMA）建议的首选报告项目，本论文的方法将得到加强[205]。具体而言，阐明论文的选择标准和综述中包含的研究的局限性将是有益的，特别是因为似乎有多种研究文章和观点文章。尽管本出版物存在局限性，但这种综合性综述为文献提供了有用的总结，并为护理实践提供了清晰的信息，可以在重症监护室中轻松实施。未来研究的方向也包括在内，并突出了护理和跨学科研究的机会。

学习活动

1. 在下一次临床转换中，确定患者正接受何种应激性溃疡的预防（如果有的话），他们是否有发生应激性溃疡的危险因素。
2. 当在临床时，考虑 ICU 患者的临床表现并确定哪些患者可能从腹内压监测中获益最大。
3. 比较和对比在 DKA 和 HHS 中发生的生理变化。这些差异如何影响恢复正常血糖的管理策略？
4. 酒精性肝病患者可考虑肝移植。使这类患者肝脏移植最成功的是什么？

在线资源

Australian Diabetes Council, www.australiandiabetescouncil.com

European Association for the Study of the Liver, www.easl.eu

National Diabetes Education Program, http://ndep.nih.gov

Online MELD Calculator, http://optn.transplant.hrsa.gov/resources/professionalResources.asp?index=8

The Australia and New Zealand Liver Transplant Registry, www.anzltr.org

The Transplantation Society of Australia and New Zealand, www.tsanz.com.au

World Society of the Abdominal Compartment Syndrome, www.wsacs.org

扩展阅读

Holt RIG, Cockram C, Flyvbjerg A, Goldstein BJ. Textbook of diabetes. 4th ed. Hoboken: Wiley Blackwell; 2010.

Lee WE, Williams R. Acute liver failure. Cambridge: Cambridge University Press; 2011.

参考文献

1 Ukleja A. Altered GI motility in critically ill patients: current understanding of pathophysiology, clinical impact, and diagnostic approach. Nutr Clin Pract 2010;25(1):16–25.

2 Husebye E. The pathogenesis of gastrointestinal bacterial overgrowth. Chemotherapy 2005;51 Suppl 1:1-22.

3 Floch MH, Binder HJ, Filburn B, Gershengoren W. The effect of bile acids on intestinal microflora. Am J Clin Nutr 1972;25(12):1418-26.

4 Puleo F, Arvanitakis M, Van Gossum A, Preiser JC. Gut failure in the ICU. Semin Respir Crit Care Med 2011;32(5):626-38.

5 Wells CL, Erlandsen SL. Bacterial translocation: intestinal epithelial permeability. In: Rombeau JL, Takala J, eds. Gut dysfunction in critical illness. Berlin: Springer; 1996.

6 Takeuchi K, Kita K, Hayashi S, Aihara E. Regulatory mechanism of duodenal bicarbonate secretion: roles of endogenous prostaglandins and nitric oxide. Pharmacol Ther 2011;130(1):59-70.

7 Deane AM, Rayner CK, Keeshan A, Cvijanovic N, Marino Z, Nguyen NQ et al. The effects of critical illness on intestinal glucose sensing, transporters, and absorption. Crit Care Med 2014;42(1):57-65.

8 Dive A. Impaired glucose and nutrient absorption in critical illness: is gastric emptying only a piece of the puzzle? Crit Care 2009;13(5):190.

9 Fennerty MB. Rationale for the therapeutic benefits of acid-supression therapy in the critically ill patient. Medscape Gastroenterology [Internet]. 2004; 6(2).

10 Higgins D, Mythen MG, Webb AR. Low intramucosal pH is associated with failure to acidify the gastric lumen in response to pentagastrin. Intensive Care Med 1994;20(2):105-8.

11 Nguyen NQ, Besanko LK, Burgstad C, Bellon M, Holloway RH, Chapman M et al. Delayed enteral feeding impairs intestinal carbohydrate absorption in critically ill patients. Crit Care Med 2012;40(1):50-4.

12 Derikx JP, Poeze M, van Bijnen AA, Buurman WA, Heineman E. Evidence for intestinal and liver epithelial cell injury in the early phase of sepsis. Shock 2007;28(5):544-8.

13 Marshall JC. Clinical markers of gastrointestinal dysfunction. In: Rombeau JL, Takala J, eds. Gut dysfunction in critical illness. Berlin: Springer; 1996, pp 114-30.

14 Haglund U. Gut ischaemia. Gut 1994;35(1 Suppl):S73-6.

15 Vallet B, Neviere R, Chagon J-L. Gastrointestinal mucosal ischaemic. In: Rombeau JL, Takala J, eds. Gut dysfunction in critical illness. Berlin: Springer; 1996, pp 233-45.

16 Antonsson JB, Engstrom L, Rasmussen I, Wollert S, Haglund UH. Changes in gut intramucosal pH and gut oxygen extraction ratio in a porcine model of peritonitis and hemorrhage. Crit Care Med 1995;23(11):1872-81.

17 Gatt M, Reddy BS, MacFie J. Review article: bacterial translocation in the critically ill – evidence and methods of prevention. Aliment Pharmacol Ther 2007;25(7):741-57.

18 Strassburg CP. Gastrointestinal disorders of the critically ill. Shock liver. Best Pract Res Clin Gastroenterol 2003;17(3):369-81.

19 Mutlu GM, Mutlu EA, Factor P. GI complications in patients receiving mechanical ventilation. Chest 2001;119(4):1222-41.

20 Plummer MP, Blaser AR, Deane AM. Stress ulceration: prevalence, pathology and association with adverse outcomes. Critical Care 2014;18:213.

21 Duerksen DR. Stress-related mucosal disease in critically ill patients. Best Pract Res Clin Gastroenterol 2003;17(3):327-44.

22 Fennerty MB. Pathophysiology of the upper gastrointestinal tract in the critically ill patient: rationale for the therapeutic benefits of acid suppression. Crit Care Med 2002;30(6 Suppl):S351-5.

23 Choung RS, Talley NJ. Epidemiology and clinical presentation of stress-related peptic damage and chronic peptic ulcer. Curr Mol Med 2008;8(4):253-7.

24 Faisy C, Guerot E, Diehl JL, Iftimovici E, Fagon JY. Clinically significant gastrointestinal bleeding in critically ill patients with and without stress-ulcer prophylaxis. Intensive Care Med 2003;29(8):1306-13.

25 Marik PE, Vasu T, Hirani A, Pachinburavan M. Stress ulcer prophylaxis in the new millennium: a systematic review and meta-analysis. Crit Care Med 2010;38(11):2222-8.

26 Laine L, Takeuchi K, Tarnawski A. Gastric mucosal defense and cytoprotection: bench to bedside. Gastroenterology 2008;135(1):41-60.

27 Spirt MJ, Stanley S. Update on stress ulcer prophylaxis in critically ill patients. Crit Care Nurse 2006;26(1):18-20, 2-8; quiz 9.

28 Hawkey CJ, Rampton DS. Prostaglandins and the gastrointestinal mucosa: are they important in its function, disease, or treatment? Gastroenterology 1985;89(5):1162-88.

29 Beejay U, Wolfe MM. Acute gastrointestinal bleeding in the intensive care unit. The gastroenterologist's perspective. Gastroenterol Clin North Am 2000;29(2):309-36.

30 Durham RM, Shapiro MJ. Stress gastritis revisited. Surg Clin North Am 1991;71(4):791-810.

31 Goldin GF, Peura DA. Stress-related mucosal damage. What to do or not to do. Gastrointest Endosc Clin N Am 1996;6(3):505-26.

32 Cook D, Guyatt G, Marshall J, Leasa D, Fuller H, Hall R et al. A comparison of sucralfate and ranitidine for the prevention of upper

gastrointestinal bleeding in patients requiring mechanical ventilation. Canadian Critical Care Trials Group. N Engl J Med 1998;338(12):791-7.

33 Schiessel R, Feil W, Wenzl E. Mechanisms of stress ulceration and implications for treatment. Gastroenterol Clin North Am 1990;19(1):101-20.

34 Bhattacharyya A, Chattopadhyay R, Mitra S, Crowe SE. Oxidative stress: an essential factor in the pathogenesis of gastrointestinal mucosal diseases. Physiol Rev 2014;94(2):329-54.

35 Ritchie WP, Jr, Mercer D. Mediators of bile acid-induced alterations in gastric mucosal blood flow. Am J Surg 1991;161(1):126-30.

36 Waldum HL, Hauso O, Fossmark R. The regulation of gastric acid secretion – clinical perspectives. Acta Physiol (Oxf) 2014;210(2):239-56.

37 Robertson MS, Cade JF, Clancy RL. Helicobacter pylori infection in intensive care: increased prevalence and a new nosocomial infection. Crit Care Med 1999;27(7):1276-80.

38 Cook DJ, Fuller HD, Guyatt GH, Marshall JC, Leasa D, Hall R et al. Risk factors for gastrointestinal bleeding in critically ill patients. Canadian Critical Care Trials Group. N Engl J Med 1994;330(6):377-81.

39 Ellison RT, Perez-Perez G, Welsh CH, Blaser MJ, Riester KA, Cross AS et al. Risk factors for upper gastrointestinal bleeding in intensive care unit patients: role of Helicobacter pylori. Federal Hyperimmune Immunoglobulin Therapy Study Group. Crit Care Med 1996;24(12):1974-81.

40 Cook CA, Booth BM, Blow FC, McAleenan KA, Bunn JY. Risk factors for AMA discharge from VA inpatient alcoholism treatment programs. J Subst Abuse Treat 1994;11(3):239-45.

41 Alhazzani W, Alenezi F, Jaeschke RZ, Moayyedi P, Cook DJ. Proton pump inhibitors versus histamine 2 receptor antagonists for stress ulcer prophylaxis in critically ill patients: a systematic review and meta-analysis. Crit Care Med 2013;41(3):693-705.

42 Cook DJ, Griffith LE, Walter SD, Guyatt GH, Meade MO, Heyland DK et al. The attributable mortality and length of intensive care unit stay of clinically important gastrointestinal bleeding in critically ill patients. Crit Care 2001;5(6):368-75.

43 Barkun AN, Bardou M, Martel M. Controversies in stress ulcer bleeding prophylaxis arise from differences in the quality of the evidence. Anaesth Intensive Care 2013;41(2):269-70.

44 Reveiz L, Guerrero-Lozano R, Camacho A, Yara L, Mosquera PA. Stress ulcer, gastritis, and gastrointestinal bleeding prophylaxis in critically ill pediatric patients: a systematic review. Pediatr Crit Care Med 2010;11(1):124-32.

45 Bardou M, Barkun AN. Stress ulcer prophylaxis in the ICU: who, when, and how? Crit Care Med 2013;41(3):906-7.

46 Dellinger RP, Levy MM, Rhodes A, Annane D, Gerlach H, Opal SM et al. Surviving Sepsis Campaign: international guidelines for management of severe sepsis and septic shock, 2012. Intensive Care Med 2013;39(2):165-228.

47 Barletta JF, Sclar DA. Use of proton pump inhibitors for the provision of stress ulcer prophylaxis: clinical and economic consequences. Pharmacoeconomics 2014;32(1):5-13.

48 Barkun AN, Adam V, Martel M, Bardou M. Cost-effectiveness analysis: stress ulcer bleeding prophylaxis with proton pump inhibitors, H_2 receptor antagonists. Value Health 2013;16(1):14-22.

49 Cook DJ, Reeve BK, Guyatt GH, Heyland DK, Griffith LE, Buckingham L et al. Stress ulcer prophylaxis in critically ill patients. Resolving discordant meta-analyses. JAMA 1996;275(4):308-14.

50 Pisegna JR. Pharmacology of acid suppression in the hospital setting: focus on proton pump inhibition. Crit Care Med 2002;30(6 Suppl): S356-61.

51 Netzer P, Gaia C, Sandoz M, Huluk T, Gut A, Halter F et al. Effect of repeated injection and continuous infusion of omeprazole and ranitidine on intragastric pH over 72 hours. Am J Gastroenterol 1999;94(2):351-7.

52 Merki HS, Wilder-Smith CH. Do continuous infusions of omeprazole and ranitidine retain their effect with prolonged dosing? Gastroenterology 1994;106(1):60-4.

53 Quenot JP, Thiery N, Barbar S. When should stress ulcer prophylaxis be used in the ICU? Curr Opin Crit Care 2009;15(2):139-43.

54 Miano TA, Reichert MG, Houle TT, MacGregor DA, Kincaid EH, Bowton DL. Nosocomial pneumonia risk and stress ulcer prophylaxis: a comparison of pantoprazole vs ranitidine in cardiothoracic surgery patients. Chest 2009;136(2):440-7.

55 Krag M, Perner A, Wetterslev J, Wise MP, Hylander Moller M. Stress ulcer prophylaxis versus placebo or no prophylaxis in critically ill patients. A systematic review of randomised clinical trials with meta-analysis and trial sequential analysis. Intensive Care Med 2014;40(1):11-22.

56 ASHP therapeutic guidelines on stress ulcer prophylaxis. ASHP Commission on Therapeutics and approved by the ASHP Board of Directors on November 14, 1998. Am J Health Syst Pharm 1999;56(4):347-79.

57 Ali T, Harty RF. Stress-induced ulcer bleeding in critically ill patients. Gastroenterol Clin North Am 2009;38(2):245-65.

58 Sesler JM. Stress-related mucosal disease in the intensive care unit: an update on prophylaxis. AACN Adv Crit Care 2007;18(2):119-26; quiz 27-8.

59 Buendgens L, Bruensing J, Matthes M, Duckers H, Luedde T, Trautwein C et al. Administration of proton pump inhibitors in critically ill medical patients is associated with increased risk of developing Clostridium difficile-associated diarrhea. J Crit Care 2014;29(4):696.

60 Kozar RA, Hu S, Hassoun HT, DeSoignie R, Moore FA. Specific intraluminal nutrients alter mucosal blood flow during gut ischemia/reperfusion. JPEN J Parenter Enteral Nutr 2002;26(4):226-9.

61 Ephgrave KS, Kleiman-Wexler RL, Adair CG. Enteral nutrients prevent stress ulceration and increase intragastric volume. Crit Care Med 1990;18(6):621-4.

62 Bonten MJ, Gaillard CA, van Tiel FH, van der Geest S, Stobberingh EE. Continuous enteral feeding counteracts preventive measures for gastric colonization in intensive care unit patients. Crit Care Med 1994;22(6):939-44.

63 Chanpura T, Yende S. Weighing risks and benefits of stress ulcer prophylaxis in critically ill patients. Crit Care 2012;16(5):322.

64 Morken J, West MA. Abdominal compartment syndrome in the intensive care unit. Curr Opin Crit Care 2001;7(4):268-74.

65 Malbrain ML, Chiumello D, Pelosi P, Wilmer A, Brienza N, Malcangi V et al. Prevalence of intra-abdominal hypertension in critically ill patients: a multicentre epidemiological study. Intensive Care Med 2004;30(5):822-9.

66 Holodinsky JK, Roberts DJ, Ball CG, Blaser AR, Starkopf J, Zygun DA et al. Risk factors for intra-abdominal hypertension and abdominal

compartment syndrome among adult intensive care unit patients: a systematic review and meta-analysis. Crit Care 2013;17(5):R249.

67 Schein M, Wittmann DH, Aprahamian CC, Condon RE. The abdominal compartment syndrome: the physiological and clinical consequences of elevated intra-abdominal pressure. J Am Coll Surg 1995;180(6):745-53.

68 Moore AF, Hargest R, Martin M, Delicata RJ. Intra-abdominal hypertension and the abdominal compartment syndrome. Br J Surg 2004;91(9):1102-10.

69 Oda J, Ivatury RR, Blocher CR, Malhotra AJ, Sugerman HJ. Amplified cytokine response and lung injury by sequential hemorrhagic shock and abdominal compartment syndrome in a laboratory model of ischemia–reperfusion. J Trauma 2002;52(4):625-31; discussion 32.

70 Fritsch DE, Steinmann RA. Managing trauma patients with abdominal compartment syndrome. Crit Care Nurse 2000;20(6):48-58.

71 Hunter JD, Damani Z. Intra-abdominal hypertension and the abdominal compartment syndrome. Anaesthesia 2004;59(9):899-907.

72 Bailey J, Shapiro MJ. Abdominal compartment syndrome. Crit Care 2000;4(1):23-9.

73 Ridings PC, Bloomfield GL, Blocher CR, Sugerman HJ. Cardiopulmonary effects of raised intra-abdominal pressure before and after intravascular volume expansion. J Trauma 1995;39(6):1071-5.

74 McNelis J, Marini CP, Simms HH. Abdominal compartment syndrome: clinical manifestations and predictive factors. Curr Opin Crit Care 2003;9(2):133-6.

75 Sugrue M, Jones F, Deane SA, Bishop G, Bauman A, Hillman K. Intra-abdominal hypertension is an independent cause of postoperative renal impairment. Arch Surg 1999;134(10):1082-5.

76 Ivatury RR, Porter JM, Simon RJ, Islam S, John R, Stahl WM. Intra-abdominal hypertension after life-threatening penetrating abdominal trauma: prophylaxis, incidence, and clinical relevance to gastric mucosal pH and abdominal compartment syndrome. J Trauma 1998;44(6):1016-21; discussion 21-3.

77 Malbrain ML. Is it wise not to think about intraabdominal hypertension in the ICU? Curr Opin Crit Care 2004;10(2):132-45.

78 Bloomfield GL, Ridings PC, Blocher CR, Marmarou A, Sugerman HJ. A proposed relationship between increased intra-abdominal, intrathoracic, and intracranial pressure. Crit Care Med 1997;25(3):496-503.

79 Kirkpatrick AW, Roberts DJ, De Waele J, Jaeschke R, Malbrain ML, De Keulenaer B et al. Intra-abdominal hypertension and the abdominal compartment syndrome: updated consensus definitions and clinical practice guidelines from the World Society of the Abdominal Compartment Syndrome. Intensive Care Med 2013;39(7):1190-206.

80 Cheatham ML, White MW, Sagraves SG, Johnson JL, Block EF. Abdominal perfusion pressure: a superior parameter in the assessment of intra-abdominal hypertension. J Trauma 2000;49(4):621-6; discussion 6-7.

81 Kirkpatrick AW, Brenneman FD, McLean RF, Rapanos T, Boulanger BR. Is clinical examination an accurate indicator of raised intra-abdominal pressure in critically injured patients? Can J Surg 2000;43(3):207-11.

82 Fusco MA, Martin RS, Chang MC. Estimation of intra-abdominal pressure by bladder pressure measurement: validity and methodology. J Trauma 2001;50(2):297-302.

83 Pouliart N, Huyghens L. An observational study on intraabdominal pressure in 125 critically ill patients. Crit Care 2002;6(Suppl 1):S3.

84 De Waele JJ, De Laet I, De Keulenaer B, Widder S, Kirkpatrick AW, Cresswell AB et al. The effect of different reference transducer positions on intra-abdominal pressure measurement: a multicenter analysis. Intensive Care Med 2008;34(7):1299-303.

85 Gudmundsson FF, Viste A, Gislason H, Svanes K. Comparison of different methods for measuring intra-abdominal pressure. Intensive Care Med 2002;28(4):509-14.

86 Ejike JC, Bahjri K, Mathur M. What is the normal intra-abdominal pressure in critically ill children and how should we measure it? Crit Care Med 2008;36(7):2157-62.

87 Malbrain ML. Different techniques to measure intra-abdominal pressure (IAP): time for a critical re-appraisal. Intensive Care Med 2004;30(3):357-71.

88 Becker V, Schmid RM, Umgelter A. Comparison of a new device for the continuous intra-gastric measurement of intra-abdominal pressure (CiMon) with direct intra-peritoneal measurements in cirrhotic patients during paracentesis. Intensive Care Med 2009;35(5):948-52.

89 Balogh Z, De Waele JJ, Malbrain ML. Continuous intra-abdominal pressure monitoring. Acta Clinica Belgica 2007;62(Supplement 1):26-32.

90 McBeth PB, Zygun DA, Widder S, Cheatham M, Zengerink I, Glowa J et al. Effect of patient positioning on intra-abdominal pressure monitoring. Am J Surg 2007;193(5):644-7; discussion 7.

91 Chiumello D, Tallarini F, Chierichetti M, Polli F, Li Bassi G, Motta G et al. The effect of different volumes and temperatures of saline on the bladder pressure measurement in critically ill patients. Crit Care 2007;11(4):R82.

92 De Waele J, Pletinckx P, Blot S, Hoste E. Saline volume in transvesical intra-abdominal pressure measurement: enough is enough. Intensive Care Med 2006;32:455-59.

93 The global challenge of diabetes. The Lancet 2008;371(9626):1723.

94 Shi Y, Hu FB. The global implications of diabetes and cancer. Lancet 2014;383(9933):1947-8.

95 Oggioni C, Lara J, Wells JCK, Soroka K, Siervo M. Shifts in population dietary patterns and physical inactivity as determinants of global trends in the prevalence of diabetes: an ecological analysis. Nutr Metab Cardiovasc Dis 2014;24(10):1105-11.

96 Dabelea D, Mayer-Davis EJ, Saydah S, Imperatore G, Linder B, Divers J et al. Prevalence of type 1 and type 2 diabetes among children and adolescents from 2001 to 2009. JAMA 2014;311(17):1778-86.

97 Guariguata L, Whiting DR, Hambleton I, Beagley J, Linnenkamp U, Shaw JE. Global estimates of diabetes prevalence for 2013 and projections for 2035. Diabetes Res Clin Pract 2014;103(2):137-49.

98 Beagley J, Guariguata L, Weil C, Motala AA. Global estimates of undiagnosed diabetes in adults. Diabetes Res Clin Pract 2014;103(2):150-60.

99 Kitabchi AE, Nyenwe EA. Hyperglycemic crises in diabetes mellitus: diabetic ketoacidosis and hyperglycemic hyperosmolar state. Endocrinol Metab Clin North Am 2006;35(4):725-51, viii.

100　Noble-Bell G, Cox A. Management of diabetic ketoacidosis in adults. Nurs Times 2014;110(10):14-7.

101　Brenner ZR. Management of hyperglycemic emergencies. AACN Clin Issues 2006;17(1):56-65; quiz 91-3.

102　Newton CA, Raskin P. Diabetic ketoacidosis in type 1 and type 2 diabetes mellitus: clinical and biochemical differences. Arch Intern Med 2004;164(17):1925-31.

103　Yared Z, Chiasson JL. Ketoacidosis and the hyperosmolar hyperglycemic state in adult diabetic patients. Diagnosis and treatment. Minerva Med 2003;94(6):409-18.

104　Magee MF, Bhatt BA. Management of decompensated diabetes. Diabetic ketoacidosis and hyperglycemic hyperosmolar syndrome. Crit Care Clin 2001;17(1):75-106.

105　Keays RT. Diabetic emergencies. In: Bersten AD, Soni N, eds. Oh's intensive care manual. 6th ed. Philadelphia: Elsevier; 2009, pp 613-20.

106　Kitabchi AE, Umpierrez GE, Miles JM, Fisher JN. Hyperglycemic crises in adult patients with diabetes. Diabetes Care 2009;32(7):1335-43.

107　Schmitz K. Providing the best possible care: an overview of the current understanding of diabetic ketoacidosis. Aust Crit Care 2000;13(1):22-7.

108　Bardsley JK, Want LL. Overview of diabetes. Crit Care Nurs Q 2004;27(2):106-12.

109　Dunstan DW, Zimmet PZ, Welborn TA, De Courten MP, Cameron AJ, Sicree RA et al. The rising prevalence of diabetes and impaired glucose tolerance: the Australian Diabetes, Obesity and Lifestyle Study. Diabetes Care 2002;25(5):829-34.

110　Boyle M, Lawrence J. An easy method of mentally estimating the metabolic component of acid/base balance using the Fencl-Stewart approach. Anaesth Intensive Care 2003;31(5):538-47.

111　Hardern RD, Quinn ND. Emergency management of diabetic ketoacidosis in adults. Emerg Med J 2003;20(3):210-3.

112　Maletkovic J, Drexler A. Diabetic ketoacidosis and hyperglycemic hyperosmolar state. Endocrinol Metab Clin North Am 2013;42(4):677-95.

113　Thuzar M, Malabu UH, Tisdell B, Sangla KS. Use of a standardised diabetic ketoacidosis management protocol improved clinical outcomes. Diabetes Res Clin Pract 2014;104(1):e8-e11.

114　Hara JS, Rahbar AJ, Jeffres MN, Izuora KE. Impact of a hyperglycemic crises protocol. Endocr Pract 2013;19(6):953-62.

115　De Beer K, Michael S, Thacker M, Wynne E, Pattni C, Gomm M et al. Diabetic ketoacidosis and hyperglycaemic hyperosmolar syndrome – clinical guidelines. Nurs Crit Care 2008;13(1):5-11.

116　Bull SV, Douglas IS, Foster M, Albert RK. Mandatory protocol for treating adult patients with diabetic ketoacidosis decreases intensive care unit and hospital lengths of stay: results of a nonrandomized trial. Crit Care Med 2007;35(1):41-6.

117　Wallace TM, Matthews DR. Recent advances in the monitoring and management of diabetic ketoacidosis. QJM 2004;97(12):773-80.

118　Arias IM, Alter HJ, Boyer JL, Cohen DE, Fausto N, Shafritz DA et al. The liver: Biology and pathobiology. 5th ed. West Sussex: Wiley-Blackwell; 2009.

119　Tacke F, Luedde T, Trautwein C. Inflammatory pathways in liver homeostasis and liver injury. Clin Rev Allergy Immunol 2009;36(1):4-12.

120　Guicciardi ME, Gores GJ. Apoptosis: a mechanism of acute and chronic liver injury. Gut 2005;54(7):1024-33.

121　Perz JF, Armstrong GL, Farrington LA, Hutin YJ, Bell BP. The contributions of hepatitis B virus and hepatitis C virus infections to cirrhosis and primary liver cancer worldwide. J Hepatol 2006;45(4):529-38.

122　Asrani SK, O'Leary JG. Acute-on-chronic liver failure. Clin Liver Dis 2014;18(3):561-74.

123　Hodgman MJ, Garrard AR. A review of acetaminophen poisoning. Crit Care Clin 2012;28(4):499-516.

124　Brok J, Buckley N, Gluud C. Interventions for paracetamol (acetaminophen) overdose. Cochrane Database Syst Rev 2006;2:CD003328.

125　Santi L, Maggioli C, Mastroroberto M, Tufoni M, Napoli L, Caraceni P. Acute liver failure caused by *Amanita phalloides* poisoning. Int J Hepatol 2012;2012:487-80.

126　Lammers WJ, Kowdley KV, van Buuren HR. Predicting outcome in primary biliary cirrhosis. Ann Hepatol 2014;13(4):316-26.

127　Williamson KD, Chapman RW. Primary sclerosing cholangitis. Dig Dis 2014;32(4):438-45.

128　Subba Rao M, Sasikala M, Nageshwar Reddy D. Thinking outside the liver: induced pluripotent stem cells for hepatic applications. World J Gastroenterol 2013;19(22):3385-96.

129　Duncan AW, Soto-Gutierrez A. Liver repopulation and regeneration: new approaches to old questions. Curr Opin Organ Transplant 2013; 18(2):197-202.

130　Mehta G, Gustot T, Mookerjee RP, Garcia-Pagan JC, Fallon MB, Shah VH et al. Inflammation and portal hypertension – the undiscovered country. J Hepatol 2014;61(1):155-63.

131　Rosselli M, MacNaughtan J, Jalan R, Pinzani M. Beyond scoring: a modern interpretation of disease progression in chronic liver disease. Gut 2013;62(9):1234-41.

132　Mohd Hanafiah K, Groeger J, Flaxman AD, Wiersma ST. Global epidemiology of hepatitis C virus infection: new estimates of age-specific antibody to HCV seroprevalence. Hepatology 2013;57(4):1333-42.

133　World Health Organization. Hepatitis B Fact Sheet No. 204. Geneva: World Health Organisation; 2014, Contract No.: July.

134　World Health Organization. Hepatitis C Fact Sheet No. 164. Geneva: World Health Organisation; 2014.

135　World Health Organization. Prevention and control of viral hepatitis infection: framework for global action. Geneva: World Health Organisation; 2012.

136　World Health Organization. Hepatitis. Geneva: World Health Organisation; 2014.

137　Cowie BC, MacLachlan JH, eds. The global burden of liver disease attributable to hepatitis B, hepatitis C, and alcohol: increasing mortality, differing causes. 64th Annual Meeting of the American Association for the Study of Liver Diseases (AASLD 2013). Washington, DC, November 1–5, 2013. Abstract 23.

138　The Kirby Institute. HIV, viral hepatitis and sexually transmissible infections in Australia Annual Surveillance Report 2013. The Kirby Institute,

The University of New South Wales, Sydney, 2013.

139 Ageing DoHa. Third National Hepatitis C Strategy 2010–2013. Canberra, Australia: Australian Government; 2010.

140 Bernal W, Auzinger G, Dhawan P, Wendon J. Acute liver failure. Lancet 2010;376(9736):190-201.

141 Trey D, Davidson C. The management of fulminant hepatic failure. In: Popper H, Schaffner Fe, eds. Progress in liver disease. New York: Grune and Stratton; 1970, pp 292-8.

142 O'Grady JG, Schalm SW, Williams R. Acute liver failure: redefining the syndromes. Lancet 1993;342(8866):273-5.

143 Tandon BN, Bernauau J, O'Grady J, Gupta SD, Krisch RE, Liaw YF et al. Recommendations of the International Association for the Study of the Liver Subcommittee on nomenclature of acute and subacute liver failure. J Gastroenterol Hepatol 1999;14(5):403-4.

144 Bismuth M, Funakoshi N, Cadranel JF, Blanc P. Hepatic encephalopathy: from pathophysiology to therapeutic management. Eur J Gastroenterol Hepatol 2011;23(1):8-22.

145 Vaquero J, Chung C, Cahill ME, Blei AT. Pathogenesis of hepatic encephalopathy in acute liver failure. Semin Liver Dis 2003;23(3):259-69.

146 Frontera JA. Management of hepatic encephalopathy. Curr Treat Options Neurol 2014;16(6):297.

147 Haussinger D, Schliess F. Pathogenetic mechanisms of hepatic encephalopathy. Gut 2008;57(8):1156-65.

148 Conn HO, Leevy CM, Vlahcevic ZR, Rodgers JB, Maddrey WC, Seeff L et al. Comparison of lactulose and neomycin in the treatment of chronic portal-systemic encephalopathy. A double blind controlled trial. Gastroenterology 1977;72(4 Pt 1):573-83.

149 Hassanein TI, Schade RR, Hepburn IS. Acute-on-chronic liver failure: extracorporeal liver assist devices. Curr Opin Crit Care 2011;17(2):195-203.

150 Ortiz M, Cordoba J, Doval E, Jacas C, Pujadas F, Esteban R et al. Development of a clinical hepatic encephalopathy staging scale. Aliment Pharmacol Ther 2007;26(6):859-67.

151 Lata J. Hepatorenal syndrome. World J Gastroenterol 2012;18(36):4978-84.

152 Gines P, Guevara M, Arroyo V, Rodes J. Hepatorenal syndrome. Lancet 2003;362(9398):1819-27.

153 Dagher L, Moore K. The hepatorenal syndrome. Gut 2001;49(5):729-37.

154 Rajoriya N, Tripathi D. Historical overview and review of current day treatment in the management of acute variceal haemorrhage. World J Gastroenterol 2014;20(21):6481-94.

155 Cat TB, Liu-DeRyke X. Medical management of variceal hemorrhage. Crit Care Nurs Clin North Am 2010;22(3):381-93.

156 Fallon MB. Mechanisms of pulmonary vascular complications of liver disease: hepatopulmonary syndrome. J Clin Gastroenterol 2005;39 (4 Suppl 2):S138-42.

157 Liu H, Lee SS. Acute-on-chronic liver failure: the heart and systemic hemodynamics. Curr Opin Crit Care 2011;17(2):190-4.

158 Bauer M, Press AT, Trauner M. The liver in sepsis: patterns of response and injury. Curr Opin Crit Care 2013;19(2):123-7.

159 Mahajan A, Lat I. Correction of coagulopathy in the setting of acute liver failure. Crit Care Nurs Clin North Am 2010;22(3):315-21.

160 Wendon J, Lee W. Encephalopathy and cerebral edema in the setting of acute liver failure: pathogenesis and management. Neurocrit Care 2008;9(1):97-102.

161 Wang DW, Yin YM, Yao YM. Advances in the management of acute liver failure. World J Gastroenterol 2013;19(41):7069-77.

162 Kamath PS, Kim WR, Advanced Liver Disease Study G. The model for end-stage liver disease (MELD). Hepatology 2007;45(3):797-805.

163 Australasia RCoP. RCPA Manual Surrey Hills: Royal College of Pathologists Australasia; 2011 [updated 22 August 2011; cited 2014 3 August].

164 Castaldo ET, Chari RS. Liver transplantation for acute hepatic failure. HPB (Oxford) 2006;8(1):29-34.

165 Sharma BC, Sharma P, Agrawal A, Sarin SK. Secondary prophylaxis of hepatic encephalopathy: an open-label randomized controlled trial of lactulose versus placebo. Gastroenterology 2009;137(3):885-91, 91 e1.

166 Christensen T. The treatment of oesophageal varices using a Sengstaken-Blakemore tube: considerations for nursing practice. Nurs Crit Care 2004;9(2):58-63.

167 Colombato L. The role of transjugular intrahepatic portosystemic shunt (TIPS) in the management of portal hypertension. J Clin Gastroenterol 2007;41(Suppl 3):S344-51.

168 Zhao LF, Pan XP, Li LJ. Key challenges to the development of extracorporeal bioartificial liver support systems. Hepatobiliary Pancreat Dis Int 2012;11(3):243-9.

169 Stange J. Extracorporeal liver support. Organogenesis 2011;7(1):64-73.

170 Carpentier B, Gautier A, Legallais C. Artificial and bioartificial liver devices: present and future. Gut 2009;58(12):1690-702.

171 Leckie P, Davies N, Jalan R. Albumin regeneration for extracorporeal liver support using prometheus: a step in the right direction. Gastroenterology 2012;142(4):690-2.

172 Rademacher S, Oppert M, Jorres A. Artificial extracorporeal liver support therapy in patients with severe liver failure. Expert Rev Gastroenterol Hepatol 2011;5(5):591-9.

173 Kortgen A, Rauchfuss F, Gotz M, Settmacher U, Bauer M, Sponholz C. Albumin dialysis in liver failure: comparison of molecular adsorbent recirculating system and single pass albumin dialysis – a retrospective analysis. Ther Apher Dial 2009;13(5):419-25.

174 Liou IW, Larson AM. Role of liver transplantation in acute liver failure. Semin Liver Dis 2008;28(2):201-9.

175 O'Grady J. Liver transplantation for acute liver failure. Best Pract Res Clin Gastroenterol 2012;26(1):27-33.

176 Lynch SV, Balderson GA. ANZLT Registry Report 2012. Brisbane, QLD, Australia: ANZLT; 2012.

177 Thuluvath PJ, Guidinger MK, Fung JJ, Johnson LB, Rayhill SC, Pelletier SJ. Liver transplantation in the United States, 1999–2008. Am J Transplant 2010;10(4 Pt 2):1003-19.

178 O'Leary JG, Lepe R, Davis GL. Indications for liver transplantation. Gastroenterology 2008;134(6):1764-76.

179 Yoo PS, Umman V, Rodriguez-Davalos MI, Emre SH. Retransplantation of the liver: review of current literature for decision making and

technical considerations. Transplant Proc 2013;45(3):854-9.

180 Transplantation Society of Australia and New Zealand. Organ transplantation from deceased donors: Consensus statement on eligibility criteria and allocation protocols. Canberra, Australia: TSANZ; 2010.

181 Trotter JF, Osgood MJ. MELD scores of liver transplant recipients according to size of waiting list: impact of organ allocation and patient outcomes. JAMA 2004;291(15):1871-4.

182 Llado L, Figueras J. Techniques of orthotopic liver transplantation. HPB (Oxford) 2004;6(2):69-75.

183 Agopian VG, Petrowsky H, Kaldas FM, Zarrinpar A, Farmer DG, Yersiz H et al. The evolution of liver transplantation during 3 decades: analysis of 5347 consecutive liver transplants at a single center. Ann Surg 2013;258(3):409-21.

184 Sizer E, Wendon J. Liver transplantation. In: Bersten AD, Soni N, eds. Oh's intensive care manual. 6th ed. Oxford: Butterworth Heinemann; 2009.

185 Reddy KS, Johnston TD, Putnam LA, Isley M, Ranjan D. Piggyback technique and selective use of veno-venous bypass in adult orthotopic liver transplantation. Clin Transplant 2000;14(4 Pt 2):370-4.

186 Renz JF, Yersiz H, Reichert PR, Hisatake GM, Farmer DG, Emond JC et al. Split-liver transplantation: a review. Am J Transplant 2003;3(11):1323-35.

187 Crawford M, Shaked A. The liver transplant operation. Graft 2003;6(2):98-109.

188 Russo MW, Brown RS, Jr. Adult living donor liver transplantation. Am J Transplant 2004;4(4):458-65.

189 Razonable RR, Findlay JY, O'Riordan A, Burroughs SG, Ghobrial RM, Agarwal B et al. Critical care issues in patients after liver transplantation. Liver Transpl 2011;17(5):511-27.

190 Perera T, Bramhall S. Surgical aspects of liver transplantation. In: Neuberger J, Ferguson J, Newsome PN, eds. Liver transplantation: Clinical assessment and management. West Sussex: John Wiley & Sons; 2014.

191 Esmat Gamil M, Pirenne J, Van Malenstein H, Verhaegen M, Desschans B, Monbaliu D et al. Risk factors for bleeding and clinical implications in patients undergoing liver transplantation. Transplant Proc 2012;44(9):2857-60.

192 Larsen FS, Strauss G, Knudsen GM, Herzog TM, Hansen BA, Secher NH. Cerebral perfusion, cardiac output, and arterial pressure in patients with fulminant hepatic failure. Crit Care Med 2000;28(4):996-1000.

193 Živković SA. Neurologic complications after liver transplantation. World J Hepatology 2013;5(8):409-18.

194 Feltracco P, Carollo C, Barbieri S, Pettenuzzo T, Ori C. Early respiratory complications after liver transplantation. World J Gastroenterol 2013;19(48):9271-81.

195 Mandell MS, Stoner TJ, Barnett R, Shaked A, Bellamy M, Biancofiore G et al. A multicenter evaluation of safety of early extubation in liver transplant recipients. Liver Transpl 2007;13(11):1557-63.

196 Weimann A, Ebener C, Hclland-Cunz S, Jauch KW, Hausser L, Kemen M et al. Surgery and transplantation – guidelines on parenteral nutrition, Chapter 18. Ger Med Sci 2009;7:Doc10.

197 Barri YM, Sanchez EQ, Jennings LW, Melton LB, Hays S, Levy MF et al. Acute kidney injury following liver transplantation: definition and outcome. Liver Transpl 2009;15(5):475-83.

198 Dienstag JL, Cosimi AB. Liver transplantation – a vision realized. N Engl J Med 2012;367(16):1483-5.

199 Gotthardt DN, Bruns H, Weiss KH, Schemmer P. Current strategies for immunosuppression following liver transplantation. Langenbecks Arch Surg 2014:DOI: 10.1007/s00423-014-1191-9.

200 Choudray NS, Saijal S, Shukla R, Kotecha H, Saraf N, Soin AS. Current status of immunosuppression in liver transplantation. J Clin Exper Hepatol 2013;3(2):150-8.

201 Seehofer D, Eurich D, Veltzke-Schlieker W, Neuhaus P. Biliary complications after liver transplantation: old problems and new challenges. Am J Transplant 2013;13(2):253-65.

202 Bilbao I, Armadans L, Lazaro JL, Hidalgo E, Castells L, Margarit C. Predictive factors for early mortality following liver transplantation. Clin Transplant 2003;17(5):401-11.

203 Jaurigue MM, Cappell MS. Therapy for alcoholic liver disease. World J Gastroenterol 2014;20(9):2143-58.

204 Bjorck M, Wanhainen A. Management of abdominal compartment syndrome and the open abdomen. Eur J Vasc Endovasc Surg 2014;47(3):279-87.

205 Moher D, Liberati A, Tetzlaff J, Altman DG, Group P. Preferred reporting items for systematic reviews and meta-analyses: the PRISMA statement. J Clin Epidemiol 2009;62(10):1006-12.

206 Marshall AP. The gut in critical illness. In: Carlson K, ed. AACN Advanced critical care nursing. Philadelphia: Elsevier; 2009.

第21章

休克的病理生理学及临床管理

原著: Margherita Murgo, Gavin Leslie
翻译: 张雪静, 唐静, 蒋怡佳
审校: 刘方

学习目标

阅读完本章, 将掌握以下内容:
- 描述休克的临床表现。
- 识别休克的不同阶段。
- 叙述休克管理的主要原则。
- 论述休克复苏终点。
- 明确对休克患者的适当监护。
- 回顾并评估对特定类型休克患者的护理。

引言

> 患者表现为头部、双手及双脚冰冷, 但腹部及其周围温暖时往往是不良的征兆; 而患者全身温暖则是个非常好的兆头。
>
> 《疾病预测》(Prognostics), 希波克拉底, 400BC[1]

休克是一种影响细胞及组织系统功能的异常生理状态, 是一种因血流改变导致细胞功能异常并最终引起器官衰竭的综合征。休克实际上是组织缺氧的最终结果:
- 代偿机制不能对抗组织灌注的减少[2]
- 细胞水平的营养摄取受损

尽管引起休克的原因是多样的, 但治疗重点均集中于提高组织灌注和氧输送。一般按照引起休克的潜在病因分类: 血管内容量的缺失、血管张力的破坏以及心肌收缩力的改变[3]。在重症监护病房收治的重症患者中, 休克是最为常见的一种临床综合征。

早期识别及管理休克患者有助于逆转疾病进程并改善预后[4]。低血压(收缩压低于90mmHg)曾被认为是休克的标志, 而实际上在休克早期患者血压可维持正常, 低血压往往提示了患者的病程恶化并需要紧急的医疗干预[5]。因此, 频繁观察并发现其他早期提示患者病情恶化的症状和体征, 在休克病程恶化至不可逆转之前做出应对十分重要[6]。值得注意的是, 临床上没有一个生命体征或某一项实验室检查可明确诊断休克或判定休克的阶段[4], 应综合多因素考虑。

这一章节将介绍休克的病理生理学改变、常规分类及相关病理机制, 阐述休克患者的监测及干预原则。

关键词

过敏性休克
心源性休克
分布性休克
低血容量性休克
神经源性休克
梗阻性休克
脓毒症
脓毒性休克
严重脓毒症
全身炎症反应综合征

一、病理生理

根据病因可将休克分为：低血容量、心源性、分布性[2,7,8]及梗阻性休克[9]（图 21.1）。不同的病因导致了不同类型的休克致使组织灌注不足及细胞水平上氧和营养的摄取不足（表 21.1）。然而在临床工作中，我们经常能发现不同类型的休克同时出现在一例患者中，例如脓毒性休克患者往往合并低血容量或心功能异常。

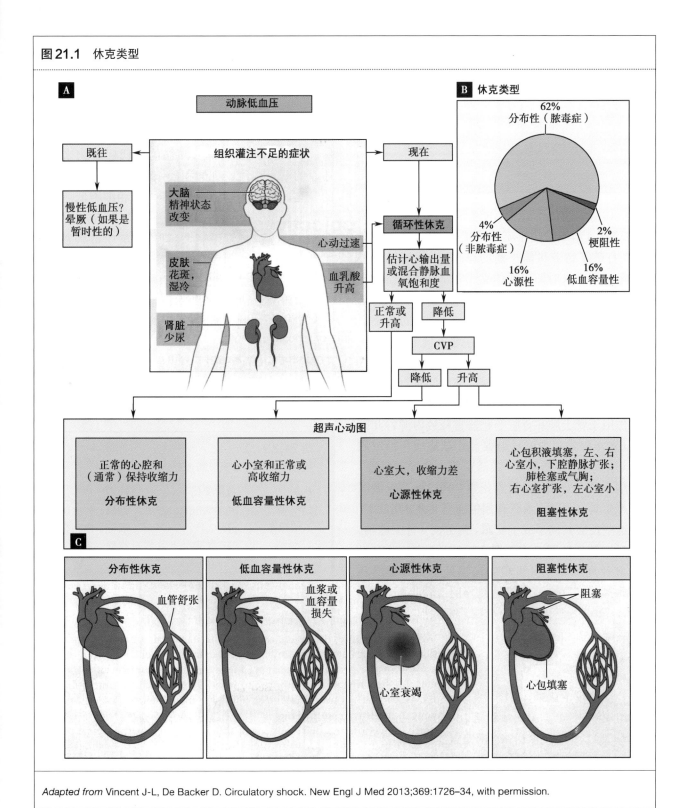

图 21.1　休克类型

Adapted from Vincent J-L, De Backer D. Circulatory shock. New Engl J Med 2013;369:1726–34, with permission.

表 21.1
休克类型

休克类型	主要特点
低血容量性休克	由出血、脱水或体液丢失造成的有效循环血量的减少
心源性休克	泵衰竭（心肌收缩力的损伤），通常由心肌梗死造成
梗阻性休克	血液循环的主要通道（心脏或大血管）受到机械性梗阻（例如：心包填塞或肺动脉栓塞）
分布性休克	脓毒症、过敏和神经源性损伤造成的循环分布异常。

Adapted from Manji RA, Wood KE, Kumar A.The history and evolution of circulatory shock.Crit Care Clin 2009; 25; 1-29, with permission.

机体组织的代谢需求不能被满足时即会出现休克；低灌注（组织灌注血流量的减少）导致细胞功能异常，打破了营养供需平衡的稳态，当代偿机制不能满足循环需求时即出现休克[2, 10]。机体代偿反应主要是通过位于气管及大血管的神经感受器来感知血压（压力感受器）和生化（化学感受器）的微小变化。这些感受器反馈于下丘脑并通过调节垂体（释放一系列激素，如抗利尿激素及促肾上腺激素）和肾上腺皮质来对抗休克的发展。与此同时直接反馈于交感神经系统，调节以小动脉为主的血管的张力，同时作用于肾上腺和肾脏等靶器官释放内源性儿茶酚胺（肾上腺素和去甲肾上腺素），盐皮质和糖皮质激素（醛固酮、皮质醇）并激活肾素 - 血管紧张素 - 醛固酮系统。肾素 - 血管紧张素 - 醛固酮系统激活后可产生具有强效缩血管作用的血管紧张素Ⅱ。

这些反应共同形成了交感 - 内分泌 - 肾上腺轴。这个反应轴保证了对重要器官的循环灌注、联合炎症反应使局部和全身组织的损害最小化并最终获得良好预后。联合反应包括充分的血管收缩、少尿（无尿），重要器官的血流再分布，高血糖，免疫调节及激活凝血机制。上述反应对潜在休克阶段有效循环血量不足的代偿卓有成效，但在泵衰竭引起的休克时可能会适得其反。

若代偿反应失败，心排血量将不能满足持续增加的组织氧耗（参见第 9 章和第 10 章）。当处于"提供依赖"阶段时，氧输送降低，但组织氧解离增加，尚能代偿氧消耗。但当氧输送明显降低至阈值下时，氧解离曲线升高，此代偿机制不能代偿低氧而产生氧债[4, 11]。

循环血量相对正常时也可能出现低灌注往往此时尚未出现临床证据[4]。分布性休克（脓毒症、神经源性和过敏性休克）主要影响血管张力，往往可同时出现某些组织循环灌注不足而其他部位分布过量[2, 5,10, 11]。这种循环分布不当可造成一些器官长时间缺血，导致器官功能不全甚至衰竭[4]。有证据表明，过多的细胞炎症因子，如一氧化氮和肿瘤坏死因子 -α（TNF-α）的产生会影响细胞线粒体利用氧的能力，导致三磷酸腺苷（ATP）储存不足且干扰了电子转运和代谢，引起细胞源性缺氧[11-13]。在脓毒症患者中，一氧化氮可引起血管舒张，并导致微循环和毛细血管渗漏[14]。

休克在不同器官的表现不同，且很难被直接测量。临床上常用全身低灌注的替代标志物来反应休克的严重程度。乳酸和酸碱失衡，如阳离子间隙的升高，被认为是线粒体功能失常和细胞低灌注的早期标志[6, 9, 15]。这些对休克的"替代"生物标记物（pH，血乳酸，标准碱剩余）评价了酸中毒状态及休克严重程度[16]。乳酸作为代谢产物，正常情况下每天可产生 1 300mmol 的强效阴离子[17]。乳酸升高常见于组织缺氧、高代谢状态、乳酸清除率下降、丙酮酸脱氢酶的抑制状态和炎性细胞的激活，均为休克发展期的特点（表 21.2）。乳酸是无氧代谢的标志，因此乳酸水平的升高提示了潜在器官衰竭。休克患者的血乳酸水平直接与患者预后相关[16, 18]。当血乳酸超过 5mmol/L 时，病死率会明显升高[17]。

表 21.2
组织缺氧引起的高乳酸血症

机制	血清变化	病因
糖酵解增多且清除减少	乳酸>5mmol/L 且 pH<7.35（正常情况下乳酸<2mmol/L）	低氧、贫血、低灌注、休克、脓毒症

Adapted from Phypers B, Pierce JT.Lactate physiology in health and disease.Continuing Education in Anaesthesia, Crit Care Pain 2006; 6: 128-32, with permission.

当休克进展且机体失代偿时，机体器官将出现功能障碍。这可视为全身炎症反应综合征（systemic inflammatory tesponse syndrome，SIRS）的并发症，而 SIRS 既可作为休克状态的直接产生原因，亦可发展为休克进展期的后果。造成"毛细血管渗漏"或微血管渗透性增强，组织内皮系统改变并导致间质水肿。许多炎性介质，包括细胞因子、氧自由基和活化的嗜中性粒细胞改变了内皮细胞的结构[19]，为较大的血管内分子伴随着蛋白质及水分子游走至血管外间隙提供途径[20]。这种反应机制使富有营养的体液渗透至受损的局部，然而从整体上，体液的移动导致了低血容量、器官功能障碍并导致了急性器官受损，如急性肺损伤和急性肾损伤[20]。这种发展中的器官损伤可视为器官衰竭的先行表现（参见第 22 章）。

下一部分将介绍休克的系统评估及管理，阐述不同类型休克的特异性管理原则，以避免或者限制组织损伤，并逆转最终器官衰竭的进程。

二、患者评估

作为心血管系统失衡的结果，重症患者经常表现为组织缺氧[21]。表 21.3 列举了休克的生理学改变。治疗上主要针对维持重要器官的氧输送来避免缺血和细胞死亡[21, 22]。理想状态应对器官和组织应被逐一监测[21]，但在临床中，全身监测指标如灌注压、心排血量和 DO$_2$ 常作为替代指标辅助医师做出临床决策[23]。患者的评估和包括计算心排血量在内的血流动力学监测，常被用于区分不同类型的休克状态和评估治疗效果[22, 24, 25]。由于心排血量是决定氧输送的重要因素，因此许多临床医师将心排血量视为休克患者的重要评估指标[21, 22]。尽管可以通过体格检查来评价患者的心排血量，但由于其准确性不佳且病程变化迅速，重症患者很少通过临床进行评估[26]。在重症患者中往往应用有创监测技术监测心排血量（参见第 9 章）。

（一）无创评估

灌注状态可以通过显而易见的器官功能变化进行临床评估，如精神状态、尿量及外周四肢的温暖程度及颜色变化[4, 9]。对心血管系统、中枢神经系统和肾功能的基础评估对评价患者休克的风险至关重要。尿量、心率和毛细血管的微小变化均对休克造成的组织灌注状态改变的生理性代偿机制。常规监测上述生命体征并通过仔细地记录其趋势变化可以提示临床医师以阻止休克恶化的进程。神志状态的改变可能提示病情恶化：早期可表现为焦虑，进而出现不安躁动神志昏迷。其他评估指标包括寒冷、皮肤湿冷、体位性低血压、心动过速和尿量减少[8, 9]。但对于这些临床指标的准确性尚存争议，尤其是当不同医师进行评估时；因此在 ICU 中，持续心电监护和有创监测技术可对循环状态提供客观评价。尽管基于临床表现估测的心排血量并不完全可靠，但体格检查对血管阻力的评估则表现出令人信服的准确性[28]。对公式全身血管阻力 = 平均动脉压 - 中心静脉压 / 心输出量重新排列[28]，即可通过临床监测来推算心输出量，其中全身血管阻力可通过外周皮肤温度变化来计算。一个可靠而精确的计算心排血量的无创性临床评价技术将非常具有临床应用价值[24]，并可用于证实无创监测的准确性。尽管临床上有一些无创心排血量监测技术，但在大规模临床应用之前则需要进一步的调查和证实。新的无创评估手段越来越多地被应用于临床中[29]。床旁超声通过观察下腔静脉（inferior vena cava，IVC）随呼吸作用的直径变化评价容量状态。一项 Meta 分析对比了正常人群和低血压人群的 IVC 直径的差异，并证实在容量不足时，IVC 直径呈变小趋势。但 IVC 直径尚不能判断心排血量和每搏变异度的变化，更多的临床研究工作正在进行中[30]。

表 21.3
休克的生理变化

休克类型	心排血量	系统血管阻力	微循环	肺毛细血管压力	肺血管阻力
低血容量性	↓	↑	↓	↓	↑
心源性	↓	↑	↓	↑	↑
分布性：					
脓毒症	↑	↓	↓	↓	↓
过敏性	↓	↓	↓	↓	↓
神经源性	↓ /=	↓	↓	↓	↓
梗阻性	↓	↑	↓	↑	↑

↑ 增加；↓ 降低；= 无变化

Adapted from Weil M.Personal commentary on the diagnosis and treatment of circulatory shock states.Curr Opin Crit Care 2004; 10: 246-9, with permission.

（二）有创监测技术

留置动脉导管不仅可持续监测心率及血压，亦可随时抽取动脉血以动态监测血乳酸水平、电解质状态以及包括 pH 在内的血气分析。

温度热稀释是 ICU 中测量心输出量最为常用的方法[22]。该方法在肺动脉处或将中心静脉置入导管，并与带有热敏装置的动脉套管连接而获得相关参数。其他测量 CO 的有创监测技术包括脉搏轮廓法、动脉压力分析及经食管的多普勒超声。上述方法均存在不同程度的有创性，并需要消耗时间来确保测量的准确性[31]，价格昂贵且可能出现并发症[24, 32]。由于肺动脉导管存在置入导管的相关风险[22, 25, 32]，其测量心输出量的价值[33]与其风险相比尚存争议。这促使医生致力于研究损伤较小或是无创测量心输出量的方法。

一种较为先进的有创测量方法是在肺动脉导管中应用一种发光感受器持续监测混合静脉血氧饱和度。当氧输送不能满足组织需求或氧解离增高时，PAC 的混合静脉血氧含量下降，以此作为组织氧需不能被满足的替代表现。在 Rivers 及其同事的研究[34]中应用该项技术作为标志物。该项技术可作为脓毒症恶化的早期监测、评估容量复苏并可作为目标导向治疗中的一部分来管理患者[35]。这项单中心的美国研究引来众多关注，并在一项多中心研究中[36, 37]通过多篇文章证实该目标导向治疗可改变重症医疗技术现状。

（三）管理原则

休克患者的管理集中于原发病的治疗、恢复或提高灌注及氧输送；这些可用 VIP 来概括[27]。为提高 ICU 患者的护理质量，推荐给予重症患者每日以 FASTHUG 评价[38]（见实践提示）。不同休克类型患者的管理特点将在以下分别进行阐述。

实践提示

VIP 缩写

- V（ventilation）：机械通气，包括建立人工气道、给氧及通气
- I（infusion）：输注适当的容量扩充剂
- P（pumping）：应用药物增强心泵功能，如抗心律失常药物、强心药物、利尿剂和血管舒张剂

Adapted from Weil M. Personal commentary on the diagnosis and treatment of circulatory shock states. Curr Opin Crit Care 2004; 10:246-9, with permission.

实践提示

FASTHUG 速记法

F（feeding）：喂养（避免营养失调，提供充足的热量摄入）

A（analgesia）：麻醉（减轻疼痛，增强物理和生理上的舒适感觉）

S（sedation）：镇静（达到 3C 状态—平静、合作和舒适）

T（thromboembolic）：抗凝（预防深静脉血栓）

H（head）：床头抬高（大于 45°以减少反流和呼吸机相关性肺炎）

U（ulear）：预防溃疡（预防应激性溃疡）

G（glycaemic）：控制血糖（维持正常的血糖水平）

Adapted from Vincent J-L. Give your patient a fast hug (at least) once a day. Crit Care Med 2005;33:1225-9, with permission.

三、低血容量性休克

低血容量不仅是引起休克的最常见病因，亦是其他类型休克发展进程中的表现。有效循环血量不足引起了心排血量下降和灌注改变[39, 40]。失血相关性死亡往往出现在受伤后的最初几小时[40]。最显而易见的原因是血管直接受损导致的出血，除此之外还有些潜在原因，诸如持续呕吐及腹泻导致的脱水、脓毒症及烧伤[41]。低血容量休克可根据容量丢失的多少而分为轻度、中度及重度（表 21.4）。当休克进展恶化，相关代偿机制出现过度代偿[8]，而持续存在低氧输送时，低血容量性休克则可将恶化至多器官功能障碍综合征[39]（参见第 22 章）。

（一）临床表现

出血相关的临床表现只有在血容量丢失超过 15%～30% 时才会出现，并随着休克进展而恶化[8, 41]。临床上很难准确评估血细胞和血浆的丢失，而液体复苏引起的稀释作用可作为评估血红蛋白和血细胞比容的证据[41]。循环血量减少时，绝大部分器官出现血管收缩，表现为系统血管阻力显著升高以保证有效循环血量，这一代偿反应解释了很多症状和体征。然而，持续的缺血将造成组织缺氧并激活炎症反应，缺氧局部将释放炎性介质，导致器官微血管扩张和毛细血管再开放以维持氧供并改善缺氧[41]。而这也视为多器官功能障碍综合征发展的标志。

（二）患者管理

对低血容量的临床管理集中于开放气道，并在维持呼吸稳定的情况下减少液体流失并快速补充循环血量[41]。建立多个静脉通路，补充胶体、等渗晶体或血制品替代丢失的循环血量以达到血流动力学目标（如平均动脉压>65mmHg）。体温可因血液丢失、快速输注室温的液体、暴露于院前环境及持续的物理检查而快速降低。为了避免出现凝血障碍和温度调节功能异常，应使用保温措施维持患者体温>35℃[42]。临床目标为避免死亡三联征：贫血、凝血障碍及低体温。大量输血对机体的生理学影响[40-42]（图21.2）。

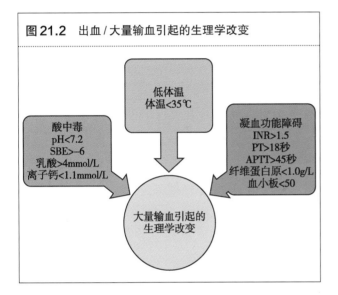

图21.2 出血/大量输血引起的生理学改变

低体温
体温<35℃

酸中毒
pH<7.2
SBE>-6
乳酸>4mmol/L
离子钙<1.1mmol/L

凝血功能障碍
INR>1.5
PT>18秒
APTT>45秒
纤维蛋白原<1.0g/L
血小板<50

大量输血引起的生理学改变

重症监护室护士在面对低血容量患者时应有效掌握最初的病情评估以确立患者代偿程度的分级。图21.2列举了出血的临床表现。对患者临床表现的仔细观察有助于确立患者的严重等级及对治疗需求的优先级别。多数医院建立了监护等级及在患者需要升高监护等级时的触发机制，如医疗急救团队或快速反应团队。临床上，往往是护士处于容量复苏的最前线，如开放静脉通路。有许多操作流程及指南推荐如何对循环血量不足的患者实施液体复苏。尽管不同指南间存在细节差异，但均推荐根据容量负荷试验指导液体复苏。一般推荐的复苏剂量为不超过20ml/kg的胶体液或30~40ml/kg的晶体液。严重失血患者应参考大量输血管理流程（图21.3）。BloodSafe Australia（https // www. bloodsafelearning. org.au）网站有相关的课程讲解。

液体复苏

液体复苏是低血容量性休克的一线治疗方案；通过增加液体容量提高前负荷，从而改善心排血量（Starling曲线）及器官灌注。液体输注的选择应考虑液体丢失的原因，如烧伤时用血浆替代，大量失血时应用新鲜血细胞。临床上应充分评估液体复苏带来的治疗作用及不良反应[44]。"补液实验"的结果并不总是恰当的；而应将对容量反应性的评估视为决定因素，并且确保增加的容量不造成有害影响，避免容量过负荷、液体渗出及持续的炎症反应[4]。液体类型、剂量、速度及目标终点应被纳入复苏的具体实施方案[41]，通常我们根据患者体重来计算所需容量。表21.5列举了常用液体及其性质。当患者需要大量输血时，应注意选择血制品的种类并根据输血流程进行。

实践提示

高危患者的液体冲击

实施液体冲击治疗前应评估高危患者的具体情况，如高龄患者。

注意评估液体过负荷和肺水肿的表现：呼吸短促，端坐呼吸，听诊吸气爆裂音，水肿，中心静脉压升高。出现恶化时需紧急医疗干预。

表21.4
低血容量性休克的症状和体征

参量	轻度（15%~30%）	中度（30%~40%）	中度（>40%）
血压	无变化	降低	低血压
脉搏（次/min）	≥100次/min	≥120次/min	≥140次/min
呼吸频率	>20次/min	>30次/min	>40次/min
精神状态	正常或轻度焦虑	中度焦虑到神志不清	神志不清，昏睡
尿量	>30ml/h	20~30ml/h	5~15ml/h，无尿
毛细血管再充盈时间	正常	减少大于4秒	减少大于4秒

Adapted from Kelley D.Hypovolemic shock: an overview.Crit Care Nurs Q 2005; 28: 2-19, with permission.

表 21.5
容量复苏的液体

	血浆	胶体									晶体		
		白蛋白	羟乙基淀粉						明胶				
		4% 白蛋白	10% 200/0.5	6% 450/0.7	6% 130/0.4		6% 130/0.42		4%琥珀 酰明胶	3.5% 尿素 连接明胶	0.9% 盐水	乳酸钠	平衡液 混合液
商品名		Albumex	Hemohes	Hextend	Voluven	Volulyte	Venofundin	Tetraspan	Gelofusine	Haemaccel	生理盐水	乳酸林 格液	PlasmaLyte
来源		献血	土豆淀粉	玉米淀粉	玉米淀粉	玉米淀粉	土豆淀粉	土豆淀粉	牛明胶	牛明胶			
渗透压 mOsm/L	291	250	308	304	308	286	308	296	274	301	308	280.6	294
钠 mmol/L	135~145	148	154	143	154	137	154	140	154	145	154	131	140
钾 mmol/L	4.5~5.0			3.0		4.0		4.0		5.1		5.4	5.0
钙 mmol/L	2.2~2.6			5.0				2.5		6.25		2.0	
镁 mmol/L	0.8~1.0			0.9		1.5		1.0					3.0
氯 mmol/L	94~111	128	154	124	154	110	154	118	120	145	154	111	98
醋酸 mmol/L						34		24					27
乳酸 mmol/L	1~2			28								29	
苹果酸 mmol/L								5					
葡糖酸 mmol/L													23
碳酸 mmol/L	23~27												
辛酸 mmol/L	6.4												

注：将钾的值换算成 mg/dl，除以 0.255 8；将钙的值换算成 mg/dl，除以 0.250；将镁的值换算成 mg/dl，除以 0.411 4。

Adapted from Myburgh JA, Mythen MG. Resuscitation fluids. New Engl J Med 2013; 369; 1243-51, with permission.

（1）限制性容量复苏

在创伤控制阶段施行复苏时，应尽量应用血制品且避免过度复苏[45]。严重创伤和大出血的理论基础主要来源于军队和战场创伤[46]。建议维持收缩压接近90mmHg，以避免因提高血压进行的大量液体输注，导致的稀释性低凝血症[47]。应由多学科团队评估外科干预指征并进行"允许性低血压"管理（在对失血进行适当外科控制之前，精确限制或使液体复苏量达最小化）[48]。注意尽快止血，可应用局部压迫、加压装置或其他手段[47]。同时尽可能维持收缩压的稳定，必要时输注血制品并注意避免凝血功能障碍[46]。

目前对早期手术干预优于积极液体复苏这一观点尚存争议[40]。此观点认为，通过止血等手段达到血流动力学稳定前维持患者处于允许性低灌注状态[40]。对重度出血患者给予诸如活化的Ⅳ因子和EPO等药物治疗同样存在争议[42]。由澳大利亚国家血制品协会颁布的大量输血指南不推荐超说明书使用活化的Ⅳ因子，即使常规治疗方式不能有效止血并导致了大量血液流失及血制品的大量输注[43]。相关药物应用剂量及栓塞性并发症也于近期引起了争论[42]。

（2）晶体液 vs 胶体液

理论上，胶体可维持胶体渗透压，保证了血管内容量并可减轻组织水肿及炎症反应，复苏效果应优于晶体[15]。但这一观点并没有被临床试验所证实。近期发表的CRISTAL研究结果显示，晶体液和胶体液对低血容量休克患者的复苏效果并没有统计学差异[48]。这项非盲法的多中心随机对照试验进行了将近十年，纳入了近3 000例患者，主要研究终点为28天病死率[48]。关于液体复苏时，晶体或胶体的选择问题有待更多的大型临床试验来给出答案[49-51]。

当怀疑中到重度低血容量休克时，应予输血增加氧供。扩容引起血细胞进一步的稀释，增加了组织缺氧，造成等容量性贫血，此时往往需要输注血细胞。尽管大量应用高氯性酸中毒[40]与等张盐水[46]发生相关，临床上仍习惯选择等张盐水作为容量补充剂。当患者出现中至重度出血的表现时往往需要输注全血或行成分输血。目前临床上尚未出现完美的复苏液体，应由患者病情及体液丢失的类型指导选择复苏液体的类型。

（3）血及血制品

在应用大剂量血制品时应考虑多方面因素。大剂量输血定义为24小时内替换患者的全部血液，相当于输注10U红细胞[46,52,53]。大剂量输血将产生

系列并发症（输血反应、凝血功能异常、低体温及脓毒症[8]）并与患者死亡率升高相关[53]。

对大剂量输血患者应严密监护代谢紊乱、低体温、枸橼酸酸中毒、高钾血症和凝血功能障碍（由于凝血因子的缺乏）相关的临床表现。凝血因子的稀释及消耗造成微血管出血，可表现为全身多部位甚至是外科伤口周围的渗出[52,53]。输注大量氧亲和力高的储存血细胞对组织的氧输送能力产生不利影响。因此推荐使用储存时间小于1周的血细胞；输血后2,3-双磷酸甘油酸迅速升高，在其后几小时内氧亲和力下降至正常[52]。目前，澳大利亚和新西兰重症监护协会临床试验小组正在进行研究，以确定新鲜血液是否能降低90天的死亡率（TRANSFUSE ClinicalTrials.gov identifier: NCT01638416，请参看在线资源）。

应注意输血相关的代谢紊乱。每单位血细胞中含有可结合等单位钙离子的枸橼酸3g。一个健康成人每5分钟可由肝脏代谢3g枸橼酸。当快速输血或患者肝功能损伤时可出现枸橼酸中毒及低钙血症。因此应对患者监测并早期发现肌肉抽搐、低血压及低钙血症相关的心电表现[52]。血钾升高的程度与输注血细胞的储存时间呈正相关（甚至可超过30mmol/L）。高钾血症常出现在输血后红细胞开始代谢和重启细胞内摄取钾离子时[52]。

储存血细胞中的高水平乳酸和枸橼酸亦可引起酸碱失衡。枸橼酸代谢成为二氧化碳，从长远角度看输血可造成代谢性碱中毒。由于低体温造成枸橼酸和乳酸代谢水平的降低，导致血红蛋白对氧分子的亲和力增强、血小板功能障碍和心律失常[52]，因此应维持患者体温及血制品温度来避免上述并发症。

白细胞耗竭现象可见于澳洲的输血患者中，降低输血相关的炎性免疫反应放大效应。欧洲协会颁布了高质量等级的有关成分血的准备及质量管理规定。澳大利亚国家血制品协会颁布了四项全面且易于使用的临床指南（见实践提示）。

实践提示

血制品使用

在他们完成更新之后，在澳大利亚血液管理局网站（参见线上资源）上跟进并下载精简的推荐和工具供床边使用。在对患者进行干预之前，始终需要查阅当地的政策和指南。

澳大利亚国家血制品协会制定的大量输血指南给出了大量输血时的具体流程。参见图21.3。

图21.3　大量输血流程

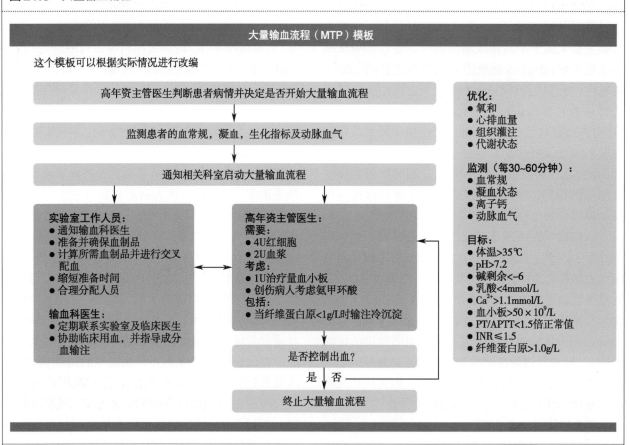

Adapted from http://www.blood.gov.au/system/files/documents/pbm-module1-mtp-template_0.ppt, with permission.

大量输血患者对氨甲环酸及抗纤溶药物的使用逐渐增多[54]。一项纳入了超过20 000例创伤患者的大型随机对照试验结果显示,应用氨甲环酸可降低患者的病死率[55]。在创伤最初的1小时内使用预后较好。尽管这是一项大样本的研究,但目前对氨甲环酸的使用尚存争议[56]。

四、心源性休克

心源性休克是由泵衰竭造成的循环衰竭[57],表现为低心排血量[CI<2.1L/(min•m^2)]、低血压(平均动脉压<90mmHg)和严重肺动脉淤血、中心血管灌注压增高(肺动脉阻塞压力>18mmHg)[58]。其他有创性监测参数包括:胸腔内血容量>850ml/m^2,全心舒张末期容积>700ml/m^2,血管外肺水指数>10ml/kg[59, 60]。心源性休克常见于左室局部缺血面积超过40%的心梗患者。亦可见于机械活动异常(急性心脏瓣膜活动失常或膈缺陷)、心肌病恶化及充血性心脏衰竭、创伤及左室流出道梗阻(归属于梗阻性休克,如肺动脉栓塞、动脉瘤破裂及心包填塞)[27, 61](参见第10章)。由脓毒症、酸中毒、心肌抑制因子、高钙血症及药物损伤[62]等非心源性因素造成的心肌顿抑也可引起心源性休克的表现。

急性心梗患者出现心源性休克的发病率约为3%,病死率则高达50%～80%[63],而单纯心肌梗死的死亡率则为7%。随着急诊血管重建技术的普及和治疗水平的提高,通过介入治疗行血运重建可明显改善急性期患者的预后[64, 65]。对ST段抬高型心肌梗死行冠脉干预,若从入室到球囊的时间不超过90分钟可明显改善患者预后[66]。

临床表现包括外周循环低灌注、心动过速及器官功能障碍等,如意识模糊、躁动、少尿、极度寒冷、呼吸困难,其中很多临床表现与低容量性休克患者重合[57]。心源性休克患者通常不能进行良好的代偿:心脏做功增加会加重心肌缺血。对病史的快速而准确的评估将有助于区分休克进展的病因。

由于临床表现相似，梗阻性休克有时会被误认为心源性休克。梗阻性休克不同于其他类型的休克[9]，其是指血液循环的主要通道受到机械性梗阻造成的临床综合征。梗阻性休克的病因主要为：由张力性气胸或心包填塞引起的心脏回流严重受阻和主动脉夹层及肺动脉栓塞引起的心脏后负荷增加[67]。相关内容参加表 21.6。梗阻性休克可以通过维持前负荷和液体复苏来临时治疗，直到明确的干预措施来消除对向前血流的阻塞。

对心源性休克所致心脏衰竭患者进行管理很有挑战，往往需要随时准备进行干预治疗。由于机体代偿机制会进一步伤害心脏因此很难维持循环灌注。尽管谨慎管理患者容量状态可维持心脏功能（Starling 定律），但更为重要的是应用相关药物来减轻患者心脏负担并改善心功能：多巴胺可强心并可舒张血管从而减轻心脏后负荷；吗啡可减轻疼痛，增加冠脉灌注并减少氧耗。针对病因治疗尤其重要：包括手术改善血流阻塞状态或针对冠脉阻塞的介入治疗。参加第 10 章有关更多急性心肌梗死和心脏衰竭的讨论与管理。

（一）临床表现

临床可见不同程度的充血性心脏衰竭[58, 59]（框 21.1）。亦可见心源性休克病因相关的临床表现，如胸痛、心电图 ST 段改变、心脏杂音、心律失常及心包填塞的表现。

框 21.1

心源性休克的临床表现

- 低心排血量和低血压
- 外周低灌注：苍白、寒冷、肢段湿冷
- 少尿
- 神志状态改变，烦躁及焦虑
- 心动过速及心律失常
- 肺循环淤血、双肺布满湿罗音及低氧血症（可能为肺水肿）
- 呼吸困难及呼吸急促
- 呼吸性碱中毒（过度通气）或酸中毒（呼吸疲劳）
- 乳酸中毒
- 颈静脉充血，颈静脉压力升高

尽管"经典"指标并不唯一，但在缺乏有创监测时，记录患者低血压、周围低灌注和严重的肺循环充血状态将为诊断提供证据。初期检查发现，30%的原发病因为左室功能异常的休克患者并未出现循环淤血，而其中 9% 的患者无循环低灌注表现[69]。

表 21.6

梗阻性休克类型

类型	说明	特征	病因	管理
心包填塞	继发于心包积液压缩心室的急性循环衰竭	焦虑，低血压，胸痛，气促，奇脉，心动过速，高 cvp	心包损伤、主动脉夹层、外伤、心脏术后和少数感染的原因，症状包括右侧舒张性塌陷	心包引流
张力性气胸	只允许空气进入胸腔，而无法排出，使胸腔内空气逐渐累积，胸膜腔压力将纵隔推向对侧，阻碍静脉向心脏回流	气管偏离受影响一侧，气胸一侧过度扩张，气量很少，颈静脉扩张	穿透性胸部损伤、钝性创伤、医院手术（如插入或移除中心导管）、肺活检	尽快进行胸腔穿刺术（锁骨中线第二肋间插入大套管），但该手术并非无并发症，建议术前 X 线检查确诊，术后需行胸腔引流
肺栓塞	肺动脉闭塞	呼吸急促，胸痛，咯血	右侧过负荷，扩大右心室，使中隔向左偏移，从而降低左心室容积和顺应性	溶栓或外科取栓

CVP= 中心静脉压；RV= 右心室

Adapted from Bodson L, Bouferrache K, Vieillard-Baron A. Cardiac tamponade. Curr Opin Crit Care 2011; 17: 416-24, with permission.

根据左室心肌梗死的病理学机制,心肌的结构异常及收缩功能受损导致左室排空不全[58]。因此导致进展性心脏充血,最初出现在左心房,进而是肺循环,右心室,右心房最终导致静脉淤血[58, 70, 71]。对患者进行有创血流动力学监测时,其临床改变可参见图21.4。

应对心源性休克患者进行氧输送及氧需求(氧消耗)方面的评估和监测。氧输送的下降与心排血量降低呈正比关系,并加重由肺水肿造成的组织缺氧[72]。早期可通过组织氧摄取能力的提高来维持氧消耗。正常情况下,氧输送的25%由组织分解,但当氧输送减少时,组织可通过提高分解能力来满足代谢需要。在患者出现氧输送极度缺乏而不足以通过氧摄取分解能力的提高来代偿之前,患者的氧消耗通常可得以维持稳定。最大氧解离度可高达50%,而当氧输送下降至500～600ml/min[心脏指数<2.2L/(min•m²)]时患者氧消耗将受到影响[72, 73]。尽管应用深静脉置管可准确描述心源性休克的严重程度(若合并低血容量性休克),有关患者预后改善的证据尚不清楚[25, 33]。

一旦氧消耗不能满足组织需求,机体将进行无氧代谢并产生乳酸,最终造成酸中毒[21, 58]。若氧输送不能被改善,组织缺氧和损伤将持续存在,代谢性酸中毒亦将持续恶化。当心肌缺血持续存在或梗死加重时,心肌收缩力将持续恶化,导致组织缺血和功能障碍[72]。

在心肌梗死造成的心源性休克患者中,早期可通过改善低血容量状态进行代偿,但最终将出现矛盾:

- 心动过速代偿了低心搏血量,但增加了心肌耗氧并缩短了心脏舒张期,减少了冠脉灌注时间。
- 血管收缩代偿了低血压,但增加了左室后负荷,加重心脏做功,尤其可见于心脏收缩功能异常导致的心源性休克患者。
- 增加心脏做功可对抗升高的后负荷,但加重心肌对氧的需求,并且不能通过冠脉闭塞来抵消。
- 持续的肺循环充血不能长时间维持在肺毛细血管内而最终将移动至肺泡内,造成肺水肿,对循环氧输送造成损害。

(二)患者管理

心源性休克的治疗包括血流动力学管理、呼吸

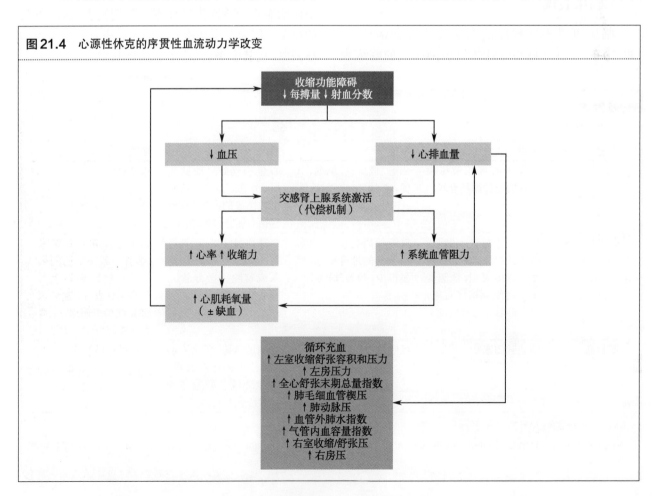

图21.4　心源性休克的序贯性血流动力学改变

及循环支持、维持生化稳态及病因治疗。对心源性休克患者的综合治疗需要多方面的合作支持。

对心源性休克的快速应对包括反复评估患者病情并寻找最佳氧供及氧需。对患者进行频繁而全面的病情评估很重要,并应关注以下方面:

- 明确存在临床病情恶化风险的患者。
- 评估休克的严重程度及组织器官功能异常情况。
- 评估患者对治疗的反应。
- 明确治疗的并发症。

对患者的评估由一系列指标构成:包括患者的一般情况、围绕心血管系统的相关症状以及与心功能相关系统的表现,如呼吸、肾脏、神经及体表系统。

经典治疗方案包括减轻前负荷、通过静脉应用强心剂增加心脏收缩力和改善后负荷状态。根据患者心源性休克的严重程度,上述方案可同时实施。必要时可进行气管内插管并实施机械通气(需要机械通气的患者往往表现为病死率升高)[74]。

1. 优化氧供及氧需

由于心源性休克的原因为氧供与机体氧需的失衡,因此通过提高氧供降低氧需来改善失衡状态对治疗至关重要(框 21.2)。

框 21.2

维持氧供及氧需平衡

增加氧供的策略:

- 维持患者直立位以通过减少静脉回流血量、减轻肺水肿来获得最佳通气(但可能加重低血压)
- 纠正低氧血症,必要时应用持续正压通气(CPAP)或双向正压通气(BiPAP)[75]

降低氧需的策略:

- 限制机体活动
- 减轻患者焦虑状态,包括交流、解释,必要时可应用麻醉及镇静药物(抑郁患者应避免使用)
- 确保亲友探视是对患者有益的(需要实施相关条款,确保探视家属为患者深爱的、限制探视时间并选择合适的家属来陪伴患者)

---

2. 前负荷管理

降低前负荷可减轻肺循环淤血状态,降低心脏做功并改善由心室过度扩张造成的心肌收缩力损伤。应首先对患者进行容量评估。理想的管理目标为减轻右室、肺动脉、肺动脉楔压、或气管内血容量、全心舒张末期容积和血管外肺水。

实践提示

减轻前负荷的策略包括:

- 维持患者端坐位并使其双腿下垂
- 间断或必要时应用Ⅳ级利尿剂(呋塞米)以对抗持续输液
- 血管扩张剂(以 $10\sim200\mu g/min$ 的速度应用硝酸甘油来维持适当血压)[3]
- 持续血液滤过(被认为可快速减少循环系统血量)
- 给予持续正压通气(改善呼吸衰竭,并可额外减少静脉回心血量)

应用其他减轻肺动脉高压的方法。吗啡有助于减轻焦虑状态及降低氧需,并可通过降低肺动脉压力及改善肺水肿情况而获得额外效果[76]。其他治疗选择包括:纠正可能出现的高碳酸血症和吸入一氧化氮。

3. 强心治疗

静脉应用血管活性药物可增强心肌收缩力,增加心排血量并提高血压。目前临床上应用的血管活性药物的作用机制不尽相同(表 21.7),可对心肌和血管张力产生不同效果,因此临床对于血管活性药物的选择应考虑其对心肌的正性肌力作用及其对血管阻力的作用:

- 血管舒张作用可增加心排血量但影响血压[76]
- 血管收缩作用可提高血压但影响左室排空及心排血量

所有正性肌力药物在治疗心源性休克上有表现出不同程度的副作用,表现为心率加快、心肌耗氧提高、心律失常的发病率呈不同程度的提高。应严密监测患者心率、心律、ST 段及 T 波的改变情况。目前尚无改善心源性休克的理想药物,应评估正性肌力药物带来的副作用。有证据表明联合应用血管舒张剂可改善预后[80]。联合使用血管舒张剂可降低前负荷和后负荷,改善心脏泵血效果并提高心排血量。由于血管舒张剂可造成心肌收缩力增加和血管舒张,这两种机制共同影响血压,因此对不同患者的血压影响不尽相同。当患者出现后负荷升高且

表 21.7
血管活性药物的作用机制及特点

药物	作用机制	剂量	生理作用	护理要点
多巴酚丁胺	人工合成肾上腺素激动剂 β_1-激动剂 β_2-激动剂	100～2 000μg/min	正性肌力 血管舒张 ↑↑心排血量 ↑血压 ↑心率	CVC 管理 心律失常风险 过度的血管扩张可导致低血压
多巴胺	多巴胺能激动剂 β_1-激动剂 α_1-激动剂（大剂量时）	"正性肌力"剂量 5～10μg/(kg·min) "大剂量" 10～20μg/(kg·min)	主要为正性肌力作用 ↑血压 ↑心排血量 正性肌力作用 血管收缩导致↑↑血压	CVC 管理 心动过速 心律失常风险 外周血管代偿风险
左西孟旦	钙离子增敏剂	负荷量：10min 内 6～12μg/kg 维持量：0.05～0.2μg/(kg·min)（最长可应用 24～48h）	正性肌力 血管舒张 ↑↑心排血量	心动过速 心律失常风险 低钾血症风险 Q-T 间期延长风险 过度血管扩张作用可出现低血压 半衰期 5 天
肾上腺素	拟交感神经药 α_1-激动剂 β_1-激动剂 β_2-激动剂	1～20μg/min 或更高	强效正性肌力药及收缩剂 ↑心排血量 ↑↑血压 ↑↑心率	心动过速常见 心律失常风险 外周血管代偿风险 心肌工作负荷增加
米力农	磷酸二酯酶抑制剂	负荷量：50～75μg/kg 维持量：0.375～0.75μg/(kg·min)	正性肌力 强效血管扩张剂 ↑↑心排血量 ↓血压	可表现显著的血管舒张作用 监测低血压
去甲肾上腺素	拟交感神经药 α_1-激动剂 β_1-激动剂 几乎不作用于β_2-受体	1～20μg/min 或更高	强效正性肌力及缩血管作用 ↑↑血压 ↑冠脉血流	反射性心动过速 心律失常风险 外周血管代偿风险
血管加压素	血管（V-1）受体 肾脏（V-2）受体	0.1～0.4μg/min	正性肌力作用 ↑SVR ↑血管收缩	检查肝功能

CVC= 中心静脉导管；SVR= 全身血管阻力

Adapted from: Lampard JG, Lang E.Vasopressors for hypotensive shock.Ann Emerg Med 2013; 61: 351-2 Magder SA.The highs and lows of blood pressure: toward meaningful clinical targets in patients with shock.Crit Care Med 2014; 42: 1241-51.

心排血量下降时应选择血管舒张剂。通过降低后负荷并改善心肌收缩力，左室排空能力提高，最终减少心肌耗氧[81-83]。在一项针对 900 多名心源性休克患者的大型研究中，当扩张剂成为药物治疗方案的一部分时，短期死亡率得到了改善[80]。

血管收缩剂的缩血管作用导致前负荷及后负荷增加，及心肌收缩力增加[77]。这种作用尤其表现于后负荷的增加，通常会造成血压升高，但其对心排血量的影响尚不明确。应用血管紧张剂时我们常可见到心排血量的增加，但后负荷的提高可影响严重心肌收缩力并损伤左室排空能力。因此临床上血管收缩剂通常用于严重低血压患者。血管紧张剂也可增加心肌活性及心肌氧耗，并可能加重缺血[80]。

尽管多巴酚丁胺仍为正性肌力药物的经典选择[84]，但越来越多的证据表明钙离子增敏剂左西孟旦，可改善患者预后[81,83]。由于左西孟旦的起效时间较长（数小时），因此并不适用于紧急复苏；在起始阶段应选用其他正性肌力药物，如病情需要再合用左西孟旦。左西孟旦的半衰期长（>5 小时），使其在输注后获得相对较长的作用时间。另一种正性肌力药物米力农[77]，由于其过度的血管舒张作用可能造成严重的低血压；甚至需要联合应用血管收缩药物（如去甲肾上腺素）。在应用上述药物时应密切监测患者的血管内容量。

多巴胺和肾上腺素为临床主要应用的血管收缩药物，其升血压作用明显优于正性肌力药物。上述两类药物均可增加心排血量，但当其对心肌收缩力造成明显损伤时，升高的后负荷将对心排血量产生不利影响。更为重要的是血管收缩药物将增加心脏做功及氧耗，增加心动过速及心律失常的风险；二者相比，肾上腺素更易出现这些风险。

4. 后负荷管理

尽管在心源性休克早期，临床治疗的主要原则为维持血压稳定，但一些情况下，针对后负荷的单独管理仍十分重要。血管舒张剂如硝普钠可减轻后负荷并增加心排血量，临床应用时应考虑其低血压效应而注意用量[85]。强烈推荐梗死相关性心源性休克患者循环状态稳定后，尽快应用口服血管紧张素转化酶抑制剂[86,87]。

（三）辅助治疗

对一线治疗失败的顽固性休克患者可应用一系列辅助治疗手段，包括主动脉球囊反搏、体外膜肺氧和、呼吸支持及纠正代谢失衡。

1. 主动脉球囊反搏

主动脉球囊技术可改善低心排、肺循环淤血、低平均动脉压及心源性休克造成的心肌缺血（参见第 12 章）。尽管球囊在收缩期前扩张可降低后负荷，但在舒张期球囊扩张，提高了平均动脉压并增加了冠脉及全身血流量。后负荷的降低可增加心排血量并降低左室收缩压力，通过减少左室收缩做功而降低心室缺血患者的氧耗[88]。

2. 体外膜肺氧合

当心功能不全导致持续性休克，且在应用恰当的液体复苏并应用血管活性药物及强心药物不能改善休克状态时，应考虑应用体外膜肺氧合技术。体外膜肺氧合技术暂时性替代心肺循环，用于可逆性的心功能或肺功能衰竭[89]。体外膜肺氧合技术提供了机械性的气体交换和 / 或心功能支持，为患者

的器官功能恢复提供了可能[90]。

对接受体外膜肺氧合患者的临床管理非常复杂。通常在最初的 24 小时内需要一名以上的护士进行管理。为了保证体外氧合的血流量，通常需要直径较大的管路。不仅感染风险较高，并且一旦出现管理连接异常，将会导致大量失血。尽管体外膜肺氧合提供了心功能支持和气体交换，临床上仍需尽快恢复患者的心功能，以避免合并症的风险。

3. 呼吸支持

心源性休克通常合并不同程度的肺水肿，导致肺血分流肺顺应性降低及呼吸做功增加，导致低氧血症。过度通气及呼吸性碱中毒可代偿早期的低氧血症及乳酸性酸中毒，但呼吸做功增加导致呼吸肌疲劳，最终造成低通气及呼吸性酸中毒。应对低氧血症患者应用氧疗，但其疗效由于存在肺血分流而受到影响。无创通气通常可满足需求，但在病程的急性阶段应谨慎关注患者对气管内插管及机械通气的需求。对肺水肿患者常规应用 5～15cmH$_2$O 水平的持续正压通气可改善呼吸状态[91]。持续正压通气可改善低氧血症、减少 WOB、降低左室后负荷并通过减少静脉回流而额外获得减轻肺水肿的效果。这些获益远大于可能出现的低血压。

当出现持续正压通气难以纠正的低通气及低氧血症时，可考虑应用无创双向正压通气。即在提供持续正压通气的基础上，在患者吸气时额外提供支持压力，以增加潮气量并减少呼吸做功[92,93]。当持续正压通气和双向正压通气均不能改善患者情况，或患者持续恶化时，应考虑行气管内插管并开始机械通气。许多临床医师推荐早期行气管内插管及机械通气以减少额外呼吸做功。现在关于机械通气仍存在争议[93]，主要集中在影响患者远期预后及由于气管内插管改变了气道压并影响了心血管的平衡稳态。

机械通气很大程度上反映了患者顺应性改变（如急性呼吸窘迫综合征），已在第 15 章被详细描述。在早期，应给予充分的机械通气以改善动脉血气并减轻呼吸负担造成的循环需求增加。而当患者呼吸趋于稳定，应通过常规流程来程序化减轻呼吸支持力度。

4. 维持生化稳态

有必要对患者进行频繁的生化检查以明确并检测以下方面：

- 进行动脉血气分析以明确通气是否充分、氧合及代谢性酸中毒情况。
- 乳酸水平可评估患者的休克严重程度，并可用来反映患者对治疗的反应。
- 低钾血症和低镁血症多由大剂量应用利尿剂所致。
- 高钾血症可由酸中毒所致，尤其常见于肾衰竭患者。
- 高钙血症与急性疾病的应激相关，并可反应拟交感神经药物的应用效果。
- 二氧化碳水平下降是由于 pH 的缓冲作用，但不推荐常规给予替代治疗，除非动脉血 pH 影响生命时。
- 尿量和肌酐的水平可反应肾脏缺血造成的急性肾功能不全。

肾脏替代治疗（如缓慢超滤，持续静脉 - 静脉血液滤过，血液透析）可应用于肾功能障碍时的容量及电解质管理，或应用于快速减轻容量负荷（见第 18 章）。

五、脓毒症及感染性休克

严重脓毒症及感染性休克是 ICU 收治患者首要病因，并往往和高病死率相关。"严重脓毒症"和"感染性休克"是由描述了 SIRS 的国际统一会议定义并修正的[95]。在欧洲，严重脓毒症的发病率约为 90.4/10 000，每年在全世界约为 180 万例次[96]。在澳大利亚及新西兰 ICU 中严重脓毒症的患病率为 11.8%，内科 ICU 及病房的住院天数分别为 6 天和 18 天，28 天病死率为 32%，而住院期间病死率为 40%[97]。最新澳大利亚数据表明病死率持续较高水平但呈现下降趋势[35, 98]。一项回顾性观察性研究发现在 2000 年至 2012 年的病死率下降至 16.1%[99]。高病死率使人们更加关注脓毒症，并进行了大量研究，并于 2002 年开展了全球脓毒症战役来降低病死率。

（一）拯救脓毒症计划

拯救脓毒症计划是一项在 2002 年巴塞罗那会议上宣布的全球合作项目，旨在通过加强对严重脓毒症及感染性休克的临床认知及建立包括分级推荐综合列表在内的临床指南（已更新至第三版本）[100-102]，旨在每 5 年内脓毒症病死率降低 25%。目标包括提高对严重脓毒症及感染性休克的认知及制定治疗指

南。为了持续推进拯救脓毒症计划的成果，每年的 9 月 13 日被定为世界脓毒症日。虽然第一个版本脓毒症指南得到了许多国家的支持，但第二个和其他扩展版本在澳大利亚没有得到支持[98]，因为许多建议都是基于非 ICU 和非脓毒症患者的研究。

最新的拯救脓毒症指南在 2013 年发表，依据证据，概述了严重脓毒症和脓毒症休克治疗建议。一系列推荐被合并为"集束化管理"（"将一组与疾病相关的治疗措施打包进行，其整合效果将优于分开执行"）[103]。集束化管理被认为可改变管理流程并可进行标准化分析[104]。在近期发表的关于 6 小时和 24 小时脓毒症集束化管理的荟萃分析研究中，6 小时脓毒症集束化管理策略带来了更好的治疗效果[105]。当前推荐包括 3 小时和 6 小时的集束化管理（框 21.3）。

框 21.3

脓毒症集束化管理类型

复苏集束（现在也成为 3 小时集束）

1. 测量乳酸
2. 应用抗生素前进行血培养
3. 尽快应用敏感性（广谱）抗生素
4. 恰当的容量负荷（对于低血压或乳酸 ≥4mmol/L）的患者建议给予 30ml/kg 的晶体液

脓毒症集束（现在也成为 6 小时集束）

1. 应用升压药物维持平均动脉压 ≥65mmHg
2. 对于液体复苏难以纠正的持续低血压（感染性休克）或动脉乳酸 ≥4mmol/L 患者：
   a. 维持合适的中心静脉压
   b. 维持合适的中心静脉血压饱和度
   c. 动态监测乳酸水平

Adapted from Barochia A, Cui X, Vitberg D, Suffredini AF, O'Grady NP, Banks SM et al.Bundled care for septic shock: an analysis of clinical trials.Crit Care Med 2010; 38: 668-78, with permission.

然而指南的推荐意见也会遭到反驳，重症专科护士需及时更新最新证据。对于集束化管理的一个反对意见在于过于严格的血糖控制。早期的脓毒症指南中推荐严格控制血糖[107, 108]，然而 NICE-SUGAR 研究结果显示维持血糖水平 ≤10mmol/L 时可增加病死率，尤其当出现严重低血糖时[109]。最近一项纳入了 26 家 ICU"严格血糖控制"的荟萃分析指出该措施可增加 ICU 患者的风险[110]。更为实用

的措施为控制血糖接近正常水平，而避免出现低血糖及其他代谢失衡[107]。2009 年再次修订的指南修改了这一推荐，且在 2012 年修订版中得以保留。新版指南推荐，当连续两次血糖超过 10mmol/L 时，启动程序化血糖控制并应用胰岛素来维持血糖稳定，建议在每 1~2 小时监测一次血糖，直到血糖稳定改为每 4 小时监测一次。推荐监测动脉血，并维持最高血糖不超过 10mmol/L[101]。

（二）临床表现

当病原体及感染诱导因子进入血液循环并对血流动力学产生代偿改变时即产生感染性休克。初始感染性休克的表现特点：外周血管病理性舒张造成组织氧输送及氧解离能力的降低，尽管此时心输出量得以维持甚至有所升高[70]。感染性休克时由于其特征性的使血管扩张作用，亦可出现低血容量。不同于低血容量休克及心源性休克患者，早期感染性休克患者由于其心输出量升高，临床表现为温暖、红润及良好的循环灌注征象。

若未加干预，失代偿可引起细胞膜损伤、离子梯度破坏、溶酶体酶渗漏、细胞蛋白酶活化引发蛋白分解、细胞储存能量减少甚至细胞死亡，这些均可表现为细胞功能障碍。一旦重要器官的一定数量细胞出现上述改变，即使纠正脓毒症原因，休克亦将进展为不可逆甚至出现死亡。将近一半的感染性休克患者死于多器官功能衰竭[70]。

脓毒症及感染性休克患者将出现显著的心血管系统改变；由于系统血管阻力下降其血流动力学变化特点为全身性动脉扩张。动脉血管扩张作用是由循环系统中的细胞因子及过度表达的一氧化氮合成酶所介导产生。血管系统为应对由一氧化氮及 ATP 敏感性钾离子通道活化产生的血管扩张作用，而关闭细胞膜上的电压门控性钙离子通道。由于去甲肾上腺素和血管紧张素的缩血管作用有赖于钙离子通道的开放，而作为核心代偿机制，若细胞对这些升压药物的反应不良则不可避免的出现功能性线粒体氧输送障碍并导致脓毒症患者出现乳酸性酸中毒[111]。由于脓毒症时循环系统中存在高水平的内源性血管活性激素，细胞将下调受体数量。

根据患者血压及动脉血乳酸的变化，严重脓毒症和感染性休克可分为 4 种表现型[112]：严重脓毒症——血压正常（收缩压不小于 90mmHg）及高乳酸血症（动脉血乳酸≥4mmol/L）；血管麻痹性休克——持续低血压而不存在高乳酸血症；隐匿性休克——

血压正常但合并高乳酸血症；严重缺氧——低血压及高乳酸血症[112]。在一项研究中，隐性休克和显性休克（血管麻痹和缺氧），定义为低血压（收缩压低于 90mmHg），死亡率相似[113]。这项研究仍在发展中，研究结果也不明确，例如，另一项研究只能证明隐性休克和显著性休克有相似的结果[114]。这提示我们应对患者进行血流动力学及生化监测，以避免病程恶化。

（三）早期识别及诊断

当患者可进行病史询问及体格检查时，应记录患者感染过程的时间进程。关于感染灶的部位应考虑：褥疮、有创管路、排泄物、伤口、窦、耳、牙齿、咽喉、胸、血液、肺、躯干、腹部、肛周、泌尿 / 生殖系统、骨与关节。更多的有创样本应包括：支气管灌洗液、CSF、胸膜腔积液、腹腔穿刺及临床所需的其他部位的活检。X 线、CT 扫描和外科会诊亦十分重要。

（四）患者管理

和其他休克类型一样，早期管理不仅包括早期容量管理、观察并评估病情以阻断生理恶化状态，也包括对脓毒症的病因学治疗（如感染）。目标导向治疗包括预防组织缺氧，应用晶体液或胶体液进行液体复苏以达到血流动力学目标：中心静脉压 8~12mmHg，平均动脉压>65mmHg，尿量大于 0.5ml/（kg•h）。必要时应用升压药及强心药物来维持适当的灌注压；推荐选择去甲肾上腺素作为升压药物[115]。

1. 早期液体复苏

2012 版指南推荐对感染性休克患者进行程序化液体复苏。前负荷是评估患者容量状态的重要指标，经典的前负荷指标中心静脉压由于不能评价容量反应性，而并不能视为理想的前负荷指标[31, 116]。在脓毒症治疗策略中的早期目标治疗（early goal-directed therapy，EGDT）中，中心静脉压作为容量复苏终点[34, 117-119]。但实际上 EGDT 备受争议。澳大利亚的数据显示，原始 EGDT 研究[35]中，治疗组的发病率及病死率均较低。ProCESS 试验[36]、ARISE 试验[37]及 ProMISe 试验[120]均对 EGDT 治疗策略进行了研究。

ProCESS 试验对比了三种复苏策略：EGDT 为目标的复苏、标准复苏和一般管理[36]。结果显示，三组间的试验结果没有统计学差异。三组及对照组的病死率为 18+%。ARISE 试验结果显示，EGDT 组和一般管理组的 90 天全因病死率没有差异。在随机化分组时（中位时间是 2.8 小时），已输注了超过 2.5L 的液体，应用抗生素的平均时间为在抵达急诊后的 70 分钟内。与 ProCESS 试验结果相似，EGDT 组的病死率为 18.6%，一般管理组的病死率为 18.8%。

在 ARISE 试验中，EGDT 组在最初的 6 小时内，接受了更多的液体输注，且应用升压药物、接受输血及应用多巴酚丁胺的比率更高[37]。一些评论指出，在进行随机化分组前，患者可能已经接受了具有倾向性的处理。然而，关于 EGDT 的争论有待于纳入了这三项大型临床试验的荟萃分析给出答案。到目前来看，基于 EGDT 的脓毒症指南推荐有待被证实。另外，无创评估技术，如超声评价容量状态及容量反应性、超声心动评价心肌收缩力，被越来越多的试验所证实，应考虑被纳入指南。

ProMISe 试验是一项在英国开展的随机对照试验，纳入了 1 260 例接受 EGDT 或一般管理的患者。尽管 EGDT 组接受了更多的液体输注、血管活性药物及血液制品，最终两组的 90 天病死率没有统计学差异[120]。

对患者的持续监测至少应包括心电图、血压、脉氧饱和度及其他反应前负荷及容量反应性的指标，同时应动态监测乳酸、氧合水平及炎症反应及凝血状态指标。

2. 感染源控制及抗生素应用

明确并控制感染源及应用适当抗生素抗感染是脓毒症患者的核心治疗。澳大利亚的数据提示在 ICU 病房中最常见的原发性感染部位是肺，其次是腹部，二者所占的比例高达 70%[97, 121, 122]。

为了获得针对感染组织的准确抗感染治疗，应在开始抗感染治疗之前留取合适的样本，而对于严重脓毒症患者，应注意任何抗感染治疗的开始都不应被病原学检查所延误[123]。一项大型回顾性研究指出，在出现低血压出现的最初 6 小时内，开始抗感染治疗的时间每推迟 1 小时将造成患者存活可能性下降超过 7%[123, 124]。所以，恰当的给药剂量以达到治疗浓度同样重要。临床上应注意抗生素的药代动力学，如对于糖肽类药物，应持续输注以维持血药浓度超过最小抑菌浓度以此达到有效的杀菌效果。目前更多证据表示 β- 内酰胺类药物也应通过持续输注方式给药[125]。β- 内酰胺具有时间依赖性，其浓度必须是最小抑制浓度的 4 倍以上才能发挥作用[126]。氨基糖苷类药物在快速输注后可达到有效组织浓度，并可产生抗生素后效应。

推荐在应用氨基糖苷类抗生素时，初期应用足量以快速达到血药浓度，同时应尽量限制用药周期避免耐药产生[127]。当病原学明确时，应降阶梯抗生素。

3. 血流动力学支持及辅助治疗

为了进行器官支持并阻止感染性休克症状和体征的恶化，临床上可应用一系列药物。在急性休克阶段可对特定患者应用额外的正性肌力药物，而其他药物治疗则存在争议。

（1）脓毒症的液体治疗

在液体复苏时，选择晶体还是胶体始终是重症医学研究争论的焦点。著名的 SAFE 研究[49]指出对于成年重症监护人群，认为应用白蛋白是安全的，但较生理盐水相比并未表现出明确优势。该研究在 14 家澳大利亚及 2 家新西兰的 ICU 病房中进行，6 997 个患者被随机分为生理盐水组（n=3 500）和白蛋白组（n=3 497）。在 28 天病死率、重症病房天数、住院天数、机械通气天数及肾脏替代治疗天数上两组患者并未存在显著差异[49]。在本研究中对严重脓毒症患者的预定义亚组分析中，白蛋白与生理盐水的调整优势比为 0.71[128]。随后其他多项大型研究结果发表，但液体的选择仍存在争议。一项发表在 CHEST 上的研究[129]对比了 0.9% 氯化钠和 6% 羟乙基淀粉的液体复苏效果，两组患者的 90 天全因病死率没有差别，但羟乙基淀粉组出现肾功能损伤的比例更高。本研究[130]中大概 29% 的患者患有脓毒症。临床上不推荐应用羟乙基淀粉。这项研究及其他类似研究推翻了以往对羟乙基淀粉的推荐[131]。近期，ProCESS 试验结果显示 EGDT 为目标的复苏、标准复苏和一般管理[36]，三组间的试验结果没有统计学差异。荟萃分析结果显示推荐应用晶体进行液体复苏，且其他类型液体带来的优势并不明确[132]。

SCC 对 ProCESS 试验及 ARISE 试验进行了反馈并维持了其 2012 版指南。指南中并未对液体复苏的目标及策略做出推荐[101]。推荐在初始阶段应用晶体液复苏（最多可达 30ml/kg）。当患者需进行大量液体复苏时，可考虑输注白蛋白[101]。

无论选择何种液体，早期感染性休克患者都存在广泛血管扩张导致血管床的破坏，造成毛细血管渗透性增加并迅速形成间质水肿。大量临床不易看见的液体积聚增加氧输送的同时加重水肿状态，最终损伤细胞的氧与营养运送。因此对感染性休克患者进行单纯性液体复苏时应限制液体量并综合考虑多方因素。

（2）正性肌力药和升压药物

正性肌力药和升压药物在进行充分的液体复苏之后，临床上经常应用正性肌力药及升压药以维持平均动脉压不少于65mmHg。应用药物的管理有赖于持续的血压监测并确保达到治疗目标。澳大利亚操作指南推荐去甲肾上腺素（由于其特异性α1-受体作用）和肾上腺素作为升压药物的选择。多巴酚丁胺（2.5～10μg/kg）经常被用于心肌功能损伤的患者以增强心肌收缩力及组织的氧输送。反射性低血压、升压药物的抵抗作用与受体下调机制相关。联合应用血管加压素（0.4～0.6U/h）可减少其他缩血管药物的应用剂量[133]。

对血管舒张性休克患者应用精氨酸血管加压素尽管可降低其他缩血管激素的效果，但仍可帮助维持血压[111]。精氨酸加压素可特异性失活KATP通道，可减轻血管对去甲肾上腺素和血管紧张素Ⅱ的抵抗作用。精氨酸加压素可减少一氧化氮（抑制一氧化氮合成酶的结果）的合成及由其介导的单磷酸鸟苷循环（cGMP）[111]。脓毒症患者的内脏循环通常处于舒张状态，而肌肉和皮肤，由于富有精氨酸加压素受体而表现为收缩。在脓毒症时，储存的血管加压素迅速耗竭。应用外源性精氨酸血管加压素（0.04～0.06U/min）通过提高抗利尿激素的血浆浓度至先前高水平，可提高血压达25～50mmHg[111]。

（3）类固醇激素

关于严重脓毒症应用类固醇激素治疗尚存争议。一段时间内，类固醇激素替代治疗应用于出现肾上腺素能激动剂抵抗的患者，如肾上腺功能不全。近期一些研究表明对于不能提高皮质醇水平来应对打击的感染性休克患者，应用小剂量类固醇激素可能使其获益[134]（参见第22章）。对于液体复苏和应用升压药物能维持血流动力学稳定的患者，指南并不推荐静脉应用类固醇激素。而一般血流动力学不能稳定，推荐每日静脉应用氢化可的松200mg[101]。

4. 辅助治疗

脓毒症指南包含了多项辅助治疗措施，包括血制品输注、肾脏替代治疗、应激性溃疡的预防、深静脉血栓的预防及营养支持。对于血色素<7.0g/dl的成年患者，推荐输注红细胞以维持血色素在7.0～9.0g/dl。对于严重脓毒症患者，当血小板计数≤10 000/mm³时，建议输注血小板以预防出血。当患者处于严重出血风险时，推荐输注血小板的指征为血小板≤200 00/mm³[101]。

指南推荐对于血流动力学不稳定的脓毒症患者，建议行连续肾脏替代治疗或间断透析来维持液体平衡。指南还建议严重脓毒症患者每天接受静脉血栓栓塞的药物预防，并结合药物治疗和间歇性气动压缩装置[101]。肠道低灌注及通透性改变可造成菌群异位，导致继发感染及应激性溃疡[135]。建议对其应用H₂受体拮抗剂及质子泵抑制剂预防应激性溃疡[100]（参见第20章）。新版指南强调进行早期的营养支持。充足的营养摄入可抵消禁食及静脉应用胰岛素带来的高蛋白及热量消耗状态。第19章将详细介绍脓毒症患者的营养支持[136]。

由于严重脓毒血症和休克的患者死亡率较高，指南要求对其需要额外的护理，因此应与患者和家属讨论实现护理大纲目标和预后的确定性程度的预测，治疗应纳入姑息治疗原则，并作为专用医疗、临终护理规划和住院护理的目标。护理目标应尽早在入ICU 72个小时内确定，但不得迟于此[101]。由于重症护理促进以患者和家庭为中心的护理，解决家庭问题和提供持续的信息是必不可少的。改良Delphi研究，在一组国际护士的基础上，采用Survive epsis指导原则，对脓毒症护理进行了63条共识性的修补[137]。建议涉及预防和管理，特别是与认识和管理恶化有关的问题。儿科建议也包括在内（见扩展阅读）

在医院中，经常需要对发热进行处理。应用退热药物虽然为常规的治疗手段，但目前尚无循证学支持证据。发热作为机体应对感染的反应，可激活多种免疫反应。正在进行的HEAT试验[138]旨在探索对于明确或可疑ICU感染患者，避免使用对乙酰氨基酚控制体温，研究允许性高体温是否可提高患者的28天生存率。退热药并没有明确的改善预后证据，且可能影响正常的免疫反应，应用退热药唯一可能的优势是能给患者带来舒适。

六、过敏性休克

过敏性休克是最严重、最可能威胁生命的一

类变态反应[139-143]，经常表现为Ⅰ性超敏反应（IgE-介导的超敏反应）[144]。国家过敏和传染病研究所（NIAID）将食物引起的过敏反应定义为一种严重的过敏反应，其发病迅速，通常由免疫球蛋白E介导，涉及敏感肥大细胞和嗜碱性粒细胞的全身介质释放[145]。由于食物引起的过敏反应越来越多地被研究。由于遗传和非特定环境因素引起的患病率[146]。食物过敏与其他过敏原的致敏肥大细胞和嗜碱性粒细胞具有相同的机制和临床表现。运动诱发的过敏反应也有描述，其反应取决于过敏原摄入和运动的时间相关性[145]。

过敏性休克发生率较低[141]，相关文献大多仅报道散发病例0.01%～0.02%的普通人群受到影响[144]。过敏性休克更常见于西方国家，这可能与其报告机制更为普遍相关[145, 147, 148]。澳大利亚一项关于儿童的调查显示过敏性休克发生率高达7%，常见原因为昆虫叮咬、口服用药及食物摄入。但在该调查中仅有不超过1%的人群出现了过敏性休克反应：表现为全身多系统的超敏反应，包括气道受累、皮疹、胃肠道和循环系统功能不全[149]。公布的美国流行率是基于大量的人口调查和估计，过敏反应影响1.6%的人口[150]。已经鉴定出100多种食物过敏原，但大多数反应都是由少数过敏原引起的，这一点因地理位置不同而有所不同，不能用遗传因素来解释[147, 148]。在哮喘、过敏和免疫学领域的国际合作正在制定一致的指导方针来支持管理[147]。

满足框21.4中3条标准的任意1条即可快速诊断过敏[145]。目前尚无可用来支持诊断的生物标记物[151]。

（一）临床表现

过敏反应是通过免疫球蛋白E介导的宿主肥大细胞反应和对嗜碱性粒细胞（肥大细胞）上的过敏原产生的抗体[139]。一旦对过敏原过敏，随后的接触可能会导致受影响个体发生过敏反应。一个建议的机制是，随后的接触导致肥大细胞过敏原复合物和组胺的释放[152]。然而，对过敏原的反应无法预测，随后的接触可能导致反应增强或减弱[140]。可能有初始反应，经过24小时的治疗后会消退，但在最初接触过敏原后的8～10小时内会出现第二次或反弹反应[139]。

过敏原的暴露导致组胺及其他介质的释放，以及随后的血管舒张及毛细血管渗透性增强，即出现分布性休克。组胺起效迅速但可被迅速代谢，而其

他介质则有较长的持续效果[144]。抗原-抗体反应可直接损伤血管壁，而血管活化介质如组胺、血清素、缓激肽和前列腺素的释放激活级联反应，造成血管舒张和毛细血管渗透性增加，大量液体渗出到组织间隙造成血容量降低。血压和心排血量/心指数可因心率增快的代偿作用而降低。介质诱导的气管血肿和肺血管平滑肌收缩可造成严重的气管痉挛[7]。腹痛可被认为是Peyer斑的炎性反应所致（位于小肠黏膜和黏膜下层的富含B-淋巴细胞的簇集淋巴组织）[152]。

框 21.4

过敏的诊断标准

1. 急性发病（数分钟至数小时）累及皮肤或/和黏膜组织的症状（如荨麻疹、瘙痒或潮红、嘴唇/舌头肿胀），且合并以下表现：

a. 呼吸苦难（如憋气、喘息/支气管痉挛、喘鸣、呼气峰值流速下降和低氧血症）

b. 血压下降或末端器官功能障碍相关症（如血管张力下降、晕厥、失禁）

2. 在接触可疑过敏原后（几分钟至几小时）快速出现以下两项及以上的临床表现：

a. 皮肤/黏膜受累（如荨麻疹、瘙痒或潮红、嘴唇/舌头肿胀）

b. 呼吸系统受损（如呼吸困难、喘息/支气管痉挛、喘鸣、呼气峰值流速下降和低氧血症）

c. 血压下降或末端器官功能障碍相关症状（如血管张力下降、晕厥、失禁）

d. 持续消化道症状（如腹痛、呕吐）

3. 在暴露于一个可知的过敏原后（几分钟至几小时）出现与年龄相关的收缩压下降或下降超过30%后

a. 1个月至1岁：收缩压小于70mmHg

b. 1～10岁：收缩压小于（70+2×年龄）mmHg

c. 11岁以上：收缩压小于90mmHg，或较其平时血压下降30%

Adapted with permission from Sampson HA, Munoz-Furlong A, Campbell RL, Adkinson NF Jr, Bock SA, Branum A et al.Second symposium on the definition and management of anaphylaxis: summary report-Second National Institute of Allergy and Infectious Disease/Food Allergy and Anaphylaxis Network Symposium.[Reprint in Ann Emerg Med.2006 Apr; 47(4): 373-80; PMID: 16546624].J Allergy Clin Immunol 2006; 117: 391-7.

表 21.8 列举了过敏性休克的症状和体征。过敏反应有时被误诊，因为高达 20% 的患者没有明显的皮肤症状[145]。当出现两个及以上的器官受累时应考虑过敏性休克的可能[150]。研究表明哮喘及正在应用 β- 受体阻滞剂和 ACEI 类药物的过敏性休克病死率较高[140, 153]。这些药物可限制肾上腺素的治疗效果。高龄和潜在肺疾病是与过敏严重程度相关的最重要因素[152]。

（二）患者管理

1. 初始管理

过敏反应的诊断有赖于准确的评估和病史，包括急性病程、过敏反应病史、早期对气道、呼吸和循环（ABC）的支持措施。解除过敏原（如果可能的话）和早期治疗（暴露于过敏原的 30 分钟之内）可改善预后。由于对循环系统的快速损伤及可造成的呼吸及循环功能下降，ABC 支持措施的实施十分重要。由于窒息是大部分过敏性休克相关性死亡的原因，因此维持气道开放至关重要。肾上腺素作为推荐的一线治疗用药通常通过肌肉注射给药。

澳大利亚和新西兰麻醉和过敏小组发布了共识指南和麻醉期间的过敏管理。这些指南也被广泛应用于重症监护室中。下面的实践提示罗列了建议的过敏急救设备。

实践提示

过敏性休克急救箱

- 0.1% 肾上腺素（考虑到所以把它作为护理人员的初始治疗）
- 1ml 注射器；21G 针头
- 氧气
- 开放气道设备，包括喷雾器和吸引器
- 除颤仪
- 手动充气的袖带式血压计
- 静脉穿刺设备（大口径套管）
- 压力套（辅助加压快速输注液体）
- 至少 3L 生理盐水

呼吸、循环评估和支持的措施是重要的，考虑到循环介质的迅速影响以及呼吸和心血管功能的潜在下降，确保气道的安全和提供高氧浓度是至关重要的[144]。因为大多数过敏性相关的死因是窒息。肾上腺素被推荐作为一线药物治疗[140, 144, 152]。在最近的系统综述中，有证据表明，立即使用肾上腺素可以降低死亡风险[143]。给药途径通常通过肌肉注射（股外侧肌或股中外侧肌），因为它比皮下注射起效更迅速[143]。第一个剂量通常是使用患者自己的注射器（如 Epipen 或 Anapen）来治疗过敏，因为它们更有可能在医院外发生。患者住院后，通常需要

表 21.8
过敏反应

受累系统	初期表现	延迟表现
皮肤	皮疹，瘙痒，风疹，荨麻疹，血管性水肿	皮疹，潮红，瘙痒，荨麻疹，血管性水肿，湿疹
眼	痒，结膜性红斑，流泪，视盘水肿	痒，结膜性红斑，流泪，视盘水肿
上呼吸道	鼻塞，痒，鼻溢，喷嚏，喉部水肿声音嘶哑，间断性干咳	
下呼吸道	咳嗽，胸闷，呼吸困难，喘息	咳嗽，呼吸困难，喘息
消化（口腔）	唇、舌及味蕾水肿	
下消化道	恶心，腹部绞痛，腹痛，反流，呕吐，腹泻	恶心，腹痛，反流，呕吐，腹泻，便血，易激惹、拒绝进食及体重下降（婴儿及儿童）
循环	心动过速，低血压，头晕，晕厥，意识丧失	
其他	子宫收缩，濒死感	

Adapted from Sampson HA, Munoz-Furlong A, Campbell RL, Adkinson NF Jr, Bock SA, Branum A et al.Second symposium on the definition and management of anaphylaxis: summary report-Second National Institute of Allergy and Infectious Disease/Food Allergy and Anaphylaxis Network Symposium.[Reprint in Ann Emerg Med.2006 Apr; 47(4): 373-80; PMID: 16546624].J Allergy Clin Immunol 2006; 117: 391-7, with permission.

随后的剂量。澳大利亚临床免疫学和过敏协会建议肌内肾上腺素在表 21.9 中[155]。

表 21.9			
肾上腺素剂量			
年龄（岁）	体重（kg）	0.1% 肾上腺素量	肾上腺素自动注射器
<1	5～10	0.05～0.1ml	
1～2	10	0.1ml	10～20kg（1～5岁），0.15mg（绿色标签）装置
2～3	15	0.15ml	
4～6	20	0.2ml	
7～10	30	0.3ml	>20kg（>5 岁），0.3mg（黄色标签）装置
10～12	40	0.4ml	
>12 和成人	>50	0.5ml	

Adapted with permission from Australasian Society of Clinical Immunology and Allergy Inc. Acute management of anaphylaxis guidelines, <http://www.allergy.org.au/health-professionals/papers/acute-management-of-anaphylaxis-guidelines>; 2013.

静脉注射肾上腺素的剂量取决于患者病情的严重程度。如果患者没有反应，生命支持流程有效，那么按照国际复苏联络委员会的心肺复苏指南和流程，后续肾上腺素的剂量应为 1mg。对于不进行高级生命支持的过敏患者，应使用肾上腺素的剂量是有争议的。当持续的症状管理需要持续的输注时，建议准备肾上腺素输注，剂量为 0.1μg/（kg·min），并以滴定式调整来维持所需的血压。对于任何需要接受肾上腺素输注的患者，也应进行同样的监测，包括连续的血压监测[154, 155]。

通常来说血管内血容量迅速下降达到 70% 就需要积极的液体复苏（20ml/kg）。复苏使用的液体类型可以有不同选择。建议对于持续低血压患者在前 30 个小时可给予最多 50ml/kg 的液体[154, 155]。

2. 气道管理

当患者出现气道水肿、喘鸣及任何口咽部肿胀时推荐尽早实施气管内插管。此时出现气道肿胀和 / 或血管水肿的患者出现快速恶化和呼吸衰竭的可能性较高[154]。送达医院较晚或延迟插管的患者若出现气道肿胀意味着气管插管和其他紧急气道措施将变得非常困难。早期对困难气道的识别为专家施行其他气道管理提供了可能。

3. 辅助支持

辅助药物包括 H₂- 受体激动剂、抗组胺药物、类固醇激素和其他针对气道症状的 β2- 受体激动剂。

H_2- 受体激动剂可竞争组胺与壁细胞 H2 受体的结合。该综述没有发现任何基于纳入标准的研究，也没有提出具体的治疗建议[142]。同时对 H1 和 H2 受体的阻断作用将使溃疡患者受益[143]。应用皮质醇激素可使持续性气道痉挛、哮喘和严重皮肤反应的患者受益，但并不作为急性用药[155]。对于正在接受 β 受体阻滞剂的患者可能出现对药物反应不敏感的严重低血压和心动过速，此时可酌情应用胰高血糖素和去甲肾上腺素。胰高血糖素不同于儿茶酚胺，可增加正性肌力作用并延长作用时间，应用阿托品可逆转心动过速。血管加压素也被应用于肾上腺素无法纠正的休克。

皮质类固醇（1mg/kg，最多 200mg）[155] 可能有利于持续性支气管痉挛、哮喘和严重的皮肤反应，但不适用于急性治疗[154, 155]，其使用尚未证实[155]。服用 β 受体阻滞剂的患者可能需要胰高血糖素和肾上腺素，这些患者可能患有严重的低血压和心动过缓[156]。胰高血糖素独立于儿茶酚胺具有正性肌力和正时性作用，而阿托品可以逆转心动过缓。在休克对肾上腺素不反应的地方，建议使用加压素和其他加压剂，如间胺醇[144]。考虑到初始过敏反应后可能出现第二反应（双相），监测应持续 48 小时[144]。

4. 预防性护理

目前尚无治疗过敏反应的方法。对于已知过敏的个体，首先要学会避免过敏原，然后制定一个管理计划，防止意外接触过敏原，包括使用带肾上腺素的急救箱进行肌肉注射（epipen）[141, 147, 152, 157]。抗组胺药也可用于食物过敏治疗非严重反应，免疫调节剂可能是未来的治疗方向。脱敏疗法也可以减轻症状的严重程度，从而提高生活质量。

七、神经源性休克 / 脊休克

神经源性休克是由神经传出通路收到干扰或阻塞造成血管张力丧失的一类分布性休克。其特征性表现为 SBP<90～100mmHg 和除外其他明显原因的 HR<80 次 /min[158]。值得注意的是 HR 在可接受的正常范围之内。经常表现为低血压、心动过缓和低体温三联征[159]。最常见原因为高于 T6 节段的脊髓损伤，其次为 T1 到 L2 平面交感传出神经的截断，由于迷走神经对抗作用的缺失，造成血管阻力的下降进而引起血管舒张[160]。神经源性休克也可见于麻醉后，尤其是脊髓麻醉，脑脊髓缺血或出现胸正中平面以上的脊索完全或部分性损伤时。

脊休克是神经源性休克的亚分类，一过性生理反射（而不是解剖性）抑制损伤平面以下的脊髓功能并导致其感觉运动功能的缺失。创伤和颈部损伤的患者中脊休克的发病率达14%[158]。脊髓震颤也可发生在脊髓撕裂或挫伤，并与不同程度的运动和感觉缺陷有关（另见第17章和第23章）。创伤通常是造成初级损伤的原因[158]，交通事故、袭击、工作和运动中摔倒是最常见的原因，男女比例为4:1[161]。同时发生的损伤也可能导致血流动力学的损害[158]，而神经源性休克伴低血压可能有多种病因。出血性休克加上神经性休克的预后较差。

（一）临床表现

交感神经传出路的受阻使副交感神经处于主导地位，造成系统血管阻力降低及血压下降。右心的前负荷降低使心脏搏出量减少，进而影响了心排血量/心指数。由于副交感神经系统和交感代偿反应的表现缺失，患者并出现心排血量降低（心率增加）的常见表现[160]，伴随皮肤干燥而温暖。

脊休克患者在出现低血压之前，由于儿茶酚胺的释放可表现为血压升高[160]，通常会在24内造成血压升高[161]。患者可表现为包括膀胱和肠道在内的软瘫，甚至出现持续性阴茎异常勃起。症状可持续几小时甚至数天，直至损伤平面以下的反射弧开始恢复功能。由于脊髓损伤，可表现为损伤平面以上出现皮肤苍白、寒冷，而损伤平面以下则表现为皮肤温暖、红润。患者也可表现为无汗症（出汗缺失）。患者可表现为心动过缓，甚至需要临床干预。

继发性损伤可由血管舒缩受损、缺血、血栓形成、通透性增加、炎症和细胞功能障碍引起。脊髓水肿发生在损伤后3～6天，可能导致休克状态[161]。

（二）患者管理

损伤的严重程度，完全性（感觉及运动功能完全丧失）或部分性（感觉及运动功能部分性丧失）决定了临床治疗用药。首先应集中于气道、呼吸及循环。最危险的时间是损伤后的前7～10天[162]。

血流动力学支持是必需的，通常以逐步升级的方式提供，首先是液体，然后是药物，以维持目标。也就是说，可能需要增加动脉压，但这是目前争论的主题[162]。

1. 紧急处理及颈部固定

待颈椎和躯干获得固定后，应将患者置于脊椎中立位，并尽可能的每20分钟移除一次颈托。由于存在潜在脊髓损伤的可能，除非已经临床影像学证实，否则应持续注意脊椎的不稳定性。患者应被置于仰卧位，并将双下肢与躯干固定[161]。头部抬高可造成下肢供血不良、加重低血压，因此应避免突然的体位改变。

头部抬高可能导致下肢血液聚集，加重低血压[163]，使患者对突然的体位变化敏感。值得注意的是，虽然这是一个标准的实践，但它可能会给患者带来额外的意外问题，如不适、枕压区和呼吸功能受损。这些预防措施还抑制了气道干预，增加了吸入和提高颅内压的风险[161]。

2. 液体治疗

交感传出信号的缺失导致心脏及血流动力学对心动过缓和低血压的监测关闭。交感性心动过缓可应用阿托品治疗，阿托品不能缓解时应考虑置入起搏器。治疗上包括液体复苏并应用血管活性药物维持MAP>80～85mmHg以维持脊髓灌注避免迟发性神经低灌注[160, 162]。较高的（高于正常）MAP可增快恢复并避免迟发性损伤。晶体、胶体及血制品的容量扩张作用由于患者情况的不同而表现出不同效果，尽管SAFE研究的亚组分析指出胶体和低张液体并不是最佳选择[49]。

3. 呼吸支持

呼吸功能不全是常见的[162]，因此密切监测呼吸功能，以防止或减少肺不张、肺炎[164]和分泌物滞留。损伤程度表明呼吸肌无力的可能性（见表21.10）。膈肌由膈神经支配（起源于C3.C5）；任何高于C3的损伤都会导致完全呼吸肌麻痹，患者需要通气支持[164]。C3和C5之间的不完全损伤可能需要最初的通气，但随后会恢复一些呼吸功能。任何脊髓损伤都会使插管复杂化，因为气道干预会导致一定程度的脊髓运动，呼吸衰竭是脊髓损伤死亡率的独立预测因素[161]。咳嗽，因此分泌物清除依赖于呼吸肌，对于那些干扰腹部和肋间肌肉功能的损伤患者，应开始仔细监测呼吸和分泌物清除的工作。随着肺容量的大幅度减少，呼吸功能的下降程度也会有所不同。

4. 辅助支持

由于外周血管舒张导致热量丧失，患者也可表现为低体温。应监测患者中心温度的改变，必要时可应用体外复温技术。

表 21.10 呼吸肌的神经支配	
脊髓神经支配	**相关肌肉**
C3～C5（主要为 C4）	膈肌
C6	前锯肌，背阔肌，胸肌
T1～11	肋间肌
T6～L1	腹部

高于 T5 平面损伤的早期阶段可出现麻痹性肠梗阻，由于损伤了神经传导通路的综合交互作用，导致结肠功能失调节和肠道动力不足[165]。肠梗阻可能会影响呼吸并需要及时干预。患者应予禁食、胃肠减压、补液和维持电解质平衡。相关报道称，应用促动力药、有益菌群、润肠药、新斯的明和利多卡因等药物可有效缓解。

应每隔两小时监测患者血压。对于患深静脉血栓的患者，应早期开始序贯腓肠肌加压治疗并动态监测 D-dimers。

八、复苏终点

休克状态下复苏终点相似，但因原因不同而有所不同。表 21.11 概述了讨论的一些目标。

表 21.11 复苏终点		
参数	**目标 / 推荐**	**注意**
血压	舒张压≥65mmHg 收缩压＞90mmHg	根据患病前状况和特殊的器官需求（例如闭合性颅脑损伤）调高目标血压值
尿量	≥0.5ml/h	
血清乳酸水平	有证据显示，血清乳酸是患者预后的明确标记物[17, 166] 任何乳酸＞4 的患者都建议特级护理 改善乳酸水平至正常与改善生存率有关	突发脓毒症的患者都应监测乳酸值，应在 1 小时内检测
动脉碱缺失	在细胞水平上，休克患者的乳酸结合碱缺失与氧输送失衡有关，因此乳酸水平可以很好的评价复苏是否充分[167]	碱缺失较高（≥4）表明氧利用障碍，患者死亡率也更高
氧气监护	氧饱和度监测在各种休克状态都获取方便。即使氧饱和度在可接受范围时，评估氧气需求也很重要，因为氧需求增加提示 P/F 比（氧分压与吸入氧浓度之比）恶化是评价功能紊乱很好的指标，正常值约为 500（100/ 0.21） 氧化作用也应该通过比较静脉采样及较动脉血气采样评价	在辅助通气时，P/F 比＜250 提示呼吸功能障碍 所有需要极高氧气支持的患者均需要被关注
混合静脉血氧饱和度	正常混合静脉血氧饱和度是 60%～80% 它是很好的复苏指标，但是是有创的监测方法 血红蛋白应与此变量一起测量	混合静脉血液饱和度降低表明摄氧增加以及休克状态恶化 混合静脉血液饱和度水平较高提示与氧摄取有关的细胞功能障碍
呼气末二氧化碳分压	呼气末二氧化碳监测仪通常可以通过对呼出二氧化碳的无创检测提供浓度的数值和波形图[168] 呼气末二氧化碳分压可评估患者肺泡通气状态 Stat cap 设备是复苏车的标准配置，用于通过快速识别二氧化碳是否呼出，确定气管内导管位置	呼气末二氧化碳监测仪在增加的通气血流比（V/Q）与动脉二氧化碳潴留及外周二氧化碳生成增加不匹配时是不可信的[20]
前负荷	在没有心肌过度伸长情况下，应尽量加大前负荷。 在休克时，主要是通过液体复苏实现（与相关内容有关）	在前负荷导致充血性心力衰竭时，需要药物治疗和呼吸机支持
右室舒张末期容积指数	提供了一种评估右室前负荷的临床方法，成人正常值 60～100ml/m² 观察快速输液可以是否改善患者状况可以提示其容量反应性[169]	
后负荷	在许多休克状态下，采用减少后负荷的方法来改善心输出量，因为增加后负荷可以使心肌做功增加 血管阻力影响后负荷 通过计算外周血管阻力（SVR）来评价后负荷	在休克状态下，通过收缩增加阻力，能量和氧气
心肌收缩力	心肌收缩力在临床不易测量，但是收缩力的改善可以通过心输出量增加或者强心药的剂量来观察	

P/F 比 =PaO$_2$/FiO$_2$

总结

　　休克指一系列可危及生命的症状和体征。其相关的病理生理学特点为机体为了维持灌注并满足重要器官氧输送而进行的一系列代偿反应。这些保护性反应合并了交感系统、内分泌系统和肾上腺/肾脏系统，在支持脑灌注方面尤其突出。休克进展期，大量炎症反应因子的释放导致细胞功能障碍，若持续休克不能被纠正，将不可避免地加重细胞负担并最终导致器官损伤。将休克分为不同类别，由于血管系统（血液分配系统）故障，导致氧气和营养物质输送受损。由于广泛的血管扩张，除了单纯不能向毛细血管床提供足够的灌注外，可能还有其他因素（如感染），分布性休克的所有潜在原因的共同因素是血管系统广泛衰竭。分布性休克最常见的类型与全身炎症反应综合征、过敏反应和神经源性休克有关。

　　准确的评估将有助于区别休克类型并进行恰当的临床决策、病因治疗。重症专科护士不仅需要提供准确的评估，并且将在一线参与休克不同阶段的紧急处理。共同管理将最大程度的改善患者预后。

案例学习

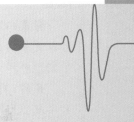

　　一位 70 岁男性，在前一天出现腹部压榨性疼痛、恶心及呕吐 16.5 小时后于 16 时 30 分被送往急诊室。既往史：终末期肾病、2 型糖尿病、高血压。既往病例提示曾感染过 MRSA。已经应用带皮下隧道的导管进行规律透析 3 个月，未见合并症。入急诊室的生命体征：心率 93 次/min，血压 143/75mmHg，体温 37.5℃，呼吸频率 18 次/min，脉氧饱和度 95%。急诊医师予 1 000ml 生理盐水快速输注，随后的 8 小时内持续输注共 1 000ml 液体。医师给予了甲氧氯普胺并在患者到达急诊室的 4 小时内留取了血培养。

　　随后，患者的体温升高至 38.5℃，并且出现嗜睡，GCS 评分 14 分。急诊医师将其转至肾内科。

　　第二天，患者仍然存在嗜睡及腹痛。此时生命体征：体温 38.2℃，血压 160/80mmHg，吸入空气状态下脉氧饱和度 94%。医生考虑他的初步诊断为胃肠炎，但考虑到患者先前的就诊经历，不除外其他类型的感染。医生留取了便培养，并开了静脉用灭滴灵及万古霉素。同时患者进行了腹部 CT 检查及规律透析。在患者透析过程中，管床医生接到了微生物室的报警电话——患者的血培养革兰氏阳性球菌阳性。然而，管床医生并没有与透析室医生沟通。3 小时后，患者状态恶化，管床医生被紧急叫到透析室。此时，患者感觉腹部不适明显加剧，此时生命体征：体温 38.6℃，心率 90 次/min，血压 140/90mmHg，呼吸频率 20 次/min。医生再次留取患者的血培养，此时患者的血象已升至 24×10⁹/L。

　　透析结束后，患者回到病房，然而此时医护团队并没有进行交接。1 小时后，他的体温升至 39.2℃，呼吸频率 22 次/min，心率 115 次/min，脉氧饱和度 88%，伴明显神志障碍。这些指标触发了医院的临床应急反应团队。并被转送至 ICU。他接受了气管插管及机械通气，并通过去甲肾上腺维持血压，同时应用床旁肾脏替代治疗维持肾脏功能。随后的几天，虽然万古霉素已经到达有效浓度，但患者仍持续发热。同时，他的神志状态出现波动，多次的头 CT 证实他同时存在脑梗死。

　　考虑到患者预后较差，医生与家属进行了沟通。家属决定不再进行有创操作，并尽量保证患者的舒适程度。在入院的 12 天后，患者死亡。

　　这个病例暴露了综合医院患者休克的相关风险。已明确的问题包括不能及时辨别恶化患者，导致治疗不充分或延迟治疗、转移不稳定患者和缺乏相关临床监测。这些问题揭示了跟踪及启动系统的不完善，期待相应的临床护理流程以提高对患者的护理。

问题

1. 确定马修可能的感染源。
2. 马修严重不适的早期临床指征有哪些？
3. 马修在急诊室的时候有什么机会来优化他的"败血症路径"？

相 关 研 究

Corfield AR, Lees F, Zealley I, Houston G, Dickie S, Ward K et al, on behalf of the Scottish Trauma Audit Group Sepsis Steering Group, 2013. Utility of a single early warning score in patients with sepsis in the emergency department, Emerg Med J 2014;31(6):482–7. doi:10.1136/emermed-2012-202186

摘要

背景：改善脓毒症患者护理的一个重要因素是对其早期的识别和干预。早期预警评分（EWS）系统可以更早的识别患者生理状况的恶化。因此，在英国国家医疗服务系统中已经开始使用标准化的 NHS 早期预警评分（NEWS）。

目的：对急诊室脓毒症患者单一使用 NHS 早期预警评分是否可以提示预后、30 天内在医院内的死亡率或 2 天内 ICU 的入科率。

方法：收集了 3 个月内在苏格兰 20 个急诊室就诊的成人患者数据。所有入组成人患者，包括全身反应综合征患者，均入院至少两天或在两天内死亡，并且满足脓毒症标准。早期预警评分是通过在急诊室里使用 NHS 早期预警评分作出的原始生理监测计算的。

结果：完整的获得了 2 003 名患者的数据。发现国家早期预警评分的升高与死亡率的增加有关〔（5～6 OR 1.95, 95% CI 1.21～3.14），（7～8: OR 2.26, 95% CI 1.42～3.61），（9～20: OR 5.64, 95% CI 3.70～8.60）〕。在 ICU 入科率和死亡率合并后得到的结果也是如此。

结论：在急诊室就诊的脓毒症患者中，NHS 早期预警评分升高提示有更高的几率预后不佳。它的使用可以使急诊室的临床路径更便捷，分诊更准确，也可以让高年资临床医师更早的参与治疗。

评论

超出"正常范围"的生命体征与患者的不良事件有关。许多报告显示发生休克的住院患者是医院面临的系统性挑战。存在的问题包括对病情恶化的患者未能识别或未作出反应，治疗不充分或治疗延迟，不稳定患者转运以及对护理缺乏临床监督。这导致了跟踪触发系统的应用以及为了改善患者护理的各种标准和衡量指标的产生。

这项最近发表的在 20 个苏格兰急诊科进行的多中心前瞻性研究，使用了英国国家医疗服务系统的早期预警评分（NEWS），来评估跟踪触发系统识别高风险脓毒症患者的能力。该研究的终点包括入院 2 天内 ICU 入科率和 30 天住院死亡率。

研究对超过 27 000 名患者进行了病例回顾，以确定他们是否符合脓毒症标准。至少 2 000 名患者通过排除标准被排除。NHS 早期预警评分是一项基于医疗急救团队的研究，它通过 6 个生理参数和辅助供氧的使用进行评分。最高分数为 20，得分越高表明患者状态越差，参数见表 21.12。

入住 ICU 患者的 NEWS 评分中位数更高 -ICU 组患者明显年轻化。年龄增加与 30 天死亡率相关。评分≥7 的患者，ICU 入科或死亡的风险增加。这也存在很多局限性。由于缺少生理监测，至少有 5% 的潜在样本被排除，所以评分是不完整的。评分遵从性差并不罕见，且已经在其他采用生理参数评分的 ED 研究中有所报道。这是所有跟踪触发系统公认的问题，因此完成评估需要不止一个监测。

表21.12
NHS 早期预警评分

	3	2	1	0	1	2	3
呼吸频率	≤8		9～11	12～20		21～24	≥25
氧饱和度	≤91	92～93	94～95	≥96			
供氧		是		否			
体温	≤35°		35.1°～36°	36.1°～38°	38.1°～39°	≥39.1°	
收缩压	≤90	91～100	101～110	111～219			≥220
脉搏	≤40		41～50	51～90	91～110	111～130	≥131
意识水平				A			V, P, U

A=清醒；V=语言应答；P=疼痛刺激；U=无反应

Adapted from Corfield AR, Lees F, Zealley I, Houston G, Dickie S, Ward K et al.Utility of a single early warning score in patients with sepsis in the emergency department. Emerg Med J 2014; 31(6): 482-7, with permission.

　　虽然作者注意到 2 天内出院的患者严重疾病发病率较低，但这部分患者也被排除。同样被排除的还有在入院两天后需要转入 ICU 的患者，但这样做有可能排除了早期恶化的患者。由于出院后的患者未进行随访，所以出院后的情况并不清楚。

　　该研究还肯定了对患者整体生理状况密切，频繁临床监测的价值以及在患者整体生理状况中症状与体征存在联系，这为临床医生提供了许多指标，提示患者健康情况，或心血管系统情况以及即将发生的休克综合征的相关指标。本研究是一项回顾性案例，因此，如果该系统在管辖范围内实施的且进行例行评分，则不能代表预后。

　　评分标准与其他跟踪触发监测相似，是根据合理数据制定的。这些评分系统有助于选择适当的评分工具，例如带有嵌入式评分的标准监测图表。它们对于经验不足的临床医师有额外的，经常被提及的优点，就是可以帮助他们解释患者的临床状态，来避免病情恶化，使得晚期症状成为患者即将死亡的提示信息。这只是当评分与扩大标准和增大反应（如医疗急救队或外展服务）相关的情况时存在。

　　NHS 早期预警评分方便应用，并且作为病情恶化的预警机制，得到了英国的支持，但并没有支持的实施策略。标准的床旁监测图可用于各个权限内，并强调适当的职业标准和程序升级的重要。这已在澳大利亚新南威尔士州的"标志之间"计划中得到证明。这种标准化支持组织为患者提供合理的服务。该权限内的程序包括颜色编码的图表程序升级和深入在线培训模块。该程序使临床医生能够在患者恶化时做出适当的反应并进行有效沟通。无论方法如何，这些是减少可避免的院内并发症和死亡率的重要举措。

学习活动

1. 接受肾脏替代治疗的患者给药的含义是什么？
2. 对于表现出低灌注迹象的患者，获得适当信息的重要评估是什么？
3. 什么是评估终末器官灌注的关键监测？
4. 所有休克类型的共同管理策略是什么？

在线资源

American Heart Association, www.heart.org/HEARTORG

Australian and New Zealand Anaesthetic Allergy Group, www.anzaag.com/Default.aspx

Australian and New Zealand Anaesthetic Allergy Group Anaphylaxis Management Guidelines, www.anzaag.com/Docs/PDF/Management%20Guidelines/Mx%20Guidelines%20Intro%20v1.1Jun13.pdf

Australian Commission on Safety and Quality in Healthcare, www.safetyandquality.gov.au/internet/safety/publishing.nsf/Content/home

Clinical Excellence Commission: Between the flags, www.cec.health.nsw.gov.au/programs/between-the-flags

National Blood Authority Australia, www.nba.gov.au

Patient Blood Management guidelines App: for iPad, www.blood.gov.au/pbm-ipad

Sepsis, www.ihi.org/Topics/Sepsis/Pages/default.aspx

Spinal cord injury network, https://spinalnetwork.org.au/

Surviving Sepsis, www.survivingsepsis.org/

TRANSFUSE, http://clinicaltrials.gov/show/NCT01638416 and http://clinicaltrials.gov/show/NCT00975793

World Allergy Organization, www.worldallergy.org/index.php

扩展阅读

Aitken LM, Williams G, Harvey M, Blot S, Kleinpell R, Labeau S et al. Nursing considerations to complement the Surviving Sepsis Campaign guidelines. Crit Care Med 2011;39(7):1800–18.

Australian Commission on Safety and Quality in Healthcare. Recognising and responding to clinical deterioration: background paper, <http://www.safetyandquality.gov.au/internet/safety/publishing.nsf/Content/AB9325A491E10CF1CA257483000C9AC4/$File/BackgroundPaper-2009.pdf>; June 2008.

Dellinger RP, Levy MM, Rhodes A, Annane D, Gerlach H, Opal SM et al. International guidelines for management of severe sepsis and septic shock, <http://www.survivingsepsis.org/Pages/default.aspx>; 2012.

Manji RA, Wood KE, Kumar A. The history and evolution of circulatory shock. Crit Care Clin 2009;25(1):1–29.

参考文献

1 Adams F. The book of prognostics, by Hippocrates. In: eBooks@Adelaide University of Adelaide Library; 2007.

2 Bridges E, Dukes S. Cardiovascular aspects of septic shock: pathophysiology, monitoring, and treatment. Crit Care Nurs 2005;25:14-24.

3 Manji RA, Wood KE, Kumar A. The history and evolution of circulatory shock. Crit Care Clin 2009;25:1-29.

4 Barbee R, Reynolds P, Ward K. Assessing shock resuscitation strategies by oxygen debt repayment. Shock 2010;33:113-22.

5 Bangash MN, Kong ML, Pearse RM. Use of inotropes and vasopressor agents in critically ill patients. Br J Pharmacol 2012;165:2015-33.

6 Strehlow MC. Early identification of shock in critically ill patients. Emerg Med Clin North Am 2010;28:57-66.

7 Carlson KK, ed. AACN Advanced critical care nursing. St. Louis: Mosby; 2008.

8 Kolecki P. Hypovolemic shock, <http://emedicine.medscape.com/article/760145-overview>; 2014 [accessed 29.03.15].

9 Vincent J-L, De Backer D. Circulatory shock. N Engl J Med 2013;369:1726-34.

10 Vallet B, Wiel E, Lebuffe G. Resuscitation from circulatory shock: an approach based on oxygen-derived parameters. Berlin: Springer-Verlag; 2005.

11 Rosen IM. Oxygen delivery and consumption. Up-to-Date 2013; 2013.

12 Wilson WC, Grande CM. Trauma: critical care. Boca Raton, Florida: C R C Press LLC; 2007.

13 Galley HF. Oxidative stress and mitochondrial dysfunction in sepsis. Br J Anaesth 2011;107:57-64.

14 Fortin C, McDonald P, Fulop T, Lesur O. Sepsis, leukocytes, and nitric oxide (NO): an intricate affair. Shock 2010;33:344-52.

15 Wagner F, Baumgart K, Simkova V, Georgieff M, Radermacher P, Calzia E. Year in review 2007: Critical care – shock. Crit Care (London, England) 2008;12:227.

16 Mikkelsen ME, Miltiades AN, Gaieski DF, Goyal M, Fuchs BD, Shah CV et al. Serum lactate is associated with mortality in severe sepsis independent of organ failure and shock. Crit Care Med 2009;37:1670-7.

17 Phypers B, Pierce JT. Lactate physiology in health and disease. Continuing Education in Anaesthesia, Critical Care & Pain 2006;6:128-32.

18 Zhang Z, Xu X. Lactate clearance is a useful biomarker for the prediction of all-cause mortality in critically ill patients: a systematic review and meta-analysis. Crit Care Med 2014;42:2118-25.

19 Dutta TK, Sahoo R, Karthikeyan B. Capillary leak syndrome: desk to bedside. The Association of Physicians of India, <http://www.apiindia.org/pdf/pg_med_2007/Chapter-4.pdf>; 2013 [accessed 29.03.15].

20 Sherwood E, Toliver-Kinsky T. Mechanisms of the inflammatory response. Best Pract Res Clin Anaesth 2004;18: 385–405.

21 Caille V, Squara P. Oxygen uptake-to-delivery relationship: a way to assess adequate flow. Crit Care 2006;10 Suppl 3:S4.

22 Adams KL. Hemodynamic assessment: the physiologic basis for turning data into clinical information. AACN Clin Issues 2004;15:534-46.

23 Casserly B, Read R, Levy M. Hemodynamic monitoring in sepsis. Crit Care Clin 2009;25:803-23.

24 Moshkovitz Y, Kaluski E, Milo O, Vered Z, Cotter G. Recent developments in cardiac output determination by bioimpedance: comparison with invasive cardiac output and potential cardiovascular applications. Curr Opin Cardiol 2004;19:229-37.

25 Levin PD, Sprung CL. Another point of view: no swan song for the pulmonary artery catheter. Crit Care Med 2005;33:1123-4.

26 Böettger S, Pavlovic D, Gründling M, Wendt M, Hung O, Henzler D et al. Comparison of arterial pressure cardiac output monitoring with transpulmonary thermodilution in septic patients. Med Sci Monit 2010;16:PR1-7.

27 Weil M. Personal commentary on the diagnosis and treatment of circulatory shock states. Curr Opin Crit Care 2004;10:246–9.

28 Treacher D, Harvey C, Bradley R. Can cardiac output be assessed clinically with sufficient accuracy to be of value in patient management? Comparison with thermo-dilution in Intensive Care Unit patients. In: The Intensive Care Unit, UMDS, St Thomas' Hospital, London, UK; 2006.

29 Boyle M, Steel L, Flynn GM, Murgo M, Nicholson L, O'Brien M et al. Assessment of the clinical utility of an ultrasonic monitor of cardiac output (the USCOM) and agreement with thermodilution measurement. Crit Care Resusc 2009;11:198-203.

30 Dipti A, Soucy Z, Surana A, Chandra S. Role of inferior vena cava diameter in assessment of volume status: a meta-analysis. Am J Emerg Med 2012;30:1414-9.e1.

31 Pittman J, Bar-Yosef S, SumPing J, Sherwood M, Mark J. Continuous cardiac output monitoring with pulse contour analysis: a comparison with lithium indicator dilution cardiac output measurement. Crit Care Med 2005;33:2015-21.

32 Shah MR, Hasselblad V, Stevenson LW, Binanay C, O'Connor CM, Sopko G et al. Impact of the pulmonary artery catheter in critically ill patients: meta-analysis of randomized clinical trials. JAMA 2005;294:1664-70.

33 Harvey SE, Welch CA, Harrison DA, Rowan KM, Singer M. Post hoc insights from PAC-Man – the U.K. pulmonary artery catheter trial. Crit Care Med 2008;36:1714-21.

34 Rivers E, Nguyen B, Havstad S, Ressler J, Muzzin A, Knoblich B et al. Early goal-directed therapy in the treatment of severe sepsis and septic shock. N Engl J Med 2001;345:1368-77.

35 Ho BC, Bellomo R, McGain F, Jones D, Naka T, Wan L et al. The incidence and outcome of septic shock patients in the absence of early-goal directed therapy. Crit Care 2006;10:R80.

36 The ProCESS Investigators. A randomized trial of protocol-based care for early septic shock. N Engl J Med 2014;370(18):1683-93.

37 ARISE Investigators; ANZICS Clinical Trials Group, Peake SL, Delaney A, Bailey M, Bellomo R, Cameron PA, Cooper DJ et al. Goal-directed resuscitation for patients with early septic shock. N Engl J Med 2014;371(16):1496-506.

38 Vincent J-L. Give your patient a fast hug (at least) once a day. Crit Care Med 2005;33:1225–9.

39 Stennett A, Gainer J. TSC for hemorrhagic shock: effects on cytokines and blood pressure. Shock 2004;22 569–74.

40 Santry HP, Alam HB. Fluid resuscitation: past, present, and the future. Shock 2010;33:229-41.

41 Gutierrez G, Reines HD, Wulf-Gutierrez ME. Clinical review: hemorrhagic shock. Crit Care 2004;8:373-81.

42 Beekley A. Damage control resuscitation: a sensible approach to the exsanguinating surgical patient. Crit Care Med 2008;36:S267-74.

43 National Blood Authority. This work is based on/includes The National Blood Authority's Patient Blood Management Guideline: Module 1- Critical Bleeding/Massive Transfusion which is licensed under the Creative Commons Attribution-NonCommercial-ShareAlike 3.0 Australia licence. 2011.

44 Myburgh JA, Mythen MG. Resuscitation fluids. N Engl J Med 2013;369:1243-51.

45 Guidry C, Gleeson E, Simms ER, Stuke L, Meade P, McSwain NE Jr et al. Initial assessment on the impact of crystalloids versus colloids during damage control resuscitation. J Surg Res 2013;185:294-9.

46 Ball CG. Damage control resuscitation: history, theory and technique. Can J Surg 2014;57:55-60.

47 Duke MD, Guidry C, Guice J, Stuke L, Marr AB, Hunt JP et al. Restrictive fluid resuscitation in combination with damage control resuscitation: time for adaptation. J Trauma Acute Care Surg 2012;73:674-8.

48 Annane D, Siami S, Jaber S, Martin C, Elatrous S, Declère AD et al. Effects of fluid resuscitation with colloids vs crystalloids on mortality in critically ill patients presenting with hypovolemic shock: the CRISTAL randomized trial. JAMA 2013;310:1809-17.

49 Finfer S, Bellomo R, Boyce N, French J, Myburgh J, Norton R. A comparison of albumin and saline for fluid resuscitation in the intensive care unit. New Engl J Med 2004;350:2247-56.

50 Alderson P, Bunn F, Lefebvre C, Li WP, Li L, Roberts I at al. Human albumin solution for resuscitation and volume expansion in critically ill patients. Cochrane Database Syst Rev 2004;4 CD001208.

51 Lighthall G, Pearl R. Volume resuscitation in the critically ill: choosing the best solution: how do crystalloid solutions compare with colloids? J Crit Illness 2003;18:252–60.

52 Lopez-Plaza I. Massive blood transfusion. In: Transfusion medicine update, <http://www.itxm.org/tmu/ tmu1998/tmu4-98.htm>; 1998.

53 Criddle L, Eldredge D, Walker J. Variables predicting trauma patient survival following massive transfusion. J Emerg Nurs 2005;31:236–42.

54 Rappold JF, Pusateri AE. Tranexamic acid in remote damage control resuscitation. Transfusion 2013;53 Suppl 1:96S-9S.

55 Roberts I, Shakur H, Coats T, Hunt B, Balogun E, Barnetson L et al. The CRASH-2 trial: a randomised controlled trial and economic evaluation of the effects of tranexamic acid on death, vascular occlusive events and transfusion requirement in bleeding trauma patients. Health

Technology Assessment 2013;17:1-79.

56 Gruen RL, Jacobs IG, Reade MC. Trauma and tranexamic acid. Med J Aust 2013;199:310-1.

57 Lim N, Dubois M, De Backer D, Vincent J-L. Do all nonsurvivors of cardiogenic shock die with a low cardiac index? Chest 2003;124:1885–91.

58 Ahrens TS, Prentice D, Kleinpell RM. Shock states. Critical care nursing certification: Preparation, review, and practice exams. 6th ed. New York: McGraw-Hill; 2010.

59 Hofer C, Furrer L, Matter-Ensner S, Maloigne M, Klaghofer R, Genoni M et al. Volumetric preload measurement by thermodilution: a comparison with transoesophageal echocardiography. Br J Anaes 2005; 94:748–55.

60 Agricola E, Bove T, Oppizzi M, Marino G, Zangrillo A, Margonato A et al. Ultrasound comet-tail images – a marker of pulmonary edema: a comparative study with wedge pressure and extravascular lung water. Chest 2005;127:1690–5.

61 Worthley L. Shock: a review of pathophysiology and management, Part 1. Crit Care Resusc 2000;2:55–65.

62 Di Marco J, Gersh B, Opie L. Antiarrhythmic drugs and strategies. In: Opie L, Gersh B, eds. Drugs for the Heart. 6th ed. Philadelphia: Elsevier; 2005.

63 Dubey L, Sharma S, Gautam M, Gautam S, Guruprasad S, Subramanyam G. Cardiogenic shock complicating acute myocardial infarction – a review. Acta Cardiologica 2011;66:691-9.

64 Blanton C, Thompson P. Cardiogenic shock and myocardial infarction in 19 Australian teaching hospitals. In: Cardiac Society of Australia and New Zealand, 49th ASM; 2001.

65 Carnendran L, Abboud R, Sleeper L, Gurunathan R, Webb J, Menon V et al. Trends in cardiogenic shock: report from the SHOCK Study. The SHould we emergently revascularize Occluded Coronaries for cardiogenic shocK? Eur Heart J 2001;22:472–8.

66 Menees DS, Peterson ED, Wang Y, Curtis JP, Messenger JC, Rumsfeld JS et al. Door-to-balloon time and mortality among patients undergoing primary PCI. N Engl J Med 2013;369:901-9.

67 Herget-Rosenthal S, Saner F, Chawla LS. Approach to hemodynamic shock and vasopressors. CJASN 2008;3:546-53.

68 Bodson L, Bouferrache K, Vieillard-Baron A. Cardiac tamponade. Curr Opin Crit Care 2011;17:416-24.

69 Menon V, White H, LeJemtel T, Webb J, Sleeper L, Hochman J. The clinical profile of patients with suspected cardiogenic shock due to predominant left ventricular failure: a report from the SHOCK Trial Registry. SHould we emergently revascularize Occluded Coronaries in cardiogenic shocK? J Am Coll Cardiol 2000;36:1071–6.

70 Topalian S, Ginsberg F, Parrillo JE. Cardiogenic shock. Crit Care Med 2008;36:S66-74.

71 Rahimtoola S. Acute rheumatic fever. In: Fuster V AR, O'Rourke RA, eds. Hurst's the Heart. New York: McGraw-Hill; 2004.

72 Leach RM, Treacher DF. The pulmonary physician in critical care 2: oxygen delivery and consumption in the critically ill. Thorax 2002;57:170-7.

73 Shoemaker W, Appel P, Kram H, Waxman K, Lee TS. Prospective trial of supranormal values of survivors as therapeutic goals in high-risk surgical patients. Chest 1988;94:1176–86.

74 Lesage A, Ramakers M, Daubin C, Verrier V, Beynier D, Charbonneau P et al. Complicated acute myocardial infarction requiring mechanical ventilation in the intensive care unit: prognostic factors of clinical outcome in a series of 157 patients. Crit Care Med 2004;32:100–5.

75 Park M, Sangean M, Volpe Mde S, Feltrim M, Nozawa F, Leite PF et al. Randomized, prospective trial of oxygen, continuous positive airway pressure, and bilevel positive airway pressure by face mask in acute cardiogenic pulmonary edema. Crit Care Med 2004;32:2507–15.

76 Management of complications following myocardial infarction (revised Feb 2012). In: eTG complete [Internet]. Melbourne: Therapeutic Guidelines Limited; 2014.

77 Poole-Wilson P, Opie L. Digitalis, acute inotropes and inotropic dilators: acute and chronic heart failure. In: Opie L, Gersh B, eds. Drugs for the heart. 6th ed. Philadelphia: Elsevier; 2005.

78 Lampard JG, Lang E. Vasopressors for hypotensive shock. Ann Emerg Med 2013;61:351-2.

79 Magder SA. The highs and lows of blood pressure: toward meaningful clinical targets in patients with shock. Crit Care Med 2014;42:1241-51.

80 Pirracchio R, Parenica J, Resche Rigon M, Chevret S, Spinar J, Jarkovsky J et al. The effectiveness of inodilators in reducing short term mortality among patient with severe cardiogenic shock: a propensity-based analysis. PLoS ONE 2013;8:e71659.

81 Follath F, Cleland J, Just H, Papp J, Scholz H, Peuhkurinen K et al. Efficacy and safety of intravenous levosimendan compared with dobutamine in severe low-output heart failure (the LIDO study): a randomised double-blind trial. Lancet 2002;360:196–202.

82 Mebazaam A, Barraud D, Welschbillig S. Randomized clinical trials with levosimendan. Am J Cardiol 2005;96:G74.

83 Moiseyev V, Poder P, Andrejevs N, Ruda M, Golikov A. Safety and efficacy of a novel calcium sensitizer, levosimendan, in patients with left ventricular failure due to an acute myocardial infarction: a randomized, placebo-controlled, double-blind study (RUSSLAN). Eur Heart J 2002;23:1422–32.

84 O'Connor C, Gattis W, Uretsky B, Adams KJ, McNutty SE, Grossman SH et al. Continuous intravenous dobutamine is associated with an increased risk of death in patients with advanced heart failure: insights from the Flolan International Randomized Survival Trial (FIRST). Am Heart J 1999;138:78–86.

85 Gersh B, Opie L. Which therapy for which condition? In: Opie L, Gersh B, eds. Drugs for the heart. 6th ed. Philadelphia: Elsevier; 2005.

86 Annane D, Bellissant E, Pussard E, Asmar R, Lacombe F, Lanata E et al. Placebo-controlled, randomized, double-blind study of intravenous enalaprilat efficacy and safety in acute cardiogenic pulmonary edema. Circulation 1996;94:1316–24.

87 The Acute Infarction Ramipril Efficacy (AIRE) Study Investigators. Effect of ramipril on mortality and morbidity of survivors of acute myocardial infarction with clinical evidence of heart failure: the Acute Infarction Ramipril Efficacy (AIRE) Study. Lancet 1993;342:821–8.

88 Thiele H, Zeymer U, Neumann FJ, Ferenc M, Olbrich HG, Hausleiter J et al. Intra-aortic balloon counterpulsation in acute myocardial

infarction complicated by cardiogenic shock (IABP-SHOCK II): final 12 month results of a randomised, open-label trial. Lancet 2013; 382:1638-45.

89 Extracorporeal Life Support Organisation. ELSO guidelines for adult cardiac failure, <https://www.elso.org/Portals/0/IGD/Archive/FileManager/ e76ef78eabcusersshyerdocumentselsoguidelinesforadultcardiacfailure1.3.pdf>; 2013.

90 Extracorporeal Life Support Organisation. ELSO guidelines for ECMO centres, <https://www.elso.org/Portals/0/IGD/Archive/FileManager/ faf3f6a3c7cusersshyerdocumentselsoguidelinesecmocentersv1.8.pdf>; 2014.

91 Murray S. Bi-level positive airway pressure (BiPAP) and acute cardiogenic pulmonary oedema (ACPO) in the emergency department. Aust Crit Care 2002;15:51–63.

92 Agarwal R, Aggarwal AN, Gupta D, Jindal SK. Non-invasive ventilation in acute cardiogenic pulmonary oedema. Postgrad Med J 2005;81: 637–43.

93 Park M, Sangean M, Volpe Mde S, Feltrim M, Nozawa F, Leite PF et al. Randomized, prospective trial of oxygen, continuous positive airway pressure, and bilevel positive airway pressure by face mask in acute cardiogenic pulmonary edema. Crit Care Med 2004;32:2546–8.

94 Tallman T, Peacock W, Emerman C, Lopatin M, Blicker JZ, Weber J et al. Noninvasive ventilation outcomes in 2,430 acute decompensated heart failure patients: an ADHERE Registry Analysis. Acad Emerg Med 2008;15:355-62.

95 Bone RC, Balk RA, Cerra FB, Dellinger RP, Fein AM, Knaus WA et al. Definitions for sepsis and organ failure and guidelines for the use of innovative therapies in sepsis. ACCP/SCCM Consensus Conference Committee American College of Chest Physicians/Society of Critical Care Medicine. Chest 1992;101:1644–55.

96 Daniels R. Surviving the first hours in sepsis: getting the basics right (an intensivist's perspective). J Antimicrob Chemother 2011;66:ii11-ii23.

97 Finfer S, Bellomo R, Lipman J, French C, Dobb G, Myburgh J. Adult-population incidence of severe sepsis in Australian and New Zealand intensive care units. [Erratum appears in Intensive Care Med. 2004 Jun;30(6):1252]. Intens Care Med 2004;30:589-96.

98 Hicks P, Cooper DJ, Webb S, et al. The Surviving Sepsis Campaign: International guidelines for management of severe sepsis and septic shock: 2008. An assessment by the Australian and New Zealand Intensive Care Society. Anaes Inten Care 2008;36:149-51.

99 Kaukonen K, Bailey M, Suzuki S, Pilcher D, Bellomo R. Mortality related to severe sepsis and septic shock among critically ill patients in Australia and New Zealand, 2000–2012. JAMA 2014;311:1308-16.

100 Dellinger RP, Levy MM, Carlet JM, Bion J, Parker MM, Jaeschke R et al. Surviving Sepsis Campaign: international guidelines for management of severe sepsis and septic shock: 2008. Crit Care Med 2008;36:296-327.

101 Dellinger RP, Levy MM, Rhodes A, Annane D, Gerlach H, Opal SM et al. Surviving Sepsis Campaign: international guidelines for management of severe sepsis and septic shock: 2012. Crit Care Med 2012;41:580-637.

102 Dellinger R, Carlet J, Masur H, Gerlach H, Calandra T, Cohen J et al. Surviving Sepsis Campaign guidelines for management of severe sepsis and septic shock. Crit Care Med 2004;32:858–73.

103 Organizations JCoAoH. Raising the bar with bundles treating patients with an all-or-nothing standard. Jt Comm Pers Patient Saf 2006;6:5-6.

104 Finfer S. The Surviving Sepsis Campaign: robust evaluation and high-quality primary research is still needed. Intens Care Med 2010; 36:187-9.

105 Chamberlain DJ, Willis EM, Bersten AB. The severe sepsis bundles as processes of care: a meta-analysis. Aust Crit Care 2011;24:229-43.

106 Barochia A, Cui X, Vitberg D, Suffredini AF, O'Grady NP, Banks SM et al. Bundled care for septic shock: an analysis of clinical trials. Crit Care Med 2010;38:668-78.

107 Van den Berghe G, Schetz M, Vlasselaers D, Hermans G, Wilmer A, Bouillon R et al. Clinical review: intensive insulin therapy in critically ill patients: NICE-SUGAR or Leuven blood glucose target? J Clin Endocrinol Metab 2009;94:3163-70.

108 van den Berghe G, Wouters P, Weekers F, Verwaest C. Bruyninckx F, Schetz M et al. Intensive insulin therapy in the critically ill patients. N Engl J Med 2001;345:1359-67.

109 NICE-SUGAR Study Investigators, Finfer S, Chittock D, Su SY, Blair D, Foster D, Dhingra V et al. Intensive versus conventional glucose control in critically ill patients. N Engl J Med 2009;360:1283-97.

110 Griesdale DE, de Souza RJ, van Dam RM, Heyland DK, Cook DJ, Malhotra A et al. Intensive insulin therapy and mortality among critically ill patients: a meta-analysis including NICE-SUGAR study data. CMAJ 2009;180:821-7.

111 Schrier R, Wang W. Acute renal failure and sepsis. New Engl J Med 2004;351:159–69.

112 Ranzani OT, Monteiro MB, Ferreira EM, Santos SR, Machado FR, Noritomi DT. Reclassifying the spectrum of septic patients using lactate: severe sepsis, cryptic shock, vasoplegic shock and dysoxic shock. Revista Brasileira de Terapia Intensiva 2013;25:270-8.

113 Puskarich MA, Trzeciak S, Shapiro NI, Heffner AC, Kline JA, Jones AE. Outcomes of patients undergoing early sepsis resuscitation for cryptic shock compared with overt shock. Resuscitation 2011;82:1289-93.

114 Ranzani O, Monteiro M, Ferreira E, Santos SR, Machado FR, Noritomi DT et al. Stratifying septic patients using lactate: severe sepsis and cryptic, vasoplegic and dysoxic shock profile. Crit Care 2013;17:P37.

115 Bauer M. Multiple organ failure: update on pathophysiology and treatment strategies. In: Euroanesthesia: European Society of Anaesthesiology, 2005. Vienna, Austria; 2005, pp 203–6.

116 Marik PE, Varon J. Early goal-directed therapy: on terminal life support? Am J Emerg Med 2010;28:243-5.

117 Puskarich MA, Marchick MR, Kline JA, Steuerwald MT, Jones AE. One year mortality of patients treated with an emergency department based early goal directed therapy protocol for severe sepsis and septic shock: a before and after study. Crit Care 2009;13:R167.

118 Focht A, Jones AE, Lowe TJ. Early goal-directed therapy: improving mortality and morbidity of sepsis in the emergency department. Jt Comm J Qual Patient Saf 2009;35:186-91.

119 Rivers EP, Coba V, Whitmill M. Early goal-directed therapy in severe sepsis and septic shock: a contemporary review of the literature. Curr Opin Anaesthesiol 2008;21:128-40.

120 Mouncey PR, Osborn TM, Power GS, Harrison DA, Sadique MZ, Grieve RD et al for the ProMISe Trial Investigators. Trial of early, goal-directed resuscitation for septic shock. N Engl J Med 2015;372:1301-11. doi: 10.1056/NEJMoa1500896.

121 Padkin A, Goldfrad C, Brady AR, Young D, Black N, Rowan K. Epidemiology of severe sepsis occurring in the first 24 hrs in intensive care units in England, Wales, and Northern Ireland. Crit Care Med 2003;31:2332-8.

122 Brun-Buisson C, Meshaka P, Pinton P, Vallet B, Episepsis Study Group. EPISEPSIS: a reappraisal of the epidemiology and outcome of severe sepsis in French intensive care units. Intensive Care Med 2004;30:580-8.

123 Kumar A. Optimizing antimicrobial therapy in sepsis and septic shock. Crit Care Clin 2009;25:733-51.

124 Kumar A, Roberts D, Wood KE, Light B, Parrillo Je, Sharma S et al. Duration of hypotension before initiation of effective antimicrobial therapy is the critical determinant of survival in human septic shock. Crit Care Med 2006;34:1589-96.

125 Taccone FS, Laterre P-F, Dugernier T, Spapen H, Delattre I, Wittebole X et al. Insufficient beta-lactam concentrations in the early phase of severe sepsis and septic shock. Crit Care 2010:R126.

126 Dulhunty JM, Roberts JA, Davis JS, Webb SA, Bellomo R, Gomersall C et al. A protocol for a multicentre randomised controlled trial of continuous beta-lactam infusion compared with intermittent beta-lactam dosing in critically ill patients with severe sepsis: the BLING II study. Crit Care Resusc 2013;15:179-85.

127 Lipman J, Boots R. A new paradigm for treating infections: "go hard and go home". Crit Care Resusc 2009;11:276-81.

128 Finfer S, McEvoy S, Bellomo R, McArthur C, Myburgh J, Norton R. Impact of albumin compared to saline on organ function and mortality of patients with severe sepsis. Intensive Care Med 2011;37:86-96.

129 Myburgh JA, Finfer S, Bellomo R, Billot L, Cass A, Gattas D et al. Hydroxyethyl starch or saline for fluid resuscitation in intensive care. N Engl J Med 2012;367:1901-11.

130 Bagshaw SM, Chawla LS. Hydroxyethyl starch for fluid resuscitation in critically ill patients. Can J Anaesth 2013;60:709-13.

131 Myburgh J. CHEST and the impact of fraud in fluid resuscitation research. Crit Care Resusc 2011;13:69-70.

132 Perel P, Roberts I, Ker K. Colloids versus crystalloids for fluid resuscitation in critically ill patients. Cochrane Database Syst Rev 2013;2:CD000567.

133 Obritsch MD, Bestul DJ, Jung R, Fish DN, MacLaren R. The role of vasopressin in vasodilatory septic shock. Pharmacotherapy 2004;24:1050-63.

134 Lipiner-Friedman D, Sprung CL, Laterre PF, Weiss Y, Goodman SV, Vogeser M et al. Adrenal function in sepsis: the retrospective Corticus cohort study. Crit Care Med 2007;35:1012-8.

135 Magnotti L, Deitch E. Burns, bacterial translocation, gut barrier function, and failure. J Burn Care Rehab 2005;26:383-91.

136 Maragakis L. Recognition and prevention of multidrug-resistant Gram-negative bacteria in the intensive care unit. Crit Care Med 2010;38:S345-51.

137 Aitken LM, Williams G, Harvey M, Blot S, Kleinpell R, Labeau S et al. Nursing considerations to complement the Surviving Sepsis Campaign guidelines. Crit Care Med 2011;39:1800-18.

138 Young PJ, Weatherall M, Saxena MK, Bellomo R, Freebairn RC, Hammond NE et al. Statistical analysis plan for the HEAT trial: a multicentre randomised placebo-controlled trial of intravenous paracetamol in intensive care unit patients with fever and infection. Crit Care Resusc 2013;15:279-86.

139 Ellis A, Day J. Diagnosis and management of anaphylaxis. CMAJ 2003;169:307–11.

140 McLean-Tooke A, Bethune C, Fay A, Spickett G. Adrenaline in the treatment of anaphylaxis: what is the evidence? Br Med J 2003;327:1332–5.

141 Gold M. EpiPen epidemic or good clinical practice? J Paediatr Child Health 2003;39:376–7.

142 Nurmatov UB, Rhatigan E, Simons FER, Sheikh A. H₂-antihistamines for the treatment of anaphylaxis with and without shock: a systematic review. Ann Allergy Asthma Immunol 2014;112:126-31.

143 Dhami S, Panesar SS, Roberts G, Muraro A, Worm M, Bilo MB et al. Management of anaphylaxis: a systematic review. Allergy 2014;69:168-75.

144 Kanji S, Chant C. Allergic and hypersensitivity reactions in the intensive care unit. Crit Care Med 2010;38:S162-8.

145 Sampson HA, Munoz-Furlong A, Campbell RL, Adkinson NF Jr, Bock SA, Branum A et al. Second symposium on the definition and management of anaphylaxis: summary report – Second National Institute of Allergy and Infectious Disease/Food Allergy and Anaphylaxis Network symposium. [Reprint in Ann Emerg Med. 2006 Apr;47(4):373-80; PMID: 16546624]. J Allergy Clin Immunol 2006;117:391-7.

146 Berin MC, Sampson HA. Mucosal immunology of food allergy. Curr Biol 2013;23:R389-400.

147 Burks AW, Tang M, Sicherer S, Muraro A, Eigenmann PA, Ebisawa M et al. ICON: Food allergy. J Allergy Clin Immunol 2012;129:906-20.

148 Sicherer SH, Sampson HA. Food allergy. J Allergy Clin Immunol 2010;125:S116-25.

149 Boros C, Kay D, Gold M. Parent reported allergy and anaphylaxis in 4173 South Australian children. J Paediatr Child Health 2000;36:36–40.

150 Wood RA, Camargo CA Jr, Lieberman P, Sampson HA, Schwartz LB, Zitt M et al. Anaphylaxis in America: the prevalence and characteristics of anaphylaxis in the United States. J Allergy Clin Immunol 2014;133:461-7.

151 Simons FE, Frew AJ, Ansotegui IJ, Bochner BS, Golden DB, Finkelman FD et al. Practical allergy (PRACTALL) report: risk assessment in anaphylaxis. Allergy 2008;63:35-7.

152 Brown S. Clinical features and severity grading of anaphylaxis. J Allergy Clin Immunol 2004;114:371–6.

153 Pumphrey R. Anaphylaxis: can we tell who is at risk of a fatal reaction? Curr Opin Allergy Clin Immunol 2004;4:285–90.

154 Australian and New Zealand Anaesthetic Allergy Group–Australian and New Zealand College of Anaesthetists. Anaphylaxis management guidelines: Introduction, <http://www.anzaag.com/Docs/PDF/Management%20Guidelines/Mx%20Guidelines%20Intro%20v1.1Jun13.pdf>;

2013 [accessed 29.03.15].

155　Australasian Society of Clinical Immunology and Allergy Inc. Acute management of anaphylaxis guidelines, <http://www.allergy.org.au/health-professionals/papers/acute-management-of-anaphylaxis-guidelines>; 2013 [accessed 29.03.15].

156　Tang A. A practical guide to anaphylaxis. Am Fam Physician 2003;68:1325–32.

157　Wang J, Sampson HA. Treatments for food allergy: how close are we? Immunologic Res 2012;54:83-94.

158　Guly HR, Bouamra O, Lecky FE, Trauma Audit and Research Network. The incidence of neurogenic shock in patients with isolated spinal cord injury in the emergency department. Resuscitation 2008;76:57-62.

159　Summers RL, Baker SD, Sterling SA, Porter JM, Jones AE. Characterization of the spectrum of hemodynamic profiles in trauma patients with acute neurogenic shock. J Crit Care 2013;28:531 e1-5.

160　Dawodu S. Spinal cord injury: definition, epidemiology, pathophysiology. Medscape 2005.

161　Stevens RD, Bhardwaj A, Kirsch JR, Mirski MA. Critical care and perioperative management in traumatic spinal cord injury. J Neurosurg Anesthesiol 2003;15:215-29.

162　Ryken TC, Hurlbert RJ, Hadley MN, Aarabi B,Dhall SS, Gelb DE et al. The acute cardiopulmonary management of patients with cervical spinal cord injuries. Neurosurgery 2013;72 Suppl 2:84-92.

163　Jasmin L. Spinal cord trauma. In: MedlinePlus; 2013.

164　Miko I, Gould R, Wolf S, Afifi S. Acute spinal cord injury. Int Anesthesiol Clin 2009;47:37-54.

165　Baumann A, Audibert G, Klein O, Mertes P. Continuous intravenous lidocaine in the treatment of paralytic ileus due to severe spinal cord injury. Acta Anaesthesiol Scand 2009;53:128-30.

166　Nguyen HB, Rivers EP, Knoblich BP, Jacobsen G, Muzzin A, Ressler JA et al. Early lactate clearance is associated with improved outcome in severe sepsis and septic shock. Crit Care Med 2004;32:1637-42.

167　Kincaid EH, Miller PR, Meredith JW, Rahman N, Chang MC. Elevated arterial base deficit in trauma patients: a marker of impaired oxygen utilization. J Am Coll Surg 1998;187:384-92.

168　St John RE. End-tidal carbon dioxide monitoring. Crit Care Nurs 2003;23:83-8.

169　Cheatham ML, Nelson LD, Chang MC, Safcsak K. Right ventricular end-diastolic volume index as a predictor of preload status in patients on positive end-expiratory pressure. Crit Care Med 1998;26:1801-6.

170　Corfield AR, Lees F, Zealley I, Houston G, Dickie S, Ward K et al, on behalf of the Scottish Trauma Audit Group Sepsis Steering Group. Utility of a single early warning score in patients with sepsis in the emergency department. Emerg Med J 2014;31(6):482–7.

171　Wilson SJ, Wong D, Clifton D, Fleming S, Way R, Pullinger R et al. Track and trigger in an emergency department: an observational evaluation study. Emerg Med J 2013;30:186-91.

172　Hughes C, Pain C, Braithwaite J, Hillman K. 'Between the flags': implementing a rapid response system at scale. BMJ Qual Saf 2014;23(9)714-7.

第 22 章

多器官功能障碍综合征

原著: Melanie Greenwood, Alison Juers
翻译: 张雪静, 唐静, 王兰兰
审校: 刘方

学习目标

阅读完本章, 将掌握以下内容:

- 定义涉及多器官功能障碍综合征的相关术语。
- 描述多器官功能障碍综合征的相关病理生理学机制。
- 识别多器官功能障碍综合征的临床表现。
- 预期发展成多器官功能障碍综合征的风险并预测其病死率。
- 依据临床症状给予多器官功能障碍患者适当的监测, 护理计划和评估策略。
- 讨论促进多器官功能障碍综合征患者内环境稳定的治疗策略。

引言

1992 年的专家共识会议上首次提出多器官功能障碍综合征 (multiple organ dysfunction syndrome, MODS) 的概念, 目的是为形容重症发展过程中可能出现的器官功能生理学紊乱及继而出现的功能变化[1,2]。以前的术语在文献中是混淆的。例如, 多器官功能衰竭这一概念常常被提到, 常被误导为正常的生理功能, 但在大多数情况下, 是重症生存者可逆的器官功能障碍[3,4]。MODS 不仅影响到器官功能, 它也影响到人体许多生理系统, 如血液、免疫及内分泌系统。因此 MODS 更准确地描述了需要医疗护理干预以实现稳态的重症患者的器官功能的改变[4]。

MODS 与低氧缺氧、直接细胞毒性、细胞凋亡、免疫抑制和凝血功能障碍导致的广泛内皮细胞和实质细胞的损伤有关[4]。MODS 的发生发展分为 4 个临床分期[5]:

- 需液体容量复苏和轻度的呼吸性碱中毒, 同时伴有少尿, 高血糖及胰岛素需要量的增加。
- 呼吸急促, 低碳酸血症和低氧血症, 伴有轻度肝功能障碍和可能发生的血液系统功能的紊乱。
- 休克合并氮质血症, 酸碱紊乱和严重的凝血功能异常。
- 对血管活性药物的依赖同时伴有少尿或无尿, 缺血性结肠炎和乳酸性酸中毒。

随着局部损伤的发生, 先天免疫系统介导的各个脏器的细胞损伤也开始

关键词

细胞凋亡
细胞因子/介质
炎症
多器官功能障碍综合征
多器官衰竭
促凝血机制
脓毒症

发生，随后发展为 MODS。这个过程是将识别、受体激活及微细胞水平介质的释放结合，导致低血压、低氧血症及二重感染的发生[4, 5]。医护人员的首要治疗目标即是及时并有效的控制感染源，抑制促炎反应的发生[6]，并早期识别导致继发于原发损伤的序贯脏器功能损伤发生的危险因素。早期积极的治疗旨在维持组织充分的灌注以预防 MODS 的发生。因此，尽早识别临床指标的恶化并对其进行积极处理对于减少脏器功能障碍的发生是至关重要的。

本章首先介绍导致多器官功能障碍发生的炎症及感染的病理生理学机制。对机体的系统反应及特定器官功能障碍进行了讨论，将结合之前的章节内容，特别是第 20 章。最后将介绍 MODS 病情严重程度的评估及在治疗过程中护理方面的一些体会。

一、病理生理学机制

第 21 章中提到，多器官功能障碍的发生与脓毒症息息相关。MODS 是涉及多个器官系统的表现为有序异常细胞反应的一种状态。MODS 的发病机制复杂，同时涉及各种细胞类型，神经 - 激素轴和器官系统[7]。

简言之，低张性缺氧是由于组织氧供应的代谢调节改变而导致的，这进一步导致器官功能障碍。由溶酶体酶及血管活性物质（一氧化氮、血管内皮生长因子）导致的微循环损伤，因红细胞无法到达感染部位微循环而损伤趋于恶化。脓毒症产生的内毒素、一氧化氮及肿瘤坏死因子 -α 均影响线粒体电子传递过程，从而导致能量代谢紊乱（图 22.1）。这引起细胞病变或组织毒性缺氧[8]。尽管细胞内氧分压水平正常甚至高于正常[7, 8]，但却因线粒体内的三磷酸腺苷（adenosine triphosphate，ATP）产生减少而使得氧气利用障碍而不是氧输送障碍[9]。细胞缺氧使自由基进一步加重氧化应激，导致钙进入内质网和线粒体以致细胞死亡[10]。复苏治疗对细胞性缺氧是没有治疗效果的，最终使已经发生的器官功能障碍持续恶化。所以在脓毒症及缺血事件发生时，线粒体表现为促进细胞死亡，而不是维持细胞内环境的稳定[7]。

细胞凋亡是正常的生理细胞程序性死亡，同时亦是清除功能障碍细胞的一种主要机制。细胞凋亡包括染色体的浓缩、胞膜空泡化、细胞收缩，继而出现的细胞结构分解，最后形成凋亡小体。在重症疾病发生过程中，以上所说的细胞凋亡过程被扰乱，导致器官、组织的损伤及 MODS 的发生。脓毒症促炎细胞因子的释放将推迟活化巨噬细胞和嗜中性粒细胞的凋亡，但在其他组织，如肠道内皮，却加速细胞凋亡的发生[8]。

与此相反，坏死是细胞死亡的一种形式，其特征是由缺氧或外伤导致的细胞肿胀及膜完整性的破坏。坏死已被称为"细胞能量危机"[11]，细胞的调节功能障碍而导致细胞膜钠 - 钾 -ATP 酶泵功能丧失。后者将导致细胞肿胀，细胞膜破裂，使得细胞内的物质漏到细胞外而导致周围组织的损伤[11]。因此单单细胞的坏死便可引起大量组织及器官的损伤。细胞凋亡不同于坏死，其原因为前者并没有使炎症细胞及因子发生聚集及活化。酶级联反应的活化可裂解包括细胞核脱氧核糖核酸（deoxyribonucleic acid，DNA）在内的蛋白质，最终结果使细胞趋于死亡。细胞凋亡需要线粒体提供能量，而当线粒体不能提供能量时，便发生细胞坏死而不是凋亡。因此明确细胞凋亡和坏死两个过程对于更深一步了解 MODS 来说是非常重要的。

在许多不同的临床疾病中，例如中风、心肌梗死和创伤，无细胞血浆 DNA 浓度逐渐增加，进一步加速了细胞死亡。血浆 DNA 浓度最大值与急性生理和慢性健康评估（acute physiology and chronic health evaluation，APACHE）Ⅱ评分及最大序贯器官衰竭评分（sequential organ failure assessment，SOFA）（在本章后文将介绍）关系非常密切，死亡的住院患者较存活的血浆 DNA 浓度明显升高。利用回归分析，血浆 DNA 浓度最大值是住院死亡率的独立预测因子[12]。

在 MODS 过程中，其他细胞器也表现出各自病理过程。局部缺血 / 再灌注损伤时，内质网失去处理蛋白质的能力，从而诱导热休克蛋白的表达[7]，影响器官特殊功能相关蛋白质的转录。例如，肝细胞代谢、肾细胞功能或心肌细胞收缩性均可能会受到影响。这导致了以整个有机体的存活[7]为代价的细胞冬眠模式的概念[10, 13]。

发生 MODS 后细胞间的信号传导也受到了影响。细胞通常是通过高度互动的双向网络进行信号传导的[14]。内皮细胞作为细胞、器官及系统间互相传导信号介质，参与机体的全身性反应，包括血流动力学调节机制、炎症反应、凝血机制、氧气和营养输送、氧化应激、心理应激和神经内分泌变化[7]。在重症疾病过程中，内皮细胞释放因子触发免疫和神

图22.1　细胞功能障碍的病理生理机制

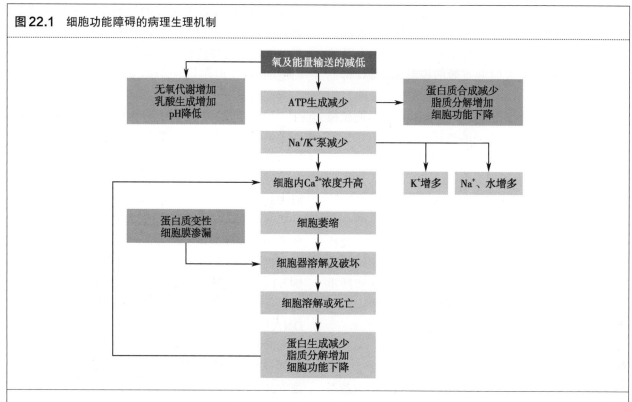

Adapted from Australian College of Critical Care Nurses. National Advanced Life Support Education Package: Pathophysiology of cellular dysfunction. Melbourne: Cambridge Press; 2004, with permission.

经内分泌系统，产生全身炎症反应[7]。随着MODS的发生发展，以上病理生理学过程陆续发生，接下来将讨论其机体代偿机制和对靶器官和系统的影响。

二、全身反应

在发生重症疾病后，如创伤、脓毒症或非感染性炎症反应等，机体将发生复杂的相互关联的全身反应。机体全身复杂宿主反应涉及炎症免疫系统、激素活化及代谢紊乱，最终造成多器官系统受累[15, 16]。这些宿主反应起初尚能维持组织营养需求，但最终器官系统功能衰竭，不能维持机体动态平衡[17]（图22.2）。

最初，促炎介质局部释放，为对抗外来异物，促进伤口愈合。抗炎介质同时释放下调机体促炎反应[18]。如果机体防御系统较弱，促炎介质遍布全身循环，使更多的白细胞聚集在损伤原发部位。全身应激反应随之而来，进一步促进后者的发生。如果炎症介质和抗炎反应失衡，患者即可发展成全身炎症反应综合征（systemic inflammatory response syndrome，SIRS）和器官功能障碍相关[18]的免疫系统失调[2, 17, 19]。

无论原发疾病是什么，均是由细胞因子（细胞信号传导剂）激活淋巴细胞（T细胞、B细胞和自然杀伤细胞）和巨噬细胞导致炎性或抗炎反应发生。许多白介素（IL）已被认定为促炎反应（如IL-1、IL-6和类似的肿瘤坏死因子α作用）或抗炎反应（如IL-10、IL-6和IL-4）的关键激活因子。炎症反应致患者低灌注的临床症状，最终导致休克。

细胞内转录因子，特别是核因子κB（NFκB），在先天和后天免疫反应过程中均有着至关重要的作用[20, 21]，因为它调节参与炎症和急性应激反应基因的转录，促进TNFα、白介素和组织因子的表达[21, 22]。因此NFκB在重症疾病（缺氧、局部缺血、出血、败血症、休克和MODS）反应途径中起着非常重要的作用[21, 23, 24]。

炎症级联反应激活大量前列腺素和白三烯，两者均有促炎及抗炎作用。血栓烷A_2急性期发挥的作用，一方面刺激血小板的聚集，导致微血管血栓形成和组织损伤[17]；另一方面它在肺支气管收缩和抑制心肌收缩方面也起到了作用。

炎症、水肿和感染的具体病理生理学机制将在下面讨论。

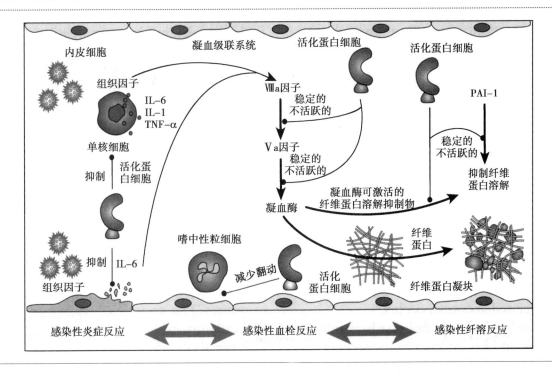

图 22.2　组织因子途径

Courtesy of Bernard CR et al, (2001). Efficacy and safety of recombinant human activiated protein C for severe sepsis. N Eng J Med 344, 699-709.

（一）炎症

炎症反应是先天性免疫的一部分，是对损伤的基本反应，对于局限损伤及促进愈合是一个很好的机制[25, 26]。这种免疫反应的基础是识别未曾暴露于机体的入侵病原体并立即对其作出反应[27]。中性粒细胞、巨噬细胞、自然杀伤细胞、树突状细胞、凝集物和补体是先天宿主反应的主要活性成分[26]。

炎症的典型症状是：

- 疼痛
- 水肿
- 红斑和发热（源于血管舒张）
- 白细胞的聚集和毛细血管渗漏[25, 26]

一氧化氮和前列腺素（例如前列腺环素），是损伤部位引起血管舒张和炎症反应的主要介体[26]。损伤内皮细胞产生细胞因子激活白细胞并使其向组织移动。白细胞通过黏附（炎症初期白细胞黏附于内皮细胞表面）而聚集，中性粒细胞聚集在损伤部位，与内皮细胞上的结合因子黏附，最终穿过内皮进入组织[26]。不同的血液成分均可脱离血管内环境而充斥于细胞间隙，在炎症反应的连续阶段中发挥着重要的作用。因此，在炎症反应发生时，内皮细胞在血液与细胞间隙之间起着双向调节作用[28]。巨噬细胞，中性粒细胞和单核细胞具有吞噬作用，并生产有毒的自由基杀死入侵的病原体[27]。补体系统，血液循环中 30 种蛋白质的结合体，也被激活，血浆蛋白和膜蛋白辅助介导炎症及免疫过程[27]。当机体被炎症和微生物入侵而激活，这些过程有助于溶解（细胞破坏）和异物的吞噬（摄入）[26, 29]。

虽然可能与缺氧有关，但脏器功能障碍在起初炎症反应消退后通常要持续一段时间在很大程度上仍是无法解释的[25, 30]。缺氧诱导的启动急性期反应的主要细胞因子 IL-6 的释放。在缺血再灌注后，组织及中性粒细胞要产生活性氧（例如过氧化氢）。形成的这些强氧化剂破坏其他分子和细胞结构[13, 26]，导致水钠潴留和细胞水肿。

（二）水肿

水肿发生是由于组织内皮细胞的改变、微血管通透性逐渐增加（毛细血管渗漏）造成的。正如前面所指出的那样，许多介质，包括细胞因子、氧自由基和活化的中性粒细胞，改变内皮细胞的结构，使较大的分子（蛋白质，水）透过血管到血管外环境中[26, 31]。这种反应机制，促进营养丰富的溶液到达损伤部位，但如果成为全身性，液体的流动可导致低血容量，第三间隙间质水肿，或影响到其他器官（如急性肺损伤、急性肾损伤）[26]。

（三）感染和免疫反应

满足以下之一时，证明感染存在：阳性培养结果，血清学检查[32]，除血液之外的正常无菌体液中出现多形核白细胞，临床明确感染如内脏穿孔或肺炎[33]。

对感染的免疫反应既有非特异性也有特异性的，炎症和凝血机制与脓毒症的病理生理有着相当复杂的关系[26, 27, 34, 35]。组织损伤和炎症介质的产生导致：

- 组织因子和Ⅶa复合体表达介导的凝血机制（组织因子途径，级联凝血的启动，外源性途径）[31, 34-36]
- Ⅹa和Ⅴa因子介导的凝血机制放大，从而导致大量的凝血酶和纤维蛋白凝块形成（共同凝血途径）[31, 34]

需要注意的是血细胞损伤或内皮细胞胶原蛋白与血小板相结合启动激活途径[34]。

（四）促凝机制

组织因子是一种促凝血的蛋白传导的受体[37]，当组织破坏或巨噬细胞、内皮细胞释放细胞因子时组织因子将大量形成（图22.3）。凝血酶原的形成，导致从血小板的激活到凝血酶和纤维蛋白的大量生成。血栓是由ⅩⅢ因子和凝血酶激活的纤溶抑制物介导形成的[34, 37]。纤维蛋白溶解的过程即血凝块通过纤溶酶原组织型纤溶酶原激活剂（TPA）-血纤维蛋白溶酶途径[包括抗凝血酶、活化蛋白C（activated protein C，APC）和组织因子途径抑制物]稳定降解的过程。APC[38]：

- 通过降低TNF和NFκB的生成而减轻炎症反应
- 通过凝血酶血栓调节蛋白复合物（抗凝作用）激活来减少凝血酶的生成
- 抑制凝血酶活化纤溶抑制剂和纤溶酶原激活物抑制剂-1（纤溶酶原）的功能[34, 35]

APC在严重脓毒症时将大量消耗，使得无法激活G蛋白[34, 35, 38]，而促进炎症反应及高凝状态的发生[35]。

三、内分泌反应

机体对应激源正常的反应是引起生理学一些改变。然而，在重症患者中，对应激反应的慢性激活系统，包括下丘脑-垂体-肾上腺轴和交感-肾上腺髓质轴，持续生成糖皮质激素和儿茶酚胺[20]。同时应激反应造成产生细胞因子的免疫细胞调节紊乱，最终导致免疫功能障碍。而代偿机制是试图维持器官灌注和供应[18]。

这些自我平衡机制是通过启动正面或负面的反馈系统来中和严重的应激反应。当反应较强烈或持续时间较长，这些正常的平衡机制尚不能代偿，机体表现出一系列生理指标的变化我们称之为应激反应。应激反应发生在三个阶段：报警反应、抵抗反应和衰竭状态[39]（图22.4）。

图22.3 SIRS-脓毒症-休克-MODS的进展

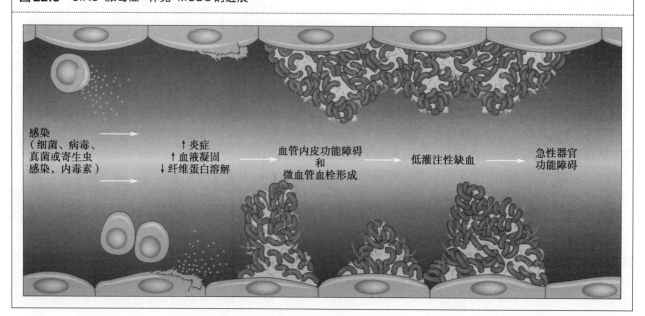

感染
（细菌、病毒、真菌或寄生虫感染，内毒素）
↑炎症
↑血液凝固
↓纤维蛋白溶解
血管内皮功能障碍和微血管血栓形成
低灌注性缺血
急性器官功能障碍

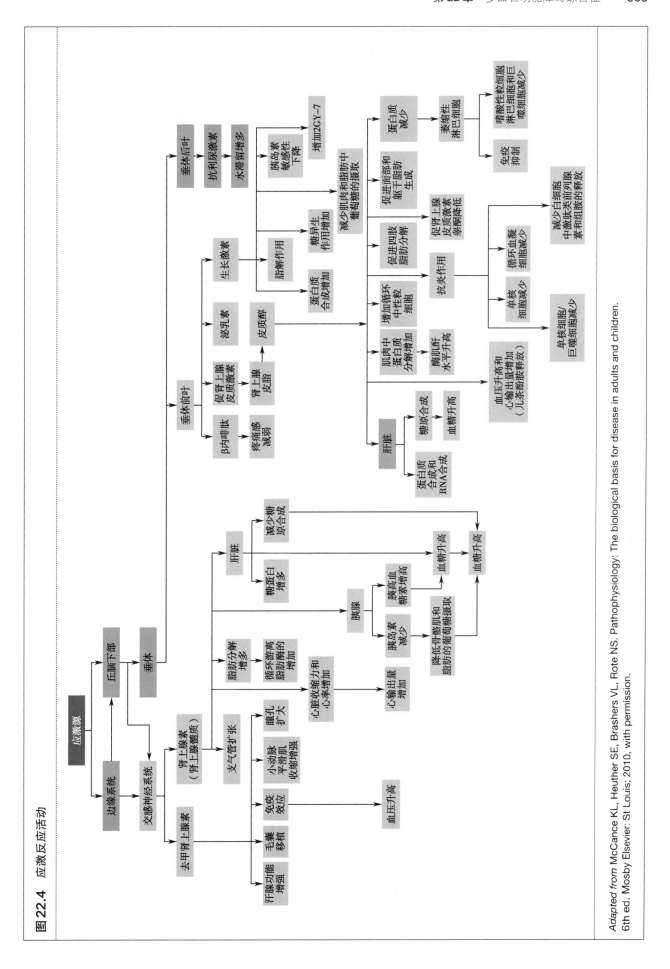

图 22.4 应激反应活动

Adapted from McCance KL, Heuther SE, Brashers VL, Rote NS. Pathophysiology: The biological basis for disease in adults and children. 6th ed. Mosby Elsevier: St Louis; 2010, with permission.

机体发生应激时，首先表现出来的是报警反应[39]，导致大脑、骨骼肌及心脏的氧气及糖分的需求逐渐增加。机体总血容量的三分之二需重新分配，维持重要脏器循环稳定[39]。骨骼肌内的糖原分解产生大量葡萄糖，升高机体血糖水平，提供机体及时的能量来源。第二个阶段是持续时间很长的抵抗反应，涉及下丘脑，垂体和肾上腺皮质激素的释放[39]。这些生理变化不再保持动态平衡时，即发生了反应耗尽。

代偿机制

机体内稳态是通过神经和内分泌系统而维持，并与其他的代偿机制，如内皮细胞，共同维持细胞的灌注。神经系统通过向器官发送脉冲信号激活神经激素反应而迅速调节（参见第 16 章和第 21 章）。自主神经功能障碍反映了 MODS 中神经介导的器官相互作用的"不耦合"，其特征是心率、压力反射和化学反射的可变性[14]。内皮细胞产生内皮素（ET-1，ET-2，ET-3）可调节动脉血压[23]，是较强的血管收缩剂。内分泌系统以一种缓慢而持久的方式分泌激素，通过血液循环释放到终末器官。

当机体发生损伤或应激时，早期急性调节反应被激活。例如，机体通过其自身压力感受器和化学感受器反射作用感受正常血流被破坏：位于颈动脉窦的压力感受器可检测到动脉压的变化[16]；与压力感受器协同定位的化学感受器可检测 O_2、CO_2 和 H^+ 浓度。当感受器检测到变化时，大脑心血管中枢相应地做出调节[39]。例如，组织低灌注的患者，通过以上机制相应地增加外周血管阻力、心肌收缩力和心率。血液流向重要的器官（大脑、心脏、肺），远离诸如胃肠系统、皮肤、生殖皮肤和生殖器官等不那么重要的部位[40]。肾脏血流较少时，也会引起血流的内分泌调节包括促肾上腺皮质激素（ACTH）和肾素 - 血管紧张素 - 醛固酮系统（参见第 18 章）。肾上腺髓质激素、肾上腺素、去甲肾上腺素、加压素（抗利尿激素）和心房利钠肽还能调节血流量，以维持足够的血液循环和组织氧合[15, 39, 40]。

动脉压可以使血流通过局部脉管系统，所以常被认为是影响组织灌注的决定因素[23]。低血压[收缩压<90mmHg 或平均动脉压（MAP）<70mmHg]的发生可能是由外周血管阻力降低引起的，或是由低心输出量引起的[23]。肾小球滤过下降，导致尿量减少，低脑血流量导致的意识水平改变；而其他的临床表现均是由其他脏器灌注不足所引起的。为了维

持机体氧供，呼吸频率及心率将会增加，以满足器官的氧需[41]。心率变异性是 MODS 死亡率的一个强有力的预测指标[15]。如果平衡不够稳定，器官功能紊乱就会发生（表 22.1）。

表 22.1
急性器官功能障碍[49, 110]

器官系统	临床表现
循环系统	患者需血管活性药物支持（液体复苏后收缩压小于 90mmHg 或者 MAP 小于 70mmHg 持续 1 个小时）
呼吸系统	患者需要机械通气支持：PF 比值小于 250，PEEP 大于 7.5cmH₂O
肾脏系统	尿量小于 0.5ml/（kg•h），肌酐值较基础增加大于 50% 或者需要急性透析治疗
血液系统	血小板计数减少（小于 1 000 000/mm³）或者 APTT/PTT 高于正常值高限
代谢系统	PH 降低及血乳酸增加（pH 小于 7.3，血乳酸大于正常值高限）
肝脏系统	肝酶高于正常上限的两倍
神经系统	意识水平的改变 /GCS 评分的降低
胃肠道系统	细菌的移位，可能发生的胰腺酶的升高和胆囊炎

APTT= 活化部分凝血活酶时间；MAP= 平均动脉压；PEEP= 呼气末正压；PF=PaO₂/FiO₂= 动脉氧分压 / 吸入氧浓度；PTT= 部分凝血活酶时间

四、器官功能障碍

在 ICU 中，器官功能障碍是一种常见的临床表现。伴有呼吸、循环、肝脏及代谢系统功能障碍的患者其中至少 50% 需要收入 ICU 治疗，同时伴较高的病死率[42]。因此及时发现器官功能障碍显得尤为重要，因为早期临床干预可减轻损伤并改善器官功能的修复。随着一个器官功能的衰竭，患者的死亡风险将升高 11%～23%[43]。多器官功能障碍最先受累的系统为呼吸系统，其次是心血管，肾脏和血液系统[44]。器官和系统的功能障碍是由组织缺血、炎症、细胞功能障碍和组织水肿的综合因素造成的。循环（第 10 章和第 12 章）、呼吸（第 14 及 15 章）、肾脏（第 18 章）以及肝脏和胃肠系统（第 20 章）功能障碍之前已经详细讲述。下一节将讨论血液，内分泌及代谢系统功能障碍。神经功能障碍在 MODS 患者中也很常见，并且补充了之前在第 17 章的讨论。

（一）血液系统功能障碍

SIRS 和弥散血管内凝血（disseminated intravascular coagulation，DIC）在 MODS 发生发展过程中既具有核心作用又有着协同作用[42]。MODS 所表现出来的凝血障碍是由于凝血系统蛋白质（例如蛋白 C、抗凝血酶 3 和组织因子抑制剂）缺陷而造成[8]。炎性因子的释放直接损伤血管内皮细胞，从而释放组织因子，激活外源性凝血级联反应，促进凝血酶产生[8]。凝血因子Ⅻ与损伤内皮细胞表面相结合，导致凝血因子（活化的因子Ⅺ，Ⅻ，Ⅹ，Ⅷ，钙离子和磷脂）的激活与释放[8]。最后共同通路为凝血酶将可溶性的纤维蛋白原转化为纤维蛋白。纤维蛋白和聚集的血小板构成血管内血凝块。

炎性细胞因子通过激活组织因子也可启动凝血系统，同样也是凝血的主要激动剂。内毒素增加血凝块破裂（纤溶）抑制剂的活性。发生脓毒症时，蛋白 C 和内源性活化蛋白 C 的水平是下降的，抑制凝血辅因子Ⅴa 和Ⅷa[8]。

造成 MODS 的微血管血栓形成，起因于血栓性微血管病和 DIC。前者以微血管血小板聚集和纤维蛋白形成为特点。通常，有微血管内皮损伤史（例如血栓性血小板减少性紫癜，溶血性尿毒症综合征，溶血性贫血，肝酶升高和妊娠低血小板综合征或抗磷脂抗体综合征）[42]。血栓性微血管病的凝血功能相关化验通常是正常的，如凝血酶原时间和部分凝血活酶时间[45]。

DIC 是由组织因子依赖性凝血机制的广泛激活而引起的，表现为凝血系统与纤溶系统失去原有平衡[45]。最终导致纤维蛋白的生成，血小板和凝血因子大量消耗，微血管的闭塞，使得局部组织氧供减少[45]。DIC 最常见的原因是创伤或脓毒症，是正常凝血机制的过度反应，目的在于进一步控制感染，促进伤口愈合[45]。

血小板减少（血小板计数 $<80\ 000/mm^3$ 或 3 天内下降≥50%）提示血液系统衰竭[46]，伴有白细胞减少、DIC 的发生[47]。治疗方面以支持和预防并发症为主。临床生物标志物包括凝血酶原时间，APTT 同步升高，伴有血小板减少[35]。患者表现为穿刺部位（如侵入性的血管通路），组织黏膜包括肠或上消化道等部位的出血倾向。同时常可见皮肤的瘀伤或其他皮下瘀斑。此时皮肤应该受到保护，免受外伤。

基本治疗是控制引起损伤的原发病因，包括 SIRS、缺血、尿毒症、肝毒性、感染原发灶及同时发生的组织损伤或坏死。积极的液体复苏包括晶体或胶体液的管理，更换血液成分，并适量补充红细胞，血小板，冷沉淀，新鲜冰冻血及凝血因子。对其治疗目标尚未形成一致意见，治疗仍应遵循个体化[48]。

脓毒症患者应用肝素或低分子肝素治疗仍是有争议的，尤其是对明显形成血栓或广泛纤维蛋白沉积的患者，如暴发性紫癜或四肢局部缺血较明显的[49]。APC 作为混凝级联抑制剂的作用是有争议的。对 4 911 参与者（4 434 名成人和 477 名儿科患者）进行的四项研究的 Cochrane 综述发现，在严重脓毒症的成人患者中，死亡风险（28 天死亡率）没有降低，但与较高的出血风险有关。疗效与脓毒症的严重程度无关[52]，因此 APC 不再具有商业价值。

（二）内分泌功能障碍

重症患者中伴发许多内分泌紊乱，包括甲状腺激素、肾上腺皮质激素、胰腺、生长激素和性激素的异常。促甲状腺激素（TSH）浓度升高是重症患者人预测死亡的独立预测因子[51]，而亚临床甲减对心功能有着负面影响，易引起血流动力学的不稳定[51, 52]。

1. 肾上腺皮质功能不全

发生脓毒症或感染性休克的患者中大概 30% 患者存在肾上腺皮质功能不全[44, 53-55]。一部分是与慢性肾上腺皮质功能不全和最近生理应激相关的，另一部分表现为新发的肾上腺皮质功能不全[51]。肾上腺皮质功能不全可由脓毒症、外科手术打击、出血和头部创伤引起的。当机体未发生感染、心血管疾病或低血容量，但却存在低血压临床表现时，肾上腺皮质功能不足可能是引起休克的主要原因。肾上腺皮质功能不全的发病率从 0～95% 不等[56]，其原因是对肾上腺皮质功能不全没有确定的标准定义。

嗜酸粒细胞增多（>总白细胞数的 3%）被认为是肾上腺皮质功能不全的标记物。用于诊断急性肾上腺皮质功能不全方法包括：①单一随机皮质醇水平检查，或给予机体内源性促肾上腺皮质激素（ACTH）后检测皮质醇水平的变化；②短促肾上腺皮质激素刺激试验。

皮质醇水平的变化（≤9μg/dl），曾认为是相对肾上腺皮质功能不全。但根据资料指出，严重脓毒症患者有一定的皮质醇浓度水平，但对刺激实验没有储备能力[34]。

2. 低钙血症

低钙血症常见于 SIRS 的患者[58]，影响心肌收缩和神经肌肉功能。神经肌肉改变，如多发性神经病或多肌病与重大疾病之间的联系尚未阐明[58]。

（三）神经功能障碍

最近的证据显示，多器官功能障碍可导致严重的脑外伤（traumatic brain injury，TBI）或蛛网膜下腔出血（subarachnoid hemorrhage，SAH）（见第 17 章）。因重症脑外伤死亡的患者中大概三分之二死于心血管和呼吸功能障碍[59]。经证实，非创伤性蛛网膜下腔出血的患者，威胁生命的情况大部分来源于非神经生理学的改变，其中包括致命性心律失常，心肌缺血及功能障碍及神经源性肺水肿[59]。伴随急性严重神经损伤而发生的循环和呼吸功能衰竭是与交感神经系统的功能障碍相关。β 受体阻滞剂可调节严重的神经损伤引起的交感神经紊乱[59]。

重症患者可发展为神经肌肉功能障碍综合征，表现为全身肌肉无力，从而无法撤离机械通气。重症神经肌病（critical illness neuromyopathy，CINM）或 ICU 获得性衰弱（intensive care unit acquired weakness，CU-AW）与高血糖、SIRS、脓毒症、MODS、肾脏替代治疗、糖皮质激素、经肌肉阻断剂和儿茶酚胺等危险因素相联系[60]。脓毒症、MODS 和持续通气的患者中发生包括 CINM 和 ICU-AW 的风险大概为 50%[58]，其短期生存情况不确定。严格血糖控制可减少 CINM/ICU-AW 发生的风险[60]。

合并多器官功能障碍的脓毒症患者中的幸存者可能会存在长期的认知功能障碍，包括记忆力、注意力、集中力的改变和 / 或认知功能的全面丧失[61]。发生脓毒症时，我们对大脑是如何参与的知之甚少，感染性脑病是比较常见的神经功能障碍，约占神经系统功能障碍的 70%[61]。第 4 章节讲述的是重症存活者在疾病恢复阶段表现出现的身体、心理和认知的后遗症。

五、多器官功能障碍

MODS 导致显著的发病率以及重症监护资源的充分利用。与没有多脏器受累和 5 年死亡率极高的高危患者相比，MODS 患者的 ICU 住院时间延长[63,64]。根据北美和澳大利亚的研究，在受伤后器官衰竭的流行病学情况，表明发病率降低[62,63]，而最近德国的研究报道的发病率增加[65]。这些对比的发现部分是由于不同的纳入 / 排除标准和 MODS 评分系统使用。在国际上，报告了 MODS 相关死亡率的降低或稳定[62,63,65]。然而，来自发展中国家的数据却很少。15 年前的死亡率估计为 40%～60%[43,66,67]，随后出现器官功能障碍。最近的数据显示，受伤后的死亡率在 11% 到 27% 之间[62,63,68]。尽管目前患者病情较前严重，但病死率仍呈下降趋势，可反映重症监护治疗的不断改善[6]。

（一）评分系统

器官功能障碍是循环因子介导的原发损伤或是二次损伤造成的（例如，患者的急性肺损伤可以由肺炎引起的，也可以是肾功能障碍或衰竭引起的）。评分系统量化评估器官功能不全，之前常用于评估患者病死率，而现在越来越多地被应用于临床评估病情[69-71,72]。这些评分系统不断进行测试与修正，评估器官功能衰竭严重性及预后，试图判断哪些患者可通过及时临床干预而获最大利益[71]。评分系统例如 APACHE，简化急性生理评分（Simplified Acute Physiological Score，SAPS）和死亡概率模型反映的情况通常是患者 24 小时内的病情（入院后第一个 24 小时），但却不反映临床动态指标，而后者往往是影响临床疗效的重要因素。

评估患者器官功能障碍或衰竭的具体评分系统包括脓毒症相关 /SOFA 评分，多器官功能障碍评分和器官功能障碍评分[63,70,72-75]。传统 SOFA 评分使用的是 24 小时内 6 个临床指标的最差值：PaO_2/FiO_2（P / F 比值），可用于评估急性呼吸窘迫综合征的指标[75]、血小板计数、胆红素水平、血压、格拉斯哥昏迷量表评分、尿量和肌酐浓度。随着功能障碍的器官数目增多，由 SOFA 评分测定的死亡率上升（表 22.2）。以 SOFA 评分为基础模式的变式已经出现在大量的文献中，如入院 SOFA 评分。入院后设定时间的 SOFA，连续 SOFA 评分（平均 SOFA 评分），动态 SOFA 评分和 SOFA 评分中单独分数[69,70]。入院时的 SOFA 评分与评估疾病严重程度评分用来预测患者死亡率具有一定的可比性[70]。SOFA 评分使用较方便，由于所需要的临床和实验室数据较容易得到。因此，目前正在探讨应用动态 SOFA 评分来评估患者对治疗的反应[69,71]。其他评分系统，允许院前识别创伤患者易患 MODS 也正在开发中[72]。总体而言，在 MODS 研究中不存在普遍接受的具有不同系统的金标准评分系统[76,77]。

表 22.2

SOFA 评分[69.110]

SOFA 评分	0	1	2	3	4
呼吸 PaO$_2$/FiO$_2$（mmHg）	>400	≤400	≤300	≤200[a]	≤100[a]
凝血 血小板（10^3/mm^3）	>150	≤150	≤100	≤50	≤20
肝脏 胆红素	<1.2mg/dl <32μmol/L	1.2～1.9 20～32	2.0～5.9 33～101	6.0～11.9 102～204	>12.0 >204
循环系统 低血压	MAP>70mmHg	MAP<70mmHg	多巴胺≤5 或者应用多巴酚丁胺[b]	多巴胺>5 或肾上腺素≤0.1 或去甲肾上腺素≤0.1[b]	多巴胺>15 或肾上腺素>0.1 或去甲肾上腺素>0.1
神经系统 GCS 评分	15	13～14	10～12	6～9	<6
肾脏 肌酐或尿量	<1.2mg/dl <110μmol/L	1.2～1.9 110～170	2.3.4 171～299	3.5～4.9 300～400 或尿量<500ml/d	>5.0 >440 或尿量<200ml/d

[a] 机械通气支持

[b] 肾上腺素类药物使用至少 1 小时 [单位为 μg/（kg·min）]

FiO$_2$= 吸入氧浓度；MAP= 平均动脉压；PaO$_2$= 动脉氧分压

（二）其他因素

目前认为生物标志物如乳酸、碱缺失和血小板计数也可作为隐匿性低灌注和器官功能障碍严重程度的标记物[78-81]。患者在入住 ICU 早期时候，血乳酸水平与 SOFA 评分是相关的，所以应给予患者积极的液体复苏治疗预防器官功能障碍的发生。因此，复苏早期应适当动态监测血乳酸水平用于指导治疗以达到最佳氧供，高乳酸血症常预示将发生器官功能障碍。通过生产即时乳酸盐分析仪，医院前的乳酸水平也可以确定易患 MODS 的患者，并影响护理[82]。然而，需要前瞻性、对照良好的研究来证实乳酸和其他生物学标志物在 MODS 管理中的作用[79-82]。

人类 DNA 序列的变化常可以影响体对疾病的反应方式。研究人员已经研究了基因代码纤溶酶原激活物抑制剂 -1（plasminogen activator inhibitor-1，PAI-1）是纤溶抑制的关键因素，急性炎症反应时呈活跃状态[84]（发现研究最多的基因在 4G/5G 插入 / 缺失位点）。例如，4G 等位基因的 4G/5G 基因序列变异（基因上的位置）与社区获得性肺炎的发病率增加和重症肺炎病例死亡率增加有关。据报道，它还会影响脑膜炎球菌败血症和创伤中出现严重后果和更高死亡率的风险[84]。在重症肺炎脓毒症患者中，PAI-1 4G/5G 基因型携带者 MODS 和感染性休克的风险较高。未来有可能依据遗传因子的不同选择给予重症患者更恰当的治疗。实验性 BRCA1 基因治疗研究显示了关于刺激 DNA 修复和细胞防御的关键细胞过程的早期有希望的结果[84]。

六、患者管理

通常认为提高休克治疗水平及继发性损伤的识别，同时完善重症监护管理，并更好地理解 MODS 相关的危险因素可改善 MODS 患者生存率。因此，目前的预防和治疗策略专注于有效的休克复苏，及时控制感染，预防二次炎症反应的发生及脏器功能支持[61, 76, 81]。

（一）有效的休克复苏

目前推荐的临床干预措施，可降低脓毒症 MODS 患者的死亡率。拯救脓毒症指南（SSG）是以证据质量分级的临床证据为基础[81]。2012 年发布的第 3 版指南强调了早期识别败血症引起的灌注不足和复苏后 6 小时内复苏目标的重要性。这种治疗被称为早期目标治疗（early goal-directed therapy，

EGDT），在 2008 版指南中发布时引发了一些争议和异议（表 22.3）（参见第 21 章进一步讨论）。

表 22.3
严重脓毒症的早期目标治疗：初始目标[82]

项目	目标
CVP	8～12mmHg 机械通气或心室顺应性降低患者 12～15mmHg
MAP	≥65mmHg
尿量	≥0.5ml/（kg•h）
ScvO₂/SvO₂	≥70%/≥65%

CVP= 中心静脉压；MAP= 平均动脉压；ScvO₂= 中心性静脉血氧饱和度；SvO₂= 混合静脉血氧饱和度

Adapted from Dellinger R, Levy M, Rhodes A, Annane D, Gerlach H, Opal SM et al. Surviving Sepsis Campaign: international guidelines for management of severe sepsis and septic shock: 2012. Crit Care Med 2013; 41(2): 580-637, with permission.

多中心、前瞻性、观察性研究 ARISE（澳洲脓毒症复苏评估）是对急诊伴有脓毒症、低血压及感染性休克的患者复苏效果和预后进行评估，其中总体住院死亡率为 23%，与文献报道中早期 EGDT 研究中住院死亡率时相当[85]。这项研究证实，ScvO₂ 导向 EGDT 治疗在澳大利亚或新西兰不作为常规治疗，同时由于缺乏多中心随机对照研究，EGDT 在澳大利亚和新西兰也不被采用[85]。尽管从治疗质量改善方面证明 EGDT 优势的证据不断涌现[81, 86, 87]，但这些好的方面极有可能是由于脓毒症管理意识的提高，而不是源于 EGDT[88]。此外，支撑 EGDT 复杂的微创技术对于资源有限的低等和中等收入国家来说是不实用的[88]。严重脓毒症早期复苏确实能改善患者的预后[89]，然而，却缺乏相关证据证明 EGDT 的组成内容是有效的。一项研究报道，使用连续中心静脉血氧饱和度与乳酸清除率作为足够组织氧供应量度的方案复苏的严重脓毒症／感染性休克患者没有死亡率益处[90]。EGDT 的大型前瞻性临床试验包括美国 ProCESS（早期脓毒症休克的协议化护理）试验，澳大利亚 ARISE（澳大利亚脓毒症复苏试验评估）试验和英国 ProMISe（脓毒症协议化管理）试验[91]。ProCESS 试验显示在急诊科接受基于协议的复苏的感染性休克患者的结局无改善[92]。类似地，ARISE 和 ProMISe 研究也未发现使用 EGDT 明显降低脓毒症死亡率。有关休克复苏的进一步讨论，参见第 21 章。

框 22.1

拯救脓毒症运动
拯救脓毒症运动是一个以降低脓毒症患者死亡率为宗旨的国际合作组织，成立于 2003 年。2008 年和 2012 年更新了严重脓毒症和脓毒症休克的管理指南，为这些患者提供了一个综合的治疗分级推荐列表。许多推荐对 ICU 护士及多学科康复医疗小组有指导意义。

Adapted from Dellinger R, Levy M, Rhodes A, Annane D, Gerlach H, Opal SM et al. Surviving Sepsis Campaign: international guidelines for management of severe sepsis and septic shock: 2012.Crit Care Med 2013; 41(2): 580-637, with permission.

（二）感染的早期治疗

早期控制感染对于 MODS 的预防和治疗都显得格外重要，脓毒症治疗指南中推荐早期应用抗生素治疗。CATSS（感染性休克的协同抗生素疗法）数据库研究小组明确了：

- 不恰当的初始抗生素治疗使出院存活率下降 5 倍[94]
- 休克早期由于抗生素治疗的延迟将增加早期急性肾损伤（AKI）的发生率增加[94]

其他单中心的研究同样支持脓毒症治疗指南中的应用抗生素治疗，即诊断严重感染的 1 小时内给予抗生素治疗[95-97]。早期抗菌药物应用，可能会影响到患者的重点治疗（如气道管理，容量复苏，升压药管理），所以必须制定有序的方案进一步改善早期管理[96]。护士确保按照指南实施并评估有着举足轻重的地位。

实践提示

在严重败血症／感染性休克中早期应用抗生素有如下提示[82, 96, 97]：

- 严重败血症／感染性休克患者抗生素应用具有较高的优先性。
- 不要由于血培养标本采样困难（在严重败血症或败血性休克诊断后 45 分钟内需要收集培养物）而延误抗生素的应用。
- 在急诊室及 ICU 内应参考当地常见细菌分布给予适当的抗生素应用。
- 选用可经静脉推注和长期输注的抗生素。
- 对科室人员强调早期应用抗生素的重要性。
- 评估科室早期应用抗生素可能存在的障碍。

联合抗生素治疗对感染性休克患者可提高其生存率,但对较低死亡风险的患者可能是有害的[97]。当然,抗生素耐药性的出现使得抗生素的过度使用和滥用非常受关注[98]。导致重症患者抗生素治疗失败的其他因素包括扩张的血管容量导致药物分布容积的增大,心输出量增加(早期脓毒症)导致短暂药物清除率增加和白蛋白浓度降低导致未结合蛋白抗生素浓度升高。因此,伴有威胁生命的严重感染时,推荐第1天给予最大抗生素剂量水平治疗,原因包括由感染组织血管的破坏(抑制抗生素输送)导致抗生素渗透不足,抗生素拮抗作用和共存未发现其他细菌感染[81, 97, 99]。随后的抗生素剂量必须由药物清除指导。这将受到相关器官功能障碍的影响[100]。因此,护理评估患者抗生素治疗效果(分辨脓毒症加重迹象)及发现的新的感染部位显得非常重要。

源头控制(例如:脓肿引流,清除感染的坏死组织或潜在感染的装置)也是感染控制的一个重要方面,应在诊断严重脓毒症或感染性休克的前12小时内实施。所选择的源头控制方法应始终涉及风险/获益分析,因为源头控制干预可能会加剧并发症[81]。

1. 类固醇治疗

感染性休克是感染过程中的一个主要并发症,探讨了免疫、凝血和神经内分泌系统之间的关系[101]。关于皮质类固醇在感染性休克治疗中的作用,一些试验提示低剂量皮质类固醇治疗有生存益处。然而,由于个体研究结果相互矛盾,需要更多的研究。

以生理剂量而不是高剂量使用皮质类固醇的治疗遵循以下观察结果:感染性休克患者对促肾上腺皮质激素的反应降低更可能增加死亡率,并且可通过给予氢化可的松来改善升压药对去甲肾上腺素的反应[102]。在脓毒症中使用类固醇激素的试验表明,降低了血管升压药的需求和早期的低死亡率,但在1年存活率上没有差异[55]。多中心试验表明,氢化可的松治疗没有改善脓毒性休克患者的生存。在接受氢化可的松的患者中休克逆转较短,但有更多的感染,包括新的脓毒症和脓毒性休克[102]。虽然是脓毒性休克患者使用皮质类固醇激素的最大试验,但该研究没有充分的能力检测到临床上重要的治疗,因此应谨慎解读研究结果[103]。因此,适当地保留皮质类固醇对脓毒性休克患者的治疗是合适的,因为其对液体复苏和大剂量血管升压治疗的反应很差[103]。使用皮质类固醇长期治疗可能导致肾上腺轴对后续应激反应不足,如感染,手术或创伤,导致休克发作或恶化。在重症患者中使用皮质类固醇治疗肾上腺功能不全的其他研究显示出更低的死亡率[8]。

皮质类固醇给药与高血糖症有关,并且可能影响患者结果,需要胰岛素治疗来使血糖水平正常化。多中心试验(皮质类固醇激素和强化胰岛素治疗脓毒性休克)[104]表明强化胰岛素治疗并不能改善氢化可的松和口服氟氢化可的松治疗感染性休克患者的院内死亡率。

2. 血糖控制

由于压力诱导的胰岛素抵抗和加速的葡萄糖产生,以及胰高血糖素,生长激素,拟交感神经药和糖皮质激素的循环水平过高(参见第19章),重症患者中常见高血糖症。从肠外或肠内营养增加的热量也会增加葡萄糖水平。高血糖有不良的影响,如体液不平衡、免疫功能紊乱、促炎、粒细胞黏附异常、趋化性、吞噬作用和细胞内死亡等[34]。许多观察性研究都报道了高血糖和不良临床结果之间的关系[34, 105]。外源性胰岛素施用的潜在益处包括使免疫功能正常化,改善向心肌局部缺血区域的氧输送,修复组织,以及防止输血透析和重症多发性神经病[34]。强化胰岛素治疗也被认为可以提高发病率,降低脓毒症、过度炎症和多器官衰竭的风险,以及输血要求和对机械通气的依赖[106]。

使用血糖算法调节研究(NICE糖)在重症监护评估和生存中的正常血糖在重症期间用胰岛素检查血糖控制[106]。与更严格的血糖控制目标(4.5~6mmol/L)相比,维持血糖低于10mmol/L导致90天死亡率降低10%[105]。因此,不建议降低目标血糖水平来控制重症患者的血糖水平。

(三)排除继发性损伤和器官支持

预防继发性炎性损伤和器官支持包括广泛的干预措施,包括使用大量的输血协议[107]、通过尿管压力测定[108]、肺保护通气[82]、早期营养支持[108, 109]、血糖控制[106]、血流动力学支持、血管加压素[82]和肾脏替代疗法[81]等。常规的循证措施也很重要,包括卫生、肠道管理、压力区、口腔和眼部护理,以及其他护理过程(例如FASTHUG,参见第21章)。

对这些复杂患者的管理的最新证据的认识是

很重要的。当代研究集中于重症患者的同质亚群以努力改进 MODS 治疗,而不是异质性群体,其中治疗影响可能被患者多样性隐藏[76]。缺乏特别针对 MODS 患者所需复杂护理的文献。这些患者需要高度熟练的护士,通过持续的患者评估、护理计划、监测和评估,能够平衡竞争优先级。在临床案例研究中突出了护理 MODS 患者所需的复杂护理。

实践提示

检测 MODS 患者血液功能障碍的技巧[48, 56]:
- 监测皮肤瘀斑或瘀点。
- 检查诸如动脉、中心静脉通路或导尿管等侵入性设备的部位是否出血。
- 测试尿液或潜血的粪便。
- 注意口腔护理时的口腔流血或鼻腔清洁时的鼻子流血。
- 检测凝血或血小板分布的渐进性变化。

总结

多器官功能障碍是全世界重症监护病房的常见表现。重症护理人员需要高水平的病理生理学知识和早期认识器官衰竭和器官衰竭发生的先兆。全身炎症反应和脓毒症的监测需要了解个体器官功能和对应激源的反应,因此可以采取先发制人的策略来预防进一步的器官衰竭和支持个体器官。MODS 患者是管理起来复杂的患者,需要高度熟练的护理,包括警惕性评估、干预优先计划、监测和持续治疗评估。完善的时间管理技能需要包括所有日常护理和必要的治疗。强调了早期复苏和早期抗生素治疗的重要性。

案例学习

现年 30 岁的 Crisp 夫人在分娩初期向产科病房求诊。尽管到达时血压升高(160/105mmHg),但 Crisp 夫人还是顺利地分娩了一个健康的男婴。Crisp 夫人被从分娩套间移走,与婴儿进行早接触。大约 6 个小时后,她开始抱怨右上腹部疼痛。然而,疼痛继续,辐射到上腹部和肩膀,克里斯普夫人感到恶心并感到晕眩。血压为 90/60mmHg,心率为 125 次/min。护理人员呼吁医务人员与重症护理医务人员合作,下令进行一系列调查。血液结果显示血红蛋白为 75g/L、血小板为 57 000×10⁹、INR 为 1.6、纤维蛋白原为 1.4g/L,具有紊乱的肝功能试验。胸部计算机断层扫描显示没有肺栓塞的证据。胸部听诊显示空气进入右下肺基底;她看上去很冷静,每分钟呼吸 26 次。

腹部评估显示在右季肋部压痛和腹部相对僵硬。在产后的这一时期子宫收缩正常。Crisp 夫人在这个阶段没有尿。插入插管,开始输液和氧疗。为紧急护理提供重症护理以进行持续支持。在重症监护中,予 Crisp 夫人气管插管通气,并且她出现休克的迹象,血压低,尿量减少和腹痛。她接受了紧急的外科检查,因为 CT 腹部显示了肝破裂和囊下区出血。Crisp 夫人被转移到手术室进行手术修复。

从手术室返回时,Crisp 夫人继续插管并以每分钟 12 次呼吸的控制通气速率,8ml/kg 的潮气量,5cmH₂O 的呼气末正压和 0.5 的吸入氧分数(FiO₂)进行通气。随着氧气需求的增加(FiO₂ 0.8),她的呼吸状态变得不稳定,她的氧饱和度下降到 90%。血气结果显示 pH 值为 7.30,PaCO₂ 为 60mmhg。她的吸气气道和高原压力增加,基于 PaO₂/FiO₂ 比率低于 200 并且在她的胸部 X 线上发生浸润,诊断出急性呼吸窘迫综合征。

尽管治疗干预,Crisp 夫人血流动力学还是不稳定。她的血压保持在低水平,开始注射去甲肾上腺素 15μg/min,目的是达到平均动脉压 65～70mmHg。第 2 天尿量减少至 15mL/h,中心静脉压记录为 14cmH₂O,并且补液不增加她的尿量。通过呋塞米连续输注来利尿,其尿排出量有所增加。诊断为急性肾衰竭(肌酐 141mmol/L),并开始连续静脉 - 静脉血液透析滤过肾替代治疗。Crisp 夫人有明显的凝血病,导致 DIC 需要血液制品(血小板和新鲜冷冻血浆)的管理,以取代消耗的凝血因子。

肠内营养和促肠动力于入院初期开始,以支持营养状况;这是在胃残留量低的情况下可以忍受的。在接下来的几天里,Crisp 夫人的病情缓慢改善,肺功能和肾功能恢复到基线水平,治疗开始减少。第 8 天,Crisp 夫人被拔除气管插管,出院后继续恢复和康复。

讨论

Crisp 夫人最有可能发生多器官功能障碍的时期是低血压发作期间。由于肝血管收缩导致心动过速和心动过速的结果,最初通过心输出量的集中,生理上补偿了肝撕裂的损失。呼吸系统通过增加呼吸增加氧摄取,然而降低的血红蛋白水平降低了携氧能力。随着失血的继续,其他的补偿性机制开始发挥作用。应激反应触发了神经内分泌和其他荷尔蒙事件的级联。凝血因子由于激活组织因子途径激活而导致弥散性血管内凝血,从而导致血小板和纤维蛋白原水平的损失。微循环衰竭和血管充盈持续的血管收缩导致肾和肝功能障碍。这反映在她尿量减少,肌酐水平升高和肝功能检查结果紊乱。

对于 Crisp 夫人来说幸运的是,通过管理液体和血液制品的早期干预,侵入性呼吸支持和肝撕裂的手术修复导致了多器官功能障碍的短期过程。她所接受的重症护理避免了严重疾病和心理护理的许多不良影响,导致母婴关系的最小中断。

该案例强调了重要的部分,即通过适当和及时的管理来早期识别患者恶化,以避免较长时期的多器官功能障碍。

问题

1. 鉴别 Crisp 夫人衰竭的器官和身体系统。在你的答案中包括显示 MODS 的临床症状。

2. 为 Crisp 夫人的重症监护制订一个护理计划。确保包括了常规护理以及专门针对器官支持的专科护理。与有经验的同事讨论你的计划。

3. 列出一些会影响 Crisp 夫人在重症监护期间护理的重要评估结果。

相 关 研 究

Andruszkow H, Veh J, Mommsen P, Zeckey C, Hildebrand F, Frink M. Impact of the body mass on complications and outcome in multiple trauma patients: what does the weight weigh? Mediators Inflamm 2013; doi: 10.1155/2013/345702. Epub 2013 Aug 19

摘要

肥胖被认为是各种疾病的独立危险因素。研究了体重指数(body mass index, BMI)增加对重症患者发病率和死亡率的影响,结果相互矛盾。为了验证体重障碍在多发伤患者中的影响,根据 BMI 对 I 级创伤中心 2005 年至 2011 年间治疗的损伤严重程度评分>16 分的 586 例患者进行分型,并对发病率和结局进行分析。在临床过程中测量 IL-6 和 C- 反应蛋白(CRP)的血浆水平,以评估体重障碍和多发伤的"双击"的炎症反应。简而言之,除了损伤严重程度(OR 1.054, 95%CI 1.020~1.089)和 APACHEII 评分(OR 1.059, 95%CI 1.001~1.121)之外,肥胖是发展多器官功能障碍综合征 MODS(OR 4.209, 95%CI 1.515~11.692)的最高危险因素。与超重、正常体重和体重过重的患者相比,在肥胖患者中,最高水平的 CRP 持续存在,而直到第 4 天才发现全身 IL-6 水平升高。总之,肥胖患者改变的创伤后炎症反应似乎决定了严重创伤后多器官衰竭的风险。

评论

研究人员将注意力放在了研究的背景上，将注意力集中在先前的研究结果的相互矛盾的结果上，即严重受伤的患者的身体质量对发病率和死亡率的影响。研究人员质疑炎症对严重受伤肥胖和研究人群中正常或体重不足参与者的创伤后全身免疫反应的作用。研究结果显示，肥胖是 MODS 发病的最高危因素，尽管对死亡率影响不大。在研究期间，肥胖患者入院时 IL-6 水平升高，研究期间 CRP 水平持续升高，整个研究期间 IL-6 水平与 MODS 发病率呈正相关，而 CRP 水平升高，第 3 天后与 MODS 呈正相关。

作者认为，脂肪组织含量增加导致促炎性脂肪因子升高，这对重症多发创伤患者具有许多影响。这些影响导致肥胖研究人群中 MODS 的发病率增加。与其他研究相似，研究的局限性在于，由于缺少体重和身高数据，大量的患者被排除在外。由于 BMI 代表了在研究中所引用的文献中被最广泛接受的参数，作者认为是一个安全的测量，BMI 为提供准确的工具来确定体重障碍还是被质疑。研究作者最后的总结表明，肥胖症是严重创伤患者发生 MODS 的独立危险因素。提出营养状况在创伤后临床过程中所起的作用，对于患有重大创伤的患者的治疗策略而言是重要的。

这是一项设计很好的，与在重症患者中日益增加的肥胖发生率有关的重要的研究。肥胖与疾病的关系以及对创伤患者死亡率的影响应该鼓励未来的前瞻性试验，这些试验可以转化为对重症患者改善的医疗结果。

学习活动

1. 确定管理急性 MODS 患者的 5 个关键要素。
2. 概述在严重脓毒症和脓毒性休克患者中 4 种促进早期抗生素药物管理、预防和管理 MODS 的策略
3. 识别旨在减少二次伤害并为 MODS 患者提供器官支持的 8 项策略。

在线资源

The Institute for Healthcare Improvement (IHI) is a non-profit organisation for advancing the quality and value of health care. Search the site for sepsis-related information about improving care and severe sepsis bundles, www.ihi.org

The Surviving Sepsis guidelines webpage provides access to full text documents, references, presentations, updated position statements and tools related to the guidelines, www.survivingsepsis.org

The US National Institutes of Health clinical trials registry. Search the site for current trials in MODS, www.clinicaltrials.gov

扩展阅读

Dellinger R, Mitchell M, Rhodes A, Annane D, Gerlach H, Opal SM et al. Surviving Sepsis campaign: international guidelines for management of severe sepsis and septic shock: 2012. Crit Care Med 2013;41(2):580–637.

Fröhlich M, Lefering R, Probst C, Paffrath T, Schneider MM, Maegele M et al. Epidemiology and risk factors of multiple-organ failure after multiple trauma: an analysis of 31,154 patients from the TraumaRegister DGU. J Trauma Acute Care Surg 2014;76(4):921–8.

Lone N, Walsh T. Impact of intensive care unit organ failures on mortality during five years after a critical illness. Am J Respir Crit Care Med 2012;186(7):640–7.

Moore FA, Moore EE. The evolving rationale for early enteral nutrition based on paradigms of multiple organ failure: a personal journey. Nutr Clin Practice 2009;24(3):297–304.

Nydam TL, Kashuk JL, Moore ED, Johnson JL, Burlew CC, Biffl WL et al. Refractory postinjury thrombocytopenia is associated with multiple organ failure and adverse outcomes. J Trauma 2011;70(2):401–7.

Sauaia A, Moore E, Johnson J, Chin T, Banerjee A, Sperry JL et al. Temporal trends of postinjury multiple-organ failure: still resource intensive, morbid, and lethal. J Trauma Acute Care Surg 2014;76(3):582–93.

Ulldemolins M, Roberts J, Lipman J, Rello J. Antibiotic dosing in multiple organ dysfunction syndrome. Chest 2011; 139(5):1210–20.

参考文献

1　Jackson W, Gallagher C, Myhand R, Waselenko J. Medical management of patients with multiple organ dysfunction arising from acute radiation syndrome. Brit J Radiol 2005;27: 161–8.

2　Bone R, Balk R, Cerra F, Dellinger R, Fein A, Knaus WA et al. Definitions for sepsis and organ failure and guidelines for the use of innovative therapies in sepsis. The ACCP/SCCM Consensus Conference Committee. American College of Chest Physicians/Society of Critical Care Medicine. Chest 1992;101(6):1644–55.

3　Al-Khafaji A, Sharma S. Multisystem organ failure of sepsis. eMedicine Critical Care, <http://emedicine.medscape.com/article/169640-overview>; 2010.

4　Marshall JC. The multiple organ dysfunction syndrome. Surgical treatment: evidence based and problem oriented, <http://www.ncbi.nlm.nih.gov/bookshelf/br.fcgi?book=surg&part=A5364>; 2001.

5　Deitch E. Multiple organ failure: pathophysiology and potential future therapy. Ann Surg 1992;216(2):117–34.

6　Barie P, Hydo L, Shou J, Eachempati S. Decreasing magnitude of multiple organ dysfunction syndrome despite increasingly severe critical surgical illness: a 17-year longitudinal study. Trauma 2008;65(6):1227–35.

7　Papathanassoglou E, Bozas E, Giannakopoloulou M. Multiple organ dysfunction syndrome pathogenesis and care: a complex systems' theory perspective. British Association of Critical Care Nurses. Nurs Critical Care 2008;13(5):249–59.

8　Pinsky M, Al Faresi F, Brenner B, Dire D, Filbin M, Flowers F et al. Septic shock. eMedicine Critical Care, <http://emedicine.medscape.com/article/168402-overview>; 2011.

9　Fink M. Cytopathic hypoxia in sepsis. Acta Anaesthesiol Scand 1997;110 (Suppl):87–95.

10　Duran-Bedolla J, Montes de Oca-Sandoval M, Saldana-Navor V, Villalobos J, Rodriguez M, Rivas-Aranchibia S. Sepsis, mitochondrial failure and multiple organ dysfunction. ClinInvest Med 2014;37(2):E58-E69.

11　Henke K, Eigisti J. Self-annihilation: a cell's story of suicide. Dimens Crit Care Nurs 2005;24(3):117–19.

12　Saukkonen K, Lakkisto P, Varpula M, Varpula T, Voipio-Pulkki L-M, Pettilä V et al. Association of cell-free plasma DNA with hospital mortality and organ dysfunction in intensive care unit patients. Intensive Care Med 2007;33(9):1624–7.

13　Singer M. The role of mitochondrial dysfunction in sepsis induced multi-organ failure. Virulence 2014;5(1):66-72.

14　Schmidt H, Lotze U, Ghanem A, Anker SD, Said SM, Braun-Dullaeus R et al. Relation of impaired interorgan communication and parasympathetic activity in chronic heart failure and multiple-organ dysfunction syndrome. J Crit Care 2014;29(3):367-73.

15　Mizock BA. Metabolic derangements in sepsis and septic shock. Crit Care Clinics 2000;16(2):319–36.

16　Singer M, De Santis V, Vitale D, Jeffcoate W. Multiorgan failure is an adaptive, endocrine-mediated, metabolic response to overwhelming systemic inflammation. Lancet 2004;364(9433):545–8.

17　Bone RC. Immunologic dissonance: a continuing evolution in our understanding of the systemic inflammatory response syndrome (SIRS) and the multiple organ dysfunction syndrome (MODS). Ann Internl Med 1996;125(8):680–87.

18　Jastrow K, Gonzalez E, McGuire M, Suliburk J, Kozar R, Iyengar S et al. Early cytokine production risk stratifies trauma patients for multiple organ failure. J Am Coll Surg 2009;3(209):320–31.

19　Bridges EJ, Dukes S. Cardiovascular aspects of septic shock: pathophysiology, monitoring, and treatment. Crit Care Nurs 2005;25(2):14–40.

20　Padgett DA, Glaser R. How stress influences the immune response. Trends Immunol 2003;24(8):444–8.

21　Hubbard WJ, Bland KI, Chaudry IH. The role of the mitochondrion in trauma and shock. Shock 2004;22(5):395–402.

22　Adrie C, Pinsky MR. The inflammatory balance in human sepsis. Intensive Care Med 2000;26(4):364–75.

23　Magder S, Cernacek P. Role of endothelins in septic, cardiogenic, and hemorrhagic shock. Can J Physiol Pharmacol 2003;81(6):635–43.

24　Zingarelli B, Sheehan M, Wong HR. Nuclear factor-kappaB as a therapeutic target in critical care medicine. Crit Care Med 2003;31(Supp):S105–11.

25　Brealey D, Brand M, Hargreaves I, Heales S, Land J, Smolenski R et al. Association between mitochondrial dysfunction and severity and outcome of septic shock. Lancet 2002;360(9328):219–23.

26　Sherwood E, Toliver-Kinsky T. Mechanisms of the inflammatory response. Best Prac Res Clin Anaesthesiol 2004;18(3):385–405.

27　Weigand M, Horner C. The systemic inflammatory response syndrome. Best Prac Res Clin Anaesthesiol 2004;18(3):455–75.

28　Arias J-I, Aller M-A, Arias J. Surgical inflammation: a pathophysiological rainbow. J Translation Med 2009;7(19), < http://www.translational-medicine.com/content/pdf/1479-5876-7-19.pdf>.

29　Kirschfink M. Controlling the complement system in inflammation. Immunopharmacol 1997;38(1–2):51–62.

30　Dishart MK, Schlichtig R, Tonnessen TI, Rozenfeld RA, Simplaceanu E, Williams D et al. Mitochondrial redox state as a potential detector of liver dysoxia in vivo. J Applied Physiol 1998;84(3):791–7.

31　Fishel RS, Are C, Barbul A. Vessel injury and capillary leak. Crit Care Med 2003;31(8):S502–11.

32　Calandra T, Cohen J. The international sepsis forum consensus conference on definitions of infection in the intensive care unit. Crit Care Med 2005;33(7):1538–48.

33 Micek ST, Shah RA, Kollef MH. Management of severe sepsis: integration of multiple pharmacologic interventions. Pharmacotherapy 2003;23(11):1486–96.

34 Amaral A, Opal SM, Vincent JL. Coagulation in sepsis. Intensive Care Med 2004;30(6):1032–40.

35 Rice TW, Bernard GR. Drotrecogin alfa (activated) for the treatment of severe sepsis and septic shock. Am J Med Sci 2004;328(4):205–14.

36 Sharma S, Eschun G. Multisystem organ failure of sepsis. eMedicine Critical Care, <http://www.emedicine.com/med/topic3372.htm>; 2004.

37 Doshi SN, Marmur JD. Evolving role of tissue factor and its pathway inhibitor. Crit Care Med 2002; 30(Suppl):S241–50.

38 Liaw P. Endogenous protein C activation in patients with severe sepsis. Crit Care Med 2004;32(5):S214–18.

39 McCance KL, Heuther SE, Brashers VL, Rote NS. Pathophysiology: The biological basis for disease in adults and children. 6th ed. Mosby Elsevier: St Louis; 2010.

40 Hameed SM, Aird WC, Cohn SM. Oxygen delivery. Crit Care Med 2003;31(12Suppl):S658–67.

41 Trager T, DeBacker D, Radermacher P. Metabolic alterations in sepsis and vasoactive drug-related metabolic effects. Curr Opin Crit Care 2003;9(4):271–8.

42 Sundararajan V, Macisaac C, Presneill J, Cade J, Visvanathan K. Epidemiology of sepsis in Victoria, Australia. Crit Care Med 2005;33(1):71–80.

43 Ferreira FL, Bota DP, Bross A, Melot C, Vincent JL. Serial evaluation of the SOFA score to predict outcome in critically ill patients. JAMA 2001;286(14):1754–8.

44 Micek ST, Isakow W, Shannon W, Kollef MH. Predictors of hospital mortality for patients with severe sepsis treated with drotrecogin alfa (activated). Pharmacotherapy 2005;25(1):26–34.

45 Gando S. Microvascular thrombosis and multiple organ dysfunction syndrome. Crit Care Med 2010;38(2Suppl):S35–42.

46 Department of Health and Ageing. Schedule of pharmaceutical benefits [database on the Internet]. Canberra: Department of Health and Ageing, <http://www.health.gov.au/pbschedule>.

47 Ely EW, Kleinpell RM, Goyette RE. Advances in the understanding of clinical manifestations and therapy of severe sepsis: an update for critical care nurses. Am J Crit Care 2003;12(2):120–33.

48 Bougle A, Harrois A, Duranteau J. Resuscitative strategies in traumatic haemorrhagic shock. Ann Intensive Care 2013;3(1):1-9, <http://www.annalsofintensivecare.com/content/3/1/1>.

49 Bauer M, ed. Multiple organ failure – update on pathophysiology and treatment strategies. Euroanesthesia Conference Proceedings; Vienna, Austria May 28–31: European Society of Anaesthesiology; 2005.

50 Martí-Carvajal A, Salanti G, Cardona-Zorrilla A. Human recombinant activated protein C for severe sepsis. Cochrane Reviews, <http://www2.cochrane.org/reviews/en/ab004388.html>; 2007.

51 Ho H, Chapital AD, Yu M. Hypothyroidism and adrenal insufficiency in sepsis and hemorrhagic shock. Arch Surg 2004;139(11):1199–203.

52 Annane D, Bellissant E, Bollaert P, Briegel J, Keh D, Kupfer Y. Corticosteroids for treating severe sepsis and septic shock (review). Cochrane Reviews, <http://www2.cochrane.org/reviews/en/ab002243.html>; 2004.

53 Annane D, Bellissant E, Cavaillon JM. Septic shock. Lancet 2005;365(9453):63–78.

54 Annane D, Sebille V, Charpentier C, Bollaert PE, Francois B, Korach JM et al. Effect of treatment with low doses of hydrocortisone and fludrocortisone on mortality in patients with septic shock. JAMA 2002;288(7):862–71.

55 Zaloga G, Marik P. Hypothalamic–pituitary–adrenal insufficiency. Crit Care Clin 2001;17(1):25–41.

56 Kinney M, Dunbar S, Brooks-Brunn J, Molter N, Vitello-Cicciu JM. AACN's Clinical reference for critical care nursing. St Louis: Mosby; 1998.

57 Hermans G, De Jonghe B, Bruyninckx F, Van den Berghe G. Clinical review: critical illness polyneuropathy and myopathy. Crit Care 2008;12(6):238–47.

58 Kemp CM, Johnson C, Riordan W, Cotton B. How we die: the impact of non neurologic organ dysfunction after severe traumatic brain injury. Am Surg 2008;74(9):866–72.

59 Stevens R, Dowdy D, Michaels R, Mendez-Tellez P, Pronovost P, Needham D. Neuromuscular dysfunction acquired in critical illness: a systematic review. Intensive Care Med 2007;33(11):1876.

60 Streck E, Commin C, Barichello T, Quevedo J. The septic brain. Neurochem Res 2008;33:2171–7.

61 Dewar D, Tarrant S, King K, Balogh Z. Changes in the epidemiology and prediction of multiple organ failure after injury. J Trauma Acute Care Surg 2013;74(3):774-9.

62 Sauaia A, Moore E, Johnson J, Chin T, Banerjee A, Sperry JL et al. Temporal trends of post-injury multiple-organ failure: still resource intensive, morbid, and lethal. J Trauma Acute Care Surg 2014;76(3):582-93.

63 Lone N, Walsh T. Impact of intensive care unit organ failures on mortality during five years after a critical illness. Am J Respir Crit Care Med 2012;186(7):640-47.

64 Fröhlich M, Lefering R, Probst C, Paffrath T, Schneider MM, Maegele M et al. Epidemiology and risk factors of multiple-organ failure after multiple trauma: an analysis of 31,154 patients from the TraumaRegister DGU. J Trauma Acute Care Surg 2014;76(4):921-928.

65 Angus DC, Linde-Zwirble WT, Lidicker J, Clermont G, Carcillo J, Pinsky MR. Epidemiology of severe sepsis in the United States: analysis of incidence, outcome, and associated costs of care. Crit Care Med 2001;29(7):1303–10.

66 Peres Bota D, Melot C, Lopes Ferreira F, Nguyen BV, Vincent J-L. The multiple organ dysfunction score (MODS) versus the sequential organ failure assessment (SOFA) score in outcome prediction. Intensive Care Med 2002;28(11):1619–24.

67 Minei JP, Cuschieri J, Sperry J, Moore EE, West MA, Harbrecht BG et al. The changing pattern and implication of multiple organ failure after blunt injury with hemorrhagic shock. Crit Care Med 2012;40(4):1129-35.

68 Anami EH, Grion CM, Cardoso LT, Kauss IA, Thomazini MC, Zampa HB et al. Serial evaluation of SOFA score in a Brazilian teaching hospital. Intensive Crit Care Nurs 2010;26:75–82.

69 Minne L, Abu-Hanna A, de Jonge E. Evaluation of SOFA-based models for predicting mortality in the ICU: a systematic review. Crit Care 2008;12(6):R161.

70 Jones A, Trzeciak S, Kline J. The sequential organ failure assessment score for predicting outcome in patients with severe sepsis and evidence of hypoperfusion at the time of emergency department presentation. Crit Care Med 2009;35(5):1649–54.

71 Vogel JA, Liao MM, Hopkins E, Seleno N, Byyny RL, Moore EE et al. Prediction of postinjury multiple-organ failure in the emergency department: development of the Denver Emergency Department Trauma Organ Failure Score. J Trauma Acute Care Surg 2013;76(1):140-5.

72 Khwannimit B. A comparison of three organ dysfunction scores: MODS, SOFA and LOD for predicting ICU mortality in critically ill patients. J Med Assoc Thai 2007;90(6):1074–81.

73 Heldwein M, Badreldin A, Doerr F, Lehmann T, Bayer O, Doenst T et al. Logistic Organ Dysfunction Score (LODS): a reliable postoperative risk management score also in cardiac surgical patients? J Cardiothorac Surg 2011;6:110.

74 Sauaia A, Moore, E, Johnson J, Ciesla D, Biffi W, Banerjee A. Validation of post-injury multiple organ failure scores. Shock 2009;31(4):438-47.

75 Rice TW, Wheeler AP, Bernard GR, Hayden DL, Schoenfeld DA, Ware LB. Comparison of the SpO_2/FiO_2 ratio and the PaO_2/FiO_2 ratio in patients with acute lung injury or ARDS. Chest 2007;4(2):410-7.

76 McConnell K, Coopersmith C. Organ failure avoidance and mitigation strategies in surgery. Surg Clin N Am 2012;92:307-19.

77 Nydam TL, Kashuk JL, Moore EE, Johnson JL, Burlew CC, Biffl WL et al. Refractory postinjury thrombocytopenia is associated with multiple organ failure and adverse outcomes. J Trauma 2011;70(2):401-6.

78 Jansen TC, van Bommel J, Mulder PG, Lima AP, van der Hoven B, Rommes JH et al. Prognostic value of blood lactate levels: does the clinical diagnosis at admission matter? J Trauma 2009;66:377-85.

79 Honore P, Joannes-Boyau O, Boer W, Collins V. Regional occult hypoperfusion detected by lactate and sequential organ failure assessment subscores: old tools for new tricks? Crit Care Med 2009;37(8):2477–8.

80 Jansen T, van Bommel J, Woodward R, Mulder P, Bakker J. Association between blood lactate levels, sequential organ failure assessment subscores, and 28-day mortality during early and late intensive care unit stay: a retrospective observational study. Crit Care Med 2009;37(8):2369–74.

81 Dellinger R, Levy M, Rhodes A, Annane D, Gerlach H, Opal SM et al. Surviving Sepsis Campaign: international guidelines for management of severe sepsis and septic shock: 2012. Crit Care Med 2013;41(2):580-637.

82 Guyette F, Suffoletto B, Castillo J, Quintero J, Callaway C, Puyana JC. Prehospital serum lactate as a predictor of outcomes in trauma patients: a retrospective observational study. J Trauma 2011;70(4):782-6.

83 Madách K, Aladzsity I, Szilágyi Á, Fust G, Gál J, Pénzes I et al. 4G/5G polymorphism of PAI-1 gene is associated with multiple organ dysfunction and septic shock in pneumonia induced severe sepsis: prospective, observational, genetic study. Crit Care 2010;14(2):R79.

84 Teoh H, Quan A, Creighton AK, Bang KW, Singh KK, Shukla PC et al. BRCA1 gene therapy reduces systemic inflammatory response and multiple organ failure and improves survival in experimental sepsis. Gene Ther 2013;20:51-61.

85 Peake S, Bailey M, Bellomo R, Cameron P, Cross A, Delaney A et al. Australasian resuscitation of sepsis evaluation (ARISE): a multi-centre, prospective, inception cohort study. Resuscitation 2009;80:811–18.

86 Levy M, Dellinger R, Townsend S, Linde-Zwirble W, Marshall J, Bion J et al. The Surviving Sepsis Campaign: results of an international guideline-based performance improvement program targeting severe sepsis. Crit Care Med 2010;38(2):367–74.

87 Finfer S. The Surviving Sepsis Campaign: robust evaluation and high-quality primary research is still needed. Crit Care Med 2010;38(2):683–4.

88 Becker JU, Theodosis C, Jacob ST, Wira CR, Groce NE. Surviving sepsis in low-income and middle-income countries: new directions for care and research. Lancet Infect Dis 2009;9(9):577–82.

89 Rivers E. Management of sepsis: early resuscitation. Clin Chest Med 2008;29:689–704.

90 Jones A, Shapiro N, Trzeciak S, Arnold R, Claremont H, Kline J et al. Lactate clearance vs central venous oxygen saturation as goals of early sepsis therapy – a randomized clinical trial. JAMA 2010;303(8):739-46.

91 The ProCESS/ARISE/ProMISe Methodology Writing Committee. Harmonizing international trials of early goal-directed resuscitation for severe sepsis and septic shock: methodology of ProCESS, ARISE, and ProMISe. Intensive Care Med 2013;39:1760-75.

92 The ProCESS Investigators. A randomized trial of protocol-based care for early septic shock. N Eng J Med 2014;370(18):1683-93.

93 Kumar A, Ellis P, Arabi Y, Roberts D, Light B, Parrillo JE et al. Initiation of inappropriate antimicrobial therapy results in a fivefold reduction of survival in human septic shock. Chest 2009;136(5):1237–48.

94 Bagshaw S, Lapinsky S, Dial S, Arabi Y, Dodek P, Wood G et al. Acute kidney injury in septic shock: clinical outcomes and impact of duration of hypotension prior to initiation of antimicrobial therapy. Intensive Care Med 2009;35:871–81.

95 Gaieski D, Mikkelsen M, Band R, Pines J, Massone R, Furia FF et al. Impact of time to antibiotics on survival in patients with severe sepsis or septic shock in whom early goal-directed therapy was initiated in the emergency department. Crit Care Med 2010;38(4):1045–53.

96 Lily C. The ProCESS trial – a new era of sepsis management. N Eng J Med 2014;370(18):1750-1.

97 Sharma S, Kumar A. Antimicrobial management of sepsis and septic shock. Clin Chest Med 2008;29:677–87.

98 Kumar A, Safdar N, Kethireddy S, Chateau D. A survival benefit of combination antibiotic therapy for serious infections associated with sepsis and septic shock is contingent only on the risk of death: a meta-analytic/meta-regression study. Crit Care Med 2010;38(8):1651–64.

99 Pines J. Timing of antibiotics for acute, severe infections. Emerg Med Clin N Am 2008;26:245–57.

100 Ulldemolins M, Roberts J, Lipman J, Rello J. Antibiotic dosing in multiple organ dysfunction syndrome. Chest 2011;139(5):1210-20.

101 Finfer S. Corticosteroids in septic shock. N Engl J Med 2008;358(2):188–90.

102 Sprung C, Annane D, Keh D, Moreno R, Singer M, Freivogel K et al. Hydrocortisone therapy for patients with septic shock. N Engl J Med 2008;358(2):111–24.

103 Mason P, Al-Khafaji A, Milbrandt E, Suffoletto B, Huang D. CORTICUS: the end of unconditional love for steroid use? Crit Care 2009;13(4):309.

104　Investigators TCS. Corticosteroid treatment and intensive insulin therapy for septic shock in adults: a randomised controlled trial. JAMA 2010;303(17):1694–8.

105　Vanhorebeek I, De Vos R, Mesotten D, Wouters P, De Wolf-Peeters C, Van den Berghe G. Protection of hepatocyte mitochondrial ultrastructure and function by strict blood glucose control with insulin in critically ill patients. Lancet 2005;365(9453):53–9.

106　Finfer S, Chittock D, Yu-Shhuo S, Blair D, Foster D, Dhingra V et al. Intensive versus conventional glucose control in critically ill patients. N Engl J Med 2009;360(13):1283–97.

107　Vincent J. Metabolic support in sepsis and multiple organ failure: more questions than answers. Crit Care Med 2007;35(9Suppl):S436–40.

108　Moore F, Moore E. The evolving rationale for early enteral nutrition based on paradigms of multiple organ failure: a personal journey. Nutrition Clin Prac 2009;24(3):297–304.

109　Australian College of Critical Care Nurses. National Advanced Life Support Education Package: Pathophysiology of cellular dysfunction. Melbourne: Cambridge Press; 2004.

110　Vincent J, Moreno R, Takala J, Willats S, De Mendonca A, Bruining H et al. The SOFA (sepsis related organ failure assessment) score to describe organ dysfunction/failure. Intensive Care Med 1996;22:707–10.

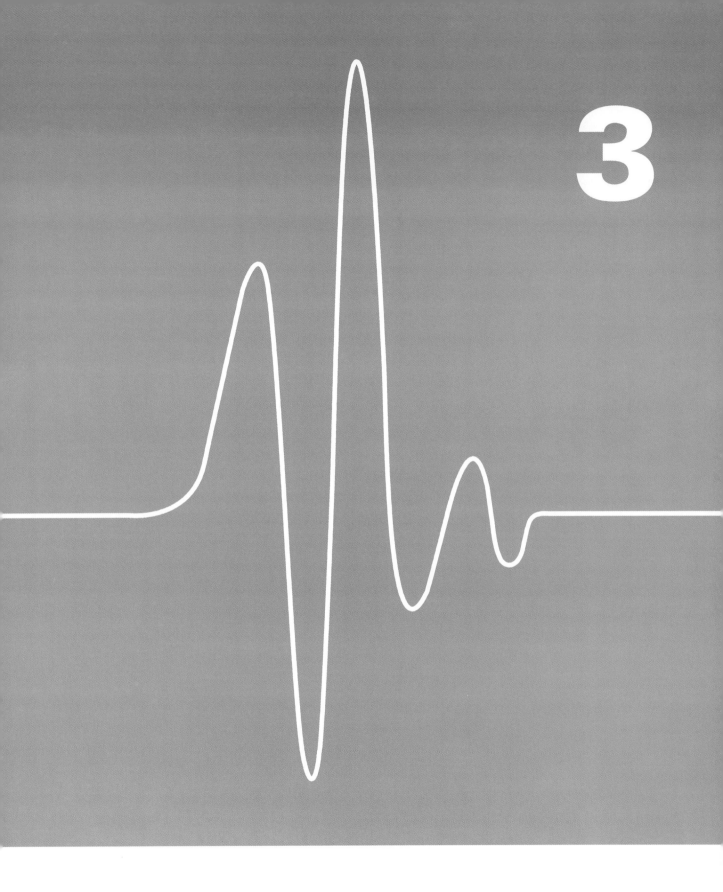

第三部分
危重症护理特殊操作

第 23 章

急 症

原著：David Johnson，Julia Crilly

翻译：吴晓英，孙红，郭金玉，许璠，王诗琦

审校：刘方

关键词

- - - - - - - -

灾害应急管理

环境

延伸护士角色

热射病

低体温症

溺水

中毒

转运

分诊

学习目标

阅读完本章，将掌握以下内容：

- 描述急诊护理环境的特点。
- 描述不同的国际分诊模式，概述澳大利亚分诊模式的发展过程。
- 探讨患者早期评估过程与分诊护理实践。
- 将急诊护理原则和实践方法应用于早期患者护理中。
- 描述急诊科护士所承担的多样的护理角色功能。
- 描述患者准备转运的原则和方法。
- 探讨急诊群发伤患者的管理原则。
- 探讨急诊常见症状（疾病）的早期护理管理方法，包括胸痛、腹痛、神经系统疾病、呼吸系统疾病、中毒、蜇伤、溺水及热射病等。

引言

　　急诊护理工作中涵盖着大量的临床症状。由于本书的重点是重症护理，因此，本章将讨论重症护理涉及的临床症状。学习本章时请结合第 24 章和第 25 章，这两章分别讲述了急诊科常见的两个症状——创伤和急诊复苏。第 1 章中概述了急诊护理中护士角色的相关内容。

　　本章首先描述了急诊科的组织构架和急诊室环境的护理过程，包括分诊、急诊护士的专科角色、群发伤/灾害应急管理以及重症患者的转运。选择性地着重介绍与重症护理工作相关的常见急症。讨论这些常见急症的早期临床评估和发生率，同时明确急症表现的可能诊断并制定早期管理策略。这些急症的后续管理参见本书第二部分相关章节。

　　急诊护理工作是对察觉到或实际发生了生理和/或情绪改变的所有个体的整体护理，涵盖了所有年龄段的患者。这些急症通常尚未诊断，需要快速采取有针对性的明确的干预措施。急诊工作的特点，通常是无法预见的、突发的、紧急的。因此，对护理人员的要求与其他专科护理不同[1,2]。大多数情况下，急诊护士是急症或受伤患者首先接触到的医务人员。就诊的患者，各年龄都有，而且其临床表现由轻到重，涵盖了所有可能的疾病及损伤。

685

一、背景

急诊护理的独特性在于患者就诊时其疾病常常未确诊，但患者认为病情紧急，必须到医院寻求紧急救治。由于患者陈述的是各种表现和症状而不是医疗诊断，所以准确评估很重要。对于急诊护士要求具备很多技能来源于扎实的专业基础知识，这些知识能够指导护士进行病史采集、病情观察、资料评估、对相关信息进行分类和分析[3-7]；也能促使护士与医疗团队的其他成员更好地交流，从而采取合理的护理干预措施。

急诊护士是急性突发性疾病的护理专家，其专业知识、技能几乎包含了所有专科护理的内容。因此，急诊护士具备独特的知识和技能体系，从而能够处理所有年龄段的多种症状表现，包括熟悉每一个年龄段患者的生理和心理需求，因为这与其提出就诊需求相关[2-4, 7]。急诊护士与院前急救人员、医师、医疗机构的其他工作人员以及社区服务机构合作，共同为患者提供治疗护理[2,3,5]。急诊护士的角色包括分诊、直接护理患者、分流患者、执行医嘱、危急时刻提供精神支持、计划并记录护理过程、办理入院、转院去其他医疗机构或离院去社区等[5,6]。

二、分诊

分诊是急诊护士的核心角色，是能够与其他专科护士相区分的一项临床技能。"分诊"从字面上理解就是"筛选或分类"，是对所有急诊患者的第一步处理[1-3, 7]。

（一）分诊的历史

"分诊"最早是在拿破仑战争时期（1797年），由拿破仑的首席医疗官 Marshall Larrey 提出的[8]，他在战地医院使用了一套将伤员分类的方法，这种分类并不是以医疗为目的，而是以军事为目的，所以优先级别最高的为伤情越轻的士兵，从而保证轻伤的士兵在得到最简单救治后尽快回到前线[1, 8]。

"一战"后，才开始出现分诊的文字记录，因为之前分诊描述成分类伤员的场所，并没有描述其过程本身[9]。后来，在多数医院的急诊科，其逐渐发展成为一种结构化的评估程序，根据病患的轻重缓急对他们进行早期分类[1, 8-10]。

（二）国际分诊系统标尺

在过去二十年，分诊过程在国际上已经出现了突飞猛进的发展。目前，国际上有4种广泛使用的分诊量表，虽然以前仅在所开发的国家中使用，但现在也尝试应用到其他国家的卫生服务系统中。最常见的五级分诊量表是加拿大急诊分诊和程度分级量表（the Canadian Emergency Department Triage and Acuity Scales, CTAS）[11]，曼彻斯特分诊评分（the manchester triage scale, MTS）[3]和澳大利亚分诊量表（Australasian Triage Scale, ATS）[12, 13]，ATS量表在研究报告中显示是最可信的[14]。美国曾采用过三级分诊量表，然而，在20世纪90年代末开发的急诊严重指数（Emergency Severity Index, ESI）是一个五级分诊系统[15]，并已在少数医院实施。五级分诊量表在一致性、区分度、敏感性、特异性和准确性等测量指标方面要优于三级分诊量表[16]。现在也出现了新的分诊系统，例如中国台湾四级分诊系统（Taiwan Triage System, TTS）[17]和 Soterion 快速分诊系统（Soterion Rapid Triage System, SRTS）[18]。这些分诊系统尚未广泛报道或实施，还需进一步验证[19]。

ATS、CTAS、MTS 和 ESI 五级分诊量表的特点参见表23.1[7]。虽然4个评分表间有相似性，但在有些方面也存在差异，例如患者的候诊时间，ESI就没有明确等待医生诊治的预期时长。另外，并不是所有的量表都适合于如儿科这类的特殊人群，也并不是所有的量表都适用于像农村这样的环境中。曼彻斯特分诊系统是用52个症状的流程图来评定分诊的级别，ATS、CTAS 和 ESI 三个系统采用的方法略有不同，但都是通过观察、病史采集以及体格检查并结合收集患者信息，促使分诊护士做出判断给出患者分级。近年来已经对以前的指南进行了更新和计算机化[20]。目前，这些分诊量表的教育资源都可以获取。国际分诊模式已经提出，但需要修订和测试[20]。

（三）分诊在澳大利亚和新西兰地区的发展过程

澳大利亚是世界上最早运用和发展分诊系统的国家，其他分诊系统量表（CTAS，MTS，ESI）主要都是借鉴了澳洲分诊系统而制定的[20]，这部分就来重点介绍一下澳洲和新西兰 ATS 的制定发展过程。20世纪60年代末期，澳大利亚的急诊患者并不总是被分诊，很多急诊室采用随机模式[1, 2, 4]，

表 23.1

ATS、CTAS、MTS 和 ESI 的五级分诊量表特点比较

标准	CTAS	ATS	ESI	MTS
分诊评估时间	10 分钟	未规定	未规定	未规定
护士评估时间	基于首次分诊	未规定	未规定	未规定
医生评估时间	即刻 /15/30/60/120 分钟	即刻 /10/30/60/120 分钟	未规定	即刻 /10/60/120/240 分钟
分位响应时间（CTAS）/ 执行阈值（ATS）	Ⅰ-98，Ⅱ-95，Ⅲ-90，Ⅳ-85，Ⅴ-80	Ⅰ-97.5，Ⅱ-95，Ⅲ-90，Ⅳ-90，Ⅴ-85	未规定	未规定
疼痛指数	10 分标尺	未规定	>7/10 考虑升级分诊为 ESI 二级	考虑每个主诉的重要因素
儿科	可使用	未规定，但普遍应用	包含患儿的生命体征评判标准，用于确定 ESI2、3 级；包含不足 24 个月的患儿的发热标准	流程图中未表述
预诊断	是	是	未规定	52 个主诉 vs 预诊断
预期入院率	特定的	多个场所的真实数据	有标尺数据	未规定
教育实施材料	付费的网络教育	培训视频网址：http://www.acem.org.au/open/documents/triage.htm	ENA 购买获取	已出版手册：Manchester Triage Group. Emergency triage.Plymouth：BMJ Publishing Group；1997
乡村环境	是	未规定	未规定	未规定
附言			使用紧急程度来识别 1 级和 2 级患者，使用资源来并识别 3～5 级患者	使用 52 个主诉分诊流程图，分诊护士根据流程，并评估每个患者的生命威胁、疼痛、出血、意识水平、温度和紧急程度

注释：ATS 性能阈值已被修改为：100%、80%、75%、70%、70%[26]。

Adapted from Fernandes CM, Tanabe P, Gilboy N, Johnson LA, McNair RS, Rosenau AM et al. Five-level triage: a report from the ACEP/ENA Five-level Triage Task Force. J Emerg Nurs 2005; 31(1): 39-50; quiz 118, with permission.

救护车运来的患者往往优先接受治疗，步行来的患者则根据来诊时间顺序诊治。在 20 世纪 70 年代中期，墨尔本的 BoxHill 医院的员工建立了一种 5 级分诊标准，这个基于时间的量表采用不同的颜色代表不同的优先级别，在 20 世纪 70～80 年代，此标准逐渐修订和改进，发展成为 Ipswich 分诊量表（Ipswich Triage Scale，ITS）[1, 9, 21]。这些早期的分诊标准进一步丰富了 Larrey 提出的分诊的概念，并建立了一种以患者临床表现为优先级别而非到达医院的顺序为标准的分诊程序。20 世纪 90 年代时，受社区需求和国家卫生政策的影响，澳大利亚的分诊标准得到进一步加强，ITS 也并入了国家分诊标准（NTS）。随后 NTS 被证实其实用性、信度和效度[1, 2, 4, 5, 12, 13, 20, 21]。

1993 年，NTS 被澳洲急诊医学会（Australiasian College for Emergency Medicine，ACEM）纳入其分诊规范，随后在澳大利亚和新西兰的众多医院急诊中得到广泛应用[21]，因而更名为澳洲分诊标准（ATS）（表 23.2）[4]。

（四）分诊程序

急诊就诊的患者，都会经过一名受过专业培训、有经验的注册护士的分诊[2, 12, 15, 22, 23]。分诊评估是与临床建立初步联系，是急诊医疗救治过程的开始。理想的分诊台设置应具备以下特点：急诊入口处有明显的标识，能够提供独立的空间对患者实施检查和初步处理，靠近抢救和复苏的区域，提供恰当的物资准备，如分诊小桌、体温计、血压计、听诊器、血糖仪、脉搏血氧仪等[2, 4, 12]。另外，能够快

表 23.2
澳洲分诊标准（ATS）分类特点

ATS 分级	典型描述
1	危及生命的（或随时可能恶化的） 患者病情极重，需要立即送往复苏区域进行初步心肺复苏，不应在分诊处停留。多数患者为救护车运来，可能存在以下问题： 多发伤 休克 意识丧失 惊厥 极度呼吸困难 心跳呼吸停止
2	即将危及生命的 患者病情恶化风险高或任何原因引起的极度疼痛。需要在 10 分钟内给予评估和治疗 提示心肌缺血、肺栓塞或主动脉夹层的胸痛或其他症状： 对治疗时间有要求严格（如溶栓、解毒） 提示主动脉瘤破裂的剧烈腹痛或其他症状 任何原因引起的重度呼吸困难 意识水平改变 急性偏瘫或语言障碍 提示败血症或脑膜炎的发热、皮疹、头痛 重骨创伤，如股骨骨折或肢体脱位 任何原因引起的剧烈疼痛（要求在 10 分钟之内实施缓解措施）
3	有潜在的生命危险或情况紧急的 患者有明显的不适或损伤，应该在 30 分钟内给予评估和治疗，典型患者包括以下几种： 任何原因引起的中重度疼痛（如腹痛、急性头痛、肾绞痛），但并非危重，需要 30 分钟内接受缓解措施 明显的感染症状（如肺、肾） 中度创伤（如 Colles 骨折、无活动性出血的重度挫裂伤） 合并一过性意识丧失的头部创伤 持续性呕吐或脱水
4	潜在的严重问题 如果在到达 1 小时内未接受评估或治疗，患者可能存在病情加重或导致不良后果。患者伴有中度的症状、持续的症状或低风险慢病的急性症状，包括： 较轻微的急性创伤（如踝关节扭伤） 轻微的头部创伤，无意识丧失 轻度出血 耳痛或其他轻度疼痛 要求在 1 小时内实施缓解措施的症状 1 小时内未实行必要治疗可能会导致不良后果 有可能需要接受复杂检查和会诊和 / 或需要住院
5	不急的 患者的病情较轻或慢性疾病、轻微疾病的急性症状、症状为慢性或持续超过 1 周。在 2 小时内未接受诊疗不会对症状和临床结局造成明显影响： 慢性下背部轻度疼痛 轻微创伤：擦伤和挫裂伤 多数皮肤问题 临床疾病管理（如复查、医疗诊断、重开处方）

速获取急救设备、通讯设备（如电话，报警器）、标准预防设备（如手套和洗手）和纸张电子记录设备等也很重要[24]。

当急诊临床医师首诊患者时，分诊护士从患者、亲友或院前急救人员中收集相关信息并记录。高度专业的分诊护士能够在面对急危重患者和家属（本身就很焦虑）的过程中处理好内在的焦虑，从而能够迅速地根据大量的临床症状作出有效的优先级的判断[7, 12]。

急诊护士收集和记录患者急诊就诊的原因：先清晰陈述患者主诉；其次是病史及相关细节，如发病时间、症状持续时间以及加重或缓解症状的因素。采取一些简单而实用的评估手段（如生命体征测量）来确定病情的轻重缓急。这可能会是分诊决策的一项参考内容[5, 12, 13]。分诊评估既要考虑速度，又要考虑全面，一般不应超过2～5分钟[132]。分诊护士根据所收集的上述信息，决定患者是立即处理还是继续等待[1-3, 7]，将患者根据ATS1～5级进行分类，并明确指出：该患者候诊的最长时间不超过……[13]。

病情危及生命或有截肢风险的急症患者分诊的优先级最高，小病或轻伤的患者分诊的优先级较低。将所有患者均正确分级是不可能的，但如果分诊级别不明确[3, 8, 12, 13]，最好采取相对保守的评估，将患者提高一个优先级，保证患者能及时就诊。强调一点，分诊的分级是动态的，可以随时调整[5-8, 13]。如果患者在候诊中病情发生了变化，或者获取了其他影响病情危急程度的相关信息时，应对患者重新分诊[13, 25]。因此，初次分诊后仍需常规对患者进行持续的观察和评估。

实践提示

对于急诊科医生和护士来说，分诊决策必须是准确的，可重复的，并能确保患者的安全。分诊紧急程度的判定应该关注患者的病情，不应该受一些干扰因素的影响[7, 22]。如果不清楚患者属于哪个级别，就要先考虑更高的级别。

分诊决策的前提是发挥医疗资源的最大价值，使最需要的人获得最大益处，使需要急诊治疗的患者能够得到相应治疗[13, 25]。分诊涵盖了急诊护理工作的主体，护士在胜任这一角色之前，要接受综合的教育培训。目前已经制定了正规的分诊培训资源，提供重要的教育内容，根据量表使用的原则，来促进分诊应用的一致性[7, 13, 15, 25]。

（五）分诊级别

患者到达急诊，通过分诊评估被分配到ATS5级标准中的某个级别（见表23.1和表23.2）。在所有患者的临床评估中，包括分诊评估，对气道、呼吸、循环和伤残程度的快速评估是基础。

（六）分诊评估

患者的分诊评估有3个主要特点：快速性、系统性和动态性。快速性体现在，当危及患者生命时护士要对病情进行迅速地评估，重点评估气道、呼吸、循环和伤残程度，随即决策采取几级干预。系统性体现在，对所有患者以及所有情境进行评估，从而保证其可重复。动态性则体现在，患者在被初步评估分级后，病情仍有可能很快发生变化，这就需要进行再评估。现有多种评估模式，但基本上都包含病情观察、病史采集、初次和再次检查等几个方面[1-4, 6, 13, 15, 25]。

1. 病史采集/问诊

分诊的问诊是采集信息，决策病情轻重缓急的基础。了解患者一般信息后，护士就可以询问个体相关的开放性问题，采用闭合性问题或总结性陈述来确定所获取的信息是否正确并确认患者能否理解[26]。问诊时要尊重患者的隐私，确保患者在回答私密问题时，能够自如。大多数的急诊科需要在这种隐私独立空间的存在与工作人员安全之间进行权衡。

分诊评估的一大部分是基于主观资料，同时结合嗅、视、听、触等感官收集的客观资料做出分诊分级的决策。如果时间允许，可以测量脉搏、血压、呼吸频率、血氧饱和度以及血糖等生命体征来辅助评估患者病情的轻重缓急[24]。还有一种很难量化的指标就是直觉，通常叫"第六感"，它能够告诉我们患者存在某些尚未检测出来的异常。这种感觉既不能解释，也难以概括，更不能用科学研究模式来说明，但它的确在患者的评估中起到重要作用，因而当感觉到某些事情"不对劲"的时候一定要引起注意[6, 13, 25]。

2. 初步检查

分诊护士在为患者采集病史的同时，应为患者进行初步检查，着重检查气道、呼吸、循环和伤残程度，如果发现有任何严重问题（或者患者确认为ATS中的1级或2级），立即停止问诊，即刻将患者送往抢救或复苏区域[8, 24]。

3. 二次检查和体格检查

病史采集和初步检查完成之后，就要做二次检查，其中包括简明而系统的体格检查。体格检查需要具备临床技能，同时使用体温计、听诊器、血氧仪以及血压计等仪器辅助评估，体格检查不能太全面，而是要围绕患者的主诉展开检查，同时需要避免思维过窄而得出错误结论[3, 26]。还需注意的一点是，不应在分诊台让患者平躺或暴露身体接受检查，因为这样可能使患者焦虑。分诊程序应是一个快速评估系统，且对于各种症状表现的评估既可重复，又可调适。如果时间允许，二次检查可以由分诊护士或者由注册护士根据医院的规定实施，如初步的深入检查（如 X 线检查）或初步治疗（如镇痛）[24]。高级护理实践（如处方护士）的额外信息已在第 1 章中介绍。

实践提示

分诊的体格检查要快速、准确、简单，着重于患者主诉。

4. 分诊评估的方法

有多种方法可用于护士的分诊评估（表 23.3）[8]，按照身体器官检查的方法能够检查到每一个器官，从而发现如神经系统、循环系统、呼吸系统、消化系统等存在的异常情况[6, 13, 15]。本书的其他章节详细描述了这些系统的评估。

（七）特殊患者的分诊评估

对于患者来说，分诊评估是个复杂的程序，一些特殊的人群尤为如此，如精神疾病的患者、儿童、老年人以及群发伤患者等[6, 13, 22, 26, 27]。

表 23.3
分诊评估核查表

简写	内容
SOAPIE	主观资料（Subjective data） 客观资料（Objective data） 评估（明确问题）（Assessment） 计划（是指要做的事……）（Plan） 实施（怎么做）（Implemented） 评价（实施的效果如何）（Evaluated）
AMPLE	过敏史（Allergies） 用药情况（Medications） 既往病史（Past medical history） 发病前的饮食摄入（Last food and fluids ingested） 环境因素或事件因素（Environmental factors and Events leading to presentation）
PQRST	诱因（Provoking or Precipitating factors） 症状的性质和程度（严重性）（Quality and Quantity（severity）of the symptom） 部位或影响范围（Region/Radiation） 伴随症状（Symptoms associated） 发病时间持续时间及治疗（Time of onset and duration of episodes，and Treatment）

1. 精神心理方面的症状表现

与普通患者一样，有精神心理问题的患者就诊时，护士也要分诊、评估并重点给予早期的分级处理。

目前已经有关于精神卫生问题分诊的分类描述，同时也将不同的症状划定了轻重缓急，给出了分诊级别（表 23.4）[27]，并对每一个级别的患者给出了建议性的处理方法（如安置的区域）[6, 13, 22, 25-30]。虽然分诊过程有着同样的优先原则，但是精神心理症状的相关因素可能会有地域上的差异，主要受到社会健康保障体系的结构，财政支持以及社会文化

表 23.4
精神心理问题分诊工具

ATS 分级	观察内容	处理方法
1 危急	重度行为障碍，随时可能实施危及自身或他人安全的暴力行为	在安全的环境中持续观察 保证足够的人力以便于约束
2 危重	重度行为紊乱，对自身或他人产生危害的可能性较大	在安全的环境中持续观察 应用减压技术 保证足够的人力以便于约束
3 紧急	中度行为紊乱，可能让自己或他人产生严重的焦虑	置于安静的环境中，每 10min 观察一次
4 亚急	半紧急的心理健康问题，没有对自己或他人造成伤害的风险	最长每 30min 观察患者一次
5 不急	没有行为紊乱或也不会让自己或他人产生急性的焦虑	最长每 1h 观察患者一次

背景的影响[27, 31, 32]。

2. 儿童症状

急诊就诊的儿童，虽然其解剖、生理和临床表现的特点（见第 27 章）与成人有明显的差异，但应该跟成人一样依据分诊类别进行评估和分配。儿童的父母或主要照顾者所提供信息的可靠性及他们观察能力的细微差异都非常重要，尤其是可以为识别婴儿和幼儿的严重疾病的微小指标提供证据。现有儿科分诊的资料能够帮助护士识别其生理的变化，根据生理指标对儿童进行分类[3, 15, 26, 33]。其他需要考虑的重点问题包括：

- 由于生理储备有限，患儿可能迅速发生失代偿[13, 22, 34]
- 无论是生理还是心理上，患儿对疼痛的耐受程度均较低[13, 22, 34]
- 患儿或患儿父母一般无法等候较长时间，等候时间越长，检查越难以实施[13, 22, 34]
- 父母带着患儿候诊时，不像给自己看病能够忍受长时间的等待
- 儿童到急诊就诊的疾病谱在正在建设和拥有更完善卫生系统制度的（发展中国家和发达）国家之间是有差异的[13, 22, 34]

> **实践提示**
>
> 对于孩子的生命而言很短的时间也可能是很长的时间，他们比成年人更容易在很短地时间内发展出严重的疾病[33, 34]。

Adapted from Durojalve L, O'Meara M. A study of triage in paediatric patients in Australia.Emerg Med 2002; 4: 67-76, with permission.

3. 老年人

随着全球人口老龄化，老年人对急救服务的需求会越来越大。根据老年人的来诊主诉进行分诊时，一些因素可能会影响分诊的决策[35]。因此，分诊时还要重点考虑合并症、居住地、药物和认知能力[36]。关于急诊科老年患者的管理已经出台了循证证据[37-39]及政策指南，一些权威机构还提供了很多推荐意见[40]。针对急诊科老年人的分诊有以下要点需要参考：

- 老年人的医疗复杂性和护理依赖性增加[39]
- 要注意虐待老人的迹象以及压力性损伤的存在[39]

- 注意使用助听器、眼镜和拐杖等辅助设备来辅助日常活动
- 老年人（尤其是来自养老机构的老人）可能会有更高的医疗目的，就是在临终时他们的愿望能够得到尊重[39]

> **实践提示**
>
> 当对老年人进行分诊时，关注的重要内容包括他们可能有的疾病，住哪里，所服用的药物和认知功能的变化。

（八）化学、生物和放射事件

1995 年 3 月在日本东京地铁释放沙林神经毒气，造成 12 人死亡之后，涉及有毒和感染性物质的恐怖事件和恶作剧便在上升。非核类放射性物质的容易获取可能意味着"脏弹"[41, 42]更有可能被用作爆炸装置。化学和生物威胁材料的易获取影响较重，具有潜在的破坏性[43-46]。虽然生物和化学制剂不同，两者要分开处理，但也有共同的要点或特性。

1. 化学制剂

化学制剂是用于毒害他人的有剧毒的化学物质。它们类似于危险的工业化学品，但毒性高几百倍。例如，东京 1995 年沙林袭击案造成 1 039 人受伤，至少 4 000 人有精神症状[44]。沙林毒性比甲基异氰酸酯高约 60 倍。考虑到这一点，1984 年印度博帕尔工厂的甲基异氰酸酯泄漏导致 200 000 人受到影响，10 000 人严重中毒，3 300 人死亡[47]。计量相对小的军用级化学制剂就能产生大量伤亡（包括躯体症状和精神症状）[44, 45]。

表 23.5 总结了常见的化学制剂，包括其作用、临床表现和治疗措施。需要强调的是，管理这些情况尚需专门的个人防护设备（personal protective equipment，PPE）和专科培训[48]。

2. 生物制剂

生物武器的使用不是一个新概念[44, 45]，生物制剂有着很久的使用历史，可以追溯到 14 世纪[45]。生物制剂是活的生物体或毒素，能够引起人、动物或植物出现疾病。毒素是一类特殊的有毒化学物质，由于其是由活的生物体产生，便将其归为生物制剂。它们与化学试剂一样都可以让人中毒。

表 23.5

常用化学制剂、作用、临床表现和治疗概述

化学类型	影响	举例	临床表现	解毒剂 / 治疗
神经毒剂	抑制乙酰胆碱酯酶的活化	沙林 甲硫磷酸丙胺乙酯 梭曼 塔崩	毒蕈碱和尼古丁体征	阿托品 2-吡啶醛肟甲基氯 苯二氮䓬类药物
血液毒剂	与细胞色素氧化酶结合，导致缺氧	氰化物	缺氧	氰化物解毒包 亚硝酸钠 硫代硫酸钠
糜烂性毒剂	化学烧伤	芥子气 路易氏剂	烧伤和水疱	肥皂水清洗
肺毒剂	呼吸道刺激	氯气 光气	呼吸窘迫 肺水肿	氧气

生物制剂的生产成本相对低廉，有潜在的破坏作用。炭疽、鼠疫和天花等生物体已是潜在恐怖分子最关注的使用制剂[43]。表 23.6 总结了生物制剂、临床表现和治疗。

3. 放射制剂

放射性物质既能对人类造成急性的危害，也能造成长期的危害。在许多方面，它们就像化学试剂一样，会引起细胞损坏。主要的不同是放射剂不必通过吸入或接触皮肤造成损害[41]。

核武器的应用将是灾难性的，正如广岛事件或切尔诺贝利事故就是惨痛的教训。两者虽然性质非常不同，但都对民众造成了急性的损伤，也让大家长期处于电离辐射的影响中[43]。由传统爆炸物与放射性物质联合制作的"脏弹"可能是最高风险的事件[43]。

4. 心理学效应

使用化学、生物或放射性等制剂制造的恐怖主义事件，可能会也可能不会造成预计的大规模的伤亡。然而，有可能造成大量的心理伤亡。因此，无论袭击造成的影响如何，实际暴露的人数多少，都很有可能是一种大规模伤亡[43]。化学武器和生物武器的心理伤害可能比物理武器更糟糕。恐怖行动中使用生化武器，一部分目的就是想通过制造日常生活中的恐惧、挫伤以及不确定性来进行破坏[49]。

生化袭击对社会和心理的长期影响，不管是真实的还是虚拟的，都会引起急性发作一样的破坏力[50]。

5. 急救人员面临化学、生物或放射事件的主要挑战

一个精心实施的生化事件将会是灾难性的，也

表 23.6

常用生物制剂、临床表现和治疗概述

生物制剂	举例	临床表现	治疗
病毒	天花		支持疗法
细菌	炭疽（炭疽杆菌）	吸入性的 ● 呼吸衰竭 ● 纵隔增宽 ● 重度脓毒症	抗生素
	瘟疫（耶尔森鼠疫杆菌）	肺鼠疫 ● 呼吸衰竭 ● 咯血 ● 淋巴结疼痛	抗生素
毒素	肉毒素（肉毒梭菌）		支持疗法 肉毒素免疫球蛋白

会让急救人员暴露在这种生化环境中。比如 1995 年的东京沙林袭击案后[51]，110 名急救人员出现了相关的症状和体征。

为了保护全体工作人员，必须有明确的流程来应对这些潜在暴露的或已受污染的患者。首先需要从隔离和辐射净化的需求角度对患者进行评估，包括选择哪种个人防护设备，以及工作人员是否会使用这些防护设备。急救人员也必须能立即获取到个人防护设备，以降低暴露的风险。然而，该问题的复杂在于：高级的个人防护设备需要经过高级培训，应用专业技能才能得以安全使用。化学暴露患者的清洁对于未经培训的人员来说风险很高[51, 52]。

三、高级临床技能

在急诊科，为了应对日益增加的急症数量、改善患者分流管理、缩短等候时间、降低住院时间、增加患者满意度，护士逐渐具备高级的临床角色和技能[51-53]。正如第 1 章中描述的高级临床角色，注册护士也可以开具影像学护嘱和镇痛药护嘱对患者进行评估和治疗。

（一）护嘱影像学检查

护士可以根据病史采集和临床检查的结果以及临床流程的纳入与排除标准下达护嘱，为患者行四肢[54]、关节（如髋关节和肩关节）、胸部及腹部等部位的放射学检查。检查的纳入标准应为明确的临床指征。影像学护嘱是分诊护士的延伸角色，经过认证的护士都可以下达。使用影像学护嘱，尤其是对创伤患者的四肢检查，是安全而准确的，既可以缩短患者的等候时间和转运时间，又能提高患者和医务工作者的满意度[53-57]。

（二）护嘱镇痛

虽然疼痛是大多数急诊患者的常见主诉[58, 59]，但是镇痛药物使用的时间、剂量及方法仍显不足[58, 59]，致患者满意度较低[58]。因此，许多急诊科制定了镇痛药应用的护嘱方案、标准模式或临床路径，使疼痛患者在接收医师评估之前就能够得到及时的镇痛。这些方案虽然都是各自医院制定的，但都强调了镇痛药对于成人患者和患儿在轻、中、重度疼痛管理的适用范围，有的方案还包括止吐药的使用[58, 59]。数字疼痛评估量表或视觉模拟量表可以用于指导选择镇痛药物的类型和剂量。对于剧烈疼痛的患者，要静脉给予阿片类药物，可以采取逐渐增量和最大剂量用药两种方法，给予初始剂量后，给药护士根据患者的疼痛评分和脉搏、血压、呼吸等生命体征来确定接下来的用药剂量。对于轻到中度疼痛的患者，可以采取静脉或口服镇痛药物，采取单次或逐渐增量的方案。护嘱镇痛是安全而有效的，可以缩短急诊者镇痛等候时间[59-61]。有助于改善患者结局，提高患者满意度。

四、危重患者的抢救与转运

急危重症患者的护理常涉及转运过程，无论是在院内检查还是转往外院治疗。由于患者身体条件的变化，设备不到位，医务人员人力不足，物理环境不允许，导致转运期间[62-65]发生并发症的风险增加。因此，转运过程中的护理标准均应等同于或高于相应临床情境中的要求[62, 66, 67]。患者的安全转运要求充分的计划，转运前维持患者病情的稳定，因而转运人员应具备足够的技能和经验，这部分内容重点介绍重症患者的医院间转运。

（一）转运

虽然有多种患者转运模式，但是大多转运团队由医师、护士及经过重症护理培训的医疗辅助人员组成。转运人员技能应符合患者病情严重程度的需求，这样就能应对多种临床问题[68, 69]。因此，转运人员应具备与接诊机构同等水平的重症护理技术，同时也需要应对在医院外环境中护理工作的挑战。重症医学会、澳大利亚大学急诊医学会[62]、重症监护协会[69]、美国重症医学会[68]、大不列颠及爱尔兰麻醉医师协会[70]建立了重症患者的转运标准。

转运病情不稳定的患者时，至少需要 2 名人员集中精力为患者进行护理，此外还有其他转运患者和医疗设备的工作人员。转运组长通常是经过高级重症医学培训的医生。在转运病情稳定的患者时，组长则为具备重症护理经验的注册护士。转运团队的具体组成取决于每个病例具体的临床情境。转运人员应具备的技能包括高级生命支持技术、心律失常的解读和治疗以及急性气道管理[68]。

（二）患者转院准备

一个危重患者从一个医院转运到另一个医院应当做好充分准备，欲速则不达。气道、呼吸、循环及静脉通路等方面的适当评估以及稳定，能够确保患者在运输过程中的安全[62, 68, 70]。

如果怀疑患者可能出现气道受累时，应在转运前考虑选择性气管插管，而不是在转运过程中或放射科进行紧急气管插管[68]。由于转运中会出现颠簸，尽量不要对转运中的重症患者使用喉罩进行气道管理。此外，机械通气的患者均要求置入胃管。

液体复苏和强心药需在患者转运前即开始使用。需要准备转运过程中所需的充足血制品和其他静脉液体等。若患者躁动或不配合，可以使用镇静药或神经肌肉阻断药和镇痛药等。此外还需要准备带有蓄电池的注射泵，以便于在运送过程中行镇静或镇痛治疗。对于无意识的患者以及长时间转运应插入尿管[68, 69]。

转运所必需的设备包括：

- 气道管理设备，尺寸合适，每位患者转运时都需携带（转运前做好检查）
- 便携式氧源，计划能够维持转运时间的充足氧量，大概30分钟的储备量
- 简易呼吸器和尺寸合适的面罩
- 可测量潮气量的手持式肺活量计
- 备用负压吸引器
- 基础复苏药物，镇静药和阿片类镇痛药等补充药品（根据具体病情备用）
- 转运监护仪，能够显示心电图、心率、血氧饱和度、呼气末二氧化碳浓度以及侵入性通道所获取的压力值

患者的身份腕带需要检查及确认，实验室检查和影像学检查结果等医疗记录和相关信息要复印并转到接收机构，其他文件包括最初的医疗评估和医务人员之间的交接，名字以接收医生和接收医院的名字命名[67-69]。

（三）患者转运过程中的监护

危重患者转运过程中的监护级别应与在重症监护室的级别一致。因为转运途中监测很困难，所以要选择能够在运输条件下正常操作的监护设备。转运途中的噪声、振动使得简单的临床检查（如胸部听诊或触诊）都变得很困难[71]。在转运中，监测仪应该能够储存、记录以及打印患者的床旁数据。机械通气的患者在转运过程中存在较大风险，保持持续的通气和氧合是唯一目标，转运呼吸机较手动呼吸机能达到更好的效果。一台合适的转运呼吸机能够在转运过程中提供完善的通气支持，通过断开

警报监测气道压力，并应有充足的电池电量及氧气供应。

危重患者转运过程中的不良事件分为两类[62, 72, 73]：①设备功能障碍，如心电图导联断开、电池没电、静脉通路脱出、意外拔管、气管插管堵塞、氧气耗尽（应至少有一名能够熟练操作和排除设备故障的成员）；②与重症疾病相关的生理指标恶化。在现场监查、质量改进和培训目的的机制以便进行反馈、表现评估和服务改善。

五、群发伤的分诊/灾难

灾难分诊是在医疗设备和医疗资源有限的情况下，救治最多患者的一种流程。其与常规的急诊科分诊系统（如ATS，MTS）的不同在于，灾难分诊的重点是优先救治生存机会大的患者，而不是那些生存机会渺茫或不必治疗就能生存的患者。这种分诊的原则最初是为了救治大量战争伤员设计的，如今它适用于医院内外的群体疾病或群发伤患者的处理。不同国家及地区对于灾难中患者的分诊分类不同，因此，医护人员应当熟悉当地的相关政策[13, 22, 74]。

在多辆车连环相撞、大规模的灾难如地震、洪水、森林火灾、严重暴风雪以及公共交通事件或爆炸等场合，群发伤患者的分诊就很有必要。虽然收集患者信息的沟通方法和分诊后采取的措施可能不同，但是总体分诊原则是一致的。大型公共卫生事件或灾难现场的分诊是由第一个到达现场的专业人员（例如经过医疗培训的人员）实施的。这个分诊人员要立即对现场所有的受害者做初级评估，确定初级救治和转运资源的数量及类型，并与相关急救部门联系所需资源[8]。

澳大利亚、新西兰、英国、美国等国家的灾难分诊系统均包括5个级别（依据法律条文和当地政策），每个级别有相应的颜色表示。尽管分级系统间有微小的差异，但是其目的是相似的：提供相应级别的最佳护理措施，保证最大数量的生存者。致命伤的患者虽然活着，但是救治的优先级别可能会较低，尽管这种做法会导致他们的死亡。因此，最好由最有经验的医师来决定抢救顺序。如果现场有大量的伤员，应有多名医师在现场指导分诊工作。此外，非临床医师的急救人员无权宣布患者死亡，但经过专业培训的急救人员能够识别患者的死亡迹象，可以先分诊，医师到达再正式宣布死亡[63, 64]。

急诊科接收大型灾难的患者

大型灾害可能产生大量的群发伤患者，这些患者来诊势必会严重干扰急诊科的常规救治秩序和流程。应对大型灾难来诊患者，急诊科应启动医院制定的灾难应急预案，请求医院医护团队的支援。应急预案也要考虑多学科的联合，从而预防和应对灾难所带来的健康问题[64]。应急预案要定时的演练，保证流畅性，并时刻做好准备。下面叙述急诊科大规模灾害应急预案与响应[64, 65, 74]。

1. 科室准备

如果灾难地点靠近医院，大量伤员就会不经过院前分诊而自发从现场前往医院救治，在医院接到正式通知前，就要对伤员进行救治。这种情况下，急诊科应当立即上报灾害事件并启动应急预案[64]。大量患者涌入，很快会超过急诊科的容纳和应对能力，灾害地点附近的医疗机构往往在灾害发生90分钟内能够接收高达50%～80%的伤员。灾害事件确认后，应立即调配关键工作人员，如医疗和护理协调员，分诊护士和分诊医师，这些人员需要由高年资经过灾害培训、并具备医院灾害应急预案知识的工作人员承担[63, 64, 74]。医疗和护理协调员负责分配任务；所有人员应在行动前迅速明确自身的职责[65]。

急诊科的容纳能力要尽可能大的满足大量伤员涌入的需求。同时急诊的患者需要接受评估和入院安排。入院的患者需要转运到医院的其他科室。主诉较轻微正在等待的患者，适合出院或看社区医生的，可以安排出院或推荐到其他社区卫生机构。少数患者可能需要留在急诊科，和即将到来的灾难伤员一起优先接受治疗[62-65]。

急诊各区域的划分是指定的，以适应伤者的预期严重程度，如复苏室接收1级的患者，观察室接收2级的患者。能够行走的轻伤员和不必住院的伤员最好在急诊科以外的治疗区域接受治疗，以减少急诊区域的拥挤，增加急诊科的容纳能力，加强重伤员的管理[64]。

医院应及时调配应急储备人员参与灾害救援工作，这些人员可以分配到治疗区域的各组中，参与管理床位。此外，非急诊科的医疗人员可来进行支援，这些人员应分配到常规治疗组，因为他们熟悉仪器设备和其他医疗资源的使用。强调一点，尤其是灾害持续较长时，为了避免医护人员过度疲劳，需及时进行更替。所以，最开始不能召集所有人员。如果可能，在灾难救援的期间，尽量使平时在一起工作的人员也能在同一个团队合作[64, 65, 74]。

2. 分诊和接诊

在接收大量伤员时，急诊的日常分诊和接诊方法可能是无效的。灾害伤员登记的过程通常只采集患者的少量个人信息，如果可能，尽量为伤员安排一个编号，便于识别和安排检查[8, 74]。分诊评估是医师和护士共同实施的，整个过程要简单而有针对性。大多数伤员在灾难现场会分到一个分诊标签，由于伤员病情可能会恶化，如果病情变化，需随时进行重新评估。分诊评估的基础是观察伤员伤情的性质和严重程度。在收到灾害通知前来诊的伤员也是灾害伤员的一部分，应以同样的方式分诊[4, 8, 65]。

3. 治疗

灾害期间的治疗不同于常规的治疗，优先救治的重点集中在复苏、重伤员的识别、急症手术患者的识别以及保障伤员安全转出急诊科。及时根据现有医疗资源调整抢救和患者管理，才能获得灾难救治的最好的结果[64, 65]。

4. 转出急诊

经过分诊，患者的病情得到稳定后，应该根据医院应急预案尽快安排转运人员将患者转运至手术中心或其他科室。这样才能在伤员持续来诊的情况下，保证急诊科的救治效率和效能。灾害救治期间和结束后，组织参与救治的医护人员讨论救治体验是提升员工幸福感的一个重要方面[8, 74]。

六、呼吸系统急症

呼吸困难是急诊科常见的症状，各年龄段都会出现。呼吸道症状与很多潜在的病理改变有关，本节将讨论几种急诊科常见呼吸道疾病的早期评估和治疗。第14章对呼吸系统疾病进行详细阐述。

（一）临床症状和发病率

患有呼吸系统疾病的患者有一系列症状，年龄、潜在的病因以及疾病的严重程度不同，症状也不同，常见的呼吸症状和体征可见框23.1[75-77]。

框 23.1

呼吸系统相关的症状和体征[75,76]

- 气短
- 呼吸困难（呼吸时疼痛或困难）
- 动脉血氧饱和度降低
- 发绀
- 呼吸频率改变：呼吸过速或呼吸过缓
- 呼吸深度或节律改变
- 辅助呼吸肌参与呼吸运动
- 肋间和/或肋下凹陷
- 无法说出完整的句子
- 喘息
- 哮鸣音（上呼吸道呼吸系统疾病）
- 意识水平改变
- 焦虑或濒死感

气短或呼吸困难是急诊患者的常见主诉。呼吸系统急症并不单独属于某一类特定患者或某一年龄段人群，任何年龄都会出现呼吸道症状。呼吸困难通常见于哮喘、肺炎、慢性阻塞性肺疾病等呼吸系统疾病和心脏疾病，其病因复杂，任何器官或系统的疾病都可以导致该症状的发生。气短是一个有重要临床意义的症状，通常提示患者有必要住院[77-79]。

（二）评估、监测和诊断

因呼吸困难来诊的患者，应快速采用系统的方法评判是否存在气道、呼吸和循环等危及生命的问题，需要立即进行评估和/或采取复苏干预措施。

早期评估应围绕患者主诉进行详细的病史采集，全面的病史通常能够反映出疾病的发展过程；然而，急诊医生在早期评估过程中，也应该同时考虑到其他潜在因素[77,78]。病史采集的重点包括：症状的性质、发生时间及相关特点，是否有过创伤或误吸以及既往史，尤其是是否存在慢性呼吸道疾病。收集完病史，就该进行呼吸系统的体格检查（详见第 13 章）。

患有严重急性呼吸道症状的患者最好在急诊密切监护或进入复苏区。需要持续监测有血压、心率、呼吸频率、血氧饱和度和体温等指标。脉搏血氧饱和度监测对呼吸症状的患者来说非常重要，能够及时地识别出低氧血症[80]。

当有临床指征时，应立即开通静脉通路，抽取血标本如全血细胞计数、尿素、电解质、肌酐等指标。通常还要进行胸部 X 线检查（chest X-ray, CXR），是呼吸系统疾病最常用的检查。CXR 的结果并不能 100% 精确的提示潜在病因，有时可能会完全正常。因此，对于 CXR 的解读要结合临床病史和其他检查结果。严重呼吸急症的患者具备动脉血气分析的指征[79]。动脉血气分析能够确定氧合、通气和酸碱平衡状态的改变[79]。肺活量和峰流速测定也可用于对患者病情的评估。呼气峰流速值、用力肺活量和 1s 用力呼气量可以用来确定潜在的呼吸道病理变化；当与预计值比较时，还可以用于判断患者病情的严重程度。然而，这些检查都是依赖技术和时间的，在急性气短的患者中并不适用[79]。

对于急性呼吸窘迫的患者，包含既往有慢性阻塞性肺疾病（慢阻肺）的患者，要尽早实施氧疗。急性缺氧的患者需要氧气。常提及的氧疗并发症往往在这些患者（尤其是慢阻肺患者）中并不常见，它常常与氧浓度和吸氧时间有关，且有一个慢性发展过程，可以通过监测脉搏血氧饱和度、动脉血气以及临床观察来及时发现[79]。

（三）患者的诊断和管理

引起气短的疾病常见于哮喘、呼吸衰竭和肺炎[78]。

1. 哮喘

在澳洲，哮喘是急诊患者就诊的常见疾病。220 多万人患有哮喘，累及了 16% 的儿童和 12% 的成人[81-85]。在美国这样的发达国家，哮喘是最常见的呼吸系统疾病，大概占总人口的 4%～5%[85]。支气管哮喘是由多种细胞如肥大细胞、嗜酸性粒细胞、T 淋巴细胞、巨噬细胞、中性粒细胞和上皮细胞等及其细胞成分参与的慢性气道炎症。此种炎症常伴随引起气道反应性增高，引起反复发作的喘息、呼吸困难、胸闷及咳嗽等症状。气管平滑肌细胞肥大、炎性改变、水肿、杯状细胞和黏液腺增生以及黏液过度分泌，导致气道平滑肌收缩及气管壁水肿引起气道狭窄气流受限[84,85]。

正常生理状况下，气道在吸气时变宽，呼气时变窄。哮喘发作时，由于气道炎症和高反应性，呼气时支气管腔就会严重狭窄甚至关闭，造成气流受阻或通气障碍[84,85]。哮喘与很多因素有关，如过敏[81]、感染（对组胺等支气管收缩剂的反应增加）、刺激物（如有毒气体、烟气、尘埃、尘螨、粉末等）或者遗传因素，虽然遗传倾向的确切作用及意义尚不清楚[85]。

哮喘患者通常有发作史。一般情况下，哮喘急性发作往往发生在锻炼后、接触了刺激物或已知过敏原之后。发作开始时常常有颈部或咽部的不适感，同时出现胸闷憋气、干咳、咳痰困难、呼气性呼吸困难，并且症状进行性加重。随着缺氧加重，喘息声越来越明显，患者会出现焦虑和呼吸急促[84, 85]。

成人急性的轻、中、重度 / 危及生命的哮喘的早期特点及评估见表23.7。急性哮喘的临床管理指南见表23.8。要高度重视通气功能受损的高危患者，这可能会危及患者的生命。这种患者通常表现为言语不能、中心性发绀、心动过速、辅助呼吸肌参与呼吸运动、胸部听诊无呼吸音，既往因哮喘发作有气管插管史[81-88]。

2. 急性呼吸衰竭

急性呼吸衰竭是指肺组织不能提供足够的气体交换以满足身体的耗氧需求和 / 或不能有效排出二氧化碳。急性呼吸衰竭有多种原因[89]。当肺泡通气量减少，动脉血氧分压下降，二氧化碳分压上升。动脉血二氧化碳分压的增加导致高碳酸血症和 pH 的下降，导致呼吸性酸中毒[90]。如果这种情况没有得到纠正，动脉血氧降低合并低心排会导致组织灌注不足和缺氧。二氧化碳潴留通过无氧代谢造成乳酸堆积，加重酸中毒。在这个过程中，就会产生一系列症状，如中枢神经和心血管系统症状[84]。动脉血气分析可以明确诊断，表现为高碳酸血症（$PaCO_2>45mmHg$）、低氧血症（$PaO_2<80mmHg$）、酸中毒（pH 下降）。胸部 X 线检查有助于肺部疾病

的诊断[89]。

临床治疗重点是纠正高碳酸血症、低氧血症及酸中毒，明确具体病因并纠正（参见第14章）。对于能够自主呼吸的患者，采用氧浓度 24% 的文丘里面罩或鼻导管给氧。每 15～20 分钟测量动脉血气，调整氧疗方案，使 PaO_2 达到 85～90mmHg。对于呼吸功能减弱的患者，应给予无创呼吸机辅助通气（见第15章）。患者呼吸暂停时，应在气管插管前先给予简易呼吸器辅助通气，然后进行气管插管行机械通气。

3. 肺炎

肺炎是由各种病毒、细菌、真菌和寄生虫等微生物引起肺组织的急性炎症[76, 87, 91]。这些微生物引起受累肺组织节段中的细胞发生炎症反应。肺炎，常发生于机体防御机制受到损害的患者身上[76, 87, 91]（参见第14章），可以发生于既往健康的患者。肺炎多有咳嗽、胸痛（通常是胸膜炎性的疼痛）、呼吸困难、发热（伴或不伴寒战）和咳痰（痰液为黏液样痰、脓性痰、血痰）等多种症状表现[87, 91]。体格检查可以发现呼吸频率过快、发热、心动过速、发绀，因胸膜炎疼痛引起的呼吸运动的减弱，听诊呼吸末爆裂音或水疱音及固定区域的支气管呼吸音[76, 87, 91]（参见第14章）。

X 线胸片可显示炎性浸润的部位，如间质、肺段或肺叶。然而，在疾病早期、随着疾病进展以及后续的补液治疗[79]，X 线胸片所示肺纹理都可以是清晰的。采集静脉血标本用来明确白细胞升高。血培养及痰培养有助于明确致病微生物。动脉血气分析可判断气体交换受损的程度。可能伴有低氧血症

表 23.7
急性哮喘的早期评估及特点

症状	严重程度		
	轻度	中度	重度或危及生命
语言表达	完整句子	短语	单个字
体力耗竭	否	否	是，可能出现胸廓矛盾运动
脉搏血氧饱和度（吸入空气）	>94%	90%～94%	<90% 可能出现发绀
脉搏	<100 次 /min	100～120 次 /min	>120 次 /min 或 <60 次 /min
意识水平	正常	可有躁动	谵妄、昏迷或躁动
喘息强度	多变	中等强度	通常无声
中心性发绀	无	可能	较大可能
呼气峰流速（占预测值的百分比）	>75%	50%～75%	<50% 或无法完成检查
动脉血气	不必检查	反应差时及早检查	需要检查

表 23.8
急性哮喘的早期临床治疗

	轻度	中度	重度或危急生命
是否需要入院	可能不用	可能需要	需要，考虑 ICU
氧气	高流量吸氧至少 8L/min，可增大氧流量以维持 $SaO_2>90\%$，最好 >94%。通过脉搏血氧饱和度进行监测。严重哮喘发作时，如果吸氧无反应，应频繁测定动脉血气		
β_2 受体激动剂定量吸入器或 8L/ 分氧气雾化吸入	沙丁胺醇 8～12 喷或 5mg	每 1～4 小时沙丁胺醇 8～12 喷或 5～10mg	每 15～30 分钟沙丁胺醇 8～12 喷或～10mg；如果无效，给予沙丁胺醇 250μg 以 5～10μg/（kg•h）静脉泵入
异丙托溴铵吸入剂或雾化溶液吸入	不必要 不必要	可选 可选	与沙丁胺醇同用，每 2 小时 6 喷（20μg/ 喷）吸入剂或 2ml 0.05%（500μg）雾化溶液
激素	用（口服）	用，0.5～1.0mg/kg 口服	每 6 小时静脉应用氢化可的松 250mg
其他药物	不需要	不需要	对于危急生命和治疗效果差的，可予硫酸镁 2g 静脉输注超过 10 分钟
胸部 X 线检查（或其他检查）	通常不需要	不需要，除非有局灶性症状或治疗后没有改善	如果早期治疗无效或可疑气胸、感染有必要
评估间隔	定时评估	持续监测	持续监测

和常见的低碳酸血症[76]。

　　早期治疗包括面罩吸氧。密切监测动脉血气和血氧饱和度结果评价氧疗的效果。常规治疗包括静脉补液以保证足够的水化，根据现有的指南或可疑致病菌给予口服或静脉输入抗生素（参见第 14 章）。必要时给予辅助通气，能够自主呼吸的患者，应在使用有创机械通气之前给予面罩给予无创通气。机械通气并非常规需要，除非存在一些基础的心肺疾病[76, 87]。

七、胸痛

　　胸痛或胸部不适是急诊科常见的主诉，可能与大量不同的疾病有关，有的甚至危及生命。明确心源性胸痛至关重要[92]。早期评估过程中，通过疼痛的强度、部位、辐射区域和其他相关症状特点来明确心源性和非心源性胸痛是比较困难的[92,93]。因此，早期评估过程中，需要考虑胸痛是心源性的，直到排除心源性原因或者明确其他病因。

（一）症状的描述和发病率

　　由于公众意识提高，大家越来越认识到心肌梗死早期治疗的重要性，以急性胸痛为表现的发生率越来越高[92,94]。在美国的急诊科中，多达 7% 的主诉是胸痛[95]。胸痛或胸部不适在发作时间、强度、持续时间和辐射部位等方面的描述多种多样（表 23.9）。

表 23.9
胸痛的特点

胸痛特点	描述
性质	典型表现：胸部有压榨感，喉部发紧 非典型表现：上腹部疼痛，消化不良，胸膜炎性的疼痛、锐痛
发作	自发的或逐渐加重 劳力或情绪紧张
强度	中重度
辐射部位	辐射到单侧或双侧上肢，颈部，下颌或后背
相关症状	气短、恶心、呕吐、无力、眩晕、焦虑、濒死感、心悸，大汗

　　多达 9% 诊断为急性冠脉综合征（acute coronary syndrome，ACS）的患者可能并没有胸痛表现，而是有一些相关症状。这些患者往往是老年人、女性、糖尿病患者和有色人群[96-98]。因此，这些患者有相关伴随症状时，也要考虑心源性病因的可能性[9]。

（二）评估、监测和诊断

　　因胸痛来诊的患者均需要行紧急评估，并在到达急诊科 10 分钟内完成。若患者存在气道、呼吸或循环问题，应立即行医疗评估和复苏治疗。早期评估包括 12 导联心电图检查，采用系统的评估方法采集现病史。需快速识别心电图 ST 段抬高或新发左束支传导阻滞,这提示可能新发的急性心肌梗死,需要立即开放绿色通道。如果最初的心电图不能提供诊断依据而症状仍旧持续,则应每 15 分钟实施一次心电图检查[92,95,96]。

应该给予患者持续心电监测,以便及时识别危及生命的心律失常。如果给氧能够提高动脉血氧分压增加组织器官灌注,尤其是心肌的缺血的情况下[99],则给予吸氧,然而,目前吸氧已经是常规的治疗措施;建立静脉通路,抽取血标本检查肌钙蛋白 T 或 I 等心肌酶,如果这些值提高,提示心肌损伤,到达急诊的 6~8 小时内通常需重复检查一次[99]。体格检查有助于识别非心源性疼痛或心源性疾病引起的其他并发症[92,94,96]。由于很多腹部疾病可能以胸痛为主诉,同时需要进行腹部的查体[92-94]。X 线胸片有助于识别疼痛的潜在原因。

(三) 患者的诊断与治疗

1. 急性冠状动脉综合征

心源性胸痛,多因冠状动脉粥样硬化,冠状动脉痉挛或栓塞致冠状动脉血流的减少引起[92-94]。不管是稳定性心绞痛还是不稳定心绞痛,都是暂时的,并没有造成心肌细胞的坏死。长时间的梗阻会导致心肌细胞的节段性坏死或死亡从而引起急性心肌梗死[93]。

急性冠脉综合征(ACS)是不稳定心绞痛和急性心肌梗死的统称。在澳大利亚和新西兰[100],冠心病是最大的独立死因,同时也是最常见的猝死原因。尽管自 20 世纪 60 年代以来这两个国家病死率有所下降,但冠心病仍是导致早亡和残疾的首因。一半以上的冠心病患者死因为急性心肌梗死[101]。ACS 是急诊科最常见的危及生命的疾病,因此,ACS 是急诊科临床实践中的一个重要领域[101,102]。第 10 章和第 11 章讲述了心脏功能障碍,如病理生理、临床表现以及治疗等方面。本部分总结了急诊科的治疗过程[93]。

急诊科的早期干预重点在于快速识别急性心肌梗死的患者以及患者是否适合再灌注治疗。再灌注治疗是给予溶栓药物进行溶栓,同时实施或不实施经皮冠状动脉介入(percutaneous coronary intervention, PCI)治疗(造影 ± 支架)。只有大型医疗机构才有 PCI 这样的资源。如果无法行 PCI 治疗,患者可以尽早采取溶栓治疗[93]。

在急诊科对于急性冠状动脉综合征患者的治疗包括吸氧、给予 300mg 阿司匹林(院前急救人员未给药)及镇痛治疗。镇痛治疗包括静脉应用小剂量吗啡及早期应用舌下含服硝酸甘油,如果应用吗啡疼痛仍持续,存在指征可以静脉应用硝酸盐药物[102]。应为患者及家属提供必要的信息和情感支持,以缓解焦虑和压力。

最初无急性心肌梗死证据的患者,依据疼痛的程度和持续时间、心电图检查结果、既往史、心血管疾病危险因素和心肌酶水平分为高危、中危、低危三类[99],根据危险分层实施下一步的治疗[93,99]。

2. 胸主动脉夹层

血管壁内膜撕裂会导致胸主动脉夹层(thoracic aortic dissection, TAD)。血流经过撕裂处,致使血管内膜与血管中膜或外膜分离,产生假腔。血流进入假腔产生的剪切力导致撕裂进一步加重[96,103]。TAD 的发生率很低,不到 ACS 的 1/80。对于胸痛就诊的患者来说识别这个疾病非常重要,因为该病危及患者生命,往往需要立即手术。TAD 常发生在 50~70 岁有高血压病史的男性,危险因素还包括马凡氏病和其他结缔组织疾病、服用可卡因和摇头丸、妊娠和主动脉瓣置换术[98]。疾病常呈现突然发生的急性剧烈胸痛,且在症状开始时疼痛就达到不可忍受程度。疼痛通常位于身体正中或背部,但很少放射到其他部位。多描述为尖锐疼痛或撕裂样疼痛。患者也可以伴有脉搏短绌、双上臂血压差异 >20mmHg。80%~90% 的患者 X 线胸片有异常表现,50% 的患者可见纵隔增宽[103,104]。通常应用增强 CT 以明确诊断。TAD 的治疗要点在于应用硝普钠和 β 受体阻滞剂积极控制血压和脉率,应用镇痛麻醉药物缓解疼痛,必要时转至心胸外科进行手术。

八、腹部症状

急性腹痛是急诊科常见主诉,占急诊来诊患者的 5%~10%。所有年龄患者中 30%~40% 的患者无法找到腹痛的具体原因[105-107],其中儿童非特异性腹痛占 60%[108]。约 20% 的成年患者需要接受手术干预和/或住院治疗[108,109]。

老年患者常见的病因包括胆道疾病(25%)、憩室疾病(10%)、肠梗阻(10%)或恶性肿瘤(13%)[110]。相比于年轻患者,老年患者可能更容易出现严重疾病,如肠系膜动脉缺血、腹主动脉瘤破裂或心肌梗死。其中高达 1/3 的患者需要手术治疗,15% 的患者找不到疼痛原因[110]。由于老年患者往往存在就医不及时、表现不典型、身体条件不允许或认知功能受限等问题，疾病的诊疗通常较为复杂。

（一）评估、监测及诊断

对于腹痛患者应首先评估其气道、呼吸和循环问题，以判断是否需要进行密切监护，立即进行医疗评估及复苏治疗。生命体征异常提示腹痛严重[109]。完整的病史采集内容包括疼痛部位、发病时间、频次、性质、程度、放射痛、相关症状、既往史及一般健康情况。具体的有针对性的病史采集和体格检查有助于鉴别诊断[105, 106, 109]。体格检查的项目包括仰卧位的腹部视诊、听诊、腹部四个象限的叩诊及触诊，关注主诉疼痛的部位[110, 111]。疼痛部位对于评估来说很重要，但也容易误导医师，因为不同的病理过程会引起腹部不同部位的疼痛（图23.1）[112]。一些心脏疾病的患者以上腹疼痛为主要表现，因

此，需行心电图检查以排除心肌缺血或梗死。此外腹腔内病理改变产生的生理应激也可能导致心肌缺血[105]。

镇痛麻醉药物的使用不会妨碍腹痛的诊断或导致发病率、病死率的增加，反而会有助于更好地进行腹部检查[113, 114]。逐渐增加麻醉镇痛药物的剂量可以缓解疼痛，但是不能缓解触痛。镇痛药可以使患者腹部肌肉放松，减少焦虑，从而使体格检查更加充分彻底[61, 113]。

采集静脉血液标本用于全血细胞计数、尿素、电解质、肌酐、淀粉酶及脂肪酶的检测。尿液检查可以提示特定疾病。例如，尿中有白细胞和/或血液提示泌尿系感染，血尿提示肾绞痛，同时需要在考虑其他临床发现，并结合镜下检查。育龄期女性腹痛有很多种可能的致病情况[111]，尽管病史及体格检查在明确是否妊娠时并不太可信。如果考虑为妊娠或与妊娠相关的疾病，需要对β人促绒毛膜

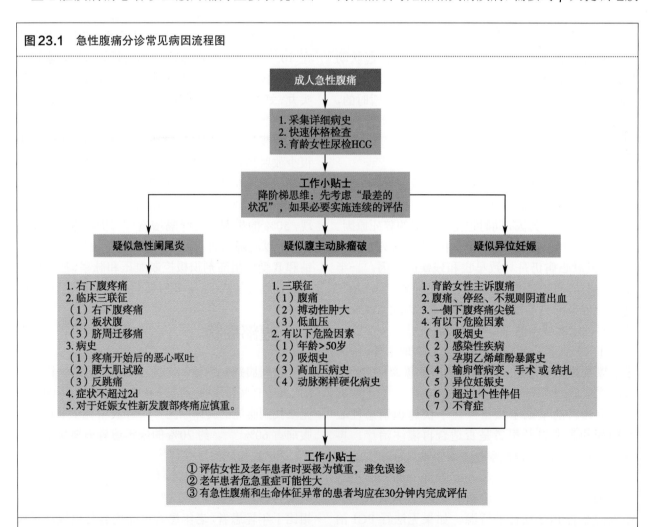

图23.1　急性腹痛分诊常见病因流程图

Adapted from Dagiely S. An algorithm for triaging commonly missed causes of acute abdominal pain. J Emer Nurs 2006;32(1):9, with permission.

性腺激素（βhCG）监测。检查的敏感性非常高，受孕几天内即会有阳性发现，准确性也与血液检查类似。如果未考虑妊娠则很有可能错过异位妊娠的诊断，当βhCG监测结果为阴性时异位妊娠的可能性很小[111]。

（二）患者的诊断和治疗

急性腹痛的常见疾病诊断有腹主动脉瘤、阑尾炎和肠梗阻。

1. 腹主动脉瘤

腹主动脉瘤在男性中的发生率高于女性[115]，是65岁以上患者常见的死亡原因，约占死亡人数的0.8%[108,116]。在老年患者中典型表现是背部、体侧或腹部的急性疼痛，合并低血压和明显的搏动性腹部肿块。体格检查通常并不可靠，常有误诊发生[116]。许多腹主动脉瘤的患者常因血尿、腹外侧痛、腹部无搏动性肿块，被误诊为肾绞痛，其他常见的误诊包括憩室炎、胃肠道出血、急性心肌梗死和背部肌肉骨骼疼痛[116]。腹主动脉瘤比任何其他类型的动脉瘤更需要手术治疗。若无及时的复苏和手术干预，腹主动脉瘤破裂可能致命[116]。

2. 阑尾炎

阑尾炎是全球常见的急腹症，需要手术治疗。西方国家，大约8%的人在其一生中会患有阑尾炎[117]。通常是右下腹的疼痛，可能伴有恶心和呕吐。由于没有特异性的检查来明确诊断，所以疾病的诊断主要基于临床评估[118]。阑尾炎可以表现为几乎所有急腹症的症状，早期经常被误诊为肠胃炎、盆腔炎或尿路感染[111]。虽然阑尾炎研究的很透彻，但是由于临床表现的多样性，其诊断仍然很困难。老年患者由于会有并发症需要密切关注[117]，育龄女性由于妊娠时的解剖生理变化而被误诊。治疗要点包括症状相关疼痛的管理和静脉补液[118]。明确的治疗方案是手术切除阑尾[118]。

> **实践提示**
>
> 老年人由于并发症以及年龄相关的变化所以需要密切关注

3. 肠梗阻

肠梗阻通常是由于肠蠕动障碍、疝、肠粘连和肿瘤引起的。临床表现有非局限性的绞痛，程度和范围进行性增大，并伴随腹胀和呕吐粪液[119,120]。治疗包括：保守治疗措施，以控制症状、鼻胃管置入和静脉补液治疗；以及可以手术切除肿瘤或疝[119,120]。

4. 异位妊娠

异位妊娠指受精卵在子宫外着床，最常见发生于输卵管。在已诊断妊娠的女性中，异位妊娠发生率为11∶1 000[121]。发展中国家的发病率更高，但具体的数据尚不明确[122]。症状表现为逐步加重的下腹痛、无力感、出血或肩痛。根据患者血流动力学的状态采取治疗方案。非输卵管异位的稳定患者，可以进行密切监测，给予甲氨蝶呤等药物治疗。病情不稳定的患者可能需要复苏和手术干预[122]。

九、急性脑卒中

脑血管疾病在发达国家非常多见。在一些处于工业化的国家（如亚洲和非洲），不健康的生活方式逐渐增多，影响着脑血管等疾病的发展[123]。在中国，随着流行病学特点的改变，老年人数量的增多，吸烟的高发生率和高血压的高患病率，都是脑卒中发生率增加的原因[123]。在澳大利亚，脑血管病是第3大死因[124]。每年约有60 000位患者发生急性脑血管意外或再卒中；其中约有一半是75岁以上的患者[125]。脑卒中一般分两类：

一是缺血性脑卒中，是由于动脉阻塞导致流向大脑某部位的血流中断所致。急性缺血性脑卒中现也称为"脑缺血发作"[126-128]，其病理生理学和治疗特点类似于急性心肌梗死，要求发现后立即启动绿色通道。从急诊科的角度来看，缺血性脑卒中患者在症状发生后的3小时内，若能及时识别并立即治疗，可以避免遗留长期的神经功能障碍[127,129]。

二是出血性脑卒中，是由于血管破裂，导致血液进入脑实质中（病理生理过程详见第17章）。

在诊断为缺血性脑卒中的患者中，13%～25%会在诊断后30天内死亡，60%会在10年内死亡[130-132]。大约10%的患者伴有持续存在的功能障碍，需要长期留在养老院或其他长期照护的机构中[125,130]。

（一）评估、监测及诊断

脑卒中的症状在急诊科很常见，可以表现为意识水平改变和肢体偏瘫，也可以表现为轻度言语障碍或轻度认知及协调性改变。症状有意识模糊、眩晕、共济失调、视觉障碍、语言障碍或接受和表达性失语、吞咽困难、虚弱乏力、一侧面部或肢体麻木或刺痛等[125, 129, 131]。由于很多疾病的症状表现与脑卒中类似，所以急诊医师必须迅速排除引起患者神经功能障碍的其他疾病。这些疾病包括癫痫发作后期、神经损伤导致的偏头痛、低血糖或高血糖、全身感染、脑肿瘤、低钠血症及肝性脑病[124, 129]。

　　早期评估的重点仍然是气道、呼吸、循环及残疾程度。强调一点，脑卒中患者的气道评估需评估肌肉功能改变及吞咽和语言的功能。Glasgow 评分（Glasgow coma scale，GCS）低于 9 分的患者可能需要气管插管保护气道[123]。应评估和持续监测患者的呼吸模式。高血压很常见，血压增高可以改善脑缺血，所以如果高血压没有危及生命或有明显的禁忌证，一般不采取降压措施[126]。低血压或脱水降低了脑血流量和脑灌注，应当通过补液予以纠正，但仍需密切评估。用药治疗期间每 15 分钟记录生命体征，以便发现提示内出血的征象。纤溶酶使用期间要将血压维持在 185/110mmHg 以下以降低颅内出血的风险[128]。

　　神经功能异常需全面评估，如 GCS 评分（参见第 16 章）。监测心电图用以发现心律失常，如心房纤颤，可能是脑卒中的病因[123]。开放静脉通路以用药并采血，如血常规、电解质及凝血检查。测量血糖以排除低血糖或高血糖病因。血糖异常会对大脑的新陈代谢产生负面影响[126]。明确排除其他诊断后，行头颅 CT 检查确定是出血性还是缺血性脑卒中。虽然新发的缺血性卒中在 24 小时内症状可能并不明显，但仍能观察到颅内出血情况。有出血迹象的患者不能采用溶栓治疗[127]。

（二）治疗

　　急性缺血性卒中的治疗是及时对有适应证的患者采取溶栓治疗（参见框 23.2），可以促进再灌注，最大限度地减少组织受损，减轻长期后遗症。症状发生后，溶栓治疗采取的时间越迟，发病率和病死率越高[125]。因此，脑卒中的早期症状表现可以促进早期识别和治疗，以便在短暂的时间窗内迅速引导患者行 CT 检查，给予溶栓药物。在急性卒中病房中，专业团队能够重点致力于对卒中症状的快速评估和治疗，明显降低了病死率和残疾率[125]。（见第 17 章）

框 23.2

缺血性脑卒中溶栓治疗的标准

适应证（所有项目必须为"是"）

- 年龄≥18 岁
- 诊断为缺血性脑卒中，伴有明显的神经功能缺陷
- 症状发生时间 <180 分钟

排除标准（所有项目必须为"否"）

- 头部平扫 CT 显示颅内出血
- 仅有轻微卒中症状或症状迅速改善
- 普通 CT 高度怀疑的蛛网膜下腔出血
- 活动性颅内出血
- 已知的出血情况，包括但不限于血小板 <100 000/mm³
- 48 小时内接受过肝素治疗，APTT 升高
- 目前正在口服抗凝药（如华法林）
- 近期服用过抗凝药，INR 值升高或 PT>15 秒
- 3 个月内接受过开颅手术，有过严重的头部外伤或卒中
- 14 天内接受过大手术或发生过严重创伤
- 颅内出血的病史，动静脉畸形或动脉瘤
- 卒中时发生癫痫
- 近期有过急性心肌梗死
- 治疗过程中，收缩压 >185mmHg 或舒张压 >110mmHg

十、用药过量和中毒

　　中毒是全球常见的临床症状。全世界 15～29 岁的人群中[133-138]，药物和酒精滥用导致的死亡人数占总死亡人数的 9%[135]。在发达国家，服毒死亡的人数占总自杀死亡人数的 25%。在澳大利亚和新西兰，中毒的入院率占了公立医院 1%～5%[133-135, 137]。

　　在发达国家，目前在临床上，对服药过量的住院患者采用的支持疗法和 / 或症状控制的方法，使死亡率降到了 0.5%[135]。

　　急诊科常见的中毒类型有自行服用处方药、非法毒品和日常危险用品（如洗涤剂、清洁剂、精神类药物、镇痛药、杀虫药、对乙酰氨基酚、阿司匹林等）[139]。很多人工合成的和自然中的物质可以造成急性中毒。物质的毒性取决于许多因素，如

剂量、中毒的途径、中毒者的身体条件等。无论是否蓄意，中毒随时可能发生，可以涉及一种或多种物质[133-137]。

对于毒物大量知识的需求促使毒物信息控制中心的发展，提供具体的毒物知识，指导医护人员和大众治疗中毒的患者，收集有毒物质的统计学资料，教育社会民众如何识别和预防中毒[136]。其他控制急性中毒发生率和严重程度的措施包括药物控制、明确标识、采用吸塑包装、强制执行安全措施（如童锁盖）[136, 140, 141]。

（一）评估、监测及诊断

中毒患者可能会出现多种临床表现，有的毫无症状，有的则有生命危险或有迅速恶化的可能，因此，应立即对这类患者进行评估。根据患者是否有迅速恶化的可能性及是否需要紧急救治进行分诊。先采取必要的复苏手段，然后再明确诊断和治疗。治疗首先要评估和维护气道的通畅性，保证充分的通气和循环[134, 136]。有效的复苏需要清除毒、使用解读剂及对症支持治疗[133-137]。值得注意的是，许多药物（如对乙酰氨基酚）在早期症状并不明显，但如果没有及时治疗，可能存在严重的潜在影响，甚至可能致命[134, 141]。

明确的病史对于指导患者治疗是最有帮助的。如果病史不明或采集不到，根据一些指南处理精神状态或意识水平改变的患者也是有帮助的[133-137]（表 23.10）。

如果患者突然发生急性疾病，要首先想到中毒。如果高度怀疑患者中毒时，医生应该根据患者的症状表现思考患者可能的中毒物质及中毒途径。

意外中毒是儿科急诊最常见的就诊原因，儿童往往是误食，并不仅涉及一种物质。成年人中毒往往为故意服毒，可涉及多种物质。老年人的中毒常合并多种疾病状况，可能会加重中毒的反应，且会影响毒素的排出[135, 137, 139]。男孩中毒比女孩多。成年女性服毒自杀多于男性，但是男性的自杀致死率更高[135, 137, 139]。

1. 既往史

有原发疾病的患者往往服用多种药物，可能会有意或无意地误服这些药物。服用多种药物会引起不良反应。抑郁症的患者可能企图服用精神类药物自杀[133-137]。对于突发急性疾病或症状的患者应高度怀疑中毒，尤其是此前未生过病的患者。

2. 疑似中毒

只要毒物不会对收集毒物的人员产生危害，送患者入院的救援人员或家属应将患者接触过的容器、植物产品或疑似毒物一起带到医院。对于孩子的玩耍区域，应检查有无毒害物质[133-137]。

3. 中毒时间

中毒史包括中毒时间、症状出现时间和治疗开始时间。乙醇是最常见的故意服毒时的同服物质，可以增强很多药物的药效，增加呕吐和误吸的发生率[134, 136]。儿童中毒最常发生于饭前饥饿时。成年人则多在晚上服药，入睡几个小时后才被发现[134]。

全面评估可以发现无意识、不合作或可疑症状的原因，如评估患者呼吸深浅、皮肤颜色、瞳孔大小和对光反射、及一般情况。肺部听诊、心尖搏动、肠鸣音为进一步的评估和诊断现有问题提供基线资料和线索。有必要监测血压来确定心血管的稳定性。

表 23.10
描述意识水平改变的潜在原因的缩略词

缩略词	原因	缩略词	原因
T	创伤（Trauma）	A	乙醇或其他毒素（Alcohol and other toxins）
I	感染（Infection）	E	内分泌（Endocrine） 脑病（Encephalopathy） 电解质异常（Electroyte abnormality）
P	精神性的（Psychogenic） 卟淋症（Porphyria）	I	胰岛素或糖尿病（Insulin/diabetes）
S	癫痫（Seizure） 晕厥（Syncope） 占位性病变（Sapce-occupying lesion）	O	氧气：任何原因造成缺氧（Oxygen: hypoxia of any cause） 阿片制剂（Opiates）
		U	尿毒症（Uraemia）

胸部和腹部叩诊可以发现积液或积气[134, 136]。检查患者身上的针痕、残留药片、未服用的树叶、果实或药物协助诊断[134, 136]。通过皮肤受压区域的表现确定患者无反应的时间。注意任何异常气味，大蒜味可能服用了杀虫剂，其他气味可能表明慢性内科疾病（如烂苹果味与糖尿病酮症酸中毒有关）或个人卫生不良[142, 143]。

> **实践提示**
>
> 　　气味是非常重要的内容，因为气味不仅可以反映中毒的物质，也可以反映内科的疾病，如水果味可能存在糖尿病酮症酸中毒。

　　毒理学筛查是通过血清和尿液的分析来确定毒物的种类和剂量。实验室测量值是有意义的，但是要结合毒物的性质和代谢速度来考虑。某些物质隐藏在脂肪组织或与血清蛋白结合，血清测量值就会比实际值偏低[133, 136]。血清电解质、非电解质、渗透压、动脉血气和尿电解质有助于评估患者的总体状况和对治疗的反应。持续心电血压监测，联合12导联心电图或有创监测有助于对症治疗[134, 136]。

　　中毒者的早期和持续治疗应遵循以下3个原则[134, 136]：

- 防止毒素进一步吸收。
- 加快体内吸收毒素的排出。
- 对症治疗预防并发症，如精神症状的治疗。

（二）治疗防止毒素吸收

　　口服毒物最好在上消化道时就给予排出。过去常通过催吐和洗胃排空胃内容物，然而证据表明，这些方法在中毒1小时后是相对无效的[134, 136]，应根据患者和服用物质的性质来评估是否需要进行胃排空[134, 136]。

　　当采取保护气道防止误吸的措施时，应该评估患者的意识水平、咽反射和呕吐的程度。所有中枢神经系统抑制药均能够减弱咽/咳嗽反射。如果摄入的物质起效迅速（如苯二氮䓬类）应避免采用催吐法，以防意识水平突然下降[134, 136]。

1. 口服毒物

　　评估服用毒物的性质，以确定是否适宜采取胃排空的措施。药物的物理特性可以明确对哪种特定的胃排空类型有效。例如，三环类抗抑郁药对肠动力的抗毒蕈碱作用可以延长胃肠吸收，增加血药浓

度[144]。此外，有些物质对组织有影响，如酸碱、铁剂等腐蚀性物质接触破损的皮肤或黏膜时会产生刺激，导致组织分解。明确毒物至关重要，因为治疗不恰当可能会造成进一步的危害。有些情况不能进行催吐，胃管插入可能导致组织创伤[145]。吐根糖浆以及呕吐通常对于具有止吐特性的物质（如吩噻嗪类药物）无效[134, 136]。等待催吐也可能进一步延误针对性治疗。有些物质摄入过多时，可以产生自发催吐（如洗手皂或液体皂等洗涤剂）[136]。

　　根据具体情况评估其他物质。大多数石油馏分油（如家具抛光剂、清洁剂）会导致比系统性中毒更严重的化学肺炎[133]。如果意外进入气管，即使很少量，也会迅速分散到肺表面。误吸风险大时应避免催吐或洗胃[133]。有时根据药量、性质和物质特点，有必要清除胃内容物。有时则根据摄入药量或时间进行治疗。摄入时间有助于筛选治疗方案。胃排空往往发生在摄入药物后1小时内，但有些物质对其有延缓作用，例如，毒麻药可延缓胃排空，摄入数小时后还可以在胃内残留。患者也可能会虚报药物剂量来掩盖不愉快的事实。尽管在这种情况下多采取密切监护下的保守治疗，但不治疗的风险可能更大[134, 136, 146]。如果患者一次性服用了大量的药片或药丸，它们可能在胃里聚集并形成团状难以通过幽门（如阿司匹林）[146]。

　　一旦物质进入下消化道，便可被吸收进入肠系膜血管。物质种类、缓释特征、肠蠕动速度、同时存在的其他物质，毒物吸收的过程都会不同，毒物可能在肠道内停留很长的时间。如果刺激肠道蠕动或毒素在排泄前不分解，就可以减少吸收。活性炭是一种有着巨大的表面积和强大的吸附力的精炼品，是目前口服毒物早期最有效的毒素吸收剂[134, 136]。

　　15～30g的活性炭与水或山梨醇混合形成悬浊液后给予患者口服或经鼻胃管饲入。也可与导泻药混合，以减少毒物或活性炭与肠道壁的接触的时间，尽管没有证据表明这能改善临床结局。虽然，没有证据显示泻药（如山梨醇）可以改善临床结局[134]。但证据提示重复使用活性炭可以提高有效性，确保毒物全部吸附，从而阻断肝肠循环的药物再吸收[134]。山梨醇和聚乙二醇等导泻药可以减少胃通过时间，减少药物在胃肠道的时间，理论上可以限制吸收，但没有显著的改善治疗效果[134, 136]。还有一点，并不是所有的毒物都可以被活性炭吸附（如乙醇、重金属等）[134, 136]。

2. 吸入性中毒

患者可以通过吸入有毒气体或粉尘而中毒，应在保证安全的情况下尽快远离毒源。从肺部清除这些物质（通常为蒸汽、气体或颗粒物）的措施一般是无效的[134,136]。疑有吸入性中毒患者的病史应该包括中毒时间、中毒持续时间、症状发作、可疑吸入剂以及治疗开始时间。

参与患者直接护理的人员应该采取接触防护措施来保护自己免受到毒素侵害。对于很多吸入性毒物，衣物可能残留较多的毒素，是一种持续的毒源，患者所有的衣物、布料等均应谨慎脱下，封入袋子销毁[134,136]。

3. 接触性中毒

接触性中毒的危险性在于毒素可以通过破损的皮肤或黏膜进入人体。因此，应谨慎脱下所有的衣物，清洗有毒物质最好采用冲洗剂或中和剂。采取预防措施以避免皮肤直接接触毒物和自体污染。患者衣物可能残留较多的毒素，可能会成为持续的污染源。污染的床单及衣服应封入袋子销毁[134,136]。

（三）治疗：加速血液中毒素排出

物质入血后，可以原形排出体外，或经过肝代谢和解毒后排出。各种代谢副产物则通过胆汁、粪便或尿液排出。促进毒物从尿液排出的措施可以给予利尿剂和大量静脉补液，也可以采取抑制肾小管重吸收或促进毒物进入尿液的措施[134,136,146]。

1. 尿液的碱化

通过改变毒物的化学结构有助于控制其吸收和排泄过程。物质分解成离子时均有特定的 pH。采用酸性或碱性药物改变尿液的 pH 可以促使毒物转变成离子状态并通过尿液排出。这种"离子化"的过程只对主要经过肾脏排出[134,136]的毒物才有效（如水杨酸、三环类抗抑郁药）[134]。

2. 血液透析或血液灌注

如果毒物达到致死量或者机体存在肾衰竭，可以采取血液透析或血液灌流方法来促进毒物的排出。血液透析仅对于那些与血清蛋白进行可逆性结合的物质或非储存在脂肪中的物质有效。这是一项高度有创操作，一般来说，只在危及生命的时候才会采用（详见第18章）[133,136]。

（四）治疗：预防并发症和特定症状的治疗

治疗急性中毒患者的重要措施是支持治疗。一旦患者摄入或接触了大量有毒物质后，除了有限的几项治疗方案，主要还是对症支持治疗，以防症状加重（表23.11）。

表23.11 中毒患者的治疗总结	
目标	**方法**
预防毒素吸收	• 口服毒物：活性炭最为有效，可以有效地减少吸收 • 吸入性中毒：转移患者远离污染源，给予氧气或新鲜空气吸入 • 接触性中毒：最好用大量的水清洗身体表面毒物，脱下的衣物放入袋中密封减少毒物挥发。谨慎处理腐蚀性物质和杀虫剂
促进毒素从血液中排出	口服或吸入性毒物：解毒药和拮抗药的应用（如纳洛酮对阿片制剂，氟马西尼对苯二氮䓬类）。强化利尿，酸化或碱化尿液，血液透析
针对性治疗或对症支持治疗，预防并发症	严密监测生命体征，评估患者病情变化和对治疗的反应，按医嘱应用解毒药。对以下症状采取支持治疗：心律失常、中枢神经系统抑制或刺激症状、水电解质失衡、酸碱失衡、肾功能损伤、无法动弹等

解毒药的作用是拮抗、竞争或覆盖毒物的作用，但是仅有少量的解毒剂（表23.12）。在某些情况下，应用解毒药可以使吸收的毒素呈现出良性的结果（如纳洛酮和阿片的相互作用）。螯合剂（如对抗铁中毒的去铁敏）则与毒物形成一种无毒化合物之后排出体外[133-136]。若解毒药的半衰期短于毒物时，其作用效果可能只是临时的。应用时，大多数解毒药都有一个特定的剂量或给药速度[133-136]。对于许多中毒患者来说，症状治疗就是对重要器官系统的支持和保护。定时对呼吸、心血管和肾功能进行体格检查，能够识别潜在的问题。如果应用了大剂量改变 pH 的液体和药物，还需监测患者的电解质和酸碱平衡。

中毒是一种机体突发的生理表现，但同时也需要心理和情感的支持。无论中毒是故意还是意外，患者均可能有潜在的情感冲突或心理健康问题。心理护理是所有中毒患者护理的一个重要的组成部分[133-136]。许多医疗机构会为急诊中毒患者提供精神卫生服务。如果患者病情稳定，且中毒未影响其精神状态，应为其进行早期的心理干预。

表23.12 常用的紧急解毒药	
毒物	**解毒药**
苯二氮䓬类	氟马西尼
阿片类	纳洛酮
扑热息痛	乙酰半胱氨酸
有机磷	阿托品或解磷定
三环类抗抑郁药	碳酸钠
一氧化碳	氧气
胰岛素	葡萄糖

对于成年患者，相对于其治疗意愿来说，治疗的方式更重要。即使患者最初拒绝治疗，只要为其提供无害的、可控的措施，他们通常也会接受。如果以强硬的方式威胁或限制患者，他们可能通过屈服或抵制治疗的方法来自我保护。儿科患者年龄太小，往往不能与医护人员进行有效的沟通与合作。

（五）中枢神经系统抑制药

许多常见药物都能减弱人的意识水平和思维能力，或影响中枢神经系统的重要调节区域。因毒性作用依赖于有毒物质的化学结构、剂量、中毒途径、共同摄入的药物和药代动力学，不同类或族的药物，中枢神经系统改变不同，相关的临床表现也不同。另外，非法药物的化学结构和/或纯度也可能在制作过程中受到其他因素的影响作用发生变化[147-149]。这部分药物包括镇静药、催眠药和麻醉药等。

1. 评估

首先应观察中枢神经系统的意识水平改变[147-149]。特定的药物选择性抑制和兴奋大脑中枢作用不同，其表现可能多种多样，从轻度兴奋到抽搐、昏迷；从轻度镇静到昏迷、依赖、成瘾，甚至耐药。镇静麻醉药可导致瞳孔缩小，一些患者由于髓质的化学感受器受到刺激会出现恶心和呕吐[142, 147-149]。

麻醉药过量较容易辨别，有一些特征性的表现，如呼吸频率减慢和潮气量下降、瞳孔缩小、低血压、意识水平的改变[147-149]。然而其他因素可能会影响这些结果，具体见框23.3。

框23.3

影响麻醉药过量诊断的混杂因素

呼吸变浅，可能产生高碳酸血症，从而导致瞳孔放大

长期使用毒麻药的患者往往还有与用药或生活方式相关的多种问题，可能会修正推断

大剂量中枢神经系统抑制药会抑制大脑的重要神经调节中枢

呼吸改变会导致通气不足、分泌物瘀滞、肺不张，而循环的缺氧则会进一步导致感觉和大脑的功能损伤

麻醉药物可能产生特发性肺水肿

中枢神经系统抑制药可能会导致外周血管舒张，导致低血压和心动过速

对心脏传导系统的作用或组织缺氧可导致心律失常

意识水平改变的患者可有感觉能力下降、长期失能等风险。短时间内便可见骨隆突部位压红。压力过大导致局部血流改变，皮肤则会出现水疱。持续受压3小时，可能出现皮肤破损。如果压力持续存在或末端循环不良超过4小时，可能发生筋膜室综合征[147-149]。

2. 多种药物的相互作用

患者联合用药可能会中毒，因为药物之间具有相加或协同效应[147-149]。非法途径生产的药物通常含有添加剂（如葡萄糖粉、糖粉、滑石粉）来稀释或削减药物用量，增加供应的数量，获得更高的利润[147-149]。患者也可能故意注入其他药物（如抗组胺药、安非他明、苯二氮䓬类）来调节或加强毒麻药物的作用[147-149]。

3. 有急性或活动性感染的风险

非无菌溶液和共用注射器等器械会增加急性或活动感染的风险。频繁接触药物、免疫低下也会造成患者严重感染，如肝炎、脊髓炎、感染性细菌性心内膜炎、脑炎/脑膜炎[147-149]。

4. 治疗

同中毒后伴有意识降低的患者的治疗原则相同，口服活性炭，防止继续吸收，采取对症支持治疗（表23.13）[147-149]。

表 23.13

特定药物过量的评估和治疗

中毒类型	常规治疗	解毒剂	临床思辨
中枢神经系统抑制药（吗啡、海洛因、美沙酮、氧可酮）	气道、呼吸、循环支持治疗	盐酸纳洛酮、特定逆转药	纳洛酮的作用持续时间可能短于毒物，需要观察患者是否再次出现意识丧失的症状
中枢神经系统激动药	气道、呼吸、循环支持治疗	苯二氮䓬类可减轻症状	减少周围环境刺激，监测心血管状态和体温
水杨酸	观察过度通气和酸碱失衡	无，可以使用活性炭	监测电解质变化；发热时更常见
对乙酰氨基酚	需要详细的病史来明确用药时间和剂量，评估早期症状	N-乙酰半胱氨酸	必须在特定时间内给予解毒药，注意其他药物的作用（如乙酰氨基酚和可待因合用），监测肝毒性症状
一氧化碳	气道、呼吸、循环支持治疗	高浓度氧疗	可能需要高压氧治疗，监测碳氧血红蛋白，血氧饱和度虚高
有机磷	脱离中毒环境，气道、呼吸、循环支持治疗	解磷定，苯二氮䓬类	谨慎祛毒净化，保证个人安全

（六）中枢神经系统兴奋剂

中枢神经系统兴奋剂可以激动上行网状激活系统，提高警觉性，影响延髓的呼吸循环的控制中心。许多粗制滥造的非法兴奋药，不能保证纯度或剂量的一致性。因此，常常存在用药过量并可能产生严重的中枢神经系统兴奋[147-149]。常用兴奋剂包括安非他命、右旋安非他命、哌醋甲酯（利他灵）、麦角酸二乙醇胺（LSD）、苯环己哌啶（PCP）、咖啡因、可卡因和甲基苯丙胺等[147,150]（表 23.13）。

1. 评估

中枢神经系统兴奋剂既可以产生躯体症状，也可以产生心理症状。患者主诉可能有重复的无目的运动、磨牙对他人表现怀疑或偏执。生理刺激使新陈代谢增快，表现出潮热、出汗、发热、瞳孔放大（瞳孔过度扩张）、明显的呕吐。眩晕、运动协调性丧失、胸痛、心悸或腹部绞痛也会发生。在中毒急性期，毒性反应和理性思维丧失会导致个体的非理性行为，甚至企图自杀。焦虑和紧张状态也可能致使患者试图伤害他人[147,150]。急性药物中毒时，患者可死于心血管衰竭和抽搐[147,150]。

2. 治疗

如果患者已经吞下了兴奋剂，催吐或洗胃就没有作用了，需针对患者个体的风险进行评估。促进胃排空，同时可能造成严重的激惹引起血压和脉搏的升高以及代谢的加快。活性炭和导泻药的应用可能能够促进药物的排出。后续急救包括以下几点：

- 保护重要脏器功能[147,150]。
- 减少外部刺激，将患者置于安静、安全的环境中，有人陪伴可以使患者平静，同时能够及时发现病情变化。
- 必要时给予镇静，尽管在中毒情况下不提倡再次给予药物，但适当镇静可以控制癫痫和防止患者伤害自己[147,150]。

> **实践提示**
>
> 中枢神经系统兴奋剂没有特异的解毒药。

（七）安非他明和致幻药物

安非他明和致幻药已经被滥用许多年了，最初在发明时，是作为麻醉药物或用于其他合法目的。安非他明化学结构与氯胺酮相似，可以产生类似的中枢神经系统反应[147,150]。这类药物中的大部分药物已被禁用或限制使用，因为服用的患者会产生谵妄和躁动，反而成为广泛使用的娱乐性药物（毒品）[147,150]。安非他明是合成的拟交感神经药物，可以通过口服、鼻腔吸入或静脉给药，"冰"这样的结晶块可以通过烟熏吸入。过量服药、自残或服药后进行一些危险的活动（如在浅水处跳水或在车辆众多的道路上步行等）可能会导致死亡[147,150,151]。

1. 评估

服药个体所表现的行为和生理变化特征依据服药剂量、方式和暴露时间不同有所差异。大剂量中毒的患者可有明显的中枢神经系统表现，如意识水平改变、癫痫发作、角膜反射和吞咽反射这些保护性反射消失。眼球震颤是一个典型的表现，伴随血压和体温升高。动脉血压的明显升高增加了颅内出血的风险。安非他明区别于其他药物的特点之一是可以导致昏迷，但对呼吸功能无影响[147,150]。患者如果发生肌溶解，会存在脱水和肾衰竭的风险，应该保持高尿量，监测血清尿素和肌酐水平，以及时发现肾功能损害[147,150]。

低剂量中毒不会导致意识丧失，但通常导致行为异常，如去人格化和对事物及他人的扭曲理解。患者的生理和心理反应可能变得迟钝而缓慢，或出现虐待行为和妄想。患者中毒通常表现为想法偏执，对治疗或友好的行为，从恐惧至充满敌对情绪。为了避免刺激患者导致行为强化，早期评估和治疗应尽量在安静的环境中进行，虽然这在急诊科往往很难做到[147,150]。

> **实践提示**
>
> 有害环境刺激，如强光、噪音和活动，都会刺激患者产生焦虑和不合作。

2. 治疗

由于治疗的延迟，胃排空的措施通常是无效的。如果患者早期就诊，应用活性炭和导泻药有助于预防毒物的进一步吸收。噪音、闪光和声音可以刺激患者出现妄想，可能会对工作人员和其他患者造成危险。"谈话"不能让患者安静下来，反而会使情况恶化。如果患者有敌对情绪或自虐的行为表现，可以对其实施约束以保护患者和他人。身体约束并非没有危险，环境允许的情况下，不应采取这种措施。如果患者出现明显的精神症状或暴力倾向，需要使用镇静药（如地西泮或氟哌啶醇）来控制其行为。静脉注射地西泮也可以控制频繁发作的癫痫[147,150]。

（八）水杨酸中毒

阿司匹林是家庭中常见的水杨酸制剂，是多种非处方药物的成分，如复方镇痛药和局部软膏。阿司匹林可通过口服摄取，通过直肠黏膜吸收，或直接涂于皮肤。正常情况下主要从肾脏排出。过去，阿司匹林中毒是儿童最常见的药物中毒类型[140,152,153]。为了解决这个问题，立法限制了每包药片的数量，并采用童锁瓶盖。在澳大利亚，水杨酸中毒现在较为少见，仅占中毒信息中心电话报道的 0.3%[154]。阿司匹林过量的 3 种常见类型：意外服用（儿童常见）、故意服用（成年人常见）和慢性中毒（发生于任何年龄段）[146,154]。

1. 评估、监测和诊断

故意或意外摄入通常有确切的中毒史，较容易诊断。慢性中毒则不易识别。患者可能因不知道正确的剂量而同时服用多种含阿司匹林的药物，或由于脱水导致排泄功能受损。慢性阿司匹林过量的症状有脱水、嗜睡和发热，与用药前的症状类似。因此，有些人会继续服用用阿司匹林进行治疗。慢性中毒的病死率高于急性中毒[146,154]。

摄入阿司匹林剂量超过 150mg/kg，就会出现中毒，表现为气促、发热、耳鸣、定向障碍、昏迷和抽搐等[146,154]。呼吸中枢受到刺激会出现呼吸增快和深度增加导致低碳酸血症和呼吸性碱中毒，通过肾补偿来清除碳酸氢根。此外，水杨酸盐也会改变机体代谢过程，导致代谢性酸中毒。因此，血气分析结果可反映酸中毒、碱中毒或两者的混合。耳鸣是阿司匹林导致听神经受损的表现[146,154]。

阿司匹林也会干扰细胞对葡萄糖的摄取，导致高血糖症。细胞内的糖消耗后，患者就会出现低血糖的反应，尤其是中枢神经系统的细胞[146,154]。之后血糖可能正常或表现为低血糖。患者进食后可能发生恶心和呕吐，导致水、电解质紊乱[146,154]。阿司匹林使用可以导致局部组织炎症、消化道出血。阿司匹林也能导致血小板功能改变，增加出血倾向。与抗凝药同时使用会增加出血风险[146,154]。

2. 治疗

应用活性炭可减少吸收。有进一步吸收征象的患者应重复多次使用活性炭[146,153,154]。由于水杨酸呈弱酸性，碱化尿液和强制性利尿可以提高肾清除率。对于重度中毒患者，如严重酸中毒、血药浓度过高、持续中枢神经系统症状或肾衰竭等，可采取血液透析[146,154]。

水杨酸制剂没有特异的解毒药[146,153,154]，主要的治疗方案应为对症支持治疗，如加强出入量监测充分补液以预防脱水,监测血清电解质以预防和纠正酸碱、电解质平衡紊乱。评估动脉血气判断患者是否仍然存在阿司匹林的毒性作用,或者治疗是否有效果。监测体温如果发热,给予外部降温措施。

(九)对乙酰氨基酚中毒

在澳洲,对乙酰氨基酚(又名扑热息痛)中毒的患者大约占摄入药物中毒的一半,这是由于对乙酰氨基酚是常见的解热镇痛药[140, 152]。药物在胃和小肠吸收,98% 由肝代谢,肝脏代谢有 2 条代谢途径:大部分药物通过第一种途径代谢,即将药物代谢分解成无毒产物,第二种肝途径代谢大约 4% 的药物,但会生成有毒产物。肝脏通过其自身代谢产物谷胱甘肽与该种有毒产物结合以起到解毒作用。用药过量或第二种代谢途径被激发(如同时使用巴比妥类药物)时,更多的对乙酰氨基酚由第二种代谢途径代谢,导致有毒产物逐渐累积,从而迅速消耗体内的谷胱甘肽,导致肝组织受损[140, 152, 155]。

1. 评估、监测和诊断

询问病史,可以明确对乙酰氨基酚的摄入量,血清水平尽管有意义,但并不准确。根据时间将检测结果绘制出毒物吸收后血清值的时间变化标尺,作为中毒的相对指标。常认为相对较小的剂量,200mg/kg 即可引起中毒,但是一次性摄入 140mg/kg 或摄入 10g 后才会出现肝毒性[152, 155-157]。

肝功能检查有助于判断肝功能受损的程度,包括肝酶、血清胆红素、白蛋白、凝血酶原时间、部分凝血酶原时间以及血小板。过量对乙酰氨基酚导致的中毒损伤分为 3 期,见表 23.14[140, 152, 155-157]。

表 23.14 对乙酰氨基酚过量导致的中毒损伤分期		
分期	时间窗	症状
第 1 期	最初 24h	恶心、呕吐和不适
第 2 期	24~48h	除上述症状外,肝损伤引起的右上腹疼痛、对乙酰氨基酚潜在的抗利尿激素作用可能导致尿量减少,肝酶、胆红素、白蛋白及凝血可能出现异常
第 3 期	60~72h	进一步的肝损伤表现,出现黄疸、凝血功能下降、低血糖、肝性脑病、肾衰竭或心肌病;10% 的重度中毒患者可死于肝衰竭

2. 治疗

短时间内入院应用活性炭可减少毒素吸收,但摄入超过 2 小时后再应用活性炭效果则不显著。采用活性炭透析液进行血液透析,可以去除未经肝脏代谢的对乙酰氨基酚,但无法去除有毒代谢产物。因为仅有少量的对乙酰氨基酚(约 2%)通过肾排出,因此,强制性利尿无效[140, 152, 155]。

对乙酰氨基酚的特定解毒药为乙酰半胱氨酸,其化学结构与谷胱甘肽相似,可与毒性代谢产物结合。在急性摄入的 24 小时内,乙酰半胱氨酸可有效预防肝损害[140, 152, 155]。

(十)一氧化碳中毒

一氧化碳是燃料不完全燃烧的副产物气体,存在于通风不畅,气体交换差的小空间里。一氧化碳的浓度可以迅速积累,因为它是无色、无臭、无味、无刺激性的,因此,它是一种危险的气体[156, 158, 159]。一氧化碳常来源于有故障的辐射加热器、煤油灯、烹饪炉、发动机排气和壁炉。在世界上最发达的三个国家中,急性一氧化碳中毒是中毒致死的最常见类型[156, 158, 159]。

1. 评估、监测和诊断

血红蛋白对一氧化碳的亲和力比氧气高 210~240 倍,并使氧血红蛋白解离曲线向左移动(见第 13 章)。当一氧化碳取代红细胞中的氧时,患者产生低氧血症和缺氧[156, 158, 159]。中毒早期往往出现头痛、恶心和隐痛,患者可能感到越来越疲劳和困倦,难以集中注意力,无法识别中毒的发作。随着吸入量的增加,患者可能会出现呼吸频率增加、心动呼吸过速和意识丧失。特征性表现为嘴唇呈樱桃红色及面部潮红[156, 158, 159]。判断一氧化碳中毒的重点是明确有一氧化碳的暴露史和血碳氧血红蛋白水平升高[156, 158, 159]。

2. 治疗

由于一氧化碳是吸入性中毒,应该尽早使患者远离污染环境,呼吸新鲜空气防止进一步吸入有毒气体。条件允许的情况下,可以给予 100% 的氧气吸入,因为一氧化碳和血红蛋白的结合力很强纯氧吸入有可能无效。然而,高流量高浓度吸氧将大大降低一氧化碳的半衰期[159]。高压氧可用于治疗一氧化碳中毒的严重病例,因为加压氧可降低碳氧血红蛋白分子的半衰期,从而缩短其作用时间。轻度至中度中毒可以不用高压氧疗,因为不是所有机构都配有高压氧装置[156,158,159]。治疗取决于血清中碳氧血红蛋白水平、暴露的时间、转运到高压氧仓的时间和患者的临床症状。应监测患者缺氧的症状,可能会出现抽搐,心律失常和酸碱紊乱。

(十一) 腐蚀性酸灼伤

这部分阐述了可导致局部组织损伤的具有同样性质的多种物质。急性中毒常见的酸类物质有醋酸(醋)、石炭酸(苯酚消毒剂)、氯(游泳池、消毒剂)、盐酸(泳池、清洗剂)、氢氟酸(洗衣剂)、硫酸氢钠(厕所清洁剂,加水后变成酸)、硫酸(汽车电池酸)。

口服腐蚀性酸后可以立即出现危及生命的表现,也可以后期出现危及生命的并发症。一般情况下,酸可以导致组织溶解,破坏血红蛋白[160]。吞咽强酸可致口腔、食管黏膜溃疡和穿孔,有出血和纵隔炎的风险,最终导致心搏骤停[160,161]。晚期症状包括食管黏膜瘢痕收缩和机械性梗阻。

1. 评估

体格检查需要针对特定的部位,与暴露的途径(如口服、吸入或接触)有关(表23.15)。口服酸类物质可以导致口腔和咽部的灼伤,患者能够发声主诉疼痛,引起胃部刺激导致呕吐或呕血。口服酸类物质不慎误吸可能导致肺炎。接触皮肤或眼睛会产生类似的烧伤反应,如边界清楚的水疱或伤口、炎症、疼痛和溃疡。如果重要脏器或组织受到损害,也可能出现低血压和心血管系统衰竭[160,162]。

表23.15	
酸碱中毒的评估与治疗	
腐蚀性酸或腐蚀性碱	
评估	皮肤、口腔、咽部和食管灼伤
	恶心、呕吐等胃部刺激症状
治疗	气道
	呼吸
	循环
	清洗
防止吸收	禁用催吐
	脱去污染衣物
	大量的水冲洗皮肤
促进排出	如果有,可以应用螯合剂,如葡萄糖酸钙对氢氟酸
对症治疗	无菌敷料保护局部烧灼皮肤
	监测呼吸状态

吸入损伤会刺激呼吸道、产生直接损伤、水肿和通气功能受损。患者早期表现为咳嗽、窒息、憋喘及分泌物增加。临床医生应该评估和监测患者组织损伤的程度、呼吸功能受损的程度以及6~8小时后可能出现的缺氧和肺水肿的表现[145,160,162]。评估动脉血气、通气功能、动态胸片及定时监测生理指标数值来监控病情变化。

2. 治疗

及时去除被污染的衣物,防止再污染。为患者彻底清洗,去除所有可能接触治疗人员的物品。皮肤或眼睛接触到酸类物质,应立即用不会与酸发生化学反应的液体冲洗,至少冲洗15分钟以上,以保证完全去除。多数情况下,水是最安全最容易获取到的冲洗液。然后用无菌敷料对皮肤或眼部保护性覆盖[145]。

对于口服摄入的酸,不应尝试催吐或洗胃,因为当从胃部排出时,可能会发生二次损伤。胃管也可能会穿透或刺激受损组织造成食管胃损伤。不要试图中和酸,因为这会导致化学反应,产生热量,对患者造成进一步灼伤[145,160]。吸出口腔分泌物时需谨慎,尽可能保证能够观察到口腔内的大部分区域。可给予患者水或牛奶来冲洗上消化道,为避免吸入性肺炎,应采取充分措施保护患者气道[160]。

(十二) 腐蚀性碱灼伤

腐蚀性碱在接触组织时与脂肪或蛋白质发生反应,导致正常组织结构的破坏,组织坏死。如果口服摄入,会导致食管和胃黏膜的糜烂,之后产生腹膜炎或纵隔炎等。后期作用与酸类似,口服碱类物质后,因瘢痕导致的食管狭窄很常见。约25%的摄入强碱的患者会因早期损伤而死亡[160]。

最常见的碱类物质灼伤是通过皮肤接触和口服摄入;然而,口服摄入是最直接危及生命的方式。引起急性中毒的碱类物质通常是日常生活用品,如含有氨的洗涤剂和清洁剂、水泥和建筑用石灰、低磷洗涤剂、含有碳酸钠的洗碗机洗涤剂以及含有次氯酸钠的洗衣漂白剂[160]。

1. 评估

口服腐蚀性碱后可立即出现分泌物增加、疼痛、呕吐或呕血等。穿孔症状包括发热、呼吸困难或腹膜炎。约98%的患者出现食管狭窄。碱和皮肤接触产生的肥皂样物质,因为其与脂肪组织的相互作用,产生一种黏滑的肥皂感[145,160,161]。

2. 治疗

摄食碱不能催吐或洗胃,因为碱可以被胃酸中和。洗胃管可能导致进一步的组织损伤[145,160,161]。腐蚀碱接触皮肤需要大量水冲洗接触面,持续冲洗至少 15 分钟;如果接触眼部,冲洗时间可能需要 30 分钟。用无菌敷料覆盖冲洗的伤口,以减少感染的风险。

检查及确定口腔和咽喉烧伤的程度之前,患者应禁食。食管镜检查可以确定损伤的程度并且可直接对烧伤的黏膜进行冲洗。含有磷酸盐的碱会导致低钙血症发生,可能需静脉给予葡萄糖酸钙。持续监测穿孔或组织损伤导致的全身状况的改变[145]。

(十三) 石油分馏物中毒

石油分馏物是常见的中毒物质,占所有中毒的 7%[163]。有代表性的石油产品有苯、燃料油、汽油、煤油、漆稀释剂、润滑油、矿物油、萘、油漆稀释剂和石油酒精。毒性取决于中毒途径(口服摄入或吸入)、挥发性(与什么物质接触容易挥发)、黏度(密度或厚度)、摄入量,以及是否存在其他毒素[163]。

低黏度的物质更容易被吸入,并能迅速地扩散到肺表面。具有低黏度和高挥发性的物质,如苯、煤油和松节油,中毒剂量低至 1ml/kg,10~250ml 即可致命。如果存在其他的有毒物质或者如果发生意外吸入,死亡率就会更高[163]。

1. 评估

吸入导致的肺炎表现为低热、呼吸急促、咳嗽、窒息、呕吐,后期可出现肺水肿等症状[163,164]。由于石油分馏物是脂溶剂,能迅速穿过富含脂质的细胞膜,所以神经组织更易受损伤。患者表现的局部症状有神经传导被阻滞,或不同的中枢神经症状,如欣快感、头痛、耳鸣、头晕、视觉障碍、呼吸抑制、意识水平的改变、惊厥和昏迷[164]。

2. 治疗

对于清醒的有意识的患者,治疗方案取决于物质的物理性质、是否存在吸入性损伤及其他并发症,以及摄入的量[163,164]。为了防止吸收,需要仔细考虑是否需要采取胃排空的措施,因为不建议使用催吐和洗胃两项措施。

应该立即评估患者的呼吸状态以判断是否存在吸入性肺损伤。伴有咳嗽、发绀或低氧的患者可能存在吸入问题,出现化学性肺炎[145]。昏迷或无意识的患者,应给与气管插管保护气道[145,163,164],虽然这可能导致碳氢化合物附着于管壁上,增加了化学性肺炎和吸入性肺炎的风险[145,163,164]。

(十四) 有机磷酸酯类中毒

有机磷酸酯类是国内工农业生产中常用的一大类化学物质(例如杀虫剂、除草剂)[133,143]。有机磷酸盐的主要作用是与乙酰胆碱酯酶结合,使其失活,导致乙酰胆碱不能代谢而堆积[133,143]。

有机磷酸盐可通过皮肤接触、口服或吸入等方式吸收。虽然大多数患者在口服后很快就出现症状,但起效和持续时间取决于化合物的性质和类型、暴露的方式和程度、化合物的作用方式、其脂溶性和代谢降解率[133,143,165]。

有机磷中毒是一些发展中国家最常见的自杀方式,包括斯里兰卡和斐济,死亡率在 3% 至 25% 之间[166]。在一项澳大利亚研究中,36% 的患者有自杀的意图,而发展中国家为 65%~75%。年龄在 30~50 岁之间的男性更可能使用有机磷自杀。常见的并发症有呼吸窘迫、癫痫发作和吸入性肺炎,呼吸衰竭是最常见的死亡原因[166]。

1. 评估、监测和诊断

有机磷中毒的临床表现可分为三大类:毒蕈碱样症状、烟碱样症状和中枢神经系统症状。常见的毒蕈碱样症状,总结为易记的 SLUDGE,即唾液分泌(salivatioon)、流泪(lacrimation)、排尿(urination)、排便(defecation)、胃肠道不适(GI upset)和呕吐(emesis)[133,143,165]。其他症状还有心动过缓、低血压、支气管痉挛、咳嗽、腹痛、视物模糊、瞳孔缩小和出汗。烟碱样症状表现为肌肉纤颤、痉挛、无力和膈肌无力。自主神经的症状表现为高血压、心动过速、瞳孔扩大和苍白。

中枢神经系统的症状表现为焦虑、不安、意识模糊、共济失调、癫痫发作、失眠、构音障碍、震颤、昏迷和瘫痪。表 23.16 中描述了有机磷中毒可能导致的三种类型的瘫痪[133,143,165,166]。

实验室诊断主要通过测量红细胞或血浆水平的胆碱酯酶活性来判断,红细胞乙酰胆碱酯酶水平更准确,但血浆胆碱酯酶更易测量,并且应用广泛。红细胞乙酰胆碱酯酶存在于中枢神经系统的灰质、红细胞、外周神经和肌肉中。血液循环中的血浆

表 23.16

有机磷中毒可能导致瘫痪的类型

类型	发作	表现	症状持续时间
类型 1	中毒后不久发生	神经肌肉接头持续去极化所致的急性瘫痪	
类型 2	发生于急性有机磷中毒解毒后的 24～96h	瘫痪与呼吸窘迫 近端肌群受累，远端肌群相对受累较轻	长达 3 周
类型 3	发生于特定有机磷大剂量中毒的 2～3 周后	远端肌群区里，颈部肌肉、脑神经和近端肌群受累较轻	长达 12 个月

乙酰胆碱酯酶存在于中枢神经系统的白质、胰腺和心脏内[133,143,165,166]。当胆碱酯酶活性降至正常的 20%～50% 时为轻度中毒，活性降至 10%～20% 时是中度中毒，降至 10% 以下是重度中毒。然而，中毒严重程度并非总与临床疾病的程度有相关性[143]。

2. 治疗

有机磷中毒的早期治疗重点是管理患者的气道、呼吸、循环和危险因素，因为有机磷对医护人员也存在较大的风险，尤其是在救治患者的早期。患者的衣服视为危险废物，应尽快脱掉。首先选用肥皂和水清洗患者，因为肥皂的高 pH 会破坏有机磷酸盐[143,165]。医护人员应使用个人防护用品，如橡胶手套，在清洗患者时穿防护服。应用活性炭面罩保护气道以防吸入。虽然最近的证据表明，医院工作人员的沾染风险没有预想的那么高[165]。患者在中毒后由于喉部和支气管痉挛或支气管分泌物导致呼吸窘迫，因而通常需要进行气管插管。持续心电监护或监测心电图来识别有无心动过缓。对于口服摄入有机磷酸酯的患者采用活性炭进行洗胃。治疗的主流药物为阿托品和解磷定，应用苯二氮䓬类药物控制癫痫症状[165,166]。阿托品阻断乙酰胆碱受体并终止胆碱能刺激作用。通常需要给予大剂量的阿托品，1～2g 静脉注射。若肌无力未见缓解或中毒症状再次出现，应重复给予用药。停用阿托品的指征是支气管分泌物清除，而非瞳孔大小或规定的绝对剂量[133,165,166]。解磷定盐酸盐可以激活乙酰胆碱酯酶，并能有效恢复骨骼肌肉功能，但对于毒蕈碱症状效果不显著。随着时间的推移，有机磷与胆碱酯酶将永久结合，解磷定的有效性也会随之降低[165,166]。目前建议在中毒 48 小时内用药[166]。苯二氮䓬类药物通过与特定受体结合，能够激活 γ-氨基丁酸（GABA），促进抑制性递质的作用，从而有助于控制癫痫发作[133,143,165,166]。

（十五）动物致伤中毒

有毒动物在陆地或海洋都可见，有的分布范围广泛，有的很局限。人类接触毒液后产生多种不同的症状，导致急症的发生。因此，对于急诊科护士来说，熟悉工作地点附近潜在的有毒动物类型和特点至关重要[167]。从急救角度来说，护士熟悉动物毒液中毒的表现，熟悉治疗急性损伤的方法（如解毒药的使用）是非常重要的。很多国家都建有当地的毒物信息中心，可以通过咨询毒物的专家（见在线资源）的建议，下面是澳大利亚和新西兰常见的动物致伤中毒的类型[168]。

1. 赤背蜘蛛和 Katipo 蜘蛛咬伤

（1）简介和发病率

赤背蜘蛛（*Latrodectus-Hasseltii*）遍布澳大利亚的各个区域，但温带地区更常见。在塔斯马尼亚的咬伤的报道频率最低，而在爱丽斯泉、珀斯和布里斯班地区的咬伤比较严重。赤背蜘蛛易被识别，其特征有黑色背部上有红色、橙色或褐色条纹以及球形腹部。雌性比雄性个体大得多，通常认为雌性蜘蛛更危险。幼虫体型较小，颜色多变，可能没有任何斑点或条纹。被雄性蜘蛛和幼虫蜘蛛叮咬均可产生症状，但被雌性蜘蛛咬伤的症状则会更严重[168]。

赤背蜘蛛也存在于澳大利亚以外的地方，如新西兰、日本和南美洲[168,169]。虽然咬伤很少见，但自 80 年代初以来，在中部奥塔哥（南岛）和新普利茅斯（北岛）有少量的赤背蜘蛛出现。在新西兰，有另外一种同属性有毒的蜘蛛是 Katipo 蜘蛛（*Latrodectus katipo*），黑色，体圆，腿型细长和腹部有红色条纹。成年雄性和幼虫呈黑色和白色，比雌性小[170]。Katipo 蜘蛛咬伤的症状与赤背蜘蛛相似，在新西兰，赤背蜘蛛抗毒素被用来治疗咬伤。

在澳大利亚，赤背蜘蛛咬伤是急诊科就诊的最常见原因，也是最具有临床意义的蜘蛛咬伤[168,171]。大多数咬伤是轻微的，有的症状很轻甚至没有症状，不需要抗毒素治疗。大约 20% 的病例有明显的中毒表现，需要抗毒素治疗，虽然不治疗基本也不会导致死亡[172]。赤背蜘蛛抗毒素是澳大利亚最常用的抗蜘蛛毒素[168]。

（2）临床表现

被赤背蜘蛛蛰咬称为毒蛛中毒，蜘蛛毒液含有兴奋性神经毒素，刺激交感神经释放儿茶酚胺和运动神经末梢释放乙酰胆碱[168,172]。

毒蛛中毒的相关体征和症状是独特的，可以根据临床表现来诊断。早期，叮咬部位有轻微的刺痛，被咬者可能看到了，也可能没有看到蜘蛛叮咬的过程。在被叮咬的第一个小时内，疼痛逐渐加重，向上扩散，并累及局部淋巴结，导致肿大或触痛。受伤局部、肢体或全身可能出汗，可能伴随高血压和不适感。疼痛最终会变成全身性的，并可能表现为胸、腹、头或颈部疼痛，也可能提示存在其他急性病症如心肌梗死[171]。

症状进展至全身表现通常用不到 6 小时，但也可能需要 24 小时。轻微未经治疗的咬伤患者，其症状可能会持续几个星期[168,172]。其他不常见的症状和体征，如局部立毛反应、恶心、呕吐、头痛、发热、不安 / 失眠、心动过速，以及肌无力或抽搐等神经症状[168,172,173]。

（3）评估

对于被蜘蛛咬伤导致疼痛的患者，可直接进行简单的早期评估。确定蜘蛛的种类，收集叮咬经过，如叮咬时间和所采取的急救措施。简单评估叮咬部位和叮咬侧肢体，评估疼痛的程度、是否伴有出汗、淋巴结触痛及生命体征。保持环境舒适，便于对患者实施医疗评估和持续的病情观察[173]。

成年患者可出现肢体隐痛，不会说话的患儿可表现为哭闹，难以意识到他们是被赤背蜘蛛叮咬了。咬的瞬间可感觉不到疼痛，没有在意身上是否有蜘蛛。全面的病史采集，体格检查和毒蛛中毒的知识有助于发现疑似毒蛛咬伤的患者[173]。

（4）治疗

对于毒蛛叮咬中毒的患者，尚无推荐的急救方案。冷敷叮咬局部，给予简单的镇痛药物（如对乙酰氨基酚）可以辅助缓解局部疼痛。由于症状进展缓慢且不会威胁生命[168,172-174]，仅有患者肢体受累，一般无需使用加压绷带包扎。在确认蜘蛛的类型后，应除去急救过程中包扎好的压力绷带[168]。

上述症状（疼痛、水肿、局部出汗）的出现表明存在系统性中毒，需要接受抗毒素治疗。尽管过敏反应罕见，给药的场所也应备有能对过敏反应进行复苏治疗的设备，给予留置针套管穿刺，备 1∶1 000 的肾上腺素，以防速发型过敏反应的发生。

赤背蜘蛛抗毒素的初始剂量为 2 安瓿肌内注射（500U，每个安瓿约 1.5ml）。症状会在用药 30~60 分钟后消失。症状完全消失不需要进一步治疗。症状未能完全缓解，则在 2 小时后再给予 2 倍剂量的抗毒素。若再次用药 2 小时后，症状仍未能完全缓解或对于 4 个安瓿计量的抗毒素无反应，应向当地毒药信息中心的专家进行咨询。使用抗毒素或观察 6 小时后无症状的患者可以出院回家，出院前给予指导，如有症状随时复查。抗毒素的效果可持续数天（可能更久），不管怎样仍需要使用大剂量[168,172]。重症患者或肌内注射无效的患者应给予静脉用药[168,172]。药品生产厂家建议，对于威胁生命的重度中毒患者，首先使用复方乳酸钠按照 1∶10 的比例稀释抗毒素，静脉推注时间大于 20 分钟[172,175]。静脉用药安全，不良反应较少（少于 5%）[176]。随机对照试验结果证明，与肌内注射相比，静脉注射抗毒素无明显差别，因此，尚无足够证据证实两种用药方式的优劣。赤背蜘蛛抗毒素在孕期各个阶段对胚胎均无直接或间接的不良作用[168,172]。

实践提示

对赤背蜘蛛中毒的患者的症状发展观察要点包括：局部疼痛的扩展，强度的增加，出汗的进展（局部或全身）以及高血压。

---

2. 漏斗网蜘蛛叮咬

（1）简介和发病率

漏斗网蜘蛛是全球范围内对人类来说最毒的蜘蛛[173,177]，澳大利亚漏斗网蜘蛛（Atraxor Hadronyche 属），主要见于东海岸。悉尼漏斗网蜘蛛（Atraxrobustus）主要见于悉尼，其他物种则见于新南威尔士东部和昆士兰中部和南部。此类蜘蛛体型较大，呈黑色或深棕色，体长约 3cm。与雌性蜘蛛相比，雄性蜘蛛腿部更长，腹部更小，毒性更强[177]。

（2）临床表现

漏斗网蜘蛛叮咬有迅速致命的危险，但是仅有 10%~20% 的叮咬导致系统性中毒，大部分是轻微中毒，无需行抗毒素治疗。叮咬处剧痛，有时可见咬痕。系统性中毒的症状和体征可在 10 分钟内出现，包括口周刺痛、舌体纤颤、唾液分泌增加、流泪、汗毛竖起、出汗、恶心、呕吐、头痛、高血压、心动过速、呼吸困难、肺水肿、易激惹、意识水平下降和昏迷[172, 178]。不管是否存在上述症状，所有的漏斗网蜘蛛叮咬都应采取医疗急救措施[172]。

（3）评估

对于怀疑漏斗网蜘蛛中毒患者，应迅速评估中毒的症状和体征，并根据症状表现按照 ATS 分类中的 1～3 级进行分诊。早期急救如未采用加压绷带包扎，分诊时需立刻使用。如果患者出现中毒症状，立刻将其转到复苏区域治疗，紧急给予抗毒素及治疗中毒症状。持续监测和评估，及时发现潜在的严重症状，重点是：

- 由于意识水平下降造成通气功能障碍，采用气管插管或气道辅助用物保护呼吸道。
- 对于肺水肿引起的呼吸衰竭，采用持续正压通气（CPAP）或插管或呼气末正压通气（PEEP）（见第 15 章）。
- 重度低血压引起循环衰竭（这是一个较晚期的表现，高血压更为多见）时，应建立静脉通路并补液治疗。循环衰竭可能导致心搏骤停，需要进行心肺复苏（见第 25 章）。

所有患者均需持续密切全面监护。接诊时患者若无中毒症状出现，应进行病史的详细采集，包括被叮咬的时间、周围的环境、对蜘蛛的有关描述及所采取的急救措施。然后定时评估患者是否存在系统性中毒的症状。全面评估后如果不存在系统中毒的表现，应除去加压绷带等急救用物，并且持续观察 6 小时[172]。没有针对漏斗网蜘蛛中毒的诊断性试验[172]，因此，临床诊断主要依据病史和症状进行。

（4）治疗

对于系统性中毒表现，应给予 2 安瓿抗毒素在 15～20 分钟缓慢静脉推入[177, 178]，需要观察患者有无速发型过敏反应，但不需要预防用药。出现严重中毒表现，如呼吸困难、肺水肿或意识水平降低时，应在早期给予双倍剂量的抗毒素，即 4 安瓿。为了消除所有症状，通常需要多次给予抗毒素（严重咬伤通常需要 8 安瓿）[172, 177, 178]。儿童抗毒素剂量与成年人相同。加压绷带等急救措施可在给予抗毒素治疗，症状稳定后去除，这可能需要数小时[172]。

3. 蛇咬伤

全世界，有多种多样的蛇能够致使人中毒，威胁患者的生命。广义地说，这些蛇可以分为三类：花斑蛇、响尾蛇以及眼镜蛇。花斑蛇在澳洲最常见，响尾蛇在美洲常见，眼镜蛇则在非洲和南亚比较常见[167, 179, 180]。

这部分重点讲解威胁患者生命的澳大利亚的花斑蛇种。

（1）简介和发病率

澳大利亚大陆栖息着大量的蛇（30 种不同种群超过 140 种蛇，占所有已知毒蛇种类的 25% 和所有危险蛇类的 40%）[167, 179, 180]。新西兰没有已知的有毒的陆地蛇[167]。澳大利亚的毒蛇不仅分布于农村地区，也见于住宅区和大城市，尤其是接近原始林区和干旱时节。蛇咬伤每年发生 500～3 000 例，大约 200～500 例需要用抗蛇毒血清治疗[180]。每年平均有 1～3 人死亡，未被识别的蛇咬伤可能使死亡更高[180]。

（2）临床表现

大多数的蛇咬伤不会导致明显的中毒表现[180]。通常患者是因为疼痛发觉被咬，也有一些没有意识到被咬。咬伤局部可表现为小的擦痕或明显的咬痕，伴随肿胀和淤血。可能存在多发咬伤，通常与较严重的中毒症状相关。澳大利亚蛇的毒液中含有多种毒素[172, 181, 182]（表 23.17），可造成系统的中毒反应。肾损害可能是由于横纹肌溶解造成的严重肌红蛋白尿或凝血障碍导致的血红蛋白尿所致[181]，最终可发生急性肾衰竭（见第 18 章）[180]。

（3）评估

对于蛇咬伤患者来诊时，不管患者有无明显症状，都要优先给予评估和治疗。未行有效急救措施（应用加压绷带和夹板制动）的患者立刻给予加压包扎[181]。加压包扎绷带应采用宽的绷带（15cm），伤口部位的加压力度与处理足踝扭伤相同。然后使用绷带包裹整个肢体，包括手指及足趾，并用夹板制动肢端[183]。加压绷带的正确应用很重要，过松或没有包裹整个肢体或没有夹板固定都会使救治无效[184]。弹性绷带在维持足够压力方面的效果优于绉布绷带。加压包扎前不要清洗伤口，因为毒物检测需要采集伤口处的标本。患者制动，尽量减少毒液在体内的扩散。加压绷带包扎后，在患者到达备有抗毒素的医院再撤掉绷带[180]。

实践提示

加压制动可能对于外来蛇咬伤是禁忌或无效的。许多非澳大利亚的蛇都有可导致局部组织坏死的毒液。例如，响尾蛇和眼镜蛇都可以引起广泛的局部组织损伤。制动是急救的重要措施。

表23.17

蛇毒的特点及临床表现

毒素	效果反应	症状和体征
神经毒素	阻滞神经肌肉接头传导，引起骨骼肌、呼吸肌迟缓性瘫痪，包括突触前和突触后	• 上睑下垂 • 复视 • 眼肌麻痹（部分或全眼运动麻痹） • 瞳孔固定或散大 • 肌力减弱 • 呼吸功能减弱或呼吸肌麻痹
溶血毒素	引起凝血障碍，导致： • 纤维蛋白原减少，不凝血，但通常血小板计数正常 • 纤维蛋白原和血小板计数正常，直接抗凝作用 两种情况均会造成凝血酶原时间和INR值的升高	• 伤口出血 • 静脉穿刺点出血 • 血尿
肌肉毒素	引起肌溶解，导致骨骼肌大量受损，血清肌酸激酶升高，产生肌红蛋白尿，出现严重的高钾血症	• 肌力减弱 • 运动时肌肉疼痛 • 红色或棕色尿，检测血尿阳性

简要而有针对性的病史采集内容有蛇咬伤发生的时间、环境、蛇的特点（颜色、长度）、咬伤地点和当时采取的急救措施。评估患者的一般症状，如头痛、恶心、呕吐、腹痛、晕倒、抽搐和焦虑（这些症状本身不能说明中毒）[180,181]。其他症状和体征还有视物模糊或复视、口齿不清、肌力减退、呼吸窘迫、伤口处或其他部位出血、伤口处及相关淋巴结疼痛和肿胀。

将疑似蛇咬伤的患者安置于具有监测设备的急救区域，有症状的患者置于在抢救复苏区域。患者需要开放静脉通路，抽血标本如全血细胞计数、尿素、电解质、肌酐、肌酸激酶和凝血功能等，来检查病理改变。应避免不必要的静脉穿刺，因可能出现出血很难控制。无法进行病理学检查的医疗机构需要在床旁进行全血凝固时间检查来评估是否存在凝血功能障碍。

所有疑似蛇咬伤的病例需观察至少12小时，有严重症状的可能需要更久[180,181]。评估心动过速、低血压或高血压、血氧饱和度的下降、呼吸频率、用力肺活量（FVC）或呼气峰流速（PEFR）以评估有无呼吸肌麻痹的情况[181]。频繁监测肌力减弱和瘫痪的神经系统表现，医生应该关注是否存在上睑下垂、复视、吞咽困难、口齿不清、肢体无力或意识水平改变等症状。留置尿管以密切监测尿量，并及时发现是否存在尿肌红蛋白。

识别蛇种类有助于正确选择抗毒素，床旁蛇毒检测工具包可用于伤口处或尿液标本的检测。从加压绷带的伤口处剪一个小孔，在保持绷带压力的同时暴露伤口，用拭子擦拭伤口收集所需标本，测试大约需要25分钟。如果出现系统性中毒的迹象，可以检测尿液。避免用血液检测，因其结果不可信。阳性结果说明存在蛇毒中毒，但无法说明是否存在系统性中毒，阴性结果也不能完全排除系统中度[179,181]。

实践提示

检测全血凝固时间应抽取10ml静脉血，置于玻璃试管中。如果10分钟内血液未凝固，可能存在凝血功能障碍，提示中毒[182]。

已知蛇咬伤和系统性中毒的患者，一旦出现任何程度的瘫痪、明显凝血障碍、肌溶解（肌红蛋白尿或肌酸激酶>500）、意识丧失和/或抽搐时，应立即使用抗毒素。患者如无症状、病理学正常、蛇毒检测结果阳性或阴性，则很可能没有发生中毒。在这种情况下，在抢救室密切观察患者病情的同时解除压力绷带。并在1~2小时后重新全面评估患者，包括重新查血评估凝血功能。如果患者病情稳定，继续观察并在6小时和12小时再次查血化验。12小时后仍无中毒证据即可出院[179,181]。

（4）治疗

具有明确的系统性中毒的患者需要接受抗毒素治疗。当蛇的种类明确时，优先使用单价抗蛇毒素而不是多价抗毒素。多价抗蛇毒素是所有单价抗蛇毒血清的混合物，用于严重中毒或蛇的种类不明、患者病情危急，无法等到蛇毒检测结果，以及没有足够的单价抗蛇毒素的情况。毒药信息中心的专家建议,有助于根据已知的栖息地、分布及中毒的症状来辨别蛇的种类。抗蛇毒素通常以1∶10(如果要限制入量,要更少)的比例稀释后静脉输入。缓慢给药,观察有无不良反应。如未见不良反应,则可加快给药速度,首剂整体用药时间应为15~20分钟。根据抗毒素的类型、蛇的种类、咬伤伤口的数量来决定给药剂量。对于严重的中毒病例,使用4~6安瓿的抗蛇毒素并不罕见。给予抗毒素前是否预防性使用抗过敏药尚有争议,目前生产商并不建议这样做来减少过敏反应。无论用药前是否给予抗过敏药,都要有应对过敏反应的物品准备[179,181,185]。

早期应用抗毒素后患者病情一旦稳定,应除去加压绷带,密切观察除去压力绷带毒素释放后病情是否恶化。一旦病情恶化,要进一步应用抗毒素,需要的话再次给予加压绷带包扎制动。对于病情无明显恶化的患者应在加护病房/重症监护病房进一步观察,并在使用抗毒素后的3小时和6小时再次检查凝血功能。病情监测和病理学检查应持续至少24小时[181]。

儿童患者蛇咬伤的治疗与成年患者类似,抗毒素使用剂量也与成年人相同,可适当降低稀释比例(从1∶10到1∶5)[180]。

4. 箱形水母蜇伤

箱形水母(chioronexfleckeri)是世界上最危险的有毒动物。它外观呈立方形,尺寸20~30cm,体重约6kg,共有4组触手,每组15只,可以伸展至2m,总长度超过60m。重要的是,这种动物在水中是透明的,因此,很难发现[186,187]。其触手覆盖着数以百万计的刺细胞,每个刺细胞均含有可以分泌毒液的能够弹出的尖刺。毒刺长约1mm,能够穿透成年人皮肤的真皮层。触手还能产生一种黏性的物质,能够黏附在受害者的皮肤表面,保证一些触手即使脱离水母身体,依然可以黏附于人体表面,保持刺细胞的活性[167]。

(1)简介和发病率

大多数水母蜇伤发生在夏季(12月和1月)澳大利亚北部的热带水域,从昆士兰的格莱斯顿到澳大利亚西部的布鲁姆。在炎热、海水平静、阴天时水母从远处海域一直追逐猎物到浅水区[167,186,187]。确切的蜇伤发生率难以估计,常见于儿童。一家急诊机构报道了12个月内发生的23例水母蜇伤事件[188]。在印度洋和太平洋交界海域,至少有63例明确的水母中毒死亡病例。

(2)临床表现

多数蜇伤轻微,临床表现严重的一般见于大型水母蜇伤。蜇伤一般发生在身体的下半部分,特点是急剧的疼痛。疼痛愈发加重,也可能会导致受伤者尤其是儿童失去正常的表达能力。目前对于中毒机制仍未完全阐明明,通常认为患者死于中枢性呼吸衰竭或心脏毒性导致的房室传导阻滞或心肌麻痹。受伤者可能在中毒后还没有离开水域便已丧失意识,5分钟内就可能死亡[167,186,187]。

接触触手的部位可见多个线形损伤,呈紫色或棕色。沿着线性损伤处常见有横向条纹,伴随强烈的急性炎症反应,早期出现巨大隆起的水疱,之后形成水肿、红斑和囊泡,最终导致部分或全层皮肤坏死[167,189]。

(3)评估

对于急诊科就诊的疑似蜇伤的患者,根据上述病史、疼痛和皮肤损伤等方面,较易诊断。通常患者在到医院前已经接受了一些急救措施。就诊时,患者可有蜇伤的临床表现,如意识改变、心血管和呼吸功能改变或剧烈疼痛。

(4)治疗

治疗重点为正确的急救处理,充分镇痛、针对心血管和呼吸系统症状进行治疗,根据临床指征应用箱型水母抗毒素。急救措施包括用大量醋冲洗蜇伤部位30~60秒,醋能够使刺细胞灭活,同时立即除去附着的触手,防止进一步的中毒[167,189,190]。对于轻微蜇伤,用醋冲洗完毕后,冰敷和口服药物镇痛有效[167,188]。对于中到重度蜇伤患者,需要静脉麻醉镇痛。持续剧痛的患者在镇痛的同时应合并使用抗毒素治疗[187]。

观察患者的心肺功能,有无心律失常等症状出现。针对具体的临床问题对症治疗,包括氧疗、静脉补液、气管插管和机械通气或心肺复苏等[167,189]。如果患者存在心肺功能不稳定、心搏骤停或麻醉药不能缓解的剧痛时,是使用抗毒素的指征。院前急救人员应备有抗毒素,因为在到达急诊之前就可能需要使用[187]。用10ml等渗盐水稀释1安瓿20 000U的箱型水母抗毒素,静脉推注超过5~10分钟[188]。根据临床指征决定抗毒素使用剂量,对于心肺功能不良的患者至少给予1安瓿,对于危及生命的反应迟钝的患者可给至3安瓿,心搏骤停的患者至少给予6安瓿[167,189]。

过去建议在早期急救中,使用醋处理伤口之后给予加压绷带包扎伤侧肢体,但近来少有证据支持这种措施应用在箱式水母蜇伤的案例中,因其可能导致毒素进一步地扩散。部分动物实验建议抗毒素治疗无效的患者可以采用硫酸镁治疗[192]。

> **实践提示**
>
> 澳大利亚复苏委员会目前建议对于水母蜇伤患者,不使用压力绷带包扎。
>
> *Adapted, with permission, from* Australian Resuscitation Council. Guideline 8.9.6. Envenomation-jellyfish stings, <http://resus.org.au/download/9_4_envenomation/guideline-9-4-5july10.pdf>; 2005 (updated July 2010) [accessed 12.14].

5. 伊鲁康吉水母中毒

伊鲁康吉水母是一种小型海洋水母,其触手能够引起剧烈疼痛,并释放儿茶酚胺[194]。

（1）简介和发病率

伊鲁康吉综合征是人们知之甚少的海洋生物中毒,见于澳大利亚的北方和西北地区。死亡比较少见,主要死于脑出血或与其他合并症相关[195]。

（2）评估

被伊鲁康吉水母蜇伤的患者最初可能没有任何症状,症状可能出现于被蜇后1小时内。伊鲁康吉综合征的典型临床表现为,严重的下背部疼痛、肌肉痉挛、血压升高、脉搏增快和呼吸衰竭、呕吐和焦虑等[194]。对于疑似伊鲁康吉中度的患者应在急诊科接受全面监控。

（3）治疗

治疗的重点是疼痛控制和对症治疗。醋的使用是急救中的重要措施,但由于症状出现的延迟,其

作用效果存在局限性[190]。有证据显示使用流动水或盐水清洗伤口也会有效。疼痛剧烈时,可能需要阿片类药物镇痛,如果所需阿片类药物剂量太高,也可使用芬太尼。上述治疗无效时,据说应用硫酸镁治疗对上述措施无反应的伊鲁康吉综合征中是有效的,但尚未经证实[190]。

6. 雪卡毒素中毒

雪卡毒素中毒是由于食鱼引起的海鲜中毒,尤其是某种热带珊瑚礁鱼,能自然产生一种或多种神经毒素（ciguatera 雪卡毒素）。雪卡毒素中毒是世界上最常见的海鲜中毒[196],是一种轻度的非致命性疾病,全球病死率为0.1%~20%[197],鱼类中毒起初作为一种热带常见疾病,目前已不再局限于北纬35°到南纬35°,因为现在许多热带鱼类在世界各地均有销售,还有些鱼种迁移的距离也很长,如金枪鱼、鲭鱼和海豚鱼。在澳大利亚的悉尼甚至远至墨尔本都有很多海鲜中毒的暴发事件[197, 198]。

鱼肉毒素（雪卡毒素）是已知的最致命的毒物,据说毒性比砷高1000倍。这些热稳定毒素来源于某些热带海域的藻类上附着的微生物,这些毒素逐渐被其食物链上端的大型鱼类食入后发生了改变[191, 197]。

（1）临床表现和诊断

雪卡毒素中毒通常表现为急性胃肠道疾病,然后是神经系统疾病,其典型症状是食用有毒鱼类后冷热感觉交替并可能持续数天[191]（表23.18）。

在重复接触鱼肉毒素后患者可能会变得敏感,其反应相对于第一次接触可能更加严重。重要的是,首次发生鱼肉毒素中毒的患者在数月或数年后摄入其他一些看似无害的食品（如坚果、坚果

表23.18
雪卡毒素中毒的症状[191, 197]

胃肠道	神经系统	心血管	其他症状
腹痛	肢端、唇周感觉异常、麻刺感、灼烧感或疼痛	心动过缓	皮炎
恶心	肢端疼痛	心动过速	皮疹
呕吐	冷热感觉矛盾,冷的时候感觉热,热的时候感觉冷	低血压	关节痛和肌肉痛
腹泻	体温敏感	高血压	全身无力
	眩晕	心律失常	流涎
	牙痛伴有牙齿松动感		呼吸困难
	视物模糊		颈强直
	震颤		头痛
			共济失调
			出汗
			口中金属味

油、咖啡因、乙醇、动物蛋白食品等）后可能会引起复发[199]。

根据患者的病史和临床特点进行诊断，食入鱼类后发生急性胃肠道疾病和神经系统疾病。目前对于鱼肉毒素尚无明确的诊断测试[197,199]。

（2）治疗

雪卡毒素中毒的治疗重点是对症支持治疗。推荐使用甘露醇，虽然这仅在中毒后48～72小时有效[197,199]。

7. 鲭鱼毒素中毒

鲭鱼毒素中毒是一种食物中毒，由于鱼未充分冷藏，导致细菌分解鱼肉引起组胺释放。鲭鱼毒素的活性成分是组胺。这类中毒相关的鱼类主要是鲭鱼科，即金枪鱼和青花鱼；然而，其他鱼类如 Mahi-MaHi 也有致病潜力[200]。青花鱼毒素不能通过烹调过程灭活。

（1）临床表现与诊断

吃了含有鲭鱼毒素的鱼大约30分钟后，人们通常会开始感觉不舒服，表现为皮肤发红，皮疹和荨麻疹的表现。这可能伴随着更为严重的症状，如心动过速、剧烈头痛、呼吸困难和因低血压而导致休克。最近有两名澳大利亚人在巴厘岛旅行时死于同一种饮食，记录的就是这种毒素。

（2）治疗

主要治疗是用抗组胺药控制组胺反应，并对症状进行支持性治疗。证据显示，H2 受体阻滞剂在症状发生的24小时内应用都是有效的。这种长时间的治疗允许从患者的体内清除鲭鱼毒素。重要的是，虽然这种看起来已经出现了过敏反应的临床特征，但是肾上腺素和皮质类固醇等药物并没有治疗作用。

十一、溺水

（一）简介和发病率

溺水是一种多见的可预防的意外事件，在成人与儿童中其发生率和病死率均较高，往往需要急诊抢救和住院治疗。据估计，全世界每年溺水死亡的人数约359 000，其中儿童、男性以及下水多的人的风险较大[201]。溺水的地点各国及各地区有所不同。在美国，人工水池和自然淡水湖是常发的溺水地点，尤其是儿童[202]。在澳大利亚，溺水常发生于非潮汐的水池、湖泊以及潜水海滩[203]。在乌干达，溺水则常发生于湖泊和河流，尤其是年轻的男性[204]。儿童死亡呈双峰分布，一个高峰在学期（0～4岁），第二个高峰期是在青少年期（15～19岁）[201,203-207]。

据估计，每发生1例溺水死亡事件，就会有4～5例因溺水住院，14例就诊于急诊[205,206,208]。溺水也会产生严重的损伤，尤其是在划船或使用个人水艇时，以及潜水相关损伤。颈椎损伤见于0.5%的溺水患者[205]。

（二）临床表现

动物研究已经明确了溺水后的系列过程，早期是恐慌挣扎和一些游泳运动，有时会意外吸入水；这时少量误吸的水会造成短时间的喉部痉挛；淹没后吞下大量的水，并发生呕吐、气喘和液体呛入气道，之后发生呼吸暂停和屏气。这将导致严重的缺氧、意识丧失和气道反射消失，引起更多的水进入肺部，最终导致死亡[205,209,210]。

有大约80%～90%的溺水者会遭受上述"湿性溺水"的过程，水进入肺部造成气道反射消失和喉痉挛。约10%～15%的溺水者持续喉痉挛，检查时无明显的水吸入（称为"干性溺水"），合并缺氧后的继发损伤[205,206]。某些先前存在的疾病可能会导致一个人溺水，在治疗时应予以考虑，如癫痫发作、心律失常（尤其是Q-T间期延长引起的尖端扭转室性心动过速）、冠状动脉疾病、抑郁、扩张或肥厚梗阻性心肌病、低血糖、低体温、中毒或创伤[209]。

溺水时，误吸入淡水和盐水的肺部反应不同。由于淡水是低渗液体，吸入后可迅速通过肺泡毛细血管壁进入微循环，导致肺表面活性物质受损，引起肺泡不稳定、出现肺不张并降低肺顺应性，导致通气/血流失调。相比之下，海水的渗透压是血液的3～4倍，误吸后会将血浆中富含蛋白质的液体"拉入"肺泡，引起肺间质和肺泡均水肿，出现支气管痉挛导致肺内分流和通气/血流比值（V/Q）失调[205,208,209]。

尽管吸入淡水和盐水有不同的生理效应，其临床表现是相同的，由于肺内的分流导致 V/Q 失调后继发严重的低氧血症（图23.2）[205,208,209]。大量液体灌入气道的患者会在短时间内发生严重的呼吸窘迫综合征（ARDS）。人类发生溺水对电解质没有显著影响，因为进入气道的水量很少超过10ml/kg，一般也不超过4ml/kg。而要出现明显的电解质失衡，进入气道的水量至少高达22ml/kg[205,208,209]。

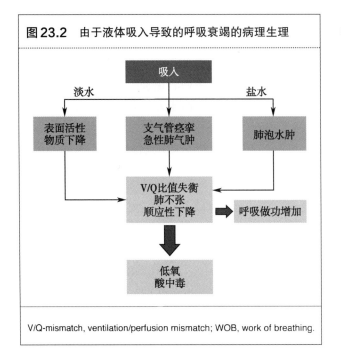

图23.2 由于液体吸入导致的呼吸衰竭的病理生理

V/Q-mismatch, ventilation/perfusion mismatch; WOB, work of breathing.

心血管系统的表现与缺氧的程度和持续时间、酸碱失衡程度、对压力和低体温的反应程度有关[205]。低氧血症和代谢性酸中毒可导致心律失常、心搏停止。急性缺氧导致肺部炎症介质的释放,增加右心室后负荷,降低心肌收缩力[205,208,209]。低血压常继发于肺水肿、筋膜间液体转移以及心肌功能异常产生的容量不足[205]。

严重缺氧和缺血性损伤是影响患者结局和生活质量的最重要的因素。其他影响受伤程度的因素有水温、浸没水中的时间和压力、是否存在心血管和神经系统疾病。溺水后立即预测溺水者死亡或持续性植物状态是比较困难的[205,208,209,211,212]。接诊时患者如果清醒或只有轻度意识模糊时,通常能够生存下来且不会出现神经系统后遗症。1/3的昏迷或复苏后患者神经系统完好或只出现轻微症状,余下2/3的昏迷患者要么死亡,要么呈现持续的植物人状态[205]。

体温过低是溺水者常见的症状之一[205,208,209,212]。淹没时间超过15分钟但最终结局恢复较好的溺水病例均发生在冷水(<10℃)中。这种现象的确切机制尚不清楚,可能是因为发生急性冷水溺水后引起的低体温可预防脑损害,皮下脂肪较少的溺水者在吸入大量冷水后体温迅速下降,引起肌肉麻痹,减少挣扎和氧气消耗,同时心率逐渐下降,至体温全面降低后发生心搏停止[205,208,209,212]。在这些情况下,抢救时有必要延长复苏时间,如积极的复温措施,溺水者体温升至30℃前不应放弃干预[208]。

(三)评估

持续监测心率、血压、血氧饱和度,评估神经功能,如癫痫发作情况。病情恶化的指征有意识水平降低、肺泡动脉氧分压差升高、$PaCO_2$>45mmHg或动脉血气分析结果变差证实的呼吸衰竭[208]。活动可以引起颅内压升高,因此应该谨慎采取措施避免活动。12导联心电图可以识别酸中毒和低氧引起的心律失常,不能识别电解质异常引起的心律失常。常规对患者进行护理(见第11章)[208]。肺部状况通常在最初几个小时发生恶化,因此,所有患者需连续行胸部X线检查。临床表现严重的溺水患者,X线胸片通常会出现特征性的双侧浸润影,与其他原因引起的肺水肿表现一致。

(四)治疗

医院对溺水后患者的治疗受患者病情、环境、救援人员的技能等因素的影响,而早期基本生命支持的充分与否是决定患者结局的最重要因素。在排出进入气道的水时,不应采取海姆利克急救法,因为这样不仅无效,反而可能导致胃内容物的误吸。尽快给予100%氧气吸入[211-213]。

对于心脏骤停的溺水患者应积极采取复苏措施(见第25章),尽管长时间持续的心肺复苏常常和神经系统预后相关,然而冷水溺水者其预后可能较好。有自主循环的患者的治疗重点包括呼吸支持、纠正低氧血症、评估神经功能、维持合适的脑灌注、心血管支持、维持血流动力学稳定、纠正低体温及其他伤势治疗。

所有患者如果不需要机械通气,早期均需给予100%氧气经无重复呼吸面罩吸入。未出现呼吸系统症状患者应观察6~12小时,直至GCS>13,X线胸片无异常,无呼吸窘迫征象,吸入空气时血氧饱和度正常[205,208,212,213]。对于不能维持正常血氧饱和度的清醒患者,如果气道通畅,且有密切的心电监测,可以考虑先行CPAP或Bi-PAP,必要时再插管(见第15章)。

脑水肿和颅内压升高常见于低氧血症导致的神经损伤,推荐给予一般的支持治疗措施,因为没有明确的证据表明有创颅内压监测及相关治疗能够改善患者预后[205,206,212,213]。癫痫则要立即采取正确的治疗措施(见第17章)。如果可以,应该采用无创通气治疗急性呼吸窘迫综合征。巴比妥诱导的昏迷疗法或皮质类固醇治疗也不推荐,因为没有证据显示其可以改善预后[209,211]。

心血管支持可能需要很多方面治疗,早期治疗是纠正低氧血症,补充循环血量。低血压患者应当迅速扩容(晶体和胶体),留置导尿管用于每小时监测尿量。持续心血管衰竭的患者需要给予强心药并进行有创血流动力学监测[205, 206, 212, 213]。

因高冲力或浅水区跳水等受伤的患者应使用硬质颈托固定颈椎制动,尤其是那些颈部疼痛或意识水平改变的患者(见第 17 章)。以下对于低体温的治疗和复温方法也适用于溺水患者的治疗。

十二、低体温

(一)简介和发病率

低体温是指核心温度低于 35℃(由食管或直肠探头测量),通常与外界温度过低、湿度、风速、暴露时间过长或溺于冷水有关[214-216]。冻伤常见于气候比较冷的地区,然而,当人体温度低于周围环境温度时,可以很容易进展到低体温,所以在澳大利亚和新西兰相对温暖的地区,冻伤也是并不罕见的医疗问题。老年和少儿是易感人群[214, 217]。人体正常的核心温度为 37℃,上下波动 1~2℃。维持体温对于维持人体稳态来说至关重要,正常的调节机制可以应对外界温度的降低。

(二)临床表现

机体暴露于寒冷环境后,皮肤温度降低,交感神经兴奋导致周围血管收缩,皮肤血液循环减少,血液集中流向重要器官。血压、心率和呼吸速率上升,寒战(骨骼肌无意识阵挛运动)刺激代谢活动产生热量并促使血液流向骨骼肌,从而维持正常的体核温度。如果持续暴露于寒冷环境中,这些代偿功能将失效,最终出现体温过低[214, 216]。

环境温度未必特别低,其他因素如风或潮湿的衣裤都容易导致低体温的发生。意识水平降低的患者躺在冰凉的地面就可能会出现低体温[214]。当机体核心温度下降时,心脏功能也将出现问题,正常窦性节律可能逐渐出现窦性心动过缓、T 波倒置、P-R 期间和 Q-T 间期延长、心房颤动和心室颤动[214]。QRS 波异常、出现 Osborn 波(QRS 波和 S-T 段交界处出现一正向弯曲)往往是冻伤的特征表现[218]。

代谢性酸中毒和凝血功能异常也很常见,另还可见低血糖(过度寒战消耗了体内储存的糖原)的表现。由于低体温导致胰岛素功能受抑制,可以出现高血糖[214-216, 218-221]。核心温度降低到 30℃以下发生的生理变化总结在表 23.19。

(三)治疗

严重的低体温可能导致患者死亡:身体发冷、面色苍白、身体僵硬、对外界刺激没有反应。成功复苏的病例中有的体温低至 17℃,因为低体温能够保护重要器官免受缺氧损伤[215, 216, 218, 219]。正如一些人所说,在患者暖和过来之前不会死亡[215]。因

表 23.19
低体温的生理效应[214-216, 218-221]

生理效应	低体温的程度		
	轻度(32~35℃)	中度(28~32℃)	重度(<28℃)
全身代谢	寒战 耗氧量增加 高钾血症	耗氧量增加 酸中毒	正常代谢功能下降
心脏	血管收缩 心动过速 心排血量增加	房性心律失常 心动过缓	室性心律失常 心排血量下降
呼吸	气促 支气管痉挛	呼吸动力下降	呼吸暂停
神经系统	意识模糊 反射亢进	意识水平下降 反射减退	昏迷 反射消失
凝血功能	血小板功能障碍 凝血酶功能受损 血液黏度增加	红细胞比容升高	凝血机制异常导致出血时间缩短

此，大多数情况下，应该持续为患者实施抢救措施，直至患者核心温度达到 30℃[215, 216, 218, 219]。

> **实践提示**
>
> 对于湿冷的患者，去除湿衣服和为患者擦干是一个非常重要的急救措施，以防止体温进一步下降。

如果患者核心温度低于 32℃，需行"核心复温"。这种方法得到了广泛的支持，试验证明，体温每小时升高 7.5℃，心血管功能可更快速地恢复正常[214, 216]。可以采取多种有创内部复温的方法，如腹膜透析，虽然多数有效的复温方法是通过体外的心肺循环进行的，其传递热量的速度比其他方法快很多倍（约每小时 7.5℃）[217, 219]。虽然这一方法是有效的，但因具有明显的侵入性和较大风险，因此，用以治疗严重的低体温症患者[214]。

体外复温仅用于体核温度超过 32℃，可引起血管收缩导致低血容量性休克。外周低温血液流向体核深部可能进一步导致心肌降温和心室颤动[214, 216]。体外复温可以使用暖和的毛毯、电热毯或暖水袋等直接接触患者身体，使体温每小时提高大约 2.5℃[214, 216]。吸入性复温则采用吸入 42～46℃ 的氧气，也有明显的效果，因为 10% 左右的代谢热会通过呼吸道丢失[219]。

> **实践提示**
>
> 测量低温患者的血糖，来排除低血糖引起的意识状态改变。

温度低至 13.7℃ 的患者也可以恢复，因此在低温中死亡被定义为复温失败。因此，除非有其他因素阻止生存，复苏应该继续，直到患者的核心温度达到至少 30～32℃[216]。

十三、高体温和热射病

（一）简介和发病率

许多科学家表示越来越重要的环境危害之一是由于全球气候变化引起的热相关疾病。全球变暖和持续不断的高温天气等事件，造成了欧洲、美国和澳大利亚的大量人员死亡，科学家们预测这些事件将变得更加普遍[217, 222]。热射病在澳大利亚很常见，虽然在美国和欧洲死亡相对比较少，但是却有着重大的公共健康风险[217, 222]。

热射病可影响任何年龄段；然而，婴儿和老人发生热相关疾病的风险最高。婴儿是由于其体表面积大，排汗能力低且无法自行摄入液体导致的；老年人则可能是由于某些疾病导致的液体摄入受限，或服用药物导致排汗异常，或是穿过多的衣服导致的[217, 222]。另一个高风险人群是那些在炎热天气时期从事体力工作或运动的年轻人。

体温调节中枢功能改变导致不同程度的热射病，分为三类：热痉挛、热衰竭和热休克。过度在高温环境下，身体的体液流失量和电解质丢失量会增加[217, 222]。除了器官功能受损外，液体和电解质的丢失导致了热射病的并发症。导致热射病的因素有环境温度升高、锻炼导致产热增加、感染以及如安非他明、吩噻嗪类或其他兴奋剂等药物[217]。

（二）临床表现

当外界温度超过 32～35℃，湿度超过 70% 时，机体更易发生环境相关的热射病[217, 222]。患者生理状况和包括 GCS 评分在内的生命体征的评估可以判断是否出现低血容量和潜在或即将发生的休克。

热衰竭是热射病的一种较严重的形式，是由于大量出汗导致机体水分和盐分严重损失造成的，患者的体温可以在正常体温和低于 40℃ 之间[217, 222]。水和电解质的丢失引起肌肉痉挛、恶心、呕吐、头痛、头晕、无力、晕厥、口渴、心动过速、低血压、大量出汗，但神经功能正常[217]。

热休克是热射病最严重的形式，患者体温可超过 41℃，并出现神经功能受损。热休克虽然与机体排热障碍，排汗功能丧失和严重脱水有关，而不是强烈日晒引起的，但是该病的重要机制是机体热调节功能严重紊乱，所以通常也称为"中暑"[217, 222, 223]。

（三）治疗

高体温患者首要的治疗重点是维持气道、呼吸和循环[217, 222, 224]，及时纠正低氧、严重的血钾失衡和酸中毒等急性生理异常。热应激的患者存在大量的液体丢失，需要快速补液治疗，首选等渗生理盐水。应缓慢纠正全身的失水情况，最初 3～6 小时补足一半失水量，剩余的后续 6～9 小时补足[222]。

其次，要迅速采取降温措施。在 30 分钟内将核心温度降至 38.9℃ 以下，可以提高患者生存率，最小化终末器官的损伤。理想的降温速度是每分钟降低核心温度 0.2℃/min[222]。非侵入性降温的方法有脱去衣物，用温水浸湿的被单覆盖在患者身上。在患者腋下、颈部和腹股沟放置冰袋。对于传统降温措施无效的患者可采用侵入性降温措施，如冰水洗胃、体外心肺循环降温等[217, 222]。应持续监测患者核心温度，持续测量直肠或鼓膜体温。尚无随机临床试验证实何种降温措施更加有效[222]。

总结

　　本章回顾了急诊的重要工作制度与流程，介绍了对急诊患者的早期评估方法，介绍了急诊独有的急诊分诊，确定患者治疗的顺序。描述了急诊护士对患者的早期评估、治疗与护理；依据最新证据和实践的结果概括了常见急症的早期急诊治疗护理措施。

　　急诊环境是动态变化的，要想全面阐述急诊护理实践和临床管理的内容仅用本章远远不够。因此，重症护士还需进一步熟悉本书其他章节的内容或其他资源，正如在本章开头所说，急诊常见的其他症状，如创伤和心搏骤停会在第 24 章和第 25 章阐述。

　　急诊护理是一个实践性的学科，跟所有实践的专业一样。急救护理面临的困难时是就诊患者数量的预测，社区的人口结构的变化及不可预知性。急诊护士需要具备广博的知识，提高应变能力，以满足临床需求。

病例学习

　　7 点 50 分：玛丽亚 . 巴克斯特，女性，42 岁，由家人驱车将其送至急诊，疑似杀虫剂中毒。玛丽亚的配偶及姐姐对分诊护士说患者"摄入过量杀虫剂，伴有呕吐"。分诊护士对患者的姐姐进行询问后发现，患者故意喝下大约一杯的杀虫剂。

　　分诊护士戴上手套，并穿上防护服做好隔离，然后评估坐于车后座的患者。早期分诊评估时，玛利亚清醒能够讲话，主诉"感觉不适"。分诊护士发现患者有呕吐迹象，车里有强烈的大蒜味。分诊护士立即回到分诊台，通知急诊转运协调员患者的情况，表明所需的援助，指出急救人员应采取化学污染患者的标准方案进行救治。

　　医务人员在准备救治场地（急诊科外的一个独立房间，具备负压层流，可高流量排出空气）的过程中，玛丽亚仍留在车里。救治人员自身采取个人防护装备来保护个人安全。3 名穿戴整齐的护士辅助玛丽亚走出汽车。迅速评估后，她被带到一个外部淋浴间，脱去衣物并将其置于一个密封的垃圾袋中。使用温肥皂水冲洗患者时，护士发现患者口周和双手的油性物质经水冲后变白。彻底洗净这些物质后，患者被置于急诊的隔离室。

　　8 点 3 分：依据其化学药品暴露史和表现的反应，玛丽亚的最初分诊评级为 ATS2 级，也就是说她要在 10 分钟内看到医生。早期观察发现，患者清醒，皮肤呈粉红色、温暖、干燥，脉搏 72 次 /min，血压 117/71mmHg，血氧饱和度 100%。急诊护士给予心电监测和面罩氧气吸入（6L/min），开放静脉通路，抽取静脉血标本。

　　8 点 10 分：首次医疗评估发现以下病史：

- 玛丽亚发生过 2 次呕吐，一次在车上，一次在急诊，之后出现腹泻。
- 玛丽亚故意服入"毒死蜱"，估计是在 6 点 30 分到 6 点 45 分饮入约半杯。玛丽亚曾表示要自杀。
- 陪伴家属无相关症状：他们当时没有有机磷附着的身体表象，然而，他们主诉头痛，闻着药味感觉很难受。
- 家属提供的容器的标签信息为"超级水牛杀虫剂，20% 毒死蜱，65% 液态烃"。

　　8 点 15 分：联系毒物信息热线进行咨询，得到以下信息。

- 症状可能有潜伏期。
- 该药中含有活性代谢产物。
- 需测血清胆碱酯酶活性。
- 口服一个剂量的活性炭。
- 根据心率反应实验给予一定剂量的阿托品。
- 阿托品无效或出现恶化症状时推荐给予解磷定。

8点25分：玛丽亚的脉搏率为110次/min，给予0.5mg阿托品静脉推注，脉率升至125次/min。医嘱行胸部X线检查。

8点30分：玛丽亚面部、额头开始轻微出汗。唾液分泌未增加，但舌头上可见大量唾液。无明显的肌肉收缩，瞳孔直径从4mm减小到1mm，听诊呼吸音清，四肢肌力正常。此时，医务人员正与其家属讨论其病情进展情况，包括摄入毒物的潜在危险并为家属提供情感支持。

8点45分：玛丽亚开始出现广泛的肌肉震颤，但肌力良好，咳嗽和呼吸功能正常。脉率上升到144/min，血压为140/90mmHg。遵医嘱给予负荷剂量的解磷定剂量（1g解磷定溶于100ml生理盐水），静脉输注时间大于30分钟，之后解磷定以400mg/h泵入。

8点50分：请ICU会诊，重症医师评估患者病情后，同意当前处理方法，并接受玛丽亚进入ICU治疗。这时，ICU病床已备好，早期胸部X线结果已出，肺野清晰。重症医师指出，患者心电图显示窦性心动过速，无节律失常。此时急诊人员正处理玛丽亚主诉的恶心和头痛症状，轮班对其进行看护。

9点：玛丽亚出汗增多，之后出现腹泻，并开始咳嗽，唾液分泌增加，需给予吸痰；但是患者能够说话，其GCS评分一直是15分。其他的指标，心率为130次/min，呼吸速率24次/min，血压140/95mmHg，血氧饱和度99%。

9点10分：ICU床位备好后，玛丽亚在重症医师、急诊医师和急诊护士的陪同下往ICU病房转运，转运过程中保证持续监测，并备有复苏仪器以保证患者转运安全。

9点15分：去往ICU的途中，玛丽亚的病情突然恶化。意识水平和呼吸功能急剧下降，患者表现为极度虚弱，全身立毛肌收缩伴肌肉震颤。使用简易呼吸器辅助通气。

9点20分：抵达ICU时，玛丽亚因为过于虚弱和GCS下降无法保护气道。给予咪达唑仑3mg和维库溴铵10mg注射，诱导插管。

ICU住院小结：玛丽亚需要3天的机械通气，依据胆碱酯酶降低的程度需给予2天的解磷定输注。拔管时，玛利亚主诉头痛和全身无力，但是能够进食、饮水和活动。在出院转入精神治疗机构之前，她共在ICU住了5天。

精神科住院小结：玛丽亚被诊断为认知行为调节不良和有自杀冲动的中度抑郁症。她对医务人员说不会再次服用杀虫剂，也没有其他自我伤害的想法。玛丽亚在精神科治疗了5天，出院时无自杀念头。安排了社区精神卫生服务小组对其继续随访。

病例问题

1. 进入急诊科前，为什么要脱去玛丽亚的衣服，并用肥皂水给其洗澡？
2. 概述在本例中毒中给予阿托品的生理效应。阿托品治疗的临床终点是什么，如何来监测？
3. 解磷定是用来治疗有症状的有机磷中毒的患者，该药的作用机制是什么？
4. 玛丽亚的家属在急诊早期治疗的过程中要求与玛丽亚见面，你怎么来处理这个需求？
请考虑以下问题：
a. 对患者目前的安全型。
b. 家属触及到这类中毒物质的处理措施。
c. 在急诊科，潜在有毒物质的隔离。

相 关 研 究

Muntlin A, Carlsson M, Safwenberg U, Gunningberg L. Outcomes of a nurse initiated IV analgesic protocol for abdominal pain in an emergency department: a quasi-experimental study. Int J Nurs Stud 2011;48(1):13–23

背景: 腹痛是急诊科最常见急症之一。调查显示,患者对他们接受的疼痛治疗并不满意。疼痛治疗不足的原因有疼痛评估知识欠缺,疼痛的谬见多,患者和医疗专业人员之间缺乏沟通以及机构的局限性。

目的: 本研究的目的是调查护理评估的结局、疼痛评估和护士启动的静脉用阿片类镇痛药与标准程序对于急诊腹痛患者腹痛管理的效果。结局指标是:(a)疼痛强度;(b)镇痛药给予的频率;(c)给予镇痛的时间;(d)转运时间;(e)患者对疼痛管理的护理质量的看法。

设计: 采用类实验(前、后)设计。

地点: 这项研究在瑞典大学医院的急诊科进行。

受试者: 就诊于急诊的腹痛的患者应邀参加。该研究有三个阶段,各阶段的患者分别为 50 名、100 名和 50 名。纳入标准为:持续腹痛不超过 2 天,年龄超过 18 岁,对人、地点和时间的定向力正常。排除标准为:由于外伤引起的腹痛,需立即采取措施,疼痛强度为 9～10 分。

方法: 在这三个研究阶段,患者在急诊科疼痛治疗质量的认知情况采用问卷调查的形式进行评估。干预阶段包括教育、护理评估方案和镇痛的给药情况。

结果: 护理评估和护士启动的静脉注射阿片类镇痛药可显著降低镇痛药的给药频率,减少了镇痛药物使用的时间。患者感觉疼痛强度较低,提高了疼痛治疗的质量。

结论: 干预措施提高了急诊科疼痛管理水平。结构化护理评估也能影响患者对急诊科疼痛管理中护理质量的认知。

评论

本文介绍了瑞典护士启动的镇痛方案对于急性腹痛患者的镇痛效果。急诊科和病房的镇痛方案通常都比较差。为了改善急性腹痛患者的护理质量,采取了一种以护理评估、疼痛评估和护士启动的阿片类镇痛药为重点的策略。干预前,对护士进行了为期一个月的针对培训。50 名注册护士中的大多数(n=47)采取了根据文献和临床经验制定的阶梯式镇痛给药顺序。同时该给药顺序也得到了急诊科主任,普通外科专家和急诊科的注册护士验证了其临床有效性和临床适用性。该顺序以疼痛评分,患者评估以及纳入和排除标准(例如对吗啡过敏、怀孕、疼痛强度>8、循环或呼吸状况)为基础,以确保患者的安全和预防不良事件(并没有不良事件发生)。

评估结局的方式有:疼痛强度,接受镇痛的频率,接受镇痛的时间,急诊转运时间,以及患者对疼痛治疗质量的看法。这些结果是在干预的前(A1 阶段)、中(B 阶段)和后(A2 阶段)三个阶段进行测量的。这是一个严谨的设计,由于实践和经济原因无法进行随机对照试验(评价研究干预的效果的最佳研究设计方法)。作者提供了根据先前记录的临床数据和统计效力计算出来的样本量大小(A1 中 n=50,在 B 中 n=100,在 A2 中 n=50)。在研究中使用的方法和结果是基于以前的研究,需要说明的是在这项研究中,对这些工具和结果做了微小的调整,以适应急诊的情境。描述性和推断性统计分析是明确的、全面的,包括对于单因素方差分析采用了 Bonferroni 修正检验来避免群体显著性。作者认识到可能发生偏倚的地方并提出了重要的信息,例如:在年龄和性别方面,退出患者与入组患者没有差别,并且在三个阶段的患者之间在背景告知方面没有显著差异。

研究结果表明,结构化的护理评估方案和护士启动的静脉阿片类镇痛药可以增加疼痛评估频率和接受镇痛剂的频率,同时也减少患者在急诊中等待镇痛的时间(中位时间:A1 为 1.8 小时、B 为 1 小时、A2 为 1.7 小时)。虽然这项研究有一些局限性,如中途退出者和问卷调查不完整,但从一定程度上来说在其他场所应用具有可推广性。

总体而言,这是一个很好的研究案例,陈述了基于证据改变护理实践,以相对较低的成本改善患者结局,提高服务的质量。

学习活动

这些学习活动将要求您研究您所在的临床区域中的流程，并了解面对化学污染患者时应采取的方法，重要的紧急干预措施，以及患者就诊的临床单元和接诊人员的个人防护。

1. 回顾你所在的部门对于可能收到化学物质损害的患者的管理计划。
2. 概述你所在的部门工作人员使用的个人防护用品的情况。
3. 描述有机磷的吸收途径，如何可以最大限度地减少人员暴露程度。

在线资源

American Emergency Nurses Association, www.ena.org

Australasian College for Emergency Medicine, www.acem.org.au

Australian College of Emergency Nursing, https://acen.com.au

Australian Institute of Health and Welfare, www.aihw.gov.au

Australian Venom Research Unit, www.avru.org

Best Bets, www.bestbets.org

Clinical Toxinology Resources, Women's and Children's Hospital, Adelaide, www.toxinology.com

College of Emergency Nursing Australasia, www.cena.org.au

College of Emergency Nursing New Zealand, www.nzno.org.nz/groups/colleges/college_of_emergency_nurses

Commonwealth Serum Laboratories Antivenom Handbook eMedicine, www.emedicine.com

Emergency Nursing World, http://enw.org

National Asthma Council of Australia, www.nationalasthma.org.au

National Institute of Clinical Studies, Emergency Care Community of Practice Project, www.nicsl.com.au

New Zealand Health Information Service, www.nzhis.govt.nz

New Zealand Ministry of Health, www.moh.govt.nz

Poisons Information Australia, telephone: 131126

Poisons Information New Zealand, phone: 0800 POISON or 0800 764766

The Cochrane Centre, http://acc.cochrane.org

扩展阅读

White J. A clinician's guide to Australian venomous bites and stings: Incorporating the updated CSL Antivenom Handbook. CSL Ltd, <http://www.toxinology.com/fusebox.cfm?staticaction=generic_static_files/cgavbs_avh.html>; 2013.

参考文献

1 Pink N. Triage in the accident and emergency department. Aust Nurs J 1977;6(9):35–6.

2 Australasian College for Emergency Medicine. National Triage Scale. Emerg Med 1994;6(2):245-6.

3 Manchester Triage Group. Emergency triage. 1st ed. London: BMJ Publishing; 1997.

4 Australasian College for Emergency Medicine. Australasian triage scale. Emerg Med 2002;14:335-6.

5 Whitby S, Ieraci S, Johnson D, Mohsin M. Analysis of the process of triage: The use and outcome of the National Triage Scale. Canberra: Commonwealth Department of Family Services; 1997.

6 Kelly A, Richardson D. Training for the role of triage in Australasia. Emerg Med 2001;113:230-2.

7 Fernandes CM, Tanabe P, Gilboy N, Johnson LA, McNair RS, Rosenau AM et al. Five-level triage: a report from the ACEP/ENA Five-level Triage Task Force. J Emerg Nurs 2005;31(1):39-50; quiz 118.

8 Kitt S. Emergency nursing: A physiological and clinical perspective. 2nd ed. Philadelphia: WB Saunders; 1995.

9 McMahon M. ED triage: Is a five level triage system the best? Am J Nurs 2003;103(3):61-3.

10 Robertson-Steel I. Evolution of triage systems. Emerg Med J 2006;23(2):154-5.

11 Canadian Association of Emergency Physicians. Implementation guidelines for the Canadian emergency department Triage and Acuity Scale (CTAS), <http://caep.ca/resources/ctas/implementation-guidelines> [accessed 12.14].

12. College of Emergency Nursing Australasia. Position Statement Triage Nurse, <http://www.cena.org.au/>; 2009 [accessed 12.14].

13 Australian College for Emergency Medicine. Guidelines for implementation of the Australasian Triage Scale in Emergency Departments, <https://www.acem.org.au/getattachment/d19d5ad3-e1f4-4e4f-bf83-7e09cae27d76/G24-Implementation-of-the-Australasian-Triage-Scal. aspx>; 2005 [accessed 12.14].

14 van der Wulp I, van Stel HF. Calculating kappas from adjusted data improved the comparability of the reliability of triage systems: a comparative study. J Clin Epidemiol 2010;63(11):1256-63.

15 Gilboy N, Tanabe P, Travers DA, Rosenau A. The Emergency Severity Index (ESI): A triage tool for emergency department. Version 4, <http://www.ahrq.gov/professionals/systems/hospital/esi/esi1.html>; 2012 [accessed 12.14].

16 Travers DA, Waller AE, Bowling JM, Flowers D, Tintinalli J. Five-level triage system more effective than three-level in tertiary emergency department. J Emerg Nurs 2002;28(5):395-400.

17 Ng CJ, Hsu KH, Kuan JT, Chiu TF, Chen WK, Lin HJ et al. Comparison between Canadian Triage and Acuity Scale and Taiwan Triage System in emergency departments. J Formos Med Assoc 2010;109(11):828-37.

18 Maningas PA, Hime DA, Parker DE, McMurry TA. The Soterion Rapid Triage System: evaluation of inter-rater reliability and validity. J Emerg Med 2006;30(4):461-9.

19 Farrohknia N, Castren M, Ehrenberg A, Lind L, Oredsson S, Jonsson H et al. Emergency department triage scales and their components: a systematic review of the scientific evidence. Scand J Trauma Resusc Emerg Med 2011;19:42.

20 FitzGerald G, Jelinek GA, Scott D, Gerdtz MF. Emergency department triage revisited. Emerg Med J 2010;27(2):86-92.

21 Commonwealth Department of Health and Family Services and the Australian College of Emergency Medicine. Australian national triage scale: a user's manual. Pardy M, ed. Canberra: CDHFS; 1997.

22 College of Emergency Nursing Australasia. Position Statement Triage and the Australasian Triage Scale, <http://cena.org.au/wp-content/ uploads/2014/10/2012_06_14_CENA_-_Position_Statement_Triage.pdf>; 2012 [accessed 12.14].

23 Jelinek C, Little M. Inter-rater reliability of the national triage scale over 11,500 simulated occasions of triage. Emerg Med 1996;8:226-30.

24 Western Australian Centre for Evidence Informed Healthcare Practice. Triage in the Emergency Department. Western Australia: Curtin University, <http://www.bhi.nsw.gov.au/__data/assets/pdf_file/0016/170620/Examples_of_triage_conditions.pdf>; 2011 [accessed 12.14].

25 Tanabe P, Gilboy N, Travers DA. Emergency Severity Index version 4: clarifying common questions. J Emerg Nurs 2007;33(2):182-5.

26 Department of Health and Ageing. Emergency triage education kit. http://www.health.gov.au/: Australian Government, <http://www.health.gov. au/internet/main/publishing.nsf/Content/casemix-ED-Triage+Review+Fact+Sheet+Documents>; 2007 [accessed 12.14].

27 Mental Health and Drug and Alcohol Office. Mental Health Triage Policy. Sydney: NSW Government, <http://www.health.nsw.gov.au/>; 2012 [accessed 12.14].

28 Mental Health and Drug and Alcohol Office. Mental Health for Emergency Department – A reference guide. Sydney: NSW Department of Health; 2009.

29 Broadbent M, Jarman, Berk M. Emergency department mental health triage scales improve outcomes. J Eval Clin Pract 2004;10(1):57-62.

30 Department of Human Services. Mental health care: Framework for emergency department services. Melbourne: Victorian Government Department of Human Services, <http://www.health.vic.gov.au/mentalhealth/emergency/framework.htm>; 2007 (updated May 2014) [accessed 12.14].

31 Larkin GL, Claassen CA, Emond JA, Pelletier AJ, Camargo CA. Trends in U.S. emergency department visits for mental health conditions, 1992 to 2001. Psychiatr Serv 2005;56(6):671-7.

32 Adeosun I, Adegbohun AA, Jeje OO, Oyekunle OO, Omoniyi MO. Urgent and nonurgent presentations to a psychiatric emergency service in Nigeria: pattern and correlates. Emerg Med Int 2014;2014:479081.

33 Buys H, Muloiwa R, Westwood C, Richardson D, Cheema B, Westwood A. An adapted triage tool (ETAT) at Red Cross War Memorial Children's Hospital Medical Emergency Unit, Cape Town: an evaluation. S Afr Med J 2013;103(3):161-5.

34 Durojalve L, O'Meara M. A study of triage in paediatric patients in Australia. Emerg Med 2002;4: 67-76.

35 Bertolote JM, Fleischmann A, Butchart A, Besbelli N. Suicide, suicide attempts and pesticides: a major hidden public health problem, Editorial. Bull WHO 2006;84(4):260-1.

36 Australian and New Zealand Society of Geriatric Medicine. The management of older patients in the emergency department, <http://www. anzsgm.org/managementofolderpatientsintheemergencydepartment.pdf>; 2008 [accessed 12.14].

37 Carpenter CR, Bromley M, Caterino JM, Chun A, Gerson LW, Greenspan J et al. Optimal older adult emergency care: introducing multidisciplinary geriatric emergency department guidelines from the American College of Emergency Physicians, American Geriatrics Society, Emergency Nurses Association, and Society for Academic Emergency Medicine. J Am Geriatr Soc 2014;62(7):1360-3.

38 Carpenter CR, Platts-Mills TF. Evolving prehospital, emergency department, and "inpatient" management models for geriatric emergencies. Clin Geriatr Med 2013;29(1):31-47.

39 Arendts G, Lowthian J. Demography is destiny: an agenda for geriatric medicine in Australasia. Emerg Med Australas 2013;25(3):271-8.

40 Australasian College of Emergency Medicine. Policy on the care of elderly patients in the emergency department, <https://www.acem.org.au/ getattachment/1b47b3b9-0643-4860-b3c9-52435d8cf8d0/Policy-on-the-Care-of-Elderly-Patients-in-the-Emer.aspx>; 2013 [accessed 12.14].

41 Karam A. Radiological incidents and emergencies. In: Veenema TG. Disaster nursing and emergency preparedness for chemical, biological and radiological terrorism and other hazards. 2nd ed. New York: Springer Publishing Company; 2007, pp 521–45.

42 Colella M, Thompson S, McIntosh S, Logan M. An introduction to radiological terrorism. J Emer Manag 2005;20(2):9-17.

43 Thornton R, Court B, Meara J, Murray V, Palmer I, Scott R et al. Chemical, biological, radiological and nuclear terrorism: an introduction for occupational physicians. Occup Med (Lond) 2004;54(2):101-9.

44 Veenema TG, Benitez J, Benware S. Chemical agents of concern. In: Veenema TG (ed). Disaster nursing and emergency preparedness for chemical, biological and radiological terrorism and other hazards. 2nd ed. New York: Springer Publishing Company; 2007, pp 483–505.

45 Croddy E, Ackerman G. Biological and chemical terrorism: a unique threat. In: Veenema TG (ed). Disaster nursing and emergency preparedness for chemical, biological and radiological terrorism and other hazards. 2nd ed. New York: Springer Publishing Company; 2007, pp 365–89.

46 Pigott D, Kazzi Z. Biological agents of concern. In: Veenema TG (ed). Disaster nursing and emergency preparedness for chemical, biological and radiological terrorism and other hazards. 2nd ed. New York: Springer Publishing Company; 2007, pp 403-23.

47 Varma. D, Guest. I. The Bhopal accident and methyl isocyanate toxicity. J Toxicol Environ Health 1993;40(4):513-29.

48 Kumar V, Goel R, Chawla R, Silambarasan M, Sharma RK. Chemical, biological, radiological, and nuclear decontamination: recent trends and future perspective. J Pharm Bioallied Sci 2010;2(3):220-38.

49 Ollerton JE. Emergency department response to the deliberate release of biological agents. Emerg Med J 2004;21(1):5-8.

50 Wessely S, Hyams KC. Editorials: Psychological implications of chemical and biological weapons. Long term social and psychological effects may be worse than acute ones. BMJ 2001;323:878.

51 Okumura T, Hisaoka T, Yamada A, Naito T, Isonuma H, Okumura S et al. The Tokyo subway sarin attack – lessons learned. Toxicol Appl Pharmacol 2005;207(2 Suppl):471-6.

52 Morris J, Ieraci S, Bauman A, Mohsin M. Emergency department work practices review project: introduction of work practice model and development of clinical documentation system specifications. Sydney: NSW Department of Health; 2001.

53 Fry M, Borg A, Jackson S, McAlpine A. The advanced clinical nurse a new model of practice: meeting the challenge of peak activity periods. Aust Emerg Nurs J 1999;2(3):26-8.

54 Patel H, Celenza A, Watters T. Effect of nurse initiated X-rays of the lower limb on patient transit time through the emergency department. Australas Emerg Nurs J 2012;15(4):229-34.

55 Fry M. Triage nurses order x-rays for patients with isolated distal limb injuries: a 12-month ED study. J Emerg Nurs 2001;27(1):17-22.

56 Lindley-Jones M, Finlayson B. Triage nurse requested x rays – are they worthwhile? J Accid Emerg Med 2000;17(2):103-7.

57 Fry M. Expanding the triage nurses role in the emergency department: how will this influence practice? Aust Emerg Nurs J 2002;5(1):32-6.

58 McCallum T. Pain management in Australian emergency departments: a critical appraisal of evidence based practice. Aust Emerg Nurs J 2004; 6(2):9-13.

59 Fry M, Holdgate A. Nurse-initiated intravenous morphine in the emergency department: efficacy, rate of adverse events and impact on time to analgesia. Emerg Med 2002;14:246-54.

60 Coman M, Kelly A. Safety of a nurse-managed, titrated analgesia protocol for the management of severe pain in the emergency department. Emerg Med 1999;11:128-32.

61 Muntlin A, Carlsson M, Safwenberg U, Gunningberg L. Outcomes of a nurse-initiated intravenous analgesic protocol for abdominal pain in an emergency department: a quasi-experimental study. Int J Nurs Stud 2011;48(1):13-23.

62 Australasian College for Emergency Medicine Australian and New Zealand College of Anaesthetists Joint Faculty of Intensive Care Medicine. Minimum standards for transport of critically ill patients, <http://www.anzca.edu.au/resources/professional-documents/pdfs/ps52-2013-guidelines-for-transport-of-critically-ill-patients.pdf>; 2003 (updated Nov 2013) [accessed 12.14].

63 Advanced Life Support Group. Major incident medical management and support: the practical approach. 2nd ed. London: BMJ Books; 2002.

64 Emergency Management Australia. Australian emergency manuals series Part 3. Emergency management practice, Vol. 1, Service provision; manual 2. Disaster medicine. Australian Government. 2nd ed. Australian Emergency Management Institute, <https://ema.infoservices.com.au/collections/handbook>; 2010.

65 Brennan R, Bradt D, Abrahams J. Medical issues in disasters. In: Cameron P, Jelinek G, Kelly A-M, Murray L, Brown A, eds. Textbook of adult emergency medicine. 3rd ed. Edinburgh: Churchill Livingstone Elsevier; 2009, pp 785-93.

66 Wallen E, Venkataraman S, Grosso M, Kiene K, Orr RA. Intrahospital transport of critically ill paediatric patients. Crit Care Med 1995;23:1588-95.

67 Waddell G. Movement of critically ill patients within hospital. BMJ 1975;2(5968):417-19.

68 Warren J, Fromm R, Orr R, Rotello L, Horst H. Guidelines for the inter- and intrahospital transport of critically ill patients. Crit Care Med 2004;32(1):256-62.

69 Whiteley S, Gray A, McHugh P, O'Riordan B. Guidelines for the transport of the critically ill adult: standards and guidelines:, <http://critical caremedicine.pbworks.com/f/Transport+of+Critically+Ill+Patient~ICS.PDF>; 2002 [accessed 12.14].

70 Goldhill D, Gemmell L, Lutman D, McDevitt S, Parris M, Waldmann C et al. Interhospital transfer. <http://www.aagbi.org/sites/default/files/interhospital09.pdf>; 2009 [accessed 12.14].

71 Ehrenwerth J, Sorbo S, Hackel A. Transport of critically ill adults. Crit Care Med 1986;14(6): 543-7.

72 Braman S, Dunn S, Amico C, Millman R. Complications of intrahospital transport in critically ill patients. Ann Intern Med 1987;107(4):469-73.

73 Duke G, Green J. Outcome of critically ill patients undergoing interhospital transfer. Med J Aust 2001;174:122-5.

74 American College of Emergency Physicians. Hospital Disaster Preparedness Self-Assessment Tool, <http://www.acep.org/content.aspx?id=912052002> [accessed 12.14].

75 Tallman T. Acute bronchitis and upper airways. In: Tintinalli J, Stapczynski J, Ma J, Cline D, Cydulka R, Meckler G, eds. Emergency medicine; A comprehensive study guide. American College of Emergency Physicians. 7th ed. New York: McGraw-Hill; 2011, pp 445-58.

76 Emerman C, Anderson E, Cline D. Community acquired pneumonia, aspiration pneumonia. In: Tintinalli J, Stapczynski J, Ma J, Cline D, Cydulka R, Meckler G, eds. Emergency medicine; A comprehensive study guide. American College of Emergency Physicians. 7th ed. New York:

McGraw-Hill; 2011, pp 479-91.

77 Wills CP, Young M, White DW. Pitfalls in the evaluation of shortness of breath. Emerg Med Clinics N Am 2010;28:163-81.

78 Sarko J, Stapczynski J. Respiratory distress. In: Tintinalli J, Stapczynski J, Ma J, Cline D, Cydulka R, Meckler G, eds. Emergency medicine; A comprehensive study guide. American College of Emergency Physicians. 7th ed. New York: McGraw-Hill; 2011, pp 465-73.

79 Hore C, Roberts J. Respiratory emergencies: the acutely breathless patient. In: Fulde G, ed. Emergency medicine: The principles of practice. Sydney: Elsevier; 2009, pp 122-39.

80 Callahan JM. Pulse oximetry in emergency medicine. Emerg Med Clin N Am 2008;26:896-79.

81 Kelly A. Asthma. In: Cameron P, Jelinek G, Kelly A-M, Murray L, Brown A, eds. Textbook of adult emergency medicine. 3rd ed. Edinburgh: Churchill Livingstone Elsevier; 2009, pp 279-82.

82 Australian Centre for Asthma Monitoring. Asthma in Australia, <http://www.aihw.gov.au/publication-detail/?id=10737420159>; 2011 [accessed 12.14].

83 Powell C, Kelly A, Kerr D. Lack of agreement in classification of the severity of acute asthma between emergency physician assessment and classification using the National Asthma Council Australia guidelines. Emerg Med 2003;15(1):49-53.

84 National Asthma Council Australia. Asthma management handbook, <http:www.nationalasthma.org.au/cms/index.php>; 2014 [accessed 05.14].

85 Cyudlka R. Acute asthma in adults. In: Tintinalli J, Stapczynski J, Ma J, Cline D, Cydulka R, Meckler G, eds. Emergency medicine; A comprehensive study guide. American College of Emergency Physicians. 7th ed. New York: McGraw-Hill; 2011, pp 468-75.

86 Hillman K, Bishop G. Specific respiratory problems. Clinical intensive care and acute medicine. 2nd ed. Cambridge: Cambridge University Press; 2004, pp 325-73.

87 Putland M. Community acquired pneumonia. In: Cameron P, Jelinek G, Kelly A-M, Murray L, Brown A, eds. Textbook of adult emergency medicine. 3rd ed. Edinburgh: Churchill Livingstone; 2009. p. 283-93.

88 Lazarus SC. Clinical practice. Emergency treatment of asthma. N Engl J Med 2010;363(8):755-64.

89 Bates C, Cydulka R. Chronic obstructive pulmonary disease. In: Tintinalli J, Stapczynski J, Ma J, Cline D, Cydulka R, Meckler G, eds. Emergency medicine; A comprehensive study guide. American College of Emergency Physicians. 7th ed. New York: McGraw-Hill; 2011, pp 511-9.

90 Naughton M, Tuxen D. Acute respiratory failure in chronic obstructive pulmonary disease. In: Bersten A, Soni N, Oh T, eds. Oh's intensive care manual. 5th ed. Oxford: Butterworth-Heinemann; 2003, pp 297-308.

91 Murrie J, Wu L. Factors influencing in-hospital mortality in community-acquired pneumonia: a prospective study of patients not initially admitted to the ICU. Chest 2005;127:1260-70.

92 Green G, Hill P. Approaches to chest pain. In: Tintinalli J, Stapczynski J, Ma J, Cline D, Cydulka R, Meckler G, eds. Emergency medicine; A comprehensive study guide. American College of Emergency Physicians. 7th ed. New York: McGraw-Hill; 2011, pp 333-43.

93 Hollander J. Acute coronary syndromes: acute myocardial infarction and unstable angina. In: Tintinalli J, Stapczynski J, Ma J, Cline D, Cydulka R, Meckler G, eds. Emergency medicine; A comprehensive study guide. American College of Emergency Physicians. 7th ed. New York: McGraw-Hill; 2011, pp 343-59.

94 Goodacre S. Chest pain. In: Cameron P, Jelinek G, Kelly A-M, Murray L, Brown A, eds. Textbook of adult emergency medicine. 3rd ed. Edinburgh: Churchill Livingstone Elsevier; 2009, pp 205-7.

95 Whelan P, Whelan A. The approach to the patient with chest pain, dyspnoea or haemoptysis. In: Fulde G, ed. Emergency medicine: The principles of practice. Sydney: Elsevier; 2009, pp 96-107.

96 Parsonage WA, Cullen L, Younger JF. The approach to patients with possible cardiac chest pain. Med J Aust 2013;199(1):30-4.

97 Jones ID, Slovis CM. Pitfalls in evaluating the low risk chest pain patient. Emerg Med Clinic N Am 2010;28:183-201.

98 Woo KC, Schnieder JI. High risk chief complaints 1: chest pain – the big three. Emerg Med Clinics N Am 2009;27:685-712.

99 Queensland Government. Cardiac chest pain risk stratification pathway, <http:www.health.qld.gov.au/caru/pathways/docs/pathway_chstpain.pdf>; 2012 [accessed 12.14].

100 Edwards N, Varma M, Pitcher D. Changing names, changing times, changing treatment: an overview of acute coronary syndromes. Br J Resusc 2005;4:6-10.

101 National Centre for Monitoring Cardiovascular Disease. Heart, stroke and vascular diseases, <http://www.aihw.gov.au/publication-detail/?id=6442467236>; 2001 [accessed 2014 Dec].

102 Goodacre S, Kelly AM. Acute coronary syndromes. In: Cameron P, Jelinek G, Kelly A-M, Murray L, Brown A, eds. Textbook of adult emergency medicine. 3rd ed. Edinburgh: Churchill Livingston; 2009, pp 208-14.

103 Prince L, Johnson G. Aortic dissection and aneurysms. In: Tintinalli J, Stapczynski J, Ma J, Cline D, Cydulka R, Meckler G, eds. Emergency medicine; A comprehensive study guide. American College of Emergency Physicians. 7th ed. New York: McGraw-Hill; 2011, pp 404-9.

104 Drake TR. Aortic aneurysms and aortic dissection. In: Markovchick VJ, Pons PT, eds. Emergency medicine secrets. 3rd ed. Philadelphia: Hanley & Belfus; 2003, pp 154-7.

105 Gallagher EJ, Lukens TW, Colucciello SV, Morgan DL. Clinical policy: critical issues for the initial evaluation and management of patients presenting with a chief complaint of non traumatic abdominal pain. Annal Emerg Med 2000;36(4):406-15.

106 Graff L, Robinson D. Abdominal pain and emergency department evaluation. Emerg Med Clin N Am 2001;19(1):123-35.

107 Lameris W, van Randen A, Dijkgraaf MG, Bossuyt PM, Stoker J, Boermeester MA. Optimization of diagnostic imaging use in patients with acute abdominal pain (OPTIMA): design and rationale. BMC Emerg Med 2007;7:9.

108 Kamin RA, Nowicki TA, Courtney DS, Powers RD. Pearls and pitfalls in the emergency department evaluation of abdominal pain. Emerg Med Clin N Am 2003;21(1):61-72.

109 O'Toole J. Abdominal pain: pathophysiology, etiology, diagnosis, and therapy (pain management in the ED). Top Emerg Med 2002;24(1):46-51.

110 Trott A, Lucas R. Acute abdominal pain. In: Rosen P, ed. Emergency medicine: Concepts and clinical practice. 4th ed. St Louis: Mosby; 1998, pp 1888-903.

111 Chan K, Seow E. Approaches to abdominal pain. In: Cameron P, Jelinek G, Kelly A-M, Murray L, Brown A, eds. Textbook of adult emergency medicine. 3rd ed. Edinburgh: Churchill Livingstone Elsevier; 2009, pp 316-25.

112 Dagiely S. An algorithm for triaging commonly missed causes of acute abdominal pain. J Emer Nurs 2006;32(1):9.

113 Paseo C. Pain in the emergency department: withholding pain medication is not justified. Am J Nurs 2003;103(7):73-4.

114 National Institute of Clinical Studies. Pain medication for acute abdominal pain, <http://www.nhmrc.gov.au/_files_nhmrc/file/nics/material_resources/pain_medication_aute_abdominal_pain.pdf>; 2008 [accessed 12.14].

115 Tillman K, Lee OD, Whitty K. Abdominal aortic aneurysm: an often asymptomatic and fatal men's health issue. Am J Mens Health 2013;7(2):163-8.

116 Chung CH. Aneurysms. In: Cameron P, Jelinek G, Kelly A-M, Murray L, Brown A, eds. Textbook of adult emergency medicine. 3rd ed. Edinburgh: Churchill Livingstone; 2009, pp 269-72.

117 Nshuti R, Kruger D, Luvhengo TE. Clinical presentation of acute appendicitis in adults at the Chris Hani Baragwanath Academic Hospital. Int J Emerg Med 2014;7(1):12.

118 Banerjee A. Acute appendicitis. In: Cameron P, Jelinek G, Kelly A-M, Murray L, Brown A, eds. Textbook of adult emergency medicine. 3rd ed. Edinburgh: Churchill Livingstone; 2009, pp 350-3.

119 Yates K. Bowel obstruction. In: Cameron P, Jelinek G, Kelly A-M, Murray L, Brown A, eds. Textbook of adult emergency medicine. Edinburgh: Churchill Livingstone; 2009, pp 325-7.

120 Vallicelli C, Coccolini F, Catena F, Ansaloni L, Montori G, Di Saverio S et al. Small bowel emergency surgery: literature's review. World J Emerg Surg 2011;6(1):1.

121 Bryan S. Ectopic pregnancy and bleeding in early pregnancy. In: Cameron P, Jelinek G, Kelly A-M, Murray L, Brown A, eds. Textbook of adult emergency medicine. Edinburgh: Churchill Livingstone; 2009, pp 592-4.

122 Sivalingam VN, Duncan WC, Kirk E, Shephard LA, Horne AW. Diagnosis and management of ectopic pregnancy. J Fam Plann Reprod Health Care 2011;37(4):231-40.

123 Kinlay S. Changes in stroke epidemiology, prevention, and treatment. Circulation 2011;124(19):e494-6.

124 Brain Foundation. Stroke 2014. <http://brainfoundation.org.au/component/content/article/3-stroke/64-does-stroke-affect-many-australians>; 2014 [accessed 12.14].

125 Stroke Foundation. Clinical guidelines for acute stroke management, <http://brainfoundation.org.au/component/content/article/3-stroke/64-does-stroke-affect-many-australians>; 2010 [accessed 12.14].

126 Somes J, Bergman DL. ABCDs of acute stroke intervention. J Emerg Nurs 2007;33(3):228-34.

127 Goldstein LB, Adams R, Alberts MJ, Appel LJ, Brass LM, Bushnell CD et al. Primary prevention of ischemic stroke: a guideline from the American Heart Association/American Stroke Association Stroke Council (co-sponsored by the Atherosclerotic Peripheral Vascular Disease Interdisciplinary Working Group; Cardiovascular Nursing Council; Clinical Cardiology Council; Nutrition, Physical Activity, and Metabolism Council; the Quality of Care and Outcomes Research Interdisciplinary Working Group). Stroke 2006;37:1583-633.

128 Krock AB, Massaro L. Facilitating ED evaluation of patients with acute ischemic stroke. J Emerg Nurs 2008;34(6):519-22.

129 Adams HP, Adams RJ, Brott M, del Zoppo G, Furlan A, Goldstein LB et al. Guidelines for the early management of patients with ischemic stroke. Stroke 2003;34:1056-83.

130 Nedeltchev K, Renz N, Karameshev A, Haefeli T, Brekenfeld C, Meier N et al. Predictors of early mortality after acute ischaemic stroke. Swiss Med Wkly 2010;140(17-18):254-9.

131 Schretzman D. Acute ischemic stroke. Dimens Crit Care Nurs 2001;20(2):14-7.

132 van Wijk I, Kappelle LJ, van Gijn J, Koudstaal PJ, Franke CL, Vermeulen M et al. Long-term survival and vascular event risk after transient ischaemic attack or minor ischaemic stroke: a cohort study. Lancet 2005;365(9477):2098-104.

133 Murray L, Daly F, Little M, Cadogan M, eds. Toxicology handbook. Sydney: Elsevier; 2007.

134 Murray L. Approaches to the poisoned patient. In: Cameron P, Jelinek G, Kelly A-M, Murray L, Brown A, eds. Textbook of adult emergency medicine. Edinburgh: Churchill Livingstone; 2009, pp 893-9.

135 Gunnell D, Ho D, Murray V. Medical management of deliberate drug overdose: a neglected area for suicide prevention. Emerg Med J 2004;21:35-8.

136 Hack J, Hoffman R. General management of poisoned patients. In: Tintinalli J, Kelen G, Stapczynski J, eds. Emergency medicine: A comprehensive study guide. 6th ed. New York: McGraw-Hill; 2004, pp 1015-22.

137 Yates K. Accidental poisoning in New Zealand. Emerg Med 2003;15(3):244-9.

138 World Health Organization. Management of substance abuse, <http://www.who.int/substance_abuse/en/>; 2012 [accessed 12.14].

139 Miller M, Draper G. Statistics on drug use in Australia 2000. Canberra: Australian Institute of Health and Welfare; 2001.

140 Wazaify M, Kennedy S, Hughes CM, McElnay JC. Prevalence of over-the-counter drug-related overdoses at accident and emergency departments in Northern Ireland – a retrospective evaluation. J Clin Pharm Ther 2005;30(1):39-44.

141 Hawton K, Simkin S, Deekes J, Cooper J, Johnston A, Waters K et al. UK legislation on analgesic packs: before and after study of long term effects on poisonings. Br Med J 2004;329:1076-84.

142 Braitberg G, Kerr F. Central nervous system drugs. In: Cameron P, Jelinek G, Kelly A-M, Murray L, Brown A, eds. Textbook of adult emergency medicine. Edinburgh: Churchill Livingstone; 2009, pp 906-17.

143　Roberts DM. Pesticides. In: Cameron P, Jelinek G, Kelly A-M, Murray L, Brown A, eds. Textbook of adult emergency medicine. Edinburgh: Churchill Livingstone; 2009, pp 966-73.

144　Mills K. Tricyclic antidepressants and serotonin syndromes. In: Tintinalli J, Kelen G, Stapczynski J, eds. Emergency medicine: A comprehensive study guide. 6th ed. New York: McGraw-Hill; 2004, pp 1025.

145　Dowsett R. Corrosive ingestion. In: Cameron P, Jelinek G, Kelly A-M, Murray L, Brown A, eds. Textbook of adult emergency medicine. Edinburgh: Churchill Livingstone; 2009, pp 958-61.

146　Yip L. Aspirin and salicylates. In: Tintinalli J, Stapczynski J, Ma J, Cline D, Cydulka R, Meckler G, eds. Emergency medicine; A comprehensive study guide. American College of Emergency Physicians. 7th ed. New York: McGraw-Hill; 2011, pp 1243-6.

147　Daly F. Drugs of abuse. In: Cameron P, Jelinek G, Kelly A-M, Murray L, Brown A, eds. Textbook of adult emergency medicine. Edinburgh: Churchill Livingstone; 2009, pp 943-52.

148　Quan D. Benzodiapines. In: Tintinalli J, Stapczynski J, Ma J, Cline D, Cydulka R, Meckler G, eds. Emergency medicine; A comprehensive study guide. American College of Emergency Physicians. 7th ed. New York: McGraw-Hill; 2011, pp 1216-9.

149　Doyon S. Opiods. In: Tintinalli J, Stapczynski J, Ma J, Cline D, Cydulka R, Meckler G, eds. Emergency medicine; A comprehensive study guide. American College of Emergency Physicians. 7th ed. New York: McGraw-Hill; 2011, pp 1230-4.

150　Prosser J, Perrone J. Cocaine, methamphetamines, other amphetamines. In: Tintinalli J, Stapczynski J, Ma J, Cline D, Cydulka R, Meckler G, eds. Emergency medicine; A comprehensive study guide. American College of Emergency Physicians. 7th ed. New York: McGraw-Hill; 2011, pp 1234-8.

151　Prybys K, Hansen K. Hallucinogens. In: Tintinalli J, Stapczynski J, Ma J, Cline D, Cydulka R, Meckler G, eds. Emergency medicine; A comprehensive study guide. American College of Emergency Physicians. 7th ed. New York: McGraw-Hill; 2011, pp 1079-84.

152　Graudins A. Paracetamol. In: Cameron P, Jelinek G, Kelly A-M, Murray L, Brown A, eds. Textbook of adult emergency medicine. 3rd ed. Edinburgh: Churchill Livingstone; 2009, pp 928-30.

153　Clinical practice guidelines. Salicylate poisoning, <http://www.rch.org.au/clinicalguide/guideline_index/Salicylates_Posioning/>; 2014 [accessed 12.14].

154　Graudins A. Salicylate. In: Cameron P, Jelinek G, Kelly A-M, Murray L, Brown A, eds. Textbook of adult emergency medicine. 3rd ed. Edinburgh: Churchill Livingstone; 2009.

155　Daly FS, Fountain JS, Murray L, Graudins, Buckley NA. Consensus Statement. Guidelines for the Management of Paracetamol Poisoning in Australia and New Zealand; Explanation and Elaboration. Med J Aust 2008;188(5):296-302.

156　Wolf SJ, Heard K, Sloan EP, Jagoda AS. Clinical Policy: Critical Issues in the Management of Patients Presenting to the Emergency Department with Acetaminohen Overdose. J Emerg Nurs 2008;34(2):292-313.

157　Guidelines CP. Paracetamol poisoning, <http://www.rch.org.au/clinicalguide/cgp.cfm?doc_id=5436>; 2014.

158　Buckley N. Carbon monoxide. In: Cameron P, Jelinek G, Kelly A-M, Murray L, Brown A, eds. Textbook of adult emergency medicine. Edinburgh: Churchill Livingstone; 2009.

159　Goldstein M. Carbon monoxide poisoning. J Emerg Nurs 2008;34(6):538-42.

160　Bouchard N, Wallace A. Caustics. In: Tintinalli J, Stapczynski J, Ma J, Cline D, Cydulka R, Meckler G, eds. Emergency medicine; A comprehensive study guide. American College of Emergency Physicians. 7th ed. New York: McGraw-Hill; 2011, pp 2992-1297.

161　Javed A, Pal S, Krishnan EK, Sahni P, Chattopadhyay TK. Surgical management and outcomes of severe gastrointestinal injuries due to corrosive ingestion. World J Gastrointest Surg 2012;4(5):121-5.

162　Bruno R, Wallace A. Caustics. In: Tintinalli J, Kelen G, Stapczynski J, eds. Emergency medicine: A comprehensive study guide. 6th ed. New York: McGraw-Hill; 2004, pp 1130-4.

163　Wax P, Wong S. Hydrocarbons and volatile substances. In: Tintinalli J, Stapczynski J, Ma J, Cline D, Cydulka R, Meckler G, eds. Emergency medicine; A comprehensive study guide. American College of Emergency Physicians. 7th ed. New York: McGraw-Hill; 2011, pp 1287-92.

164　Lifshitz M, Sofer S, Gorodischer R. Hydrocarbon poisoning in children: a 5-year retrospective study. Wildern Environ Med 2003;14(2):78-82.

165　Little M, Murray L. Consensus statement: risk of nosocomial organophosphate poisoning in emergency departments. Emerg Med Australas 2004;16:456-8.

166　Robey W, Meggs W. Insecticides, herbicides, rodenticides. In: Tintinalli J, Stapczynski J, Ma J, Cline D, Cydulka R, Meckler G, eds. Emergency medicine, A comprehensive study guide. American College of Emergency Physicians. New York: McGraw-Hill; 2011, pp 1134-43.

167　Sutherland S, Tibbals J. Australian animal toxins: the creatures, their toxins and care of the poisoned patient. 2nd ed. Melbourne: Oxford University Press; 2001.

168　Nimorakiotakis B, Winkel KD. Spider bite – the redback spider and its relatives. Aust Family Phys. 2004;33(3):153-7.

169　Health NZMo, ed. Spiders in New Zealand: what to look out for and keeping yourself safe. Wellington, NZ: New Zealand Ministry of Health; 2003.

170　Slaughter RJ, Beasley DM, Lambie BS, Schep LJ. New Zealand's venomous creatures. NZ Med J 2009;122(1290):83-97.

171　Isbister G, Gray M. Latrodectism: a prospective cohort study of bites by formally identified redback spiders. Med J Aust 2003;179:88-91.

172　New South Wales Health Statewide Services Branch. Snakebite and spiderbite clinical management guidelines, <http://www0.health.nsw.gov.au/policies/gl/2014/pdf/GL2014_005.pdf>; 2013 [accessed 12.14].

173　Isbister GK. Spider bite: a current approach to management. Aust Prescrib 2006;156-158(29):6.

174　Isbister GK. Safety of I.V. administration of redback spider antivenom. Int Med J 2007;37:820-2.

175　Commonwealth Serum Laboratories. Red back spider antivenom: product information, <http://www.csl.com.au/docs/1002/757/Red-Back-Spider-AV_PI_V5_Clean_TGA-Approved_8-January-2014.pdf#search=Red back spider antivenom Product information>; 2014.

176　Isbister GK, Brown SGA, Miller M, Tankel A, MacDonald E, Sokes B et al. A randomised controlled trial of intramuscular vs. intravenous antivenom for latrodectism – the RAVE study. QJM 2008;101:557-65.

177 Isbister G, Graudins A, White J, Warrell D. Antivenom treatment in arachnidism. J Toxicol 2003;41(3):291-300.

178 Commonwealth Serum Laboratories. Funnel web spider antivenom: product information 2013. Commonwealth Serum Laboratories, 2014 #113.

179 Stewart C. Snake bite in Australia: First aid and envenomation management. Accid Emerg Nurs 2003;11:106-11.

180 Australian Venom Research Unit. Snakebite in Australia. University of Melbourne, <http://www.avru.org/health/health_snakes.html>; 2011.

181 Isbister GK. Snake bite: a current approach to management. Aust Prescrib 2008;28(5):125-9.

182 White J. Snakebite and spiderbite: management guidelines for New South Wales Health Department, <http://www0.health.nsw.gov.au/policies/gl/2014/pdf/GL2014_005.pdf>; 2013 [accessed 12.14].

183 Currie BJ, Canale E, Isbister GK. Effectiveness of pressure-immobilization first aid for snakebite requires further study. Emerg Med Australas 2008;20:267-70.

184 Canale E, Isbister GK, Currie BJ. Investigating pressure bandaging for snakebite in a simulated setting: bandage type, training and the effect of transport. Emerg Med Australas 2008;21:184-90.

185 Currie B. Clinical toxicology: a tropical Australian perspective. Ther Drug Monit 2000;22(1):73-8.

186 Australian Venom Research Unit. Box jellyfish, <http://www.avru.org/general/general_boxjelly.html>; 2011 [accessed 12.14].

187 Bailey P, Little M, Jelinek G, Wilce J. Jellyfish envenoming syndromes: unknown toxic mechanisms and proven therapies. Med J Aust 2003;178:34-7.

188 O'Reilly G, Isbister G, Lawrie P, Treston G, Currie B. Prospective study of jellyfish stings from tropical Australia, including the major box jellyfish Chironex fleckeri. Med J Aust 2001;175:652-5.

189 Burnett J, Currie B, Fenner P, Rifkin J, Williamson J. Cubozoans ('box jellyfish'). In: Williamson J, Fenner P, Burnett J, eds. Venomous and poisonous marine animals: Medical and biological handbook. Sydney: University of New South Wales Press; 1996, pp 236-83.

190 Li L, McGee RG, Isbister G, Webster AC. Interventions for the symptoms and signs resulting from jellyfish stings. Cochrane Database Syst Rev 2013;12:CD009688.

191 Little M. Marine envenomation and poisoning. In: Cameron P, Jelinek G, Kelly A-M, Murray L, Brown A, eds. Textbook of adult emergency medicine. Edinburgh: Churchill Livingstone; 2009, pp 993-7.

192 Ramsasamy S, Isbister GK, Seymour JE, Hodgson W. The in vivo cardiovascular effects of box jellyfish Chironex fleckeri venom in rats: efficacy of pre treatment with antivenom, verapamil and magnesium sulfate. Toxicon 2004;43(6):685-90.

193 Australian Resuscitation Council. Guideline 8.9.6. Envenomation – jellyfish stings, <http://resus.org.au/download/9_4_envenomation/guideline-9-4-5july10.pdf>; 2005 [accessed 12.14].

194 Little M, Pereria P, Mulchay R, Cullen P. Marine envenomation. Emerg Med Aust 2001;13(3):390-2.

195 Fenner P, Hadock J. Fatal envemonation by jellyfish causing Irukanji syndrome. Med J Aust 2002;177:362-3.

196 Lewis R. Australian perspectives on a global problem. Toxicon 2006;48(7):799-809.

197 Arnold T. Ciguatera, <http://emedicine.medscape.com/article/813869-overview>; 2010 [accessed 12.14].

198 Dickey RW, Plakas SM. Ciguatera: a public health perspective. Toxins in Seafood 2010;56(2):123-36.

199 Sobel J, Painter J. Illnesses caused by marine biotoxins. Clinic Infect Dis 2005;41(9):1290-6.

200 McGauly P, Mahler S. Food and waterbourne disease. In: Tintinalli J, Stapczynski J, Ma J, Cline D, Cydulka R, Meckler G, eds. Emergency medicine; A comprehensive study guide. American College of Emergency Physicians. 7th ed. New York: McGraw-Hill; 2011, pp 1062-70.

201 World Health Organization. Drowning, Fact sheet No. 347, <http://www.who.int/mediacentre/factsheets/fs347/en/>; 2014 [accessed 12.14].

202 Brenner RA, Trumble AC, Smith GS, Kessler EP, Overpeck MD. Where children drown, United States, 1995. Pediatrics 2001;108(1):85-9.

203 Mackie IJ. Patterns of drowning in Australia, 1992–1997. Med J Aust 1999;171(11-12):587-90.

204 Kobusingye O. The global burden of drowning: Africa. In: Bierens J, ed. Handbook on drowning: Prevention, rescue and treatment. Netherlands: Springer; 2003.

205 Hasibeder W. Drowning. Curr Opin Anaesth 2003;16(2):139-45.

206 Martinez FE, Hooper AJ. Drowning and immersion injury. Anaesth Intens Care Med 2014;15(9):420-3.

207 Bernocchi P, Scalvini S, Tridico C, Borghi G, Masella C. Healthcare continuity from hospital to territory in Lombardy: TELEMACO project. Am J Manag Care 2012;18(3):e101-e8.

208 Shepherd S. Submersion injury, near drowning, <http://www.patient.co.uk/doctor/Drowning-and-near-drowning.htm>; 2010 [accessed 12.14].

209 Moon R, Long R. Drowning and near-drowning. Emerg Med 2002;14(4):377-86.

210 World Health Organization. Guidelines for safe recreational water environments: Drowning and injury prevention, <http://www.who.int/water_sanitation_health/bathing/srwe1/en/> [accessed 05.14].

211 Ibsen L. Submersion and asphyxial injury. Crit Care Med 2002;30(11 Suppl):402-8.

212 Handley AJ. Drowning. BMJ 2014;348:g1734.

213 Fiore M. Near drowning, <http://www.emedicine.com/ped/topic2570.htm>; 2009 [accessed 12.14].

214 Rodgers I. Hypothermia. In: Cameron P, Jelinek G, Kelly A, Murray L, Heyworth J, eds. Textbook of adult emergency medicine. Edinburgh: Churchill Livingstone; 2009, pp 852-4.

215 Ko C, Alex J, Jefferies S, Parmar J. Dead? Or just cold?: profound hypothermia with no signs of life. Emerg Med J 2002;19:478-9.

216 Bressen H, Ngo B. Hypothermia. In: Tintinalli J, Stapczynski J, Ma J, Cline D, Cydulka R, Meckler G, eds. Emergency medicine; A comprehensive study guide. American College of Emergency Physicians. 7th ed. New York: McGraw-Hill; 2011, pp 1335-9.

217 Rodgers I, Williams A. Heat related illness. In: Cameron P, Jelinek G, Kelly A, Murray L, Heyworth J, eds. Textbook of adult emergency medicine. Edinburgh: Churchill Livingstone; 2009, pp 848-51.

218 Krantz M, Lowery C. Giant Osborne waves in hypothermia. N Engl J Med 2005;352(2):184.

219 Tsuei B, Kearney P. Hypothermia in the trauma patient. Injury 2005;35(1):7-15.

220 Sessler D. Complications and treatment of mild hypothermia. Anesthesiology 2001;95(2):531-43.

221 Hildebrand F, Giannoudis P, van Grievensen M, Chawda M, Pape H-S. Pathophysiologic changes and effects of hypothermia on outcome in elective surgery and trauma patients. Am J Surg 2004;187(3):363-71.

222 Waters T, Al-Salamah M. Heat emergencies. In: Tintinalli J, Stapczynski J, Ma J, Cline D, Cydulka R, Meckler G, eds. Emergency medicine; A comprehensive study guide. American College of Emergency Physicians. 7th ed. New York: McGraw-Hill; 2011, pp 1339-44.

223 Physicians for Social Responsibility. The medical and public health impacts of global warming, <http://www.psr.org/resources/the-medical-and-public-health-impacts-of-global-warming.pdf> [accessed 12.14].

224 Yeo T. Heat stroke: a comprehensive review. AACN Clin Issues 2004;15(2):280-93.

第 24 章

创伤的管理

原著：Catherine Bell，Kerstin Prignitz Sluys
翻译：徐晓，李宇能，朱凤雪
审校：刘方

关键词

腹部创伤
烧伤
胸部创伤
损伤控制手术
骨折
多发创伤
转运
创伤

学习目标

阅读完本章，将掌握以下内容：
- 评价创伤救治体系的优点和不足。
- 描述持久损伤患者的系统性处理原则。
- 探讨为严重损伤和/或多发创伤患者提供适宜管理的益处。
- 描述严重多发骨折患者的应急救治措施。
- 描述烧伤、腹部损伤以及胸部损伤患者的应急救治措施。
- 描述在对创伤患者实施临时性损伤控制手术过程中护士所扮演的角色。

引言

创伤是当今社会所面临的最主要的公共健康问题之一，也是全球范围内一种最常见的在儿童及 45 岁以下成年人中可以避免的死亡的原因[1-5]。根据世界卫生组织（WHO）的报道，全球每年约有 600 万人死于创伤，1 亿人因创伤而住院，占全球疾病负担的 16%[2,4]。幸存者不但会遭受暂时性或永久性导致人类痛苦的损害和残疾，还会对个人，家庭以及社会带来沉重的社会负担和经济损失。全世界因创伤造成的死亡最常见的原因是车祸，并且超过 90% 的死亡发生在低收入或中等收入国家[6]。

创伤的流行病学结果随着创伤的严重程度不同而有差异。需要入住ICU 的创伤患者往往伤情较重，这样的伤大多数是由机动车、摩托车等造成的车祸或者行人被车辆撞伤所引起的。跌倒、自己造成的伤害以及攻击引起的创伤有所减少，但依然很常见，且这些也是需要重症护理的受伤原因。入院后需要重症护理的创伤患者中，很大一部分来源于神经创伤（见第 17 章）。其他常见的损伤如多发骨折、胸、腹部实质脏器损伤等，入院后也需要重症护理。

近年来，创伤救治体系的系统性组织、临床实践中的重大变化以及关键时间点的干预措施把原有的存在于院前急救的服务与医院主导的急救，手术，放射科，重症监护服务等之间的界限变得越来越模糊了，创伤患者的生存率明显得到改善。因此，现在很大一部分严重多发创伤患者住进了重症监护室，这些患者通常需要长期在重症监护病房或以上级别的病房进行综合护理。本章阐述了重症监护病房患者常见的损伤并概括了这些损伤的护理原则。

一、创伤救治体系及救治程序

创伤救治体系可以定义为：

"创伤患者到医院时，为了提高患者的生存率，通过缩短从受伤到提供确定性治疗的时间，保证合适的资源和人力及时到位而实施的一整套健康护理过程[7]。"

创伤救治体系建立的目的是在紧急情况下为民众提供迅速、安全及有效的健康救治系统。每个系统的建立都应该基于当地的需要，评估当地的能力及发展，考虑到当地文化、立法系统、基础设施、健康卫生系统容量、财政状况及管理资源[8]。

在过去的30年中，创伤救治体系以及创伤救治体系的管理发生了翻天覆地的变化[9]。世界卫生组织（WHO）建议院前创伤救治系统不可单独救治患者，必须完全整合到现有的公共卫生体系中，以发挥最大效果[8, 10]。

创伤救治体系包括各方面公共医疗卫生领域，涉及创伤患者从受伤到出院或死亡之间的全部救治管理，使得救治的范围能够针对整个护理过程的任何领域[11, 12]。尽管已经有研究表明，区域化创伤救治可以降低患者死亡率[13]，然而救治对于幸存患者的生活质量的影响却没有系统性讨论[14]。就诊于较大的创伤中心的患者相对预后更好，对于这一现象的一个可能的解释是，较大的创伤中心拥有更多的专家，经验丰富的医护人员，患者更有可能接触到更好的治疗及康复，因此患者更有可能获得满意的预后[14, 15]。

虽然缺乏相关的经验证据支持创伤救治体系实施的好处[16]，但是目前国际上公认，若按照创伤救治体系实施救治后，患者的死亡率会下降15%～40%[9]。在发达国家中，因为创伤救治体系已经很完备，创伤患者死亡率的降低与创伤救治体系建立初期相比，并没有那么显著[9]。

（一）院前救治

院前救治有多种目的，包括：

- 在现场提供合适的救护
- 把患者转运到合适的医院以便进一步治疗
- 减少可避免的死亡发生率，降低创伤相关致残率

- 最佳院前创伤救治模型目前仍没有定论，其主要争论点在于究竟是院前救治时间还是医院初次治疗与降低创伤人群的死亡率更相关[17]。治疗的主要关注点在于：
- 快速初步评估
- 保持独立气道开放
- 立即控制外出血
- 患者制动
- 快速转运至适当的创伤中心[18]

"黄金时间"的概念经常在创伤相关的文章中被提及，其核心内容是指若患者在受伤60分钟内接受了特定的救护，患者将会获得更好的预后。这种概念是很多理论的基础，包括"拉起来就跑"，航空转运，以及创伤中心必须有相应的创伤救治团队。这些理论对于创伤患者的救治有深远影响[19]。在美国，人们已经观察到，相较于传统转运方法，航空转运患者的死亡率更低[20]。与此同时，另一些人认为，将受伤患者及时分流到最近的最适合的创伤中心是最重要的[21]。

在一些地缘广袤的国家，将患者运送到指定的创伤中心有很长的距离，这会导致其他问题。然而，如果根据高级生命支持（advanced life support, ALS）的原则，在现场给予患者高质量的救治，可以尽量减少因浪费时间造成的病情耽误。对于是否应该在现场或者首诊医院救治生命垂危患者还是应该在创伤中心救治此类患者，究竟何种救治方法可以降低患者死亡率，目前还存在争议[17, 20, 22]。在国际上，现场急救的医护人员水平不一：在一些欧洲国家，现场救治需要有医生参与；而在其他国家如澳大利亚、美国、英国，参与现场救治的是训练有素的医护人员[21]。其他一些国家，现场救治只能依赖于一些具备基础生命支持（basic life support, BLS）能力的医护人员[10]。

在一些地区，创伤救治中心已经建成。这些创伤中心遵照创伤救治程序，建立多学科治疗组，组内包括多方面医学专家，他们可以对患者进行立即评估、复苏和救治创伤患者[23-25]。这样的创伤治疗团队在创伤患者的治疗和管理方面显示出优势，详见后述[25, 26]。

（二）重伤患者的转运

将重伤患者直接由现场转运至指定的创伤中心被认为是最好的方法[12, 27]。然而，任何转运过程中都会有风险，而转运的目的是为患者提供更好的救

治条件，减少各种风险[21, 23]。总之，在患者转运的过程中，患者的护理级别绝不能降低[13]。

重伤患者的转运一般包括两个阶段。首次转运是从受伤地点转移到第一个医疗救治机构，这个机构可以为患者提供基本的医疗服务，这种转运有时被称作院前转运。二次转运是在医疗救治机构间的转运，又称为院间转运。这两个阶段的转运原则有很多相似之处。本章重点探讨二次转运。院间转运原则同样适用于重伤患者在医疗救治机构内科室之间的转运（见第6章）。患者进行院间转运的原因包括临床原因，如患者要求专家诊治或更高水平的护理，以及非临床原因如可用床位。患者转运最好因临床原因而进行。通常采取陆路或空运（固定翼飞机或直升机）对重伤患者进行二次转运[28]。采取的转运方式取决于：

- 患者的病情
- 转运工具对患者的潜在影响
- 转运的距离
- 转运的紧迫性
- 环境条件
- 可利用的资源
- 各个转运小组的专业能力

转运工具的安置地点，尤其是直升机的着陆地点，应该距离医疗救治机构很近。转运的最小距离为16～80km。当转运距离超过特定的界限，不同管辖区会利用直升机启动无线信号反馈[11, 27, 29, 30]。

在重症患者转运过程中，患者的护理标准绝不能降低。最低标准概述了重症患者转运过程中的基本需求，其中全部的细节内容可用来参考[27, 31, 32]。转运前，不但要考虑清醒患者，也要考虑到不安的患者、焦虑的患者以及攻击性强的患者，为转运做好充足准备。准备包括止吐药、镇静药等，以保证转运途中患者及转运人员的安全[21]。

在转运过程中的护理应遵循以下原则：

- 为患者做好充分的准备工作，包括相关的仪器、设备。
- 必须由具备足够专业能力的人员完成转运工作。
- 保证必要的仪器（如电池和输液泵）可以使用。
- 转运前确保患者病情稳定（同时要平衡所需的转运时间）。
- 对各个相关方面的监测至关重要。
- 转运前，必须建立静脉通路，保持气道通畅。
- 交接人员、转运人员以及接收人员之间要进行有效沟通。
- 转运前、中、后，病历资料应该紧随患者，内容涵盖患者病情、评估以及治疗等信息，其中还要包含X线和扫描检查等结果。
- 转运目的地等转运信息应告知家属，并为家属提供路途安排上的帮助[32]。应详细列一张原则表单，可以粘在转运病历的包装信封上，用于保证必要的措施已经实施[30]。

1. 创伤患者的收治

在医院急诊科，创伤患者的收治通常由分诊护士完成，患者会被安排到一个指定的区域进行复苏，由一个创伤救治团队接诊[13]。对于严重创伤患者，通常由多学科组成的创伤救治团队接诊，同时启动评估和治疗。在重大伤亡事故中，通常就地分诊。尽管创伤救治团队会为患者带来一系列好处，如缩短急诊科（ED）停留时间，缩短急诊科到计算机断层扫描（CT）的时间，缩短急诊科到手术室的时间，以及提高生存率，然而创伤救治团队仍然不是很普及，即使是在发达国家的创伤救治体系中[33]。例如，在英国，只有20%的医院拥有创伤救治团队[13]。

在急诊科，当整个团队都听完了详细的交接后，创伤救治团队开始接诊患者。医护人员的交接班同样很重要[34]。

分诊是根据病情对生命的威胁程度将患者分类的一种方法。虽然目前常用的分诊系统有很多，如MTS、加拿大分诊评估量表以及澳大利亚分诊评分表（ATS）。加拿大分诊评估量表与ATS类似，因为两者都使用客观治疗时间量表，而MTS是基于算法的决策制定方法，涉及从52个算法中选择一种[35, 36]。关于ATS的描述，详见第23章。

2. 初级评估

创伤救治的优先级与所有医疗救治基本类似，即把气道管理和循环的护理放在初级评估的首位（详见第23章）。其次是伤残程度和暴露环境[35, 36]。这几项评估应该同时进行，而不是按顺序进行，目的是迅速鉴别出危及生命的伤害[37]。

气道损伤和呼吸功能下降可能源于直接损伤，如对气管的损伤，或非直接损伤，如意识水平下降。循环功能下降虽然有时是由损伤（如胸部损伤导致的心脏挫伤或原发病）引起的，但更多是由大量失血所致。对于创伤患者的评估一定要迅速、系统、

有组织,主要包括:

- 保护颈椎,开放气道
- 呼吸情况
- 控制外出血,维持循环
- 伤残程度,包括简单的神经系统评估
- 暴露环境,包括脱去衣物后预防低温
- 预防并发症和进一步的损害

3. 二级评估

初级评估过程确定患者生命体征稳定后,要对患者进行二级评估(见第23章)。主要对患者的身体进行全面检查,包括身体前侧、身体后侧以及衣服遮盖部位检查,看是否还有其他未发现的损伤。

4. 三级评估

创伤患者送到ICU后要立即进行三级评估,主要目的是进一步确认患者是否还存在损伤,评估前期治疗的效果,并制订后续护理及治疗计划。

三级评估包括从头到足的全身体格检查,评估患者早期病情及完成的处理措施,患者目前所有的诊断信息以及由家属或朋友提供的患者既往病史。在患者受伤后的第一个24小时内的救治过程中,系统的救治方法可以减少未确定的损伤。患者恢复意识,能够活动后,对患者再次进行的三级评估非常重要。关节损伤往往只能在负重活动中发现。

5. 放射检查和其他检查

在急诊科,初始放射检查通常采用便携式仪器。放射科技师多为创伤救治小组的成员之一,当重伤患者即将到达医院,应立即通知放射科技师对其进行放射检查。放射检查取决于损伤的类型,如果是胸部、颈椎或骨盆损伤,针对主要受伤区域进行便携式X线检查,其他X线检查基本无益,基本不会改变治疗过程。

二级评估后如果患者的病情已经充分稳定,就需要在放射科做更多的检查,如CT扫描。临床医师需认真权衡检查类型,保证采集到患者所有的必要影像。例如,头颅扫描的患者是否需加做颈椎的扫描要谨慎考虑。避免做一些既不影响治疗方案,又可能会延误紧急治疗措施(如手术)的检查。目前,关于放射线暴露时间与癌症风险的关系也需要考虑在内[21]。

另外,不要在影像检查床上上下反复挪动患者,重复摄片。在患者做检查的转运过程中,需要由有资格的护士陪同和监护。如果患者需要持续高级生命支持(如液体复苏或气道监测),最好能有医师的陪同。

进一步的影像学检查也可作为三级评估的一部分,这取决于二次评估中的影像学检查、完成的治疗措施以及患者当前的病情。

创伤定点超声检查

当患者怀疑有腹部创伤,创伤定点超声检查(focused assessment with sonography for trauma, FAST)[22, 23]可以作为二级评估的一部分,用来明确腹腔是否存有游离液体。对患者腹部的4个区域——心包区、莫里森区(右上腹)、脾肾区(左上腹)、骨盆区(道格拉斯区)进行扫描。一个有经验又有资格的医师通常要花费1~2分钟的时间。检查结果可以分为阳性(有血性液体)、阴性和不明确3种。肥胖患者会增加超声检查的难度。阳性结果有助于确定患者是否需紧急手术。由于超声检查的敏感度相对较低,因此阴性结果并不能排除腹部损伤[22]。复苏延长的创伤患者,20分钟后应再次进行超声检查。创伤定点超声检查的应用越来越多,通常不用于复苏和接收患者阶段。若怀疑患者有内出血或气胸,任何情况下都能使用[24]。

(三)创伤救治小组

对创伤患者的早期救治可以采用很多不同的组织方式,最常用的方法是建立多学科参与的创伤救治小组,可以为创伤患者,尤其是多发伤患者提供迅速的专业评估,并完成复苏和治疗[38]。创伤救治小组的目的是在指定的复苏区域为相关专科医生救治创伤患者提供相互交流与合作的平台,因为小组的能力大于所有单独的个体相加[10, 38, 39]。

根据与院前护理人员的交流信息,很多收治创伤患者的医疗机构通过呼叫器或电话安排创伤救治小组实施救治或待命[40]。创伤救治小组的启动要基于患者的生理指标和损伤标准(表24.1)。有时要考虑年龄因素,要特别关注5岁以下或65岁以上的患者。很多医院有两套创伤救治小组的启动系统,相对严重的创伤由创伤救治小组全员出动,相对较轻的创伤则由创伤救治小组的部分成员处理。两套创伤救治小组启动系统对患者的预后并没有影响[25]。

表 24.1

创伤救治小组的启动标准[131, 130]

生理指标	损伤标准
心率<50 次 /min 或 > 120 次 /min	头部、颈部或躯干贯通伤
呼吸频率<10 次 /min 或 >29 次 /min	体表烧伤面积≥20%
收缩压<90mmHg	≥5m 的坠落伤
Glasgow 评分<10 分	多发创伤
皮肤苍白或潮湿、皮肤温度低	肢体粉碎或撕脱伤
瘫痪	近手腕或足踝部位离断伤
创伤性心搏骤停	机动车车祸

Adapted with permission from:
Richards CE, Mayberry JC. Inital management of the trauma patient. Crit Care Clin 2004; 20(1): 1-11.
Kohn MA, Hammel JM, Bretz SW, Stangby A. Trauma team activation criteria as predictors of patient disposition from the emergency department .Acad Emerg Med 2004; 11(1): 1-9.

二、常见的临床表现

创伤通常发生在身体的一个具体部位（如胸部或头部）或由一个特定的外部原因引起的损伤（如烧伤）。本章节根据具体的损伤类型来讲述骨骼损伤、胸部损伤、腹部损伤和烧伤。虽然贯通伤患者的救治主要遵循相应损伤部位的救治原则，但也要考虑贯通伤本身的具体情况。例如，腹部贯通伤的救治方式与所有腹部创伤相同。考虑首要护理的问题虽然很重要，但也要按照每种具体损伤的救治原则救治多发创伤患者。救治应当遵循美国外科医师协会 30 年前制定的气道、呼吸和循环优先的原则[23]，因此先集中救治呼吸和循环损伤，然后治疗其他损伤。其他损伤，如神经损伤或骨的损伤，救治优先性有个体差异，取决于损伤对患者的生理影响。神经和脊髓损伤参见第 17 章。

（一）受伤机制

创伤指的是由受伤机制或动力学损伤造成的身体损伤。与闭合伤相关的动能通常是加速和减速外力，这种外力可以造成剪切或压缩损伤。而贯通伤则与外界物体撞击人体组织的速度有关，当物体撞击人体后，相关能量释放，造成永久或临时的空腔[37]。最常见的受伤机制是闭合伤和贯通伤。其次，较为少见的是爆炸伤，通常是由工业、生活事故或恐怖袭击造成的爆炸导致的。爆炸伤的受伤机制包括：

- 初级爆炸伤——爆炸产生的超高压到达人体并将能量释放到人体，造成直接伤害
- 次级爆炸伤——由爆炸的超高压产生的碎片造成
- 三级爆炸伤——由爆炸产生的超高压高峰对人体造成直接的身体伤害，且爆炸风暴会对人体造成持续钝挫伤
- 四级爆炸伤——由爆炸造成的各种混杂因素造成的损伤，如烧伤、有毒物质暴露等
- 五级爆炸伤——高炎症状态，如高热、多汗、低中心静脉压（CVP）、液体正平衡等[41]

2008 年，创伤性损伤在所有非故意性致伤原因中排第九，预计到 2030 年，这个排名将会是第五位[6]。排名在前的致伤原因包括交通事故、溺水、烧伤、中毒以及坠落伤[42]。受伤机制不但涉及生存率，还影响到 ICU 的使用。严重创伤中，最常见的是交通事故伤，约占所有非故意性受伤的 33%[42, 43]。交通伤患者的死亡率与坠落伤患者的死亡率类似（患者总体死亡率约为 3%，重伤患者死亡率约为 10%～17%）。这两种原因引起的创伤患者的死亡率高于受其他物体冲撞或攻击引起的创伤患者的死亡率（患者总体死亡率<1%，重大创伤患者的死亡率约为 12%）[41, 42]。在澳大利亚和其他发达国家，摩托车相关的车祸死亡人数下降，然而与此同时，与自行车相关的死亡及溺水死亡人数增多[42]。在年龄大于 65 以上的人群中，摔伤占全部受伤类型的 1/3，大约占全部非故意性受伤致死的 11%[40]，大约 20% 的患者需要看护。

交通事故伤的患者受伤时撞击速度快，释放能量高，因此患者多受伤较重，很多严重创伤的患者，例如需要入住 ICU 进一步治疗的患者，其受伤机制大多是交通事故伤[43]。除此之外，交通事故伤还会造成很高的致残率，据世界卫生组织报道，交通事故伤的致残率为 17.5%，而坠落伤的致残率为 12.2%[42]。

老年患者合并症较多，这可能可以解释为什么老年人摔伤后死亡率高。另外，交通事故引起的创伤患者往往比跌倒、攻击或撞击引起的创伤患者在 ICU 住的时间更长，损伤的部位更多[43]。

（二）创伤患者的一般管理原则

创伤患者的护理以整合护理实践的需求为特

征，在综合护理程序中减少创伤对患者的影响，治愈患者身体的多处损伤。重症监护措施必须全面、系统，是由科室和小组成员协调后的一致意见。本部分概述了所有创伤患者的护理原则，包括患者的体位、活动以及对创伤致命三联征——低体温、酸中毒和凝血障碍的预防和治疗。

1. 体位和活动

在创伤患者救治过程中，为患者保持合适的体位对于护理人员来说是一个重大的挑战，尤其对于多发创伤患者，因为这类患者有时需要相反的治疗措施。体位是指患者身体在床上所处的位置，例如，仰卧位、斜坡卧位、半卧位或俯卧位。除了这些基本的体位，还有患者肢体的摆放位置（如抬高患肢或患腿）。活动是指患者的关节运动，从一个位置移到另外一个位置。这种运动可以限定在床上做，也可以下床做。

创伤患者的体位摆放和活动的原则与其他重症患者大致相同，同时要兼顾：

- 提高患者舒适度
- 保证患者和医护人员安全
- 预防并发症
- 促进护理措施的实施

怀疑脊柱不稳定的患者，尤其是颈椎不稳定且处在无意识的情况下，为其摆放体位和活动通常会有困难。可以利用一些准则，如 NEXUS 标准和加拿大 C- 脊柱准则[21]来除外颈椎损伤。如果患者符合以下标准，则认为颈椎损伤的可能性很小：

- 颈椎中线无压痛
- 无对应的神经损害
- 无中毒迹象
- 无疼痛转移
- 无意识状态改变[44]

若患者表现出以上标准的任意一条，就不可仅仅依靠临床检查，还要进行影像学评估。这些准则是否应该用于每一个意识障碍、中毒、颈椎疼痛或神经异常的患者，目前还没有定论。为了确认患者是否有颈椎损伤，应该参考以下原则[21,44]：

- 尽可能获取患者详尽的受伤史，详细分析损伤颈椎可能的机制。以下损伤要高度怀疑合并颈椎损伤：颜面损伤、肋骨骨折、胸肺损伤以及大血管或气管损伤。
- 完成全脊柱 X 线平片，并由放射科医师出具报告。

- 若临床或影像评估存在异常，或者患者仍无意识，可以做 CT 或 MRI 检查，必须由放射科医师完成报告。
- 采用合适的颈托准确地固定患者颈部，患者做完检查排除颈椎损伤后摘除颈托。如果使用颈托固定需超过 4 小时，应使用长期颈托（如 Philadelphia，Aspen 或 Miami J）。
- 持续给予压力区域（颈托下区域以及常见的压力点）护理，直到颈椎愈合[45]。若没有采取促进患者颈椎愈合的积极措施，不可让患者佩戴颈托数天。

移动创伤患者的两个可行的方法为手工搬运和使用患者搬运器械。一般来说，可以根据护理需求为创伤患者进行轴式翻身（见图 24.1 的初步护理）。在这个过程中，需注意创伤或生理状况给患者带来的体位限制和对负重的影响。在救治患者的过程中，还需采取预防损伤恶化的护理措施。尽管固定颈椎的益处还没有被研究证实，但是根据多年来积累的创伤病例及临床经验[45]，颈椎固定应该被用于防止损伤进一步加剧。肢体制动包括所有负重关节和整个脊柱的制动，对于避免二次医源性损伤是必不可少的。某些损伤需要绝对限制患者的体位和活动（表 24.2）。

实践提示

当给创伤患者摆放体位，进行肢体活动时，要先确定受伤肢体 / 躯体的承重状况，然后决定所要摆放的体位和肢体活动的方法。有时，可以咨询理疗师，协助制定患者治疗计划。

实践提示

NEXUS 低风险标准已经广泛用来确认无需进一步检查的患者以及临床检查可排除的颈椎损伤[44]。

Adapted with permission from Ackland H. Spinal clearance management protocol. Melbourne: Alfred Health, <http://www.alfred.org.au/Assets/Files/SpinalClearanceManagement Protocol_External.pdf>; updated 24.11.09.

---

2. 创伤致命三联征

重伤患者可出现低体温、酸中毒和凝血障碍的"创伤致命三联征"（the trauma triad）的表现。三者可独立出现，但往往同时出现。低体温是酸中毒和

图 24.1　脊柱活动的预防措施[123]

脊柱固定步骤
颈椎固定通常由4人构成的小组完成 提示：有些患者（如合并气道损伤、颈部畸形或贯通伤）可能无法平躺
1. 组长位于患者头部区域，将双手置于患者头部两侧。整个过程要把手指放在下颌骨处，用手保持稳定 2. 指导患者活动其足趾或手指（如果可行），评估患者的运动和感觉功能。触摸患者的四肢以判断患者的感觉功能 3. 一名助手为患者选用合适的颈托，确保患者安全。选用颈托时，应参照每个颈托的规格说明，患者颈托如果佩戴不合适，会引起疼痛，堵塞气道或导致固定无效 4. 将患者四肢伸直并分配每位队员的位置，使得队员都在患者的一侧 5. 在组长的指挥下，用背板为患者做整体翻身 6. 用绳子将患者的肩部、臀部和膝盖近端与背板固定，保证患者能够安全地躺在背板上 7. 使用头部固定架或毛巾卷进一步固定患者头部，绳子或胶带不能跨越患者下颌 8. 头部和颈部固定好之前需要一直用手固定患者的头部 9. 固定好患者后要重新评估其运动和感觉功能

Modified from Howard PK, Steinmann RA, Sheehy SB. Sheehy's emergency nursing: Principles and practice. St Louis: Mosby Elsevier; 2010, with permission.

表 24.2
创伤患者的体位和活动要求

损伤类型	体位和活动要求
创伤性脑损伤	将头部抬高 15°～30° 在患者能耐受的情况下，可侧卧 若还没明确颈椎损伤情况，取全斜卧位 如果颅内压异常，间断协助患者取平卧位
面部创伤	一般倾斜床头或置靠背架抬高患者头部来减轻水肿
胸部创伤	可以协助患者变换体位，从半斜卧位到侧卧位 如果无其他禁忌损伤（如头或脸），采取体位引流（头低位）是有益的
腹部创伤	可以协助患者变换体位，从半斜卧位到侧卧位 平卧位最好将髋关节屈曲一个角度，以减少腹部缝合线的张力
骨盆创伤	体位取决于骨折的严重程度、外固定器的使用以及骨折的稳定程度 有些患者使用外固定器固定骨盆后，可以下床活动 要经常观察患者体位，体位变化或固定器失效可能会影响骨盆恢复
四肢创伤	有效的体位摆放包括抬高肢体，避免侧卧或限制活动

凝血障碍加重的常见因素。这三者可以使严重创伤的患者死亡率达到 35%～90%[46, 47]。酸中毒在前面的章节已经讨论过，因此本章仅阐述其在创伤过程中与低体温、凝血障碍之间的相互作用。低心排血量、低血压、低氧血症、低体温以及骨骼肌溶解是引起创伤酸中毒的常见原因。创伤致命三联征的重要性越来越受到认可，促进了损伤控制外科学的发展[48]。后续将会阐述此学科的原则。

（1）低体温

低体温是指患者核心温度<35℃[46, 49]，可以导致高病死率和高死亡率。即使在亚热带地区，院前或院内护理过程中，大约 10% 的重伤患者有低体温的表现[50, 51]。低体温的不可控病因可以是内源性的，也可以是偶然性的[51-54]。内源性病因包括伴有产热减少的代谢功能紊乱，伴有体温调节不充分（如神经损伤）的中枢神经系统异常，以及皮肤功能障碍（如烧伤）。偶然性低体温往往不是由于体温调节功能异常，而是由创伤患者在受伤地点、转运途中在环境中暴露的时间过长、液体复苏量过大或者手术时间过长引起[46]。低体温的病理生理随着创伤的严重程度而变化，参见第 23 章。特别强调的是寒战可致患者氧耗增加，酸中毒加重；血小板功能异常易导致凝血障碍[50, 52, 54]，而出血减少循环血容量，进一步会降低核心体温，减少组织灌注。组织低灌注可能导致组织缺氧，产生乳酸，进一步减慢凝血瀑布，使得出血继续[46]。

患者受伤后，减少低体温的发生率或者纠正低体温状态的方法包括：

- 在转运和医院照护患者的过程中,为患者提供充分的保暖措施
- 加温输入静脉的液体
- 使用热毛毯或电热毯
- 调节手术室的温度

对于个别极端的例子,可以采用体内复温的方法,如心肺转流术、腹膜透析或灌洗。

（2）凝血障碍

凝血障碍指的是导致血栓形成障碍的各种情况[46]。在创伤患者中,凝血障碍很常见。既可以是轻微的凝血功能异常,也可以是威胁到患者生命的凝血病。凝血功能异常的原因有血液稀释、低体温、酸中毒、组织损伤以及患者基础疾病的影响[46,53,55]。

输注晶体液或胶体液后,患者的血液稀释,凝血因子在血液中的浓度下降。输注红细胞也会产生相同的效应,整个血液或浓集细胞都被稀释,降低了血小板的活性[56]。

对于所有的严重创伤患者,创伤性凝血功能异常的预防和干预很重要,尤其是对于老年人或合并慢性病且服用抗凝药或抗血小板药的患者[47,57]。

> **实践提示**
>
> 检查创伤患者是否服用抗血小板药或者抗凝药,尤其是老年患者或合并慢性病的患者。如果患者服用此类药物,要警惕凝血障碍相关并发症。

低体温可致凝血障碍,因为凝血过程中很多酶促反应都是依赖温度[53]。中度低温（34℃）促进纤维蛋白溶解的同时,会降低血小板和促凝血酶源激酶的活性[46,53]。

酸中毒既能降低内源性和外源性凝血途径的活力,也能降低血小板的功能,在 pH 低于 6.8 的时候这种效应尤为显著。组织损伤导致内皮细胞破坏和去纤维化,进一步激活全身凝血系统。由于脑组织中含有大量的促凝血酶源激酶,因此脑损伤的患者中,凝血障碍更为显著[51,53,58]。

创伤患者出现凝血障碍的另一个原因就是患者的原发病,如患者合并有凝血缺陷性疾病（如血友病或 von Willebrand 病）,合并有凝血因子合成持续减少的肝病,或者患者患有其他疾病需要服用抗凝药（如阿司匹林或华法林）[51,59]。

凝血障碍的治疗重在预防,其次才是根据需要实施治疗。预防策略包括:[56]

- 使用毛毯或电热设备维持重伤患者的正常体温,减少暴露时间和手术时间。
- 在保证患者维持充足的循环血量的前提下,尽量减少静脉补液。
- 运用低压复苏和损伤控制外科等技术手段尽快控制出血。

创伤患者经常需要大量液体替代以维持血容量及组织灌注压。即使是高级创伤生命支持指南,也没有提供对于创伤患者进行液体复苏同时维持凝血功能正常的最佳方案[60]。在进行液体复苏时,要防止患者过度灌注,同时需要常规监测凝血指标,包括红细胞比容、血小板计数、凝血酶原时间（PT）、活化部分凝血活酶时间（APTT）、凝血酶时间（TT）及纤维蛋白原浓度。常规监测前,应该校对国际标准化比率（INR）,如果异常需要反复校对。

治疗时可以输注血小板、新鲜冰冻血浆（FFP）和冷凝蛋白质,输注血浆衍生物（代血浆）也有一定的作用[60]。输注血小板旨在增加循环中的血小板浓度,输注新鲜冰冻血浆主要是能够增加纤维蛋白原浓度和其他凝血因子浓度。冰冻血浆经过冰冻和融化并凝集蛋白质,浓缩纤维蛋白原、假性血友病因子（vW 因子）凝血因子Ⅷ和凝血因子ⅩⅢ的过程,以此方法可以收集到冷凝蛋白质。

3. 损伤控制外科技术

损伤控制外科技术（damage-control surgery, DCS）的基本原则是控制出血,预防污染,控制手术对创伤患者的打击[55]。起初,DCS 被用在腹部创伤患者中,现在已经扩展到胸部、骨骼及血管创伤中[61]。

DCS 有 5 个阶段,包括:①早期识别危重患者;②修复相关结构以维持动态平衡及远端组织的血供血运;③改善初始损伤及手术后的生理状态;④二次手术解决外科问题;⑤内脏水肿消除后关闭伤口[55,62]。在 20 世纪 90 年代后期,开始采用这种方法救治创伤患者,以降低"创伤致命三联征"的进展与并发症[55,61]。这一时期,接受传统手术方法治疗的患者与接受 DCS 治疗的患者死亡率类似,但是多发内脏损伤以及合并血管损伤的患者,DCS 组比传统组生存率更高（77% vs 11%）[61]。

其他 DCS 及损伤控制复苏内容包括局部止血药,在 CARSH-2 研究揭示了氨甲环酸对于创伤患者的止血作用之后,现在氨甲环酸也用在 DCS

中[32,48]。将来也可能会出现其他药物。然而，介入血管科对于重大创伤患者出血很有帮助[55,61]。

经过 DCS 救治的患者，在护理过程中，需要认识救治的原则和目的，在初次手术和确定性手术之间要有足够的灵活性。在急诊，医护人员要快速对患者进行全面系统的评估，为其做好术前准备，并尽快转至手术室。采取的措施要尽可能地预防"创伤致命三连征"的发生，也要避免延误手术。术后患者入住 ICU 后，要继续按照上述治疗标准治疗患者的低体温、酸中毒及凝血障碍。在损伤控制外科手术后，患者腹部可能并没有关闭，仅仅用敷料覆盖，骨折采用外固定架固定，可能需要多次手术直到最终完成治疗。

（三）骨创伤

骨创伤是指身体骨结构的损伤。虽然仅有骨骼损伤的患者一般不需入住重症监护病房，但患者一旦累及周围血管和神经或者出现了潜在的并发症，如脂肪栓塞综合征[63]和横纹肌溶解综合征，患者会发展病情危重。需要入住 ICU 的骨创伤患者包括：多发创伤患者、严重骨盆骨折的患者（常伴有失血过多）、长骨骨折的患者（常合并有脂肪栓塞综合征[FES]）、胸部损伤的患者（如连枷胸）。少数挤压伤的患者由于严重的肌肉损伤导致横纹肌溶解症，也需要入住 ICU 治疗[64,65]。

在住院时间超过 24 小时的患者中，骨创伤所占比例最高，大约 50% 的患者以骨折为主要损伤[66]。超过 70% 的严重创伤患者需要接受多次手术治疗，幸存者伤后的功能及生活质量都会下降，这种现象在下肢受伤的患者中更为显著[64]。

1. 病理生理

骨骼由有机质和骨盐组成。有机质主要成分是胶原纤维，其次是骨基质。骨基质是由细胞外液和蛋白聚糖构成的均匀凝胶介质[67,68]。钙和磷酸盐是骨盐的主要成分，除此之外，骨盐中还含有少量的镁、钠、钾和碳酸离子，这些离子组合到一起形成羟基磷灰石结晶。骨折可以简单地定义为骨的连续性破坏。当骨骼受力超出了骨所能承受的张力或压缩力，就会发生骨折。虽然很多骨折患者可能合并其他严重损伤需要入住 ICU[66]，但是超过 15% 的重伤患者［损伤严重程度评分≥16 分（1998 年版本）或≥12 分（2008 年版本）］[69]的主要损伤是骨折原因。

骨折可以分为完全性骨折和不完全性骨折。完全性骨折是骨的连续性完全中断，不完全性骨折是指骨的连续性仅有部分中断。骨折还可以根据骨折线的方向进行分类，分为线形、螺旋形、斜形和横形骨折。此外，骨折还可以分为开放性骨折或闭合性骨折。开放性骨折会破坏骨折端的血肿形成，血肿可以激发骨折愈合的炎症期；此外，开放性骨折还会污染骨折端，造成感染，影响骨折愈合[70]。

因此，开放性骨折患者延迟愈合及不愈合概率比闭合性骨折患者高。骨折可以引起骨膜、血管、骨髓和周围软组织断裂，导致骨的机械完整性破坏。骨折发生时，骨折部位会出血，且有周围软组织损伤，伴有骨髓腔内血肿形成[70]。骨折后的愈合模式有赖于骨折固定的方式。固定时，若能够消除骨折块之间的间隙，并能用螺钉或线缆将对相应部位进行稳定固定，就能实现骨折的一期愈合[71]；若只能减少但不能消除骨折端的移动，则为二期愈合[71]。

一期愈合，也称直接愈合，最初在骨折断端形成的血肿将会在复位后在原位清除。一旦骨折端解剖复位，破骨细胞将会形成锥状切割体，在骨折间隙中依次形成新的哈弗斯管[68]。哈弗斯管内含有血管，有助于骨的一期愈合。骨折后 5～6 周，成骨细胞会充满哈弗斯管，形成骨单位，骨单位是新骨的基本结构。骨骼虽然形成了，但是骨骼强度的恢复和塑形还要经过几个星期。临床评估骨折是否愈合需要基于影像学和临床检查；然而，相关部位的损伤可能会干扰临床判断[64,71]。

与一期愈合相比，二期愈合有一个中间过程。首先形成由结缔组织构成的愈合组织，随后形成骨组织[68]。二期愈合的过程中，首先是炎症阶段，血肿凝结成块充填腔隙，然后炎症细胞侵入血肿，清除坏死的骨组织和碎骨块。骨折后 1～2 周，骨折开始修复，不成熟的编织骨充填于骨折端间隙，通过钙化不断加固新生骨组织。最后塑形阶段，成骨细胞分泌类骨质，类骨质钙化形成板层骨，并替代编织骨[68]。在这个阶段给予恰当的机械负荷会促进骨结构的重塑[64]。

（1）脂肪栓塞

长骨骨折的患者，尤其是多发骨折或股骨中段及近段骨折的患者，容易发生脂肪栓塞综合征（fat embolism syndrome，FES）[63]。骨盆骨折也易导致脂肪栓塞。脂肪栓塞综合征的发生率低<1%。FES

脂肪栓塞由血液循环中的脂肪组成，会产生一系列可识别的临床症状和体征，包括低氧血症、神经症状和瘀点[65]。脂肪栓塞通常会出现在患者骨折后12～72小时内，患者往往需要入住ICU进行评估和治疗（包括机械通气）[72]。

虽然目前在国际上，脂肪栓塞综合征的病理生理变化仍然没有达成一致，但是对于下述原则已经达成普遍共识。目前认为在FES中，机械力冲击后，脂肪进入静脉系统中，造成脉管系统机械性堵塞[72]。髓腔内正常的压力通常是30～50mmHg，但在髓内扩髓（扩大骨髓腔以便置入内植物如胫骨髓内钉）过程中，髓内压可以上升到800mmHg，显著超过脉管系统内的压力[72]。

第二种理论则认为，创伤过程中机体生化环境改变，血液循环中游离脂肪酸浓度增加，这些游离脂肪酸会导致循环系统中脂肪不稳定，同时/或者会对某些特定组织（如肺和血管内皮）产生直接毒性作用[72]。

（2）横纹肌溶解综合征

横纹肌溶解综合征是一种潜在的可能致死性疾病，可以由获得性或遗传性病因引起。据统计，引起该疾病的病因9%是创伤，34%是吸毒麻醉药滥用，11%是药物[72]。骨骼肌溶解往往发生在损伤肌肉再灌注的过程中，肌纤维被破坏，导致受累肌肉的细胞内物质扩散到血液循环中。损伤后，骨骼肌溶解的进展通常包括两个阶段：第一个阶段是肌肉缺血，第二个阶段是损伤肌肉的再灌注。肌肉缺血的时间会影响骨骼肌溶解的发展，通常缺血时间<2小时不会产生持久损伤，但是超过这个时间，就会导致骨骼肌结构和功能发生不可逆的改变[74]。患者的临床表现有很大差异，可能是无症状的肌酸激酶升高，也有可能是致死性的电解质紊乱、心律失常、急性肾衰竭或弥散性血管内凝血[73]。

2. 临床表现

骨骼损伤的常见临床表现包括以下几点：

- 长骨骨折——长骨包括肱骨、桡骨、尺骨、股骨、胫骨和腓骨。这些长骨的骨折比较严重，发病率高，尤其是累及到关节的骨折，如三踝骨折（胫骨及腓骨远端）。很多患者需行内固定手术治疗。
- 关节脱位——所有的关节都有创伤性脱位的风险，取决于损伤机制。若合并有神经血管损伤，

脱位还可能会危及肢体。创伤性脱位的复位是一种临床急救措施。

- 开放性骨折（复合型骨折）——任何有皮肤破损，骨折断端直接与外界相通的骨折都属于开放性骨折。其感染率高，应在8小时内进行手术治疗[70,75]。
- 创伤性离断——离断伤是指患者肢体或者身体的附属物与机体完全撕脱，与身体分离。当手指或肢体受到机械力或切割力的作用，有可能发生离断伤，如电锯切断拇指。创伤性离断的严重程度不同，其结局也不同。相较于碾挫性离断，齐整的切割性离断肢体的再植更易成功。影响手术决策的要点包括：组织缺失的大小；连接点的位置；周围连带的组织、骨骼、神经、肌腱/肌肉以及血管的损伤情况；离断肢体的状况等。
- 骨盆骨折——骨盆是人体最大的联合骨结构，为行走提供基本的支持，并保护骨盆内器官。重要的血管和神经穿过骨盆，营养下肢和骨盆内器官。因此，骨盆中任何部位的损伤都是非常严重的。骨盆环由两块髋骨（髂骨和耻骨支）和一块骶骨围成。由于骨盆结构稳定，导致骨盆骨折的外力通常较大。骨盆骨折可以影响骨盆的一侧或双侧，可以是稳定性或不稳定性骨折。描述骨盆骨折的严重程度有很多分类系统，最常用的是Tile分型（图24.2）。
- 脊柱骨折（见第17章）——脊柱是指颈椎、胸椎和腰椎部位的所有的骨性结构。创伤患者中，椎体骨折很常见，但是在多发创伤的患者中，对于未合并脊髓损伤的骨折的发生率，目前还没有文献描述。并不是所有骨折都会引起脊柱不稳定，导致脊髓损伤。脊柱骨折可以诊断为稳定性骨折或不稳定性骨折，骨折是否稳定会影响患者的体位和日常的活动能力。
- 脊柱的椎间盘及韧带损伤（见第17章）——脊柱的软组织包括脊髓、椎间盘和脊柱间韧带。脊柱损伤可以损伤其中的一种或几种软组织，伴或不伴有骨折。这些损伤高度不稳定，护士要协助做好预防及管理，保证患者舒适，并辅助患者使用脊柱支具（见图24.1）。

3. 患者管理

护理严重骨创伤患者时，护士要做到以下几个

图 24.2 骨盆骨折的 Tile 分型[124]

Tile A

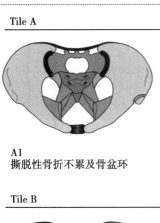
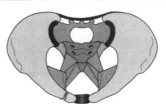

A1
撕脱性骨折不累及骨盆环

A2
稳定性骨折只有少许移位

A3
骶骨及尾骨的横行骨折

Tile B

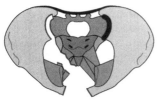
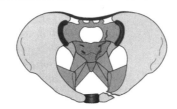
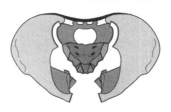

B1
单侧骨折

B2
侧方挤压型骨折内旋不稳定

B3
双侧旋转不稳定

Tile C

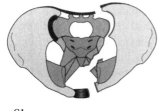
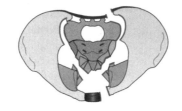
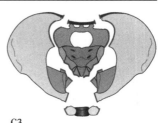

C1
单侧骨折

C2
双侧骨折
一侧旋转不稳定
一侧垂直不稳定

C3
双侧垂直不稳定

Reproduced from Kobziff L. Traumatic pelvic fractures. Orthopaed Nurs 2006;25(4):235–41; quiz 42-3, with permission.

方面。准确评估和应用牵引、处理离断的断端、稳定骨盆骨折并做好脊柱防护。这些后续的管理需要与其他医护人员一起合作完成。

骨含有丰富的血管，损伤会致大量失血。重症专科护士应该能够从常见骨折中识别大量失血的潜在危险因素（表 24.3）。若有大量失血的可能或骨折端接近神经和血管，此时评估创伤骨科患者的神经、血管状况非常必要（表 24.4）。

（1）夹板固定

创伤骨科患者控制出血的主要的急救策略之一是夹板固定。夹板固定通常由护理人员来完成，目的是维持力线，稳定骨折，仅以此就可以有效控制大出血，拯救患者生命。没有经过骨科处理的骨折

表 24.3
骨折引起的大量失血[37]

骨折部位	失血量（ml）
肱骨	500～1 500
肘部	250～750
桡骨 / 尺骨	250～500
骨盆	500～3 000
股骨	500～3 000
胫骨 / 腓骨	250～2 000
踝部	250～1 000

Adapted with permission from McQuillan KA, Makic MBF, Whalen E. Trauma nursing: from resuscitation through rehabilitation. St Louis, Mo: Saunders/Elsevier; 2009.

表 24.4
骨创伤患者的神经血管观察要点

观察要点	评估过程	解释
皮肤颜色	与健侧皮肤颜色相比,观察患侧皮肤颜色情况。注意:患肢远端的动脉搏动有时很难触及。若肢体温暖且粉红色,则灌注良好	粉红色:正常灌注 苍白:血液灌注不足 黯淡、紫色或发绀:血液灌注显著下降 明显界限:一条明显的皮肤变暗的线(通常沿着血管通路)
皮肤触摸温度	在室温下,与正常灌注的皮肤相比,描述触摸部位的温度	温度正常:触摸时和正常区域温度没有差异 皮肤温度降低表明灌注不足
自主运动	患者能够活动未固定患肢的末端(如用石膏固定的肢体的手指和足趾)	评估患者的运动范围很关键,可以明确患者损伤是否加重。若患者活动减少,则提示可能有神经血管损伤
感觉	患者要能叙述对触摸的正常感觉	在所有神经分布的区域(如手指和足趾)评估患者的感觉。感觉减退说明患者肢体血供减少或神经功能减弱

注:受损肢体术前术后都要观察

都需要行夹板固定。临时固定骨折的方法有:

- 患肢的位置——患者受伤后,受伤部位夹板固定,应抬高患肢,以促进静脉回流,减少组织水肿。在 ICU 治疗期间,患者通常处于头高位,身体平躺,此时可以用枕头抬高患肢。抬高患肢时要注意不能让患肢的任何部位受压,例如,不能用枕套做成的手袋压迫静脉出血点,因为这样会直接压迫正中神经,引起医源性神经功能障碍。
- 木制或气囊夹板——这些加有厚垫的工具绑缚在患者的患肢上。理论上,木质夹板固定患者患肢的时间不能超过 4 小时,因为压力点上的压力会增加。
- 石膏悬臂板——骨折后肢体通常会因生理反应出现水肿。石膏悬臂板由分层熟石膏组成,是治疗的首选。它可以根据肢体肿胀情况调节,且随时可以被护士轻松解开。其内可以填充软垫,以弥补对肢体结构支持的不足。制作不良或不合适的悬臂板可以引起一些严重的并发症,如压疮、骨折移位。

实践提示

患者不能使用木质夹板超过 4 小时。如果需要更长时间的固定,木质夹板必须换成悬臂板,让患肢骨折部位维持解剖力线。

- 牵引——在骨折处理中,经常需要进行牵引,牵引指的是对骨折或移位的骨施加拉力。有三种牵引方法:
- 骨牵引:牵引钉固定在骨骼上(如 Steinmann 针)。
- 皮牵引:使用吊索和绷带牵引患者皮肤。
- 手工牵引:临床医师用身体对患者施加牵引力,如对移位骨折的复位。当为患者翻身或更换牵引姿势时,也采用该牵引方法。

牵引的原则是维持力线,预防并发症。不正确的牵引会导致疼痛,加重损伤。在实行牵引过程中,需要遵循以下原则:

- 对身体的牵引力必须是适当且安全的。
- 必须给予对抗牵引力。
- 尽量减小摩擦力。
- 纠正力线后,要维持牵引力和方向。
- 必须要反复检查器械和巡视患者以保证:①符合原定计划的有效牵引;②患者在牵引过程中未受损伤。

(2)创伤性离断

创伤性离断是指肢体或身体附属物与身体分离。进入医院前,最好用干净或无菌(如果可能的话)的布将离断的肢体包裹好,装入防水的塑料袋里后,放入装有冰的隔热容器里,截断肢体不能与冰直接接触。用这种方法可以维持离断肢体 6~12 小时的生命力,从而保证肢体再植成功。根据患者其他损伤和心血管循环状况,应尽快安排患者实施保肢手术。

无论患者是否截肢，都要根据手术类型对患者进行术后管理。术后护理的原则：

- 根据手术记录，合理安放患肢。
- 定时评估神经血管功能，注意观察再灌注损伤，其表现为急性骨筋膜室综合征或血凝块导致的末梢血管破坏。
- 若组织灌注发生改变，应及时调整治疗方案。
- 在治疗的过程中，给予患者心理支持。

> **实践提示**
>
> 一旦发现再植肢体状况恶化，护理人员应及时与外科医师沟通，及时采取应对措施，尽可能地保全断肢。

> **实践提示**
>
> 当离断伤患者到达急诊室时：①观察患肢；②用 0.9% 的生理盐水冲洗患肢，然后用 0.9% 的生理盐水浸泡过的纱布包裹后放入干净的塑料袋中，再放到装有冰块的冷却器中。

（3）稳定骨盆

在闭合型损伤中，骨盆骨折占 5%～16%。骨盆骨折有些并不复杂，不需要手术干预。但有些会很严重，是患者出血死亡的主要原因[76]。骨盆骨折的死亡率从 18%～40% 不等，死亡多数发生在伤后 24h 内，死因多为大量失血[76,77]。对于骨盆骨折患者，恰当的评估和诊疗是很必要的，包括诊断性评估、无创骨盆固定、腹部评估、是否需要外科干预以及血管造影[78]。

骨盆骨折患者的早期管理包括评估和固定。评估应该包括以下两方面[77]：

- 血流动力学状况——评估是否有持续出血，确定液体复苏的需求。
- 骨盆环的稳定性——使用临床检查和诊断性影像检查辅助评估。通常对骨盆前后方进行触诊和视诊便可以判定创伤体征，如清醒患者有压痛[77]。

虽然可能会加重患者的损伤，造成额外的失血，骨科医师可能还要进一步评估患者，如评估骨盆的分离试验[77]。护理人员常规不做该项评估，但若在偏远地区或是电话远程咨询，可以在专家指导下进行该项评估。

无创骨盆固定，包括床单或使用骨盆专用缚带，会对骨盆骨折患者的发病率和死亡率有显著影响[76,78]。这种手法可以稳定骨盆，吻合出血血管，有助于止血（图 24.3）。

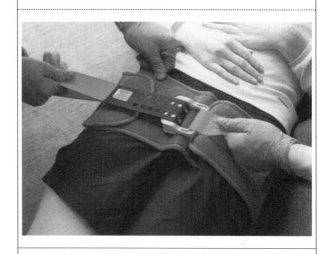

图 24.3 应用骨盆缚带

Courtesy Ferno Australia

骨盆缚带是临时固定装置[76-78]，理论上捆绑的时间不能超过 4 小时。若超过 4 小时，护理人员要及时松解，以减轻压力。指导清醒的患者及时报告压力增加的体征，如捆绑位置的感觉异常。腹肿增大提示需要更换缚带位置。医务人员要明确患者所需限制的体位，尤其要长期捆扎缚带的患者。患者骨盆捆扎缚带时，可以侧卧或对其进行轴式翻身。骨盆缚带松解时要谨慎，治疗需要时才进行（如在手术室中）。所有相关的医护人员都需在场（尤其是骨科医师或创伤科医师）[77]。

骨盆骨折的有创固定指利用外固定架（图 24.4）来达到骨盆稳定[77,78]。固定骨盆的外固定架（位于身前或身后）可以是一种临时治疗方案，也可以是一种长期治疗方案，需在原位固定数天或数周。虽然活动程度要看骨折的稳定性，但是带有外固定架的患者可以允许其活动。当患者使用外固定架固定时，护理需要注意以下几点：

- 针道护理——用等渗盐水清洗针眼周围皮肤后旷置，若针眼周围有渗液则覆盖干燥的吸水敷料；若发现针道周围有缝隙或皮肤拉长要注意，可能需要采取外科干预措施。
- 镇痛——根据患者疼痛主诉以及治疗方案（如活动和物理疗法）给予患者镇痛措施。
- 活动——根据患者骨盆的稳定性以及外科医师

图 24.4 骨盆外固定架[128]

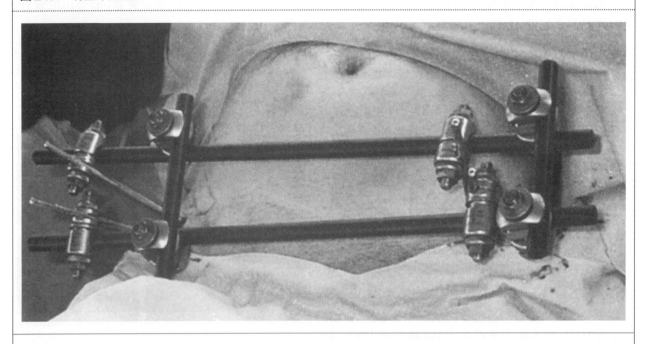

Reproduced from Wiss DA, Ovid Technologies I. Fractures. Philadelphia: Lippincott Williams & Wilkins; 2006: Figure 37.21, p 634, with permission.

的建议指导患者活动。

● 患者宣教——重点介绍操作的安全性、活动和康复计划。

放射学介入骨盆血管栓塞是控制骨盆骨折患者大出血的一种方法。由于很多大动脉穿过骨盆，10%～20% 的骨盆骨折患者大量失血的主要原因是动脉出血。栓塞的时机，尤其是与骨盆的稳定性目前仍有争议，取决于介入人员和介入设备到场的时间[78]。

（4）脊柱支具

颈托或支具是固定颈椎最常用的支具。在 ICU，通常需要使用 24 小时以上。由于压力持续不缓解、剪切力、潮湿以及颈托下面的外物等因素，这种特殊类型的支具会增加不活动患者发生压疮的风险。颈托护理是重症护理的重要内容。颈托下，尤其在枕部，任何脏污、异物都要尽可能地清除干净。患者要尽可能多侧卧，在进行脊柱预防性保护措施时（表 24.5），要摘下颈托，至少每 4 小时评估一次颈托下皮肤的完整性。其他脊柱支具还包括 Halo 胸支架以及胸腰 / 躯干抗屈曲支架。

（四）胸部创伤

胸部创伤通常比较严重，往往危及生命，需要

入住 ICU。胸部创伤可以是钝性伤，往往由交通事故引起，也可以合并其他部位损伤；还可以是贯通伤，往往是枪击或穿刺伤造成的[79]。在所有需要住院超过 24 小时以上的患者中，胸部创伤约占 10% 左右。当仅考虑重大创伤患者（创伤严重评分 >15 分）时，该比例上升到 15%。胸部创伤患者约占 ICU 患者的 15%。胸部创伤的发生率与受伤原因相关，车祸患者约 20%～30% 为胸部创伤[80]，刺伤患者约 30% 为胸部创伤，斗殴伤及坠落伤患者 10%～15% 为胸部创伤。与胸部创伤相关的死亡率从 20%～25% 不等。据报道，在美国和欧洲，其死亡率高达 60%[79, 81-83]。

1. 病理生理

胸部由胸腔和胸腔内器官组成。胸腔由两部分组成，包括骨腔和肌肉组织。骨腔由肋骨、胸骨、肩胛骨和锁骨组成，肌肉组织则包括呼吸肌和膈肌。胸内器官包括肺、气管、心脏、血管、淋巴管和食管。与所有其他损伤一样，胸部损伤可以是贯通伤，也可以是钝性伤。刀伤或枪弹伤可以引起贯通伤，损伤胸腔和胸内器官，也会破坏胸膜腔内的正常负压，导致气胸。胸部钝性伤往往是由交通事故、跌倒、斗殴或冲撞引起的。胸部创伤有很多类型，其严重

表24.5

脊柱预防性保护措施[44]

动作	原则	目的	方法
扶头	保证颈椎在任何体位变动时都维持在中立位	防止搬动患者时颈椎屈伸、头部侧向倾斜	1. 护士站在床头扶头——一只手放在患者下巴上,手指展开以夹住下颚,并根据需要固定气管插管,以此来固定头部。前臂在患者头部两侧支撑头部 2. 护士站在床侧面扶头——护士站在患者将要被翻过去的一侧,一只手放在患者的枕部。要确保护士站在一个能够支撑起整个头部的位置 无论哪种方法,另一只手根据需要扶患者下颚和气管插管。将患者翻到扶头护士的前臂上,这样可以在翻身时为头部提供生物力学支持,固定颈椎
协同翻身	保证整个脊柱在任何体位变动时都维持在解剖力线上	减少颅颈、颈胸、胸腰连接处脊柱的扭转,以防止脊柱发生扭转	一名助手轻轻地扶着患者的肩部和骨盆带,另一名助手扶着患者双腿,这样可以保证患者在一个平面翻身 扶头的护士下达开始和结束翻身的指令,整个过程要轻柔

程度由轻(如某根肋骨挫伤或骨折)到危及生命(如心脏破裂或张力性气胸)各异。在70%～90%的严重胸部创伤患者中,合并有其他部位(如头部、颈部、脊柱、腹部和四肢)的损伤[83,84]。

胸部创伤包括以下几类:

- 肋骨骨折——在胸部损伤中很常见,常会引起剧烈疼痛,也常伴有其他损伤,如血胸、气胸或肺挫伤[83]。

- 连枷胸——在胸部两个以上区域出现多根肋骨骨折(多根多处),导致所在部位胸壁出现自由运动。胸壁软化区的产生依赖于很多因素,包括邻近软组织的支持[80]。这种损伤通常发生在胸壁的前壁和侧壁,因这些部位肌肉保护较少。这种损伤最大的影响是当患者自主呼吸时,连枷胸的软化部位会出现反常运动。当患者吸气时,由于胸膜腔内负压,软化区内陷,而不是与胸壁一同扩张。软化区的无效呼吸以及肺挫伤,会导致呼吸负荷增加,引起呼吸功能损伤。

- 膈肌损伤——腹内压增高,可以引起膈肌破裂,通常伴有压缩性损伤[85]。如果破裂较大,腹腔内容物可能会疝入胸腔,导致呼吸功能受损。双侧膈肌损伤很少见,大多数为左半膈肌损伤,75%损伤为钝性伤[86]。

- 肺挫伤——通常由于机械力的作用,引起肺组织擦伤。肺挫伤通常会引起肺组织弥漫性出血以及肺间质和肺泡水肿,导致肺内分流,气体交换受损,造成低氧血症,需氧量增加[85]。大多数钝性胸部创伤,胸腔内都表现为肺挫伤,约有30%～70%的创伤患者有肺挫伤[80,84]。

- 气胸——是指胸膜腔内的气体积聚[84]。气胸包括闭合性气胸(不与外界相通)和开放性气胸(与外界空气相通)[87]。闭合性气胸是由于胸部钝性伤后,折断的肋骨刺穿了肺实质。开放性气胸主要是由于贯通伤患者在吸气时,空气可以从外界进入胸膜腔。如果在呼气时,软组织瓣或类似的障碍物堵塞了开放口,胸膜腔内的空气不能全部排出,气胸量逐渐增加,致使邻近肺组织塌陷,导致低氧血症。若胸膜腔内的气体一点都不能排出,即为张力性气胸,肺、心脏和气管受压增加,可威胁患者生命[79,87]。随着影像技术的发展,如CT扫描的出现,隐匿性气胸(CT诊断为气胸,但X线上没有发现)被医生发现,发生率约为2%～7%。在急诊复苏阶段,创伤救治团队阅读胸片(CXR)后,高达76%的气胸被认定为隐匿性气胸[83]。

- 血胸——是指胸膜腔内的血液积聚。血液可以来自于胸壁、肺实质或胸部的大血管[88]。血胸一侧呼吸音通常减弱,叩诊呈浊音而不是鼓音[79]。少量血胸(<200ml)患者的临床表现和影像学检查可能并不明显,虽然患者可能会出现呼吸困难。血胸的早期处理包括放置胸引管,将胸腔内积聚的血液引流出来。剩余的血凝块、黏连性物质以及包裹性积液的清除对于预防并发症如脓胸及胸腔纤维粘连很重要,后期常需要手术处理[88]。

- 心脏损伤——有很多种,包括轻微的心肌挫伤、心壁、室间隔或瓣膜破裂,以及冠状动脉损伤[89]。由于胸腔中右心处于前置位,因此心脏右侧的损伤最常见[83]。

- 主动脉损伤——通常是主动脉的头臂干、左锁骨下动脉端和右锁骨下动脉端的损伤，死亡率较高。主动脉损伤分为轻微损伤和严重损伤。轻微损伤通常涉及较小的动脉内膜撕裂以及较小的动脉周围血肿，严重损伤包括动脉内膜以及动脉全层的撕裂，有很高的几率破裂[79]。主动脉断裂和破裂在受伤 30 分钟内的死亡率超过 80%[89]；患者即使活着到医院，伤情也很重[79]。
- 气管和支气管损伤——由直接的钝挫伤或气管隆突部损伤引起气管支气管损伤，但是比较罕见[83]。较大的缺损会导致呼吸困难（伴或不伴有呼吸窘迫），而较小的损伤通常无症状。在 CT 扫描中，很多微小的损伤表现为纵隔内有气体[83]。

2. 临床表现

损伤的组织和器官不同，胸腔损伤的临床表现也不相同（表 24.6）。当胸腔内的多种器官和系统损伤时，会危及患者的生命。

3. 患者管理

由于胸腔中有心脏、肺和大血管等基本结构，胸部损伤可以导致患者病情急剧恶化。要持续对患者进行全面评估，尤其是表 24.6 所列出的症状和体征。其他护理措施还包括患者的体位和疼痛的管理。

（1）评估

急诊科医护人员对患者要进行持续的初级评估，并及时记录患者当时的情况，直到患者病情稳定。持续评估的频率要根据患者的病情而定，但最初一般需

表 24.6
胸部创伤的临床表现

损伤系统	临床表现	临床症状和体征
呼吸系统 ● 气道 ● 肺 ● 膈肌	任何呼吸困难的迹象，尤其是连续观察的结果，都是患者即将呼吸失代偿的表现	呼吸频率异常（<12 次 /min 或 >20 次 /min） 胸壁反常活动，包括胸壁不对称扩张 呼吸音减低 气道梗阻 低氧血症（SPO_2<94%） 高碳酸血症 呼吸暂停 呼吸困难 端坐呼吸 捻发音 / 肺气肿
心血管系统 ● 心脏 ● 大血管	循环血量不足，导致组织灌注降低	心率异常（<60 次 /min 或 >100 次 /min） 心律失常 严重患者有无脉性电活动（见第九章） 交替脉 心输出量下降 血压下降（收缩压<100mmHg） 外周灌注减少 意识模糊或意识水平下降
胃肠道系统 ● 食管破裂	胃肠道穿孔，纵隔污染	捻发音 血气胸 疼痛 咳嗽 哮鸣音 出血 脓毒血症（后期）
全身 ● 空气栓塞	空气通过损伤血管进入血液中，损伤部位不同栓塞位置不同，患者的临床表现也不同	症状取决于栓塞位置，但是包括： ● 局部神经症状 ● 心功能恶化

要每 15 分钟评估一次，当患者转入 ICU 后变为每小时评估一次。胸部创伤危及生命的体征包括以下部分：

- 心包填塞——血液积聚在心包内，导致静脉回流受阻，心排血量下降。心脏压塞的体征包括：
  - 心率增快
  - 脉压降低，收缩压下降，舒张压升高
  - 前负荷增加[中心静脉压（CVP）和 / 或肺毛细血管楔压（PCWP）升高]
  - 颈静脉怒张
  - 心输出量下降的体征，包括意识水平下降，外周灌注减少和尿量减少
- 张力性气胸——胸膜腔内充满空气，不能排出，导致一侧肺或双侧肺塌陷（图 24.5）。胸膜腔内的气体随着每次呼吸逐渐积聚，胸腔脏器受到挤压，推至对侧胸腔。张力性气胸的体征包括：
  - 心率增快
  - 呼吸频率增加
  - 通气量下降，尤其是患侧肺
  - 气管偏移
  - 颈静脉怒张
  - 肺气肿

实践提示

胸部创伤的患者若出现不明原因的低血压，提示可能存在张力性气胸，应即刻行 X 线检查以明确诊断。

图 24.5 右侧张力性气胸

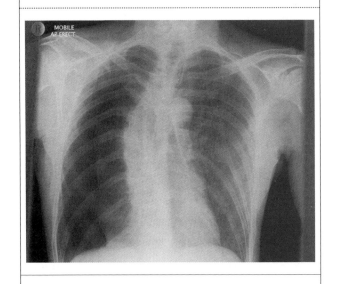

Courtesy The Alfred, Melbourne.

（2）体位摆放

早期活动可以预防胸部创伤患者长期卧床和制动的并发症。护士应定时为患者翻身，调整患者体位，也可以直坐。患者活动的范围取决于其他部位损伤。如果患者意识清楚，且病情允许，应尽早鼓励患者下床活动。肺损伤会增加患者呼吸做功，必须采取措施加以调整。适当给氧有助于提高患者的活动耐量。若患者行机械通气，应增加机械支持（如临时增加压力支持）来提高患者的活动耐力。呼吸困难极可能造成患者恐惧，增加患者焦虑，应该尽量避免。

（3）缓解疼痛

不能低估胸部创伤（尤其是肋骨骨折）所造成的疼痛的潜在严重程度。其疼痛管理原则与其他部位创伤类似。有效的疼痛管理措施可以尽量保持患者的自主呼吸。对于轻微胸部创伤的患者，主要护理目标是避免使用机械通气，因而要鼓励患者进行有效深呼吸和有效咳嗽。缓解疼痛的措施包括静脉注射阿片类药物、肋间或硬膜外镇痛以及使用非甾体类消炎药（NSAIDs）（见第 7 章）。非药物疗法包括吸氧、治疗过程中早期冰敷、晚期热敷、按摩、放松以及分散患者注意力等多种方法。为患者摆放舒适的体位，如抬高患肢，镇痛疗效也非常好。自信、称职、高效的护士往往可以赢得患者和家属的信任，对患者也有安慰作用。

（4）胸部创伤的外科治疗

胸部创伤的外科治疗仅仅局限于修复撕裂或破损，如修复血管破裂、肺裂伤和心脏损伤，包括心脏裂伤和瓣膜损伤。膈肌破裂或食管穿孔也需外科修复。对于心肺复苏 15 分内的胸部贯通伤患者，急诊开胸术可以获得较好的疗效，但是对胸部钝性伤、挫伤患者的效果并不明显。损伤部位不同，采用的开胸技术也不相同，但主要包括左侧开胸切口、胸骨中线开胸切口及"蚌壳式"切口。急诊科或手术室医护人员需对患者行初级评估，评估患者是否需要急诊开胸。收治创伤患者的护理人员，需要具备配合急诊开胸的能力，熟悉开胸的器械和流程。患者的术后护理要遵循心胸手术患者的常规护理流程。

（5）胸腔引流

胸膜如果损伤，空气或血液可能会在两层胸膜腔间积聚，引起相应区域胸膜腔内负压消失，相应部位肺塌陷。肋间引流管可以引流出胸膜腔内的血液或空气，恢复胸膜腔内负压，使得相应肺部区域重新膨胀。治疗胸部创伤的核心原则是使用肋间引

流管(ICC)进行胸腔引流。胸腔引流的原则包括：

- 肺被包裹在一个潜在的空间中，脏层胸膜通过表面张力依附于壁层胸膜，形成胸膜腔内负压，促使肺紧贴于胸壁。吸气时，胸腔向外扩张，膈肌收缩下移，胸腔内容积增大。气体随着压力梯度，从压力高的外界环境中进入压力低的肺部。
- 肋间引流管插入胸膜腔内，在肋骨间穿行，根据需要，可以对气体或液体进行引流。
- 胸腔闭式引流可以持续引流胸膜腔内的空气和/或液体，同时又能防止环境中的空气从引流管内进入胸膜腔。如果采用传统引流装置，引流管末端需插入水中，通常为2cm，可以保证胸腔密闭。但是引流管不能插入液面过深，否则会导致引流阻力升高，使胸膜腔内的液体和空气的引流量减少。
- 引流装置通常连接负压吸引，可以促进液体的流出。

对于胸腔引流的患者，在护理的过程中，要严格遵守无菌原则，保持引流管通畅，评估引流液的量、性状以及引流对患者的影响（表24.7）。其他需要注意的方面包括：

- 胸腔引流为体位性的，血胸或气胸可能需要分别引流，通过调整患者的体位或引流管的位置来实现有效引流。
- 患者侧卧或坐起时，引流管易折断或扭曲。
- 引流管周围肺气肿在膨胀时，可能会致使引流管一端脱落出胸膜腔。连续评估，如胸部X线检查，有助于确定引流管的位置。

表 24.7
胸腔引流的评估

特点	解释
水封	保证水封瓶内有足够的水
气泡	水中持续出现气泡，提示有气体泄漏
引流液	观察引流液的性质及量（注意：如果累计引流量>1 500ml或引流液产生速度200ml/h，持续2~4小时，可能需要外科探查）
引流通畅	确保引流管不堵塞，清除血块
水柱浮动	引流管内水柱浮动说明引流管通畅，可以反映胸膜腔内的压力随着呼吸在改变。当肺复张后，水柱浮动仍会持续
负压吸引	如果要行负压吸引，要确保负压处在合适的范围

- 患者活动（如患者坐起）有助于液体引流，搬动患者前后，需记录引流的液体量。
- 拔出胸引管后，需要继续监测患者的呼吸功能，监测是否存在液体或气体的再聚集。

实践提示

引流出新鲜、明亮的血液，提示有活动性出血；血液黯黑则通常为胸膜腔内残存的积血

（6）机械通气支持

胸部损伤的患者通常需要机械通气支持（参见第15章总体原则）。以下是具体原则：

- 无创机械支持——根据损伤的类型采取相应的护理措施。颅底骨折或面部骨折的患者禁忌采用该通气支持方法。
- 气管插管——肺损伤的患者，咯血是相对常见的症状，需采取必要措施从气管插管（ETT）中移除血块。温暖、湿润的空气以及常规负压吸引有助于保持气管插管的通畅。
- 气道损伤——胸部创伤患者进行正压通气时，可能会发现先前没有发现的小气道损伤（大气道损伤可以在早期评估中发现）。治疗取决于呼吸道裂伤的严重程度和部位，但通常需要采用胸腔引流管降低胸膜腔内压力，可能需要手术干预，也可能需要进行高级通气支持，如单侧肺通气。
- 气管切开术——气管损伤的患者需行气管切开术，其管理原则同所有行气管切开的患者。

（7）其他医疗干预措施

胸部损伤的患者往往需要进行理疗。若患者机械通气的时间延长或需要卧床休息，则此时初级护理措施包括胸部理疗和活动练习。职业性疗法有益于长期需要机械通气的患者，而社交活动则有益于长期残疾、长期存在经济和社会问题的患者。专业人员对特定的患者早期实施这些干预，对患者的预后有着显著的影响。

（五）腹部创伤

腹腔内的任何脏器和组织在创伤中都可能受伤，但由于腹腔脏器和组织的多样性，腹部创伤的诊治存在着很多挑战。大约10%~15%的钝性伤患者存在有腹腔内损伤[63,90]，发病率及死亡率都很高[63,91]，因此早期、准确的诊断和治疗很关键。

近几年，腹部创伤的诊断和治疗技术已经取得

了显著进展,实质脏器的非手术治疗和血管栓塞术应用得越来越广泛。这两项新治疗技术的应用均需要有效监护患者,提高了 ICU 的利用率[92]。

1. 病理生理

腹腔由一系列的组织和器官组成,包括骨骼、肌肉、实质脏器、空腔脏器、脉管和神经。骨骼肌肉结构包括腹壁肌肉群、腰椎和骨盆。实质脏器包括肝脏、脾脏、胰腺、肾脏和肾上腺(以及女性的卵巢),空腔脏器包括胃、小肠、大肠、胆囊和膀胱(以及女性的子宫)。脉管系统包括一系列复杂的腹部血管(动脉和静脉)和淋巴管,神经包括脊髓和神经丛。创伤性腹部损伤可以分为腹膜外损伤、腹膜内损伤和 / 或腹膜后损伤,但患者通常为混合损伤。损伤的分类有助于医师选择合适于患者的治疗方案。

腹部损伤的病理生理变化很大程度上与损伤的结构有关。连续谨慎的评估对于发现患者的病情变化至关重要。腹部创伤最常见的临床表现是出血和 / 或急腹症的体征,如疼痛、压痛、腹肌紧张及瘀斑。这些通常是危及生命的症状和体征,需立即手术干预。

腹部创伤患者清醒时,最显著的症状是疼痛。但近期的一项系统性回顾表明,腹痛及腹部触痛对于预测腹腔内脏器损伤,不如其他检查更为敏感[90]。一些部位的损伤可能提示有空腔脏器穿孔,如腹部系安全带的区域擦伤,可能存在小肠穿孔。这些患者的疼痛远远超过了腹壁挫伤引起的疼痛。腹部损伤的其他体征与损伤的部位和组织有关,如血尿提示泌尿道(包括肾)的某个部位损伤。

外部原因容易导致腹部损伤,包括钝挫伤和贯通伤(参见下文关于贯通伤的讨论)。需要注意的是,多数腹部的表面损伤并不能反映深部损伤情况。如子弹穿过患者皮肤后,很难确定其深部轨迹。

(1) 挫伤 / 裂伤

突然减速,会导致身体组织裂伤或组织内出血(挫伤)。这主要是由于人体惯性,为了抵抗速度和方向的改变而导致的组织裂伤(如身体突然停止时,由于惯性,身体仍然向前移动,从而导致对组织的撕裂伤)。腹腔脏器极易发生这种类型的损伤。通常,肝和脾是受累最严重的器官,大多数与机动车相撞时的安全带损伤相关。实质器官的裂伤若为非常小的损伤,合理监护、非手术治疗便可治愈,但这种损伤还有可能导致出血(如肝裂伤,伤及包有下

腔静脉的血管门)。空腔脏器、肠系膜及腹膜也可能出现挫伤。

(2) 穿孔

空腔脏器全层损伤或穿孔可以危及患者生命。小肠穿孔可以污染腹膜,造成小肠缺血。小肠损伤往往很难诊断[92],而一旦延误诊断,则死亡率非常高。腹部安全带征 - 安全带环绕区域的前腹壁挫伤是空腔脏器穿孔的标志性体征[93, 94]。如果一个车祸伤患者表现为腹部安全带征,要高度怀疑其有腹部损伤,因为他们合并有腹部损伤的概率是一般创伤患者的两倍。在这一发现背后,人们还注意到,成年乘客乘车时更习惯于靠后坐,远离仪表盘和安全气囊弹出处。因此当车祸时,安全带对患者造成的暴力会有差别,会表现为不同的安全带征[95]。更为重要的是,这种损伤的患者常常数天后才有临床表现,常表现为疼痛、腹膜炎和脓毒血症[93, 94]。

(3) 二次损伤:腹腔间室综合征

腹腔脏器的血管丰富,在大量液体复苏过程中,易引起血管怒张,导致腹内压急剧增加。严重的患者,腹内压可以增加到影响患者的心肺功能,此时需要外科急诊干预,立即行腹腔减压术。由于评估和测量技术不同,腹腔间室综合征的发病率很难确定,但是根据已有报道,在创伤患者中其发病率为 6%～14%[96]。所有腹部创伤的患者以及因其他原因行腹部手术的患者,都应该高度警惕腹腔间室综合征的发生。临床观察到患者腹部膨隆、腹肌紧张,对于早期诊断腹腔间室综合征不够敏感,仅仅能诊断出 40%～60% 的患者[96]。但是对于晚期腹腔间室综合征患者,腹部就会出现膨隆及僵硬。对于有可能发展为腹腔间室综合征患者,常规测量腹内压有助于早期确诊。虽然诊断腹腔间室综合征的腹内压水平目前还没有定论,但一般认为高于 20mmHg 需要进一步检查;若高于 25mmHg 且合并腹肌紧张或腹膨胀等临床表现,并产生全身影响,则提示需急诊手术[97]。也可以监测腹腔灌注压[98](平均动脉压 - 腹内压)。虽然还没有经过验证,但是通常建议将腹腔灌注压维持在 50～60mmHg 或更高[96]。若想了解更多关于腹腔间室综合征,包括腹内压监测及后续管理的内容,参见第 20 章。

2. 患者管理

近几年,非手术治疗在腹部创伤患者中的应用越来越广泛。护理这些患者时,要及时观察评估患者的病情变化,发现患者的手术指征,根据患者的

病情给予患者相应的治疗护理措施。腹部创伤患者的护理也包括有效诊断、手术或放射干预以及相关护理。损伤控制外科学是患者治疗管理中很重要的一方面。

目前，随着实质脏器损伤的非手术治疗措施的广泛开展，腹部创伤的监护变得越来越关键。护士必须认识腹部创伤的临床体征，尤其要及时识别出血，并立即采取措施尽快止血（表24.8）。腹部创伤患者的具体管理措施还包括疼痛管理、病情监测以及术后护理。由于患者伤情重，且经过腹部手术干预，通常腹部创伤患者的疼痛较重（见第7章）。

监测生命体征是腹部创伤患者治疗过程的重要方面，应该合理监测所有患者（可按照创伤收治中心所列的项目进行监测）。对患者进行尿液分析也很重要，以确定患者是否有泌尿系统的损伤。

若患者接受了剖腹探查术，其术后护理要遵循所有腹部手术术后护理原则。具体的护理内容取决于所伤及的器官以及修复损伤所采取的手术方式。要注意满足所有患者的个体化需求（见第6章）。

术后，治疗小组需要讨论患者饮食和排便的护理，早期制订计划，避免出现延误及便秘等不良事件（见第19章，饮食原则）。重度腹部创伤的患者，麻痹性肠梗阻很常见。确保胃、肠管处在正确的位置，可以对胃肠道进行有效减压。便秘是一个常见的问题，应该早期采取措施，对患者实施肠道护理（见第6章）。

腹部创伤患者的诊断包括全面的临床评估，可能会用到创伤定点超声检查（FAST）、诊断性腹腔灌洗（DPL）、腹部计算机断层扫描（CT）[96]，以及开腹探查术及腹腔镜检查等。临床评估可能会发现患者的临床体征，如皮肤青紫、裂伤，腹肌紧张、拒按等。临床体征的定位可以提示有可能损伤的腹部脏器。经过这一系列评估，将会决定患者进一步进行何种检查。FAST正在成为腹部创伤患者临床评估的扩

展项目。

（1）诊断性腹腔灌洗

诊断性腹腔灌洗（diagnostic peritoneal lavage，DPL）是一种诊断方法，可以用来快速评估腹腔内出血，但是只有当FAST或CT无法检查时才会使用[99]。不明原因的持续性休克患者（低血压、心动过速）；腹部临床检查及FAST无法明确诊断；以及高度怀疑腹部损伤的患者，应该采用该方法进行诊断。DPL能够明确出血存在，但不能明确出血部位[92, 100]。DPL的缺点包括：

- 高度有创操作，可能会带来相关并发症；
- 无法发现腹膜后损伤；
- 可能影响接下来的CT检查的结果[92]。

（2）腹部计算机断层扫描

腹部计算机断层扫描（CT）对腹部损伤的诊断具有很高的灵敏度和特异度，可以作为患者诊断的主要参考检查，尤其是对于钝挫伤且血流动力学稳定的患者[90, 92]。腹部创伤定点超声检查若为阳性且患者需要实施紧急手术时，可以不考虑CT的诊断结果。对于贯通伤的患者，经口、经直肠或经静脉给予造影剂后，腹部CT诊断的准确性可以达到90%以上。有一些证据表明，利用这三种增强CT，可以减少贯通伤患者手术探查的几率[101]。CT的重要缺点是患者受伤后，若立即行CT检查，腹腔内出血可能不明显，会低估损伤的严重程度。有广泛性腹部创伤的患者，尤其是休克体征进一步进展的患者，即使CT阴性也要高度怀疑腹部出血的存在。颈托固定必须仰卧的患者，口服造影剂的作用仍然存在争论。对于这样的患者，非常有必要评估患者吸入异物的风险，并做好患者呕吐的应急准备。仰卧服用放射性造影剂的患者需要有专人照顾，如患者出现呕吐，要保证有足够的人员能够迅速将患者翻向护士一侧。治疗小组成员在进行这项检查前，应该评估患者呕吐的风险，根据风险-效益比为患

表24.8
腹部损伤的常见体征[133]

体征	特点	可疑损伤
Grey Turner 征	出血后6～24小时，下腹部及侧腹的皮肤变蓝	腹膜后出血
Kehr 征	膈肌受刺激后，引起左肩部疼痛	脾脏损伤，可能与腹腔内出血有关
Gullen 征	脐周皮肤变蓝	胰腺损伤，可能与腹膜出血有关
Coopernail 征	阴囊或阴唇瘀斑	骨盆骨折或盆腔脏器损伤

Adapted with permission from Eckert KL. Penetrating and blunt abdominal trauma. Crit Care Nurs Q 2005; 28(1): 41-59.

者做出明智的决策。口服造影剂对空腔脏器损伤的诊断很有效，是腹部创伤诊断性评估重要的一部分。

（3）剖腹探查术 / 腹腔镜检查术

文献中对于剖腹探查术和腹腔镜检查等诊断性操作的介绍很详细[102]，可以用作辅助诊断（腹腔镜检查），也可以控制出血，修复受损器官（剖腹手术）。一旦决定进行此项操作，应立即将患者推送至手术室。错过或延误腹部损伤的诊断，对于患者可能是致命性的。因此，对部分患者行开腹探查排出损伤是有必要的。在对 51 项研究的分析中，由腹腔镜检查中转为开腹探查术的转变率为 33.8%，其中 16% 为非治疗性，11.5% 没有阳性发现[102]。

（4）血管栓塞治疗

介入栓塞治疗是腹部创伤患者的一项治疗选择。通过动脉穿刺点，介入医师将套管插入到动脉中，可以确定动脉的出血点。一旦确定出血点，可以通过机械卷或机械阻塞结扎相应血管。栓塞的目的是通过非手术的方式来止血及挽救受损器官，可以减少复苏时间，减少输血[103]。对于腹腔内血管损伤的患者，可以选择在之前的 CT 引导下，在受伤侧通过经皮选择性栓塞受损血管[103]。对于应用介入栓塞术控制出血的患者，护士需要谨慎监护。如果患者出血加重，要能够及时处理低血容量性休克。

（5）腹部开放患者的管理

严重腹部创伤的患者，转回 ICU 时腹腔可能没有关闭，或者是开腹探查的患者，转回 ICU 时可能只有临时敷料覆盖腹部开放切口。暂时性腹腔切口覆盖的敷料多种多样。随着负压吸引技术的广泛应用，这些敷料大多有负压吸引装置。应用敷料的目的是当患者腹腔脏器肿胀，脏器无法还纳入腹腔，或患者可能要再次开腹，腹腔未关闭时，用敷料覆盖腹腔内容物[104]。最终，当患者生理条件稳定后，要尽快将患者腹部伤口缝合。若敷料包裹得太紧，则易引起继发性腹腔间室综合征。腹部开放患者容易出现的另一个问题是容易出现肠内球囊瘘[104, 105]。

腹部开放患者的初级治疗的目的主要是减少长期不活动的并发症，持续观察腹腔间室综合征的体征，促进患者生理状况稳定并及时给予患者及家属心理支持，帮助他们度过困难时期。腹部打开后的外观，会让患者及家属感到痛苦，这一点我们都可以理解。腹部开放的患者没有具体的体位限制，但如果患者血流动力学不稳定时必须侧卧，并及时做好清洁护理。

3. 脾脏损伤

脾是腹部钝性损伤中，最常见的实质器官损伤[92, 103]。脾位于肋骨下部，使得其常常在肋骨骨折后导致二次损伤。由于脾是腹腔内较大的器官，因此当腹部受到直接撞击时，应高度怀疑脾损伤。脾损伤的体征通常表现为左上腹疼痛，当循环血量丢失过多时，才会出现生命体征的变化。根据量表可以将脾损伤的严重程度分为 5 级（表 24.9），该 5 级量表主要用于治疗或用在研究中[105]。脾具有免疫功能，但具体机制还不明确。脾切除后，患者的感染风险增加，要对其风险进行终身教育。脾切除后，免疫治疗很重要。必须告知患者持续免疫治疗随访的必要性[106]。出院前，给予患者第一轮免疫治疗。目前推荐出院前免疫治疗包括：

- 肺炎链球菌疫苗
- 脑膜炎双球菌疫苗
- 流感疫苗[107]

表 24.9
脾损伤分级量表

等级[a]	损伤类型	损伤描述
I	血肿	被膜下血肿，血肿面积占表面积 <10%
	裂伤	被膜撕裂，深入脾实质，深度 <1cm
II	血肿	被膜下血肿，血肿面积占表面积 10%～50% 血肿深入脾实质，直径 <5cm
	裂伤	损伤深入脾实质，深度 1～3cm，未累及脾段血管
III	血肿	被膜下血肿，血肿面积占表面积 >50% 或弥漫性 被膜下撕裂或实质内血肿 脾实质内血肿或血肿弥散
	裂伤	脾实质裂伤，深度 >3cm，或累及脾段血管
IV	裂伤	脾段或脾门血管损伤，导致脾血流中断（>25% 脾损伤）
V	裂伤	脾完全破裂
	血管损伤	脾门血管损伤，脾血供阻断

[a] 多发创伤可以增加一级，最多可以增加到 III 级

Adapted with permission from Olthof DC, van der Vlies CH, Scheerder MJ, de Haan RJ, Breenen LFM, Goslings JC, van Delden OM.Reliability of injury grading systems for patients with blunt splenic trauma. Injury 2014; 45(1): 146-50.

推荐患者进行抗生素预防治疗,听从医师建议,携带医疗警示光盘或卡,旅行前注意咨询专家旅行建议[107]。

4. 肝脏损伤

肝脏是人体重要的器官,肝功能衰竭若不可逆,则是致命的。在常见的腹部实质器官损伤中,肝损伤排第二,仅次于脾损伤[103]。肝血管丰富,任何损伤都是非常严重的,一般需要手术探查。作为腹部最大的实质器官,且正好跨越身体中线,腹部外力极易损伤肝,如未系安全带以及腹部受到攻击导致的损伤都易伤及肝。肝损伤程度分级可以采用 6 级评分[105](表 24.10)。肝损伤的治疗主要取决于损伤的性质以及肝脏本身的损伤,伴随存在的损伤,损伤前状态和总体损伤严重程度。治疗方案的选择可以依据医疗机构所提供的服务和专业技术水平。

肝脏损伤治疗的主要目标是维持肝功能,主要通过控制肝脏出血,让患者休息和严密监护等措施来实现。肝损伤一般采取非手术治疗,需要重点监测患者出血体征,另外,如果需要,医院要具备立即实施开腹手术的能力。某些动脉出血的患者,可以采用栓塞术[92]。肝损伤的晚期并发症包括感染、血肿、胆汁漏以及迟发出血。

(六)贯通伤

根据损伤的外部原因,创伤可以广义地分为钝性伤和贯通伤。贯通伤是一种机械性损伤,外物穿透患者皮肤。刀伤和枪伤最常见,另外栅栏、指示牌以及器械等坚硬物体也可以引起贯通伤。贯通伤与钝伤完全不同,其大部分发生在身体的一个部位,但是也有例外,如火器伤的患者,可能存在多处子弹贯通伤或刀伤患者存在多处刀刺伤。

救治贯通伤的患者时,必须采取相应措施,预防医护人员被外物损伤,尤其是患者身体内插有刀或大的外突出物时。某些因犯罪行为而导致的贯通伤,一定要依据法律原则,由参与治疗的高年资医师通知警察。

1. 临床表现

贯通伤的临床表现取决于穿通部位、穿通部位的器官、损伤力量的大小以及贯通伤累及的范围。例如,高速子弹引起的组织损伤范围远远超过其运行轨迹。贯通伤的临床表现分为以下两大类:

- 显著性贯通伤——穿透物明显可见(如玻璃碎片、树枝和刀)。治疗时,不仅要处理可见的受伤原因,而且要继续全身系统性创伤评估。

表 24.10

肝损伤分级量表[37]

等级 [a]		损伤描述
I	血肿	被膜下血肿,血肿面积占表面积<10%
	裂伤	被膜撕裂,深入肝实质,深度<1cm
II	血肿	被膜下血肿,血肿面积占表面积 10%~50% 血肿深入肝实质,直径<10cm
	裂伤	损伤深入肝实质,深度 1~3cm,直径<10cm
III	血肿	被膜下血肿,血肿面积占表面积>50% 或弥漫性 被膜下撕裂或实质内血肿
	裂伤	肝实质裂伤,深度>3cm
IV	裂伤	肝实质内裂伤,累及 25%~75% 肝叶或累及一个肝叶的 1~3 个 Couinaud 肝段
V	裂伤	肝实质内裂伤,累及>75% 肝叶或累及一个肝叶的>3 个 Couinaud 肝段
	血管损伤	肝后静脉损伤,如肝后下腔静脉 / 肝中央主静脉
VI	血管损伤	肝脏完全撕脱

[a] 多发创伤可以增加一级,最多可以增加到 III 级

Adapted with permission from MCQuillan KA, Makic MBF, Whalen E. Trauma nursing: from resuscitation through rehabilitation.St Louis, Mo: Saunders/Elsevier; 2009.

- 非显著性贯通伤——穿透物不是显著可见，需要对创伤部位进行全身系统评估后才能发现穿透物（如枪伤和弹伤）。对于这些损伤，外部皮肤的可见体征不能反映潜在的致命损伤（如心室裂伤或严重的血管损伤）。

2. 患者护理

护理贯通伤患者时，要根据患者的受伤部位和严重程度。相较于钝性伤患者，贯通伤患者的手术更紧急，因为破裂器官或血管在不断向体腔内或体外出血。因此，贯通伤的患者，实施开腹手术或开胸手术的概率非常高。

在急诊，对于贯通伤患者通常要考虑以下几方面：

- 稳定外物：填补和/或用绷带缠绕住穿透物（如刀）。在移除外物前，要尽量减少穿透物的移动，并且保证穿透物不会对患者产生进一步伤害。
- 患者的体位没有固定的标准：患者体位主要取决于外物穿入部位以及穿入途径。例如，在移除外物前，患者可以侧卧，也可以俯卧。
- 少量液体复苏：在损伤修复前，对患者进行液体复苏，保证重要脏器的血供[108]。
- 对患者及家属的心理护理：贯通伤的患者需要心理安慰，尤其是因袭击受伤的患者。

（七）烧伤

近年来，随着休克和脓毒血症的治疗取得的显著性进展，很多严重的大面积烧伤患者得以在 ICU 长时间治疗。烧伤多由烫伤、电击伤或化学损伤引起，损伤可引起患者局部或全身改变。认识这些变化有助于帮助建立恰当的诊疗及护理计划。

近年来，烧伤的病理生理机制逐渐明确，治疗也取得了明显的进步。复苏治疗的改进、呼吸支持技术、高代谢反应的治疗、感染控制的严密监测、早期损伤切除修复技术的提高，以及皮肤替代物和早期营养支持的使用，已经明显改善了烧伤患者的生存率，缩短了患者的住院时间，明显降低了患者的致残率和死亡率。

各个年龄段及社会阶层都有可能发生烧伤，其变异度较高。一般来说，评估需先了解损伤的解剖部位、大小和深度、损伤的机制以及合并的症状。据世界卫生组织（WHO）估计，每年 30 多万人死于火灾，大部分发生在发展中国家[109]。随着外科治疗

技术以及重症护理策略的发展，烧伤患者的预后不断改善。然而，烧伤患者仍然需要复杂的多学科合作来制定救治策略[110]。

严重烧伤的患者应该由专业烧伤治疗中心实施诊疗，该中心需配备足够的医务人员以及相应的诊疗仪器。澳大利亚和新西兰烧伤协会（the Australian and New Zealand Burns Association，ANZBA）概述了专业烧伤诊疗中心收治烧伤患者的标准（框 24.1）。

框 24.1

专业烧伤中心收治患者标准[113]

- 烧伤面积超过全身体表面积（TBSA）的 10%
- 特定部位烧伤：脸、手、足、生殖器、会阴、主要关节
- 深度烧伤面积超过全身体表面积的 5%
- 电击伤
- 化学烧伤
- 吸入性烧伤
- 四肢或胸部的环形烧伤
- 婴儿或老年人烧伤
- 烧伤患者有原发疾病，原发病导致患者治疗复杂，恢复时间延长，死亡率增高
- 烧伤合并创伤
- 潜在的儿童非意外损伤

Adapted with permission from Australian and New Zealand Burns Association. Early management of severe burns(EMSB). Albany Creek: Australian and New Zealand Burns Association; 2013.

---

1. 病理生理

皮肤是人体最大的器官，占人体总重量的 15%。皮肤有很多功能，可以预防感染，调节体温，是人体的天然保护屏障。

皮肤由表皮层、真皮层和皮下组织三层结构组成[39]。表皮层是皮肤的最外层，由分层的上皮细胞组成，可以预防感染、保持皮肤湿润。该层皮肤有再生能力。真皮层是中间层，厚 1～4mm，婴儿和老年人真皮层相对较薄。真皮由外层的乳头层和内层的网状层构成，为表皮层提供营养。真皮层包含皮肤所有的附属结构，如血管、神经末梢、汗腺、皮脂腺以及毛囊。真皮层本身无再生能力，但由于汗腺、

血管和毛囊界于表皮与真皮之间,烧伤的真皮层仍然可以再生。最内层是皮下组织,由脂肪组织和结缔组织构成,无再生能力。

（1）局部改变

局部改变包括凝固、淤血和充血（图24.6），具体改变如下[21,39,111]：

- 凝固区：损伤最重的区域。该区域的结构蛋白凝固,导致不可逆的组织坏死。
- 淤血区：环绕着凝固区,该区域的组织灌注减少。该区域的变化包括微血栓形成、中性粒细胞粘连、纤维素沉积以及内皮细胞肿胀。如果补液充分,增加该区域的组织灌注,该区域的组织即可恢复。如果补液不充分或者有低血压、感染、水肿等情况并存,这个区域的组织可能会转变为凝固区的坏死组织。
- 充血区：烧伤部位的最外层。局部炎症反应引起局部血管舒张,血管通透性增加,导致组织灌注增加。该区域的组织通常可以恢复,但若低血压持续时间过长或较重,合并感染或水肿,该区域的组织则不能恢复。

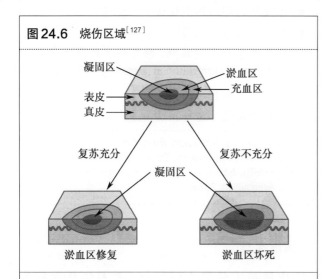

图24.6 烧伤区域[127]

Reproduced from Stehan H, Peter D. ABC of burns. Br Med J 2004;328(7452):1366, with permission.

（2）全身改变

若烧伤面积占全身体表面积（TBSA）超过30%,微循环血管壁的完整性受到破坏,导致组织液和蛋白质丢失到细胞间隙当中。蛋白质丢失导致血浆渗透压下降,进一步导致循环血量丢失。损伤后,细胞因子和其他炎症因子释放,导致心血管系统、呼吸系统、代谢系统以及免疫系统发生变化（表24.11）。

表24.11
烧伤导致的全身改变

累及系统	病理生理改变
心血管系统	• 毛细血管通透性增加,导致血管内蛋白质和液体渗漏入组织间隙内 • 皮肤和内脏血管收缩 • 心肌收缩力减弱 • 由于以上原因导致的全身性低血容量,除此之外还有烧伤导致的液体丢失
呼吸系统	• 支气管收缩 • 成人呼吸窘迫综合征
代谢系统	• 基础代谢率增加（是正常的3倍） • 除此之外,加上内脏血管收缩,如果患者没有早期和积极地喂食,会导致分解代谢
免疫系统	• 免疫应答的调节能力下降

Adapted with permission from Grunwald TB, Garner WL. Acute burns. Plast ReconstrSurg2008; 121(5): 311e-319e.

（3）吸入性损伤

吸入性损伤可以增加皮肤烧伤患者的致残率和死亡率[112],可以分为3种类型,包括上呼吸道烫伤、烟雾对呼吸系统的损伤以及有毒气体吸入引起的损伤,这3种损伤类型常常同时发生,也可单独存在[112]。这种类型的损伤会导致气道炎症,肺内分流,毛细血管压力梯度增加以及严重的低氧性呼吸困难。除了传统的通气策略,体外生命支持也可以作为一种呼吸支持的方法,虽然其优缺点还有待明确（体外生命支持在第15章中有讨论）[113]。吸入性损伤的诊断比较困难,但是如果烧伤现场环境密闭,或者患者脸部烧伤,鼻毛烧伤,或嘴、咽、痰中有炭质碎片,应高度怀疑[39,112]。具体的临床表现取决于烧伤时吸入的物质类型。除此之外,吸入的颗粒大小可以影响损伤的部位。如果吸入粗烟雾粒子,这些粒子通常沉积在上支气管上,而细小的粒子通常沉积在肺泡上。吸入性损伤的患者早期通常会出现上呼吸道水肿和支气管痉挛,在接下来的几天中会出现小气道疾病[112,114]。支气管镜对于显示主支气管损伤很有帮助,因此建议早期利用支气管镜评估上呼吸道损伤[112,115]。

2. 临床表现

烧伤最主要的临床表现是皮肤的改变。ANZBA运用国际上通用的严重烧伤患者的早期管理（early

management of severe burns，EMSB）原则，对烧伤进行如下分类[111，116]：

- 表皮烧伤：损伤仅限于表皮层，往往非常疼痛，常见的例子如晒伤。皮肤颜色由粉红色到红色，皮肤完整。周围组织水肿，没有水疱。此种烧伤通常 7 天内可以恢复。

- 皮肤浅表烧伤：表皮层和真皮浅层皮肤烧伤，表面看呈红色斑片状，按压后，下部皮肤变白，表明血流灌注完整；典型特征是有水疱。这种烧伤的患者会感到非常疼痛，约 14 天治愈。在烧伤后最初的 72 小时内，烧伤皮肤周围会有很多渗出物。

- 真皮中层烧伤：烧伤范围累及真皮中层，皮层有大量坏死组织，但基底部仍有损坏的可修复组织。保护好烧伤部位的可修复组织，可以防止烧伤区域的恶化（尤其是在烧伤的初始阶段）。由于某些神经末梢仍有活力，患者会感到疼痛，但比表皮烧伤的疼痛程度轻。同样，由于一些毛细血管仍有活力，毛细血管回流存在，但比较缓慢。真皮层下有水疱，颜色表现多样（从苍白到深红）。

- 真皮深度烧伤：烧伤范围累及真皮深层，组织表面苍白与粉红相间。由于红细胞外渗，基底有红色斑点。底层组织没有被灼伤，汗毛很容易拔除，感觉迟钝。这种烧伤需要采用手术切除和缝合来治疗，3 周以上才能愈合。

- 皮肤全层烧伤：烧伤累及皮肤全层（真皮层和表皮层），可达皮下的其他组织。烧伤表面呈白色、蜡样，甚至是焦黄色。真皮层的感觉神经已经烧伤，针刺觉消失。全层烧伤的凝固死皮如皮革样，称为焦痂。

全身烧伤面积（TBSA）评估

烧伤的程度通常使用烧伤的面积来评价。在烧伤患者初始治疗阶段，测量患者的烧伤面积很重要，可以用来估计患者的补液量及向专业烧伤机构转运的必要性。红斑不计入烧伤面积范围。

准确评估烧伤面积的方法很多，主要有以下两种：

- 九分法——成年人最常用、最简单的烧伤面积估计方法为"九分法"（图 24.7）。这种评估方法的原则是将人体的体表面积分成若干个"9%"（或 9% 的倍数）。

- 手掌估计法——患者的手掌（包括手指）面积约占体表面积的 1%。这种估计方法被广泛传授，

但是其有效性并未得到验证。该方法常用于小面积（<15% 体表面积）烧伤评估，或者大面积的烧伤（>85% 体表面积，计算未灼伤部分）评估。该方法测量中等面积烧伤往往不准确。

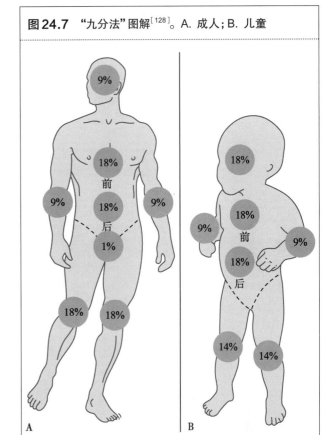

图 24.7 "九分法"图解[128]。A. 成人；B. 儿童

Reproduced from Sheehy SB, Newberry L. Sheehy's emergency nursing: Principles and practice. St Louis: Mosby; 2003, with permission.

3. 患者管理

护理主要分为两类，第一类是立即实施首要的救治措施（详见下述），包括评估和管理患者的气道、呼吸和循环系统，治疗低体温和高血钾。第二类是第一个 24 小时对患者采取的措施（表 24.12）。超过这一时限，患者的护理主要遵循重症患者的护理原则，同时额外注意对患者的伤口进行护理。

（1）急诊护理原则

患者脱离危险源后，烧伤过程便终止了。应该为患者烧伤部位降温，减少损伤的负担。ANZBA推荐使用流动的凉水冲洗 20 分[111]。受伤后立即冲水是最有用的，但受伤后 3 小时内也可以使用。患者和伤口应及时覆盖，降低低体温的发生风险。早期患者必须给予镇痛治疗。

表 24.12

烧伤的急性期护理（第一个 24 小时）

护理内容	轻度烧伤（<10%）	重度烧伤	危重症
补液	通常不需补液	根据计算结果补液	大量补液
气管插管和机械通气	需要吸氧 只有当怀疑气道损伤或有合并症需要吸氧时才机械通气	需要吸氧 当患者为烧伤性休克或处于镇痛状态时，需要气管插管及机械通气。气道烧伤患者需要气管插管	强制机械通气
呼吸和心血管功能监测	每小时监测体温、脉搏、呼吸、血压等生命体征及血氧饱和度，并根据患者调整	连续心电监护、血氧饱和度、体温和尿量（如果是非持续性监测，则每小时监测一次）	连续进行有创血流动力学监测，呼吸和尿量监测，包括核心体温
神经血管功能监测	评估胸部和四肢环形烧伤（包括手指和脚趾）患者的血管神经状态	评估胸部和四肢环形烧伤（包括手指和脚趾）患者的血管神经状态	评估胸部和四肢环形烧伤（包括手指和脚趾）患者的血管神经状态
镇痛	持续的、间断的或患者自控镇痛（如果患者可以）或镇静药	持续静脉镇痛及镇静药	持续静脉镇痛及镇静药
动脉血气分析、血钾、血氯和血红蛋白水平	基本检查，根据患者的病情给予相应检查	基本检查，根据患者的病情给予相应检查	基本检查，根据患者的病情情况、体温及通气要求，至少每 4 小时给予相应检查
血液监测	基本检查，根据患者的病情给予相应检查	基本检查，根据患者的病情给予相应检查。注意若患者有凝血功能障碍，需要增加评估次数	基本检查，根据患者的病情给予相应检查。注意若患者有凝血功能障碍，需要增加评估次数
进食	鼓励和监测患者经口进食	在受伤的 24 小时内鼓励患者经口进食或给予肠内营养（注意：若烧伤面积>20%，则需要肠内营养）	在受伤的 24 小时内给予肠内营养
烧伤创面处理	护士进行初步清创，根据烧伤深度在手术室进行清创。根据患者情况实施焦痂切开术（一般不需要，除非环形烧伤）	护士进行初步清创，根据烧伤深度在手术室进行清创。根据患者情况实施焦痂切开术（可能需要，尤其是环形烧伤）	护士进行初步清创，根据烧伤深度在手术室进行清创。根据患者情况实施焦痂切开术（很可能需要）

（2）气道管理

所有烧伤患者都需要吸氧。脸部烧伤或炭质痰（痰中带有烟灰或木炭）提示气道烧伤可能。损伤后第 1 个小时碳氧血红蛋白>10% 则强烈提示有吸入性损伤。若出现气道阻塞的典型体征，如喘鸣、呼吸困难及声音嘶哑，应立即行气管插管。最好能尽早插管，因为气道水肿加重会导致插管困难。气道稳定是患者安全转运的必要条件[111]。

（3）呼吸管理

炭质肺分泌物是气道损伤的一个特点。呼吸困难和呼吸急促是呼吸窘迫的体征。气道烧伤后，通常会出现肺水肿。

（4）循环管理

急性烧伤会引起细胞间质与细胞内液大量交换，如果不及时纠正，会耗尽循环血量，导致患者休克。液体复苏旨在预防休克，而非治疗休克。ANZBA 和 EMSB 的指南推荐成人烧伤面积>15% 以及儿童烧伤面积>10% 需静脉补液。由于缺乏循证医学证据，目前对于补液的方案还有很多争议[110]。

应早期静脉置管（两个大开口的管路）并立即给予大量液体。ANZBA 推荐第一个 24 小时输注晶体液，接下来的液体管理依据患者的反应。应用最广的补液计算公式之一是改良的 Parkland 公式，该公式推荐第一个 24 小时以 3～4ml/(kg•%TBSA)给予患者 Hartmann 液，前 8 小时输入总液量的一半，剩下一半在后 16 小时内输注完毕。为了防止输液时间过长，需要增加输液的速度，从而实现补液目标。补液主要根据补液截点和液体计算公式来确定。烧伤患者精确的补液截点目前仍有争议，目前

ABZBA 推荐成人尿量 0.5～1ml/（kg•h）或儿童尿量 0.5～2ml/（kg•h）则开始补液。休克早期的过量补液会产生"液体过载"，导致一系列并发症，如急性肺损伤、腹部及四肢筋膜室综合征、多器官功能衰竭，甚至死亡，其发展已经被报道[109, 110]。

由于组织广泛水肿以及焦痂的挛缩，环形全层烧伤的患者需要行焦痂切开术。患者首先表现为毛细血管回流延迟、四肢发凉、疼痛加剧，逐渐过渡到脉搏不可触及。

对烧伤患者使用侵入性监测技术目前还存在争议，监测的导管通常需要从烧伤部位插入，易成为感染入口。然而，所有严重烧伤的患者都需要留置一根导管用于监测。其他监测项目主要根据患者的病情状况，包括心血管功能状况、正性肌力药物的需求、烧伤的严重程度以及潜在的感染风险。

（5）纠正低体温

皮肤是人体必不可少的天然温度调节器，因而当皮肤完整性受损后，再对患者采取降温、大量补液等治疗措施，以及患者烧伤后和换药的过程中伤口长时间暴露，提高了患者低体温的发生风险。必须持续测量患者体温，采取相应措施维持患者体温正常，包括减少暴露、加温输入液体、调高患者周围温度，其他措施包括使用热毛毯和加热湿化氧气。

（6）高钾血症

烧伤患者的细胞损伤导致患者血钾水平升高，应该严密监测患者血钾水平。代谢性酸中毒可以加重高钾血症，因为氢离子会与细胞内的钾离子进行交换。

（7）营养支持

严重烧伤后，患者处于高代谢状态，必须尽快给予患者营养支持[39]。烧伤面积>20% 体表面积的患者，经口进食已经不能满足他们的营养需求。ANZBA 以及 EMSB 推荐成年人烧伤面积>20%，儿童烧伤面积>10%，给予患者肠内营养支持。

4. 烧伤合并多发创伤患者

烧伤合并创伤的损伤并不少见，发生率约为 5%～7%，但是患者的致残率及死亡率却显著高于单一创伤或烧伤的患者[117]。治疗既要遵循烧伤的治疗原则，也要遵循相关创伤的治疗原则，列举如下：

- 脊柱创伤——患者烧伤后若还有潜在的脊柱损伤，必须采取脊柱预防性保护措施。然而，由于颈部存在水肿和受限的风险，颈部或上胸部

烧伤的患者不能使用颈托。如果要使用颈托，需要根据颈部的肿胀程度选择合适大小的颈托，或将颈托放置在稍偏下的位置。

- 骨创伤——皮牵引不能用于肢体烧伤伴同侧肢体骨折的患者，早期采用内固定或外固定是必要的。
- 触电伤——电击会导致严重的内部器官损伤，潜在引起内部脏器或组织的致命性损伤，电流会引起入口和出口部位灼伤。若确定存在电灼伤或怀疑电灼伤，必须对患者身体进行全面检查，来确认所有的损伤，包括一些隐匿的部位如手和足或背和头皮。严密监测心脏损伤和骨骼肌溶解非常重要。

5. 烧伤创面处理

减少感染是烧伤护理的主要目标[116]。护理中最大的挑战是减少交叉感染，因此患者应该尽可能安置在独立病房中。烧伤创面换药对于医务人员体力也是一个挑战，尤其是大面积烧伤的患者。

在 ICU 中，传统的烧伤换药是一项外科清洁操作。烧伤创面处理作为烧伤治疗的重要一部分，有很多方面需要注意。以下是烧伤创面处理具体的指导措施：

- 清创术——指的是切除坏死的皮肤。通常需要柔和的刷洗来清除松软的组织以及破裂的水疱。使用钳子和剪子来挑起及清除较小的组织。大范围的清创术通常在手术室进行。
- 水疱——尽管关于水疱管理的证据相对比较少，但在清创过程中，小水疱应该保持完整，大水疱中需将液体放出，或将大水疱的皮去除。关节部位的水疱若影响关节活动，也应该清除。
- 焦痂切除术——当肢体或躯干部位环形烧伤出现挛缩，血管受损，有损于皮下及末梢组织血运时，需要对肢体或躯干的一侧的烧伤部位行焦痂切除术。焦痂切除术是从焦痂部位切入，无需打开肌肉筋膜。焦痂切除术可以很快缓解压力，是一种挽救肢体/生命的手术策略。
- 皮肤移植——当需要修复皮肤缺损时，可以进行植皮手术。植皮可以是全层植皮，也可以是部分植皮；可以采用患者本人的皮肤，也可以选用捐赠遗体的皮肤进行植皮。无论哪种植皮方式，护理都是一样的，主要目的是最大程度地增加皮肤的黏附性。移植部位的护理包括：固定移植部位，保持皮肤完整，采用合适的伤

口护理方案，预防移植部位切伤，降低感染的风险。自体移植的患者，还需要对供皮区进行伤口护理[109]。

- 皮肤替代物——有一些产品可以用于覆盖部分皮肤烧伤的创面，可以为创面提供湿润的环境，促进上皮再生。这些产品只能用在清洁创面上。还有一些产品可以替代皮肤全层，可以填补伤口，防止机械损伤，防止细菌入侵，形成水气保护层。一旦新生皮肤形成，就要移除皮肤替代物[109]。

总结

创伤患者的护理带给重症专科护士带来诸多挑战。随着创伤救治体系的引入，创伤患者的预后及生存率得到了非常显著的改善和提高。患者的预后取决于损伤的严重程度、有效的院前救治、复苏以及到达医院后采取的手术治疗方案。创伤患者的复苏原则与所有患者一致，首先维持患者气道通畅，维持呼吸和循环功能稳定，并对患者进行初级、二级和三级评估。"创伤致命三联征"——低体温、酸中毒和凝血障碍——的预防，对患者的预后有着显著的潜在影响。对于某些具体部位的创伤，如腹部损伤、胸部损伤、多发创伤或烧伤的患者，要根据其具体的病理生理变化进行有效护理。创伤的患者大多是年轻或既往健康的人群，受伤后往往会出现明显的继发损伤，因此救治创伤患者是一项充满挑战性的工作。

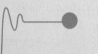

病例学习

Helen 是一位 45 岁的女性，体重 70kg，来自香港，在澳大利亚工作了几个月。她的丈夫和儿子都在香港居住。有一天 Helen 走在街上，头戴着耳机，在一个十字路口她被一辆混凝土搅拌车撞倒，并且拖拽了 200m。开始的时候她的格拉斯哥昏迷评分（GCS）为 3 分，到院前的时候变为 9 分。Helen 符合重大创伤分流标准，被转运到一家较大型的创伤医院。创伤救治团队在 Helen 到来之前就已经做好了准备，当 Helen 到达急诊科（ED）后，创伤救治团队开始全面评估并救治她。这个救治团队中有创伤医师、创伤护士组长、急诊医师、骨科医师、麻醉师、专科护士以及其他辅助人员。

当救护车急救人员到来时，Helen 的生命体征如下：

- 心率（HR）140 次/min（窦性心动过速），血压（Bp）测不出，呼吸频率（RR）未记录，无意识，GCS 3 分，不吸氧条件下血氧饱和度（SpO_2）为 92%。
- 转运过程中，给予患者静脉置管并输注 1L 生理盐水，同时给予患者吸氧，吗啡镇痛，患者的脊柱及左腿都被固定。
- 第一次动脉血气分析：pH 7.03，PCO_2 56mmHg，PO_2 447mmHg，HCO_3^- 15mEq/L，SpO_2 99%，Na 138mmol/L，K 6.8mmol/L，Cl^- 109mmol/L，血糖 17.0mmol/L，乳酸未测出。
- 在现场的时间是 8 分钟。
  在急诊，持续的评估和治疗包括以下措施：
- 心率 76bpm，收缩压 60～70，呼吸频率未记录，GCS 在 9 分到 3 分之间波动，SpO_2 由 97% 降到 79%。
- 进行了初次评估。
- 初次输注 1L 生理盐水，创伤定点超声检查（FAST）为阴性，启动大量输血流程，左侧锁骨下静脉行中心静脉置管（CVC），输注 7U 红细胞，气管插管，左小腿夹板固定，左大腿加压包扎，骨盆带固定。
- 急诊停留时间为 28 分钟。
  在手术室的监护及治疗措施包括：

- 收缩压<100mmHg，心率>100 次 /min，初始体温 33℃，升高到 37℃。
- 手术包括：创伤开腹探查及负压引流术、骨盆外固定架及 C 形钳固定术、左膝及右大腿外固定架固定术、左大腿探查、左侧髂动脉修补术、开腹探查及控制髂静脉出血（撕脱性损伤）、左下眼睑行眦切开术、面部及口唇撕裂修补术、左手裂伤修补术、左小腿伤口修补及负压引流术、左侧髂股动脉搭桥术、筋膜切开止血术、留置导管（IDC）插入术
- 手术持续时间为 11 小时。

损伤包括：右侧小脑幕硬膜下出血；左侧眼眶骨折；左侧多发肋骨骨折（3～12 肋）；双侧骶髂关节分离；左侧髂骨翼骨折；左侧耻骨上支骨折；左侧坐骨下支骨折；右侧股骨干骨折；左侧膝关节脱位；胰腺、十二指肠及空肠水肿，肠系膜血肿；左侧肋下动脉损伤；左侧臀下动脉及左侧髂外动脉损伤；左手撕裂伤；背部及骶部皮肤全层擦伤；头皮血肿。

到达 ICU 之前，Helen 已经输注了 54 单位的红细胞（RBC），40 单位的新鲜冰冻血浆（FFP），7 个单位的血小板，750ml 冷沉淀，Novo 7（麻醉记录单上标记，但未记录用量），手术室中还用到细胞保护液。

在 ICU 中，开始时，Helen 可以在严格护理下翻身。但由于其骨盆骨折不稳定，后来骨科医师嘱其只可在 Jordan 架的帮助下抬起。在 Helen 行骨盆外固定架拆除术及骨盆骨折内固定术之后，Helen 只被允许向左侧翻身，不允许侧卧。第一天，Helen 的肌酸激酶（CK）升高（<30 000），尿量减少，随后行右侧颈内静脉置管，开始透析。她需要高剂量的正性肌力药物（包括去甲肾上腺素和肾上腺素）来维持平均动脉压>70mmHg。超声心动提示心功能正常。由于手术时间过长，Helen 到 ICU 后合并有低体温（35℃），因此对其使用了温毯。

第一天请了骨科、创伤科、血管外科的医师团队对患者进行会诊，讨论左腿保肢的可能性。在会诊之后，创伤救治团队向 Helen 的家人交代病情并进行了讨论，Helen 的儿子出席，但是 Helen 的其他家人，包括她的丈夫都在香港。讨论结束后，医生决定再次将 Helen 推回手术室进行左侧半骨盆截肢术。一个社工对 Helen 的儿子进行了安抚，并安排 Helen 的丈夫从香港飞到澳大利亚。社工及护士在 Helen 入住 ICU 期间一直对她的家人进行心理安慰。

在 ICU 内工作的多学科治疗团队，有很多都对 Helen 的救治工作作出了贡献，他们的帮助有：医护人员对 Helen 及其家人的精神支持；理疗师对 Helen 进行持续的呼吸监测、被动肢体活动以及评估肢体活动的进步；营养师评估 Helen 的营养需求，并为其提供完全肠外营养及肠内营养。

其他为 Helen 的治疗作出贡献的团队包括：

- 创伤团队在急诊对患者行创伤定点超声检查（FAST），并在急诊初期及随后对患者进行手术治疗。
- 骨科团队为患者进行骨科手术治疗，并协助患者持续救治管理。
- 血管外科团队参与到患者所有动脉损伤的救治，包括截肢。
- 血液科团队参与到患者凝血功能障碍的治疗。
- 整形外科团队派出专家参与到患者皮肤全层擦伤以及烧伤的治疗。
- 颌面外科团队在患者入院第 16 天为患者行左侧眼眶骨折切开复位内固定术。
- 肾内科团队参与到患者间断透析的治疗中。
- 语言治疗，评估 Helen 拔管后的吞咽功能，保证其可以安全地经口进食。
- 职业治疗，评估 Helen 创伤后遗忘症，为其制定出院计划，包括骨骼肌肉康复及获得性颅脑损伤康复的可能性。

受伤后 12 天，Helen 逐渐苏醒。她的意识状态恢复很慢，但是可以耐受停止机械通气支持。入院后 13 天，Helen 成功脱机拔管。

Helen 起初神智不清，无法说英语，但是当她的丈夫和儿子来看望她的时候，她可以认

出他们,而且逐渐情况稳定。Helen 存在时间及空间定向力障碍,经常需要有人提醒她时间、地点以及过去发生了什么事情。幸运的是,虽然英语不是她的母语,但 Helen 逐渐可以理解并说英语,这对于她来说很困难。Helen 转到了普通病房,接受谵妄评估及治疗。

经过这次创伤,Helen 患上了抑郁症,随后失去了独立能力。为此,医护人员为她在 ICU 及普通病房制定了持续的评估和治疗计划。社会工作人员为 Helen 及她的家人提供了支持,帮助他们适应受伤后的生活以及伤后生活不能自理,同时也为他们安排了新的居住环境,因为 Helen 之前住在一所只有楼梯的公寓的一层。

问题

1. 讨论"创伤致命三联征"的构成,并概述预防或改善"创伤致命三联征"的措施。
2. 讨论造成 Helen 肾功能不全可能的原因,并概述其预防及治疗措施。
3. 讨论大量输血的管理,并概述其治疗措施。
4. 什么是"损伤控制外科学"?为何它对于创伤患者的生存率如此重要?描述在 Helen 所遭受的事故中它的含义,以及在她受伤与治疗中与损伤控制外科学的关系。
5. 概括在 Helen 的护理过程中,哪些措施可以减少她受伤早期以及康复/出院过程中的心理负担。

相 关 研 究

Hyllienmark P, Brattstrom O, Larsson E, Martling CR, Petersson J, Olner A. High incidence of post-injury pneumonia in intensive care-treated trauma patients. Acta Anaesthesiol Scand 2013;57:848–54

摘要

介绍:创伤患者易发生创伤后感染。我们调查了在 ICU 接受治疗的创伤患者发生肺炎的危险因素及发生率。此外,我们还统计了肺炎患者的病原学。

方法:本研究队列包括 322 名在一所一级创伤中心 ICU 住院,接受初始复苏治疗的创伤患者。纳入标准包括年龄至少 15 岁且在 ICU 住院时间超过 24 小时。我们统计了院前及住院最初 24h 期间内的各种检查结果,以及他们在 ICU 住院的 10 天内可能与发生肺炎相关的各种因素。

结果:大多数患者(78%)为男性,平均年龄 41 岁。患者总体伤情较重,平均创伤严重程度评分(ISS)为 24 分。30 天内总死亡率为 9%。85 名患者(26%)在 ICU 住院的 10 天内患肺炎。单因素回归分析结果显示,住院期间气管插管、休克、格拉斯哥昏迷评分(GCS)3～8 分、入院 24 小时内大手术、大量输血、ISS 评分>24 是创伤患者患肺炎的危险因素。在多因素模型中,只有 GCS 3～8 分是确定的危险因素。在所有患肺炎的 85 名患者中,有 42 名患者病原学诊断明确,至少有一种病原菌大量增长,其中肠杆菌科和金黄色葡萄球菌是最常见的菌种。

结论:肺炎是在 ICU 接受治疗的创伤患者的常见并发症。意识状态的下降是患者严重创伤后患肺炎的独立危险因素。

评论

本研究是一个单中心探索性研究。研究的设计是在瑞典斯德哥尔摩指定的一所大学医院的一级创伤中心。该创伤中心是附近约 200 万居民发生严重创伤后唯一的转诊中心。这使得本研究队列可以代表该国家城市和乡村的严重创伤情况。然而,若患者从其他的医疗机构转入 ICU,则被排除出试验,具体排除原因不明,这可能会限制该试验结果的普遍性。

该研究有很多优点。其中一个是所有的临床数据都是前瞻性地录入数据库,这样可以尽量减少数据丢失,增加了数据的准确性和可信度。另一个优点是肺炎的诊断明确,完全依据瑞典重症监护注册表(SIR)的影像学标准、临床或微生物学标准执行。这些标准与 CDC 国家健康和安全网络制定的标准相同,唯一例外的是微生物学标准是可选的[119]。发生在有创机械通气操作 48 小时之后的肺炎被定义为通气相关肺炎(VAP)。其他的评估和干预都有明确描述,如大量输血定义为入院第一个 24 小时内输血量超过 10 个单位。

本研究纳入 322 名患者。本研究患者的特点,如平均年龄相对偏低、男性患者为主以及贯通伤患者相对较少,可以代表其他欧洲地区创伤 ICU 患者的特点[120,121]。在伤后入住 ICU10 天内,约 1/4 的患者患肺炎,与其他研究相符。本研究的关键发现是患者伤后意识水平的下降(GCS 3~8 分)是患者患创伤后肺炎的最大的独立危险因素。虽然其他危险因素,如住院期间气管插管、休克、大手术、大量输血以及创伤较大,与患肺炎都有单因素关系。但是在多因素模型中,这些危险因素都没有保留显著性。研究者指出,除了意识水平下降之外,还有其他因素与患者创伤后肺炎的发生有关,如制动。

本研究设计总体较好。接下来的前瞻性、多中心研究应该侧重于解决多发创伤复杂的病理生理以及多发创伤与相关的肺炎及通气相关肺炎(VAP)的联系。25% 的严重创伤患者在受伤 10 天内可能发展为肺炎或 VAP,因此护理的意义很重大。创伤护理包括 VAP 相关联合策略,该策略的组成成分包括体位、口腔护理、每日间断镇静、评估拔管可能性以及使用特定的气管内插管[122]。由于缺乏相关证据,VAP 相关联合策略的有效性及合理性还有待验证。护士可以利用他们的临床专业知识,识别出可能会发展为 VAP 的高危患者。护士对于明确疾病发展过程以及临床干预背后的证据支持,推动治疗措施以及临床评估的进步,以及改善患者预后及安全性等方面都有很重要的作用。

学习活动

1. 简要概括为何受伤机制对于创伤的诊断非常重要。
2. 描述 Helen 所经历的事故类型、其可能受到的伤害及治疗的意义。

在线资源

American College of Surgeons, www.facs.org

Australasian College for Emergency Medicine, www.acem.org.au

Australasian Trauma Society, www.traumasociety.com.au

Australian and New Zealand Burn Association, www.anzba.org.au

Eastern Association for the Surgery of Trauma, www.east.org

European Society for Trauma and Emergency Surgery, www.estesonline.org

NSW Trauma Management Guidelines, www.itim.nsw.gov.au/go/itim-trauma-guidelines

NSW Trauma System, www.itim.nsw.gov.au/index.cfm

Royal Australasian College of Surgeons, www.surgeons.org

Society of Trauma Nurses, www.traumanurses.org

Trauma.org, an independent, non-profit organisation providing global education, information and communication resources for professionals in trauma and critical care, www.trauma.org

Victorian State Trauma System, www.health.vic.gov.au/trauma

World Health Organization, www.who.int/topics/injuries/en/

扩展阅读

McQuillan K, Whalen E, Flynn-Makick M. Trauma nursing: From resuscitation through rehabilitation. 4th ed. Philadelphia: Saunders, 2008.

Moloney-Harmon PA, Czerwinski SJ. Nursing care of the paediatric trauma patient. Cambridge: Elsevier, 2003.

Skinner DV, Driscoll PA. ABC of major trauma. 4th ed. West Sussex: Wiley, 2013.

Spahn DR, Bouillon B, Cemy V, Coast TJ, Duranteau J, Fernandez-Mondejar E et al. Management of bleeding and coagulopathy following major trauma: an updated European guideline. Crit Care 2013;17:R76. <http://ccforum.com/content/17/2/R76>.

Wolf SJ, Bebarta VS, Bonnett CJ, Pons PT, Cantrill SV. Blast injuries. Lancet 2009;374(9687):405–15.

参考文献

1 Service NZHI. Selected morbitity data for publicly funded hospitals 2000/01. Wellington: Ministry of Health; 2004.

2 World Health Organization. Global burden of disease [Internet]. <http://www.who.int/healthinfo/global_burden_disease/GBD_report_2004 update_full>; 2004.

3 (AIHW) AIoHaW. Australia's health, 2010. Canberra: Australian Institute of Health and Welfare; 2010.

4 Begg S VT, Baker B, Stevenson C, Stanley L, Lopes AD. The burden of disease and injury in Australia 2003. Canberra: Australian Institute of Health and Welfare; 2007.

5 Bauer R, Steiner M. Injuries in the European Union, statistics summary 2005–2009. Vienna: European Commission; 2009.

6 World Health Organization. Global status on road safety: Time for action. Geneva: WHO, <http://whqlibdoc.who.int/ publications/2009/9789241563840_eng.pdf>; 2009 [accessed 04.15].

7 Clay Mann N, Mullins RJ, Hedges JR, Rowland D, Arthur M, Zechnich AD. Mortality among seriously injured patients treated in remote rural trauma centers before and after implementation of a statewide trauma system. Med Care 2001;39(7):643–53.

8 World Health Organization. Prehospital trauma care systems. France: WHO, 2005.

9 Lendrum RA, Lockey DJ. Trauma system development. Anaesthesia 2013;68(Suppl 1):30-9.

10 World Health Organization. Guidelines for essential trauma care. Geneva: WHO, <http://www.who.int/violence_injury_prevention/publications/ services/en/guidelines_traumacare.pdf>; 2004 [accessed 04.15].

11 Larsen KT, Uleberg O, Skogvoll E. Differences in trauma team activation criteria among Norwegian hospitals. Scand J Trauma Resusc Emerg Med 2010;18:21.

12 Davis MJ, Parr MJ. Trauma systems. Curr Opin Anesthesiol 2001;14(2):185-9.

13 Cameron PA, Gabbe BJ, Smith K, Mitra B. Triaging the right patient to the right place in the shortest time. Br J Anaesth 2014;113(2):226-33.

14 Gabbe BJ, Biostat GD, Simpson PM, Sutherland AM, Dip G, Wolfe R et al. Improved functional outcomes for major trauma patients in a regionalized, inclusive trauma system. Ann Surg 2012;255(6):1009-15 10.97/SLA.0b013e31824c4b91.

15 Joseph A, Pearce A. The future of trauma care. Injury 2012;43(5):539-41.

16 Henry JA, Reingold AL. Prehospital trauma systems reduce mortality in developing countries: a systematic review and meta-analysis. J Trauma Acute Care Surg 2012;73(1):261-8.

17 Gomes E, Araújo R, Carneiro A, Dias C, Costa-Pereira A, Lecky FE. The importance of pre-trauma centre treatment of life-threatening events on the mortality of patients transferred with severe trauma. Resusc 2010;81(4):440-5.

18 Duncan NS, Moran C. (i) Initial resuscitation of the trauma victim. Orthopaed Trauma 2010;24(1):1-8.

19 Lerner EB, Moscati RM. The golden hour: scientific fact or medical "urban legend"? Acad Emerg Med 2001;8(7):758-60.

20 Deakin CD, Søreide E. Pre-hospital trauma care. Curr Opin Anesthesiol 2001;14(2):191-5.

21 Cameron P. Textbook of adult emergency medicine. New York: Churchill Livingstone Elsevier; 2009.

22 Newgard CD, Schmicker RH, Hedges JR, Trickett JP, Davis DP, Bulger EM et al. Emergency medical services intervals and survival in trauma: assessment of the "golden hour" in a North American prospective cohort. Ann Emerg Med 2010;55(3):235-46.e4.

23 American College of Surgeons Committee on Trauma. Advanced trauma life support for doctors (ATLS). 8th ed. Chicago: American College of Surgeons Committee on Trauma; 2008.

24 Cherry RA, King TS, Carney DE, Bryant P, Cooney RN. Trauma team activation and the impact on mortality. J Trauma Acute Care Surg 2007;63(2):326-30 10.1097/TA.0b013e31811eaad1.

25 Kouzminova N SC, Palm E, McCullough M, Serck J. The efficacy of a two-tiered trauma activation system at a level 1 trauma center. J Trauma Acute Care Surg 2009;67(4):829-33.

26 Cameron PA, Gabbe BJ, Cooper DJ, Walker T, Judson R, McNeil J. A statewide system of trauma care in Victoria: effect on patient survival. Med J Aust 2008;189(10):546-50.

27 Garwe T, Cowan LD, Neas BR, Sacra JC, Albrecht RM. Directness of transport of major trauma patients to a lLevel I trauma center: a propensity-adjusted survival analysis of the impact on short-term mortality. J Trauma Acute Care Surg 2011;70(5):1118-27 10.097/ TA.0b013e3181e243b8.

28 Cameron PA, Gabbe BJ, Smith K, Mitra B. Triaging the right patient to the right place in the shortest time. Br J Anaesth 2014;113(2):226-33.

29 Brown JB, Stassen NA, Bankey PE, Sangosanya AT, Cheng JD, Gestring ML. Helicopters and the civilian trauma system: national utilization patterns demonstrate improved outcomes after traumatic injury. J Trauma Acute Care Surg 2010;69(5):1030-6. doi: 10.97/TA.0b013e3181f6f450.

30 Nocera N SP. N.E.W.S Checklist (Abstract). Aust Emerg Nurs J 2001;4(1):31.

31 Nirula R, Maier R, Moore E, Sperry J, Gentilello L. Scoop and run to the trauma center or stay and play at the local hospital: hospital transfer's effect on mortality. J Trauma Acute Care Surg 2010;69(3):595-601. doi: 10.1097/TA.0b013e3181ee6e32.

32 Zalstein S, Danne P, Taylor D, Cameron P, McLellan S, Fitzgerald M et al. The Victorian major trauma transfer study. Injury 2010;41(1):102-9.

33 Tiel Groenestege-Kreb D, van Maarseveen O, Leenen L. Trauma team. Br J Anaesth 2014;113(2):258-65.

34 McCullough AL, Haycock JC, Forward DP, Moran CG. Early management of the severely injured major trauma patient. Br J Anaesth 2014; 113(2):234-41.

35 Department of Health and Ageing. Emergency triage education kit. In: Department of Health and Ageing, editor. Canberra: Australian Government; 2009.

36 Robertson-Steel I. Evolution of triage systems. J Emerg Med 2006;23:154-5.

37 McQuillan KA, Makic MBF, Whalen E. Trauma nursing: from resuscitation through rehabilitation. St Louis, Mo: Saunders/Elsevier; 2009.

38 Georgiou A, Lockey DJ. The performance and assessment of hospital trauma teams. Scand J Trauma Resusc Emerg Med 2010;18(1):66.

39 Shepherd MV, Trethewy CE, Kennedy J, Davis L. Helicopter use in rural trauma. Emerg Med Australas 2008;20(6):494-9.

40 Delprado AM. Trauma systems in Australia. Jf Trauma Nurs 2007;14(2):93-7. doi: 10.1097/01.JTN.0000278795.74277.cf.

41 Wolf SJ, Bebarta VS, Bonnett CJ, Pons PT, Cantrill SV. Blast injuries. Lancet 2009;374(9687):405-15.

42 Chandran A, Hyder AA, Peek-Asa C. The global burden of unintentional injuries and an agenda for progress. Epidemiol Rev 2010;32(1):110-20.

43 Ruseckaite R, Gabbe B, Vogel AP, Collie A. Health care utilisation following hospitalisation for transport-related injury. Injury 2012;43(9):1600-5.

44 Ackland H. Spinal clearance management protocol. Melbourne: Alfred Health, <http://www.alfred.org.au/Assets/Files/ SpinalClearanceManagementProtocol_External.pdf>; updated 24.11.09 [accessed 04.15].

45 Theodore N, Hadley MN, Arabi B, Dhall SS, Gelb DE, Hurlbert RJ et al. Prehospital cervical spinal immobilization after trauma In: Guideline for the management of acute cervical spine and spinal cord injuries. Neurosurg 2013;72(Suppl 2):22-34.

46 Moffatt SE. Hypothermia in trauma. Emerg Med J 2013;30(12):989-96.

47 Mitra B, Tullio F, Cameron PA, Fitzgerald M. Trauma patients with the 'triad of death'. Emerg Med J 2012;29(8):622-5.

48 Thorsen K, Ringdal KG, Strand K, Søreide E, Hagemo J, Søreide K. Clinical and cellular effects of hypothermia, acidosis and coagulopathy in major injury. Br J Surg 2011;98(7):894-907.

49 Mylankal KJ, Wyatt MG. Control of major haemorrhage. Surgery (Oxford) 2010;28(11):556-62.

50 Langhelle A LD, Harris T, Davies G. Body temperature of trauma patients on admission to hospital: a comparison of anaesthetized and non-anaesthetised patients. Emerg Med J 2010;29(3):239-42.

51 Frith D, Brohi K. The acute coagulopathy of trauma shock: clinical relevance. Surgeon 2010;8(3):159-63.

52 Kheirbek T, Kochanek AR, Alam HB. Hypothermia in bleeding trauma: a friend or a foe? Scand J Trauma Resusc Emerg Med 2009;17(1):65.

53 Hess JR, Brohi K, Dutton RP, Hauser CJ, Holcomb JB, Kluger Y, et al. The coagulopathy of trauma: a review of mechanisms. J Trauma Acute Care Surg 2008;65(4):748-54. doi: 10.1097/TA.0b013e3181877a9c.

54 Ireland S, Endacott R, Cameron P, Fitzgerald M, Paul E. The incidence and significance of accidental hypothermia in major trauma: a prospective observational study. Resusc 2011;82(3):300-6.

55 Mylankal KJ, Wyatt MG. Control of major haemorrhage and damage control surgery. Surgery (Oxford) 2013;31(11):574-81.

56 Larson CR, White CE, Spinella PC, Jones JA, Holcomb JB, Blackbourne LH et al. Association of shock, coagulopathy, and initial vital signs with massive transfusion in combat casualties. J Trauma Acute Care Surg 2010;69(1):S26-S32. doi: 10.1097/TA.0b013e3181e423f4.

57 Mitra B, Cameron PA. Optimising management of the elderly trauma patient. Injury 2012;43(7):973-5.

58 Clement ND, Tennant C, Muwanga C. Polytrauma in the elderly: predictors of the cause and time of death. Scand J Trauma Resusc Emerg Med 2010;18:26.

59 Ganter MT, Pittet J-F. New insights into acute coagulopathy in trauma patients. Best Prac Res Clin Anaesthesiol 2010;24(1):15-25.

60 D'Angelo MR. Management of trauma-induced coagulopathy: trends and practices. AANA 2010;78:35-40.

61 Chovanes J, Cannon JW, Nunez TC. The evolution of damage control surgery. Surg Clin N Am 2012;92(4):859-75.

62 Godat L KL, Costantini T, Coimbra R. Abdominal damage control surgery and reconstruction: World Society of Emergency Surgery position paper. World J Emerg Surg 2013;8.

63 Diercks DB MA, Nazarian DJ, Promes SB, Decker WW, Fesmire FM. Clinical policy: critical issues in the evaluation of adult patients presenting to the emergency department with acute blunt abdominal trauma. Ann Emerg Med 2011;57(4):387-404.

64 Balogh ZJ, Reumann MK, Gruen RL, Mayer-Kuckuk P, Schuetz MA, Harris IA et al. Advances and future directions for management of trauma patients with musculoskeletal injuries. Lancet 2012;380(9847):1109-19.

65 Panteli M, Lampropoulos A, Giannoudis PV. Fat embolism following pelvic injuries: a subclinical event or an increased risk of mortality? Injury 2014;45(4):645.

66 Aitken LM LJ, Bellamy N. Queensland Trauma Registry: description of serious injury throughout Queensland, 2003. Herston: Centre of National Research on Disability and Rehabilitation Medicine; 2004.

67 Guyton AC, Hall JE. Textbook of medical physiology. Philadelphia: Elsevier Saunders; 2006.

68 Little N, Rogers B, Flannery M. Bone formation, remodelling and healing. Surgery (Oxford) 2011;29(4):141-5.

69 Association for the Advancement of Automotive Medicine. Abbreviated Injury Scale 2005: update 2008. Barrington: Association for the

Advancement of Automotive Medicine; 2008.

70 Copuroglu C, Calori GM, Giannoudis PV. Fracture non-union: who is at risk? Injury 2013;44(11):1379.

71 Hak DJ, Fitzpatrick D, Bishop JA, Marsh JL, Tilp S, Schnettler R et al. Delayed union and nonunions: epidemiology, clinical issues, and financial aspects. Injury 2014;45(Suppl 2):S3-S7.

72 Sinha P, Bunker N, Soni N. Fat embolism – an update. Curr Anaesth Crit Care 2010;21(5):277-81.

73 Zutt R, van der Kooi AJ, Linthorst GE, Wanders RJA, de Visser M. Rhabdomyolysis: review of the literature. Neuromusc Disord 2014;24(8):651.

74 Bosch X, Poch E, Grau JM. Rhabdomyolysis and acute kidney injury. N Engl J Med 2009;361(1):62-72.

75 Lenarz CJ, Watson JT, Moed BR, Israel H, Mullen JD, Macdonald JB. Timing of wound closure in open fractures based on cultures obtained after debridement. J Bone Joint Surg 2010;92(10):1921-6.

76 Chesser TJS, Cross AM, Ward AJ. The use of pelvic binders in the emergent management of potential pelvic trauma. Injury 2012;43(6):667.

77 Walker J. Pelvic fractures: classification and nursing management. Nurs Stand (Royal College of Nursing (Great Britain): 1987) 2011;26(10):49.

78 Eckroth-Bernard K, Davis JW. Management of pelvic fractures. Curr Opin Crit Care 2010;16(6):582-6. doi: 10.1097/MCC.0b013e3283402869.

79 Roodenburg O, Roodenburg B. Chest trauma. Anaesth Intensive Care Med 2011;12(9):390-2.

80 Kiraly L, Schreiber M. Management of the crushed chest. Crit Care Med 2010;38(9 Suppl):S469-77.

81 Ahmad M, Sante ED, Giannoudis P. Assessment of severity of chest trauma: is there an ideal scoring system? Injury 2010;41(10):981-3.

82 Martínez RJA, Fernández CM, Alarza FH, Serna IM, de Alba AM, Bedoya MZ et al. Evolution and complications of chest trauma. Arch Bronchol (Archivos de Bronconeumología, English Edition). 2013;49(5):177-80.

83 Bernardin B, Troquet JM. Initial management and resuscitation of severe chest trauma. Emerg Med Clin North Am 2012;30(2):377-400.

84 Turkalj I, Stojanović S, Petrović D, Brakus A, Ristić J. Blunt chest trauma: an audit of injuries diagnosed by the MDCT examination. Vojnosanit Pregl 2014;71(2):161-6.

85 Burnside N. Blunt thoracic trauma. Surg 2014;32(5):254-60.

86 Dwivedi S, Gharde P, Bhatt M, Johrapurkar SR. Treating traumatic injuries of the diaphragm. J Emerg Trauma Shock 2010;3(2):173-6.

87 Fontaine EJ. Pneumothorax and insertion of a chest drain. Complications of chest drains. Surgery 2011;29(5):244-6.

88 Boersma WG SJ, Smit HJM. Treatment of haemothorax. Respir Med 2010;104(11):1583-7.

89 Bock JS BR. Blunt cardiac injury. Cardiol Clin 2012;30(4):545-55.

90 Nishijima DK, Simel DL, Wisner DH, Holmes JF. Does this adult patient have a blunt intra-abdominal injury? JAMA 2012;307(14):1517-27.

91 Groven S, Eken T, Skaga NO, Roise O, Naess PA, Gaarder C. Abdominal injuries in a major Scandinavian trauma center: performance assessment over an 8 year period. J Trauma Manag Outcomes 2014;8:9.

92 Prachalias AA. Isolated abdominal trauma: diagnosis and clinical management considerations. Curr Opin Crit Care 2014;20(2):218-25.

93 O'Dowd V, Lowery A, Khan W, Barry K. Seatbelt injury causing small bowel devascularization: case series and review of the literature. Emerg Med Int 2011;2011:675341.

94 Alsayali M, Winnett J, Rahi R, Niggemeyer LE, Kossmann T. Management of blunt bowel and mesenteric injuries: experience at the Alfred Hospital. Eur J Trauma Emerg Surg 2009;35(5):482-8.

95 Bansal V, Tominaga G, Coimbra R. The utility of seat belt signs to predict intra-abdominal injury following motor vehicle crashes. Traffic Injury Preven 2009;10(6):567-72.

96 American College of Surgeons. Abdominal compartment syndrome: a decade of progress. J Am Coll Surg 2013;216(1):135-46.

97 Kirkpatrick AW, De Waele J, Jaeschke R, Malbrain ML, De Keulenaer B, Duchesne J et al. Intra-abdominal hypertension and the abdominal compartment syndrome: updated consensus definitions and clinical practice guidelines from the World Society of the Abdominal Compartment Syndrome. Intensive Care Med 2013;39:1190-206.

98 Gabbe BJ, Simpson PM, Sutherland AM, Wolfe R, Fitzgerald MC, Judson R et al. Improved functional outcomes for major trauma patients in a regionalized, inclusive trauma system. Ann Surg 2012;255(6):1009-15.

99 Rhodes CM, Smith HL, Sidwell RA. Utility and relevance of diagnostic peritoneal lavage in trauma education. J Surg Educ 2011;68(4):313-7.

100 Whitehouse JS, Weigelt JA. Diagnostic peritoneal lavage: a review of indications, technique, and interpretation. Scand J Trauma Resusc Emerg Med 2009;17:13.

101 Castrillon GA, Soto JA. Multidetector computed tomography of penetrating abdominal trauma. Sem Roentgenol 2012;47(4):371-6.

102 O'Malley E, O'Callaghan A, Coffey JC, Walsh SR. Role of laparoscopy in penetrating abdominal trauma: a systematic review. World J Surg 2012;37(1):113-22.

103 Wallis A, Kelly MD, Jones L. Angiography and embolisation for solid abdominal organ injury in adults: a current perspective. World J Emerg Surg 2010;5:18.

104 Demetriades D. Total management of the open abdomen. Int Wound J 2012;9(Suppl 1):17-24.

105 Burlew CC. The open abdomen: practical implications for the practicing surgeon. Am J Surg 2012;204(6):826-35.

106 Langley JM, Dodds L, Fell D, Langley GR. Pneumococcal and influenza immunization in asplenic persons: a retrospective population based cohort study 1990–2002. BMC Infect Dis 2010;10:219.

107 Pasternack MS. Patient information: preventing severe infection after splenectomy (Beyond the Basics), < http://www.uptodate.com/contents/preventing-severe-infection-after-splenectomy-beyond-the-basics>; 2014.

108 Duchesne JC, Kimonis K, Marr AB, Rennie KV, Wahl G et al. Damage control resuscitation in combination with damage control laparotomy: a survival advantage. J Trauma 2010;69(1):46-52.

109 Bezuhly M, Fish JS. Acute burn care. Plast Reconstr Surg 2012;130(2):349e-58e. doi: 10.1097/PRS.0b013e318258d530.

110 Rex S. Burn injuries. Curr Opin Crit Care 2012;18(6):671-6. doi: 10.1097/MCC.0b013e328359fd6e.

111 Australian and New Zealand Burns Association. Early management of severe burns (EMSB). Albany Creek: Australian and New Zealand Burns Association; 2013.

112 Singh S, Handy J. The respiratory insult in burns injury. Curr Anaesth Crit Care 2008;19(5–6):264-8.

113 Asmussen S, Maybauer DM, Fraser JF, Jennings K, George S, Keiralla A et al. Extracorporeal membrane oxygenation in burn and smoke inhalation injury. Burns 2013;39(3):429-35.

114 Cancio LC. Airway management and smoke inhalation injury in the burn patient. Clin Plast Surg 2009;36(4):555-67.

115 Hassan Z, Wong JK, Bush J, Bayat A, Dunn KW. Assessing the severity of inhalation injuries in adults. Burns 2010;36(2):212-6.

116 Edgar D (ed). Burn survivor rehabilitation: principles and guidelines for the allied health professional. Australian and New Zealand Burn Association, <http://www.aci.health.nsw.gov.au/__data/assets/pdf_file/0003/154083/anzba_ahp_guidelines_october_2007.pdf>; 2007 [accessed 04.15].

117 Hawkins A, MacLennan PAP, McGwin GJ, Cross JM, Rue L. The impact of combined trauma and burns on patient mortality. J Trauma-Injury Infect Crit Care 2005;58(2):284-8.

118 Hyllienmark P, Brattstr ÖM, Larsson E, Martling CR, Petersson J, Oldner A. High incidence of post-injury pneumonia in intensive care-treated trauma patients. Acta Anaesthes Scand 2013;57(7):848-54.

119 Yokoe DS, Mermel LA, Anderson DJ, Arias KM, Burstin H, Calfee DP et al. Compendium of strategies to prevent healthcare associated infections. Infect Control Epidemio. 2008;29(Suppl 1):S12-21.

120 Michelet P, Brégeon F, Perrin G, D'Journo XB, Pequignot V, Vig V et al. Early onset pneumonia in severe chest trauma: a risk factor analysis. J Trauma 2010;68(2):395-400.

121 Cavalcanti M, Ferrer R, Morforte R, Garnacho A, Torres A. Risk and prognostic factors of ventilator-associated pneumonia in trauma patients. Crit Care Med 2006;34:4.

122 Munro N, Ruggiero M. Ventilator-associated pneumonia bundle: reconstruction of best care. AACN Adv Crit Care 2014;25(2):163-75.

123 Howard PK, Steinmann RA, Sheehy SB. Sheehy's emergency nursing: Principles and practice. St Louis: Mosby Elsevier; 2010.

124 Kobziff L. Traumatic pelvic fractures. Orthopaed Nurs 2006;25(4):235-41; quiz 42-3.

125 SAM Medical Products. Pelvic Sling II, <http://www.sammedical.com/products/sam-pelvic-sling-ii> [accessed 04.15].

126 Wiss DA, Ovid Technologies I. Fractures. Philadelphia: Lippincott Williams & Wilkins; 2006.

127 Stehan H, Peter D. ABC of burns. Br Med J 2004;328(7452):1366.

128 Sheehy SB, Newberry L. Sheehy's emergency nursing: Principles and practice. St Louis: Mosby; 2003.

129 Richards CE, Mayberry JC. Inital management of the trauma patient. Crit Care Clin 2004;20(1):1-11.

130 Kohn MA, Hammel JM, Bretz SW, Stangby A. Trauma team activation criteria as predictors of patient disposition from the emergency department. Acad Emerg Med 2004;11(1):1-9.

131 Eckert KL. Penetrating and blunt abdominal trauma. Crit Care Nurs Q 2005;28(1):41-59.

132 Olthof DC, van der Vlies CH, Scheerder MJ, de Haan RJ, Breenen LFM, Goslings JC, van Delden OM. Reliability of injury grading systems for patients with blunt splenic trauma. Injury 2014;45(1):146-50.

133 Grunwald TB, Garner WL. Acute burns. Plast Reconstr Surg 2008;121(5): 311e-319e.

第25章

复　苏

原著: Trudy Dwyer Jennifer Dennett Ian Jacobs
翻译: 李勋, 常盼盼
审校: 刘方

学习目标

阅读完本章, 将掌握以下内容:
- 明确国际通用复苏体系的优势。
- 讨论相对于高级生命支持, 基础生命支持的重要性。
- 描述除颤的注意事项。
- 讨论低血压低体温的治疗原则。
- 讨论高级生命支持的指征、实施和给药流程。
- 概括可除颤和非可除颤心律失常的治疗流程。
- 概括护士在促进患者心脏停搏期间家属在场中的作用。

关键词
- - - - - - - - - -
心搏骤停
心肺复苏
猝死

引言

　　患者的危重状态可出现在入院前和住院期间的任何时刻, 因此常需要在 ICU 外的环境中实施复苏。心脏停搏治疗小组通过采用更为积极主动的早期干预措施并应用快速反应系统和工具来早期发现患者病情恶化 (见第 3 章)。提高心脏停搏患者的预后主要取决于早期病情识别和早期启动 "生存链"。生存链为心脏停搏患者的管理和在具体环境中复苏的实施提供了框架[1]。本章将在此框架下介绍院前和院内的复苏体系和流程, 并将拓展生存链的最后环节—高级生命支持的内容, 对高级气道管理、心律失常识别、用药和复苏后治疗进行概述。复苏还涉及很多伦理道德问题, 如复苏时家属是否在场、决定何时终止或启动复苏及濒死体验等 (见第 5 章)。

一、心脏停搏

　　冠心病 (coronary heart disease, CHD) 已成为多数工业化国家的首要死因, 超过一半的患者死于突发心搏骤停 (sudden cardiac arrest, SCA)[2-3]。尽管 CHD 管理已得到快速发展, 但 SCA 患者的生存率依然很差, 仅为每年 1% 到 31%[4]。SCA 患者的存活依赖于骤停时心律、早期除颤、有效心肺复苏、早期高级生命支持及复苏后治疗[5-6]。因为大多数有目击者的 SCA 患者发病时的心律为心室颤动, 因此旁观者实施心肺复苏和早期除颤是影响 SCA 患者预后的主要因素[2, 6-7]。院外心脏停搏（out-of hospital cardiac arrest, OHCA）患者表现为心室颤动的比例逐渐降低，其原因可能为 β 受体阻滞剂的广泛应用或植入型心脏除颤仪使用的增加[8]。

（一）心脏停搏的发生率及病因

由于世界各国 CHD 的发病率不同，因此难以估计 SCA 的发生率[9]。在澳大利亚，CHD 是造成疾病负担的首要原因（9%），占总死亡人数的 16.5%[10]。引起心脏停搏的因素很多，成人最常见的原因是原发性心脏事件[11]，其中 90% 的事件由冠状动脉疾病引起[12-13]。CHD 是造成 35 岁以上成人死亡的主要原因，而 35 岁以下人群的死因多为非心源性，如淹溺、急性呼吸道梗阻或者创伤[13]。

很多原因可引起心脏停搏，最常见的病因是因急性心肌缺血或梗死、原发性心脏电活动紊乱导致的心室颤动[3]。可大致将心脏停搏的病因分为两个类别：原发性和继发性（表 25.1）。

表 25.1
心脏停搏的原因

原发性	继发性
急性心肌梗死	呼吸停止
心肌病	气道梗阻
电击（低电压和高电压）	严重出血
先天性心脏病（如 Q-T 间期延长）	低体温
	低血糖
药物	药物引起的心律失常
	代谢紊乱
	心脏电活动紊乱
	创伤
	神经肌肉疾病

Adapted with permission from Konstantopoulou A, Tsikrikas S, Asvestas D, Korantzopoulos P, Letsas KP. Mechanisms of drug-induced proarrhythmia in clinical practice. World J Cardiol 2013; 5(6): 175.

急性心肌梗死是导致心脏停搏最主要的原因。在创伤患者中，导致心脏停搏的主要原因是由于药物过量和淹溺所引起呼吸困难。心脏停搏在儿童中较为少见，突发骤停更为罕见[14-15]。导致儿童发生心脏停搏的原因为创伤、先天性心脏病、长 Q-T 间期综合征、药物过量、低氧血症和低体温。婴儿最常发生的心律失常为心动过缓，若出现心脏停搏，则预后很差[14, 16]。当婴儿心率低于 60 次 /min 且伴有组织灌注不足时，即可开始胸外按压[16]。

（二）病理生理

心源性因素导致突发心搏骤停时，心肌缺血导致心室肌兴奋性增高，发生室性心动过速，随后发展为心室颤动，最终导致心脏停搏[17]。动物实验表明，心室颤动发生后，在没有胸外按压的情况下颈动脉可维持大约 4 分钟，在此期间冠状动脉灌注压（主动脉与右心房之间的压力梯度）逐渐下降[17]。此阶段的特点是缺血性损伤很小，除颤最有可能恢复提供灌注的心脏节律，同时启动有效胸外按压将提高冠状动脉灌注压[17]。

心脏停搏超过 4 分钟将导致毒性代谢产物蓄积，高能磷酸键储备耗竭，开始出现广泛缺血性损伤[17]。当心脏停搏超过 10 分钟，细胞出现非可逆性损伤的可能性增加，此时恢复自主循环可能引起再灌注损伤[17]（详见第 11 章）。

二、复苏体系和过程

自 1960 年重新认识到胸外心肺复苏（cardiopulmonary resuscitation，CPR）的有效性后，该方法得到了广泛的应用。CPR 已经拯救了很多人的生命，使其能够多年维持高质量的生活[18]。随着 CPR 迅速成为被最广泛应用和研究的流程之一，各个国家纷纷成立了自愿协调机构[13]，如欧洲复苏委员会（European Resuscitation Council，ERC）、美国心脏协会（American Heart Association，AHA）、新西兰复苏委员会（New Zealand Resuscitation Council，NARC）、加拿大心脏与卒中基金会（Heart and Stroke Foundation of Canada）、南非复苏委员会（Resuscitation Council of Southern Africa）和澳大利亚复苏委员会（Australian Resuscitation Council，ARC），这些组织通过制定实践指南来提高复苏标准，并在其国家中组织复苏的相关活动[19]。由于对复苏结局数据缺乏标准化记录，不同国家之间的复苏效果无法比较。因此，1992 年国际上成立了国际复苏联盟（International Liaison Committee on Resuscitation，ILCOR），旨在促进国际复苏组织间的相互探讨和指南的统一[19]。AHA、ARC、NZRC、ERC 和 ILCOR 均依据最新的研究数据对指南进行定期审阅和修订，并依据科学证据对指南和推荐意见进行分类。2010 年 10 月，ILCOR 推出了最新的实践性指南，并预期在 2015 年进行修订。目前还未明确更新后指南的具体发布时间[20]。

（一）心脏停搏的存活率

尽管近些年复苏及相关技术都在不断发展，但从院外发生心脏停搏至出院整个期间的患者生存率依然很差，仅为 6.7%～8.4%[2-3]。造成成年患者高病死率的因素有年龄超过 80 岁、骤停发生时无目击者、CPR 实施延迟、除颤延迟（放电前停顿）、延迟开始新一轮 CPR（放电后停顿）及延迟识别非室性心动过速或室颤[21]。儿童在院外发生心脏停搏的预后也很差[14]。患者纳入标准和结局定义的显著差异可解释存活率结果的巨大偏差。由于意识到这些偏差，制定了乌斯坦因指南并开始实施，以便统一记录、监测并比较院外心脏停搏的情况。指南内容包括：

- 制定院外复苏的统一术语和定义。
- 制定复苏相关研究的报告模版以确保可比性。
- 确定心脏复苏相关的时间点和时间间隔。
- 确定急诊医疗服务系统需要收集的临床指标和结局指标。
- 制定描述复苏过程的方法。

院内复苏的生存率约为 18%～25%[22-24]。大多数心脏停搏发生在缺少有效患者监测的普通病房。发生的主要的心律失常的种类是室颤或室速（16.9%）、期前收缩或无脉电活动（PEA）（72.3%）[23]。导致院内复苏生存率低的原因包括年龄、发生的时间段、入院时合并其他疾病、缺少"放弃复苏"的医嘱、CPR 的质量、期前收缩、在非 ICU 的地点实施等[25-26]。

（二）生存链

开发"生存链"（chain of survival）方案的主要目的是提高心脏停搏患者的生存率[27]。"生存链"包括 4 个必须尽快实施的连续环节：早期识别、早期 CPR、早期除颤和复苏后治疗（图 25.1）。这 4 个环节必须按顺序尽快实施，以便最大可能地提高心脏停搏患者的存活机会。研究结果显示，在实施完整生存链的社区，院外心脏停搏患者的生存率要高于实施不完整的社区[2, 26]。

（三）早期识别心脏停搏

生存链的第一个环节是早期识别临床急症并且启动快速反应系统[2, 28]。然而，从早期识别、设备或人员的可及性和备用状态来看，在院内发生心脏停搏后，依靠生存链往往是不够的[25, 29]。研究结果显示，2/3 的院内心脏停搏是可以避免的，因为高达 84% 的患者在发生骤停前的 6～8 小时即出现病情恶化的征象[30-31]。近年来，临床上已开始应用早期预警系统来识别异常生命体征，以促进病情恶化的早期识别（表 25.2）[32-36]（详见第 3 章）。哪种早期预警评分系统更为准确目前备受争议，英国开发的国家早期预警评分（National Early Warning Score）对患者非预期转入 ICU 和心脏停搏事件发生的风险显示出较好的早期识别功能[37]。为了更早启动快速反应小组，应提供家属和患者能够启动小组的方式[38]。

（四）基础生命支持

确认患者即将发生或已经发生心脏停搏时，应按照 DRSABCD 的顺序实施初级评估和次级评估[39]：①危险（Danger）：查看救治环境有无危

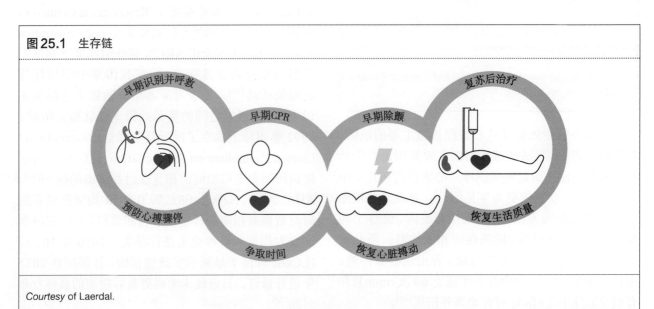

图 25.1　生存链

早期识别并呼救　早期CPR　早期除颤　复苏后治疗

预防心搏骤停　争取时间　恢复心脏搏动　恢复生活质量

Courtesy of Laerdal.

表 25.2
早期呼救标准

项目	成人	儿童	
		0 ~ 12 个月	1 ~ 8 岁
气道	受损	受损	受损
呼吸	呼吸停止 呼吸频率 <8 次 /min 呼吸频率 >27 次 /min 经皮血氧饱和度 <90%	呼吸停止 呼吸频率 <20 次 /min 呼吸频率 >50 次 /min 鼾式呼吸 经皮血氧饱和度 <90%	呼吸停止 呼吸频率 <15 次 /min 呼吸频率 >35 次 /min 经皮血氧饱和度 <90%
循环	心搏停止 脉率 <50 次 /min 脉率 >130 次 /min 收缩压 <90mmHg	心搏停止 脉率 <100 次 /min 脉率 >180 次 /min 收缩压 <50mmHg 毛细血管再充盈时间 >4s 苍白明显	心搏停止 脉率 <90 次 /min 脉率 >160 次 /min 收缩压 <80mmHg
神经系统	意识水平突然下降（Glasgow 评分下降≥2 分） 反复或持续癫痫发作	四肢松弛、下垂 无反应 意识水平下降 持续癫痫发作	四肢松弛、下垂 无反应 意识水平下降 持续癫痫发作
其他	未达到上述标准，但是患者病情危重		

备注：以上数值仅做参考，在不同组织中可存在不一致的情况

Adapted from:

Prytherch DR, Smith GB, Schmidt PE, Featherstone Pl. ViEWS-Towards a national early warning score for detecting adult inpatient deterioration. Resuscitation 2010; 81(8): 932-7

Smith GB, Prytherch DR, Meredith P, Schmidt PE, Featherstone Pl. The ability of the National Early Warning Score(NEWS)to discriminate patients at risk of early cardiac arrest, unanticipated intensive care unit admission, and death. Resuscitation 2013; 84(4): 465-70.

险（有危险、或有危险可能、或安全）。②反应（Responsive）：查看患者有无反应（有反应或意识丧失）。③呼救（Send）：呼救。④气道（Airway）：开放气道。评估气道的同时要开放气道，如果怀疑颈椎损伤时要保护颈椎。⑤呼吸（Breathing）：检查呼吸情况。包括评估呼吸情况和提供呼吸支持，要注意呼吸频率、呼吸形态、胸部运动和氧合情况。⑥心肺复苏（CPR）：开始心肺复苏，30 次按压后给予 2 次人工呼吸（按压频率约为 2 次 /s）。⑦除颤（Defibrillation）：尽快连接自动体外除颤器（AED），按提示操作。

持续心肺复苏，直至患者有反应并恢复正常呼吸。理想情况下，这些措施同时或快速依次实施，应在 60 ~ 90 秒完成。这个系统方法与基础生命支持的原则高度一致，即当发现危及患者生命的异常情况时，在进一步评估前要立即实施干预（图 25.2）。

1. 气道

识别气道梗阻的方法为听诊患者的吸气音（喘鸣音）、呼气音或鼾声。通过评估呼吸频率，肋间、肋下或者、胸骨凹陷情况，辅助呼吸肌使用情况，气管牵曳或鼻翼扇动情况来评价呼吸做功情况。呼吸窘迫婴儿鼻翼扇动尤为明显。哮鸣音提示呼吸道梗阻，但是声音高低并不代表呼吸衰竭的严重程度。当发现患者气道阻塞，3 种手法可用于开放气道：仰头、举颌和提颏。评估患者气道时无需将患者的头偏向一侧，除非患者气道被液体（呕吐物或血液）堵塞或淹溺[39]。

婴儿的气道与年龄稍大儿童或成人的气道有所不同。婴儿头大、舌大、嘴小；喉部窄、短、位置靠前、呈锐角[17]；有更多的软骨结构，当颈部过伸时，气道易被堵塞；另外，宽大的舌头易后坠，从而阻塞

咽部[40]。因此,婴儿头部应保持中立位,1～8岁的儿童需依据年龄取不同角度的"吸气体位"。可应用举颌和仰头的手法帮助儿童取相应年龄的适合体位。如果禁忌仰头和举颌,可采用提颏的手法[40]。禁用手指清理婴儿的气道,因为这会损伤婴儿娇嫩的上颚组织并导致出血,加重患儿病情。用手指清理气道还可能将异物推入气道中[40]。吸引是清除呕吐物和分泌物更为有效的方法。

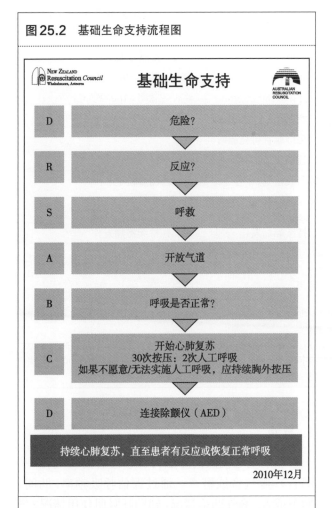

图25.2　基础生命支持流程图

基础生命支持

D	危险?
R	反应?
S	呼救
A	开放气道
B	呼吸是否正常?
C	开始心肺复苏 30次按压:2次人工呼吸 如果不愿意/无法实施人工呼吸,应持续胸外按压
D	连接除颤仪(AED)

持续心肺复苏,直至患者有反应或恢复正常呼吸

2010年12月

Australian resuscitation flow chart reproduced with permission.

实践提示

婴儿仅需要每千克体重5～8ml的通气量。

Reproduced with permission from Yost CC, Bloom R. Neonatal resuscitation. Crit Care Obstetr 2010:108.

2. 呼吸

通过看、听、感觉呼吸来评估有无呼吸,时间不

能超过10秒。如果患者没有反应、没有呼吸或呼吸出现异常(濒死呼吸不能被认定为正常呼吸),应立即呼救并开始胸外按压。心脏停搏后动脉血氧在数分钟内仍能维持饱和,而脑细胞和心肌细胞氧合受限主要是因为心脏停止输出血液,而不是 PaO_2 下降导致,因此,有效的胸外按压比人工呼吸更为重要[27]。

3. 心肺复苏

若患者意识丧失、无反应、静止不动、呼吸异常,应立即行胸外按压。如果可能,实施按压的人员每2分钟更换1次。不推荐普通施救者和医务人员在基础生命支持阶段检查患者脉搏搏动。医务人员可通过持续监测呼气末二氧化碳($ETCO_2$)来评估按压的有效性。为了实施有效的CPR,应让患者仰卧平躺于硬板上;按压部位为前正中线、胸骨下1/2,相当于"胸部正中";成人按压深度为5～6cm,成人、婴儿、儿童的按压频率为100～120次/min,新生儿的按压频率需增加至120次/min[27]。当新生儿、婴儿和小儿的心率为60次/min,年龄较大儿童心率为40次/min时,需开始CPR。若操作正确,胸外心脏按压术(external cardiac compression,ECC)在成人中可产生60～80mmHg的收缩压峰值,心排血量可达到正常的20%～30%[27, 41]。胸外按压持续一定时间后冠状动脉灌注压才能达到最佳水平,最终有血流供应。因此,胸外按压的任何中断都将降低冠状动脉的灌注压,从而影响血流,最终导致患者生存率下降[42]。胸外按压30次后,即刻开放气道并给予2次人工呼吸[43]。

在CPR过程中,胸外按压次数越多,即便人工呼吸次数少,患者生存的几率也会潜在改善。因此,无论有多少名施救者,针对成人、儿童和婴儿人群推荐的按压 - 通气比例均为30:2,新生儿为3:1。需要注意的是,在有条件为儿童实施高级生命支持时,无论施救者的数量,须将儿童的按压 - 通气比改为15:2,新生儿为3:1(表25.3)。普通人不仅不愿实施口对口人工呼吸[44],而且1次人工呼吸的耗时达到8s[45]。如果施救者不愿实施人工呼吸,应鼓励其进行没有呼吸复苏(expired air resuscitation,EAR)的胸外心脏按压术(ECC),因为单独实施ECC毕竟优于完全不实施CPR[46-47]。

复苏过程中的效果评价

CPR过程中,通过触摸成人的颈动脉或股动脉(儿童为肱动脉)来评价心输出量,这曾经是循环评价的"金标准"。但无论是普通施救者还是专业人

表 25.3

成人、儿童和婴儿的心肺复苏技术

年龄	开放气道方法	胸外按压	单人或双人
婴儿 <1 岁	提颏或推举下颌（不要仰头）	2 根手指置于胸骨下端的或双侧拇指重叠置于胸骨下端，手掌环绕胸部，100 次 /min	30：2 PALS 15：2（双人）
年龄较小儿童：1～8 岁	仰头的角度大于婴儿，小于成人	单手手掌根部，100 次 /min	30：2 PALS 15：2（双人）
年龄较大儿童：9～14 岁	仰头	双手，100 次 /min	30：2 PALS 15：2（双人）
成人	仰头	双手，100～120 次 /min	30：2

PALS= 儿科高级生命支持

Adapted with permission from Australian Resuscitation Council and New Zealand Resuscitation Council (ARC and NZRC). Australian Resuscitation Council Guidelines. Victoria, Australia: Australian Resuscitation Council, <http://www.resus.org.au>; 2014.

员均无法做到快速（10 秒内）并准确地实施此步骤。无论除颤后心律如何，不推荐除颤后、未实施 2 分钟心肺复苏的情况下即刻检查患者的脉搏搏动。

推荐使用二氧化碳测定技术作为非侵入性手段来监测 CPR 的有效性[12]。实施 CPR 过程中，呼气末二氧化碳分压的浓度与肺血流量相关，可通过测定该参数来评价复苏的效果。$ETCO_2$ 还与心输出量、自主循环恢复（return of spontaneous circulation，ROSC）及心脏停搏患者的结局相关[48-49]。当 $ETCO_2$ 的均值在 20mmHg 或以上，心脏停搏患者的生存率相对较高；$ETCO_2$ 的均值 <10mmHg，患者预后差[49]。复苏过程中 $ETCO_2$ 升高可能提示自主循环恢复[50]。需要注意的是，在 CPR 过程中不推荐过度通气，可能对患者造成伤害。近红外光谱技术可用来测量局部脑氧饱和度，躯体组织氧合（somatic tissue oxygenation，sSO_2）的均值越高，ROSC 几率越高[49]。动物试验结果提示，过度通气与胸腔内压力升高、冠状动脉和脑灌注下降及自主循环恢复减少相关。临床研究显示，施救者持续对心脏停搏患者实施过度通气[51]。

4. 辅助按压装置

胸外心脏按压仅供应正常心排血量的 30% 及正常脑血流量的 15%，因此急需寻求改善按压效果的方法[52]。虽然目前没有推荐使用的循环辅助装置，但有些装置已在院前和院内急救中得到应用，表 25.4 中列举了一些装置。

表 25.4

辅助按压装置[54, 127, 128]

装置	特点
主动按压 - 减压（ACD-CPR）	• 使用小型便携装置来实施按压和放松胸部（"活塞法"） • 通过提高胸腔内负压来促进静脉回流，以增加回心血量；提高胸腔内负压还能增加通气量
插入式腹部按压（IAC）联合胸外按压的 CPR（IAC-CPR）	• 技术含量最低的装置 • 腹部按压（按压部位为剑突与脐连线中点）与胸部按压交替进行 • 应用较少的方法 • 增加降主动脉阻力，从而提高冠状动脉灌注压
无创自动心肺复苏机（如 AutoPulse）	• 使用负荷漫衍带（load-distributing band，LDB）按压前胸 • 装置安装在一个带有电机的背板上 • 电机驱动缠绕患者胸部的负荷漫衍带绷紧或放松

由于缺少使用这些按压装置对患者预后影响的证据，并缺乏证据证明其效果优于传统徒手 CPR，目前未推荐应用按压装置来替代徒手 CPR[20, 54-55]。但在院前急救中，这些装置的使用率已逐渐增加，尤其是在一些无法提供高质量按压的情况中，例如转运过程中、心脏停搏延长时及心脏导管置入过程中[55]。在应用按压装置时须专人管理，使用者需经过严格培训[39, 53]。

（五）除颤

　　尽管CPR可改善患者出院时的生存率，但不能取代早期除颤这一有明确效果的抢救措施。通常认为，CPR可在除颤前为脑和心脏提供充足的氧供。但即便CPR非常有效，最终导致无脉性室性心动过速（简称为"室速"）和心室颤动（简称为"室颤"）的心脏停搏患者预后的唯一重要原因依然为除颤延误[3]。

1. 胸前叩击

　　胸前叩击是施救者握紧拳头从距胸骨25～30cm高处向患者胸骨正中重击一次[7]。胸前叩击可产生几焦耳的机械能，用于出现可除颤心律的最初几秒内，但将室速和室颤纠正为有灌注的心律的成功几率非常低[56-57]。由于成功几率很低，实施有效叩击的时间窗又很短，因此不能因为胸前叩击而延误寻求帮助或取除颤仪。只有看到或监测到室颤，而现场又无法即刻取到除颤仪（如重症监护病房）时，才适宜实施胸前叩击[20]。

2. 电除颤

　　除颤是电流从室颤的心脏通过，使大部分心肌细胞同时除极，通过心肌细胞的同步复极，使心脏恢复有序电活动[12]。

　　体外除颤仪器有2种：体外手动除颤仪和体外自动除颤仪（AED），AED又分为全自动型和半自动型。体外手动除颤仪要求施救者能够迅速、准确地识别心律失常，并做出是否除颤的决定。而AED可自动检测和分析心律失常，无需使用者识别。AED可采用手动模式和半自动模式进行操作。应用AED除颤时，使用者需判断患者是否意识丧失、无呼吸、无脉搏搏动[58]。检查动脉搏动消失后，AED的操作仅需4个步骤：①打开开关；②将自粘除颤电极片贴于患者胸前；③机器自动分析心律（按压停止期）；④按照机器的提示按下除颤按钮。AED可自动分析心律，如果为室颤或室速，将提示施救者给予除颤。"按压停止期"阶段可明显中断胸外按压，影响患者的存活。具有心律识别能力的医务专业人员可通过应用手动除颤来缩短"按压停止期"阶段耗时[59-60]。除颤前和除颤后按压中断的总时长最好不超过5秒[12]，该目标可通过除颤仪充电时持续胸外按压和除颤后立即恢复按压来达到。全自动体外除颤仪根据设定程序可自动评估心律、充电和放电，无需使用者操作。

　　为了促进早期除颤，ILCOR提议授权、教育和鼓励非医务人员使用除颤仪[12]。这个让大众实施早期除颤的理念已经实施，目前在机场、娱乐场所和运动场已安装了AED；非医务人员，如警察、飞机乘务员、保安、家属甚至儿童，均可成功启动早期除颤[60]。有效培训非传统的院外第一目击者使用AED可改善患者出院时的生存率。同样，心脏停搏可发生在院内的任何场所，所有医务人员都应具备实施早期除颤的能力[12]。ARC提出，尽管辅助装置的使用不是基础生命支持的必需内容，也应培训大众使用AED，并支持受过培训的人员实施早期除颤。图25.3列出了将除颤技术与基础生命支持相结合的流程。

　　90%的室颤患者于单次除颤后可恢复有灌注的心律。但很难触及灌注节律产生的脉搏，因此除颤后要立即实施胸外按压[12]。若首次除颤后不能成功转复则提示需进行2分钟的有效心肺复苏（30∶2），而后再次分析心律，需要时再次除颤[12]。目前推荐对室颤或无脉室速患者采取单次除颤的方法[39]。

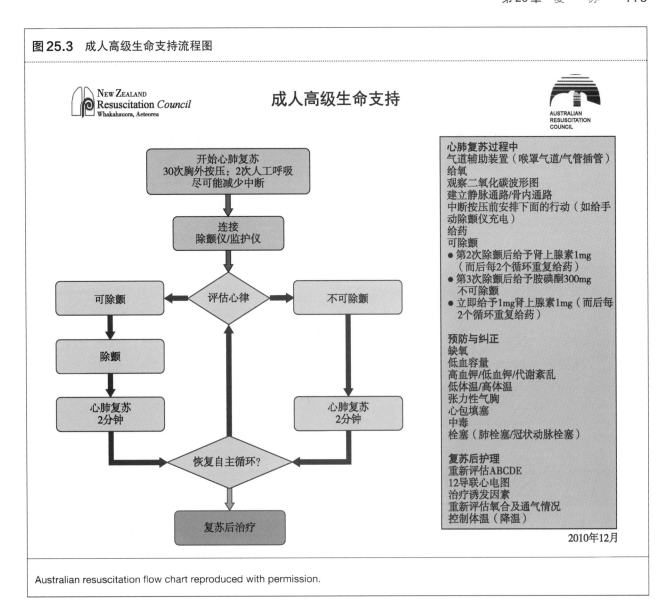

图25.3　成人高级生命支持流程图

成人高级生命支持

开始心肺复苏
30次胸外按压：2次人工呼吸
尽可能减少中断

↓

连接
除颤仪/监护仪

↓

评估心律

可除颤 ← → 不可除颤

除颤

心肺复苏
2分钟

心肺复苏
2分钟

恢复自主循环?

复苏后治疗

心肺复苏过程中
气道辅助装置（喉罩气道/气管插管）
给氧
观察二氧化碳波形图
建立静脉通路/骨内通路
中断按压前安排下面的行动（如给手动除颤仪充电）
给药
可除颤
● 第2次除颤后给予肾上腺素1mg（而后每2个循环重复给药）
● 第3次除颤后给予胺碘酮300mg不可除颤
● 立即给予1mg肾上腺素1mg（而后每2个循环重复给药）

预防与纠正
缺氧
低血容量
高血钾/低血钾/代谢紊乱
低体温/高体温
张力性气胸
心包填塞
中毒
栓塞（肺栓塞/冠状动脉栓塞）

复苏后护理
重新评估ABCDE
12导联心电图
治疗诱发因素
重新评估氧合及通气情况
控制体温（降温）

2010年12月

Australian resuscitation flow chart reproduced with permission.

除颤时并不是所有释放能量均能作用到心肌上。表25.5列举了影响除颤成功和失败的常见因素。研究结果显示，与单相波除颤仪相比，低能量的双相波除颤仪首次除颤效能更高、需要能量更低、较少引起心肌功能异常、自主循环恢复几率较高[61-62]。最佳的除颤能量应该是在心肌损伤最小的情况下，充分消除心律失常，恢复有序心律[12, 61]。如果其他双相除颤仪与其特定临床相符，建议应用该仪器的双相波改变能量级别可获得成功复律[1, 63]，可尝试应用该仪器的双相波能量。如果首次除颤未成功，后续除颤应选择相同或更高的能量[12, 62]。对儿童实施首次和后续除颤时，对单相波和双相波除颤仪均推荐的能量为4J/kg[12]。标准成人AED和除颤电极片同样适用于年龄>8岁的儿童。理想状态下，1～8岁的儿童应使用儿童除颤电极片和具备儿童除颤功

能的AED[1, 64]，电极片使用方法同成人。如果AED不具备儿童模式或儿童除颤电极片，也可使用标准成人AED和除颤电极片[25]。<1岁的婴儿不推荐除颤[12]。

ILCOR指南中提出了早期、不间断胸外按压和早期除颤的重要性[12]。由于患者倒地后的时间很难准确估计，因此施救者在除颤仪到位并充好电前须持续胸外按压[65-66]。

（六）高级生命支持

基础生命支持可提供20%～30%的正常心排血量，0.1～0.16的吸入氧浓度（FiO_2）。大量患者须给予高级生命支持（ALS）才能存活。高级生命支持是基础生命支持的延续，是对心脏停搏后患者实施早期治疗以稳定病情的必需知识和技能。传统高级生

表 25.5
影响除颤成功和失败的因素[129-132]

成功因素	失败因素	注意事项
室颤持续时间 早期除颤（如果室颤<3分钟） 实施CPR（如果室颤>3分钟） 骤停心律（室速或室颤） 除颤电极板或电极片的型号和放置位置 应用自粘除颤电极片	胸部接触不紧密（胸毛过多） 除颤电极板放置位置错误 同步按钮开启，蓄电池没电或导线折断 除颤电极置于骨突处、脂肪组织、乳腺组织，与胸部大小不匹配 凝胶导电垫的凝胶过于干燥 患者因素：酸中毒、缺氧、电解质失衡、药物中毒、低体温 呼吸时间（最好在呼气末除颤） 将呼气末正压和内源性呼气末正压（肺内空气潴留）降至最低 除颤电极板或电极片太小（成人应用8～12cm大小的除颤电极片）	除颤电极应置于距离心电图电极、植入装置、心脏起搏器、血管通路装置至少8cm 粘贴除颤电极前应去除药物贴剂，并清洁粘贴部位 确保所有人员离开患者和病床后才能开始除颤 不要在空中给电极板充电或放电 不要让患者接触金属 放电时避免氧气泄露（至少离开氧源1cm） 确保胸部皮肤干燥 （自粘除颤电极）不可应用电极凝胶和电极糊，以避免其散布于电极间，可产生火花

Developed from:

Ristagno G, Li Y, Gullo A, Bisera J. Amplitude spectrum area as a predictor of successful defibrillation. In: Anaesthesia and Pharmacology of Intensive Care Emergency Medicine APICE: Springer; 2011, pp 141-60

Monteleone PP, Borek HA, Althoff SO. Electrical therapies in cardiac arrest. Emerg Med Clin North Am 2012; 30(1): 51-63

Link MS, Atkins DL, Passman RS, Halperin HR, Samson RA, White RD et al. Part 6: Electrical therapies automated external defibrillators, defibrillation, cardioversion, and pacing: 2010 American Heart Association Guidelines for Cardiopulmonary Resuscitation and Emergency Cardiovascular Care. Circulation 2010; 122(18 suppl 3): S706-19

Morley P. Cardiopulmonary resuscitation. In: Harley I, Hore P, eds. Anaesthesia: An introduction.5th ed. East Hawthorn, Victoria: IP Communications; 2012, pp 174-89.

命支持技能包括除颤、高级气道管理和给予复苏药物。尽管实施基础生命支持早于高级生命支持，如果现场有可用的除颤仪和受过培训的人员，应在基础生命支持和高级生命支持前进行除颤。ARC 和 NZRC 心脏停搏管理流程中列出了高级生命支持的 2 种决策路径（图 25.3 和图 25.4）：①对无脉室速和室颤（可除颤心律）患者实施除颤和 CPR；②确定并治疗非室速和非室颤（不可除颤）的病因。

1. 高级气道管理

急性呼吸窘迫患者在 CPR 开始时就应给予最高浓度的氧气吸入[43]。由于人工呼吸仅能提供 15%～18% 的吸氧浓度，因此不能因任何顾虑而延迟给氧。单独给氧不能达到充分通气的效果，因此建立有效的气道非常必要。CPR 过程中气道管理至关重要，可采用多种方法，包括实施仅有胸外按压的 CPR 时采用面罩或储氧面罩高流量吸氧，无需使用喉镜或者气管插管插入声门上人工气道（SGA）[67]。

高级气道辅助装置的选择取决于装置的可及性和急救人员的经验[67]（表 25.6 和第 15 章），种类包括：

- 口咽通气道
- 鼻咽通气道
- 喉罩气道
- 食管气管联合导气管
- 气管插管
- 气管切开

尽管气管插管被认为是心脏停搏患者气道管理的"金标准"，起到保护气道、辅助有效通气、确保高浓度给氧、便于气道内吸引的作用，但尚无研究证实气管插管可提高心脏停搏期间患者的生存率。关键点在于实施气管插管导致的心肺复苏中断的时间不能超过 10 秒。可通过使用二氧化碳波形或食管超声来确认气管插管的位置[12, 67]。

ETCO$_2$ 也可用来监测 CPR 的质量。CPR 中可应用多种气道或通气辅助装置，如简易呼吸器（BMV）、声门上气道装置（如喉罩）、食管 - 气管联合导气管（LMA）、I-gel 喉罩，表 25.6 列出了这些装置的局限性。声门上气道装置的优点是不中断胸外

图25.4 婴儿和儿童高级生命支持流程图

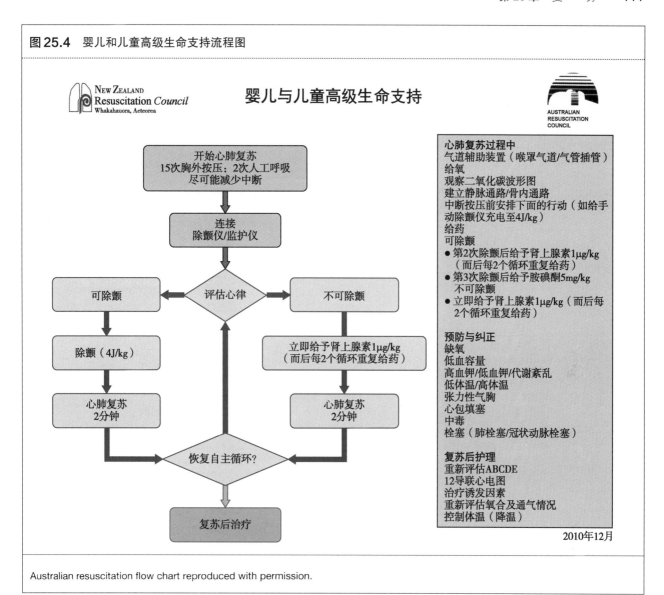

Australian resuscitation flow chart reproduced with permission.

按压就可插入并且操作简单。目前尚无证据支持常规使用任何特定的高级气道辅助装置[67]。接受过声门上气道装置（例如 LMA）使用方法培训的医务人员在为心搏骤停患者进行气道管理时可考虑使用这些装置，并可将这些装置作为困难或失败气管插管的备用或急救措施。

一旦成功建立人工气道，连续胸外按压就不会因通气而中断。通气的频率约为 10 次/min，吸气 1 秒，吸气容量要能使胸廓正常抬起。辅助通气装置包括：

- 带有滤器和氧气接口的简易面罩（气管插管前）
- 简易呼吸器
- 呼吸机

如有条件，可使用自动运转的呼吸机。呼吸频率设置为 10 次/min，潮气量 6～7ml/kg，通过面罩

或其他气道辅助装置送气。需要注意的是，目前尚无证据显示心搏骤停期间使用呼吸机的通气效果优于简易呼吸器[16]。

2. 心律

心脏停搏患者初始心律失常类型与患者出院时生存率存在相关性。心脏停搏时的心律可分为 2 类：

- 一类为室颤和无脉室速
- 另一类为非室颤/室速性心脏停搏和无脉电活动（PEA）

心脏停搏时最常见的心律失常是无脉室速和室颤，约 60%～85% 的心脏停搏患者出现这些致命的心律失常[6]。约有 30%～37% 的住院患者表现为无脉电活动[68-69]，并且与神经系统相关的总体生存

表25.6
复苏期间使用的气道辅助装置[1, 12, 133-135]

气道种类	特点	操作注意事项
口咽通气道	与上颚弧度一致,将舌体向前移动,离开咽后壁 型号0～5号	型号和放置位置不准确可将患者舌体推向咽部,导致气道堵塞。与成人的置入方法不同,婴儿和幼儿须正向插入;插入时需使用压舌板或喉镜
鼻咽通气道	插入鼻咽部的软管	头部损伤患者慎用 为婴儿插入口咽通气道或鼻咽通气道时,除需仰头,还需举颌和提颏
简易呼吸器（BVM）	可与面罩、喉罩气道或气管插管连接的自动充气球囊	简易呼吸器的使用方法经常不正确,对气道缺少保护 最好采用双人操作法 单人应用简易呼吸器辅助通气时易出现面罩与患者面部密封不严,从而导致给予的气体容量低于最佳潮气量 双人操作可达到最佳辅助效果,虽然有时条件不允许 当气道缺少保护时,在充足氧供的条件下采取小潮气量通气可提供充分的氧气并降低胃胀气、胃内容物反流及误吸的风险 儿童应正向使用面罩,婴儿需反向使用 婴儿最好使用柔软的环形面罩,此种面罩密封性好,无效腔少
喉罩气道	喉罩由气管导管和导管末端的椭圆形气囊组成,气囊充气后位于下咽部,紧贴咽部周围结构 采用盲插技术从口腔插入喉罩,将其末端置于环状软骨后,紧邻下咽部,气囊充气后密封环绕于喉部	当没有气管插管时,喉罩是首选的气道辅助装置 与气管插管相比,喉罩插入更快捷,所需用物更少 作为首选气道装置,喉罩比简易呼吸器建立的气道更通畅,胃胀气和反流的危险也较低[12] 有成年人在场时,可以安全、有效地给婴儿使用喉罩[133] 喉罩型号选择方法:1号<5kg;1.5号5～10kg;2号10～20kg;2.5号20～30kg;4号50～70kg;5号70～100kg;6号>100kg 可用于孕周>34周、体重>2kg的新生儿[133] 使用喉罩的并发症包括误吸、部分气道堵塞、咳嗽或胃胀气 喉罩的禁忌证包括不能充分打开口腔、咽部疾病、喉部以下部位堵塞、肺顺应性下降或气道阻力高、误吸风险高的患者
食管-气管联合导气管	食管-气管联合导气管是一种插入到食管中的带有近端或远端气囊的双腔气道	非熟练人员操作也能有效保持气道通畅,是适宜的气管插管替代品 食管-气管联合导管无论插在气管中还是食管种都能保证通气 1个型号适用于大多数成人
喉管	带有1个较小食管气囊和1个较大咽气囊的气道导管。远端放置在食管上部	使用方法与传统喉罩和ProSeal喉罩气道类似[134]
I-gel	I-gel气囊由凝胶制成,不需要充气	非常容易插入,仅需简单培训[12] 可持续实施胸外按压,不因通气中断[135]
气管插管	插管过程中,直接用力按压环状软骨,以间接按压气道和脊柱之间的食管,减少和预防胃内容物反流	气管插管是一项很难学习和掌握的技能 除了常规的临床方法,气管插管位置可以通过测量ETCO₂或应用食管超声来确定;对于没有灌注心律的患者来说,后者更可靠（Ⅱb级） 与插管相关的近期并发症包括插入食管、右主支气管;气管插管堵塞（打折、痰痂、气囊、血块）

Developed from:

Australian Resuscitation Council and New Zealand Resuscitation Council(ARC and NZRC). Australian Resuscitation Council Guidelines. Victoria, Australia: Australian Resuscitation Council, <http://www. resus. org. au>; 2014.

Deakin CD, Nolan JP, Soar J, Sunde K, Koster RW, Smith GB et al. European Resuscitation Council Guidelines for Resuscitation 2010 Section 4. Adult advanced life support. Resuscitation 2010; 81(10): 1305-52

Zhu X-Y, Lin B-C, Zhang Q-S, Ye H-M, Yu R-J. A prospective evaluation of the efficacy of the laryngeal mask airway during neonatal resuscitation. Resuscitation 2011; 82(11): 1405-9.

Yamaga S, Une K, Kyo M, Suzuki K, Kobayashi Y, Nakagawa I et al. Gas insufflation in the stomach during cardiopulmonary resuscitation using laryngeal tube ventilation in comparison with bag-valve-mask ventilation. Circulation 2012; 126(21 Supplement): A295.

Soar J. Which airway for cardiac arrest? Do supraglottic airways devices have a role? Resuscitation 2013; 84(9): 1163-4.

率仅为 10%[68]。心脏停搏是导致儿童心脏停搏的最常见心律失常（儿童中的发生率为 40%，成人为 35%）[68]，原因是由于进行性心动过缓所引起的长时间严重缺氧和酸中毒导致[12]。

（1）室颤或无脉室速

如前所述，尽快实施有效的基础生命支持、持续不间断胸外按压和早期除颤是能够明确改善室颤或无脉室速性心脏停搏患者远期生存率的唯一措施[12]。图 25.5 和图 25.6 分别显示室速和室颤心律。这 2 种心律失常除颤时能量和方式选择是相同的。

（2）非室速或室颤

非室速或室颤性心律失常包括无脉电活动（PEA）和心脏停搏。PEA 或电机械分离（EMD）反映了心脏电活动与机械活动分离，这 2 个术语可以相互替换。需要着重指出的是 PEA 或 EMD 可表现为可产生脉搏的正常心脏电活动（如窦性心律、窦性心动过速或心动过缓）。PEA 的特点是尽管有充分的电活动，但由于每搏输出量不足，从而无法产生可触及的脉搏。其管理的重点是识别并纠正可逆性病因[70]。这些病因可归纳为 4 个 H 和 4 个 T，见表 25.7。

纠正心脏停搏的要点是需在 2 个导联上仔细确认停搏心律，并且确认没有可触及的脉搏搏动。若住院患者发生心脏停搏的初始心律为心脏停搏，其出院时生存率仅为 10.66%[68]。

表 25.7

造成无脉电活动（PEA）的主要病因

4H	4T
低氧（Hypoxia）	心包填塞（Tamponade）
低血容量（Hypovolaemia）	张力性气胸（Temsion pneumothorax）
低体温或高体温（Hypo/hyperthermia）	中毒和药物过量（Toxins/posisons/drugs）
低钾血症或高钾血症、代谢紊乱（Hypo/hyperkalaemia and metabolic disorders）	血栓：肺或冠状动脉（Thrombosis: pulmonary/coronary）

Adapted with permission from: Australian Resuscitation Council and New Zealand Resuscitation Council(ARC and NZRC). Australian Resuscitation Council Guidelines. Victoria, Australia: Australian Resuscitation Council, <http://www.resus. org. au>; 2014.

3. 心脏停搏的药物治疗

在心脏停搏时有多种给药途径，包括外周静脉

图 25.5　室性心动过速

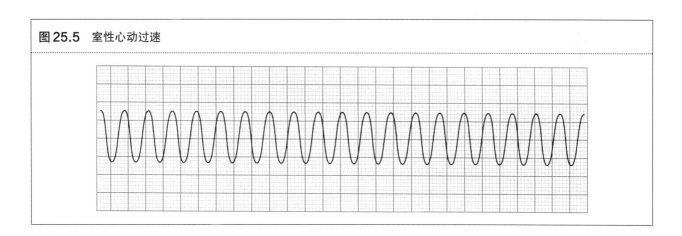

图 25.6　心室颤动

M3536A 26 Apr 2006 12:32:01：延迟报警暂停成人心率133次/min
监测模式

Ⅱ 10mm/mV　　　　　　25mm/sec.05–150Hz诊断性的

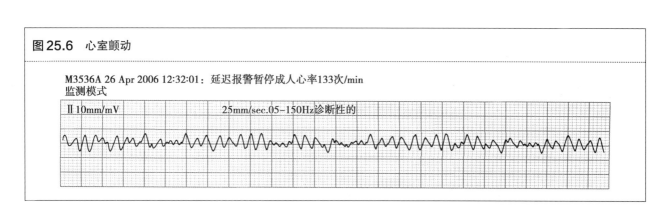

和中心静脉通道及骨髓腔通道。目前中心静脉通道依然是最佳选择，但是选择外周或中心静脉穿刺取决于操作者的经验。外周静脉穿刺是最快捷的，但是对于心脏停搏患者有时会遇到穿刺困难[23]。中心静脉置管操作期间不可除颤、CPR及中断气道维护操作。外周静脉给药后，应立即推注不少于20ml（成人）等渗液并连续心外按压1分钟以上。当外周静脉通道难以建立的时候，可以考虑骨髓腔通道[23]。由于药物作用难以预测并且给药最佳剂量尚未明确，目前已不再推荐气管内给药[23]。

　　骨髓腔输液是将带套管的穿刺针置入骨髓（通常配合钻头），然后建立快速安全可靠的循环通路。长骨中的骨髓腔内含有大量的网状静脉窦，这些静脉窦与体内血液循环相通，从而使其给药效果相当于中心静脉给药。骨髓腔通道对于所有年龄段的患者均是安全有效的[71]。一般血液标本采集包括血常规，血培养，生化，交叉配血试验等均可通过骨髓穿刺获取[17]。

实践提示

　　对于儿童，1分钟内如果未能建立外周静脉通路应立即停止并开始建立骨髓腔通路。

　　包括肾上腺素和血管加压素在内的升压药物可以用作心脏停搏时提高CPR成功率的辅助手段。虽然目前没有证据表明在心脏停搏时使用任何升压药物可以提高出院存活率，但仍推荐使用肾上腺素[12]。一项随机对照试验表明，尽管接受肾上腺素治疗的心脏停搏患者的ROSC成功率显著提高，但出院存活率没有明显改善[72]。

　　院前和院内肾上腺素的最佳剂量目前仍不清楚。目前比较推荐在VT/VF的二次除颤后给予1mg肾上腺素，且之后每两个心肺复苏循环给药一次。对于心脏停搏及EMD，建议从第一个循环开始给予1mg肾上腺素，之后每两个循环给一次（表25.8)[1]。有荟萃分析研究发现，血管加压素的连续使用对于心搏骤停患者生存并无影响[73]。与肾上腺素相比，血管加压素并没有提高心搏骤停患者的生存率；同时也没有证据支持或反对用血管加压素将肾上腺素代替或联合使用[74-75]。美国心脏协会指南推荐在心肺复苏时血管升压素可以代替第一或第二次肾上腺素使用[76]。

　　抗心律失常药在心脏复苏中的作用比较有限仍需进一步研究[12]。常用的抗心律失常药物包括胺碘酮，镁剂，阿托品和钙剂（表25.8）。利多卡因已经不再是抗心律失常的一线药物。而胺碘酮因其安全性和有效性成为抗心律失常药物的首选[77]。如果在3次除颤后室颤和室速仍不能扭转，建议一次性推注300mg胺碘酮；对于反复发作的室颤和室速，建议给予150mg。目前没有证据表明在心脏停搏和PEA时使用阿托品可以提高患者生存率[23]。氯化钙应在由高钾血症、低钙血症、高镁血症或者过量钙通道阻断剂引起的心脏停搏时使用。碳酸氢钠因其易导致高钠血症，高渗血症和细胞内酸中毒，已不再是常规用药[76]。但对于高钾血症和三环类抗抑郁药物过量引起的心脏停搏应使用碳酸氢钠[12]。

　　除非怀疑尖端扭转[12, 76]，否则不推荐常规使用镁剂治疗心脏停搏[78]。溶栓同样也不作为心脏停搏的常规治疗，但对于已被证实或高度怀疑有肺栓塞或急性血栓形成的成年患者可以考虑溶栓治疗[12]。有效的CPR应至少持续60～90分钟且配合使用溶栓药物，有证据表明这种治疗策略可以提高CPR后的神经功能恢复及生存率[50]。

　　在心脏停搏后，首先要预防严重的围心脏停搏期心律失常。只要可能就应监测患者的动脉血气，血清电解质及12导联心电图，用来辅助选择合适治疗方案[16]。常见的一些高危症状或体征包括：

- 低心排出量（无意识，无反应，收缩压<90mmHg，交感神经活动增强）
- 舒张期充盈时间缩短（心动过速，如心率>150次/min，宽QRS波群心动过速及室上性心动过速）
- 心动过缓（心率<40次/min）
- 舒张末期充盈压上升（肺水肿或颈静脉压力增高）
- 冠状动脉血流减少（胸痛）

　　上述症状对应的干预措施大致分为3种：

- 抗心律失常（见表25-8）
- 电复律
- 心脏起搏器

　　常见的围心脏停搏期心律失常及治疗见第11章。抗心律失常的药物、电及物理治疗都可能诱导心律失常[16]，比如影响心脏的去极化和/或复极，使QT间期延长或变短以及诱发致命性心律失常[79]。

4. 液体复苏

　　当怀疑是低血容量诱发的心脏停搏时，可以考

表 25.8

复苏过程中使用的药物

药物作用机制	使用原则	剂量 成人	儿童	副作用
肾上腺素是一种儿茶酚胺类药物，可以刺激心脏使心肌收缩力增强，心率加快，心肌耗氧量增加。在 CPR 时可以增加心肌血供有助于除颤治疗。治疗室颤和室速的传统一线药物，对于患者的生存率并无影响且会诱发复苏后心肌功能障碍	3 次电击不能复律的室颤和无脉性室速，PEA 及停搏	室颤和无脉性室速：从第二次电击开始给予 1mg，之后每两个循环给 1 次 PEA 及停搏：第 1 个循环给予 1mg，之后每 2 个循环给 1 次	室颤和无脉性室速：从第 2 次电击开始给予 10mcg/kg，之后每 2 个循环给 1 次 PEA 及停搏：第 1 个循环予 10mcg/kg，之后每 2 个循环给 1 次	心率过快 高血压 冠状动脉血管收缩 心肌耗氧增加
胺碘酮直接影响平滑肌并阻断钙离子通路和 α 肾上腺素受体，使冠脉和外周血管扩张，减少后负荷及降低血压	3 次电击不能复律的室颤和室速 多形性室速及起源不明的宽 QRS 波群心动过速 用于复律失败后（左室功能异常）控制血流动力学较稳定的室速 辅助室上性心动过速电复律 预防反复发作的室颤和室速	负荷量：300mg 溶于 20ml 葡萄糖内。对于难治性病例考虑追加 150mg。围停搏期：24h 内可 15mg/kg 滴注	负荷量：前 2min 予以 5mg/kg，最大量可至 300mg。围停搏期：5～15mcg/(kg•min) 持续滴注（最大 1.2g 每 24h）	血管舒张及低血压，心动过缓，传导阻滞 负性肌力作用 肾衰时慎用 尖端扭转性室速及 QT 间期延长者禁用
镁粒子主要存在于细胞内，可以使平滑肌舒张，稳定细胞膜	有脉或无脉的尖端扭转型室性心动过速；地高辛毒性引起的心脏停搏 除颤及肾上腺素复律失败的室颤和无脉性室速 低钾或低镁血症	单次剂量：5mmol 围停搏期：4h 以上可给予 20mmol	单次剂量：静脉或口服 0.1～0.2mmol/kg 4h 以上可给与 0.3mmol/kg	快速滴注时会产生低血压 肾衰时慎用 肌无力，麻痹，呼吸衰竭 心动过速或兴奋
钙离子对神经和肌肉冲动形成及兴奋至关重要	低钙血症 高钾血症 钙通道阻滞剂过量	单次剂量：5～10ml 10% 氯化钙（6.8mmol）	0.2ml/kg 10% 氯化钙或 0.7ml/kg 10% 葡萄糖酸钙静推	钙剂与很多药物有配伍禁忌，需要单独的通路 外渗会导致周围阻滞坏死
碳酸氢钠（NaHCO₃）是主要用于纠正酸中毒的碱剂。不推荐常规使用碳酸氢钠用于院内院外心脏停搏	纠正代谢性酸中毒（pH<7.1）、碱缺失≤10 或大于 15min；预先存在的血钾过高；三环类抗抑郁药过量及碱化尿液；低氧乳酸酸中毒	单次剂量：1mmol/kg 2～3min 推注 由于碳酸氢钠与很多药物属于配伍禁忌，故需要专门的通路并在滴注完后冲管。	0.5～1mmol/kg 静脉推注 2～3min 或口服	不应常规使用 碱中毒 高钠血症， 高渗血性 反常性脑脊液酸中毒 心脏收缩力降低 代谢性酸中毒
钾离子对于膜稳定至关重要，在 ALS 中偶然会用到	持续性室颤，怀疑低血钾或低镁血症 地高辛引起的心脏停搏	缓慢推注：5mmol	0.03～0.07mmol/kg 缓慢静推或口服 围停搏期：0.2mmol/(kg•h) 持续滴注，至少稀释 50 倍 如果是非致命性低钾血症可，0.2～0.5mmol/(kg•h) 最大至 1mmol/kg	高钾血症，心动过缓 低血压，停搏 外渗可能导致周围组织坏死

Adapted with permission from: Australian Resuscitation Council and New Zealand Resuscitation Council(ARC and NZRC). Australian Resuscitation Council Guidelines. Victoria, Australia: Australian Resuscitation Council, <http://www.resus.org.au>; 2014.

虑液体复苏治疗。推荐在复苏初期快速滴注(大于20ml/kg)生理盐水或 Hartmann 溶液。对于无低血容量的心脏停搏不推荐常规使用液体复苏治疗。

5. 临时心脏起搏

在心脏停搏时,若发生对药物无反应的持续性心动过缓,考虑使用临时心脏起搏。临时起搏器有两种类型:经静脉(有创)和经皮(无创)起搏器。由于目前大多数除颤器均有起搏功能,故经皮起搏器在心脏停搏时应用较多。

6. 超声检查

超声技术有助于诊断和鉴别诊断心脏停搏可逆转的原因:心包填塞、肺栓塞、气胸、主动脉夹层或低血容量休克。为不影响胸外按压,建议首先使用尖突下四腔图切面[20]。虽然超声的使用并不能直接改善预后,但是在复苏过程中超声可以通过观察心脏运动预测患者预后[20]。

(七) 特殊情况

在心脏停搏时会并发一些临床上的特殊情况,包括妊娠、电击伤及溺水。除了呼吸道和循环系统的处理原则不变外,还要相应的做出一些特殊应对。

1. 妊娠

在美国近 10 年来孕产妇的死亡率一直居高不下[80]。这其中的诱发因素包括肺栓塞、创伤、围产期出血、羊水栓塞、子痫、先天性及获得性心脏病、心肌梗死、蛛网膜下腔出血及颅内动脉瘤[81]。在妊娠末期发生的心脏停搏,复苏效果都不尽如人意。对于孕产妇的心脏停搏,及时的剖宫产可以同时增加母婴的存活率。

在对孕产妇进行复苏时气道、呼吸及循环的处理是相同,但是由于正常妊娠病生理发生改变,应该处理的改变[82]。在对孕妇进行心肺复苏时应该考虑许多的因素。任意体位变化影响血流动力学状态变化,特别当仰卧位时使其恶化,因为子宫被压迫时导致心输出量下降 25%[83]。在对孕产妇作 CPR 时,尽量保持其左侧卧位(15°～25°)或平卧位时在其右臀部垫一枕头,避免子宫对下腔静脉的压迫以影响回心血量和心输出量[83-85]。但要注意,左侧卧位的角度过大会影响胸外按压的效果[84];而且子宫也可以用手轻柔地推向左侧来减轻其对下腔静脉的压迫[83-85]。虽然对于孕产妇的按压呼吸比是不变的,但由于肋骨外倾、膈肌上升、肥胖及乳房肥大等原因会造成胸外按压操作比较复杂[82]。

妊娠子宫及贲门括约肌的松弛会造成胃内容物反流导致妊娠患者误吸风险增高[82, 86],由于存在高误吸的风险,故在气管插管前应压迫环状软骨防止食物反流[85]。对于心脏停搏的孕产妇应尽早气管插管。由于咽喉前壁及上壁气道解剖发生改变,咽部黏膜明显水肿和易损伤,因此插管时应用短把喉镜[86]或带有超过 90°反光镜片喉镜[85]。而且孕妇的气道可能因水肿而狭窄[82],因此需选择比同样体格未孕妇女小一号的插管口径[82]。电除颤能量及除颤药物剂量和治疗原则均参照 ALS指南[85]。

如果孕产妇心脏停搏发生在病房、手术室或急诊室,且 BLS 和 ALS 抢救措施均无效,应在 4～5 分钟内实施紧急剖宫产术[85]。只有当子宫排空后,自主循环才可能恢复,母体的血流动力学才能够改善[85]。可参考第 28 章有关孕产妇危重病的内容。

2. 电击伤

电烧伤和雷击伤比较类似,他们发生的几率较小,通常会引起广泛的急性或迟发性组织损伤,严重可致心跳和呼吸中枢骤停(烧伤见第 24 章)。这部分主要讨论电击伤后的心脏停搏。高压电击伤很容易导致心电活动异常,包括心律失常、QT 间期延长、ST 段和 T 波的改变以及心肌梗死[82]。室颤、心脏停搏及呼吸骤停是雷击伤致死的常见原因。对于电击伤的患者心脏停搏发生的风险较高,需及时进行心电监护。

有的患者在雷击导致心跳停搏后会出现自主循环恢复,如果尽早建立人工气道避免严重的缺氧,有助于改善其预后[87]。对于此类患者,首先要使其脱离危险环境。在不接触患者的前提下尽可能切断电源保证抢救过程是安全的。如果高压电线与患者或车辆接触,在没有专业人员帮助下切勿独自尝试从车内解救患者。一旦环境安全,立刻实施BLS,同时注意保护颈部和脊柱,因为患者可能并发创伤[87]。

对出现反应迟钝的雷击伤患者应立刻实施复苏

治疗。雷击后可使呼吸中枢麻痹，导致迟发性呼吸骤停，如不及时纠正，缺氧还会诱发心脏停搏。瞳孔固定或散大未必是患者预后不良的表现，因为此类患者可以通过长期复苏治疗而恢复。

3. 淹溺

溺水的治疗主要内容见第 23 章。这部分主要讨论溺水后心跳呼吸骤停的心肺复苏。溺水导致的患者缺氧及急性肺损伤如果不及时纠正，会进一步诱发心脏停搏[88]。患者溺水后的情绪状态、并发症及水温都会影响上述病理生理过程[83]。

对于此类患者的首要救治目标是缓解低氧血症[82]并且恢复及维持循环系统的稳定[88]。对于溺水患者的抢救应尽快遵循 BLS 开展救治。即便患者仍在水中，保障救治者的安全前提下可开展人工呼吸[82]。由于患者可能吞咽过大量水，呕吐及吸入胃内容物成为抢救时面临的主要问题。为尽量减少误吸的风险，不推荐使用按压腹部即 Heimlich 急救法及从肺部直接吸水等抢救方法，应位于患者一侧，迅速评估气道和呼吸情况[64]。溺水后的心脏停搏都继发于缺氧，故不推荐甚至避免单纯的胸外按压[82]。专业人员到场后，立即开始 ALS 及给氧。关于气道管理内容见 15 章，溺水后并发症的治疗见第 23 章。

（八）复苏团队

应保证复苏团队中成员的技能被充分合理的使用[89]。虽然每个团队的具体组成都略有差别，但应具备如下几条主要技能：

- 高级气道管理及插管
- 建立静脉通路（包括中心静脉）
- 复苏药物使用
- 复苏后管理

一般情况下复苏团队的成员都来自于不同科室，平时并不在一起工作，但仍需要有一个团队领导来指导整个团队的治疗方向，制定各成员的任务及负责临床决策[16,89]。一个优秀的团队负责人是应被所有成员所信任，能让每个成员快速高效完成复苏治疗任务的[89]。团队领导需要明确每个成员的职责，包括气道管理、胸部按压、药物管理（包括静脉通路）、抢救记录及与患者家属沟通，并且需要负责患者复苏后转运、各种文书、与患者家属沟通、对患者的病情观察以及协调团队内部[89]。

复苏的整个治疗过程对于每位成员来说都是复杂而艰巨的，而且也面临着很多问题，经常会出现参与的每个人都很忙碌，但却没有团队核心领导来控制整体抢救工作。不幸的，多学科抢救团队的概念，对于一个复苏团队的具体建制，每个成员的具体分工，目前仍没有文献和资料可依据[90]。此外对于护士来说医院内处理心脏停搏是自愿并且能够胜任进行 CPR 的护士，虽然他们通常具有 CPR 的能力但是往往会被排除在团队之外[91,92]。

三、复苏后治疗

复苏后治疗目标是保证患者心脑的血液灌注以及尽可能地使患者尽快恢复最好的健康状态。即便患者的循环暂时得到改善，复苏也不能立刻停止。同时要注意，心脏停搏患者的 ROSC 并不等同于患者的最终预后是良好的。心脏停搏的院内死亡率通常在 67%～71%[93]，高死亡率是由于心脏停搏后严重的全身性缺血导致的多器官衰竭而造成的。在复苏后因再灌注产生的一系列反应成为心脏停搏后综合征[93]。在复苏后的一系列治疗会进一步影响患者的预后[94]。体温控制、预防急性冠脉综合征以及机械通气的管理已经成为复苏后治疗的关键点（ARC 和 NZRC 指南 11.8)[1]。

（一）成人心脏停搏后的低温治疗的作用

对于心脏停搏的患者，长期的全身性缺血及低灌注会导致严重的脑缺血缺氧[95]。在复苏后轻度的低温治疗可以显著的改善患者的心脑功能[95-97]。目前常用的低温技术见框 25.1。

低温治疗主要包括诱导、维持和复温 3 个阶段[98]。ILCOR 建议：对于无意识，室颤的心脏停搏患者，如果在院外心脏停搏后循环功能暂时恢复，应将体温维持在 32～34℃持续 12～24 小时。理想体温目标处理持续观察，最近的一项随机变量临床研究发现 33℃和 36℃对患者的生存及神经功能预后影响并无统计学差异[96]。一定要注意避免寒颤后的高热[1]。心脏停搏后持续的高血糖与神经功能不良预后相关，应及时检测和纠正高血糖（>10mmol/L)[1]。

框 25.1

心脏停搏后的低温技术

体表

- 冰毯/垫,冰袋,湿毛巾,扇子及冰帽

体内

- 经鼻蒸发降温
- 静脉滴注冰生理盐水或哈特曼溶液(15~30ml/kg,4℃,30 分钟以上,使核心体温降1.5℃)
- 静脉热交换装置
- 腹腔或胸腔灌洗(一般不使用)

Adapted with permission from:

Nolan JP, Morley PT, Hoek TV, Hickey RW, Kloeck W, Billi J et al. Therapeutic hypothermia after cardiac arrest: an advisory statement by the Advanced Life Support Task Force of the International Liaison Committee on Resuscitation. Circulation 2003; 108(1): 118-21.

Nielsen N, Wetterslev J, Cronberg T, Erlinge D, Gasche Y, Hassager C et al. Targeted temperature management at 33 C versus 36 C after cardiac arrest.N Engl J Med 2013; 369(23): 2197-206.

Bernard SA, Gray TW, Buist MD, Jones BM, Silvester W, Gutteridge G et al. Treatment of comatose survivors of out-of-hospital cardiac arrest with induced hypothermia. N Engl J Med 2002; 346(8): 557-63.

Polderman KH, Herold I. Therapeutic hypothermia and controlled normothermia in the intensive care unit: practical considerations, side effects, and cooling methods. Crit Care Med 2009; 37(3): 1101-20.

(二)濒死经历

越来越多的文献开始报道在患危重病时的濒死以及灵魂出窍体验[99, 100]。濒死感是一种与死亡擦肩而过的特殊体验[99, 100],患者主要会体验到身处明亮的隧道中,想起逝去的亲人,灵魂出窍,感受到神的存在并非常平和[101, 102]。但这种感觉也因文化不同而产生一些差异,比如欧美文化会形容看到了金黄色的光,但藏族文化会形容那是一束明亮的光线[103]。有过此类体验的人们会很愉悦,并对他们之后的生活产生积极的影响,他们不再惧怕死亡,更加注重精神上的追求而不再过度追求物质上的享受[104]。心脏停搏后的濒死体验发生率在 6%~18%[99],60 岁以下的发生率相对较高[104]。总之,认识和理解濒死体验以及其中的文化差异对于心脏停搏后的治疗非常重要。第 8 章会进一步讨论家庭及人文关怀的重要性。

四、特殊考虑

CPR 及复苏治疗的过程中涉及很多方面。本章虽然主要讨论如何通过复苏治疗使患者的生理功能恢复,但这对患者来说仅仅是恢复的一部分[22-24]。讨论有关 CPR 决定开始和复苏干预、预后及复苏的终点涉及多因素。

(一)骤停期间家属在场

患者家属要求全程目击复苏过程的情况越来越值得重视,由于公共媒体的报道及患者家属的要求,这种情况也越来越普遍[105, 106]。但是,在复苏时患者家属是否应该在场依然是有争议的。支持的观点认为,患者最后的时光应该由最亲近的人陪伴,这样有助于减轻患者的痛苦。确实有一些专业的复苏机构也认为患者家属应该在场。但是在实际情况下,保证患者家属在场并不容易,而且有时也会为工作人员带来一些不便干扰复苏治疗[107-109]。反对观点认为,有些专业操作会引起患者家属的不适[107, 108]。

患者家属在场,是否有心理上的影响目前仍无定论,可能无负面影响,但也有一些人会留下强烈的负面影响[108]。对于那些相信他们在场会给自己亲人以鼓励和力量的家属,应该支持他们在场[110]。一旦有家属在场,需要有专职人员陪伴从专业角度和精神上给予其帮助。第 8 章会详细讨论家庭和人文关怀的重要性。

(二)终止 CPR

关于什么时候终止 CPR 是一个难点。通常情况下连续 CPR 30 分钟仍无 ROSC 考虑终止,除非心脏停搏是由低温、冰水溺水、雷击、药物过量或可治疗的间歇性的室颤或室速引起的,可考虑继续尝试 CPR[16]。复苏延长至 60 分钟以上对于严重低温接近溺死的儿童是有意义的。由于 11%~33% 的儿童即便存活,其瞳孔对长时间的 CPR 也无反应,所以不能将其作为判断预后的指标[17]。尽可能排除所有原因后才能终止复苏是非常重要的。

终止复苏涉及医务人员及患者情况多方面的因素,既取决于施救者的经验和临场判断;也取决于患者病情的变化和自身的意愿。另外当地的文化,医疗机构的政策,医疗资源等等都会影响终止复苏的决策。但随着医学技术的发展,对于复苏终止时机的观点也会不断变化，比如体外膜肺氧合（extracorporeal membrane oxygenation，ECMO）技术的发展对于难治性室颤治疗的帮助会对整个治疗方案产生深远的影响[111, 112]。准备做出终止决策前应该充分征求整个团队的意见和建议[16]，而且必须由医生来下达这个决策。但有时在院抢救时，这个决策也可能是辅助医疗人员来决定[113]，这种情况应该参照院外急救终止复苏的指南[25]。院前基础生命支持终止指征要同时满足以下 3 点：

- 自主循环不能恢复
- 未能实施除颤
- 心脏停搏发生时无目击者或无紧急医疗服务人员否则应将患者立即转运至医院接受正规救治。

（三）法律和伦理考虑

20 世纪 60 年代新兴的氧和循环支持技术为一些高致死性疾病的患者带来了曙光。医务工作者也逐渐的将 CRP 作为抢救在医院死亡患者的常规操作[115]。但是盲目不当的 CPR 不仅导致患者预后不良，还会带来很多经济、社会和伦理问题[116, 117]。在 20 世纪 70 年代，对 CPR 时机和患者权利的问题越来越被重视，学者们开始考虑如适当终止 CPR 以及将患者的意愿加入到医疗决策中去[118]。因为通常情况下，只有治疗团队决定是否开始或终止 CPR[119]。

医院为了使终止 CPR 变得更加有据可循，尝试一系列的措施，包括启动"不试图复苏（do not attempt to resuscitate，DNAR）"指令，医生对生命维持治疗的医嘱以及提早立遗嘱等[119, 120]（见第 5 章）。如果患者或者其代理人想有效的参与到 CPR 相关的

治疗决策中，他们首先要具备一定的背景知识，如相关疾病的生存率以及相关治疗的副作用[117]。因此，对于患者放弃治疗的权利产生了很多不同观点。

一些研究观点认为，虽然患者希望能参与到 CPR 的决策中，但是他们的背景知识有限而且通常还受电视剧情的影响，这对实际 CPR 的工作带了很多障碍[119-121]。对于之后生活质量和预后的了解程度将直接影响他们对是否 CPR 选择[122-123]。大多数患者同时也包括医务工作者在内，通常对 CPR 的成功率都有不切实际的预判[121]，有些患有终末疾病、昏迷或严重残疾的患者，依然希望 CPR 后有好的预后[122]。一旦他们了解到真实的生存率及复苏后生活质量和功能恢复情况，往往会改变看法[124]。大多数存活的患者认为复苏成功后 12 个月内的生活质量是不错的[123]。尽管如此，在实际工作中，医务人员仍旧不愿意与患者讨论 CPR 治疗的决策[125]。除此之外，还有其他因素会导致不恰当的 CPR，比如医嘱的时间问题，各种文书或者沟通不良等[120]。

科学合理的终止生命维持治疗（如 DNAR）应该充分考虑到患者的意愿并且尽量减少无效复苏。此类医嘱下达时要保证具体，详细并且容易理解。整个规章流程要符合当地的风俗和法规，并且尊重患者的意愿[25]。目前对于何时 DNAR 或终止复苏的原则，除了预期生存率为零这一条，仍无统一观点。有研究者希望开发可以预测心脏停搏患者生存率的系统，但是伦理学家表示不应单纯使用系统来下决策，需要考虑到人的因素，如患者的意愿。

总结

入院患者发生心脏停搏的预后依然很差。SCA 患者的管理很大程度上取决于生存率的及时启动。护士应充分了解生存链在心脏停搏复苏中的重要作用。生存链主要强调早发现早治疗，持续不间断的胸外按压以及尽早使用除颤仪。了解何时开始及终止复苏非常重要，同时重视患者的意愿对于避免无效复苏也是至关重要的。本章虽然讨论了很多关于复苏的问题，但这个领域仍需要我们继续探索和研究。

案例分析

一名 31 周岁的健康男子在 1 个周六下午踢球时突然摔倒。在场的 2 名同伴查看情况，发现该男子无反应时立即寻求帮助并拨打急救电话，现场的急救人员迅速评估病情后发现，该男子意识丧失，对外界刺激无反应。然后仅仅实施约 100 次 /min 的心外按压。在场人士

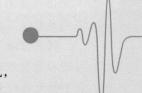

发现场地内有 AED，准备在胸外按压的同时予以电击。

AED 准备就绪后，评估心率并尝试电击然后马上继续心外按压。CPR1 分钟后，换人继续按压；2 分钟后 AED 再次就绪并评估心率，准备尝试第 2 次电击。

男子倒地 14 分钟后救护人员到场，他们评估现场情况后依据 ARC 指南予以高级生命支持。继续 100 次 /min 的胸外按压，并经口插入 8 号气管插管连接简易呼吸器辅助呼吸，简易呼吸器持续连接氧气供氧。辅助呼吸频率约 8~10 次 /min。在男子倒地 20 分钟后，他的心律提示为室颤，经过 4 次 AED 电击，救护人员到来后又给予 2 次电击。建立静脉通路并首剂量静推 1mg 肾上腺素后每 3 分钟重复给药 1 次（按照 ALS 流程中可除颤的步骤）。第 3 次电击后静脉给予 300mg 胺碘酮。

救护车配备了自动胸外按压装置，可以提供高质量的胸外按压治疗。将该男子固定于该装置上，予以 100 次 /min 的胸外按压。

救护人员对三级医院进行了呼叫，提醒该患者有难治性的室颤并要求尝试 ECMO 治疗。ECMO 适合于对常规治疗无效的可逆的心肺衰竭。在抢救过程中未发现任何迹象的 ROSC。该男子被迅速转移至上级医院同时持续胸外按压和机械通气。

该男子到达急诊后 ECMO 治疗团队已就绪，迅速实施股动静脉置管并连接至 ECMO 装置，同时静脉滴注 2L 冰盐水予以体温治疗（32~34℃）。ECMO 启动后胸外按压装置撤出，继续机械通气，并转移至导管室准备经皮介入治疗。此时，距该男子摔倒已过去 1 小时 20 分钟。在此期间，治疗团队不断尝试电击试图扭转室颤。

造影显示左前降支 98% 堵塞，支架放置成功后再次予以两次电击，扭转为窦性心律。随后转移至重症监护室，2 天后逐渐尝试脱机。复苏后治疗目标包括：保证血氧在 90%~95% 的同时尽可能降低吸入氧浓度，维持正常的 $PaCO_2$ 及血压（收缩压在 100~120mmHg）以及首个 24 小时内低温治疗。男子在 3 天后拔管，8 天后神经功能全部恢复并出院。

问题

1. 请讨论仅胸外按压的 CPR 的利与弊。
2. 在胸外按压时换人的目的是什么？
3. 讨论在 ALS 流程中给予胺碘酮的时机。
4. 讨论两种常见的机械心外按压装置以及其工作原理。

相 关 研 究

Nielsen N, Wetterslev J, Cronberg T, Erlinge D, Gasche Y, Hassager C et al. Targeted temperature management at 33°C versus 36°C after cardiac arrest. N Engl J Med 2013;369(23):2197–206

摘要

背景：院外丧失意识的心脏停搏患者通常死亡率较高且神经功能预后较差。虽然低温治疗已经加入到国际指南中，但目前支持的证据较少并且最佳的目标体温仍不确定。本研究的目的就是比较两种不同目标体温的治疗效果。

研究方法：在此项国际研究中，我们随机将 950 名成年意识丧失的怀疑心源性的院外心脏停搏患者按两种目标体温分为两组（33℃和 36℃）。第 1 预后指标为实验终止时的全因死亡率；第 2 预后指标包括 180 天内的生存情况或神经功能恢复。

结果：最终 939 名患者纳入研究。实验终止时，33℃组有 50% 患者死亡（235/473），36℃组有 48%

患者死亡（225/466）（危害比：1.06；95% 置信区间：0.89～1.28；P=0.51）。180 天随访结果显示：33℃组和 36℃组分别有 54% 和 52% 的患者死亡或神经功能预后不良（危害比：1.02；95% 置信区间：0.88～1.16；P=0.78）。改良的 Rankin 评分结果发现两组预后不良患者均为 52%（危害比：1.01；95% 置信区间：0.89～1.14；P=0.87）。

　　结论：对于成年意识丧失的怀疑心源性的院外心脏停搏患者来说，低温治疗的目标体温 33℃和 36℃相比并无明显优势。

　　（受瑞典心肺研究基金资助：TM clinicalTrials.gov number，NCT01020916）

讨论

　　该研究比较了对于心脏停搏患者给予两种不同目标体温（33℃和 36℃）的低温治疗效果是否相同。939 名患者利用计算机软件随机分组避免偏移，并进行双盲评估和治疗。第一观察终点为实验终止死亡率，第二终点为大脑功能分类（CPC）及改良 Rankin 评分得出的神经功能预后。该研究发现 33℃组的死亡率低于 36℃组 20%（44% vs 55%）。

　　在学习和讨论这个研究时，充分理解实验设计和结果并将其灵活应用于实际工作中。论文中的表 1 列出了患者的基本信息以（CPR、年龄、性别、初始心率等），每组的基线指标基本一致。值得注意的是，每组患者的初始体温一致且较低（35℃），开始基本生命支持的中位时间均为 1 分钟，约 80% 的患者有可电击复律的心率。论文中的图 1 显示在随机分组 8 小时后患者体温均降至相应目标体温并且随后 20 小时均可维持在目标体温。

　　本研究发现，两种低温治疗的第一和第二预后均无明显差异。33℃和 36℃组的 180 天死亡率分别为 48% 和 47%（危害比：1.01；95% 置信区间：0.87～1.15）。本研究的结论是 33℃的低温治疗与 36℃相比并无明显优势。同时作者也指出了本研究的一些局限性。

　　那么这项研究对于我们实际临床工作的指导意义是什么？第一，要明确这项实验目的是比较两种低温对于心脏停搏患者预后的影响，其结果是未见差异。但这不等同于这 2 种低温的治疗效果是一致的，该实验也不是等效实验。第二，本研究中的可电击心律的以及 10% 的 1 分钟内接受基础生命支持的患者比例与院外心搏骤停的比例不同。那么该研究的结果就缺少一些普遍性。另外，尚不清楚该结果是否适用于停搏或无心电活动的患者。而且在 ICU 内 36℃可能更加容易实施且能减少低温治疗的并发症。

　　该研究并未提出评估不实施低温治疗的相关证据。作者明确提出避免高热对于患者是至关重要的，这点于目前观点一致。综上，该研究的意义在于我们可将低温治疗的目标体温维持在 33～36℃之间。

学习活动

1. 该研究是否推荐对于院外心脏停搏患者入院后应予以目标体温为 33℃的低温治疗？
2. 上述研究有何局限性？
3. 在评估神经功能预后时，采取双盲实验原则的意义是什么？
4. 如果将体温治疗的目标温度定为 36℃会有何优势？

在线资源

American Heart Association (AHA), www.americanheart.org

Australian Resuscitation Council (ARC), www.resus.org.au

Center for Pediatric Emergency Medicine (CPEM), http://cpem.med.nyu.edu

European Resuscitation Council (ERC), www.erc.edu

International Liaison Committee on Resuscitation (ILCOR), www.ilcor.org/en/home

New Zealand Resuscitation Council (NZRC), www.nzrc.org.nz

The Regional Emergency Medical Services Council of New York City, www.nycremsco.org/default.asp

扩展阅读

Luo X, Zhang H, Chen G, Ding W, Huang L. Active compression–decompression cardiopulmonary resuscitation (CPR) versus standard CPR for cardiac arrest patients: a meta-analysis. World J Emerg Med 2013;4(4):266–72.

参考文献

1 Australian Resuscitation Council and New Zealand Resuscitation Council (ARC and NZRC). Australian Resuscitation Council Guidelines. Victoria, Australia: Australian Resuscitation Council, <http://www.resus.org.au>; 2014 [accessed 07.14].

2 Gräsner J-T, Bossaert L. Epidemiology and management of cardiac arrest: what registries are revealing. Best Pract Res Clin Anaesthesiol 2013;27(3):293–306.

3 Sasson C, Rogers M, Dahl J, Kellermann A. Predictors of survival from out-of-hospital cardiac arrest a systematic review and meta-analysis. Circulation: Cardiovasc Q Outcomes 2010;3(2):63-81.

4 Gräsner J-T, Frey N. The best things to do – MTH and PCI after cardiac arrest? Resuscitation 2014;85(5):581-2.

5 Atwood C, Eisenberg M, Herlitz J. Incidence of EMS-treated out-of-hospital cardiac arrest in Europe. Resuscitation 2005;67:75-80.

6 Holmgren C, Bergfeldt L, Edvardsson N, Karlsson T, Lindqvist J, Silfverstolpe J et al. Analysis of initial rhythm, witnessed status and delay to treatment among survivors of out-of-hospital cardiac arrest in Sweden. Heart 2010;96:1826-30.

7 Rea TD, Pearce RM, Raghunathan TE, Lemaitre RN, Sotoodehnia N, Jouven X et al. Incidence of out-of-hospital cardiac arrest. Am J Cardiol 2004;93(12):1455-60.

8 Berdowski J, Berg RA, Tijssen JGP, Koster RW. Global incidences of out-of-hospital cardiac arrest and survival rates: systematic review of 67 prospective studies. Resuscitation 2010;81(11):1479-87.

9 Herlitz J, Engdahl J, Svensson L, Young M, Ängquist K-A, Holmberg S. Can we define patients with no chance of survival after out-of-hospital cardiac arrest? Heart 2004;90(10):1114-8.

10 Australian Institute of Health and Welfare (AIHW). Australia's health 2012. Australia's health series no. 12. Canberra: AIHW, <http://www.aihw.gov.au/publication-detail/?id=10737422172>; 2012.

11 Müller D, Agrawal R, Arntz H-R. How sudden is sudden cardiac death? Circulation 2006;114(11):1146-50.

12 Deakin CD, Nolan JP, Soar J, Sunde K, Koster RW, Smith GB et al. European Resuscitation Council Guidelines for Resuscitation 2010 Section 4. Adult advanced life support. Resuscitation 2010;81(10):1305-52.

13 Herlitz J, Svensson L, Engdahl J, Gelberg J, Silfverstolpe J, Wisten A et al. Characteristics of cardiac arrest and resuscitation by age group: an analysis from the Swedish Cardiac Arrest Registry. Am J Emerg Med 2007;25(9):1025-31.

14 Dickson EM, Anders NRK. Infant resuscitation. Curr Anaesth Crit Care 2004;15(1):53-60.

15 Atkins DL, Everson-Stewart S, Sears GK, Daya M, Osmond MH, Warden CR et al. Epidemiology and outcomes from out-of-hospital cardiac arrest in children: the Resuscitation Outcomes Consortium Epistry–Cardiac Arrest. Circulation 2009;119(11):1484-91.

16 Kleinman ME, de Caen AR, Chameides L, Atkins DL, Berg RA, Berg MD et al. Part 10: Pediatric basic and advanced life support: 2010 International Consensus on Cardiopulmonary Resuscitation and Emergency Cardiovascular Care Science with Treatment Recommendations. Circulation 2010;122(16 suppl 2):S466-S515.

17 Frenneaux M. Cardiopulmonary resuscitation – some physiological considerations. Resuscitation 2003;58(3):259-65.

18 Ballew K. Cardiopulmonary resuscitation: recent advances. BMJ 1997;314(7092):1462-6.

19 Cummins R, Chamberlain D, Hazinski M, Nadkarni V, Kloeck W, Kramer E. Recommended guidelines for reviewing, reporting, and conducting research on in-hospital resuscitation: the in-hospital 'Utstein style'. Circulation 1997;95(8):2213-39.

20 Nolan J, Soar J, Zideman D, Biarent D, Bossaert L, Deakin C et al. European Resuscitation Council guidelines for resuscitation 2010 Section 1. Executive summary. Resuscitation 2010;81(10):1219-76.

21 Cheskes S, Schmicker RH, Verbeek PR, Salcido DD, Brown SP, Brooks S et al. The impact of peri-shock pause on survival from out-of-hospital shockable cardiac arrest during the Resuscitation Outcomes Consortium PRIMED trial. Resuscitation 2014;85(3):336-42.

22 Kolte D, Khera S, Aronow W, Mujib M, Palaniswamy C, Jain D et al. Gender and racial/ethnic differences in survival after cardiopulmonary resuscitation for in-hospital cardiac arrest. J Am CollCardiol 2014;63(12_S).

23 Nolan JP, Soar J, Smith GB, Gwinnutt C, Parrott F, Power S et al. Incidence and outcome of in-hospital cardiac arrest in the United Kingdom National Cardiac Arrest Audit. Resuscitation 2014;85(8):987-92.

24 Girotra S, Nallamothu BK, Spertus JA, Li Y, Krumholz HM, Chan PS. Trends in survival after in-hospital cardiac arrest. N Engl J Med 2012;367(20):1912-20.

25 Soar J, Mancini M, Bhanji F, Billi J, Dennett J, Finn J et al. On behalf of the Education, Implementation, and Teams Chapter Collaborators. Part 12: Education, implementation, and teams: 2010 International Consensus on Cardiopulmonary Resuscitation and Emergency Cardiovascular Care Science with Treatment Recommendations. Resuscitation 2010;81:e288-e330.

26 Meaney P, Bobrow B, Mancini M, Christenson J, De Caen A, Bhanji F et al. Cardiopulmonary resuscitation quality: improving cardiac resuscitation outcomes both inside and outside the hospital: a consensus statement from the American Heart Association. Circulation 2013;128(4):417-35.

27 Koster R, Baubin M, Bossaert L, Caballero A, Cassan P, Castrén M et al. European Resuscitation Council Guidelines for Resuscitation 2010 Section 2. Adult basic life support and use of automated external defibrillators. Resuscitation 2010;81:1277-92

28 Brindley P, Simmonds M, Gibney R. Medical emergency teams: is there M.E.R.I.T? Can J Anesth 2007;54(5):389-91.

29 Smith GB. In-hospital cardiac arrest: is it time for an in-hospital 'chain of prevention'? Resuscitation 2010;81(9):1209-11.

30 Considine J, Botti M. Who, when and where? Identification of patients at risk of an in-hospital adverse event: implications for nursing practice. Int J Nurs Res 2004;10(1):21-31.

31 Kause J, Smith G, Prytherch D, Parr M, Flabouris A, Hillman K. A comparison of Antecedents to Cardiac Arrests, Deaths and EMergency Intensive care Admissions in Australia and New Zealand, and the United Kingdom – the ACADEMIA study. Resuscitation 2004;62(3):275-82.

32 DeVita M, Smith G, Adam S, Adams-Pizarro I, Buist M, Bellomo R et al. Identifying the hospitalised patient in crisis – a consensus conference on the afferent limb of Rapid Response Systems Resuscitation. 2010;81(4):375-82.

33 Laurens NH, Dwyer TA. The effect of medical emergency teams on patient outcome: a review of the literature. Int J Nurs Pract 2010;16(6): 533-44.

34 Prytherch DR, Smith GB, Schmidt PE, Featherstone PI. ViEWS – Towards a national early warning score for detecting adult inpatient deterioration. Resuscitation 2010;81(8):932-7.

35 McNeill G, Bryden D. Do either early warning systems or emergency response teams improve hospital patient survival? A systematic review. Resuscitation 2013;84(12):1652-67.

36 Chan P, Jain R, Nallmothu B, Berg R, Sasson C. Rapid response teams: a systematic review and meta-analysis. Arch Intern Med 2010;170(1):18-26.

37 Smith GB, Prytherch DR, Meredith P, Schmidt PE, Featherstone PI. The ability of the National Early Warning Score (NEWS) to discriminate patients at risk of early cardiac arrest, unanticipated intensive care unit admission, and death. Resuscitation 2013;84(4):465-70.

38 Ray EM, Smith R, Massie S, Erickson J, Hanson C, Harris B et al. Family alert: implementing direct family activation of a pediatric rapid response team. Joint Commission Journal on Quality & Patient Safety 2009 35(11):575-80.

39 Australian Resuscitation Council and New Zealand Resuscitation Council (ARC and NRZC). Australian Resuscitation Council, Airway: Guideline 4. Australian Resuscitation Council, <http://www.resus.org.au>; 2014.

40 Mackway-Jones K, Molyneux E, Phillips B, Wieteska K. Advanced paediatric life support: the practical approach. 4th ed. Oxford: Blackwell; 2005.

41 Wyllie J, Perlman J, Kattwinkel J, Atkins D, Chameides L, Goldsmith J et al. On behalf of the Neonatal Resuscitation Chapter Collaborators. Part 11: Neonatal resuscitation: 2010 International Consensus on Cardiopulmonary Resuscitation and Emergency Cardiovascular Care Science with Treatment Recommendations. Resuscitation 2010;81:e260-e87.

42 Berg R, Saunders A, Kern K, Hilwig R, Heidenreich J, Porter M. Adverse hemodynamic effects of interrupting chest compressions for rescue breathing during cardiopulmonary resuscitation for ventricular defibrillation cardiac arrest. Circulation 2001;104:2465-70.

43 Nolan J, Hazinski M, Billi J, Boettiger B, Bossaert L, de Caen A et al. Part 1: Executive summary: 2010 International Consensus on Cardiopulmonary Resuscitation and Emergency Cardiovascular Care Science With Treatment Recommendations Resuscitation. 2010;81 (1 Sup 1):e1-e25.

44 Dwyer T. Psychological factors inhibit family members' confidence to initiate CPR. Prehospital Emerg Care 2008;12(2):157-61.

45 Assar D, Chamberlain D, Colquhoun M, Donnelly P, Handley AJ, Leaves S et al. Randomised controlled trial of staged teaching for basic life support: skill acquisition at bronze stage. Resuscitation 2000;45:7-15.

46 Koster R, Sayre M, Botha M, Cave D, Cudnik M, Handley A et al. Part 5: Adult basic life support: 2010 International Consensus on Cardiopulmonary Resuscitation and Emergency Cardiovascular Care Science with Treatment Recommendations. Resuscitation 2010;81:e48-e70.

47 Bobrow B, Spaite D, Berg R, Stolz U, Sanders A, Kern K et al. Chest compression-only CPR by lay rescuers and survival from out-of-hospital cardiac arrest. JAMA 2010;304(3):1447-54.

48 Touma O, Davies M. The prognostic value of end tidal carbon dioxide during cardiac arrest: a systematic review. Resuscitation 2013;84(11):1470-9.

49 Nolan JP. High-quality cardiopulmonary resuscitation. Curr Opin Crit Care 2014;20(3):227-33.

50 Hartmann SM, Farris RW, Di Gennaro JL, Roberts JS. Systematic review and meta-analysis of end-tidal carbon dioxide values associated with return of spontaneous circulation during cardiopulmonary resuscitation. J Intensive Care Med 2014:0885066614530839.

51 Park SO, Shin DH, Baek KJ, Hong DY, Kim EJ, Kim SC et al. A clinical observational study analysing the factors associated with hyperventilation during actual cardiopulmonary resuscitation in the emergency department. Resuscitation 2013;84(3):298-303.

52 Delguercio L, Feins N, Cohn J, Coomaraswamy R, Wollman S, State D. Comparison of blood flow during external and internal cardiac massage in man. Circulation 1965;31(Suppl 1):171-80.

53 Wik L, Olsen J-A, Persse D, Sterz F, Lozano Jr M, Brouwer MA et al. Manual vs integrated automatic load-distributing band CPR with equal survival after out of hospital cardiac arrest. The randomized CIRC trial. Resuscitation 2014;85(6):741-8.

54 Brooks SC, Hassan N, Bigham BL, Morrison LJ. Mechanical versus manual chest compressions for cardiac arrest. Cochrane Database Syst

Rev 2014;2:CD007260.

55 Soar J, Nolan JP. Manual chest compressions for cardiac arrest – with or without mechanical CPR? Resuscitation 2014;85(6):705-6.

56 Nehme Z, Andrew E, Bernard SA, Smith K. Treatment of monitored out-of-hospital ventricular fibrillation and pulseless ventricular tachycardia utilising the precordial thump. Resuscitation 2013;84(12):1691-6.

57 Pellis T, Kette F, Lovisa D, Franceschino E, Magagnin L, Mercante WP et.al. Utility of pre-cordial thump for treatment of out of hospital cardiac arrest: a prospective study. Resuscitation 2009;80:17-23.

58 Dwyer T, Mosel Williams L, Jacobs I. The benefits and use of shock advisory defibrillators in hospitals. Int J Nurs Pract 2004;10(2):86-92.

59 Tomkins WGO, Swain AH, Bailey M, Larsen PD. Beyond the pre-shock pause: the effect of prehospital defibrillation mode on CPR interruptions and return of spontaneous circulation. Resuscitation 2013;84(5):575-9.

60 Husain S, Eisenberg M. Police AED programs: a systematic review and meta-analysis. Resuscitation 2013;84(9):1184-91.

61 Morrison LJ, Henry RM, Ku V, Nolan JP, Morley P, Deakin CD. Single-shock defibrillation success in adult cardiac arrest: a systematic review. Resuscitation 2013;84(11):1480-6.

62 Hess EP, Atkinson EJ, White RD. Increased prevalence of sustained return of spontaneous circulation following transition to biphasic waveform defibrillation. Resuscitation 2008;77(1):39-45.

63 Wang C-H, Huang C-H, Chang W-T, Tsai M-S, Liu SS-H, Wu C-Y et al. Biphasic versus monophasic defibrillation in out-of-hospital cardiac arrest: a systematic review and meta-analysis. Am J Emerg Med 2013;31(10):1472-8.

64 de Caen AR, Kleinman ME, Chameides L, Atkins DL, Berg RA, Berg MD et al. Part 10: Paediatric basic and advanced life support. Resuscitation 2010;81(1 Supplement):e213-e59.

65 Chan PS, Krumholz HM, Spertus JA, Jones PG, Cram P, Berg RA et al. Automated external defibrillators and survival after in-hospital cardiac arrest. JAMA 2010;304(19):2129-36.

66 Christenson J, Andrusiek D, Everson-Stewart S, Kudenchuk P, Hostler D, Powell J et al. Chest compression fraction determines survival in patients with out-of-hospital ventricular fibrillation. Circulation 2009;120(13):1241-7.

67 Soar J, Nolan JP. Airway management in cardiopulmonary resuscitation. Curr Opin Crit Care 2013;19(3):181-7.

68 Morrison LJ, Neumar RW, Zimmerman JL, Link MS, Newby LK, McMullan PW et al. Strategies for improving survival after in-hospital cardiac arrest in the United States: 2013 consensus recommendations. A consensus statement trom the American Heart Association. Circulation 2013;127(14):1538-63.

69 Hellevuo H, Sainio M, Olkkola KT, Tenhunen J, Hoppu S. Ventricular fibrillation/tachycardia, pulseless electrical activity and asystole are equally common initial rhythms in in-hospital cardiac arrest due to cardiac reasons. Resuscitation 2014;85:S34.

70 Rosborough JP, Deno DC. Electrical therapy for post defibrillatory pulseless electrical activity. Resuscitation 2004;63(1):65-72.

71 Leidel BA, Kirchhoff C, Braunstein V, Bogner V, Biberthaler P, Kanz K-G. Comparison of two intraosseous access devices in adult patients under resuscitation in the emergency department: a prospective, randomized study. Resuscitation 2010;81(8):994-9.

72 Jacobs IG, Finn JC, Jelinek GA, Oxer HF, Thompson PL. Effect of adrenaline on survival in out-of-hospital cardiac arrest: a randomised double-blind placebo-controlled trial. Resuscitation 2011;82(9):1138-43.

73 Mentzelopoulos SD, Zakynthinos SG, Siempos I, Malachias S, Ulmer H, Wenzel V. Vasopressin for cardiac arrest: meta-analysis of randomized controlled trials. Resuscitation 2012;83(1):32-9.

74 Wenzel V, Krismer AC, Arntz HR, Sitter H, Stadlbauer KH, Lindner KH. A comparison of vasopressin and epinephrine for out-of-hospital cardiopulmonary resuscitation. N Engl J Med 2004;350(2):105-13.

75 Layek A, Maitra S, Pal S, Bhattacharjee S, Baidya DK. Efficacy of vasopressin during cardio-pulmonary resuscitation in adult patients: a meta-analysis. Resuscitation 2014;85(7):855-63.

76 Neumar RW, Otto CW, Link MS, Kronick SL, Shuster M, Callaway CW et al. Part 8: Adult advanced cardiovascular life support: 2010 American Heart Association guidelines for cardiopulmonary resuscitation and cmergency cardiovascular care. Circulation 2010;122(18 suppl 3):S729-S67.

77 Lunxian T, Hu X, Qing H. Intravenous amiodarone for treatment of ventricular tachycardia and ventricular fibrillation [protocol]. Cochrane Database Syst Rev 2003(2).

78 Ong MEH, Pellis T, Link MS. The use of antiarrhythmic drugs for adult cardiac arrest: a systematic review. Resuscitation 2011;82(6):665-70.

79 Konstantopoulou A, Tsikrikas S, Asvestas D, Korantzopoulos P, Letsas KP. Mechanisms of drug-induced proarrhythmia in clinical practice. World J Cardiol 2013;5(6):175.

80 Clark SL, Christmas JT, Frye DR, Meyers JA, Perlin JB. Maternal mortality in the United States: predictability and the impact of protocols on fatal postcesarean pulmonary embolism and hypertension-related intracranial hemorrhage. Am J Obstet Gynecol 2014;211(1):32.e1-9.

81 Lewis G, ed. Saving mothers' lives: The continuing benefits for maternal health from the United Kingdom (UK) Confidential Enquires into Maternal Deaths. Seminars in Perinatology. Elsevier; 2012.

82 Soar J, Perkins GD, Abbas G, Alfonzo A, Barelli A, Bierens JJ et al. European Resuscitation Council guidelines for resuscitation 2010: Section 8. Cardiac arrest in special circumstances: electrolyte abnormalities, poisoning, drowning, accidental hypothermia, hyperthermia, asthma, anaphylaxis, cardiac surgery, trauma, pregnancy, electrocution. Resuscitation 2010;81(10):1400-33.

83 Lipman S, Cohen S, Einav S, Jeejeebhoy F, Mhyre JM, Morrison LJ et al. The Society for Obstetric Anesthesia and Perinatology consensus statement on the management of cardiac arrest in pregnancy. Anesth Analg. 2014;118(5):1003-16.

84 Jeejeebhoy FM, Zelop CM, Windrim R, Carvalho JC, Dorian P, Morrison LJ. Management of cardiac arrest in pregnancy: a systematic review. Resuscitation 2011;82(7):801-9.

85 Hoek TLV, Morrison LJ, Shuster M, Donnino M, Sinz E, Lavonas EJ et al. Part 12: Cardiac arrest in special situations 2010: American Heart Association guidelines for cardiopulmonary resuscitation and emergency cardiovascular eare. Circulation 2010;122(18 suppl 3):S829-S61.

86 Gupta S. Maternal cardiac arrest and resuscitation: some burning issues! J Obstet Anaesth Crit Care 2013;3(1):1.

87　Zafren K, Durrer B, Herry J-P, Brugger H. Lightning injuries: prevention and on-site treatment in mountains and remote areas: official guidelines of the International Commission for Mountain Emergency Medicine and the Medical Commission of the International Mountaineering and Climbing Federation (ICAR and UIAA MEDCOM). Resuscitation 2005;65(3):369-72.

88　Layon AJ, Modell JH. Drowning: update 2009. Anesthesiology 2009;110(6):1390-401.

89　Yeung JHY, Ong GJ, Davies RP, Gao F, Perkins GD. Factors affecting team leadership skills and their relationship with quality of cardiopulmonary resuscitation. Crit Care Med 2012;40(9):2617-21.

90　Hunziker S, Johansson AC, Tschan F, Semmer NK, Rock L, Howell MD et al. Teamwork and leadership in cardiopulmonary resuscitation. J Am CollCardiol 2011;57(24):2381-8.

91　Jones L, King L, Wilson C. A literature review: factors that impact on nurses' effective use of the medical rmergency yeam (MET). J Clin Nurs 2009;18(24):3379-90.

92　Dwyer T, Mosel Williams L, Mummery K. Defibrillation beliefs of rural nurses: focus group discussions guided by the theory of planned behaviour. Rural Remote Health 2005;5:322.

93　Nolan JP, Neumar RW, Adrie C, Aibiki M, Berg RA, Böttiger BW et al. Post-cardiac arrest syndrome: epidemiology, pathophysiology, treatment, and prognostication: a scientific statement from the International Liaison Committee on Resuscitation; the American Heart Association Emergency Cardiovascular Care Committee; the Council on Cardiovascular Surgery and Anesthesia; the Council on Cardiopulmonary, Perioperative, and Critical Care; the Council on Clinical Cardiology; the Council on Stroke. Resuscitation 2008;79(3):350-79.

94　Binks A, Nolan J. Post-cardiac arrest syndrome. Minerva Anestesiol 2010;76(5):362-8.

95　Nolan JP, Morley PT, Hoek TV, Hickey RW, Kloeck W, Billi J et al. Therapeutic hypothermia after cardiac arrest: an advisory statement by the Advanced Life Support Task Force of the International Liaison Committee on Resuscitation. Circulation 2003;108(1):118-21.

96　Nielsen N, Wetterslev J, Cronberg T, Erlinge D, Gasche Y, Hassager C et al. Targeted temperature management at 33 C versus 36 C after cardiac arrest. N Engl J Med 2013;369(23):2197-206.

97　Bernard SA, Gray TW, Buist MD, Jones BM, Silvester W, Gutteridge G et al. Treatment of comatose survivors of out-of-hospital cardiac arrest with induced hypothermia. N Engl J Med 2002;346(8):557-63.

98　Polderman KH, Herold I. Therapeutic hypothermia and controlled normothermia in the intensive care unit: practical considerations, side effects, and cooling methods. Crit Care Med 2009;37(3):1101-20.

99　Greyson B. Incidence and correlates of near-death experiences in a cardiac care unit. General Hospital Psychiatry 2003;25(4):269-76.

100　Greyson B. Getting comfortable with near death experiences. Missouri Med 2013;110(6):471.

101　James D. What emergency department staff need to know about near-death experiences. Adv Emerg Nurs J 2004;26(1):29-34.

102　Parnia S, Fenwick P. Near death experiences in cardiac arrest: visions of a dying brain or visions of a new science of consciousness. Resuscitation 2002;52(1):5-11.

103　Belanti J, Perera M, Jagadheesan K. Phenomenology of near-death experiences: a cross-cultural perspective. Transcultural Psychiatry 2008;45(1):121-33.

104　Cant R, Cooper S, Chung C, O'Connor M. The divided self: near death experiences of resuscitated patients – a review of literature. Int Emerg Nurs 2012;20(2):88-93.

105　Mazer MA, Cox LA, Capon JA. The public's attitude and perception concerning witnessed cardiopulmonary resuscitation. Crit Care Med 2006;34(12):2925-8.

106　Ong MEH, Chung WL, Mei JSE. Comparing attitudes of the public and medical staff towards witnessed resuscitation in an Asian population. Resuscitation 2007;73(1):103-8.

107　Hung MS, Pang S. Family presence preference when patients are receiving resuscitation in an accident and emergency department. J Adv Nurs 2011;67(1):56-67.

108　Jabre P, Belpomme V, Azoulay E, Jacob L, Bertrand L, Lapostolle F et al. Family presence during cardiopulmonary resuscitation. N Engl J Med 2013;368(11):1008-18.

109　Schmidt B. Review of three qualitative studies of family presence during resuscitation. The Qualitative Report 2010;15(3):731-6.

110　Dwyer TA. Predictors of public support for family presence during cardiopulmonary resuscitation: a population based study. Int J Nurs Stud 2015; in press, <http://dx.doi.org/10.1016/j.ijnurstu.2015.03.004>.

111　Stub D, Bernard S, Pellegrino V, Smith K, Walker T, Stephenson M et al. Issues in establishing the refractory out-of-hospital cardiac arrest treated with mechanical CPR, hypothermia, ECMO and early reperfusion (CHEER) study. Heart, Lung and Circulation 2012;21:S163.

112　Chen Y-S, Lin J-W, Yu H-Y, Ko W-J, Jerng J-S, Chang W-T et al. Cardiopulmonary resuscitation with assisted extracorporeal life-support versus conventional cardiopulmonary resuscitation in adults with in-hospital cardiac arrest: an observational study and propensity analysis. Lancet 2008;372(9638):554-61.

113　Adams BD, Benger J. Should we take patients to hospital in cardiac arrest? BMJ 2014;349:5659.

114　Morrison LJ, Eby D, Veigas PV, Zhan C, Kiss A, Arcieri V et al. Implementation trial of the basic life support termination of resuscitation rule: reducing the transport of futile out-of-hospital cardiac arrests. Resuscitation. 2014;85(4):486-91.

115　Lynn J, Gregory CO. Regulating hearts and minds: the mismatch of law, custom and resuscitation decisions. J Am Geriatr Soc 2003;51(10):1502-3.

116　European Resuscitation Council. Part 2: ethical aspects of CPR and ECC. Resuscitation 2000;46:17-27.

117　Salins NS, Pai SG, Vidyasagar M, Sobhana M. Ethics and medico legal aspects of "not for resuscitation". Indian J Palliat Care 2010;16(2):66.

118　Rabkin M, Gillerman G, Rice N. Orders not to resuscitate. NEngl J Med 1976;295:364-72.

119　Kerridge I, Pearson S, Rolfe I, Lowe M. Decision making in CPR: attitudes of hospital patients and health care professionals. Med J Aust 1998;169:128-31.

120　Mockford C, Clarke B, Field R, Fritz Z, Grove A, Waugh N et al. A systematic review of do-not-attempt-cardiopulmonary-resuscitation (DNACPR) orders: summarising the evidence around decision making and implementation. Resuscitation 2014;85:S85.

121　Harris D, Willoughby H. Resuscitation on television: realistic or ridiculous? A quantitative observational analysis of the portrayal of cardiopulmonary resuscitation in television medical drama. Resuscitation 2009;80(11):1275-9.

122　Yuen JK, Reid MC, Fetters MD. Hospital do-not-resuscitate orders: why they have failed and how to fix them. J Gen Intern Med 2011;26(7):791-7.

123　Smith K, Andrew E, Lijovic M, Nehme Z, Bernard S. Quality of life and functional outcomes 12 months after out-of-hospital cardiac arrest. Circulation 2015;131(2):174-81.

124　Heyland D, Frank C, Groll D. Understanding cardiopulmonary resuscitation decision making: perspectives of seriously ill hospitalised patients and family members. Chest 2006;130:419-28.

125　Sharma RK, Jain N, Peswani N, Szmuilowicz E, Wayne DB, Cameron KA. Unpacking resident-led code status discussions: results from a mixed methods study. J Gen Int Med 2014;29(5):750-7.

126　Yost CC, Bloom R. Neonatal resuscitation. Crit Care Obstetr 2010:108.

127　Luo X, Zhang H, Chen G, Ding W, Huang L. Active compression-decompression cardiopulmonary resuscitation (CPR) versus standard CPR for cardiac arrest patients: a meta-analysis. World J Emerg Med 2013;4(4):266-72.

128　Babbs CF. The case for interposed abdominal compression CPR in hospital settings. Analg Resusc: Curr Res 2013;3:1. of. 2014;6:2.

129　Ristagno G, Li Y, Gullo A, Bisera J. Amplitude spectrum area as a predictor of successful defibrillation. In: Anaesthesia and Pharmacology of Intensive Care Emergency Medicine APICE: Springer; 2011, pp 141-60.

130　Monteleone PP, Borek HA, Althoff SO. Electrical therapies in cardiac arrest. Emerg Med Clin North Am 2012;30(1):51-63.

131　Link MS, Atkins DL, Passman RS, Halperin HR, Samson RA, White RD et al. Part 6: Electrical therapies automated external defibrillators, defibrillation, cardioversion, and pacing: 2010 American Heart Association Guidelines for Cardiopulmonary Resuscitation and Emergency Cardiovascular Care. Circulation 2010;122(18 suppl 3):S706-S19.

132　Morley P. Cardiopulmonary resuscitation. In: Harley I, Hore P, eds. Anaesthesia: An introduction. 5th ed. East Hawthorn, Victoria: IP Communications; 2012, pp 174–89.

133　Zhu X-Y, Lin B-C, Zhang Q-S, Ye H-M, Yu R-J. A prospective evaluation of the efficacy of the laryngeal mask airway during neonatal resuscitation. Resuscitation 2011;82(11):1405-9.

134　Yamaga S, Une K, Kyo M, Suzuki K, Kobayashi Y, Nakagawa I et al. Gas insufflation in the stomach during cardiopulmonary resuscitation using laryngeal tube ventilation in comparison with bag-valve-mask ventilation. Circulation 2012;126(21 Supplement):A295.

135　Soar J. Which airway for cardiac arrest? Do supraglottic airways devices have a role? Resuscitation 2013;84(9):1163-4.

第 26 章

麻醉术后恢复

原著: Paula Foran, Andrea Marshall
翻译: 孙红, 郭海凌, 方宁
审校: 刘方

学习目标

阅读完本章, 将掌握以下内容:

- 描述呼吸和心血管系统术后的护理原则。
- 讨论外科手术和全麻并发症的评估和管理。
- 讨论中枢神经系统阻断的机制和可能的并发症。
- 讨论关于麻醉并发症包括恶性高热、不可避免的低体温和浅麻醉的症状、体征和治疗。

引言

1751 年, 当医务人员意识到术后的患者是非常脆弱的时候, 第一个术后麻醉恢复室成立了[1]。直到 19 世纪 40 年代, 麻醉术后恢复的重要性才被真正意识到。麻醉恢复室的位置要求邻近手术室, 这样便于医务人员观察患者的生命体征, 在发生呼吸衰竭时可以给予快速、适当的处理措施[1]。目前, 围麻醉期护理是一个专业性很强的领域, 研究生教育已经开展了, 这样, 护士可以在这个领域继续深入学习。

目前外科技术手段和麻醉药品的更迭日新月异, 关于麻醉后 / 手术后护理的主要目的是什么, 患者是否需要到麻醉恢复室或者重症监护室进行术后恢复, 这一部分的进展在过去 70 多年的变化少之又少, 重点仍然关注在危、重症患者的病情评估和维持术后各项指标的稳定性, 着重于预见和预防麻醉后或术后并发症的防控[2]。这一章节的题目是"麻醉术后恢复", 毫无疑问患者会在手术后慢慢恢复过来, 同时也可能需要更加有针对性的评估和治疗。

及时、适宜的手术和高质量的术前、术后护理是预防术后四十八小时出现死亡的关键因素[3]。澳大利亚国家共识声明中关于辨识和应对临床病情恶化[4]的关键指标是: 在发生如心搏骤停和死亡等不良事件之前, 会出现一系列的可测量的生理改变, 早期识别患者的病情变化, 并给予及时和有效的治疗, 可以大大改善患者的预后。我们把外科术后患者作为病情恶化的高发人群, 是因为大约有 40% 的不良事件是由于手术后并发症引起的[5]。术前评估危险因素比较多的患者, 术后需要较高级别的监护和治疗, 因此这类患者在手术后应转入重症监护室监护。有一部分病情并不危重的患者在术后也需要在监护室密切观察病情变化,这部分患者的情况在本章节中将给予说明,而对于麻醉后和术后非重症患者的护理,我们将给予简要概述。

在这一章节中,我们会简单介绍一下麻醉和常用麻醉药物,特殊术后并发症的评估和护理,麻醉后护理是一个专业性很强的领域,这一点在这一章节中我们将简单说明。在学习完本章节后,我们鼓励读者再做进一步的学习和研究。

一、关于麻醉

麻醉过程分为 5 个部分,包括催眠状态、痛觉消失、肌肉松弛、遗忘和交感反射被抑制。随着麻醉药品的快速发展,患者从麻醉状态很快就能恢复过来,从原来的几个小时到现在几分钟,这样患者就可以很快从围麻醉期恢复过来。对于重症护士来说,不管是否同时是麻醉专科护士,都需要了解与麻醉相关的药理知识,这是重症患者评估和管理的基础。

麻醉阶段

在评估患者的麻醉状态时,重症护士需要识别和认识到麻醉分为 4 个阶段。第一阶段,患者进入麻醉状态,意识消失,或者叫痛觉消失阶段。这是一种浅麻醉状态,虽然会出现感觉和精神抑制,但是患者仍然能遵从指令,存在自主呼吸,保护性反射存在[6]。第二阶段以意识丧失开始,以出现规律呼吸和眼睑反射消失作为结束。第二阶段也称为谵妄期,特征表现为兴奋状态。呕吐和喉痉挛也可以出现在这个阶段,随着新的麻醉药品的出现,大部分的患者很快度过了这个阶段。

第三阶段,手术麻醉阶段,这个阶段是从规律呼吸开始持续到呼吸停止。在麻醉期的第三阶段,患者就进入了手术阶段。在这个阶段,患者出现感觉抑制,失去应答,部分反射被压抑以及部分骨骼肌松弛的证据。在第三阶段麻醉诱导期间,吞咽、干呕和呕吐反射陆续消失,而在麻醉期间这些反射又陆续恢复了[6]。

麻醉恢复期间,如果患者的呼吸已经有了膈肌的参与,但还没有肋间肌的参与,我们就认为患者还在麻醉期的第三阶段。肌张力不足,尤其是下颌和腹部张力不足,我们仍然认为患者处于麻醉的第三阶段。随着患者逐渐清醒,患者的正常呼吸频率和节律恢复了。

麻醉期的第四阶段,是从呼吸停止到循环系统衰竭为止,因此这一阶段也被称为麻醉过量阶段。确定麻醉分期不能仅凭单个参数。而是要考虑患者的临床状况以及与麻醉药使用相关的所有临床症状。

二、麻醉药品

麻醉学曾被称为麻醉艺术,现代麻醉学是紧紧植根于科学基础上的,然而实践仍然是科学和艺术的混合体[7]。理想的麻醉是为患者提供安全的麻醉,应用较少的麻醉药品,让患者在无痛的情况下实施手术治疗。目前的麻醉药都是肌松药和麻醉药联合用药,这样肌松会发生在浅麻醉期。

(一)非阿片类药品

静脉类的非阿片类药物包括非巴比妥类、巴比妥类和镇静剂。非阿片类药物与 γ- 氨基丁酸相互作用(GABA),抑制大脑的神经递质,这些作用是由特定的药物引起的。

1. 非巴比妥类药物

异丙酚是临床上最常用的非巴比妥类药物。它独特的药理特点包括:起效快,持续时间短,苏醒迅速而平稳,不良反应少,这些诸多优点使异丙酚(2,6 双二异丙基苯酚)成为应用最广的短效静脉类麻醉药 / 催眠药[8]。1% 的异丙酚静脉起始剂量是 $1.5\sim2.5mg/kg$[9],对于老年患者和低血容量以及心脏病患者的应用剂量更低。作为一个单独使用的药物,异丙酚给药速度很快(大约 15 秒),而在 30 秒左右药物就起效了。半衰期大约是 $2\sim9$ 分钟,苏醒迅速而且中枢神经系统的副作用很少。如果持续静脉应用超过 12 小时,恢复时间需要适当延长[10]。

当应用异丙酚时,这种药可以降低脑血流量,脑灌注压和颅内压。对于有左心室功能不全与低血容量的患者,还可能出现血压下降和心输出量降低的情况。异丙酚对呼吸系统有抑制作用,患者在出现呼吸抑制后可能需要建立人工气道。有文献报道异丙酚可能有一定的短效镇痛作用[11],目前这种药效还不确定,因此药物效果还有一定的争议[12]。

> **实践提示**
>
> 老年 / 高龄患者应用异丙酚会引起血压明显下降,因此这样的患者在用药时要给予高度关注。

依托咪酯是一种短效催眠药，它没有任何镇痛作用。目前这种药在很多国家还未上市 / 都不允许使用，在澳大利亚也未经授权使用，但事实上依托咪酯在很多国家仍然在使用，因为这个药物的心血管系统副作用很少[13]，因此对于很多重症患者，在行气管插管时会应用这个药。依托咪酯只会引起轻微的心率增快和血压下降，心脏指数和外周血管阻力没有受到显著影响。同时这个药物一般也不会引起心率失常。使用依托咪酯还存在很大的争议，因为单次剂量应用 5～8 小时后会抑制肾上腺皮质激素合成从而抑制类固醇的合成[14]。因此依托咪酯仅限于特定患者使用。

2. 巴比妥类

巴比妥类作为一种静脉应用的镇静药已经有很长时间的历史了，在 20 世纪 90 年代，硫喷妥钠应用非常广泛，但直到非巴比妥类药物如异丙酚出现后，硫喷妥钠的应用就减少了[15]。因为它的镇痛效果差，所以硫喷妥钠一般都是和其他镇静药物联合应用的。它的副作用还包括对呼吸系统的影响，咳嗽，喉痉挛，支气管痉挛。硫喷妥钠这种药物的 pH 值是高碱性的，如果发生药液外渗，会导致局部组织坏死。小剂量的硫喷妥钠有一定镇痛作用，在术后恢复期患者的痛觉会越来越明显，因此患者常常会伴有烦躁不安[10]。

> **实践提示**
>
> 因为硫喷妥钠这种药物是脂溶性的，所以肥胖患者应用后会延迟苏醒时间。

（二）吸入性麻醉

评估吸入麻醉药的效果需要根据药物的药理作用，还要了解这些药物的特性。在表 26.1 中，简单罗列了吸入性麻醉药品，这些药物基本上都是镇静剂，有些药物与其他药物相比更易影响心肌功能和呼吸功能。因为这些药物会引起呼吸抑制，因此在麻醉恢复期间，鼓励患者深呼吸是非常重要的。通过增加呼吸频率以及进行深呼吸可以帮助药物排出体外。

> **实践提示**
>
> 鼓励患者在恢复期间进行深呼吸可以促进吸入性气体排出体外。

表 26.1

吸入性麻醉药

药品	特征
异氟烷	<ul><li>降低动脉血压和全身血管阻力</li><li>麻醉恢复期间心率增快</li><li>产生呼吸抑制</li><li>与给药剂量相关的骨骼肌松弛</li><li>与氟烷相比，异氟烷不会引起心肌对儿茶酚胺敏感，因此较少出现心律失常</li><li>停止麻醉气体给药后，患者会在 15～30 分钟苏醒，如果手术超过 45～60 分钟，患者苏醒时间也会延长</li></ul>
七氟醚	<ul><li>麻醉起效非常快，大约几分钟</li><li>血压和全身血管阻力下降</li><li>呼吸抑制</li><li>不会增加心率失常的风险</li><li>与给药剂量相关会增加颅内压</li></ul>
地氟醚	<ul><li>起效迅速</li><li>与剂量相关的血压下降</li><li>心律失常概率低</li><li>刺激气道诱发咳嗽</li><li>诱发喉痉挛</li><li>基本全部由呼吸系统代谢</li></ul>
一氧化二氮	<ul><li>除了缺氧，没有其他副作用</li><li>无毒无刺激性</li><li>可以单独给药也可以和其他药物联合使用</li><li>当手术结束时，如果一氧化二氮没有被充分排出体外，患者会出现弥散性缺氧</li></ul>

（三）阿片类药物

无论是在麻醉期还是手术后，阿片类药物都是一种非常重要的药物，它的主要药理作用是阵痛。阿片类药物在小剂量使用时，也会提高吸入性麻醉药物的有效性。手术后，阿片类药物通常用于缓解手术引起的疼痛。

阿片类药物，不论是天然的还是合成的，在与受体绑定后会产生吗啡样或者阿片类激动剂作用[16]。阿片类受体位于中枢神经系统，包括 μ、δ、κ，主要存在于脑干和脊髓。受体 μ，主要是 μ-1 受体，在激动后会产生脊髓以上水平的阵痛，μ-2 受体，激动以后产生通气不足、心动过缓、身体依赖性、欣快感和肠梗阻。

术后镇痛最常用的阿片类药物包括吗啡和芬

太尼（表 26.2），吗啡的使用最为广泛，在表 26.2 中吗啡与他镇痛剂的使用效果也进行了比较[17]。哌替啶一般不用于长效镇痛，因为长时间的使用，诺美哌啶 / 去甲杜冷丁的积累会引起中枢神经系统的毒性[18]。

> **实践提示**
>
> 吗啡通过肝脏代谢，代谢产物经肾脏排出，因此镇痛和镇静作用可以延长，对于肾衰竭患者存在一定的风险。

> **实践提示**
>
> 哌替啶在肝脏中的代谢产物为莫美替丁 / 去甲杜冷丁。老年患者对哌替啶中枢抑制作用的耐受性较差，因此药物剂量应限制在 25mg 以内。

1. 脊髓和硬膜外阿片类药物给药

阿片类药物可作为脊髓或硬膜外麻醉药物中的一部分。在脊髓麻醉中，药物被注射到脑脊液中，给药时需要进行硬膜外穿刺。在硬膜外麻醉中，药物被注射到硬膜外[19]。吗啡（0.1～0.2mg）直接注射到脑脊液中，5～10 分钟内达到最大浓度，药效持续时间为 80～200min。相对于脊髓内给药，硬膜外腔需要注射更高剂量吗啡（5mg），疼痛缓解时间在 30～60min，持续时间可达 24 小时。如果需要增加硬膜外给药，吗啡的最大应用剂量为 24 小时不超过 10mg。芬太尼和舒芬太尼也可以硬膜外给药，但持续静脉泵入的给药方式更为适合。

2. 阿片受体拮抗剂

阿片类药物在麻醉诱导时可能出现呼吸抑制，因此可能需要应用阿片类药物拮抗剂。纳洛酮是一种单纯的阿片类药物拮抗剂，可以逆转药物的呼吸抑制作用，通常以滴定的方式给药，评估患者的用药反应。0.1～0.2mg 的剂量通常是足够的。给药后 1～2 分钟起效，半衰期为 30～80 分钟[20]。给药后 3～5 分钟，如果症状没有纠正，可以继续给药[21]。

当鞘内或硬膜外应用阿片类药品时，要密切监测患者的呼吸状况和意识状态，患者可能会出现呼吸抑制延迟。另外，阿片类药物在开始使用的 24 小时内也应注意，因为通过这些途径给药，药物的半衰期将增加。

（四）苯二氮䓬类药物和苯二氮䓬类拮抗剂

苯二氮䓬类药物是镇静剂，它能抑制边缘系统，并可能引起某些皮层抑制[22]。他们与 γ- 氨基丁酸相互作用，抑制神经递质，通过催眠作用、逆行性遗

表 26.2
用于术后阵痛的阿片类药物

药品	剂量	优点	缺点
吗啡	IV：4～10mg 20 分钟内镇痛效果最好，持续时间 2 小时 IM：10mg 给药后 20 分钟起效，45～90 分钟镇痛效果最理想；持续时间 4 小时	对心率 / 心律和血压的影响最小	抑制呼吸频率和潮气量
芬太尼	IV：1～2μg/kg 或者按需给药 25～100μg 用于镇痛作用 给药后 4～6 分钟起效；5～15 分钟镇痛效果最理想；持续时间 20～40 分钟 IM：7～15 分钟起效；持续时间 1～2 小时	几乎不会引起血压下降，不会引起恶心和呕吐	因为药物浓度的二次高峰发生在术后恢复的 45 分钟，因此会出现延迟性呼吸抑制，快速静脉给药可诱发支气管收缩
哌替啶氢氯化物（盐酸哌替啶）	IV：25～50mg 每 3～4 小时 IM：25～100mg 每 3～4 小时 IM：给药后 10 分钟起效；持续时间 2～4 小时	心血管副作用很小，当静脉给药时会出现短暂的心率增快	可能会降低呼吸频率，但通常在静脉注射给药 15 分钟内恢复正常 可引起组胺释放导致体位性低血压

a 成人患者推荐使用剂量

IM= 肌肉注射；IV= 静脉注射

忘、焦虑和骨骼肌松弛导致定向力下降[10]。阿片类药物和巴比妥类药物可以增强苯二氮䓬类药物的催眠作用。

咪达唑仑是最常用的苯二氮䓬类药物，广泛应用于麻醉和重症监护，包括程序镇静和诱导麻醉。目前不再进行常规的预先给药，但咪达唑仑可以用于某些患者减轻焦虑[23]，可以辅助用于吸入性麻醉和局域麻醉。咪达唑仑起效快，给药后起效时间在 60 秒以内，2～5 分钟达到药物峰值[24]。药物作用时间为 1～3 小时。咪达唑仑的副作用包括低血压、心率增快、全身血管阻力下降，因此，对于已知的心肌缺血患者在使用时要非常慎重。小剂量应用咪达唑仑可以起到止吐作用[25]。

> **实践提示**
>
> 咪达唑仑不影响颅内压，因此，可以用于颅内手术患者或正在接受神经外科手术的患者。

虽然不太常用，地西泮和劳拉西泮仍然是最常用的苯二氮䓬类药物，可用于麻醉诱导和辅助静脉麻醉用药。地西泮和劳拉西泮的半衰期长，与咪达唑仑相比起效延迟[10]。地西泮很少有心血管抑制作用，但已知会引起轻微的呼吸抑制，这种抑制作用在与阿片类药物同时使用时会增强。

如果需要，苯二氮䓬类药物的药理作用可以被逆转。氟马西尼是一种苯二氮䓬类激动剂，应以 0.1mg 的增量剂量静脉给药，以避免快速觉醒。常规剂量为 0.4mg，单次最大给药量不超过 1.0mg[10]。给药后 5 分钟内起效，药物持续作用时间为 1～2 小时。

> **实践提示**
>
> 同大多数苯二氮䓬类药物相比，氟马西尼的药效作用时间短，因此在初次给药后要仔细评估患者的恢复情况。如果有明显的恢复迹象，可以每 20 分钟给药一次，一小时内最大剂量不超过 3.0mg。

苯二氮䓬类药物的非特异性效应可以通过应用毒扁豆碱，即抗血胆碱酯酶穿过血脑屏障而逆转。受苯二氮䓬类药物的影响，毒扁豆碱抑制乙酰胆碱酯酶，使中枢神经系统受体上的乙酰胆碱增加。为了避免胆碱能的副作用，给药时应缓慢用药，剂量为 0.5～1mg[10]。

（五）丁酰苯类

丁酰苯类作为镇静剂，如氟哌啶醇和氟哌利多能产生深度镇静作用，患者一动不动，看起来没有任何疼痛。在麻醉中应用丁酰苯是极少的。氟哌啶醇很少使用，因为它的药效作用时间长，锥体外系副作用的发生率高。氟哌利多可以单独使用或与芬太尼联合使用，作为神经性镇痛技术的一部分。氟哌利多在术后常可进行小剂量给药（静脉方式给药 0.625～1.25mg），以治疗恶心呕吐[25]。

> **实践提示**
>
> 一些患者在使用过氟哌利多后感觉到害怕，无法表达自己的感受，同时外表看起来非常冷静。
>
> 在麻醉后期，即使患者表现得非常冷静，但我们也应该警惕，这可能是一种错觉，因此给患者提供各种支持也是非常必要的。

在麻醉后期，需要定期对患者进行呼吸刺激和鼓励患者深呼吸，因为患者可能再次进入睡眠状态，伴有缓慢和 / 或浅呼吸。在某些情况下，使用氟哌利多的患者会出现呼吸暂停[10]。

（六）神经肌肉阻断剂

自 20 世纪 40 年代以来，神经肌肉阻断剂已被用于麻醉药物。虽然并非所有的患者在麻醉期间都需要神经肌肉阻滞，但在行气管插管时可以应用这些药物。肌肉松弛也可以有助于一些外科手术，如腹部手术，眼科手术放松眼外肌，并促进机械通气。护士在评估和管理术后患者时，应了解神经肌肉传导的生理学知识和各种神经肌肉阻断剂在麻醉中的作用机制。

神经肌肉接头有三个共同点：运动神经纤维、突触裂和横纹肌运动终板 / 运动神经肌肉终板（图 26.1）。乙酰胆碱是一种神经递质，它被胆碱酯酶家族灭活，在突触前末端储存并释放出来，是体细胞神经系统中唯一使用的神经递质[26]。乙酰胆碱受体位于运动终板上，当与乙酰胆碱结合时，膜通道打开，致使钠离子流入，导致运动终板膜的去极化。钾离子外流导致复极化，使膜电位再次变为负。这些结果产生肌肉收缩。乙酰胆碱是由乙酰胆碱酯酶分解的，存在于突触间隙，在兴奋的肌肉恢复到静止状态之前被代谢。然后，将分解的乙酰

图 26.1　神经肌肉接头[27]

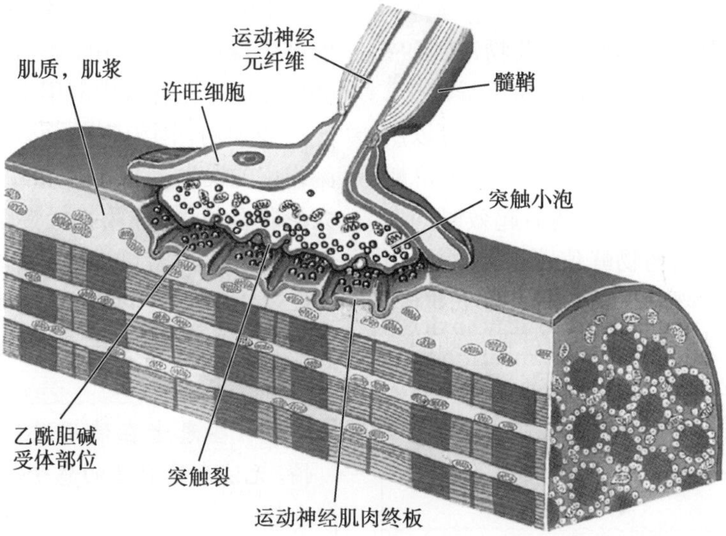

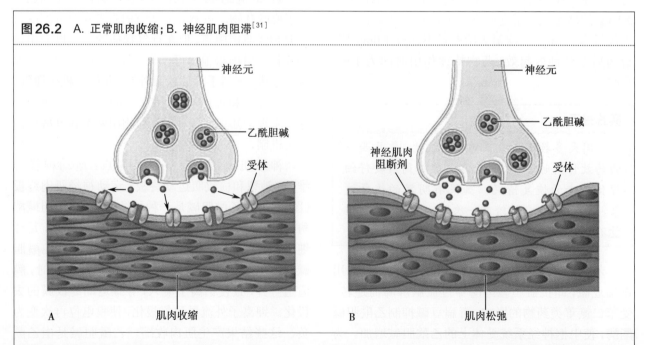

Adapted from Patton KT, Thibodeau GA. Anatomy and physiology. 7th ed. St Louis: Mosby; 2010, with permission.

胆碱元件用于在神经末梢末端制造新的乙酰胆碱分子。

1. 非去极化神经肌肉阻断剂

非去极化神经肌肉阻断剂阻断乙酰胆碱在神经肌肉接头（图 26.2）突触后受体部位的作用，通过与乙酰胆碱在这些结合位点竞争并阻断神经肌肉传递[28]。有许多不同类型的非去极化神经肌肉阻滞剂，它们的用途非常广泛，使用方法也各不相同[29]。虽然这些药物的最终作用是相似的，但他们的药理作用是不同的，包括作用机制、药物持续时间和代谢都是不同的（表 26.3）。

残余神经肌肉阻滞是一种并发症，发生在使用神经肌肉阻滞剂之后[32]，并可能导致呼吸并发症的

图 26.2　A. 正常肌肉收缩；B. 神经肌肉阻滞[31]

Adapted from Siedlecki SL. Pain and sedation. In: Carlson K, ed. Advanced critical care nursing. St Louis: Saunders; 2009, Figure 4-13, p 79, with permission.

表 26.3
常用非去极化神经肌肉阻断剂的药理研究概况[30]

	泮库溴铵	维库溴铵	阿曲库铵	苯磺酸顺阿曲库胺	罗库溴铵
插管用药剂量（mg/kg）	0.06～0.1	0.08～0.1	0.4～0.5	0.1～0.2	0.1
插管时肌松时间（分钟）	4.0	2.5～3.0	2.0～2.5	2.8～3.4	1.0～2.0
肌松剂量（mg/kg）	0.04～0.08	0.05～0.06	0.2～0.5	2.5	0.6～1.0
恢复时间（分钟）	84～114	30～60	30～45	55～75	30～90
可逆性	可逆	可逆	可逆	可逆	可逆
可逆时间（初始计量给药后，分钟）	40～60	25～80（剂量依赖）	20～35	10～15	5～10
蓄积作用	有	轻微	无	无	无
筋膜炎与肌肉酸痛	无	无	无	无	无
组胺释放风险	轻微到无	无	极少数	无	无
心血管作用	脉搏轻微增加，血压升高	无	少数	无	无

Adapted with permission from Drain CB. Neuromuscular blocking agents. In: Odom-Forren J, ed. Perianesthesia nursing: A critical care approach.6th ed. St Louis: Elsevier; 2013.

发生[33]。当手术结束时，如果神经肌肉阻滞仍然存在，可以通过药理作用逆转神经肌肉阻滞作用。传统的神经肌肉阻断逆转包括对抗胆碱酯酶的管理。抗胆碱酯酶抑制乙酰胆碱酯酶的作用，使乙酰胆碱酯酶失活，从而增强神经递质乙酰胆碱的作用，并有助于恢复骨骼肌的活性[30]。为了避免残留的神经肌肉阻滞，至少要在拔管前 20 分钟给予抗胆碱酯酶以帮助完全恢复神经肌肉功能[34]。抗胆碱酯酶刺激毒蕈碱受体并引起副作用，包括心动过缓、心律失常、支气管痉挛以及恶心呕吐。因此，必须在应用逆转剂的同时给抗蕈碱类药物，如阿托品或甘罗溴铵[26]。

舒更葡糖钠也用于逆转神经肌肉阻滞的作用，特别是当使用罗库溴铵和维库溴铵时。舒更葡糖钠是目前临床中第一个选择性神经肌肉药物结合剂，通过胶囊化逆转了神经肌肉阻断药物的作用。如果患者对甘罗溴铵高度敏感，那么给药 5 分钟以内就可能出现超敏反应，因此这样的患者在用药后要高度关注药物性超敏反应[35]。

实践提示

当患者从手术室返回时，查阅他们的麻醉记录单，看看是否使用神经肌肉阻断剂，如果有，是否给予了逆转剂。

实践提示

当患者发生呼吸困难时，临床上很难区分：患者是昏迷状态出现的呼吸困难还是肌松药物残余引起的相关症状。处于昏迷状态的患者可能有正常的潮气量，但他们的呼吸频率非常慢，残余的肌松药导致患者呼吸非常微弱，他们的呼吸肌肌力受到药物的影响，但呼吸做功没有受到损伤。

2. 去极化神经肌肉阻断剂

琥珀胆碱，是唯一在麻醉中使用的去极化神经肌肉阻断剂。琥珀胆碱常用于气管插管前的快速诱导麻醉。琥珀胆碱在乙酰胆碱受体部位起作用，并在运动终板造成永久性去极化[30]。应用琥珀胆碱的患者会出现肌肉收缩，因为在运动终板中乙酰胆碱突然增加。

琥珀胆碱的常规静脉用药剂量是 0.5～1.5mg/kg。起效迅速，通常在给药后 30～60 秒起效。使用琥珀胆碱后，患者很快出现麻痹状态，几乎可以同步进行气管插管，这是此药的最大优势。琥珀胆碱可引起高钾血症，对于存在电解质紊乱情况的严重烧伤或糖尿病酮症酸中毒的患者，不推荐使用[36]。琥珀胆碱的作用时间相对较短，因为药物进入血浆后被假性胆碱酯酶快速水解。这种药引起的麻痹状态仅能维持 5～10 分钟。一些患者可能会出现拟胆碱酯酶活性降低。这可能是与肝脏疾病、严重贫血、营养不良、长期发热、妊娠和肾脏透析有关的一种获得性缺陷。

> **实践提示**
>
> 　获得性或先天拟胆碱酯酶缺乏症患者可能会长期瘫痪，并可能需要机械通气时间超过 48 小时。

3. 影响神经肌肉阻滞剂的因素

影响神经肌肉阻断剂的因素有很多。包括药物的相互作用和电解质平衡的改变（表 26.4）。

脱水可以提高骨骼肌对肌松剂的敏感性，因为通过脱水可以增加神经肌肉兴奋性，降低肾脏功能，减少药物排泄，从而增加了血浆中肌松剂的浓度。酸碱平衡也会影响神经肌肉阻滞，其中酸中毒和二氧化碳水平升高严重影响神经肌肉阻断剂泮库溴铵的效果[30]。低温可以拮抗神经肌肉阻断剂的作用，如泮库溴铵，或可以增强如琥珀胆碱的作用。

（七）非甾体抗炎药

非甾体抗炎药如酮咯酸和吲哚美辛可作为术后镇痛剂使用，但吲哚美辛的使用率较低。酮咯酸具有镇痛、抗炎和解热作用，并通过抑制环氧合酶系统发挥作用，从而降低前列腺素合成。酮咯酸给药方式包括肌肉注射或静脉注射或口服给药。肌肉注射 30mg 作为负荷剂量，可在 6 小时后再追加 15mg。酮洛拉 / 酮咯酸也可与阿片类药物联合使用，以缓解术后疼痛。酮咯酸的起效发生在用药 45～60 分钟后，因此可以在手术结束前大约 1 小时给药，以便在麻醉时充分镇痛。

表 26.4
药物间相互作用[38]

药品	相互作用	结果	机制
		抗高血压药物	
普萘洛尔	吸入性麻醉药	心动过缓，低血压	叠加效应
	利多卡因	增强负性肌力作用	普萘洛尔降低肝血流和利多卡因清除率
	肝素钠	心肌抑制	肝素钠增加游离脂肪酸，取代普萘洛尔与血浆蛋白结合，导致游离普萘洛尔增加
利多卡因	非去极化肌松剂	增加神经肌肉阻滞的持续时间	协同效应
洋地黄	琥珀胆碱 / 司可林	心律失常	直接效应引起心律失常，或是由琥珀胆碱诱导的高钾血症引起的心律失常
	噻嗪类利尿药	肾脏排泄钾增加	两种药物联合应用对肾脏排泄钾的影响
奎尼丁	洋地黄	洋地黄中毒	洋地黄清除率降低和洋地黄浓度增加
	重症肌无力伴骨骼肌松弛剂	术后呼吸抑制	阻断神经肌肉突触后膜乙酰胆碱受体
		抗生素	
新霉素 链霉素 双氢链霉素 多黏菌素 A 多黏菌素 B 黏菌素 紫霉素 巴龙霉素 卡那霉素 林可霉素 庆大霉素 四环素	非去极化骨骼肌松弛剂	增强非去极化肌松剂，呼吸抑制	端板电位降低引起的神经肌肉阻滞

续表

药品	相互作用	结果	机制
		阿片类药物	
吗啡 舒芬太尼 瑞芬太尼	吸入性麻醉药	增强作用，呼吸和心血管抑制	吸入麻醉剂和阿片类药物的抑制作用是相互叠加的
哌替啶/哌替啶	吸入性麻醉药	增强作用，呼吸和心血管抑制	吸入麻醉剂和阿片类药物的抑制作用是相互叠加的
	诺瑞尼	口服避孕药可增强哌替啶的镇痛效果	过量的女性性激素与口服避孕药治疗，这可能会减缓哌替啶/哌啶的代谢
	单胺氧化酶抑制剂（MAOI）	MAOI 与哌替啶/哌啶类代谢物的相互作用	Ⅰ型：癫痫 Ⅱ型：低血压
		拟交感胺	
肾上腺素	吸入性麻醉药	心律失常	麻醉剂可以使心肌对内源性和外源性儿茶酚胺敏感
		电解质	
增加细胞外钾离子	骨骼肌松弛剂	增强对去极化的抵抗力和对非去极化肌松药的敏感性	细胞外钾的急剧增加提高了终板跨膜电位，从而导致超极化
降低细胞外钾离子	骨骼肌松弛剂	增强去极化肌松药的效果，增强对非去极化肌松药的抵抗力	细胞外钾的急剧减少降低了静息终板的跨膜电位
钙离子水平升高	非去极化骨骼肌松弛剂	反应减弱	钙增加乙酰胆碱释放，增强兴奋-收缩偶联机制
镁离子	肌肉松弛剂	强化作用	镁离子通过阻断乙酰胆碱释放引起局部肌肉松弛
氯化钙	洋地黄	强心作用	高浓度的钙能抑制洋地黄的正性肌力作用，增加洋地黄的毒性
		杂项/其他	
呋塞米 噻嗪 依他尼酸	非去极化骨骼肌松弛剂	增强神经肌肉阻滞	电解质失衡（低钾血症）
普鲁卡因 利诺卡因	非去极化和去极化骨骼肌松弛剂	增强神经肌肉阻滞	端板电位降低
锂	非去极化和去极化骨骼肌松弛剂	增强神经肌肉阻滞	在突触前水平，锂离子取代钠离子
氯丙嗪	非去极化骨骼肌松弛剂	增强神经肌肉阻滞	增强神经肌肉阻滞作用
吸入麻醉药	非去极化骨骼肌松弛剂	以剂量依赖性的方式增加阻滞	中枢神经系统抑制或突触前抑制乙酰胆碱
胰岛素	皮质类固醇、口服避孕药、环和噻嗪类利尿剂	降低效果	胰岛素拮抗作用
氢化可的松 地塞米松 泼尼松	苯巴比妥	降低类固醇的作用	增加新陈代谢

Adapted from Nagelhout JJ. Basic principles of pharmacology. In: Odom-Forren J, ed.Perianesthesia nursing: A critical care approach.6th ed. St Louis: Elsevier; 2013, with permission.

实践提示

酮咯酸的推荐剂量范围为 15～60mg。老年人应用酮咯酸剂量应降低。

（八）分离性麻醉剂

氯胺酮是一种解离性药物，可以选择性地阻断疼痛传导和知觉传导，但不会抑制中枢神经系统中与疼痛传递和知觉传递无关的部分[10]。当患者应用氯胺酮后，他们会处于深度镇痛和昏迷状态，但呼吸功能通常不会受损。氯胺酮可以引起支气管扩张，一些已发表的病例报告表明，这种药物可能对哮喘有效，但在对该疗法进行推荐之前，仍需要进行充分的随机对照试验[37]。氯胺酮会导致脑血流增加，所以对那些有颅内压增高风险的患者应该避免使用。

护士在护理手术中使用氯胺酮的患者时，要特别注意的是，患者在麻醉中是有可能突然出现精神异常的。患者可能体验到生动的梦境，有或没有心理活动。他们可能表现出混乱、非理性和幻觉。这些影响可以通过避免早期的言语或触觉刺激来控制。如果患者出现了过多的精神运动反应和非理性行为，可以使用诸如右美托咪定或苯二氮䓬类药物治疗。

实践提示

氯胺酮可以作为唯一的一种麻醉剂，用于那些精神状况比较稳定的儿科患者。

（九）药物相互作用

许多外科手术麻醉患者除了接受外科手术和麻醉外，还要接受药物治疗。每当给患者服用两种或两种以上药物时，就有可能发生药物相互作用。这种相互作用可能会对患者产生潜在的负面影响，了解这些相互作用将有助于指导护理评估。表 26.4 提供一些常见药物的总结，以及这些药物如何与手术和麻醉中用药相互作用的[38]。

实践提示

一些抗生素，如庆大霉素可以增强非去极化肌松作用，使这些药物的逆转更加困难。

框 26.1

单胺氧化酶抑制剂

需要认真识别这类药物与常见麻醉剂之间的相互作用。虽然单胺氧化酶抑制剂（MAOI）不再像过去那样使用普遍，但许多患者仍然在应用这些药物来治疗抑郁症。单胺氧化酶抑制剂 MAOIs 抑制 N- 去甲基化酶，从而减少哌替啶/甲哌啶的分解。这种药物相互作用，I型反应的临床表现包括惊厥、躁动、僵硬和高热。II型反应的临床表现包括低血压、呼吸窘迫和昏迷。

Adapted from Rasool F, Ghafoor R, Lambert DG. Antidepressants and antipsychotics: anaesthetic implications. Anaesth Intensive Care Med 2014; 15(7): 314-17.

（十）局部麻醉与区域麻醉

局部麻醉是通过阻断神经传导而使患者感觉不到疼痛刺激。局部麻醉剂通过与钠离子通道结合，使它们保持开放和不活跃，从而防止神经元动作电位的去极化和传递。当麻醉剂进入细胞膜时，第二种机制也可能导致离子通道的中断（图 26.3）。对局部麻醉药的敏感性取决于神经纤维，通过增加较小神经纤维的敏感性。无髓鞘纤维在相同直径的情况下也被阻断。如果髓鞘纤维与非髓鞘纤维的直径相同，那么髓鞘纤维的阻断先于非髓鞘纤维。

实践提示

局部麻醉药的使用会导致神经功能的丧失，从而影响疼痛、体温、触觉和本体感觉。骨骼肌张力是最后一个被影响的。这就解释了为什么患者在接受局部麻醉后，能够感觉到触摸而感觉不到疼痛。

本章后面将介绍接受局部或局域麻醉后患者的评估和管理。

三、术后评估与管理

在护理术后患者时，护士必须充分了解每一个手术可能的并发症。如果护理一个患者，而不清楚手术程序，那么护理人员必须询问，这样可以了解患者可能会发生什么并发症。讨论所有可能的术后

图 26.3　局部麻醉的作用机制[39]

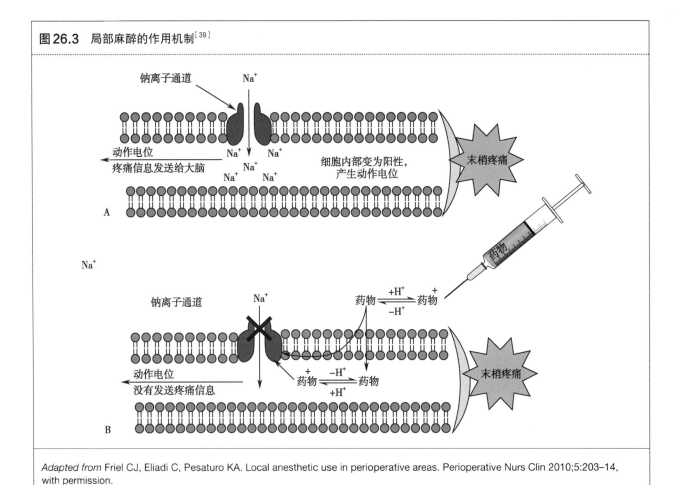

Adapted from Friel CJ, Eliadi C, Pesaturo KA. Local anesthetic use in perioperative areas. Perioperative Nurs Clin 2010;5:203–14, with permission.

并发症超出了本文的范围，我们仅讨论一些特定的并发症；一些特定并发症的例子包括：手术中在加压进行大量盐水或者水冲洗导致水中毒和/或低钠（例如经尿道前列腺切除，子宫内膜切除术）；颈部肌层下手术后出现上气道阻塞（甲状腺切除术，腮腺囊肿）；产后出血（后子宫下段剖宫产术）要求评估宫底高度；游离皮瓣术后患者血管的观察（深腹壁下穿孔器或者横腹直肌肌皮瓣移植乳房再造），不只是观察动脉血管，还包括静脉充血情况；妇科患者如果手术中出现宫颈休克，临床症状包括血压和心率的下降。

（一）麻醉交接

麻醉交接是指导患者术后评估和管理的重要环节。研究表明，术后患者的交接可能出现技术层面和沟通上的错误，如果做得不好，可能会对患者的安全造成潜在的风险[40]。目前虽然没有统一的和标准的交班流程，但是一致认为标准的交班流程是非常必要的[40]。正式的交接流程是转科时由麻醉师向护理人员交接。交接班要有质量，以保证患者的安全。对于护士来说，了解交接流程是很重要的，知道在交接过程中需要了解哪些信息，因为他们要为患者的安全负责。此外，护理人员还可以从围术期护士/手术护士那里获得有关手术过程、敷料、引流管和任何值得注意的术中事件的信息。国际上有各种不同的交接方式，其中许多都包含类似的元素 SBAR 用于指导交班。

- 情况（Situation）
- 背景（Background）
- 评估（Assessment）
- 建议（Recommendation）

澳大利亚和新西兰麻醉学院推荐使用 ISOBAR 评估法，具体的含义如下：

- 有效、准确识别患者身份（Identification to ensure than the patient is correctly indentified）
- 现状，包括当前临床状况和以患者为中心的护理要求（Situation，including current clinical status and patient centred care requirements）

- 观察结果——最新观察结果（Observation-latest observation）
- 背景和既往史（Background and history）
- 建立一致的评估和护理措施（Assessment and action to establish an agreed management plan）
- 职责和风险管理[41]（Responsibility and risk management）

交接方法的一致性将有助于提高其质量，因此非常重要的是在医院中应使用统一的交接方法。

（二）呼吸评估和管理

手术后患者易发生危及通气和氧合功能的事件，因此护理这样的患者掌握气道和呼吸管理的技能是非常重要的。非危重患者与其他重症患者的区别在于，对麻醉药（但不限于）包括麻醉药、镇静剂、催眠药、吸入气体、肌肉松弛剂、侵入性液体和血液制品的残留反应[42]，这些药物可能降低呼吸频率和深度，引发肺泡的低通气，从而导致血液中二氧化碳含量的增加和氧气含量的降低。麻醉药剂也可以减少对二氧化碳的反应（麻醉剂也会降低对二氧化碳的敏感性），还会降低每分钟通气量[43]。对呼吸系统有详细的认识和了解，以及如何评价麻醉后患者的呼吸功能是非常重要的。关于呼吸系统评估和监测的详细讨论，详见第13章。

1. 气道的管理和评估

气道阻塞是麻醉后最常见和最易出现的并发症。麻醉的抑制作用还包括患者在手术后不能自我保护和维持气道。患者可能出现气道阻塞的症状包括呼吸做功增强、呼吸肌收缩、呼吸音异常以及气体交换的改变。在许多情况下，头部向后倾斜，颈部伸直（如果没有禁忌证的话）有助于恢复气道通畅。人工气道可用于预防舌后坠。

所有气道并发症都是严重的，不同方式，不同程度的气道阻塞，均可使患者出现氧合下降和可能缺氧的风险。这些并发症可能包括如喉痉挛、声门下水肿等原因引起上气道阻塞，或是由于支气管痉挛和非心源性肺水肿等原因引起下气道阻塞。也可能是由于一个简单的问题比如下颌定位不佳，舌后坠阻碍气道，导致完全喉痉挛，没有空气进入[44]。如果不及时纠正，任何这些问题都可能导致危及生命的缺氧。

一些患者可能会带着喉罩或气管内插管离开手术室，一旦他们清醒并能保持气道通畅就可以把气管插管或者喉罩取出来。在插管患者中，应用系统的方法去评估患者是否准备好拔管可以避免拔管失败[45]。这种系统的方法应该包括评估患者是否清醒、合作和能够遵守命令。应注意非去极化肌松药的逆转作用，并评估患者的神经肌肉功能是否受到影响。患者的体温应该是正常的，如果怀疑有气道水肿，应该松开气囊，进行气管插管漏气试验，并在拔管前进行呼吸评估。

2. 通气量和氧合的管理和评估

麻醉后会引起的呼吸频率和深度的改变，因此需要着重评估和了解麻醉药在术后期间对患者通气和氧合影响。为了准确评估呼吸频率，需要在1分钟内观察呼吸，这一过程使其成为临床实践中最常被忽视的生命体征[46]。最近的研究表明，呼吸频率被认为是除了血压、心率和体温外的第二级测量的生命体征[47]。尽管认识到呼吸频率是独立的、非常重要的提示患者病情恶化的一项生命体征，但呼吸频率的评估不准确仍然存在。对全身麻醉后一段时间内的呼吸频率进行评估尤其重要，因为患者可能应用了几种药物，包括神经肌肉阻滞剂、麻醉药和镇静剂，这些药物可能直接影响呼吸功能。呼吸频率和深度直接影响分钟的通气量和气体交换。二氧化碳浓度监测仪可以用于测量呼气末二氧化碳浓度[48]，脉搏血氧饱和度可以用来评估血氧饱和度。更准确和详细的气体交换评估需要进行动脉血气分析。根据手术干预的性质，一些患者可能需要更精确的呼吸评估，包括检查、触诊、叩诊和听诊（详见第13章）。

> **实践提示**
>
> 在肺叶切除术后，切除部位充满空气，胸部X线片显影中气管应该是居中的。如果放置了胸引管，应由外科医生决定夹闭还是开放胸引管。肺叶切除术后如果出现手术部位引流量增多可能提示出血。

由于呼吸做功可能会受到影响，几乎所有术后患者都需要补充氧气，对于所有患者，接受氧的量应根据患者的临床情况和评估动脉氧饱和度的指标来进行。氧疗法有助于清除残留的麻醉气体，并为可能因为镇静剂和神经肌肉阻滞剂的残留作用导致的通气不足的患者提供高浓度的氧。有中枢神经阻滞（硬膜外或脊髓）或区域阻滞的患者将单独评估氧需求（详见第 13 章）。有些患者在术后可能需要呼吸支持，并在手术后一段时间内保持气管插管和机械通气。如果患者需要进行机械通气，他们可能需要转入重症监护室。要了解患者机械通气和持续呼吸支持的详细信息，请参阅第 15 章。

（三）心血管系统的评估和管理

在评估心血管功能时，要记住和评估循环系统的三个重要组成部分：心脏本身作为一个泵系统、循环血容量和动静脉系统[2]。这些因素共同作用，以确保足够的组织灌注，这依赖于足够的心输出量[2]。在麻醉后期，需要频繁的监测患者的血压和心率来评估心血管功能。心血管系统的评估详见第 9 章。

术后患者有罹患心血管并发症的风险，因为他们通常会有一定程度的失血、应用麻醉药或者体温变化引起血管的改变。例如，中枢神经阻滞会导致血管扩张，干扰身体交感神经反应，从而导致低血压。相反，当患者感到疼痛时，会反应性出现高血压。

低血压可以是暂时性的，也可以是持续性的。短暂性低血压的发生与使用药物有关。相反，持久的低血压和休克的发生可能与失血有关，也可能是由于交感神经阻滞和血管扩张引起的血流分布改变，而交感神经阻滞和血管扩张可能是由于区域麻醉引起的。有些患者会出现心输出量下降，可能与心脏前负荷降低和心肌收缩力损伤有关，前负荷降低与心肌缺血和心输出量下降有关，心肌收缩力损伤与心肌损伤或者心输出量和血管舒张状态有关[49]。休克的特点是血压下降（从患者的基线水平下降 20%～30%），心率增加，这在术后患者中并不少见[44]。血液和体液丢失引起的心血管损害可导致低血容量性休克。关于休克患者的具体评估和管理策略详见第 21 章。

> **实践提示**
>
> 意外的低温导致血管收缩，这可能掩盖低循环血容量的发生。

（四）液体和电解质平衡

术后患者更容易受到液体和电解质失衡的影响，这是由于术前对液体和电解质的限制、术中体液流失、患者的身体状况以及相关的手术应激源[2]。

正常的机体对外科手术的应激反应是肾脏系统保留水和钠[2]。由于这些原因，需要对患者的全身体液和电解质状态进行评估。术后立即给与液体管理的主要目标是维持足够的血管内容量、左心室充盈压力、心输出量、血压和向组织输送氧气[50]。正常的电解质浓度和体液对维持身体系统的生理功能至关重要[50]。容量置换的目标和策略以患者为导向，应该考虑患者的术前状况、心血管状态和术中液体损失情况[51]。

（五）疼痛评估和管理

术后疼痛是外科患者最为恐惧的经历[52]。有效的疼痛管理被认为是所有术后患者的权利和护理的目标[53]。尽管如此，充分的术后镇痛仍然做得不够[52, 54]。疼痛曾被认为仅仅是外科术后的一个副作用，并没有其他有害影响；然而，目前的研究并不支持这一观点[52]。

不理想的疼痛管理被证明可以改变身体的新陈代谢反应，这种反应可以延迟机体的恢复，延长住院时间，增加发病率，并可能导致慢性疼痛状态的发展[52]。相反，有效的疼痛管理可以减少术后并发症，促进康复，使患者从手术中更快地康复[52]。关于疼痛评估和疼痛管理的详细讨论请参阅第 7 章。更多关于止痛药的信息也在第 7 章和本章前面中关于麻醉药的部分讨论了。特别要指出，在表 26.2 中提供了阿片类镇痛药的说明。

可以肯定的是，充分镇痛需要多种镇痛药，联合应用这种方法被称为多模式镇痛[55]。与术后期间相关的疼痛管理技术还包括麻醉和非麻醉镇痛药物、患者自控镇痛、中枢神经阻滞和周围神经阻滞。

多项随机对照试验已经验证静脉注射扑热息痛（乙胺酚）对缓解术后疼痛的有效性，数据表明，它可能在一系列住院和门诊手术中有效，如经腹全子宫切除术、扁桃体切除术、剖宫产、关节置换、腹腔镜胆囊切除术[56]。静脉注射扑热息痛也有助于减轻患者术后恶心[57]。

曲马多也是一种有效的镇痛剂。曲马多与 μ 受体结合，同时抑制 5- 羟色胺和去甲肾上腺素的再摄取[58]。曲马多可以静脉注射，也可用于口服和直肠给药。曲马多的主要优点是不存在呼吸抑制，这是术后要考虑的重要因素[55]。

非甾体类抗炎药（NSAIDs）有两类：①非选择性，抑制 COX-1 和 COX-2 通道（布洛芬、萘普生、酮洛芬、双氯芬酸）；②选择性，只抑制 COX-2（塞来考昔)[55]。所有这些镇痛药都增加了多种模式的镇痛效果。

1. 患者自控镇痛

患者自控镇痛可以有效地为许多术后患者提供持续镇痛。患者自控镇痛的目标是避免镇痛的高峰和低谷，因为患者能够控制何时缓解疼痛。患者还能预测诸如翻身或咳嗽等与疼痛增加有关的活动，并能在活动之前自行给药，以减少可能发生的疼痛。在给与负荷剂量的镇痛之后，根据患者的需要和所给药物的药代动力学设置好镇痛泵的程序。输入镇痛泵的参数包括临时给药的剂量和间隔给药时间。这使患者能够立即获得镇痛，在锁定间隔内防止药量的急性增加[60]。通常，患者需要通过镇痛泵低剂量持续给药，以保持有效的疼痛缓解[59]。

2. 区域麻醉

区域麻醉是一个广义的术语，用来描述一个区域的神经阻滞，例如手臂阻滞或股骨阻滞。区域麻醉包括在主要神经束附近注射局部麻醉剂。为了提高药物传导的准确性，可以使用超声引导或神经刺激器来定位[61]。

3. 中枢神经阻滞 - 硬膜外 / 脊髓

中枢神经阻滞或轴索麻醉是硬膜外、脊柱、硬膜外脊髓或骶管麻醉的总称[62]，在手术过程中阻滞疼痛。许多用于硬膜外或脊髓麻醉的药物可以在术后持续镇痛，局部麻醉剂的作用时间不同。如果需要更长时间的麻醉作用，可以使用带有肾上腺素的局部麻醉剂[62]。

> **实践提示**
>
> 接受脊髓阻滞的患者将获得比硬膜外阻滞更大的运动阻滞。这是因为局部麻醉剂被注射到蛛网膜下腔和脑脊液，而脊髓神经没有髓鞘化，提供了更密集运动阻滞。

护理硬膜外或脊髓麻醉术后的患者，需要了解这一类型麻醉相关的可能的并发症，并发症包括从轻微的刺激到危及生命的情况，包括高位脊髓阻滞、低血压、心动过缓、脊柱和硬膜外血肿、硬脑膜穿刺后头痛、恶心呕吐、尿潴留和暂时性神经症状[62]。除了正常的术后观察外，还应持续评估可

能出现的并发症，包括：观察硬膜外导管部位出血、导管移位、肿胀或发红；与患者讨论导管部位疼痛或压痛的情况；以及对麻醉部位肢体的保护性护理和观察[62, 63]。

（1）高位脊髓阻滞

进行脊椎和硬膜外麻醉后评估麻醉区域的皮区范围很重要，有助于识别麻醉皮区范围扩大的情况（图26.4）[64]。对于某些患者来说正常的剂量可能是过量的，因此减少药物剂量是必要的。一些患者可能反应特别敏感性或者出现局部麻醉剂的扩散，这可能会导致高位的脊髓阻滞[64]。体征和症状可能包括呼吸困难、肢体麻木或无力，低血压和心动过缓之前往往会出现恶心的症状[64]。从T1~T4阻断心脏交感神经可能导致心率变慢和正性肌力和心输出量的下降，从而导致低血压和心动过缓。

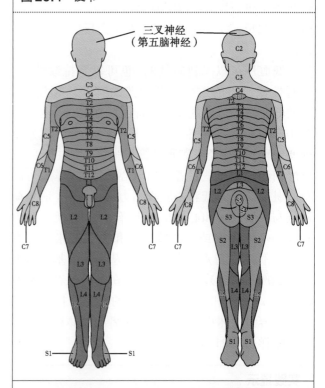

图26.4　皮节[65]

三叉神经（第五脑神经）

Adapted from Nagelhout J, Plaus K. Nurse anesthesia. 4th ed. St Louis: Saunders; 2010, with permission.

> **实践提示**
>
> 对于老年人、孕妇、肥胖或非常矮的患者如果使用正常剂量的药物进行脊髓或硬膜外麻醉，患者可能会出现麻醉皮区范围扩大的情况。

必须对皮肤表面进行仔细的评估。冰块常被用来评估感觉阻滞分级，因为热和冷与疼痛具有相同的传导路径。中枢神经阻滞不仅阻滞感觉纤维，而且阻滞运动功能和交感神经流出。肌肉阻滞水平可以用 Bromage 评分（表26.5）进行评估[66]。

表26.5 改良 Bromage 评分[66]	
分值	**标准**
1	完全阻滞（不能移动脚或膝盖）
2	几乎完全阻滞（只能移动脚）
3	部分阻滞（只能移动膝盖）
4	仰卧时膝关节屈曲无力（膝关节完全屈曲）
5	仰卧时未发现髋部屈曲无力
6	能进行部分膝关节弯曲

说明：改良后的 Bromage 氏评分与原始评分不同，包括两个附加条件。另一个重要的区别是原始的 Bromage 评分[98]开始于 I 级，包括腿部和脚的自由运动，而在这个修正的布氏评分中，1 分为完全阻滞。

Adapted from Breen TW, Shapiro T, Glass B, Foster-Payne D, Oriol NE. Epidural anesthesia for labor in an ambulatory patient. Anesth Analg 1993; 77(5): 919-24, with permission.

通过发现感觉阻滞水平与温度差异，来识别交感神经阻滞可能是两个或多个节段，判断差异阻滞的水平。运动功能封锁发生在两个较低区段[64]。交感性心脏加速纤维起源于 T1～T4（在乳头水平以上）。当感觉阻滞位于 T6 附近时，应开始密切监测心率和血压，因为交感流出的可能性被阻断[64]。在 T1～T4 的一个区块可能由于动脉扩张和静脉池产生深度的心动过缓和低血压[64]。因此，可能发生心输出量的显著下降，而身体不能通过正常的交感神经反应来补偿。这种情况的出现应视为紧急医疗状况和实施休克治疗的开始。心动过缓可以用阿托品来治疗，低血压应用液体复苏和 / 或血管升压药来治疗[64]。高位的脊髓阻滞影响呼吸肌功能，因此应该给与呼吸功能评估，并根据需要提供气道支持。

（2）尿潴留

在脊柱 S2～S4 根纤维水平的阻滞会降低排尿张力，可能会抑制患者排尿能力，硬膜外给予阿片类药物也会干扰正常排尿[64]。

这些影响对于男性患者更为显著，因此所有患者都要留置尿管，但仅保留较短时间[64]。

如果有中枢神经阻滞的患者术后没有留置导管，应该密切观察有无尿潴留，因为持续性膀胱功能障碍也可能有严重神经损伤的表现[64]。患者可能体会不到膀胱充盈的感觉，如果怀疑病情变化，可以进行膀胱超声检查。如果膀胱充盈，患者不能排空，则可能需要插入导管直到膀胱肌肉功能恢复。

（3）暂时性神经症状

在实施脊髓或硬膜外麻醉时，针头会穿过皮肤、皮下组织、肌肉和韧带，因此，这一程序可能会造成不同程度的组织创伤，如瘀伤和局部炎症反应，有或没有反射性肌肉痉挛。这些肌肉痉挛可能是术后背部疼痛的原因[64]，通常症状较轻并且是可以自愈的。背痛可以应用热 / 冷敷或轻度止痛药治疗。必须仔细监测疼痛变化趋势，这是一个重要的临床症状，提示患者可能出现严重的并发症，如硬膜外血肿和脓肿的发生[64]。

（4）脊髓或硬膜外血肿

脊髓和硬膜外血肿罕见，但却是局部麻醉后极其严重的并发症。硬膜外血肿在神经轴突麻醉中的发病率低于 1：150 000，而在脊髓麻醉中的发生率为 1：2 200 000[67]。硬膜外和脊髓血肿更可能发生在凝血异常的患者中，无论是与疾病相关的还是药物治疗的结果[64]。因此，在神经轴突麻醉之前必须检查凝血功能，因为凝血功能的改变是置管的绝对禁忌。在拔除导管之前，必须检查凝血功能，对于使用预防性抗凝药物的患者，在拔出导管前制定严格的方案，并针对所使用的抗凝药物提出建议[63]。

硬膜外血肿可导致脊髓神经受压，造成不同程度的不可逆损伤。血肿的症状包括剧烈的背部和腿部疼痛以及运动无力和 / 或括约肌功能障碍[64]。对这些症状的识别可能会延迟，直到麻醉作用消失之后。在出现这种症状的情况下，迫切需要立即提供医疗援助。如果减压发生在 8～12 小时内，神经系统的损伤将得到很大的改善，因此，应进行快速神经成像，如计算机断层扫描或磁共振成像扫描，以评估血肿的位置、大小和程度[64]。

实践提示

在拔除硬膜外导管时必须小心，因为报告硬膜外血肿的病例中有一半是与导管拔除有关。监测硬膜外拔除后患者的感觉观察对于评估并发症尤其重要，尤其是在凝血异常的患者中。

（5）硬膜穿刺后头痛

硬膜后穿刺头痛是介入性神经轴阻滞[68]的并发症，是产科人群腰麻后最常见的并发症[69]。如果脊髓或硬膜外针意外刺破硬脑膜导致脑脊液漏，这可能会引起硬膜后穿刺头痛。脑脊液的生成速度为每分钟约 0.3ml[68]。虽然头痛的确切机制是理论上的，但专家认为，硬膜被刺破引起脑脊液的丧失与头痛症状之间有明确的关系，简单地说，脑脊液丢失破坏了大脑的平衡[68]。

这种情况的保守治疗方式包括协助患者充分卧床休息，维持足够的水合作用，并遵医嘱给予处方药物，如止痛药和咖啡因。硬膜外血液补片可用于治疗硬脑膜穿刺后头痛。这是通过抽取大约 10ml 自体血液，并将其注射到硬膜外空间，就是硬膜被刺破的地方。血液覆盖硬脑膜穿刺区，防止脑脊液进一步渗漏[69]。

（六）恶心呕吐的管理

术后恶心呕吐（postoperative nausea and vomiting, PONV）是患者和临床医生都非常关注的，并影响多达三分之一的接受麻醉的患者。作为最不愿意被看到术后并发症，术后恶心呕吐也可导致其他并发症，如伤口裂开，误吸，颅内压升高和心血管需求增加。对于一些患者来说深呼吸，额头上覆盖凉毛巾和安抚患者可以缓解恶心，然而，对于大多数术后患者，药物干预是必要的。表 26.6 列出了治疗恶心呕吐的常用药物制剂。

（七）体温调节

身体是一个高度敏感的系统，它能维持热量生产和热量损失之间的平衡。这包括一个复杂的反馈系统，它感知信息传入，将它们与中枢获得的信息进行比较，并发送反射信息，使患者在寒冷时血管收缩或患者发热时血管舒张。麻醉过程和手术室环境，体表暴露，开放的体腔，抑制体温调节中枢和药物导致血管扩张的出现，均会导致患者出现低体温。非有意或计划外低温被定义为低于 36℃[70]的核心温度，分为三类：轻度（34～36℃）、中度（30～34℃）和严重（≤30℃）[71]。与第 23 章所讨论的暴露性体温过低不同，非有意或计划外体温过低通常在轻度范围内，但仍然具有破坏性的后果，并且与术后患者死亡率的增加有关[72]。这种情况下的后遗症可能包括感染、伤口愈合不良、意外心脏事件、药物代谢改变、凝血障碍和术后不适增加[44]。

低体温的病理生理改变包括氧和血红蛋白移位，氧需求增加和血管收缩，以掩盖低循环血容量。认识到这些影响，护理时应该包括给患者复温，补充氧气以及在复温过程中密切监测血压，因为随着血管收缩的逆转，患者可能会出现低血压。同时需要精确的温度测量反映患者的核心温度，并且可以使用外部加热装置复温（详见第 23 章）。

> **实践提示**
>
> 在复温过程中，患者在体温开始升高之前会先有体温的下降。这并不意味着第一次体温读数是不准确的，相反，它是一种现象，称为"再下降"发生在低温患者复温过程中。

（八）手术后的肥胖患者

肥胖的发生正在持续增长[73]，因此肥胖患者在术后期间的管理值得深入探讨。经历麻醉的肥胖患者在麻醉术后会有一些特殊需求，不论他们是否经历手术过程。例如，心血管疾病的频繁发生提示心电监护在麻醉恢复期间是十分必要的。对于每一个术后患者来说，血流动力学的评估和监测是非常重要的，要想获得准确的血压数值，使用合适血压袖带非常重要。

肥胖患者镇静过深的风险较高，因为许多麻醉药物都是亲脂性的，而肥胖患者的新陈代谢较慢。由于呼吸功能受损，阿片类药物应谨慎使用，并应考虑使用非甾体抗炎药、局部麻醉或口服镇痛等其他疼痛管理策略[74]。

肥胖患者的准确评估和管理包括静脉血栓、压力性损伤的预防。穿着型号合适的抗血栓弹力袜，避免发生止血带效果。了解手术过程和术中体位有助于帮助评估术中压力性损伤的迹象。静脉通道应密切监测，因为对于这组患者来说建立静脉通路常常是很有难度的。

术后期间最重要的事情就是评估患者的呼吸功能。患者的肥胖程度和肺部并发症的发生率和危险程度有直接的关系[75]。由于解剖学特征，气道管理是有困难和风险的，例如舌头肥大、咽部过大、颚部软组织损伤，使得面罩给氧非常困难。

肥胖患者的呼吸动力学也发生了改变。氧气

表 26.6
术后恶心和呕吐的药物干预[44]

药品（受体位点）	剂量[a]	持续时间	不良反应	使用建议和意见
氟哌利多（多巴胺）	成人：0.625～1.25mg 静脉注射	12～24 小时	镇静、低血压、锥体外系症状	剂量太大或者重复给药间隔时间太短会导致镇静和锥体外系症状和 QT 间期延长
丙氯哌嗪（多巴胺）	成人：5～10mg 肌肉注射或者静脉注射；25mg 灌肠 儿童[b]：0.13mg/kg 肌肉注射，0.2mg/kg 口服每天 2～3 次，0.1mg/kg 灌肠每天 3～4 次	静脉给药，肌肉注射，口服给药可维持 2～6 小时；灌肠给药可维持 12 小时	镇静、低血压、锥体外系症状	有效的一线用药
异丙嗪（多巴胺、组胺、乙酰胆碱）	成人：6.25～25mg 肌肉注射，静脉注射或者口服 儿童（年龄≥2 岁）：0.25～0.5mg/kg 静脉注射，肌肉注射，灌肠给药[c]	4 小时	镇静、低血压、锥体外系症状	对晕车或手术影响前庭功能的患者有益
苯海拉明（组胺、乙酰胆碱）	成人：12.5～50mg 肌肉注射，静脉注射 儿童（年龄≥2 岁）：1mg/kg 静脉注射或者口服（小于 6 岁的儿童最大剂量不超过 25mg）	4～6 小时	镇静，口干，视物模糊，尿潴留	对晕车或手术影响前庭功能的患者有益
甲氧氯普胺（多巴胺）	成人：10～20mg 静脉注射 儿童：0.15～0.25mg/kg 静脉注射	6～8 小时	镇静、低血压、锥体外系症状	增加胃肠动力；对胃潴留引起的恶心或呕吐有比较好的治疗效果；降低剂量至 5 毫克以减少肾损伤；考虑苯海拉明预防儿童锥体外系的症状
昂丹司琼（5-羟色胺）	成人：4mg 静脉注射；4、8mg 口服分解片（ODT）或晶片 儿童：0.05～0.1mg/kg 静脉注射	超过 24 小时	头痛、头晕、便秘	治疗呕吐比恶心效果更好，在麻醉恢复室应用 2mg 可以有效治疗术后恶心呕吐
格拉司琼（5-羟色胺）	成人：1mg 静脉注射给药大于 30 秒 儿童：不适用	超过 24 小时	头痛、头晕	治疗呕吐效果比恶心效果更好
帕洛诺司琼（5-羟色胺）	成人：0.075mg 静脉注射	24 小时	头痛、便秘	在麻醉诱导前立即给药，可以延长药物作用时间
东莨菪碱（乙酰胆碱）	成人：1.5mg 透皮贴剂 儿童：不适用	72 小时[d]	镇静，口干，触觉障碍，烦躁混乱，方向障碍，幻觉	适用于晕车或接受前庭手术的患者；提前 4 小时使用
地塞米松	成人：4～10mg 静脉注射 儿童：0.5～1mg/kg 静脉注射	超过 24 小时	注意糖尿病患者的血糖变化，注意液体潴留，尤其是心脏病患者	在健康患者中一般耐受性良好；起效时间可能比较长（几小时），因此需要在麻醉诱导前给药
阿瑞吡坦胶囊	成人：麻醉前 1～3 小时口服 40mg	超过 24 小时	通常耐受性好	仅限口服预防；服用华法林的患者谨慎使用；可降低口服避孕药的有效性

[a] 除非另有说明，每种止吐剂的儿科剂量不应超过成人剂量。

[b] 体重超过 10kg 或年龄在 2 岁以上的儿童。尽快从肌肉注射给药方式变成口服给药。
通过灌肠给药，根据孩子的体重给药间隔为 8～24 小时不等。

[c] 年龄小于 12 岁的儿童，最大给药剂量不超过 12.5mg。

[d] 24 小时后取出，用于预防或治疗术后恶心和呕吐。指导患者彻底清洗皮贴部位和手部。

Adapted from: O'Brien D. Postanesthesia care complications. In: Odom-Forren J, ed. Perianaesthesia nursing: A critical care approach. St Louis: Elsevier; 2013, with permission.

的过度消耗和二氧化碳的产生对呼吸系统的机制产生了重要影响。通过提高分钟通气量来排出脂肪代谢过程中产生的二氧化碳以及活动及呼吸产生的多余二氧化碳，从而维持正常的二氧化碳分压[76]。胸壁顺应性降低也会产生额外的呼吸做功。特别是当胸壁重力超过肺泡闭合能力的时候，功能残余量也会降低，因此导致小气道闭合、通气灌注失调、后续缺氧等[76]。术后的肺功能及容量的降低一般持续5天，急性的气道梗阻多发生在这个阶段[76]。

如果患者的心血管状态稳定，最好让肥胖患者坐着。因为如果胸壁的重力超过肺泡的闭合能力，肺泡就会塌陷，产生缺氧。当患者坐位时，胸壁重力减轻可以产生更大的潮气量。如果患者有低血压情况，就需要和医生讨论评估哪种情况对患者来说更危险，同时可能需要中凹位（头高脚高位）来维持循环稳定了。为患者提供支持保证患者可以维持直立坐位是十分必要的。使用义齿也会有助于维持上呼吸道的开放。

四、特殊的术后并发症的评估及管理

（一）喉痉挛

喉痉挛是由喉上神经刺激引起的喉部肌肉不自主的强烈痉挛[77]。幼儿患者比成人更容易出现这种情况，1～3个月的婴儿最容易发生[77]。喉痉挛可以导致部分或完全气道梗阻[78]，后者发生率低。为预防这种情况的发生，应在患者深度睡眠或是完全清醒时（不要介于这两种情况之间）拔出插管，因为声带上的液体或分泌物会导致以上情况的发生。

治疗喉痉挛的方法包括轻微的正压通气，轻推下颌、静脉注射利多卡因（1～1.5mg/kg）[79]。如果缺氧情况加重，需要静脉注射琥珀胆碱（0.5～1mg/kg）或罗库溴铵（0.4mg/kg）进行麻醉同时进行控制通气。喉痉挛的症状和体征包括吸气时的喘鸣、呼吸困难、患者疲乏或大汗、上呼吸道听诊时可听到杂音。术后患者通常有足够的氧储备，轻度喉痉挛可能或没有低氧的症状。这种情况的治疗需要让患者坐起来促进通气，补充氧气、轻柔的吸引上呼吸道、同时提供气道支持[78]。让患者安心非常重要，因为焦虑会使情况恶化。

（二）非心源性肺水肿

肺水肿被定义为肺水增多，非心源性肺水肿是指心脏在没有器质性病变的情况下，肺积水增加。在麻醉恢复期非心源性肺水肿的发生是由于上呼吸道的梗阻，例如喉痉挛[80]、静脉注射纳洛酮、神经肌肉阻滞[81]、严重缺氧等[44]。在年轻男性运动员中，非心源性肺水肿的发生可能与上呼吸道梗阻[82]时产生胸腔负压有关，因为横膈收缩时阻碍声门闭合或半闭合[77]。肺水肿的严重情况与吸气时的胸腔负压程度相关[82]。在上呼吸道梗阻发生1小时内，肺水肿的表现即可出现，也可能在6小时后出现[44]。患者随即可能会发展成呼吸窘迫、呼吸急促、咳嗽、气短、氧饱和度突然下降、咳粉红色泡沫痰等[44]，可能会伴随生命体征的改变。

快速诊断和治疗对缓解呼吸道并发症至关重要。这种情况的治疗方式包括给患者提供氧疗。可以给患者提供持续气道正压通气，如果患者需要人工气道，给以行气管插管和机械通气，从而给予呼气末正压[44]。如要进一步了解气管插管患者的氧合和护理情况，请详见第15章。

（三）声门下水肿／气管插管后喉鸣

声门下水肿或气管插管后的喉鸣是继发于喉痉挛的并发症，通常发生在拔管后3小时。虽然这种情况可能也发生在成年人身上，但更最常见于1～4岁年龄组。通过允许气管插管周围轻微的气体泄漏，可以降低儿童声门下水肿发生的风险。

声门下水肿的症状和体征包括吸气性喘鸣、呼吸受限、声音嘶哑、喘鸣样呼吸和哮吼样咳嗽，患者还常出现焦虑和不安的情绪。氧气湿化有助于减少气道水肿，雾化吸入外消旋肾上腺素也有助于缓解声门下水肿。如果需要额外的治疗，可以使用氦氧混合物或应用地塞米松[44]。

（四）支气管痉挛

痉挛是一种下气道梗阻，其特点是平滑肌痉挛收缩，导致支气管和细支气管狭窄。一般情况下，支气管痉挛会发生于先前存在肺部疾病的患者中，如哮喘或慢性阻塞性肺疾病患者。但它也可以在健康的患者中出现，如过敏或误吸。因此，如果患者没有肺部的病变而发生痉挛，护士应高度的怀疑患者是否有过敏或误吸。

支气管痉挛的症状和体征包括咳嗽、听诊时明显的哮鸣音、呼吸音粗、胸部凹陷、辅助呼吸肌的参与、呼吸周期的延长、高血压和心动过速。护士应该让患者坐起来，提供氧气吸入，要求医疗援助，并使患者安心。

针对这类患者的初步管理包括尽可能去除病因，如果情况允许的话，应根据支气管痉挛的病因[44]、具体症状和严重程度来采取治疗措施。这包括湿化氧疗、β-2 肾上腺素激动剂的应用、气管插管和间歇正压通气以及抗生素的使用。也可以使用抗组胺和类固醇类药物[44]。

（五）吸入性肺炎

门德尔松综合征，于 1946 年首次报道[83]，肺部误吸了胃内容物，导致严重的肺部并发症。患者的术前准备包括禁食，旨在最大程度的降低误吸的风险。伴有胃食管反流疾病的怀孕女性、肥胖或未禁食的患者都有较高的吸入性肺炎的风险[83]。

吸入性肺炎后病情进展快，从没有症状和非常轻微的症状到支气管肺炎和可能发展的急性呼吸窘迫综合征[83]。病情进展包括几方面的原因，吸入物质的酸碱性质、吸入量、是否有固体颗粒等[83]，症状包括呼吸暂停、心动过速、咳嗽、可能发生支气管痉挛[44]，也可表现为隐性，如果支气管痉挛发生在健康患者身上就需要做进一步检查。

（六）麻醉状态下意识

麻醉意识是麻醉需求与代谢不平衡的结果，不是常见的麻醉并发症，只占手术患者的 0.1%～0.2%。经历过麻醉状态下意识的患者说他们感觉到瘫痪，可以感知到谈话过程、手术操作等，除此以外还伴随无助、害怕、疼痛的感觉。麻醉深度的评估是通过生命体征的监测来判断的，然而对某些患者来说这些是不可靠的[84]。目前不断有新证据表示麻醉意识可以导致创伤后应激障碍[85, 86]，所以对有这些情况的患者进行适当的管理是十分必要的。

如果患者从麻醉中醒来，并且说明他们在麻醉中有意识，我们应向患者提供安慰和支持，向患者解释手术已经完成，他们是安全的，并立即联系麻醉师。非常重要的一点是不要忽视患者的意见或者以任何方式反驳他们。他们的意见需要认真对待，准确记录在护理记录单上，并通过医院的不良事件报告系统进行记录。

（七）突发谵妄

谵妄是一种常见的现象，可能发生在术后期间[87]。轻度患者可能表现为焦躁不安、迷失方向、言辞错乱、举止行为异常，也可称之为兴奋型[44]。突发性谵妄的症状还可能包括出现幻觉、对外界刺激反应过激和多动症等症状，患者多伴有尖叫和抽搐[44, 87]。在评估时，患者的眼睛出现呆滞，他们不回应口头对话。高分贝的音量往往会使局势恶化，因此建议使用冷静、自信的语音、语调。

同最近遭受悲剧事件或者丧亲之痛、严重的术前焦虑、药物依赖或精神疾病病史或最近应用某些药物包括氯胺酮、氟哌利多、阿片类药物、苯二氮䓬类药物、东莨菪碱、阿托品或大剂量甲氧氯普胺的成人一样，儿童谵妄的发病率也是很高的[44]。

突发谵妄的临床管理包括保护患者不会自伤，以及医务人员确保自身的安全。在评估谵妄患者时，我们需要知道谵妄行为可能会引发缺氧。如果出现谵妄的原因经一查明，就应该针对病因进行治疗。治疗过程中可能需要镇静剂[44]。临床证据也表明，突发谵妄在服役军人中出现的几率越来越高[88]。

如果事先预估患者容易出现谵妄，可以在病床上放置棉垫以及安装床挡等安全保护装置来预防患者坠床、撞伤、跌伤，以确保其安全恢复，并确保充足的人力资源来保证必要时对患者进行约束。

实践提示

术后谵妄通常持续 20 分钟左右，患者会再次入睡，并在醒来以前对谵妄事件没有任何记忆。

（八）延迟苏醒

从麻醉中苏醒过来的时间因人而异，可能取决于多种因素，包括麻醉类型和手术时间[89]。有时候，患者苏醒的时间可能比预期的要慢[44]，这可能是由于多种因素造成的[89]。

延迟苏醒可能发生在一个正在重症监护室恢复的患者身上，也可能是患者转入重症监护室的原因。延迟苏醒最常见的原因是麻醉和麻醉药物相关的，但也可能是药物代谢的并发症引起的，包括低血糖、低钠血症、低钙血症、低镁血症、高碳酸血症、低氧血症、低体温、低容积血症或神经损伤[44]。主要的治疗集中在维持气道、呼吸和循环支持，并且积极寻找原因[89]。

（九）恶性高热

恶性高热是一种罕见的，灾难性的，通常是致命的综合征，由挥发性麻醉药和琥珀胆碱触发[90]。这是一种常染色体显性的骨骼肌紊乱，仅发生在基因易感的人类身上[90]。这种疾病的发生率在1∶3 000到1∶5 000之间[91]。病死率从20世纪70年代的70%下降到2006年的10%以下[92]。虽然其发病机制相对较清楚，但在发病时间和临床症状和体征的表现方面有很大的差异[93]。

虽然大多数恶性高热发生在麻醉后30分钟内，因此可以在手术室中观察到以及采取相应的治疗，但有些患者可能在术后12小时内出现症状延迟[92]。在某些情况下，延迟发作阻碍了及时的辨别和采取积极的治疗[93]。术后出现发热症状的患者应该考虑恶性高热的情况。对于那些在手术后出院回家出现发热症状，又很快回到医院急诊科的患者来说，恶性高热是一个特别重要的考虑因素[90]。

在恶性高热中，细胞内骨骼肌的生化缺陷和触发剂的暴露导致肌浆网释放过多的钙。由此产生的高浓度血钙导致了剧烈的骨骼肌收缩，进而导致热量的产生，增加了氧气消耗，增加了二氧化碳的生产[91]。恶性高热是一个循环过程，释放热量并产生乳酸[94]。细胞膜破坏导致钾、磷酸盐、镁和肌红蛋白渗漏到胞外液中，导致血清水平增高[95]。恶性高热的早期症状包括心动过速、呼吸急促、出汗、呼气末二氧化碳水平升高、高热和可能的肌肉痉挛[96]。恶性高热的治疗详见框26.2。

丹曲林钠，是一种骨骼肌松弛剂，通过减少肌浆网释放的钙量，从而逆转恶性高热。静脉注射丹曲林钠在治疗恶性高热中的初始剂量为2.5mg/kg，无论年龄大小，没有上限[97]。丹曲林钠静脉给药的半衰期为5小时；有些患者在24小时内可能需要高达30mg/kg的剂量[98]。因为大约有25%的患者会出现症状复发，所以需要在最初的24～48小时内应用丹曲林钠超过6小时，应用剂量为1mg/kg[99, 100]。

框26.2

恶性高热的治疗
- 立即停止诱发因素
- 给予纯氧和高通气治疗
- 寻求紧急帮助
- 与手术室联系，以获得麻醉师的专业帮助
- 应用丹曲林钠，作为处理剂，剂量为2.5～10mg/kg
- 通知药剂科备好充足的丹曲林钠
- 使用积极的降温措施，以防止患者达到40.6℃的热临界水平
- 积极采取措施预防心律失常和电解质失衡的发生
- 评估心功能、尿量和颜色（可能需要导尿）

Adapted with permission from:

Hooper VD. Care of the patient with thermal imbalance. In: Odom-Forren J, ed. Perianesthesia nursing: A critical care approach. 6th ed. St Louis: Elsevier; 2013

Hirshey Dirksen S, Van Wicklin S, Ledrut Mashman D, Neiderer P, Merritt D. Developing effective drills in preparation for a malignant hyperthermia crisis. AORN 2013; 97(3): 330-52.

实践提示

由于相容性问题，丹曲林钠必须应用灭菌注射用水溶解。溶解的丹曲林钠是高碱性的（pH 9.5），因此必须注意防止液体外渗。应用这种药物的患者应该监测静脉炎。

五、术后患者转移的护理：出院到住院病房

毫无疑问，患者术后立即需要高质量、安全的护理来监测和/或预防各类严重的并发症[101]。许多因素影响着患者对麻醉和手术的反应，因此每个患者的住院时间将有所不同[101]。

为此，大多数麻醉恢复室有严格的出院标准，包括在患者出院前对患者生命体征、疼痛、意识状态、恶心呕吐以及护理计划的调整进行彻底评估[101]。这些标准用于确定患者何时准备出院转到病房，并且当非重症患者在重症监护室内从麻醉中恢复时，这些标准同样适用（表26.7）。重症患者术后由重症监护室的临床医师管理。

表26.7 术后患者出院标准	
意识状态	● 有意识，并能正确应答
呼吸功能	● 有气道自我保护能力 ● 呛咳反射 ● 呼吸频率大于 12 次 /min ● 停止吸氧 10 分钟后，吸空气能维持氧饱和度大于 95% ● 对于吸空气而氧饱和度小于 95% 的患者，是否需要补充氧气由临床医生决定
心血管功能	● 生命体征需要在正常范围内，并考虑到患者的术前生命体征。心率和血压的数值 　应在术前的 20% 以内 温度 ● 患者的核心温度应在 36℃至 37℃之间 疼痛 ● 患者应该是无痛的，或者疼痛处于可控制的水平
恶心和呕吐	● 应避免让患者出现恶心呕吐 ● 如果患者出现持续的恶心，可在与医务人员联络后返回病房，并给与适当的治疗 　和护理
伤口护理	● 敷料应干燥和完好 ● 引流管应注明引流量、日期和时间。应评估引流情况，避免出现过度引流 ● 剖宫产的妇女应评估其宫底高度。宫底高度应平于或低于脐的水平
神经系统和神经血管的观察	● 应在正常范围内
记录	● 护理文件用签字笔书写清晰 ● 确保医护人员记录医嘱和护理文件准确客观

总结

　　综上所述，接受过麻醉和外科手术的患者很容易出现多种不同的并发症。尽管他们可能不是危重症患者，但手术后立即转入重症监护室的患者需要密切监护和观察。对这些并发症的重视、了解和理解，将使护士在术后为患者提供更安全的治疗和护理。

案例学习

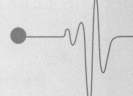

　　Jones 先生，62 岁，男性，在工作场所摔倒后，他的左胫骨和腓骨出现了复合性骨折。他曾经有过一次麻醉史，没有不良事件，家族史里也没有麻醉相关的并发症。由于他既往不稳定的心绞痛和慢性阻塞性肺疾病（COPD）的病史，他被送到重症监护室进行专门的心脏和呼吸监测和护理。患者接受了全身麻醉。在麻醉诱导过程中使用了异丙酚，用一氧化二氮和异氟醚维持麻醉。手术过程顺利，并于 19：30 转入重症监护室。夜间患者继续给与气管插管接呼吸机辅助呼吸，如果第二天病情稳定，医生计划给与拔除气管插管。患者心律正常，无心肌缺血发作。在 19：50，患者出现心动过速，血压升高，且呼气末二氧化碳水平迅速从 36mmHg 上升到 59mmHg。护理人员增加了患者呼吸机的呼吸频率并联系了医生，但是在 20：5 时二氧化碳浓度继续上升到 75mmHg。随后，护理人员和医生都注意到，患者摸起来很热，而且肌肉骨骼僵硬。此时诊断为恶性高热。食管的温度探头测得的温度为 39.2℃。在 20：15 时给予 2.5mg/kg（180mg）丹曲林钠，效果良好。在 20：25，患者体温开始下降，二氧化碳的浓度为 45mmHg,心率和血压逐步下降,骨骼肌僵硬有所缓解。之后每间隔 6 小时一共给予三剂丹曲林钠(1mg/kg),直待患者病情平稳。

讨论

恶性高热是患者在围术期最优先考虑的问题,但患者一旦离开手术室,诊断可能会更加困难,也更难辨别。患者在整个手术过程中都有常规的血气检查,虽然这种情况是由于手术中使用的挥发性麻醉剂引起的,但这些症状直到手术结束后才出现。恶性高热最容易发生在手术室,然而,它也可能在麻醉恢复室中出现,也可能在术后 12 小时内出现[92],因此护理术后患者的重症监护室护士需要充分了解这一情况。

问题

1. 描述恶性高热的发病机制。
2. 讨论本病例研究中描述的与患者有关的恶性高热的危险因素。
3. Jones 先生有哪些体征和症状与恶性高热相一致?

相 关 研 究

Karadag M, Iseri OP. Determining health personnel's application trends of new guidelines for perioperative fasting: findings from a survey. J Perianesthes Nurs 2014;29(3):175–84[102]

介绍:一个多世纪以来,患者在手术前 6~8 小时禁食、禁水一直是常规做法。尽管许多现代医院都采取午夜后禁食的做法。

目的:本研究的目的是确定医务人员应用新准则进行术前禁食的趋势。

材料与方法:这项描述性研究的研究样本由 73 名护士和医生组成,他们在研究进行期间在外科诊所工作,并同意参与研究。研究数据是由研究人员设计的问卷收集的。

结果:在纳入研究组的健康人员中,43.8% 的人在午夜后仍坚持禁食,34.2% 的人在术前 8 小时停止进食固体食物,5.5% 的人在术前 6 小时停止进食固体食物,34.2% 的人在术前 4 至 8 小时停止进食透明且带有颗粒的液体。美国麻醉师学会的"2-4-6-8 规则"在医护人员中的依从率很低。

结论:这项研究是在一家医院进行的,是根据医务工作者的陈述进行的。因此,本研究的结果在性质上具有启发性,不能一概而论。我们建议采取更大的样本量进行研究,并确定患者术前实际禁食时间。

评论

禁食是一种行之有效的做法,可以有效防止手术中发生胃内容物的误吸。然而,围术期禁食对患者来说是痛苦的,可能导致头痛、不安、脱水、低容积血症和低血糖症。也可能导致术后恶心[103]。目前有一项研究表明,可能不需要通宵禁食,患者可以在术前 2 小时内摄入透明液体(最多 150ml),对胃内容物或胃 pH 没有影响[104]。根据 2-4-6-8 小时规则制定了新的术前禁食指南:2,在麻醉诱导前 2 小时内不可以饮水;4,婴儿和儿童在手术前 4 小时内不可以进食母乳;6,手术前 7 小时内不可以食用固体、轻质食物、牛奶及含奶饮品;8 手术前 8 小时内不可以进食肉类等较重食物。尽管有这些具体的操作指南,但从午夜开始禁食仍然是世界许多地区的普遍做法。

在这项研究中,Karadag 和 Iseri 着重于描述医务人员应用新准则进行术前禁食的趋势[102]。他们的目标是一所医院的所有人员,以及外科诊所工作 73 名护士和医生共同参与;大多数(68.5%)的被调查者是护士。没有提供更多关于所调查样本的条件要求(如医院的大小,外科病床的数量)。本研究的回复率也未提供,因此本研究可能只反映本组织内少数人的意见。研究人员们自己开发数据采集仪器,并且在使用前进行了测试和修改。

　　几乎有一半（43.8%）的被调查者在午夜后仍然坚持禁食。大约三分之一（34.2%）的患者在手术前 8 小时停止食用固体食物，只有少数（5.5%）的患者在术前 6 小时停止进食。对儿童采取了更开放的态度。目前还没有由专科医生指导的针对术前禁食的相关制度。

　　这项研究结论支持了现有的文献，这些文献表明保守的方法将继续在全世界的医疗机构中使用[105]。作者在本文中强调的是，目前基于证据的建议与临床实践之间存在着差距。这项研究背后的科学原理简单明了，清晰地描述了一个机构的问题，并再次印证了其他机构的发现。令人惊讶的是，作者没有利用这个机会去解释是在个人层面还是组织层面推动了这种临床实践。据推测，作者认为术前禁食是一个可以通过临床实践改变的领域，但在这项研究中没有纳入数据收集，以帮助他们识别行为改变的目标干预措施。这是最近发表的研究；结合各种文献知识和科学实验研究，可以有助于推进临床工作进一步发展。

学习活动

1. 如果患者出现急诊谵妄你如何认识？
2. 成人和儿童均能发生喉头水肿。喉头水肿可发生在拔除气管插管后的 3 小时，成人发生喉头水肿的症状和体征是什么？
3. 肥胖患者在急性外科手术特殊的考虑评估。你对这种特殊患者人群会做什么特殊的评估？

在线资源

American Society of Anesthesiologists, www.asahq.org

American Society of PeriAnesthesia Nurses, www.aspan.org

Association of Anaesthetists of Great Britain and Ireland, www.aagbi.org

Association of PeriOperative Registered Nurses, www.aorn.org

Australian College of Operating Room Nurses, www.acorn.org.au

Practice guidelines for postanesthetic care: an updated report by the American Society of Anesthesiologists Task Force of Postanesthetic Care, www.guideline.gov/content.aspx?id=43896

Operating Room Nurses Association of Canada, www.ornac.ca

扩展阅读

British Journal of Anaesthetic and Recovery Nursing

Journal of PeriAnesthesia Nursing

Odom-Forren J (ed). Drain's perianesthesia nursing: A critical care approach. 6th ed. St Louis: Elsevier; 2013.

Strunden MS, Heckel K, Goetz AE, Reuter DA. Perioperative fluid and volume management: physiological basis, tools and strategies. Ann Intensive Care 2011;1(1):2.

参考文献

1 American Society of PeriAnesthesia Nurses. ASPAN's history timeline, <http://www.aspan.org/AboutUs/History/tabid/3146/Default.aspx#Beginning>; 2012.

2 Schick L. Assessment and monitoring of the perianesthesia patient. In: Odom-Forren J (ed). Perianaesthesia nursing: A critical care approach. 6th ed. St Louis: Elsevier; 2013.

3 Mullen R, Scollay J, Hecht G, McPhillips G, Thompson A. Death within 48h – adverse events after general surgical procedures. Surgeon 2012;10(1):1–5.

4 Australian Commission on Safety and Quality in Healthcare. National consensus statement: Essential elements for recognising and responding to clinical deterioration. Sydney: ACSQHC; 2010, pp 1-20.

5 de Vries EN, Ramrattan MA, Smorenburg SM, Gouma DJ, Boermeester MA. The incidence and nature of in-hospital adverse events: a systematic review. Qual Saf Health Care 2008;17(3):216-23.

6 Drain CB. Inhalation anesthesia. In: Odom-Forren J, ed. Perianesthesia nursing: A critical care approach. 6th ed. St Louis: Elsevier; 2013.

7 Butterworth J, Mckey D, Wasnick J. The practice of anesthesiology. In: Butterworth J, Mackey D, Wasnick J, eds. Morgan and Mikhail's clinical anesthesiology. 5th ed. New York: McGraw-Hill; 2013.

8 Loryan I, Lindqvist M, Johansson I, Hiratsuka M, van der Heiden I, van Schaik RH et al. Influence of sex on propofol metabolism, a pilot study: implications for propofol anesthesia. Eur J Clin Pharmacol 2012;68(4):397-406.

9 Smith S, Scarth E, Sasada M. Drugs in anaesthesia and intensive care. 4th ed. Oxford: Oxford University Press; 2011.

10 Drain CB. Nonopioid intravenous anesthetics. In: Odom-Forren J, ed. Perianesthesia nursing: A critical care approach. 6th ed. St Louis: Elsevier; 2013.

11 Bandschapp O, Filitz J, Ihmsen H, Berset A, Urwyler A, Koppert W et al. Analgesic and antihyperalgesic properties of propofol in a human pain model. Anesthesiology 2010;113(2):421-8.

12 Frolich MA, Price DD, Robinson ME, Shuster JJ, Theriaque DW, Heft MW. The effect of propofol on thermal pain perception. Anesth Analg 2005;100(2):481-6.

13 Cies J, Moront M, Parker J, Ostrowicki R, DaSilva S. Use of etomidate for rapid sequence intubation (RSI) in pediatric trauma patients: a national survey. Crit Care Med 2013; 12 (Suppl):A236.

14 Flynn G, Shehabi Y. Pro/con debate: is etomidate safe in hemodynamically unstable critically ill patients? Crit Care 2012;16(4):227.

15 Yang HS, Kim T-Y, Bang S, Yu G-Y, Oh C, Kim S-N et al. Comparison of the impact of the anesthesia induction using thiopental and propofol on cardiac function for non-cardiac surgery. J Cardiovascular Ultrasound 2014;22(2):58-64.

16 Drain CB. Opioid intravenous anesthetics. In: Odom-Forren J, ed. Perianesthesia nursing: A critical care approach. 6th ed. St Louis: Elsevier; 2013.

17 Gandhi K, Baratta JL, Heitz JW, Schwenk ES, Vaghari B, Viscusi ER. Acute pain management in the postanesthesia care unit. Anesthesiol Clin 2012;30(3):e1-15.

18 McKeen MJ, Quraishi SA. Clinical review of intravenous opioids in acute care. Journal of Anesthesiology & Clinical Science [Internet]. 2013; 2.

19 Bujedo BM, Santos SG, Azpiazu AU. A review of epidural and intrathecal opioids used in the management of postoperative pain. J Opioid Manag 2012;8(3):177-92.

20 Howlett C, Gonzalez R, Yerram P, Faley B. Use of naloxone for reversal of life-threatening opioid toxicity in cancer-related pain. J Oncol Pharm Pract 2014 Sep 16. pii: 1078155214551589.

21 Barone CP, Walthall B, Fenton M, Tinsley M, Fikes BD. Better pain relief in the PACU. OR Nurse 2010;4(1):21-6.

22 Simon MV. Intraoperative neurophysiology. New York: Demos Medical Publishing; 2010.

23 Banchs RJ, Lerman J. Preoperative anxiety management, emergence delirium, and postoperative behavior. Anesthesiol Clin 2014;32(1):1-23.

24 Lu F, Lin J, Benditt DG. Conscious sedation and anesthesia in the cardiac electrophysiology laboratory. J Cardiovasc Electrophysiol 2013;24(2):237-45.

25 Gan TJ, Diemunsch P, Habib AS, Kovac A, Kranke P, Meyer TA et al. Consensus guidelines for the management of postoperative nausea and vomiting. Anesth Analg 2014;118(1):85-113.

26 Farooq K, Hunter JM. Neuromuscular blocking agents and reversal agents. Anaesthesia and Intensive Care Medicine 2014;15(6):295-9.

27 Patton KT, Thibodeau GA. Anatomy and physiology. 7th ed. St Louis: Mosby; 2010.

28 Butterworth J, Mackey D, Wasnick J. Neuromuscular blocking agents. In: Butterworth J, Mackey D, Wasnick J, eds. Morgan and Mikhail's clinical anesthesiology. 5th ed. New York: McGraw-Hill Medical; 2013.

29 Naguib M, Kopman AF, Lien CA, Hunter JM, Lopez A, Brull SJ. A survey of current management of neuromuscular block in the United States and Europe. Anesth Analg 2010;111(1):110-9.

30 Drain CB. Neuromuscular blocking agents. In: Odom-Forren J, ed. Perianesthesia nursing: A critical care approach. 6th ed. St Louis: Elsevier; 2013.

31 Siedlecki SL. Pain and sedation. In: Carlson K, ed. Advanced critical care nursing. St Louis: Saunders; 2009.

32 Plaud B, Debaene B, Donati F, Marty J. Residual paralysis after emergence from anesthesia. Anesthesiology 2010;112(4):1013-22.

33 Murphy GS, Brull SJ. Residual neuromuscular block: lessons unlearned. Part I: definitions, incidence, and adverse physiologic effects of residual neuromuscular block. Anesth Analg 2010;111(1):120-8.

34 Brull SJ, Murphy GS. Residual neuromuscular block: lessons unlearned. Part II: methods to reduce the risk of residual weakness. Anesth Analg 2010;111(1):129-40.

35 Tsur A, Kalansky A. Hypersensitivity associated with sugammadex administration: a systematic review. Anaesthesia 2014;69(11):1251-7.

36 Ben Salem C, Badreddine A, Fathallah N, Slim R, Hmouda H. Drug-induced hyperkalemia. Drug Saf 2014;37(9):677-92.

37 Jat KR, Chawla D. Ketamine for management of acute exacerbations of asthma in children. Cochrane Database Syst Rev 2012;11:CD009293.

38 Nagelhout JJ. Basic principles of pharmacology. In: Odom-Forren J, ed. Perianesthesia nursing: A critical care approach. 6th ed. St Louis: Elsevier; 2013.

39 Friel CJ, Eliadi C, Pesaturo KA. Local anesthetic use in perioperative areas. Perioperative Nurs Clin 2010;5:203-14.

40 Segall N, Bonifacio A, Schroeder R, Barbeito A, Rogers D, Thornlow D et al. Can we make postoperative patient handovers safer? A systematic review of the literature. Anesth Analg 2012;115(1):102-15.

41 The Australian and New Zealand College of Anaesthetists. Statement on the handover responsibilities of the anaesthetist: bBackground paper. Melbourne: The Australian and New Zealand College of Anaesthetists, <http://www.anzca.edu.au/resources/professional-documents/pdfs/ps53bp-2013-statement-on-the-handover-responsibilities-of-the-anaesthetist-background-paper.pdf/view?searchterm=handover>; 2013 [accessed 25.04.14].

42 Wright S. Assessment and management of the airway, In: Odom-Forren J, ed. Perianaesthesia nursing: A critical care approach. 6th ed. St Louis: Elsevier; 2013.

43 Hedenstierna G. Oxygen and anesthesia: what lung do we deliver to the post-operative ward? Acta Anaesthesiol Scand 2012;56(6):675-85.

44 O'Brien D. Postanesthesia care complications. In: Odom-Forren J, ed. Perianaesthesia nursing: A critical care approach. St Louis: Elsevier; 2013.

45 Howie WO, Dutton RP. Implementation of an evidence-based extubation checklist to reduce extubation failure in patients with trauma: a pilot study. AANA J 2012;80(3):179-84.

46 Subbe C. Failure to rescue: using rapid response systems to improve care of the deteriorating patient in hospital Clinical Risk 2013;19(1):6-11.

47 Cooper S, Cant R, Sparkes L. Respiratory rate records: the repeated rate. J Clin Nurs 2014;23(9–10):1236-8.

48 Kasuya Y, Akca O, Sessler DI, Ozaki M, Komatsu R. Accuracy of postoperative end-tidal PCO_2 measurements with mainstream and sidestream capnography in non-obese patients and in obese patients with and without obstructive sleep apnea. Anesthesiology 2009;111(3):609-15.

49 Anderson M, Watson G. Traumatic shock: the fifth shock. Journal of Trauma Nursing, <http://eds.a.ebscohost.com.ezproxy-m.deakin.edu.au/ehost/detail?vid=4&sid=1306eb51-af87-4e3d-b582-06ca07c14ae3%40sessionmgr4002&hid=4202&bdata=JnNpdGU9ZWhvc3QtbGl2ZSZzY29wZT1zaXRl#db=ccm&AN=2012065447>; 2013 [accessed 16.07.14].

50 Malina P. Fluid and electrolytes. In: Odom-Forren J, ed. Drain's perianaesthesia nursing: A critical care approach. St Louis: Elsevier; 2013.

51 Strunden MS, Heckel K, Goetz AE, Reuter DA. Perioperative fluid and volume management: physiological basis, tools and strategies. Ann Intensive Care 2011;1(1):2.

52 Samaraee A, Rhind G, Saleh U, Bhattachacharya V. Factors contributing to poor post-operative abdominal pain management in adult patient: a review. The Surgeon 2010;8:151-8.

53 Bucknall T, Manias E, Botti M. Acute pain management: implications of scientific evidence for nursing practice in the postoperative context. Int J Nurs Pract 2001;7(4):266-73.

54 Hartog CS, Rothaug J, Goettermann A, Zimmer A, Meissner W. Room for improvement: nurses' and physicians' views of a post-operative pain management program. ACTA Anesthesiol Scand 2010;54(3):277-83.

55 Ulufer Sivrikaya G. Multimodal analgesia for postoperative pain management. In: Pain managment: Current issues and opinions. Rijeka, Croatia: InTech, <http://www.intechopen.com/books/pain-management-current-issues-and-opinions/multimodal-analgesia-for-postoperative-pain-management>; 2012.

56 Macario A, Royal MA. A literature review of randomized clinical trials of intravenous acetaminophen (paracetamol) for acute postoperative pain. Pain Pract 2011;11(3):290-6.

57 Apfel CC, Turan A, Souza K, Pergolizzi J, Hornuss C. Intravenous acetaminophen reduces postoperative nausea and vomiting: a systematic review and meta-analysis. Pain 2013;154(5):677-89.

58 Vickers MD, O'Flaherty D, Szekely SM, Read M, Yoshizumi J. Tramadol: pain relief by an opioid without depression of respiration. Anaesthesia and Intensive Care Medicine 1992;47(4):291-96.

59 Pasero C. Pain management. In: Odom-Forren J, ed. Perianaesthesia nursing: A critical care approach. 6th ed. St Louis: Elsevier; 2013.

60 Nikolajsen L, Haroutiunian S. Intravenous patient-controlled analgesia for acute postoperative pain. European Journal of Pain Supplements 2011;5(S2):453-56.

61 Australian and New Zealand College of Anaesthetists. Types of anaesthesia. Melbourne: Australian and New Zealand College of Anaesthetists, <http://www.anzca.edu.au/patients/types-of-anaesthestist> [accessed 22.08.14].

62 Moos D. Regional anaesthsia. In: Odom-Forren J, ed. Perianaesthesia nursing: A critical care approach. St Louis: Elsevier; 2013.

63 Weetman C, Allison W. Use of epidural analgesia in post-operative pain management. Nurs Stand 2006;20(44):54-64; quiz 6.

64 Butterworth J, Mackey D, Wasnick J. Spinal, epidural, and caudal blocks. In: Butterworth J, Mackey D, Wasnick J, eds. Morgan and Mikhail's clinical anesthesiology. 5th ed. New York: McGraw-Hill Medical; 2013.

65 Nagelhout J, Plaus K, eds. Nurse anesthesia. 4th ed. St Louis: Saunders; 2010.

66 Breen TW, Shapiro T, Glass B, Foster-Payne D, Oriol NE. Epidural anesthesia for labor in an ambulatory patient. Anesth Analg 1993;77(5):919-24.

67 Goswami D, Das J, Deuri A, Deka AK. Epidural haematoma: rare complication after spinal while intending epidural anaesthesia with long-term follow-up after conservative treatment. Indian J Anaesth 2011;55(1):71-3.

68 Shaparin N, Gritsenko K, Shapiro D, Kosharskyy B, Kaye D, Smith HS. Timing of neuraxial pain interventions following blood patch for post dural puncture headache. Pain Physician 2014;17(2):119-1125.

69 Karagucuchi M, Hashizume K, Watanabe K, Inoue S, Furuya H. Fluoroscopically guided epidural blood patch in patients with postdural headache after spinal and epidural anesthesia. J Anesth 2011;25(3):450-3.

70 Bernard H. Patient warming in surgery and the enhanced recover. Brit J Nurs 2013;22(6):319-25.

71 Mulry D, Mooney B. Prevention of perioperative hypothermia. WIN 2012;20(2):26-7.

72 Moola S, Lockwood C. Effectiveness of statagies for the management and/or prevention of hypothermia within the adult perioperative environment. Int J Evid Based Healthc 2011;9(4):337-45.

73 Mhyre J. Anaesthetic management for the morbidly obese pregnant woman. Int Anesthesiol Clin 2007;45(1):51-70.

74 Lloret-Linares C, Lopes A, Decleves X, Serrie A, Mouly S, Bergmann JF, et al. Challenges in the optimisation of post-operative pain management with opioids in obese patients: a literature review. Obes Surg 2013;23(9):1458-75.

75 Clifford T. Care of the obese patient undergoing bariatric surgery. In: Odom-Forren J, ed. Perianaesthesia nursing: A critical care approach. St Louis: Elsevier; 2013.

76 Mendon J, Pereiraa H, Xaráa D, Santosa A, Abelhaa F. Obese patients: respiratory complications in the post-anesthesia care unit. Rev Port Pneumol 2014;20(1):12-9.

77 Butterworth J, Mackey D, Wasnick J. Airway management. In: Butterworth J, Mackey D, Wasnick J, eds. Morgan and Mikhail's clinical anesthesiology. 5th ed. New York: McGraw-Hill Medical; 2013.

78 Drain CB. The respiratory system. In: Odom-Forren J, ed. Drain's perianaesthesia nursing: A critical care approach. 6th ed. St Louis: Elsevier; 2013.

79 Erb T, von Ungern-Sternberg B, Keller K, Frei F. The effect of intravenous lidocaine on laryngeal and respiratory reflex responses in anaesthetised children. Anaesthesia 2013;68:13-20.

80 Sharma S, Samplay M, Marshnay S. Pulmonary edema after thyroidectomy. Case report and review. Internet J Anesthesiol 2008;18:ISSN: 1092–406X.

81 Raiger LK, Naithani U, Vijay BS, Gupta P, Bhargava V. Non-cardiogenic pulmonary oedema after neostigmine given for reversal: a report of two cases. Indian J Anaesth 2010;54(4):338-41.

82 Tarrac S. Negative pressure pulmonary edema – a postanesthesia emergency. Journal of Peri-Anestheia Nursing 2003;18(5):317-23.

83 Wetsch WA, Spöhr FA, Hinkelbein J, Padosch SA. Emergency extracorporeal membrane oxygenation to treat massive aspiration during anaesthesia induction. A case report. Acta Anaesthesiol Scan 2012;56(6):797-800.

84 Russell IF. The ability of bispectral index to detect intra-operative wakefulness during isoflurane/air anaesthesia, compared with the isolated forearm technique. Anaesthesia 2013;68(10):1010-20.

85 Levinson C, Rodebaugh T, Bertelson A. Prolonged exposure therapy following awareness under anesthesia: a case study. Cognitive and Behavioral Practice 2013;20(1):74-80.

86 Leslie K, Chan MT, Myles PS, Forbes A, McCulloch TJ. Posttraumatic stress disorder in aware patients from the B-aware trial. Anesth Analg 2010;110(3):823-8.

87 Munk L, Hoist Andersen L, Gögenur I. Emergence delirium. J Periop Pract 2013;23(11):251-4.

88 McGuire J. The incidence of and risk factors for emergence delirium in U.S. military combat veterans. Journal of Peri-Anestheia Nursing 2012;27:236-45.

89 Saranagi S. Delayed awakening from anaesthesia. Internet J Anesthesiol, <http://eds.a.ebscohost.com.ezproxy-m.deakin.edu.au/ehost/detail?vid=15&sid=aec87267-0242-4080-b015-592069f17aac%40sessionmgr4003&hid=4103&bdata=JnNpdGU9ZWhvc3QtbGl2ZSZzY29wZT1zaXRl#db=ccm&AN=2010177084>; 2008 [accessed 6.07.14].

90 Cain C, Riess M, Gettrust L, Novalija J. Malignant hyperthermia crisis: optimizing patient outcomes through simulation and interdisciplinary collaboration. AORN 2014;99 (2):300-11.

91 Hirshey Dirksen SJ, Larach MG, Rosenberg H, Brandom BW, Parness J, Lang RS et al. Future directions in malignant hyperthermia research and patient care. Anesth Analg 2011;113(5):1108-18.

92 Hommertzheim R, Steinke E. Malignant hypertermia: the perioperative nurse's role. AORN J 2006;83(1):151-63.

93 Banek R, Weatherwax J, Spence D, Perry P, Muldoon S, Capacchione J. Delayed onset of suspected alignant hyperthermia during sevoflurane anesthesia in an Afghan trauma patient: a case report. AANA J 2013;81(6):441-5.

94 Hooper VD. Care of the patient with thermal imbalance. In: Odom-Forren J, ed. Perianesthesia nursing: A critical care approach. 6th ed. St Louis: Elsevier; 2013.

95 Hirshey Dirksen S, Van Wicklin S, Ledrut Mashman D, Neiderer P, Merritt D. Developing effective drills in preparation for a malignant hyperthermia crisis. AORN 2013;97(3):330-52.

96 Larach M, Gronert G, Allen G, Brandom B, Lehman E. Clinical manifestation, treatment and complications of malignant hyperthermia in North America from 1987 to 2006. Aneth Analg 2010;110 (2):498-507.

97 Bromage PR. Epidural analgesia. Philadelphia: WB Saunders; 1978. p 144.

98 Seifert PC, Wahr JA, Pace M, Cochrane AB, Bagnola AJ. Crisis management of malignant hyperthermia in the OR. AORN J 2014;100(2):189-202 e1.

99 Carter-Templeton H. Awake to danger: temperature rising. Nursing Made Incredibally Easy 2006;4(4):10-1.

100 Mitchell-Brown F. Turn down the heat. Nursing 2012;42(5):39-44.

101 Clifford T. Length of stay – discharge criteria. J Perianesth Nurs 2014;29(2):159-60.

102 Karadag M, Pekin Iseri O. Determining health personnel's application trends of new guidelines for perioperative fasting: findings from a survey. J Perianesth Nurs 2014;29(3):175-84.

103 Murphy GS, Ault ML, Wong HY, Szokol JW. The effect of a new NPO policy on operating room utilization. J Clin Anesth 2000;12(1):48-51.

104 Ljungqvist O, Soreide E. Preoperative fasting. Br J Surg 2003;90(4):400-6.

105 Bulfone G, Juana M, Bresadola V. Differences between clinical practices and literature: recommendations in the preoperative fasting and skin preparation. Int Nurs Perspect 2008;8:13-20.

第 27 章

儿科危重症护理

原著：Tina Kendrick，Anne-Sylvie Ramelet

翻译：关欣，高琳琳，马萌

审校：刘方

学习目标

阅读完本章，将掌握以下内容：

- 考虑和预测危重症婴儿和儿童的特殊需要。
- 描述危重症婴儿和儿童的常见致病条件。
- 讨论和应用危重症婴儿和儿童适龄的评估、监测和管理。
- 确定需要通气的危重症婴儿和儿童所需的适龄参数和护理。
- 探讨危重症婴儿和儿童及其家庭的心理和情感关怀。
- 在所有互动中照顾患儿的家人。

引言

本章主要阐述对于患有危重症疾病、有危重疾病患病风险以及患有常见危及生命疾病的婴儿和儿童的特殊护理。这些疾病包括儿童群体中常见的呼吸道疾病、重大创伤、休克和脓毒血症。是针对偶然需要护理患儿的危重症护士，而不是能满足所有特殊儿科危重症护理需求的专业护理人员，并总结了儿科危重症护理所需要的评估、监护及护理方法。尽管儿科一词在专业上是以年龄而不是机体系统来定义，为了方便起见，本章仍采用系统的方法研究阐述。

与成人相比，不仅孩子们经历的疾病与损伤模式不同，他们行为和生理上对疾病的反应也不同。重要的是，孩子的主要照顾者通常是孩子的父母（此词贯穿于本章节），要参与患儿护理计划的很多方面。虽然危重症护理团队在实施危重症疾病护理方面是专业的，但是一般来说，家长才是照顾他们自己孩子的专家，因为家长可以提供孩子的健康史，同时不仅了解孩子们"正常"的行为而且知道怎样能够更好地做出相应的处理。因此，这种以儿童为中心的认识使他们成为患儿护理团队中有价值的成员。

2013 年澳大利亚和新西兰有超过 11 000 儿童入住 ICU[1]。在澳大利亚和新西兰入住 ICU 的人群中儿童几乎占到 6%，代表每 100 000 名儿童中有 1.72 名入住 ICU，此比例略高于英国（1.53/100 000）[1]。这些儿童中有 50% 需要机械通气[1]，相比之下在重症监护中约有 39% 的成年人需要机械通气[2]，表明了在过去的 2 年中需要通气治疗的儿童减少了 5%。虽然 80% 的危重症患儿都入住了专科的儿童 ICU（paediatric ICUs，PICUs），但在成人 ICU 中仍管理或收集了大量患儿数据[1]。在许多情况下，初步复苏对患儿会非常有效，尤其是呼吸支持和液体复苏，复苏成功的患儿可能不需要转移到专业的PICU。

数年来在ICU中儿童的年龄分布变化不大，2013年的调查数据显示，入住ICU的患儿中，5岁以下的儿童仅占67%以下，这个年龄组中12个月以下的婴儿占57%，出生四周以下的新生儿占24%[1]。在ICU的患儿中男孩占58%[1]。在澳大利亚，ICU患儿的总死亡率为9.2%，在新西兰是10.3%[2]，儿科患者死亡率是2.6%[1,2]。在过去的30年里，在儿科ICU中的患儿在ICU住院时间长短和疾病的严重程度没有本质上的变化，死亡率减少了一半，但是致残率升高了[3]。虽然其他发达国家还没有报道自己的相关经验，但这种趋势很可能在全世界范围内反映出ICU护理技术的进步。

一、小儿解剖和生理

儿童需要与其年龄和发育相适应的护理。需要适当的儿科设备来评估、监测和治疗所有年龄和大小的婴儿和儿童。一般先根据儿童与成人之间明显的差异来区分，然后用系统的方法来确定具体差异。术语"婴儿"和"儿童"将贯穿整个这一章，"婴儿"指年龄在1岁以下的孩子，其余年龄段的孩子称为"儿童"。

基于儿童在解剖和生理上与成人不同，在护理照顾危重症患儿时有很多需要注意的事项。

- 与成年人相比，儿童体表面积与体积比增加，从而导致散热及不显性液体丢失增加，增大了婴儿和儿童进行性体温降低和脱水的危险性。因此非常有必要提供一个能维持婴儿及儿童正常体温的环境。应避免婴儿和儿童不必要地暴露，对于4kg以下的新生儿和婴儿，暴露不可避免时，使用保温毯，开放式护理以及顶置加热器。使用任何加热装置时，务必进行温度的监控以避免医源性热损伤。

- 较低的糖原储备和代谢率的增加易导致婴儿发生低血糖。在儿科ICU很少制定剂量标准，用药剂量和补液量需要根据患儿的年龄和体重来精确计算。因此，需要尽可能精确地判断婴儿和儿童的体重。Broselow Tape是一种基于颜色编码测量小儿身长估算体重的急救尺，在北美洲开发，用于评估使用复苏设备大小和药物剂量的多少。对于12岁以下和35kg以下的儿童尤其准确[4]，并已发现在亚洲和非洲各国的使用执行效果良好[5-7]。不同种族和超重儿童

的体重估算存在差异。新开发的小儿急诊高级体重预测（paediatric advanced weight prediction in the emergency room，PAWPER）尺增加了身体素质，改善了长度为基础卷尺的性能[8]。

- 应根据患儿的体重进行补充体液，目的是在体液不过负荷的情况下确保机体有足够的水分。通常在婴儿及儿童的维持静脉（intravenous，IV）输液中添加适量的葡萄糖。生理盐水在儿科液体复苏中是补液的首选[9]。表27.1提供了一个根据婴儿和儿童体重维持液体需要的指导性建议。

- 除了新生儿期，婴儿及儿童的血气结果和血清电解质水平的正常值与成人相同。肌酐和尿素水平将随年龄增长而改变。

表27.1
对于健康儿童的液体维持

体重的第一个10kg：100ml/（kg•d）或4ml/（kg•h）
+体重的第二个10kg：50ml/（kg•d）或2ml/（kg•h）
+剩余的体重：20ml/（kg•d）或1ml/（kg•h）

体重（kg）	ml/h	ml/（kg•d）
4	16	100
6	24	100
8	32	100
10	40	100
12	44	88
14	48	82
16	52	78
18	56	75
20	60	72
30	70	56
40	80	48
50	90	42
60	100	38
70	110	36

Adapted from Cavari Y, Pitfield AF, Kissoon N.Intravenous maintenance fluids revisited.Pediatr Emerg Care 2013; 29: 1225-31.[243]

实践提示

使用 Broselow 卷尺估测体重的方法：①将卷尺红色箭头所指部位放在儿童头顶部；②将儿童置于仰卧位，将卷尺平行置其一侧；③将儿童的双腿伸直；④弯曲脚踝使脚趾与地面垂直。儿童脚底所指的卷尺上带有颜色区域的体重，即为所测量的儿童的体重。

实践提示

如果抢救时没有小儿氧气面罩,可以紧急使用成人氧气面罩,包括部分非重复呼吸面罩。在这种情况下使用时,将面罩倒置,扣在成人鼻部的部分置于抢救患儿的下巴处即可。

（一）中枢神经系统

许多中枢神经系统的功能,如运动和手眼协调的功能,需要数月乃至数年才能发育完全。在整个婴儿时期,大脑皮层的功能特别不发达,主要神经传导束的髓鞘也处于不断发育阶段[10]。因此,评估和护理的重点由婴儿及儿童神经系统成熟的水平来决定。在某些情况下,相对于大龄儿童及成人来说,婴儿大脑固有的可塑性可能更容易弥补损伤,婴儿大脑的其他区域可以代替损伤区域的功能。由于 8 块颅骨尚未融合,婴儿头骨自出生一直持续发育,尤其是在出生后的前 2 年。在第 1 年,软骨缝愈合形成后外侧的囟门。更大的前囟门在第 2 年关闭。在 5 岁左右儿童的颅骨缝完全闭合[11]。然而,相比于成人,婴儿单薄的颅骨无法提供对脑部组织足够的保护。

一个常见的误解是,Monro-Kellie 原理（参照第 16 章）并不适用于更有顺应性头骨的儿童和婴儿。3 岁以下的儿童的颅内容积随着年龄增长缓慢增大的,同时伴随着头围的增长,因此三岁以下儿童头围的测量是一项重要的常规评估。然而,年龄较大的儿童由于颅骨可塑性较差,很难适应增大的颅内容积而呈现出神经系统损伤[12]。目前还没有对婴儿和儿童颅内压（intracranial pressure，ICP）和脑灌注压（cerebral perfusion presssure，CPP）的正常范围开展正式的研究,但是据推测应低于成人,青春期才达到成人水平。该观点常用于指导与年龄相关的治疗,见表 27.2。

表 27.2
各年龄段脑灌注压（CPP）数值

年龄	理想的最小 CPP
<1 岁	45～55mmHg
1～10 岁	>55mmHg
>10 岁	>65mmHg

Adapted from Allen BB, Chiu Y, Gerber LM, Ghaja J, Greenfield JP.Age-specific cerebral perfusion pressure thresholds and survival in children and adolescents with severe traumatic brain injury.Pediatr Crit Care Med 2014; 15: 62-70.[12]

（二）心血管系统

婴儿出生时体内有胎儿和成人两种血红蛋白,直至 6 个月的月龄时胎儿血红蛋白水平（此时约为 60%～70%）迅速下降,成人血红蛋白的产生占主导地位[10]。胎儿在宫内阶段和婴儿期,胎儿血红蛋白可以在任何给予的 PaO_2 下携带更多的氧气。单位体重的循环血容量随着年龄增长而降低；在婴儿时期,循环容量约为 85ml/kg,身体总水分占体重的 70%,而成人的循环容量则减为 65ml/kg,身体总水分降为体重的 60%[10]。儿童时期心尖搏动可在锁骨中线第四肋间闻及,但是 7 岁左右的儿童的左心室继续发育,心尖搏动可以如成人一样在第五肋间闻及。婴儿的心输出量约为 500ml/min,并且心输出量与体重相关,大约是成人心输出量的两倍[11]。由于婴儿和幼儿每搏输出量增加的能力有限,因此心率是决定心输出量的主要因素。心动过速是窘迫的早期迹象,但心动过缓是在婴儿和儿童中一个不祥的征兆,因为他们更依赖于高心率以保持心输出量。婴儿出现心动过缓,心率小于等于 60 次 /min 时需要及时抢救复苏。

动脉血压应该与年龄、体重和临床病情相适应。平均动脉压是常用的临床指标。对于儿童来说,使用合适尺寸的袖带监测血压非常重要,因为尺寸不合适的袖带是导致所测量血压读数不准确的常见原因。舒张压用柯氏音 5（K5）来记录；平均血压与年龄相关的参数见表 27.3。

表 27.3
各年龄阶段的平均血压范围

年龄	平均血压（mmHg）
阶段	40～60
3 个月	45～75
6 个月	50～90
1 岁	50～90
3 岁	50～90
7 岁	60～90
10 岁	60～90
12 岁	65～95
14 岁	65～95

Adapted from NSW Clinical Excellence Commission. Between the flags standard paediatric observation charts. 2nd ed.Sydney: NSW Health; 2013.[244]

儿科心血管评估

儿童心血管评估包括与观察成人相似的临床指标。正常值的范围更多地取决于年龄与体重。能够间接表明婴儿全身灌注差的迹象包括[13]:

- 喂养困难
- 腹胀
- 体液失衡
- 体温不稳定
- 低血糖
- 低钙血症
- 呼吸暂停

儿童全身灌注不足的神经系统改变表现为烦躁不安,定向力障碍或嗜睡。与成人相似,心输出量减少的临床症状通常见于休克[14]。

(三) 呼吸系统

儿童的呼吸系统,包括气道,至少在8岁之前一直处于逐渐成熟的阶段,因此对于儿童气道的描述与护理跟成人不同。婴儿及儿童呼吸系统组织结构和机制上的差异使其易发生呼吸系统损伤。呼吸系统损伤易导致婴儿呼吸暂停,甚至呼吸停止,尽管此种疾病具体发病率尚未确定,但在儿童群体中相对而言比较常见。

新生儿喉的直径仅有成人的1/3[11]。鼻腔狭窄,5～6个月大的婴儿只会用鼻腔呼吸,如果出现鼻道水肿或被黏液或血液等分泌物堵塞时,婴儿可能会出现呼吸窘迫。婴儿气道环状软骨水平处直径大约6mm左右,此处更容易发生堵塞。小儿气道特点及与成人气道的差别如下(图27.1和图27.2)[11, 15]:

- 短上颌骨和下颌骨
- 大舌头
- 软盘会厌
- 气管较短
- 气道陡直,尤其是试图用喉镜观察气道时,不易观察
- 喉头更加靠近头部,随着颈部发育向远端渐移
- 环状环是气道的狭窄部分
- 细窄的小气道,肺泡数量少,发育不充分
- 2个月之后才会形成真正的肺泡,8岁左右肺泡才能完全发育
- 气道内平滑肌较少
- 呼吸道的侧支通气少,因为肺泡间的Kohn孔和Lambert孔直到3～4岁才能发育完全

表27.4
各年龄阶段的呼吸频率

年龄	呼吸频率10%～90%区间	心率10%～90%区间
出生～3个月	34～57	123～164
3～6个月	33～55	120～164
6～9个月	31～52	114～152
9～12个月	30～50	109～145
12～18个月	28～46	103～140
18～24个月	25～40	98～135
2～3岁	22～34	92～128
3～4岁	21～29	86～123
4～6岁	20～27	81～117
6～8岁	18～24	74～111
8～12岁	16～22	67～103
12～15岁	15～21	62～96
15～18岁	13～19	58～92

Adapted with permission from Fleming S, Thompson M, Stevens R, Heneghan C, Pluddermann A, Maconochie I et al.Supplement to: normal ranges of heart rate and respiratory rate in children from birth to 18 years of age: a systematic review of observational studies. Lancet[Internet].2011[cited 17.09.14]; 377.[245]

儿科呼吸系统评估

婴儿和儿童的胸腔是以胸腔壁薄具有高顺应性为特点,肋间肌及其辅助肌尚不发达。膈肌在婴儿及儿童呼吸过程中起着重要的作用,同时也需要腹部肌肉的辅助。具有顺应性的胸壁避免产生过高的胸内压力,同时也意味着婴儿和幼儿的潮气量不能显著增加;因此,他们通过加快呼吸频率来增加每分钟通气量。所以,呼吸急促是婴儿和儿童应对疾病的正常反应,而呼吸频率缓慢可能表明即将休克而不是疾病的改善[16]。

评估气道是否通畅很重要。说话和哭喊,表明婴儿或儿童在维持自己气道的开放性。儿童后天的气道噪声包括哮鸣音,喘鸣和呼噜声。对于婴儿,试图产生呼气末正压(PEEP)时,也可能听得到他们的呼噜声。婴儿和儿童发出呼噜声,喘息或失去意识时,需要立刻评估病情,随时准备气管插管。

对于婴儿及8岁以下儿童,其他可以观察到的呼吸窘迫体征包括婴儿抽动,鼻翼扇动,以及胸部的几个部位出现反常胸廓运动,被称为塌陷。塌陷可以在以下部位观察到:肋缘或肋下;肋骨之间或肋间;在胸骨或近胸骨处;在气管上,也成为气管牵

图 27.1　成人气道的解剖

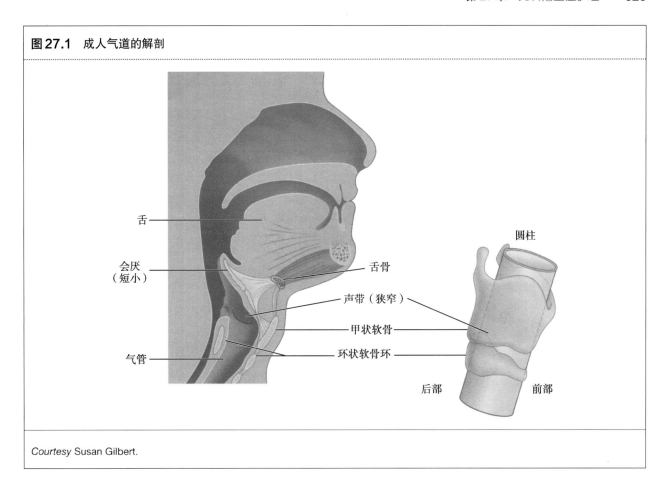

舌

会厌
（短小）

气管

舌骨

声带（狭窄）

甲状软骨

环状软骨环

圆柱

后部　前部

Courtesy Susan Gilbert.

图 27.2　小儿气道的解剖

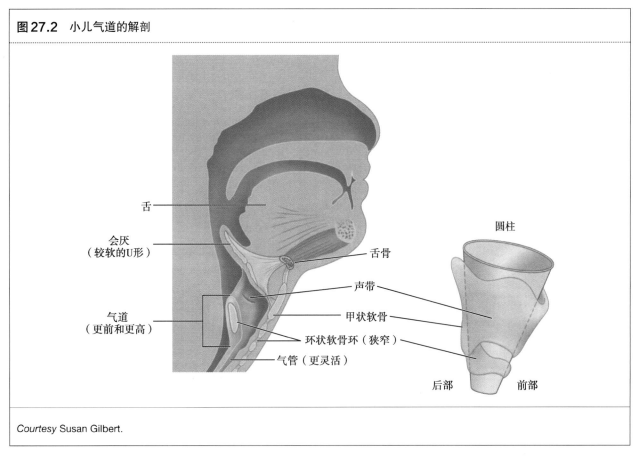

舌

会厌
（较软的U形）

气道
（更前和更高）

舌骨

声带

甲状软骨

环状软骨环（狭窄）

气管（更灵活）

圆柱

后部　前部

Courtesy Susan Gilbert.

曳。由于吮吸和呼吸同时进行，严重呼吸窘迫的婴儿经口喂养是非常困难的。此外，呼吸急促频率大于 60～80 次 /min 可能导致呕吐甚至过度通气[17]。因此，刚开始就进行肠内营养是几乎不可能和不理想的，所以应给予此年龄段的婴儿及儿童肠外营养直到其可以耐受肠内营养[18]。

根据父母或适龄儿童自己所叙述的发病过程和症状，结合对孩子的身体评估，做出上呼吸道或下呼吸道疾病的诊断。同时也需要根据小儿的年龄、面色、鼻翼扇动情况对小儿呼吸速率、呼吸的节律、呼吸肌力度和呼吸模式做出评估。类似于心率对增加心输出量的影响，当患儿有可能发生缺氧或者呼吸暂停时，有时为了维持氧合会增加呼吸频率直到变得疲劳。

（四）胃肠道

除了可明显在肋缘触及肝脏这一点之外，过了新生儿期之后，儿童和成人的胃肠道（gastrointestinal tract，GIT）几乎没有差异。婴儿的肝脏在肋缘以下约 3cm，4～5 岁时减小到肋缘下 1cm，到青少年时期就不太容易触及。在新生儿时期，胰淀粉酶相对缺乏，使其无法有效分解利用淀粉。脂肪吸收少，因此像牛奶之类的高脂肪的食物不适合婴儿食用。但是，在新生儿期蛋白质的合成和储存是增强的[10]。

新生儿在出生的时候肝脏还没有完全成熟，糖异生不足，导致新生儿在出生第一周可能发生低血糖以及血糖水平不稳。因此，婴儿依赖脂肪储备供能，直到建立正常的喂养[11]。出生的第一个周，血浆蛋白和凝血因子的形成可能不足，因此，在澳大利亚，所有新生儿出生后短时间内就注射维生素 K，以防止出血。尤其是对婴儿来说，血糖监测和早期营养供给至关重要。儿童通常增加代谢来满足增长需求，但是能量储备远远低于成人。

（五）其他系统

下面的部分介绍儿科泌尿生殖系统、肌肉骨骼系统及表皮系统。

1. 泌尿生殖系统

婴儿和幼儿发育较小的骨盆会导致成人盆腔器官，如膀胱，位于下腹腔。儿童尿量用"ml/(kg•h)"来计算，婴儿肾脏功能不成熟并且保水能力有限，尿量应为 1～2ml/(kg•h)。1 个月大的婴儿浓缩尿液时的渗透压只有血浆渗透压的 1.5 倍，而成人的

尿液渗透压是血浆渗透压的 3～4 倍。婴儿的高代谢率意味着他们产生的酸性物质是成人的两倍，在危重疾病时易导致酸中毒[10,19]。6 个月大的婴儿正常尿量应在 1ml/(kg•h)，而青春期则为 0.5～1ml/(kg•h)。为精确测量危重症婴儿及儿童的每小时尿量需要留置尿管，如果条件不允许导尿尤其是没有合适型号的导尿管时，称尿布可以暂时粗略估计尿量，但不可以用胃管代替尿管来使用。

> **实践提示**
>
> 当条件不允许导尿时，可以通过称量尿布来粗略估计尿量。用不易擦除的记号笔在一次性尿布上记录尿布的干重，将尿湿后的尿布的重量减去此重量即为尿液的重量，1g 相当于 1ml。

2. 肌肉骨骼系统

儿童肌肉不如成人发达，因此当遇到外力碰撞时儿童不能得到有效保护。相反地，相比于成人，儿童有更多软骨，因此骨骼柔韧性更好。因此，当儿童肋骨发生骨折时尽管常伴随肺部挫伤，但是很少造成胸部创伤[19]。儿童骨骼的软骨从婴儿时期慢慢骨化，直到青春期达到成人骨化水平，所以儿童期与青春期每日钙的需求量增加，以满足生长需求[10]。

3. 表皮系统

婴儿有较薄的且逐渐发展成熟的表皮，真皮和皮下组织。这种特点使得婴儿对可吸收化学物质有很高的敏感性，容易受到胶布和剪切力的损伤，水和热量更易损失，尤其是在新生儿期[11]。危重症患儿更容易产生压力伤，尤其在枕区、耳、骶骨、脚跟或大腿部位，儿童压疮的发生与设备的对皮肤压力或摩擦有关。Glamorgan 儿科压疮危险因素评估量表在儿科病房越来越多的使用，包括 PICU[20,21]。Glamorgan 量表包括 10 个分量表：贫血、设备压力、移动、末梢循环、发热、血清白蛋白、术后 4 周、体重低于正常值的 10%、可控性和营养[20]。

二、成长发育的护理

入住 ICU 给患儿父母[22]及其家属带来极大的压力[23-25]。这种压力加之疾病的影响扰乱了孩子的

正常成长发育，并且会造成孩子过度依赖。患儿及其家属的心理需求无法得到满足[26]。影响危重症患儿心理健康的因素包括：常规生活被打乱，自我控制的缺失，家庭角色和作用缺失，家属与朋友的拜访，安慰以及 ICU 的环境[22, 27, 28]。

对成长发育心理学的知识储备及理解能够帮助护士对危重症患儿实施护理评估和护理计划[29, 30]。识别内部优势，外部支持和环境修复可以更好的应对和减少这些孩子的压力[31]。婴儿和儿童经历压力期间，父母的支持是一个重要的应对机制。帮助所有年龄段患儿应对的策略包括：

- 尽可能多的让父母陪伴，包括在进行侵入性操作以及复苏期间[32, 33]。
- 尽可能地维持患儿的生活习惯和程序，包括读故事，睡眠环境和把患儿最喜爱的玩具带在身边。
- 提供适当的镇痛和镇静以及非药物干预。
- 提供与治疗无关的游戏及活动。

Erikson 的社会心理学的理论有助于理解儿童时期的成长发育[34]。该理论认为，人会经历八个"心理危机阶段"，这些阶段都会显著影响他们的发育和性格。前五个阶段如下。

（一）婴儿期（阶段 1）

出生后的第 1 年涉及信任感的建立，这为所有未来的关系奠定了基础[29, 34]。婴儿和主要照顾者情感的交流为神经发育奠定了基础，协助了神经网络的创建（特别是在大脑右半球），这个过程将影响婴儿的人格形成和人际关系[35, 36]。一般来说，6 个月的婴儿能够应付与母亲短暂的分离；然而，生活习惯的打乱会让婴儿产生焦虑和压力[34]。婴儿在 6～18 个月时分离会带来生活习惯和环境的改变，是主要的恐惧来源导致焦虑的产生[34]。因此，在条件允许的情况下危重症婴儿需要父母的陪伴以及维持正常的生活习惯，包括母乳喂养。

（二）幼儿期（阶段 2）

1～3 岁是幼儿期，是建立自主性和独立性的时期。控制身体功能，增加沟通能力，把自己看做独立于他人的能力，以及能够忍受与母亲短暂的分离，这些都是这一时期的发育特点[37]。幼儿在对待整个世界时往往倾向于以自我为中心，因此疾病、规矩以及与父母的分离可能被他们视为一种惩罚[34]。他们的思维模式包括转换式思维，万物有灵论和仪式礼制[30]。转换式思维可以让一个儿童将无关的物体或事件联系在一起，如果气道内吸引是在父母离开房间后进行，他们就会将分离和气道内吸引联系在一起。万物有灵论是将无生命的物体看得栩栩如生，因此呼吸机成为嘶嘶的怪物，或连在身上的监测导线可能正在试图捕捉他们。许多幼儿有不同程度规矩行事的习惯或者千篇一律，包括总是吃同样的食物，不去碰其他食物，或者安全的玩具或毯子。危重疾病时会让刚刚学会的技能退化或丧失，如如厕，也可能造成进一步的损害。护理危重症疾病幼儿时，应鼓励父母的陪同和尽可能多保持往常的生活习惯和规律[38]。

（三）学龄前期（阶段 3）

3～5 岁的儿童发育进入学龄前时期。这一时期的特点是发掘力、创造力、好奇心的出现，以及文化和社会可接受的行为发育[29, 30, 34]。学龄前儿童一般可以用语言合理表达他们的需要[39]。而此时期的儿童思维模式不再那么呆板和消极，但是他们仍然在思维方式上以自我为中心，会浮现出神奇的想法，这种关于事物联系和因果关系的想法往往是错的。无论是真实的还是想象出来的恐惧在这一时期是普遍存在的[30]。例如，对想象出来的怪物或被伤害的恐惧。他们也会因为疾病而感到内疚[34]。然而，他们对时间有了更深入的理解，所以父母可以在固定的短时期内离开学龄前儿童。对于学龄前儿童来说，住院治疗仍有困难，但是他们可以应对预期发生的情况并且听得进去解释[29]。

（四）学龄期（阶段 4）

5～11 岁的儿童通常指学龄期儿童。这一时期的特点是儿童的影响范围从父母 / 家庭扩大到同龄人和学校[30]。在这一阶段，从以自我为中心的思维到实际行动的过渡发生了[29, 30]，同时，孩子由于自我价值观的逐渐发展而变得更加独立并且急于表现自我。在 ICU，学龄期儿童有扭曲看待事物的观点并且充满幻想，因此他们需要对事物具体的解释。患儿不能适应 ICU 的环境并且更容易退化，这种变化对他们的自我价值感有显著的影响。谦虚和隐私尊重在这一时期是非常重要的[40]。青春期前期发生在 10 和 11 岁之间，是一个动荡的时期，孩子情绪波动很大[30]。

（五）青春期（阶段 5）

青春期是从童年时期到成年期的过渡。这是一个发育阶段而不是一个年龄段，但通常是以 12～18 岁儿童或青少年为代表。内部的变化涉及情绪波动，寻求自主，以及思维过程从具体到抽象的转变，所以他们可以想象没有实际经历的可能性结果[34]。外部变化涉及生理变化，如第二性征的出现，与对身体功能和形象的关注有关[29]。

青春期的目标是通过管理家庭与同龄人相互冲突的需求发展完整的自我意识。同龄人的认同对于青少年心理的成长和发展至关重要，青少年的焦点从家庭到同龄人逐渐转变。在同龄人群体中青少年逐渐找到自尊及自我评估的方法。青少年也针对权威人物进行报复和蔑视。相反的，青少年也会寻求父母以外的成人，如老师或亲戚来获得认可与接纳[41]。Slote 提出了一个与青少年疾病相关的进程[41]。首先就是周围环境与设施引起的无望与无助。青少年经常认为他们不会好转，因此他们需要得到关于疾病预期病程的明确信息。他们还需要尽可能多的参与到决策中去并且需要鼓励他们参与合自身的护理。感觉到缺乏保护和无助与他们健康时无所不能的感觉形成鲜明的对比，可能会导致他们的反社会行为。而此刻青少年必须学会接受自主的追求已经被暂时中断。确认他们现在的感觉和制定明确的行为规范可以帮助青少年应对这种变化[41]。青少年也会体验恐惧和焦虑。但可以通过明确的解释和思考来转移这种体会。青少年对身体形象也是非常关注的，特别是对于致残和伤疤的恐惧。对于青少年来说，外表能否被同龄群体接纳和自尊心非常重要[41]。

三、家庭问题与知情同意

当孩子进入 ICU 时，整个家庭将受到住院治疗的影响。在医院中，"以家庭为中心的护理"（family-centred care，FCC）提供了一个护理儿童及其家庭的框架并在第 8 章进行了讨论。FCC 是指在住院期间，护理是"针对整个家庭，而不只是患儿个体，所有的家庭成员都是被护理的对象"[42]。父母应该按时得到关于患儿客观的信息，参与决策以及护理他们的孩子，并且父母与专业护理人员之间的协作应促进各级医疗的顺利进行[42]。随着孩子生长发育问题逐渐突出，父母在患儿应对危重疾病过程中必不可少。危重病儿童特别容易产生短期与长期的情感和心理上的后遗症，但父母的陪伴和参与护理会产生不同的结果[43]。

父母需要感觉到自己能参与护理他们的孩子，包括知晓患儿的情况、与患儿交流、理解患儿的疾病和参与决策[24, 26, 44, 45]。医护人员与患儿父母之间建立起协作关系是最理想的情况，但是需要经常提醒如何维持父母角色以及如何有效地护理孩子和自己的心理健康[46]。在进行会带来潜在心理压力的操作（如吸痰、置管和复苏）时，在患儿父母同意的情况下可以让他们在场提供一些帮助，从一些护士或者其他指定的卫生保健人员处得到足够的支持[32]。在患儿生命的最后阶段让父母在场，可以帮助他们经历悲伤的过程[33]。在患儿死亡这一过程中，父母不允许出现是家长作风的一种形式，却违背了患儿的权利[47]。然而父母应该被告知如果他们希望离开，这是他们的权利。

知情同意和授权

除了紧急治疗，父母或法定监护人必须对所有治疗知情同意，包括患儿的预防、诊断或治疗措施。能够拥有知情同意权的合法年龄因各国立法不同而不同，除了南澳大利亚法定年龄是 16 岁，新南威尔士州是 14 岁之外，在欧洲大部分国家和澳大利亚的其他州，都是 18 岁[48]。在儿童未被合法授权或缺乏对知情同意的深入理解，但是具有成熟情感以及同意程序的智力能力时，知情同意书被描述为一种提供许可的程序[49, 50]。年轻人一般比较有能力胜任这件事，但他们必须知道他们做出决定的性质，以及做或是不做这个决定的后果[50]。不论何时，在治疗时能够得到患儿的同意是最好的。虽然孩子不够成熟，但他们有权知道自己所接受的治疗并且在适当的时候要征求他们的许可。但是，当父母答应了某项治疗，孩子的拒绝是没有法律效应的。重要的是，如果父母也不同意，在这种情况下国家法律和法律解决机制可以进行干涉来解决纠纷[51]。

四、疼痛和镇静

危重症婴儿和儿童特别容易疼痛，如果疼痛一直无法减轻可能造成短期和长期的生理和心理的并发症，如死亡率和发病率的增加[52]。儿童疼痛的评估是特别具有挑战性的[53]，使用有效的疼痛和镇静的评估工具对于危重症儿童疼痛的管理非常重要[54-56]。对于持续性疼痛的预防不仅对避免疼痛相关的并发症和感情上的创伤很重要，而且能够促进康复[57]。每位患者最佳的镇静水平不同，并将取决于基础的诊断和疾病的严重程度。推荐根据儿童的临床病情制定个体化的镇静水平，有助于保持舒适而无血流动力学和呼吸系统损害，并且能够减少止痛剂和镇静剂的其他不良影响。

当需要提供镇痛和镇静药物来保持患病儿童的舒适时，当这些药物使用周期过长是会有撤离药物的风险（>5 天）[58,59]。据报道，PICU 患者接受苯二氮䓬类药物和／或阿片类药物 5 天或以上的戒断症状发生率在 10% 至 75% 之间[59,60]。

（一）疼痛与镇静评估

关于疼痛与镇静评估的最新研究表明，在儿科危重症护理仍存在很多问题，并强调需要进行常规评估，记录以及疼痛和镇静评分的有效沟通。许多疼痛评估工具已经开发但很少被验证是否适合于儿科危重症护理。通常使用的疼痛评估工具包括PICU 多维疼痛评估量表（PICU Multidimensional Assessment Pain Scale，PICU-MAPS）、COMFORT 量表、COMFORT 行为量表及改良面部表情评估量表（Faces Legs Activity Cry Consolability，FLACC）。

结合疼痛，镇静的评估是至关重要的。COMFORT行为量表和 State 行为量表（State Behavioural Scale，SBS）是评价 ICU 婴儿和儿童镇静水平的工具，具有最强心理评估性能和临床实用功效[61-63]。当使用阿片类药物和／或苯二氮䓬类药物 5 天或更长时间时，应使用有效的工具进行戒断评估，如戒断评估量表（Withdrawal Assessment Tool，WAT-1）[64]和索菲亚戒断症状量表（Sophia Observation Withdrawal Symptoms Scale）[56]。

（二）疼痛和镇静管理

痛苦的过程应该尽可能地最小化。研究证明，一些非药物治疗在单独或者联合药物治疗使用对婴儿和儿童轻度疼痛是有效的。这些治疗包括非营养性吸吮（如手指或奶嘴），可以在手指或奶嘴上涂抹或者不涂蔗糖（4 个月的婴儿）[65]，或葡萄糖[66]，用襁褓包裹，音乐疗法[67]，以及在有或没有父母陪伴时转移分散患儿注意力[47]。

应根据婴儿和儿童的需要和身体条件给予疼痛与镇静的药物治疗。连续的阿片类药物（吗啡）给予应该根据常规疼痛评估结果在最短的时间里使用最低有效剂量。芬太尼推注可能会造成新生儿声门和胸壁僵直，不推荐用于新生儿[68]。儿童与成人的镇静管理是相似的，但是儿童慎用丙泊酚。虽然并没有强有力的证据表明，儿童在麻醉中突发心肌衰竭和死亡与丙泊酚输注有关[69]，但是应避免持续输注丙泊酚[70]。最近的数据表明，在气道通气严密监测下，安全剂量范围内的丙泊酚可用于儿童短期深度镇静[71]。在 PICU 对于儿科患者术后使用右美托咪定，较常规镇痛镇静表现出更好的镇痛效果以及较少的寒战和躁动的发生[72]。据报道，右美托咪定最常见的不良反应是低血压和心动过缓，分别有 10% 到 20% 的儿童发生，但是这些影响可以通过减少剂量和仔细监测来避免[73]。对儿童使用神经肌肉阻滞剂的适应证、效果监测和管理与成人相同[74]。

五、儿童上呼吸道梗阻

婴幼儿常见的上呼吸道梗阻的两主要原因是：气道解剖结构的特点和儿童早期反复的呼吸道感染。先天性结构异常、感染及异物吸入是引起儿童上气道梗阻的三大类原因。

（一）一般描述及临床表现

当孩子患有上呼吸道梗阻时常会出现呼吸窘迫。儿童上呼吸道梗阻的特殊临床体征包括：

- 正常呼气相中出现再吸气的现象
- 吸气相喘鸣音
- 胸壁塌陷
- 呼吸频率低
- 婴儿不断摇头以及鼻翼扇动
- 声音嘶哑
- 流口水[75]

评估的目标是患儿在防止造成进一步的痛苦时，如大哭、躁动是否可能会导致呼吸梗阻的程度加重，增加呼吸做功，导致呼吸衰竭[15]。因此，在不干涉的情况下观察患儿的症状可以为判断梗阻的程度与级别提供重要的线索。儿科三角评估（Paediatric Assessment Triangle，PAT）是一个有用的评估工具，可以方便快速评估患儿的外表，呼吸和皮肤血液循环[76]。儿童发出喘鸣音说明梗阻在上呼吸道，而哮鸣音则提示有下呼吸道疾病。当儿童发出喘鸣音伴随犬吠样咳嗽时，可能是喉炎。喘鸣音较弱并且患儿有全身不适症状表明可能患有会厌炎。当素来健康的儿童突然出现喘鸣音，则表明可能有外来异物堵塞，通过回顾之前发生的相关吞服异物事件可以进一步作出明确诊断[75]。

（二）先天性气道异常

出生时即存在的先天性气道的结构异常，由于阻塞的严重程度不同，梗阻出现的时间也不同，可能几个小时甚至数月。其中包括喉软骨软化病，喉蹼，气管软化和血管环。这些婴儿和儿童需要转诊至专业的儿科中心接受进一步治疗，如果他们发生呼吸道感染，他们的呼吸道将比正常儿童更容易受损。

喉软骨软化病是新生儿时期发生喘鸣的最常见原因。柔软松弛的喉软骨和杓状会厌襞在吸气时碰到声门，发出喘鸣音[77]。吸气时的喘鸣音通常是高尖的。但它有时是断断续续的，如将患儿置于颈部伸展的体位时，喘鸣音会降低，当患儿激动时，喘鸣音增大，喘鸣音通常从出生就有或出生后一周内出现。通常来说，婴儿的哭泣是正常的。喂养困难可能与呼吸窘迫有关。一般通过喉镜检查来确诊软喉症。对这种患儿通常实施支持性治疗，只有一小部分的呼吸窘迫程度已经干扰喂养和生长的婴儿，需要气道重建进行气管切开术[78]。

喉蹼是一层膜，通常位于声带之间，出生后不久就会有吸气性喘鸣。通过喉镜检查可以确诊。喉蹼较薄时采用溶解术，而纤维化的喉蹼需要行气管切开术。发生诸如白喉之类的感染性疾病之后，可能出现喉蹼。正常成人在手术中行气管插管时，偶尔也会形成喉蹼[79]。

气管软化和气管支气管软化涉及畸形软骨环，缺乏硬度和椭圆形状的腔。继发性的气管软化与长期插管和早产有关并且常在一周岁内出现[80]。软化的特点是呼气时由于气管及支气管腔塌陷，出现哮鸣音及喘鸣音，通过X线透视检查和支气管镜检查，发现呼气相气管塌陷可以确诊。随着婴儿的成长，两岁左右软骨逐步发育改善气道情况，但是仍有很多患儿需要放置气道支架或行气道重建术[77, 80]。

血管环是由于胸廓内大血管先天畸形造成的，导致气道受压[80]。婴儿在刚出生时或出生几周内出现喘鸣音。其他症状包括喘鸣音、咳嗽、发绀、反复肺部支气管的感染、吞咽困难。通常通过CT、MIR或内窥镜检查可以确诊，揭示了脉管系统的外在压力导致的继发性压痕[80]。通过血管造影术可以发现血管的解剖畸形。治疗方法时可以通过手术矫正畸形的血管[80]。

（三）监测和诊断

理想的婴儿和儿童上气道梗阻的前期监测和诊断为非侵入性的，尽量避免痛苦。

脉搏血氧测定是一种监测氧合的非侵入性的方法。由于动脉血气检查可能会增加患儿的痛苦，但是患儿出现恶化加重梗阻的程度时，绝对必需时执行。应用连续心电图监测是有临床监测指征的。

侧气道X线检查对于喉炎及会厌炎的诊断意义不大，由于需要将患儿与其父母分离，会对造成潜在伤害，因此不推荐这种检查[15]。当婴儿或儿童的表现不太明显，或诊断不明确时，如吸入异物的情况下，胸部X线可能是诊断性的。

实践提示

通过非侵入性的监测，短距离直接的密切观察是最理想的护理操作。理想情况下，危重症监护护士将能够听到孩子的喘鸣。在确保呼吸道安全、患儿已经实施麻醉、或者气道梗阻问题已解决的情况下再进行血液取样、置管和其他侵入性操作。

（四）患儿呼吸道管理

患儿的呼吸道可以通过多种方式进行管理。简单的体位可能是必需的。患儿通常会保持直立坐姿，如果将其置于仰卧位他们可能变得更加痛苦，因此上呼吸道梗阻婴儿或患儿最好的姿势是尽可能地坐在父母的膝上。基于呼吸道解剖结构跟生理学的特点，尽量避免让患儿的头颈伸直。**抬头举颏法和双手托颌法**能够有效地开放气道，并且更方便安装使用球囊面罩。对失去意识或者麻醉的患儿可能需要使用口咽通气道或鼻咽气道、喉罩和气管插管[15, 81]。

气管插管

气道梗阻时可能需要气管插管[81]。在儿科实际操作中，无囊的气管导管（endotracheal tubes，ETT）使用多于气囊导管。由于声门下区是气道最窄的部分，因此给气管插管（ETT）的气囊充气会对尚未发育成熟的患儿的气道造成伤害。最新可用的儿科专用带有微气囊的ETT，并有标记帮助置于声门下正确位置，在不希望出现漏气时进行通气，包括面部和呼吸道烧伤的儿童[82]，容量通气策略，使用吸入一氧化氮和高频通气策略，如振荡通气时。儿科插管所需设备如图27.3所示。图27.4显示了无囊气管导管的尺寸：直径2.5～5.5mm的导管，应允许有

图 27.3　儿科气管插管设备

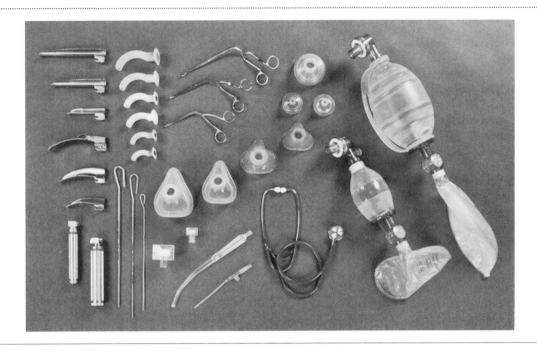

Courtesy Paul de Sensi.

0.5mm 的增量，而气囊 ETTS 现在可用的直径从 3～9mm。选择正确的 ETT 尺寸包括推荐的尺寸加上 0.5mm 且小于计算的尺寸。对于 1 岁以上的儿童，

图 27.4　ETT 尺寸

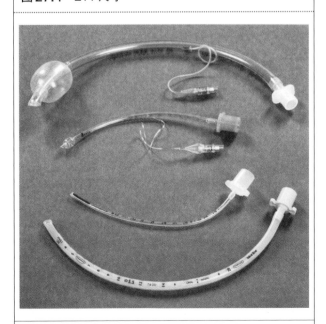

Courtesy Paul de Sensi.

有专门的 ETT 尺寸选择计算公式，但基于年龄和小指宽度预测 ETT 尺寸仍然是最常用。由于床边超声的使用增加，最近的研究涉及超声测量可能导致实践的改变[83]。表 27.5 提供了不同年龄段婴儿及儿童 ETT 尺寸选择、抽吸导管尺寸选择、鼻胃管尺寸选择的标准。

实践提示

根据 2010 年澳大利亚和新西兰复苏指南，使用下面的公式计算 ETT 尺寸和长度[9]：

- 体重大于 3kg 的新生儿：3.0mm 或 3.5mm（无囊导管）或 3.0mm（气囊导管）
- 6 个月的婴儿：3.5mm 或 4.0mm（无囊导管）或 3.5mm（气囊导管）
- 7～12 个月的婴儿：4.0mm（无囊导管）或 3.5mm（气囊导管）
- 1 岁以上儿童：无囊导管尺寸（mm）= 年龄（岁数）/4 + 4 或气囊导管尺寸（mm）= 年龄（岁数）/4 + 3.5

Adapted with permission from Australian Resuscitation Council. Techniques in paediatric advanced life support. Guideline 126. Melbourne, Australia: Australian Resuscitation Council; 2010.

表 27.5

婴儿及儿童气管插管（ETT）及鼻胃管（NG）型号

年龄	体重（kg）	ETT 尺寸（mm ID）	经口导管（cm）	经鼻导管（cm）	吸痰管（FG）	鼻胃管（FG）
0	<3.0	2.5	6	7.5	5	8
0	3	3	8.5	10.5	6	8
0～3 月	3.5～5	3.5	9	11	6～8	10
3～12 月	6～9	3.5	10	12	6～8	10
1 岁	10～12	4	11	14	8	10
2 岁	13～14	4.5	12	15	8	12
3 岁	14～15	4.5	13	16	8	12
4～5 岁	16～19	5	14	17	8～10	12
6～7 岁	20～23	5.5	15	19	10	14
8～9 岁	24～29	6	16	20	10～12	14
10～11 岁	30～37	6.5	17	21	12	14
12～13 岁	38～49	7	18	22	12	16
14 岁以上	50～60	7.5	19	23	12	16
成人	>60	8～9	20～21	24～25	12	16

FG= 法国计量单位；ID= 内径

Adapted from Shann F. Drug doses.15th ed. Parkville, Victoria: Royal Children's Hospital; 2010.[247]

儿童气管插管最常见的方法是修正的快速序列插管法。插管时，当儿童处于饱食状态或者有误吸的危险时，使用快速序列插管法[84]。对于儿童而言，技术改造涉及气管插管前的面罩通气，以防止缺氧的发生[85]。这涉及在插管前立即同时使用镇静药物和肌肉松弛药[84, 85]这种方法的主要优点是在儿童下颚松弛的情况下可以更好的暴露气道的视野，打开固定的声带，并且没有呕吐和咳嗽之类的干扰[85]。对于血流动力学不稳定或头部损伤 /ICP 升高的儿童，需要慎重考虑使用合适的诱导剂，如硫喷妥钠、异丙酚和咪达唑仑等药物，可能不合适或需要剂量调整。

（五）影响上呼吸道的特殊情况

儿童上呼吸道细菌和病毒感染非常常见。哮吼是导致儿童上气道梗阻最常见的感染。自从对儿童引入抗 B 型流感嗜血杆菌（*haemophilus influenza type b*，Hib）疫苗接种计划之后，会厌炎几乎很少见。然而，正确区分会厌炎和喉炎以采取适当的治疗措施非常重要。小龄儿童可能发生的容易引起上气道梗阻的其他不常见的感染包括细菌性气管炎和咽后脓肿。被认为已经消失的疾病，如 Lemierres 综合征和白喉并没有被完全根除，近些年在发达国家

和发展中国家出现了复苏的迹象[86]。

鼻咽部、鼻窦和咽鼓管周围淋巴结组织感染可能引起脓在咽后间隙积聚，导致咽后脓肿。主要症状包括上呼吸道感染史（upper respiratory tract infection，URTI）、咽喉痛、发热、中毒表现、脑膜刺激症、喘鸣、吞咽困难和分泌物排出困难[87]。诊断通常需要气道成像或支气管镜检查[88]。治疗包括手术切开脓肿引流和使用抗生素，术后短期置管直到肿胀消退。

1. 哮吼

哮吼（喉气管支气管炎）是 6 个月至 6 岁儿童上呼吸道阻塞最常见的感染原因，2 岁发病率最高[15, 87, 88]。哮吼用于描述上气道梗阻（喉、气管、支气管）一组特殊症状，梗阻是由于炎症以及水肿引发的组织急性肿胀而引起，常见于副流感病毒或流感病毒感染，在冬季月份最高发[15]。哮吼治疗最新进展目标是减少患病儿童住院人数与降低插管率。喉炎的并发症包括呼吸衰竭、呼吸骤停、缺氧性损伤、继发性细菌感染、急性肺水肿、病程持久或易复发[88]。

（1）临床表现

哮吼的特点是犬吠样或海豹样咳嗽、吸气性喘

鸣、声音嘶哑[75]。哮吼的严重程度通过呼吸频率增加、心率加快、精神状态的改变、呼吸喘鸣音来评估。安静状态下的喘鸣音通常特别大，提示中度哮吼。如果一个患儿的喘鸣音变小，但是呼吸仍然加快，说明梗阻情况加重需要紧急处理。表 27.6 对哮吼与会厌炎的临床症状做出比较。根据身体评估和病史可以确诊。

表 27.6 哮吼和会厌炎的临床特点		
	哮吼	会厌炎
病原学	病毒	细菌
年龄	6 个月~3 岁	婴儿时期到成人
发病	亚急性（几天）	急性（几小时）
发热	轻微发热（38℃左右）	严重发热（>38.5℃）
咳嗽	有（通常呈犬吠样或者密封性咳嗽）	无
流涎	无	有
活动	痛苦	无精打采
颜色	苍白的/病态的	中毒的
梗阻	+++	+
喘鸣音	吸气时高调喘鸣音	呼气时齁音
咽部疼痛	不常见	常见
体位	自主体位	强迫坐位
发展	逐渐恶化或缓解	无法预料，如果不加处理可能致死
季节	秋冬季	全年

Adapted from Tibballs J, Watson T. Symptoms and signs differentiating croup and epiglottitis. J Peadiatr Child Health 2010; 47(3): 77-82.[75]

（2）处理

哮吼的处理取决于上气道梗阻的严重程度。有中重度哮吼的患儿需要给予面罩吸氧，并且帮助他们找到最舒适的体位。把患儿放在父母的膝上，再给他们戴上面罩不仅能减少患儿的痛苦还能够提高吸氧的疗效[89]。

入院后 12 小时内对患儿应用类固醇药物联合使用雾化吸入肾上腺素，效果非常明显，在大部分情况下减少了插管的概率[90]。雾化吸入肾上腺素能有效降低气道炎症反应，五分钟内即可见效，效果可以持续两个小时。虽然可重复吸入肾上腺素，但是疗效会逐渐减小。同时，肾上腺素只能减轻症状，不能够改变哮吼发展的进程。

2. 会厌炎

会厌炎是会厌部的炎症，经常累及周围组织，典型特点是肿胀、樱桃红、软化和松弛的会厌表现，会厌会向后倒而阻塞气道[88]。肿胀、发炎的杓会厌襞也会引发梗阻在喉周围。这是典型的流感嗜血杆菌（Hib）引起的，在很多国家由于儿童免疫计划预防 Hib 感染的引入，发病率很明显的下降，澳大利亚一个主要的中心报道最近 3 年没有相关病例出现[75]。Hib 感染可引起脑膜炎，脓毒血症，脓毒性关节炎和蜂窝组织炎以及会厌炎。疾病过程和主要症状发展迅速，在几个小时内，若未经治疗，患儿可能出现急性呼吸道梗阻。如果能够合理及时地做出诊断和治疗，患儿可以完全康复并且没有任何后遗症。研究表明，声门上炎症是会厌炎的另一典型症状，并已证实与疱疹病毒和其他微生物感染有关，在治疗时要应用阿昔洛韦和万古霉素[88]。

（1）临床表现

有会厌炎的患儿会有诸多不适，如发热，无法吞咽分泌物，流口水和拒绝说话或吞咽。患儿可能会保持一个直立的姿势，通常是将斜着身子头部伸直，用胳膊支撑身体摆出三脚架一样的姿势。常会发生低氧血症。突然呼吸停止，随后心脏骤停的发生是不可预测的。心脏骤停可能是由于迷走神经刺激或呼吸道阻塞继发的缺氧而造成的[88]。

（2）处理

治疗会厌炎最重要的方面是快速诊断以及最小限度的处理患儿直到呼吸道通畅。患有会厌炎的患儿需要紧急气管插管，急性呼吸道阻塞而导致的心脏骤停是潜在的危险并发症。因此，在这个时间主要护理的目的是要让患儿尽可能平静直到气道处于安全状态[91]。放置气管插管时，患儿可以靠着枕头或靠在父母膝上。在患儿气道安全之前，如喉部插管和检查之类的操作是不能做的[91]。

如果家中有 12 个月以下的婴儿和/或没有被完

全免疫的 5 岁以下儿童,家庭和家庭接触者需要使用抗生素进行预防。如果受感染的儿童每周需要儿童护理超过 18 小时,该中心的工作人员和其他儿童应接受抗生素预防[92]。

3. 异物吸入

异物吸入上呼吸道是儿童呼吸道梗阻的另一个比较常见的原因。婴儿往往会吞下坚果和种子类的食物,而幼儿往往会吞下硬币、牙齿等[93]。误吞异物可能不能立刻引起明显的临床症状,有时候是过了几天,几周甚至几个月的时间才做出诊断并且孩子的症状是不典型的,如伴有或不伴血痰的咳嗽[93]。

（1）临床表现

咳嗽突然发作,呕吐和明显的喘鸣音提示气道内有异物[15]。然而,患儿最近咳嗽或窒息事件的准确发作史是在作出异物吸入诊断最敏感的因素。

（2）患者管理

异物吸入的处理取决于吸入异物的位置和水平,因为它可能会卡在咽部、食管、喉、气管或支气管树。较轻微的气道阻塞应该鼓励患儿咳嗽[94]。多达 5 次背部冲击可能成功地驱逐异物,这可能伴随多达 5 次胸部推击和背部冲击当。推胸及背部冲击对突发的异物吸入无效时,应该直接在喉镜下使用 Magill 钳取异物。当异物卡在隆突下时,应该在全身麻醉下行支气管镜检查将异物取出[95]。

六、儿童下呼吸道疾病

下呼吸道疾病是儿童入住 ICU 的一个常见病因。小于 12 个月的婴儿通常表现为细支气管炎或肺炎。哮喘在较大儿童中更常见,但是接近 12 个月的婴儿可能发展为哮喘,而且经常会把细支气管炎和哮喘相混淆。

影响下呼吸道的特殊情况

细支气管炎和哮喘在儿童中都很常见,每种情况的治疗都将在下面讨论。这些情况的国内及全球临床指南已经制定并在不断更新[96, 97]。

1. 细支气管炎

婴儿时期的病毒性细支气管炎其特点是小气道的阻塞,造成不到 12 个月龄婴儿的气体陷闭和呼吸窘迫。它是婴儿时期最常见的严重呼吸道感染,虽然过程通常是轻度或中度而且是自限性的,一般不需要治疗[98]。严重感染占不到 5%,通常是与早产、婴儿月龄在 3 个月以下或先天性心脏病相关。呼吸道合胞体病毒（respiratory syncytial causative,RSV）感染占细支气管炎病例的 90%[99, 100]。其他病原体有副流感病毒 1、2、3 型,B 型流感病毒,腺病毒 1、2、5 型和支原体。RSV 侵入细支气管的上皮细胞,通过合胞体的产生而传播,这是在宿主细胞膜与相邻细胞融合时产生的。这导致上皮细胞被破坏,斑块坏死。上皮细胞碎片脱落和黏液生成,导致小呼吸道堵塞,出现细支气管炎的临床特征。

在澳大利亚和新西兰的温带地区,病例全年散在出现,大多数发生在晚秋和早春之间。RSV 和其他引起细支气管炎的病毒性病原体的发生率之间存在一个矛盾的关系。RSV 流行病发生时,其他呼吸道病原体流行病是递减的,反之亦然。不同大洲间 RSV 感染的发生率不同,在美国婴儿中高达 225/1 000,在澳大利亚婴儿中高达 869/1 000[101]。澳大利亚估算的 RSV 相关住院率每 1 000 个不到 5 岁的儿童从 2.2 到 4.5 不等,每 1 000 个婴儿从 8.7 到 17.4 不等,总的直接医疗费用估计为 5 000 万美元[101]。这组数据与欧洲的数据相似,在英国的婴儿中为 24/1 000,挪威为 22/1 000。与澳大利亚的非土著居民相比,细支气管炎在土著居民中的发病率依然很高而且更严重[103]。有一个或多个合并症的年幼儿童,发生并发症的风险更高。RSV 感染全年均可发生,在冬季达到高峰。

当细支气管炎发生时,住院风险最高的是那些暴露于吸烟环境下和存在潜在疾病如先天性心脏病、早产和低社会经济群体的 6 个月以下的婴儿[104, 105]。严重疾病需要进入儿科 ICU 治疗,与新生儿早产有关,尤其是婴儿期的慢性肺病或新生儿期有通气问题病史和先天性心脏病。

（1）临床表现

细支气管炎是一种临床诊断,不分离致病性病毒不排除这种诊断。细支气管炎的临床特征是多样的,可能包括上呼吸道感染症状,如流涕和刺激性咳嗽。在三天内婴儿发展成呼吸急促和呼吸窘迫,可能是轻度、中度或重度。呼气哮鸣音常存在,听诊听到细到粗的湿啰音。大约 50% 的婴儿会出现发热。在比较小、早产或低出生体重的婴儿中,症状往往是窒息,然后发展成严重的呼吸窘迫[106]。细支气管炎的临床病程通常为 7～10 天;然而,严重疾病所造成的影响可能会持续更长的时间。入住重症监护的适应证包括：频繁和 / 或长时间的呼吸暂停、低氧血症、血流动力学不稳定、明显疲惫婴儿或意识水平下降[104]。

（2）评估及患者管理

一个全面的病史和评估为细支气管炎的治疗提供了重要的基础信息。急性细支气管炎的婴儿需要持续的心肺监测和氧饱和度监测。但对患有细支气管炎的婴儿的治疗很大程度上是支持疗法，大多数的药物治疗是未经证实的。一般来说，治疗的重点为支持疗法，如保证水分、营养和氧气的供应，对于可能需要机械通气的恶化迹象保持警惕[100]。俯卧位和程序最小化影响性操作对于婴儿也很重要，尤其是在小于 3 个月的婴儿中。最近在微创呼吸支持方面的创新，如增加使用非侵入性通气策略以及使用经鼻高流量氧的湿化治疗，可以减少婴儿气管插管和有创通气的数量[107]。在严重的毛细支气管炎患者广泛采用高流量治疗之前，需要建立系统监测、关注安全和人员配备等问题。

2. 哮喘

哮喘是以下呼吸道黏膜免疫系统功能障碍为特征的疾病。支气管壁细胞、炎症介质和神经系统之间存在复杂的相互作用。慢性炎症导致支气管气道狭窄，从而阻碍气流。这些可以导致的喘息发作、呼吸困难和胸部收紧，通常是可逆的。在哮喘的急性发作中，喘息并不总是可听见的，但延长的呼气相是早期征兆[108]。

遗传、环境和社会经济因素共同导致儿童哮喘的发展[108-110]。过去 20～30 年间哮喘发病率的增加可能与遗传易感性的发生率增加有关，而与环境因素无关。一些研究已经发现哮喘和不同地区人类基因组之间的联系，但是联系并不一致。某些种族群体如非洲裔美国人，与欧洲裔美国人相比，更容易患哮喘和并发症，特别是那些原本来自热带地区的人[111]。一旦哮喘发作，就有引起发作的触发物。这些包括：病毒性疾病，特别是呼吸道病毒、烟草烟雾暴露、房屋尘螨、宠物毛发、锻炼、食品和环境过敏原。

哮喘是急诊科最常见的儿科病例之一，其全球患病率随着各种人群的不同而日益增加[112, 113]。据报道，在西方国家多达 20%～30% 的儿童出现哮鸣或哮喘的症状[114]；目前在美国的发病率是 9.6%[115]，英国为 29.7%[117]，澳大利亚 31%[117]。哮喘患病率一直在增加[114]，男孩和城市地区的患病率更高[113]，但其死亡率在过去二十年里一直下降，从（1～2）/100 000

下降到 0.8/100 000[114]。

（1）临床表现

当儿童由于哮喘恶化而表现为呼吸衰竭时，就需要住进 ICU。这些恶化可能起因于病毒感染和过敏、季节性感染、细菌感染、环境因素以及心理因素，如压力等[118, 119]。其他因素如肥胖和遗传易感性对 β_2- 受体激动剂治疗产生的反应是很重要的[120]。这些患儿表现出与呼吸窘迫相关的临床特征。奇脉是一种随呼吸过程出现的血压明显改变的现象，也可以用体积描记呈现和记录。动脉血气分析通常显示早期有轻度呼吸性碱中毒和低氧血症；然而，当患儿疲劳时，更严重的哮喘可能显示为呼吸合并代谢性酸中毒以及高碳酸血症，二氧化碳是无法消除的[121]。

（2）评估和处理

哮喘严重程度的评估是基于一些标准，如紫绀程度、呼吸间隔长度、缺氧，意识水平及奇脉表明呼吸衰竭的程度。有许多的评分可以帮助确定哮喘的严重程度，包括国家哮喘运动指南，肺指数评分，呼吸衰竭评分和修正的呼吸困难量表。无论采用什么样的方法，评估应该时常进行并且和治疗记录相对应。严重哮喘，恶化和 / 或没有治疗效果的哮喘，都需要进入儿科 ICU 治疗[113]。

对重症哮喘管理的主要目标包括维持氧合，快速扩张支气管和治疗任何心血管问题[122]。儿童的重症哮喘，低氧血症除了与肺换气不足、高碳酸血症和酸中毒引起的肺血管收缩有关，还是由下呼吸道梗阻导致的通气 / 血流（V / Q）失调引起的。低氧血症可能导致进一步的支气管痉挛、低血压、氧气供应减少、心肌耗氧量增加和神经症状，如躁动、意识错乱或意识水平下降。由于雾化溶液的高渗透性，支气管扩张剂可能通过恶化 V / Q 失调或支气管收缩来加重低氧血症。此外，快速变化的气道顺应性连同高度扩张的肺部都可能导致气道塌陷。

氧气的输送是通过带有储氧袋的高流量氧气面罩实现的。所有的雾化治疗应该是氧气驱动的。然而，如果及时使用了最大剂量的支气管扩张剂以及给氧，低氧血症仍然存在的话，那么就建议考虑使用面罩持续气道正压通气（continuous positive airway pressure, CPAP）。β2- 受体激动剂，抗胆碱药和类固醇是治疗急性重症哮喘的基础，但对于体重超过 40 千克的儿童，以及青春期的儿童，它可能是更合适静脉使用肾上腺素。β2- 受体激动剂通过松弛支气管平滑肌，改善黏液纤毛运输和抑制介质的释放实现它的作用。在严重危及生命的哮喘中，推荐使用短效β2-受体激动剂联合抗胆碱能，以改善肺功能，减少恶心和震颤等副作用，如早期治疗可降低入院的风险[123]。β2-受体激动剂的副作用包括低钾血症、心动过速、震颤、躁动和高血糖。轻微的乳酸酸中毒也可能发生。当有严重的生命威胁的哮喘，吸入性治疗难以控制时，可以考虑静脉给予沙丁胺醇。吸入沙丁胺醇可以在静脉滴注开始时停止使用，但要在停止输液前恢复沙丁胺醇的使用。重症哮喘急性发作时，通常需每20分钟给一次沙丁胺醇；如果没有什么反应，就可以连续雾化吸入。在这种情况下，需要给雾化器放置供给管，当储药室清空时及时补充药液。抗胆碱能药物，与β2-受体激动剂的联合使用，可以通过增加β2-受体激动剂的作用改善肺功能，阻断刺激性受体和大气道的支气管扩张[124]。

糖皮质激素可以降低气道炎症，从而提高了β2-受体激动剂的作用，以及减少黏液的生成。口服给药和静脉的方法同样有效。在入院3~4小时，全身性类固醇的效果是显而易见的，在6~12小时达到最大效益。几乎没有证据支持在哮喘急性发作期可以给予吸入性类固醇。

硫酸镁通过抑制钙的吸收引起肌肉松弛。已经证实，静脉注射硫酸镁在急性重症哮喘的疗效，吸入硫酸镁联合使用β2-受体激动剂可以改善肺功能[125]。

对于吸入性支气管扩张剂和类固醇反应迟钝的严重哮喘，氨茶碱可以有效改善肺功能。它是一种可以改善膈肌功能的支气管扩张剂，也是一种呼吸中枢兴奋剂。然而，治疗范围较窄，恶心和/或呕吐的副作用存在不可忽视并发症的危险，因此它的使用应限于治疗对其他药物没有反应的哮喘[126]。

当有重度的低氧血症，严重的肌肉疲劳或意识水平下降时可能需要机械通气[108]。然而，哮喘患儿有容易发生像气压伤和气体陷闭并发症的危险，这一类患者发生与呼吸机有关的死亡的风险更大。无创正压通气（non-invasive positive pressure ventilation, NIV）是第一选择，有一些证据表明，它可以迅速纠正气体交换异常并改善呼吸肌疲劳[127]。NIV的禁忌证包括：心搏/呼吸骤停、严重的脑病、血流动力学不稳定、面部手术/畸形、高误吸风险、非呼吸器官衰竭、严重的上消化道出血、不稳定的心律失常和上气道阻塞。

当发生恶化的迹象，如二氧化碳水平升高、疲劳、精神状态的改变、血流动力学不稳定和顽固性低氧血症，插管可能是必要的[128]。由于高气道压力，应该使用带气囊的气管插管（ETT）。

急性哮喘的儿童可能有代谢率增高，不显性失水增加，同时有口服摄入量减少。由于气体滞留引起的胸腔内压力增加，即使是轻微的脱水也可能会影响心输出量。因此，充足的补液是必要的。此外，如果液体摄入不足，肺分泌物增加黏稠，从而阻塞呼吸道。需要一直保持液体的供给直到患儿情况和经口摄入量明显改善[129]。

七、儿童患者机械通气的护理

第15章涵盖了机械通气原理。如肠胃减压、有效的镇痛和镇静、预防意外拔管的步骤都与成人相似。婴儿和儿童的机械通气需要有以下特殊注意：

- 大多数患儿在吸痰前、期间和之后都需要吸入100%的纯氧[130]。这整个过程中都需要监测患儿的临床状态。
- 加温湿化装置在儿童是首选的，因为他们的呼吸储备是有限的，而且气道容易堵塞[131, 132]。
- 气道内吸痰常规不需要生理盐水滴注[133, 134]。
- 为了防止医源性肺不张，吸痰管尺寸应小于或等于三分之二的气管插管内径。对于婴儿，吸痰的负压应限制在-60mmHg（-8kPa），对于青少年，吸痰负压最多达到-200mmHg（-27kPa）。负压调节器是用来监测应用负压值的，因为负压太大会导致肺不张。
- 约束的需要是限制孩子的活动，为了防止意外拔管，而不是为了使儿童保持在静止的状态。约束可能是物理的，如臂板或手约束带；也可能是化学性的，如使用镇静剂。

机械通气模式

机械通气有许多的通气模式（详见15章）。本节包括儿科通气相关的具体信息。与成人一样，动脉血气应在启动机械通气约15~20分钟后测量。

1. 儿童的容量控制通气

通常情况下，体重不足5kg的婴儿不使用机械通气，因为他们的潮气量小，本来就小的通气量有膨胀管道中损失以及在EIT周围泄漏的危险。此外，大多数的容量呼吸机没有一个恒定的新鲜气流，所以婴儿必须努力做功以触发呼吸。有些新型的呼吸机模型尝试克服这些问题。开始儿童容量通气的步骤如下[135, 136]：

- 设置的潮气量为 5~8ml/kg。这是一个保护肺的策略，如果需要的话，还可以增加潮气量最大到 9~10ml/kg[136]。
- 设置的呼吸频率应为 20 次 /min。这一速度低于婴幼儿的生理指标，但稍大的潮气量可以来补偿。
- 设置的 FiO_2 为 <0.6，根据氧饱和度和血气结果设定。
- 设置的 PEEP 为 $5cmH_2O$。这略高于生理指标。
- 设定的触发敏感度，足以使婴儿或儿童不用太费劲就可以触发呼吸。如果一个连续的新鲜气体流量是可用的，那么这是优选的。如果自动循环时，要逐渐减小触发灵敏度，直至自动循环停止。

2. 儿童的压力控制通气

在体重低于 5kg 的婴儿，或是在无囊 ETT 周围有漏气的儿童，压力通气模式是最常用的。开始儿童压力通气的步骤如下，应根据动脉血气的结果设定[136, 137]：

- 设置吸气峰压（PIP）为 $18~20cmH_2O$。
- 设置呼气末正压（PEEP）为 $4~6cmH_2O$（极少超过 $7cmH_2O$）。
- 设置呼吸频率为 20 次 /min。
- 设置 FiO_2<0.6，根据氧饱和度和血气结果设定。
- 设置触发灵敏度以触发无自动触发的呼吸。大部分压力通气机有一个恒定的新鲜气体流量，让孩子不用费劲就可以自主呼吸。

3. 无创机械通气

无创机械通气（NIV）是指在不使用导管建立人工气道的情况下给予通气支持（见第 15 章）。对于呼吸衰竭的危重病患儿，NIV 可用来降低对插管的需要。然而，儿童使用无创机械通气的证据是不足的[138]，通常根据成人病例进行推测[139]。一些研究表明，与传统的通气相比，NIV 降低呼吸机相关性肺炎的发生率，减少有下呼吸道疾病的儿童对氧的需求量[140]，可以推荐作为一线通气策略，因为它可以降低轻中度 ARDS 插管率以及提高拔管成功率[141]。

4. 高频振荡通气

高频振荡通气（high-frequency oscillatory ventilation, HFOV）使用超生理通气频率和低于解剖死腔的潮气量来完成气体交换。典型的通气频率为 3~15Hz 或 180~600 次 /min 钟（1Hz=60 次）。HFOV 主要用于治疗患有弥漫性肺泡疾病或间质疾病的婴儿和儿童，需要高的峰值扩张压力。目标包括：最大化肺泡、减少肺泡气压伤，并提供充足的肺泡气体交换。

HFOV 主要是通过使用专门的呼吸机来实现，该呼吸机通过隔膜活塞运动主动地推动气体进入和移出肺脏，以及使用非顺应性呼吸回路。HFOV 和其他的通气形式的主要区别就是，HFOV 有带有振荡的主动呼气来对比常规通气的被动呼气[142]。不同于传统的通气，HFOV 采用容积运动输送气体进入肺部，使用小于死腔的潮气量，利用的机制包括：摆动效应、泰勒弥散、非对称速度剖面、心源性震荡混合，并在非常有限的范围内，容积运动[142]。这些都是在使用高频率和小容量时用来描述气体分布的。

通气是依赖于振幅（潮气量的决定因素）多于依赖频率。随着振荡通气的使用，较低的频率（Hz）提高了 CO_2 的清除率。因为发生振荡膜片是能够穿过更远的距离，通过提供更多的吸气时间和较长的呼气时间从而增加潮气量[142]。

氧合作用的主要决定因素与常规通气的一样。因此，如果要纠正低氧血症，就必须使肺泡开放，防止肺泡塌陷。HFOV 理论通过提供一个高平均气道压力而不施加大的潮气量实现目的，但是没有足够的证据来推广其在常规机械通气中应用[142, 143]。因此，要避免肺过度扩张和发生气压伤的风险。

5. 体外膜肺氧合

体外膜肺氧合（extracorporeal membrane oxygenation, ECMO）是一种通过提供通气和 / 或心脏支持的替代方法[144, 145]。当支持通气时，ECMO 可使肺得到休息和恢复。通气设置要控制到最小，以减少呼吸机正压导致医源性影响。ECMO 治疗有两种主要方法：静脉 - 静脉转流和静脉 - 动脉转流。对于静脉 - 静脉转流 ECMO，大口径导管应放置在较粗大的静脉，如颈内静脉或股静脉[146]。在儿科更常见的 ECMO 模式是静脉 - 动脉转流，利用右侧颈内静脉引出血液，右颈总动脉血液流回体内[146, 147]。对于心脏手术后的患儿，静脉 - 动脉转流 ECMO 置管的替代位置是在右心房和主动脉。静脉 - 动脉转流 ECMO 允许循环和通气的支持。从本质上讲，从

"静脉"引出的血液,泵入氧合器进行氧化和移除二氧化碳,然后通过过滤器泵回"动脉"置管[146, 147]。

如果儿童有潜在可逆肺或心脏损伤,或对传统治疗没有效果的休克,就要考虑 ECMO[148, 149]。禁忌证包括不可逆的脑或中枢神经系统损伤,免疫缺陷或严重凝血功能障碍。结果一般都是积极的,但 ECMO 中心需要通过经常培训来维持他们胜任的能力。

八、儿童的休克

休克在第 21 章有详细描述,这里只讲儿科休克。低血容量性休克、心源性休克和感染性休克(也被称为分布性休克)是儿童最常见的休克。心源性休克是罕见的,主要出现在心脏手术、严重的心肌炎或未治疗的休克后。婴儿存在未确诊的先天性心脏缺陷,特别是源于动脉导管病变 - 称为导管依赖性的病变,在生命的最初几周,当导管关闭时会出现休克[150]。如果在婴儿和儿童低血容量性休克时,单纯液体复苏有效,那么他们就可能不需要转移到一个专门的儿科中心。然而,儿童存在感染性休克或心源性休克需要转移到一个特殊的儿科中心进行进一步治疗,应尽快联系启动目标导向治疗。那些对单纯液体治疗没有反应的患儿,就需要做有创血流动力学监测和药物干预。低血容量性休克的患者损失量至少有 30ml/kg[14]。

在全世界范围,脓毒症是婴儿和儿童死亡的首要原因[151]。据报道,在北美洲的儿童中感染性休克的死亡率约 9%[152]。在欧洲 PICU 中,感染性休克的发生率高达 30%,死亡率为 10%[153]。2013 年在澳大利亚和新西兰的 PICU 患儿中,约 8% 的患者死于脓毒症[1]。儿童感染性休克的原因往往是与青少年和成人是不同的。在儿童中,最常见的感染菌通常是与年龄相关,见表 27.7。有先天或后天免疫功能低下的婴幼儿发生感染性休克的风险更大[14]。在澳大利亚和新西兰等发达国家,脑膜炎球菌感染仍然是感染性休克的主要原因。

(一)临床表现

休克的临床表现,儿童和成人之间有许多相似之处(见第 21 章)。然而,仍然有三个主要的差异[13, 154]:

- 全身炎症反应综合征的患儿有异常的体温或白细胞计数升高(或两者共同存在),异常的心率和呼吸频率加快(或两者共同存在)。

表 27.7
引起新生儿、婴儿和儿童全身性感染的病原体

年龄分组	引起全身性感染的常见病原体
新生儿	β- 溶血性链球菌组 肠杆菌科细菌(如大肠杆菌) 单核细胞增多性李斯特氏菌 单纯疱疹病毒 金黄色葡萄球菌 脑膜炎奈瑟菌
婴儿	流感嗜血杆菌 肺炎链球菌 金黄色葡萄球菌 脑膜炎奈瑟菌
儿童	金黄色葡萄球菌 脑膜炎奈瑟菌 肺炎链球菌 肠杆菌科细菌

Adapted from Maloney PM. Sepsis and septic shock. Emerg Med Clin North Am 2013; 31: 583-600.[13]

- 除了在成人中出现的心血管功能障碍症状外,儿童也可能在不需要正性肌力药时,表现出正常的血压,但有以下两种情况:原因不明的代谢性酸中毒、乳酸增加、尿少、毛细血管再充盈时间延长或中心到外周的温度差>3℃。
- 系统性低血压是不足以诊断感染性休克的。没有发烧情况下的心动过速是一种比低血压更可靠的征象,因为在低血压发生之前,儿童的循环容量有多达 25% 的丢失。尤其是在给予液体输注之后,低血压是患儿的迟发性休克征象,可能提示患儿处于晚期失代偿性休克状态[13]。

儿童另一个与成人不相关的其他特殊因素,是早产儿和有心脏缺陷或慢性肺部疾病的婴儿发生全身性感染的风险增高[13]。

(二)评估和诊断

伴休克患儿的评估是根据临床评估的,而不是根据被推荐于成人休克的生化检测[14]。理想情况下,在发生低血压之前就应该诊断为休克。低体温或高体温以及神经系统状况的改变,提供了灌注压和外周血管扩张(暖休克)或血管收缩时毛细血管再充盈>2 秒(冷休克)的信息,是儿童发生休克的临床体征[14, 155]。

细致进行呼吸系统和心血管系统评估是必需的,在本章、第 11 章和第 13 章中所描述。儿童的

休克监测与成年人相同（见第 21 章）。这些监测项目包括：持续心率监测、静脉血氧饱和度监测、外周脉搏情况、毛细血管再充盈、意识水平、外周皮肤温度、尿量能间接反映心输出量、连续的血气、乳酸及电解质分析[14]。儿童感染性休克的诊断是很难的。如果存在压之不变白的皮疹提示是脑膜炎双球菌导致全身性感染的一个特定标志[156]。

> **实践提示**
>
> 　　皮肤黑的孩子，皮疹可能不易发现，可以检查他们的脚底、手和结膜。

　　然而，一定比例的患儿会出现非特异感染的症状或体征，如发热、呕吐、嗜睡、烦躁易怒、头痛，这些可能与其他感染很难区分[13]。对血、尿、便、痰、脑脊液标本以及任何明显的伤口或病变的实验室检查是对于成人和儿童的标准做法。

（三）患者管理

　　儿童休克的早期识别，适当的目标导向治疗和针对病原体引起的感染性休克的处理与成人是相同的。目标导向治疗，如氧气疗法、液体复苏、维持正常血压、药物治疗和其他支持治疗方法达到实行儿科休克管理治疗的目的，产生了更好的效果[13, 14, 154]。

　　尽管患儿存在外周水肿或没有明显的液体丢失，大量液体治疗还是需要的[154]。大型非洲研究 -FEAST 试验[158]表明，高达 40ml/kg 的液体推注增加了非洲脓毒症儿童的死亡率；然而，这项研究是在资源贫乏的环境下进行的，没有使用强心药、生化检测或机械通气。在容易获得正性肌力药物和机械通气的情况下，低血压发生前一小时的积极液体复苏与改善低血压和感染性休克患儿的死亡率有关[13, 154, 158]。对于儿童血管内通路的建立是困难的，因此在放置中心静脉置管前，可在新生儿中使用脐静脉通路和在儿童中使用骨内通路[159]。EZ-IO（Vidacare 公司，Texas）骨内穿刺针与驱动系统在儿科的使用已很常见了[9, 154, 160]。还有其他种类的手动骨内穿刺针是可用的，无论类型，骨内针都可以快速进入髓内毛细血管网，便于输送液体、药品和血液制品。进针的部位选择在婴儿和儿童的胫骨近端，胫骨粗隆下 2～3cm[9]。一旦定位，注射器必须连接到抽出物并确定正确的位置。液体可以通过注射器进入髓腔内来恢复循环量进而促进外周灌注，

改善静脉通路[154]。

　　与成人类似，如果经过适当的容量复苏休克症状仍没有得到缓解或低血压更加严重的，则推荐使用血管活性药与升压药[154]。对于儿童，建议使用血管活性药，如去甲肾上腺素，肾上腺素和多巴胺[14, 154, 161]。血管扩张剂是用来改善微循环的，如硝普钠或硝酸甘油；Ⅲ型磷酸二酯酶抑制剂用于改善心肌收缩力。如果休克持续存在，并有肾上腺功能不全的风险，建议使用氢化可的松治疗[162]。发生不可逆转休克的患儿也可以考虑应用 ECMO[163]。

九、儿童急性神经功能障碍

　　婴儿或儿童发生急性神经功能障碍的原因有很多。ICU 常见的临床表现包括脑膜炎[156, 164]，脑炎[165]，癫痫和脑病[167]（见第 17 章）。评估和临床特征的识别以及儿童神经功能障碍的各种原因的处理是预后的关键。

（一）神经系统的评估

　　患儿意识水平的评估，可以使用几个不同的评分量表。格拉斯哥昏迷评分（Glasgow Coma Scale，GCS）是常用的[168]，但格拉斯哥昏迷运动评分（GCS-M）更适合儿童[169]。另一个可靠的评分量表是全面无反应性评分（Full Outline Unresponsiveness，FOUR）；它包括四个参数（注视反应，动作反应，瞳孔反射和呼吸）为 0 到 4 四个等级，每一个可能的得分介于 0 分（完全没有反应）到 16 分之间[170]。FOUR 评分、GCS 均能预测在医院的发病率以及在出院时是否预后不良。

　　其他神经系统评估参数包括：
- 瞳孔——评估大小、反射和对称性。
- 姿态——异常弯曲姿态，通常被称为去皮质强直，表现为上肢屈曲下肢伸直或屈曲，而异常伸展的姿态，通常被称为去脑强直，是所有四肢的伸展反应，其中手臂外旋。正常的孩子出现异常弯曲或伸展姿态时，可能表明颅内压增高。
- 假性脑膜炎——表现为儿童的颈部僵硬，以及在婴儿中囟门饱满 / 膨出。

（二）癫痫发作

　　第 17 章讲述了癫痫发作。儿童癫痫发作的各种病因学，包括热性惊厥，中枢神经系统感染，如脑膜炎或脑炎，代谢失调，药物，创伤或癫痫。癫痫发

作是儿童常见的疾病,约 4%～10% 的患儿无原因的发作而非复发[171]。6 个月到 6 岁之间的儿童更容易癫痫发作[172]。因为大脑尚未发育成熟,所以对于儿童,特别是那些 5 岁以下的儿童,癫痫发作的风险更高[171]。2%～5% 的儿童会发生热性惊厥,通常在 6 个月到 60 个月之间[173,174]。非热性惊厥在新生儿期通常较常见,发病率随着年龄增长而下降[172]。

患者管理

儿科患儿的癫痫发作处理类似于成年(见第 17章),但也有一些特殊儿童的案例。

低血糖的儿童患者比成人更易癫痫发作。低血糖在发作期间和之后会导致继发性脑损伤。患有癫痫发作的儿童和静脉注射含糖药物的儿童应该监测血糖水平[172,175]。

癫痫发作时或发作后儿童的护理通常是支持性的,包括监测正在进行的癫痫发作的体征、给予适当的抗惊厥药和定期评估神经功能。在小婴儿中,癫痫发作可能难以确定,可能包括僵硬、凝视和嘴唇抽搐而不是明显的阵挛活动[176]。

(三)脑膜炎

脑膜炎是发生在脑膜的急性炎症,通常发展超过 1～2 天。由脑膜炎奈瑟氏球菌或脑膜炎双球菌引起的暴发脑膜炎可能在几个小时发展。引起细菌性脑膜炎的微生物随年龄的变化而变化。3 个月以下婴儿,B 组链球菌、大肠杆菌、肺炎链球菌和李斯特菌属是最有可能的病原菌。3 个月以上的儿童,脑膜炎双球菌、B 型流感嗜血杆菌和肺炎链球菌是更常见的[156]。婴儿和儿童病毒性脑膜炎最常见的原因包括单纯疱疹病毒和肠道病毒[177]。虽然发病率稀少,但结核性脑膜炎却越来越普遍,特别是在移民家庭或最近去过受灾地区的儿童。尽管治疗在进步,比起其他类型的脑膜炎,细菌性脑膜炎有较差的预后[178]。

1. 发病率

根据脑膜炎发病率的数据,主要局限于细菌类型,特别是对于婴儿和 2 个月以上的儿童。流感嗜血杆菌、脑膜炎双球菌、肺炎球菌感染都应报告[179]。自 1993 年引进乙型流感嗜血杆菌疫苗,到 2005 年,乙型流感嗜血杆菌感染已下降到 1.2/100 000[180]。在所有的感染中,只有 28% 的报告是脑膜炎,且大部分是在 2 岁以下的儿童[180]。

脑膜炎双球菌是脑膜炎患儿的主要病原菌。特异性菌株在世界不同地区流行,血清 A、B、C、Y、W和 X 是目前几乎所有导致侵入性疾病的菌株[181]。在欧洲、美洲和大洋洲,大多数病例是血清组 B、C和 Y 型菌株引起的。血清学 A 组发病率最高(每100 000 例高达 1 000 例),导致撒哈拉以南(sub-Saharan)非洲和亚洲的脑膜球菌病例大暴发,而W-135 和 X 型血清群最近出现,是撒哈拉以南非洲主要疾病暴发的主要原因[181]。现有疫苗根据世界各地流行菌株而不同,应获得国外旅行和接种地点的相关历史记录。

在澳大利亚,脑膜炎球菌疾病主要发生有季节性,发病高峰在六月和十月之间。血清组 A、B 和 C 型占澳大利亚病例的 90%,其中 B 型占 66%[180]。有两个主要的发病高峰。0～4 岁年龄组占所有病例的 31%,在15～19 岁年龄组占所有病例的 17%[179,180]。在 0～4 岁的儿童脑膜炎球菌病的发病率为 10/100 000。在感染侵袭性脑膜炎双球菌的儿童中,47% 患脑膜炎,伴或不伴全身性感染[182,183]。5 岁以下的儿童脑膜炎双球菌性脑膜炎的病死率低于 1%;如存在全身性感染死亡率在发达国家上升至 10%～15 %,发展中国家则高达 40%[181]。

自引入常规免疫接种以来,在一些发达地区侵入性肺炎球菌疾病的发病率明显下降,如欧洲、北美洲(North America)和澳大利亚[181],据 2005 年的报告显示,5 岁以下儿童的患病率为每 100 000 名儿童中有 23.4 例[184]。肺炎球菌病的发病高峰期见于 1 岁儿童,在澳大利亚、北美洲和欧洲,发病率分别在 26.5/100 000、37/100 000 和 51/100 000 之间波动[185,186]。北部地区的发病率最高,其中土著儿童的风险最高[187]。其他危险因素包括极早的早产儿、慢性肺病、21-三体综合征(唐氏综合征)、糖尿病和囊性纤维化。临床表现或症状与儿童的年龄,当前疾病使用抗生素的持续时间和抗生素用药史均有关。

2. 患者管理

患有脑膜炎的婴儿或儿童的初始处理包括气道、呼吸道、循环和残疾的评估和管理。建议采用快速抗生素治疗,降低病死率[179,188]。一旦最初的复苏已经完成,应考虑纠正任何生化异常。特别是,血糖水平应该在治疗早期检查和纠正。一旦怀疑脑膜炎,行腰椎穿刺(lumbar puncture,LP)进行明确诊断,但如果孩子存在血流动力学不稳定或持续痉挛发作，通气障碍或颅内压增高症状问题，LP 应该被推迟，进行血液培养[189]。

类固醇的使用可以降低成人脑膜炎的发病率[190]，但儿童并不是[191]。然而，类固醇能降低因细菌性脑膜炎引发患儿发生重度听力损失的风险[191]。

当婴儿和儿童脑膜炎患者有意识水平下降，呼吸和 / 或循环障碍时，需要重症监护管理。管理的总体目标是支持通气和循环，同时防止继发性脑损伤。定期评估并监测相关的风险，如癫痫发作，抗利尿激素分泌异常综合征（syndrome of inappropriate antidiuretic hormone secretion，SIADH）或脑性盐耗综合征和全身性感染等是必不可少的。

（四）脑炎

儿童脑炎最常见的类型是急性病毒性脑炎，病原体通常是单纯疱疹病毒（HSV）[192]。如果不进行治疗，单纯疱疹几乎是致命的，多于一半的幸存者经历了严重的长期发病。儿童脑炎的其他原因包括[192, p155]：

- 肠道病毒（例如肠道病毒 71、脊髓灰质炎和麻疹病毒）
- 水痘 - 带状疱疹病毒
- 爱泼斯坦 - 巴尔病毒
- 巨细胞病毒
- 腺病毒
- 风疹
- 麻疹
- 墨累河谷脑炎病毒（Murray Valley encephalitis，MVE）
- 库宁（Kunjin）病毒

在世界范围内，每 10 万名儿童急性脑炎发病率介于 3.5～16 例之间[192]。一岁以下儿童发生脑炎的风险更高。其他危险因素包括免疫功能障碍和暴露于危险的动物，或特定的地理位置。例如，墨累河谷脑炎与库宁病毒在北领地的金伯利地区呈地方性流行，日本乙型脑炎病毒已被报道在约克角半岛，在东南亚很流行[193]。

脑炎症状类似脑膜炎，但往往起病缓慢。逐步恶化的头痛，发烧，意识水平下降或行为的变化表明是脑炎。局灶性神经系统体征和癫痫发作可能表明脑膜或脊髓受累[194]。

患者管理

如果怀疑是病毒引起的，为了防止高死亡率和发病率，给予阿昔洛韦是必要的[192]。其他病毒感染也需要用阿昔洛韦治疗。更昔洛韦抗微生物是有用的，但更有毒性[194, 195]。重症监护管理包括通气支持和神经系统并发症如癫痫和脑水肿的处理。如果孩子出现意识丧失的临床表现，病情会更严重[194]。

十、儿童胃肠道和肾脏问题

许多危重症婴儿和儿童也存在发生胃肠道（gastrointestinal tract，GIT）相关并发症的风险。原发性急性肾衰竭（acute renal failure，ARF）在危重患儿比较少见，虽然目前仍缺乏前瞻性研究的问题，但儿童继发性肾脏损伤的发病被认为是增加的。应用新的儿科风险（risk）、损伤（injury）、衰竭（failure）、肾功能丧失（loss）和终末期肾脏疾病（end-stage kidney disease）标准（pRIFLE）时，PICU 肾损伤总发生率为 10%～50%[196, 197]。与儿童原发性肾损伤有关的诊断有脓毒症、溶血性尿毒综合征、肿瘤以及先天性心脏手术后[153, 196]。儿童先天性和获得性肾损伤都与住院时间的延长和死亡率的增加相关。因此，连续性肾脏替代治疗（continuous renal replacement therapy，CRRT）在管理上应比以前的情况考虑得更早，在第 18 章中已进行讨论。患有急症肾衰竭或有发展急性肾衰竭风险的危重患儿将受益于迅速转运到专业的 PICU。

患儿的胃肠道需要加强保护来防止胃肠道溃疡以及出血的发生。应激性溃疡和出血是潜在的致命并发症，目前发病率在危重患儿中约占 10%[198]。据报道，在 PICU 有 1.6% 的儿童，在临床大出血时会导致血流动力学不稳定或需要输血治疗[198]。儿童和成人的治疗方法是相同的，没有一种药物、剂量或疗法可以最大限度地减少出血和溃疡，或减少肺炎等并发症发生[198]。

（一）营养情况

危重病儿童补充营养的目的有两方面。第一，患儿有营养不良的风险，为了满足体重的增长他们对能量有更大的需求，而与成人相比，而储存容量较少。第二，患儿有患蛋白 - 热卡营养不良的风险，从而导致免疫紊乱，感染的风险增加，这些都会增加儿童器官功能障碍的发病率和死亡率[199, 200]。

营养对于维持肠黏膜的完整性、防止发生低血糖和高血糖、协助维护免疫功能以及为调节免疫反应提供能量都是很重要的[201]。对危重患儿获得足够营养的一个障碍是 ICU 的常规操作的液体限制，并且应该考虑使用喂养协议和尽可能使肠内营养最大化的自由液体[202]。

当照顾患有危重疾病的婴儿和儿童时，应该考虑营养支持来维持婴儿和儿童身体增长的需要。理想的情况是，危重患儿肠内喂养应在入住 ICU 12～24 小时开始，但在把患儿转移到一个专业中心前，这个操作可能无法实现[203]。如果患儿需要转运、手术或插管等治疗，可能得不到适合的喂养。除了补充足够热量的膳食外，应咨询营养师的建议得出适合喂养孩子的营养方案。对于住院的哺乳母亲营养师会给出适当的处理母乳的建议，当婴儿不能经口喂养或管饲，这些母亲需要挤出母乳。此外，营养师可以评估患儿的能量需求和满足需求的食物量，而喂养不足和喂养过度已被认定为 PICU 的问题[201, 203, 205]。

1. 补充和喂养

补充喂养和完全肠外营养（TPN）已在成人危重症护理中有比较成熟的开展，这些补充营养包括氨基酸如 L- 精氨酸、谷氨酰胺、牛磺酸，核苷酸、ω-3 和 ω-6 脂肪酸，肉碱、抗氧化剂、益生素和益生菌，同样的结果并没有在儿童中发现[18]。儿童肠内营养添加剂的证据并不明确，因此危重症婴儿和儿童日常补充不是常规应用。

2. 儿童静脉治疗

危重症婴儿和儿童需要维持静脉输液直到建立肠内喂养。传统上，低渗液就是液体含钠浓度低于正常血清钠的浓度，作为维持液体来应用。这些包括 3.75% 葡萄糖与 0.225% 氯化钠的低渗配方。在过去的十几年里，因为接受手术的患儿会出现医源性低钠血症，所以这一配方在很大程度上已经被 0.45% 的氯化钠和 2.5% 葡萄糖所替代[206, 207]。出于安全的原因，常见的儿科治疗中出于安全原因考虑对于患儿只使用 500ml 的静脉输液袋。在现代西方国家，尽管儿童的输液制剂变成更大容量需要密切监测，但容量静脉输液泵和滴定管的使用也已经成为儿科的标准操作。

随着监测体重和血清电解质水平的提高，低渗液体在许多国家仍在使用。低渗液与医院获得性低钠血症有关[207]，对于危重患儿，排泄多余水分的能力通常是受损的。此外，在 ICU 中存在很多导致抗利尿激素（antidiuretic hormone，ADH）分泌增加情况，包括疼痛、恶心、中枢神经系统感染、胃肠道感染、肺部感染以及手术后这些促进了水潴留[208]。在患儿发展为脑水肿的风险增加，身体组织水含量也会增加，研究表明急性低钠血症导致癫痫发作的风险增加。

婴幼儿和儿童普遍需要在静脉输液中加入葡萄糖。3 个月以下的婴儿，葡萄糖浓度增加到至少 5%，最高 10%。在维持液体中加入氯化钾是常见的，特别是对于空腹的患儿，需要连续监测血清钾浓度。婴儿和儿童液体复苏时静脉使用含糖液体是禁忌的，对于任何年龄段 0.9% 氯化钠都是复苏液体的选择，包括分娩时的新生儿出生时复苏[9]。

3. 儿童血糖控制

对于需要入住 ICU 的婴儿和儿童来说，高血糖与预后不良有关[209]，但是有低血糖易患体质的儿童在危重患儿中积极治疗高血糖是不常见的。最新发表的研究结果显示没有明显差异，但严格葡萄糖控制组的低血糖发生增加[210]。在两组非糖尿病的儿童中，低血糖发生更频繁的是那些需要机械通气和那些需要正性肌力支持的儿童[211]。低血糖的持续监测仍然是重要的评估参数，特别是对需要通气支持和正性肌力支持的患儿，肠内喂养可能是禁忌。低血糖可能是器官功能恶化的一个指标，因此在对于高血糖进行积极治疗之前，需要进一步研究在非糖尿病危重患儿中，胰岛素治疗的安全性[209-211]。

（二）儿童肝脏疾病

肝脏衰竭在儿童中是相对罕见的。在病毒性肝炎具有地方性的国家，它常常在儿童群体中作为主要的问题出现，并且与对乙酰氨基酚使用过量、慢性肝脏疾病、毒素、自身免疫性疾病、恶性肿瘤、血管和胆道畸形有关，还有一些不明的原因[212]。第 20 章中包含对肝脏功能和肝脏功能障碍更多细节的介绍。肝脏衰竭的严重程度和形式有很多样。不管是什么原因，婴儿和儿童出现暴发性肝功能衰竭和肝性脑病，都是很危重的，需要转移到专科 PICU 接受持续的治疗，可能需要肝脏移植。死亡率与脑水肿和颅内高压发展密切相关，据报道当脑水肿发生时，死亡率高达 50%[212, 213]。许多危重婴儿和儿童有发展到不同程度肝功能障碍的危险；因此，所有危重患儿的肝功能都需要密切的监测和处理[214]。婴儿和儿童肝脏衰竭的临床表现和处理与成人相似。

十一、儿童创伤

创伤是所有发达国家的儿童和年轻人死亡的主要原因；在发展中国家，它仅次于因感染导致的死亡[1, 151]。儿童创伤治疗的方法是和成人一样的。创伤系统和创伤管理的进一步细节见第 24 章。北美已经有一些证据表明，专业的儿科创伤中心对经历外伤的儿童有更好的预后，在澳大利亚、新西兰和许多其他国家，人口分布非常广泛，人口分布相对较少，这意味着儿童通常需要在成人环境中进行初步治疗[1]。

（一）儿童损伤的发生率和类型

伤害是全世界 1 岁以上儿童死亡的主要原因，占 10 岁及以上儿童死亡的一半[215]。道路交通伤、烧伤和溺水导致许多儿童死亡，而跌倒是世界范围内急诊科就诊的主要原因[215]。由于社会经济背景较差的儿童生活条件受限，生活在郊区和农村的孩子遭受创伤性的伤害和因创伤而死亡的几率增加。同样的模式反映在澳大利亚和新西兰的统计数据中[216, 217]。在澳大利亚 2009—2010 年，有近 68 000 名儿童因为受伤被送往医院，为所有入院儿童的 12%，2008—2010 年 34% 的儿童死亡都归因于伤害[217, 218]。2013 年，在澳大利亚和新西兰的 PICU 中，损伤占 5%，死亡率为 5.3%，占 PICU 中 1～15 岁年龄组总死亡的 11%[1]。

儿童损伤的类型不同于成年人，儿童更常见创伤性脑损伤、闭合性损伤和弥漫性损伤。有一个与年龄相关的双峰损伤模式，发病高峰在 1～4 岁的儿童，第二次高峰发生在青春期和成年早期，反映了每个年龄组相关的不同活动类型[217, 218]。婴幼儿的危险意识差以及自我保护能力低，而青少年暴露于酒精、毒品和机动车辆高风险活动的风险增加[219]。时间和季节性因素与儿童损伤有关，儿童更容易在下午 3 点和下午 5 点之间发生意外伤害，是一天中在学校的最后时间段，而在夏季，溺水的发生率增加[217, 220]。

儿童伤害相关的死亡中交通范畴死亡发生率最高，其次是溺水和殴打[218]。在澳大利亚，机动车辆事故中，儿童作为乘客、行人或骑自行车的人是受伤害最常见的原因，涉及四轮驱动或轻型商用车的交通损伤更可能是致命的[217]。创伤的发生与使用全地形车辆有关，如四轮摩托车的使用越来越寻常，

特别是在农村地区[216]。对 14 岁以下儿童，喜欢从一个高平台跳下，就像从窗口坠落，是跌落伤害最常见的形式[215, 217]。

溺水是导致儿童死亡的另一个主要原因，每年有超过 175 000 儿童发生溺水。在东南亚和西太平洋的中低收入国家，溺水发生率较高，并且与玩耍、洗涤或收集来自开阔水域的水有关[215]。在较富裕的国家，如澳大利亚，溺水在这个年龄组的发生高峰在夏季的月份，更有可能与娱乐活动有关。男孩多于女孩，有三分之二是男孩。5 岁以下儿童更容易在后院游泳池中溺水，而年龄较大的儿童（5～14 岁）则在计划游泳或其他游憩活动中，溺水在游泳池和开阔水域如水坝和河流中[220]。

在欧洲，溺水与较低的社会经济地位有关，与欧洲西部相比，溺水在东欧和南欧的贫困地区死亡人数更多。在发展中国家，发病率居高不下，在急诊科的常见意外伤害中溺水死亡的死亡率最高[221]。

（二）危险因素

随着更多的儿童身体受到创伤力量的作用，动力所涉及的损伤与更广泛的损伤模式和更高的多发性创伤发病率有关[219, 222, 223]。患儿一般皮下脂肪和肌肉组织少，对肝、肾、脾提供的保护较少，导致肺挫伤和腹部创伤的发病率较高[19, 222]。此外，特别是头比较大的婴儿，导致头部外伤的发病率较高[219]。

（三）初级评估与复苏

在现场可能已经进行了经历创伤性损伤儿童的初步稳定。到医院后，我们会进行初步调查，以评估、发现及稳定有生命危险的儿童。对于儿童和成人进行的初步调查与复苏使用相同的结构化方法。第 23 章和 24 章包含急症和创伤管理，然而，特定的儿科注意事项强调如下。

像成年人一样，持续头部外伤的患儿，要采取颈椎损伤的预防措施，包括使用颈托，直到从放射学和临床角度都排除了脊柱问题[223, 224]。选择儿童硬颈托时，应使用测量指南确保良好的贴合性。由于颈托可导致婴儿和小儿的颈部弯曲，儿童的躯干可能需要折叠的毯子垫高来维持中立位的颈部位置。头部和颈部通常需要固定，在头的两侧放块状物体（例如毛巾卷）以保持线性稳定，带子固定前额和下巴防止运动。乱动的不合作的儿童可能不能容忍这些，这些行为有可能增加孩子的焦虑和活动。重症监护护士可以在与儿童语言沟通和抚慰时自己

去控制儿童的线性稳定,或者更理想的状态是父母在时寻求他们的协助来安慰孩子。特殊的儿童创伤板是需要的,以维持儿童的头部于正中位。

液体复苏是小儿外伤操作实践的一个有争议的区域,比起成人这方面的研究较少。然而,在血流动力学不稳定的儿童,包括患有创伤性脑损伤的儿童,有由低血压继发性脑损伤的风险,建议使用 20ml/kg 0.9% 的盐水进行液体复苏,然后再评估[225]。如果超过 20ml/kg 的需要,立即对可能提示出血进行手术评估[223]。

伴有温度控制的儿童暴露是必要的,以便完全评估儿童的受伤情况。低体温在儿童中发展迅速,架空热源和毛毯为孩子保温是理想的。创伤患者儿童的低温与凝血功能障碍和死亡风险增加有关,如成人一样,所以保暖是必要的儿科创伤护理[219]。患儿的隐私权和尊严也应被考虑并且尽量最小化的暴露。

(四)二级评估

进行二次调查在儿童和成人是相似的,在 24 章中有描述。特定的儿科注意事项强调如下。

儿童,尤其是那些小于 1 岁的,如果伤害和伴随的病史似乎并不匹配,应考虑和注意非意外伤害。如果可能,发病过程应该从可能的患儿那里得到,以及任何事故的目击者和参与的救护人员。父母或照顾者将提供患儿的既往史资料,药物史和过敏史。

(五)具体情况

患儿出现的特殊伤害,在创伤性脑损伤、胸部创伤和腹部外伤的标题中简要讨论了。获得关于导致伤害的意外或事件的准确病史,对于确定儿童发生损伤的类型非常重要。不论病因,一个儿童涉及机动车事故(motor vehicle accident, MVA)或者发生跌落,都有可能存在多发伤,这种情况应该被同样的治疗,直到其他损伤被考虑和排除[219]。

1. 创伤性脑损伤

创伤性脑损伤(traumatic brain injury, TBI)是全球儿童死亡和损伤的主要原因。在发展中地区,如亚洲和非洲,随着有权使用机动车辆人口的增加,创伤性脑损伤正在增加[226]。在澳大利亚和其他发达国家,任何年龄组的儿童头部损伤人数最多[227, 228]。TBI 通常与机动车事故有关,患儿通常是相关车辆的乘客、行人或骑车人,以及与跌倒和溺水有关。

在 17 章对 TBI 有详细描述。

在澳大利亚 ICU 死亡的 1~15 岁儿童中,约有 8% 存在脑外伤[1]。年龄和性别是脑外伤最重要的危险因素,在 0~4 岁年龄组和男性中出现发病高峰[1]。对于儿童其他需要考虑的因素是儿童大脑未成熟,血 - 脑屏障容易被破坏,与成人不同,由于较高的脑含水量使脑血流量增加,导致脑水肿[227]。

2012 年, Society of Critical Care Medicine 发表了第 2 版《儿科脑损伤管理指南》,然而,作为基础这些儿科研究证据具有局限性,导致依赖于不那么严格的研究以及依赖成人研究证据的推断[229]。由于儿童脑外伤的临床表现与成人相似,处理也很相似。避免过度通气的做法,因为它与区域性脑缺血有关[229]。

在评估中,为儿童修改的 GCS,先前在本文中已经描述。儿童 ICP 监测的适应证包括所有患有严重颅脑损伤的婴儿和儿童,相当于在充分的心肺复苏后持续存在 GCS8 分或以下,以及那些出现异常运动姿势和低血压的儿童[230]。结合有创血流动力学监测,靶向治疗管理 ICP 和 CPP 仍然是治疗的一个重要组成部分。虽然尚未研究治疗儿童颅内高压的阈值,但自 20 世纪 80 年代以来人们就已经知道,长时间的颅内高压或高 ICP 水平会导致更差的预后。在儿童中 20mmHg 的颅内压,婴儿中 15mmHg 的颅内压被认为是较高的。这些值通常是临界点,可能需要在降低 ICP 的同时保持足够的 CPP[229]。

(1)诊断

对于小儿外伤性脑损伤的诊断技术和临床管理可参照成人[230](见第 17 章)。在儿科,较小的儿童意味着诸如混合脑静脉饱和度和直接脑氧饱和度等诊断方法尚不普遍,直接脑血氧饱和度需要进一步的工作来确定效用和参数[231]。在儿科 TBI 中应保持对脊髓损伤的高度怀疑,脊髓损伤时应该被固定,因为在 X 线和 CT 片上没有放射性异常的脊髓损伤是小儿脊髓损伤的特征之一[224]。虽然 CT 扫描在比 MRI 更多的中心可用,但是涉及对年轻脊柱的辐射暴露以及疏漏没有放射异常的脊髓损伤,MRI 在确定脊髓损伤方面比 CT 更有效,由于它不涉及辐射暴露,因此是确定儿童脊髓损伤的首选方法[224, 232]。

(2)治疗

在严重颅脑损伤的儿童治疗中使用的几种治疗方法存在争议,因为当评估少量研究时,缺乏足够的科学严谨性以提供清晰、高质量的证据推荐[229]。儿童 TBI 的治疗本质上和成人是相同的:最小化颅内高压，保持最佳 CPP 的同时防止缺氧、高碳酸血症和低血压导致的继发性损伤，治疗过程中减少医源性疾病的风险。持续超过 48 小时以上的高血糖与不好的预后相关[209]；然而，还需要进行研究，以确定这是否可以通过使用严格的血糖控制来改变。

目前还没有证据显示体温过低对儿童的预后有影响，就像新生儿和成人缺氧缺血性脑损伤一样。对儿童亚低温（温度保持在 32～34℃）进行研究，结果令人失望[233]，因此，目前的建议是考虑在损伤后 8 小时内对顽固性颅内高压进行降温 48 小时，以避免降温 24 小时或更少的时间，避免以每小时超过 0.5℃ 的速度复温[229]。

去骨瓣减压术用于早期的脑疝、持续的神经系统恶化或顽固性颅内高压的治疗，如脑脊液引流、镇静和巴比妥类药物的使用，对一些儿童来说是表现出良好的效果[234, 235]。但这方面的证据并不充足[229]。

儿童创伤性脑损伤的预后，与初始损伤的严重程度以及继发性脑损伤的发生和控制相关，这和成人一样。入院前出现低血压和缺氧，与死亡率和功能预后不良密切相关，一些新的证据表明，在初始 24 小时内出现高血压，可能预示着损伤后 1 年有不好的预后[209, 229]。

2. 胸部创伤

儿童的胸部损伤在创伤中很少单独发生，往往伴随着头部和颈部损伤。有一些证据表明，胸部损伤可能存在潜在更严重的损伤，这都与较高的死亡率有关[223]。特别是心脏和大血管损伤，死亡率更高。颅脑损伤结合胸部损伤也有较高的死亡率。大多数患儿的胸部损伤是由于 MVAs 导致的[19]。儿童损伤的形式主要是钝性外伤。肺挫伤在儿童中是常见的胸部损伤[19, 223]。由于儿童胸腔的顺应性所以肋骨都很少被破坏，但下层组织容易损伤，例如肺脏，所以肺挫伤、血胸、气胸是常见的。儿童胸部创伤的临床表现、评估方法、监测和处理，是和成人相似的，在 24 章中介绍。胸部损伤的儿童一般会在

专业儿童创伤中心进行治疗[19]。

3. 腹部创伤

当儿童腹部外伤合并颅脑损伤时，是导致死亡的原因[236]。由 MVAs 引发的钝性创伤是最常见的损伤机制，但自行车车把也可能造成重大的损伤[237]。肝脏和脾脏在腹部创伤中是最常见的受伤器官，通常可以用非手术方法治疗[238]。儿童肌肉组织较少肋骨顺应性好，所以腹部器官占据较大，这意味着没有明显的外伤时，可以有潜在的损伤器官[239]。钝性创伤是常见的，由枪伤、刀伤导致的穿透性损伤是不常见的。这些损伤与年龄较大的儿童和青少年有关，不过更薄的体壁可能造成更大的潜在器官损伤，尤其是从侧面贯通伤[239]。

初诊时，患儿的腹部要暴露，可能发现一些表象，如被自行车把手擦伤，轮胎痕迹，擦伤和挫伤。腹胀在儿童中是不可靠的症状，因为腹胀可能由疼痛和哭泣时吞下空气引起。然而，和成人一样，当存在如胸和 / 或头部损伤等其他危及生命的损伤时，初诊时可能不包括腹部。这些损伤将优先处理，因此在进行复诊之前可能不会考虑腹部损伤。儿童腹部创伤的监测与治疗和成年人的很相似[220]，并在 24 章介绍。

在儿科中心更明智地使用 CT 扫描与增加对儿童辐射暴露的关注有关[240]。临床指标将决定腹部 CT 扫描的必要性，包括儿童的多发伤、轻微损伤出现显而易见的血尿以及没有明显失血来源的血流动力学不稳定。在急诊科随着创伤重点超声评估法（FAST）专业知识和应用的增加，诊断性腹膜腔灌洗已基本停止。当 FAST 超声联合肝转氨酶升高时，筛选的敏感性和特异性分别提高到 88% 和 98%[241]。监测尿液中是否存在血液是检测膀胱和肾损伤的一种简单有用的技术。腹部创伤的处理一般只需要监测血流动力学和实验室结果结合支持疗法，如补液、尿量监测、疼痛管理，以早期发现出血的迹象为目的[219, 242]。

总结

与成人相比，婴儿和儿童有一些解剖和生理上的差异，使他们更容易患不同类型的危重疾病。儿童的生理和心理发育不成熟意味着他们在患有危重疾病时的需求可能不同于成人。家庭的支持很重要，并且尽可能允许父母的陪同。患有疾病的形式也可能不同于成人，例如，呼吸系统疾病的高发病率和易受多重创伤的倾向，但儿童比成人脓毒症、心脏衰竭、肝功能衰竭和肾衰竭的发病率低。由于对专业的护理和医疗以及相应设备的需要，意味着许多危重患儿需要转移到一个专业的儿科中心。

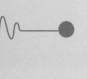

案例学习

John 是一个 10 岁的男孩，体重 50kg，早上醒来时感觉不舒服。他有轻微的发热，头疼，全身都不舒服。他的父母决定让他不去学校，在家休息。下午 3 点左右，John 仍然感觉不舒服，他的腿和躯干长出了皮疹，这在早上并不明显。John 水喝的很少，什么也没吃，还吐了两次，随后他的爸爸用私家车带着他去了当地的医院急诊科（emergency department，ED）就诊。

John 下午 4 点左右到达的当地医院急诊室。分诊时，John 的体温为 39.1℃，心率为 150 次 /min，呼吸频率为 40 次 /min。他看上去昏昏欲睡，但是 GCS 为 14/15。毛细血管充盈时间为 3～4 秒，收缩压是 100mmHg，工作人员无法通过电子监视器确定他的舒张压，空气中的氧饱和度是 99%。John 的腿上长了大片的皮疹，躯干和背部也长了皮疹。急诊工作人员分诊为 2 类。John 经外周留置了套管针，抽了血，包括静脉血气和血培养、全血细胞分析和电解质。John 静脉补了 1L 0.9% 氯化钠注射液。静脉血气结果显示，pH 7.3，PvO$_2$ 48，PvCO$_2$ 45，乳酸 6.2，碱缺失 10。John 还静脉输了 2g 的头孢噻肟。

急诊科的医生给 John 做了检查，没有发现与假性脑膜炎相一致的症状。于是他们联系了专业儿科救助服务，将 John 转到了儿童专科医院。第 2 个 1L 的 0.9% 氯化钠注射液输入后并没有使 John 的心率、血压和毛细血管充盈度与第一次相比有什么改变。在快速静脉注射期间，John 变的躁动和迷糊，给予患儿进行气管插管。作为预给氧和准备的一部分，护士协助成功放置鼻咽通气管以利于面罩通气。

给 John 行气管插管后连接了急诊科的转运呼吸机，儿科救助小组在他插管期间到达，并对他进行了评估，准备将 John 送往儿童医院的 PICU。这时的监测数据显示：他的体温是 39.7℃，心率 153 次 /min，血压 135/82mmHg（平均动脉压 95mmHg），毛细血管充盈时间为 4 秒，双侧瞳孔等大等圆，直径 3mm，对光反射存在，呼吸机频率 17，呼气末二氧化碳（end-tidal CO$_2$，ETCO$_2$）32mmHg，胸部起伏良好，面部、躯干、四肢皮色斑驳有广泛的紫癜皮疹，气管插管后维持了镇静及肌松的治疗。救助小组放置了桡动脉和股静脉导管。鼻胃管和导尿管（indwelling catheter，IDC）也已经留置好。在 John 的鼻咽气道周围吸出血液，给予输注 1g 的氨甲环酸，并做了凝血检查。在离开急诊室之前，救助小组与 PICU 会面，并且儿科重症监护医生建议在离开前针对潜在升高的 ICP 给予 3% Nacl 3ml/kg。John 并以 2/3 的维持速率输入 Hartmann 溶液，应用芬太尼和咪达唑仑进行镇痛和镇静以使肌肉放松。离开前的血液结果显示：pH 7.29，PaCO$_2$ 38mmHg，PaO$_2$ 240mmHg，碱缺失 8，碳酸氢根 18.7，乳酸 3.81mmol/L，钠 139，钾 4.2，氯 106，钙离子 1.23，血红蛋白 136，血细胞比容 40%，尿素 5.4，肌酐 48。停止氧气供给转出，转运，一小时的路程平安无事。

John 被直接送往 PICU，他在 ICU 应用呼吸机，使用 SIMV 压力控制模式，频率 14 次 /min，压力峰值 22mmHg，PEEP 5，氧浓度 50%，压力支持为 17 次 /min，吸气时间 1 秒。他产生的潮气量 7～8ml/kg，有很好的可见胸廓起伏，听诊双肺呼吸音一致，ETCO$_2$ 40mmHg，SpO$_2$ 100%。经 ETT 插管吸痰为血性痰，同时有咖啡色的分泌物从胃管流出，他的尿量 1～1.5ml/（kg•h）。他的血液被送去做查全血细胞计数，电解质检查包括钙，镁，碳酸盐，肝功能测试，凝血试验，原降钙素水平，同时也需要做交叉配血试验。病理科打电话汇报的原降钙素 >10，凝血试验显示 INR1.7 和 APTT50。给予 John 静脉输入新鲜冰冻血浆，拔出鼻咽管气道在此之后被移除，他继续注射头孢噻肟。

在 PICU10 小时后，John 出现了低血压，平均动脉压降到 50mmHg 左右，于是给予他静脉输入 5ml/kg 的液体，同时应用 10μg/（kg•min）的多巴胺。这时候 John 的乳酸是 3.3。神经系统方面，John 使用吗啡 [20μg/(kg·h)] 和咪达唑仑 [2μg/(kg·min)] 并有目的的对刺激做出反应，比如吸痰。他仍靠持续强心药剂治疗支撑，但在第二天就可以改为间断应用稍微暂停，呼吸机也能间断稍微断开。

在第 3 天，John 的潮气量下降到 4ml/kg，所以他的通气增加了通气量，他的血压依然仍下降，平均压力在 60mmHg 左右。将强心剂增加到 10μg/(kg·min)。他对刺激不再有所应，所以将吗啡减少到 10μg/(kg·h)，咪达唑仑减少到 1μg/(kg·min)。去甲肾上腺素从 0.05μg/(kg·min) 开始应用，暂停了多巴胺。肠内喂养从 5ml/h 开始并计划在接下来的 8 个小时内进行提高。

在接下来的 24 小时里，John 在吸痰时开始自发的咳嗽并在受压护理和其他护理时开始移动四肢到疼痛或有刺激的部位。去甲肾上腺素使他的平均血压维持在 65～75mmhg，凝血检测的 INR 回归到正常 1.1，乳酸降低于 2。

在第 4 个夜晚，John 有时变的躁动，需要服用镇静剂。在 PICU 待了 4 天后，John 的停强心药可以停掉，他的血压维持也保持正常，仍在接受肠内营养。皮疹也开始部分消失或减少，例如他脸上的那些。他的家人对这些感到欣慰。计划在第 6 天早上为约翰进行拔出气管插管。强心药停了将近 24 小时，他的凝血功能恢复正常也得到了缓解。咪达唑仑在第 2 天早上 6 点停止了，因为预计当天上午晚些的时候会进行脱机实验，在正常的血气结果下，John 在 12 点 30 分的时候可以拔除气管插管。下午 3 点左右，John 醒了，认出了他的家人并做出了回应。他说话时声音沙哑。John 在下午和晚上都有一个固定的时间，通过面罩吸入低流量的氧气并开始少量的饮水和进食。7 点时，特护医生给 John 做了检查，并宣布他可以转到普通病房。John 在 PICU 的第 7 天的上午 11 点，离开了 PICU。

John 继续接受抗生素的治疗，他的皮疹已经痊愈，他可以从床上起来并走一小段路，在第 10 天，他可以绕着床散步并在一些帮助下洗澡。第 12 天，John 出院回家了，在家待了 6 天后，他在周末前半天回到了学校。

问题

1. 根据 John 的表现和疾病进展，他最有可能的诊断是什么？

2. 描述休克儿童插管的首选方法，计算 John 的 ETT 型号。

3. John 有传染病，需要通知卫生部，考虑一下 John 的接触者中有谁需要预防性治疗？你们州和医院的指导方针是什么？

4. John 一直从插管中吸出血性痰，从胃管中吸出血性分泌物，鼻咽气道周围也有渗血，为这种出血提供两个理由，并考虑护理措施及其效果。

相 关 研 究

Colville GA, Pierce CM. Children's self-reported quality of life after intensive care treatment. Pediatr Crit Care Med 2013;14:7e85–e92

摘要

研究目的：研究是为了确定儿童对其结果的看法

设计：前瞻性队列研究：许多研究报告了父母 / 临床医生关于儿童重症监护治疗后生活质量的报道

研究地点：三级儿童医院 PICU 的 21 张床

研究对象：97 名年龄在 7 岁以上的儿童，先前不存在学习困难，在 PICU 连续住了超过 18 个月

干预措施：患者完成儿童生活质量评分和创伤后应激筛查，从 PICU 出院后 3 个月和 1 年后(n=72)

测量及主要结果：在出院 3 个月后，PICU 组报告的儿童生活质量评分总体评分低于非临床社区组(PICU 平均为 79.1，社区平均为 83.9，P=0.003)，但是 1 年后，两者具有可比性(82.2，P =0.388)平均生理机能量表得分保持较低(PICU 平均值 =81.6，社区平均值 =88.5，P=0.01)但是较 3 个月的 73.4 有显著提高(P=0.001)

亚组分析显示，选择组的情感功能高于社区样本(91.0，3 个月 P=0.005；88.2，1 年 P=0.038，社区平均值 =78.5)并在时间点(79.1~91.4，P=0.015)之间的社会功能有显著提高。

最后，尽管在一年的完整的 PedsQL 评分与入院时疾病严重程度的测量相关，但与同时发生的创伤后应激症状评分呈显著负相关(r=-0.40，P=0.001)。

结论：儿童生活质量评分的自我报告版本被证明是评估这组 PICU 幸存者健康相关生活质量的一个可行的和具有敏感性的工具。

评析

本研究针对不同的 PICU 幸存者样本报告 HRQOL 的创新方法。作者强调了父母对 HRQOL 的代理测量和儿童自己报告测量之间的不一致。虽然不是研究的重点，但是父母对孩子 HRQOL 的认知与自我报告的测量相比是很有趣的，特别是有家长报告的版本适用于 2~18 岁的儿童。该研究嵌套在另一项研究中，这意味着作者可以从初步研究中的研究结构和过程中受益，以便在同一样本中收集 HRQOL 数据。通过对年龄在 5 到 8 岁之间的儿童使用经过良好验证的工具来证明工具的选择是合理的，包括 3 种专门针对发育年龄的版本(5~7 岁，8~11 岁，12~18 岁)。为了达到研究目的，HRQOL 在两个时间点进行测量，中间有足够的时间进行潜在的 HRQOL 改善。通过亚组分析(例如选择性和非选择性 PICU 入院)以及与潜在混杂因素相关的检验，例如儿童死亡率和创伤后应激评分的儿科指标。

调查结果以表格形式清楚地列出。结果表明，PICU 患者术后 1 年的 HRQOL 与健康儿童的 HRQOL 相似，虽然在出院后 3 个月和 12 个月低于正常水平，但生理功能的改善具有临床意义。值得注意的是，考虑到样本疾病的严重程度和威胁生命的疾病类型(例如 72 人中有 27 人有脑外伤)。

纳入能够自我报告的儿童只仅限制 PICU 较高年龄患者结果的普遍性。此外，患有学习障碍或无法自我报告(例如严重的 TBI)的儿童被排除在研究之外。这可能会对结果产生正偏态。最后，在 12 个月时丢失随访的儿童数量是显著的，这是纵向设计的固有问题。由于这类后续随访的重要性，研究人员应该集中精力在这个问题上。本研究结果证明了可以使用自我报告的 HRQOL 问卷对 PICU 出院后的儿童进行随访。

学习活动

下面的问题与以下场景有关。

一个 18 个月的孩子出现了上呼吸道症状。这孩子坐在他妈妈的腿上，看起来非常痛苦，而且可以听到他的喘鸣，这是这个孩子第一次去急诊室。

1. 你考虑评估这个年龄段和这个孩子的方法。

2. 病史中有哪些重要的方面可以帮你做出诊断。

3. 如果你正在考虑诊断，在解剖学和症状方面需要考虑的重点是什么？

在线资源

International educational platform for paediatric intensive care, http://openpediatrics.org

Meningitis information, www.meningitis.com

NSW Clinical Excellence Commission Sepsis program resources, www.cec.health.nsw.gov.au/documents/programs/sepsis/july-2013/sepsis-toolkit-june-2013.pdf

Paediatric Sepsis Initiative, www.wfpiccs.org/projects/sepsis-initiative

Royal Children's Hospital, Melbourne, www.rch.org.au/rch

扩展阅读

Butler A, Copnell B, Willetts G. Family-centred care in the paediatric intensive care unit: an integrative review of the literature. J Clin Nurs 2014;23:2086-99.

Curley MA, Wypij D, Watson RS, Grant MJ, Asaro LA, Cheifetz IM et al. Protocolized sedation vs usual care in pediatric patients mechanically ventilated for acute respiratory failure: a randomized clinical trial. JAMA 2015;313(4):379–89.

Dixon M, Crawford D. Paediatric intensive care nursing. Chichester, West Sussex: Wiley-Blackwell; 2012.

McAlvin SS, Carew-Lyons A. Family presence during resuscitation and invasive procedures in pediatric critical care: a systematic review. Am J Crit Care 2014;23:477-84.

Milési C, Baleine J, Matecki S, Durand S, Combes C, Novais ARB et al. Is treatment with a high flow nasal cannula effective in acute viral bronchiolitis? A physiologic study. Int Care Med 2013;39:1088-94.

Rimensberger PC. Pediatric and neonatal mechanical ventilation. Berlin: Springer-Verlag; 2015.

Verger J. Nutrition in the pediatric population in the intensive care unit. Crit Care Nurs Clin North Am 2014;26:199-215.

参考文献

1 Alexander J, Millar J, Slater A, Woosley J. Report of the Australian and New Zealand Paediatric Intensive Care Registry 2013. Melbourne, Australia: Australian and New Zealand Intensive Care Society; 2014.

2 Australian and New Zealand Intensive Care Society. ANZICS Centre for Outcome and Resource Evaluation Annual Report 2012-2013. Melbourne: ANZICS; 2014.

3 Namachivayam P, Shann F, Shekerdemian L, Taylor A, van Sloten I, Delzoppo C et al. Three decades of intensive care: who was admitted, what happened in intensive care, and what happened afterward. Pediatr Crit Care Med 2010;11:549-55.

4 Rosenberg M, Greenberger S, Rawal A, Latimer-Pierson J, Thundiyil J. Comparison of Broselow tape measurements versus physician estimations of pediatric weights. Am J Emerg Med 2011;29:482-8.

5 Trakulsrichai S, Boonsri C, Chatchaipun P, Chunharas A. Accuracy of three methods used for Thai children's body weight estimation. J Med Assoc Thai 2012;95:1194-99.

6 Geduld H, Hodkinson PW, Wallis LA. Validation of weight estimation by age and length based methods in the Western Cape, South Africa population. EMJ 2011;28:856-60.

7 House DR, Ngetich E, Vreeman RC, Rusyniak DE. Estimating the weight of children in Kenya: do the Broselow tape and age-based formulas measure up? Ann Emerg Med 2013;61(1):1-8.

8 Wells M, Coovadia A, Kramer E, Goldstein L. The PAWPER tape: a new concept tape-based device that increases the accuracy of weight estimation in children through the inclusion of a modifier based on body habitus. Resuscitation 2013;84:227-32.

9 Australian Resuscitation Council. Techniques in paediatric advanced life support. Guideline 126. Melbourne, Australia: Australian Resuscitation Council; 2010.

10 Guyton AC, Hall JE. Fetal and neonatal physiology. In: Hall JE. Guyton and Hall textbook of medical physiology. 12th ed. Philadelphia: Saunders; 2011, pp 1019-30.

11 Blackburn ST. Maternal, fetal and neonatal physiology: A clinical perspective. 4th ed. Missouri: Elsevier Saunders; 2013.

12 Allen BB, Chiu Y, Gerber LM, Ghaja J, Greenfield JP. Age-specific cerebral perfusion pressure thresholds and survival in children and adolescents with severe traumatic brain injury. Pediatr Crit Care Med 2014;15:62-70.

13 Maloney PM. Sepsis and septic shock. Emerg Med Clin North Am 2013;31:583-600.

14 Mtaweh H, Trakas EV, Su E, Carcillo JA, Aneja RK. Advances in monitoring and management of shock. Pediatr Clin North Am 2013;60:641-54.

15 Primhak R. Evaluation and management of upper airway obstruction. Paediatr Child Health 2012;23:301-6.

16 Hammer J. Acute respiratory failure in children. Paediatr Respir Rev 2013;14:64-9.

17 Oymar K, Skjerven HO, Mikalsen IB. Acute bronchiolitis in infants: a review. Scand J Trauma Resusc Emerg Med 2014;22:22-3.

18 Joffe A, Anton N, Lequier L, Vandermeer B, Tjosvold L, Larsen B et al. Nutritional support for critically ill children. Cochrane Database Syst Rev 2009;(2):CD005144.

19 Tovar JA, Vazquez JJ. Management of chest trauma in children. Paediatr Respir Rev 2013;14:86-91.

20 Anthony D, Willock J, Baharestani M. A comparison of Braden Q, Garvin and Glamorgan risk assessment scales in paediatrics. J Tissue Viability 2010;19(3):98-105.

21 Willock J. Interrater reliability of the Glamorgan scale: overt and covert data. Br J Nurs 2013;22(20):S4, S6, S8-9.

22 Rennick JE, Rashotte J. Psychological outcomes in children following pediatric intensive care unit hospitalization: a systematic review of the research. J Child Health Care 2009;13:128-49.

23 Colville G, Darkins J, Hesketh J, Bennett V, Alcock J, Noyes J. The impact on parents of a child's admission to intensive care: integration of qualitative findings from a cross-sectional study. Intensive Crit Care Nurs 2009;25(2):72-79.

24 Foster M, Whitehead L, Maybee P. Parents' and health professionals' perceptions of family centred care for children in hospital, in developed and developing countries: a review of the literature. Int J Nurs Stud 2010;47:1184-93.

25 Harrison TM. Family-centered pediatric nursing care: state of the science. J Pediatr Nurs 2010;25:335-43.

26 Sturdivant L, Warren NA. Perceived met and unmet needs of family members of patients in the pediatric intensive care unit. Crit Care Nurs Q 2009;32:149-58.

27 Colville G. The psychologic impact on children of admission to intensive care. Pediatr Clin North Am 2008;55:605-16.

28 Melnyk BM, Crean HF, Feinstein NF, Fairbanks E, Alpert-Gillis LJ. Testing the theoretical framework of the COPE program for mothers of critically ill children: an integrative model of young children's post-hospital adjustment behaviors. J Pediatr Psychol 2007;32(4):463-74.

29 Dunkel CS, Sefcek JA. Eriksonian lifespan theory and life history theory: sn integration using the example of identity formation. Rev Gen Psychol 2009;13(1):13-23.

30 Piaget J. The child's conception of the world: A 20th-century classic of child psychology. Baltimore: Rowman & Littlefield; 2007.

31 Roberts CA. Unaccompanied hospitalized children: a review of the literature and incidence study. J Pediatr Nurs 2010;25:470-76.

32 Dudley NC, Hansen KW, Furnival RA, Donaldson AE, Van Wagenen KL, Scaife ER. The effect of family presence on the efficiency of pediatric trauma resuscitations. Ann Emerg Med 2009;53:777-84 e3.

33 Tinsley C, Hill JB, Shah J, Zimmerman G, Wilson M, Freier K et al. Experience of families during cardiopulmonary resuscitation in a pediatric intensive care unit. Pediatrics 2008;122:e799-804.

34 Erikson EH. Identity and the life cycle. New York: Norton & Company; 1994.

35 Schore AN. Affect regulation and the origin of the self: The neurobiology of emotional development. Hillsdale, NJ: Lawrence Erlbaum Associates; 1994.

36 Schore JR, Schore AN. Modern attachment theory: the central role of affect regulation in development and treatment. Clinical Social Work Journal 2008;36:9-20.

37 Beilin H, Pufall PB. Piaget's theory prospects and possibilities. Hillsdale, NJ: Lawrence Erlbaum Associates; 1992.

38 Wheeler HJ. The importance of parental support when caring for the acutely ill child. Nurs Crit Care 2005;10(2):56-62.

39 Coyne I. Consultation with children in hospital: children, parents' and nurses' perspectives. J Clin Nurs 2006;15(1):61-71.

40 Hockenberry M, Wilson D. Wong's essentials of pediatric nursing. 9th ed. St Louis: Mosby Elsevier; 2013.

41 Slote RJ. Psychological aspects of caring for the adolescent undergoing spinal fusion for scoliosis. Orthop Nurs 2002;21(6):19-31.

42 Shields L, Pratt J, Hunter J. Family centred care: a review of qualitative studies. J Clin Nurs 2006;15:1317-23.

43 Davidson JE, Powers K, Hedayat KM, Tieszen M, Kon AA, Shepard E et al. Clinical practice guidelines for support of the family in the patient-centered intensive care unit: American College of Critical Care Medicine Task Force 2004–2005. Crit Care Med 2007;35:605-22.

44 Jackson C, Cheater FM, Reid I. A systematic review of decision support needs of parents making child health decisions. Health Expect 2008;11:232-51.

45 Lam LWC, A.M.; Morrissey J., Chang AM, Morrissey J. Parents' experiences of participation in the care of hospitalised children: a qualitative study. Int J Nurs Stud 2006;43:535-45.

46 Cleveland LM. Parenting in the neonatal intensive care unit. J Obst Gynecol Neonatal Nurs 2008;37:666-91.

47 Kuzin JK, Yborra JG, Taylor MD, Chang AC, Altman CA, Whitney GM et al. Family-member presence during interventions in the intensive care unit: perceptions of pediatric cardiac intensive care providers. Pediatrics 2007;120:e895-e901.

48 National Health and Medical Research Council. National Statement on Ethical Conduct in Human Research. Canberra, Australia: Australian Government, <http://www.ag.gov.au/cca>; 2007 [accessed 7.12.14].

49 De Lourdes Levy M, Larcher V, Kurz R; Ethics Working Group of the Confederation of European Specialists in Paediatrics. Informed consent/assent in children. Statement of the Ethics Working Group of the Confederation of European Specialists in Paediatrics (CESP). Eur J Pediatr 2003;162:629-33.

50 Roberson AJ. Adolescent informed consent: ethics, law, and theory to guide policy and nursing research. J Nurs Law 2007;11(4):191-6.

51 Munro ER, Ward H. Balancing parents' and very young children's rights in care proceedings: decision-making in the context of the Human Rights Act 1998. Child Family Social Work 2008;13:227-34.

52 Walker SM. Pain in children: recent advances and ongoing challenges. Br J Anaesth 2008;101(1):101-10.

53 Ramelet A-S, Abu-Saad HH, Rees N, McDonald S. The challenges of pain measurement in critically ill young children: a comprehensive review. Aust Crit Care 2004;17:33-45.

54 Thomas M, Dhanani S, Irwin D, Writer H, Doherty D. Development, dissemination and implementation of a sedation and analgesic guideline in a

pediatric intensive care unit...it takes creativity and collaboration. Dynamics 2010;21(4):16-25.

55 O'Connor M, Bucknall T, Manias E. Sedation management in Australian and New Zealand intensive care units: doctors' and nurses' practices and opinions. Am J Crit Care 2010;19:285-95.

56 Byrd PJ, Gonzales I, Parsons V. Exploring barriers to pain management in newborn intensive care units: a pilot survey of NICU nurses. Adv Neonatal Care 2009;9:299-306.

57 Neuhauser C, Wagner B, Heckmann M, Weigand MA, Zimmer KP. Analgesia and sedation for painful interventions in children and adolescents. Deutsches Aerzteblatt International (German). 2010;107(14):241-47, I-II, I.

58 Anand KJS, Willson DF, Berger J, Harrison R, Meert KL, Zimmerman J et al. Tolerance and withdrawal from prolonged opioid use in critically ill children. Pediatrics 2010;125:e1208-25.

59 Birchley G. Opioid and benzodiazepine withdrawal syndromes in the paediatric intensive care unit: a review of recent literature. Nurs Crit Care 2009;14(1):26-37.

60 Fisher D, Grap MJ, Younger JB, Ameringer S, Elswick RK. Opioid withdrawal signs and symptoms in children: frequency and determinants. Heart Lung 2013;42:407-13.

61 Ista E, de Hoog M, Tibboel D, van Dijk M. Implementation of standard sedation management in paediatric intensive care: effective and feasible? J Clin Nurs 2009;18:2511-20.

62 Ista E, van Dijk M, Tibboel D, de Hoog M. Assessment of sedation levels in pediatric intensive care patients can be improved by using the COMFORT "behavior" scale. Pediatr Crit Care Med 2005;6:58-63.

63 Dingeman RS, Mitchell EA, Meyer EC, Curley MA. Parent presence during complex invasive procedures and cardiopulmonary resuscitation: a systematic review of the literature. Pediatrics 2007;120:842-54.

64 Franck LS, Oulton K, Bruce E. Parental involvement in neonatal pain management: an empirical and conceptual update. J Nurs Scholarsh 2012;44:45-54.

65 Harrison D, Yamada J, Adams-Webber T, Ohlsson A, Beyene J, Stevens B. Sweet tasting solutions for reduction of needle-related procedural pain in children aged one to 16 years. Cochrane Database Syst Rev, <http://www.mrw.interscience.wiley.com/cochrane/clsysrev/articles/CD008408/frame.html>; 2011 [accessed 28.04.14].

66 Bueno M, Yamada J, Harrison D, Khan S, Ohlsson A, Adams-Webber T et al. A systematic review and meta-analyses of nonsucrose sweet solutions for pain relief in neonates. Pain Res Manag 2013;18:153-61.

67 Austin D. The psychophysiological effects of music therapy in intensive care units. Paediatr Nurs 2010;22(3):14-20.

68 Spence K, Henderson-Smart D, New K, Evans C, Whitelaw J, Woolnough R. Evidenced-based clinical practice guideline for management of newborn pain. J Paediatr Child Health 2010;46:184-92.

69 Kang TM. Propofol infusion syndrome in critically ill patients. Annals Pharmacother 2002;36:1453-56.

70 Nolent P, Laudenbach V. Sedation and analgesia in the paediatric intensive care unit. Ann Fr Anesth Reanim 2008;27:623-32.

71 Vespasiano M, Finkelstein M, Kurachek S. Propofol sedation: intensivists' experience with 7304 cases in a children's hospital. Pediatrics 2007;120:e1411-17.

72 Phan H, Nahata MC. Clinical uses of dexmedetomidine in pediatric patients. Pediatr Drugs 2008;10:49-69.

73 Buck ML. Dexmedetomidine use in pediatric intensive care and procedural sedation. J Pediatr Pharmacol Ther 2010;15:17-29.

74 Playfor SD. Analgesia and sedation in critically ill children. Arch Dis Child 2008;93(3):87-92.

75 Tibballs J, Watson T. Symptoms and signs differentiating croup and epiglottitis. J Paediatr Child Health 2010;47(3):77-82.

76 Horeczko T, Enriquez B, McGrath NE, Gausche-Hill M, Lewis RJ. The Pediatric Assessment Triangle: accuracy of its application by nurses in the triage of children. J Emerg Nurs 2013;39:182-9.

77 Ayari S, Aubertino G, Girschig H, Van Den Abbeeled T, Denoyellee F, Couloignierf V et al. Management of laryngomalacia. Eur Ann Otorhinolaryngol Head Neck Dis 2013;130:15-21.

78 Dobbie AM, White DR. Laryngomalacia. Pediatr Clin North Am 2013;60:893-902.

79 Schmidt MH, Riley RH, Hee GY. Difficult double-lumen tube placement due to laryngeal web. Anaesth Intensive Care 2010;38:194-6.

80 Midyat J, Cakır E, Kut A. Upper airway abnormalities detected in children using flexible bronchoscopy. Int J Pediatr Otorhinolaryngol 2012;76:560-3.

81 Bryant J, Krishna SG, Tobias JD. The difficult airway in pediatrics. Adv Anesth 2013;31:31-60.

82 Endorf FW, Ahrenholz D. Burn management. Curr Opin Crit Care 2011;17:601-5.

83 Schramm C, Knop J, Jensen K, Plaschke K. Role of ultrasound compared to age-related formulas for uncuffed endotracheal intubation in a pediatric population. Pediatr Anesth 2012;22:781-6.

84 El-Orbany M, Connolly L. Rapid sequence induction and intubation: current controversy. Anesth Analg 2010;110:1318-25.

85 Neuhaus D, Schmitz A, Gerber A, Weiss M. Controlled rapid sequence induction and intubation – an analysis of 1001 children. Paediatr Anaesth 2013;23:734-40.

86 Byard RW. Diphtheria – 'The strangling angel' of children. J Forensic Leg Med 2013;20:65-8.

87 D'Agostino J. Pediatric airway nightmares. Emerg Med Clin North Am 2010;28:119-26.

88 Pfleger A, Eber E. Management of acute severe upper airway obstruction in children. Paediatr Respir Rev 2013;14:70-7.

89 Royal Children's Hospital. Clinical Practice Guideline – Laryngotracheobronchitis. Melbourne: Royal Children's Hospital; 2011.

90 Russell KF, Liang Y, O'Gorman K, Johnson DW, Klassen TP. Glucocorticoids for croup. Cochrane Database Syst Rev 2011;(1):CD001955.

91 Abdallah C. Acute epiglottitis: trends, diagnosis and management. Saudi J Anaesth 2012;6:279-81.

92 Australian Government Department of Health. Haemophilus influenza type b invasive infection. CDNA National Guidelines for Public Health

Units. Canberra: Australian Government, <http://www.health.gov.au/internet/main/publishing.nsf/Content/cdna-song-hib.htm#contact>; 2014 [accessed 29.04.14].

93 Göktas O, Snidero S, Jahnke V, Passali D, Gregori D. Foreign body aspiration in children: field report of a German hospital. Pediatr Int 2010;52:100-3.

94 Australian Resuscitation Council. Management after resuscitation in paediatric advanced life support. Guideline 12.7. Melbourne, Australia: Australian Resuscitation Council; 2010.

95 Sodhi KS AS, Saxena AK, Singh M, Rao KLN, Khandelwal N. Utility of multidetector CT and virtual bronchoscopy in tracheobronchial obstruction in children. Acta Paediatr 2010;99:1011-5.

96 Myers TR. Guidelines for asthma management: a review and comparison of 5 current guidelines. Respir Care 2008;53:751-69.

97 The Global Initiative for Asthma. Global strategy for the diagnosis and management of asthma in children 5 years and younger. The Global Initiative for Asthma, <http://www.ginasthma.org/index.asp>; 2009 [accessed 10.05.14].

98 Ducharme FM, Tse SM, Chauhan B. Diagnosis, management, and prognosis of preschool wheeze. Lancet 2014;383(9928):1593-604.

99 Bardach A, Rey-Ares L, Cafferata ML, Cormick G, Romano M, Ruvinsky S et al. Systematic review and meta-analysis of respiratory syncytial virus infection epidemiology in Latin America. Rev Med Virol 2014;24(2):76-89.

100 Schroeder AR, Mansbach JM. Recent evidence on the management of bronchiolitis. Curr Opin Pediatr 2014;26(3):328-33.

101 Ranmuthugala G, Brown L, Lidbury BA. Respiratory syncytial virus – the unrecognised cause of health and economic burden among young children in Australia. Communicable Diseases Surveillance 2011;35:177-84.

102 Dede A, Isaacs D, Torzillo PJ, Wakerman J, Roseby R, Fahy R et al. Respiratory syncytial virus infections in Central Australia. J Paediatr Child Health 2010;46(1-2):35-39.

103 Bailey EJ, Maclennan C, Morris PS, Kruske SG, Brown N, Chang AB. Risks of severity and readmission of Indigenous and non-Indigenous children hospitalised for bronchiolitis. J Paediatr Child Health 2009;45:593-97.

104 Parker MJ, Allen U, Stephens D, Lalani A, Schuh S. Predictors of major intervention in infants with bronchiolitis. Pediatr Pulmonol 2009;44:358-63.

105 Eidelman AI, Megged O, Feldman R, Toker O. The burden of respiratory syncytial virus bronchiolitis on a pediatric inpatient service. Isr Med Assoc J 2009;11:533-36.

106 Vicencio AG. Susceptibility to bronchiolitis in infants. Curr Opin Pediatr 2010;22(3):302-6.

107 Abboud PA, Roth PJ, Skiles CL, Stolfi A, Rowin ME. Predictors of failure in infants with viral bronchiolitis treated with high-flow, high-humidity nasal cannula therapy. Pediatr Crit Care Med 2012;13:e343-49.

108 Carroll CL, Sala KA. Pediatric status asthmaticus. Crit Care Clin 2013;29:153-66.

109 Patel MM, Miller RL. Air pollution and childhood asthma: recent advances and future directions. Curr Opin Pediatr 2009;21:235-42.

110 Martel MJ, Rey E, Malo JL, Perreault S, Beauchesne MF, ForgetA et al. Determinants of the incidence of childhood asthma: a two-stage case-control study. Am J Epidemiol 2009;169:195-205.

111 Cornell A, Shaker M, Woodmansee DP. Update on the pathogenesis and management of childhood asthma. Curr Opin Pediatr 2008;20:597-604.

112 Delmas MC, Marguet C, Raherison C, Nicolau J, Fuhrman C. Les hospitalisations pour asthme chez l'enfant en France, 2002–2010. Arch Pediatr 2013;20:739-47.

113 Australian Institute of Health and Welfare. Asthma hospitalisation in Australia 2010–2011. Canberra: Australian Institute of Health and Welfare; 2013.

114 Anandan C, Nurmatov U, Van Schayck OCP, Sheikh A. Is the prevalence of asthma declining? Systematic review of epidemiological studies. Allergy 2010;65:152–67.

115 Centers for Disease Control and Prevention. FastStats. Asthma. Atlanta: Centers for Disease Control and Prevention, <http://www.cdc.gov/nchs/fastats/asthma.htm>; 2010 [accessed 28.09.14].

116 Watson L, Turk F, James P, Holgate ST. Factors associated with mortality after an asthma admission: a national United Kingdom database analysis. Respir Med 2007;101:1659-64.

117 Australian Centre for Asthma Monitoring. Asthma in Australia 2011. Canberra: Australian Institute of Health and Welfare, <http://www.aihw.gov.au/publication-detail/?id=10737420159>; 2011 [accessed 03.06.14].

118 Bloomberg GR. The exacerbation component of impairment and risk in pediatric asthma. Curr Opin Allergy Clin Immunol 2010;10:155-60.

119 Jackson DJ, Sykes A, Mallia P, Johnston SL. Asthma exacerbations: origin, effect, and prevention. J Allergy Clin Immunol 2011;128:1165-74.

120 Schramm CM, Carroll CL. Advances in treating acute asthma exacerbations in children. Curr Opin Pediatr 2009;21:326-32.

121 National Asthma Council Australia. Australian asthma handbook. National Asthma Council Australia Ltd, <http://www.asthmahandbook.org.au/uploads/AustralianAsthmaHandbookQuickReferenceGuide_Version1.0.pdf>; 2014.

122 Dehò A, Lutman D, Montgomery M, Petros A, Ramnarayan P. Emergency management of children with acute severe asthma requiring transfer to intensive care. Emerg Med J 2010;27:834-37.

123 Craske J, Dooley F, Griffiths L, McArthur L, White E, Cunliffe M. Introducing LAPPS (Liverpool Anticipatory Procedural Pain Score): the pragmatic development of an innovative approach to predicting and treating procedural pain and distress in children. J Child Health Care 2013;17:114-24.

124 Travers AH, Milan SJ, Jones AP, Camargo CA Jr, Rowe BH. Addition of intravenous beta(2)-agonists to inhaled beta(2)-agonists for acute asthma. Cochrane Database Syst Rev 2012;12:CD010179.

125 Powell C, Dwan K, Milan SJ, Beasley R, Hughes R, Knopp-Sihota JA et al. Inhaled magnesium sulfate in the treatment of acute asthma. Cochrane Database Syst Rev 2012;12:CD003898.

126 Travers AH, Jones AP, Camargo CA Jr, Milan SJ, Rowe BH. Intravenous beta(2)-agonists versus intravenous aminophylline for acute asthma.

Cochrane Database Syst Rev 2012;12:CD010256.

127 Mayordomo-Colunga J, Medina A, Rey C, Diaz JJ, Concha A, Los Arcos M et al. Predictive factors of non-invasive ventilation failure in critically ill children: a prospective epidemiological study. Intensive Care Med 2009;35:527-36.

128 Papiris S, Manali E, Kolilekas L, Triantafillidou C, Tsangaris I. Acute severe asthma. Drugs 2009;69:2363-91.

129 Yang KD. Consensus, limitations and perspectives on pediatric asthma treatment. Pediatr Neonatol 2010;51:5-6.

130 Morrow BM, Argent AC. A comprehensive review of pediatric endotracheal suctioning: effects, indications, and clinical practice. Pediatr Crit Care Med 2008;9:465-77.

131 Kelly M, Gillies D, Todd DA, Lockwood C. Heated humidification versus heat and moisture exchangers for ventilated adults and children. Cochrane Database Syst Rev 2010;4:CD004711.

132 Nagaya K, Okamoto T, Nakamura E, Hayashi T, Fujieda K. Airway humidification with a heated wire humidifier during high-frequency ventilation using Babylog 8000 plus in neonates. Pediatr Pulmonol 2009;44:260-66.

133 Paratz JD, Stockton KA. Efficacy and safety of normal saline instillation: a systematic review. Physiotherapy 2009;95:241-50.

134 Copnell B, Tingay DG, Mills JF, Dargaville PA. Endotracheal suction techniques that effectively remove secretions do not preserve lung volume. Aust Crit Care 2009;22:61.

135 Jauncey-Cooke JI, Bogossian F, East CE. Lung protective ventilation strategies in paediatrics – a review. Aust Crit Care 2010;23:81-8.

136 Santschi M, Randolph AG, Rimensberger PC, Jouvet P. Mechanical ventilation strategies in children with acute lung injury: a survey on stated practice pattern. Pediatr Crit Care Med 2013;14:e332-37.

137 van Kaam AH, Rimensberger PC, Borensztajn D, De Jaegere AP. Ventilation practices in the neonatal intensive care unit: a cross-sectional study. J Pediatr 2010;157:767-71.

138 Shah PS, Ohlsson A, Shah JP. Continuous negative extrathoracic pressure or continuous positive airway pressure for acute hypoxemic respiratory failure in children. Cochrane Database Syst Rev 2008;1:CD003699.

139 Schönhofer B, Kuhlen R, Neumann P, Westhoff M, Berndt C, Sitter H. Clinical practice guideline: non-invasive mechanical ventilation as treatment of acute respiratory failure. Deutsches Ärzteblatt International (German) 2008;105:424-33.

140 Floret D. Non-invasive ventilation as primary ventilatory support for infants with severe bronchiolitis. Intensive Care Med 2008;34:1608-14.

141 Bancalari E, Claure N. The evidence for non-invasive ventilation in the preterm infant. Arch Dis Child 2013;98:F98-102.

142 Henderson-Smart DJ, Cools F, Bhuta T, Offringa M. Elective high frequency oscillatory ventilation versus conventional ventilation for acute pulmonary dysfunction in preterm infants. Cochrane Database Syst Rev 2009;3:CD000104.

143 Gupta P, Green JW, Tang X, Gall CM, Gossett JM, Rice TB et al. Comparison of high-frequency oscillatory ventilation and conventional mechanical ventilation in pediatric respiratory failure. JAMA 2014;168:243-9.

144 Brown KL, Ichord R, Marino BS, Thiagarajan RR. Outcomes following extracorporeal membrane oxygenation in children with cardiac disease. Pediatr Crit Care Med 2013;14(5 Suppl 1):S73-83.

145 MacLaren G, Dodge-Khatami A, Dalton HJ, MacLaren G, Dodge-Khatami A, Dalton HJ et al. Joint statement on mechanical circulatory support in children: a consensus review from the Pediatric Cardiac Intensive Care Society and Extracorporeal Life Support Organization. Pediatr Crit Care Med 2013;14(5 Suppl 1):S1-2.

146 Keckler SJ, Laituri CA, Ostlie DJ, St Peter SD. A review of venovenous and venoarterial extracorporeal membrane oxygenation in neonates and children. Eur J Pediatr Surg 2010;20(1):1-4.

147 Maslach-Hubbard A, Bratton SL. Extracorporeal membrane oxygenation for pediatric respiratory failure: history, development and current status. World J Crit Care Med 2013;2(4):29-39.

148 Maclaren G, Butt W, Best D, Donath S, Taylor A. Extracorporeal membrane oxygenation for refractory septic shock in children: one institution's experience. Pediatr Crit Care Med 2007;8:447-51.

149 Morini F, Goldman A, Pierro A. Extracorporeal membrane oxygenation in infants with congenital diaphragmatic hernia: a systematic review of the evidence. Eur J Pediatr Surg 2006;16:385-91.

150 Fisher JD, Nelson DG, Beyersdorf H, Satkowiak LJ. Clinical spectrum of shock in the pediatric emergency department. Pediatr Emerg Care 2010;26:622-25.

151 Black RE, Cousens S, Johnson HL, Lawn JE, Rudan I, Bassani DG et al, Child Health Epidemiology Reference Group of WHO and UNICEF. Global, regional, and national causes of child mortality in 2008: a systematic analysis. Lancet 2010;375(9730):1969-87.

152 Hartman ME, Linde-Zwirble WT, Angus DC, Watson RS. Trends in the epidemiology of pediatric severe sepsis. Pediatr Crit Care Med 2013;14(7):686-93.

153 Vila Pérez D, Cambra FJ, Jordan I, Esteban E, García-Soler P, Murga V et al. Prognostic factors in pediatric sepsis study from the Spanish Society of Pediatric Intensive Care. Pediatr Infect Dis J 2014;33:152-7.

154 Dellinger RP, Jaeschke R, Osborn TM, Nunnally ME, Townsend SR, Reinhart K et al, Surviving Sepsis Campaign Guidelines Committee including the Pediatric Subgroup. Surviving Sepsis Campaign: international guidelines for management of severe sepsis and septic shock, 2012. Intensive Care Med 2013;39:165-228.

155 Carcillo JA. Capillary refill time is a very useful clinical sign in early recognition and treatment of very sick children. Pediatr Crit Care Med. 2012;13:210-12.

156 Ackerman A. Meningococcal sepsis in children: persistent problem; new insights? Crit Care Med 2010;38:316-17.

157 Maitland K, Kiguli S, Opoka RO, Engoru C, Olupot-Olupot P, Akech SO et al. Mortality after fluid bolus in African children with severe infection. N Engl J Med 2011;364(26):2483-95.

158 Akech S, Ledermann H, Maitland K. Choice of fluids for resuscitation in children with severe infection and shock: systematic review. BMJ 2010;341:c4416.

159　Tobias JR, Ross AK. Intraosseous infusions: a review for the anesthesiologist with a focus on pediatric use. Anesth Analg 2010;110:391-401.

160　Luck R, Haines C, Mull C. Intraosseous access. J Emerg Med 2010;39(4):468-75.

161　Lampin ME, Rousseaux J, Botte A, Sadik A, Cremer R, Leclerc F. Noradrenaline use for septic shock in children: doses, routes of administration and complications. Acta Paediatr 2012;101:e426-30.

162　Menon K, McNally D, Choong K, Sampson M. A systematic review and meta-analysis on the effect of steroids in paediatric shock. Pediatr Crit Care Med 2013;14:474-80.

163　MacLaren G, Butt W, Best D, Donath S. Central extracorporeal membrane oxygenation for refractory pediatric septic shock. Pediatr Crit Care Med 2011;12:133-6.

164　Dash N, Al Khusaiby S, Behlim T, Mohammadi A, Mohammadi E, Al Awaidy S. Epidemiology of meningitis in Oman, 2000–2005. East Mediterr Health J 2009;15:1358-64.

165　Cherry JD. Recognition and management of encephalitis in children. Adv Exp Med Biol 2009;634:53-60.

166　Kawano G, Iwata O, Iwata S, Kawano K, Obu K, Kuki I et al. Determinants of outcomes following acute child encephalopathy and encephalitis: pivotal effect of early and delayed cooling. Arch Dis Child 2010;1-6.

167　Okanishi T, Maegaki Y, Ohno K, Togari H. Underlying neurologic disorders and recurrence rates of status epilepticus in childhood. Brain Dev 2008;30:624-28.

168　Newgard CD, Rudser K, Atkins DL, Berg R, Osmond MH, Bulger EM et al. The availability and use of out-of-hospital physiologic information to identify high-risk injured children in a multisite, population-based cohort. Prehosp Emerg Care 2009;13:420-31.

169　Van de Voorde P, Sabbe M, Rizopoulos D, Tsonaka R, De Jaeger A, Lesaffre E et al. Assessing the level of consciousness in children: a plea for the Glasgow Coma Motor subscore. Resuscitation 2008;76:175-79.

170　Cohen J. Interrater reliability and predictive validity of the FOUR score coma scale in a pediatric population. J Neurosci Nurs 2009;41:261-67.

171　Bonkowsky JL, Guenther E, Srivastava R, Filloux FM. Seizures in children following an apparent life-threatening event. J Child Neurol 2009;24:709-713.

172　Chen CY, Chang YJ, Wu HP. New-onset seizures in pediatric emergency. Pediatr Neonatol 2010;51:103-11.

173　American Academy of Pediatrics. Febrile seizures: guideline for the neurodiagnostic evaluation of the child with a simple febrile seizure. Pediatrics 2011;127:389-94.

174　Mastrangelo M, Midulla F, Moretti C. Actual insights into the clinical management of febrile seizures. Eur J Pediatr 2014;173(8):977-82.

175　Mirski MAA. Seizures and status epilepticus in the critically ill. Crit Care Clin 2007;24:115-47.

176　Abou Khaled KJ, Hirsch LJ. Updates in the management of seizures and status epilepticus in critically ill patients. Neurol Clin 2008;26:385-408.

177　Chin RFM, Neville BGR, Scott RC. Meningitis is a common cause of convulsive status epilepticus with fever. Arch Dis Child 2005;90:66-69.

178　Husain EH, Al-Shawaf F, Bahbahani E, El-Nabi MH, Al-Fotooh KA, Shafiq MH et al. Epidemiology of childhood meningitis in Kuwait. Med Sci Monit 2007;13(5):CR220-CR3.

179　March B, Eastwood K, Wright IM, Tilbrook L, Durrheim DN. Epidemiology of enteroviral meningoencephalitis in neonates and young infants. J Paediatr Child Health 2014;50:216-20.

180　National Notifiable Diseases Ssurveillance System Annual Report Writing Group. Australia's notifiable disease status 2010: annual report of the National Notifiable Diseases Surveillance System. Canberra: NNDSS; 2012.

181　Chang Q, Tzeng YL, Stephens DS. Meningococcal disease: changes in epidemiology and prevention. Clin Epidemiol 2012;4(1):237-45.

182　Baumer JH. Guideline review: management of invasive meningococcal disease, SIGN. Arch Dis Child 2009;94(2):46-49.

183　Branco RG, Amoretti CF, Tasker RC. Meningococcal disease and meningitis. Jornal de Pediatria (Rio de Janeiro) 2007;83(2 Supplement):S46-53.

184　Fowlkes AL, Honarmand S, Glaser C, Yagi S, Schnurr D, Oberste MS et al. Enterovirus-associated encephalitis in the California Encephalitis Project, 1998–2005. J Infect Dis 2008;198:1685-91.

185　Centers for Disease Control and Prevention. Pediatric bacterial meningitis surveillance – African region, 2002–2008. MMWR Morb Mortal Wkly Rep 2009;58:493-97.

186　Isaacman DJ, McIntosh ED, Reinert RR. Burden of invasive pneumococcal disease and serotype distribution among *Streptococcus pneumoniae* isolates in young children in Europe: impact of the 7-valent pneumococcal conjugate vaccine and considerations for future conjugate vaccines. Int J Infect Dis 2010;14:e197-209.

187　Menzies R, Turnour C, Chiu C, McIntyre P. Vaccine preventable diseases and vaccination coverage in Aboriginal and Torres Strait Islander people, Australia 2003 to 2006. Communicable Diseases Intelligence Quarterly Report 2008;32 Suppl:S2-67.

188　Jafri RZ, Ali A, Messonnier NE, Tevi-Benissan C, Durrheim D, Eskola J et al. Global epidemiology of invasive meningococcal disease. Popul Health Metr 2013;11(1):17.

189　Bargui F, D'Agostino I, Mariani-Kurkdjian P, Alberti C, Doit C, Bellier N et al. Factors influencing neurological outcome of children with bacterial meningitis at the emergency department. Eur J Pediatr 2012;171:1365-71.

190　Prasad K, Singh MB. Corticosteroids for managing tuberculous meningitis. Cochrane Database Syst Rev 2008;1:CD002244.

191　van de Beek D, de Gans J, McIntyre P, Prasad K. Corticosteroids for acute bacterial meningitis. Cochrane Database Syst Rev 2007;1:CD004405.

192　Thompson C, Kneen R, Riordan A, Kelly D, Pollard AJ. Encephalitis in children. Arch Dis Child 2012;97:150-61.

193　Fischer M, Lindsey N, Staples JE, Hills S. Japanese encephalitis vaccines: recommendations of the Advisory Committee on Immunization Practices (ACIP). MMWR Recomm Rep 2010;59(RR-1):1-27.

194　Fitch MT, Abrahamian FM, Moran GJ, Talan DA. Emergency department management of meningitis and encephalitis. Infect Dis Clin 2008;22(1):33-52.

195　Kneen R, Jakka S, Mithyantha R, Riordan A, Solomon T. The management of infants and children treated with aciclovir for suspected viral encephalitis. Arch Dis Child 2010;95:100-6.

196 Basu RK, Devarajan P, Wong H, Wheeler DS. An update and review of acute kidney injury in pediatrics. Pediatr Crit Care Med 2011;12:339-47.

197 Soler YA, Nieves-Plaza M, Prieto M, García-De Jesús R, Suárez-Rivera M. Pediatric risk, injury, failure, loss, end-stage renal disease score identifies acute kidney injury and predicts mortality in critically ill children: a prospective study. Pediatr Crit Care Med 2013;14:e189-95

198 Reveiz L, Guerrero-Lozano RC, Camacho A, Yara L, Mosquera PA. Stress ulcer, gastritis and gastrointestinal bleeding prophyllaxis in critically ill pediatric patients: a systematic review. Pediatr Crit Care Med 2010;11:124-32.

199 Mehta NM, Bechard LJ, Cahill N, Wang M, Day A, Duggan CP et al. Nutritional practices and their relationship to clinical outcomes in critically ill children – an international multicenter cohort study. Crit Care Med 2012;40:2204-11.

200 Botran M, Lopez-Herce J, Mencia S, Urbano J, Solana MJ, Garcia A. Enteral nutrition in the critically ill child: comparison of standard and protein-enriched diets. J Pediatr 2011;159:27-32.

201 Zamberlan P, Delgado AF, Leone C, Feferbaum R, Okay TS. Nutrition therapy in a pediatric intensive care unit: indications, monitoring and complications. J Parenter Enteral Nutr 2011;35:523-29.

202 Tume L, Latten L, Darbyshire A. An evaluation of enteral feeding practices in critically ill children. Nurs Crit Care 2010;15:291-99.

203 Botran M, Lopez-Herce J, Mencia S, Urbano J, Solana MJ, Garcia A et al. Relationship between energy expenditure, nutritional status and clinical severity before starting enteral nutrition in critically ill children. Br J Nutr 2011;105:731-37.

204 Wakeham M, Christensen M, Manzi J, Kuhn EM, Scanlon M, Goday PS et al. Registered dietitians making a difference: early medical record documentation of estimated energy requirement in critically ill children is associated with higher daily energy intake and with use of the enteral route. J Acad Nutr Diet 2013;113:1311-16.

205 Mehta NM, Bechard LJ, Dolan M, Ariagno K, Jiang H, Duggan C. Energy imbalance and the risk of overfeeding in critically ill children. Pediatr Crit Care Med 2011;12:398-405.

206 Eulmesekian PG, Perez A, Minces PG, Bohn D. Hospital-acquired hyponatraemia in postoperative pediatric patients: prospective observational study. Pedatr Crit Care Med 2010;11:479-83.

207 Carandang F, Anglemyer A, Longhurst CA, Krishnan G, Alexander SR, Kahana M et al. Association between maintenance fluid tonicity and hospital-acquired hyponatremia. J Pediatr 2013;163:1646-51.

208 Montanana PA, Alapont M, Ocon AP, Lopex PO, Prats JLL, Parreno JDT. The use of isotonic fluids as maintenance therapy prevents iatragenic hyponatraemia in pediatrics: a randomized, controlled open study. Pediatr Crit Care Med 2008;9:589-97.

209 Smith RL, Lin JC, Adelson PD, Kochanek PM, Fink EL, Wisniewski SR et al. Relationship between hyperglycemia and outcome in children with severe traumatic brain injury. Pediatr Crit Care Med 2012;13:85-91.

210 Macrae D, Grieve R, Allen E, Sadique Z, Morris K, Pappachan J et al. A randomized trial of hyperglycemic control in pediatric intensive care. N Engl J Med 2014;370(2):107-18.

211 Faustino EV, Bogue CW. Relationship between hypoglycaemia and mortality in critically ill children. Pediatr Crit Care Med 2010;11:690-98.

212 Kaur S, Kumar P, Kumar V, Sarin SK, Kumar A. Etiology and prognostic factors of acute liver failure in children. Indian Pediatr 2013;50:677-79.

213 Devictor D, Tissieres P, Afanetti M, Debray D. Acute liver failure in children. Clin Res Hepatol Gastroenterol 2011;35:430-37.

214 Faraj W, Dar F, Bartlett A, Melendez HV, Marangoni G, Mukherji D et al. Auxiliary liver transplantation for acute liver failure in children. Ann Surg 2010;251:351-56.

215 World Health Organization. World report on child injury prevention. Geneva: WHO; 2008.

216 Kreisfeld R. Hospitalised farm injury among children and young people, Australia 2000–01 to 2004–05. Adelaide: Australian Institute of Health and Welfare; 2008.

217 Tovell A, McKenna K, Bradley C, Pointer S. Hospital separations due to injury and poisoning, Australia 2009–10. Canberra: Australian Institute of Health and Welfare; 2012.

218 Australian Institute of Health and Welfare. A picture of Australia's children 2012. Canberra: Australian Government; 2012.

219 Kenefake ME, Swarm M, Walthall J. Nuances in pediatric trauma. Emerg Med Clin North Am 2013;31:627-52.

220 Royal Life Saving Society Australia. The national drowning report 2013. Sydney: Royal Life Saving Society Australia; 2014.

221 Austin S, Macintosh I. Management of drowning in children. Paediatr Child Health 2013;23:397-401.

222 Hynick NH, Brennan M, Schmit P, Noseworthy S, Yanchar NL. Identification of blunt abdominal injuries in children. J Trauma Acute Care Surg 2014;76(1):95-100.

223 Jakob H, Lustenberger T, Schneidmüller D, Sander AL, Walcher F, Marzi I. Pediatric polytrauma management. Eur J Trauma Emerg Surg 2010;36:325-38.

224 Fisher BM, Cowles S, Matulich JR, Evanson BG, Vega D, Dissanaike S. Is magnetic resonance imaging in addition to a computed tomographic scan necessary to identify clinically significant cervical spine injuries in obtunded blunt trauma patients? Am J Surg 2013;206:987-93; discussion 93-4.

225 Simpson JN, Teach SJ. Pediatric rapid fluid resuscitation. Curr Opin Pediatr 2011;23(3):286-92.

226 Puvanachandra P, Hyder AA. The burden of traumatic brain injury in Asia: a call for research. Pakistan Journal of Neurological Sciences 2009;4(1):27-32.

227 Sigurtà A, Zanaboni C, Canavesi K, Citerio G, Beretta L, Stocchetti N. Intensive care for pediatric traumatic brain injury. Intensive Care Med 2013;39(1):129-36.

228 Wing R, James C. Pediatric head injury and concussion. Emerg Med Clin North Am 2013;31:653-75.

229 Kochanek PM, Carney N, Adelson PD, Ashwal S, Bell MJ, Bratton S et al. Guidelines for the acute medical management of severe traumatic brain injury in infants, children and adolescents, second edition. Pediatr Crit Care Med 2012;13(Supplement):S1-S81.

230 Kamat P, Kunde S, Vos M, Vats A, Gupta N, Heffron T et al. Invasive intracranial pressure monitoring is a useful adjunct in the management of

severe hepatic encephalopathy associated with pediatric acute liver failure. Pediatr Crit Care Med 2012;13:e33-38.

231 Stippler M, Ortiz V, Adelson PD, Chang Y-F, Tyler-Kabara EC, Wisniewski SR et al. Brain tissue oxygen monitoring after severe traumatic brain injury in children: relationship to outcome and association with other clinical parameters. J Neurosurg 2012;10:383-91.

232 Mahajan P, Jaffe DM, Olsen CS, Leonard JR, Nigrovic LE, Rogers AJ et al. Spinal cord injury without radiologic abnormality in children imaged with magnetic resonance imaging. J Trauma Acute Care Surg 2013;75:843-47.

233 Adelson PD, Wisniewski SR, Beca J, Brown SD, Bell M, Muizelaar JP et al, Paediatric Traumatic Brain Injury Consortium. Comparison of hypothermia and normothermia after severe traumatic brain injury in children (cool kids): a phase 3, randomised controlled trial. Lancet Neurol 2013;12(6):546-53.

234 Piedra MP, Thompson EM, Selden NR, Ragel BT, Guillaume DJ. Optimal timing of autologous cranioplasty after decompressive craniectomy in children. J Neurosurg Pediatr 2012;10:268-72.

235 Oluigbo CO, Wilkinson CC, Stence NV, Fenton LZ, McNatt SA, Handler MH. Comparison of outcomes following decompressive craniectomy in children with accidental and nonaccidental blunt cranial trauma. J Neurosurg Pediatr 2012;9:125-32.

236 Tovar JA, Vazquez JJ. Management of chest trauma in children. Paediatr Respir Rev 2013;14(2):86-91.

237 Aleman KB, Meyers MC. Mountain biking injuries in children and adolescents. Sports Med 2010;40:77-90.

238 Iqbal CW, St Peter SD, Tsao K, Cullinane DC, Gourlay DM, Ponsky TA et al. Operative vs nonoperative management for blunt pancreatic transection in children: multi-institutional outcomes. J Am Coll Surg 2014;218:157-62.

239 Sandler G, Leishman S, Branson H, Buchan C, Holland AJ. Body wall thickness in adults and children – relevance to penetrating trauma. Injury 2010 (41):506-9.

240 Scaife ER, Rollins MD, Barnhart DC, Downeya EC, Black RE, Meyers RL et al. The role of focused abdominal sonography for trauma (FAST) in pediatric trauma evaluation. J Pediatr Surg 2013;48:1377-83.

241 Sola JE, Cheung MC, Yang R, Koslow S, Lanuti E, Seaver C et al. Pediatric FAST and elevated liver transaminases: an effective screening tool in blunt abdominal trauma. J Surg Res 2009;157(1):103-7.

242 Dodgion CM, Gosain A, Rogers A, St Peter AD, Nichol PF, Ostlie DJ. National trends in pediatric blunt spleen and liver injury management and potential benefits of an abbreviated bed rest protocol. J Pediatr Surg 2014;49(6):1004-8.

243 Cavari Y, Pitfield AF, Kissoon N. Intravenous maintenance fluids revisited. Pediatr Emerg Care 2013;29:1225-31.

244 NSW Clinical Excellence Commission. Between the flags standard paediatric observation charts. 2nd ed. Sydney: NSW Health; 2013.

245 Fleming S, Thompson M, Stevens R, Heneghan C, Pluddermann A, Maconochie I et al. Supplement to: normal ranges of heart rate and respiratory rate in children from birth to 18 years of age: a systematic review of observational studies. Lancet [Internet]. 2011 [accessed 17.9.14]; 377.

246 Shann F. Drug doses. 15th ed. Parkville, Victoria: Royal Children's Hospital; 2010.

第28章

妊娠期与产后期护理

原著：Wendy Pollock，Emma Kingwell
翻译：韩媛媛，张丹丹，封艳超
审校：刘方

关键词

产前评估
母乳喂养
妊娠期的危重疾病
胎儿健康
妊娠期疾病
产后护理
严重的产科并发症
严重的产科出血
重度先兆子痫

学习目标

阅读完本章，将掌握以下内容：

● 识别与危重症护理相关的妊娠期主要的生理改变。
● 描述在 ICU 护理一位孕 28 周孕妇所需的产前评估。
● 描述一位先兆子痫产后入住 ICU 患者处理的优先事项。
● 概述产科出血的主要原因。
● 概述 ICU 一名产后 48 小时产妇所需的产后护理标准。
● 考虑所在工作场所可用于妊娠期和产后期护理特殊需要的资源设备。

引言

妊娠期或者产后患者入住 ICU 通常会使 ICU 的工作人员措手不及。妊娠期及产后患者正经历着巨大的生理改变。护理人员要考虑胎儿的因素以及了解产科管理的情况。本章概述了妊娠期危重病的流行病学，描述了妊娠期及产褥期的生理变化，列举了一些主要医学状况，以及它们与妊娠的相互关系，叙述了主要的与危重疾病相关的产科状况。除此之外，也给出了有关在 ICU 护理妊娠期及产后患者的特殊操作指导，例如，如何对胎儿健康进行评估以及如何建立哺乳。这一话题的更多的细节可在专科的产科危重症教科书中找到[1-3]。产科危重症护理的研究是有限的，可以依赖的证据也较陈旧，但是仍被认为具有价值。

一、妊娠期危重疾病的流行病学

大多数的妇女会经历一个健康、正常的妊娠期，然而，妊娠期相关危重疾病的发生往往很突然且出乎意料。大约 370 例分娩中会有 1 例母亲入住 ICU，约占 ICU 患者数量的 1%，超过四分之三的患者是在胎儿出生后被转入 ICU[4, 5]。妊娠期妇女入住 ICU 是罕见的，并且收入住 ICU 的原因往往不是与妊娠有关，而是诸如肺炎或者是车祸等等。相反地，产后妇女入住的原因往往与妊娠有关，常常是因为先兆子痫或者产科出血[4]。不管怎样，妊娠期及产后妇女入住 ICU 可能伴有任何疾病诊断，可能与妊娠有关或是无关。

妊娠期及产后患者入住 ICU 的时间通常不长，大多都少于 24 小时。ICU 的收入标准有很大不同。欧洲一个关于严重产科并发症的研究指出在不同地区 ICU 妊娠相关疾病患者的住院比例在 0～50% 之间[6]。此外，有许多被收入 ICU 的妇女未接受任何显著特别的 ICU 干预（见表 28.1），这些患者入住 ICU 的需求就被质疑[8]。总体来看，约三分之一严重产科并发症的患者入住 ICU[9]。通过提高助产技能以提供中级护理[8]，以及通过对危重疾病的早期识别、治疗和管理[8,10-13]，预防患者入住 ICU 是可行的。在诸如澳大利亚的发达国家，妊娠期及产后入住 ICU 的妇女的死亡率大约为 3%，明显低于常规 ICU 患者死亡率 15%[4]。

> **实践提示**
>
> 　　即使妊娠并不是死亡的原因，任何产妇死亡，妊娠期或者是怀孕 42 天内妇女的死亡，都应该向澳大利亚国家有关权威机构或者新西兰围产期孕产妇死亡率审查委员会报告。

二、妊娠期生理性变化

　　怀孕是身体的多数系统处于巨大生理变化的过程（表 28.2）。这些生理变化与危重症护理紧密相关，包括心血管、呼吸、肾脏、胃肠及凝血方面的疾病以及胎盘在孕产妇与胎儿之间所发挥的作用。子宫和乳房在妊娠期会有巨大的变化，每一本产科学或者是产科的教科书都会有详细的说明，例如《迈尔斯助产士或产科学：实践前的准备》[14,15]。本章所描述的生理变化仅针对单胎妊娠，多胎妊娠（如双胎）的妇女会有更复杂的变化[16]。这些生理改变针对于尚未分娩的妊娠期妇女，而分娩会导致更多

的生理改变，例如心输出量增加[17]。

　　产褥期，也被称为产后或者是分娩后阶段，是指结束妊娠后 6 个周内的时间，在这期间产妇的身体恢复到妊娠前的状态。在产褥期，机体主要系统的生理状态将在下面章节内容中陈述，子宫和乳房的特定内容将在产后评估和哺乳的部分进行介绍。然而，我们所说的妊娠期生理变化恢复的时机和完整性是不完善的。胎盘的娩出使胎盘激素水平有一个急速的下降，例如黄体酮和雌激素，从此产妇开始了向非妊娠期状态恢复的生理变化。

（一）心血管系统

　　妊娠期间，心血管系统进行一系列解剖学及生理学变化来适应孕妇及胎儿双方的需要。

1. 解剖学变化

　　心脏在妊娠期经历了解剖学的变化，包括左心室肌增厚和跨越主动脉、肺和二尖瓣区域的 12%～14% 扩大。心电图方面的变化包括非典型性 ST 段的变化，第Ⅲ导联 Q 波增宽及电轴左偏[18]。以上在早期妊娠阶段末出现，并贯穿妊娠始终[19]。有心电图表现，结合患者其他临床的（症状和体征）及血液化验结果，就能够对患者情况有完整评估。

2. 血容量

　　孕早期血管会普遍的扩张，导致水钠潴留。血管扩张的原因可能与内分泌因素（例如黄体酮）、外周扩血管物质（如一氧化氮）和潜在还未确定的妊娠特异性血管扩张物质有关[20]。最终结果是使血容量增加 40%～50%，同时使血浆钠浓度从正常 140mmol/L 减低到 136mmol/L，血浆渗透压自 290mosmol/kg 降到 280mosmol/kg。这些变化持续整个妊娠期[21]。

表 28.1
ICU 中妊娠期及产后期妇女需要的 ICU 干预

ICU 干预	POLLOCK[13] （澳大利亚）[a]（N=33）	PAXTON[7] （澳大利亚）[b]（N=246）	HAZELGROVE[8] （英国）[b]（N=210）	ZWART[9] （荷兰）[b]（N=837）
机械通气	67%	18%	45%	35%
正性肌力药物输注	18%	4%	19%	9%
肺动脉导管	6%	NR	13%	3%
肾脏替代疗法	9%	1%	3%	2%

[a] 仅三级 ICU 水平

[b] 全国 / 区域研究 ICU 水平

红细胞总数增加 20%～40%，同时血浆容量增加 40%～50%，引起血液稀释性贫血。静脉血细胞比容自非妊娠期的 40% 短期内降低到 34%[22]。这种血容量的增加自孕 7 周开始出现，大约孕 30～32 周达到顶峰，会维持在一定水平直到分娩[20, 23]。没有经历过这种正常的血容量增加过程的孕产妇往往会有不利的结果，如先兆子痫[24]。这种额外的血容量也为孕妇提供了与生产相关的正常失血 <500ml。妊娠妇女当出现严重恶化之前，失血量可高达 1 500ml 时其生命体征仍处于一个平稳的状态。

3. 血压

妊娠期血压会降低；早在妊娠 9 周时开始下降，最低的血压是在中期妊娠阶段（16～28 周）出现的，之后恢复到妊娠前的水平（表 28.2）。如果一个孕妇没有经历这种特征性的血压降低，尤其是在妊娠中期，那将会被认为是一种潜在不正常的表现。

4. 心率、每搏输出量和心输出量

妊娠期孕妇的心率每分钟增加 10～15 次，这一变化早在妊娠 5 周就可出现[19, 25]。心动过速（>100 次 /min）是一个不正常的体征，一旦出现即需要进行更深入的检查[26]。心搏量会增加 18%～32%，早在妊娠 8 周时开始[27, 28]。心输出量从孕 5 周开始增加，并于孕 32 周时持续增长 30%～50%[20, 28]。妊娠期正常的心输出量高达 8L/min。

5. 全身血管阻力

妊娠早期全身血管扩张使全身血管阻力最高降低 35%，妊娠 8 周就能够检测出外周血管阻力的降低[29]。

6. 体位对孕妇血流动力学的影响

很明显，早在怀孕 5～8 周起，怀孕的特点是全身血管扩张、血容量增加以及心输出量增加。随着妊娠的继续，子宫的体积开始对孕妇的血流动力学产生影响。妊娠 20 周之后，孕妇平躺时会出现仰卧位低血压，继发于主动脉腔静脉受压迫，随后静脉回流、心输出量和胎盘血流量减少。即使没有血压下降的记录，也可能发生胎盘血流减少。因此，让一个妊娠 20 周以上的孕妇平躺来接受护理是不明智的。左侧卧至少 15° 的位置产生最佳的孕妇心输出量，并且可以使用楔形物或枕头来实现。如果需要仰卧位，应考虑手动子宫移位[30, 31]。

表 28.2
妊娠期主要的生理变化

参数	妊娠期的变化
心血管系统	
心率	↑ 10～15 次 /min
血压：	
收缩压	↓ 5～9mmHg
舒张压	↓ 6～17mmHg
心输出量	↑ 30～50%
全身血管阻力	↓ 最多 35%
中心动脉和静脉压	未改变
血液和血液成分	
血容量	↑ 40%～50%
血浆容量	↑ 40%～50%
红细胞	↑ 20%～40%
白细胞	↑ 100%～300%
血小板	未改变
纤维蛋白原	↑ 100%
血清球蛋白	↓ 10%～15%
呼吸系统	
呼吸频率	未改变
潮气量	↑ 25%～40%
分钟通气量	↑ 40%～50%
耗氧量	↑ 15%～20%
动脉血气分析	
PaO$_2$	80～100mmHg
PaCO$_2$	28～32mmHg
pH	7.40～7.45
HCO$_3^-$	18～21
SaO$_2$	≥95%
肺活量	未改变
功能残气量	↓ 17%～20%
气道顺应性和阻力	未改变
泌尿系统	
肾小球滤过率	↑ 40%～50%
血清尿素氮和肌酐	↓
尿量	未知
尿蛋白	<300mg/d

7. 产后心血管的变化

心率于产后 10 天内恢复到妊娠前水平；血压在一定期限内常规恢复到妊娠前水平，但产褥期不会发生改变[29, 32]。产褥的最初几天，由于过度的利尿导致血液浓缩。因此，产后期比妊娠期发生血

栓的风险更高。应采取适当措施预防静脉血栓栓塞症[33]。

产后即刻心输出量短暂增加以补偿血液流失，并且往往会增加产前值的50%；此时产后阶段的每搏输出量增加，而产妇的心率常常是减慢的[32]。对大多数产妇来说，产后即刻的心输出量增高仅持续大约一个小时。即使有部分产妇在产后12个月包括心输出量在内的血流动力学仍被记录为高于妊娠前水平，但是大多数产妇在产后两周的血流动力学参数均恢复到妊娠前水平[17, 29]。

（二）呼吸系统

从孕早期开始，呼吸系统就经历了广泛的适应，通过肺泡水平的气体交换作用，对气道产生明显的影响，包括在解释动脉血气结果时"正常"参数的变化。

1. 上呼吸道以及胸腔的变化

妊娠期正常的生理变化包括上呼吸道血管扩张、颈部脂肪堆积、黏膜水肿。黄体酮和雌激素等激素的综合性影响起到一定的作用。这些生理改变会导致妊娠期常出现的鼻炎、鼻塞及鼻出血等症状[20]。

胸壁也发生变化，韧带的松弛会导致低位肋骨的外扩以及肋下角扩大50%[34]。喉的直径和周长分别会增加约2cm和5～7cm[34, 35]。据认为，这些身体变化会导致膈肌升高5cm，在进展期子宫带来压力之前[35]。呼吸肌功能在妊娠期不会发生明显的变化，肋间隙也并未发生改变[34]。功能残气量（呼气后肺内残余气体量）减少了17%～20%，孕妇更容易患低氧血症和窒息。妊娠期胸部X线显示并没有变化[32]。

2. 呼吸生理学变化

从妊娠5周开始，多重因素导致呼吸动力增加。黄体酮水平的增加被认为能够降低呼吸中枢对二氧化碳分压的阈值，导致过度通气[18, 36-38]。分钟通气量在怀孕后很快开始增加，最多可增加孕前水平的40%～50%[18]。增加的分钟通气量是由潮气量的30%～50%的增加实现的（例如：增加200±50ml），而呼吸的频率并未增加[18]。

因此，正常的动脉血气值在妊娠中是不同的（见表28.2）。降低的$PaCO_2$水平使胎儿产生的CO_2被动地通过胎盘由孕妇排泄。虽然PaO_2水平受到体位的影响，但PaO_2在妊娠过程中正常情况下会增加10mmHg[39]。在孕晚期，仰卧位会使PaO_2降低，与相同情况下坐位妇女对比时，PaO_2甚至会降低高达10mmHg[40]。肾脏通过增加碳酸氢盐排泄来补偿降低的$PaCO_2$从而使人体保持正常的pH[39, 41, 42]。妊娠期氧饱和度的正常值尚不明确。通常认为应该在97%～100%，一个健康孕妇适量运动时的氧饱和度应不低于95%[43, 44]。

有75%的健康孕妇会有呼吸急促的感觉，而这与妊娠期值得注意的高通气量有关[36]。区分生理性和病理性的呼吸困难，例如进行性的心肌病，是妊娠期的一个挑战。安静时的呼吸困难通常是妊娠期的异常现象[45]。

3. 产后的呼吸变化

妊娠期发生的肺活量和动脉血气的变化在产后5周内可以完全恢复[39]，但这些参数在产后第1周的每日变化尚不清楚。很久之前的一个报道描述产后CO_2水平需要2～5天才能恢复到非妊娠期的正常水平[46]。不论如何，胎儿分娩时，通过根据非妊娠期的常规和动脉血气值对孕妇的通气需求进行滴定，对产妇是不会造成伤害的。

（三）泌尿系统

在孕早期所有的平滑肌都会舒张。泌尿系统，包括肾盂、肾盏、输尿管、尿道的平滑肌都会舒张。每个肾的长度大约增加1cm，这可以由扩张、轻度的肾积水和肾血管分布增加来解释，但并没有肾组织的增生肥大[20]。平滑肌广泛性扩张的另一个影响是尿潴留和泌尿系统感染的可能性增加。急性肾盂肾炎与早产有关并且是妊娠期最常见的肾脏并发症[47]。

肾脏的血流量增加30%。肾小球滤过率（glomerular filtration rate，GFR）在早期妊娠增加40%～50%，然后逐渐减少[21]。GFR的增加可能导致妊娠期糖尿和蛋白尿。糖尿与血糖水平无关并且对糖尿病的监测无意义，妊娠期24小时尿蛋白低于300mg是正常的。相反的，高GFR会降低血清尿素和肌酐的水平。血清尿素水平超过4.5mmol/L，且血清肌酐水平超过75umol/L被认为是异常的，并且预示着潜在的肾功能损害[21, 48]。关于妊娠期正常的尿量现在还存有争议，有些研究显示与非妊娠期没有区别，但是有些研究却显示孕12周后24小时尿量会增加[47, 49]。

产后肾脏的变化

最明显的泌尿系统的变化是多尿，这发生于产后1~3天。这一现象被认为能够减少妊娠期间所增加的血容量。几乎没有实验能够说明正常的尿量是多少，被报道可接受的最低尿量是 0.5ml/(kg•h)，然而真实的水平可能是接近于 0.8ml/(kg•h)[50]。肌酐在产后24小时内维持在非妊娠期的正常水平，然而低尿素水平至少持续产后 48 小时[48]。随着子宫和其他器官回到妊娠前位置，膀胱在产后早期便回到盆腔。

（四）胃肠系统和肝脏

随着子宫的增大，腹部器官被推离原来的位置，需根据情况作出急腹症的评估和诊断，例如阑尾在妊娠期 3 个月时逐渐从麦氏点向上方和旁边移位，在孕晚期到达髂嵴[51]。肠道和其他器官的位置逐渐被增大的子宫占据，腹部手术和肠粘连的孕妇最终易导致肠梗阻[52]。腹内压力增加会导致另一个常见的孕期现象即胃灼热。

全身平滑肌血管扩张的现象在胃肠道系统都存在。因此胃排空延迟以及贲门括约肌松弛，导致误吸的风险增加。肠蠕动减慢，通常容易导致便秘和痔疮。

妊娠期肝胆的变化

妊娠期肝动脉血流量没有明显的增加。然而门静脉会供给肝双倍的血流量[53]，这会对口服药的代谢产生影响。肝内一些关于药物代谢的酶也会发生变化，这会导致一些药物的药代动力学改变，例如血清咪达唑仑水平会更高。大部分的孕妇血清白蛋白水平减少到 30~40g/L，而在产后第 2 周会降低到 25g/L 的正常水平[48]。低水平白蛋白降低了胶体渗透压，会导致水肿，这在妊娠过程中很常见。

全身平滑肌血管舒张影响肝胆管，导致胆汁活力降低，胆囊排空减慢。这些变化引起妊娠期胆石症和胆囊炎的发病率升高。

（五）凝血系统

在妊娠期间，孕妇的身体为胎盘分离以及由此导致的失血做好准备。通过胎盘床的血流量范围在 600~800ml/min。血液系统中的物质（凝血和纤溶物质）在妊娠期特别是产后期都很活跃，使血栓形成的危险性增加。在发达国家，血栓栓塞仍然是导致孕产妇死亡的主要原因之一[26, 54]。妊娠期凝血系统的变化很多（表28.3）。

表28.3
妊娠期凝血系统的变化[58-60]

凝血物质	妊娠期的变化
血小板	
数量	不变
功能和寿命	不变
凝血因子	
凝血因子Ⅶ、Ⅷ和Ⅸ	增加
纤维蛋白原	加倍
其他凝血因子	基本不变
纤溶	
D-D 二聚体水平	妊娠期进行性增加，通常>0.5mg/L

值得注意的是妊娠期血小板减少症——血小板水平在 80×10⁹/L~150×10⁹/L——发生在 6%~8% 的孕妇[55.56]。通常在这个水平对孕妇或胎儿没有负面影响，因为没有与低血小板计数相关的病理改变[57]。

（六）白细胞和免疫系统的变化

关于孕妇是否增加感染易感性的争论仍在继续，由于某种保护机制，防止孕妇身体对胎儿产生异物反应[20]。妊娠妇女的先天免疫系统（非特异性免疫）活性提高以及适应性免疫系统（特异性免疫）活性降低，导致妊娠期妇女更容易发生感染，如疟疾和水痘等疾病[20, 61, 62]。孕妇经常和儿童接触会在无形中越来越多的暴露于各种传染病中。白细胞的数量在妊娠期逐渐升高，在分娩期达到高峰，正常情况下高达 25×10⁹/L[48]。妊娠期联合的生理变化导致正常妊娠中存在全身炎症反应综合征（systemic inflammatory response syndrome，SIRS）的特征，经过修订的 SIRS 定义适用于产妇群体[63]。

（七）母胎界面

连接母体和胎儿循环的交界处称为母胎界面。虽然在正常情况下，循环仍然被细胞层分离，但是母胎界面仍是母体和胎儿系统相互作用的地方。

1. 胎盘

胎盘由妊娠滋养细胞层发育而来，并于受精后十周内完全形成，产生作用[64]。绒毛膜通过蜕膜与子宫壁相连。结果形成了一个由孕妇血液填充的接触面，滋养绒毛悬浮并沉浸在母体血液里（图 28.1）。血液通过母体面的血管窦和子宫内膜静脉回到孕妇体内。大约有150ml的母体血,每分钟补充3～4次,使绒毛间隙的绒毛处在血性环境中[64]。绒毛膜使接触面最大化以优化胎盘母体面的物质交换,据说此表面可达到13m²[65]。最初有四层细胞将孕妇血和胎儿血分开,孕20周后减少到3层,这些细胞被统称为"胎膜"或"胎盘屏障"[66]。绒毛损伤,如先兆流产或者是钝性创伤,可以使胎儿的血红蛋白和鳞屑进入母体循环,导致Rh同种免疫反应或罕见的羊水栓塞。

2. 胎盘的作用

胎盘提供六种主要的功能来维持孕妇和胎儿的需求:呼吸、营养、物质储备、排泄、保护和内分泌[64]。胎儿的肺充满了液体,所有的氧化物吸收和二氧化碳的排出必须通过胎盘来进行。胎儿血红蛋白与成年人血红蛋白的结构有微小的差异,且对氧气有更强的亲和性。氧气和二氧化碳都是以简单扩散的方式通过胎盘膜。胎盘能够选择性的吸收胎儿所需要的物质,这些营养物质是以主动扩散的方式通过胎盘膜的,甚至在必要的时候会牺牲孕妇的需

要[64]。胎盘能够将葡萄糖转化为糖原储备并在需要的时候将其转化为葡萄糖,除此之外也可储藏铁和一些脂溶性维生素。

胎盘膜作为孕妇和胎儿循环的屏障所起到的保护作用是有限的。一般来说,几乎没有细菌能够通过胎盘,然而,病毒却能够轻易地通过。胎盘能够产生包括黄体酮、雌激素、胎盘催乳素、生长因子、绒毛膜促性腺激素、胎盘生长激素、促甲状腺素和促肾上腺皮质激素在内的大量的激素。胎盘没有神经,因此所有胎盘的活动必须在其他机制(例如化学、激素改变)下进行。胎盘疾病被认为是先兆子痫和小于胎龄儿的重要因素。

3. 受损的子宫胎盘对气体交换的影响

通过胎盘膜进行的有效的气体交换依赖于足够的孕妇血压及能够进行被动扩散的充足氧气和二氧化碳梯度。低氧血症时,胎儿的脑血流重新分布效应机制被激活,从而使胎儿的动脉压升高,血流供应向脑、心脏、肾等主要器官流动[67]。当孕妇发生低

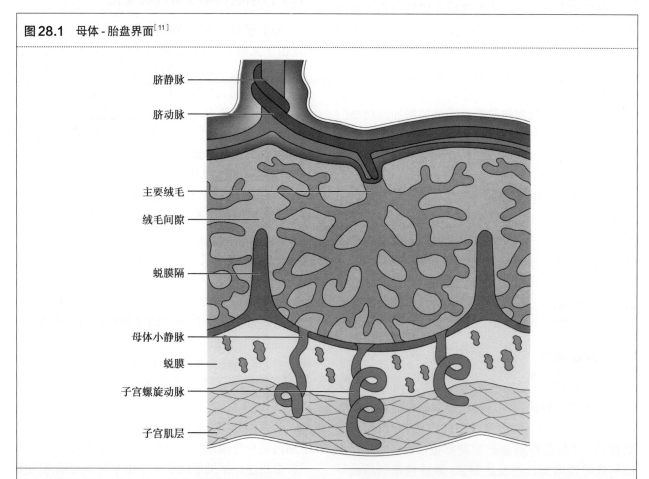

图28.1　母体-胎盘界面[11]

脐静脉
脐动脉

主要绒毛
绒毛间隙

蜕膜隔

母体小静脉
蜕膜
子宫螺旋动脉
子宫肌层

Adapted from Marshall J, Raynor M, eds. Myles' textbook for midwives. 16th ed. Oxford: Churchill Livingston/Elsevier; 2014, with permission.

氧血症时,这种中枢性的胎儿灌注远比子宫胎盘的血流减少更明显。看起来一个不太成熟的胎儿(即妊娠早期)比足月胎儿发生窒息的可能性要低[67]。

胎儿的存活及神经系统损害程度取决于窒息的程度与时间以及窒息的周期性,还有胎儿对窒息的代偿。产前窒息(发生于妊娠期的窒息而不是分娩时的窒息)与大脑麻痹、行为紊乱和学习障碍的发展有关。胎儿个体差异的原因和程度现在还尚未明确。

(八)妊娠期生理变化的临床意义

任何护理实践的起点都是对正常解剖和生理的掌握。妊娠期正常的生理变化可以解释妊娠期所谓的轻微不适,包括便秘、静脉曲张、消化不良、气短及疲劳。对一个在 ICU 的危重症孕妇来说,这些正常生理的变化与她的护理是密切相关的。ICU 的护士需要引起重视并将孕妇正常生理变化列入 ICU 的常规监测、干预及护理中(表28.4)。

表28.4
妊娠期生理变化的临床意义

妊娠期正常生理变化的影响	临床意义
心血管系统	
发生以下事件可能性增高: ● 静脉血液瘀滞 ● 静脉曲张 ● 深静脉血栓 发生以下事件可能性增高: ● 痔疮 ● 脚踝水肿	考虑使用血栓预防措施
孕 20 周后,潜在的主动脉 - 腔静脉静脉压升高	避免孕妇平躺,例如:如果护理时不能侧卧,可以抬高床头;或者用枕头或是楔形枕来保持侧身,角度至少为 15°,完全的左侧卧位是最理想的心肺复苏和血流动力学支持应该在左外侧倾斜位
血流动力学即使在大量失血的时候也会保持稳定 突然恶化	警惕血流动力学紊乱的体征
呼吸系统	
鼻腔在侵入性操作时更容易出血(例如:鼻插管、鼻饲管插入) 更容易自牙龈出血 呼吸暂停的时候更易发生低氧血症,如插管的时候 所有的孕妇都有呼吸道方面的危险: ● 尤其是先兆子痫的孕妇 ● 尤其是较胖的孕妇 更容易发生肺水肿 横膈膜上升约 5cm	最好不用鼻腔置管的方法 当需要鼻腔置管的时候让有经验的医生亲自操作 确保人工气道通畅;警惕意外拔管 总结评论 ICU 里置管失败的原因 如无禁忌证,置或吸痰前予 100% 纯氧吸入 仔细评定液体复苏——尤其是重度先兆子痫妇女 血胸 / 胸腔积液 ICC 置入前,检查横膈膜的位置
胃肠道	
孕妇更容易: ● 误吸 ● 便秘 ● 有急腹症症状和体征(如。阑尾炎、肠梗阻) 孕妇需要额外和特别的营养	心肺复苏过程中环状软骨加压并且插管直到获得人工通气支持 检查肠蠕动并确保胃肠的护理到位 考虑到引起急腹症的非妊娠相关因素 咨询膳食专家尽早确定孕妇在 ICU 得到充足的营养
泌尿系统	
黄体酮和松弛素使平滑肌松弛 肾盏和肾盂扩张 输尿管和尿道延长、扩张,蠕动减少 尿液瘀滞且易引起逆行性感染 急性肾盂肾炎和早产有关 早期妊娠后膀胱进入腹腔	尽可能减少留置导尿管 比非妊娠期水平更低的血清尿素和肌酐可能 提示肾功能损害 糖尿和蛋白尿在妊娠期比较常见 在中期妊娠和晚期妊娠,膀胱易受外伤导致损伤

三、妊娠期特有的疾病和情况

能够导致孕妇患危重病及被收入 ICU 的妊娠期特有疾病有很多，包括先兆子痫、产科出血、羊水栓塞和围产期心肌病。这些情况将在下面进行具体的讨论。

（一）先兆子痫

妊娠期高血压是指在妊娠期以高血压为主要特征的疾病，妊娠期高血压的定义：收缩压≥140mmHg 和 / 或舒张压≥90mmHg。这种高血压的情况包括妊娠高血压病、孕前存在的原发性高血压、先兆子痫合并子痫、溶血肝酶升高和低血小板（haemolysis elevated liver enzymes and low platelets，HELLP）在内的综合征（表 28.5）。英国国家健康和临床卓越研究所[68]与澳大利亚和新西兰产科学会（Society of Obstetric Medicine Australia and New Zealand，SOMANZ）发表了关于这些疾病及其管理的全面描述[69]。

先兆子痫是人类妊娠特有的疾病，这种疾病以高血压和蛋白尿为主要特征，它是由广泛性的血管痉挛引起的包括各种临床特征的多系统紊乱。先兆子痫被收入 ICU 一般与广泛的血管痉挛和器官血流减少（疾病的标志性特征）引起的器官衰竭有关[70]。先兆子痫会成为一个很严重的疾病并且仍是发达国家和发展中国家孕产妇死亡的主要原因[71]。

1. 病因学

胎盘与先兆子痫具有一个密切而复杂的关系，终止妊娠是先兆子痫最后的治疗方法。然而先兆子痫的准确发病机制仍然难以捉摸且应该是复杂的及由多因素导致的。解释先兆子痫的病理生理的理论有免疫适应不良、异常滋养层嵌入、激活和过度的炎症反应以及基因易感性（框 28.1）[72]。是每个原因单独作用还是所有原因共同作用，在所有先兆子痫病历中我们并不知道。但是很明显，妊娠晚期轻度的先兆子痫与常发生于孕 34 周之前的重度先兆子痫有着不同的病理生理学特点。

表 28.5
妊娠期高血压为特征的相关疾病的定义

术语	定义
高血压	收缩压≥140mmHg 和 / 或舒张压≥90mmHg[69]
原发性高血压	孕 20 周前发生的或者是妊娠前即存在的没有明显诱因的高血压[69]
妊娠高血压	孕 20 周后发生的高血压且在产后 3 个月内恢复 没有先兆子痫多系统紊乱的其他的表现[69]
先兆子痫［也称妊娠高血压综合征（pregnancy-induced hypertension，PIH）、毒血症］	孕 20 周后高血压升高并伴随以下一种或者是多种情况[69]： ● 蛋白尿>300mg/24h ● 肾功能不全：血清 / 血浆肌酐≥0.09mmol/L 或者是少尿 ● 肝病：血清转氨酶升高和 / 或上腹部 / 右上象限严重的疼痛 ● 神经学：惊厥、高反应性阵挛、严重的头疼、持续的视力障碍 ● 血液学紊乱：血栓、DIC、溶血 ● 胎儿生长受限
子痫	先兆子痫的严重状态 持续的强直 - 痉挛发作，且不是由癫痫引起的并在孕 20 周之后、分娩时或产后发生
HELLP 综合征	先兆子痫的严重状态，此时高血压或许不再出现 HELLP 综合征的诊断需要满足以下 3 条标准： ● 溶血：外周血涂片典型表现及血清乳酸脱氢酶>600U/L 或者是血清总胆固醇≥1.2mg/dl。 ● 肝酶升高：血清转氨酶≥70U/L ● 低血小板计数：<100×10^9/L

DIC= 弥散性血管内凝血；HELLP= 溶血、肝酶升高、血小板减少综合征

先兆子痫的病理生理学的理论[72]

先兆子痫的胎盘和免疫理论：
- 母胎免疫适应不良
- 胎盘异常
- 受损的子宫螺旋动脉修复

胎盘碎片理论：合体滋养层脱落：
- 增长的合体滋养层脱落
- 胎盘缺血和再灌注及随后的氧化应激
- 炎症因子、促肾上腺皮质激素释放激素、自由基和人活化素 A 的循环水平增加

内皮活性物质和炎症反应：
- 血管对血管紧张素 II 和去甲肾上腺素敏感性增加从而引起的血管收缩和高血压
- 血管舒张物质前列腺素尤其是前列环素和一氧化氮量和活性的降低

基因、遗传冲突假说和基因印迹：
- 易感基因，其中许多基因与母体的心血管系统或凝血系统相互作用，或者与母体炎症反应的调节有关

　　先兆子痫与子宫螺旋动脉受损重构和异常胎盘植入有关。大家普遍认为，母胎免疫的适应不良是表层胎盘形成的主要原因[72]。在一些先兆子痫逐渐恶化的妊娠患者中，早在孕 12 周时，胎盘循环障碍即可被检测到[73]。胎盘缺血及再灌注后的氧化应激被认为是先兆子痫主要的发病原因。先兆子痫可能存在对于妊娠滋养层有着过度或非典型的母细胞免疫反应，这一疾病意味着孕妇和胎儿的基因结构有着相互冲突的关系[71]。此外，两种抗血管生成因子被认为是内皮功能障碍和母体器官损伤的核心原因：可溶性 FMS 样酪氨酸激酶 1（sFlt-1）和可溶内皮因子[74]。过度的系统炎症反应、血管内皮功能紊乱及过度的血管反应导致先于临床症状（如高血压）的广泛的血管痉挛[71]。其他常见的先兆子痫临床表现包括血管内皮细胞渗透性增加、血小板聚集，这便解释了水肿和血栓发生日渐增高的可能性[72]。

　　总之，发生于孕 20 周之后的先兆子痫与妊娠第一阶段的胎盘形成异常有关。虽然很多"生物研究者"正尝试着预测先兆子痫的发生，但是临床使用中仍然没有可靠的预测试验[71]。

2. 危险因素

　　许多孕产妇自身特点与先兆子痫患病极高的可能性有关。这些特点包括：
- 初产
- 年龄≥40 岁
- 妊娠前疾病，包括糖尿病、慢性高血压、慢性肾病、抗磷脂抗体疾病。
- 尤其是孕 34 周之前出现的妊早期先兆子痫
- 先兆子痫家族史（特别是孕妇的家族史）
- 多胎妊娠（如双胎妊娠）
- 妊娠前体重指数（body mass index，BMI）>25
- 怀孕间隔时间（>10 年）
- 辅助方式怀孕，例如体外受精

　　不幸的是，大约一半新生儿的母亲至少有以上一种的危险因素。应高度重视孕妇先兆子痫的发期发现和精确诊断。

3. 发病率

　　据报道，各种不同程度的先兆子痫的发病率在 2%～8% 之间[75]。自从硫酸镁被应用于临床，发达国家子痫的发病率有所降低；在英国，子痫的发病率是 3/10 000[76]。澳大利西亚生育结局监测系统（Australia Maternity Outcomes Surveillance System，AMOSS）正进行澳大利亚和新西兰双方子痫患病率的前瞻性的研究，且计划首次记录澳大利亚和新西兰基于人群的发病率[77]。HELLP 综合征的发病率被报道占所有妊娠人群的 0.11%～0.67%[78, 79]。先兆子痫是 ICU 收入孕产妇的最常见原因之一，大约 1 000 例分娩中，有 1 例会因此被收入 ICU[4]。

4. 临床表现和诊断

　　先兆子痫的临床表现通常是隐蔽的，以至于临床中往往对此有不及时的诊断和治疗。常见的症状包括感觉"全身不适"，如头疼、胃灼痛、恶心、呕吐及水肿，这些都是许多非先兆子痫孕妇所经历的非特征性的症状。严重的先兆子痫与严重的头疼、反射亢进、视力障碍、严重上腹部疼痛、右上象限疼痛甚至视力丧失有关。当孕妇高血压≥140/90mmHg 的时候，先兆子痫的诊断才会出现，而这时常伴随着多系统紊乱的迹象（框 28.2）。当血压≥160/90mmHg 的时候，诊断就会是严重先兆子痫，这时会伴有多系统功能的紊乱。除此之外，即

使孕妇的血压在正常范围,子痫和 HELLP 综合征仍被认为是先兆子痫的严重变异。

框 28.2

先兆子痫的诊断特征

高血压≥140/90 伴随以下一种或多种情况:

- 肾脏损害
  - 显著的蛋白尿:试纸蛋白尿随后测试证实尿蛋白/肌酐比值≥30mg/mmol 或 24 小时尿液收集蛋白<300mg
  - 血清或血浆肌酐>90μmol/L
  - 少尿(500ml/24h)
- 血液系统损害:
  - 血小板减少症(<100×10⁹/L)
  - 溶血
  - 弥散性血管内凝血
- 肝脏损害:
  - 血清转氨酶升高
  - 严重的上腹或右上象限腹痛
- 神经系统损害:
  - 惊厥(子痫)
  - 反射亢进及持续阵挛
  - 严重头痛
  - 持续的视觉障碍:(闪光幻觉、盲点、皮质盲、视网膜血管痉挛)
- 中风
- 肺水肿
- 胎儿生长受限
- 胎盘早剥

Adapted from:
Lowe SA, Bowyer L, Lust K, McMahon L, Morton M, North R et al.The SOMANZ guideline for the management of hypertensive disorders of pregnancy 2014.Sydney: Society of Obstetric Medicine of Australia and New Zealand; 2014 Sibai B, Dekker G, Kupferminc M.Pre-eclampsia. Lancet 2005; 365(9461): 785-99.

这一临床诊断已经取代了传统的以高血压、蛋白尿、水肿三联症诊断先兆子痫的方法,这与我们现已广泛了解的此病的多系统性一致。血压升高现象是此病常见的首要表现,但并非总是如此。虽然蛋白尿是高血压后出现的最常见的伴随现象,但是蛋白尿并不是强制性的诊断指标。虽然诸如面部水肿的非依赖性水肿应该被考虑是否为先兆子痫来进行检查诊断,但是水肿也不再是先兆子痫的特征性

症状[69]。通常相关的检查包括尿液、肌酐、电解质、全血检查、肝功能检查、血清尿素、尿蛋白肌酐比例和 24 小时尿检。此外,例如凝血功能检查,需根据临床情况进行。胎儿成长超声和羊水量评估等可以判断子宫内胎儿生长是否受限。子宫内胎儿生长受限标志着胎盘受累(即损害)的胎儿健康异常,在严重先兆子痫诊断后应该进行常规的脐动脉血流多普勒图像检查。

先兆子痫的表现常常发生于妊娠 20 周后的孕妇,除非伴随有共存的疾病,我们认为这些疾病与孕 20 周前的先兆子痫有关,包括葡萄胎、多胎妊娠、胎儿染色体三倍体、严重的孕产妇肾疾病或者是抗磷脂抗体综合征[69]。重要的是,先兆子痫应在产后 3 个月内消退。

UKOSS 调查发现发生于妊娠期、分娩时、产后的子痫分别占 45%、19%、36%[76]。大多数的产后子痫发生在产后 48 小时内,但是晚发的子痫有可能在产后两到三周才出现。虽然命名如此,但子痫发生前可能没有任何先兆子痫症状和体征。UKOSS 对于子痫的研究中,38% 的妇女在子痫发病前确诊有高血压和蛋白尿,21% 的妇女在第一次子痫发作前没有任何的症状和体征[76]。HELLP 综合征在孕期常见,而 30% 发生于产后[80]。

大部分因为先兆子痫被收入 ICU 的产妇患者通常在转运前终止妊娠,并且需要给予并发症的支持治疗,例如急性肾衰竭、弥散性血管内凝血(disseminated intravascular coagulopathy,DIC)、肺水肿以及体液管理。一旦胎盘娩出,多数妇女的症状会在 24~48 小时内有所改善,然而,HELLP 综合征患者的症状会在产后 48 小时内变得更糟糕。不受控制的高血压仍然是一个主要问题,并与脑出血有关,而脑出血是先兆子痫妇女死亡的主要原因之一。

5. 治疗护理的重点

足月的轻度先兆子孕妇可以通过引产和分娩进行管理,很少有并发症发生。患重度先兆子痫孕妇的治疗护理重点在于使妊娠患者病情稳定,确定胎儿(及胎盘)娩出的最佳时期及预防此病的并发症。患有子痫及 HELLP 综合征的孕妇无论是否存在相同程度的高血压,与其他患重度先兆子痫患者的治疗相同[69, 81]。

(1)子痫的预防

硫酸镁作为先兆子痫的抗惊厥药物受到了最

多的关注，它的机制与释放内皮细胞前列环素有关。前列环素能够阻止血管收缩，这是子痫的发病基础[82, 83]。镁作为抗惊厥的选择可以预防和治疗子痫[84, 85]。镁已被证明可以降低子痫发生的可能性[84]。硫酸镁的用法是[71, 84]：

- 15～20 分钟内静脉给药 4g。
- 以 1g/h 的速度持续给药。
- 子痫复发时，10 分钟内应该再静脉给予 2～4g 药物。
- 分娩后 24 小时内持续给予药物，子痫发作后也应该 24 小时内持续给予药物，无论之后是否再复发。

血清镁水平升高可抑制深部肌腱反射、尿量和呼吸速率。虽然临床评估或许能识别潜在镁中毒的水平[71, 84]，但对于预防子痫治疗需要的血清镁水平尚无共识。有学者建议治疗的血清镁水平在 2mmol/L，但是这一水平也没有合理的证据[86]。

（2）高血压的控制

血压的控制仍是首要的，其目的不仅是改善器官的灌注，而且在于尽可能地减少脑出血的发病率，脑出血是先兆子痫高血压已被证实的危险[26]。无论是收缩还是舒张性的血压升高都很重要，并且应该予以关注来确保血压降低是受调控的，因为快速地降低血压会对胎儿健康造成影响。虽然有证据表明二氮嗪类药物能够迅速降低血压，这导致潜在的危害；酮色林或许没有肼屈嗪药物有效；现今尚没有任何证据表明哪种降压药物更有优势[85]。静脉注射拉贝洛尔已取代静脉注射肼屈嗪作为澳大利亚治疗高血压的最常用药物，但两者均常用。顽固性的高血压可以用硝酸甘油（glyceryl trinitrate，GTN）和硝普钠来治疗。除了避免血压骤降和维持足够的胎盘灌注外，目标血压没有得到很好的描述。研究常用的目标舒张压为 85～95mmHg[87]。

（3）最佳的体液管理

虽然血压升高，但是先兆子痫的妇女的血浆容量通常是不足的[88]。在过去，静脉输液被用来尝试恢复体液不足，但是胶体和晶体之间都没有明显优势。最近，由于肺水肿的风险，已经趋向于保守的血浆容量扩充。对与孕产妇先兆子痫相关死亡的回顾中，我们注意到一些产妇患者死于体液过多的并发症。需要仔细滴定管理静脉输液以优化血浆容量和器官灌注，而无肺水肿的发展[89]。中心静脉压被普遍认为并非是指导液体管理有帮助的指标。经胸

超声心动图（trnsthoracic echocardiography，TTE）显示先兆子痫患者的收缩和舒张功能受损，TTE 被一些人提倡使用以指导液体管理[90]（框 28.3）。

框 28.3

HELLP 患者使用类固醇的管理

类固醇的使用已被列入 HELLP 综合征的处理中，相信类固醇可以减轻疾病的严重程度。然而，Cochrane 的综述推断没有足够的证据证明类固醇治疗 HELLP 综合征对于母亲和胎儿都是有利的，尽管类固醇对必要的血小板计数升高是有益的[91]。

（4）血栓的防御

先兆子痫是血栓的一个独立危险因素，加之长期的卧床休息，血栓就更容易发生。血栓多发生在剖宫产、入住 ICU、肥胖者和年龄≥35 岁的人群中。因此，为了预防血栓，我们需要全面考虑（在没有禁忌证的情况下）。因此，患重度先兆子痫被收入 ICU 的产妇患者应该保障穿弹力袜及使用 7 天的低分子肝素来进行治疗[33]。

（5）倍他米松

孕 34 周前即被确诊重度先兆子痫的孕晚期产妇患者一般单用倍他米松（11.4mg 肌肉注射），来促进胎儿肺成熟及表面活性物质的产生。第一次治疗后 24 小时推荐使用第二次剂量，但实际上，大多数重度先兆子痫患者在 24 小时内分娩。Cochrane 综述表明，使用产前皮质类固醇能够降低胎儿死亡、呼吸窘迫综合征、颅内出血、坏死性肠炎、感染、需要人工辅助呼吸支持和新生儿重症监护的风险，且对孕产妇没有任何不好的影响[92]。

（6）终止妊娠的最佳时期

无论如何怀孕，对于重度先兆子痫的孕妇来说，终止妊娠无疑是唯一的选择。许多研究实验致力于一些暂时性的治疗以延长妊娠期，尤其是对于 34 周之前就发生重度先兆子痫的孕妇。虽然一些人发现，扩血管和体液管理对于延长妊娠时间来说没有不良作用，但是延长妊娠期会增加先兆子痫母亲的并发症可能，如子痫、肺水肿和脑出血[71, 93]。总之，重度先兆子痫的孕妇（在运用硫酸镁且血压得以控制时）通常被安排终止妊娠。理想情况下，孕 34 周前的孕妇应该在终止妊娠前被转送到三级产科中心。

实践提示

许多产科专业人员把先兆子痫缩写为 PE。在其他健康护理环境中这会带来混乱,PE 经常代表肺栓塞。任何自己所做笔记都要清晰明确,同时在阅读时也要弄清时别人给你的笔记。

6. 再次妊娠与长期心血管健康

经历过先兆子痫的女性在随后的怀孕中再次出现先兆子痫的可能性是第一次怀孕期间未经历先兆子痫女性的 7 倍[75]。早期发作的先兆子痫和更严重的疾病似乎与复发风险有关。一些治疗,例如低剂量阿司匹林,已显示有益于减少高风险组复发的可能性。重要的是,经历过先兆子痫的女性生命后期死于心血管疾病的可能性是未经历的两倍,因此先兆子痫是心血管疾病发展的重要危险因素[94]。

(二) 产科出血

产科出血是指妊娠或产后妇女子宫或生殖道出血。通常包含以下情况,妇女经历早孕出血,例如妊娠 20 周之前,以及经历产前(妊娠>20 周和分娩前)或产后(婴儿出生后)的出血。每年估计有 289 000 名产妇死亡,产科出血是首要原因,直接占产妇死亡的 27%[95]。过去的十年中,我们见证了产科出血的发病率和严重性的增加,以及需要通过输血来补充产科出血妇女的数量的增多[96]。产科大出血是产妇患者进入 ICU 的常见原因,占分娩例数的 0.7/1 000[4]。苏格兰定期收集关于主要产科出血的数据,将其定义为失血量≥2 500ml 和 / 或输入 5 个或更多单位的血液和 / 或给予其他血液制品用于凝血病。2012 年,苏格兰每 170 名妇女中就有 1 人发生产科大出血[97]。不幸的是,关于产科大出血尚无一致的术语,例如产妇 / 产科,而且大量 / 主要 / 严重经常互换使用。此外,"产科大出血"的定义是可变的,可能包括 1 500ml 失血量、2 500ml 失血量、血红蛋白下降的 4g/L、4 小时内输血>4 个单位红细胞、24 小时内需要输入的非红细胞血制品或 24 小时内输血>8 个单位的红细胞。无论如何,多数的产科出血往往是突发并不被人意料到的,且往往与急性的凝血功能紊乱有关。早期发现和治疗产科出血对于确保母亲和胎儿的最佳安全状态是极为重要的。反复调查产妇死亡的原因是产科人员没有及时发现出血的严重性以及孕产妇病情恶化[26]。

产前和产后出血的常见原因如下所述,本节末尾提供了共同的管理策略。另见框 28.4。

框 28.4

孕 20 周前的阴道出血

孕 20 周前的阴道出血(通常和流产有关,如先兆流产、不完全流产)被认为是孕早期的出血,不属于产前出血。流产感染(或自然流产),在感染已经建立的第 2 天可能导致更严重的出血。

1. 产前出血

产前出血(antepartum haemorrhage,APH)在世界范围内的定义不一致,英国使用的最常见的定义是:在妊娠第 24 周和婴儿出生之间之间发生任何生殖道出血为产前出血[98]。这与澳大利亚使用的定义形成对比,在澳大利亚,APH 被定义为在妊娠第 20 周和婴儿出生之间发生的生殖道出血。在所有妊娠中,APH 的发生占 2%～5%[99]。孕 20 周之前的阴道流血被称为流产,不属于 APH 的范围。APH 的两个主要的原因是胎盘早剥和前置胎盘。

(1)胎盘早剥

胎盘早剥是指正常位置的胎盘与子宫壁过早分离(即胎儿出生前),约占 APH 的 25%[99]。仅三分之二的胎盘剥离是很严重的。胎盘早剥时需要考虑两个方面:孕妇丢失了多少血液;多少胎盘仍在子宫壁上来支持胎儿。如果胎盘边缘的部分剥出,可以肉眼从阴道看到血液流出。一些病例中,胎盘的中央部分剥离,留下边缘一圈(就像是餐盘的边缘一样)在子宫壁上,往往无法看到血液自阴道流出(即隐蔽性出血)。然而,孕妇会丢失大量的血并发生低血容量性休克。这种胎盘早剥往往伴随着腹部的剧烈疼痛并且血液被迫流向子宫会导致 DIC(这被称为子宫胎盘卒中)。一旦二分之一到三分之二的胎盘剥出,胎儿存活的可能性就会很低,尤其是此时孕妇正处于低血压状态。大多数的病例中,严重的胎盘早剥孕妇才会被收入 ICU,并且往往是在急诊剖宫产之后才被收入。胎盘早剥中有大约 20% 的病例发病原因尚未不明确,所以胎盘早剥的病因并不完善。对大多数的孕妇来说,胎盘早剥与一些已知的相关因素有关,例如先兆子痫、钝性外伤(如车祸)、突发的子宫容量突然减小(如双胎妊娠者第一个胎儿出生后)。

（2）前置胎盘

胎盘前置是指部分或者是全部的胎盘异常地附着于子宫下段，通常被称为低位胎盘。当胎盘位于宫颈口上方时分级为主要的前置胎盘，而当胎盘未躺在子宫颈口上而是侵入子宫下段时，为次要的。因为胎盘阻挡了宫颈不可能经阴分娩，需要进行剖宫产。子宫下段直到孕 28 到 32 周才完全形成，子宫下段形成时的剪切应力会使胎盘自子宫壁分离导致孕产妇出血。然而，出血可能发生在任何时候，并无痛感且出血往往是大量的。胎盘前置是 APH 主要的原因，它占 APH 的 30%[99]。胎盘前置的治疗也需要依据出血量和孕产妇的病情，胎盘残余功能和胎儿的健康，以及出血是否持续。在严重的病例中，孕妇通常需要行急诊剖宫产术。

胎盘植入是胎盘前置的一个严重的并发症。胎盘植入子宫壁是异常并且病态的。胎盘植入的严重性分为三个等级（框 28.5），他们都被称为胎盘植入。剖宫产与胎盘植入有密切的关系，患过前置胎盘及有过剖宫产的妇女，如存在胎盘植入应该在择期剖宫产前进行积极的影像学检查（例如超声或者是磁共振成像）。胎盘组织有侵入性并且会浸透局部结构（例如膀胱）。许多患胎盘植入的产妇患者在剖宫产的同时会行急诊子宫切除术，来移除植入胎盘和控制出血。另一个可用的办法是进行剖宫产且保留植入的胎盘[100]。只要胎盘没有脱离就不会出血，并且在多数病例中，胎盘会自溶并被孕产妇重新吸收。

框 28.5

胎盘植入的类型

- 胎盘贴壁：胎盘异常地贴附于子宫壁
- 胎盘植入：胎盘侵入子宫肌层
- 胎盘穿透：胎盘增大，穿翻过子宫肌层到达相邻的组织，例如膀胱和尿道

Adapted from Oyelese Y, Smulian JC.Placenta previa, placenta accreta, and vasa previa.Obstet Gynecol 2006; 107(4): 927-41, with permission.

实践提示

如果胎盘植入并且已经穿透达到周围组织如膀胱、尿道和肠道，那么阅读这些的孕妇的手术记录。例如膀胱最常受累，需要膀胱切开术分离膀胱中的胎盘组织。

---

2. 产后出血

产后出血（postpartum haemorrhage，PPH）在发达和发展中国家是产妇死亡的主要原因。产后出血的定义是，自胎儿娩出后从产道出血≥500ml。PPH 的发病率和严重性在剖宫产和经阴分娩中都在日益升高[96, 101-103]。PPH 的发病率占所有分娩的 10% 左右，尽管在某些行政辖区可能高达 25%[104]。严重的 PPH 没有一个统一确切的定义，现公认不同，从出血量≥1 000ml 到估计出血≥2 500ml 或者是输血≥5 个单位或急性期对凝血功能障碍进行了相关治疗[15, 105]。总之，严重的 PPH 的发病率还要取决于它是如何定义的，所以发病占分娩总数的 3.7/1 000～4.6/1 000 之间[6, 105]。除此之外，PPH 也可以依据产后发生后出血的时间分类。产后 24 小时内发生的出血称为早发 PPH，产后 24 小时至 6 周发生的出血被称为晚发 PPH。早发的 PPH 与子宫收缩无力有关，而晚发的 PPH 与妊娠物质残留及相关感染有关。

PPH 的病因各种各样，并且被分成四个"T"：状态、组织、创伤、凝血酶（框 28.6）。应结合出血管理的一般原则，明确 PPH 的原因并有针对性地进行具体管理（框 28.7）。

框 28.6

产后出血的 4"T"原因[106]

状况（Tone）：

- 子宫收缩无力
- 子宫的功能和解剖学异常（如双腔子宫）

组织（Tissue）：

- 残留的胎盘组织
- 异常的胎盘

创伤（Trauma）：

- 分娩期宫颈和产道的损伤
- 子宫内翻

凝血酶（Thrombin）：

- 凝血功能紊乱

Adapted from NSW Health.Maternity-prevention, early recognition and management of postpartum haemorrhage(PPH).Sydney: Department of Health, NSW; 2010.

框 28.7

PPH 可以预防吗?

致力于降低 PPH 发病率,最有意义的干预是在分娩第三产程。这些干预包括控制性的脐带牵引来帮助胎盘娩出及分娩时子宫收缩预防性的管理(能够引起子宫收缩的药物)。第三产程及时的管理与低 PPH 发病率有关,并能减少输血量。

3. 严重的产科出血处理的优先次序

虽然入住 ICU 的孕产妇患者可能发生胎盘早剥,但是对于绝大部分因产科出血进入 ICU 的孕妇都是在分娩后转入,因此是产后进入 ICU。这些优先事项应侧重于产后管理。和所有的大出血一样(见第 21 章),治疗原则是:

- 恢复足够的循环容量、持续的给氧并灌注重要脏器。
- 掌握止血法和正确的凝血障碍机制。
- 预防并发症。

紧急治疗参见框 28.8。

(1)维持循环容量、供氧和血液灌注

组织器官血液丢失之后的血流动力学不稳定是入住 ICU 的非常常见的原因[108]。由于出血可能被掩盖,精确估计出血量通常是困难的,而且出血与羊水的混合使精确估算出血量成为一个挑战,潜在性的导致低估液体复苏的需要量。并且,围产期孕妇有高发的急性肺水肿发病率,这样会导致液体复苏更加复杂[109, 110]。标准复苏液,如 Hartmann 溶液或生理盐水,应根据非产科出血的常规操作输注,记住也可能需要大量血液制品。

实践提示

记住以下内容:
- 血清白蛋白水平在正常孕妇是减低的,在产后期水平最低[48]
- 心输出量在产后的最初几天仍然是升高的
- 中心静脉压(central venous pressure,CVP)和肺动脉压(pulmonary artery pressure,PAP)的解释与非产科患者相同

(2)实现止血和纠正凝血障碍

控制出血的具体干预包括放射动脉栓塞或髂内

动脉球囊闭塞、子宫压迫缝合(如 B-Lych 缝合)、使用宫内气球填塞(例如 Bakri 球囊)和急诊子宫切除术。女性的子宫切除术后可能需要返回手术室,由于持续的渗出进行腹部填塞。在 ICU 出现严重的产后出血的大部分产妇患者已经发展为 DIC,需要适当的血液制品加以治疗[111]。DIC 在那些因为在孕期部分凝血因子发生改变的产妇患者和部分由于潜在的羊水栓塞形成应激性出血的产妇患者尤其常见[88, 112, 113]。

框 28.8

PPH 紧急治疗的总结

复苏和紧急处理:
- ABC 评估气道、呼吸和循环
- 按摩子宫
- 两个大孔径插管留置和快速交叉配血
- 给予催产药如催产素[107]
- 液体复苏
- 判断原因(4Ts)
- 输血(血型特殊的首次输入非 O 型血)
- 为转移做准备

外科治疗和其他干预:
- 胎盘娩出和子宫病理,如果可以的话
- 缝合
- 子宫填塞,如压缩球状膨胀子宫(Bakri 球囊)
- 髂内动脉或子宫动脉结扎术
- 子宫切除术
- 压缩大血管
- 子宫复位术(如果发现子宫内翻)
- 放射性主动脉栓塞或者球囊阻塞
- 考虑系统性止血剂
- 氨甲环酸

大量的血液制品,例如红细胞压积、新鲜冰冻血浆、血小板、冷沉淀是常常需要输注的。患者血液管理指南已由国家血液管理局(National Blood Authority)制定,模块 1(重症出血)、模块 4(重症监护)和模块 5(产科和妇产)最具相关性[114-116]。人们渐渐地认为积极的使用新鲜的冰冻血浆、冷沉淀和血小板以及红细胞需要预防和 / 或纠正出血凝血机制。应积极预防和控制血纤维蛋白原过低,维持纤维蛋白原在 >2g/L 的水平[117]。纤维蛋白原

通常在妊娠结束时增加一倍,低纤维蛋白原水平与 PPH 的严重程度相关。纤维蛋白原浓缩物用于 PPH 的治疗越来越多,正在进行研究:FIB-PPH 试验,纤维蛋白原浓缩物作为产后出血的初始治疗,这将检验 PPH 中纤维蛋白原浓缩物是否减少输血的使用[118]。检查凝血质量的方法,如血栓弹力图(thromboelastography,TEG)和旋转血栓弹性测定法(rotationalthromboelastometry,ROTEM)在三级医院频繁地使用,指导产科出血的管理。

重组因子Ⅶa 已成功用于严重产科出血的治疗,应考虑在产妇患者出血管理的早期使用,如果在产妇患者变得低温和酸中毒之前进行治疗可能更有效[119]。氨甲环酸对 PPH 的治疗有一定的益处[120]。所有产科医生应该有一个"大量输血协议",概述了大量出血护理的行动和升级[116]。标准大量输血方案中的产妇患者适应性包括:考虑早期启动方案由于普遍低估的失血和尽管大量失血产妇最初保持血流动力学稳定的能力,目的在于维持较高的纤维蛋白原水平(>2.0g/L)以及当子宫保持原位时,避免允许性低血压[116]。

(3)防止并发症

应当采取策略以防止以下并发症的发生:

- 主要的输血并发症——产科患者和非产科患者结果是相似的,包括:酸碱平衡紊乱、输血相关的急性肺损伤(transfusion-related acute lung injury,TRALI)、低钙血症、高钾血症、低体温症。针对这些并发症应当使用标准的监测和治疗方法。
- 血栓形成的危险增加——尤其在产后早期,由于长时的手术、入住 ICU 有关的卧床休息以及大出血后的大量血制品的输注导致血栓形成的风险增加。应当采取适当的血栓预防措施,如使用可行的防血栓袜和 / 或序列压缩装置。
- 急性肾损害——据报道不可逆的肾衰竭是严重产后出血后急性肾损害的后遗症[121]。需要采取措施进行常规的监测和处理,应该记住孕期患者的尿素和肌酸酐水平比非孕期患者的要低。由于肺水肿倾向的增加,需要仔细滴定用于肾脏的液体。
- Rh 同种免疫——经历产前出血 Rh 阴性的孕妇患者应考虑有发生 Rh 同种免疫作用的可能性[122]。应该做 Kleihauer-Betke 测试以量化母体循环中的胚胎细胞并以此决定需要的抗 D 免疫球蛋白的剂量。
- 席汉综合征——脑垂体坏死是一个产科出血非常少见的严重并发症。由于孕期所发生的生理变化垂体前叶是最常受影响的。也许席汉综合征好多年都未被察觉,最早期的症状是由于催乳素分泌缺乏导致的哺乳失败。席汉综合征可以通过持续充足的循环量,氧气量和灌注量给予预防。

4. 产科出血者术中血液回收的使用

血液回收在产科的使用与其他外科手术相比已经延迟了,主要有两个原因:羊水栓塞(amniotic fluid embolism,AFE)的理论风险和 Rh 同种免疫作用的风险[123]。结合逐渐增高的产科出血率,新技术的出现见证了血液回收自从 20 世纪 90 年代中期被引进,到现在已经非常普遍了[123,124]。羊水栓塞的历史理解反对输注可能含有羊水风险的血液。AFE 最近的理解更符合一个过敏反应降低了产妇输注经过血液回收液体所遇到的问题,事实上,在经过血液回收的输注之后还没有确切的 AFE 的案例的发生[125]。不论如何,通常的做法是使用一个不同的吸引装置从羊膜破裂,直到分娩后(这个装置不重复用),通过血液回收装置进行手术野的血液吸引收集[124]。使用一个去除白细胞的滤器进行母体血液回收再输注,过滤剩余的外源蛋白[123]。目前没有一个可用细胞保护设备能够辨别成人和胎儿红细胞以及那些被输入到母亲体内的胎儿细胞。对于 Rh 阴性的产妇做一个输注后 Kleihauer-Betke 测试以量化母体循环中胎儿红细胞的数量,以确保一个适当剂量的抗 D 免疫球蛋白可以防止同种免疫作用的发生。

(三)羊水栓塞

羊水栓塞(amniotic fluid embolism,AFE)是一个少见并且不完全被理解的产科急症,通常发生在分娩或妊娠终止以及分娩后的短时间内。传统对于这种情况的理解基于这个概念,羊水通过子宫颈内静脉或胎盘床进入母体血液,这种情况下,伴随羊水一起,胎儿细胞、头发或其他胎儿碎片随着血液运行,作为栓子导致戏剧性的心肺功能障碍。然而,并不是所有诊断为 AFE 的产妇都有胎儿鳞屑 / 羊水物质在肺血管的证据,并且许多在母体循环中发现有胎儿细胞的产妇并没有形成 AFE[126]。

最近,改善对机械分娩的理解和羊水与母体血液之间的相互作用,以及 AFE 在临床和血流动力学的发现,过敏反应和感染性休克,有惊人的相似之处,已经形成一个常见的病理生理机制说明这些状况的原因[127]。由于 AFE 类似于对胎儿物质的过敏反应而不是一个栓塞事件,术语"妊娠过敏综合征"替代了羊水栓塞已经被提出[127]。AFE 也被认为是全身炎症反应综合征,与内源性炎症介质的不适当释放有关[126]。AFE 的导火索仍然不是很清楚,尽管它被认为是一个胎儿抗原(可能来自羊水)。所有分娩妇女可能暴露在胎儿抗原中,受 AFE 影响,表现出一种罕见和异常的母体免疫反应[126]。影响对 AFE 的深入理解的困难之一是缺乏诊断测试。

忽略对 AFE 的理解水平,异常的介质释放引起急性肺损伤,造成急性呼吸困难和缺氧以及进展为急性呼吸窘迫综合征。30 分钟内抗原的损害,有证据表明可导致严重肺动脉高压伴随急性右心室衰竭[128]。炎性介质很可能引起肺血管收缩,物理阻塞肺血管(栓塞)不是主要机制[126, 129]。由于左心室充盈压差,AFE 中观察到的左心室衰竭被认为是次要反应。与此同时,羊水物质可引发强烈的消耗性凝血病。

1. 发病率和危险因素

已生育女性的发病率为 2/100 000～8/100 000,由此看来 AFE 被认为是非常罕见的疾病[130]。然而,缺乏诊断测试是一个严重的准确测定发病率的限制因素,已报道的发病率存在地域差异。AFE 在北美(剖宫产者发生率为 1/15 200)比在欧洲(剖宫产者发生率为 1/53 800)发病高[129];这也许表明发病率在不同区域有显著差异,或者反映了临床诊断方法或病例确诊方式的不同。

诊断仍然只是排除,鉴别诊断包括空气或血栓形成导致肺栓塞、脓毒性休克、心肌病、急性心肌梗死、过敏反应、输血反应、误吸、胎盘早剥、子痫、子宫破裂、麻醉意外和产后出血[127]。早期产科方面的文献引用死亡率在 80% 以上[131]。最近的更大规模的研究表明,死亡率在发达国家很可能在 13%～30% 的范围[129, 130, 132]。然而,AFE 仍是导致孕产妇死亡的主要原因,占发达国家孕产妇死亡的 5%～15%[54, 129]。

虽然存在争议,以下因素增加了发生 AFE 的可能性[126, 127, 129, 130, 132]:

- 引产术
- 剖宫产
- 多胎妊娠
- 产妇年龄≥35 岁

- 产钳分娩
- 前置胎盘、子痫前期和胎盘早剥

考虑到 AFE 较罕见和潜在风险因素的共性,应做出精确的临床评估和根据临床表现早期临床怀疑,以及专注早期识别和治疗。

2. 临床表现

与 AFE 相关的症状已经得到很好的描述,通常包括的先兆症状,如烦躁、焦虑和麻木 / 刺痛,之后出现更严重的孕产妇受损症状,如低血压、呼吸困难、缺氧、精神状态改变和出血[129]。母体心血管系统的破坏会导致由于胎盘不能供应母体的氧气出现胎儿窘迫,很快会导致胎儿死亡除非能够很快分娩。先兆症状,在英国一项研究中呼吸急促和胎儿窘迫被认为是早期征象[130]。总的来说,出血和相关凝血障碍,低血压以及呼吸急促是记录的最常见的症状[130]。心搏骤停发生率为 40%,癫痫为 15%。出血和凝血障碍可能不会立即表现出来,有些产妇在发展之前就已经死亡。然而,这些临床特征通常表现在那些最初损伤中幸存的产妇患者身上。

3. 患者管理

AFE 没有特效的治疗方法,所有的支持治疗都是旨在维持充足的氧气和组织灌注量,控制出血和纠正凝血障碍。常见的干预措施包括[130]:

- 快速分娩胎儿。
- 紧急子宫切除以控制产后出血。
- 紧急转入 ICU,给予相关生命支持例如机械通气,一氧化氮以及体外膜肺氧合(extracorporeal membrane oxygenation,ECOM)。

所有的血液成分,包括新鲜的冰冻血浆,血小板和冷沉淀可能需要用来纠正所引起的凝血功能障碍。辅助治疗,如重组因子Ⅶa 也被有效的使用。经食道心脏超声可能有助于引导液体和正性肌力的管理以优化前负荷和提高心输出量。

虽然再次妊娠的产妇可能会发生 AFE,但羊水栓塞被认为不太可能会再次引发,每次孕育的胎儿都是特定的。有很多公开的案例报道关于女性再次成功妊娠但这个孕妇并没有发生再次羊水栓塞。

(四)围产期心肌病

围产期心肌病,有时指妊娠后心肌病,是一种与妊娠有关的心功能衰竭。诊断通常要完全符合以下四个标准:①疾病发生在妊娠的最后 1 个月或者分娩后 5 个月以内；②没有任何其他确切的可引起心衰的原因；③妊娠最后 1 个月之前没有确诊的心脏疾病；④左心室收缩功能不良[133]。可是，发病时间也可能偶然出现在上述标准以外的情况下。围产期心肌病被认为是一个扩张性心肌病，会导致左心房和左心室扩张，从而减少左心室射血分数（<45%）[134]。产妇常常表现为 NYHA 心功能分级Ⅲ或Ⅳ级[135]。通过回顾性地收集许多被引用的围产期心肌病的研究数据可以发现，该病的发病率从撒哈拉以南非洲小区域的 1/100 到美国的 1/400 变化范围较广[133, 136]。最近一个荷兰的前瞻性研究发现 20 000 孕妇中有 1 人因为围产期心肌病需要入住 ICU[9]。

围产期心肌病的明确原因还不清楚，许多因素都有可能相关，包括病毒性感染、自体免疫机制、细胞因子介导的炎性反应、增加的心肌细胞凋亡和氧化损伤、遗传性格和 / 或文化习惯以及异常的荷尔蒙水平[135, 137]。最近，假设氧化应激将激素催乳素的全长 23kDa 的形式切割成抗血管生成的 16kDa 衍生物[138]。与围产期心肌病有关的产妇死亡率大概是 15%，在发达国家低至 2%[139]。研究表明几乎 20%～40% 的女性通常在六个月以内恢复心室收缩功能，有时可能会需要 2 年时间[134, 140]。那些从未完全恢复心脏功能的女性需要长期的治疗；小部分患者要继续运用机械辅助装置治疗甚至心脏移植。

1. 患者管理

围产期心肌病患者表现为不同程度的左心衰竭。左心衰的症状和体征包括呼吸困难、持续咳嗽、腹部不适、心悸和水肿，这些状况也许会被误认为妊娠期的不适从而延误诊断。围产期心肌病的诊断需要进行系统性的排除，包括心源性和非心源性的不同诊断例如肺栓塞、急性心肌梗死、严重的先兆子痫以及肺炎[141]。超声心动是一个非常有用的诊断工具，对于左室舒张末期内径>60mm 的情况预测恢复不好，对于左心室射血分数<30% 时也可以进行诊断[134]。心脏磁共振成像可以更好地显示心房心室容量并进行功能评估，同时能够及时的判断左心室血栓[134]。

围产期心肌病导致的心衰的治疗原则不同于其他原因引起的心衰，治疗目的在于减轻前负荷和后负荷，增加心肌收缩力（详细描述参见第 10 章）。然而，妊娠期禁忌使用血管紧张素转化酶抑制剂和血管紧张素拮抗剂，通常情况下规定是不能使用的。

溴隐亭，是一种对于围产期心肌病的最新治疗方法，仍在研究调查阶段。进一步病因学研究表明氧化损伤对围产期心肌病的形成起了很大的作用，而溴隐亭通过阻止促乳素的释放可以直接减少氧化损伤[142]。动物和早期人类研究显示，溴隐亭对于再次妊娠复发的围产期心肌病的预防以及新发围产期心肌病的快速恢复都很有希望[143-145]。将溴隐亭加入标准心脏药物治疗方案以治疗围产期心肌病可以改善预后[146]。

对于大多数诊断为围产期心肌病的孕妇，分娩的时间和方式需要做好选择。应成立多学科专家组，包括心脏科医师，产科医师，麻醉师，护士或者助产师，分娩计划根据胎儿和母亲的情况以及产妇个人的已知偏好做决定。麦角新碱以前用于产后子宫收缩，现在由于引起血管收缩和增加产妇心脏后负荷已被禁用。合成药缩宫素代替之前的药物可以阻止产后出血。最后，如果促乳素是引起围产期心肌病的原因，那么应该倡导被诊断为此病的产妇患者不要进行母乳喂养[134]。

2. 再次妊娠

计划生育咨询对于围产期心肌病患者的恢复起着重要作用。正如前文提到的，患有围产期心肌病的女性左心室功能恢复需要两年的时间，再次妊娠随时都有复发的可能。在诊断围产期心肌病后，妇女在任何后续妊娠中有 30% 的复发风险[140, 147]。围产期心肌病是一个导致母亲死亡的重要原因，这也许和再次妊娠有关。

四、妊娠合并内科疾病加重

患有既往疾病的女性在怀孕期间会带来额外的挑战。一项荷兰基于所有妊娠期间和产后入住 ICU 的前瞻性研究显示，28% 的孕妇至少存在一种慢性疾病[9]。可是，先前的医疗条件不包括需要入住 ICU。例如，澳大利亚的一项研究表明 39% 的入住 ICU 的产妇具有疾病史，但是 24% 的女性先前疾病与 ICU 入住有关[13]。偶尔，妊娠和产后女性入住 ICU 伴随潜在疾病情况的恶化，其中两种最常见疾病（心脏病和哮喘）在下文进行讲述。

（一）心脏病

心脏疾病在怀孕期间包括先天性心脏病和获得心脏疾病，如风湿性心脏病的孕妇患者。

1. 先天性心脏疾病

先天性心脏病的孕妇是一种母体心脏病，包括表 28.6 中列出的比较广泛的心脏缺陷。先天性心脏病是一个更常见的先天性出生缺陷的形式，四个最严重的先天性心脏缺陷在澳大利亚的出生时发病率为 12.4/10 000[149]。在澳大利亚，每年有超过 2 000 名婴儿出生时患有先天性心脏病[150]；全世界每年有 135 万新生儿被诊断患有先天性心脏病[151]。先天性心脏病的病因复杂，通常呈现出多种因素，染色体异常（8%～10%）、DNA 突变（3%～5%）和非综合征单基因障碍或致畸因子[150]。在很大程度上，原因不明，归因于母体、胎儿或胎盘环境中的因素。胎儿先天性心脏病的一个公认的危险因素是母亲的妊娠期糖尿病[150]，妊娠期第七周前胎儿风险最大[152]。

越来越多的严重先天性心脏病患者存活到成年，患有严重疾病的人已获取最大程度的生存利益[150]。预测患有先天性心脏病的成年人的数量将

持续增长，临床医生面临的挑战是照顾具有严重心脏病的育龄妇女，达到生育年龄，并希望怀孕和维持妊娠[150]。这些女性在追求亲子关系方面面临的风险不应该被忽视[153]，并且在表 28.7 中列出。一种用于预测妊娠合并心脏并发症可能性的工具已经被开发用于患有心脏病的妇女（表 28.8）。一些妇女对妊娠期心血管和呼吸系统合并改变的耐受性很差，妊娠期心脏病仍然是澳大利亚孕产妇死亡的主要原因[54]。

2. 风湿性心脏病

风湿性心脏病是常见的获得心脏病，通常与发展中国家有关[155]。在澳大利亚，对居住在原住民社区世界上最高的北部领土土著居民和托雷斯海峡岛民来说风湿性心脏病是一个重要的问题，比住在新西兰的非土著澳大利亚人高出 30 倍[155]。毛利和太平洋岛民的发病率比欧洲血统的新西兰人高很多。来自发展中国家如在撒哈拉以南非洲的难民和移民在孕期也有更高的风湿性心脏病风险，风湿性心脏

表 28.6

特异性先天性心脏病[148]

无分流型心脏缺损（无青紫型）	分流型心脏缺损（无青紫型）	发绀型心脏缺损	主动脉疾病
先天性主动脉瓣狭窄	房间隔缺损	法洛四联症	马方综合征（Marfan syndrome）
肺动脉瓣狭窄	室间隔缺损	完全型大动脉转位	埃勒斯 - 当洛综合征（Ehlers-Danlos syndrome）
主动脉缩窄	艾森门格综合征（Eisenmenger syndrome）	右心发育不全 左心发育不全	洛伊斯 - 迪茨综合征（Loeys-Dietz sydrom）

Adapted from Harris IS. Management of pregnancy in patients with congenital heart disease. Progr Cardiovasc Dis 2011; 53(4): 305-11.

表 28.7

先天性心脏病与孕产期风险[148]

并发症或死亡的高风险（>15%）	并发症风险适中（5%～15%）	发症风险低（<1%）
肺动脉高压	未修复的紫绀型心脏缺损	单独的主动脉隔膜缺损，修复或未修复
艾森门格综合征	系统性右心室	单独的室间隔缺损，修复或未修复
主动脉缩窄，未矫正近端主动脉扩张	功能良好的 Fontan 循环	近端正常主动脉缩窄修复术
严重的症状性主动脉瓣狭窄	轻度法洛四联症合并严重肺动脉反流和右心室功能不全	修复具有正常右心室功能和主动肺动脉瓣的法洛四联症
单心室收缩功能差 - 有或没有丰唐手术（Fontan）		

Adapted from Harris IS. Management of pregnancy in patients with congenital heart disease. Progr Cardiovasc Dis 2011; 53(4): 305-11.

表 28.8
妊娠期妇女心脏并发症的风险预测[154]

标准	举例	得分[a]
孕前发生的心脏病事件	心力衰竭，短暂性脑缺血发作，孕前脑卒中，心律失常（定义为需要治疗的症状性持续性快速性心律失常或缓慢性心律失常）	1
NYHA Ⅲ/Ⅳ 或发绀		1
瓣膜和流出道梗阻	主动脉瓣面积<1.5cm²，二尖瓣面积<2cm²或左心室流出道压力差峰值>30mmHg	1
心肌功能障碍	LVEF<40%或限制型心肌病或肥厚型心肌病	1

LVEF=左室射血分数；NYHA=纽约心脏协会

[a] 以上每项1分，孕期妇女得分为0分、1分和>1分的心脏事件发生率分别为5%、27%和75%

Adapted from Siu SC, Sermer M, Colman JM, Alvarez AN, Mercier L-A, Morton BC et al.Prospective multicenter study of pregnancy outcomes in women with heart disease.Circulation 2001; 104: 515-521.

病是急性风湿热的一种延迟并发症，源于未经处理的 A 群链球菌引起咽喉和皮肤的细菌感染。

风湿性心脏病是急性风湿热首发后发生的渐进性、结构性心脏损害。风湿性心脏病通常始于广泛性心脏炎，然后，随着疾病的发展，发展为二尖瓣关闭不全，主动脉瓣也可能受到影响。瓣膜病理包括限制性小叶移动性、改变瓣膜脱垂、病灶或广泛性杯状增厚和异常瓣下增厚、腱索或乳头肌断裂和瘢痕形成，导致反流和很少的狭窄。

由熟练的操作者在整个妊娠期间进行连续超声心动图检查对于监测孕妇心脏功能，特别是风湿性心脏病患者的瓣膜血流动力学至关重要。在怀孕期间，成像可能在技术上具有挑战性，并且心脏指数需要与正常超声心动图妊娠参考范围相一致[156]。

3. 急性心肌梗死

急性心肌梗死（acute myocardial infarction，AMI），曾经是妊娠期未见的罕见疾病，现在变得越来越普遍。增长的发病率被认为与怀孕人群的人口统计学特征变化有关，现在包括较高比例的高龄妇女和肥胖妇女[157]。在英国心肌梗死是导致因心脏疾病孕产妇死亡最主要的原因，大多与未经诊断的缺血性心脏病相关，在孕期这可能不被视为诊断结论，因为在传统意义上妇女都是健康良好的[24]。据报道，与同龄的非孕妇相比，妊娠期 AMI 的风险增加 3~4 倍，在某些情况下死亡率为 20% 至 50% 不等[157]。妊娠期 AMI 的诊断与非妊娠患者相同，肌钙蛋白水平被认为是可靠和准确的[158,159]。经皮冠状动脉造影被认为是冠状动脉再灌注的首选治疗方法。有限的数据可用于支持或反驳妊娠期溶血栓药的使用，如组织型纤溶酶原激活物的给药。

有患心脏病危险因素的妇女（肥胖，吸烟，家族史和高脂血症，高血压和糖尿病）应在怀孕期间进行筛查和适当关注[157]。在产妇环境中，如果没有充分的调查，不应该忽视急性心肌梗塞或心力衰竭的症状，如咳嗽，出汗性心动过速，疲劳，焦虑，呼吸困难和胸痛。虽然"呼吸困难"可能是孕妇常见的症状，夜间呼吸困难或静息时呼吸困难，即使在怀孕的情况下也不正常。同样，胃灼热，疲劳和依赖性水肿也可以指示心血管受损。进行全面的健康史收集并询问有关症状性质的具体问题，以及身体评估，对复杂的产科患者获得充分评估和准确诊断至关重要。

4. 其他心脏疾病

很少有自发性主动脉夹层和冠状动脉夹层发生在先前没有心脏病的孕妇身上[160]。心力衰竭的症状和体征以及胸痛的主诉必须进行调查，而不应归咎于妊娠的"轻微不适"。

鉴于在正常妊娠情况下心输出量预计增加 40%~50%，左心室功能不全和 / 或左心室流出受限尤其与不良妊娠结局有关。

瓣膜病是否已经被修复，组织或机械瓣膜是否已植入也是与母亲和胎儿预后相关的。怀孕期间使用抗凝剂是需要特别关注的，华法林禁用于孕妇。然而，孕妇的血栓形成的风险相对较高，一些孕妇仍然建议使用华法林，尽管具有相关的异常风险并有增加流产的可能性[161]。

5. 患者管理

所有有心脏病的妇女怀孕具有"高风险"，应该接受多学科专家小组的产科护理，这个小组要包括产科医生，助产士，心脏病科专家和麻醉师[162]。分娩的时间和地点，麻醉和分娩方式的选择，应分别由该小组与孕妇讨论而定，并提前计划好。如果有心脏疾病的孕妇住进 ICU，应该咨询该多学科小组决定如何为该孕妇提供护理。护理的优先等级包括：

- 孕前咨询——应针对个人妊娠可能存在的风险进行一个全面和真实的讨论，得出一个治疗方案，对于使用如华法林或血管紧张素转换酶（angiotensin converting enzyme, ACE）抑制药同样有潜在致畸风险药物的女性和那些在孕前接受手术和介入治疗的女性而言，孕前咨询尤为重要。此外，患有先天性心脏疾病的女性，可能需要遗传咨询，以确定后代中患有先天性心脏疾病的可能性。

- 诊断——标准的检查包括胸部 X 线、心电图、CT 和 MRI，应该根据临床情况选择。一般情况下，不应出于对胎儿的担忧而不对一个危重孕妇做影像诊断，注意要尽可能对腹部进行遮蔽[163]。

- 心力衰竭——就如在围产期心肌病一节中概述的那样，治疗妊娠期心脏衰竭的原则和治疗非怀孕人群是一样的。

- 心律失常——常用的药物包括地高辛、利多卡因、氟卡因、维拉帕米、索他洛尔、普萘洛尔、腺苷和胺碘酮；虽然对孕妇只做了有限的研究，但它们都已经被安全有效地应用于孕妇[164]。孕期使用胺碘酮会导致新生儿暂时性甲状腺功能减退，应监测新生儿甲状腺功能[165]。

- 心脏手术——可能需要进行瓣膜成形术等干预措施。心脏直视手术仅在孕妇患者病情危急的情况下进行，例如冠状动脉夹层或严重的瓣膜功能失调，因为与孕妇旁路手术有关的胎

儿流产率很高。应提供给孕妇标准的护理，小心照顾≥20 周的孕妇，尽可能地保持 15 度左外侧倾斜，以减少对腹主动脉的压迫。对于孕妇患者和胎儿，开放式心脏手术和体外膜肺氧合已成功应用于孕产妇患者并取得很好的效果[166, 167]。

- 血栓的预防——对于那些患有瓣膜病 / 人工心脏瓣膜、心房纤颤或心腔扩大的孕妇会有血栓形成的危险，尤其是妊娠期在正常高凝状态下。华法林胚胎病，是发育异常导致的综合疾病，如鼻发育不全和骨骺发育异常，与孕早期使用华法林有关，因此华法林是被禁用的。可是，当换成肝素时带有机械瓣膜的孕妇瓣膜栓塞和血栓的发生率会很高，因此许多心脏科医生认为孕期持续使用华法林比停止使用的风险要低。因此实施的疗法应平衡血栓风险和出血风险，即变化性的停用发华林在整个妊娠早期或从孕 6～12 周后恢复直到接近分娩；整个孕期用普通或低分子肝素代替华法林，或者整个妊娠期用持续的发华林仅在分娩时用肝素替代它。肝素的合适剂量尚未确定，低剂量的肝素不够用，高剂量的普通肝素尚未进行研究[168]。

- 风湿性心脏病的二级预防——每月注射青霉素，例如 1 200 000 单位的苄青霉素，以减少反复发作的急性风湿热和相关瓣膜的进一步退化[155]。

（二）哮喘

哮喘是妊娠期最常见的慢性疾病，在美国有 4%～8% 的孕妇受到影响[169]。然而，澳大利亚孕妇的发病率更高，生育期高达 12%～14%[170]。

1. 怀孕期间的哮喘病程

怀孕期间哮喘的病程是高度可变的。在妊娠期几乎 1/3 的女性哮喘症状有所改善，1/3 者没有变化，还有 1/3 哮喘症状恶化[171]。孕期因患有非常严重的哮喘需要入住 ICU 的状况是非常罕见的。基

于怀孕期间对药物安全性的担忧，在妊娠期的哮喘孕妇存在一个持续性的问题，不愿意治疗（医生）和服药依从性降低（女性），以及不遵从处方服药导致大量患者怀孕期间哮喘恶化[172,173]。比较药物使用的研究表明与非妊娠哮喘患者相比，患有哮喘的孕妇更不能全身应用糖皮质激素[172,174]。尽管在足月妊娠的最后 4 周内，妇女的症状可能有所改善，但妊娠中期和晚期却是哮喘恶化的常见时期[172]。

2. 哮喘对妊娠的影响

孕产妇及新生儿不良结局包括先兆子痫、妊娠期糖尿病、小于胎龄儿和早产，这些结局和妊娠期哮喘的影响不是完全相关的。一般认为，孕产妇和新生儿的不良结局与不良哮喘处理有关，与治疗的结果无关的[175]。

3. 患者管理

哮喘发作或先前的哮喘恶化时，孕妇会被收住 ICU。无论如何，处理和治疗重点是相同的。疾病的准确诊断和评估是必要的，应该涉及胸科专科医生和产科医生的建议，转出 ICU 之后他们仍负责这些孕产妇的治疗。醋甲胆碱测试，作为哮喘的诊断工具，在怀孕期间禁忌[176]。妊娠严重哮喘的治疗与非妊娠的患者（见第 14 章）相似，除了额外的需要监控胎儿健康状况和考虑所需正常呼吸参数（图 28.2）。严重血氧不足使胎儿处于危险状态应该加以避免；孕产妇血氧饱和度应该保持≥95%。在妊娠期正常值不变的情况下，建议在孕期使用峰流量测量评估和监测孕妇身体状况[175]。与使用当前哮喘药物有关的风险远小于不受控制的哮喘，应根据哮喘患者的症状分级制定药物常规治疗方案。同样，吸入皮质类固醇、长效 β 受体激动剂和白三烯受体拮抗剂等常见药物种类在哺乳期间也没有被禁止使用[176]。

五、特殊关注

任何健康问题都可能导致妊娠期产妇患者入住 ICU，最常见的有肢体创伤、肺炎、精神健康障碍。下面将详细阐述。怀孕期间药物和物质滥用会对孕妇和胎儿产生有害影响。物质滥用是复杂的，可能与其他因素相关，如家庭暴力和心理健康状况，特别是在怀孕期间。从 ICU 中的女性患者获得健康史可能是具有挑战性的。如果怀疑药物滥用，可以使用毒理学筛查确保妇女在怀孕剩余时间内得到适当的护理、管理、支持和转诊[177]。

（一）孕期创伤

创伤指的是事故或是有意事件导致的损伤，机动车碰撞、跌伤和家庭暴力是孕期创伤的常见情况。妊娠期被认为是创伤损伤风险较低的时期。然而如果孕妇参与冒险的事情比如酗酒或其他物质滥用，会产生更多的伤害[178]。总之，孕期妇女的创伤几率估计会达到妊娠总数的 5%～8%，其中机动车碰撞占一半，跌伤和袭击各占四分之一[179,180]。

孕期妇女受伤的特殊原因包括：

● 家庭暴力——在经历过家暴的妇女中，有 30%

图 28.2 妊娠期哮喘恶化的急性管理

急性哮喘恶化的最初治疗	➡ 评估患者反应	进一步评估和治疗
1）给予充足的氧气吸入以维持氧饱和度>95% 2）每20分钟通过氧气雾化吸入沙丁胺醇，第一个小时最多用三次 3）如果没有改善，输入或者给予口服糖皮质激素 4）妊娠超过24周的给予持续的胎儿外部监控	**良好反应**：呼气流速峰值达70%或者更高持续60分钟。正常紧张，没有损害，令人安心的胎儿的状态	出院回家
	中度反应：呼气流速峰值50%～69%。持续的轻微或适度的症状	继续监测，增用异丙托溴铵。继续氧气和沙丁胺醇吸入。为进一步的观察和住院治疗制定个案计划。考虑系统性类固醇的使用
	较差的反应：呼气流速峰值低于50%，PCO_2 > 40～42mmHg	继续进行胎儿评估。商议入住 ICU。糖皮质激素输注

Adapted from Hardy-Fairbanks AJ, Baker ER. Asthma in pregnancy: pathophysiology, diagnosis and management. Obstet Gynecol Clin North Am 2010;37(2):159–72, with permission.

第一次发生在怀孕中,孕期和产后被杀害也会发生,被亲密伴侣故意伤害是受伤后就诊急诊室的常见原因[26]。应该看重的是受伤的原因以及受伤的可能机理。另一个潜在信号是孕妇表现出攻击性或不愿说话处于劣势或与伙伴发生争吵[26]。孕期暴力会导致低出生体重儿、孕期流产以及胎儿创伤[181]。

- 肌肉骨骼创伤——孕期激素影响到关节和韧带从而使它们松弛和柔韧。这解释了为什么孕妇经常关节受伤、骨盆不稳定、背痛、关节紧张和错位。孕妇腹部的增大导致的重心改变,解释了为什么孕妇容易从梯子上掉下来,例如在装饰婴儿房时。

- 车祸——是孕期妇女受创伤的最常见因素。不幸的是,一些孕妇认为当怀孕的时候没有必要系安全带,这将给她和她的胎儿增加受伤的危险[182]。需要说明的是,很多孕妇不知道正确的孕期系安全带的方式,错误的系法会增加车祸中胎盘早剥的危险(图28.3)。孕期创伤带来一系列的挑战,一部分考虑到胎儿,同时也影响到了怀孕的生理过程。解决的唯一重要原则是改变母亲[183]。孕妇创伤评估的方面包括所有的常见因素(见第24章),还有以下额外补充的部分。

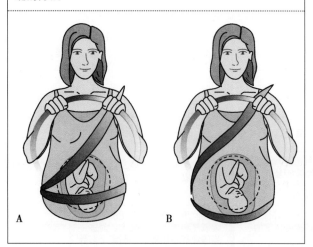

图28.3　孕期使用安全带的方法。A. 错误的方法;B. 正确的方法

1. 妊娠期患者的首次评估:初步调查

无论有无怀孕都应该给所有生育期妇女建议[184]。如果明显怀孕了,粗略估计可以通过测量耻骨联合距离宫底的高度。以 cm 为单位的高度相当

于妊娠的周数,如 22cm= 妊娠 22 周。胎儿运动和意识的存在,是胎儿发育状况的快速评估方法,如果妊娠期超过 18～20 周,孕妇应该能够感觉胎动。怀孕的生理适应性可能会掩盖最初的严重损伤,患者生命体征和症状反应不出潜在的伤害[182]。这种情况下孕妇的病情会迅速恶化。

2. 妊娠期成像的使用

所有的临床放射性调查和成像是孕妇情况的临床显示,应当及时进行,重要于对胎儿的担忧[182]。在可能和适当的情况下,可以使用盆腔 / 腹部铅衣屏蔽来保护发育中的胚胎 / 胎儿。如果血胸需要穿刺留置胸引管,由于膈肌升高应注意将穿刺导管定位高于正常情况 1～2 个肋间隙。

3. 产科创伤的评估

如果孕周是 24 周或者更晚,那么利用胎心监护(cardiotocography,CTG)可以对胎儿健康状况进行评估(见胎儿评估部分)。如果有任何可能性的腹部挫伤(即通过方向盘或安全带的位置),然后连续四个小时的 CTG 应该可以识别任何由潜在的胎盘早剥导致的胎儿窘迫[184]。腹部超声通常用做评估胎儿健康和识别胎儿创伤。超声波对腹水产生、产妇出血和胎盘早剥的诊断都很有用[182]。子宫破裂的可能性即使很少也应该考虑(孕妇创伤患者的发生率<1%)[182]。膀胱在怀孕 12 周后成为腹部器官,更容易发生创伤性损伤。

4. 潜在的围死亡期剖宫产

如果产妇妊娠≥20 周,需要复苏的产妇应该早点考虑剖宫产。如果 4 分钟后对有效 CPR 无反应,应进行剖宫产手术。一旦 CPR 开始,就应该开始准备(即叫产科团队)。

(二) 肺炎

肺炎是妊娠期患者入住 ICU 更常见的原因。虽然研究表明,孕妇不太可能感染肺炎,这些研究中肺炎的严重程度还没有得到查证[185]。目前尚不清楚,与住院率相比,孕妇中肺炎的 ICU 入住率是否更高。据统计,育龄期妇女入住 ICU 很少患有社区获得性肺炎,住在较差环境下的女性和孕妇除外。水痘性肺炎在孕妇中也更突出。关于妊娠期入住 ICU 的研究和母体死亡报告似乎显示,重症社区获得性肺炎在以往妊娠人口中一直是

一个问题。

虽然呼吸的适应机制和免疫反应的变化可能是促成肺炎的因素，但仍然不能够完全理解为什么孕妇更容易发生严重肺炎[185]。此外，孕妇、小孩常更频繁接触以及有更大的可能性接触感染因素。无论如何，对于孕妇，肺炎的治疗和管理不同于非怀孕妇女：确定致病微生物，按照要求合理使用抗生素/抗病毒剂，维持氧气量和防止并发症（见第15章）。另外显著的需求，要评估胎儿健康和知晓改变的呼吸参数。

妊娠和流行性感冒

自2006年以来，世界卫生组织（World Health Organization，WHO）建议所有孕妇应该接种季节性流感疫苗，人们知道孕期流感风险会增加，怀孕期间接种疫苗是安全的，同时增强新生儿前几个月的免疫力。在发展中国家，这项政策有可能拯救许多女性的生命，尤其是他们孩子的生命。在发达国家，季节性流感导致孕产妇死亡是罕见的。然而，流感H1N1 09（指"猪流感"）于2009年横扫整个世界，表明了孕妇对于流感是非常脆弱的，同时强调接种流感疫苗预防严重疾病的重要性。

2009年H1N1型流感疫情在3个月内杀死了澳大利亚和新西兰7名孕产妇[186]。60岁以上的女性患者入住ICU和很多儿童患者死亡。下半年怀孕的孕妇因患有H1N1而入住ICU的可能性比育龄期非妊娠妇女高13倍。孕妇及产后患者因H1N1流感入住ICU会导致明显预后不良，14%的女性患者需要ECMO治疗[187]。

（三）心理健康障碍

妊娠期和产后的精神障碍疾病包括在孕前已经患病的妇女和首次出现精神障碍疾病症状和体征的妇女。精神障碍疾病可能与妊娠无关也可能有关，如产后抑郁症。

1. 已经存在的精神疾病

已经存在精神障碍疾病的孕妇的基本管理原则与非怀孕妇女是一样的：安全性，疾病的稳定性，得到权力和支持，患者做出自己的选择。适当额外的挑战能维持精神障碍的稳定，如果药物存在潜在的致畸作用或孕期禁用，有必要更改用药。一般来说，如果治疗的适应证不变，那么怀孕期间应该继续治疗[188]。

如果她们的心理健康状况急剧恶化，先前存在精神疾病的孕妇可能需要入住ICU，最有可能的结果是停止或改变她们的常规药物治疗[189, 190]。大多数复发会发生在许多孕早期停止用药，在怀孕期间重新开始服药的孕妇身上[189]。根据临床指标进行日常护理，监测胎儿健康，进行标准的产前评估，并考虑生理适应对治疗的影响。

2. 与妊娠相关精神障碍疾病

在发达国家，与意外怀孕有关的自杀仍然是孕产妇死亡的一个原因，尤其是青少年和从文化上不能接受未婚生育的女人[54]。虽然产后更易出现抑郁（产后抑郁症），但怀孕期间也可能出现抑郁（产前抑郁）。最严重的心理健康障碍是与妊娠有关的产后精神疾病。

（1）产褥期精神病

产褥期精神病是怀孕的一种罕见的心理健康并发症，据说在1000例分娩中能发现1例，虽然据报道现在的发病率似乎减少到0.19/1000[191, 192]。大多数病例发生在有孕前存在精神疾病的产妇中，如双相障碍，报告显示先前没有心理障碍的产妇发病率只有0.03/1000[192]。它通常在产后两周内发生，并且与自杀和杀婴的风险增加有关[193]。产妇的产后精神病经常妄想，产生幻觉，严重的需要尽快住院接受治疗。

（2）产后抑郁症

产后抑郁症被定义为一种非精神病性抑郁症。虽然有些在1个月的较短时间内也会发生，但大多数出现在产后3个月[194, 195]。风险因素包括先前的精神病史、不良的社会影响、关系不和谐以及最近的不良生活事件[194]。产后抑郁症增加了哺乳母亲和成长的婴幼儿的治疗问题[194]。

产后抑郁需要早期诊断和有效的治疗。要更加关注严重抑郁的产妇在产后12个月的自虐现象。在ICU中护理患有严重抑郁症的产妇与其他严重抑郁患者没有什么不一样的地方。尽管有些药物是禁用的，患有产后抑郁症的产妇不禁止哺乳。在临床方面应该保证药物治疗，可能包括抗抑郁药，激素治疗和心理治疗。

六、ICU 孕妇的护理

在ICU的孕妇都被认为携带了一个"高危"胎儿。这意味着胎儿的健康可能受到威胁，在子宫内他/她有持续被伤害的风险或许会在子宫内死亡。某些情况孕妇的临床表现可能通过胎儿分娩而有所改善,胎儿需要娩出也增加了其生存的可能性。根据孕妇条件和胎儿健康状况决定分娩时间。如果孕妇病情十分危急,并且需要挽救妇女生命,24周前分娩是唯一的选择;这种情况下新生儿照顾将会姑息。即使大约一半出生在24周内的婴儿存活下来,但他们也会有更高的永久性残疾风险[196]。一旦妊娠达到28周,在新生儿重症监护室的新生儿会有超过90%的存活率[196]。

分娩是一件非常重要的事件,在许多文化中都有相关的实践特点和信念。这些做法差别很大,特别是可能与孕妇、出生事件、胎盘、母乳喂养和产后期有关[197]。关于文化敏感护理的一般原则见第8章。

妊娠期肥胖与母亲和婴儿的不良结局相关,呈量性依赖关系:BMI越高,不良结局的可能性越高[198]。这包括BMI>50的女性入住ICU的可能性增加近四倍[199]。关于照顾肥胖患者的一般原则,请参阅第6章。从产妇的角度来看,怀孕期间的肥胖给照护女性带来了困难,包括:确定胎儿健康,评估妊娠和监测分娩进展以及增加先兆子痫和妊娠期糖尿病的发生率[198]。此外,由于妊娠期/产后血栓形成的风险增加,应尽早考虑血栓预防,这在肥胖女性中被进一步放大。

(一)孕妇的机械通气

很少发生给孕妇提供机械通气的情况,所以没有很多的指导实践。孕期气道是一个"高危气道",据报道"插管失败"为1/250[200],插管失败的发生率大约是非妊娠者的8倍。已经描述过,怀孕的生理变化增加了插管的困难程度。由于鼻出血的风险经鼻插管通常不适用于孕妇。患有妊娠高血压疾病的孕妇也可能患有严重的咽部水肿。

怀孕期间的机械通气原则和非产科患者是一样的(见第15章),额外的治疗措施包括:
- 确保目标终点能够反应正常的孕期动脉血气。
- 孕妇氧气的稍微降低会严重影响胎儿氧合,因为氧合血红蛋白解离曲线左移与胎儿血红蛋白相关[201]。
- 允许性高碳酸血症还没有用于怀孕的评估(记住,胎儿的二氧化碳比母体的高,二氧化碳通过胎盘膜产生梯度)。
- 妊娠时正常潮气量要比非怀孕的时候增高

40%～50%,虽然机械提供这些较大体积的潮气量与容积伤的关系还未确定,实际上通常是呼吸频率先增加,然后仅在需要时增加潮气量[109]。
- 妊娠期机械通气患者的责任护士,应当警惕患者任何烦躁不安的症状或增加镇静的需求,要求助产士协助评估分娩开始的情况。

其他不常见,支持气体交换的方法已经以案例研究的形式在文献中被报道。值得注意的是,氧化亚氮、高压氧治疗和体外膜肺氧合技术都成功的用于妊娠期急性状况治疗,如孕期肺栓塞[202-204]。

> **实践提示**
>
> 妊娠期呼吸暂停耐受性低,如麻醉诱导和/或插管期间预先吸氧很重要。

> **实践提示**
>
> 在孕妇插管时医护人员应该具有管理孕妇或困难气道的经验。

(二)胎儿评估

ICU的胎儿健康评估面临很多挑战。最值得注意的是,许多在ICU的孕妇接受镇静治疗会对胎产生影响。监测和评估胎儿健康的标准方法包括胎动的存在,连续CTG,间歇性听诊胎儿心率,超声波和胎儿生理评估。这些评估应基于胎儿心脏跳动的模式和速率、胎儿在子宫内的呼吸和吞咽动作、羊水量和胎儿的运动进行[205]。子宫动脉多普勒血流测量也是有效的[206,207]。危重病及其治疗引起了难以确定的胎儿健康测试的情况,例如,吗啡降低胎儿的生理评估[208]。当孕妇住进ICU时,胎儿的死亡率可高达20%[8,13]。孕妇危重病期间胎儿的健康评估是最重要的,是决定最佳分娩时期的一部分。

1. 胎心监护

胎心监护(cardiotocographs,CTGs)包含两个部分:一个是多普勒记录胎儿心跳速率模式;一个是压力传感器检测子宫肌肉收缩。这两个部分被记录在一张时间图上,这样就可以考虑子宫收缩时胎儿的反应(图28.4)。因此,CTGs可以提供胎儿心率和是否有子宫收缩的信息。正常胎儿的心

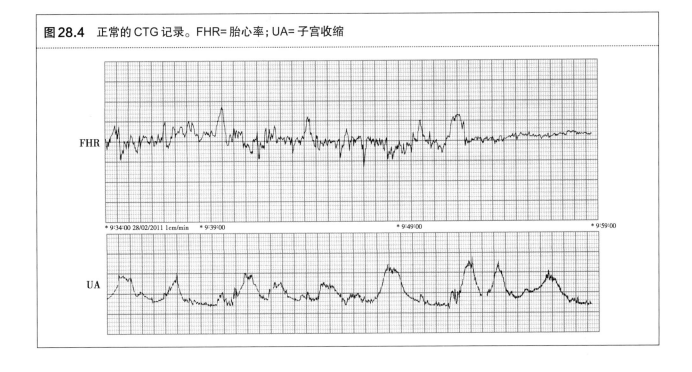

图28.4 正常的CTG记录。FHR=胎心率;UA=子宫收缩

* 9:34:00 28/02/2011 1cm/min　　* 9:39:00　　　　　　　* 9:49:00　　　　　　　* 9:59:00

率是在110~160次/min之间变化。应当随时做好患者病情和治疗详细情况以及日期和时间的记录。许多三级产科医院为那些无产科工作人员的综合医院提供CTG传真解释服务,帮助他们解释CTGs。CTG为间歇性胎儿心率(通过听诊器或多普勒)提供了优质的信息,应尽可能地使用。CTG监测频率和持续时间应根据临床情况而定。例如,疑似腹部损伤后的胎盘早剥需要连续四小时的监测。在心脏电复律期间及之后以及其他紧急情况建议使用CTG。CTGs通常仅用来监测妊娠>24周的情况,此时可能存在潜在的不良情况,比如紧急分娩。CTG可以全程记录解释胎儿的健康情况,胎儿的状况会随着孕妇的条件变化而迅速变化。

2. 超声

超声波能够测量胎儿解剖学的核心部位,比如头的大小,手臂的长度,确定胎儿的大小以及孕妇羊水的量是否足够。因此超声检查可用来确认怀孕期间胎儿生长是否正常,是关于胎动和吞咽形态等胎儿生理活动评估的组成部分。系列超声检测结果,例如每周检测胎儿是否正常生长,是对ICU孕妇长期护理和监护的有效辅助手段,例如吉兰-巴雷综合征。

实践提示

目前在澳大利亚和新西兰法律要求所有人必须要进行出生,死亡和结婚登记。这两个国家的出生定义为胎龄至少达20周的婴儿或者不知胎龄但重量至少达400g的婴儿,不论是活着的还是已死的[209, 210]。

Adapted with permission from: New Zealand Health Information Service. Report on Maternity 2010. Wellington: Ministry of Health; 2012
Li Z, Zeki R, Hilder L, Sullivan EA. Australia's mothers and babies 2011.Perinatal statistics series no. 28. Cat. no. PER 59. Canberra: AIHW National Perinatal Epidemiology and Statistics Unit; 2013.

(三)准备早产

如果在显而易见的情况下,孕妇可能要分娩,即已进入早产或孕妇状况恶化导致提前分娩,需要预先计划,以改善新生儿结局。

1. 新生儿肺功能的增强

在怀孕35周之前可能分娩的女性通常会给予两剂倍他米松(11.4mg肌肉注射),两次间隔24小时,以促进胎儿肺成熟和表面活性物质生成[211]。新生儿死亡、呼吸窘迫综合征和脑室内出血率的显著降低是产前皮质类固醇给药的结果,当出生时间超过 24 小时但在第二次用药后 7 天以内时,效果最好[211]。然而,如果出生情况紧急,出生不应推迟以满足与类固醇管理有关的任何时间要求。即使在单剂量后<24 小时出生,也可以看到一些益处[211]。

2. 胎儿神经保护

对怀孕小于 30~32 周的孕妇在胎儿可能存活的情况下给予硫酸镁,该胎儿被认为可能在 24 小时内分娩,可以减少婴儿脑瘫发生的可能性[212]。常见的方案是在 20~30 分钟内硫酸镁 4g 静脉注射负荷量,然后以 1g/h 的速度连续输注 24 小时或直到出生(以较早者为准)[212]。然而,"最佳"剂量方案尚未确定[213]。用于神经保护的硫酸镁已被用作实践标准[214],但重要的是不要延迟紧急分娩以促进镁的治疗。

(四)基本和高级生命支持的修正

整体来说,所有基本和高级生命支持的标准只有以少部分适用于孕产妇(框 28.9)[215]。对于妊娠超过 20 周的孕妇,庞大的子宫体积和内容物会妨碍使用胸外按压获得足够循环血液的能力,因此,子宫的左横向移位是必需的。不论如何,对于一个很明显的孕妇来说通过 CPR 很难获得足够的血液灌注,一旦复苏开始安排紧急剖宫产也很必要。如果对 4 分钟 CPR 无反应,应行剖宫产手术。预计插管困难,应请有经验者进行气管插管。最后,应考虑到产科可能导致心搏骤停的情况并且能够提供专业和适当的治疗。孕妇心搏骤停很少发生,而且复苏成功的机会和非孕妇是一样的。

(五)Rh 溶血病的预防

在妊娠期,少量的胎儿血液进入母体血液循环。如果母亲 Rh 阴性而胎儿 Rh 阳性,那么母体会产生抗体抵抗胎儿红细胞表面的 Rh-D 抗原。在这期间和随后的妊娠中,抗 D 抗体能够穿过胎盘到胎儿体内,如果水平足够,则会破 RH-D 阳性胎儿的红细胞,从而导致 RH 溶血疾病的发生。这种疾病程度轻重不一,胎儿的后果包括不同程度的贫血、胎儿

框 28.9

产妇心搏骤停处理步骤[215]

第一个步骤:

- 启动心搏骤停的团队,例如,蓝色按钮紧急呼救并注意时间。
- 将妇女仰卧
- 按标准 BLS 步骤开始胸外按压。由于膈肌升高,手放在高于胸骨的位置

随后的步骤:

- 使用标准的 BLS 和 ALS
- 着手心搏骤停文件管理,例如发病时间
- 不要延迟心脏除颤
- 给予 ALS 标准的药物和剂量
- 使用 100 % 的给氧
- 监测通气效果和 CPR 质量
- 提供标准的复苏后的护理

母体的调整:

- 在横膈膜以上开通静脉
- 评估低血容量进行适当谨慎的治疗
- 预测困难气道

- 停止镁输入,考虑输入 10ml 10% 氯化钙或者 30ml 10% 葡萄糖酸钙的溶液来治疗治疗高镁血症
- 在剖宫产期间和产后,持续进行复苏

具有明显的妊娠子宫,例如妊娠>20 周:

- 为了减轻腹主动脉压迫,更有效进行心肺复苏术,人为左侧移动子宫
  - 或者,用一个楔子使妇女向左外侧位置倾斜
- 移走任何内部或外部胎儿监护仪
- 为紧急剖宫产做好准备
- 当心搏骤停被激活,立即呼叫产科医生;
- 目标是开始复苏努力的 5 分钟以内完成分娩

考虑并处理任何可能的影响因素:

- 伴有或不伴有 DIC 的出血
- 产后评估胎盘早剥 / 前置胎盘及子宫收缩乏力
- 栓塞,例如肺栓塞、羊水栓塞
- 麻醉并发症,例如,高椎管内阻滞
- 心脏疾病,例如之前存在的或新出现的
- 先兆子痫
- 脓毒症

Adapted from Vanden Hoek TL, Morrison LJ, Shuster M, Donnino M, Sinz E, Lavonas EJ et al.Part 12: Cardiac arrest in special situations: 2010 American Heart Association guidelines for cardiopulmonary resuscitation and emergency cardiovascular care. Circulation 2010; 122(18 Suppl 3): S829-61.

表 28.9
Rh 溶血病的管理

血液检测和管理	基本原理阐述
Kleihauer-Betke 检测或流式细胞术	证实胎儿血液逐渐进入母体循环，同时估计进入母体循环的胎儿血液量
间接库姆斯试验	筛选通过胎盘来自母体血液的抗 -D 抗体，该抗体会引起新生儿溶血性疾病
胎儿血液（脐带血）试验	
直接库姆斯试验	证实母体的抗 -D 抗体存在于新生儿血液循环中
全血计数	尤其是血红蛋白水平和血小板计数以评估是否贫血
胆红素	总胆红素和间接胆红素
产前检查	
一系列超声检查和多普勒检查	发现胎儿贫血的信号，如血流速度增加和监测胎儿水肿等
母体抗 -RhD 抗体定量分析	增加的滴定水平表明新生儿溶血性疾病的发生
宫内输血	20 世纪 80 年代晚期发行的血液输入到胎儿脐静脉比腹膜内输入更有效
早产	通常在 36 孕周以后
产后	
光疗治疗新生儿轻度黄疸	将脂溶性的间接胆红素转换为水溶性可以被新生儿排出体外
新生儿换血疗法	适用于新生儿中重型疾病；输注的血液必须小于一周，Rh 阴性，ABO 血型与母亲和胎儿都一致，并且与母亲的血清交叉匹配

水肿或最终死产。关于 Rh 溶血病管理参见表 28.9。

大多数 Rh 溶血病可以通过孕期或产后即刻（72 小时以内）治疗 Rh 阴性母亲来预防[216]。给予母亲肌肉注射 500 单位的抗 D 免疫球蛋白，它们可以在母体免疫系统发现并产生抗体之前，在循环中抵抗任何 Rh-D 阳性的胎儿红细胞。这是被动免疫，免疫效果会在注射后 4～6 周减弱。抗 -D 免疫球蛋白可以预防抗 -D 抗体的产生，一旦抗体产生就不再发挥作用。对于 Rh 溶血病孕妇常规治疗是在 28～34 孕周注射 625 单位的抗 -D 免疫球蛋白，即使没有任何阴道出血，也在出生后 72 小时内注射[216]。

实践提示

抗 -D 免疫球蛋白的剂量取决于检测出的胎儿血细胞数量，方法是通过 Kleihauer-Betke 实验检测母体血。胎儿细胞越多，需要的抗 -D 免疫球蛋白剂量越大。

（六）妊娠期葡萄糖的管理

妊娠与碳水化合物和脂肪代谢的变化有关，以便在怀孕期间为胎儿提供足够的营养。一些妊娠激素，如人胎盘催乳素，由于整个妊娠期间激素水平的增加促进进行性的胰岛素抵抗。重要的是，葡萄糖很容易穿过胎盘，而胰岛素则不然。如果母亲的血糖水平一直很高，无论是既往糖尿病还是妊娠期糖尿病，胎儿都可能大于胎龄（巨大胎儿），胎儿可能发展为高胰岛素血症。除此之外，高血糖与产科和新生儿结局不良有关，包括产伤、剖宫产、先兆子痫、新生儿呼吸窘迫综合征和死产[217]。建议糖尿病妇女的外周毛细血管血糖水平目标为空腹<5mmol/L，饭后 2 小时<6.7mmol/L[218]。虽然高血糖与产妇和新生儿不良后果有关，但也应避免低血糖的发生。

（七）妊娠合并脓毒症

产妇脓毒症可以在怀孕期间和产后任何时间以及由任何原因导致发生。常见产科相关事件包括终止妊娠、自发性流产、延迟的胎膜破裂、剖宫产和阴道分娩以及乳腺炎，非产科相关事件包括尿路感染。导致母婴脓毒症最常见的病原体是蓝氏链球菌 A 群链球菌（也称为化脓链球菌）。在对脓毒症孕产妇死亡的审查中，值得注意的是一些妇女死亡的速度很快。脓毒性病程通常是隐匿的，女性可能会在突然发病之前看起来很好，通常很少或根本没有预兆。虽然没有研究评价在产科环境下拯救脓毒症运动的指南，但依然建议使用这些指南[26, 219]。脓毒症的治疗管理在第 21 章中描述。

（八）妊娠期用药管理

许多在危重症护理环境下使用的药物，其安全性在孕妇和泌乳期女性身上还没有进行研究。药物治疗有两个至关重要的时期：一个是妊娠早期也许会出现胚胎/胎儿畸形，另一个是即刻分娩前可能导致新生儿出现不良反应，如镇静，无法自主呼吸。各种药物治疗管理决策往往是在对孕妇使用药物的益处和不使用药物风险之间取得平衡。

妊娠期解剖学、生理学、细胞和分子变化影响药物代谢动力学和药效的药物管理机制[220]。这些包括降低的血清蛋白水平（降低蛋白结合能力），增加的循环容量（潜在稀释），肠道蠕动减慢（潜在的肠道吸收增加），肾小球滤过率的增加（可能性增加排泄），母体药物代谢酶的改变（难以预料常规药物代谢模式）[221]。根据致畸的可能性对用药进行分类，然而对怀孕的影响了解甚微。由于妊娠期生理反应，成人标准剂量药物在怀孕期间可能是不足或有毒性的[220]。

1. 潜在的致畸作用

致畸是指增加一种先天性异常的发生率。妊娠期主要器官的形成时间长达 10 周，然而，建议怀孕早期（14 周）避免任何致畸药物[14]。在妊娠中期或者妊娠晚期用药会出现副作用，如血管紧张素转换酶抑制剂（胎儿无尿和死胎），吲哚美辛（潜在性过早关闭动脉导管），选择性血清素再吸收抑制剂（新生儿戒断综合征）[14]。开药的医生和责任护士，应当各自核对药物对妊娠的潜在影响，必要时要咨询药剂师。

2. 即刻分娩前

除了对妊娠早期胎儿的结构性发展的影响之外，另一个需要考虑关键用药管理的时间是即刻分娩前。常见的镇静药物如咪达唑仑，吗啡，芬太尼和丙泊酚能够轻易通过胎盘，并对胎儿产生影响[222-224]。因此，即使成熟足月儿有可能安静的出生但需要辅助呼吸。ICU 孕妇分娩计划应有儿科专家/新生儿专家或者如果没有儿科专家应有当地新生儿紧急转运服务（newborn emergency transport service, NETS）参与。

3. 妊娠期的常规药物治疗

对于长时间入住 ICU 的孕妇，例如患有吉兰-巴雷综合征者可考虑在孕期接受常规药物治疗。例如，建议孕前和整个妊娠早期服用叶酸（每日 400μg）预防新生儿神经管缺陷[14]。同样地，根据已知的血液中的浓度补充足够的铁和维生素 D。维生素 D 缺乏症是常见的，常出现在被忽视的危重病

中[225]。母亲维生素 D 缺乏会增加儿童哮喘和骨质疏松性骨折的风险[226, 227]。因此应该重视妊娠期间在 ICU 的营养状况，因为营养不良会增加不良的出生结果，并且妊娠期间营养需求会增加[228]。

七、ICU 产后妇女的护理

产妇在产后阶段入住 ICU 往往会和她们的孩子分开，甚至可能转移到另一家医院，而且可能好几天不能看到自己的孩子，直到她们转出 ICU[4]。应给予产后妇女的特别护理包括：观察、根据需要协助建立哺乳、对母亲亲子关系的早期培养给予支持。最后，产妇和丈夫的心理需求也是护理的一个重要组成部分。

（一）常规产后观察

除了一些助产士提供的特别的访问之外，对于产妇的持续监控也是至关重要的。常规产科观察包括：评估宫底，阴道出血和会阴，评估乳房和乳头，关注深静脉血栓和血栓性静脉炎以及评估产妇的心理健康和过渡到母亲的情况（框 28.10）。

框 28.10

常规产后观察

- 检查乳房，确定有无乳房肿胀、乳腺炎、乳头皲裂的表现
- 宫底的高度、深度和质地，确保子宫复旧
- 恶露，检查阴道出血
- 检查会阴/伤口愈合
- 检查深静脉血栓形成的迹象；血栓静脉炎经常出现在 ICU 病房的产后妇女中
- 排尿和排便，保证排便和排尿模式恢复正常

---

1. 子宫复旧

"复旧"这个词意味着子宫恢复正常大小、色泽和位置。阴道，骨盆底子宫的肌肉和韧带亦在复旧的过程中回到怀孕前的状态。在此过程中，子宫内膜排出恶露，通常是血腥味的，并在以后由新子宫内膜取代。婴儿和胎盘娩出后，子宫肌肉收缩血管，使子宫内的血液循环量显著下降。

多余的肌肉、纤维和弹性组织被血液的吞噬细胞处理掉。但是这个过程通常并不完整，仍有一些

弹性组织残留。因此产后的子宫将再也没法返回到怀孕前的状态。子宫蜕膜以恶露的形式脱落。新的子宫内膜形成于产后第10天,6周后完成。

复旧的速率根据宫底(子宫底部)位置和下降的速率,参考肚脐与耻骨联合的位置进行测量。重要的标志包括:

● 产后第1天,子宫底的高度通常平脐。
● 每天以约1cm的稳定速度下降。
● 由于子宫的下降和缩回,可以进一步深入的触诊。
● 到产后第7天,子宫高度距耻骨联合上方往往只有2~3cm的距离,当到第10天通常不能在耻骨联合上方触到子宫底。
● 多产的女性如果有感染或者残留的胎盘组织/凝块,复旧速率比较慢。

通常收缩的子宫非常硬;触诊宫底时定位底部的位置感觉子宫的质地,你不能把你的指尖推入子宫组织。所谓无力型子宫是子宫收缩不正常,触诊宫底部也不是很硬。产生无力型子宫的原因包括子宫收缩乏力,残留组织/膜/凝块或者整个膀胱阻碍了子宫神经刺激收缩。子宫能很好地响应触觉刺激,"无力型子宫"的第一种治疗方法是"揉擦"宫底部。这包含触诊子宫底的顶部以及正确的抚摸。通常子宫会有反应,你会感觉到它收紧并且变得坚硬。这样的动作可能会产生阴道出血。在某些情况下,可能需要子宫收缩剂(产生子宫收缩的一种药物)来确保子宫正常收缩。如果子宫收缩不正常,那么滋养胎盘床的血管将不会被子宫肌肉收缩而阻断(所谓的活结扎),女性就会一直流血。

> **实践提示**
>
> 子宫收缩剂可使子宫产生收缩,药物通常被储存在冰箱中,如缩宫素、合成缩宫素。

> **实践提示**
>
> 许多助产士通过相对于肚脐高度的指宽来记录宫高。例如,肚脐下两指宽标记为2F ↓ ⊙。

2. 恶露和会阴部护理

产后恶露的外观变化可用3个阶段进行描述:血性恶露、浆液恶露和白色恶露[229]。血性恶露主要含有来自胎盘的血液。分娩后3~4天,恶露颜色变成褐色,称为浆液恶露。产后7天恶露再次变化,色泽微黄,被称为白色恶露。正常恶露是没有臭味的。伴有臭味恶露,无论产妇发热或者不发热都可能表明子宫感染。需进行高、低阴道拭子的培养和敏感性检查,抗生素开始覆盖使用。臭味恶露加上子宫不明物的排出可能需要超声波检查以排除胎盘残留。胎盘附着部位的感染可能导致继发性产后出血。

在产后早期阶段需要定期评估阴道出血。通常包括第一天每1~2小时检查一次,如果第一天阴道出血相对较重(垫在1~2小时内浸湿),接着第二天每4小时检查一次,根据临床情况逐步减少观测频率。需要定期检查宫底和阴道出血,足以保证能及时发现过度失血或宫缩乏力。恶露的颜色和量一般通过纱布块的变化来体现。用于确定阴道出血的称重垫优于将损失描述为"少量","中等"和"严重"。

对会阴也应该进行一天两次的检查,甚至对于剖宫产的产妇也要检查。需要注意可能会出现外阴的血肿或静脉曲张。对于阴道分娩的产妇,检查会阴是否有任何撕裂或分娩时是否行会阴切开术。如果有撕裂或任何缝合伤口,一定要保持会阴清洁,观察是否有感染或伤口裂开迹象。使用冰袋有益于消除会阴肿胀和不适。

3. 深静脉血栓形成的可能性增加

所有的妇女产后都有深静脉血栓(deep ven thrombosis,DVT)增加的可能性。大多数产后住进ICU的产妇患者需履行推荐的血栓预防医疗标准。常规产后护理包括检测腿部深静脉血栓形成的迹象,需要合理的使用防血栓栓塞袜、连续压缩装置和预防血栓措施(登陆网站 www.rcog.org .uk 可以看到更详细的描述)[33]。

(二)乳房的护理及哺乳

女性的乳房和乳头一旦发生变化,需要进行检查,以评估它们的状况,识别并发症的迹象,如乳腺炎。评估所有的女性,不管她是否打算进行母乳喂养。乳房通常是软的,由于产生奶水,它们可能会变得饱满,一些地方发热、发硬或结成块,触摸疼痛。如果乳房局部区域发红了可能预示乳腺炎并需要用抗生素治疗。如果妇女使用吸奶器或母乳喂养,应检查乳头是否有损伤。手动哺乳不应使乳头损伤或开裂,然而不均匀或强烈的机器吸引压力可能导致创伤。初乳(或乳汁一旦排出)可能由乳头流出，可以轻轻地涂在乳头以促进组织健康。

1. 开始和建立哺乳

建立和维持哺乳是一种激素介导的过程。建立哺乳的生理触发导致孕激素下降以及维持催乳素和皮质醇水平[230]。产后不久产生初乳。尽管建立和母乳排出的时间对于危重产妇会延迟，但通常产后3～4天产开始[231]。此外，多巴胺药物可能妨碍哺乳，因为它能抑制催乳素的分泌[232]。产妇病情的严重程度对于排出乳汁的初始量没有影响；有传言称经过 ECMO 的产妇 4 小时分泌了 100 毫升的乳汁。最初规律的手动哺乳和除奶有助于刺激产生乳汁。

对于那些喜欢母乳喂养婴儿的产妇来说，应该做出适当的努力来支持这个决定。大多数妇女做出关于婴儿喂养的决定，在怀孕之前或在早期妊娠期间，并且所有孕妇的乳房已经发育好，从 22 周开始就有能力生产乳汁[233, 234]。

关于如何成功并在至关重要的第一个 24～48小时之内建立哺乳有一些争论[235, 236]。在许多文化中，初乳被认为是有毒的，母乳应该被保留到产后 48 小时后，早期在第一个 48 小时缺乏乳房的刺激不会阻止哺乳的建立[237]。建议在前几天用手动按揉直到母乳自动排出，然后利用吸奶器开始和完成每次哺乳（框 28.11 和图 28.5）。只有几滴的初乳在哺乳的初始几天是常见的[238]。即使是每天很少的 5～10ml 的初乳对于全乳的产生也是有刺激作用的[230]。支持建立哺乳的两个关键因素是乳房的刺激（婴儿吮吸，手动哺乳）和除奶。通常哺乳和排空越多，正反馈机制确保生产更多的乳汁。频繁、短暂的哺乳比长时间不哺乳有更好的效果。夜间哺乳同样重要。

如果母亲打算配方喂养，或者如果婴儿已经死亡，然后哺乳过程会被抑制。事实上，这意味着没有提供乳房刺激（即没有手动哺乳）。尽管以前进行过母乳喂养，使用药物也不再会影响这一过程。没有母乳喂养，一些产后妇女可能仍然有母乳排出，在产后第四天或第四天以后采取安抚措施促使乳房舒适。重症监护士观察到经常发红的乳房部位并给予处理是很重要的，冷敷法也许是有用的，这可能是乳腺炎发生的一个迹象。

2. 哺乳期用药管理

许多药物在哺乳期应用是安全的，虽然最常见的危重药物还没有得到很好的评价[239]。即使在哺

乳期产妇正在使用一种禁忌药物，仍然可以通过快速产奶（并丢弃）来建立哺乳的过程，除非可能需要长期服用该药。

框 28.11

哺乳的原则

哺乳的频率?

一般而言，推荐女性 2～3 小时哺乳一次。这在 ICU 可能难以实现。临床医生应该设定 24小时至少哺乳 6 次的目标，包括至少一次夜间哺乳。

手动哺乳或机器哺乳?

在最初几天推荐使用手动哺乳，当母乳排出的时候使用机器哺乳。在开始和结束的时候始终用手工哺乳方式，因为手工哺乳比机器哺乳更能够提供了一个良好的产乳刺激，并促进了放乳反射，这将有助于母乳流出和除奶，手工哺乳或机器哺乳都不应该疼痛。

母乳的储存和运输

收集母乳最有用的容器是一个 2ml 或 5ml 的注射器和一个能盛少量奶水的样品容器，在这个容器上标注对应的孕妇名字和排乳的日期和时间。每次排出的母乳都要用新的容器。母乳必须存储在冰箱并且能够冷冻，准备一个冰袋用来从 ICU 到照顾婴儿的地方运输时冷冻母乳。

图 28.5　如何手动泌乳

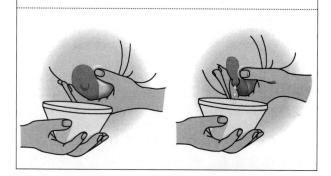

对于宝宝来说，母乳的安全性依赖于 3 个因素：母乳中的药物剂量，药物的口服利用度，婴儿代谢药物的能力[240]。妊娠期胎儿的身体状况与肠道、肝、肾功能的发育程度和疾病有关。因此，建议宝宝的新生儿或儿科医生应该帮助决定是否可以进行母乳喂养或者放弃母乳喂养。

（三）产后心理

产褥期大多数产妇情绪会发生变化，这些改变导致的情绪低落也有很大的差异。产后前三天是潜伏期，功能性心理疾病在这一时期不会发生。产妇通常表现为欣快感，兴奋和不安以及极度疲惫的状态。3～10 天会出现产后忧郁，特征为是情绪不稳定性（情绪波动）[241]。产后忧郁的特点是思维贫乏和广义恐慌，担心产妇本身或者是她们的孩子出现问题。非常严重的产后忧郁反应为产后抑郁症的发生。

（四）家庭单位

住在 ICU 的产妇通常会和她们的孩子分开，也许是与产妇处于静脉镇静／意识丧失阶段有关。因此产妇也许不能回忆起分娩过程，在转出 ICU 之前不能照看她们的孩子。

1. 促进母婴依恋

促进母婴依恋取决于母亲和孩子的状况以及所处的实际位置。最好的方案是宝宝可以和母亲一块住在 ICU。建议母婴肌肤接触以促进联系[242]。宝宝可以去 ICU 看母亲，或者母亲可以去 NICU 看宝宝。看或者触摸宝宝对母亲来说非常重要。更新的技术如网络电话，在一些 ICU 病房已经被使用可以促使母亲看到在不同病房的宝宝，同时可以看到重要的事情，如新生儿洗澡。

使用日记记录母亲状况和宝宝发育进程，配合以照片，探视和临床医生准入，是另一种促进母婴联系的有用策略。产后前几天通常是母亲进行模糊回忆的阶段。给母亲看宝宝的照片和与宝宝被照顾的育儿室里的医生保持联系是非常常见的情况，以及对母亲可以随时更新孩子的状况。

2. 照顾伴侣和其他家庭成员

伴侣也被母亲突然严重的疾病击倒，被折腾在两个 ICU 病房之间，母亲住在 ICU，宝宝住在另一家医院的 NICU。如果还有其他孩子需要考虑的话，这种情况就更加复杂了。常规策略如解释、开放式探视和社会支持也是重要的。

总结

很多原因使孕产妇的特护管理具有挑战性，包括并不只限于胎儿，孕期生理适应和产科人群所特有的临床状况。ICU 工作人员不一定具有助产能力，孕妇获得助产和产科咨询有一定的困难。重要的是，新生儿的出生被看作很正常，健康且值得庆祝的事件。根据上下文可以发现由于分娩所造成的生命威胁事件非常常见。做好产科与危重症护理服务之间的协调和合作将会是母亲和宝宝最好的结局。

案例学习

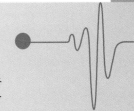

Daisy 是一位 29 岁未生育过的土著妇女，患有 2 型糖尿病，哮喘和既往患风湿性心脏病。主因"呼吸急促加重，严重的左侧胸痛，孕 29 周在产前门诊出现咳嗽带痰"收住进一所三级妇产医院的产前病房。因为她的妊娠期具有高风险性，Daisy 在怀孕 15 周后一直在三级妇产中心定期做产前检查。

Daisy 的病史复杂，这为给她提供治疗的多学科团队带来了许多挑战。她最严重的健康问题是风湿性心脏病，在她 19+23 岁时，她需要更换主动脉瓣，并重新做主动脉瓣（25mm）和二尖瓣（29mm）瓣膜置换术，用镶嵌式组织瓣膜。Daisy 患有肥胖症，在她 22 岁时被确诊为 2 型糖尿病，血糖控制不佳，同时患有轻度哮喘。她偶尔吸食大麻和香烟。Daisy 患有维生素 D 和铁缺乏症，需要补充。她是 O 型血。

在怀孕 29 周时，产前的身体检查提示颈内静脉压（jugular venous pressure, JVP）升高，听诊双肺呼吸音呈喘鸣和捻发音，持续性湿性咳嗽伴有运动耐力达 50m，无法爬楼梯。在吸入室内空气的情况下氧饱和度 99%，她的生命体征并没有显著变化，心率 80 次/min，血压

112/66mmHg。胎儿是活跃的,记录到的胎儿心率是146次/min。Daisy进行了胸部X线检查,因为患有轻度充血性心力衰竭住进了产前病房,每天口服20mg速尿,美托洛尔25mg每日两次和充分休息。

3天后,在怀孕第30周时,Daisy做了一个经胸超声心动图(TTE)。提示中度肺动脉高压62/37mmHg,中度肺动脉反流,轻度三尖瓣反流。严重的左心房扩张和二尖瓣狭窄也被发现。西地那非50mg TDS对抗肺动脉高压。美托洛尔增加到50mg每日两次,每天新增50mg螺内酯。每天限制液体1.5L。

在Daisy的产前检查中,她的生命体征都保持在正常的妊娠参数范围内,她的血糖控制得很好,胎儿也很活跃并且成长的很好。然而,在31^{+3}周时,Daisy出现了急性突发性的肺水肿和充血性心力衰竭,$SaO_2 < 75\%$,Daisy被送入三级普通成人医院。在进行了紧急的剖宫产手术后,她生下了一个重达1500g的女婴。Daisy随后转入ICU病房,并放置体外膜肺氧合(ECMO)和进行连续肾脏替代疗(CRRT)来治疗多器官功能衰竭。

在她入院的前5天,最大的挑战是处理心源性休克,氧和状态和脓毒症。她需要更高水平的氧合(FiO_2 0.8),由于心功能差,左心室射血分数(LVEF)为22%,无法更换体位。她一开始由两名护士照顾,每天都需要助产士来评估阴道失血,伤口愈合,母乳产量,并讨论她孩子的情况。

3天后,Daisy的ECMO停止了,尽管她仍然需要大剂量的肾上腺素、去甲肾上腺素、多巴酚丁胺。她一直持续贫血,血红蛋白75g/dl,最初每天都需要经胸超声心动图(TTE)。在第8天进行了气管造口术。Daisy患上了肺炎,需要每天频繁的吸痰,改变体位和应用抗生素。

到了第11天,Daisy的需氧量降到了FiO_2 0.5,由于心功能有了显著的改善,LVEF为38%暂停了强心药物。她的肾功能仍然很差,所以继续接受4天的CRRT治疗。经过15天的通气后,Daisy可以每两个小时应用一次人工鼻,与压力支持通气交替进行。她已经建立了正常的母乳供应。阴道出血已经停止,剖宫产的伤口愈合的很好。在第18天,Daisy脱机成功,并从ICU转到了医学高度依赖性病房进行进一步的治疗,并计划重新治疗主动脉瓣和二尖瓣的病变。

问题

1. 当Daisy住进ICU时,你被分配去照顾她,列出主要的与她助产护理有关的入院评估。

2. 概述预防Daisy RHD同种免疫需要什么内容。

3. Daisy的伴侣来到病房解释她非常想要用母乳喂养她的孩子,你如何去支持她这个愿望?你怎样去表达母乳应该如何在ICU储存?Daisy在产后48小时内应该产出多少母乳?Daisy的母乳喂养她的早产婴儿是安全的吗?

4. Daisy的宝宝来ICU看她是安全的吗?在这种环境中如何促进母婴之间的感情?

5. 出生以及ECMO和CRRT开始后,讨论Daisy通常需要的产后护理,以及她的重病可能会对她的护理和产后健康的影响。

6. Daisy需要做瓣膜置换手术,她的伴侣和家人住在离城市有15小时车程的偏远土著地区。作为她的家人,在Daisy住院期间,他们需要在医院呆很长时间,她的伴侣和孩子需要什么样的支持服务和资源来适应这一点?

相 关 研 究

Austin DM, Sadler L, McLintock C, McArthur C, Masson V, Farquhar C et al. Early detection of severe maternal morbidity: a retrospective assessment of the role of an Early Warning Score System. Aust N Z J Obstet Gynaecol 2014;54:152–5

摘要

背景： 采用早期预警评分（Early Warning Scoring, EWS）监测系统是用于识别患者病情恶化并能够及时的呼叫相应的工作人员。然而，缺乏证据表明 EWS 监测系统导致严重的发病率降低。

研究目的： 确定在新西兰奥克兰市医院（Auckland City Hospital, ACH）的一个大型三级产科病房中，EWS 是否可以改善严重孕产妇发病率的发现或减轻严重疾病妇女的病情严重程度。

研究方法： 通过临床和医院管理数据库确定重症监护，心胸和血管重症监护或产科高依赖性病房（high-dependency unit, HDU）的入院情况。病例回顾和转录观察图表交给多学科审查小组，该小组通过组内协商决定是否 EWS 可能加速识别和／或升级并进行有效治疗。

研究结果： 多学科审查小组认为，在 5 例中（7.6%）EWS 可能降低了孕产妇发病率的严重性，其中包括有 3 例产妇脓毒症被重症监护室收治，2 例因产后出血被产科 HDU 收治。没有一个患者在每个时间段都有完整的呼吸速率、心率、血压和体温记录。

结论： 这些发现已被用于支持将 EWS 引入到 ACH 的产科。

评析

英国对孕产妇死亡的机密调查（the United Kingdom Confidential Enquiry into Maternal Death, UKCEMD）自 2007 年以来建议使用改良的早起产科警告评分系统（Modified Early Obstetric Warning Scoring system, MEOWS），以便及早识别临床病情恶化，以避免发生不良后果[26]。相比之下，澳大利亚和新西兰的产妇部门在采用跟踪和触发观察和反应图方面进展缓慢。该研究在实施 EWS 之前对孕妇人群进行回顾性队列研究，检验了使用 EWS 图表是否会提高对严重孕产妇发病率的检测，或降低疾病的严重程度[243]。

这是一个单独的研究中心，调查这两年 ICU/HDU 的产科住院情况。研究人员确定缺乏关于 EWS 和任何可能减少严重孕产妇发病率之间关系的数据作为他们研究的基础。临床环境、研究背景、纳入标准和排除标准都有清晰的描述。虽然没有对所选样本的大小作出解释，但仍有随机抽样的妇女被纳入产科 HDU。利用产科临床数据库，临床管理系统和 ICU 临床数据库确定潜在病例，因此，很多女性不可能在不察觉中错过。

研究小组的两名成员准备了病例说明摘要，并利用当时可用的临床记录绘制了每个病例的 EWS。本项目采用的是 EWS（及相关参数）是全医院使用的标准 EWS，没有对孕妇进行任何修改。提供的理论基础是，医院的 EWS 团队认为在整个医院使用一个标准图表比使用两个图表更有好处——一个是针对孕妇修改的。

由助产士、产科、麻醉、医疗和 ICU 工作人员组成的多学科小组审查了病例摘要和 EWS 评分图，团队对女性的结果没有任何盲目性，并且根据定义，所有女性都收入 ICU 或 HDU。研究小组"以协商一致的意见"确定是否 EWS 可能引起更早的发现和增加，并"可能避免"严重的孕产妇发病率。关于这究竟意味着什么。以及它是如何实现的，目前还没有任何细节，例如，协商一致的意思是"讨论到所有人都同意"还是直到"大多数人同意"为止？伦理批准请参阅有关当局的说明。

结果得到了明确的报道。所有的潜在病例都被记录在案，由 24 例 ICU 入院和 40 例 HDU 入院。总共 64 位女性包括在内。研究人员认为，5 名女性（7.6%）如果在生理错乱的基础上出现适当的病情升级，可能受益于 EWS。值得注意的是，没有一个妇女在每次观察的时候都有一组完整的观察记录。最常见缺失的生命体征是呼吸频率，然而，在当时使用的产科服务的 7 个图表中，只有一个有记录呼吸频率的地方。研究人员讨论了这一局限性，并参考研究发现呼吸频率在早期检测其他临床症状的恶化中是有用的。这些表以一种易于理解的方式显示有用的信息。

使用"标准的 EWS"而不是针对孕妇修改的 EWS 可能是相当目光短浅的决定，因为研究的目的是检查孕妇环境中使用 EWS 带来的任何"益处"。而研究人员认为，Carle 等人的研究[244]也证明对孕妇修改触发参数是没有好处的，Carle 研究的局限性（仅使用在 ICU 住院的数据和死亡率作为结果）加上缺乏临床应用／外部效度并不等同于推荐采用非产科的 EWS。Carle 等人指出：重要的是，这个分数符合临床医生的期望，谁将实现这个分数（p363）产科的特殊性条件也需要考虑（p365），他们提倡改进孕妇版 EWS[244]，回顾 Austin 等人的研究[243]，错过了比较改进孕妇版 EWS 与标准 EWS 在临床应用的机会。没有任何一个产科工作人员会认为，对于一个收缩压 170 的女性来说，在 EWS 中得 0 分是合理的，在研究中使用的标准 EWS 也是如此。孕妇需要有很大的生理储备（例如心输出量和循环量的增加），可能经历突然急性恶化。此外，血压对孕妇极其重要，怀孕期间血压正常下降，使用非产妇收缩压的参数来触发的反应是没有帮助的。令人失望的是，这里没有更多的关于他们使用标准 EWS 的讨论，以及他们在审查病例的时候，如果有孕妇改良版的 EWS 是否可能会有进一步的受益。例如，16 名女性（25%）患有高血压疾病，人们普遍认为有效治疗收缩期高血压可以预防脑出血，这是与子痫前期有关的主要死亡原因[26]。

总的来说，这项研究发现应用一般的 EWS 可以潜在地预防 8% 的严重孕产妇发病率。研究人员正确的断言，采用 EWS 可能有助于更规律的记录呼吸频率，这可能有助于早期检测到临床疾病恶化。尽管上面的概述有些局限性，但是这项研究增加了在孕妇中使用 EWS 的小型和有建筑性意义的文献。

学习活动

1. 列出怀孕期间心血管和呼吸系统的主要生理适应性。
2. 概述产前出血和产后出血的主要原因。
3. 说明为什么在产后期间使用硫酸镁输注治疗重度先兆子痫，并概述硫酸镁治疗推荐的典型负荷和维持剂量。
4. 确定你工作场所中特定物质的资源和设备。例如，ALS 的策略中是否对产妇进行了特定的修改，你是否在复苏推车上安装了楔子，你有什么政策和程序来支持孕妇患者的治疗。

在线资源

3 Centres collaboration, http://3centres.com.au

Australasian Maternity Outcomes Surveillance System (AMOSS), www.amoss.com.au and www.amoss.com.nz

British Thoracic Society British guideline on asthma management, www.brit-thoracic.org.uk/clinical-information/asthma/asthma-guidelines.aspx

National Heart Foundation of Australia and the Cardiac Society of Australia and New Zealand, www.heartfoundation.org.au/information-for-professionals/Clinical-Information/Pages/arf-rhd.aspx

National Perinatal Statistics Unit, www.preru.unsw.edu.au/PRERUWeb.nsf/page/AIHW+National+Perinatal+Statistics+Unit

Perinatal and Maternal Mortality Review Committee (PMMRC), www.pmmrc.health.govt.nz

Royal College of Obstetricians and Gynaecologists, www.rcog.org.uk/files/rcog-corp/GT37ReducingRiskThrombo.pdf

Society of Obstetric Medicine of Australia and New Zealand (SOMANZ), The SOMANZ guideline for the management of hypertensive disorders of pregnancy (2014), www.somanz.org

UK Confidential Enquiry into Maternal Death, www.npeu.ox.ac.uk/mbrrace-uk/programme-of-work

United Kingdom Obstetric Surveillance System (UKOSS), www.npeu.ox.ac.uk/ukoss

扩展阅读

Belfort MA, Saade GR, Foley MR, Phelan JP, Dildy GA, eds. Critical care obstetrics. 5th ed. Hoboken: Wiley-Blackwell; 2010.

Coad J, Dunstall M. Anatomy and physiology for midwives. 3rd ed. Edinburgh: Churchill Livingston/Elsevier; 2011.

Foley M, Strong T, Garite T, eds. Obstetric intensive care manual. 3rd ed. Columbus: McGraw-Hill; 2010.

Marshall J, Raynor M, eds. Myles' textbook for midwives. 16th ed. Oxford: Churchill Livingston/Elsevier; 2014.

Pairman S, Pincombe J, Thorogood P, Tracy S, eds. Midwifery preparation for practice. 3rd ed. Chatswood: Churchill Livingstone, 2014.

Pearlman M, Tintinalli J, Dyne P, eds. Obstetric and gynecologic emergencies: diagnosis and management. Chicago: McGraw-Hill Professional Publishing; 2004.

Van de Velde M, Scholefield H, Plante L, eds. Maternal critical care: A multidisciplinary approach. New York: Cambridge University Press; 2013.

参考文献

1 Belfort MA, Saade GR, Foley MR, Phelan JP, Dildy GA, eds. Critical care obstetrics. 5th ed. Hoboken: Wiley-Blackwell; 2010.

2 Foley M, Strong T, Garite T, eds. Obstetric intensive care manual. 3rd ed. Columbus: McGraw-Hill; 2010.

3 Van de Velde M, Scholefield H, Plante L, eds. Maternal critical care: A multidisciplinary approach. New York: Cambridge University Press; 2013.

4 Pollock W, Rose L, Dennis CL. Pregnant and postpartum admissions to the intensive care unit: a systematic review. Intens Care Med 2010;36(9):1465–74.

5 Harrison DA, Penny JA, Yentis SM, Fayek S, Brady AR. Case mix, outcome and activity for obstetric admissions to adult, general critical care units: a secondary analysis of the ICNARC Case Mix Programme Database. Crit Care 2005;9(Suppl 3):S25–37.

6 Zhang WH, Alexander S, Bouvier-Colle MH, Macfarlane A; MOMS-B Group. Incidence of severe pre-eclampsia, postpartum haemorrhage and sepsis as a surrogate marker for severe maternal morbidity in a European population-based study: the MOMS-B survey. BJOG 2005;112(1):89–96.

7 Paxton JL, Presneill J, Aitken L. Characteristics of obstetric patients referred to intensive care in an Australian tertiary hospital. Aust N Z J Obstet Gynaecol 2014;54(5):445-9.

8 Hazelgrove JF, Price C, Pappachan VJ, Smith GB. Multicenter study of obstetric admissions to 14 intensive care units in southern England. Crit Care Med 2001;29(4):770–75.

9 Zwart J, Dupuis J, Richters A, Ory F, van Roosmalen J. Obstetric intensive care unit admission: a 2-year nationwide population-based cohort study. Intensive Care Med 2010;36(2):256–63.

10 Lawton B, Wilson L, Dinsdale R, Rose S, Brown S, Tait J et al. Audit of severe acute maternal morbidity describing reasons for transfer and potential preventability of admissions to ICU. Aust N Z J Obstet Gynaecol 2010;50(4):346–51.

11 Geller SEM, Adams G, Kominiarek MA, Hibbard JU, Endres LK, Cox SM et al. Reliability of a preventability model in maternal death and morbidity. Am J Obstet Gynecol 2007;196(1):57.e1–57.e6.

12 Sadler LC, Austin DM, Masson VL, McArthur CJ, McLintock C, Rhodes SP et al. Review of contributory factors in maternity admissions to intensive care at a New Zealand tertiary hospital. Am J Obstet Gynecol 2013;209(6):e1-7.

13 Pollock W. Critically ill pregnant and postpartum women in Victoria: characteristics, severity of illness and the provision of acute health services. PhD thesis. Melbourne: The University of Melbourne; 2007.

14 Marshall J, Raynor M, eds. Myles' textbook for midwives. 16th ed. Oxford: Churchill Livingston/Elsevier; 2014.

15 Pairman S, Pincombe J, Thorogood P, Tracy S, eds. Midwifery preparation for practice. 3rd ed. Chatswood: Churchill Livingstone; 2014.

16 Norwitz, ER, Edusa V, Park JS. Maternal physiology and complications of multiple pregnancy. Semin Perinatol 2005;29(5):338–48.

17 Robson SC, Dunlop W, Moore M, Hunter S. Haemodynamic changes during the puerperium: a Doppler and M-mode echocardiographic study. BJOG 1987;94(11):1028–39.

18 Crapo, RO. Normal cardiopulmonary physiology during pregnancy. Clin Obstet Gynecol 1996;39(1):3–16.

19 Hunter S, Robson S. Adaptation of the maternal heart in pregnancy. Br Heart J 1992;68(6):540–43.

20 Norwitz E, Robinson J, Malone F. Pregnancy-induced physiologic alterations. In: Dildy GA, Belfort MA, Saade GR et al, eds. Critical care obstetrics. 4th ed. Massachusetts: Blackwell Science; 2004, p 19–42.

21 Davison JM. The kidney in pregnancy: a review. J Royal Soc Med 1983;76(6):485–501.

22 Hytten F. Blood volume changes in normal pregnancy. Clin Haematol 1985;14(3):601–12.

23 Duvekot JJ, Peeters L. Renal hemodynamics and volume homeostasis in pregnancy. Obstet Gynecol Surv 1994;49(12):830–39.

24 Salas SP, Marshall G, Gutierrez BL, Rosso P. Time course of maternal plasma volume and hormonal changes in women with preeclampsia or fetal growth restriction. Hypertension 2006;47(2):203–8.

25 Nevo O, Soustiel JF, Thaler I. Maternal cerebral blood flow during normal pregnancy: a cross-sectional study. Am J Obstet Gynecol 2010;203(5):e471–6.

26 Centre for Maternal and Child Enquiries (CMACE). Saving Mothers' Lives: reviewing maternal deaths to make motherhood safer: 2006–08. The Eighth Report on Confidential Enquiries into Maternal Deaths in the United Kingdom. BJOG 2011;118(Suppl 1):1–203.

27 Mabie WC, DiSessa TG, Crocker LG, Sibai BM, Arheart KL. A longitudinal study of cardiac output in normal human pregnancy. Am J Obstet Gynecol 1994;170(3):849–56.

28 Robson SC, Hunter S, Boys RJ, Dunlop W. Serial study of factors influencing changes in cardiac output during human pregnancy. Am J Physiol Heart Circ Physiol 1989;256(4):H1060–65.

29 Clapp JF, Capeless E. Cardiovascular function before, during, and after the first and subsequent pregnancies. Am J Cardiol 1997;80(11):1469–73.

30 Bamber JH, Dresner M. Aortocaval compression in pregnancy: the effect of changing the degree and direction of lateral tilt on maternal cardiac output. Anesth Analg 2003;97(1):256–8.

31 Kinsella SM. Lateral tilt for pregnant women: why 15 degrees? Anaesth 2003;58(9):835–6.

32 Duvekot JJ, Peeters L. Maternal cardiovascular hemodynamic adaptation to pregnancy. Obstet Gynecol Surv 1994;48(12):S1-14.

33 Royal College of Obstetricians and Gynaecologists (RCOG). Reducing the risk of thrombosis and embolism during pregnancy and the puerperium. Green-top Guideline no. 37. London: RCOG; 2009.

34 Contreras G, Gutiérrez M, Beroíza T, Fantín A, Oddó L, Villarroel L et al. Ventilatory drive and respiratory muscle function in pregnancy. Am Rev Respir Dis 1991;144(4):837–41.

35 Weinberger SE, Weiss ST, Cohen WR, Weiss JW, Johnson TS. Pregnancy and the lung. Am Rev Respir Dis 1980;121(3):559–81.

36 Jensen D, Webb KA, O'Donnell DE. Chemical and mechanical adaptations of the respiratory system at rest and during exercise in human pregnancy. Appl Physiol Nutr Metab 2007;32(6):1239–50.

37 Jensen D, Duffin J, Lam YM, Webb KA, Simpson JA, Davies GA et al. Physiological mechanisms of hyperventilation during human pregnancy. Respir Physiol Neurobiol 2008;161(1):76–86.

38 Weissgerber TL, Wolfe LA, Hopkins WG, Davies GAL. Serial respiratory adaptations and an alternate hypothesis of respiratory control in human pregnancy. Respir Physiol Neurobiol 2006;153(1):39–53.

39 Templeton A, Kelman GR. Maternal blood-gases, (PAO_2-PaO_2): physiological shunt and VD/VT in normal pregnancy. Brit J Anaesth 1976;48(10):1001–4.

40 Prodromakis E, Trakada G, Tsapanos V, Spiropoulos K. Arterial oxygen tension during sleep in the third trimester of pregnancy. Acta Obstetricia et Gynecologica Scandinavica 2004;83(2):159–64.

41 MacRae DJ, Palavradji D. Maternal acid–base changes in pregnancy. BJOG 1967;74(1):11–16.

42 Andersen GJ, James GB, Mathers NP, Smith EL, Walker J. The maternal oxygen tension and acid–base status during pregnancy. BJOG 1969;76(1):16–19.

43 Richlin S, Cusick W, Sullivan C, Dildy G, Belfort M. Normative oxygen saturation values for pregnant women at sea level. Primary Care Update for OB/GYNS 1998;5(4):154–5.

44 Langford E, Khwanda A, Langford K. Oxygen saturation response to exercise in healthy pregnant women: a simple protocol and normal range. Obstet Med 2010;3(2):65–8.

45 Zeldis SM. Dyspnea during pregnancy: distinguishing cardiac from pulmonary causes. Clin Chest Med 1992;13(4):567–85.

46 Boutourline-Young H, Boutourline-Young E. Alveolar carbon dioxide levels in pregnant, parturient and lactating subjects. BJOG 1956;63(4):509–28.

47 Davison J M, Vallotton MB, Lindheimer MD. Plasma osmolality and urinary concentration and dilution during and after pregnancy: evidence that lateral recumbency inhibits maximal urinary concentrating ability. BJOG 1981;88(5):472–9.

48 Klajnbard A, Szecsi PB, Colov NP, Andersen MR, Jørgensen M, Bjørngaard B et al. Laboratory reference intervals during pregnancy, delivery and the early postpartum period. Clin Chem Lab Med 2010;48(2):237–48.

49 Lindheimer M. Polyuria and pregnancy: its cause, its danger [Editorial]. Obstet Gynecol 2005;105(5, Part 2):1171–2.

50 Mackenzie MJ, Woolnough MJ, Barrett N, Johnson MR, Yentis SM. Normal urine output after elective caesarean section: an observational study. Int J Obstet Anesth 2010;19(4):379–83.

51 Baer J, Reis R, Arens R. Appendicitis in pregnancy: with changes in position and axis of the normal appendix in pregnancy. JAMA 1932;98(16):1359–64.

52 Augustin G, Majerovic M. Non-obstetrical acute abdomen during pregnancy. Euro J Obstet Gynecol Reprod Biol 2007;131(1):4–12.

53 Nakai A, Sekiya I, Oya A, Koshino T, Araki T. Assessment of the hepatic arterial and portal venous blood flows during pregnancy with Doppler ultrasonography. Arch Gynecol Obstet 2002;266(1):25–9.

54 Johnson S, Bonello MR, Li Z, Hilder L, Sullivan EA. Maternal deaths in Australia 2006–2010, Maternal deaths series no. 4. Cat. no. PER 61. Canberra: AIHW; 2014.

55 Salnlo S, Kekomaki R, Rllkonen S, Teramo K. Maternal thrombocytopenia at term: a population-based study. Acta Obstetricia et Gynecologica Scandinavica 2000;79(9):744.

56 Burrows RF, Kelton JG. Incidentally detected thrombocytopenia in healthy mothers and their infants. N Engl J Med 1988;319(3):142–5.

57 Hellgren M. Hemostasis during normal pregnancy and puerperium. Semin Thromb Hemost 2003;29(2):125,130.

58 Szecsi PB, Jorgensen M, Klajnbard A, Andersen MR, Colov NP, Stender S. Haemostatic reference intervals in pregnancy. Thromb Haemost 2010;103(4):718–27.

59 Paniccia R, Prisco D, Bandinelli B, Fedi S, Giusti B, Pepe G et al. Plasma and serum levels of D-dimer and their correlations with other hemostatic parameters in pregnancy. Thromb Res 2002;105(3):257–62.

60 Uchikova EH, Ledjev II. Changes in haemostasis during normal pregnancy. Euro J Obstet Gynecol Reprod Biol 2005;119(2):185–8.

61 Miller EM. Changes in serum immunity during pregnancy. Am J Human Biol 2009;21(3):401–3.

62 Rogerson SJ, Hviid L, Duffy PE, Leke RFG, Taylor DW. Malaria in pregnancy: pathogenesis and immunity. Lancet Infect Dis 2007;7(2):105–17.

63 Albright CM, Ali TN, Lopes V, Rouse DJ, Anderson BL. The Sepsis in Obstetrics Score: a model to identify risk of morbidity from sepsis in pregnancy. Am J Obstet Gynecol 2014;211(1):39.e1-.e8.

64 Vance M. The placenta. In: Fraser D, Cooper M, eds. Myles' textbook for midwives. 15th ed. Oxford: Churchill Livingstone/Elsevier; 2009, pp 147–56.

65 Kingdom J, Huppertz B, Seaward G, Kaufmann P. Development of the placental villous tree and its consequences for fetal growth. Eur J Obstet Gynecol Reprod Biol 2000;92(1):35–43.

66 Gude NM, Roberts CT, Kalionis B, King RG. Growth and function of the normal human placenta. Thromb Res 2004;114(5–6):397–407.

67 Low J. Fetal asphyxia and brain damage. Fetal and Maternal Medicine Review 2001;12(2):139–58.

68 National Collaborating Centre for Women's and Children's Health. Hypertension in pregnancy: the management of hypertensive disorders in pregnancy. NICE Clinical Guideline. London: RCOG; 2011.

69 Lowe SA, Bowyer L, Lust K, McMahon L, Morton M, North R et al. The SOMANZ guideline for the management of hypertensive disorders of pregnancy 2014. Sydney: Society of Obstetric Medicine of Australia and New Zealand; 2014.

70 Roberts JM, Redman CWG. Pre-eclampsia: more than pregnancy-induced hypertension. Lancet 1993;341(8858):1447–51.

71 Steegers EAP, von Dadelszen P, Duvekot JJ, Pijnenborg R. Pre-eclampsia. Lancet 2010;376(9741):631–44.

72 Sibai B, Dekker G, Kupferminc M. Pre-eclampsia. Lancet 2005;365(9461):785–99.

73 Plasencia W, Maiz N, Bonino S, Kaihura C, Nicolaides KH. Uterine artery Doppler at 11 + 0 to 13 + 6 weeks in the prediction of pre-eclampsia. Ultrasound Obstet Gynecol 2007;30(5):742–9.

74 Kaitu'u-Lino TJ, Tuohey L, Ye L, Palmer K, Skubisz M, Tong S. MT-MMPs in pre-eclamptic placenta: relationship to soluble endoglin production. Placenta 2013;34:168-73.

75 Duckitt K, Harrington D. Risk factors for pre-eclampsia at antenatal booking: systematic review of controlled studies. BMJ 2005;330(7491):565–72.

76 Knight M. Eclampsia in the United Kingdom 2005. BJOG 2007;114(9):1072–8.

77 Australasian Maternity Outcomes Surveillance System Project website, <http://www.amoss.com.au> [accessed 12.10].

78 Abraham KA, Connolly G, Farrell J, Walshe JJ. The HELLP syndrome, a prospective study1. Ren Fail 2001;23(5):705–13.

79 Weinstein L. Preeclampsia/eclampsia with hemolysis, elevated liver enzymes and thrombocytopenia. Obstet Gynecol 1985;66(5):657–60.

80 Haram K, Svendsen E, Abildgaard U. The HELLP syndrome: Clinical issues and management. A Review. BMC Pregnancy Childbirth 2009;9(1):8.

81 Vigil-De Gracia P. Pregnancy complicated by pre-eclampsia-eclampsia with HELLP syndrome. Int J Gynecol Obstet 2001;72(1):17–23.

82 Young BC, Levine RJ, Karumanchi SA. Pathogenesis of preeclampsia. Annual Review of Pathology: Mechanisms of Disease 2010;5(1):173–92.

83 Sontia B, Touyz RM. Role of magnesium in hypertension. Arch Biochem Biophys 2007;458(1):33–9.

84 The Magpie Trial Group. Do women with pre-eclampsia, and their babies, benefit from magnesium sulphate? The Magpie Trial: a randomised placebo-controlled trial. Lancet 2002;359(9321):1877–90.

85 Duley L, Henderson-Smart DJ, Meher S. Drugs for treatment of very high blood pressure during pregnancy. Cochrane Database Syst Rev 2006:CD001449.

86 Rugarn O, Moen S, Berg G. Eclampsia at a tertiary hospital 1973–99. Acta Obstetricia et Gynecologica Scandinavica 2004;83(3):240–45.

87 Ganzevoort W, Rep A, Bonsel GJ, Fetter WPF, van Sonderen L et al. A randomised controlled trial comparing two temporising management strategies, one with and one without plasma volume expansion, for severe and early onset pre-eclampsia. BJOG 2005;112(10):1358–68.

88 Dildy GA, Belfort MA, Saade GR, Phelan JP, Hankins GD, Clark SL, eds. Critical care obstetrics. 4th ed. Massachusetts: Blackwell Science; 2004.

89 Smith CV, Phelan JP. Determinants for invasive monitoring in severe preeclampsia. Contemporary Obstetrics and Gynaecology 1986;109–124.

90 Dennis AT, Castro JM. Transthoracic echocardiography in women with treated severe pre-eclampsia. Anaesth 2014;69(5):436-44.

91 Woudstra DM, Chandra S, Hofmeyr GJ, Dowswell T. Corticosteroids for HELLP (hemolysis, elevated liver enzymes, low platelets) syndrome in pregnancy. Cochrane Database Syst Rev 2010:CD008148.

92 Roberts D, Dalziel SR. Antenatal corticosteroids for accelerating fetal lung maturation for women at risk of preterm birth. Cochrane Database Syst Rev 2006:CD004454.

93 Visser W, Wallenburg HCS. Maternal and perinatal outcome of temporizing management in 254 consecutive patients with severe pre-eclampsia remote from term. Eur J Obstet Gynecol Reprod Biol 1995;63(2):147–54.

94 Brown M, Best K, Pearce M, Waugh J, Robson S, Bell R. Cardiovascular disease risk in women with pre-eclampsia: systematic review and meta-analysis. Eur J Epidemiol 2013;28:1-19.

95 World Health Organization. Maternal mortality infographic, <http://www.who.int/reproductivehealth/publications/monitoring/maternal-mortality-infographic.pdf>; 2014 [accessed 23.09.14].

96 Cameron CA, Roberts CL, Olive EC, Ford JB, Fischer WE. Trends in postpartum haemorrhage. Aust N Z J Public Health 2006;30(2):151–6.

97 Health Improvement Scotland. Scottish confidential audit of severe maternal morbidity: reducing avoidable harm. 10th Annual Report. Edinburgh: Health Improvement Scotland, <http://www.healthcareimprovementscotland.org>; 2014 [accessed 23.09.14].

98 Royal College of Obstetricians and Gynaecologists. Green-top guideline no. 63. Antepartum haemorrhage. London: Royal College of Obstetricians and Gynaecologists; 2011.

99 3 Centres Collaboration. Antepartum haemorrhage clinical practice guidelines, <http://3centres.com.au/library/public/file/guidelines/Complications_in_Pregnancy_and_Birth/Antepartum_Haemorrhage.pdf>; 2010 [accessed 12.10].

100 Bretelle F, Courbiere B, Mazouni C, Agostini A, Cravello L, Boubli L et al. Management of placenta accreta: morbidity and outcome. Eur J Obstet Gynecol Reprod Biol 2007;133(1):34–9.

101 Ford JB, Roberts CL, Simpson JM, Vaughan J, Cameron CA. Increased postpartum hemorrhage rates in Australia. Int J Gynecol Obstet 2007;98(3):237–43.

102 Henry A, Birch MR, Sullivan EA, Katz S, Wang YPA. Primary postpartum haemorrhage in an Australian tertiary hospital: a case-control study. Aust N Z J Obstet Gynaecol 2005;45(3):233–6.

103 Roberts CL, Ford J, Algert CS, Bell J, Simpson JM, Morris JM. Trends in adverse maternal outcomes during childbirth: a population-based study of severe maternal morbidity. BMC Pregnancy Childbirth 2009;9(1):7.

104 Consultative Council on Obstetric and Paediatric Mortality and Morbidity. 2010/2011 Victoria's mothers and babies. Victoria's maternal, perinatal, child and adolescent mortality. Melbourne: Department of Health; 2014.

105 Brace V, Kernaghan D, Penney G. Learning from adverse clinical outcomes: major obstetric haemorrhage in Scotland, 2003–05. BJOG 2007;114(11):1388–96.

106 NSW Health. Maternity – prevention, early recognition and management of postpartum haemorrhage (PPH). Sydney: Department of Health, NSW; 2010.

107 Mousa HA, Alfirevic Z. Treatment for primary postpartum haemorrhage. Cochrane Database Syst Rev 2007:CD003249.

108 Lapinsky S, Kruczynski K, Seaward G, Farine D, Grossman R. Critical care management of the obstetric patient. Can J Anaesth 1997; 44(3):3259.

109 Campbell L, Klocke R. Implications for the pregnant patient. Am J Respir Crit Care Med 2001;163(5):1051–4.

110 Huang WC, Chen CP. Pulmonary edema in pregnancy. Int J Gynecol Obstet 2002;78(3):241–3.

111 Chamberlain G, Steer P. ABC of labour care: obstetric emergencies. BMJ 1999;318(7194):1342–5.

112 Letsky E. Coagulation defects. In: de Swiet M, ed. Medical disorders in obstetric practice. 4th ed. Oxford: Blackwell Publishing; 2002, pp 61–96.

113 Slaytor EK, Sullivan EA, King JF. Maternal deaths in Australia 1997–1999. Sydney: AIHW National Perinatal Statistics Unit (Maternal Deaths Series No 1); 2004.

114 National Blood Authority. Patient blood management guidelines. Module 1: Critical bleeding/massive transfusion. Canberra: National Blood Authority, <htttp://www.nba.gov.au>; 2011.

115 National Blood Authority. Patient blood management guidelines. Module 4: Critical care. Canberra: National Blood Authority; 2013.

116 National Blood Authority. Patient blood management guidelines. Module 5: Obstetrics and maternity. Canberra: National Blood Authority; 2015.

117 Cortet M, Deneux-Tharaux C, Dupont C, Colin C, Rudigoz R-C, Bouvier-Colle M-H et al. Association between fibrinogen level and severity of postpartum haemorrhage: secondary analysis of a prospective trial. Br J Anaesth 2012;108(6):984-9.

118 Wikkelsoe AJ, Afshari A, Stensballe J, Langhoff-Roos J, Albrechtsen C, Ekelund K et al. The FIB-PPH trial: fibrinogen concentrate as initial treatment for postpartum haemorrhage: study protocol for a randomised controlled trial. Trials 2012;13(1):110.

119 Phillips L, McLintock C, Pollock W, Gatt S, Popham P, Jankelowitz G et al. Recombinant activated Factor VII in obstetric hemorrhage: experiences from the Australian and New Zealand haemostasis registry. Anesth Analg 2009;109(6):1908–15.

120 Novikova N, Hofmeyr GJ. Tranexamic acid for preventing postpartum haemorrhage. Cochrane Database Syst Rev 2010;7:CD007872.

121 Wang HY, Chang CT, Wu MS. Postpartum hemorrhage complicated with irreversible renal failure and central diabetes insipidus. Ren Fail 2002;24(6):849–52.

122 Fung Kee Fung K, Eason E, Crane J, Armson A, De La Ronde S, Farine D et al. Prevention of Rh alloimmunization. J Obstet Gynaecol Canada 2003;25(9):765–73.

123 Allam J, Cox M, Yentis SM. Cell salvage in obstetrics. Int J Obstet Anesth 2008;17(1):37–45.

124 King M, Wrench I, Galimberti A, Spray R. Introduction of cell salvage to a large obstetric unit: the first six months. Int J Obstet Anesth 2009;18(2):111–17.

125 Catling S. Blood conservation techniques in obstetrics: a UK perspective. Int J Obstet Anesth 2007;16(3):241–9.

126 Clark SL. Amniotic fluid embolism. Obstet Gynecol 2014;123(2, Part 1):337-48.

127 Tuffnell DJ, Slemeck E. Amniotic fluid embolism. Obstet Gynaecol Reprod Med 2014;24(5):148-52.

128 Shechtman M, Ziser A, Markovits R, Rozenberg B. Amniotic fluid embolism: early findings of transesophageal echocardiography. Anesth Analg 1999; 89(6):1456–8.

129 Conde-Agudelo A, Romero R. Amniotic fluid embolism: an evidence-based review. Am J Obstet Gynecol 2009;201(445):e1–13.

130 Knight M, Tuffnell D, Brocklehurst P, Spark P, Kurinczuk JJ on behalf of the UKOSS. Incidence and risk factors for amniotic-fluid embolism. Obstet Gynecol 2010;115(5):910–17.

131 Aguillon A, Andjus T, Grayson A, Race GJ. Amniotic fluid embolism: a review. Obstet Gynecol Surv 1962;17(5):619–36.

132 Abenhaim HA, Azoulay L, Kramer MS, Leduc L. Incidence and risk factors of amniotic fluid embolisms: a population-based study on 3 million births in the United States. Am J Obstet Gynecol 2008;199(1):e41–49.

133 Pearson GD, Veille JC, Rahimtoola S, Hsia J, Oakley CM, Hosenpud JD et al. Peripartum cardiomyopathy: National Heart, Lung, and Blood Institute and Office of Rare Diseases (National Institutes of Health) Workshop Recommendations and Review. JAMA 2000;283(9):1183–8.

134 Sliwa K, Hilfiker-Kleiner D, Petrie MC, Mebazaa A, Pieske B, Buchmann E et al. Current state of knowledge on aetiology, diagnosis, management, and therapy of peripartum cardiomyopathy: a position statement from the Heart Failure Association of the European Society of Cardiology Working Group on peripartum cardiomyopathy. Eur J Heart Fail 2010;12(8):767–78.

135 Sliwa K, Fett J, Elkayam U. Peripartum cardiomyopathy. Lancet 2006;368(9536):687–93.

136 Ntusi N, Mayosi B. Aetiology and risk factors of peripartum cardiomyopathy: a systematic review. Int J Cardiol 2009;131(2):168–79.

137 Cruz M, Briller M, Hibbard J. Update on peripartum cardiomyopathy. Obstet Gynecol Clin N Am 2010;37(2):283–303.

138 Hilfiker-Kleiner D, Struman I, Hoch M, Podewski E, Sliwa K. 16-kDa prolactin and bromocriptine in postpartum cardiomyopathy. Curr Heart Fail Rep 2012;9:174-182.

139 Mielniczuk LM, Williams K, Davis DR, Tang ASL, Lemery R, Green MS et al. Frequency of peripartum cardiomyopathy. Am J of Cardiol 2006;97(12):1765–8.

140 Fett JD, Sannon H, Thélisma E, Sprunger T, Suresh V. Recovery from severe heart failure following peripartum cardiomyopathy. Int J Gynecol Obstet 2009;104(2):125–7.

141 Egan DJ, Bisanzo MC, Hutson HR. Emergency department dvaluation and management of peripartum cardiomyopathy. Emerg Med 2009;36(2):141–7.

142 Hilfiker-Kleiner D, Sliwa K. Pathophysiology and epidemiology of peripartum cardiomyopathy. Nat Rev Cardiol 2014;11(6):364-70.

143 Ichida M, Katsurada K, Komori T, Matsumoto J, Ohkuchi A, Izumi A et al. Effectiveness of bromocriptine treatment in a patient with peripartum cardiomyopathy. J Cardiol Cases 2010;2(1):e28–31.

144 Hilfiker-Kleiner D, Kaminski K, Podewski E, Bonda T, Schaefer A, Sliwa K et al. A cathepsin D-cleaved 16-kDa form of prolactin mediates postpartum cardiomyopathy. Cell 2007;128(3):589–600.

145 Hilfiker-Kleiner D, Meyer GP, Schieffer E, Goldmann B, Podewski E, Struman I et al. Recovery from postpartum cardiomyopathy in 2 patients by blocking prolactin release with bromocriptine. J Am Coll Cardiol 2007;50(24):2354–5.

146 Haghikia A, Podewski E, Libhaber E, Labidi S, Fischer D, Roentgen P et al. Phenotyping and outcome on contemporary management in a German cohort of patients with peripartum cardiomyopathy. Basic Res Cardiol 2013;108(4):1-13.

147 Elkayam U, Tummala PP, Rao K, Akhter MW, Karaalp IS, Wani OR et al. Maternal and fetal outcomes of subsequent pregnancies in women with peripartum cardiomyopathy. N Engl J Med 2001;344(21):1567–71.

148 Harris IS. Management of pregnancy in patients with congenital heart disease. Progr Cardiovasc Dis 2011;53(4):305-11.

149 Abeywardana S, Sullivan EA Congenital anomalies in Australia 2002–2003. Birth anomalies series no. 3. Sydney: Australian Institute of Health and Welfare National Perinatal Statistics Unit; 2008.

150 Silversides CK, Marelli A, Beauchesne L, Dore A, Kiess M, Salehian O et al. Canadian Cardiovascular Society 2009 Consensus Conference on the management of adults with congenital heart disease: executive summary. Can J Cardiol 2010;26(3):143–50.

151 van der Linde D, Konings EEM, Slager MA, Witsenburg M, Helbing WA, Takkenberg JJM et al. Birth prevalence of congenital heart disease worldwide: a systematic review and meta-Analysis. J Am Coll Cardiol 2011;58(21):2241-7.

152 Coad J, Dunstall M. Anatomy and physiology for midwives. 3rd ed. Edinburgh: Churchill Livingston/Elsevier; 2011.

153 Rao S, Ginns JN. Adult congenital heart disease and pregnancy. Semin Perinatol 2014;38(5):260-72.

154 Siu SC, Sermer M, Colman JM, Alvarez AN, Mercier L-A, Morton BC et al. Prospective multicenter study of pregnancy outcomes in women with heart disease. Circulation 2001;104:515-521.

155 RHD Australia (ARF/RHD writing group), National Heart Foundation of Australia and the Cardiac Society of Australia and New Zealand. Australian guideline for prevention, diagnosis and management of acute rheumatic fever and rheumatic heart disease. 2nd ed. Darwin: Menzies School of Health Research; 2012.

156 Mesa A, Jessurun C, Hernandez A, Adam K, Brown D, Vaughn WK et al. Left ventricular diastolic function in normal human pregnancy. Circulation 1999;99(4):511-7.

157 Merrigan O. Diagnosing and treating acute myocardial infarction in pregnancy. Br J Nurs 2009;18(21):1300-4.

158 Firoz T, Magee LA. Acute myocardial infarction in the obstetric patient. Obstet Med 2012;5(2):50-7.

159 Bush N, Nelson-Piercy C, Spark P, Kurinczuk JJ, Brocklehurst P, Knight M. Myocardial infarction in pregnancy and postpartum in the UK. Eur J Prev Cardiol 2013;20(1):12-20.

160 Koul AK, Hollander G, Moskovits N, Frankel R, Herrera L, Shani J. Coronary artery dissection during pregnancy and the postpartum period: two case reports and review of literature. Catheter Cardiovasc Interv 2001;52(1):88–94.

161 Sadler L, McCowan L, White H, Stewart A, Bracken M, North R. Pregnancy outcomes and cardiac complications in women with mechanical, bioprosthetic and homograft valves. Br J Obstet Gynaecol 2000;107(2):245–53.

162 Bowater SE, Thorne SA Management of pregnancy in women with acquired and congenital heart disease. Postgraduate Med J 2010;86(1012):100–5.

163 Cusick SS, Tibbles CD. Trauma in pregnancy. Emerg Med Clin N Am 2007;25(3):861–72.

164 Yankowitz J. Fetal effects of drugs commonly used in critical care. In: Dildy GA, Belfort MA, Saade GR, Phelan JP, Hankins GDV, Clark SL eds. Critical care obstetrics. 4th ed. Massachusetts: Blackwell Science; 2004, pp 612–19.

165 Bartalena L, Bogazzi F, Braverman LE, Martino E. Effects of amiodarone administration during pregnancy on neonatal thyroid function and subsequent neurodevelopment. J Endocrinol Invest 2001;24(2):116–30.

166 Arnoni RT, Arnoni AS, Bonini RCA, de Almeida AFS, Neto CA, Dinkhuysen JJ et al. Risk factors associated with cardiac surgery during pregnancy. Ann Thorac Surg 2003;76(5):1605–8.

167 King P, Rosalion A, McMillan J, Buist M, Holmes P. Extracorporeal membrane oxygenation in pregnancy. Lancet 2000;356(9223):45–6.

168 Chan WS, Anand S, Ginsberg JS. Anticoagulation of pregnant women with mechanical heart valves: a systematic review of the literature. Arch Intern Med 2000;160(2):191–6.

169 Kwon H, Belanger K, Bracken M. Asthma prevalence among pregnant and childbearing-aged women in the United States: estimates from National Health Surveys. Ann Epidemiol 2003;13(5):317–24.

170 Australian Centre for Asthma Monitoring. Asthma in Australia 2008. AIHW Asthma Series no. 3. Canberra: Australian Institute of Health and Welfare; 2008.

171 Juniper E, Newhouse M. Effect of pregnancy on asthma: a critical appraisal of the literature. In: Schatz M, Zeiger RS, eds. Asthma and allergy in pregnancy and early infancy. New York: Marcel Dekker; 1993, pp 223–49.

172 Hardy-Fairbanks AJ, Baker ER. Asthma in pregnancy: pathophysiology, diagnosis and management. Obstet Gynecol Clin North Am 2010;37(2):159–72.

173 Gluck JC, Gluck PA. The effect of pregnancy on the course of asthma. Immunol Allergy Clin N Am 2006;26(1):63–80.

174 Murphy VE, Gibson P, Talbot PL, Clifton VL. Severe asthma exacerbations during pregnancy. Obstet Gynecol 2005;106(5):1046–54.

175 Cydulka RK, Emerman CL, Schreiber D, Molander KH, Woodruff PG, Camargo CA Jr. Acute asthma among pregnant women presenting to the emergency department. Am J Respir Crit Care Med 1999;160(3):887–92.

176 Schatz M, Dombrowski M P. Asthma in pregnancy. N Engl J Med 2009;360(18):1862–9.

177 Steven G, Whitworth, MK, Cox S. Substance misuse in pregnancy. Obstet Gynaecol Reprod Med 2014;24(10):309-314.

178 Patteson SK, Snider CC, Meyer DS, Enderson BL, Armstrong JE, Whitaker GL et al. The consequences of high-risk behaviors: trauma during pregnancy. Trauma 2007;62(4):1015–20.

179 Mattox KL, Goetzl L. Trauma in pregnancy. Crit Care Med 2005;33(10):S385–9.

180 Connolly AM, Katz VL, Bash KL, McMahon MJ, Hansen WF. Trauma and pregnancy. Amer J Perinatol 1997;14(6):331,336.

181 Jasinski J. Pregnancy and domestic violence: a review of the literature. Trauma Violence Abuse 2004;5(1):47–64.

182 Brown HL. Trauma in pregnancy. Obstet Gynecol 2009;114(1):147–60.

183 Einav S, Sela HY, Weiniger CF. Management and outcomes of trauma during pregnancy. Anesthes Clin 2013;31:141-156.

184 Queensland Clinical Guidelines: Trauma in pregnancy. Brisbane: Queensland Health, <http://www.health.qld.gov.au/qcg/documents/g-trauma.pdf>; 2014.

185 Goodnight WH, Soper DE. Pneumonia in pregnancy. Crit Care Med 2005;33(10):S390–97.

186 The ANZIC Influenza Investigators and Australasian Maternity Outcomes Surveillance System. Critical illness due to 2009 A/H1N1 influenza in pregnant and postpartum women: population based cohort study. BMJ 2010;340:c1279.

187 The ANZIC Influenza Investigators. Critical care services and 2009 H1N1 influenza in Australia and New Zealand. N Engl J Med 2009;361(20):1925–34.

188 Klinger G, Merlob P. Selective serotonin reuptake inhibitor induced neonatal abstinence syndrome. Isr J Psychiatry Relat Sci 2008;45(2):107–13.

189 Cohen LS, Altshuler LL, Harlow BL, Nonacs R, Newport DJ, Viguera AC et al. Relapse of major depression during pregnancy in women who maintain or discontinue antidepressant treatment. JAMA 2006;295(5):499–507.

190 Kulkarni J. Special issues in managing long-term mental illness in women. Int Rev Psychiatry 2010;22(2):183–90.

191 Brockington I. Postpartum psychiatric disorders. Lancet 2004;363(9405):303–10.

192 Tschinkel S, Harris M, Le Noury J, Healy D. Postpartum psychosis: two cohorts compared, 1875–1924 and 1994–2005. Psychol Med 2007;37(4):529–36.

193 Sharma V, Mazmanian D. Sleep loss and postpartum psychosis. Bipolar Disord 2003;5(2):98–105.

194 Craig C, Howard L. Postnatal depression. BMJ Clin Evid 2009;1:1407.

195 Wylie L, Hollins Martin CJ, Marland G, Martin CR, Rankin J. The enigma of post-natal depression: an update. J Psychiatr Ment Health Nurs 2010;18(1):48–58.

196 Chow SSW. Report of the Australian and New Zealand Neonatal Network 2011. Sydney: Australian and New Zealand Neonatal Network; 2013.

197 Selin H, Stone PK, eds. Childbirth across cultures: Ideas and practices of pregnancy, childbirth and the postpartum. London, New York: Springer; 2009.

198 Martin A, Krishna I, Ellis J, Paccione R, Badell M. Super obesity in pregnancy: difficulties in clinical management. J Perinatol 2014;34:495-502.

199 Knight M, Kurinczuk JJ, Spark P, Brocklehurst P, on behalf of the UK Obstetric Surveillance System. Extreme obesity in pregnancy in the United Kingdom. Obstet Gynecol 2010;115:989-97.

200 McDonnell NJ, Paech MJ, Clavisi OM, Scott KL. Difficult and failed intubation in obstetric anaesthesia: an observational study of airway management and complications associated with general anaesthesia for caesarean section. Int J Obstet Anesth 2008;17(4):292-7.

201 Cousins L. Fetal oxygenation, assessment of fetal well-being, and obstetric management of the pregnant patient with asthma. J Allergy Clin Immunol 1999;103(2, Suppl 1): S343–9.

202 Bugge JF, Tanbo T. Nitric oxide in the treatment of fulminant pulmonary failure in a young pregnant woman with varicella pneumonia. Eur J Anaesthesiol 2000;17(4):269–72.

203 Silverman RK, Montano J. Hyperbaric oxygen treatment during pregnancy in acute carbon monoxide poisoning. A case report. J Reprod Med 1997;42(5):309–11.

204 Plotkin JS, Shah JB, Lofland GK, DeWolf AM. Extracorporeal membrane oxygenation in the successful treatment of traumatic adult respiratory distress syndrome: case report and review. Trauma 1994;37(1):127–30.

205 Manning FA. Fetal biophysical profile. Obstet Gynecol Clin North Am 1999;26(4):557–77.

206 Bobby P. Multiple assessment techniques evaluate antepartum fetal risks. Pediatr Ann 2003;32(9):609–16.

207 Harman CR, Baschat AA. Comprehensive assessment of fetal wellbeing: which Doppler tests should be performed? Curr Opin Obstet Gynecol 2003;15(2):147–57.

208　Kopecky EA, Simone C, Knie B, Koren G. Transfer of morphine across the human placenta and its interaction with naloxone. Life Sci 1999;65(22):2359–71.

209　New Zealand Health Information Service. Report on Maternity 2010. Wellington: Ministry of Health; 2012.

210　Li Z, Zeki R, Hilder L, Sullivan EA. Australia's mothers and babies 2011. Perinatal statistics series no. 28. Cat. no. PER 59. Canberra: AIHW National Perinatal Epidemiology and Statistics Unit; 2013.

211　Royal College of Obstetricians and Gynaecologists. Greentop Guideline No 7. Antenatal corticosteroids to reduce neonatal morbidity and mortality. 2010. London: Royal College of Obstetricians and Gynaecologists; 2010.

212　The Antenatal Magnesium Sulphate for Neuroprotection Guideline Development Panel. Antenatal magnesium sulphate prior to preterm birth for neuroprotection of the fetus, infant and child: National clinical practice guidelines. Adelaide: The University of Adelaide; 2010.

213　Bain E, Middleton P, Crowther CA. Different magnesium sulphate regimens for neuroprotection of the fetus for women at risk of preterm birth. Cochrane Database Syst Rev 2012;2:CD009302. doi: 10.1002/14651858.CD009302.pub2.

214　Ow LL, Kennedy A, McCarthy EA, Walker SP. Feasibility of implementing magnesium sulphate for neuroprotection in a tertiary obstetric unit. Aust N Z J Obstet Gynaecol 2012;52(4):356–60.

215　Vanden Hoek TL, Morrison, LJ, Shuster M, Donnino M, Sinz E, Lavonas EJ et al. Part 12: Cardiac arrest in special situations: 2010 American Heart Association guidelines for cardiopulmonary resuscitation and emergency cardiovascular care. Circulation 2010;122(18 Suppl 3):S829–61.

216　Royal Australian and New Zealand College of Obstetricians and Gynaecologists. College Statement: C-Obs 6. Guidelines for the use of Rh (D) immunoglobulin (Anti-D) in obstetrics in Australia. 2011. Melbourne: RANZCOG; 2011.

217　Pridjian G, Benjamin TD. Update on gestational diabetes. Obstet Gynecol Clin North Am 2010;37:255–67.

218　Nankervis A, McIntyre HD, Moses R, Ross GP, Callaway L, Porter C et al, for the Australasian Diabetes in Pregnancy Society. ADIPS consensus guidelines for the testing and diagnosis of hyperglycaemia in pregnancy in Australia and New Zealand (2014). Australian Diabetes in Pregnancy Society. Sydney, <http://adips.org/information-for-health-care-providers-approved.asp> [accessed 30.11.14].

219　Bamfo J. Managing the risks of sepsis in pregnancy. Best Pract Res Clin Obstet Gynaecol 2013;27:583–95.

220　Malek A, Mattison DR. Drug development for use during pregnancy: impact of the placenta. Expert Rev Obstet Gynecol 2010;5(4):437–54.

221　Hodge LS, Tracy TS. Alterations in drug disposition during pregnancy. Expert Opin Drug Metab Toxicol 2007;3(4):557–71.

222　Bacon RC, Razis PA. The effect of propofol sedation in pregnancy on neonatal condition. Anaesthesia 1994;49(12):1058–60.

223　Kopecky EA, Ryan ML, Barrett JFR, Seaward PGR, Ryan G, Koren G et al. Fetal response to maternally administered morphine. Am J Obstet Gynecol 2000;183(2):424–30.

224　Littleford, J. Effects on the fetus and newborn of maternal analgesia and anesthesia: a review. Can J Anaesth 2004;51(6):586–609.

225　Lee P, Eisman J, Center J. Vitamin D deficiency in critically ill patients. N Engl J Med 2009;360(18):1912–14.

226　Camargo C, Rifas-Shiman S, Litonjua A, Rich-Edwards J, Weiss S, Gold DR et al. Maternal intake of vitamin D during pregnancy and risk of recurrent wheeze in children at 3 y of age. Am J Clin Nutr 2007;85(3):788–95.

227　Javaid MK, Crozier SR, Harvey NC, Gale CR, Dennison EM, Boucher BJ et al. Maternal vitamin D status during pregnancy and childhood bone mass at age 9 years: a longitudinal study. Lancet 2006;367(9504):36–43.

228　Abu-Saad K, Fraser D. Maternal nutrition and birth outcomes. Epidemiol Rev 2010;32(1):5–25.

229　Sherman D, Lurie S, Frenckle E, Kurzweil Y, Bukovsky I, Arieli S. Characteristics of normal lochia. Am J Perinatol 1999;16(8):399–402.

230　Neville MC, Morton J. Physiology and endocrine changes underlying human lactogenesis II. J Nutrition 2001;131(11):S3005–8.

231　Neville MC, Keller RP, Seacat J, Lutes V, Neifert M, Casey C et al. Studies in human lactation: milk volumes in lactating women during the onset of lactation and full lactation. Am J Clin Nutr 1988;48(6):1375–86.

232　Grattan DR. Behavioural significance of prolactin signalling in the central nervous system during pregnancy and lactation. Reproduction 2002;123(4):497–506.

233　Arora S, McJunkin C, Wehrer J, Kuhn P. Major factors influencing breastfeeding rates: mother's perception of father's attitude and milk supply. Pediatrics 2000;106(5):E67.

234　Hartmann P, Cregan M, Ramsay DT, Simmer K, Kent JC. Physiology of lactation in preterm mothers: initiation and maintenance. Pediatr Ann 2003;32(5):351–5.

235　Sozmen M. Effects of early suckling of cesarean-born babies on lactation. Biol Neonate 1992;62(1):67–8.

236　Woolridge M, Greasley V, Silpisornkosol S. The initiation of lactation: the effect of early versus delayed contact for suckling on milk intake in the first week post-partum: a study in Chiang Mai, Northern Thailand. Early Hum Dev 1985;12(3):269–78.

237　Morse JM, Jehle C, Gamble D. Initiating breastfeeding: a world survey of the timing of postpartum breastfeeding. Int J Nurs Stud 1990;27(3):303–13.

238　Meier PP. Breastfeeding in the special care nursery. Prematures and infants with medical problems. Pediatr Clin North Am 2001;48(2):425–42.

239　Hale T. Breastfeeding pharmacology, <http://www.infantrisk.com> [accessed 02.11].

240　Hale TW. Medications in breastfeeding mothers of preterm infants. Pediatr Ann 2003;32(5):337–47.

241　Swyer G. Postpartum mental disturbances and hormone changes. BMJ 1985;290(6477):1232–3.

242　Christensson K, Cabrera T, Christensson E, Uvnäs-Moberg K, Winberg J. Separation distress call in the human neonate in the absence of maternal body contact. Acta Paediatr 1995;84(5):468–73.

243　Austin DM, Sadler L, McLintock C, McArthur C, Masson V, Farquhar C et al. Early detection of severe maternal morbidity: a retrospective assessment of the role of an Early Warning Score System. Aust N Z J Obstet Gynaecol 2014;54(2):152-5.

244　Carle C, Alexander P, Columb M, Johal J. Design and internal validation of an obstetric early warning score: secondary analysis of the Intensive Care National Audit and Research Centre Case Mix Programme database. Anaesthesia 2013;68(4):354-67.

第29章

器官捐献和移植

原著：Debbie Friel
翻译：尹利华
审校：刘方

学习目标

阅读完本章，将掌握以下内容：
- 区分昏迷和脑死亡。
- 理解捐献者的识别和提交的过程。
- 了解最佳征询知情同意的实践过程。
- 了解捐献者管理的原则。

引言

　　移植是一种可以拯救生命并具有成本效益的治疗方法，它提高了许多慢性疾病患者在终末期的生活质量。澳大利亚的移植手术开始于1911年，在塔斯马尼亚的朗塞斯顿总医院进行了胰腺移植。之后开始了其他组织和实体器官移植，指献者都是失去了心脏功能的人。在1941年进行了眼角膜移植，1956年进行了肾移植，1968年开展了肝和心脏的移植。新西兰的器官移植开始于20世纪40年代，是一例角膜移植术，20世纪60年代进行了第1次肾和心脏瓣膜的器官移植[1]。本章概述了同一时期澳大利亚和新西兰的器官移植实践以及不同类型移植的相关立法，介绍了ICU护士在器官捐献者及其亲属的照护与管理这一多学科综合小组中所扮演的角色。

　　1905年人与人之间的角膜移植在摩拉维亚（现在的捷克共和国）首次成功[1]。实体器官移植又过了几十年。1968年，哈佛医学院发布了一个关于"无希望的深昏迷患者"的报道，该报道说明，可以撤除"不可逆性昏迷"或"脑死亡"（他们使用的术语是可以互换的）患者的生命支持，在这种情况下经过允许，他们的器官可以获取并用于移植[2]。委员会主要关注的是为了实现器官捐献与移植，如何提供一个可接受的行为方式，来撤除捐献者的机械通气支持。1981年，美国总统委员声明，无论是循环、呼吸功能停止，还是脑部所有功能的丧失，都被认定为个体死亡，之后的结果是死亡判定法案引用了"全脑死亡"作为判定脑死亡的依据[2]。

　　1964年，脑死亡立法并可以在有心跳情况下获取器官在新西兰施行，1982年在澳大利亚施行，同期在欧洲的大多数国家也施行。这个立法预示着正式建立器官移植项目[3]。在澳大利亚，首次关于心脏和肺的移植开始于1983年，肝移植开始于 1985 年，心肺联合移植开始于 1986 年，胰肾联合移植开始于 1987 年，单肺移植开始于 1990 年[2]，小肠移植开始于 2010 年。在新西兰，首次骨骼移植是在 20 世纪 80 年代初，首例心脏移植手术在 1987 年，皮肤移植开始于 1991 年，肺移植开始于 1993 年，并于 1998 年开始了肝和胰腺移植[4]。由于免疫抑制药环孢素 A 的发现，移植成为了当今时代终末期器官衰竭的一个可行性选择[5]。

本章主要讨论了在澳大利亚和新西兰器官和组织的捐献过程及临床意义，本章内容主要针对重症护理范畴。

一、捐献系统

目前全世界有两个寻求器官和组织捐献的征询办法。一些国家（如西班牙、新加坡和奥地利）已立法"选择退出"系统，即推定同意系统，在这个系统中如果合格的捐献者生前未明确表明拒绝捐献，那么会在死亡后被系统默认为器官捐献者[6]（表 29.1）。在澳大利亚、新西兰、美国、英国和大多数英美法系国家采用的方法是"选择加入"，这个系统需要有潜在捐献者的近亲的明确同意[1]。在澳大利亚（例如，新南威尔士州和南澳大利亚州）的一些州和新西兰，人们会在驾驶执照和澳洲器官捐献者登记处，表明是否捐献器官[7,8]。在新加坡，1987 年的人体器官移植法令针对穆斯林人口采用的系统结合了推定同意系统和知情同意系统。日本和韩国的知情同意立法，分别于 1997 年和 2000 年生效，在此之前，只允许活体捐献和心脏死亡后的捐献[8]。

捐献者的类型

器官和组织捐献包括获取死者或活体的器官和组织，活体的捐献包括可再生组织（血液和骨髓）和不可再生组织（脐带血、肾、肝叶、肺叶、股骨头）。不同种类的捐献会产生不同的影响，例如，骨髓、肾、肝叶或者肺叶的捐献是有创的，对捐献者的健康会有一定的潜在影响[9]。相反，全髋关节置换的人可以捐献股骨头，因为股骨头是全髋关节置换后最终丢弃的部分。类似地，脐带血如果不在出生后立即获取最终也会被丢弃。

心脏死亡的人，很多可以作为眼睛、心脏瓣膜、心脏组织、长骨、骨盆、肌腱、韧带和皮肤的捐献者[10]。在确定脑死亡后，其"传统"的器官，如心脏、肺脏、肝、肾、胰腺、小肠以及包括眼睛等组织都可

以捐献。2010 年澳大利亚在全国范围内引进和开展心脏死亡器官捐献（定义无心跳捐献或者循环终止的捐献），能够增加肺、肾、肝、胰腺以及组织、眼睛等的潜在捐献[1]。

二、器官捐献和移植联网系统

捐献和移植过程在许多国家包括澳大利亚和新西兰在内是全国卫生健康体系共同协调合作的过程，这样一种特殊的管理机制造成了捐献和移植在各州之间的不同以及国家和各州卫生部门在资金管理方面的差异。

（一）澳大利亚器官和组织管理局

澳大利亚的器官和组织捐献立法管理基于国家和地区的司法管辖权。器官和组织捐献部门是家联网的，被称为澳大利亚器官和组织管理局（Australia as the Australian Organ and Tissue Authority，AOTA）。实体器官捐献机构位于新南威尔士（澳大利亚首都直辖区），维多利亚（塔斯马尼亚），南澳大利亚、北部直辖区、昆士兰和西澳大利亚。除西澳大利亚，各州独立的组织库负责整个澳大利亚组织获取，器官捐献机构负责所有器官和组织的获取。其他国家在捐献者的照护和受者选择方面使用类似的多学科综合管理模式。

澳大利亚器官和组织管理局是全国捐献与移植最高权限机构，协调全国所有管辖区域和部门器官、组织捐献及移植工作。该机构于 2009 年建立，以 2008 年澳大利亚器官及组织捐献和移植管理法令为基础，作为一个独立的法定机构，归属于澳大利亚政府健康及老龄化部门，最大限度提高捐献率并且实现 9 项国家改革方案措施：

- 一个全国性的处理方法和系统：器官捐献机构国家性机关和网络。
- 致力于器官捐献的专门医院员工和系统。
- 医院活动资金。
- 全国性专业认知和教育。
- 协调的、持续的社区认知和教育。
- 对捐献家庭的支持。
- 安全、公平、透明的全国性移植网络。
- 全国性眼睛和组织捐献移植网络。
- 其他全国性方案，包括活体器官捐献项目。

澳大利亚器官和组织管理局的最初目标是通过"引领和支持全国捐献方法和系统最佳实践的新

表 29.1
国家立法种类[1]

国家	立法种类	年份及描述
澳大利亚	知情同意	1982 年，捐献者注册开始于 2000 年
奥地利	推定同意	1982 年，非捐献者注册开始于 1995 年
比利时	推定同意	1986 年，联合捐献注册开始于 1987 年，家属被告知，并且有权利拒绝捐献
保加利亚	推定同意	1996 年，在实践中，需要家人同意捐献
加拿大	知情同意	1980 年
克罗地亚	推定同意	2000 年，始终需要家属同意
塞浦路斯	推定同意	1987 年
捷克共和国	推定同意	1984 年
丹麦	知情同意	1990 年，联合注册开始于 1990 年，之前为推定同意
爱沙尼亚	推定同意	没有明确日期
芬兰	推定同意	1985 年
法国	推定同意	1976 年，非捐献者注册开始于 1990 年，家属可更改死者捐献意愿
德国	知情同意	1997 年
希腊	推定同意	1978 年
匈牙利	推定同意	1972 年
印度	知情同意	1994 年
爱尔兰	知情同意	与英国立法相同
以色列	推定同意	1953 年
意大利	推定同意	1967 年，联合注册开始于 2000 年，捐献前需要与家属沟通
日本	知情同意	1997 年
拉脱维亚	推定同意	没有明确日期
韩国	知情同意	2000 年
立陶宛	知情同意	没有明确日期
卢森堡	知情同意	1982 年
荷兰	知情同意	1996 年，联合注册开始于 1998 年
新西兰	知情同意	1964 年
挪威	推定同意	1973 年，需要和家属沟通，家属有权拒绝
波兰	推定同意	1990 年，非捐献者注册开始于 1996 年
葡萄牙	推定同意	1993 年，非捐献者注册开始于 1994 年
罗马尼亚	知情同意	1998 年，联合注册开始于 1996 年
新加坡	推定同意	1987 年，针对穆斯林人口采取知情同意
捷克斯洛伐克	推定同意	1994 年
斯洛维尼亚	推定同意	1996 年
西班牙	推定同意	1979 年，在实践中
瑞典	推定同意	1996 年，如果不知道死者的医院家属有权拒绝，之前是知情同意
瑞士	知情同意	1996 年，一些地区是推定同意
土耳其	推定同意	1979 年，在实践中，需要家人书面同意捐献
英国	知情同意	1961 年，捐献者注册开始于 1994 年
美国	知情同意	1968 年，在一些州需要捐献者注册

注解：联合注册是注册同意和拒绝

世界，实现澳大利亚拯救生命和延续生命的移植数量显著持久增长"。澳大利亚器官和组织管理局下的器官捐献网络包含整个澳大利亚的器官捐献机构和医院员工，致力于器官和组织捐献。根据全国协议和系统，器官捐献机构与医院同时进行合作，作为国家综合网络的一部分，重组并重新命名，以管理和实现器官捐献过程[1]。新西兰的法规是全国性的，新西兰器官捐献机构负责协调所有已故捐献者的器官和组织的获取[4]。

（二）规章和管理

在澳大利亚，涉及器官和组织获取以及移植的质量流程受澳大利亚药物管理局监管[11]。尽管澳大利亚和新西兰政府之间已达成了建立《药物产品监管联合方案》的协议，但目前新西兰的医疗器械和辅助用药医疗市场还不正规[9]。其他国家也有类似的机构对包括器官和组织捐献在内的医疗卫生保健产品进行规范[10]。

在澳大利亚，重症监护的潜在捐献者的识别和管理受澳大利亚和新西兰重症监护学会（ANZICS）监管[2]。器官捐献机构负责对专业医护人士进行教育培训，提供整套培训资源，这项命名为澳大利亚捐献认知项目（ADAPT）的专业教育计划包括三个部分。在全国范围内，澳大利亚捐献认知项目与澳大利亚重症监护护理学院（ACCCN）和重症监护医学学院合作，对重症医学科护理人员的培训仍然是核心培训模块。国际上，欧洲器官捐献培训项目和欧洲中心为伙伴关系，为不同专业资历人士提供专业教育；印度在欧洲多个协会的支持下为医务人员提供在线教育[6]。美国器官共享与分配网络对器官捐献和移植提供一系列的在线教育和资源共享。

澳大利亚和新西兰移植协会（TSANZ）负责管理捐献者标准和器官分配。澳大利亚和新西兰器官捐献注册（ANZOD Registry）系统核对捐献者和受者数据，并发布年度数据。此类专业领域的相关专业机构遍布这两个国家。澳大利亚移植协调者协会（ATCA）由临床医生们组成，临床医生作为捐献和/或移植的协调员，而移植护士协会这一特殊群体是专门为移植受体进行工作的（见在线资源）。

在新西兰和澳大利亚，器官捐献以立法的形式进行管理，包括死亡前后的人体组织使用。该法令赋予个体选择成为捐献者的权利，并保证器官捐献得以进行，除非捐献者撤销捐献意愿或家属未予同意。如果死者的意愿不明确，器官捐献取决于家属是否同意。

在澳大利亚，法律规定死亡是：大脑功能不可逆转的终止或人体血液循环不可逆转地终止[2]。

在澳大利亚和新西兰，组织捐献监管亦非常严格。在澳大利亚，联邦法定机构是澳大利亚药物管理局（TGA）[11]，新西兰的法定机构是药品和医疗器械安全管理局（MEDSAFE）。

三、器官和组织捐献识别

直接影响多器官捐献数量的 4 个主要因素是：
- 脑死亡发生率
- 潜在捐献者识别（心脏死亡和脑死亡的捐献者）
- 脑死亡确认和捐献知情同意
- 脑死亡后捐献者管理

（一）脑死亡

脑死亡发生率传统上决定潜在器官捐献者数量。脑死亡诊断已经被广泛接受，并且大多数发达国家已经对脑死亡定义及器官获取与移植立法[12]。在澳大利亚和新西兰，最常见脑死亡的原因已经从创伤性脑损伤变为了脑血管意外损伤，这一因素影响了器官和组织的获取。捐献者年龄更大，且伴有心血管和其他并存症[13]。如果器官和组织不能够获取用来做移植，则没有必要从法律上确定脑死亡，治疗无意义[2]。

在澳大利亚需要 2 名医护人员参与确定脑死亡，其中一个人必须为指定的专业人员（后附描述）。只有人工机械通气支持的患者才能从临床上鉴定脑死亡，是因为大脑缺血会导致呼吸和心跳停止，咳嗽反射消失。人工（机械）通气维持氧供给心脏起搏点（窦房结），其功能独立于中枢神经系统。脑死亡情况下由于自主神经系统的血管舒缩控制功能丧失，体温调节功能失衡，激素活动性减少，脑神经反射消失，可导致低血压。表 29.2 列出了通常与脑死亡相关的症状，但并不是所有脑死亡患者会表现出全部的症状。无论如何进行外部生命支持，脑死亡发生后几小时到几天后都会发生心搏停止[15, 16]。

测试方法

脑死亡的测试目的是确定不可逆脑功能停止。测试不能证明每一个脑细胞死亡，而是要证明脑组织缺血导致的不可逆损伤及脑干的生命活动停止。在这个过程中有若干步骤，第一步是观察期。从观察到无反应之后，至少观察 4 小时，如采取低温治疗缺血缺氧性脑损伤，复温至 35℃ 之后，需要 24 小时的观察期。该项必须在第一组测试开始之前记录下来。患者在机械通气的情况下，格拉斯哥评分为 3 分，无瞳孔反射，咳嗽吞咽反射消失，且无自主呼吸活动[2]。第二步是考虑前提条件（框 29.1）。一旦观察期间已通过（在此期间患者接受持续治疗）并且满足前提条件，可以开始正式测试。

表29.2
脑死亡相关情况[2,13]

情况	发生率
低血压	81%
尿崩症	53%
DIC	28%
心律失常	27%
心搏骤停	25%
肺水肿	19%
缺氧	11%
酸中毒	11%

框29.1

脑死亡测试前提条件[2]

明确损伤及昏迷的诊断与脑死亡发展过程一致
排除药物干预
排除代谢昏迷原因（如严重电解质或内分泌异常）
排除低体温（核心温度 >35℃）
收缩压 >80mmHg
确认神经肌肉传导通畅

实践提示

由于患者可能成为眼睛 / 角膜捐赠者，进行角膜反射测试时，注意不要引起角膜损伤，以免影响角膜移植。

如可能，邀请近亲观察第 2 组临床测试，能帮助他们进一步理解脑死亡。如上述可行，可指定助理人员陪同近亲，并向其解释测试的过程。

Adapted from Siminoff LA, Mercer MB, Arnold R. Families'understanding of brain death. Prog Transplant 2003; 13(3): 218-24, with permission.

脑死亡的正式测试包括临床评估和脑血流量研究[2]。脑干的临床评估，包括评估脑神经和呼吸中枢。最常见的测试方法见表 29.3。若所有刺激均无反应，只要其他反射也是消失的，最后测试呼吸中枢无反射，则脑死亡被确认。除特定的年龄相关标准外，测试可以连续进行，但不能同时进行，两组临床试验之间没有固定的间隔[2]。

如果框 29.1 中概述的前提条件无法得到证实，通过脑血流成像来证明没有血液流向大脑，进而可以确定脑死亡。血管造影术和放射性核素扫描均可用于确认脑死亡。血管造影术可以通过直接注射双侧颈动脉和单一或双侧椎动脉实现，也可以通过腔静脉或主动脉弓注射实现。当颈动脉虹部没有血流时，确认为脑死亡。放射性核素扫描采用短效同位素示踪法或喷雾法运用伽马相机观察 15 分钟。颅内没有吸收同位素，证实没有血液流向大脑[18]。

如果确认脑死亡，记录脑死亡时间。死亡时间为脑死亡测试结果被证实的时间（例如，完成第 2 组的临床测试的时间或记录脑血流量扫描结果的时间）[2]。

（二）潜在多器官捐献者的识别

第 2 个影响实际器官捐献者数量的因素是对潜在捐献者的识别。潜在的捐献者定义为可能已经脑死亡，或已经确认脑死亡这种情况的患者。器官和组织捐献的纳入和排除标准一直在不断修订和完善，也可能取决于危重等待名单上的患者[19]。考虑到潜在器官捐献者的医疗适用性，每天 24 小时，每周 7 天，都可以在澳大利亚各州和各地区的器官捐献机构获得建议（见在线资源）。

1. 取得知情同意

第 3 个影响捐献者数量的因素是脑死亡确认和对捐献的知情同意。根据澳大利亚各州人体组织法案和澳大利亚药物管理局指南，对个体器官和组织的捐献使用征询同意，而非采用"整体"方法。如获得同意，个体的组织会被记录在同意表格上，通过电话征得同意的，也会被记录命名；只有这些同意捐献的组织才会被获取使用。

在澳大利亚和新西兰的常见做法是在患者被证实死亡后，参与治疗的医务人员发起或至少参与患者近亲的征询过程[2]。对于已表明在死亡时候希望捐献器官的患者来讲，对近亲的征询也是医护人员对患者的一部分责任[2]。对家人来讲，提供捐献器官的这一个选择，也是对家人的一种责任[2]。这一

表29.3
临床脑死亡测试[2,17]

测试	脑神经/神经功能	测试技术	结果
1. 疼痛刺激反射	三叉神经Ⅴ（感觉），面神经Ⅶ（运动）	对脑神经分布处刺激（例如，用力按压眼眶上部）	如果没有反射，患者不会有疼痛表情或反应
2. 瞳孔对光反射	视神经Ⅱ，动眼神经Ⅲ	运用手电筒	如果没有反射，瞳孔固定；可能或者可能不扩大
3. 角膜反射	三叉神经Ⅴ（感觉），面神经Ⅶ（运动）	使用棉绒接触角膜	如果没有反射，眼睛无反应或眨动
4. 吞咽反射	舌咽神经Ⅸ，迷走神经Ⅹ	使用压舌板检查口咽或移动ETT	如果没有反射，没有呕吐或下咽反应
5. 咳嗽反射	舌咽神经Ⅸ，迷走神经Ⅹ	使用吸痰管在气管插管内伸至隆突处故意刺激	如果没有反射，无咳嗽反应
6. 眼前庭反射	前庭蜗神经Ⅷ，动眼神经Ⅲ，外展神经Ⅵ	首先检查双侧鼓膜是否完整并且无阻塞；之后使眼睛睁开，向双耳内灌入50ml冰水	如果没有反射，眼睛会保持不动，而不会远离刺激处
7. 呼吸暂停测试	延髓呼吸中枢	当所有其他反射都无反应的时候，此测试为最后一项。患者预先吸入100% O_2，之后进行ABG分析以确定CO_2基准。随后患者停止机械通气但用氧气导管或三通管供氧。观察患者呼吸迹象	断开机械通气的时间必须足够长到使动脉二氧化碳水平上升到足以刺激呼吸的阈值，例如，动脉CO_2>60mmHg和动脉pH<7.30
8. 头眼反射（洋娃娃眼征）	脑干的第Ⅲ、Ⅳ、Ⅵ对脑神经控制眼部功能和核间；迷路半规管，耳石和颈部肌肉本体感受器	虽然不是脑死亡的正式测试，这个测试依然作为常规测试流程的一部分。如果患者颈椎不稳定，那么无法进行这个测试。把患者眼睛打开，从一侧到另一侧旋转头部，观察眼睛位置	如果没有反射，眼睛会着头部移动，而不能随着眼眶移动，这预示着严重的脑干损伤

ABG = arterial blood gas; CO_2 = carbon dioxide; ETT = endotracheal tube.

观点已经被由捐献者家属参与的一份调查所证实。调查显示，所有捐献者的家属表示他们很感激能够提供他们选择权[20]。当与一个家庭讨论器官捐献的时候，有三个要素：

- 他们的知识、信仰和态度
- 他们在医院中的经历
- 对专业医护人员行为的信任和偏见[21]

征询方法的结果不可预期，因为这种预期可能会影响你的行为"情绪"。美国的一项大型研究表明，临床工作人员当被要求预测近亲的反应时，他们的预测50%是不正确的[22]。

对器官捐献的态度受到精神信仰、文化背景、之前器官捐献的相关知识、对利他主义观点和此前医疗体验的影响[21]。近亲考虑两个相关方面包括目前的态度和知识：决策者本身的思想和感觉，以及捐献者之前的意愿和信仰[23]。有证据表明，捐献同意率与此前对器官捐献积极结果的认识之间有关联[21,24]。一项大型美国研究显示，当确认脑死亡诊

断的洽谈和器官捐献的洽谈分开举行，洽谈在私密环境中举行，器官捐献专业员工和经过培训的协调者参与其中的时候，捐献同意率则会提高[21]。

发布相关信息

所有医护专业人员需要注意的重要一点是，由于此次家庭危机，家属的压力和心理反应，他们对信息接受和理解能力或会降低[20,21,25]。与家庭成员的交谈是整个器官捐献和移植过程的基础，所以关于脑死亡的讨论必须是明确和着重的，注意避免采用医学术语，其中应包括生理含义解释[26]。图表、类比、扫描影像和书面文件能帮助家属进行理解[27]。描述脑死亡的一种方法是，脑死亡就像拼图游戏其中一块丢失，就像大脑和身体其他部分之间的关系[27]。医护人员的训练以及对这种情形的角色扮演，例如澳大利亚的澳大利亚捐献意识项目（ADAPT）、欧洲器官捐献训练项目（见在线资源），这样的机会可能会帮助到家属[1,27,28]。

确认脑死亡的时刻即是一个人法定死亡时间。

应该多和家属讨论他们的选择以及所带来的相关影响。选择有：第一，停止通气，允许心脏停止跳动；第二，保持通气和血流动力学支持，方便进行可行的器官和组织捐献。器官获取过程必须经过充分的解释，以确保知情同意的决定，但也不可过度，从而超出家属的承受范围[21]。表29.4列出了在器官捐献谈话中可能出现的一些方面。当提供给家属的信息中有好消息也有坏消息的时候，建议先陈述好消息，即捐献的益处，家属有权拒绝同意捐献，降低医疗成本；然后再陈述不太好的消息，需要外

表29.4

器官捐献及获取过程的信息有助于形成决策

决策	事项
确保近亲（NOK）理解	脑死亡 死亡时间 危重护理中，如保持通气，终会器官衰竭 有两个选择：立即停止通气，或进行器官捐献
如果近亲选择捐献	在心搏停止时，近亲不会和捐献者在一起 捐献者仍在重症监护，维持监测和通气，直到进行器官获取手术 向其解释器官捐献手术，包括麻醉师监控血流动力学和通气 向家属解释由于捐献者不会感到任何疼痛，所以不会进行麻醉 讨论可能适合摘除移植的器官和组织 近亲可以给予部分的同意；他们没有义务授予全部同意 只有经过同意的指定器官和组织将用于摘除移植 给予预估的过程时间 解释血液被抽取和储存的原因 建议有一名协调员在整个过程中陪伴家属 解释捐献者进行摘除手术之后的护理流程 捐献器官不会耽误葬礼计划 对同意书进行解释 提供同意书的复印件 向捐献家庭和接受者解释《人体组织法》的隐私含义 解释捐献或被中断进行的原因 解释器官移植可能是州际的 如有异常或疾病，将不会获取器官 解释研究同意：提供研究页面的复印件 该网站指定官员也将会签署同意书
验尸官方面	验尸官需要予以同意 需要警方鉴定 尸体解剖、大脑摘除 在摘除后，死者将会被送入验尸官的太平间 解释验尸官法庭的联系
如果器官捐献后，不能用于移植	提供选择。器官可以放回捐献者身体内或当做医疗废弃物处理
支持性服务	提供看望患者的机会，或在器官捐献后，进行电话慰问 提供头发和／或手印 提供协调员的详细联系方式 解释其他适用的支持性服务
后续信息	获取结果 接受者手术结果 书面材料和信件 移植协调员给予问题答复

科干预的事实，以及无法保证捐献器官一定会被移植[1]。家属通常会从捐献有利的作用中获取慰藉，帮助其他家属或减少其痛苦。请注意，最佳实践方法旨在帮助家属做出对于他们来说"正确"的选择，而非一定要求家属同意捐献。

2. 与家属的洽谈

首先要考虑确定哪位家属是适合于器官捐献讨论，然后需要考虑会谈进行的过程。在澳大利亚，对于成年人和儿童的最近亲属的定义是严格按照顺序排列的（表 29.5）。在新西兰，没有对近亲进行等级分层，包含未亡配偶和亲属[2]。在这两个国家，近亲可以改写死者生前的愿望，但经验显示，如果死者的愿望已被众所周知，那么家属很少会不同意[2]。

表 29.5
澳大利亚立法中儿童、成年人的亲属关系

捐献者	资格顺序	关系
儿童	1	父母
	2	成年兄弟姐妹（18 岁以上）
	3	监护人（濒临死亡）
成年人	1	配偶或同居关系（在死亡时）
	2	成年子女（18 岁以上）
	3	父母
	4	成年兄弟姐妹（18 岁以上）

与家属交谈的时间、地点、内容及过程都是重要的考虑因素。与家属沟通的有效协议必须包含：第一，频繁和诚实地告知患者的预后情况；第二，对于脑死亡清晰的解释；第三，在家属接受患者已经死亡的事实之后，分开进行脑死亡和器官捐献的交谈[21,29]；第四，在私密而又安静的环境中进行交谈[21,22,29]；以及一名拥有明确角色身份的器官捐献专业人员需要参与交谈[22]。

有强有力的证据显示，确认脑死亡诊断的会谈应该与协商器官组织捐献选择的会谈分开举行[29]。实际上，应根据具体个案情况，评估交谈的节奏和进程。有些情况下，与家属进行器官捐献的会谈可能在确认脑死亡确定之前[2,30]。

通过对捐献者和非捐献者家庭成员的调查中，在此过程中有另外三个影响因素：

- 使用不恰当的术语。比如用"收获"称呼器官获取手术（这是很刺耳的、不庄重的），以及用"生命支持"来称呼机械通气（这可能会令人产生患者会复苏或恢复的希望）[2]。
- 相关人员着装问题。相关人员穿着手术服或者塑料手术围裙会让家属猜想他们亲人手术的情况。不穿此类服装的捐献协调员则会更容易进行沟通[21]。
- 时机或使用同意捐献来源的信息，如器官捐献者的登记信息或者驾照，将会被视为胁迫的、不尊重的。目前在澳大利亚临床实践中，包括检索澳大利亚器官捐献注册系统（AODR），通知家属，协助他们对其挚爱的人的心愿做出知情同意。

3. 医护人员的角色、描述及参与

参与解释脑死亡的医护人员必须对脑死亡有清楚的了解，在向家属解释之前，自己必须练习过如何解释[21]。最理想的是，征询者在征询器官和组织捐献方面受到过专门的训练，并且已完成澳大利亚 ADAPT 课程。此外，器官捐献协调员会在现场予以协助，并且回答家属的具体问题[2]。在器官和组织捐献过程中，危重监护对各方面来说都是极为重要的。当确定死亡时，这意味着一个阶段的结束，对于死者和其挚爱的人来说是很沉痛的，对医护人员来说可能是一段充满压力的和筋疲力尽的体验[1,25,31]。接近一个潜在的捐献家庭是需要多个学科小组的共同努力，在患者确认脑死亡之后，鼓励医护人员继续参与和家属之间的后续工作[2]。在器官和组织捐献过程中，护士的参与也是关键的，其中包括参与整个捐献过程，在征询过程中，对捐献者和家属的照顾[21]。捐献者家属认为护士在提供相关信息及情感支持上是最有帮助的医疗专业人员[2,11]。

在危重护理中，给予捐献家庭支持的还有社会工作者、牧师、爱心人士及其他相关专业医护人员。通常情况下这些专业人员会为捐献者家庭工作几天，作为朋友，对捐献家庭给予帮助，提供信息来源，对法医的需求予以解释，针对器官捐献进行宗教仪式。多数宗教都是对器官和组织捐献移植给予支持和肯定，并且会引导家属做出他们认为正确的选择[1,32]。

在许多国家，器官捐献协调员作为信息资源提供者，会在合适的时候，受邀参与危重护理。捐献方面的专家如果有时间，可以陪伴家属，是接近潜在捐献家庭的最佳人员[21,33]。

实践提示

多学科团队参与器官捐献的过程，不仅限于在重症监护室的工作人员。为了实现捐献者的意愿，提供捐献器官和组织用于移植，需涉及以下几个方面：

- 医学
- 护理
- 综合医疗保健
- 牧师关怀
- 运营服务
- 管理
- 验尸官和法官
- 指定人员

Adapted with permission from the DonateLife website, <http://www.donatelife.gov.au>.

（1）指定专家的角色

在许多国家，依据脑死亡判定标准来判定脑死亡的高级医护人员必须由管理局的相关卫生机构任命，近期拥有相关经验，不会涉及移植接受者的选择[34]。在澳大利亚，大多数脑死亡判定的医疗专家是大城市医疗中心的重症医学科、神经内科、神经外科医生，以及农村地区的普通外科医生或内科医生[34]。

在新西兰，不需要任命指定专家，医务人员可以独立确定脑死亡，但他们不能是移植团队中的成员。必须有相应资质，并且在护理此类患者有着丰富的经验[2]。新西兰器官移植执业法规同样也建议该类医务人员不可参与器官捐献供者的治疗工作，而且其中需由一名专家负责器官捐献者的临床照护[35]。

（2）指定官员的角色

在澳大利亚法律体系下，专员由机构理事会任命，授权非正常死亡验尸，从逝者身上获取组织用于移植，或者用于其他医疗、医学或科学方面的目的[2]。专员在授予权利之前，必须做好所有必要的调查，并获得任何必要同意。医疗人员、护理人员和管理人员可以被任命担当此角色，但如果他们在捐献个案中，已有临床和个人方面关联，则不能参与捐献过程中[2]。

新西兰立法中并没有使用"指定官员"这一术语。在 2008 年版《人体组织法案》中，人具有平等权利合法拥有自己的身体[35]。在医院的案例中，这个人被作为负责医疗官[2]。在实践过程中，治疗医师将承担与患者家属沟通咨询的任务。

（3）验尸官和法医病理学家的角色

鉴于死亡的性质，多数捐献者需经过验尸检查。在此情况下，根据地方政策法律和知情同意征询流程，法医病理学家和验尸官被允许进行器官和组织的获取。验尸系统对器官捐献移植极为支持。在 2012 年，43% 澳大利亚和 50% 新西兰的多器官捐献者是由验尸官处理的[34]。

（三）同意指标数据库

最具影响力的变量是一个人可能会影响整个家庭的决定。提前做好指令或者事先表示同意，这些信息会让人"更容易"做出决定[36]，并且会保护患者的自主权[28, 36]。尽管决策者可能会做出相反的决定，但是患者的愿望却能得以遵从。反过来说，尽管潜在捐献者同意进行捐献，但是如果所有家属都反对进行器官捐献，那么基于道德方面的考虑，将不会进行器官获取[1]。表 29.6 列出澳大利亚和新西兰的前瞻性捐献数据库。

（四）文化因素

在许多国家，包括澳大利亚和新西兰，存在文化大融合，接近一个家庭最好的方法就是带着开放的思想，并能意识到家庭成员需要什么信息才能做

表 29.6

在澳大利亚和新西兰同意指标数据库

国家	数据库名称	主体	数据库信息的访问	加入方式
澳大利亚	澳大利亚器官捐献者登记	澳大利亚国民保险	限于被州捐献生命机构和组织库任命的协调员	通过医疗保险办公室、互联网或电话（1800 777 203）
	驾照	各州道路与交通部门（各州规定不一）	限于被州捐献生命机构和组织库任命的协调员	申请驾照并更新表格
新西兰	驾照	新西兰陆地运输局数据库	限于被国家移植捐献协调办公室任命的协调员	申请驾照并更新表格

出决定。不同的文化群体依然存在着巨大的差异，预期和显示不可能完全相同。当医疗保健方面专家并不确定家属是如何认知某种情景的时候，此时最好的方法是去问，了解家属的期望和需求可以带来更好的交流[21, 22]。重要的一点在于，潜在捐献家庭当中最明显的不同是社会经济和教育方面的差异，而不是文化或者种族背景方面的差异[37-39]。所以，必须由医疗专家对个体进行评估，并指导家庭洽谈的方法。第 8 章将会讨论重症医疗护理的文化方面的观点。

四、器官捐献的护理

在潜在器官捐献者管理中，了解脑死亡生理学和时间管理的重要性非常关键。那些有持续创伤性脑损伤的患者会在脑死亡后迅速恶化，生理功能严重不稳定，需要严密的监测和专业治疗，以维持器官灌注。由于突然、意外疾病或创伤导致患者死亡，此时对患者家属来说是需要承受极大痛苦的。因此，有关器官和组织捐献的讨论必须由一名专业水平强、能确保过程质量的专业熟练的征询者，通过柔和、体贴的方式进行[2, 37, 40]。

理想情况下，脑死亡和器官获取之间的时间应该尽量短，以确保接受器官移植的患者能够得到最佳的效果。所以，医疗管理的重点就从确保脑灌注变为维持好用于移植器官的灌注[37]。尽早提交，受到认可的管理协议的申请以及捐献中心和器官获取团队之间的合作是最重要的。对捐献家属的关怀是捐献过程中的重要一部分。对于如何适当地应对及管理丧失亲人的家属，最新最确切的信息是非常关键的。

（一）潜在捐献者的提交

如果已经授权同意，那么捐献提交流程通常是立即进行。时间拖得越长，器官衰竭相关的并发症就越有可能出现[12]。在 2012 年，从确认脑死亡到器官获取之间的间隔时间中位数，澳大利亚是 18.5 小时，新西兰是 14.2 小时[35]。

在提交过程中，最开始是医院专家和器官协调员了解潜在捐献者过去和目前的医疗、手术和社会历史信息，然后将这些信息传送到器官移植的相关部门（见表 29.7）。2014 年，澳大利亚引进全国电子捐献记录，确保信息安全快速的传送给移植部门，而非某一个移植部门打电话进行发布信息。通过应用这些信息，器官移植团队能够把器官分配给最合适的接受者。如果这个器官移植团队没有匹配的接受者，那么根据澳大利亚和新西兰移植协会（TSANZ）指南，这个器官将会分配至澳大利亚或新西兰其他的团队[19, 41]。

表 29.7 澳大利亚移植协调员协会（ATCA）提交信息

项目	详情
个人详细信息	地址、电话号码、性别、年龄、身高、体重、种族、宗教、形体、职业
目前住院详情	住院、插管、进入重症监护、其他创伤或重大事件的日期时间
宣布脑死亡	死亡原因、时间、日期、测试方法
同意信息细节	器官、指定工作人员详情、验尸官详情、警方详情、同意人、已访问的数据库
捐献历史	家庭、医疗、外科、旅行记录、社会背景以及性经历
血液结果	血型、住院时以及过去 12 小时内的生化值、微生物学，气体交换检查
检查结果	胸部 X 线，包含肺体积测量、心电图、超声心动图、支气管镜检查、痰液
血流动力学	血压、平均动脉压、心率、中心静脉压、体温
住院史	心搏骤停、体温、肾功能、营养、药物和液体管体
体格检查	伤痕、创伤、针痕等

实践提示

所有脑死亡患者均需要经过国家相关器官捐献机构进行医学适合程度的评估。和国家器官捐献机构联系求意见，并不会构成器官捐献的义务或者器官捐献的正式提交。

Adapted with permission from Australasian Transplant Coordinators Association. National guidelines for organ and tissue donation, 4th ed. Sydney: ATCA; 2008.

（二）组织类型和交叉配型

在评估和提交的过程中，重要的一点在于组织类型检查、交叉配型及血液的潜在病毒检查。血液取自捐献者的动脉或者中心导管，并且送到相关认证实验室（表 29.8）。组织类型检查能够识别 6 号染色体上白细胞抗原（HLA）的基因表型。白细胞抗原控制免疫系统对"自身"组织及外来组织的反应，并负责对外来组织进行最初的免疫反应。被移植的器官将会永远被识别为外来组织，所以要使用免疫抑制药物抑制免疫反应。交叉配型常规的对这一免疫反应进行评估。潜在捐献者的淋巴细胞被添加到受体的血清中，以测试受体身上是否存在拮抗捐献者 HLA 抗原的抗体。当受体血清破坏捐献者的细胞时，交叉配型将显示阳性，这是移植禁忌[32,41]。

表 29.8
器官捐献所需的血液测试

测试要求	检验
血清学	艾滋病病毒Ⅰ和Ⅱ 人体T细胞白血病1抗体 乙型肝炎表面抗原 乙型肝炎表面抗体 乙型肝炎核心抗体 丙型肝炎表面抗体 巨细胞病毒（IgG） EBV（新南威尔士州除外） 梅毒（南澳大利亚州除外） 弓形虫 IgG 和 IgM（仅限南澳大利亚州、北领地和西澳大利亚州） 生殖器单纯疱疹病毒（仅限西澳大利亚州）
NAT 筛查 （核酸检测）	并非所有捐献者都需要进行检查。目前检查只能在澳大利亚红十字会血液服务部门进行。国家器官捐献协调员会协助完成检查过程 艾滋病病毒核酸检测（维多利亚和新南威尔士州常规检测） 丙型肝炎病毒核酸检测（维多利亚和新南威尔士州常规检测）
组织类型	与相关的潜在接受者 ABO 血型的血液进行交叉配血

Ab=antibody; CMV=cytomegalovirus; EBV=Epstein-Barr virus; HCV=hepatitis C virus; HIV=human immunodeficiency virus; HSV =herpes simplex virus; HTLV=human T-lymphotropic virus; IgG=immunoglobulin G; IgM=immunoglobulin M; NAT=nucleic acid testing; sAb=surface antibody; sAg=surface antigen.

（三）捐献管理

第 4 个影响器官实际捐献数量的因素是确认死亡之后，对捐献者和家属的临床管理。捐献者临床管理的目的是保证对捐献者尊重及对家属的支持，在器官获取之前，保证并优化器官功能。除了以大

脑为方向的治疗法之外，除非确认不进行器官捐献，否则其他 ICU 相关治疗应持续进行[2]。血液生化、生命体征、尿量的理想参数和临床管理细节见框 29.2。

框 29.2

潜在捐献者的医疗管理[2,25]

提交

向国家器官捐献机构提交所有潜在器官捐献者，即使不确定在医学上是否适合。适用标准可能会随着时间，或者根据接受者的情况而变化（例如：某一个人在病危名单中）

医疗管理

维持平均动脉压（MAP）>70mmHg：维持容量，需要时给予增强心肌收缩力药物（如去甲肾上腺素和或加压素 5～2.5U/h）

保持足够的器官灌注（检测尿量、乳酸），考虑侵入性血流动力学监测

每 2～4 小时检测电解质（Na^+，K^+），纠正至正常范围内

怀疑尿崩症（尿量>200ml/h，血清钠水平升高）：给去氨加压素（DDAVP）（例如，成人 4mcg 静脉注射），并用 5% 葡萄糖或无菌水输液补充容量损失（仅通过 CVAD，密切观察红血球溶解情况）

治疗高血糖症（注射用胰岛素输液）：目标血糖为 5～8mmol/L

保持体温>35℃。建议预防性地使用保温毯等，一旦体温过低，可能难以扭转

提供持续呼吸道护理[吸痰、体位或转动，呼气末正压通气（PEEP），肺复张]

维持血红蛋白>80g/L

激素替代疗法

激素替代疗法的使用仍然存在着争议，在澳大利亚不会被经常使用。一些中心机构坚持在血流动力学不稳定（除了容量复苏和低剂量的心肌收缩药）和或心脏射血分数<45% 的情况下使用。典型方法包括：

三碘甲状腺氨酸（T3：4μg 静脉推注，然后由静脉输液 3μg/h

精氨酸加压素（AVP）：0.5～4.0U/h 维持平均动脉压（MAP）在 70mmHg

甲泼尼龙：15mg/kg 单一静脉注入

（四）器官获取手术

器官获取手术应该在捐献者在 ICU 接收强化治疗的医院进行（通常由区域医院或农村医院转过来），该医院的手术室医护人员需要参与其中。完成常规术前检查，文件准备齐全，包括死亡证明和器官组织获取同意书等，然后捐献者将被转移至手术室。手术开始前，所有器官获取手术团队成员需要阅读所有的文件，尤其是同意书。根据捐献器官的不同，手术团队会针对腹部器官和胸腔器官，使用相应的手术设备。一名麻醉师监控血流动力学情况、通气情况，并进行药物管理，其中可能包括术前，在手术团队同意的情况下使用长效肌肉松弛药以防止脊髓反射干扰手术过程[32]。没有其他麻醉师参与其中。当地医院的医护人员将与前来手术的团队共同进行手术。器官捐献机构的协调员将在场记录所有文档信息和手术结果，完成家属针对手术的任何心愿，并作为所有医护人员的信息资源。

根据器官获取的范围，手术可能会持续 4～5 个小时；当外科医师们确定了各个解剖点之后，将使用阻断血流的方法。医师在膈下和主动脉弓用血管钳将主动脉阻断，之后心脏停止，机械通气中断。器官获取团队对于将被取出的器官使用冷电解质混合灌注液，然后再取出器官。器官与无菌冰和灌注液打包后运送到实施移植的医院。捐献者的手术切口，从胸骨切口到耻骨切口，外科医师都要按照常规方式缝合，并且为捐献者穿上外科手术服。在没有验尸官的情况下，剩余的线、导管和引流管会根据当地政策移除。给捐献者进行清洁之后，将捐献者转运到家属瞻仰的地方或太平间。肌肉骨骼组织和视网膜的获取可以在手术室进行，也可以稍后在太平间进行[42]。

（五）捐献者家属的关怀

对捐献者家属的关怀从家属同意捐献开始，一直到器官获取之后。除个人因素之外，例如文化背景、家庭原因、应对方法和之前失去亲属的经验，可以影响悲痛过程，器官组织捐献者的家属还会面对许多独特的因素。逝者可能死于意外；当患者像睡着了一样躺着的时候，家属会难以理解脑死亡；当不知道逝者捐献意愿的时候，让家属做出捐献器官的决定，会被认为让他们为逝者做出决定；进行器官捐献意味着，在逝者心脏停止跳动的时候，家属不能在场。针对家属背景，进行会谈，可以在第 8 章查阅关于特殊文化群体和常识的进一步信息。

实践提示

针对器官捐献的家属会谈之前，最好能够让工作人员回顾各自的角色，以及可能会出现的话题。向医护人员提供机会，学习器官捐献和获取过程的报告和操作回顾也是很重要的，尤其是在器官捐献情况比较罕见、社区较小的地区或农村。捐献协调员会记录所有参与的工作人员的名字，并纳入后续的感谢通讯录中，告知捐献结果以及后续移植的事情。

在整个器官捐献过程之后，捐献者家属会得到情感上和身体上的支持。在重症监护室，这种支持包括自由来访的时间、私密会谈、清晰明确的信息、与医护团队、支持工作人员和器官捐献协调员的定期交流。器官获取之后，持续护理包括联系丧亲专家、提供书面材料、电话支持、私人或团队咨询和受体的信息沟通[1]。多数澳大利亚和新西兰器官捐献机构有免费、系统化的后续护理，提供上述服务（见在线资源）。受过培训的工作人员会参与对家属的支持过程，会对家属悲痛的过程产生积极的影响[1, 32]。

器官捐献网络会运营国家捐献者家庭支持服务，这是一项全国性统一的项目，为器官和 / 或组织捐献者家庭提供支持。当患者成为潜在捐献者之后，无论最后是否捐献成功，其近亲家庭都会得到这个组织的临终支持，包括丧亲专家的支持[1]。

五、心脏死亡之后的捐献

心脏死亡之后的捐献（donation after cardiac death，DCD），也被称为无心跳捐献者（non-heart-beating donor，NHBD），在某些情况下，例如循环停止之后的捐献，针对病情无进展或者不可能进展到脑死亡的患者提供实体器官捐献选择。在脑死亡立法之前，心脏死亡后的捐献是肾移植的来源[43, 44]。潜在的心脏死亡后捐献分为四类：即 Holland-Maastricht 分类法：

- 入院时已经死亡（不可控）
- 复苏失败（不可控）
- 撤销生命支持（可控）
- 脑死亡后心脏停搏（不可控）[40]

全球正在重建心脏死亡之后的捐献项目，成功获取并移植肾、肝和肺[43]。澳大利亚器官和组织管理局已经建立全国性心脏死亡后捐献协议，囊括了尊重捐献者权益的伦理过程，确保临床协调性、高效性以及供受者的安全性[1]。

（一）潜在心脏死亡捐献者的识别

从多器官捐献项目中所取得的经验，一个成功的心脏死亡后捐献项目的目的是始终维护捐献者的尊严，向捐献者家属提供支持和信息，减少热缺血时间（从撤销机械通气和治疗并确定死亡，到开始冷灌注和 / 或器官获取的时间）。热缺血时间越长，将会对器官产生不可逆的缺氧损伤[32]。如上所述，Holland-Maastricht 分类法中，只有第三种是可控的，可以控制热缺血时间。潜在的第三类心脏死亡捐献者是重症监护及使用机械通气的患者，并且已经确认继续治疗是无效的，决定撤销目前的生命支持与治疗。收集医疗、外科、社会历史、病毒学和器官功能信息，可以用于临床评估潜在器官捐献者能否成为多器官捐献者。法律要求的征询过程，也能反映出能否成为多器官捐献者。潜在的器官捐献者家属会被告知，由于许多因素影响，可能不会发生多器官获取，这些因素包括从撤销生命支持到心脏停搏之间的时间[32]。

（二）器官获取过程的备选方案

根据计划获取器官的不同，撤除潜在第三类心脏死亡后捐献者的生命支持可能发生在重症监护或手术室。血液循环停止可以确定死亡，建议不要使用心电图（ECG）监测（血液循环停止后，肌电活动能持续数分钟），使用动脉导管来确定血液循环停止的时间[2]。如果在重症监护室撤销生命支持，心脏停止跳动之后，可以通过股动脉置入腹腔导管，灌注冷灌注液进入腹腔。如果计划获取肺，通过双侧肋间的导管来灌注[43]。然后，将捐献者转移至手术室进行器官获取。如果在手术室撤除生命支持，则无需导管，可以在捐献者被宣告死亡（血液循环停止>2 分钟）之后进行器官获取。如果在符合器官获

取规定的窗口期捐献者没有死亡，那么捐献者将被送回重症监护室内[1]。

六、仅捐献组织的捐献者

以心脏死亡作为死亡标准的人士可以成为组织捐献者。获取眼睛（整体和角膜）可用于角膜和虹膜移植。肌肉骨骼组织可用于骨移植（上肢和下肢的长骨、盆骨），泌尿外科手术和治疗运动损伤（韧带、肌腱、筋膜和半月板）。心脏瓣膜（二尖瓣、三尖瓣瓣膜、主动脉和肺动脉组织）可用于心脏瓣膜移植和心脏重建。皮肤组织（下背部和臀部皮肤）可用于治疗烧伤[1]。

识别潜在仅捐献组织的捐献者

影响组织捐献的最主要方面是提前向相关组织库告知潜在捐献者的死亡，理想的情况是在死亡后数小时内通知组织库。所有逝者都是潜在捐献者，需按照不同个案基础的医学床适用性进行评估。上述提到，临床治疗医师无需做出此类决定，并且不需要接近家属。通常，一旦收到死亡通知，决定因素是年龄、死亡原因、死亡后时间、病毒学结果和是否感染。法律征询过程可参照多器官捐献者。

查验过医学适用性和相关同意指数数据库之后，组织库的协调员或其他专业人士会向家属提供捐献组织这一选项。死亡后 12 小时内，可获取眼睛，24 小时内，可获取心脏瓣膜、皮肤和骨骼。请注意，眼睛和心脏瓣膜的捐献者最高可达到 60 岁，肌肉骨骼捐献者最高可达到 55 岁[43]。获取组织之后，要尽可能的恢复解剖外观。缝合伤口，穿上手术服，将四肢放回原位，闭合眼睑恢复眼睛形状[1, 32]。对仅捐献组织的捐献者的家属提供支持，和对多器官捐献者家属提供的项目存在很多相同之处。贴心的交流方法、提供充足的信息协助做出知情决策、提供丧亲咨询、提供接受者的后续结果，证据表明，这些都是捐献项目成功的基础[1, 21]。

总结

本章概述了器官捐献。在一些国家，包括澳大利亚和新西兰，选择加入系统，即捐献器官和组织时需要知情同意，但在其他一些国家，如新加坡和西班牙，则采用选择退出系统。在确认死亡之后，或在心脏死亡的案例中，是否进行器官和组织捐献将由近亲属选择，个人的捐献意愿可以从同意指标数据库中找到信息。每个捐献案例需针对医学适用性进行逐一评估以确定器官和组织是否可获取并用于移植。主治医师不应对此做出决定，但是他们的参与和关怀是很重要的。各个捐献机构和组织库均能提供不间断的支持和信

息。对捐献者家属的特殊的支持与关怀开始于家属确定捐献时,一直持续到系统性的家属丧亲关怀项目。在澳大利亚和新西兰,器官和组织捐献意愿可以是捐献者的生前意愿,或者在死后,由家属做出决定。

器官或器官捐献可以分为三种"类型",包括脑死亡后的多器官和组织捐献(确认脑死亡后)、心脏死亡后的多器官和组织捐献,以及心脏死亡后仅捐献组织的捐献(确认心脏死亡后)。

国际范围内,有 4 种因素直接影响多器官捐献者数量,包括脑死亡的发生率、潜在捐献者的识别、脑死亡判定和捐献的知情同意及确认脑死亡后捐献者的管理。

每个案例需要根据具体的情况进行处理。在每个潜在捐献者死亡时,都会被进行医疗适用性的个体化评估,捐献者机构和组织库始终会提供支持和指导。国际上,对潜在和已经捐献的捐献者家属给予优先关怀和支持,作为其中一部分,所有参与的工作人员对家属进行定期回访和不定期的汇报,这对管理应激反应和其他问题是很重要的。

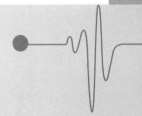

案例学习

第一天

一位约 40 岁、身份不明的男士,于 06:50 在主干道上慢跑时跌倒,若干人士看见此过程。当时呼唤他无反应,立即拨打救护车,救护车在 3 分钟以内到达现场。立即对他进行插管,连接便携式呼吸机,深静脉置管并运送至当地医院。22 分钟之后,抵达当地医院。07:12 抵达急诊部,他的生命体征为:格拉斯哥昏迷评分(GCS)3,血压 180/110mmHg,心率 50 次/min,氧饱和度 96%,气管插管但无呼吸运动,肢体反射消失,包括疼痛反应。他的体重约 85kg。急诊团队进行进一步评估,机械通气,建立其他静脉通路,进行紧急脑 CT,显示蛛网膜下腔出血五级。患者没有携带任何正式身份证件,但此前一直戴着耳机使用苹果手机。通知警方予以协助确认该男士的身份,并查找他的近亲。

09:45,急诊部团队进行进一步的检查显示,无瞳孔反射,窦性心律,血压正常,GCS 3,无需镇静剂。经过和重症监护团队的讨论,患者被转移至重症监护室,等待确认正式的身份,并与近亲进行讨论。根据医院政策,报告医疗服务方面的执行理事,其亦担任指定官员的角色。因为患者诊断治疗无效,预后非常差,同样通知了重症监护室的区域捐献者协调员。

11:00,患者进行重症监护护理:血流动力学状态无变化,瞳孔不等,完全机械通气[同步间歇强制通气(SIMV),呼吸 20 次/min,潮气量 400ml,呼气末正压通气(PEEP)5],无镇静剂或麻醉剂,无发热,体温 35.5℃。器官捐献协调员参与,并向工作人员介绍潜在捐献者管理的程序。使用该医院的捐献系统,包括提交捐献者信息,和医务人员及家属的建立捐献文件档案,留置血液标本并邮寄传送。

13:30,警方通知重症监护室工作人员关于该男士的身份:马克安东内利,42 岁,是一名当地教师,已与凯蒂结婚,并有 2 名孩子,分别是 9 岁和 11 岁。他外出进行常规慢跑未回家直到凯蒂放学回家之后。警方通过马克的手机通讯录,联系到凯蒂,警方称他们会在 14:00 带凯蒂到这家医院。

14:00,家属会谈开始,参会的有马克的妻子、2 个孩子、他的父母、特护医生、高级注册官、社会工作者以及护理人员。同时告知马克的家属,脑出血危及生命不可逆转,预后差,亚优神经状态残留损伤,可能在 12 小时之内发展为脑死亡。

14:45,马克住院后,一直未使用镇静剂。重症医生和高级注册官执行脑干死亡第一组测试,显示瞳孔固定放大、所有反射消失、自主呼吸激发试验无自主呼吸,二氧化碳分压 66mmHg。在器官捐献表格和过程备注中,重症医生和注册官均共同完成这些参数的文件记录。

15:10,与家属进行后续会谈,告知他们上述结果。马克妻子问道她是否能在第二组测试的时候在场,以确认她的丈夫不会醒来。医护团队同意马克妻子的要求。16:30,第二组团队完成了第二组测试,确认脑死亡。在第二组测试中,马克的妻子、一名社会工作者、临床护士、一名护士生和一名捐献协调员均在场。反射缺失、瞳孔固定放大、呼吸机停止后二氧化碳分压升至68mmHg,这些均被记录登记。

区域捐献者协调员一直在重症监护室,并通知国家器官捐献协调员,与重症监护团队保持沟通,进行跨学科家属会谈,商讨器官捐献选项。

17:00,召开家属会议,参会的有重症医生、临床护士、社会工作者、区域捐献协调员、马克的家属和两个孩子。会谈主要确定脑死亡。马克的妻子询问接下来会发生什么,马克是否能把他的肾捐献给她的好友(好友正在等待肾移植)。区域捐献协调员向她解释了捐献作为一个珍贵礼物的过程,尊重了马克的意愿,而且不能进行直接捐献。马克的家属同意捐献所有器官和组织,并说出在几个月前,马克和家属之间看到一篇移植接受者文章之后的对话。

17:25,区域捐献协调员联系国家机构,开始提交程序,向重症监护室工作人员解释在未来24小时管理马克生理状态的事项。随后,联系验尸官,申请同意获取器官和组织、收集血液用于病毒学、组织分型和交叉配血。收集提交捐献者历史和目前状况信息。区域捐献协调员向家属提供书面文档,概述捐献过程、有关提供支持和咨询的选项,以及丧亲方面的信息。确认家属联系方式信息,用于区域捐献协调员后续跟进。

19:45,国家器官捐献协调员迅速将案例提交至移植团队。

20:15,警方返回至重症监护室,和家属进行马克的正式身份确认。23:00,移植团队确认接受捐献,以及潜在接受者心脏、肺、肝、肾和胰腺的识别。

马克的家属离开医院,返回家中。23:00,得知器官获取于次日早晨进行。他们同意让国家器官捐献机构的器官捐献协调员,在次日早晨电话联系进行结果确认。马克继续接受通气和血流动力学监测,护理包括物理疗法治疗将持续整个晚上。

第二天

05:00,器官获取团队从州际公路抵达医院,国家捐献协调员予以协调,医院护士长陪同来到医院的手术室。团队提供所有设备和仪器,并立即开始装配,45分钟之后进行器官获取。在4个小时内,获取了心脏、肺、肝、肾和胰腺,同时,为两名接受者进行肝脏劈离术。

08:00,区域捐献协调员电话联系马克的家属,告知他们按照计划进行了器官获取的进展,告诉家属次日会再次打电话告知接受者的手术最新进展。家属告诉协调员,按照前一天晚上家属会谈的商议,她们会短暂瞻仰捐献者。

10:00,马克被送回重症监护室,凯蒂、两个孩子、马克的父母在此瞻仰器官获取后的马克。工作人员准备私密的屋子,里面有设备和椅子,社会工作者、临床护士、护士生和区域捐献协调员共同协助家属。在瞻仰后,临床护士、护士生和警方官员护送马克转移至太平间;随后在重症监护室附属的会议室,区域捐献协调员、社会工作者、所有参与的各部门工作人员进行汇报会议。

第三天

国家捐献协调员联系移植团队,得到接受者的手术结果,随后致电捐献者家属和医院人员,告知他们结果。在器官获取后几日内,上述详细信息的信件会发送至家属以及医院工作人员。

问题

1. 器官捐献的资格由什么组成?
2. 澳大利亚和新西兰使用什么方式确认脑死亡?
3. 在知情同意过程中,谁是法律上的近亲?
4. 在什么情况下,需要验尸官的参与?

相 关 研 究

Orøya A, Strømskag K, Gjengedala E. Approaching families on the subject of organ donation: a phenomenological study of the experience of healthcare professionals. Intensive Crit Care Nurs 2013;29(4):202–211

摘要

　　研究目的是探讨医护人员的专业经验以及与捐献者家属互动探讨器官捐献方面问题时获得更深入的了解。在探讨参加者的经验时使用的是解释现象学方法。通过观察护士和深入访谈相结合，从而获得数据。从一所挪威大学医院的两个重症监护室里招募了医师和医院的牧师。针对这些数据进行主题分析，在该分析中出现三个主要的主题：关键时间、具有挑战性的会谈，以及矛盾的预期。结果显示这种情况具有敏感性质，寻找最好的时间，使用有意义的方式去解决问题，是具有挑战性的。参与者均希望尊重患者的意愿和家属的决定，但是这个话题也带来矛盾的预期。该研究有助于了解当患者临床情况脑死亡是必然结果时，专业医护专业人士必须与家属讨论器官捐献话题时候所面临的挑战。

评论

　　上述挪威的小型质性观察和访谈研究于 2006 年实施。样本包括曾经和病情危重，有严重脑损伤，很有可能发展为脑死亡的患者家属进行交流的专业医护人员。使用解释现象学方法，准确描述"基于海德格尔观点——根据我们的先前理解而进行理解（203 页），研究者也是在重症监护方面拥有先前经验的。

　　研究对象从挪威 2 个 ICU 选择，这 2 个 ICU 混合平均年捐献率为 19%。选择 32 名参与者进行深度访谈（打破了专业学科分类），和研究者选择的方法学一致。访谈过程贯穿于 2006 年和 2007 年之间，访谈时间至多 150 分钟，逐字转录进行主题分析，从而显示三个主题，每个主题下设子集。文章未详细说明，文字记录和解释是否返回至访谈参与者去确认转录和分析准确度。

　　该研究分析描述三个清楚定义的主题："关键时间"，"具有挑战性的会谈"和"矛盾的预期"。明确表达了调查结果，使用例证和参与者的引述，阐明主题和分专题。研究者认为在解释现象学中，解释过程没有明确的终点，对此的描述需要对该主题和分专题的未来进一步探索研究。

　　研究者清晰阐明了局限性，例如不能参加所有家属会议，导致只能对专业医护人员进行研究；而且并非所有参与的医护员能够进行访谈。同样研究地点存在局限性，仅关注了 2 个挪威 ICU，此外考虑到国家政策和文化的影响，进一步限制了向其他国家推广应用的可转让性。

　　综上所述，本研究通过访谈的过程，了解了潜在器官捐献者家属关怀的需要，概述了专业医护人员在征询同意过程中保持权利不平衡意识的需要，确保"知情同意"，而非仅仅是"获得假设的同意"。

学习活动

1. 器官获取是否会毁坏一个人的身体？
2. 向捐献者的家属提供的后续事项是什么？
3. 指定官员的角色是什么？

在线资源

Achieving Comprehensive Coordination in Organ Donation throughout the European Union (ACCORD), www.accord-ja.eu

Australasian Donor Awareness Program (ADAPT), www.donatelife.gov.au/professional-education-package

Australasian Transplant Coordinators Association (ATCA), www.atca.org.au

Australia and New Zealand Cardiothoracic Organ Transplant Registry, www.anzcotr.org.au

Australia and New Zealand Dialysis and Transplant Registry (ANZDATA), www.anzdata.org.au

Australia and New Zealand Liver Transplant Registry, www.anzltr.org

Australia and New Zealand Organ Donation Registry (ANZOD), www.anzdata.org.au/anzod/v1/indexanzod.html

Australian and New Zealand Intensive Care Society (ANZICS), www.anzics.com.au

Australian Bone Marrow Registry, www.abmdr.org.au/

Australian College of Critical Care Nurses (ACCCN), www.acccn.com.au

Australian Corneal Graft Registry, www.flinders.edu.au/medicine/sites/ophthalmology/clinical/the-australian-corneal-graft-registry.cfm

Australian Organ Donor Register (AODR), www.medicareaustralia.gov.au/organ

British Organ Donor Society, http://body.orpheusweb.co.uk

Coalition on Donation, www.shareyourlife.org

DonateLife, www.donatelife.gov.au

Donor Tissue Bank of Victoria, www.vifm.org/forensics/donor-tissue-bank-of-victoria

European Training Program on Organ Donation (ETPOD), etpod.il3.ub.edu

Eye Bank of South Australia, www.flinders.edu.au/medicine/sites/ophthalmology/clinical/#eye

Gift of Life, www.giftoflife.on.ca

Global Observatory on Donation and Transplantation (GODT), www.transplant-observatory.org/Pages/home.aspx

International Registry in Organ Donation and Transplantation (IRODaT), www.irodat.org

Japan Organ Transplant Network, www.jotnw.or.jp

Lions Corneal Donation Service, cera.clientstage.com.au/our-work/lions-eye-donation-service

Lions Eye Bank (WA), www.lei.org.au/go/lions-eye-bank

Lions NSW Eye Bank, www.eye.usyd.edu.au/eyebank

MESOT: The Middle East Society for Organ Transplantation, www.mesot-tx.org

Multi Organ Harvesting Aid Network Foundation, www.mohanfoundation.org

National Organ Donation Collaborative (NODC), www.nhmrc.gov.au/nics/programs/nodc/index.htm#trans

New Zealand National Eye Bank, www.eyebank.org.nz

New Zealand National Transplant Donor Coordination Office, www.donor.co.nz

Organ Procurement and Transplantation Network, optn.transplant.hrsa.gov

Perth Bone and Tissue Bank, www.perthbonebank.com

Queensland Bone Bank, http://temp.donatelife.gov.au/the-network/donatelife-in-qld/queensland-bone-bank

Queensland Eye Bank, http://temp.donatelife.gov.au/the-network/donatelife-in-qld/queensland-eye-bank

Queensland Heart Valve Bank, http://temp.donatelife.gov.au/the-network/donatelife-in-qld/queensland-heart-valve-bank

Queensland Skin Bank, http://temp.donatelife.gov.au/the-network/donatelife-in-qld/queensland-skin-bank

Transplant News Network, www.centerspan.org

Transplant Nurses' Association (TNA), www.tna.asn.au

Transplantation Society of Australia and New Zealand (TSANZ), www.tsanz.com.au

United Network for Organ Sharing (UNOS), www.unos.org

World Health Organization, www.who.int/transplantation/en

扩展阅读

Australian and New Zealand Intensive Care Society (ANZICS). The ANZICS statement on death and organ donation (edition 3.2). Melbourne: ANZICS; 2013.

Australian College of Critical Care Nurses. ACCCN position statement on organ and tissue donation and transplantation, <https://www.acccn.com.au/about-us/position-statements>; 2009.

European Commission. Organ donation and transplantation. Special Eurobarometer 333a. Belgium: European Commission, <ec.europa.ed/public_opinion/archives/ebs/ebs_333a_en.pdf>; 2010.

National Health and Medical Research Council (NHMRC). National protocol for donation after cardiac death, <http://www.donatelife.gov.au>; 2010.

Rudge C, Mateasanz R, Delmenica FL, Chapman J. International practices of organ donation. Br J Anaesth 2012;108:48–55.

Russ GR. Organ donation in Australia: international comparisons, <http://www.donatelife.gov.au>.

Snell GI, Levvey BJ, Williams TJ. Non-heart beating organ donation. Intern Med J 2004:34:501–3.

World Health Organization. Global glossary on organ donation, <http://www.who.int/transplantation/activities/GlobalGlossaryonDonation Transplantation.pdf?ua=1>.

参考文献

1 DonateLife website, <http://www.donatelife.gov.au> [accessed June 2014].

2 Australian and New Zealand Intensive Care Society (ANZICS). The ANZICS statement on death and organ donation (edition 3.2). Melbourne: ANZICS; 2013.

3 Chapman JR. Transplantation in Australia – 50 years in progress. Med J Aust 1992;157(1):46–50.

4 Organ Donation New Zealand website, <www.donor.co.nz/donor/transplants/history.php>, [accessed 06.14].

5 Borel JF, Feurer C, Gubler HU, Stähelin H. Biological effects of cyclosporin-A: a new antilymphocytic agent. Agents Actions 1976;6:468–75.

6 Multi Organ Harvesting Aid Network (MOHAN). Foundation website, <http://www.mohanfoundation.org>; [accessed 07.14].

7 Medicare Australia. Australian Organ Donor Register, <http://www.medicareaustralia.gov.au/organ>; [accessed 08.14].

8 Kim JR, Elliott D, Hyde C. The influence of sociocultural factors on organ donation and transplantation in Korea: findings from key informant interviews. J Transcult Nurs 2004;15(2):147–54.

9 Gleeson G. Organ transplantation from living donors. Bioethics Outlook; 2000;11(1):5.

10 Suguitan GA, Cabanayan-Casasola RA, Danguilan RA, Jaro JMA. Outcomes of referrals for deceased organ sonation to the government organ procurement organisation. Transplant Proc 2014;46:1074-6.

11 Haupt WF, Rudolf J. European brain death codes: a comparison of national guidelines. J Neurol 1999;246:432-7.

12 Therapeutic Goods Administration website, <http://www.tga.gov.au>; [accessed 07.14].

13 Arbour RB. Brain death: assessment, controversy and confounding factors. Crit Care Nurs 2013;33(6):27-46.

14 Scheinkestel CD, Tuxen DV, Cooper DJ, Butt W. Medical management of the (potential) organ donor. Anaesth Intensive Care 1995;23(1):51–9.

15 Bugge JF. Brain death and its implications for management of the potential organ donor. Acta Anaesthesiol Scand 2009;53:1239-50.

16 Siminoff LA, Gordon N, Hewlett J, Arnold RM. Factors influencing families consent for donation of solid organs for transplantation. JAMA 2001;286(1):71–7.

17 Dobb GJ, Weekes JW. Clinical confirmation of brain death. Anaesth Intensive Care 1995;23(1):37–43.

18 Zuckier LS, Kolano J. Radionuclide studies in the determination of brain death: criteria, concepts, and controversies. Semin Nucl Med 2008;38(Neuronuclear Imaging):262–273.

19 The Transplantation Society of Australia and New Zealand Inc (TSANZ) website, <http://www.tsanz.com.au>; [accessed 11.14].

20 Australasian Transplant Coordinators Association (ATCA). National donor family study: 2004 report. Melbourne: ATCA; 2004.

21 Yousefi H, Roshani A, Nazari F. Experiences of the families concerning organ donation of a family member with brain death. Iran J Nurs Midwifery Res 2014;19(3):323-9.

22 Verble M, Worth J. Fears and concerns expressed by families in the donation discussion. Prog Transplant 2000;10(1):48–55.

23 Verble M, Worth J. Biases among hospital personnel concerning donation of specific organs and tissues: implication for the donation discussion and education. Journal of Transplant Coordinators 1997;7(2):72–7.

24 DeJong W, Franz HG, Wolfe SM, Nathan H, Payne D, Reitsma W et al. Requesting organ donation: an interview study of donor and non-donor families. Am J Crit Care 1998;7(1):13–23.

25 Australasian Transplant Coordinators Association (ATCA). National guidelines for organ and tissue donation. 4th ed. Sydney: ATCA; 2008.

26 Coyle MA. Meeting the needs of the family: the role of the specialist nurse in the management of brain death. Intensive Crit Care Nurs 2000;16(1):45–50.

27 Haddow G. Donor and nondonor families' accounts of communication and relations with healthcare professionals. Prog Transplant 2004;14(1):41–8.

28 Morton J, Blok GA, Reid C, Van Dalen J, Morley M. The European Donor Hospital Education Programme (EDHEP): enhancing communication skill with bereaved relatives. Anaesth Intensive Care 2000;28(2):184–90.

29 Streat S, Silvester W. Organ donation in Australia and New Zealand – ICU perspectives. Crit Care Resusc 2001;3(1):48–51.

30 Pearson A, Robertson-Malt S, Walsh K, Fitzgerald M. Intensive care nurses' experiences of caring for brain dead organ donor patients. J Clin Nurs 2001;10(1):132–9.

31 Oroy A, Stromskag KE, Gjengedal E. Approaching families on the subject of organ donation: a phenomenological study of the experience of healthcare professionals. Intensive Crit Care Nurs 2013;29:202-11.

32 Mercer L. Improving the rates of organ donation for transplantation. Nurs Stand 2013;27(26):35-40.

33 Gomez MP, Perez B, Manyalich M. International Registry in Organ Donation and Transplantation – 2013. Transplant Proc 2014;46:1044-48.

34 Australia and New Zealand Organ Donation Registry (ANZOD). Registry report 2013. Adelaide: ANZOD; 2013.

35 *New Zealand Human Tissue Act 2008*. Section 2, <http://www.health.govt.nz/search/results/tissue%20act>; [accessed 11.14].

36 Thompson TL, Robinson JD, Kenny RW. Family conversations about organ donation. Prog Transplant 2004;14(1):49–55.

37 Irving MJ, Tong A, Jan S, Cass A, Rose J, Chadban S et al. Factors that influence the decision to be an organ donor: a systematic review of the qualitative literature. Nephrol Dial Transplant 2012;27(6):2526-33.

38 Wong LP. Factors limiting deceased organ donation: focus groups' perspective from culturally diverse community. Transplant Proc 2010;42:1439-44.

39 Australasian Transplant Coordinators Association (ATCA). National donor family study: 2000 report. Melbourne: ATCA; 2000.

40 Brook NR, Waller JR, Nicholson ML. Nonheart-beating kidney donation: current practice and future developments. Kidney Int 2003;63(4):1516–29.

41 Australasian Transplant Coordinators Association (ATCA). Confidential donor referral form. Sydney: ATCA; 2010. Same as ref 39?

42 Regehr C, Kjerulf M, Popova S, Baker A. Trauma and tribulation: the experience and attitudes of operating room nurses working with organ donors. J Clin Nurs 2004;13(4):430–7.

43 Levvey B, Griffiths A, Snell G. Non-heart beating organ donors: a realistic opportunity to expand the donor pool. Transplant Nurs J 2004;13(3):8–12.

44 Lewis J, Peltier J, Nelson H, Snyder W, Schneider K et al. Development of the University of Wisconsin Donation after Cardiac Death evaluation tool. Prog Transplant 2003;13(4):265–73.

重症护理人员专业实践标准

范畴	序号	标准	序号	要素
专业实践 这个领域的标准涉及重症护理人员专业、法律和伦理责任。同时也包括重症护理人员实践的法律规定，实践的责任义务，以及在法律和伦理角度向患者解释说明陌生环境。这项标准也包括提升患者及家属保护自身行为与认知的权利	1	在专业和法律合法范围内保护重症护理实践功能	1.1	重症护理实践应用相关法律，专业标准、政策和程序的知识
			1.2	在重症护理团队中采取行动以及履行临床照护责任要遵守相关法律规定
			1.3	通过恰当的报告识别和回应危险和非专业的行为
			1.4	在重症护理单元中采用法律和伦理框架来记录信息
			1.5	致力于构建草案和协议保障患者结局安全
	2	保护患者及其家属的权利	2.1	在危重护理环境中应用对患者及其家人告知的权利并倡导这些权利
	3	有责任论证示范护理实践能力	3.1	为自己的行为承担责任
			3.2	在自己的能力水平和实践范围内做出复杂和见多识广的独立决策
	4	论证并促进伦理决策的制定	4.1	表现出对支撑重症护理实践当代伦理问题精确的认识，遵从该行业的伦理准则和行为准则
			4.2	在重症护理单元中促进多学科伦理讨论和决策过程/框架制定
护理的提供与协调 这个领域涉及基本的建立和维持整体护理-患者-家庭关系的护理实践，优化患者和家庭的福祉。这些标准包括处理生理、心理，患者和家庭的身体、情感和精神需求以及优化物理和非物理环境	5	提供以患者和家庭为中心的紧急护理	5.1	让患者和家庭积极参与护理过程
			5.2	以文化敏感性训练和对社会因素的意识来练习，以提高患者和家庭的福祉
			5.3	个性化患者护理环境
			5.4	满足患者及其家人的舒适需求
			5.5	与患者及其家人建立、维持和结束治疗性人际关系
	6	在患者和家庭通常不熟悉的高科技环境中，促进最佳舒适度、幸福感和安全性	6.1	通过识别、最小化或消除风险，确保患者、家庭和员工的安全环境

续表

范畴	序号	标准	序号	要素
	7	管理和协调各种患者的护理	7.1	组织工作负载以满足计划内和计划外的患者护理需求,确保最佳的患者结果
			7.2	协商并委派护理人员,以优化护士的执业范围与个别患者护理的复杂性之间的匹配
			7.3	通过有效利用人力和物力资源管理,提供优化护理服务
	8	管理治疗干预	8.1	根据评估结果采取行动,适当启动、监测和管理治疗干预措施
			8.2	应用专业化知识用于危重护理技术工作
批判性思考和分析 该领域涉及应用专业知识解决临床问题。综合临床决策为研究证据在实践中的应用提供了基础。该领域反映危重护理护士应对患者护理计划内和意外变化的能力,以及认识到以下需求的能力专业知识的高级评估、规划和应用,以提供循证护理证据	9	应用综合的患者评估和解释技能来实现最佳的患者结果	9.1	收集、分析和整合来自各种来源的数据,并根据调查结果的重要性制定个性化护理计划
	10	制定和管理护理计划,以达到预期的效果	10.1	制定并实施综合护理计划,纳入专业知识,以实现预期的患者结果
			10.2	评估护理的有效性,以达到预期的效果,并相应地审查计划
			10.3	与医疗团队的其他成员协作,实现护理的连续性
	11	评估和有效应对不断变化的情况	11.1	启动预先性干预措施,以避免并发症发生
			11.2	分析生理参数的变化并给予适当干预
			11.3	预测、评估和有效应对生理状态恶化和急症状态的处理
	12	参与循证护理实践并为其做出贡献	12.1	保持与当前研究相关的知情立场,并将循证实践纳入重症监护环境
			12.2	促进和参与高质量的活动,以改善危重患者的治疗效果
合作与领导能力 这项领域标准中涉及健康教育的能力的角色,是专业重症护士、在职业生涯中资历丰富护士不可或缺的还有学生以及经验较少护士	13	与危重护理团队和其他卫生专业人员合作,以实现预期的结果	13.1	与危重护理领域的同事和更广泛的医疗团队建立并保持合作和建设性的关系
			13.2	在危重护理环境的范畴外充当顾问
	14	促进自我和他人专业发展的行为	14.1	评估自己的能力并参与活动,以促进个人能力和职业发展
			14.2	识别并帮助满足他人的学习需求
			14.3	积极参与促进危重护理专业
	15	为医疗团队的所有成员创造一个支持性的环境	15.1	启动支持同事的策略,并帮助解决可能影响他人福祉的情况

翻译:赵琳

审校:刘方

正常化验值

血液分析：项目，应用和正常值		
项目	应用	正常值
促肾上腺皮质激素（ACTH）	皮质功能异常的病因检查	<10pmol/L
白蛋白	水化，营养不良，蛋白质代谢紊乱以及肝脏疾病	32～45g/L
碱性磷酸酶（ALP）	肝胆或骨疾病	新生儿 / 儿科 0 天～<1 周：80～380U/L 1～4 周：120～550U/L 4～<26 周：12～650U/L 26 周～<2 岁：120～450U/L 2～<6 岁：120～370U/L 6～<10 岁：120～440U/L 男性 10～<14 岁：130～530U/L 14～<15 岁：105～480U/L 15～<17 岁：80～380U/L 19～<22 岁：45～150U/L 22～<120 岁：30～110U/L 女性 10～<13 岁：100～460U/L 13～<14 岁：70～330U/L 14～<15 岁：50～280U/L 15～<16 岁：45～170U/L 16～<22 岁：35～140U/L 22～<120 岁：30～110U/L
丙氨酸氨基转移酶（ALT）	肝损害	新生儿：<50U/L 成人：<35U/L
淀粉酶	急性胰腺炎	根据检验方法变化 （25～130U/L）GCUH[1]
阴离子间隙	酸中毒病因的鉴别诊断	8～16mmol/L（4～13mmol/L 如果不包括钾）
天门冬氨酸氨基转移酶（AST）	肝脏损害	新生儿：<80U/L 成人：<40U/L
剩余碱（动脉血气）	酸碱紊乱的代谢产物	−3～+3mmol/L

续表

项目	应用	正常值
碳酸氢根离子（HCO₃⁻）	酸碱平衡，代谢产物	新生儿 / 儿科 0～<1 周：15～28mmol/L 1 周～<2 岁：16～29mmol/L 2 岁～<10 岁：17～30mmol/L 10 岁～<18 岁：20～32mmol/L 成人 18～120 岁：22～32mmol/L
胆红素	肝胆疾病、溶血	总胆红素：<20micromol/L 直接胆红素：<7micromol/L
钙（Ca²⁺）	高钙血症 / 低钙血症	新生儿 / 儿童 0 天～<1 周：1.85～2.80mmol/L 1～<26 周：2.20～2.80mmol/L 26 周～<2 岁：2.20～70mmol/L 2～<18 岁：2.20～2.65mmol/L 成人 18～<120 岁：2.10～2.60mmol/L 白蛋白矫正后血清钙： 18～<120 岁：2.10～2.60mmol/L 游离钙： 18～<120 岁：1.16～1.30mmol/L
碳氧血红蛋白	一氧化碳结合物	正常血红蛋白总数的 0.2%～2.0%，严重吸烟者可达 8.5%
氯离子（Cl⁻）	酸碱平衡紊乱病因的诊断	新生儿 / 儿童 0 天～<1 周：98～115mmol/L 1 周～<18 岁：97～110mmol/L 成人 18～<120 岁：95～110mmol/L
胆固醇	血脂指标	总量：≤4.0mmol/L（NHF 推荐） 高密度脂蛋白：1.0～2.2mmol/L（女性） 0.9～2.0mmol/L（男性） 治疗目标值：>1.0mmol/L 低密度脂蛋白：2.0～3.4mmol/L 治疗目标值：<2.5mmol/L
肌酸激酶（CK）	心肌损害的诊断	新生儿：70～380U/L 成年女性：30～180U/L 成年男性：60～220U/L
肌酸激酶同工酶（CK-MB）	心肌损害的诊断	CK-MB 0～10U/L；CK 值 0～5%
肌酐	肾功能指标，部分肾小球滤过功能	新生儿 / 儿童 0 天～<1 周：22～93micromol/L 1～<4 周：17～50micromol/L 4 周～<2 岁：11～36micromol/L 2～<6 岁：20～44micromol/L 6～<12 岁：27～58micromol/L 成年男性： 12～<15 岁：35～83micromol/L 15～<19 岁：50～100micromol/L 19～<60 岁：60～110micromol/L 成年女性： 12～<15 岁：35～74micromol/L 15～<19 岁：38～82micromol/L 19～<120 岁：45～90micromol/L

续表

续表

项目	应用	正常值
血糖	高血糖 / 低血糖	禁食血糖：3.0～5.4mmol/L 随机血糖：3.0～7.7mmol/L
铁	铁缺乏或过量	根据检验方法变化
乳酸	酸中毒产物	禁食动脉血：0.3～0.8mmol/L 禁食静脉血：0.3～1.3mmol/L
乳酸脱氢酶（LDH）	肝脏疾病诊断指标	成年人正常值：120～250U/L；
镁（Mg）	低镁血症	新生儿 / 儿童： 0 天～<1 周：0.60～1.00mmol/L 1 周～<18 岁：0.65～1.10mmol/L 成人： 18～<120 岁：0.70～1.10mmol/L
肌红蛋白（血清）	肌肉组织损害指标	<55mcg/L
渗透压	酒精、甲醇等中毒监测	新生儿：270～290mmol/kg 成人：275～295mmol/kg
磷酸盐（PO_4）	肾衰、甲亢、甲减以及代谢性骨疾病	新生儿 / 儿童： 0 天～<1 周：1.25～2.85mmol/L 1～<4 周：1.50～2.75mmol/L 4～<26 周：1.45～2.50mmol/L 26 周～<1 岁：1.30～2.30mmol/L 1～<4 岁：1.10～2.20mmol/L 4～<15 岁：0.90～2.00mmol/L 15～<18 岁：0.80～1.85mmol/L 成人： 18～<20 岁：0.75～1.65mmol/L 20～<120 岁：0.75～1.50mmol/L
钾（K^+）	高钾血症 / 低钾血症	新生儿 / 儿童： 0 天～<1 周：3.8～6.5mmol/L 1～<26 周：4.2～6.7mmol/L 26 周～<2 岁：3.9～5.6mmol/L 2～<18 岁：3.6～5.3mmol/L 成人： 18～<120 岁：3.5～5.2mmol/L
总蛋白	包括白蛋白和球蛋白，诊断蛋白和营养不良相关性疾病	新生儿：40～75g/L 儿童<2 岁：50～75g/L 成人：60～80g/L
钠	水电解质指标	新生儿 / 儿童： 0 天～<1 周：132～147mmol/L 1 周～<18 岁：133～144mmol/L 成人： 18～<120 岁：135～145mmol/L
甘油三酯	血脂指标	<1.7mmol/L（禁食）
肌钙蛋白 I 或肌钙蛋白 T	心肌梗死标志物	正常监测无
尿素氮	肾功能指标	新生儿：1.0～4.0mmol/L 成人：3.0～8.0mmol/L

续表

项目	应用	正常值
激活凝血时间（ACT）	肝素治疗	根据治疗方案而定
部分凝血活酶时间测定（APTT）	凝血功能障碍、肝素治疗监测指标	根据检验方法变化，通常 25～35s
抗凝血酶Ⅲ（ATⅢ）	血栓性疾病的检测	根据检验方法变化， AT-Ⅲ活性检测：80%～120%（正常血浆）， 免疫测定法：0.2～0.4g/L
出血时间	出血性疾病的诊断，如血友病	关于出血风险评估请结合凝血功能、血小板功能（PFA）及血小板聚集测定
D-二聚体	反映纤维蛋白溶解以及可能 DIC 的诊断指标	根据检验方法变化
血红蛋白	贫血	儿童 6～59 月：≥110g/L 儿童 5～11 岁：≥115g/L 儿童 12～14 岁：≥120g/L 女性（≥15 岁）：≥120g/L 妊娠期女性：≥110g/L 男性（≥15 岁）：≥130g/L
国际标准比值（INR）	抗凝治疗指标	取决于临床治疗。通常为 2.0～3.0 当应用于机械瓣膜的患者目标值达到 4.5
红细胞比容积（PCV）	贫血	婴儿（3 个月）：0.32～0.44 儿童（3～6 岁）：0.36～0.44 儿童（10～12 岁）：0.37～0.45 成年女性：0.37～0.47 成年男性：0.4～0.54
血纤维蛋白溶酶原	凝血性疾病检测指标，例如、静脉血栓	50%～150%
血小板计数	出血性疾病检测指标	$150～400×10^9$/L
凝血酶原时间（PT）	Vit k 等凝血因子缺乏	根据检验方法变化， 通常 PT：11～15s
红细胞计数（RCC）	贫血	新生儿 / 儿童 脐带血：$4.0～6.0×10^{12}$/L 3 个月：$3.2～4.8×10^{12}$/L 1 岁：$3.6～5.2×10^{12}$/L 3～6 岁：$4.1～5.5×10^{12}$/L 10～12 岁：$4.0～5.4×10^{12}$/L 成年女性：$3.8～5.8×10^{12}$/L 成年男性：$4.5～6.5×10^{12}$/L
凝血酶时间（TT）	继发性或遗传性凝血紊乱	根据检验方法变化，通常 14～16s
白细胞计数（WCC）	感染或炎症反应	新生儿：$6.0～22.0×10^9$/L 1 岁：$6.0～18.0×10^9$/L 4～7 岁：$5.0～15.0×10^9$/L 8～12 岁：$4.5～13.5×10^9$/L 成人：$4.0～10.0×10^9$/L

尿常规检查: 项目、应用和正常值		
项目	应用	正常值
白蛋白	糖尿病性肾病、肾脏疾病	正常值: <30mg/g·Cr 微蛋白尿: 30～300mg/g·Cr 微白蛋白尿: >300mg/g·Cr
钙	肾结石	2.5～7.5mmol/24 小时 禁食尿: 男性: 0.04～0.45mol/mol·Cr 女性: 0.10～0.58mol/mol·Cr
氯化物	电解质紊乱中氯化物的代谢产物	与摄入量相关; 通常 100～250mmol/24h
游离皮质醇	肾上腺皮质功能亢进	100～300nmol/24h
内生肌酐清除率	肾小球滤过率计算	青年人 >70mL/min, 30 岁后每年下降 0.5mL/min
镁	尿液中镁的丢失	2.5～8.0mmol/24h(与摄入量相关)
肌红蛋白	横纹肌溶解诊断	正常情况无
渗透压	肾病、尿崩症、抗利尿激素不当综合征	50～1 200mmol/kg
钾	低钾血症中尿钾丢失的鉴别诊断	40～100mmol/24h(与摄入量相关)
蛋白质	肾脏疾病	<150mg/24h 妊娠期: <250mg/24h
钠	低钠血症原因	在无急性肾小管坏死的低钠血症或失血性休克中, 尿钠应 <20mmol/L, 钠的部分排泄应 <1.5%。如果细胞外液量和血浆钠正常, 尿钠应等于摄入量减去非肾损失, 通常为 75～300mmol/24h
尿素氮	肾功能指标, 偶尔作为肠外营养患者氮平衡的评价指标	420～720mmol/24h

血气: 项目和正常值	
项目	正常值
	动脉血
pH	7.35～7.45(35～45nmol/L)
动脉氧分压(PaO$_2$)	11.0～13.5kPa(80～100mmHg)(随年龄变化)
动脉二氧化碳分压(PaCO$_2$)	4.6～6.0kPa(35～45mmHg)
血氧饱和度(SaO$_2$)	>94%
	静脉血
pH	7.34～7.42
静脉氧分压(PvO$_2$)	37～42mmHg
静脉二氧化碳分压(PvCO$_2$)	42～50mmHg
血氧饱和度(SvO$_2$)	>70%

翻译: 张琳

审校: 刘方

参考文献

1　The Royal College of Pathologists of Australasia. RCPA manual. 7th ed. ISSN 1449-8219. <http://www.rcpa.edu.au/Library/Practising-Pathology/RCPA-Manual/Home>; 2015 [accessed 02.03.15].

英中名词对照

英文	中文
ablation	消融术
Aboriginal	土著居民
actigraph	活动记录仪
action potential	动作电位
acute coronary syndrome（ACS）	急性冠脉综合征
acute respiratory distress syndrome	急性呼吸窘迫综合征
acute respiratory failure	急性呼吸衰竭
advanced life support	高级生命支持
adverse event	不良事件
afterload	后负荷
allograft	同种异体移植物
anabolism	合成代谢
anastomosis	吻合术
anhidrosis	无汗症
antepartum haemorrhage	产前出血
anterior cord syndrome	（脊髓）前索综合征 / 前脊髓综合征
anxiety	焦虑
arterial blood gas	动脉血气
asterixis	扑翼样震颤
asthma	哮喘
auscultation	听诊
automatic tube compensation	导管阻力补偿
autonomic dysreflexia	自主（神经）反射异常
axon	（神经的）轴突
backwards upwards right pressure manoeuvre	向后、向上、向右按压（甲状软骨）的手法
beneficence	善行；恩惠
best interests	最大利益
biphasic	（电流）双相的
birth	出生
birth weight	出生体重

bronchiolitis	毛细支气管炎
Brown-Sequard syndrome	脊髓半侧损害综合征 / 脊髓半切综合征
business case	业务案例
caesarean section/birth	剖宫产 / 出生
capnography	二氧化碳浓度监测仪
caput medusa	脐周静脉曲张
cardiac arrest	心搏骤停
cardiac pacing	心脏起搏
cardiopulmonary resuscitation	心肺复苏
care bundle	集束化治疗
catabolism	分解代谢
central cord syndrome	脊髓中央综合征
cerebral microdialysis	脑微透析技术
cerebral oedema	脑水肿
cerebral spinal fluid	脑脊液
cerebrovascular resistance	脑血管阻力
checklist	清单
chemoreceptor	化学感应器
chemosis	结膜水肿
child	儿童
chronic heart failure（CHF）	慢性心力衰竭（CHF）
clinical decision making	临床决策
clinical practice guideline	临床实践指南
coagulopathy	凝血障碍
coma	昏迷
complementary therapies	补充疗法
conduction	传导
contact activation pathway	接触性激活途径（内源性凝血途径）
continuous lateral rotation therapy	持续性侧旋疗法（旋转运动疗法）
contractility	（心肌）收缩力
coronary heart disease or coronary artery disease	冠状动脉粥样硬化性心脏病（冠心病）
counterpulsation	反搏
critical care nursing	危重症护理
critical ill patients	危重病患者
cross-clamp	（主动脉）阻断
croup（laryngotracheobronchitis）	喉炎（喉气管支气管炎）
cultural safety	文化安全

cytotoxic/histotoxic anoxia	细胞毒性/组织毒性缺氧
cytotoxic oedema	细胞毒性水肿
damage-control surgery	损伤控制外科
dendrite	（神经的）树突
donation after cardiac death	心脏死亡后器官捐赠
depolarization	去极化
eclampsia	子痫
electroencephalography	脑电图
embolism	栓塞
encephalitis	脑炎
endotracheal tube	气管内插管
enzyme	酶
epiglottitis	会厌炎
ethics	伦理学
evidence-based nursing	循证护理
extracorporeal membrane oxygenation	体外膜式氧合（ECMO）
family	家庭
family-centred care	以家庭为中心的护理
fidelity	忠诚
flaccid areflexic paralysis	弛缓性、无反射性麻痹
general anaesthesia	全身麻醉
gestation	妊娠
gravidity	怀孕次数/妊娠次数
Guillain-Barre syndrome	吉兰-巴雷综合征
gynaecomastia	男性乳腺增生
haemodynamic monitoring	血流动力学监测
heart failure with preserved ejection fraction（HFpEF）	射血分数保留心衰/正常射血分数心衰
heart failure with reduced ejection fraction（HFrEF）	射血分数降低心衰/低射血分数降心衰
HELLP syndrome	HELLP综合征（溶血、肝酶升高和血小板减少为特点）
high-frequency oscillatory ventilation	高频振荡通气
homeostatic	自我平衡的；稳态的
hypercapnoeic respiratory failure	高碳酸性呼吸衰竭；Ⅱ型呼吸衰竭
hypoxaemic respiratory failure	低氧血症的呼吸衰竭；Ⅰ型呼吸衰竭
icterus	黄疸
indigenous person	（澳大利亚和新西兰）土著人
induction of labour	引产术
infant	婴儿

infant death	婴儿死亡
intra-aortic balloon pump（IABP）	主动脉内球囊反搏（IABP）
intracranial hypertension	颅内高压
intracranial pressure	颅内压
jugular venous oximetry	颈静脉血氧测定
justice	公平；公正
laryngotracheobronchitis	喉气管支气管炎
live birth	活婴（婴儿安全出生）
magnetic resonance imaging	磁共振成像
malignant hyperthermia	恶性高热
mechanical circulatory support	机械辅助循环装置
medical futility	无效医疗
meningitis	脑膜炎
monophasic	单相的
morality	道德
multigravida	经产孕妇
multipara	经产妇
murmur	杂音
myasthenia gravis	重症肌无力
myelin sheath	髓鞘
myocardial infarction	心肌梗死
near-infrared spectroscopy	近红外光谱技术
negligence	过失
neonatal death	新生儿死亡
neonate	新生儿
neuroglia	神经胶质
neuron	神经元
neurotransmitter	神经递质
neutrally adjusted ventilatory assistance	神经调节辅助通气
non-maleficence	不伤害（原则）
non-technical skills	非技术技能
nullipara	从未生育过的人；未产妇
open disclosure	坦诚交代；公开披露
palmar erythema	手掌红斑
parity	胎次
partogram	产程图
parturient	临产的；产妇

patient dependency	患者需要照顾的程度
patient safety	患者安全
perinatal death	围产期死亡
person-centred care	以人为中心的护理；以人为本的卫生保健
placenta accreta	侵入性胎盘；胎盘植入
placenta praevia	前置胎盘
polysomnography	多导睡眠图；多导睡眠监测
postpartum	产后的
postpartum haemorrhage	产后出血
post-traumatic amnesia	创伤后遗忘
preeclampsia	先兆子痫；子痫前期
preload	前负荷
primigravida	初产妇
primipara	初产妇
pseudocholinesterase deficiency	假胆碱酯酶缺乏
pulse oximetry	脉搏血氧饱和度仪
quality monitoring	质量监督
rapid response system	快速反应系统；应急反应系统
regional anaesthesia	局部麻醉
Repolarization	复极化
research participant	研究参与者；受试者
resuscitation	复苏；急救
return of spontaneous circulation（ROSC）	自主循环恢复
root cause analysis	根本原因分析法
safety culture	安全文化
seizure	癫痫发作
sensory overload	感官超载；感觉超负荷
situational awareness	情境意识；环境意识
skill mix	专业技术组合
somnolence	昏睡（接近昏迷沉睡）
spider angiomata	蜘蛛痣
spontaneous breathing trial	自主呼吸试验
spontaneous vaginal birth	自然阴道分娩
status epilepticus	癫痫持续状态
stillbirth	死产；死胎
stress	紧张；压力
stupor	麻痹状态；昏迷

tissue factor pathway	组织因子途径（外源性凝血途径）
transcranial Doppler	经颅多普勒（超声）
transformational leadership	变革型领导
traumatic brain injury	外伤性脑损伤；创伤性脑损伤
values	价值观
vasogenic oedema	血管源性水肿
venous thromboembolism	静脉血栓栓塞症
ventilator-associated pneumonia	呼吸机相关性肺炎
ventricular assist device（VAD）	心室辅助装置
veracity	诚实；准确性
warm ischaemia	热缺血

翻译：余萌
审校：刘方，陈永强